唐宋金元名医全书大成

王冰

主编◎张登本 孙理军

医学全书

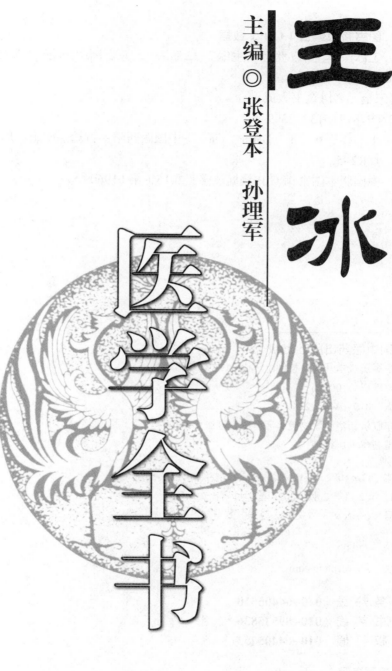

『十五』国家古籍整理重点图书

本书出版得到国家古籍整理出版专项经费资助

总主编◎胡国臣

中国中医药出版社

图书在版编目（CIP）数据

王冰医学全书 / 张登本主编 . —2 版 . —北京 : 中国中医药出版社，2015.2
（2024.7 重印）
（唐宋金元名医全书大成）
ISBN 978-7-5132-2309-6

Ⅰ . ①王⋯　Ⅱ . ①张⋯　Ⅲ . ①中国医药学—古籍—中国—唐代
Ⅳ . ① R2-52

中国版本图书馆 CIP 数据核字（2015）第 019609 号

中国中医药出版社出版
北京经济技术开发区科创十三街 31 号院二区 8 号楼
邮政编码　100176
传真　010-64405721
山东临沂新华印刷物流集团有限责任公司印刷
各地新华书店经销

开本 787×1092　1/16　印张 53.25　字数 1159 千字
2015 年 2 月第 2 版　2024 年 7 月第 5 次印刷
书号　ISBN 978-7-5132-2309-6

定价　220.00 元
网址　www.cptcm.com

服务热线　010-64405510
购书热线　010-89535836
维权打假　010-64405753

微信服务号　zgzyycbs
微商城网址　https://kdt.im/LIdUGr
官方微博　http://e.weibo.com/cptcm
天猫旗舰店网址　https://zgzyycbs.tmall.com

如有印装质量问题请与本社出版部联系（010-64405510）

唐宋金元名医全书大成编委会

审定委员会 （按姓氏笔画排列）

马继兴　史常永　李今庸　李经纬

严世芸　余瀛鳌　张灿玾　鲁兆麟

总 主 编 胡国臣

副总主编 傅　芳　张年顺　吴少祯

编　　委 （按姓氏笔画排列）

王淑珍　王道瑞　王象礼　田思胜

刘景超　乔海法　许敬生　李志庸

芮立新　宋乃光　张印生　张国骏

张登本　林慧光　郑洪新　徐江雁

盛维忠　盛增秀　韩学杰　曾令真

樊正伦

学术秘书 芮立新

王冰医学全书编委会

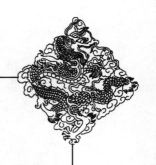

主　　编	张登本	孙理军		
副 主 编	陈震霖	张景明	李翠娟	乔文彪
编　　委	张登本	孙理军	陈震霖	张景明
	乔文彪	云　刚	王　滨	李翠娟
	张　勇	辛　宝	巩振东	方亚利
	汪　丹	牛英红	廉　伟	何军强
	孙林梅	刘　梅	王新荣	

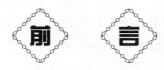

前　言

　　《唐宋金元名医全书大成》是集唐宋金元 4 个朝代 22 位著名医学家医学著作而成的丛书。唐宋金元时期是中国封建社会发展中的鼎盛时期，国家统一，经济繁荣，科学文化发展迅猛，中医药学也同时得到巨大的发展。在继承古代医学成就的基础上，学术争鸣，新的学派不断涌现，使中医药学特别是在方剂学及临床各科都有长足的发展，为后世中医药学的发展奠定了坚实的基础，并做出了巨大贡献。

　　唐宋金元时期是继承与发扬中医药学的最佳时期，呈现出一派继承不泥古、发扬不离宗的空前学术繁荣景象。学术的争鸣，学派的创立，有力地推动了中医药学的迅猛发展。一是伤寒学派：以研究张仲景的《伤寒论》为指归，各自从不同角度用不同方法进行研究和发挥。如唐代医家孙思邈创制了"方证同条，比类相附"的研究方法，以揭示六经辨证的规律，更重视太阳病桂枝、麻黄、青龙三法的运用；朱肱重视经络的作用，著《南阳活人书》，称曰："治伤寒须先识经络，不识经络，触途冥行，不知邪气之所在。"其又重视病与证的鉴别诊断，同时强调脉与证合参以辨阴阳表里；庞安时曾著《伤寒总病论》，强调冬伤于寒杀厉之气，即发病为伤寒，春发为温病，夏发为暑病，长夏发为湿病，于八节可为中风，又强调人的体质强弱、宿病之寒热、地域之高低南北、气候季节等对伤寒发病与转归的影响；许叔微对《伤寒论》的八纲辨证最有研究，著有《伤寒百证歌》《伤寒发微论》《伤寒九十论》等；成无己是注解《伤寒论》的第一家，著有《注解伤寒论》《伤寒明理论》，其注释以经释论，重视对伤寒症状的鉴别，其于定体、分形、析证、明理，颇有独到见解。综上诸家对伤寒学的研究，对外感热病的辨证论治体系的发展，具有深远的影响。二是寒凉学派：以刘完素为代表强调"六气皆能化火"，治病善用寒凉，促进了病机学说的发展，著有《素问玄机原病式》《医方精要宣明论》《三消论》等，为攻邪派及养阴派学说的形成奠定了基础。三是补土学派：是以李东垣为代表，师承了张元素的脏腑辨证学说，专注脾胃的研究，创立了著名的"脾胃内伤，百病由生"的理论，提出了升阳泻火、甘温除热之法，创立了补中益气汤、升阳益胃汤等名方；其弟子王好古在其学术思想的基础上又提出了阴证学说，罗天益又揭示了脾胃与其他四脏以及营卫津液的关系，并重视三焦分治。这都丰富了中医学的脏腑学说，推动了脏腑病机、辨证治疗的发展。四是攻邪学派：以张子和为代表,强调邪留则正伤,邪去则正安之理,治病以攻击病邪为首任,提出了汗、吐、下三法,充实和发展了中医辨证论治体系。五是滋阴学派:以朱丹溪为代表,强调"阳常有余,阴常不足"论,治疗以滋阴降火为主,强调保存阴气对人体健康的重要意义,其"相火论"成为后来温补学派诸家论命门之火的理论依据。

方剂学在唐宋金元时期得到了空前的发展,官修民著纷纷面世,是方剂学发展史上内容最为丰富,观点最为新颖,理论最为系统的时期。尤其是唐代著名医学家孙思邈的巨著——《备急千金要方》凡三十卷,计233门,收载方剂约5300首,广泛搜集和保存了前代医家的大量方剂及当时流传于民间的许多有效良方;而其后的《千金翼方》中又有不少补充,使许多名方得以流传后世。宋代林亿赞之为:"上极文字之初,下迄有隋之世,或经或方,无不采摭,集诸家之秘要,去众说之所未至……厚德过于千金,遗法传于百代。"还有唐代王焘所著的《外台秘要》,凡四十卷,计1104门,其资料丰富,条理分明,方法严谨,体例统一,对所引用理论,以及6000余首医方等都一一注明原始出处和来源等,并注明校勘正误,唐以前医方赖《外台秘要》得以保存者甚多。宋代则出现了国家官修的大型方书,有《太平圣惠方》,全书为一百卷,1670门,收方16834首,为现存的第一部国家官修的方书。还有《圣济总录》《太平惠民和剂局方》。同时这一时期医家方书辈出,有陈无择的《三因极一病证方论》,载方1500余首,按"三因"和病证归类,强调了审证求因而施治。钱乙在《小儿药证直诀》一书中化裁和创制了许多治疗小儿疾病的新方。严用和强调不能概以古方治今病,结合自己30余年的临床经验将古人有效方剂总结而著成《济生方》《济生续方》,载方450首。许叔微的《普济本事方》选方300余首。金元四大家的学术思想更丰富了方剂学的内容,如刘完素创制具寒凉派特色的代表方剂桂苓甘露饮、益元散等;张子和创制的具有攻下特点的代表方剂三圣散、禹功散等;李东垣创制的具有补土派特点的代表方剂补中益气汤、升阳益胃汤等;朱丹溪创制的具有滋阴派特色的代表方剂大补阴丸、虎潜丸等,至今仍是临床医生常用的治疗方剂。总之,这一时期的方书为后世方剂学的发展作出了巨大的贡献。

妇科学在唐代得到了长足的发展,特别是孙思邈所著《备急千金要方》,把妇产一门列入卷首,并强调妇科必须另立一科的必要性,其曰:"妇人之别有方者,以其胎妊、生产、崩伤之异故也,是以妇人之病,比之男子十倍难疗……所以别立方也。"并以540余首方药对求子、妊娠、产难、胞衣不出、月经、带下、杂病等证候予以治疗。同时对难产、产后护理也作了精辟论述。宋代产科已发展为在太医局设置的九科中的独立专科,同时妇产科专著不断面世,尤其是陈自明的《妇人大全良方》,为当时妇产科的代表作。全书分8门,总260余论,系统论述了调经、众疾、求嗣、胎教、妊娠、坐月、难产、产后等病证的病因与治疗。对妇产科的发展影响颇大。金元四大家对妇产科各有独到之处,如刘河间对女子"不月"之治疗,提出"先泻心火,血自下也"。其还十分重视女性不同年龄阶段的生理特点,并强调肾、肝、脾三脏的作用,对当今研究女性青春、育龄、更年期都具有十分重要的意义。张子和对妇人精血不足,认为"当补之以食,大忌有毒之药,偏盛而成夭阏"。李东垣治妇科经、带疾病,以补脾益气、升阳摄血、升阳除湿等法,收效卓著。朱丹溪对妇科病强调"滋阴降火",反对滥用辛热,对胎前病提出"清热养血"法,以黄芩、白术为安胎圣药,至今对临床仍具有指导意义。

儿科学的独立发展,始于晋唐而盛于宋。唐宋时期儿科已为独立之科,称为少小科或小方脉科。唐·孙思邈在《备急千金要方》中载有儿科用方320首,并强调胎教、胎养。王焘的《外台秘要》中,"小儿诸疾"专卷,分86门,着重论述了小儿初生调护、喂养、保育以及惊悸、夜啼、中风、咳嗽、天行、伤寒等,载方400首。宋时专著日益增多,特别是北宋儿科专家钱乙,在《小儿药证直诀》中,明析儿科生理病理特点,发展了儿科诊断方法,确立儿科五脏辨证纲领。南宋刘昉的《幼幼新书》是现存的宋代儿科巨著,全书40卷,包括病源形色、禀受诸病、惊风急慢、斑疹麻痘以及眼目耳鼻、口唇、齿诸条,对痈疽、外伤尤为重视。金元四大家对儿科亦有不同创见,丰富了儿科内容。

外科学在唐宋金元时期有了很大发展,有多家专著或方论,但主要是陈自明的《外科精要》,强调外疡的整体疗法,创托里排脓诸方至今仍为医家所宗。及朱丹溪的《外科精要发挥》,特别是危亦林的《世医得效方》中,有关外科方面的内容非常丰富,其中有关正骨的篇章,可谓当代比较成熟的创伤外科学。

骨伤科学在唐宋金元时期的发展,集中反映在唐·蔺道人的《理伤续断方》中,特别是元代危亦林的《世医得效方》,其在《正骨兼金镞》里,充分反映了元代骨伤科的治疗水平,其对治疗损伤骨关节,要用草乌散使之"麻倒不识痛,或用刀割开,或用剪剪去骨锋者,以手整顿骨节归原……或用凿凿开取出,后用盐汤或盐水与服立醒。"并强调"服后麻不倒,可加曼陀罗花……若其人如酒醉,即不可加药。"在骨折的诊断技术和闭合复位手法上,其对关节脱臼的复位方面,除一般关节复位外,特别对髋关节脱臼创造性地提出了悬吊复位法。其最为突出的贡献为脊柱骨折悬吊复位法,这一创见在世界骨伤科学史上也是罕见的。

在这一时期,其他临床各科也都有所发展,特别是在养生学方面,有很多论述,尤其是孙思邈,不但在其著作中有很多有关养生的论述及养生方法,而且自己就活到了百岁以上。

唐宋金元时期是中医药学发展的昌盛时期,是中医药学派创立的关键时期,为后世中医药学发展奠定了坚实基础。为了让后人了解唐宋金元名医的成长过程,以及各位医家的学术思想,特编撰了《唐宋金元名医全书大成》。

　　全书共收录了22位医家,集成20册医学全书(钱乙、刘昉两位医家为一册,庞安时、朱肱两位医家为一册),其中唐代3位医家,两宋时期9位医家,金元时期10位医家。收录原则:收入医家的全部存世著作;对该医家有争议的著作,当考镜源流,分辨正伪,尽量做到正本清源;在正本清源的基础上,对其弟子收集其遗论整理而成又确能反映其学术思想的亦可收入。

　　本书为国家新闻出版总署"十五"重点规划图书之一,在编写和论证过程中得到了国家中医药管理局李振吉副局长、洪净副司长,中国中医研究院医史文献研究所马继兴教授、余瀛鳌教授、李经纬教授,上海中医药大学严世芸教授,北京中医药大学鲁兆麟教授的指导帮助,在此表示衷心感谢。

　　本书由于作者较多,工程量较大,不足之处在所难免,望各位专家及读者多多指教。

《唐宋金元名医全书大成》编委会

校注说明

　　《王冰医学全书》是国家新闻出版总署"十五"规划古籍重点图书中的子项目。《王冰医学全书》（以下简称《全书》）集唐·王冰所编著医学著作之大成。王冰其人，史书不载，故据北宋·林亿等人"新校正"之"王冰，唐应宝中人"，"按唐《人物志》，冰，仕唐为太仆令，年八十余，以寿终"之论可知，王冰自号为启玄子，官至太仆令，故又别号为王太仆，里籍生卒无从考证。据今人从相关文献的只言片语对唐代"诸名王冰"者考察后认为，次注《素问》的王冰少年约生长于"则天理位"时期，曾经韦抗、宇文融举荐任"县太尉"，经历了唐玄宗之开元盛世，历时12载的《素问》次注在他年逾古稀之时告竣于唐宝应元年（公元762年），其间虽然经历了震撼朝野的七年"安史之乱"而不辍业，足见王冰对其事业的执著追求精神，终于使"三皇遗文，烂然可观"（"新校正"语）。

　　王冰是一位学有师承渊源，精通医术的唐代著名医学大家，其于医学的贡献大矣。他慧眼识文，据其师张公所藏"秘本"第一次全《素问》九卷之数。姑且不论"七篇大论"是王冰所见"秘本"的《素问》之旧，或者如林亿等人所言为王冰以《阴阳大论》而据补，但将《素问》九卷之完本奉于后学者王冰是第一人，这应当是不争的事实。若无王冰此举，后人则难识《素问》全目，这对于距唐代不远的北宋·林亿等人尚且如此，后世学者自不待言。王氏之功于此，大矣！

　　王冰是传承运气之学的第一人。无论"七篇大论"与《阴阳大论》是何关系，但"两论"皆以运气学说为其主旨是完全可以认定的。此前虽然有《难经·七难》、《伤寒杂病论·脏腑经络先后病脉证治》中涉及运气的内容不足300字，有《伤寒例》引用《阴阳大论》720字，三者共约千字涉及运气内容。晋以后的《小品方》、《诸病源候论》、《千金要方》、《外台秘要方》四家的摘引同出于王叔和《伤寒例》。上述论著所引千字的零星资料实难展现运气学说之宏旨大义。实事求是地看待中医理论中的运气学说，其是经王冰次注《素问》后第一次将运气理论及其应用系统而完整地纳入中医理论体系并呈于后学的。

　　王冰率先勾勒出中医理论体系的整体框架。王冰对《素问》81篇的编次独具匠心，以他渊博的知识和超人的驾驭知识技巧，在保障各篇论内容相对完整的前提之下，对全元起《素问训解》杂乱无章的68篇论之序进行了大刀阔斧、气势如虹的移归整理，使编次后的81篇呈现出如下理论框架。王冰所构架的理论体系为：养生（第1~5篇）、阴阳五行（第3~7篇）、藏象（第8~11篇）、诊法（第12~21篇）、病能（先病机、后病证，第21~49篇）、经络腧穴以及论治（第50~65篇）、运气（第66~74篇）、医事（第75~81篇）。这种结构体系成为明清以后研究《内经》的基本思路，也是今人研究中医理体系的基本脉络。

王冰次注《素问》颇有发挥。经过王冰的注疏，使《素问》的宏旨大义得到了进一步的阐扬和拓展。王冰的注语有4479条之众，所引古代文献有40种之多。他注《素问》所采用的校勘、注音、释词、解句、明理诸法为后世研究整理医学典籍所效法。尤其是他将其渊博的医学知识和丰富的临床经验用于注疏之中，使诸多博奥难识的经文得以冰释疑解，而且发挥拓展之处比比皆是。

上述是我们对王冰于医学贡献最深的最主要的感受，也是我们十分认真地编纂《王冰医学全书》而丝毫不敢懈怠的主要缘由和动力。

编纂《王冰医学全书》的具体工作如下：

一、收编内容

王冰是唐代医学大家，其亲笔撰著《素问》次注为古今中外学者所公认。由于"七篇大论""辞理秘密，难粗论述者，别撰《玄珠》，以陈其道"（《素问》注王冰序）。"新校正"认为，"详王氏《玄珠》，世无传"。说明北宋·林亿等人未见此书，因此有人认为世传的《玄珠密语》以及《天元玉册》、《元和纪用经》、《昭明隐旨》四者为后人托名。除《昭明隐旨》无以征集外，我们均予以认真地研读。据《宋以前医籍考》所言，所录之三书的成书较远，其内容羽翼"七篇大论"，尤其是《玄珠密语》，与"七篇大论"共同映射运气理论的光辉。

（一）《黄帝内经素问》二十四卷。

《全书》收录了《素问》次注的全部内容。由于"新校正"对王冰的《素问》次注工作进行了系统而深刻的弘扬和拓展，是后世乃至今日研究王冰学术思想不可替代或者缺无的重要文献，因而对高保衡、林亿等人所作的1450条补注的内容全部予以收录，一仍其旧，使读者能更全面、详尽地考察唐宋时期研究《素问》的历程。王冰次注存目的"刺法论第七十二"和"本病论第七十三"两佚篇，虽为宋以后托补，但所论运气内容与"七篇大论"属同一知识体系，故予以收留。

（二）《玄珠密语》一十七卷。

（三）《天元玉册》二十八卷。

（四）《元和纪用经》一卷。

（五）王冰医学学术思想研究。

（六）王冰及《黄帝内经素问次注》研究论文题录。

二、句读标点

《王冰医学全书》采取现行标点使用的通例及其应用原则进行标点的。为统一体例，本书执行了《唐宋金元名医全书大成》对某些标点符号的规定。如原著中所引用的书名，一律加书引号。对泛言"经云"、"本草云"者不加书引号。只有篇名者，对所引篇名加书引号。既有书名又有篇名者，对其书名、篇名用同一书引号并在书名篇名之间用间隔符号隔开，如《尚书·洪范》等。

原著中的引文，仍按现行的通例标点使用原则执行，即书名号后，或某人名后，或某人、某书名"曰"、"云"后使用冒号，所引文字前后一律加单引号。如《上古天真论》"和于术数"王冰之注云："《老子》曰：'万物负阴而抱阳，冲气以为和。'《四气调神大论》曰：'阴阳四时者，万物之终始，死生之本，逆之则灾害生，从之则苛疾不起，是谓得道。'此之谓也。"

《元和纪用经》载方90首，故在行文中连续使用两味以上药物名称者，其间用顿号隔开。在处方中，药物与剂量之间用大小字号区分，每味药物（含剂量）之间用空格方式隔开，不加标点符号。

《玄珠密语》、《天元玉册》、《元和纪用经》三书前人既未句读，更无可参考的资料，故依据运气知识及上下文义，从原文的实际内容出发，在其句读基础上予以准确地标点。

三、整理校注

（一）校勘

《素问》次注之校今人有研究成果可资借鉴，更何况我们有《内经词典》（人民卫生出版社出版）、《黄帝内经素问析义》（宁夏人民出版社出版）、（白话）《黄帝内经通解》（世界图书出版公司西安分公司出版）等书的校勘经验、工作基础和心得体会，故尔驾轻就熟。唯《玄珠密语》、《天元玉册》、《元和纪用经》三书缺乏理想的校本，也无可资借鉴的相关资料。只能根据"七篇大论"原文，王冰和"新校正"相关校注条文进行旁校，同时结合其文义及我等所掌握的运气知识进行理校。

《全书》校勘的具体做法如下：

1. 不出校记者。凡属下列情况者不出校记，以免繁赘。

（1）底本、校本不一，显系校本有误者；

（2）底本、校本不一，但不影响文义，可校可不校者；

（3）繁体字一律改成通用简体字者；

（4）"七篇大论"中的"黔"字未改为"阴"；

（5）凡两字形异而义同，古通用之，今人尚未统一之定论者，均保留原貌，如"澼"与"癖"，"注"与"疰"；

（6）凡属历朝避讳字，一律保持原貌。如"玄珠"与"元珠"、"启玄子"与"启元子"。

2. 迳改不出校记。凡因字形相似，或增笔，或减笔等而误写、误刻的文字，如"正"与"止"，"若"与"苦"，"今"与"令"，"炙"与"灸"，"且"与"旦"，"千"与"干"，"日"与"曰"，"太"与"大"与"犬"，"己"与"巳"与"已"，"人"与"入"与"八"，"戊"与"戌"与"戍"等，均据文义迳改，以免繁赘。

3. 不改原文出校记。凡属下列情况者，不改原文出校语。

（1）凡底本与校本不一，怀疑底本有误者；

（2）凡底本与校本不一，二者文通义不同者；

（3）凡底本与校本不一，但校本亦有参考价值者；

（4）凡底本与校本一致，但有讹误疑似之处，参考前人之说或者相关文义出校语而不改原文；

（5）凡底本与校本一致，但二者文理俱不通，或前后矛盾，又无前人校记可参考者，采用本校或者理校，不改原文，出校记；

（6）凡底本漫灭、空缺又无校本可补，用□代之，并出校语；

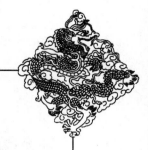

（7）凡底本有大段脱落，又无校本可据补者，一律出校记。

4．改动原文出校记。凡属下列情况者，谨慎地改动原文并出校记。

（1）凡底本与校本不一，明显是底本有误，改动原文，并出校记；

（2）凡目录、卷目、正文标题，力求三者统一，改目录、改卷目、改正文题目者，在审慎的基础上出校记。

（二）注释

王冰《素问》次注以及《玄珠密语》、《天元玉册》、《元和纪用经》的原文大多辞理深奥难懂，尤其是"七篇大论"及后三书都是专论运气之学的内容，有其特有的思维方式和专门用语，不详注就很难使人阅读研习。这也是多数业医人员望而却步的原因之一，因此本书对这部分内容的原文仿效王冰次注做法，加强了字、词、句的注释，这也是此次编纂《全书》工作量最为繁重而又十分有意义的工作。具体做法是：

1．注音：凡属难字、僻字，容易误读的字均加注音。注音时采用汉语拼音加同音汉字的方法。

2．释词：

（1）凡属词义费解，或有歧义，或有僻义，或不常见的词一律加注，偶引书证，但不作繁琐考证；

（2）凡通假字、异体字，于各书的篇、卷首见处出注，余不注释；

（3）凡文中引用的书名、人名、年号均出注。

3．解句：由于本书的读者是面对广大的中医、中西医结合的医务工作者，《素问》原文，尤其是"七篇大论"及《玄珠密语》、《天元玉册》、《元和纪用经》中的运气术语，仅释注字词仍然无法使多数读者明白其中义理的句子，于是仿效王冰次注的方法予以释句。

四、其他

（一）几点说明

1．据双栏排版及读者阅读方便，凡黄帝、岐伯、鬼臾区等问辞和叼辞均另段处理。

2．虽同一问辞或答辞，但内容太长，于是根据文义而分段处理。

3．《玄珠密语》、《天元玉册》、《元和纪用经》虽然无问无答，底本分段很不规范，于是根据文义进行了分段处理。

4.《玄珠密语》、《天元玉册》、《元和纪用经》各卷之中又分若干问题陈述，每一内容前均有标题，为了醒目和便于诵读，于是均用大一号字或粗黑字区分。

5. 保留底本的大小字的格式及其原来的结构。

6. 为了保留各书的原貌，故各书目录及正文中的"卷次"依旧。

以上诸条仅就文中所涉，其或有疏漏之处，或有言而未尽、未明、未详之处，读者翻检此书，自能明辨。

（二）附录

1. 王冰的医学学术思想主要体现于他对《素问》的注语之中，十分零碎，读者难于整体把握和系统认识，故于"学术思想研究"中对相关内容予以分条述评。

2. 王冰倡导运气之学，是传承运气理论的第一人。加之"七篇大论"原著及王氏注语，"新校正"注语，以及《玄珠密语》、《天元玉册》、《元和纪用经》全部内容都围绕运气理论这一主题，故运气学说的具体内容及其在临床的应用，既是王冰于医学贡献之最大者，同时也能充分展示王冰于运气理论中的学术思想，故本书于学术思想研究中予以重墨述之。

3. 根据《唐宋金元名医全书大成》统一体例，本书还对专门研究王冰医学学术思想而见诸于各种杂志的数十篇论文题目一并附录之。

此书是我和孙理军教授应中国中医药出版社之约共同策划编著的，其中每一字里行间都浸透着我们师生二人的心血和汗水。《素问》部分，主要由孙理军、张登本及陈震霖、张景明、乔文彪、方亚莉、辛宝、汪丹、张勇以及内蒙古中蒙医学院云刚、王滨校注，其中少部分校注条目还包含有（白话）《黄帝内经通解》（世界图书出版公司西安分公司，2000年版）中部分作者的劳动成果，此处予以说明并致谢。《玄珠密语》、《天元玉册》、《元和纪用经》的句读、标点及校注全部由张登本完成。我们还要感谢北京中医药大学的李翠娟博士，她为了搜求三书的底本和校本，付出了很大的努力。中国中医药出版社编辑芮立新女士给予了我们多方的关怀和支持，并从中国中医研究院图书馆征集相关版本，同时给予了校注工作的实质性指导。陕西中医学院图书馆的领导和管理人员，排除了因搬迁带来的诸多不便，保障了本书编纂过程中对图书资料的需求。本学科的张喜德教授、黄广平博士对本书的编纂给予了极大支持，陕西中医学院新一届领导给予了必要的关怀，于此一并致以诚挚的谢意。

需要特别说明的是我的夫人，她是我青梅竹马、相濡以沫几十年的亲密伴侣，也是我生活、工作、待人接物的良师益友。几十年来，她为了成就我的事业，默默无闻地无私奉献，殚心竭虑地营造了一个温馨和谐的家庭环境，解除了我的后顾之忧，才使我能全身心地投入到所从事的事业之中。为此请恕我在本书净草并将付梓之际，借此一隅对无怨无悔给予我充分理解和全力支持的她唯一的一次鸣谢。

虽然经过一年来的艰辛努力，并为此付出了相当的劳动，尤其是近几个月来，我心无二用，全力以赴，但由于学力所致，加之工作浩繁而不能穷穷细究，不尽如人意之处肯定有之，故竭诚祈望同道不吝赐教。

张登本

2005 年（乙酉）11 月 27 日

于陕西中医学院

底本校本校注参考书目

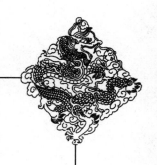

一、《黄帝内经素问》

（一）底本

明版《重广补注黄帝内经素问》，二十四卷本，明·顾从德刻本，人民卫生出版社，1957 年影印本。

（二）校本

1. 唐·杨上善《黄帝内经太素》（简称《太素》），北京：人民卫生出版社，1957 年影印本。

2. 明·张介宾《类经》，北京：人民卫生出版社，1965 年版。

（三）校注参考本

1. 晋·皇甫谧，《针灸甲乙经》（简称《甲乙经》），北京：人民卫生出版社刘衡如校本。

2. 日本丹波元简，《素问识》，北京：人民卫生出版社重印皇汉医学丛书本。

3. 明·马莳，《黄帝内经素问注证发微》（简称《注证发微》），《古今图书集成·医部全书·医经》，北京：人民卫生出版社影印明天启四年甲子金阊童涌泉刻本。

4. 明·吴昆，《素问吴注》，济南：山东科技出版社，1983 年版。

5. 明·李中梓，《内经知要》，北京：人民卫生出版社，1957 年影印本。

6. 清·张志聪，《黄帝内经素问集注》，上海：上海科学技术出版社，1959 年版。

7. 清·姚止庵，《素问经注节解》，北京：人民卫生出版社，1963 年版。

8. 清·高世栻，《黄帝内经素问直解》，北京：人民卫生出版社，1980 年版。

9. 郭霭春，《黄帝内经素问校注》，北京：人民卫生出版社，1992 年版。

10. 傅贞亮，《黄帝内经素问析义》，银川：宁夏人民出版社，1997 年版。

11. 张登本，（白话）《黄帝内经通解》，西安：世界图书出版公司西安分公司，2000 年版。

12.《灵枢经》,北京:人民卫生出版社,1957 年影印本。

13. 张登本等,《内经词典》,北京:人民卫生出版社,1990 年版。

14. 张登本,《难经通解》,西安:三秦出版社,2004 年版。

二、《玄珠密语》一十七卷

（一）底本

北京中医药大学图书馆刻印简体本,其刻印的底本为"中华民国十四年二月,上海涵芬楼影印本"。《玄珠密语》又名《素问六气玄珠密语》。

（二）校注参校本

《黄帝内经素问》(以其"七篇大论"中的原文,王冰注文及"新校正"注语为参考校注本),北京:人民卫生出版社,1963 年简体横排本。

三、《天元玉册》二十八卷

（一）底本

常熟顾长亨抄录明代"成化丁未年"(公元 1487 年)的影印本。北京:中国中医研究院图书馆收藏。

（二）校本

《天元玉册》二十八卷本,北京中医药大学图书馆藏手抄本。

此次选用的底本为《中国中医研究院图书馆藏善本丛书》中收录的中医孤本、善本,与此同时也征集到北京中医药大学图书馆藏《天元玉册》二十八卷影印本。在对比分析后认定来源不同的两个《天元玉册》本系同一底本的影印本。

四、《元和纪用经》一卷

（一）底本

光绪十二年修敬堂木刻影印本,《元和纪用经》一卷,瘦樵程永培校并作"跋"。存于北京中医药大学图书馆。

（二）校本

杏春氏手抄本《元和纪用经》一卷,存于(北京)中国中医研究院图书馆,此抄本的底本仍系光绪十二年修敬堂刻本。

2005 年 11 月 27 日于咸阳

总 目 录

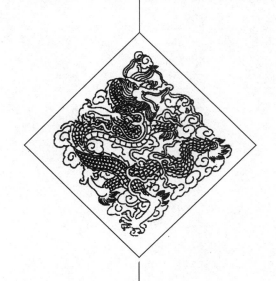

重广补注黄帝内经素问

唐·王冰 撰

张登本 孙理军
张景明 陈震霖 校注
乔文彪 李翠娟

《重广补注黄帝内经素问》序

　　臣闻安不忘危、存不忘亡者，往圣之先务；求民之瘼^①、恤民之隐^②者，上主^③之深仁。在昔黄帝之御极也，以理身绪余治天下，坐于明堂^④之上，临观八极^⑤，考建五常^⑥。以谓人之生也，负阴而抱阳^⑦，食味而被色^⑧，外有寒暑之相荡^⑨，内有喜怒之交侵，天昏札瘥^⑩，国家代有。将欲敛时五福^⑪，以敷锡厥庶民^⑫，乃与岐伯上穷天纪^⑬，下极地理^⑭，远取诸物，近取诸身^⑮，更相问难^⑯，垂法以福万世^⑰。于是雷公之伦，授业传之，而《内经》作矣。历代宝之，未有失坠。苍周之兴，秦和述六气之论^⑱，具明于左史^⑲。厥^⑳后越人^㉑得其一二，演而

---

① 瘼（mò 音莫）：病，疾苦。
② 隐：即民间的疾苦。
③ 上主：指北宋第四代皇帝仁宗赵祯。
④ 明堂：指帝王议政的殿堂。
⑤ 八极：指八方之极远。
⑥ 五常：指五运之气的变化规律，也指五行理论。
⑦ 负阴而抱阳：《老子》："万物负阴而抱阳，冲气以为和。"此指人和其他万物一样，存在着阴阳对立统一变化规律。
⑧ 食味而被色：指吃饭和穿衣。被，通"披"。色，指华丽的衣服。
⑨ 相荡（dàng 音当）：谓（六淫邪气）交替侵袭。《易·系辞上》："八卦相荡"韩康伯注："荡，相推荡也。言运化之推移。"荡，同"荡"。
⑩ 天昏札瘥：因疾病而早死。《左传·昭公四年》："疠疾不降，民不夭札。"杜预注："短折为夭，天死曰札。"瘥，《尔雅·释诂上》："瘥，病也。"
⑪ 五福：《尚书·洪范》："五福：一曰寿，二曰福，三曰康宁，四曰攸好德，五曰考终命。"攸好德，谓所好者德。考终命，谓善终而不夭折短命。
⑫ 敷锡厥庶民：犹言造福于民众。锡，音义同"赐"。敷，布也。厥，有发布之意。《说文·厂部》："厥，发石也。"
⑬ 天纪：此指天象、气象的变化规律。纪，纲纪，即规律。
⑭ 地理：指地面五方的地形、地貌、物产等。
⑮ 远取诸物，近取诸身：这是古人认识人体、认识自然的思维方法。谓运用自然之象的变化规律，探求人体生理、病理的认识方法。
⑯ 更相问难：指黄帝与其近臣岐伯等人互相就医学中相关的疑难问题进行询问和解答。
⑰ 垂法以福万世：指黄帝和岐伯等人所论的医学原理和法则可以造福于后代。万世，言其久远。
⑱ 秦和述六气之论：指《左传》所载先秦名医"和"论述六气致病理论。六气，指阴、阳、风、雨、晦、明六种致病因素。
⑲ 左史：指左丘明所撰的《左传》。
⑳ 厥：句首助词。
㉑ 越人：指秦越人，即扁鹊。

述《难经》。西汉仓公①传其旧学，东汉仲景②撰其遗论。晋·皇甫谧③刺而为《甲乙》，及隋·杨上善④纂而为《太素》。时则有全元起⑤者，始为之训解，阙第七一通。迄唐宝应⑥中，太仆王冰⑦笃好之，得先师所藏之卷，大为次注，犹是三皇遗文⑧，烂然可观。惜乎唐令列之医学，付之执技之流，而荐绅先生罕言之。去圣已远，其术晻昧⑨，是以文注纷错，义理混淆。殊不知三坟之余，帝王之高致，圣贤之能事，唐尧⑩之授四时，虞舜⑪之齐七政，神禹⑫修六府以兴帝功，文王⑬推六子以叙卦气，伊尹⑭调五味以致君，箕子⑮陈五行以佐世，其致一也。

---

① 仓公：指西汉初期的名医淳于意，号仓公。《史记》有载。

② 仲景：指东汉末年南阳著名医学家张机，字仲景，号长沙，著《伤寒杂病论》，创六经辨证体系，被尊称为"医圣"。

③ 皇甫谧：魏晋间医家、文学家，字士安，幼年名静，号玄晏先生，安定朝郡（今甘肃灵台）人，汇《素问》、《针经》、《明堂孔穴针灸治要》三书而撰成《针灸甲乙经》，此外还有《帝王世纪》、《高士传》、《列女传》、《逸士传》、《玄晏春秋》等著述。

④ 杨上善：隋唐时期医学家，著述里籍不详。大业中（605～616年）曾任太医侍御，颇有名望。撰有《黄帝内经太素》30卷。

⑤ 全元起：六世纪梁至隋的名医，里籍不详。《南史》记述他曾任太医侍郎，较早注解《素问》，原书已佚，部分内容保存在《重广补注黄帝内经素问》的注文中，今人据相关资料而辑录有他的《素问训解》一书。

⑥ 宝应：唐肃宗李亨年号，即公元762年（壬寅）。

⑦ 王冰：唐代中期著名医学家，号启玄子，又号王太仆，享年80余岁。里籍不详。于宝应元年（公元762年）完成其历时12年次注的《素问》，全其九卷之数，另外别撰《玄珠密语》、《天元玉册》、《昭明隐旨》及《元和纪用经》。

⑧ 三皇遗文：此指《素问》。

⑨ 晻昧：犹言淹湮。

⑩ 唐尧：传说中父系氏族社会后期部落联盟首领。陶唐氏，名放勋，史称"唐尧"。曾设官掌管时令，制订历法。故曰"唐尧之授四时"。

⑪ 虞舜：传说中父系氏族社会后期部落联盟首领。姓姚，有虞氏，名重华，史称"虞舜"，相传四岳推举，尧命他摄政。尧去世后他继位，又咨询四岳，挑选贤人，治理民事，并选拔治水有功的禹为继承人。

⑫ 神禹：传说中父系氏族末期部落联盟首领，姓姒，亦称大禹、夏禹、神禹。传说中他治水十三年，率众疏通河道，发展农业，曾铸九鼎，其子名启，建立第一个奴隶制度的国家，即夏朝。

⑬ 文王：即周文王，商末周族领袖，姓姬名昌，伐纣时为西伯侯，故又名为伯昌。传说文王曾演绎八卦等。

⑭ 伊尹：商朝宰相，名尹，尹是官职名，一说名挚。传说中他是奴隶出身，是有莘氏女的陪嫁厨师。后任国政，佐汤伐桀，有姜、桂于烹调之论，有伊尹制汤液之说。

⑮ 箕子：商代贵族，纣王的诸父，官太师。封于箕（今山西太谷东北）。传说他曾与武王讨论五行，载于《尚书·洪范》。

奈何以至精至微之道，传之以至下至浅之人，其不废绝，为已幸矣！

　　顷在嘉祐①中，仁宗念圣祖之遗事②，将坠于地，乃诏通知其学者，俾之是正。臣等承乏典校，伏念旬岁。遂乃搜访中外，裒③集众本，寝寻其义，正其讹舛，十得其三四，余不能具。窃谓未足以称明诏，副④圣意，而又采汉唐书录古医经之存于世者，得数十家，叙而考正焉。贯穿错综，磅礴会通，或端本以寻支⑤，或沂流而讨源⑥，定其可知，次以旧目，正谬误者六千余字，增注义者二千余条，一言去取，必有稽考；舛文疑义，于是详明。以之治身，可以消患于未兆；施于有政，可以广生于无穷。恭惟皇帝抚⑦大同之运，拥⑧无疆之休⑨，述先志以奉成，兴微学而永正，则和气可召，灾害不生，陶⑩一世之民，同跻于寿域矣。

国子博士臣高保衡⑪

光禄卿直秘阁臣林亿⑫等谨上

---

① 嘉祐：北宋仁宗赵祯年号，于公元 1056～1063 年。

② 圣祖之遗事：指历代流传下来的宝贵文献资料，此处仅指《黄帝内经素问》。

③ 裒（póu 音抔）：聚集，汇集。

④ 副：符合。

⑤ 端本以寻支：犹言正本（源）清流之义。端，详审。本，本源。

⑥ 沂流而讨源：即溯本求源。沂，溯的异体字。

⑦ 抚：握持、掌管。《广雅·释诂》："抚，持也。"

⑧ 拥：持掌。《广雅·释诂》："拥，持也。"

⑨ 休：美好，吉庆，福禄。《尔雅·释诂下》："休，美也。"《尔雅·释言》："休，庆也。"

⑩ 陶：养育。《广雅·释诂》："陶，养也。"

⑪ 高保衡：北宋医家。1068～1085 年间任宋神宗国子博士，精通医学，深明方药病机，参加了整理《素问》工作。

⑫ 林亿：北宋医家，任光禄卿直秘阁，精通医术及校注工作。于宋神宗熙宁年间，同掌禹锡、高保衡、孙兆等人校订医书，完成了《素问》、《难经》、《伤寒论》、《金匮要略》、《脉经》、《诸病源候论》、《千金要方》、《千金翼方》、《外台秘要方》等医书的校订工作。

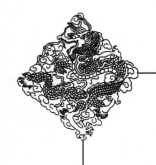

启玄子王冰撰

新校正云：按《唐人物志》，冰，仕唐为太仆令，年八十余，以寿终。

夫释缚脱艰①，全真导气②，拯黎元于仁寿③，济羸劣④以获安者，非三圣⑤道则不能致之矣。孔安国序《尚书》曰⑥："伏羲、神农、黄帝之书，谓之三坟⑦，言大道也。"班固《汉书·艺文志》曰："《黄帝内经》十八卷。"《素问》即其经之九卷也，兼《灵枢》九卷，乃其数焉。 新校正云：详王氏此说，盖本皇甫士安《甲乙经》之序。彼云：'《七略》、《艺文志》、《黄帝内经》十八卷。今有《针经》九卷，《素问》九卷，共十八卷，即《内经》也。故王氏遵而用之。又《素问》外九卷，汉张仲景及西晋王叔和《脉经》'只谓之《九卷》，皇甫士安名为《针经》，亦专名《九卷》。杨玄操云：'《黄帝内经》二帙，帙各九卷。'按《隋书·经籍志》谓之《九灵》，王冰名为《灵枢》。虽复年移代革，而授学犹存，惧非其人，而时有所隐⑧，故第七一卷⑨，师氏藏之⑩，今之奉行，惟八卷尔。然而其文简，其意博，其理奥，其趣⑪深；天地之象分，阴阳之候⑫列，变化之由表⑬，死生之兆

---

① 释缚脱艰：互文句，即"释脱缚艰"，意为解除疾病的缠绕和造成的痛苦。缚，捆绑，此指疾病的缠绕。艰，此指疾病造成的痛苦。

② 全真导气：保全真精，通导元气。

③ 黎元：黎民，百姓。 仁寿：谓长寿。

④ 羸（léi 音雷）劣：指身体瘦弱多病的人。 羸，瘦弱。劣，少力，虚弱，指体质差，多病。

⑤ 三圣：指下文所说的伏羲、神农、黄帝三位先圣。 一说：这三位先圣即人们常说的"三皇"。

⑥ 孔安国：西汉经学家，孔子后裔。 序：为意动用法，给……作序。 《尚书》：原名《书》，又称《书经》，儒经之一，内容为上古一些历史文件和部分追述古代事迹之著作的汇编。

⑦ 三坟：传说中我国最古的三部典籍。因已早佚，情况不详。后世常用以泛指远古的典籍。有说为三皇之书，有说指天地人三礼或天地人三气，并见唐·孔颖达《左传正义》引。近人章炳麟《检讨尚书古文言》中又谓："坟、丘十二，宜即夷吾所记泰山刻石十有二家也。"古来以传世之书附于三坟者，有二说：一说为《易经》、《神农本草经》、《黄帝内经》，分别属伏羲、神农、黄帝之书；一说为《连山》、《归藏》、《乾坤》，统称《三坟书》，作者亦分别为伏羲、神农、黄帝。这二说今俱被定为托名之说。王冰之意，系指前者，目的在于把《内经》归于三圣之道，以抬高其地位。

⑧ 隐：隐匿，谓秘而不传。

⑨ 第七一卷：即第七卷。 《素问》原有九卷，至唐时所佚的第七卷，相传是讲五运六气之理的。王冰所补，即此内容。

⑩ 师氏：古代主管贵族子弟教育的官员，此指主管教育的人。 一说：即师傅，此指传授《内经》的前代师傅。当以此说为是。

⑪ 趣：旨趣，旨义。

⑫ 候：节候，即节气。 一说：征候，此指变化的征兆。未妥。

⑬ 由：根由。 表：（被）揭示。

彰①；不谋而遐迩自同②，勿约而幽明斯契③，稽其言有征④，验之事不忒⑤，诚可谓至道⑥之宗、奉生之始⑦矣。

假若天机迅发⑧，妙识玄通⑨。蕴谋虽属乎生知⑩，标格亦资于诂训⑪，未尝有行不由径⑫、出不由户⑬者也。然刻意研精⑭，探微索隐⑮，或识契真要⑯，则目牛无全⑰，故动⑱则有成，犹鬼神幽赞⑲，而命世⑳奇杰，时时间㉑出焉。则周有秦公㉒，<small>新校正云：按别本一作和、缓。</small>汉有淳于公㉓，魏有张公、华公㉔，皆得斯妙道㉕者也。咸日新其用，大济蒸人㉖，华叶递荣，声

---

① 兆：征兆。　彰：（被）阐明。
② 不谋而遐迩自同：谓并没有与天地人身商讨，可是所讲远到天地、近到人身的道理却自然同一。　不谋，没有商讨、商定。遐迩，远近，指远到天地、近到人身的阴阳之理。
③ 勿约而幽明斯契：谓没有与万物约议，可是所论无形与有形的事理却能完全一致。　约，约议，约定。幽明，指无形与有形的事理。其无形者，为阴阳五行之理，其有形者，为可见的天地万物等。斯，句中助词，无义。
④ 稽：考核。　征：征验。
⑤ 忒（tè 音特）：差错。
⑥ 至道：最高明的学问，此指医道，医学。
⑦ 始：根本。
⑧ 天机：天资，天赋的聪明智慧。　迅发：敏捷。
⑨ 妙识玄通：词序倒装句，即"识妙通玄"；又互文，故应作"识通妙玄"解，意为通晓玄妙（的道理）。
⑩ 蕴（chǎn 音产）谋：（对事物）完备而周密的见识。　蕴，完备，周密。谋，认识，见识。乎：于。　生知：为"生而知之者"之省。语出《论语·季氏》："生而知之者，上也；学而知之者，次也……"谓生来就懂得事理的人。
⑪ 标格：风范，风度。这里引申为标准、准则。指对《素问》进行理解的准则，或曰规范理解。　诂训：即训诂，这里泛指注释。
⑫ 行不由径：语出《论语·雍也》："有澹台灭明者，行不由径……"原意是走路不抄小道捷径，谓走的都是大道、正路。这里引申为走路却不遵循路径，比喻做事不按正规、踏实的渠道进行。下句"出不由户"，义同此。
⑬ 出：单词复用，谓出入。　由：经由，沿着。　户：门。
⑭ 刻意：深入用心；专心致志。　研精：即精研，精心（专心）地研究。
⑮ 探微索隐：互文句，即"探索微隐"，探索精细、深奥（的道理）。　微，精细。隐，隐深，深奥。
⑯ 或：如果。　识契真要：认识并领会了精华要旨。契，契合，完全一致，这里是"领会"的意思。真要，指精华要旨。
⑰ 目牛无全：语本《庄子·养生主》："始臣之解牛之时，所见无非牛者；三年之后，未尝见全牛也。"今一般作"目无全牛"，比喻技术达到了极端精熟老练的程度。
⑱ 动：常常。
⑲ 幽赞：暗中帮助。
⑳ 命世：即"名世"，闻名于世。
㉑ 间（jiàn 音见）：不断。
㉒ 秦公：指秦越人，即扁鹊，春秋战国之际的大医。
㉓ 淳于公：指淳于意，即仓公，西汉时的大医。
㉔ 魏：指三国魏国。　张公、华公：分别指张机（仲景）、华佗。　按：张、华二人属东汉时的大医，文中说成"魏有"云云，是因二人处东汉末年，名虽未称而事实已分的三国魏境之故。
㉕ 斯妙道：这种奇妙的学说、技术。此指医学。　斯，这。
㉖ 蒸：通"烝"，众多。　人：民，民众。唐太宗李世民之后，唐人为避其名讳，称"民"为"人"，又称"世"为"代"。

实相副。盖教之著^①矣，亦天之假^②也。

　　冰弱龄^③慕道，夙^④好养生，幸遇真经^⑤，式为龟镜^⑥。而世本纰缪^⑦，篇目重叠，前后不伦^⑧，文义悬隔^⑨，施行不易，披会亦难，岁月既淹，袭以成弊^⑩。或^⑪一篇重出，而别立二名；或两论并吞，而都为一目^⑫；或问答未已，别树篇题；或脱简不书^⑬，而云世阙^⑭。重《经合》而冠《针服》^⑮，併《方宜》而为《咳篇》；隔《虚实》而为《逆从》，合《经络》而为《论要》；节《皮部》为《经络》，退《至教》以先《针》。诸如此流，不可胜数^⑯。且将升岱嶽，非径奚为^⑰?! 欲诣扶桑^⑱，无舟莫适^⑲。乃精勤博访^⑳，而并有其人^㉑。历十二年，方

---

① 著：指显著成效、成就。

② 假：助，谓成全。

③ 弱龄：指年轻时，刚刚成人时。弱，20岁。古以20岁为男子步入成人行列的年龄，时举行成人之礼，加冠，取字。

④ 夙（sù 音素）：很早。

⑤ 真经：真正的（医学）经典，指《素问》。

⑥ 式：恭敬。　龟镜：多作"龟鉴"，比喻借鉴。龟，指龟甲。占卜家用以占卜，并认为其结果足资为鉴。

⑦ 世本：世上流行的（《素问》的）版本。　纰（pī 音批）缪：错误。

⑧ 不伦：没有条理。

⑨ 悬隔：中断不通。　悬，没有着落，指文章语不成句，没有应有的下文，即中断。

⑩ 袭：沿袭；相互沿用，不思订正。

⑪ 或：有的。下文相连的三个"或"，均同此。

⑫ 都：归总。　目：指篇目。

⑬ 脱简：犹言"文句佚失"。在简策制度时期，写有文字的竹简脱落散失，叫"脱简"。卷轴制度以后，竹简不再使用，但表示文句佚失的脱简等词则相沿不变，故云。　书：写。这里是"补上"的意思，谓经过校勘，予以补全。

⑭ 云：说。　世：历来，世代。　阙：空缺，缺漏。

⑮ 重《经合》而冠《针服》：在重复出现的《经合》篇前标上了《针服》的名称。　冠，用作动词，标上。按：本句上对"或一篇重出，而别立二名"之文，为其具体例证。但今传《素问》无《针服》之名，《针服》究指何篇，未明。北宋·林亿等《新校正》中称："全元起本在第一卷名《经合》，第二篇重出，名《真邪论》。"据此，《针服》或指《离合真邪论》。一说：疑指篇首有"用针之服"的《八正神明论》。待考。

⑯ 胜：完全列举，全部列举。

⑰ 非径奚为：没有路怎么上去。　奚，怎么。为，这里是"登上"的意思。

⑱ 诣（yì 音义）：到，去；到……去。　扶桑：古代外国名。《梁书·扶桑国传》："扶桑在大汉国东二万余里，地在中国之东，其土多扶桑木，故名。"一说：指今日本国，一说：指今南美洲墨西哥，又泛指东海之外某遥远的国度。我国过去多用以称指日本，有时亦用其泛指之义。

⑲ 莫适：不能到达。　适，到达；去。

⑳ 博访：广泛访求（名家）。

8　㉑ 并有：兼有。谓得到了一些、一批（人），访求到了一些或一批（人）。　其人：指志同道合的人。

臻理要①。询谋得失②，深遂夙心③。时于先生郭子斋堂④，受得先师张公秘本⑤，文字昭晰，义理环周⑥，一以参详⑦，群疑冰释⑧。恐散于末学⑨，绝彼师资⑩，因而撰註，用传不朽。兼旧藏之卷⑪，合八十一篇二十四卷，勒⑫成一部。　新校正云：详《素问》第七卷，亡已久矣。按皇甫士安，晋人也，序《甲乙经》云：亦有亡失。《隋书·经籍志》载梁《七录》亦云：止存八卷。全元起，隋人，所注本乃无第七。王冰，唐宝应中人，上至晋·皇甫谧甘露中，已六百余年，而冰自谓得旧藏之卷，今窃疑之。仍观《天元纪大论》、《五运行论》、《六微旨论》、《气交变论》、《五常政论》、《六元正纪论》、《至真要论》七篇，居今《素问》四卷，篇卷浩大，不与《素问》前后篇卷等。又且所载之事，与《素问》余篇略不相通。窃疑此七篇乃《阴阳大论》之文，王氏取以补所亡之卷，犹《周官》亡《冬官》，以《考工记》补之之类也。又按汉张仲景《伤寒论》序云：'撰用《素问》、《九卷》、《八十一难经》、《阴阳大论》。'是《素问》与《阴阳大论》两书甚明，乃王氏并《阴阳大论》于《素问》中也。要之，《阴阳大论》亦古医经，终非《素问》第七矣。冀乎究尾明首⑬，寻註会经⑭，开发童蒙⑮，宣扬至理⑯而已。

其中简脱文断⑰、义不相接者，搜求经论所有，迁移⑱以补其处。篇目坠缺⑲、指事⑳不明者，量其意趣，加字以昭其义。篇论吞并、义不相涉、阙漏名目者，区分事类，别目以冠篇首㉑。君臣请问、礼仪乖

---

① 方臻（zhēn 音真）理要：才达到了廓清条理、掌握要领（的目的）。　臻，达到。
② 询谋：(与众人)商讨、考求。　得失：指取得的成绩和存在的不足。一说：偏义词，偏"得"义，指收获。亦通。
③ 深遂夙心：深感实现了宿愿。　遂，实现。夙心，很早就有的心愿，即宿愿。
④ 先生郭子：郭先生。王冰之师，事迹不详。子，先生。　斋堂：书房，书斋。
⑤ 张公：疑指唐中期御医张文仲。待考。
⑥ 环周：完整、周密。
⑦ 一以参详：倒装句，即"以(之)一详参"。谓用(张公秘本)逐字逐句地详细参校(整理出来的本子)。
⑧ 冰释：像冰块消融一样地最终都解决了。冰，用作状语。释，消散，此谓解决。
⑨ 末学：原谓"无本之学"，后多用作自谦之称，或指后学。此指后学（之人）。
⑩ 师资：原指能传授知识、讲论事理的人，这里指授学的依据。
⑪ 兼：加上。　旧藏之卷：指当时《素问》流行本中因被"师氏藏之"而佚失的"第七卷"。为今传《素问》中从《天元纪大论》到《至真要大论》的七篇大论。宋·林亿等《新校正》谓："《素问》第七卷亡失已久，全元起注本亦无此卷，而（王）冰自谓得旧藏之卷，今窃疑之。"
⑫ 勒：刻，刻写，这里是刻印的意思。　一说：统勒；汇总。亦通。
⑬ 冀：希望。　究尾明首：互文句，即"究明尾首"，意为探究并弄清（《素问》的）全部内容。尾首，首尾，指全部内容。一说：意为前后连贯，通晓明白。此说字词未见落实，不取。
⑭ 寻注会经：依循注解，领会经义。
⑮ 开发：启发。　童蒙：指初学之人。
⑯ 宣扬：宣传并发扬光大。　至理：最高明的道理，指医理。
⑰ 简脱：犹说"文句佚失"。　文断：文字中断。
⑱ 迁移：谓"摘取过来"。
⑲ 坠缺：佚失、残缺。
⑳ 指事：谓论述的事理。
㉑ 别目：另外拟一个篇名。目，用作动词，拟一个篇名。　冠：用作动词，标上。

失①者，考校尊卑，增益以光其意。错简碎文②、前后重叠者，详其指趣，削去繁杂，以存其要。辞理秘密、难粗论述者，别撰《玄珠》③，以陈④其道。　新校正云：详王氏《玄珠》，世无传者，今有《玄珠》十卷，《昭明隐旨》三卷，盖后人附托之文也。虽非王氏之书，亦于《素问》第十九卷至二十二四卷颇有发明。其《隐旨》三卷，与今世所谓《天元玉册》者，正相表里，而与王冰之义多不同。凡所加字，皆朱⑤书其文，使今古必分，字不杂糅。庶厥昭彰圣旨⑥，敷畅玄言⑦，有如列宿⑧高悬，奎张⑨不乱；深泉净滢⑩，鳞介⑪咸分。君臣无夭枉之期⑫，夷夏有延龄之望⑬。俾工徒⑭勿误，学者惟⑮明，至道流行，徽音累属⑯，千载之后，方知大圣之慈惠无穷。

时大唐宝应元年岁次壬寅序⑰。

　　　　　将仕郎守殿中丞孙兆重改误
　　　　　朝奉郎守国子博士同校正医书上骑都尉赐绯鱼袋高保衡
　　　　　朝奉郎守尚书屯田郎中同校正医书骑都尉赐绯鱼袋孙奇
　　　　　朝散大夫守光禄卿直秘阁判登闻检院上护军林亿

---

① 乖失：错乱；违背而且不合（礼仪）。

② 碎文：文字残缺。

③ 《玄珠》：指《玄珠密语》，唐·王冰所著，已佚。"今有《玄珠》十卷，《昭明隐旨》三卷，盖后人附托之文也。虽非王氏之书，亦于《素问》第十九卷至二十二卷颇有发明"（宋·林亿等《新校正》）。

④ 陈：陈述，阐述。

⑤ 朱：用作状语，用朱色。

⑥ 庶：副词，表希望，可译为"希望"。　厥：它，指整理校注而成的《黄帝内经素问注》。一说：指整理校注《素问》的工作，亦是。　圣旨：圣人的旨意。圣，指黄帝、岐伯等圣人。

⑦ 敷畅：阐明，阐发出。　玄言：玄妙的道理。指《素问》中高深的道理。

⑧ 有：句首助词，无义。　列宿（xiù 音秀）：众多的星宿。

⑨ 奎张：均星宿名。奎宿为二十八宿中白虎七宿的第一宿，俗作"魁"；张宿为二十八宿中朱雀七宿的第五宿。

⑩ 净滢（yíng 音营）：清澈透明。

⑪ 鳞介：指鱼类、有甲壳类的水生动物。

⑫ 臣：民。　夭枉：夭折与横遭不测。　期：期限。这里是"可能"、"担忧"、"忧虑"的意思。

⑬ 夷夏：四夷和华夏的人。夷，指四夷之人，主要指今汉族所说的外族人。

⑭ 俾（bǐ 音比）：使。　工徒：谓医生们。工，指医生。徒，类；徒，众。

⑮ 学者：学习的人，此指学医的人。　惟：都。

⑯ 徽音：德音，福音，美好的消息。　累：不断，接连。　属（zhǔ 音主）：接续。

10

⑰ 宝应元年：公元762年。宝应，唐肃宗李亨的年号之一。　岁次：某年在干支纪年法之干支相配循环链上的次序。

重广补注黄帝内经素问目录

卷第一

新校正云：按王氏不解所以名《素问》之义，及《素问》之名起于何代。按《隋书·经籍志》，始有《素问》之名。《甲乙经》序，晋·皇甫谧之文，已云《素问》论病精辨。王叔和西晋人，撰《脉经》，云出《素问》、《针经》。汉·张仲景撰《伤寒卒病论集》，云撰用《素问》。是则《素问》之名，著于隋志，上见于汉代也。自仲景已前，无文可见，莫得而知。据今世所存之书，则《素问》之名，起汉世也。所以名《素问》之义，全元起有说云：'素者，本也。问者，黄帝问岐伯也。方陈性情之源，五行之本，故曰《素问》。'元起虽有此解，义未甚明。按《乾凿度》云：'夫有形者生于无形，故有太易，有太初，有太始，有太素。太易者，未见气也。太初者，气之始也。太始者，形之始也。太素者，质之始也。'气形质具而疴瘵由是萌生，故黄帝问此太素，质之始也。《素问》之名，义或由此。

上古天真论①篇第一

新校正云：按全元起注本在第九卷，王氏重次篇第，移冠篇首。今注逐篇必具全元起本之卷第者，欲存《素问》旧第目，见今之篇次皆王氏之所移也。

昔在黄帝②，生而神灵，弱而能言③，幼而徇齐④，长而敦敏，成而登天⑤。有熊国君少典之子，姓公孙。徇，疾也。敦，信也。敏，达也。习用干戈，以征不享⑥，平定天下，殄灭蚩尤⑦。以土德王，都轩辕之丘，故号之曰轩辕黄帝。后铸鼎于鼎湖山，鼎成而白日升天，群臣葬衣冠于桥山⑧，墓今犹在。乃问于天师⑨曰：余闻上古之人，春秋皆度百岁，而动作不衰；今

---

① 上古天真论：上古，指人类生活的远古时代。真，即真气，李东垣说："真气又名元气，乃先身生之精气也。"因其源于先天，故称之为"天真"。本篇认为远古时代的人，通过养生，以保养天真，就能达到预防疾病，延年益寿，尽终其天年之目的，故篇名"上古天真论"。正如吴昆所言："此篇言保合天真，则能长有天命，乃上医治未病焉。"

② 黄帝：我国远古帝王之一。少典氏之子，复姓公孙；曾居姬水之畔，又姓姬。生于轩辕之丘，故号轩辕氏（一说即名轩辕）；国中有熊，又号有熊氏。因功德卓绝，被诸侯推为天子。以土德之瑞，被尊称为黄帝。一生当中，建立了极多永垂不朽的丰功伟绩，使得华夏诸族在将近5000年前就进入了文明时代，故被奉为"人文初祖"。

③ 弱而能言："弱"，指不会走路前的婴儿时期。《史记·索隐》云："弱，谓幼弱时也。盖未合能言之时，而黄帝即言。"

④ 徇（xùn）齐：疾迅，引申指敏慧。

⑤ 登天：指登上天子之位。　一说：指黄帝于在位百年、功德圆满之际，乘龙而升天之事。

⑥ 不享：指不来朝者。《书·洛浩》："汝其敬识百辟享，亦识其有不享。"孔传："奉上谓之享。"

⑦ 殄（tiǎn）灭蚩（chī）尤："殄"，灭绝，尽也，《尔雅·释诂上》："殄，尽也。"《尔雅·释诂下》："殄，绝也。""殄灭"，即消灭。"蚩尤"，传说中的古代九黎族首领。

⑧ 桥山：山名，在今陕西省黄陵县西北，相传为黄帝葬处。因沮水穿山而过，山状如桥，故名。另一说在今河北省涿鹿县东南。

⑨ 天师：指岐伯。黄帝之臣，主管医事，兼为黄帝的医学师傅。因功高爵重，通达天人玄机，被尊称为天师。

时之人，年半百而动作皆衰者，时世异耶？人将失之耶？天师，岐伯也。

岐伯对曰：上古之人，其知道者①，法于阴阳，和于术数②，上古，谓玄古也。知道，谓知修养之道也。夫阴阳者，天地之常道。术数者，保生之大伦，故修养者必谨先之。《老子》曰：'万物负阴而抱阳，冲气以为和。'《四气调神大论》曰：'阴阳四时者，万物之终始，死生之本，逆之则灾害生，从之则苛疾不起，是谓得道。'此之谓也。食饮有节，起居有常，不妄作劳③，食饮者，充虚之滋味。起居者，动止之纲纪，故修养者谨而行之。《痹论》曰：'饮食自倍，肠胃乃伤。'《生气通天论》曰：'起居如惊，神气乃浮。'是恶妄动也。《广成子》曰：'必静必清，无劳汝形，无摇汝精，乃可以长生。'故圣人先之也。　新校正云：按全元起注本云：'饮食有常节，起居有常度，不妄不作。'《太素》同。杨上善云：'以理而取声色芳味，不妄视听也。循理而动，不为分外之事。'故能形与神俱，而尽终其天年④，度百岁乃去。形与神俱，同臻寿分，谨于修养，以奉天真，故尽得终其天年。去，谓去离于形骸也。《灵枢经》曰：'人百岁，五藏皆虚，神气皆去，形骸独居而终矣。'以其知道，故能长寿延年。度百岁，谓至一百二十岁也。《尚书·洪范》曰：'一曰寿，百二十岁也。'今时之人不然也，动之死地，离于道也。以酒为浆，溺于饮也。以妄为常，寡于信也。醉以入房⑤，过于色也。以欲竭其精，以耗散其真，乐色曰欲，轻用曰耗，乐色不节则精竭，轻用不止则真散，是以圣人爱精重施，髓满骨坚。《老子》曰：'弱其志，强其骨。'河上公曰：'有欲者亡身。'《曲礼》曰：'欲不可纵。'

新校正云：按《甲乙经》'耗'作'好'。不知

持满⑥，不时⑦御神，言轻用而纵欲也。《老子》曰：'持而盈之，不如其已。'言爱精保神，如持盈满之器，不慎而动，则倾竭天真。《真诰》曰：'常不能慎事，自致百疴，岂可怨咎于神明乎？'此之谓也。

新校正云：按别本'时'作'解'。务快其心，逆于生乐，快于心欲之用，则逆养生之乐矣。《老子》曰：'甚爱必大费。'此之类欤。夫甚爱而不能救，议道而以为未然者，伐生之大患也。起居无节，故半百而衰也。亦耗散而致是也。夫道者不可斯须离，于道则寿不能终尽于天年矣。《老子》曰：'物壮则老，谓之不道，不道早亡。'此之谓离道也。

夫上古圣人之教下也，皆谓之虚邪贼风，避之有时，邪乘虚入，是谓虚邪。窃害中和，谓之贼风。避之有时，谓八节之日，及太一入徙之于中宫，朝八风之日也。《灵枢经》曰：'邪气不得其虚，不能独伤人。'明人虚乃邪胜之也。　新校正云：按全元起注本云：'上古圣人之教也，下皆为之。'《太素》《千金》同。杨上善云：'上古圣人使人行者，身先行之，为不言之教。不言之教胜有言之教，故下百姓仿行者众，故曰下皆为之。'太一入徙于中宫朝八风义，具《天元玉册》中。恬惔虚无，真气从之，精神内守，病安从来。恬惔虚无，静也。法道清净，精气内持，故其气，邪不能为害。是以志闲而少欲，心安而不惧，形劳而不倦，内机息故少欲，外纷静故心安，然情欲两亡，是非一贯，起居皆适，故不倦矣。气从以顺⑧，各从其欲，皆得所愿。志不贪故所欲皆顺，心易足故所愿必从，以不异求，故无难得也。《老子》曰：

---

① 道：自然的法则。此指合于自然之法则的养生之道。
② 术数：指时令的变化规律。　按：旧注多谓指调摄精神、锻炼身体的养生方法，如导引、按跷等。术数一词，在古代多指天文、历法、占算等。《汉书·艺文志》中有"术数略"，即此。这里又与上文"阴阳"相对，故应指时令的变化规律。
③ 不妄作劳：意谓劳作合宜，不违背常规与法度。
④ 天年：自然的寿数。
⑤ 入房：指行房事，即进行性交。
⑥ 持满：谓保持体内精气的充盈。
⑦ 时：用作状语，按时，有节制地。
⑧ 气从以顺：谓真气调达而和顺。

'知足不辱，知止不殆，可以长久。'故美①其食，顺精粗也。　新校正云：按别本'美'一作'甘'。任其服，随美恶也。乐其俗，去倾慕也。高下不相慕，其民故曰朴。至无求也，是所谓心足也。《老子》曰：'祸莫大于不知足，咎莫大于欲得，故知足之足常足矣。'盖非谓物足为知足，心足者乃为知足矣。不恣于欲，是则朴同。故圣人云：'我无欲，而民自朴。'　新校正云：按别本云'曰'作'日'。是以嗜欲不能劳其目②，淫邪不能惑其心，目不妄视故嗜欲不能劳，心与玄同，故淫邪不能惑。《老子》曰：'不见可欲，使心不乱。'又曰：'圣人为腹，不为目也。'愚智贤不肖③，不惧于物④，故合于道⑤。情计两亡，不为谋府，冥心一观，胜负俱捐，故心志保安，合同于道。《庚桑楚》曰：'全汝形，抱汝生，无使汝思虑营营⑥。'新校正云：按全元起注本云：'合于道数。'所以⑦能年皆度百岁而动作不衰者，以其德全不危⑧也。不涉于危，故德全也。《庄子》曰：'执道者德全，德全者形全，形全者圣人之道也。'又曰：'无为而性命不全者，未之有也。'

帝曰：人年老而无子⑨者，材力⑩尽邪？将天数⑪然也？材，谓材干，可以立身者。

岐伯曰：女子七岁，肾气盛，齿更⑫发长。老阳之数极于九，少阳之数次于七，女子为少阴之气，故以少阳数偶之，明阴阳气和，乃能生成其形体，故七岁肾气盛，齿更发长。二七而天癸至，任脉通，太冲脉盛，月事以时下，故有子。癸，谓壬癸，北方水干名也。任脉、冲脉，皆奇经脉也。肾气全盛，冲任流通，经血渐盈，应时而下，天真之气降，与之从事，故云天癸也。然冲为血海，任主胞胎，二者相资，故能有子。所以谓之月事者，平和之气，常以三旬而一见也。故愆期者谓之有病。　新校正云：按全元起注本及《太素》、《甲乙经》俱作'伏冲'，下'太冲'同。三七，肾气平均，故真牙生而长极。真牙，谓牙之最后生者。肾气平而真牙生者，表牙齿为骨之余也。四七，筋骨坚，发长极，身体盛壮，女子天癸之数，七七而终。年居四七，材力之半，故身体盛壮，长极于斯。五七，阳明脉衰⑬，面始焦⑭，发始堕。阳明之脉气营于面，故其衰也，发堕面焦。《灵枢经》曰：'足阳明之脉，起于鼻，交頞中，下循鼻外，入上齿中，还出侠口环唇，下交承浆，却循颐后下廉，出大迎，循颊车，上耳前，过客主人，循发际，至额颅。'手阳明之脉，上颈贯颊，入下齿缝中，还出侠口，故面焦发堕也。六七，三阳脉⑮衰于上，面皆焦，发始白。三阳之脉，尽上于头，故三阳衰，则面皆焦，发始白。所以衰者，妇人之生也，有余于气，不足于血，以其经月数泄脱之故。七七，

① 美：意动用法，以……为美。下句'乐'字，用法同此，意为"以……为乐"。
② 嗜欲不能劳其目：言嗜好欲望不能劳其视听。
③ 愚智贤不肖：愚笨、聪明、有才能、无才能的人。
④ 不惧于物：郭霭春注，"惧"应作"擢"，意为"取"，寻求。"不擢于物，似说不寻求酒色之事"（郭注），当是。
⑤ 合于道：心志平和，符合养生规律。
⑥ 营营：往来盘旋貌，谓劳而不知休息。
⑦ 所以：……的原因。
⑧ 德全不危：德，即修道有德于心。《广韵·支韵》："危，不正也。"不危，言修道全面而没有偏差。
⑨ 无子：此指丧失生殖能力。下文"有子"与此相反，指具备生育能力。
⑩ 材力：指决定于肾气的精力；肾精。
⑪ 天数：指身体生长变化规律中的定数。
⑫ 齿更：人到七八岁，乳齿脱落，被恒齿替代。
⑬ 阳明脉：指十二经脉中的手阳明、足阳明经脉。详见《灵枢·经脉》和《灵枢·经别》。这两条经脉均上行于头面发际，如果经气衰退，就不能营养头面而导致面枯发落。
⑭ 焦：通"憔"，即憔悴。
⑮ 三阳脉：指十二经脉中的手足太阳、手足阳明、手足少阳六条经脉。此六条经脉皆上达于面部。

任脉虚，太冲脉衰少，天癸竭，地道不通①，故形坏而无子也。经水绝止，是为地道不通。冲任衰微，故云形坏无子也。

丈夫八岁，肾气实，发长齿更。老阴之数极于十，少阴之数次于八，男子为少阳之气，故以少阴数合之。《易·系辞》曰：'天九地十。'则其数也。二八，肾气盛，天癸至，精气溢泻②，阴阳和③，故能有子。男女有阴阳之质不同，天癸则精血之形亦异，阴静海满而去血，阳动应合而泄精，二者通和，故能有子。《易·系辞》曰：'男女媾精，万物化生。'此之谓也。三八，肾气平均，筋骨劲强④，故真牙生而长极。以其好用故尔。四八，筋骨隆盛，肌肉满壮。丈夫天癸，八八而终，年居四八，亦材之半也。五八，肾气衰，发堕齿槁。肾主于骨，齿为骨余，肾气既衰，精无所养，故令发堕，齿复干枯。六八，阳气⑤衰竭于上，面焦，发鬓颁白⑥。阳气，亦阳明之气也。《灵枢经》曰：'足阳明之脉，起于鼻，交頞中，下循鼻外，入上齿中，还出侠口环唇，下交承浆，却循颐后下廉，出大迎，循颊车，上耳前，过客主人，循发际，至额颅。'故衰于上，则面焦发鬓白也。七八，肝气衰，筋不能动，天癸竭，精少，肾藏衰，形体皆极。肝气养筋，肝衰故筋不能动。肾气养骨，肾衰故形体疲极。天癸已竭，故精少也。匪惟材力衰谢，固当天数使然。

八八，则齿发去。阳气竭，精气衰，故齿发不坚，离形散矣。去，落也。肾者主水⑦，受五藏六府之精而藏之，故五藏盛乃能泻。五藏六府，精气淫溢，而渗灌于肾，肾乃受而藏之。何以明之？《灵枢经》曰：'五藏主藏精，藏精者不可伤。'由是则五藏各有精，随用而灌注于肾，此乃肾为都会关司之所，非肾一藏而独有精。故曰：五藏盛乃能泻也。今五藏皆衰，筋骨解堕⑧，天癸尽矣。故发鬓白，身体重，行步不正，而无子耳。所谓物壮则老，谓之天道者也。

帝曰：有其年已老而有子者何也？言似非天癸之数也。

岐伯曰：此其天寿过度⑨，气脉常⑩通，而肾气有余也。所禀天真之气，本自有余也。此虽有子，男不过尽八八，女不过尽七七，而天地⑪之精气皆竭矣。虽老而生子，子寿亦不能过天癸之数。

帝曰：夫道者⑫年皆百数，能有子乎？

岐伯曰：夫道者能却老而全形⑬，身年虽寿，能生子也。是所谓得道之人也。道成之证，如下章云。

黄帝曰：余闻上古有真人⑭者，提挈天地⑮，把握阴阳，真人，谓成道之人也。夫真

① 地道不通：指月经停闭、不再来潮。
② 精气溢泻：肾中精气盈满，生殖之精可以外泄。 泻，通"泄"。
③ 阴阳和：指人体阴阳二气充盛调和。
④ 劲强：强劲有力。
⑤ 阳气：指三阳经脉之气。
⑥ 颁白："颁"，通"斑"，即头发花白。
⑦ 肾者主水：此指肾主藏精的功能。
⑧ 解（xiè 音谢）堕：同"懈惰"。指因功能衰退而懒散疲乏无力。
⑨ 天寿过度：天寿，天赋的精力；先天的禀赋。 过度，超过常规；超过常人的限度。
⑩ 常：通"尚"，仍然之意。
⑪ 天地：指男女。
⑫ 道者：指得道者，此为懂得养生之道的人，能够按照养生之道去做的人。
⑬ 全形：保全形体，使之不衰。
⑭ 真人：即修真得道之人，养生家谓懂得并按照养生之道去做而长生不死的人。
⑮ 提挈天地：即把握天地运化之道。

人之身，隐见莫测，其为小也，入于无间。其为大也，遍于空境。其变化也，出入天地，内外莫见，迹顺至真，以表道成之证凡如此者，故能提挈天地，把握阴阳。**呼吸精气，独立守神**①**，肌肉若一**②，真人心合于气，气合于神，神合于无，故呼吸精气，独立守神，肌肤若冰雪，绰约如处子。 新校正云：按全元起注本云：'身肌宗一。'《太素》同。杨上善云： '真人身之肌体，与太极同质，故云宗一。'**故能寿敝天地**③，无有终时，体同于道，寿与道同，故能无有终时，而寿尽天地也。敝，尽也。**此其道生**④。惟至道生，乃能如是。

中古之时，有至人者⑤**，淳德全道**⑥，全其至道，故曰至人。然至人以此淳朴之德，全彼妙用之道。 新校正云：详杨上善：'积精全神，能至于德，故称至人。'**和于阴阳，调于四时，**和谓同和，调谓调适，言至人动静，必适中于四时生长收藏之令，参同于阴阳寒暑升降之宜。**去世离俗**⑦，积精全神，心远世纷，身离俗染，故能积精而复全神。**游行天地之间，视听八达之外**⑧，神全故也。《庚桑楚》曰：'神全之人，不虑而通，不谋而当，精照无外，志凝宇宙，若天地然。'又曰：'体合于心，心合于气，气合于神，神合于无，其有介然之有，唯然之音，虽远际八荒之外，近在眉睫之内，来于我者，吾必尽知之。'夫如是者神全，故所以能矣。**此盖益其寿命而强者也，**亦归于

真人。同归于道也。

其次有圣人⑨**者，处天地之和，从八风**⑩**之理，**与天地合德，与日月合明，与四时合其序，与鬼神合其吉凶，故曰圣人。所以处天地之淳和，顺八风之正理者，欲其养正，避彼虚邪。**适嗜欲于世俗之间，无恚嗔**⑪**之心，**圣人志深于道，故适于嗜欲，心全广爱，故不有恚嗔，是以常德不离，殁身不殆。**行不欲离于世，被服章**⑫， 新校正云：详'被服章'三字，疑衍。此三字上下文不属。**举不欲观于俗，**圣人举事行止，虽常在时俗之间，然其见为，则与时俗有异尔。何者？贵法道之清静也。《老子》曰：'我独异于人，而贵求食于母。'母，亦谕道也。**外不劳形于事，内无思想之患，**圣人为无为，事无事，是以内无思想，外不劳形。**以恬愉为务**⑬**，以自得为功**⑭，恬，静也。愉，悦也。法道清静，适性而动，故悦而自得也。**形体不敝，精神不散，亦可以百数。**外不劳形，内无思想，故形体不敝。精神保全，神守不离，故年登百数。此盖全性之所致尔。《庚桑楚》曰：'圣人之于声色滋味也，利于性则取之，害于性则捐之，此全性之道也。'敝，疲敝也。

其次有贤人者，法则天地⑮**，象似日月**⑯，次圣人者，谓之贤人。然自强不息，精了百

---

① 独立守神：独立，超然独处，不受世俗干扰。守神，自我调控精神，使之内守而不外驰。
② 肌肉若一：谓肌肤始终不变、永不衰老。
③ 寿敝天地：意为与天地同寿。敝，当为"敌"字，形近而讹。意为"比、等同"。一般注为"尽"，未妥。
④ 道生：因行为合乎养生之道而长生。
⑤ 至人：指在养生上的道行仅次于"真人"但也能够长生不死的人。
⑥ 淳德全道：指品德淳朴敦厚、道行高深完美。
⑦ 去世离俗：即避开世俗习气的干扰。
⑧ 游行天地之间，视听八达之外：指精神驰骋于广阔之宇空，耳目远通于八荒之外。
⑨ 圣人：此指在养生上的道行仅次于"至人"而能够活到数百岁的人。
⑩ 八风：指四方（东、南、西、北）和四隅（东南、西南、西北、东北）之风。
⑪ 恚嗔（huì chēn 音会琛）：愤怒，怨恨。
⑫ 被服章：穿着华美的衣服。
⑬ 以恬愉为务：把恬恢愉悦作为自己的追求。
⑭ 以自得为功：把自感适意作为事业有成的标志。
⑮ 法则天地：效法天地阴阳变化之道。
⑯ 象似日月：仿效日月盈亏隐现。

端，不虑而通，发谋必当，志同于天地，心烛于洞幽，故云法则天地，象似日月也。**辩列星辰①，逆从②阴阳，分别四时**，星，众星也。辰，北辰也。辩列者，谓定内外星官座位之所于天，三百六十五度远近之分次也。逆从阴阳者，谓以六甲等法，逆顺数而推步吉凶之徵兆也。《阴阳书》曰：'人中甲子，从甲子起，以乙丑为次，顺数之。地下甲子，从甲戌起，以癸酉为次，逆数之。'此之谓逆从也。分别四时者，谓分其气序也。春温、夏暑热、秋清凉、冬冰冽，此四时之气序也。**将从上古合同于道，亦可使益寿而有极时**。将从上古合同于道，谓如上古知道之人，法于阴阳，和于术数，食饮有节，起居有常，不妄作劳也。上古知道之人，年度百岁而去，故可使益寿而有极时也。

----

① 辩列星辰："辩"，通"辨"；"列"，位次。即辨别星辰位次转移而顺应之。
② 逆从：偏义复词，偏"从"义，顺从，适应。

四气调神大论①篇第二 新校正云：按全元起本在第九卷。

　　春三月，此谓发陈②，春阳上升，气潜发散，生育庶物，陈其姿容，故曰发陈也。所谓春三月者，皆因节候而命之。夏秋冬亦然。**天地俱生，万物以荣**③，天气温，地气发，温发相合，故万物滋荣。**夜卧早起，广步于庭**④，温气生，寒气散，故夜卧早起，广步于庭。**被**⑤**发缓形，以使志生**⑥，法象也。春气发生于万物之首，故被发缓形，以使志意发生也。**生而勿杀，予而勿夺，赏而勿罚**⑦，春气发生，施无求报，故养生者，必顺于时也。**此春气之应，养生**⑧**之道也**。所谓因时之序也。然立春之节，初五日东风解冻，次五日蛰虫始振，后五日鱼上冰。次雨水气，初五日獭祭鱼⑨，次五日鸿雁来，后五日草木萌动。次仲春惊蛰之节，初五日小桃华，　新校正云：详‘小桃华’《月令》作‘桃始华’。次五日仓庚⑩鸣，后五日鹰化为鸠。次春分气，初五日玄鸟至，次五日雷乃发声、芍药荣，后五日始电。次季春清明之节，初五日桐始华，次五日田鼠化为鴽⑪、牡丹华，后五日虹始见。次谷雨气，初五日萍始生，次五日鸣鸠拂其羽，后五日戴胜⑫降于桑。凡此六气一十八候，皆春阳布发生之令，故养生者必谨奉天时也。　新校正云：详‘芍药荣’、‘牡丹华’，今《月令》无。**逆之则伤肝，夏为寒变**⑬，**奉长者少**⑭。逆，谓反行秋令也。肝象木，王于春，故行秋令则肝气伤。夏火王而木废，故病生于夏。然四时之气，春生夏长，逆春伤肝，故少气以奉于夏长之令也。

---

① 四气调神大论：四气，即春、夏、秋、冬四时气候。调，调摄之意。神，指精神意志。本篇论述了春温、夏热、秋凉、冬寒四时气候变化的特点及自然界相应的征象，从"天人合一"的角度，阐述了人与四时阴阳消长变化相适应的养生方法，并强调了顺应四时养生的重要性，提出了"春夏养阳，秋冬养阴"的养生原则，突出了预防为主的"治未病"思想。由于人体脏气活动与外在的四时气候变化协调才能健康，而神是人体内在脏气活动的主宰，故名"四气调神大论"。正如清・高世栻所说："四气调神者，随春、夏、秋、冬四时之气，调肝、心、脾、肺、肾五脏之神志也。"
② 发：指草木发芽。　陈：敷陈。指草木枝叶舒展。
③ 天地俱生，万物以荣：指自然界焕发生机，万物因此欣欣向荣。
④ 广步于庭：广步，缓步。庭，《玉篇・广部》："庭，堂前阶也。"
⑤ 被：同"披"，披散，散开，解开。
⑥ 以使志生：言使人的情志宣发舒畅。
⑦ 生而勿杀，予而勿夺，赏而勿罚：生、予、赏，指精神、行为活动顺应春阳生发之气；杀、夺、罚，指精神、行为活动违逆春阳生发之气。全句强调人须顺应天地生发长养之道。
⑧ 养生：这里是"养护（春天的）生机"的意思。
⑨ 獭（tǎ 音塔）祭鱼："獭"，《说文・犬部》："獭，如小狗也，水居食鱼。""祭"，杀也。
⑩ 仓庚：鸟名，即黄莺、黄鹂。亦作"仓鹒"，"鸧鹒。"
⑪ 鴽（rú 音如）：小鸟名，陆德明释文引蔡氏云："鴽鹑鷃之属。"
⑫ 戴胜：俗称"呼呼哖"、"山和尚"，鸟纲，戴胜科。体长30厘米。
⑬ 寒变：指阳气虚损的寒性病变。清・姚止庵："逆春之气，何以夏为寒变？盖木旺于春，而实火之所自生。既不能应春而养其生发之机，则木衰无以生火，故至于夏，宜热而反寒，是为寒变也。"
⑭ 奉长者少：指供给夏季的茂长之气减少。

夏三月，此谓蕃秀①，阳自春生，至夏洪盛，物生以长，故蕃秀也。蕃，茂也，盛也。秀，华也，美也。天地气交②，万物华实③，举夏至也。《脉要精微论》曰：'夏至四十五日，阴气微上，阳气微下。'由是则天地气交也。然阳气施化，阴气结成，成化相合，故万物华实也。《阴阳应象大论》曰：'阳化气，阴成形。'夜卧早起，无厌于日，使志无怒，使华英成秀④，使气得泄，若所爱在外，缓阳气则物化，宽志意则气泄，物化则华英成秀，气泄则肤腠宣通。时令发阳，故所爱亦顺阳而在外也。此夏气之应，养长之道也。立夏之节，初五日蝼蝈鸣，次五日蚯蚓出，后五日赤箭⑤生。 新校正云：按《月令》作'王瓜生'。次小满气，初五日吴葵华， 新校正云：按《月令》作'苦菜秀'。次五日靡草死，后五日小暑至。次仲夏芒种之节，初五日螳螂生，次五日鵙⑥始鸣，后五日反舌无声。次夏至气，初五日鹿角解，次五日蜩⑦始鸣，后五日半夏生、木堇荣。次季夏小暑之节，初五日温风至，次五日蟋蟀居壁，后五日鹰乃学习。次大暑气，初五日腐草化为萤⑧，次五日土润溽暑⑨，后五日大雨时行。凡此六气一十八候，皆夏气扬蕃秀之令，故养生者必敬顺天时也。 新校正云：详'木堇荣'今《月令》无。逆之则伤心，秋为痎疟⑩，奉

收者少，冬至重病⑪。逆，谓反行冬令也。痎，痎瘦之疟也。心象火，王于夏，故行冬令则心气伤。秋金王而火废，故痎发于秋，而为痎疟也。然四时之气，秋收冬藏，逆夏伤心，故少气以奉于秋收之令也。冬水胜火，故重病于冬至之时也。

秋三月，此谓容平⑫，万物夏长，华实已成，容状至秋，平而定也。天气以急，地气以明，天气以急，风声切也。地气以明，物色变也。早卧早起，与鸡俱兴⑬，俱中寒露故早卧，欲使安宁故早起。使志安宁，以缓秋刑⑭，志气躁则不慎其动，不慎其动则助秋刑急，顺杀伐生，故使志安宁缓秋刑也。收敛神气，使秋气平，神荡则欲炽，欲炽则伤和气，和气既伤则秋气不平调也，故收敛神气使秋气平也。无外其志，使肺气清⑮，亦顺秋气之收敛也。此秋气之应，养收之道也。立秋之节，初五日凉风至，次五日白露降，后五日寒蝉鸣。次处暑气，初五日鹰乃祭鸟，次五日天地始肃，后五日禾乃登⑯。次仲秋白露之节，初五日盲风⑰至，鸿雁来，次五日玄鸟归，后五日群鸟养羞。次秋分气，初五日雷乃收声，次五日蛰虫坏户，景天华，后五日水始涸。次季秋寒露之节，初五日鸿雁来宾，次五日雀入大水为蛤，后五日菊有黄华。次

① 蕃秀：指万物（主要是草木）茂盛壮美。蕃，茂也，盛也。秀，华也，美也。
② 天地气交：明·张介宾注："岁气阴阳盛衰，其交在夏，故曰天地气交。"
③ 华实：均用作动词，意为开花结实。 华，同"花"。
④ 华英成秀：华英指草木的花叶。这里用以比喻人的容色、神气。 华，亦同"花"。 秀：草木开花，这里比喻人因气机旺盛而容光焕发的样子。
⑤ 赤箭：即天麻。
⑥ 鵙（jú 音居）：鸟名，即伯劳。益鸟，遍布我国南部诸省。
⑦ 蜩（tiáo 音调）：蝉名。
⑧ 萤：虫名，即萤火虫。
⑨ 溽暑：又湿又热，指盛夏的气候。溽，湿气熏蒸。
⑩ 痎（jiē 音接）疟：疟疾的总称。
⑪ 冬至重（chóng 音虫）病：旧注多认为这四字为衍文。据上下文义，不作衍文看待亦通。 至，到，来临。重病，别的病。
⑫ 容平：盛满。形容秋季万物果实饱满、已经成熟的景况。
⑬ 与鸡俱兴：跟鸡同时作息。意同上文所谓"早卧早起"。兴，起身，指起床，在此意为"作息"。
⑭ 秋刑：指深秋（霜降后）的肃杀之气。
⑮ 收敛神气，使肺气平，无外其志，使肺气清："收敛神气"与"无外其志"意近。"秋气平"与"肺气清"意近。全句意为收敛神气而不外露，从而使肺气清肃。
⑯ 登：成熟。
⑰ 盲风：即大风，郑玄注："盲风，疾风也。"孔颖达疏："秦人谓疾风为盲风。"

霜降气，初五日豺乃祭兽，次五日草木黄落，后五日蛰虫咸俯。凡此六气一十八候，皆秋气正收敛之令，故养生者必谨奉天时也。 **新校正云：详'景天华'三字，今《月令》无。** 逆之则伤肺，冬为飧泄①，奉藏者少。逆，谓反行夏（当作'春'）令也。肺象金，王于秋，故行夏（当作'春'）令则气伤，冬水王而金废，故病发于冬。飧泄者，食不化而泄出也，逆秋伤肺，故少气以奉于冬藏之令也。

冬三月，此谓闭藏②，草木凋，蛰虫去，地户闭塞，阳气伏藏。水冰地坼③，无扰乎阳，阳气下沉，水冰地坼，故宜周密，不欲烦劳。扰，谓烦也，劳也。早卧晚起，必待日光，避于寒也。使志若伏若匿，若有私意，若已有得④，皆谓不欲妄出于外，触冒寒气也。故下文云：去寒就温，无泄皮肤，使气亟夺，去寒就温，言居深室也。《灵枢经》曰：'冬日在骨，蛰虫周密，君子居室。'无泄皮肤，谓勿汗也。汗则阳气发泄，阳气发泄则数为寒气所迫夺之。亟，数也。此冬气之应，养藏之道也。立冬之节，初五日水始冰，次五日地始冻，后五日雉入大水为蜃⑤。次小雪气，初五日虹藏不见，次五日天气上腾，地气下降，后五日闭塞而成冬。次仲冬大雪之节，初五日冰益壮，地始拆，鹖⑥鸟不鸣，次五日虎始交，后五日芸⑦始生，荔挺出。次冬至气，初五日蚯蚓结，次五日麋⑧角解，后五日水泉动。次季冬小寒之节，初五日雁北

乡，次五日鹊始巢，后五日雉雊。次大寒气，初五日鸡乳（以上二十字，据别本所补），次五日鸷鸟厉疾，后五日水泽腹坚。凡此六气一十八候，皆冬气正养藏之令，故养生者必谨奉天时也。 逆之则伤肾，春为痿厥⑨，奉生者少。逆，谓反行夏令也。肾象水，王于冬，故行夏令则肾气伤，春木王而水废，故病发于春也。逆冬伤肾，故少气以奉于春生之令也。

天气清净光明者也，言天明不竭，以清净故致人之寿延长，亦由顺动而得，故言天气以示于人也。藏德不止⑩， **新校正云：按别本'止'一作'上'。** 故不下也⑪。四时成序，七曜周行，天不形言，是藏德也。德隐则应用不屈，故不下也。《老子》曰：'上德不德，是以有德也。'言天至尊高，德犹见隐也，况全生之道，而不顺天乎？天明⑫则日月不明，邪害空⑬窍，天所以藏德者，为其欲隐大明，故大明见则小明灭。故大明之德，不可不藏，天若自明，则日月之明隐矣。所谕者何？言人之真气亦不可泄露，当清净法道，以保天真。苟离于道，则虚邪入于空窍。阳气⑭者闭塞，地气者冒明⑮，阳谓天气，亦风热也。地气谓湿，亦云雾也。风热之害人，则九窍闭塞；雾湿之为病，则掩翳精明。取类者，在天则日月不光，在人则两目藏曜也。《灵枢经》曰：'天有日月，人有眼目。'《易》曰：'丧明于

---

① 飧（sūn 音孙）泄：水谷杂下，完谷不化的泄泻。

② 闭藏：生机潜伏，阳气内藏。明·马莳注云："阳气已伏，万物潜藏，故气象谓之闭藏也。"

③ 坼（chè 音彻）：裂开。

④ 使志若伏若匿，若有私意，若已有得：意谓使神志内藏，就像军队之埋伏、人有隐私，心有所获等一样。

⑤ 蜃（shèn，音慎）：大蛤。

⑥ 鹖（hé，音河）：鸟名，雉类。羽毛黄黑色。

⑦ 芸：植物名，即芸香。多年生草木，带白霜，有强烈气味，夏季开花。

⑧ 麋：即麋鹿。

⑨ 痿厥：四肢痿弱逆冷之病。 一说为偏义复词，义指痿证，即不能行走的四肢痿弱之病。

⑩ 藏德不止：上天化生万物之道藏而不露并健运不息。明·张介宾："天德不露，故曰藏德；健运不息，故曰不止。"德，推动自然万物生化的作用和力量。《庄子·天地》云："物得以生谓之德。"

⑪ 下：谓衰减。

⑫ 天明："明"，通"萌"，而"萌"又通"蒙"，指天上阴霾笼罩、晦暗不清（从郭霭春说）。 一说：即光明的意思。天明，谓天不藏德而显露其光明。 按：据上下文义，当以前说为是。

⑬ 空：通"孔"，指孔穴、孔窍。

⑭ 阳气：指天上之气，与下文"地气"相对。

⑮ 冒明：不能萌发上升。 冒，不，无。明，通"萌"，萌生。

易.'岂非失养正之道邪？**云雾不精①，则上应白露②不下，**雾者云之类，露者雨之类。夫阳盛则地不上应，阴虚则天不下交，故云雾不化精微之气，上应于天，而为白露不下之咎矣。《阴阳应象大论》曰：'地气上为云，天气下为雨，雨出地气，云出天气。'明二气交合，乃成雨露。《方盛衰论》曰：'至阴虚，天气绝，至阳盛，地气不足。'明气不相召，亦不能交合也。**交通不表③，万物命故不施④，不施则名⑤木多死。**夫云雾不化其精微，雨露不沾于原泽，是为天气不降，地气不腾，变化之道既亏，生育之源斯泯，故万物之命，无禀而生，然其死者，则名木先应，故云名木多死也。名，谓名果珍木。表，谓表陈其状也。《易·系辞》曰：'天地絪缊，万物化醇。'然不表交通，则为否也。《易》曰：'天地不交，否。'**恶气⑥不发，风雨不节，白露不下，则菀稿⑦不荣。**恶，谓害气也。发，谓散发也。节，谓节度也。菀，谓蕴积也。稿，谓枯稿也。言害气伏藏而不散发，风雨无度，折伤复多，稿木蕴积，春不荣也。岂惟其物独遇是而有之哉。人离于道，亦有之矣。故下文曰：**贼风⑧数至，暴雨数起，天地四时不相保，与道相失，则未央⑨绝**

灭。不顺四时之和，数犯八风之害，与道相失，则天真之气，未期久远而致灭亡。央，久也，远也。**唯圣人从之，故身无奇病⑩，万物不失，生气不竭。**道非远于人，人心远于道，惟圣人心合于道，故寿命无穷。从，犹顺也，谓顺四时之令也。然四时之令，不可逆之，逆之则五藏内伤而他疾起。

逆春气，则少阳⑪不生，肝气内变⑫；生，谓动出也。阳气不出，内郁于肝，则肝气混糅，变而伤矣。**逆夏气，则太阳⑬不长，心气内洞⑭；**长，谓外茂也。洞，谓中空也。阳不外茂，内薄于心，燠热内消，故心中空也。**逆秋气，则太阴不收⑮，肺气焦满⑯；**收，谓收敛。焦，谓上焦也。太阴行气，主化上焦，故肺气不收，上焦满也。

新校正云：按'焦满'，全元起本作'进满'，《甲乙》、《太素》作'焦满'。**逆冬气，则少阴不藏，肾气独沉⑰。**沉，谓沉伏也。少阴之气，内通于肾，故少阴不伏，肾气独沉。　新校正云：详'独沉'《太素》作'沉浊'。

夫四时阴阳者，万物之根本也，时序运行，阴阳变化，天地合气，生育万物，故万物之根，

---

① 精：通"晴"。

② 白露：指甘露。　白，《黄帝内经太素》中作"甘"，当是。

③ 交通不表：指天之气与地之气的交感，亦即阴阳的交感不会发生。依《易经》之义，阴阳交感则吉，否则凶。

④ 施（yì 音易）：延续。

⑤ 名：高大，巨大。

⑥ 恶气：指有害于万物生长的恶劣气候。

⑦ 菀稿（yù gǎo 音遇搞）：枯槁，枯萎。菀，枯萎。稿，通"槁"。

⑧ 贼风：指自然界中不正常的、能给万物带来危害的邪风。

⑨ 未央：不到一半。央，中。

⑩ 奇病：胡澍注："奇，当为'苛'字，形相似而误，苛，亦病也。古人自有复语耳。"

⑪ 少阳：此指应于春之肝的"生"气（生发之气）。

⑫ 肝气内变：肝气内郁发生病变。"变"，即变动，病变。

⑬ 太阳：此指应于夏之心的"长"气（滋长、长养之气）。

⑭ 心气内洞：心气内虚不足。"洞"，空虚。

⑮ 太阴：当为"少阴"。少阴，指应于秋之肺的"收"气（收敛之气）。　下句中的"少阴"，当为"太阴"。太阴，指应于冬之肾的"藏"气（闭藏之气）。　按：《汉书·律历志》："太阴者，北方，于时为冬；太阳者，南方，于时为夏；少阴者，西方，于时为秋；少阳者，东方，于时为春。"

⑯ 肺气焦满：肺热叶焦，胸中胀满。

⑰ 肾气独沉：肾气失藏而下泄为病。"独"，通"浊"，乱也，引申为失常。

悉归于此。**所以圣人春夏养阳，秋冬养阴①，以从其根**，阳气根于阴，阴气根于阳，无阴则阳无以生，无阳则阴无以化，全阴则阳气不极，全阳则阴气不穷。春食凉，夏食寒，以养于阳；秋食温，冬食热，以养于阴。滋苗者，必固其根；伐下者，必枯其上。故以斯调节，从顺其根。二气常存，盖由根固，百刻晓暮，食亦宜然。**故与万物沉浮于生长之门②**。圣人所以身无奇病，生气不竭者，以顺其根也。**逆其根，则伐其本，坏其真③矣。**是则失四时阴阳之道也。**故阴阳四时者，万物之终始也，死生之本也，逆之则灾害生，从之则苛疾④不起，是谓得道⑤。**谓得养生之道。苛者，重也。**道者，圣人行之，愚者佩⑥之。**圣人心合于道，故勤而行之。愚者性守于迷，故佩服而已。《老子》曰：'道者同于道，德者同于德，失者同于失。'同于道者，道亦得之；同于德者，德亦得之；同于失者，失亦得之，愚者未同于道德，则可谓失道者也。

从阴阳则生，逆之则死，从之则治，逆之则乱。反顺为逆，是谓内格⑦。格，拒也，谓内性格拒于天道也。**是故圣人不治已病治未病，不治已乱治未乱，此之谓也。**知之至也。**夫病已成而后药之，乱已成而后治之，譬犹渴而穿井，斗而铸锥⑧，不亦晚乎！**知不及时也。备御虚邪，事符握虎，噬而后药，虽悔何为。

---

① 春夏养阳，秋冬养阴：春夏顺从生长之气蓄养阳气，秋冬顺从收藏之气蓄养阴气。即春养生，夏养长，秋养收，冬夏藏。
② 与万物沉浮于生长之门：沉浮，犹言降升，意为运动。门，门径，道路。全句意为同自然万物一样，在生长收藏的生命过程中运动发展。
③ 真：有"身"义。《淮南子·本经训》高注："真，身也。"
④ 苛疾：严重的疾病。
⑤ 得道：指掌握了养生之道。
⑥ 佩：通"背"，违背之意。
⑦ 内格：指人体脏腑气血阴阳活动与自然界阴阳变化不相协调。
⑧ 锥：指兵器，武器。《黄帝内经太素》中作"兵"。

生气通天①论篇第三 新校正云：按全元起本在第四卷。

黄帝曰：夫自古通天②者，生之本，本于阴阳。天地之间，六合③之内，其气九州④、九窍⑤、五藏、十二节⑥，皆通乎天气。六合，谓四方上下也。九州，谓冀兖青徐扬荆豫梁雍也。外布九州而内应九窍，故云九州九窍也。五藏，谓五神藏也。五神藏者，肝藏魂，心藏神，脾藏意，肺藏魄，肾藏志，而此成形矣。十二节者，十二气也，天之十二节气，人之十二经脉而外应之。咸同天纪，故云皆通乎天气也。十二经脉者，谓手三阴三阳，足三阴三阳也。　新校正云：详‘通天者生之本’，《六节藏象》注其详。又按：郑康成云：‘九窍者，谓阳窍七，阴窍二也。’其生五⑦，其气三⑧，数犯此⑨者，则邪气伤人，此寿命之本也。言人生之所运为，则内依五气以立，然其

镇塞天地之内，则气应三元以成。三，谓天气、地气、运气也。犯，谓邪气触犯于生气也。邪气数犯，则生气倾危，故宝养天真，以为寿命之本也。《庚桑楚》曰：‘圣人之制万物也，以全其天，天全则神全矣。’《灵枢经》曰：‘血气者，人之神，不可不谨养。’此之谓也。

苍天⑩之气，清净则志意治⑪，顺之则阳气固，春为苍天，发生之主也。阳气者，天气也。《阴阳应象大论》曰：‘清阳为天。’则其义也。本天全神全之理，全则形亦全矣。虽有贼邪⑫，弗能害也，此因时之序⑬。以因天四时之气序，故贼邪之气弗能害也。故圣人传精神⑭，服天气⑮，而通神明⑯。夫精神可传，惟圣人得道者乃能尔。久服天真之气，则妙用自通于神明也。失

---

① 生气通天：生气，即构成和维持人体生命活动的阴阳二气。通，有相应、统一、贯通之意。天，即自然界。由于本篇阐释了人体的阴阳二气与自然界息息相通之理。故名“生气通天”。正如王冰在《六节藏象论》的注中所谓“故奉生之气，通系于天，禀于阴阳而为根本也。”
② 通天：谓人与天地自然息息相通并保持和谐统一。“通”，应也。“天”，指自然界。
③ 六合：东南西北上下这六个方位之间的范围。
④ 九州：说法不一。《尚书·禹贡》中是指：翼、豫、雍、扬、兖、徐、梁、青、荆九州。清·俞樾《内经辨言》谓“九州即九窍…古谓窍为州。”此处“九州”与下文“九窍”重复，属于衍文。
⑤ 九窍：指人的双目、双耳、双鼻孔、口与前阴、后阴。
⑥ 十二节：指人体左右两侧的肩、肘、髋、膝、踝十二个大关节。
⑦ 其生五：“其”，指自然界阴阳。“五”，指木、火、土、金、水这五类物质及其运行。“生”，化生，衍生。此句意指天之阴阳二气衍生木、火、土、金、水五行。
⑧ 其气三：指阴阳二气各分为三，即三阴三阳之气。
⑨ 此：指人身阴阳之气与自然界相通应的规律。
⑩ 苍天：青天，天空。明·张介宾：“天色深玄，故曰苍天。”
⑪ 志意治：指人的精神活动正常，“治”与“乱”相对而言。
⑫ 贼邪：害人的邪气。
⑬ 此因时之序：即根据四时变化之序。
⑭ 传精神：即精神专一。“传”，清·俞樾《内经辨言》注：“传，读为抟，聚也。”
⑮ 服天气：顺应自然界阴阳之气的变化。
⑯ 通神明：即通晓阴阳变化的规律。

之则内闭九窍，外壅肌肉，**卫气**①**散解**，
失，谓逆苍天清净之理也。然卫气者，合天之阳气也。
上篇曰：'阳气者闭塞'。谓阳气之病人，则窍泻闭塞
也。《灵枢经》曰：'卫气者，所以温分肉而充皮肤，
肥腠理而司开阖。'故失其度则内闭九窍，外壅肌肉，
以卫不营运，故言散解。**此谓自伤，气之削**②
也。夫逆苍天之气，违清净之理，使正真之气如削去
之者，非天降之，人自为之尔。

阳气者若天与日，失其所③**则折寿而
不彰**④，此明前阳气之用也。谕人之有阳，若天之
有日，天失其所，则日不明；人失其所，则阳不固。
日不明则天境暝昧，阳不固则人寿夭折。**故天运**⑤
当以日光明。言人之生，固宜借其阳气也。**是故
阳因**⑥**而上，卫外者也。**此所以明阳气运行之
部分，辅卫人身之正用也。

因于寒，欲如运枢⑦，**起居如惊**⑧，
神气乃浮⑨。欲如运枢，谓内动也。起居如惊，谓
暴卒也。言因天之寒，当深居周密，如枢纽之内动；
不当烦扰筋骨，使阳气发泄于皮肤，而伤于寒毒也。
若起居暴卒，驰骋荒佚，则神气浮越，无所缓宁矣。

《脉要精微论》曰：'冬日在骨，蛰虫周密，君子居
室。'《四气调神大论》曰：'冬三月，此谓闭藏，水
冰地坼，无扰乎阳。'又曰：'使志若伏若匿，若有私
意，若已有得，去寒就温，无泄皮肤，使气亟夺。'此
之谓也。　新校正云：按全元起本作'连枢'。元起
云：'阳气定如连枢者，动系也。'**因于暑，汗，
烦则喘喝**⑩，**静则多言**⑪，此则不能静慎，伤
于寒毒，至夏而变暑病也。烦，谓烦躁。静，谓安静。
喝，谓大呵出声也。言病因于暑，则当汗泄。不为发
表，邪热内攻，中外俱热，故烦躁、喘、数大呵而出
其声也。若不烦躁，内热外凉，瘀热攻中，故多言而
不次⑫也。喝，一为鸣。**体若燔炭，汗出而
散**⑬。此重明可汗之理也。为体若燔炭之炎热者，何
以救之？必以汗出，乃热气施散。燔，一为燥，非也。
因于湿，首如裹⑭，**湿热不攘**⑮，**大筋緛
短，小筋弛长**⑯，**緛短为拘，弛长为痿。**
表热为病，当汗泄之。反湿其首，若湿物裹之，望除
其热。热气不释，兼湿内攻，大筋受热则缩而短，小
筋得湿则引而长。缩短故拘挛而不伸，引长故痿弱而
无力。攘，除也。緛，缩也。弛，引也。**因于**

---

① 卫气：此为阳气的变文。
② 削：减弱。
③ 所：处所。唐·杨上善《太素》卷三作"行"。
④ 彰：彰著，明显。
⑤ 天运：指天体的运行。
⑥ 因：凭借，依靠。
⑦ 运枢：门轴转动。喻人体阳气的卫外作用，有如户枢那样主司肌表的开合。
⑧ 起居如惊：起居，泛指生活作息。惊，卒暴之意。此言生活作息没有正常的规律。
⑨ 神气乃浮：神气，即阳气，此句接上文言因生活作息失常，致使阳气开合失常而浮散损伤。吴昆将"欲如运
　 枢，起居如惊，神气乃浮"三句移至"阳因而上，卫外者也"句下，并将"体若燔炭，汗出而散"两句移至
　 "因于寒"句后，如此则文义通顺，符合医理，宜从之。
⑩ 烦则喘喝：指暑热内盛导致烦躁、喘声喝喝。
⑪ 静则多言：指暑热伤及心神，导致的神昏、谵语。
⑫ 不次：指言语错乱。
⑬ 体若燔炭，汗出而散：指身体发热如燃烧之炭火，热随汗出而外散。
⑭ 首如裹：湿邪侵袭人体，首先因其黏滞之性，表现为身体如裹的症状，多指头部沉重不爽，如有物包裹。
⑮ 攘（rǎng 音壤）：消除；去除。
⑯ 大筋緛（ruǎn 音软）短，小筋弛长：此两句为互文，意为大筋、小筋，或者收缩变短，或者松弛变长。
　 "緛"，收缩；"弛"，同"弛"，松弛，弛缓。

气①，为肿，四维相代②，阳气乃竭。素常气疾，湿热加之，气湿热争，故为肿也。然邪气渐盛，正气浸微，筋骨血肉，互相代负，故云四维相代也。致邪者正，气不宣通，卫无所从，便至衰竭，故言阳气乃竭也。卫者，阳气也。

阳气者，烦劳则张③，精绝，辟积④于夏，使人煎厥⑤。此又诫起居暴卒，烦扰阳和也。然烦扰阳和，劳疲筋骨，动伤神气，耗竭天真，则筋脉膜胀，精气竭绝，既伤肾气，又损膀胱，故当于夏时，使人煎厥。以煎迫而气逆，因以煎厥为名。厥，谓气逆也。煎厥之状，当如下说。　新校正云：按《脉解》云：'所谓少气善怒者，阳气不治，阳气不治，则阳气不得出，肝气当治而未得，故善怒，善怒者，名曰煎厥。'目盲不可以视，耳闭不可以听，溃溃乎若坏都⑥，汩汩乎⑦不可止。既且伤肾，又竭膀胱，肾经内属于耳中，膀胱脉生于目眦，故目盲不视，耳闭厥听，大矣哉，斯乃房之患也。既盲目视，又闭耳聪，则志意心神，筋骨肠胃，溃溃乎若坏都，汩汩乎烦闷而不可止也。

阳气者，大怒则形气绝⑧，而血菀⑨于上，使人薄厥⑩。此又诫喜怒不节，过用病生也。然怒则伤肾，甚则气绝，大怒则气逆而阳不下行，阳逆故血积于心胸之内矣。上，谓心胸也。然阴阳相薄，气血奔并，因薄厥生，故名薄厥。《举痛论》曰：'怒则气逆，甚则呕血。'《灵枢经》曰：'盛怒而不止则伤志。'《阴阳应象大论》曰：'喜怒伤气。'由此则怒甚气逆，血积于心胸之内矣。菀，积也。有伤于筋，纵⑪，其若不容⑫。怒而过用，气或迫筋，筋络内伤，机关纵缓，形容痿废，若不维持。

汗出偏沮⑬，使人偏枯⑭。夫人之身，常偏汗出而湿润者，久久偏枯，半身不随。　新校正云：按'沮'《千金》作'袒'，全元起本作'恒'。汗出见湿，乃生痤疿⑮。阳气发泄，寒水制之，热怫内余，郁于皮里。甚为痤疖，微作疿疮。疿，风瘰也。高梁之变⑯，足生大丁⑰，受如持虚⑱。高，膏也。梁，粱也。不忍之人，汗出淋洗，则结为痤疿；膏粱之人，内多滞热，皮厚肉密，故内变为丁矣。外湿既侵，中热相感，如持虚器，受此邪毒，故曰受如持虚。所以丁生于足者，四支为诸阳之

---

① 气：指风气。清·高世栻注："气，犹风也。《阴阳应象》云：'阳之气以天地之疾风名之。'故不言风而言气。"
② 四维相代："四"，指上文风、寒、暑、湿四种邪气。"维"，即维系。"代"更替。全句意指风、寒、暑、湿四种邪气更替伤人。
③ 烦劳则张："烦劳"，即过劳，同义复词，《广雅·释诂》云："烦，劳也。""张"，亢盛。
④ 辟积：衣服上的褶子，引申为重复。　辟，通"襞（bì 音避）"，衣服上的褶子。
⑤ 煎厥：古病名。指阳气亢盛，煎熬阴精，阴虚阳亢，逢夏季之盛阳，亢阳无制所致阳气上逆的病证。症见耳鸣、耳聋、目盲，甚则突然昏厥。
⑥ 溃溃乎若坏都："溃溃"，形容河堤决口的样子。"都"，水泽所聚，此指河堤。
⑦ 汩汩（gǔ 音古）乎：水势急流的样子。
⑧ 形气绝：马莳注："形气经络，阻绝不通。"
⑨ 菀（yù 音玉）：通"郁"，郁结。
⑩ 薄厥：古病名。薄，通"暴"，突然。厥，因气逆而造成的昏厥。指因大怒气血上逆，脏腑经脉之气阻绝不通而导致的昏厥病证。
⑪ 纵：弛缓。这里是"痿"的意思。
⑫ 其若不容：指肢体不能随意运动。"若"，乃。"容"，通"用"。
⑬ 汗出偏沮：意为应汗出而半身无汗。"沮"，阻止。
⑭ 偏枯：半身不遂，即偏瘫。
⑮ 痤（cuó 音错）疿（fèi 音费）："痤"，疖子。"疿"，即汗疹，俗名痱子。
⑯ 高梁之变："高"，通"膏"，指肥腻之物；"梁"，通"粱"，指精细的食物。"变"，灾变，害处。
⑰ 足生大丁："足"，足以，能够。"丁"通"疔"。
⑱ 受如持虚：谓招致疾病就像拿着空无一物的器皿受纳东西一样非常容易。　受，这里是"招致（疾病）"的意思。虚，指虚空之器。

本也。以其甚费于下，邪毒袭虚故尔。　新校正云：按丁生之处，不常于足，盖谓膏粱之变，饶生大丁，非偏著足也。**劳汗当风，寒薄为皶①，郁乃痤。**时月寒凉，形劳汗发，凄风外薄，肤腠居寒，脂液遂凝，稸于玄府，皶刺长于皮中，形如米，或如针，久者上黑长一分余，色白黄而瘦于玄府中，俗曰粉刺，解表已。玄府，谓汗空也。痤，谓色赤愤愤。内蕴血脓，形小而大如酸枣，或如按豆，此皆阳气内郁所为，待软而攻之，大甚炳出之。

阳气者，精则养神，柔则养筋②。此又明阳气之运养也。然阳气者，内化精微，养于神气；外为柔软，以固于筋。动静失宜，则生诸疾，**开阖不得③，寒气从之，乃生大偻④。**开，谓皮腠发泄。阖，谓玄府闭封。然开阖失宜，为寒所袭，内深筋络，结固虚寒，则筋络拘缍，形容偻俯矣。《灵枢经》曰：'寒则筋急。'此其类也。**陷脉为瘘⑤，留连肉腠⑥。**陷脉，谓寒气陷缺其脉也。积寒留舍，经血稽凝，久瘀肉⑦攻，结于肉理，故发为疡瘘，肉腠相连。**俞气化薄⑧，传为善畏，及为惊骇⑨。**言若寒中于背俞之气，变化入深而薄于藏府者，则善为恐畏，及发为惊骇也。**营气不从，逆于肉理，乃生痈肿⑩。**营逆则血郁，血郁则热聚

为脓，故为痈肿也。《正理论》云：'热之所过，则为痈肿。**魄汗未尽⑪，形弱而气烁⑫，穴俞以闭，发为风疟⑬。**汗出未止，形弱气消，风寒薄之，穴俞随闭，热藏不出，以至于秋，秋阳复收，两热相合，故令振慄，寒热相移，以所起为风，故名风疟也。《金匮真言论》曰：'夏暑汗不出者，秋成风疟。'盖论从风而为是也。故下文曰：

故风者，百病之始也⑭，清静则肉腠闭拒，虽有大风苛毒⑮，弗之能害，此因时之序也。夫嗜欲不能劳其目，淫邪不能惑其心。不妄作劳，是为清静。以其清静，故能肉腠闭，皮肤密，真正内拒，虚邪不侵。然大风苛毒，不必常求于人，盖由人之冒犯尔。故清净则肉腠闭，阳气拒，大风苛毒，弗能害之。清静者，但因循四时气序养生调节之宜，不妄作劳，起居有度，则生气不竭，永保康宁。

故病久则传化，上下不并⑯，良医弗为。并，谓气交通也。然病之深久，变化相传，上下不通，阴阳否隔，虽医良法妙，亦何以为之！《阴阳应象大论》曰：'夫善用针者，从阴引阳，从阳引阴，以右治左，以左治右。'若是气相格拒，故良医弗可为

---

① 皶（zhā 音渣）：粉刺。
② 精则养神，柔则养筋："精"，通"靖"，静也。《白虎通·情性》云："精者，静也。""柔"，《尔雅·释诂》云："柔，安也。"《方言·卷十》云："安，静也。"精、柔二字为变文，均有安静之义，全句意为安静则阳气功能正常，能够温养神与筋。
③ 开阖（hé 音和）不得：谓肤腠汗孔开合失常。
④ 大偻（lǚ 音吕）：腰背和下肢弯曲而不能直起之病。
⑤ 陷脉为瘘（lòu 音漏）：谓寒气深入经脉，就会导致瘘疮。"瘘"，指疮疡溃破日久不愈，漏下脓水的瘘管。
⑥ 肉腠：肌腠，肌肉的纹理。
⑦ 肉：当为"内"，别本均作"内"。
⑧ 俞气化薄：意谓寒气从俞穴侵入体内、内迫脏腑。俞，通"腧"，腧穴。薄，通"迫"，逼迫，袭伤。
⑨ 传为善畏，及为惊骇：发展为易恐及惊骇的病证。吴昆注："乃阳气被伤，不能养神之验。"
⑩ 营气不从，逆于肉理，乃生痈肿：楼英云："此十二字，应移在寒气从之句后。夫阳气因失卫而寒气从之为瘘，然后营气逆而为痈肿。痈肿失治，然后陷脉为瘘，而留连肉腠焉。"
⑪ 魄汗：即体汗。《礼记·祭义疏》云："魄，体也。"
⑫ 烁：通"铄"，这里是"严重损伤"的意思。
⑬ 风疟：疟疾的一种，由风邪所致，故称。症见先寒后热、寒少热多、头痛烦躁、汗出等。
⑭ 故风者，百病之始也：明·张介宾："凡邪伤卫气，如上文寒、暑、湿、气、风者，莫不缘风气以入，故风为百病之始。"
⑮ 大风苛毒：泛指外来而剧烈的致病邪气。　苛，大，强，厉害。
⑯ 上下不并：谓阴阳之气发生壅塞阻隔而不能互相交通。　上下，指阴阳。并，指气的互相交通。

也。故阳畜积病死，而阳气当隔，隔者当泻①，不亟正治，粗乃败之。言三阳畜积，怫结不通，不急泻之，亦病而死。何者？畜积不已，亦上下不并矣。何以验之？隔塞不便，则其证也。若不急泻，粗工轻侮，必见败亡也。《阴阳别论》曰：'三阳结谓之隔。'又曰：'刚与刚，阳气破散，阴气乃消亡。'淖则刚柔不和，经气乃绝。

故阳气者，一日而主外，昼则阳气在外，周身行二十五度。《灵枢经》曰：'目开则气上行于头。'卫气行于阳二十五度也。平旦人气②生，日中而阳气隆，日西而阳气已虚，气门③乃闭。隆，犹高也，盛也。夫气之有者，皆自少而之壮，积暖以成炎，炎极又凉，物之理也。故阳气平晓生，日中盛，日西而已减虚也。气门，谓玄府也，所以发泄经脉营卫之气，故谓之气门也。是故暮而收拒，无扰筋骨，无见雾露，反此三时④，形乃困薄⑤。皆所以顺阳气也。阳出则出，阳藏则藏，暮阳气衰，内行阴分，故宜收敛以拒虚邪。扰筋骨则逆阳精耗，见雾露则寒湿具侵，故顺此三时，乃天真久远也。

岐伯曰：新校正云：详篇首云帝曰，此岐伯曰，非相对问也。阴者，藏精而起亟⑥也；阳者，卫外而为固也。言在人之用也。亟，数也。阴不胜其阳，则脉流薄疾⑦，并⑧乃狂。薄疾，谓极虚而急数也。并，谓盛实也。狂，谓狂走或妄攀登也。阳并于四支则狂。《阳明脉解》曰：'四支者，诸阳之本也。阳盛则四支实，实则能登高而歌也。热盛于身，故弃衣欲走也。'夫如是者，皆为阴不胜其阳也。阳不胜其阴，则五藏气争，九窍不通。九窍者，内属于藏，外设为官，故五藏气争，则九窍不通也。言九窍，谓前阴后阴不通，兼言上七窍也。若兼则目为肝之官，鼻为肺之官，口为脾之官，耳为肾之官，舌为心之官，舌非通窍也。《金匮真言论》曰：'南方赤色，入通于心，开窍于耳。北方黑色，入通于肾，开窍于二阴'故也。是以圣人陈⑨阴阳，筋脉和同，骨髓坚固，气血皆从。从，顺也。言循阴阳法，近养生道，则筋脉骨髓，各得其宜，故气血皆能顺时和气也。如是则内外调和，邪不能害，耳目聪明，气立如故⑩。邪气不克，故真气独立而如常。若失圣人之道，则致疾于身，故下文引曰：

风客淫气⑪，精乃亡，邪伤肝也。自此已下四科，并谓失圣人之道也。风气应肝，故风淫精亡，则伤肝也。《阴阳应象大论》曰：'风气通于肝'也。风薄则热起，热盛则水干，水干则肾气不营，故精乃无也。亡，无也。新校正云：按全元起云：'淫气者，阴阳之乱气，因其相乱，而风客之则伤精，伤精则邪入于肝也。'因而饱食，筋脉横解⑫，肠澼⑬为⑭痔。甚饱则肠胃横满，肠胃满则筋脉解而不属，故肠澼而为痔也。《痹论》曰：'饮食自倍，

---

① 泻：指用泻法治疗。

② 人气：此指阳气。

③ 气门：指汗孔。

④ 三时：指上文的平旦、日中、日西三段时间。清·姚止庵云："平旦与日中，气行于阳，可动则动；日西气行于阴，当静则静。如动静乖违，则气弱而形坏也"。

⑤ 困薄：困顿虚弱，虚损憔悴。《说文》："薄犹损也。"

⑥ 起亟（qì 音气）：指阴精不断地起而与阳气相应，应阳气所需，说明阴为阳之基。"亟"，频数。

⑦ 薄疾：紧促急速，急迫。　薄，通"迫"。

⑧ 并：明·张介宾："阳邪入于阳分，谓重阳也。"文中兼有"加重"之意。

⑨ 陈：这里是"协调、调适"的意思。

⑩ 气立如故：指脏腑经络之气运行如常。《吕氏春秋·贵因》高诱注："立，犹行也。"

⑪ 风客淫气：风邪自外侵入人体，逐渐伤害元气。客，用作动词，自外侵入。淫，浸淫，逐渐侵害。

⑫ 筋脉横解：谓筋脉因人饱食后肠胃横满而弛纵不收。"横"，放纵也。"解"，通"懈"，松弛也。

⑬ 肠澼（pì 音僻）：便下脓血的病症。可见于痔漏，痢疾等。

⑭ 为：犹与也。

肠胃乃伤。'此伤之信也。**因而大饮①，则气逆。**饮多则肺布叶举，故气逆而上奔也。**因而强力②，肾气乃伤，高骨③乃坏。**强力，谓强力入房也。高骨，谓腰高之骨。然强力入房则精耗，精耗则肾伤，肾伤则髓气内枯，故高骨坏而不用也。圣人交会，则不如此，当如下句云：

凡阴阳之要，阳密乃固④，阴阳交会之要者，正在于阳气闭密而不妄泄尔。密不妄泄，乃生气强固而能久长，此圣人之道也。**两者不和，若春无秋，若冬无夏，**两，谓阴阳。和，谓和合，则交会也。若，如也。言绝阴阳和合之道，如天四时，有春无秋，有冬无夏。所以然者，绝废于生成也。故圣人不绝和合之道，但贵于闭密以守固，天真法也。**因而和之，是谓圣度⑤。**因阳气盛发，中外相应，贾勇有余，乃相交合，则圣人交会之制度也。**故阳强不能密，阴气乃绝；**阳自强而不能闭密，则阴泄泻而精气竭绝矣。**阴平阳秘⑥，精神乃治；**阴气和平，阳气闭密，则精神之用，日益治也。**阴阳离决，精气乃绝。**若阴不和平，阳不闭密，强用施泻，损耗天真，二气分离，经络决惫，则精气不化，乃绝流通也。

因于露风⑦，乃生寒热。因于露体，触冒风邪，风气外侵，阳气内拒，风阳相薄，故寒热由生。**是以春伤于风，邪气留连，乃为洞泄⑧。**

风气通肝，春肝木王，木胜脾土，故洞泄生也。　　新校正云：按《阴阳应象大论》曰：'春伤于风，夏生飧泄。'**夏伤于暑，秋为痎疟⑨。**夏热已甚，秋阳复收，阳热相攻，则为痎疟。痎，老也，亦曰瘦也。**秋伤于湿，上逆而咳，**湿，谓地湿气也。秋湿既胜，冬水复王，水来乘肺，故咳逆病生。　　新校正云：按《阴阳应象大论》云：'秋伤于湿，冬生咳嗽。'**发为痿厥⑩。**湿气内攻于藏府则咳逆，外散于筋脉则痿弱也。《阴阳应象大论》曰：'地之湿气，感则害皮肉筋脉。故湿气之资，发为痿厥。厥，谓逆气也。'**冬伤于寒，春必温病。**冬寒且凝，春阳气发，寒不为释，阳怫于中，寒怫相特⑪，故为温病。　　新校正云：按此与《阴阳应象大论》重，彼注甚详。**四时之气，更伤五藏。**寒暑温凉，递相胜负，故四时之气，更伤五藏⑫之和也。

阴之所生，本在五味⑬，阴之五宫⑭，伤在五味。所谓阴者，五神藏也。宫者，五神之舍也。言五藏所生，本资于五味，五味宣化，各凑于本宫，虽因五味以生，亦因五味以损，正为好而过节，乃见伤也。故下文曰：**是故味过于酸，肝气以津⑮，脾气乃绝。**酸多食之令人癃，小便不利，则肝多津液，津液内溢则肝叶举，肝叶举，则脾经之气绝而不行，何者？木制土也。**味过于咸，大骨⑯**

---

① 大饮：谓饮酒过度。　饮，指饮酒。

② 强力：过度或勉强用力，包括劳力和房劳太过。

③ 高骨：腰间的脊骨。

④ 阳密乃固：意为阳气致密于外，阴精才能固守于内。另唐·杨上善《黄帝内经太素》中作"阴密阳固"，密，闭藏，藏守在内。

⑤ 圣度：清·张志聪："谓圣人调养之法度。"

⑥ 阴平阳秘：互文句，即"阴阳平秘"。秘，通"密"，致密。

⑦ 露风：指感受风邪。"露"，作触冒解。

⑧ 洞泄：病名。指完谷不化，下利无度的重度泄泻。

⑨ 痎（jiē 音接）疟：疟疾的通称。

⑩ 痿厥：病名。症见四肢痿弱寒冷、不能行走等。

⑪ 特：匹配。此指寒邪与阳气均怫郁不解。

⑫ 四时之气，更伤五脏：四时之气失调，更替伤害五脏。

⑬ 五味：即酸、苦、甘、辛、咸。此泛指饮食物。

⑭ 五宫：指五藏。

⑮ 肝气以津："以"，犹乃也。"津"，溢也，有过盛的意思。

⑯ 大骨：指肾所主的全身骨骼，也有指腰间的脊骨。

气劳①，短肌②，心气抑。咸多食之，令人肌肤缩短，又令心气抑滞而不行。何者？咸走血也。大骨气劳，咸归肾也。味过于甘③，心气喘满④，色黑，肾气不衡。甘多食之，令人心冈。甘性滞缓，故令气喘满而肾不平，何者？土抑木也。衡，平也。味过于苦，脾气不濡⑤，胃气乃厚⑥。苦性坚燥，又养脾胃，故脾气不濡，胃气强厚。味过于辛，筋脉沮弛⑦，精神乃央⑧。沮，润也。弛，缓也。央，久也。辛性润泽，散养于筋，故令筋缓脉润，精神长久。何者？辛补肝也。《藏气法时论》曰：'肝欲散，急食辛以散之，用辛补之。' 新校正云：按此论味过所伤，难作精神长久之解，'央'乃'殃'也，古文通用，如'膏粱'之作'高粱'、'草滋'之作'草兹'之类，盖古文简略，字多假借用者也。是故谨和五味，骨正筋柔，气血以流，腠理以密，如是则骨气以精⑨，谨道如法⑩，长有天命⑪。是所谓修养天真之至道也。

---

① 劳：病也。

② 短肌：指肌肉短缩。

③ 甘：据唐·杨上善《黄帝内经太素》当作"苦"。下文"味过于苦"中的"苦"，当作甘。

④ 心气喘满：此指心跳急促，胸部烦闷不舒。"满"通"懑"，烦闷。

⑤ 不濡：唐·杨上善《太素》无"不"字，从之。"濡"，湿滞。

⑥ 厚：谓胀满。一说：反训为"薄"，指胃气不足。亦通。

⑦ 沮弛：衰败。

⑧ 央：通"殃"，损伤。

⑨ 骨气以精："骨气"泛指上文之骨、筋、气、血、腠理。"精"，强盛。全句言骨、筋、气、血，腠理等均得五味滋养而强盛。

⑩ 谨道如法：谓谨行如法。道，行也。

⑪ 天命：天赋之寿命。

金匮真言论①篇第四 新校正云：按全元起本在第四卷。

黄帝问曰：天有八风②，经有五风③，何谓？经，谓经脉，所以流通营卫血气者也。

岐伯对曰：八风发邪④，以为经风⑤，触五藏，邪气发病。原其所起，则谓八风发邪，经脉受之，则循经而触于五藏，以邪干正，故发病也。所谓得四时之胜者⑥，春胜长夏⑦，长夏胜冬，冬胜夏，夏胜秋，秋胜春，所谓四时之胜也。春木，夏火，长夏土，秋金，冬水，皆以所克杀而为胜也。言五时之相胜者，不谓八风中人则病，各谓随其不胜则发病也。胜，谓制克之也。

东风生于春⑧，病在肝⑨，俞⑩在颈项；春气发荣于万物之上，故俞在颈项，《历忌》曰：'甲乙不治颈'，此之谓也。南风生于夏，病在心，俞在胸胁；心少阴脉，循胸出胁，故俞在焉。西风生于秋，病在肺，俞在肩背；肺处上焦，背为胸府，肩背相次，故俞在焉。北风生于冬，病在肾，俞在腰股；腰为肾府，股接次之，以气相连，故兼言也。中央为土，病在脾，俞在脊。以脊应土，言居中尔。

故春气者病在头，春气，谓肝气也。各随其藏气之所应。 新校正云：按《周礼》云：'春时有痟首疾。'夏气者病在藏，心之应也。秋气者病在肩背，肺之应也。冬气者病在四支。四支气少，寒毒善伤，随所受邪则为病处。

故春善病鼽衄，以气在头也。《礼记·月令》曰：'季秋行夏令，则民多鼽嚏。'仲夏善病胸胁，心之脉，循胸胁故也。长夏善病洞泄⑪寒中⑫，土主于中，是为仓廪，糟粕水谷，故为洞

---

① 金匮真言论：匮，同"柜"，藏物之器。金匮，以金为匮，是古代帝王收藏珍贵书籍的器具。真言，是至真不易之言。故明·吴昆说："金匮，帝王藏书者也，范金为之。真言，至真之言，见道之论也。"本篇论述了四时气候与五脏的关系以及四时气候所致的病变，阐明了人之五脏上应五行，配合五方、五音、五味等五脏与四时各有收受的理论。此乃"至真不易"之言，须将其藏之金匮，以示珍重，故名之"金匮真言"。如清·高世栻所言："然此真言者，非其人勿教，非其真勿授，藏之心意，不可轻泄，犹以此言，藏之金匮者然，故曰'金匮真言'也。"

② 八风：八方之风，即来自东、南、西、北与东南、西南、西北、东北之风。

③ 五风：指"八风"侵袭人体经脉之后所致的五脏风证，即肝风、心风、脾风、肺风、肾风。明·马莳："五风者，即八风之所伤也。特所伤藏（脏）异，而名亦殊耳。"

④ 八风发邪：清·张志聪："谓八方不正之邪风，发而为五经之风，触人五藏，则邪气在内而发病也。"

⑤ 经风：指五脏经脉的风证。

⑥ 胜：指五行相克关系。

⑦ 长夏：指农历的六月。

⑧ 东风生于春：明·马莳："春主甲乙木，其位东，故东风生于春。"下文"南风生于夏"等，依此类推。

⑨ 病在肝：明·马莳："《阴阳应象大论》谓：'在天为风，在藏为肝。'故（东风生于春时）人之受病，当在于肝。"下文"病在心"等，依此类推。

⑩ 俞：俞，有二解：其一，通"腧"，指针刺治疗时应取的腧穴。其二，作"应"解，指病理表现。

⑪ 洞泄：指重度泄泻。

⑫ 寒中：即中寒，指里寒证。

泄寒中也。**秋善病风疟**①，以凉折暑，乃为是病。《生气通天论》曰：'魄汗未尽，形弱而气烁，穴俞以闭，发为风疟'。此谓以凉折暑之义也。《礼记·月令》曰：'孟秋行夏令，则民多疟疾也。'**冬善病痹厥**②。血象于水，寒则水凝，以气薄流，故为痹厥。

故冬不按跷③，**春不鼽衄**，按，谓按摩。跷，谓如跷捷者之举动手足，是所谓导引也。然扰动筋骨，则阳气不藏，春阳气上升，重热熏肺，肺通于鼻，病则形之，故冬不按跷，春不鼽衄。鼽，谓鼻中水出。衄，谓鼻中血出。**春不病颈项，仲夏不病胸胁，长夏不病洞泄寒中，秋不病风疟，冬不病痹厥、飧泄**④**而汗出也。**此上五句，并为冬不按跷之所致也。　新校正云：详'飧泄而汗出也'六字，据上文疑剩。

夫精者，身之本也。故藏于精者，春不病温。此正谓冬不按跷，则精气伏藏，以阳不妄升，故春无温病。**夏暑汗不出者，秋成风疟。**此正谓以风凉之气折暑汗也。　新校正云：详此下义，与上文不相接。**此平人脉法也**⑤。谓平病人之脉法也。

故曰：阴中有阴，阳中有阳⑥。言其初起与其王也。**平旦至日中，天之阳，阳中之阳也；日中至黄昏，天之阳，阳中之阴也；**日中阳盛，故曰阳中之阳。黄昏阴盛，故曰阳中之阴。阳气主昼，故平旦至黄昏皆为天之阳，而中复

有阴阳之殊耳。**合夜至鸡鸣，天之阴，阴中之阴也；鸡鸣至平旦，天之阴，阴中之阳也。**鸡鸣阳气未出，故曰天之阴。平旦阳气已升，故曰阴中之阳。**故人亦应之。**

夫言人之阴阳，则外⑦**为阳，内**⑨**为阴；言人身之阴阳，则背为阳，腹为阴；言人身之藏府中阴阳，则藏者为阴，府者为阳。**藏，谓五神藏。府，谓六化府。肝、心、脾、肺、肾五藏皆为阴，胆、胃、大肠、小肠、膀胱、三焦六府皆为阳。《灵枢经》曰：'三焦者，上合于手心主。'又曰：'足三焦者，太阳之别名也。'《正理论》曰：'三焦者有名无形，上合于手心主，下合右肾，主谒道诸气，名为使者也。'**所以欲知阴中之阴、阳中之阳者何也？为冬病在阴**⑧**，夏病在阳**⑨**，春病在阴**⑩**，秋病在阳**⑪**，皆视其所在，为施针石也。故背为阳，阳中之阳，心也；**心为阳藏，位处上焦，以阳居阳，故为阳中之阳也。《灵枢经》曰：'心为牡藏。'牡，阳也。**背为阳，阳中之阴，肺也；**肺为阴藏，位处上焦，以阴居阳，故谓阳中之阴也。《灵枢经》曰：'肺为牝藏。'牝，阴也。**腹为阴，阴中之阴，肾也；**肾为阴藏，位处下焦，以阴居阴，故谓阴中之阴也。《灵枢经》曰：'肾为牝藏'牝，阴也。**腹为阴，阴中之阳，肝也；**肝为阳藏，位处中焦，以阳居阴，

---

① 风疟：由风邪所致的疟病，故名。症见先寒后热、寒多热少、头痛烦躁、汗出等。

② 痹厥：指四肢麻木逆冷的病。

③ 按跷（qiāo 音悄）：指按摩、导引之类的活动，此指扰动筋骨。

④ 飧（sūn 音孙）泄：完谷不化的泄泻。

⑤ 此平人脉法也：北宋·林亿等的校注谓此六字"义不与上相接"，当是衍文或错简，故不译。

⑥ 阴中有阴，阳中有阳：互文修辞，即阴阳之中有阴阳。

⑦ 外、内：外指皮毛肌肉，内指筋骨脏腑。

⑧ 阴：指肾。清·高世栻："冬病在阴，肾也。"肾在五脏中属阴，又与四季之冬相应，所以说"冬病在阴（肾）"。

⑨ 阳：指心。清·高世栻："夏病在阳，心也。"心在五脏中属阳，又与四季之夏相应，所以说"夏病在阳（心）"。

⑩ 阴：指肝。清·高世栻："春病在阴，肝也。"肝在五脏中属阴，又与四季之春相应，所以说"春病在阴（肝）"。

⑪ 阳：指肺。清·高世栻："秋病在阳，肺也。"肺在五脏中属阳，又与四季之秋相应，所以说"秋病在阳（肺）"。

故谓阴中之阳也。《灵枢经》曰：'肝为牡藏。'牡，阳也。腹为阴，阴中之至阴，脾也。脾为阴藏，位处中焦，以太阴居阴，故谓阴中之至阴也。《灵枢经》曰：'脾为牝藏。'牝，阴也。**此皆阴阳、表里、内外、雌雄相输应也，故以应天之阴阳也**①。以其气象参合，故能上应于天。

帝曰：五藏应四时，各有收受乎②？

岐伯曰：有。东方青色③，**入通于肝，开窍于目，藏精于肝**，精，谓精气也。木精之气其神魂，阳升之方，以目为用，故开窍于目。**其病发惊骇**，象木屈伸与摇动也。　新校正云：详东方云'病发惊骇'，余方各阙者，按《五常政大论》'委和之纪，其发惊骇。'疑此文为衍。**其味酸**④，**其类草木**⑤，性柔脆而曲直。**其畜鸡**⑥，以鸡为畜，取巽言之。《易》曰：'巽为鸡'。**其谷麦**⑦。五谷之长者麦，故东方用之。《本草》曰：'麦为五谷之长。'　新校正云：按《五常政大论》云：'其畜犬，其谷麻。'**其应四时，上为岁星**⑧，木之精气，上为岁星，十二年一周天。**是以春气在头也**。万物发荣于上，故春气在头。　新

校正云：详东方言'春气在头'，不言'故病在头'，余方言'故病在某'，不言'某气在某'者，互文也。**其音角**⑨，角，木声也。孟春之月，律中太蔟，林锺所生，三分益一，管率长八寸。仲春之月，律中夹锺，夷则所生，三分益一，管率长七寸五分。　新校正云：按郑康成云：'七寸二千一百八十七分寸之千七十五。'季春之月，律中姑洗，南吕所生，三分益一，管率长七寸又二十分寸之一。　新校正云：按郑康成云：'九分寸之一。'凡是三管，皆木气应之。**其数八**⑩，木生数三，成数八。《尚书·洪范》曰：'三曰木。'**是以知病之在筋也**，木之坚柔，类筋气故。**其臭臊**。凡气因木变，则为臊。　新校正云：详'臊'《月令》作'羶'。

　　南方赤色，入通于心，开窍于耳，藏精于心，火精之气其神神，舌为心之官，当言于舌，舌用非窍，故云耳也。《缪刺论》曰：'手少阴之络，会于耳中。'义取此也。**故病在五藏**，以夏气在藏也。**其味苦，其类火**，性炎上而燔灼。**其畜羊**，以羊为畜，言其未也。以土同王，故通而言

① 应天之阴阳也：此是对上文的总结，唐·杨上善："五藏六府，即表里阴阳；皮肤筋骨，即内外阴阳；肝肺所主，即左右阴阳也；牝藏牡藏，即雌雄阴阳也；腰上腰下，即上下阴阳也。此五阴阳气相辅会，故曰合于天也。"

② 五藏应四时，各有收受：指五脏四时相通应，分别具有一定的对应关系。明·张介宾："言同气相求，各有所归也。"　收，接收，指接收的脏器。受，受纳，藏纳，指受纳（藏纳）的脏器。

③ 东方青色："东"在五行应木，在五脏应肝，在五色应青，故云。下文"南方赤色"等，依此类推。　青色，指青色之气。

④ 其味酸：谓东方青色之气所生之味在五味中为酸。下文"其味苦"等，依此类推。

⑤ 其类草木：谓东方青色之气的性质类别在五行中属木。下文"其类火"等，依此类推。　草木，指五行之"木"。"草"字连及。

⑥ 其畜鸡：谓五畜中与东方青色之气相应的是鸡。下文"其畜羊"等，依此类推。

⑦ 其谷麦：谓五谷中与东方青色之气相应的是麦。下文"其谷黍"等，依此类推。

⑧ 岁星：即木星。

⑨ 其音角：谓五音（宫商角徵羽）中与东方青色之气相应的是角。下文"其音徵"等，依此类推。　角，五音之一，相当于今之简谱中的3（咪）。

⑩ 其数八：在五行学说中，一二三四五，依次是代表水火木金土的生数；六七八九十，则依次是代表水火木金土的成数。其中的奇数为天数，属阳，偶数为地数，属阴。一二三四五中的天数为孤阳，地数为孤阴，都不起生化的作用。要起生化的作用并取得相成的正果，须有六七八九十之成数中属阴的地数和属阳的天数依次配合相辅才行。具体情况即："天一生水于北，地二生火于南，天三生木于东，地四生金于西，天五生土于中。阳无耦，阴无配，未得相成。地六成水于北，与天一并；天七成火于南，与地二并；地八成木于东，与天三并；天九成金于西，与地四并；地十成土于中，与天五并也"（《易·系辞》东汉郑玄注）。这实际上是以数学形式来表述体现在五行中的阴阳相辅相成之理的说法。下文"其数七"等，均出于此说。

之。　新校正云：按《五常政大论》云：'其畜马。'其谷黍，黍色赤。其应四时，上为荧惑星①，火之精气，上为荧惑星，七百四十日一周天。是以知病之在脉也。火之躁动，类于脉气。其音徵②，徵，火声也。孟夏之月，律中仲吕，无射所生，三分益一，管率长六寸七分。　新校正云：按郑康成云：'六寸万九千六百八十三分寸之万二千九百七十四。'仲夏之月，律中蕤宾，应锺所生，三分益一，管率长六寸三分。　新校正云：按郑康成云：'六寸八十一分寸之二十六。'季夏之月，律中林锺，黄锺所生，三分减一，管率长六寸。凡是三管，皆火气应之。其数七，火生数二，成数七。《尚书·洪范》曰：'二曰火。'其臭焦。凡气因火变，则为焦。

中央黄色，入通于脾，开窍于口，藏精于脾，土精之气其神意，脾为化谷，口主迎粮，故开窍于口。故病在舌本。脾脉上连于舌本，故病气居之。其味甘，其类土，性安静而化造。其畜牛，土王四季，故畜取丑牛，又以牛色黄也。其谷稷③。色黄而味甘也。其应四时，上为镇星④，土之精气上为镇星，二十八年一周天。是以知病之在肉也。土之柔厚，类肉气故。其音宫⑤，宫，土声也。律书以黄锺为浊宫，林锺为清宫，盖以林锺当六月管也。五音以宫为主，律吕初起于黄锺为浊宫，林锺为清宫也。其数五，土数五，《尚书·洪范》曰：'五曰土。'其臭香。凡气因土变，则为香。

西方白色，入通于肺，开窍于鼻，藏精于肺，金精之气其神魄，肺藏气，鼻通息，故开窍于鼻。故病在背。以肺在胸中，背为胸中之府也。其味辛，其类金，性音声而坚劲。其畜马，畜马者，取乾也。《易》曰：'乾为马。'　新校正云：按《五常政大论》云：'其畜鸡。'其谷稻。稻坚白。其应四时，上为太白星⑥，金之精气上为太白星，三百六十五日一周天。是以知病之在皮毛也。金之坚密，类皮毛也。其音商⑦，商，金声也。孟秋之月，律中夷则，大吕所生，三分减一，管率长五寸七分。仲秋之月，律中南吕，太簇所生，三分减一，管率长五寸三分。季秋之月，律中无射，夹锺所生，三分减一，管率长五寸。凡是三管，皆金气应之。其数九，金生数四，成数九。《尚书·洪范》曰：'四曰金。'其臭腥。凡气因金变，则为腥羶之气也。

北方黑色，入通于肾，开窍于二阴，藏精于肾，水精之气其神志，肾藏精，阴泄注，故开窍于二阴也。故病在溪⑧。溪，谓肉之小会也。《气穴论》曰：'肉之大会为谷，肉之小会为溪。'其味咸，其类水，性润下而渗灌。其畜彘⑨，彘，豕也。其谷豆，豆，黑色。其应四时，上为辰星⑩，水之精气上为辰星，三百六十五日一周天。是以知病之在骨也。肾主幽暗，骨体内藏，以类相同，故病居骨也。其音羽⑪，羽，水声也。孟冬之月，律中应锺，姑洗所生，三分减一，管率长四寸七分半。仲冬之月，律中黄锺，仲吕所生，三分益一，管率长九寸。季冬之月，律中太吕，蕤宾所生，三分益一，管率长八寸四分。凡是三管，皆水气应之。

---

① 荧惑星：即火星。
② 徵（zhǐ 音纸）：五音之一，相当于今之简谱中的5（索）。
③ 稷（jì 音计）：谷子。
④ 镇星：即土星。
⑤ 宫：五音之一，相当于今之简谱中的1（嘟）。
⑥ 太白：即金星。
⑦ 商：五音之一，相当于今之简谱中的2（ruai）。
⑧ 溪（xī 音西）：指四肢上肘、腋、膝、胯等处的大关节。
⑨ 彘（zhì 音志）：猪。
⑩ 辰星：即水星。
⑪ 羽：五音之一，相当于今之简谱中的6（啦）。

其数六，水生数一，成数六。《尚书·洪范》曰："一曰水。" 其臭腐。凡气因水变，则为腐朽之气也。

故善为脉者，谨察五藏六府，一逆一从，阴阳、表里、雌雄之纪，藏之心意①，合心于精。心合精微，则深知通变。非其人勿教，非其真②勿授，是谓得道③。

随其所能而与之，是谓得师资教授之道也。《灵枢经》曰：'明目者可使视色，耳聪者可使听音，捷疾辞语者可使论语，徐而安静，手巧而心审谛者，可使行针艾，理血气而调诸逆顺，察阴阳而兼诸方论。缓节柔筋而心和调者，可使导引行气。痛毒言语轻人者，可使唾痈咒病。爪苦手毒为事善伤者，可使按积抑痹。由是则各得其能，方乃可行，其名乃彰。'故曰：非其人勿教，非其真勿授也。

---

① 心意：指心中。 意，通"臆"，胸中。
② 真：指有志于医学且持之以恒的人。
③ 得道：指具有高深的医学技术。

卷第二

阴阳应象大论①篇第五 <small>新校正云：按全元起本在第九卷。</small>

黄帝曰：阴阳者，天地之道②也，谓变化生成之道也。老子曰：'万物负阴而抱阳，冲气以为和。'《易·系辞》曰：'一阴一阳之谓道。'此之谓也。万物之纲纪③，滋生之用也，阳与之正气以生，阴为之主持以立，故为万物之纲纪也。《阴阳离合论》曰：'阳与之正，阴为之主。'则谓此也。变化之父母④，异类之用也。何者？然：鹰化为鸠，田鼠化为鴽，腐草化为萤，雀入大水为蛤，雉入大水为蜃，如此皆异类因变化而成有也。生杀之本始⑤，寒暑之用也。万物假阳气温而生，因阴气寒而死，故知生杀本始，是阴阳之所运为也。神明之府⑥也，府，宫府也。言所以生杀变化之多端者，何哉？以神明居其中也。下文曰：天地之动静，神明为之纲纪。

故《易·系辞》曰：'阴阳不测之为神。'亦谓居其中也。　新校正云：详'阳阳'至'神明之府'，与《天元纪大论》同，注颇异。治病必求于本⑦。阴阳与万类生杀变化，犹然在于人身，同相参合，故治病之道，必先求之。故积阳为天⑧，积阴为地⑨。言阴阳为天地之道者，何以此？阴静阳躁⑩，言应物类，运用之标格也。阳生阴长，阳杀阴藏⑪。明前天地杀生之殊用也。神农曰：'天以阳生阴长，地以阳杀阴藏。'　新校正云：详阴长阳杀之义，或者疑之。按《周易》八卦布四方之义，则可见矣。坤者阴也，位西南隅，时在六月七月之交，万物之所盛长也，安谓阴无长之理？乾者阳也，位戌亥之分，时在九月十月之交，万物之所收杀也，孰谓阳

---

① 阴阳应象大论：阴阳，是古代哲学家对自然界相互关联的某些事物和现象对立双方属性的理论概括，即包含有对立统一的概念。"应"，对应、相应；"象"，形象、现象、表象；"应象"，指阴阳虽为抽象概念，但在自然界有象可应。"大论"，言内容广博而重要。本篇重点论述了阴阳的基本含义，阴阳的性质、作用、转化及在人体生理、病理、诊法、治则、归纳药物功能及养生等方面的应用，是有关阴阳理论方面最为广泛而重要的内容，故名"阴阳应象大论"，明·马莳曰："此篇以天地之阴阳，万物之阴阳，合于人身之阴阳，其象相应，故名篇。"

② 天地之道：天地，泛指自然界。道，本源。一说为法则、规律。

③ 纲纪：总纲，纲领。谓从总的或曰概括的角度认识并把握万物的最基本的、也是最高的、不容置疑的原则性纲领。

④ 变化之父母："父母"比喻本源、起源、源头。南宋朱熹："变者化之渐，化者变之成。阴可变为阳，阳可化为阴。然而变化虽多，无非阴阳之所生，故谓之父母。"

⑤ 生杀之本始：生，生长。杀，肃杀，杀灭。本始，即本原。

⑥ 神明之府：神明，指自然万物运动变化的内在动力。府，即藏聚之所。

⑦ 本：此指阴阳。

⑧ 积阳为天：谓清阳之气上升聚积而后形成天。阳，指清阳之气。

⑨ 积阴为地：谓浊阴之气下降凝聚而后形成地。阴，指浊阴之气。

⑩ 阴静阳躁：这是就阴阳二气的表现特点而言的，所以意为"阴气的特点是静而不动，阳气的特点是动而不静。"

⑪ 阳生阴长，阳杀阴藏：此就阴阳二气的性质作用而言，意为阳气主宰万物的生发，阴气主宰万物的长养；阳气主宰万物的肃杀，阴气主宰万物的闭藏。清·张志聪："春夏者，天之阴阳也，故主阳生阴长；秋冬者，地之阴阳也，故主阳杀阴藏。"

无杀之理？以是明之，阴长阳杀之理可见矣。此语又见《天元纪大论》，其说自异。**阳化气，阴成形①**。明前万物滋生之纲纪也。**寒极生热，热极生寒②**。明前之大体也。**寒气生浊，热气生清③**。言正气也。**清气在下，则生飧④泄；浊气在上，则生䐜⑤胀**。热气在下，则谷不化，故飧泄。寒气在上，则气不散，故䐜胀。何者？以阴静而阳躁也。**此阴阳反作⑥，病之逆从⑦也**。反，谓反复。作，谓作务。反复作务，则病如是。

故清阳为天，浊阴为地；地气上为云，天气下为雨⑧；雨出地气，云出天气⑨。阴凝上结，则合以成云；阳散下流，则注而为雨。雨从云以施化，故言雨出地；云凭气以交合，故言云出天。天地之理且然，人身清浊亦如是也。**故清阳出上窍⑩，浊阴出下窍⑪**；气本乎天者亲上，气本乎地者亲下，各从其类也。上窍，谓耳目鼻口。下窍，谓前阴后阴。**清阳发腠理⑫，浊阴走五藏⑬**；腠理，谓渗泄之门，故清阳可以散发。五藏为包藏之所，故浊阴可以走之。**清阳实四支⑭，浊阴归六府⑮**。四支外动，故清阳实之。六府内化，故浊阴归之。

水为阴，火为阳。水寒而静，故为阴。火热而躁，故为阳。**阳为气⑯，阴为味⑰**。气惟散布，故阳为之。味曰从形，故阴为之。**味归形，形归气⑱，气归精，精归化⑲**。形食味，故味归形。气养形，故形归气。精食气，故气归精。化生精，故精归化。故下文曰：**精食气，形食味⑳**，气化则精生，味和则形长，故云食之也。**化生精，气生形㉑**。精微之液，惟血化而成，形质之有，资气行

---

① 阳化气，阴成形：指阳主化生无形之气，阴主生成有形万物。
② 寒极生热，热极生寒：此以寒热互变的现象，说明阴阳在一定条件下相互转化的关系。明·张介宾："阴寒阳热，乃阴阳之正气。寒极生热，阴变为阳也；热极生寒，阳变为阴也……如人伤于寒则病为热，本寒而变热也；内热已极而反寒慄，本热而变寒也。故阴阳之理，极则必变。"
③ 寒气生浊，热气生清：明·张介宾："寒气凝滞，故生浊阴；热气升散，故生清阳。"
④ 飧（sūn 音孙）泄：完谷不化的泄泻。
⑤ 䐜（chēn 音琛）胀：指胸膈胀满的病症。
⑥ 反作：反常运行，失常。清气与浊气的正常运行情况为：清气向上而浊气向下。与此相违，即为"反作"。
⑦ 逆从：偏义词，偏"逆"义，"违背"的意思。明·吴昆："逆从，不顺也。"
⑧ 地气上为云，天气下为雨：地为阴，受天阳之气蒸腾，上升而为云；天为阳，受地气之寒凝，下降而为雨。
⑨ 雨出地气，云出天气：天上所降之雨，源于被蒸发上升的地气；地气上升之后凝结而成的云，源于天上热气对地气的蒸发。此以云雨互变为例，说明阴阳互根、互化，以及阳气下降，阴气上升，阴阳相交，化生万物之理。
⑩ 清阳出上窍："清阳"指维持上窍功能的精微物质。"上窍"，即耳、目、口、鼻等头面七窍。
⑪ 浊阴出下窍："浊阴"，指二便；"下窍"，指前后二阴。
⑫ 清阳发腠理："清阳"，指卫气。"腠理"，即皮肤、肌肉的纹理与间隙。
⑬ 浊阴走五藏："浊阴"，指精血津液。"走"，此为充养、归藏之意。
⑭ 清阳实四支："清阳"，指水谷精气。"实"，充实，使动用法。"支"同"肢"。
⑮ 浊阴归六府："浊阴"，指饮食物及其变化的糟粕。"归"此为传化、滋养之意。
⑯ 气：指药物饮食之气味。
⑰ 味：指药物饮食之五味。
⑱ 味归形，形归气："归"，前者为滋养之意，后者为依赖之意。"形"指形体，包括脏腑精血等有形物质。"气"与下句"精归化"之"化"为互文，气化之意。此句言药物饮食五味滋养人的形体，而形体的长养又依赖气化的作用。
⑲ 气归精，精归化："气"，指药物饮食之气。此句言药物饮食之气生成人体的阴精，人体的阴精又依赖气化而产生。
⑳ 精食气，形食味：与上文"气归精"，"味归形"同义。食，指饲养。
㉑ 化生精，气生形：与上文"精归化"，"形归气"同义。

营立，故斯二者，各奉生乎。**味伤形，气伤精①**。过其节也。**精化为气，气伤于味②**。精承化养，则食气，精若化生，则不食气。精血内结，郁为秽腐攻胃，则五味倨然不得入也。女人重身，精化百日，皆伤于味也。

阴味出下窍，阳气出上窍③。味有质，故下流于便泻之窍。气无形，故上出于呼吸之门。**味厚者为阴，薄为阴之阳④**。**气厚者为阳，薄为阳之阴⑤**。阳为气，气厚者为纯阳。阴为味，味厚者为纯阴。故味薄者，为阴中之阳，气薄者，为阳中之阴。**味厚则泄，薄则通⑥**。**气薄则发泄，厚则发热⑦**。阴气润下，故味厚则泄利。阳气炎上，故气厚则发热。味薄为阴少，故通泄。气薄为阳少，故汗出。发泄，谓汗出也。**壮火之气衰，少火之气壮⑧**。火之壮者，壮已必衰。火之少者，少已则壮。**壮火食气，气食少火⑨**。壮火散

气，少火生气。气生壮火，故云壮火食气。少火滋气，故云气食少火。以壮火食气，故气得壮火则耗散。以少火益气，故气得少火则生长。人之阳气壮少亦然。**气味辛甘发散为阳，酸苦涌泄为阴**。非惟气味分正阴阳，然辛甘酸苦之中，复有阴阳之殊气尔。何者？辛散甘缓，故发散为阳。酸收苦泄，故涌泄⑩为阴。

阴胜则阳病⑪，阳胜则阴病⑫。胜则不病，不胜则病。**阳胜则热，阴胜则寒⑬**。是则太过而致也。　新校正云：按《甲乙经》作'阴病则热，阳病则寒。'文异意同。**重寒则热，重热则寒⑭**。物极则反，亦犹壮火之气衰，少火之气壮也。**寒伤形，热伤气⑮**。寒则卫气不利，故伤形。热则荣气内消，故伤气。虽阴成形，阳化气，一过其节，则形气被伤。**气伤痛，形伤肿⑯**。气伤则热结于

---

① 味伤形，气伤精：此为"味归形"、"形食气"及"气归精"，"精食气"太过的自伤。明·马莳："夫味归形而形食味，则凡物之味，固所以养形也，然味或太过，适所以伤此形耳……气归精而精食气，则凡物之气，固所以养精也，然气或太过，适所以伤此精耳。"

② 精化为气，气伤于味：此两句是互文，是对"味归形，形归气，气归精，精归化，精食气，形食味，化生精，气生形，味伤形，气伤精"的概括，总言药物气味，通过气化作用可以养"精"、"形"，也可以影响人体气化功能。

③ 阴味出下窍，阳气出上窍：凡药物饮食的味属阴，多沉降而走下窍；凡药物饮食的气属阳，多升散而达上窍。

④ 味厚者为阴，薄为阴之阳：味为阴，味厚者为阴中之阴（纯阴），味薄者为阴之阳。

⑤ 气厚者为阳，薄为阳之阴：气为阳，气厚者为阳中之阳（纯阳），气薄者为阳中之阴。

⑥ 味厚则泄，薄则通：味厚者为阴中之阴，有泻下作用，如大黄之属；味薄者为阴中之阳，有通利小便作用，如木通之属。

⑦ 气薄则发泄，厚则发热：气薄为阳中之阴，有发汗解表作用，如麻黄之属；气厚为阳中之阳，有助阳发热作用，如附子之属。

⑧ 壮火之气衰，少火之气壮："壮火"，"少火"指药物饮食气味纯阳者及温和者。"气"指人体正气。"之"作使、令解。此句言药物饮食气厚，作用纯阳，可使人体正气衰减；药物饮食气薄，作用温和，可使人体正气壮盛。

⑨ 壮火食气，气食少火："食"，前者指消耗，后者指仰饲。意为药物饮食气味纯阳者消耗耗散人体的正气，人体正气仰饲药物饮食气味温和者之资助。

⑩ 涌泄：即下泄。

⑪ 阴胜则阳病：阴胜，指酸苦涌泄太过。阳病，指机体阳气损伤。

⑫ 阳胜则阴病：阳胜，指辛甘发散太过。阴病，指机体阴精耗损。

⑬ 阳胜则热，阴胜则寒：用辛甘太过，就产生热病；用酸苦太过，就产生寒病。

⑭ 重寒则热，重热则寒："重"者，重复、重叠。酸化木，苦作火，久服酸苦之阴，易从木火热化。辛化金，甘化土，久服辛甘之味，易从凉湿寒化。正如《素问·至真要大论》所云："久而增气，物化之常也；气增而久，夭之由也。"

⑮ 寒伤形，热伤气：指寒邪伤人形体，热邪伤人气分。

⑯ 气伤痛，形伤肿：指热邪伤气，气机逆乱，营血壅阻而为疼痛；寒邪伤形，血瘀气滞水停而为肿胀。

肉分，故痛。形伤则寒薄于皮腠，故肿。故先痛而后肿者，气伤形①也；先肿而后痛者，形伤气②也。先气证而病形，故曰气伤形。先形证而病气，故曰形伤气。

风胜则动③，风胜则庶物皆摇，故为动。

新校正云：按《左传》曰：'风淫末疾。'即此义也。热胜则肿，热胜则阳气内郁，故洪肿暴作，甚则荣气逆于肉理，聚为痈脓之肿。燥胜则干④，燥胜则津液竭涸，故皮肤干燥。寒胜则浮⑤，寒胜则阴气结于玄府，玄府闭密，阳气内攻，故为浮。湿胜则濡泻⑥。湿胜则内攻于脾胃，脾胃受湿则水谷不分。水谷相和，故大肠传道而注泻也。以湿内盛而泻，故谓之濡泻。 新校正云：按《左传》曰：'雨淫腹疾。'则其义也。'风胜则动'至此五句，与《天元纪大论》文重，彼注颇详矣。

天有四时五行⑦，以生长收藏⑧，以生寒暑燥湿风；春生、夏长、秋收、冬藏，谓四时之生长收藏。冬水寒，夏火暑，秋金燥，春木风，长夏土湿，谓五行之寒暑湿燥风也。然四时之气，土虽寄王，原其所主，则湿属中央，故云五行以生寒暑燥湿风五气也。人有五藏化五气⑨，以生喜怒悲忧恐。五藏，谓肝心脾肺肾。五气，谓喜怒悲忧

恐。然是五气，更伤五藏之和气矣。 新校正云：按《天元纪大论》'悲'作'思'。又本篇下文，肝在志为怒，心在志为喜，脾在志为思，肺在志为忧，肾在志为恐。《玉机真藏论》作'悲'。诸论不同。皇甫士安《甲乙经·精神五藏篇》具有其说。盖言悲者，以悲能胜怒，取五志迭相胜而为言也。举思者，以思为脾之志也。各举一，则义俱不足，两见之，则互相成义也。故喜怒伤气，寒暑伤形⑩；喜怒之所生，皆生于气，故云喜怒伤气。寒暑之所胜，皆胜于形，故云寒暑伤形。近取举凡，则如斯矣。细而言者，则热伤于气，寒伤于形。暴怒伤阴，暴喜伤阳⑪。怒则气上，喜则气下，故暴卒气上则伤阴，暴卒气下则伤阳。厥气上行，满脉去形⑫。厥，气逆也。逆气上行，满于经络，则神气浮越，去离形骸矣。喜怒不节，寒暑过度，生乃不固。《灵枢经》曰：'智者之养生也，必顺四时而适寒暑，和喜怒而安居处。'然喜怒不恒，寒暑过度，天真之气，何可久长？故重阴必阳，重阳必阴⑬。言伤寒、伤暑亦如是。故曰：冬伤于寒，春必温病⑭；夫伤于四时之气，皆能为病，以伤寒为毒者，最为杀厉之气，中而即病，故曰伤寒，不即病者，寒毒藏于肌肤，至春变为温病，至夏变为暑病。故养生者，必慎

---

① 气伤形：谓气分先伤以后又进而伤及形体。
② 形伤气：谓形体被伤以后又进而伤及气分。
③ 动：指痉挛摇晃。明·马莳："振掉摇动之类。"这里为使动用法，宾语"人体"略，意为"使人体痉挛摇晃"。
④ 干：干燥、干涸。谓人体内外诸多方面发生枯萎。清·喻昌："干之为害，有干于外而皮肤皱揭者，有干于内而精血枯涸者，有干于津液而荣卫气衰、肉烁而皮著于骨者。随其大经小络、所属上下中外前后各为病所。"
⑤ 寒胜则浮：浮，浮肿。寒为阴邪，易伤阳气，阳气不行，聚水成为浮肿。
⑥ 湿胜则濡泻：濡泻，又称湿泻。脾被湿困，不能运化水谷，故泄下稀溏。
⑦ 四时五行：四时，指四季。五行：指木、火、土、金、水五类物质及其运行变化。
⑧ 生长收藏：生发（萌生）、长养、敛收、闭藏，此为四季之气对万物所具的天然的性质作用。
⑨ 五气：指五脏之气。明·张介宾："五气者，五藏之气也。由五气以生五志。"《灵枢·五阅五使》："五气者，五藏之使也，五时之副也。"
⑩ 喜怒伤气，寒暑伤形：喜怒概指七情，寒暑概指六淫。七情太过，损伤脏腑气机，六淫伤人，先犯形体肌表。
⑪ 暴怒伤阴，暴喜伤阳：阴，指肝。阳，指心。暴怒则肝气逆乱，故伤阴。暴喜则心气缓散而神逸，故伤阳。
⑫ 厥气上行，满脉去形：厥气，逆行之气。满脉，邪气亢盛，充斥脉体。去形，神气浮越，去离形骸。全句言逆行之气上行，满于经脉，神气耗散。
⑬ 重阴必阳，重阳必阴："重"，极，重叠、屡次。阴极而阳生，阳极而阴生，阴阳在一定的条件下相互转化。此句是对下文"冬伤于寒……冬生咳嗽"等发病规律的概括。
⑭ 冬伤于寒，春必温病：指冬季感受寒邪，不即时发病，至来年春季阳气发越，产生温热性疾病。

伤于邪也。**春伤于风，夏生飧泄；**风中于表，则内应于肝，肝气乘脾，故飧泄。 新校正云：按《生气通天论》云：'春伤于风，邪气留连，乃为洞泄。'**夏伤于暑，秋必痎疟①；**夏暑已甚，秋热复壮，两热相攻，故为痎疟。痎，瘦也。**秋伤于湿，冬生咳嗽。**秋湿既多，冬水复王，水湿相得，肺气又衰，故冬寒甚则为嗽。 新校正云：按《生气通天论》云：'秋伤于湿，上逆而咳，发为痿厥。'

帝曰：余闻上古圣人，论理人形②，列别③藏府，端络经脉④，会通六合⑤，各从其经⑥；气穴所发⑦，各有处名；谿谷属骨⑧，皆有所起；分部逆从⑨，各有条理；四时阴阳，尽有经纪⑩；外内之应，皆有表里，其信然乎⑪？六合，谓十二经脉之合也。《灵枢经》曰：'太阴阳明为一合，少阴太阳为一

合，厥阴少阳为一合。'手足之脉各三，则为六合也。手厥阴，则心包胳脉也。《气穴论》曰：'肉之大会为谷，肉之小会为溪，肉分之间，溪谷之会，以行荣卫，以会大气。'属骨者，为骨相连接处。表里者，诸阳经脉皆为表，诸阴经脉皆为里。 新校正云：详'帝曰'至'其信然乎'，全元起本及《太素》在'上古圣人之教也'上。

岐伯对曰：东方生风⑫，阳气上腾，散为风也。风者，天之号令，风为教始，故生自东方。**风生木⑬，**风鼓木荣，则风生木也。**木生酸⑭，**凡物之味酸者，皆木气之所生也。《尚书·洪范》曰：'曲直作酸。'**酸生肝⑮，**生，谓生长也。凡味之酸者，皆先生长于肝。**肝生筋⑯，**肝之精气，生养筋也。**筋生心，**《阴阳书》曰：'木生火。'然肝之木气，内养筋已，乃生心也。**肝主目。**目见曰明，类齐同

---

① 痎（jiē 音接）疟：疟疾的总称。

② 论理人形：论理，讨论，推量。人形，即人之脏腑形体。

③ 列别：分别，区分，分辨。

④ 端络经脉：意为审察经脉的相互联系。

⑤ 会通六合：会通，融会贯通；完全弄清。六合：清·张志聪："谓十二经脉之合也。"其中太阴与阳明为一合，少阴与太阳为一合，厥阴与少阳为一合，手足之脉各三合，共为六合。合，相合，相配合，相应合。

⑥ 各从其经：即各依循经脉及其所属脏腑的联系。

⑦ 气穴所发：谓经气流注出入的腧穴。 气穴，指经气流注的孔穴。发，单词复用，意为"出入"。

⑧ 谿谷属骨：指人体肌肉之间相互接触的缝隙或凹陷部位。其中大的称"谷"或"大谷"，小的称"谿"或"小谿"。此处泛指肌肉。属（zhǔ 音主）骨：指骨与骨相连之处，即关节处。

⑨ 分部逆从：清·张志聪："分部者，皮之分部也。皮部中之浮络，分三阴三阳，有顺有逆，各有条理也。"

⑩ 经纪：这里是"规律"的意思。

⑪ 信然：真实的样子；真的。

⑫ 东方生风：与下文"南方生热"、"中央生湿"、"西方生燥"，"北方生寒"中的东南中西北，称为五方，也有五时的含义。风热湿燥寒，五时的主气。从天文学的背景考察，我国处在以黄河中游为中心的特殊地理位置，形成了东方和春季温和、南方和夏季炎热、中央和长夏潮湿、西方和秋季干燥、北方和冬季寒冷的气候。

⑬ 风生木：与下文"热生火"、"湿生土"、"燥生金"、"寒生水"中的风热湿燥寒是指在天之五气。木火土金水指在地之五行。在天之五气，化生在地的五行，正如清·张志聪《素问集注》所说："在天为气，在地成形，以气而生形也。"即风动则木荣，热极则生火，湿润则土气旺而万物生，燥刚劲为金气所生，寒气阴凝其化为水。

⑭ 木生酸：与下文"火生苦"、"土生甘"、"金生辛"、"水生咸"中的酸苦甘辛咸称为五味。五行之气化生五味。《尚书·洪范》孔颖达疏："水性本甘，久浸其地，变而为卤，卤味乃咸"；"火性炎上，焚物则焦，焦是苦气"；"木生果实，其味多酸，五果之味虽殊，其为酸一也，是木质之性然也"；"金之在火，别有腥气，非苦非酸，其味近辛，故辛为金之气"；"甘味生于百谷，谷是土之所生，故甘为土之味。"

⑮ 酸生肝：酸味入腹，有滋养肝脏之功，故云。下文"苦生心"、"甘生脾"、"辛生肺"、"咸生肾"诸句，依此类推。

⑯ 筋生心：即"肝生心"，对应于五行，为"木生火"。 筋，在此代指"肝"。清·张志聪："内之五藏，合五行之气而自相资生也。" 下文"血（代心）生脾"、"肉（代脾）生肺"、"皮毛（代肺）生肾"、"髓（代肾）生肝"诸句，依此类推。

也。**其**①**在天为玄**②，玄，谓玄冥，言天色高远，尚未盛明也。**在人为道**③，道，谓道化，以道而化，人则归从。**在地为化**。化，谓造化也。庶类时育，皆造化者也。**化生五味**④，万物生，五味具，皆变化为母，而使生成也。**道生智**，智从正化而有，故曰道生智。**玄生神**。玄冥之内，神处其中，故曰玄生神⑤。**神在天为风**，飞扬鼓坼，风之用也，然发而周远，无所不通，信乎神化而能尔。**在地为木**，柔软曲直，木之性也。 新校正云：详'其在天'至'为木'，与《天元纪大论》同，注颇异。**在体为筋**，束络连缀，而为力也。**在藏为肝**，其神，魂也。《道经义》⑥曰：'魂居肝，魂静则道不乱。'**在色为苍**，苍，谓薄青色，象木色也。**在音为角**⑦，角，谓木音，调而直也。《乐记》曰：'角乱则忧，其民怨。'**在声为呼**⑧，呼，谓叫呼，亦谓之啸。**在变动为握**⑨，握，所以牵就也。 新校正云：按杨上善云：'握忧哕咳栗五者，改志而有，名曰变动也。'**在窍为目**，目，所以司见形色。**在味为酸**，酸，可用收敛也。**在志为怒**。怒，所以禁非也。**怒伤肝**，虽志为怒，甚则自伤。**悲胜怒**⑩，悲则肺金并于肝木，故胜怒也。《宣明五藏篇》曰：'精气并于肺则悲。' 新校正云：详'五志'云

怒喜思忧恐，'悲'当云'忧'，今变'忧'为'悲'者，盖以悲忧而不解则伤意，悲哀而动中则伤魂，故不云'忧'也。**风伤筋**，风胜则筋络拘急。 新校正云：按《五运行大论》曰：'风伤肝。'**燥胜风**；燥为金气，故胜木风。**酸伤筋**，过节也。**辛胜酸**。辛，金味，故胜木酸。

南方生热，阳气炎燥故生热。**热生火**，钻燧改火，惟热是生。**火生苦**，凡物之味苦者，皆火气之所生也。《尚书·洪范》曰：'炎上作苦。'**苦生心**，凡味之苦者，皆先生长于心。**心生血**，心之精气，生养血也。**血生脾**，《阴阳书》⑪曰：'火生土。'然心火之气，内养血已，乃生脾土。 新校正云：按《太素》'血'作'脉'。**心主舌**。心别是非，舌以言事，故主舌。**其在天为热**，暄暑炽燠，热之用也。**在地为火**，炎上翕炀，火之性也。**在体为脉**，通行荣卫而养血也。**在藏为心**，其神，心也。《道经义》曰：'神处心。'神守则血气流通。**在色为赤**，象火色。**在音为徵**⑫，徵，谓火音，和而美也。《乐记》曰：'徵乱则哀，其事勤。'**在声为笑**，笑，喜声也。**在变动为忧**⑬，忧可以成务。 新校正云：按杨上善云：'心之忧，在心变动；肺之忧，在肺之志。'是则肺主于秋，忧为正也。心主

---

① 其：指阴阳变化。

② 在天为玄：玄，幽远微妙。此句言阴阳的变化，在天表现为幽远微妙的变化。

③ 在人为道：指自然的规律。句言指阴阳的变化在人成为事物的抽象规律。

④ 在地为化，化生五味：化，指万物生化。句言阴阳的变化在地呈现万物的生化，而生化作用产生饮食五味。

⑤ 玄生神：幽远微妙的天象产生阴阳不测的变化。神，指阴阳不测的变化。《素问·天元纪大论》云："阴阳不测谓之神。"

⑥ 《道经义》：古书名，成书年代及作者失考。

⑦ 角：古代五音之一。相当于今简谱的3（mi）。其声波振荡特点顺应木气而展放，故应于肝脏。

⑧ 在声为呼：清·张志聪："在志为怒，故发声为呼。"呼即发怒时的呼叫声。

⑨ 在变动为握：谓在病变上的表现是抽筋。 变动，指病变。握，指手足抽搐而不能活动自如之症，抽搐。明·张介宾："握，同搦搦，筋之病也。"

⑩ 悲胜怒：明·张介宾："悲状为肺金之志，故胜肝木之怒（金克木也）。悲则不怒，是其征也。"胜，这里是"平制"的意思。 下文"燥胜风"、"辛胜酸"等，所论方面虽然不同，均可依其所对应的"五行"之理类推而明。

⑪ 《阴阳书》：古书病，成书年代及作者不详。

⑫ 徵（zhǐ 音纸）：五音之一。相当于今之简谱的4（fa）。其声波振荡特点顺应火气而高远，故应于心脏。

⑬ 忧：通"嚘"（yōu 音优），气逆。清·于鬯："此忧字盖当读为嚘。"又："嚘训气逆，则与脾之变动为哕、肺之变动为咳，义正相类。"

于夏，变而生忧也。**在窍为舌**，舌，所以司辨五味也。《金匮真言论》曰：'南方赤色，入通于心，开窍于耳。'寻其为窍，则舌义便乖，以其主味，故云舌也。**在味为苦**，苦，可用燥泄也。**在志为喜**。喜，所以和乐也。**喜伤心**，虽志为喜，甚则自伤。**恐胜喜**；恐则肾水并于心火，故胜喜也。《宣明五气篇》曰：'精气并于肾则恐。'**热伤气**，热胜则喘息促急。**寒胜热**；寒为水气，故胜火热。**苦伤气**，以火生也。　新校正云：详此篇论所伤之旨，其例有三：东方云风伤筋，酸伤筋，中央云湿伤肉，甘伤肉，是自伤者也；南方云热伤气，苦伤气，北方云寒伤血，咸伤血，是伤已所胜；西方云热伤皮毛，是被胜伤已，辛伤皮毛，是自伤者也。凡此五方所伤，有此三例不同。《太素》则俱云自伤。**咸胜苦**。咸，水味，故胜火苦。

　　中央生湿，阳气盛薄，阴气固升，升薄相合，故生湿也。《易义》① 曰：'阳上薄阴，阴能固之，然后蒸而为雨。'明湿生于固阴之气也。　新校正云：按杨上善云：'六月四阳二阴，合蒸以生湿气也。'**湿生土**，土湿则固，明湿生也。　新校正云：按杨上善云：'四阳二阴，合而为湿，蒸腐万物成土也。'**土生甘**，凡物之味甘者，皆土气之所生也。《尚书·洪范》曰：'稼穑作甘。'**甘生脾**，凡味之甘者，皆先生长于脾。**脾生肉**，脾之精气，生养肉也。**肉生肺**，《阴阳书》曰：'土生金。'然脾土之气，内养肉已，乃生肺金。**脾主口**。脾受水谷，口纳五味，故主口。**其在天为湿**，雾露云雨，湿之用也。**在地为土**，安静稼穑，土之德也。**在体为肉**，覆裹筋骨，充其形也。**在藏为脾**，其神，意也。《道经义》曰：'意托脾，意宁则智无散越。'**在色为黄**，象土色也。**在音为宫**②，宫，谓土音，大而和也。《乐

记》曰：'宫乱则荒，其君骄。'**在声为歌**③，歌，叹声也。**在变动为哕**④，哕，谓哕噫，胃寒所生。　新校正云：详王谓'哕'为'哕噫'，噫，非哕也。按杨上善云：'哕，气忤也。'**在窍为口**，口，所以司纳水谷。**在味为甘**，甘，可用宽缓也。**在志为思**。思，所以知远也。**思伤脾**，虽志为思，甚则自伤。**怒胜思**；怒则不思，胜可知矣。**湿伤肉**，脾主肉而恶湿，故湿胜则肉伤也。**风胜湿**；风为木气，故胜土湿。**甘伤肉**，亦过节也。　新校正云：按《五运行大论》云：'甘伤脾。'**酸胜甘**。酸，木味，故胜土甘。

　　西方生燥，天气急切，故生燥。**燥生金**，金燥有声，则生金也。**金生辛**，凡物之味辛者，皆金气之所生也。《尚书·洪范》曰：'从革作辛。'**辛生肺**，凡味之辛者，皆先生长于肺。**肺生皮毛**，肺之精气，生养皮毛。**皮毛生肾**，《阴阳书》曰：'金生水。'然肺金之气，养皮毛已，乃生肾水。**肺主鼻**。肺藏气，鼻通息，故主鼻。**其在天为燥**，轻急劲强，燥之用也。**在地为金**，坚劲从革，金之性也。**在体为皮毛**，包藏肤腠，扞⑤其邪也。**在藏为肺**，其神，魄也。《道经义》曰：'魄在肺，魄安则德修寿延。'**在色为白**，象金色。**在音为商**⑥，商，谓金声，轻而劲也。《乐记》曰：'商乱则陂，其官坏。'**在声为哭**，哭，哀声也。**在变动为咳**，咳，谓咳嗽，所以利咽喉也。**在窍为鼻**，鼻，所以司嗅呼吸。**在味为辛**，辛，可用散润也。**在志为忧**。忧，深虑也。**忧伤肺**，虽志为忧，过则损也。**喜胜忧**；喜则心火并于肺金，故胜忧也。《宣明五气篇》曰：'精气并于心则喜。'**热伤皮**

---

① 《易义》：古书名。
② 宫：五音之一。相当于今之简谱的 1（dou）。其声波振荡特点顺应土气而平稳，故应于脾脏。
③ 在声为歌：清·张志聪："脾志思，思而得之，则发声为歌。"
④ 哕（yuě 音月上声）：呃逆。
⑤ 扞：其它校本并作"捍"，从之。
⑥ 商：五音之一。相当于今之简谱之 2（ruai）。其声波振荡特点顺应金气而内收，故应于肺脏。

毛，热从火生，耗津液故。**寒胜热**①；阴制阳也。

新校正云：按《太素》作'燥伤皮毛，热胜燥。'又按王注《五运行大论》云：火有二别，故此再举热伤之形证。**辛伤皮毛**，过而招损。**苦胜辛**。苦，火味，故胜金辛。

北方生寒，阴气凝冽，故生寒也。**寒生水**，寒气盛，凝变为水。**水生咸**，凡物之味咸者，皆水气之所生也。《尚书·洪范》曰：'润下作咸。'**咸生肾**，凡味之咸者，皆生长于肾。**肾生骨髓**，肾之精气，生养骨髓。**髓生肝**，《阴阳书》曰：'水生木。'然肾水之气，养骨髓已，乃生肝木。**肾主耳**。肾属北方，位居幽暗，声入故主耳。**其在天为寒**，凝清惨冽，寒之用也。**在地为水**，清洁润下，水之用也。**在体为骨**，端直贞干，以立身也。**在藏为肾**，其神，志也。《道经义》曰：'志藏肾。'志营则骨髓满实。**在色为黑**，象水色。**在音为羽**②，羽，谓水音，沉而深也。《乐记》曰：'羽乱则危，其财匮。'**在声为呻**③，呻，吟声也。**在变动为栗**④，栗，谓战栗，甚寒大恐，而悉有之。**在窍为耳**，耳，所以司听五音。　新校正云：按《金匮真言论》云：'开窍于二阴。'盖以心寄窍于耳，故与此不同。**在味为咸**，咸，可用柔软也。**在志为恐**。恐，所以惧恶也。**恐伤肾**，恐而不已，则内感于肾，故伤也。《灵枢经》曰：'恐惧而不解则伤精。'明感肾

也。**思胜恐**；思深虑远，则见事源，故胜恐也。**寒伤血**，寒则血凝，伤可知也。　新校正云：按《太素》'血'作'骨'。**燥胜寒**⑤；燥从热生，故胜寒也。　新校正云：按《太素》'燥'作'湿'。**咸伤血**，食咸而渴，伤血可知。　新校正云：按《太素》'血'作'骨'。**甘胜咸**。甘，土味，故胜水咸。新校正云：详自前'岐伯对曰'至此，与《五运行论》同，两注颇异，当并用之。

故曰：天地者，万物之上下⑥**也**；观其覆载，而万物之上下可见矣。**阴阳者，血气之男女也**⑦；阴主血，阳主气。阴生女，阳生男。**左右者，阴阳之道路**⑧**也**；阴阳间气，左右循环。故左右为阴阳之道路。　新校正云：详'间气'之说，具《六微旨大论》中。杨上善云：'阴气右行，阳气左行。'**水火者，阴阳之征兆也**；观水火之气，则阴阳征兆可明矣。**阴阳者，万物之能始**⑨**也**。谓能为变化生成之元始。　新校正云：详'天地者'至'万物之能始'与《天元纪大论》同，注颇异。彼无'阴阳者血气之男女'一句，又以'金木者生成之终始'代'阴阳者万物之能始。'**故曰：阴在内，阳之守也；阳在外，阴之使也**⑩。阴静，故为阳之镇守；阳动，故为阴之役使。

帝曰：法⑪**阴阳奈何？**

岐伯曰：阳胜则身热，腠理闭，喘粗

---

① 热伤皮毛，寒胜热：明·张介宾："热胜则津液耗而伤皮毛，火克金也。"另一说：依上下文，即东方生风，风伤筋；南方生热，热伤气等，当为"燥伤皮毛"。《太素》作"燥伤皮毛，热胜燥。"

② 羽：五音之一。相当于今之简谱的6（la）。其声波振荡特点顺应水气而下降，故应于肾脏。

③ 呻：呻吟。另一说有"太息"的意思。清·张志聪："呻者，伸也。肾气在下，故声欲太息而伸出之。"又说：呵欠。

④ 栗：战慄。此指寒颤（战）。

⑤ 燥胜寒：清·姚止庵："燥为热化，寒从水生。水本胜火，燥何以胜寒？然寒多则气不温而血为病，必用辛温之味以戾燮沉寒，于是阴凝之气化为阳和矣。"

⑥ 上下：这里是"覆载者"的意思，覆以保护，载以养育。

⑦ 阴阳者，血气之男女也：谓（阴阳）在人就是有血有气的男男女女。清·张志聪："阴阳之道，其在人则为男为女，在体则为气为血。"

⑧ 左右者，阴阳之道路：天为阳，左行；地为阴，右行。故称左右为阴阳之道路。

⑨ 能始："能"，通"胎"。能始，即元始，本始。

⑩ 阴在内，阳之守也；阳在外，阴之使也：守，根基、镇守。明·吴昆："阴静，故为阳之镇守；阳动，故为阴之役使。"

⑪ 法：用作动词，取法，效法。

为之俛仰①，汗不出而热，齿干以烦冤②，腹满死，能③冬不能夏。阳胜故能冬，热甚故不能夏。阴胜则身寒，汗出，身常清④，数栗而寒，寒则厥⑤，厥则腹满死，厥，谓气逆。能夏不能冬。阴胜故能夏，寒甚故不能冬。此阴阳更胜⑥之变，病之形能⑦也。

帝曰：调此二者⑧奈何？调谓顺天癸性，而治身之血气精气也。

岐伯曰：能知七损八益⑨，则二者可调，不知用此，则早衰之节⑩也。用，谓房色也。女子以七七为天癸之终，丈夫以八八为天癸之极。然知八可益，知七可损，则各随气分，修养天真，终其天年，以度百岁。《上古天真论》曰：‘女子二七天癸至，月事以时下。丈夫二八天癸至，精气溢泻。’然阴七可损，则海满而血自下；阳八宜益，交会而泄精。由此则七损八益，理可知矣。年四十，而阴气⑪自半也，起居衰矣；内耗故阴减，中干故气力始衰。《灵枢经》曰：‘人年四十，腠理始疏，荣华稍落，发斑白。’由此之节言之，亦起居衰之次也。年五十，体重，耳目不聪明⑫矣；衰之渐也。年六十，阴痿⑬，气大衰，九窍不利⑭，下虚上实⑮，涕泣俱出矣。衰之甚矣。故曰：知之则强，不知则老⑯，知，谓知七损八益，全形保性之道也。故同出而名异⑰耳。同，谓同于好欲。异，谓异其老壮之名。智者察同，愚者察异⑱，智者察同欲之闲，而能性道；愚者见形容别异，方乃效之。自性则道益有余，放效则治生不足。故下文曰：愚者不足，智者有余，先行故有余，后学故不足。有余则耳目聪明，身体轻强，老者复壮，壮者益治。夫保性全形，盖由知道之所致也。故曰：道

---

① 喘粗为之俛仰：喘急气粗，呼吸困难而前俯后仰。"俛"同"俯"。

② 烦冤："冤"，通"悗"，闷之意。

③ 能：通"耐"，耐受。

④ 清：通"凊"，寒冷。

⑤ 厥：四肢逆冷。

⑥ 更（gēng 音耕）胜：明·张介宾："迭为胜负地，即阴胜阳病、阳胜阴病之义。" 更，交替。胜，盛，这里为单词复用，意为更迭胜负。

⑦ 形能：指表现出来的症状。 能，通"态"。

⑧ 二者：指上文之阴阳。

⑨ 七损八益：指古代房中养生术中七种有害的情况和八种有益的方法，为："八益，一曰治气，二曰致沫，三曰智时，四曰畜（蓄）气，五曰和沫，六曰窃气，七曰寺赢，八曰定倾。七损：一曰闭，二曰泄，三曰涡，四曰勿，五曰烦，六曰绝，七曰费"（马王堆汉墓所出《养生方·天下至道谈》）。

⑩ 节：谓证验。《礼记·礼器》郑注："节，犹验也。"

⑪ 阴气：此指肾气。

⑫ 聪明：指听力好、视力好。

⑬ 阴痿：指性功能减退，阳事不举。唐·杨上善："人年六十，肾气衰，精气减，筋弛，故宗筋痿。"

⑭ 九窍不利：谓九窍功能衰退。唐·杨上善："十二经脉、三百六十五络为大气也。其气皆上于面而走空窍。其精阳气上于目而为睛，其别气走于耳而为听，其宗气上出于鼻而为臭，其浊气出于胃走唇舌而为味。今经脉大气皆衰，故九窍不利。"清·张志聪："九窍为水注之气，精水竭而精气衰，则九窍为之不利也。"九窍，为双目、双耳、双鼻孔、口这七窍和前阴、后阴这二窍的合称。

⑮ 下虚上实：谓精竭于下，浊阴壅塞于上。

⑯ 知之则强，不知则老：指通晓七损八益，就能使身体强壮；否则就会过早衰老。

⑰ 同出而名异：清·于鬯："'出'作'生'解，（同出即同生）。同生者，若云并生于世。上文云：'知之则强，不知则老。'是并生于世，而有强、老之异名耳。"

⑱ 智者察同，愚者察异：清·高世栻："察同者，于同年未衰之时而省察之，智者之事也。察异者，于强老各异之日而省察之，愚者之事也。"

者不可斯须离，可离非道。此之谓也。是以圣人为无为之事①，乐恬愉之能②，从欲快志于虚无之守③，故寿命无穷，与天地终，此圣人之治身也。圣人不为无益以害有益，不为害性而顺性，故寿命长远，与天地终。《庚桑楚》曰：'圣人之于声色滋味也，利于性则取之，害于性则损之。'此全性之道也。《书》曰：'不作无益害有益也。'

天不足西北，故西北方阴也，而人右耳目不如左明也；在上故法天。地不满东南，故东南方阳也，而人左手足不如右强也。在下故法地。

帝曰：何以然？

岐伯曰：东方阳也，阳者其精并④于上，并于上则上明⑤而下虚，故使耳目聪明而手足不便⑥也；西方阴也，阴者其精并于下，并于下则下盛而上虚，故其耳目不聪明而手足便也。故俱感于邪，其在上则右甚，在下则左甚，此天地阴阳所不能全⑦也，故邪居⑧之。夫阴阳之应天地，犹水之在器也，器圆则水圆，器曲则水曲，人之血气亦如是，故随不足则邪气留居之。

故天有精⑨，地有形，天有八纪⑩，地有五里⑪，阳为天，降精气以施化。阴为地，布和气以成形。五行为生育之井里，八风为变化之纲纪。八纪，谓八节之纪。五里，谓五行化育之里。故能为万物之父母。阳天化气，阴地成形，五里运行，八风鼓拆，收藏生长，无替时宜，夫如是故能为万物变化之父母也。清阳上天，浊阴归地，所以能为万物之父母者何？以有是之升降也。是故天地之动静，神明⑫为之纲纪。清阳上天，浊阴归地。然其动静，谁所主司？盖由神明之纲纪尔。上文曰：神明之府。此之谓也。故能以生长收藏，终而复始。神明之运为，乃能如是。惟贤人⑬上配天以养头，下象地以养足，中傍⑭人事以养五藏。头圆，故配天。足方，故象地。人事更易，五藏递迁，故从而养也。天气通于肺⑮，居高故。地气通于嗌⑯，次下故。风气通于肝，风生木故。雷气⑰通于心，雷象火

---

① 为无为之事：顺应万物之自然，遵从事物发展的必然趋势。做的是顺应自然的事。　前"为"，做。无为，顺应自然而为。
② 恬愉之能：意为清静淡泊的状态。　能：通"态"，状态。
③ 守：清·胡澍："当作'宇'。"意为境地。
④ 并：会聚，聚集。下文"并于下"的"并"，同此。
⑤ 明：盛之意。
⑥ 便：便利；灵活自如；强健便捷。
⑦ 天地阴阳所不能全：指自然界的阴阳不可能绝对平衡。
⑧ 居：留居。这里是"乘虚滞留"的意思。
⑨ 精：气之精粹的部分。这里特指作为万物、尤其是生命动力的精气。
⑩ 八纪：指二十四节气中的"四立"（立春、立夏、立秋、立冬）和"二分"（春分、秋分）、"二至"（夏至、冬至）八个节气。
⑪ 五里：即东南西北方五方五行之分布。清·俞樾："里当为理，纪与理同义。天言纪，地言理，其实一也。"
⑫ 神明：指阴阳。
⑬ 贤人：指懂得适应阴阳以养护生命的人。《素问·上古天真论》："有贤人者，法则天地，象似日月，辨别星辰，逆从阴阳，分别四时，将从上古，合同于道，亦可使益寿，而有极时。"
⑭ 傍：与上文的"配"、"象"互文对举，都是"比照"、"取法"的意思。
⑮ 天气通于肺：天气，即寒暑燥湿风之气，亦即清气。句言清气从喉入肺。唐·杨上善："肺为四藏（肝心脾肾）之盖，是人之天，故天气通肺。"
⑯ 地气通于嗌：地气，指饮食水谷五味之气，句言饮食之气从咽入胃。唐·杨上善："咽中入食，以生五藏六府，故地气通咽。"　嗌，咽。《素问·太阴阳明论》："咽主地气。"
⑰ 雷气：指火气。

之有声故。谷气①通于脾，谷空虚，脾受纳故。雨气通于肾。肾主水故。 新校正云：按《千金方》云：'风气应于肝，雷气动于心，谷气感于脾，雨气润于肾。'六经为川②，流注不息故。肠胃为海③，以皆受纳也。《灵枢经》曰：'胃为水谷之海。'九窍为水注之气④。清明者，象水之内明。流注者，象水之流注。以天地为之阴阳，以人事配象，则近指天地以为阴阳。阳⑤之汗，以天地之雨名之；夫人汗泄于皮腠者，是阳气之发泄尔。然其取类于天地之间，则云腾雨降而相似也。故曰阳之汗，以天地之雨名之。阳之气，以天地之疾风名之。阳气散发，疾风飞扬，故以应之。旧经无名之二字，寻前类例故加之。暴气⑥象雷，暴气鼓击，鸣转有声故。逆气象阳⑦。逆气陵上，阳气亦然。故治⑧不法天之纪，不用地之理，则灾害至矣。背天之纪，违地之理，则六经反作，五气更伤，真气既伤，则灾害之至可知矣。 新校正云：按上文'天有八纪，地有五里'，此文注中，'理'字当作'里'。

故邪风⑨之至，疾如风雨，至，谓至于身形。故善治者，治皮毛，止于萌也。其次治肌肤，救其已生。其次治筋脉，攻其已病。其次治六府，治其已甚。其次治五藏。治五藏者，半死半生也。治其已成。神农曰：'病势已成，可得半愈。'然初成者获愈，固久者伐形，故治五藏者，半生半死也。

故天之邪气，感则害人五藏；四时之气，八正之风，皆天邪也。《金匮真言论》曰：'八风发邪，以为经风，触五藏，邪气发病。'故天之邪气，感则害人五藏。水谷之寒热，感则害于六府；热伤胃及膀胱，寒伤肠及胆气。地之湿气，感则害皮肉筋脉。湿气胜，则荣卫之气不行，故感则害于皮肉筋脉。

故善用针者，从阴引阳，从阳引阴，以右治左，以左治右⑩，以我知彼⑪，以表知里⑫，以观过与不及之理，见微得过⑬，用之不殆⑭。深明故也。

善诊者，察色按脉，先别阴阳；别于阳者，则知病处；别于阴者，则知死生之期。审清浊，而知部分⑮；谓察色之青赤黄白黑也。部分，谓藏府之位可占候处。视喘息，听音声，而知所

---

① 谷气：指土气。谷，指山谷。
② 六经为川：为太阳经、阳明经、少阳经和太阴经、少阴经、厥阴经的合称，都是人体气血循行的通路。依其循行路线，凡分手足三阳三阴共十二条经脉。 川：河流。明·张介宾："三阴三阳也，同流气血，故为人之川。"
③ 肠胃为海：肠胃容纳水谷，故为人体水谷之海。
④ 九窍为水注之气：明·张介宾："水注之气，言水气之注也，如目之泪，鼻之涕，口之津，二阴之尿秽皆是也。虽耳若无水，而耳中津气湿而成垢，是即水气所致。气至水必至，故言水注之气。"
⑤ 阳：郭霭春《黄帝内经素问校注》注："阳，当作人"。指人之汗与人之气。
⑥ 暴气：指人的忿怒暴躁之气。
⑦ 逆气象阳：比喻人体上逆之气如自然气候之久晴不降雨。"阳"通"旸"，久晴不雨。
⑧ 治：指养生与治疗。
⑨ 邪风：指外来的致病因素；乘虚侵袭人体而致人患病的邪气。明·马莳："即《上古天真论》之虚邪贼风。"
⑩ 从阴引阳，从阳引阴，以右治左，以左治右：清·张志聪："夫阴阳气血，外内左右，交相贯通，故善用针者，从阴而引（引出、驱除）阳分之邪，从阳而引阴分之气。病在右，取之左；病在左，取之右，即缪刺之法也。"
⑪ 以我知彼：以医者的正常情况，测度病者之异常变化。
⑫ 以表知里：谓以在表的症状推知在里的病证。 表、里，分别指在表之证与在里之证。
⑬ 见微得过：微，指病之初起征兆。过，指病之发展变化。
⑭ 殆：危险。
⑮ 审清浊，而知部分：清浊，指患者五色（青赤黄白黑）之气的明润与晦暗。部分：指面部病色的部位。

苦①；谓听声之宫商角徵羽也。视喘息，谓候呼吸之长短也。**观权衡规矩②，而知病所主③**。权，谓秤权。衡，谓星衡。规，谓圆形。矩，谓方象。然权也者，所以察中外；衡也者，所以定高卑；规也者，所以表柔虚；矩也者，所以明强盛。《脉要精微论》曰：'以春应中规，言肝气柔软；以夏应中矩，言阳气盛强；以秋应中衡，言阴升阳降，气有高下；以冬应中权，言阳气居下也。'故善诊之用，必备见焉。所主者，谓应四时之气所主，生病之在高下中外也。**按尺寸④，观浮沉滑涩⑤，而知病所生**；浮沉滑涩，皆脉象也。浮脉者，浮于手下也；沉脉者，按之乃得也；滑脉者，往来易；涩脉者，往来难。故审尺寸，观浮沉，而知病之所生以治之也。 新校正云：按《甲乙经》作'知病所在，以治则无过'。下'无过'二字，续此为句。**以治无过，以诊则不失矣**。有过无过，皆以诊知，则所主治，无误失也。

故曰：病之始起也，可刺而已⑥；以轻微也。**其盛，可待衰而已**。病盛取之，毁伤真气，故其盛者，必可待衰。**故因其轻而扬之⑦**，轻者，发扬则邪去。**因其重而减之⑧**，重者，节减去之。**因其衰而彰之⑨**。因病气衰，攻令邪去，则真气坚固，血色彰明。**形不足者，温之以气；精不足者，补之以味⑩**。气，谓卫气。味，谓五藏之味也。《灵枢经》曰：'卫气者，所以温分肉而充皮肤，肥腠理而司开阖，'故卫气温则形分足矣。《上古天真论》曰：'肾者主水，受五藏六府之精而藏之，故五藏盛乃能泻。'由此则精不足者，补五藏之味也。**其高者，因而越之⑪**；越，谓越扬也。**其下者，引而竭之⑫**；引，谓泄引也。**中满者，泻之于内⑬**；内，谓腹内。**其有邪者，渍形以为汗⑭**；邪，谓风邪之气。风中于表，则汗而发之；**其在皮者，汗而发之**；在外，故汗发泄也。**其慓悍者，按而收之⑮**；慓，疾也。悍，利也。气

---

① 所苦：患的病。　所，特指代词，此指病，意为"……的病（情）"。苦，患。

② 权衡规矩：比喻春脉弦如规，夏脉洪如矩，秋脉浮如衡，冬脉沉如权。权为秤锤，衡为秤杆，规为作圆之器，矩为作方之器。

③ 所主：指发病的脏腑经脉。　所，此指上文所述的脏腑经脉。主，发生；主要表现。

④ 尺寸：尺指尺肤，寸指寸口脉。

⑤ 浮沉滑涩：均为脉象。浮，脉位浅，轻取得，故名。《素问·脉要精微论》："春日浮，如鱼之游在波。"《脉经》："举之有余，按之不足。"主病在表：浮而有力为表实，无力为表虚。沉，脉位低沉，轻取不应，重按始得，故名。《脉经》："沉脉举之不足，按之有余。"主里证：沉而有力为里实，无力为里虚。滑，因往来流利，应指圆滑，如珠走盘，故名。主痰饮、食积、实热等证，又主妊娠。涩，指涩脉，因往来艰涩，如轻刀刮竹，故名。主血少伤精、津液亏损或气滞血瘀等。

⑥ 已：痊愈。

⑦ 因其轻而扬之：谓疾病初起，病邪轻浅，可采用轻扬宣散之法驱邪外出。明·张介宾："轻者浮于表，故宜扬之。扬者，散也。"　扬，使动用法，使……被发散。

⑧ 因其重而减之：谓病情重着，难以速去，可采用逐渐衰减之法。

⑨ 因其衰而彰之：谓邪去正衰，用补益法使正气复彰。

⑩ 形不足者，温之以气；精不足者，补之以味：明·张介宾："以形精言，则形为阳，精为阴；以气味言，则气为阳，味为阴…故形不足者，阳之衰也，非气不足以达表而温之；精不足者，阴之衰也，非味不足以实中而补之。"

⑪ 其高者，因而越之：谓病在膈上的，要用吐法治疗，使病邪随涌吐而出。　越，明·张介宾："发扬也。谓升散之、吐涌之。"

⑫ 其下者，引而竭之：谓（病在下的）要用疏导泻利的方法治疗。　引，疏导。竭，明·张介宾："祛除也。谓涤荡之，疏利之。"

⑬ 中满者，泻之于内：谓中焦痞满，用辛开苦降之法，以通畅气机，消散病邪。

⑭ 其有邪者，渍形以为汗：谓病邪留滞在表，可用药液浸泡或熏浸的方法以发汗。渍，明·张介宾："浸也。言令其汗出如渍也。"为汗，发汗。

⑮ 其慓悍者，按而收之：谓邪气急猛者，要抑制、制伏邪气。按，抑制。收，收敛，制伏。

候疾利，则按之以收敛也。**其实者，散而泻之①。**阳实则发散，阴实则宣泻。故下文曰：**审其阴阳，以别柔刚②，**阴曰柔，阳曰刚。**阳病治阴，阴病治阳③。**所谓从阴引阳，从阳引阴，以右治左，以左治右者也。**定其血气，各守其乡④，**乡，谓本经之气位。**血实宜决之⑤，**决，谓决破其气。**气虚宜掣引⑥之。**掣，读为导，导引则气行条畅。　新校正云：按《甲乙经》'掣'作'掣'。

---

① 其实者，散而泻之：实即实证。表实宜散，里实宜泻。

② 柔刚：指柔剂、刚剂。明·李中梓："审病之阴阳，施药之刚柔。"　一说：指人体、病证、药物等所具的刚柔特点与特性。明·张介宾："形、证有刚柔，脉色有刚柔，气味尤为刚柔。柔者属阴，刚者属阳。"

③ 阳病治阴，阴病治阳：指阴阳的病变因其对方异常所致，要从其相对一方施治，以治病求本。

④ 定其血气，各守其乡：明·张介宾："病之或在血分，或在气分，当各察其处而不可乱也。"乡，部位、范围。

⑤ 血实宜决之：谓血分邪气盛实，须用针刺放血的方法治疗。明·张介宾："决为泄去其血，如决水之义。"

⑥ 掣引：指升提补气之法。"掣"，"挚"异体字。《太素》、《甲乙经》作"掣"。

阴阳离合论^①篇第六 新校正云：按全元起本在第三卷。

黄帝问曰：余闻天为阳，地为阴，日为阳，月为阴，大小月三百六十日成一岁，人亦应之。以四时五行运用于内，故人亦应之。　新校正云：详'天为阳'至'成一岁，'与《六节藏象篇》重。今三阴三阳，不应阴阳^②，其故何也？

岐伯对曰：阴阳者，数之可十，推之可百，数之可千，推之可万，万之大不可胜数，然其要一^③也。一，谓离合也。虽不可胜数，然其要妙，以离合推步，悉可知之。

天覆地载，万物方生，未出地者，命曰阴处^④，名曰阴中之阴；处阴之中，故曰阴处。形未动出，亦是为阴，以阴居阴，故曰阴中之阴。则^⑤出地者，命曰阴中之阳。形动出者，

是则为阳，以阳居阴，故曰阴中之阳。阳予之正，阴为之主^⑥。阳施正气，万物方生；阴为主持，群形乃立。故生因春^⑦，长因夏，收因秋，藏因冬，失常则天地四塞^⑧。春夏为阳，故生长也。秋冬为阴，故收藏也。若失其常道，则春不生，夏不长，秋不收，冬不藏。夫如是，则四时之气闭塞，阴阳之气无所运行矣。阴阳之变，其在人者，亦数之可数。天地阴阳，虽不可胜数，在于人形之用者，则数可知之。

帝曰：愿闻三阴三阳之离合^⑨也。

岐伯曰：圣人南面而立，前曰广明^⑩，后曰太冲^⑪。广，大也。南方丙丁，火位主之，阳气盛明，故曰大明也。向明治物，故圣人南面而立。《易》曰：'相见乎离。'盖谓此也。然在人

---

① 阴阳离合论：阴阳，指三阴经、三阳经。"离"，谓经脉循行部位、路线、功能各不相同。"合"，谓合而统称为经脉，本篇分别论述了三阴经、三阳经各有不同的经脉循行部位及功能，此为"离"；指出它们之间的密切联系，属于一个经脉系统，此为"合"，故名"阴阳离合论"。明·张介宾："分而言之谓之离，阴阳各有其经也；并而言之谓之合，表里同归一气也。"

② 三阴三阳，不应阴阳：三阴，指手足太阴、厥阴、少阴；三阳，指手足太阳、阳明、少阳；"不应阴阳"，"指三阴三阳经脉与一阴一阳的道理不相合。

③ 一：指阴阳对立统一这一运动规律。

④ 阴处：谓处在属阴的地下。明·张介宾："未出乎地，处阴之中，故曰阴处。"

⑤ 则：清·俞樾："则当为财。"按"财"即"才"，"刚刚"的意思。

⑥ 阳予之正，阴为之主：意谓阳气所赋予万物的是生机，阴气所赋予万物的是形体。正，此指生机。主，此指形体。

⑦ 生因春：意谓万物的萌生（生发），要靠春天的温暖之气。下文"长因夏"、"收因秋"、"藏因冬"等句，依此类推。"因"，凭借，依靠。

⑧ 四塞：指天地四时的阴阳之气阻塞不通。明·张介宾："四塞者，阴阳否隔，不相通也。"

⑨ 离合：指分言与合言。明·张介宾："分而言之谓之离，阴阳各有其经也；并而言之谓之合，表里同归一气也。"清·高世栻："离则有三，合则为一。从三而十百千万，离也；三阳归于一阳，三阴归于一阴，皆合也。"

⑩ 广明：指人体属阳的部位或部分。若以前后对言，指人体的前面。清·张志聪："人皆面南而背北，左东而右西……南面为阳，故曰广明。"若以上下对言，则指人体的上部。因为人体上部阳气盛明而属阳。

⑪ 太冲：清·张志聪："背北为阴，故曰太冲。"

身中，则心藏在南，故谓前曰广明；冲脉在北，故谓后曰太冲。然太冲者肾脉，与冲脉合而盛大，故曰太冲，是以下文云：**太冲之地，名曰少阴。**此正明两脉相合，而为表里也。**少阴之上，名曰太阳。**肾藏为阴，膀胱府为阳，阴气在下，阳气在上，此为一合之经气也。《灵枢经》曰：'足少阴之脉者，肾脉也，起于小指之下，邪趣①足心。'又曰：'足太阳之脉者，膀胱脉也，循京骨至小指外侧。'由此故少阴之上，名太阳也，是以下文曰：**太阳根起于至阴②，结于命门③，名曰阴中之阳。**至阴，穴名，在足小指外侧。命门者，藏精光照之所，则两目也。太阳之脉，起于目，而下至于足，故根于指端，结于目也。《灵枢经》曰：'命门者，目也。'此与《灵枢》义合。以太阳居少阴之地，故曰阴中之阳。

新校正云：按《素问》太阳言根结，余经不言结。《甲乙》今具。**中身而上，名曰广明，广明之下，名曰太阴④。**《灵枢经》曰：'天为阳，地为阴，腰以上为天，腰以下为地。'分身之旨，则中身之上，属于广明，广明之下，属太阴也。又心广明藏，下则太阴脾藏也。**太阴之前，名曰阳明。**人身之中，胃为阳明脉，行在脾脉之前。脾为太阴脉，行于胃脉之后。《灵枢经》曰：'足太阴之脉者，脾脉也，起于大指之端，循指内侧白肉际，过核骨后，上内踝前廉，上腨内，循胻骨之后。足阳明之脉者，胃脉也，下膝三寸而别，以下入中指外间。'由此故太阴之前，名阳明也。是以下文曰：**阳明根起于厉兑，名曰阴中之阳。**厉兑，穴名。在足大指次指之端，以阳明居太阴之前，故曰阴中之阳。**厥阴之表，名曰少阳。**人身之中，胆少阳脉，行肝脉

之分外。肝厥阴脉，行胆脉之位内。《灵枢经》曰：'足厥阴之脉者，肝脉也，起于足大指聚毛之际，上循足跗上廉。足少阳之脉者，胆脉也，循足跗上，出小指次指之端。'由此则厥阴之表，名少阳也。故下文曰：**少阳根起于窍阴，名曰阴中之少阳。**窍阴，穴名。在足小指次指之端，以少阳居厥阴之表，故曰阴中之少阳。**是故三阳之离合也，太阳为开，阳明为阖，少阳为枢⑤。**离，谓别离应用。合，谓配合于阴。别离则正位于三阳，配合则表里而为藏府矣。开阖枢者，言三阳之气，多少不等，动用殊也。夫开者，所以司动静之基。阖者，所以执禁固之权。枢者，所以主动转之微，由斯殊气之用，故此三变之也。 新校正云：按《九墟》'太阳为关，阳明为阖，少阳为枢，故关折则肉节溃缓而暴病起矣。故候暴病者，取之太阳。阖折，则气无所止息，悸病起。故悸者，皆取之阳明。枢折，则骨摇而不能安于地。故骨摇者，取之少阳。'《甲乙经》同。**三经⑥者，不得相失也，抟而勿浮⑦，命曰一阳⑧。**三经之至，搏击于手，而无轻重之异，则正可谓一阳之气，无复有三阳差降之为用也。

帝曰：愿闻三阴。

岐伯曰：外者为阳，内者为阴，言三阳为外运之离合，三阴为内用之离合也。**然则中为阴⑨，其冲在下⑩，名曰太阴。**冲脉在脾之下，故言其冲在下也。《灵枢经》曰：'冲脉者，与足少阴之络，皆起于肾下，上行者，过于胞中。'由此，则其冲之上，太阴位也。**太阴根起于隐白⑪，**

---

① 趣：行也。《列子·汤问》："汝先观吾趣。趣如吾，然后六辔可持，六马可御。"张湛注："趣，行也。"
② 至阴：穴名。位于足小趾末节外侧，距趾甲根角0.1寸处。
③ 命门：《灵枢·根结》："命门者，目也。"此指睛明穴，位于眼内眦角上方0.1寸处。
④ 太阴：这里因与属阳的、特指上半身的"广明"对言，故指属阴的下半身。
⑤ 太阳为开，阳明为阖，少阳为枢：明·张介宾："太阳为开，谓阳气发于外，为三阳之表也；阳明为阖（hé 音合），谓阳气蓄于内，为三阳之里也；少阳为枢，谓阳气在表里之间，可出可入，如枢机也。"
⑥ 三经：即上文所谓太阳、阳明、少阳三阳经。
⑦ 抟（tuán 音团）而勿浮：谓三阳脉紧密相连在一起而不浮越散乱。 抟，聚，聚合。
⑧ 一阳：指太阳、阳明、少阳三阳经协调一致。
⑨ 中为阴：谓在内的就是三阴经。 阴，指太阴、厥阴、少阴这三阴经。
⑩ 其冲在下：谓太冲的下部。 冲，指太冲。在下，指在下的部位。
⑪ 隐白：穴名。位于足大趾末端内侧，距趾甲根角0.1寸处。

名曰阴中之阴。隐白，穴名，在足大指端，以太阴居阴，故曰阴中之阴。**太阴之后，名曰少阴。**藏位及经脉之次也。太阴，脾也。少阴，肾也。脾藏之下近后，则肾之位也，《灵枢经》曰：'足太阴之脉，起于大指之端。循指内侧，及上内踝前廉，上腨内，循䯊骨后。''足少阴之脉，起于小指之下，斜趣足心，出于然骨之下，循内踝之后，以上腨内。'由此，则太阴之下，名少阴也。**少阴根起于涌泉①，名曰阴中之少阴。**涌泉，穴名，在足心下踡指宛宛中。**少阴之前，名曰厥阴。**亦藏位及经脉之次也。少阴，肾也。厥阴，肝也。肾藏之前近上，则肝之位也。《灵枢经》曰：'足少阴脉，循内踝之后，上腨内廉。''足厥阴脉，循足跗上廉，去内踝一寸，上踝八寸，交出太阴之后，上腘内。'由此，故少阴之前，名厥阴也。**厥阴根起于大敦②，阴之绝阳③，名曰阴之绝阴④。**大敦，穴名，在足大指之端，三毛之中也。两阴相合，故曰阴之绝阳。厥，尽也，阴气至此而尽，故名曰阴之绝阴。是

故三阴之离合也，太阴为开，厥阴为阖，少阴为枢⑤。亦气之不等也。　新校正云：按《九墟》云：'关折则仓廪无所输隔洞，隔洞⑥者，取之太阴；阖折则气弛而善悲，悲者，取之厥阴；枢折则脉有所结而不通，不通者，取之少阴。'《甲乙经》同。**三经⑦者，不得相失也，搏而勿沉⑧，名曰一阴⑨。**沉，言殊见也，阳浮亦然。若经气应至，无沉浮之异，则悉可谓一阴之气，非复有三阴差降之殊用也。

阴阳𩜁𩜁⑩，积传为一周⑪，气里形表而为相成也⑫。𩜁𩜁，言气之往来也。积，谓积脉之动也。传，谓积阳之气流传。夫脉气往来，动而不止，积其所动，气血循环，应水下二刻而一周于身，故曰积传为一周也。然荣卫之气，因息游布，周流形表，拒捍虚邪，中外主司，互相成立，故言气里形表，而为相成也。　新校正云：按别本'𩜁𩜁'作'冲冲'。

① 涌泉：穴名。位于足心当第二跖骨间隙的中点凹陷处。
② 大敦：穴名。位于足大趾末端外侧，距趾甲根角如韭叶宽处。
③ 绝阳：谓阴经中纯阴无阳。明·马莳："乃阴经中之绝阳。绝阳，纯阴也。"此指"绝阳"之经。绝，尽也。
④ 绝阴：谓阴经中阴气至极。明·马莳："尽阴也。"　绝，至，极。
⑤ 太阴为开，厥阴为阖，少阴为枢：谓太阴经为三阴经之表，厥阴经为三阴经之里，少阴经为三阴经之半表半里，是太阴经与厥阴经表里出入的枢机。
⑥ 隔洞："隔"，气机阻滞不通。"洞"，虚也。因脏腑虚弱，导致气机阻滞不通的病变。
⑦ 三经：此指上文所谓太阴、厥阴、少阴三阴经。
⑧ 搏而勿沉：谓三阴经紧密相连在一起而不沉下虚衰。
⑨ 一阴：指太阴、厥阴、少阴三阴经协调一致。
⑩ 𩜁𩜁（zhōng 音中。又 chōng 音冲）：往来不息的样子。明·张介宾："言阴阳之气运动无已也。"清·高世栻："𩜁、冲同。冲冲，往来不绝也。"
⑪ 积传为一周：唐·杨上善："营卫行三阴三阳之气，相注不已。传行周旋，一日一夜五十周也。"
⑫ 气里形表而为相成也：唐·杨上善："五藏之气在里，内营形也；六府之气在表，外成形者也。"

阴阳别论[①]篇第七　新校正云：按全元起本在第四卷。

黄帝问曰：人有四经十二从[②]，何谓？经，谓经脉。从，谓顺从。

岐伯对曰：四经应四时，十二从应十二月，十二月应十二脉[③]。春脉弦，夏脉洪，秋脉浮，冬脉沉。谓四时之经脉也。从，谓天气顺行十二辰之分，故应十二月也。十二月，谓春建寅卯辰，夏建巳午未，秋建申酉戌，冬建亥子丑之月也。十二脉，谓手三阴、三阳、足三阴、三阳之脉也。以气数相应，故合参之。

脉有阴阳，知阳者知阴，知阴者知阳。深知则备识其变易。凡阳有五[④]，五五二十五阳[⑤]。五阳，谓五藏之阳气也，五藏应时，各形一脉，一脉之内，包總五藏之阳，五五相乘，故二十五阳也。　新校正云：按《玉机真藏论》云：‘故病有五变，五五二十五变。’义与此通。所谓阴者，真藏也[⑥]，见则为败，败必死也。五藏为阴，故曰阴者真藏也。然见者，谓肝脉至，中外急如循刀刃，责责然如按琴瑟弦。心脉至，坚而搏，

---

① 阴阳别论：本篇运用阴阳学说理论，着重讨论脉象的分类、主病和三阴经、三阳经的不同病证及预后等有关问题。因其论述与前面《阴阳应象大论》讨论的内容有别，故名"阴阳别论"。明·吴昆曰："此篇言阴阳与常论不同，自是一家议论，故曰别论。"而明·马莳认为本篇"言阴经阳经及阴脉阳脉，皆当知所分别，故名篇"。二者从不同角度解释"别"的意义，当以吴氏所论为佳。

② 四经：指四季的正常脉象，依次为：春脉弦、夏脉洪、秋脉浮、冬脉沉。　十二从：有两说。一说：指十二辰（十二支）。明·吴昆："十二支也。十二支不复主事，但从顺于四经，故曰十二从也。"一说：指手足三阴三阳经脉共十二经脉之气从手太阴起顺行到足厥阴、与十二月相应的情况。清·张志聪："十二从者，手足三阴三阳之气，从手太阴顺行至足厥阴也。"　按："人有四经十二从"一句，分析其语法结构，"人"、"有"、"四经十二从"依次是主语、谓语、宾语。显然，"四经十二从"是就人的情况而言的；又下文有"十二月应十二脉"之语，所以，将"十二从"解作"十二辰（十二支）"，应属不妥；而解作"手足三阴三阳之气，从手太阴顺行至足厥阴也"，则属错误。依文理与医理，"从"字应指人的脉象递次适应一年的时令变化之事。"四经"即指四季的正常脉象，"季"之下的时令单位为"月"，故"十二从"应指人的脉象递次适应一年中十二个月之时令变化的情况，亦与下文"十二从应十二月，十二月应十二脉"相合。

③ 十二月应十二脉：意为"与十二月相应的是十二经脉"，或者说成"十二经脉与十二月相应"，跟上文"四经应四时"、"十二从应十二月"的内在结构不同。具体有二说。一说：明·马莳："春应肝胆，夏应心与小肠，秋应肺与大肠，冬应肾与膀胱，而辰、戌、丑、未之月，则合四经而兼之之脾与胃也。"一说：清·张志聪："手太阴应正月寅，手阳明应二月卯，足阳明应三月辰，足太阴应四月巳，手少阴应五月午，手太阳应六月未，足太阳应七月申，足少阴应八月酉，手厥阴应九月戌，手少阳应十月亥，足少阳应十一月子，足厥阴应十二阴丑。"按：以张志聪为是。

④ 阳有五：谓阳脉有五种。　阳，指阳脉，即有胃气之脉。五，指五时的五种阳脉，为春时微弦、夏时微钩、长夏微缓、秋时微毛、冬时微石。

⑤ 五五二十五阳：谓五脏在五时各有正常脉象。清·高世栻："肝脉应春，心脉应夏，脾脉应长夏，肺脉应秋，肾脉应冬。春时而肝、心、脾、肺、肾之脉皆有微弦之胃脉，夏时皆有微钩之胃脉，长夏皆有微缓之胃脉，秋时皆有微毛之胃脉，冬时皆有微石之胃脉；是五五二十五阳。"

⑥ 所谓阴者，真藏也：唐·杨上善："于五时中，五藏脉见，各无胃气，惟有真藏独见，此为'阴'也。"明·张介宾："阴者，无阳之谓，即无阳明之胃气，而本藏之阴脉独见，如但弦、但钩之类，是为真藏。胃气败也。故必死。"阴，即真脏脉。

如循薏苡子，累累然。肺脉至，大而虚，如以毛羽中人肤。肾脉至，搏而绝，如以指弹石，辟辟然。脾脉至，弱而乍数乍疏。夫如是脉见者，皆为藏败神去，故必死也。**所谓阳者，胃脘之阳也**[①]。胃脘之阳，谓人迎之气。察其气脉动静小大，与脉口应否也。胃为水谷之海，故候其气，而知病处也。人迎在结喉两傍，脉动应手，其脉之动，常左小而右大，左小常以候藏，右大常以候府。一云胃脘之阳，非也。**别于阳者，知病处也；别于阴者，知死生之期**[②]。阳者卫外而为固，然外邪所中，别于阳，则知病处；阴者藏神而内守，若考真正成败，别于阴，则知病者死生之期。　新校正云：按《玉机真藏论》云：'别于阳者，知病从来，别于阴者，知死生之期。'**三阳在头**[③]，**三阴在手**[④]，**所谓一也**[⑤]。头谓人迎，手谓气口，两者相应，俱往俱来，若引绳小大齐等者，名曰平人。此言所谓一也。气口在手鱼际之后一寸，人迎在结喉两傍一寸五分，皆可以候藏府之气。**别于阳者，知病忌时**[⑥]；**别于阴者，知死生之期**。识气定期，故知病忌。审明成败，故知死生之期。**谨熟阴阳，无与众谋**[⑦]。谨量气候，精熟阴阳，病忌之准可知，生死之疑自决，正行无惑，何用众谋议也。

所谓阴阳者，去[⑧]**者为阴，至**[⑨]**者为阳；静者为阴，动者为阳；迟**[⑩]**者为阴，数**[⑪]**者为阳**。言脉动之中也。

凡持真脉之藏脉者[⑫]，**肝至悬绝急**[⑬]，**十八日死；心至悬绝，九日死；肺至悬绝，十二日死；肾至悬绝，七日死；脾至悬绝，四日死**。真脉之藏脉者，谓真藏之脉也。十八日者，金木成数之余也。九日者，水火生数之余也。十二日者，金火成数之余也。七日者，水土生数之余也。四日者，木生数之余也。故《平人气象论》曰：'肝见庚辛死，心见壬癸死，肺见丙丁死，肾见戊己死，脾见甲乙死'者以此，如是者，皆至所期，不胜而死也。何者？以不胜克贼之气也。

---

① 胃脘之阳：指胃所生的阳气，即胃气。清·张志聪："胃脘者，中焦之分，主化水谷之精气，以资养五脏。……四时五藏之脉，皆得微和之胃气，故为二十五阳。"

② 别于阳者，知病处也；别于阴者，知死生之期：唐·杨上善："阳，胃气也。足阳明脉通于胃，是以妙别阳明胃气，则诸脉受病所在并知之。"明·张介宾："能别阳和之胃气，则一有不和，便可知病之所。能别纯阴之真脏，则凡遇生克，便可知死生之期也。"

③ 三阳在头：谓要想知道人体三阳经脉的虚实，就必须诊察位于颈部的人迎的脉搏。　三阳，此指人体的三阳经脉，即太阳、阳明、少阳三经。头，指位于颈部的人迎脉。明·张介宾："阳明动脉曰人迎，在结喉两傍一寸五分（处）。"

④ 三阴在手：谓要想知道人体三阴经脉的虚实，就须诊察位于手腕的寸口的脉搏。　三阴，此指人体的三阴经脉，即太阴、厥阴与少阴三经。手，指位于手腕、上接手鱼际的寸口脉。今诊脉俱在于此。明·张介宾："《五藏别论》：五味入口，藏于胃以养五脏气，而变见于气口（即寸口），气口亦太阴也。故曰：三阴在手。"

⑤ 所谓一也：是说人体在正常情况下，人迎与寸口的脉搏是一致的。

⑥ 知病忌时：指时令气候与疾病的宜忌。

⑦ 无与众谋：不必与众人商讨。意谓对问题有明确的认识，不会疑惑不定而需要与众人经过商讨才拿定主意。

⑧ 去：指脉搏下落

⑨ 至：指脉搏跳起。

⑩ 迟：指脉来迟缓。医生以呼吸为度诊脉的时候，凡一呼一吸之间，患者的脉跳不足四次的，即为"迟"，称作迟脉。

⑪ 数（shuò 音朔）：指脉来频数。医生一呼一吸之间，患者的脉跳在五次（含五次）以上的，即为"数"，称作数脉。

⑫ 凡持真脉之藏脉者：持，谓诊察到。真脉之藏脉，郭霭春按："真脉"之"脉"字，涉下衍，"之藏"二字误倒。当是。

⑬ 肝至悬绝急：谓肝脉到来的时候，犹如一线悬牵而未绝将绝，或者很急促坚劲。　至，指脉至。悬绝，指脉气将绝。清·张志聪："真藏孤悬而绝，无意气之阳和也。"急，清·张志聪："肝死脉，来急益劲，如张弓弦也。"

曰：二阳之病发心脾①，有不得隐曲②，女子不月③；二阳，谓阳明大肠及胃之脉也。隐曲，谓隐蔽委曲之事也。夫肠胃发病，心脾受之，心受之则血不流，脾受之则味不化。血不流，故女子不月；味不化，则男子少精，是以隐蔽委曲之事不能为也。《阴阳应象大论》曰：'精不足者，补之以味。'由是则味不化，而精气少也。《奇病论》曰：'胞胎者，系于肾'，又《评热病论》曰：'月事不来者，胞脉闭。胞脉者，属于心，而络于胞中，今气上迫肺，心气不得下通，故月事不来。'则其义也。又《上古天真论》曰：'女子二七天癸至，任脉通，太冲脉盛，月事以时下。丈夫二八天癸至，精气溢泻。'由此，则在女子为不月，在男子为少精。其传为风消④，其传为息贲⑤者，死不治。言其深久者也，胃病深久，传入于脾，故为风热以消削。大肠病甚，传入于肺，为喘息而上贲。然肠胃脾肺兼及于心，三藏二府，互相克薄，故死不治。

曰：三阳为病，发寒热⑥，下为痈肿⑦，及为痿厥腨㾓⑧；三阳，谓太阳小肠及膀胱之脉也。小肠之脉起于手，循臂，绕肩髀，上头。膀胱之脉，从头，别下背，贯臀，入腘中，循腨。故在上为病，则发寒热；在下为病，则为痈肿腨㾓及为痿厥。㾓，酸疼也。痿，无力也。厥，足冷，即气逆也。其传为索泽⑨，其传为㿗疝⑩。热甚则精血枯涸，故皮肤润泽之气，皆散尽也。然阳气下坠，阴脉上争，上争则寒多，下坠则筋缓，故睾垂纵缓，内作㿗疝。

曰：一阳发病⑪，少气，善咳，善泄⑫；一阳，谓少阳胆及三焦之脉也。胆气乘胃，故善泄。三焦内病，故少气。阳上熏肺，故善咳，何故? 心火内应也。其传为心掣⑬，其传为隔⑭。隔气乘心，心热故阳气内掣。三焦内结，中热故隔塞不便。

二阳一阴发病⑮，主惊骇，背痛，善噫⑯，善欠⑰，名曰风厥⑱。一阴，谓厥阴心

---

① 二阳：指阳明经脉，包括手阳明大肠经与足阳明胃经。这里指胃肠，重点指胃。明·张介宾："二阳，阳明也，为胃与大肠二经。然大肠小肠，皆属于胃，故此节所言，则独重在胃耳。"心脾，《太素》作"心痹"。

② 隐曲：此指大小便。唐·杨上善："隐曲，大小便。"

③ 不月：指经闭，月经不行。明·马莳："由是则水谷衰少，无以化精微之气，而血脉遂枯，月事不能时下矣。"

④ 风消：症见肌肉消瘦的病。明·马莳："由是则血枯气郁而热生，热极则风生，而肌肉自尔消铄，故谓之风消也。"

⑤ 息贲（bēn 音奔）：病名。症见气急上奔、右胁下有块如覆杯之状、发热恶寒、胸闷呕逆、咳吐脓血等。明·马莳："火乘肺金而喘息上贲。"清·高世栻："精虚气逆而喘息奔迫也。" 贲，通"奔"，意为"气壅实上奔"。

⑥ 三阳：指太阳经脉，包括手太阳小肠经与足太阳膀胱经。后文"三阳三阴发病"的"三阳"，同此。

⑦ 痈肿：指浮肿。 痈，通"壅"，肿。

⑧ 痿厥腨（shuàn 音涮。又 zhuàn 音篆）㾓（yuān 音渊）：明·张介宾："足膝无力曰痿，逆冷曰厥。腨，音篆；㾓，音渊。足肚（腿肚）逸痛曰腨㾓。" 腨，腿肚。㾓，酸痛。

⑨ 索泽：指因精血津液枯竭而皮肤燥涩、失去光泽。明·马莳："精血枯涸，故皮肤润泽之气皆散尽矣。"

⑩ 㿗疝：症见阴囊肿痛的病。明·张介宾："㿗疝者，小腹控睾而痛也。"㿗，通"癫"。 一说：元·朱震亨："癫疝，其形阴囊肿缒，如升如斗，不痒不痛是也。"一般从前说。

⑪ 一阳：指少阳经脉，包括足少阳胆经与手少阳三焦经。

⑫ 少气，善咳，善泄：泄，通"泻"，即泻泄。明·张介宾："胆属风木，三焦属相火，其为病也，壮火则食气伤肺，故少气而咳；木强则侮土，故善泄。"

⑬ 心掣（chè 音彻）：即心悸。明·张介宾："心动不宁，若有所引，名曰心掣。" 一说：清·张志聪："心虚而掣痛。"亦是。

⑭ 隔：指胸脘阻塞不利、饮食不入、大便不通的病症。明·张介宾："以木乘土，脾胃受伤，乃为隔证。"

⑮ 一阴：指厥阴经脉，包括足厥阴肝经与手厥阴心包经。

⑯ 噫：明·张介宾："噫者，饱食之息，即嗳气也。"

⑰ 欠：呵欠。

⑱ 风厥：此指肝、胃发病以后，出现惊骇、背痛、多嗳气、多呵欠等症的病。清·张志聪："风木为病，干及胃土，故名风厥。" 按：明·张介宾："风厥之义不一。如本篇者，言二阳一阴发病，名曰风厥，言胃与肝也；其在《评热病论》者，言太阳、少阴病也；在《五变篇》者，曰人之善病风厥漉汗者，肉不坚、腠理疏也。"故遇"风厥"，应注意结合上下文来理解。

主及肝之脉也。心主之脉，起于胸中，出属心，经云：心病膺背肩胛间痛。又在气为噫，故背痛、善噫。心气不足，则肾气乘之。肝主惊骇，故惊骇善欠。夫肝气为风，肾气陵逆，既风又厥，故名风厥。

二阴一阳发病①，善胀，心满善气②。

二阴，谓少阴心肾之脉也。肾胆同逆，三焦不行，气稽于上，故心满。下虚上盛，故气泄出也。

三阳三阴发病③，为偏枯痿易④，四支不举。三阴不足，则发偏枯；三阳有余，则为痿易。易，谓变易常用，而痿弱无力也。

鼓一阳曰钩⑤，鼓一阴曰毛⑥，鼓阳胜急曰弦⑦，鼓阳至而绝曰石⑧，阴阳相过曰溜⑨。言何以知阴阳之病脉耶？一阳鼓动，脉见钩也。何以然？一阳谓三焦，心脉之府。然一阳鼓动者，则钩脉当之，钩脉则心脉也，此言正见者也。

一阴，厥阴，肝木气也。毛，肺金脉也。金来鼓木，其脉则毛，金气内乘，木阳尚胜，急而内见，脉则为弦也。若阳气至而急，脉名曰弦，属肝。阳气至而或如断绝，脉名曰石，属肾。阴阳之气相过，无能胜负，则脉如水流也。

阴争于内，阳扰于外，魄汗未藏⑩，四逆而起⑪，起则熏肺，使人喘鸣⑫。若金鼓不已，阳气大胜，两气相持，内争外扰，则流汗不止，手足反寒，甚则阳气内燔，流汗不藏，则热攻于肺，故起则熏肺，使人喘鸣也。

阴之所生，和本曰和⑬。阴，谓五神藏也，言五藏之所以能生，而全天真和气者，以各得自从其和性而安静尔。苟乖所适，则为他气所乘，百端之病，由斯而起，奉生之道，可不慎哉。是故刚与刚⑭，阳气破散，阴气乃消亡。刚，谓阳也，

① 二阴：指少阴经脉，包括手少阴心经与足少阴肾经。
② 心满善气：心下满闷，常常太息。
③ 三阴：此指太阴经脉，包括足太阴脾经与手太阴肺经。
④ 偏枯：伤于风邪与营卫内敛而致的半身不遂，或兼有肌肉疼痛、痿弱的病症。　痿易：肢体筋骨懈怠、痿弱无力的病。易，通"佖"，指肢体懈怠无力。
⑤ 鼓一阳曰钩：指脉搏跳动。唐·杨上善："鼓，脉鼓动也。"　一阳：此指脉象来时稍显有力而去时却显无力的情况。按：这一"阳"字与下句中"一阴"的"阴"字，乃是就脉搏跳动的表现状态而言，凡脉跳有力者为阳，无力者为阴，故"一阳"之解如上；相应地，下句中的"一阴"，即指脉象来时稍显无力而去时显得飘浮的情况。　钩：钩脉，其象来时有力而去时无力。《素问·至真要大论》："少阴之至，其脉钩。"唐·王冰："钩，来盛去衰，如偃带钩，是谓钩（脉）。"一说：清·张志聪："钩当作弦，（下文的）弦当作钩。此论四经之脉以应四时也。一阳之气初升，故其脉如弦之端直，以应春生之气也……"按：此说采者不少，然依上下文理，似有偏狭与附会之嫌，故属一家之见，亦有不取者。
⑥ 毛：指毛脉。其象轻虚而浮，状如毛羽。《素问·平人气象论》："秋胃微毛曰平，毛多胃少曰肺病，但毛无胃曰死。"
⑦ 鼓阳胜急曰弦：谓脉象有力而紧直。　弦：即弦脉，其象端直而长、指下挺然，如按琴弦。
⑧ 鼓阳至而绝曰石：谓搏动沉实有力、轻按不得、重按才有（的脉象）。　阳，指脉有力。绝，指脉搏轻按不得、重按才有的情况。　石：指沉实之脉，其象如石之沉水，故云。
⑨ 阴阳相过曰溜：这句话是就长夏时的阴阳之气及其相应的脉象而言的。其时阴阳之气正互相转换，阳气有所降而阴气有所升，也就是阴阳之气都既不偏盛，也不偏弱，既不太过，亦非无力，正处于平和顺畅的状态，故为"溜"脉。明·张介宾："阴阳相过，谓流通平顺也，脉名为溜，其气来柔缓而和，应脾脉也。"明·马莳："其名曰流，如水之缓流也，脾之脉也。"清·张志聪："长夏之时，阳气微下，阴气微上，阴阳相过，故脉滑也。"过，指阴阳之气的转换、相持、平衡。溜，溜脉，其象如水流滑利。
⑩ 魄汗：即出汗。唐·杨上善："肺，魄所主，（外合皮毛），故汗出腠理，名魄汗。"
⑪ 四逆：指四肢逆冷。唐·杨上善："汗出，腠理未闭，寒气因入，四支（肢）逆冷。"
⑫ 起则熏肺，使人喘鸣：明·张介宾："魄汗不藏者，表不固也；四逆而起者，阳内竭，甚至正不胜邪，则上熏及肺，令人气喘声鸣。此以营卫下竭、孤阳上浮，其不能免矣。"　熏，这里是"伤"的意思。唐·杨上善："熏肺，内伤于肺。"
⑬ 阴之所生，和本曰和：清·张志聪："阴之所生之阳脉，与所本之阴脉相合，而始名曰和。"和本，即"和于本"，省"于"字。前一"和"当指和调；后一"和"当指阴阳平衡。
⑭ 刚与刚：清·高世栻："此刚与刚，则为独阳，故阴阳不和也。"

言阳气内蒸，外为流汗，灼而不已，则阳胜又阳，故盛不久存，而阳气自散。阳已破败，阴不独存，故阳气破散，阴气亦消亡，此乃争胜招败矣。**淖则刚柔不和①**，经气乃绝。血淖者，阳常胜。视人之血淖者，宜谨和其气，常使流通，若不能深思寡欲，使气序乖衰，阳为重阳，内燔藏府则死，且可待生，其能久乎？

死阴之属②，不过三日而死；火乘金也。**生阳之属③，不过四日而死④。**木乘火也。 新校正云：按别本作'四日而生'，全元起注本作'四日而已'，俱通。详上下文义，作死者非。**所谓生阳、死阴者，肝之心⑤，**谓之生阳，母来亲子，故曰生阳，匪惟以木生火，亦自阳气主生尔。**心之肺，谓之死阴，**阴主刑杀，火复乘金，金得火亡，故云死。**肺之肾，谓之重阴⑥，**亦母子也，以俱为阴气，故曰重阴。**肾之脾，谓之辟阴⑦，死不治。**土气辟并，水乃可升，土辟水升，故云辟阴。

结阳者⑧，肿四支；以四支为诸阳之本故。

结阴者⑨，便血一升，阴主血故。**再结二升，三结三升。**二盛谓之再结，三盛谓之三结。**阴阳结斜⑩，多阴少阳曰石水⑪，少腹肿。**所谓重阴。**二阳结谓之消⑫，**二阳结，谓胃及大肠俱热结也。肠胃藏热，则喜消水谷。 新校正云：详此少二阴结。**三阳结谓之隔，**三阳结，谓小肠膀胱热结也。小肠结热，则血脉燥；膀胱热，则津液涸，故膈塞而不便泻。**三阴结谓之水⑬，**三阴结，谓脾肺之脉俱寒结也。脾肺寒结，则气化为水。**一阴一阳结谓之喉痹⑭。**一阴，谓心主之脉。一阳，谓三焦之脉也。三焦心主脉并络喉，气热内结，故为喉痹。

阴搏阳别⑮，谓之有子。阴，谓尺中也。搏，谓搏触于手也。尺脉搏击，与寸口殊别，阳气挺然，则为有妊之兆，何者？阴中有别阳故。**阴阳虚，肠澼死⑯，**澼，阴也，然胃气不留，肠开勿禁，阴中不廪，是真气竭绝，故死。 新校正云：按全元起本'辟'作'澼'。**阳加于阴谓之汗⑰，**阳在下，

---

① 淖（nào 音闹）则刚柔不和：明·吴昆："此言偏阴之害。淖，谓阴气太过而潦淖（乱）也。"

② 死阴：指五脏之病按相克的次序传变，毫无生机。清·张志聪："五脏相克而传谓之死阴。" 之属，之类。

③ 生阳：指五脏之病按相生的次序传变，还有生机。清·张志聪："（五脏）相生而传谓之生阳。"

④ 死：据北宋·林亿等的"新校正"，当作"已"，意为"痊愈"。

⑤ 肝之心：谓肝脏的病邪传到心脏。下文中"心之肺"、"肺之肾"、"肾之脾"等，依此类推。之，动词，到，此谓传到、转移到。

⑥ 重阴：清·张志聪："以阴传阴，故名重阴。"

⑦ 辟阴：谓肾脏的病邪传到脾脏。明·张介宾："土（脾）本制水（肾），而水反侮脾，水无所畏，是为辟阴。"清·张志聪："以水脏而反传所不胜之脾土，故谓之辟阴。"即反克之意。

⑧ 结阳：指人的阳经受邪而气血郁结不畅。清·张璐："四支（肢）为诸阳之本，阳结则不行其阴，故留结为之支（肢）肿。" 结，郁结，指气血郁结不畅。明·马莳："结者，气血不疏畅也。"

⑨ 结阴：清·张璐："阴结便血，厥阴肝血内结，不得阳气统运，渗入肠间而下，非谓阴结内塞。"

⑩ 斜：通"邪"，指邪气，病邪。明·马莳："斜，同邪。"清·张志聪："结斜者，偏结于阴阳之间也。"

⑪ 石水：水肿病的一种，由阴盛阳虚、水气内聚所致。症见少腹肿大而坚硬如石、胁下胀痛、腹满不喘、脉沉等。《金匮要略》："石水，其脉自沉，外证腹满不喘。"

⑫ 消：指消渴病。症见多饮、多食、多尿等。

⑬ 水：指水肿病。

⑭ 喉痹：以咽喉肿痛、吞咽困难等为主症的疾病。明·张介宾："四经皆从热化，其脉并络于喉，热邪内结，故为喉痹。痹者，闭也。"

⑮ 阴搏阳别：谓寸口尺阴之脉搏动有力，与寸阳之脉明显有别。《医宗金鉴》卷三十四"四诊心法要诀"："阴搏阳别者，寸（寸口的寸部）为阳，尺（寸口的尺部）为阴。言尺阴之脉，搏指有力，寸阳之脉，则不搏指，此乃有子之诊。"

⑯ 肠澼（pì 音僻）：痢疾。明·马莳："阴阳虚，尺寸俱虚也。"

⑰ 阳加于阴谓之汗：明·马莳："阳加于阴者，亦指尺寸而言也。寸主动，尺主静，尺部而见阳脉，乃阳加于阴，则阴虚火盛，其汗自泄。"

阴在上，阳气上搏，阴能固之，则蒸而为汗。**阴虚阳搏谓之崩**①。阴脉不足，阳脉盛搏，则内崩而血流下。

三阴俱搏②，**二十日夜半死**；脾肺成数之余也。搏，谓伏鼓，异于常候也。阴气盛极，故夜半死。**二阴俱搏，十三日夕时死**；心肾之成数也，阴气未极，故死在夕时。**一阴俱搏，十日死**；肝心生成之数也。**三阳俱搏且鼓**③，**三日死**；阳气速急故。**三阴三阳俱搏，心腹满，发尽不得隐曲，五日死**；兼阴气也。隐曲，谓便泻也。**二阳俱搏，其病温，死不治，不过十日死**。肠胃之王数也。 新校正云：详此阙一阳搏。

① 阴虚阳搏谓之崩：谓尺阴之脉虚而寸阳之脉搏指有力，为妇人血崩之脉。 崩，指妇人血崩。其血下时多而又速，如山之崩，故称崩。明·马莳："尺脉既虚，阴血已损；寸脉搏击，虚火愈炽，谓之曰崩，盖火逼而血妄行也。"
② 俱搏：清·张志聪："俱搏击应手而无阳和之气也。"
③ 俱搏且鼓：清·张志聪："俱搏且鼓……俱搏击而且鼓动，阳极而绝无阴之和也。"鼓，指脉动太过。

卷第三

灵兰秘典论①篇第八 新校正云：按全元起本名《十二藏相使》，在第三卷。

黄帝问曰：愿闻十二藏②之相使③，贵贱④何如？藏，藏也，言腹中之所藏者，非复有十二形神之藏也。

岐伯对曰：悉乎哉问也！请遂⑤言之。心者，君主之官也，神明⑥出焉；任治于物，故为君主之官；清静栖灵，故曰神明出焉。肺者，相傅⑦之官，治节⑧出焉；位高非君，故官为相傅；主行荣卫，故治节由之。肝者，将军之官，谋虑⑨出焉；勇而能断，故曰将军；潜发未萌，故谋虑出焉。胆者，中正之官⑩，决断出焉；刚正果决，故官为中正；直而不疑，故决断出焉。膻中⑪者，臣使之官，喜乐出焉；

膻中者，在胸中两乳间，为气之海。然心主为君，以敷宣教令，膻中主气，以分布阴阳。气和志适，则喜乐由生；分布阴阳，故officer为臣使也。脾胃者，仓廪⑫之官，五味出焉；包容五谷，是为仓廪之官；营养四傍，故云五味出焉。大肠者，传道⑬之官，变化出焉；传道，谓传不洁之道。变化，谓变化物之形，故云传道之官，变化出焉。小肠者，受盛之官，化物⑭出焉；承奉胃司，受盛糟粕，受已复化，传入大肠，故云受盛之官，化物出焉。肾者，作强之官，伎巧出焉；强于作用，故曰作强；造化形容，故云伎巧。在女则当其伎巧，在男则正曰作强。三焦者，决渎⑮之官，

---

① 灵兰秘典论：灵兰，为"灵台兰室"的简称，相传是黄帝藏书之所。秘典，密室存藏的珍贵典籍。吴昆："灵台兰室，黄帝藏书之所；秘典，秘密典籍也。"本篇以古代官制喻十二脏，讨论了十二脏的生理功能，强调了心的主宰作用及十二脏的协调关系，其因所论内容至为重要，故名篇。

② 十二藏：指五脏、六腑和膻中（此指心包）共十二个脏器。 藏，同"脏"，这里泛指人体的脏器。明·张介宾："分言之，阳为府（腑），阴为藏（脏）；合言之，皆可称藏，犹言库藏之藏，所以藏物也。"

③ 相使：谓互相配合发挥作用的情况。

④ 贵贱：指主次、主从。

⑤ 遂：尽，详细。

⑥ 神明：指人体脏腑组织器官的一切生理活动和心理活动。

⑦ 相傅：辅助、辅佐，犹一国之相傅。

⑧ 治节：治理调节。明·张介宾："肺主气，气调则营卫藏府无所不治，故曰'治节出焉'。"

⑨ 谋虑：指谋划问题的能力；思考谋划。

⑩ 中正之官：官名，秦末农民起义领袖陈胜做楚王时始设，负责考察评判人才，作为选任官员的依据。此处比喻胆对人在谋划、做事时的主决断的功用。

⑪ 膻中：指心包络。

⑫ 仓廪（lǐn 音凛）：藏谷者曰仓，藏米者曰廪，此比喻脾胃受纳、运化饮食水谷的功用。

⑬ 传道：转送输导。"道"通"导"。

⑭ 化物：消化吸收饮食物。清·高世栻："受胃之浊，水谷未分，犹之受盛之官，腐化食物，先化后变，故化物由之出焉。"

⑮ 决渎（dú 音读）：明·张介宾："决，通也；渎，水道也。上焦不治，则水泛高原；中焦不治，则水留中脘；下焦不治，则水乱二便。三焦气治，则脉络通而水道利，故曰'决渎之官'。"

水道出焉；引导阴阳，开通闭塞，故官司决渎，水道出焉。**膀胱者，州都^①之官，津液藏焉，气化则能出矣。**位当孤府，故谓都官。居下内空，故藏津液。若得气海之气施化，则溲便注泄；气海之气不及，则闷隐不通，故曰气化则能出矣。《灵枢经》曰：'肾上连肺，故将两藏，膀胱是孤府。'则此之谓也。**凡此十二官者，不得相失^②也。**失则灾害至，故不得相失。 新校正云：详此乃十一官，脾胃二藏，共一官故也。**故主明则下安，以此养生则寿，殁世不殆^③，以为天下则大昌。**主，谓君主，心之官也。夫主贤明，则刑赏一，刑赏一，则吏奉法，吏奉法，则民不获罪于枉滥矣，故主明则天下安也。夫心内明，则铨^④善恶，铨善恶，察安危，察安危，则身不夭伤于非道矣。故以此养生则寿，没世不至于危殆矣。然施之于养生，没世不殆。施之于君主，天下获安，以其为天下主，则国祚^⑤昌盛矣。**主不明则十二官危，使道^⑥闭塞而不通，形乃大伤，以此养生则殃，以为天下者，其宗^⑦大危，戒之戒之！**使道，谓神气行使之道也。夫心不明，则邪正一，邪正一，则损益不分，损益不分，则动之凶咎，陷身于羸瘵矣，故形乃大伤，以此养生则殃也。夫主不明，则委于左右，委于左右，则权势妄行，权势妄行，则吏不得奉法，吏不得奉法，则人民失所，而皆受枉曲矣。且人

惟邦本，本固邦宁，本不获安，国将何有，宗庙之立，安可不至于倾危乎！故曰戒之戒之者，言深慎也。

至道^⑧在微，变化无穷，孰知其原？孰，谁也。言至道之用也，小之则微妙，而细无不入，大之则广远，而变化无穷，然其渊原，谁所知察。**窘乎哉^⑨，消者瞿瞿^⑩，** 新校正云：按《太素》作'肖者濯濯'。**孰知其要？闵闵之当，孰者为良^⑪？**窘，要也。瞿瞿，勤勤也。人身之要者，道也，然以消息异同，求诸物理，而欲以此知变化之原本者，虽瞿瞿勤勤，以求明悟，然其要妙，谁得知乎！既未得知，转成深远，闵闵玄妙，复不知谁者为善。知要妙哉玄妙深远，固不以理求可而得。近取诸身，则十二官粗可探寻，而为治身之道尔。闵闵，深远也。良，善也。 新校正云：详此四句，与《气交变大论》文重，彼'消'字作'肖'。**恍惚之数^⑫，生于毫牦^⑬，**恍惚者，谓似有似无也。忽，亦数也。似无似有，而毫牦之数生其中。《老子》曰：'恍恍惚惚，其中有物。'此之谓也。《筭书》曰：'似有似无为忽。'毫牦之数，起于度量^⑭，千之万之，可以益大，推之大之，其形乃制^⑮。毫牦虽小，积而不已，命数乘之，则起至于尺度斗量之绳准。千之万之，亦可增益，而至载之大数。推引其大，则应通人形之制度也。

---

① 州都：贮水之处。此喻人体水液（主要指尿）汇聚的地方。
② 相失：谓失去彼此协调的关系。
③ 殁（mò 音末）世不殆：殁世，即终身，终生。殆：危险，此指疾患，疾苦。殁世不殆，指终生没有危害。
④ 铨：衡量。
⑤ 祚（zuò 音坐）：指皇帝的地位，此言国家的统治。
⑥ 使道：指十二脏之气互相联系的通道。
⑦ 宗：指社稷，国家。《诗经·大雅》："即燕于宗。"东汉郑玄笺："宗，社宗也。"
⑧ 至道：最高深的医学理论。
⑨ 窘（jiǒng 音炯）乎哉：困难的样子。
⑩ 消者瞿瞿："消"通"肖"，学习。按：唐·杨上善《黄帝内经太素》中即作"肖"。瞿瞿：惊顾的样子。此处引申为因感高深而惊沮畏难的样子。明·张介宾："不审貌，莫知其故。"
⑪ 闵闵之当，孰者为良：意为虽然为百姓的病感到忧虑并希望给他们解除疾苦，可是什么是最为恰当的方法呢？闵闵，明·张介宾："忧恤也。"当，与下句"良"义同，均指最为恰当、最好的方法。
⑫ 恍惚之数：指冥冥之中让人深感渺茫难知的、无穷尽的事物。 恍惚，隐约不清而又难以捉摸。
⑬ 毫牦（máo 音毛）：比喻极其微小精细的变化。 牦，细锐坚韧的毛。
⑭ 起于度量：意为达到一定的程度和数量，就可以用规律法度去衡量认识了。起，反训为"至"，到，达到。度量，法度。这时用作动词，意为"用法度衡量"。
⑮ 其形乃制：谓万事万物完整的体系就建立起来了。形，形体，此指事物完整的体系。制，建立。

黄帝曰：善哉，余闻精光之道①，大圣之业，而宣明②大道。非斋戒③择吉日，不敢受也。深敬故也。韩康伯曰：'洗心曰斋，防患曰戒。'

黄帝乃择吉日良兆，而藏灵兰之室，以传保④焉。秘之至也。

---

① 精光之道：指精深而充满智慧之光的大道理。精光，清·张志聪："精，纯粹也；光，光明也。"
② 宣明：阐明。
③ 斋戒：此说明了精诚、虔诚的态度。明·张介宾："洗心曰斋，远欲曰戒。"
④ 传保：清·高世栻："以传后世而保守弗失焉。"

六节藏象论^①篇第九 新校正云：按全元起本在第三卷。

黄帝问曰：余闻天以六六之节^②，以成一岁。人以九九制会^③， 新校正云：详下文云：‘地以九九制会。’计人亦有三百六十五节^④，以为天地，久矣。不知其所谓也？六六之节，谓六竟于六甲之日，以成一岁之节限。九九制会，谓九周于九野之数，以制人形之会通也。言人之三百六十五节，以应天之六六之节久矣。若复以九九为纪法，则两岁太半，乃曰一周，不知其法真原安谓也。新校正云：详王注云，两岁太半，乃曰一周，按‘九九制会’，当云两岁四分岁之一，乃曰一周也。

岐伯对曰：昭^⑤乎哉问也，请遂^⑥言之。夫六六之节，九九制会者，所以正^⑦天之度、气之数^⑧也。六六之节，天之度也；九九制会，气之数也。所谓气数者，生成之气也。周天之分，凡三百六十五度四分度之一，以十二节气均之，则岁有三百六十日而终，兼之小月，日又不足其数矣，是以六十四气而常置闰焉。何者？以其积差分故也。天地之生育，本阯于阴阳，人神之运为，始终于九气，然九之为用，岂不大哉！《律书》曰：‘黄锺之律，管长九寸，冬至之日，气应灰飞。’由此则万物之生，咸因于九气矣。古之九寸，即今之七寸三分，大小不同，以其先秬黍之制，而有异也。 新校正云：按别本‘三分’作‘二分’。天度者，所以制日月之行也；气数者，所以纪^⑨化生之用也。制，谓准度。纪，谓纲纪。准日之行度者，所以明日月之行迟速也。纪化生之为用者，所以彰气至而斯应也。气应无差，则生成之理不替；迟速以度，而大小之月

① 六节藏象论：节，度也。古人以甲子纪天度，甲子一周之数六十，是谓一节，每年三百六十日，故称为六节。本篇先论天度，而天地阴阳之气与人体五脏相通应，故继论藏象，因此以"六节藏象"名篇。正如马莳所说："篇内首问六六之节，后又问脏象何如，故名篇。"
② 六六之节：指合而成为一年的六个甲子周日。古代用干支相配之法纪日的时候，以十天干和十二地支两两相配形成的周期为一个甲子，可记六十日，是为一个甲子周日，即一节。六个包括了六十日的"节"，合计三百六十日，为一年。谓三百六十日为一年的说法，举其概要而已。清·张志聪："十干主天，六十日甲子一周为一节，六六三百六十日以成一岁也。"本篇后文亦谓："天有十日，日六竟而周甲，甲六复而终岁，三百六十日法也。"可参看。
③ 人以九九制会：是说地与人分别以九州、九野和九窍、九脏等体系与天的"六六之节"应合。 人，应指地和人。后文谓："九分为九野，九野为九藏……合为九藏以应之也。"可参。九九，指地之九州（依《尚书·禹贡》为：冀兖青徐扬荆豫梁雍）、九野（九州所出的无数物产即万物）和人之九窍（头部七窍和下部前后二阴）、九藏（肝心脾肺肾五脏和胃、大小肠、膀胱）等。清·张志聪："盖人有九窍九脏，地有九州九野，以合三而成天，三而成地，三而成人，故先言人以九九制会，而后言地以九九制会也。"制，这里是"体系"的意思。会，应合，应而相合，合而相应。
④ 节：指腧穴。《灵枢·九针十二原第一》："节之交，三百六十五会。……所言节者，神气之所游行出入也，非皮肉筋骨也。"明·张介宾："所谓节者，神气之所会也。以俞穴为言，故有三百六十五节。"
⑤ 昭：详明之意。
⑥ 遂：逐一。
⑦ 正：确定。度：度数，指一周天的度数，共三百六十五度，是用以确定日月运行的行程与迟速的标准。
⑧ 气之数：指一年二十四节气更替的常数。
⑨ 纪：通"记"，这里是"标记"的意思。

生焉。故日异长短，月移寒暑，收藏生长，无失时宜也。天为阳，地为阴；日为阳，月为阴；行有分纪①，周有道理②，日行一度，月行十三度而有奇③焉，故大小月三百六十五日而成岁，积气余而盈闰④矣。日行迟，故昼夜行天之一度，而三百六十五日一周天，而犹有度之奇分矣。月行速，故昼夜行天之十三度余，而二十九日一周天也。言有奇者，谓十三度外，复行十九分度之七，故云月行十三度而有奇也。《礼义》及汉《律历志》云：二十八宿及诸星，皆从东而循天西行，日月及五星，皆从西而循天东行。今太史说云：并循天而东行，从东而西转也。诸历家说：月一日至四日，月行最疾，日夜行十四度余；自五日至八日，行次疾，日夜行十三度余；自九日至十九日，其行迟，日夜行十二度余；二十日至二十三日，行又小疾，日夜行十三度余；二十四日至晦日，行又大疾，日夜行十四度余。今太史说月行之率，不如此矣。月行有十五日前疾，有十五日后迟者；有十五日前迟，有十五日后疾者，大率一月四分之，而皆有迟疾，迟速之度，固无常准矣。虽尔，终以二十七日，月行一周天，凡行三百六十一度，二十九日，日行二十九度，月行三百八十七度，少七度，而不及日也。至三十日，日复迁，计率至十三分日之八，月方及日矣，此大尽之月也。大率其计率至十三分日之半者，亦大尽法也。其计率

至十三分日之五之六而及日者，小尽之月也。故云大小月三百六十五日而成岁也。正言之者，三百六十五日四分日之一，乃一岁法，以奇不成日，故举大以言之。若通以六小为法，则岁止有三百五十四日，岁少十一日余矣。取月所少之辰，加岁外余之日，故从闰后三十二而盈闰焉。《尚书》曰：'期三百有六旬有六日，以闰月定四时成岁。'则其义也。积余盈闰者，盖以月之大小，不尽天度故也。立端于始⑤，表⑥正于中，推余于终⑦，而天度毕⑧矣。端，首也。始，初也。表，彰示也。正，斗建也。中，月半也。推，退位也。言立首气于初节之日，示斗建于月半之辰，退余闰于相望之后。是以闰之前，则气不及月，闰之后，则月不及气。故常月之制，建初立中；闰月之纪，无初无中。纵历有之，皆他节气也。故历无云某候，闰某月节，闰某月中也，推终之义，断可知乎。故曰立端于始，表正于中，推余于终也。由斯推日成闰，故能令天度毕焉。

帝曰：余已闻天度矣，愿闻气数何以合之？

岐伯曰：天以六六为节，地以九九制会，新校正云：详篇首云，人以九九制会。天有十日⑨，日六竟而周甲⑩，甲六复而终岁⑪，三百六十日法也。十日，谓甲乙丙丁戊

---

① 分纪：指天体上一定的区域和度数。
② 周有道理：指日月的周行有一定的轨道和规律。道理：指轨道、规律。
③ 有奇（jī 音机）：有余。奇，余数。
④ 积气余而盈闰：是说二十四个节气所历的时间相加，要长于一年十二个朔望月的时间。这长出的时间累积到满约一个月时，就产生了闰月。气，指二十四节气。盈，满，指满一个月。按：夏历的月份，是以朔望月、即月亮绕地球一周的时间来计算的，月均约为二十九天半；而二十四节气和年是按照太阳年、即地球绕太阳一周的时间来计算的。凡地球绕太阳运行十五度为一节气，每一节气均约十五天，运行三百六十五度（一周）为一年。这样，两个节气的时间约为一月，但实际要长于一月。三年之后，累计长约一月略多。为使节气与月份保持一致，每当节气所长出的时间累计约为一月的时候，就在恰当的月份后设一闰月。这就是所谓"积气余而盈闰矣"。夏历在汉代即臻完善，闰月的规律为三年一闰，十九年七闰。
⑤ 立端于始：确定冬至这天的时间为每年阳气始生之日。端，指每年的冬至之日。 始，首先。
⑥ 表：指圭表，古代的天文学仪器，用来测量日影照射的角度，以确定日月运行的进度和校正时令节气。
⑦ 推余于终：谓最后再推算二十四个节气比十二个月长出的时间。 余，长出（的时间）。终，最后。
⑧ 毕：尽，尽知。
⑨ 十日：指十天干。依次为：甲、乙、丙、丁、戊、己、庚、辛、壬、癸。这里是就记日而言的，故称十日。
⑩ 日六竟而周甲：是说用干支相配方法纪日的时候，等到十天干用过四轮之后，与十二地支（子丑寅卯辰巳午未申酉戌亥）即两两相配循环完毕，共六十对，可纪（记）六十日，叫做一周甲。 竟，完。周甲，指干支两两相配循环完毕之后形成的一个甲子周期。由于干一为甲，支一为子，所以应称"甲子"，省称"周甲"。
⑪ 甲六复而终岁：是说经过六个周甲的天数，即为一年。 甲，指周甲。复，重复。

己庚辛壬癸之日也。十者，天地之至数也。《易·系辞》曰：'天九地十。'则其义也。六十日而周甲子之数，甲子六周而复始，则终一岁之日，是三百六十日之岁法，非天度之数也。此盖十二月各三十日者，若除小月，其日又差也。**夫自古通天者，生之本，本于阴阳。其气九州九窍，皆通乎天气。**通天，谓元气，即天真也。然形假地生，命惟天赋，故奉生之气，通系于天，禀于阴阳，而为根本也。《宝命全形论》曰：'人生于地，悬命于天，天地合气，命之曰人。'《四气调神大论》曰：'阴阳四时者，万物之终始也，死生之本也。'又曰：'逆其根，则伐其本，坏其真矣。'此其义也。九州，谓冀兖青徐扬荆豫梁雍也。然地列九州，人施九窍，精神往复，气与参同，故曰九州九窍也。《灵枢经》曰：'地有九州，人有九窍。'则其义也。先言其气者，谓天真之气，常系属于中也。天气不绝，真灵内属，行藏动静，悉与天通，故曰皆通乎天气也。**故其生五，其气三，**形之所存，假五行之运用，征其本始，从三气以生成，故云其生五，其气三也，气之三者，亦副三元，故下文曰：　新校正云：详'夫自古通天者'至此，与《生气通天论》同，注颇异，当两观之。**三而成天，三而成地，三而成人，**非唯人独由三气以生，天地之道，亦如是矣，故《易》乾坤诸卦，皆必三矣。**三而三之，合则为九，九分为九野，九野为九藏①，**九野者，应九藏而为义也。《尔雅》曰：'邑外为郊，郊外为甸，甸外为牧，牧外为林，林外为坰，坰外为野。'则此之谓也。　新校正云：按今《尔雅》云：'邑外谓之郊，郊外谓之牧，牧外谓之野，野外谓之林，林外谓之坰'

与王氏所引有异。**故形藏②四，神藏③五，合为九藏，以应之也。**形藏四者：一头角，二耳目，三口齿，四胸中也。形分为藏，故以名焉。神藏五者：一肝、二心、三脾、四肺、五肾也。神藏于内，故以名焉。所谓神藏者，肝藏魂，心藏神，脾藏意，肺藏魄，肾藏志也。故此二别尔。　新校正云：详此乃《宣明五气篇》文，与《生气通天》注重，又与《三部九候论》注重，所以名神藏形藏之说，具《三部九候论》注。

帝曰：余已闻六六九九之会也，夫子言积气盈闰，愿闻何谓气？请夫子发蒙解惑④焉。请宣扬旨要，启所未闻，解疑惑者之心，开蒙昧者之耳，令其晓达，咸使深明。

岐伯曰：此上帝所秘⑤，先师传之也。上帝，谓上古帝君也。先师，岐伯祖之师僦贷季，上古之理色脉者也。《移精变气论》曰：'上古使僦贷季，理色脉而通神明。'《八素经》序云：'天师对黄帝曰：我于僦贷季理色已三世矣，言可知乎。'新校正云：详'素'一作'索'，或以'八'为'太'。按今《太素》无此文。

帝曰：请遂闻之。遂，尽也。

岐伯曰：五日谓之候⑥，三候谓之气⑦，六气谓之时⑧，四时谓之岁⑨，而各从其主治⑩焉。日行天之五度，则五日也。三候，正十五日也。六气凡九十，正三月也，设其多之矣，故十八候为六气，六气谓之时也。四时凡三百六十，故曰四时谓之岁也。各从主治，谓一岁之日，各归从五行之一气而为之主以王也，故下文曰：五

---

① 九野为九藏：本句的"九野为"三字，当涉上文"九分为九野"而衍。
② 形藏：藏纳有形之物的脏器，为胃、大肠、小肠、膀胱四者。
③ 神藏：藏守无形之"神"的脏器。即五脏。各自所藏神为：心藏神、肝藏魂、脾藏意、肺藏魄、肾藏志。
④ 发蒙解惑：启发蒙昧，解除疑惑。
⑤ 上帝所秘：指上帝秘而不宣的知识，不轻易传授的知识。
⑥ 候：指日行五度之物候规律。
⑦ 气：指一个节气。
⑧ 时：季节。
⑨ 岁：指一年。
⑩ 从其主治：谓要适应"候"、"气"、"时"、"岁"各自的主气及其主宰的时令变化而进行养生和治疗疾病。主，所主，指主宰的时令变化。治，含"治身"（养生）与"治病"二义。一说：主治，是"当旺"的意思。如木旺于春、火旺于夏、土旺于长夏、金旺于秋、水旺于冬。亦通。

运相袭①，而皆治之，终期之日②，周而复始，时立气布③，如环无端，候亦同法。

故曰：不知年之所加④，气之盛衰，虚实之所起，不可以为工⑤矣。五运，谓五行之气，应天之运而主化者也。袭，谓承袭，如嫡之承袭也。言五行之气，父子相承，主统一周之日，常如是无已，周而复始也。时，谓立春之前当至时也。气，谓当王之脉气也。春前气至，脉气亦至，故曰时立气布也。候，谓日行五度之候也，言一候之日，亦五气相生而直之，差则病矣。《移精变气论》曰：'上古使僦贷季，理色脉而通神明，合之金木水火土四时八风六合不离其常。'此之谓也。工，谓工于修养者也。言必明于此，乃可横行天下矣。　新校正云：详王注时立气布，谓立春前当至时，当王之脉气也。按此正谓立岁立四时，时布六气，如环之无端，故又曰候亦同法。

帝曰：五运之始，如环无端，其太过不及何如？

岐伯曰：五气更立⑥，各有所胜⑦，盛虚之变，此其常也。言盛虚之变见，此乃天之常道尔。

帝曰：平气⑧何如？

岐伯曰：无过者也。不愆常候，则无过也。

帝曰：太过不及奈何？

岐伯曰：在《经》⑨有也。言《玉机真藏论》篇已具言五气平和太过不及之旨也。　新校正云：详王注言《玉机真藏论》已具，按本篇言脉之太过不及，即不论运气之太过不及与平气，当云《气交变大论》、《五常政大论》篇已具言也。

帝曰：何谓所胜？

岐伯曰：春胜长夏，长夏胜冬，冬胜夏，夏胜秋，秋胜春，所谓得五行时之胜⑩，各以气命其藏⑪。春应木，木胜土；长夏应土，土胜水；冬应水，水胜火；夏应火，火胜金；秋应金，金胜木，常如是矣。四时之中，加之长夏，故谓得五行时之胜也。所谓长夏者，六月也，土生于火，长在夏中，既长而王，故云长夏也。以气命藏者，春之木，内合肝。长夏土，内合脾。冬之水，内合肾。夏之火，内合心。秋之金，内合肺。故曰各

---

① 五运相袭：此木、火、土、金、水五行之气在天地间的运行变化承袭规律。

② 终期（jī音机）之日：一整年的最后一天。　期，一整年。

③ 时立气布：谓四季（因五行相袭而）区别，二十四节气（因五行相袭而）确定。

④ 加：加临。为随着年份而迁移变化的客气，叠加于固定不变的主气之上。不同属性的主客之气相互叠加，则产生相应的气候。

⑤ 为工：做医生。工，指医生。

⑥ 五气更立：谓五运（五行的运行）之气更替主宰春、夏、长夏、秋、冬五时。立，主宰。

⑦ 所胜：指五行之气循行相克的关系中制约另一方（另一行）的一方（一行）。例如，木克土：其中木是制约土的一方，因此土就是木的"所胜"。又如，土克水：其中土是制约水的一方，因此水又是土的"所胜"。其余类推。胜，克制，制约。

⑧ 平气：指五运中运行平和、无偏盛乘侮之气，即气候平和。

⑨ 经：指《内经》中有关专述运气的篇章，为《素问》部分之《天元纪大论篇第六十六》、《五运行大论篇第六十七》、《六微旨大论篇第六十八》、《气交变大论篇第六十九》、《五常政大论篇第七十》、《六元政纪大论篇第七十一》、《至真要大论篇第七十四》等所谓"运气七篇大论"。由于本篇（《六节藏象论篇第九》）"为六气之大纲"（清·高世栻语）。其精细道理在所谓"运气七篇大论"中又有专论，所以岐伯在此对黄帝说"在《经》有也"。

⑩ 得五行时之胜：是说五时（春、夏、长夏、秋、冬）获得了五行按着时令的规律运行所具有正常健旺之气。胜，此指正常健旺之气。

⑪ 各以气命其藏：谓五时各以其正常健旺之气赋予相应的五脏而使之发挥不同的作用。具体为：春予肝以肝木之气，夏予心以心火之气，长夏予脾以脾土之气，秋予肺以肺金之气，冬予肾以肾水之气。清·张志聪："春木合肝，夏火合心，长夏土合脾，秋金合肺，冬水合肾，各以四时五行之气，以名其藏焉。"　命，这里是"赋予生机"或"使……获得生机"的意思。

以气命其藏也。命，名也。

帝曰：何以知其胜？

岐伯曰：求其至也，皆归始春①，始春，谓立春之日也。春为四时之长，故候气皆归于立春前之日也。未至而至，此谓太过，则薄所不胜②，而乘所胜也，命曰气淫③。不分邪僻内生，工不能禁④。此上十字，文义不伦，应古人错简。次后五治下，乃其义也，今朱书之。至而不至，此谓不及，则所胜妄行，而所生⑤受病，所不胜薄之也，命曰气迫⑥。所谓求其至者，气至之时也。凡气之至，皆谓立春前十五日，乃候之初也。未至而至，谓所直之气，未应至而先期至也。先期而至，是气有余，故曰太过。至而不至，谓所直之气，应至不至，而后期至，后期而至，是气不足，故曰不及。太过，则薄所不胜而乘所胜。不及，则所胜妄行，而所生受病。所不胜薄之者，凡五行之气，我克者为所胜，克我者为所不胜，生我者为所生。假令肝木有余，是肺金不足，金

不制木，故木太过。木气既余，则反薄肺金，而乘于脾土矣，故曰太过则薄所不胜，而乘所胜也。此皆五藏之气，内相淫并为疾，故命曰气淫也。余太过例同之。又如肝木气少，不能制土，土气无畏，而遂妄行，木被土凌，故云所胜妄行而所生受病也。肝木之气不平，肺金之气自薄，故曰所不胜薄之。然木气不平，土金交薄，相迫为疾，故曰气迫也。余不及，例皆同。谨候⑦其时，气可与期⑧，失时反候⑨，五治⑩不分，邪僻内生⑪，工不能禁⑫也。时，谓气至时也。候其年，则始于立春之日；候其气，则始于四气定期；候其日，则随于候日，故曰谨候其时，气可与期也。反，谓反背也。五治，谓五行所治，主统一岁之气也。然不分五治，谬引八邪，天真气运，尚未该通，人病之由，安能精达，故曰工不能禁也。

帝曰：有不袭乎？言五行之气，有不相承袭者乎？

岐伯曰：苍天之气，不得无常⑬也。气之不袭，是谓非常⑭，非常则变矣。变，

---

① 始春：春为四时之长，故候气皆从立春前之日也。"又明·张介宾："一曰在春前十五日，当大寒节为初气之始。"

② 薄所不胜：侵凌被制约的某一行之气。 薄，通"迫"，这里是"侵凌"的意思。所不胜，与上文中的"所胜"相对，指五行之气循环相克的关系中制约的某一方（某一行）。例如，木克土：其中土是被木制约的一方，因此木就是土的"所不胜"。又如，金克木：其中木是被金制约的一方，因此金又是木的"所不胜"。其余类推。

③ 气淫：指时令未到就已出现该时令的气候、以致其相应的脏器之气过盛、混乱而且反欺对之有制约作用的脏器所造成的病。

④ 不分邪僻内生，工不能禁：自唐·王冰以来，包括王冰的各家一致认为这十个字乃本段下文"五治不分，邪僻内生、工不能禁"的误重，系错简所致。从之。

⑤ 所生：指五行之气循环相生的关系中生的一行（一方）。例如，木生火：其中木是生的一行，火是被生的一行，所以木就是"所生"。又如，火生土：其中火是生的一行，土是被生的一行，所以火又是"所生"。其余类推。

⑥ 气迫：指时令已到可是还未出现相应的气候、以致该时令中制约的与被制约的脏腑之气妄行而交迫所造成的病。

⑦ 候：观察。

⑧ 气可与期：谓五时之气的太过与不及，人均与之相应产生变化。气，指五时之气。期，约期，相应。

⑨ 失时反候：互文句，意为违背四季的时令变化。失、反：同义词，违背。时、候：四季、节候，这里为同义词，泛指四季的时令。

⑩ 五治：指根据五脏与五行、五时相应的道理而采用的相应的养生方法，即与五行五时相应的养生方法。治，此指养生。

⑪ 邪僻内生：指邪气内生。僻，不正也。

⑫ 禁：此指治疗。

⑬ 不得无常：不可能没有常规。清·姚止庵："春温、夏暑、秋凉、冬寒，历古今而不易，谓之无常不得也。"得，能够。常，常规，规律。

⑭ 非常：不循常规，即反常。

谓变易天常也。

帝曰：非常而变奈何？

岐伯曰：变至则病，所胜则微，所不胜则甚①，因而重感于邪，则死矣。故非其时则微，当其时则甚也。言苍天布气，尚不越于五行；人在气中，岂不应于天道？夫人之气乱，不顺天常，故有病死之徵矣。《左传》曰：'违天不祥。'此其类也。假令木直之年，有火气至，后二岁病矣。土气至，后三岁病矣。金气至，后四岁病矣。水气至，后五岁病矣。真气不足，复重感邪，真气内微，故重感于邪则死也。假令非主直年，而气相干者，且为微病，不必内伤于神藏，故非其时则微而且持也。若当所直之岁，则易中邪气，故当其直时，则病疾甚也。诸气当其王者，皆必受邪，故曰非其时则微，当其时则甚也。《通评虚实论》曰：'非其时则生，当其时则死。'当，谓正直之年也。

帝曰：善。余闻气合而有形，因变以正名②。天地之运，阴阳之化③，其于万物，孰少孰多，可得闻乎？ 新校正云：详从前'岐伯曰昭乎哉问也'至此，全元起注本及《太素》并无，疑王氏之所补也。

岐伯曰：悉哉问也，天至广不可度，地至大不可量，大神灵④问，请陈其方⑤。言天地广大，不可度量而得之；造化玄微，岂可以人

心而遍悉。大神灵问，赞圣深明，举大说凡，粗言纲纪，故曰请陈其方。草生五色，五色之变，不可胜视；草生五味，五味之美，不可胜极。言物生之众，禀化各殊，目视口味，尚无能尽之，况于人心，乃能包括耶。嗜欲不同，各有所通⑥。言色味之众，虽不可遍尽所由；然人所嗜所欲，则自随己心之所爱耳，故曰嗜欲不同，各有所通，天食人以五气，地食人以五味⑦。天以五气食人者，臊气凑肝，焦气凑心，香气凑脾，腥气凑肺，腐气凑肾也。地以五味食人者，酸味入肝，苦味入心，甘味入脾，辛味入肺，咸味入肾也。清阳化气，而上为天；浊阴成味，而下为地。故天食人以气，地食人以味也。《阴阳应象大论》曰：'清阳为天，浊阴为地。'又曰：'阳为气，阴为味。'五气入鼻，藏于心肺，上使五色脩明⑧，音声能彰。五味入口，藏于肠胃，味有所藏，以养五气⑨，气和而生，津液相成，神乃自生⑩。心荣面色，肺主音声，故气藏于心肺，上使五色脩洁分明，音声彰著。气为水母，故味藏于肠胃，内养五气，五气和化，津液方生，津液与气相副，化成神气，乃能生而宣化也。

帝曰：藏象⑪何如？ 象，谓所见于外可阅者也。

---

① 所胜则微，所不胜则甚：清·姚止庵："譬如木直之年，人感不正之气，病在于肺，金能平木，虽病亦微；若病在脾胃，土本畏木，木旺土虚，其病必甚。"

② 气合而有形，因变以正名："气"，指阴阳之气。"形"，指有形之万物。"变"，此言阴阳多少之变化。"正"，正定，确定，因强调名称的确立，须做到得义之正者，以便言顺，事成，故曰"正"。全句言有形之物皆由阴阳二气交会化合而成，各因其阴阳之气的多少而确定了不同的名称。

③ 天地之运，阴阳之化：互文句，参互见义，即天地阴阳之运化。

④ 大神灵：对黄帝的尊称。清·孙鼎宜："大神，赞帝之称。"灵：谓高明、深奥。

⑤ 方：概要。

⑥ 嗜欲不同，各有所通：此言万物对自然界物质的客观需求不同，各有一定的选择性。"嗜欲"即嗜好，需求。"通"，应也。

⑦ 天食人以五气，地食人以五味："食"，同"饲"。五气，即寒、暑、燥、湿；风，此泛指自然界之清气，亦即供人呼吸之气。五味，指酸、苦、甘、辛、咸，此泛指饮食物。

⑧ 脩明：脩，通"修"，修饰也。明，明亮润泽。

⑨ 五气：指五脏之气。

⑩ 津液相成，神乃自生："津液"，指后天所生成的精气，为神活动的物质基础。"神"，指整个人体的生命活动现象。此句言后天水谷之精气充足，则人体生命活动正常。

⑪ 藏象：明·张介宾："象，形象也。藏居于内，形见于外，故曰藏象。"

岐伯曰：心者，生之本①，神之变②也，其华③在面，其充④在血脉，为阳中之太阳⑤，通于夏气。心者，君主之官，神明出焉。然君主者，万物系之以兴亡，故曰心者生之本，神之变也。火气炎上，故华在面也。心养血，其主脉，故充在血脉也。心主于夏，气合太阳，以太阳居夏火之中，故曰阳中之太阳，通于夏气也。《金匮真言论》曰：'平旦至日中，天之阳，阳中之阳也。'　新校正云：详神之变，全元起本并太素作神之处。肺者，气之本，魄⑥之处也，其华在毛，其充在皮，为阳中之太阴⑦，通于秋气。肺藏气，其神魄，其养皮毛，故曰肺者气之本，魄之处，华在毛，充在皮也。肺藏为太阴之气，主王于秋，昼日为阳气所行，位非阴处，以太阴居于阳分，故曰阳中之太阴，通于秋气也。《金匮真言论》曰：'日中至黄昏，天之阳，阳中之阴也。'　新校正云：按'太阴'，《甲乙经》并《太素》作'少阴'，当作'少阴'。肺在十二经虽为太阴，然在阳分之中当为少阴也。肾者，主蛰⑧，封藏⑨之本，精之处也，其华在发，其充在骨，为阴中之少阴，通于冬气。地户封闭，蛰虫深藏，肾又主水，受五藏六府之精而藏之，故曰肾者主蛰，封藏之本，精之处也。脑者髓之海，肾主骨髓，发者脑之所养，故华在发，充在骨也。以盛阴居冬阴之分，故曰阴中

之少阴，通于冬气也。《金匮真言论》曰：'合夜至鸡鸣，天之阴，阴中之阴也。'　新校正云：按全元起本并《甲乙经》、《太素》'少阴'作'太阴'，当作'太阴'。肾在十二经虽为少阴，然在阴分之中当为太阴。'肝者，罢极之本⑩，魂⑪之居也，其华在爪，其充在筋，以生血气，其味酸，其色苍，　新校正云：详此六字当去。按《太素》：心，其味苦，其色赤。肺，其味辛，其色白。肾，其味咸，其色黑。今惟肝脾二藏，载其味其色。据《阴阳应象大论》已著色味详矣，此不当出之。今更不添心肺肾三藏之色味，只去肝脾二藏之色味可矣。其注中所引《阴阳应象大论》文四十一字，亦当去之。此为阳中之少阳⑫，通于春气。夫人之运动者，皆筋力之所为也，肝主筋，其神魂，故曰肝者罢极之本，魂之居也。爪者筋之余，筋者肝之养，故华在爪，充在筋也。东方为发生之始，故以生血气也。《阴阳应象大论》曰：'东方生风，风生木，木生酸。肝合木，故其味酸也。'又曰：'神在藏为肝，在色为苍。'故其色苍也。以少阳居于阳位，而王于春，故曰阳中之少阳，通于春气也。《金匮真言论》曰：'平旦至日中，天之阳，阳中之阳也。'　新校正云：按全元起本并《甲乙经》、《太素》作'阴中之少阳'，当作'阴中之少阳'，详王氏引《金匮真言论》云：'平旦

---

① 生之本：即生命的根本。

② 变：唐·杨上善《黄帝内经太素》中作"处"，当是。

③ 华：精华，光华，荣华，为表现于外的精华之象。

④ 充：充养的器官或组织，充养的对象。

⑤ 阳中之太阳：前"阳"字指部位，后"阳"字指功能特性及所通应的季节阴阳之气的多少。心居于上焦胸中阳位，通于夏气，其性属火，故为阳中之太阳。

⑥ 魄：指神的部分功能表现，言人出生后的本能活动及一些感知活动。《左传·昭公七年》孔颖达疏："谓初生之时，耳目心识，手足运动，啼呼为声，此魄之灵也。"明·张介宾："魄之为用，能动能作，痛痒由之而觉也。"

⑦ 阳中之太阴：肺居胸中阳位，但其性主收敛、肃降，应于秋气，秋为少阴之气，故当为"阳中之少阴。"《甲乙经》、《太素》均作此说。

⑧ 蛰：昆虫伏藏谓蛰。此指肾脏藏精的功能，有生机内藏之意。

⑨ 封藏：闭藏、内藏。

⑩ 罢极之本：罢极，历代注家见解不一。"罢"，免除，停止；"极"，劳困。肝藏血主筋，能耐劳作而消除疲劳，故为罢极之本。

⑪ 魂：指神的部分功能表现。言人的感性、知性、悟性。明·张介宾："魂之为言，如梦寐恍惚，变幻游行之境皆是也。"

⑫ 阳中之少阳：肝居下焦阴位，通于春季，具有少阳生发之性，故当为"阴中之少阳"。《甲乙经》、《太素》均作此说。

至日中，天之阳，阳中之阳也'以为证，则王意以为阳中之少阳也。再详上文心藏为阳中之太阳，王氏以引平旦至日中之说为证，今肝藏又引为证，反不引鸡鸣至平旦天之阴，阴中之阳为证，则王注之失可见，当从全元起本及《甲乙经》、《太素》作阴中之少阳为得。**脾、胃、大肠、小肠、三焦、膀胱者，仓廪①之本，营之居也，名曰器②，能化糟粕，转味而入出者也，**皆可受盛，转运不息，故为仓廪之本，名曰器。营起于中焦，中焦为脾胃之位，故云营之居也。然水谷滋味入于脾胃，脾胃糟粕转化其味，出于三焦膀胱，故曰转味而入出者也。**其华在唇四白③，其充在肌，其味甘，其色黄，**新校正云：详此六字当去，并注中引《阴阳应象大论》文四十字亦当去，已解在前条。**此至阴之类，通于土气④。**口为脾官，脾主肌肉，故曰华在唇四白，充在肌。四白，谓唇四际之白色肉也。《阴阳应象大论》曰：'中央生湿，湿生土，土生甘。'脾合土，故其味甘也。又曰：'在藏为脾，在色为黄。'故其色黄也。脾藏土气，土合至阴，故曰此至阴之类，通于土气也。《金匮真言论》曰：'阴中之至阴，脾也。'**凡十一藏取决于胆也⑤。**上从心藏，下至于胆，为十一也。然胆者中正刚断无私偏，故十一藏取决于胆也。**故人迎⑥一盛⑦，病在少阳；二盛，病在太阳；三盛，病在阳明；四盛已上，为格阳⑧。**阳脉法也。少阳，胆脉也。太阳，膀胱脉也。阳明，胃脉也。《灵枢经》曰：'一盛而躁在手少阳，二盛而躁在手太阳，三盛而躁在手阳明。'手少阳，三焦脉。手太阳，小肠脉。手阳明，大肠脉。一盛者，谓人迎之脉大于寸口一倍也。余盛同法。四倍已上，阳盛之极，故格拒而食不得入也。《正理论》曰：'格则吐逆。'**寸口一盛，病在厥阴；二盛，病在少阴；三盛，病在太阴；四盛已上，为关阴⑨。**阴脉法也。厥阴，肝脉也。少阴，肾脉也。太阴，脾脉也。《灵枢经》曰：'一盛而躁在手厥阴，二盛而躁在手少阴，三盛而躁在手太阴。'手厥阴，心包脉也。手少阴，心脉也。手太阴，肺脉也。盛法同阳。四倍已上，阴盛之极，故关闭而溲不得通也。《正理论》曰：'闭则不得溺。'**人迎与寸口俱盛四倍已上，为关格⑩，关格之脉赢⑪，不能极⑫于天地之精气，则死矣。**俱盛，谓俱大于平常之脉四倍也。物不可以久盛，极则衰败，故不能极于天地之精气则死矣。《灵枢经》曰：'阴阳俱盛，不得相营，故曰关格。关格者，不得尽期而死矣。'此之谓也。　新校正云：详'赢'当作'赢'。脉盛四倍已上，非赢也，乃盛极也。古文'赢'与'盈'通用。

---

① 仓廪：《荀子·富国篇》杨倞注："谷藏曰仓，米藏曰廪"。此处比喻脾胃对饮食水谷的受纳运化功能。
② 器：容器。比喻胃肠、三焦、膀胱等器官的作用。
③ 唇四白：指口唇四周。
④ 至阴之类，通于土气：至，到达，往复。脾居中焦，其气转枢，交通上下，使周身气机得以升降、往复；脾主长夏，长夏居于春夏与秋冬阴阳之交，属土。故称脾为"阴中之至阴"。脾主运化水谷，与六腑关系密切，故云胆、胃、大肠、三焦、膀胱诸腑为至阴之类，通于土气，与水谷代谢切相关。
⑤ 凡十一脏，取决于胆也：众说不一，而以"十一"乃"土"字之误的观点较妥。
⑥ 人迎：切脉的部位，在结喉两侧的颈动脉搏动处。
⑦ 一盛：大1倍。下文"二盛"、"三盛"、"四盛"即大2倍、大3倍、大4倍。盛，指脉大。
⑧ 格阳：因阳气盛极，损伤阴气而致的阴阳失和。
⑨ 关阴：因阴气太盛而损伤阳气所致的阴阳失和、隔绝不通的病，多见小便不通。
⑩ 关格：阴阳盛极的实证。阴气盛极为关，阳气盛极曰格，阴阳俱盛、两不相协为关格。
⑪ 赢（yíng 音营）：太盛。清·姚止庵："脉阴阳外盛之极者，实真元内竭之象也，死不旋踵。"
⑫ 极：通。

五藏生成①篇第十

新校正云：详全元起本第九卷。按此篇云《五藏生成篇》而不云论者，盖此篇直记五藏生成之事，而无问答议论之辞，故不云论。后不言论者，义皆仿此。

心之合②脉也，火气动躁，脉类齐同，心藏应火，故合脉也。其荣③色也，火炎上而色赤，故荣美于面而赤色。　新校正云：详王以赤色为面荣美，未通。大抵发见于面之色，皆心之荣也，岂专为赤哉？其主④肾也；主，谓主与肾相畏也，火畏于水，水与为官，故畏于肾。肺之合皮也，金气坚定，皮象亦然，肺藏应金，故合皮也。其荣毛也，毛附皮革，故外荣。其主心也；金畏于火，火与为官，故主畏于心也。肝之合筋也，木性曲直，筋体亦然，肝藏应木，故合筋也。其荣爪也，爪者筋之余，故外荣也。其主肺也。木畏于金，金与为官，故主畏于肺也。脾之合肉也，土性柔厚，肉体亦然。脾藏应土，故合肉也。其荣唇也，口为脾之官，故荣于唇。唇谓四际白色之处，非赤色也。其主肝也；土畏于木，木与为官，故主畏于肝也。肾之合骨也，水性流湿，精气亦然，骨通精髓，故合骨也。其荣发也，脑为髓海，肾气主之，故外荣发也。

其主脾也；水畏于土，土与为官，故主畏于脾也。是故多食咸，则脉凝泣⑤而变色；心合脉，其荣色，咸益肾，胜于心，心不胜，故脉凝泣，而颜色变易也。多食苦，则皮槁而毛拔；肺合皮，其荣毛，苦益心，胜于肺，肺不胜，故皮枯槁，而毛拔去也。多食辛，则筋急而爪枯；肝合筋，其荣爪，辛益肺，胜于肝，肝不胜，故筋急而爪干枯也。多食酸，则肉胝胸而唇揭⑥；脾合肉，其荣唇，酸益肝，胜于脾，脾不胜，故肉胝胸，而唇皮揭举也。多食甘，则骨痛而发落。肾合骨，其荣发，甘益脾，胜于肾，肾不胜，故骨痛而发堕落。此五味之所伤也。五味入口，输于肠胃，而内养五藏，各有所养。有所欲，欲则互有所伤，故下文曰：故心欲苦，合火故也。肺欲辛，合金故也，肝欲酸，合木故也。脾欲甘，合土故也。肾欲咸，合水故也。此五味之所合⑦也。各随

---

① 五藏生成：五脏即心、肝、脾、肺、肾。生，相生；成，相成。本篇从生理、病理以及诊断等方面论述了五脏之间及五脏与五体、五色、五味、五脉之间的相生、相克、相反、相成关系。吴昆说："五脏未病有相生相成之理；五脏已病，亦有相生相成之理。"故名曰"五脏生成"。

② 合：应也。人体内有肝、心、脾、肺、肾五脏，外有相应的筋、脉、肉、皮、骨与之外内表里配合，叫做"合"。

③ 荣：荣华、精华。

④ 主：制约者。明·张介宾："心属火，受水之制，故以肾为主。"清·张志聪："心主火而受制于肾水，是肾乃心藏生化之本，故其主肾也。"

⑤ 泣：通"涩"，血凝于脉而不畅。

⑥ 肉胝胸（zhī zhòu 音支皱）而唇揭：谓皮肉厚而皱缩，嘴唇高而翻出。　胝，皮肉厚。　胸，"皱"的异体字。揭，皮裂而不能合。

⑦ 合：相宜，适宜。明·马莳："合者，犹所谓相宜也。"

其欲而归凑之。**五藏之气**①，　新校正云：按全元起本云：此五味之合，五藏之气也，连上文。《太素》同。**故色见青如草兹**②**者死，**兹，滋也，言如草初生之青色也。**黄如枳实**③**者死，**色青黄也。**黑如炲**④**者死，**炲，谓炲煤也。**赤如衃血者死，**衃血，谓败恶凝聚之血，色赤黑也。**白如枯骨者死，**白而枯槁，如干骨之白也。**此五色之见死也。**藏败，故见死色也。《三部九候论》曰：'五藏已败，其色必夭，夭必死矣。'此之谓也。**青如翠羽**⑤**者生，赤如鸡冠者生，黄如蟹腹者生，白如豕膏**⑥**者生，黑如乌羽者生，此五色之见生也。**此谓光润也，色虽可爱，若见朦胧，尤善矣。故下文曰：**生于心，如以缟裹朱**⑦；**生于肺，如以缟裹红**⑧；**生于肝，如以缟裹绀**⑨；**生于脾，如以缟裹栝楼实**⑩；**生于肾，如以缟裹紫**⑪。是乃真见生色也。缟，白色。绀，薄青色。**此五藏所生之外荣也。**荣，美色也。**色味当**⑫**五藏：白当肺，辛；赤当心，苦；青当肝，酸；黄当脾，甘；黑当肾，咸。**各当其所应，而为色味也。**故白当皮，赤当脉，青当筋，黄当肉，黑当骨。**各归其所养之藏气也。

诸脉者皆属⑬**于目，**脉者血之府。《宣明五气篇》曰：'久视伤血。'由此明诸脉皆属于目也。新校正云：按皇甫士安云：'《九卷》曰：心藏脉，脉舍神。神明通体，故云属目。'**诸髓者皆属于脑，**脑为髓海，故诸髓属之。**诸筋者皆属于节，**筋气之坚结者，皆络于骨节之间。《宣明五气篇》曰：'久行伤筋。'由此明诸筋皆属于节也。**诸血者皆属于心，**血居脉内，属于心也。《八正神明论》曰：'血气者，人之神。'然神者心之主，由此故诸血皆属于心也。**诸气者皆属于肺，**肺藏主气故也。**此四支八溪**⑭**之朝夕**⑮**也。**溪者，肉之小会名也。八溪，谓肘膝腕也。如是，气血筋脉，互有盛衰，故为朝夕矣。**故人卧血归于肝，**肝藏血，心行之，人动则血运于诸经，人静则血归于肝藏。何者？肝主血海故也。**肝受血而能视，**言其用也。目为肝之官，故肝受血而能视。**足受血而能步，**气行乃血流，故足受血而能行步也。**掌受血而能握，**以当把握之用。**指受血而能摄。**以当摄受之用也。血气者，人之神，故所以受血者，皆能运用。**卧出而风吹之，血凝于肤者为痹，**谓痛痹也。**凝于脉者为泣，**泣，谓血行不利。**凝于足者**

① 气：色气，色泽。
② 草兹：草席。《尔雅·释器》："蓐，谓之兹。"清·高世栻："死草之色，青兼白也。"
③ 枳实：药名，颜色青黄不泽。
④ 炲（tái 音台）：烟煤的灰。
⑤ 翠羽：翠鸟的羽毛，其色青而光泽。
⑥ 豕（shǐ 音史）膏：猪的脂肪。
⑦ 以缟（gǎo 音搞）裹朱：缟，纯白色的精细生绢。　朱：朱砂，朱色，正红色。以缟裹朱，言隐然红润光泽之色。
⑧ 红：粉红色。
⑨ 绀（gàn 音干）：深青透红之色。明·张介宾："青而含赤色也。"
⑩ 栝楼实：药名，其色黄。
⑪ 紫：紫红色。
⑫ 当：合，合于，与……相合。
⑬ 属：联属，统属。
⑭ 八溪（xī 音西）：指两臂的肩、肘和两腿的髋、膝八大关节。明·张介宾："手有肘与腋、足有胯与腘也，此四支之关节，故称为溪。"　另一说：指两臂的肘、腕和两腿的膝、踝八大关节。明·马莳："八溪者，手之肘与腕、足之膝与腕也。"
⑮ 朝夕：同"潮汐"。明·张介宾："朝夕，即'潮汐'之义。言人身气血往来，如海潮之消长。"　清·高世栻："凡此血气同时环转，朝夕出入，故为四支八溪之朝夕也。人之朝夕，即天之昼夜。"

为厥，厥谓足逆冷也。此三者①，血行而不得反其空②，故为痹厥也。空者，血流之道，大经隧也。人有大谷十二分，大经所会，谓之大谷也。十二分者，谓十二经脉之部分。小溪三百五十四名③，少十二俞④，小络所会，谓之小溪也。然以三百六十五小络言之者，除十二俞外，则当三百五十三名，经言三百五十四者，传写行书，误以三为四也。　新校正云：按别本及全元起本、《太素》'俞'作'关'。此皆卫气之所留止，邪气之所客也，卫气满填以行，邪气不得居止，卫气亏缺留止，则为邪气所客，故言邪气所客。针石缘⑤而去之。缘，谓夤缘行去之貌。言邪气所客，卫气留止，针其溪谷，则邪气夤缘随脉而行去也。

诊病之始，五决⑥为纪，五决，谓以五藏之脉，为决生死之纲纪也。欲知其始，先建其母⑦。建，立也。母，谓应时之王气也。先立应时王气，而后乃求邪正之气也。所谓五决者，五脉⑧也。谓五藏脉也。是以头痛巅疾，下虚上实⑨，过⑩在足少阴、巨阳，甚则入肾；足少阴，肾脉。巨阳，膀胱脉。膀胱之脉者，起于目内眦，上额交巅上；其支别者，从巅至耳上角；其直行者，从巅入络脑，还出别下项，循肩髆，内侠脊，抵腰中，入循膂，络肾，属膀胱。然肾虚而不能引巨阳之气，故头痛而为上巅之疾也。经病甚已，则入于藏矣。徇蒙招尤⑪，目冥耳聋，下实上虚，过在足少阳、厥阴，甚则入肝；徇，疾也。蒙，不明也。言目暴疾而不明。招，谓掉也。摇掉不定也。尤，甚也。目疾不明，首掉尤甚，谓暴病也。目冥耳聋，谓渐病也。足少阳，胆脉。厥阴，肝脉也。厥阴之脉，从少腹，上侠胃，属肝络胆，贯鬲，布胁肋，循喉咙之后，入颃颡，上出额，与督脉会于巅。其支别者，从目系下颊里。足少阳之脉，起于目锐眦，上抵头角，下耳后，循颈，入缺盆。其支别者，从耳后，入耳中；又支别者，别目锐眦，下颧，加颊车，下颈，合缺盆以下胸中，贯鬲，络肝，属胆。今气不足，故为是病。　新校正云：按王注徇蒙，言目暴疾而不明，义未甚显。徇蒙者，盖谓目睑瞤动疾数而蒙

---

① 此三者：指上文的"痹"、"泣"、"厥"三病。

② 反其空：谓（血行）流注到关节孔窍。　反，同"返"，这里反训为"到"，指（血）流到。　空，指人体的关节、孔窍。

③ 大谷十二分，小溪三百五十四名：有数说。其一：唐·杨上善："小曰溪，大曰谷，溪谷皆流水处也。故十二经脉名为大谷，三百六十五络名曰小溪。"　其二：明·张介宾："大谷者，言关节之最大者也。节之大者，无如四肢。在手者肩、肘、腕，在足者髀、膝、腕。四肢各有三节，是为十二分。分，处也。小溪者，言通身骨节之交也。"其三：清·张志聪："大谷十二分者，肉之大分处也，小溪三百五十四名者，肉之小分处也。分者，肉分而有纹理也。名，穴名也。盖肉分之间而有交会，交会之处而有穴名也。"清·孙鼎宜注"大谷"谓："此以经脉为谷，与《气穴论》'肉之大会为谷'义异。"注"小溪"谓："此以气穴为溪，与《气穴论》'肉之小会为溪'义异。"

④ 十二俞：指十二个脏腑的背俞穴。明·张介宾："谓十二藏之俞，如肺俞、心俞之类是也。"　又说："少十二俞"四字，疑是衍文。似是。

⑤ 缘：因，据。

⑥ 五决：清·张志聪："审别五藏阴阳之经气，以决其病也。"　此指以五脏应时之脉来判断疾病。"决"，辨也。判断。

⑦ 母：指应时脉象中的胃气。明·吴昆："母，应时胃气。如春脉微弦，夏脉微钩，长夏脉微软，秋脉微毛，冬脉微石，谓之中和而有胃气。土为万物之母，故谓之母也。若弦甚，则知其病始于肝；钩甚，则知其病始于心；软甚，则知其病始于脾；毛甚，则知其病始于肺；石甚，则知其病始于肾。故曰'欲知其始，先建其母'。"

⑧ 五脉：五脏的应时脉象。

⑨ 下虚上实：明·李中梓："下虚，少阴肾虚也；上实，巨阳膀胱实也。肾虚不能摄巨阳之气。故虚邪上行而为头痛。"

⑩ 过：明·马莳："过者，病也。"

⑪ 徇蒙招尤：指头晕目眩，摇动不已。　徇，通"瞤"，目眩。蒙，同"矇"，目视不明。招尤，即"招摇"，指头摇。尤，通"摇"。

暗也。又少阳之脉'下颊'，《甲乙经》作'下顿'。

腹满膜胀，支鬲肤胁①**，下厥上冒**②**，过在足太阴、阳明**；肤，谓胁上也。下厥上冒者，谓气从下逆上，而冒于目也。足太阴，脾脉。阳明，胃脉也。足太阴脉，自股内前廉，入腹，属脾络胃，上鬲。足阳明脉，起于鼻，交于頞，下循鼻外，下络颐颔，从喉咙，入缺盆，属胃络脾。其直行者，从缺盆，下乳内廉，下侠齐，入气街中。其支别者，起胃下口，循腹里，至气街中而合以下髀。故为是病。**咳嗽上气，厥**③**在胸中，过在手阳明、太阴**；手阳明，大肠脉。太阴，肺脉也。手阳明脉，自肩髃前廉，上出于柱骨之会上，下入缺盆，络肺，下鬲，属大肠。手太阴脉，起于中焦，下络大肠，还循胃口，上鬲，属肺，从肺系，横出掖下。故为咳嗽上气，厥在胸中也。　新校正云：按《甲乙经》'厥'作'病'。**心烦头痛，病在鬲中**④**，过在手巨阳、少阴**。手巨阳，小肠脉。少阴，心脉也。巨阳之脉，从肩上入缺盆，络心，循咽，下鬲，抵胃，属小肠。其支别者，从缺盆，循颈上颊，至目锐眦。手少阴之脉，起于心中，出属心系，下鬲，络小肠。故心烦头痛，病在鬲中也。　新校正云：按《甲乙经》云：'胸中痛，支满，腰背相引而痛，过在手少阴、太阳也'。**夫脉之小大滑涩浮沉，可以指别**；夫脉，小者细小，大者满大，滑者往来流利，涩者往来塞难，浮者浮于手下，沉者按之乃得也。如是，虽众状不同，然手巧心谛，而指可分别也。**五藏之象，可以类推**；象，谓气象也。言五藏虽隐而不见，然其气象性用，犹可以物类推之。何者？肝象木而曲直，心象火而炎上，脾象土而安静，肺象

金而刚决，肾象水而润下。夫如是皆大举宗兆，其中随事变化，象法傍通者，可以同类而推之尔。**五藏相音**⑤**，可以意识**；音，谓五音也。夫肝音角，心音徵，脾音宫，肺音商，肾音羽，此其常应也。然其互相胜负，声见否臧⑥，则耳聪心敏者，犹可以意识而知之。**五色微诊，可以目察**。色，谓颜色也。夫肝色青，心色赤，脾色黄，肺色白，肾色黑，此其常色也。然其气象交互，微见吉凶，则目明智远者，可以占视而知之。**能合脉色，可以万全**。色青者其脉弦，色赤者其脉钩，色黄者其脉代，色白者其脉毛，色黑者其脉坚，此其常色脉也。然其参校异同，断言成败，则审而不惑，万举万全，色脉之病，例如下说：**赤脉之至也，喘**⑦**而坚，诊曰有积气在中，时害于食，名曰心痹**⑧。喘，谓脉至如卒喘状也。藏居高，病则脉为喘状，故心肺二藏，而独言之尔。喘为心气不足，坚则病气有余。心脉起于心胸之中，故积气在中，时害于食也。积，谓病气积聚。痹，谓藏气不宣行也。**得之外疾，思虑而心虚，故邪从之**；思虑心虚，故外邪因之，而居止矣。**白脉之至也，喘而浮，上虚下实，惊，有积气在胸中，喘而虚，名曰肺痹，寒热**，喘为不足，浮者肺虚，肺不足是谓上虚，上虚则下当满实矣。以其不足，故善惊而气积胸中矣。然脉喘而浮，是肺自不足；喘而虚者，是心气上乘，肺受热而气不得营，故名肺痹，而外为寒热也。**得之醉而使内**⑨**也**；酒味苦燥，内益于心，醉甚入房，故心气上胜于肺矣。**青脉之至也，长**

---

① 支鬲肤（qū 音驱）胁：谓胸膈胁肋部就像有物撑着一样。　支，撑。鬲，通"膈"。肤，腋下胁上的部位。
② 下厥上冒：指下部气逆，而致头目昏眩。冒，通"瞀"，目昏眩。
③ 厥：指气逆。
④ 心烦头痛，病在鬲中：晋·皇甫谧《甲乙经》中作"胸中痛，支满，腰背相引而痛"。似是，可据改。
⑤ 相音：明·张介宾："相是形相（形貌），如阴阳二十五人形；音是五音，如肝音角、心音徵、脾音宫、肺音商、肾音羽。"
⑥ 否臧：成败，善恶；优劣。否，恶；臧，善。《易·师》："师出以律，否臧，凶。"孔颖达疏："否谓破败，臧谓有功。"
⑦ 喘：比喻脉来急迫、急促。清·张志聪："急疾也。"
⑧ 心痹：清·张志聪："积气痹闭于心下也。"清·高世栻："心气闭而不舒也。"
⑨ 使内：指行房事。

而左右弹①，有积气在心下支胠，名曰肝痹，脉长而弹，是为弦紧，紧为寒气，中湿乃弦，肝主胠胁，近于心，故气积心下，又支胠也。《正理论·脉名例》曰：'紧脉者，如切绳状。'言左右弹人手也。得之寒湿，与疝同法，腰痛足清头痛；脉紧为寒，脉长为湿，疝之为病，亦寒湿所生，故言与疝同法也。寒湿在下，故腰痛也。肝脉者，起于足，上行至头，出额，与督脉会于巅，故病则足冷而头痛也。清，亦冷也。**黄脉之至也，大而虚，有积气在腹中，有厥气**②，**名曰厥疝**③，脉大为气，脉虚为虚，既气又虚，故脾气积于腹中也。若肾气逆上，则是厥疝；肾气不上，则但虚而脾气积也。**女子同法**④，**得之疾使四支汗出当风；**女子同法，言同其候也。风气通于肝，故

汗出当风，则脾气积满于腹中。**黑脉之至也，上坚而大，有积气在小腹与阴**⑤，**名曰肾痹，**上，谓寸口也。肾主下焦，故气积聚于小腹与阴也。**得之沐浴清水**⑥**而卧。**湿气伤下，自归于肾，况沐浴而卧，得无病乎！《灵枢经》曰：'身半以下，湿之中也。'**凡相五色之奇脉**⑦，**面黄目青，面黄目赤，面黄目白，面黄目黑者，皆不死也；**奇脉，谓与色不相偶合也。凡色见黄，皆为有胃气，故不死也。　新校正云：按《甲乙经》无'之奇脉'三字。**面青目赤，面赤目白，面青目黑，面黑目白，面赤目青，皆死也。**无黄色而皆死者，以无胃气也。五藏以胃气为本。故无黄色，皆曰死焉。

---

① 长而左右弹：明·张介宾："言两手俱长而弦强也。弹，搏击之义。"
② 厥气：厥逆之气，逆气。
③ 厥疝：明·张介宾："脾虚则木乘其弱，水无所畏，而肝肾之气上逆，是为厥气；且脾、肝、肾三经皆结于阴器，故名曰厥疝。"清·高世栻："有厥气，乃土受木克，土气厥逆而不达。土受木克，故不名曰脾疝而名曰厥疝。疝是肝病。"
④ 女子同法：清·高世栻："女子无疝，肝木乘脾之法则同也。"
⑤ 阴：指前阴部。
⑥ 清水：凉水。清，同清，凉也。
⑦ 之奇脉：因本段仅言色诊，未言脉诊，故晋·皇甫谧《甲乙经》所引无此三字。当是。

五藏别论①篇第十一 新校正云：按全元起本在第五卷。

黄帝问曰：余闻方士②，或以脑髓为藏，或以肠胃为藏，或以为府，敢③问更相反，皆自谓是，不知其道，愿闻其说。

方士，谓明悟方术之士也。言互为藏府之差异者，经中犹有之矣。《灵兰秘典论》以肠胃为十二藏相使之次，《六节藏象论》云十一藏取决于胆，《五藏生成篇》云五藏之象可以类推，五藏相音可以意识，此则互相矛盾尔。脑髓为藏，应在别经。

岐伯对曰：脑、髓④、骨、脉、胆、女子胞⑤，此六者，地气之所生⑥也，皆藏于阴而象于地⑦，故藏而不泻，名曰奇恒之府。脑髓骨脉，虽名为府，不正⑧与神藏为表里。胆与肝合，而不同六府之传泻。胞虽出纳，纳则受纳精气，出则化出形容。形容之出，谓化极而生。然出纳之用，有殊于六府，故言藏而不泻，名曰奇恒

之府也。夫胃、大肠、小肠、三焦、膀胱，此五者，天气之所生⑨也，其气象天⑩，故泻而不藏，此受五藏浊气⑪，名曰传化之府，此不能久留输泻⑫者也。言水谷入已，糟粕变化而泄出，不能久久留住于中，但当化已，输泻令去而已，传泻诸化，故曰传化之府也。魄门亦为五藏使⑬，水谷不得久藏。谓肛之门也，内通于肺，故曰魄门。受已化物，则为五藏行使，然水谷亦不得久藏于中。

所谓五藏者，藏精气而不泻也，故满而不能实；精气为满，水谷为实，但藏精气，故满而不能实。 新校正云：按全元起本及《甲乙经》、《太素》'精气'作'精神'。六府者，传

---

① 五藏别论：本篇为《内经》论述藏象学说的重要篇章之一。首先论述了五脏、六腑，奇恒之腑的功能特点及其区别和关系，说明了脏腑分类的基本依据。继而讨论了五脏病变上察鼻窍，下察魄门，中察气口的原理及意义，补充了五脏之象的内容。并进一步论述了心理因素在治疗中的作用，提倡医学科学，反对迷信鬼神。可见本篇一则对内脏进行了区别，二则强调五脏之象的甄别，三则有别于其他论述脏腑的篇章。故名篇。

② 方士：在周代指主管诉讼的官职。秦汉以后认为方士即"道士"，指求仙、炼丹、自言能长生不死之人。后泛称医、卜、星、相之流为方士。此处指懂得医理的人，或医生。

③ 敢：自言冒昧之意。

④ 髓：此指脊髓，以与脑、骨相区别。

⑤ 女子胞：即子宫，又称胞宫。

⑥ 地气之所生：地气，即阴气。地气之所生，即禀受于阴，其性属阴之意。

⑦ 藏于阴而象于地：谓脑、髓等六者的作用是藏纳阴精，就像大地藏纳万物一样。　于，助词，协调音节。无义。阴，指阴精。

⑧ 不正：不恰好。

⑨ 天气之所生：天气，即阳气。天气之所生，即禀受于阳，其性属阳之意。

⑩ 其气象天：谓胃、大小肠、膀胱、三焦等五者的共同功能是运化水谷，传化不已，像天阳之气运转不息，故以"天"喻之。

⑪ 此受五脏浊气：受，接受、受纳。浊气，代谢产物。此句言传化之腑接受五脏的糟粕浊气输泻于体外。

⑫ 输泻：谓输精华于五脏，泻糟粕于体外。　泻，这里即"排泻"的意思。

⑬ 魄门亦为五脏使："魄"，通"粕"。魄门指排泄糟粕之门，即肛门。使，役也。此句言魄门也为五脏主使和所用，与五脏有着密切的关系。

化物而不藏，故实而不能满①也。以不藏精气，但受水谷故也。所以然者，水谷入口，则胃实而肠虚；以未下也。食下，则肠实而胃虚。水谷下也。故曰：实而不满，满而不实也。

帝曰：气口何以独为五藏主②？气口，则寸口也，亦谓脉口。以寸口可候气之盛衰，故云气口。可以切脉之动静，故云脉口。皆同取于手鱼际之后同身寸之一寸，是则寸口也。

岐伯曰：胃者，水谷之海，六府之大源也。人有四海，水谷之海，则其一也。受水谷已，荣养四傍，以其当运化之源，故为六府之大源也。五味入口，藏于胃以养五藏气，气口亦太阴也③。气口，在手鱼际之后同身寸之一寸。气口之所候脉动者，是手太阴脉气所行，故言气口亦太阴也。是以五藏六府之气味，皆出于胃，变见④于气口。荣气之道，内谷为实。 新校正

云：详此注出《灵枢》，‘实’作‘宝’。谷入于胃，气传与肺，精专者，循肺气行于气口，故云变见于气口也。 新校正云：按全元起本‘出’作‘入’。故五气⑤入鼻，藏于心肺，心肺有病，而鼻为之不利也。

凡治病必察其下⑥，适⑦其脉，观其志意与其病也。下，谓目下所见可否也。调适其脉之盈虚，观量志意之邪正，及病深浅成败之宜，乃守法以治之也。 新校正云：按《太素》作‘必察其上下，适其脉候，观其志意，与其病能。’拘于鬼神者，不可与言至德。志意邪则好祈祷，言至德则事必违，故不可与言至德也。恶于针石者，不可与言至巧。恶于针石，则巧不得施，故不可与言至巧。病不许治者，病必不治，治之无功矣。心不许人治之，是其必死。强为治者，功亦不成，故曰治之无功矣。

① 满而不能实，实而不能满：满，前者作"充满"解，后者同"懑"，有闭塞不通之义。实，有充实、旺盛之义。"满而不能实，"言五脏属阴，主藏精气，精气宜充满，静而内藏，至贵难实。"实而不能满"，言六腑属阳，主纳泻水谷，虽局部充实但动而运转不息，不能闭塞不通。

② 气口：诊脉部位，在手腕上桡骨内侧的桡动脉上。明·张介宾："气口之义，其名有三：手太阴肺经脉也。肺主气，气之盛衰见于此，故曰气口；肺朝百脉，脉之大会聚于此，故曰脉口；脉出太渊，其长一寸九分，故曰寸口。是名虽三，而实则一耳。"主：指主要诊脉部位。

③ 气口亦太阴也：气口本为手太阴肺经所过之处，然足太阴脾布行胃气，脾气上归于肺，而后经肺布散全身，故气口亦为足太阴脾之所归，反映脾胃后天之本的盛衰状况。

④ 变见：见，同"现"，表现。变见，即变化表现。

⑤ 五气：指五时之气。

⑥ 察其下：《太素》作"必察其上下"，从之，即上察鼻窍，下察魄门。

⑦ 适：观察、审视。明·张介宾："适，测也。"

卷第四

异法方宜论①篇第十二 新校正云：按全元起本在第九卷。

黄帝问曰：医之治病也，一病而治各不同，皆愈，何也？ 不同，谓针石灸焫毒药导引按蹻也。

岐伯对曰：地势使然也。 谓法天地生长收藏及高下燥湿之势。

故东方之域，天地之所始生②也， 法春气也。鱼盐之地，海滨傍水， 鱼盐之地，海之利也。滨，水际也。随业近之。其民食鱼而嗜咸，皆安其处，美其食。 丰其利，故居安。恣其味，故食美。鱼者使人热中③，盐者胜④血， 鱼发疮，则热中之信；盐发渴，则胜血之徵。故其民皆黑色疏理⑤， 其病皆为痈疡， 血弱而热，故喜为痈疡。其治宜砭石。 砭石，谓以石为针也。《山海经》曰：'高氏之山，有石如玉，可以为针。'则砭石也。 新校正云：按'氏'一作'伐'。故砭石者，亦从东方来⑥。 故砭石东人今用之。

西方者，金玉之域，沙石之处，天地之所收引⑦也。 法秋气也。引，谓牵引，使收敛也。其民陵⑧居而多风，水土刚强， 居室如陵，故曰陵居。金气肃杀，故水土刚强也。 新校正云：详大抵西方地高，民居高陵，故多风也，不必室如陵矣。其民不衣而褐荐⑨，其民华食而脂肥⑩， 不衣丝绵，故曰不衣。褐，谓毛布也。荐，谓细草也。华，谓鲜美，酥酪骨肉之类也。以食鲜美，故人体脂肥。故邪不能伤其形体。其病生于内⑪， 水土刚强，饮食脂肥，肤腠闭封，血气充实，故邪不能伤也。内，谓喜怒悲忧恐及饮食男女之过甚也。 新校正云：详'悲'一作'思'。当作'思'，

---

① 异法方宜论：异法，指不同的治疗方法。方宜，谓地方环境各有所宜。本篇讨论了由于居住地区不同，人们受自然环境及生活条件的影响，形成了体质上的差异，因而产生的疾病有一定区别，在治疗疾病时必须采取不同的方法而因地制宜的道理。正如张志聪所说："治病之法，各有异同，五方之民，居处衣食，受病治疗，各有所宜。"所以用"异法方宜"名篇。

② 始生：开始生发。指东方为春气生发的地域。

③ 热中：谓热积体内。 按：鱼性属火，多食就会使其火热积于肠胃而成为热邪；内热积聚，就会导致痈疡之病。

④ 胜：伤。 按：盐入血分，多食则伤血。

⑤ 疏理：谓皮肉腠理疏松。

⑥ 亦从东方来：谓砭石疗法是从东方传来的。亦，语首助词。

⑦ 收引：同义词合用，即收敛。清·张志聪："天地降收之气，从西北而及于东南。"

⑧ 陵：用作状语，依山陵，靠近山陵。此指居处地势较高。

⑨ 不衣而褐荐：褐（hè音赫）：指粗毛或粗麻做成的衣服。荐，细草编成的席。谓其民不用丝绵，而用毛布之褐，细草之席。

⑩ 华食而脂肥：指吃鲜美的酥酪、肉类食物，而致形体肥胖。

⑪ 病生于内：清·姚止庵："今脂肥则腠密，褐荐则体温，而邪无自而入。然惟过于饱暖，则肥甘积于肠胃，情欲耗其真元，病不在外而在于内矣。"指多因饮食不节，肠胃失调而病起于内。

已具《阴阳应象大论》注中。其治宜毒药①。能攻其病，则谓之毒药。以其血气盛，肌肉坚，饮食华，水土强，故病宜毒药，方制御之。药，谓草木虫鱼鸟兽之类，皆能除病者也。故毒药者，亦从西方来。西人方术，今奉之。

北方者，天地所闭藏之域也。其地高陵居，风寒冰冽，法冬气也。其民乐野处而乳食②。藏寒生满病③，水寒冰冽，故生病于藏寒也。 新校正云：按《甲乙经》无'满'字。其治宜灸焫④。火艾烧灼，谓之灸焫。故灸焫者，亦从北方来。北人正行其法。

南方者，天地所长养⑤，阳之所盛处也。其地下，水土弱，雾露之所聚也。法夏气也。地下则水流归之，水多故土弱而雾露聚。其民嗜酸而食胕⑥，言其所食不芬香。 新校正云：按全元起云：食鱼也。故其民皆致理而赤色⑦。其病挛痹⑧，酸味收敛，故人皆肉理密致。阳盛之

处，故色赤。湿气内满，热气内薄，故筋挛脉痹也。其治宜微针⑨。微，细小也。细小之针，调脉衰盛也。故九针者⑩，亦从南方来。南人盛崇之。

中央者，其地平以湿，天地所以生万物也众⑪，法土德之用，故生物众。然东方海，南方下，西方、北方高，中央之地平以湿，则地形斯异，生病殊焉。其民食杂而不劳⑫，四方辐辏而万物交归，故人食纷杂而不劳也。故其病多痿厥寒热⑬，湿气在下，故多病痿弱、气逆及寒热也。《阴阳应象大论》曰：'地之湿气，感则害皮肉筋脉。'居近于湿故尔。其治宜导引按跷⑭。导引，谓摇筋骨，动支节。按，谓抑按皮肉。跷，谓捷举手足。故导引按跷者，亦从中央出也⑮。中人用为养神调气之正道也。

故圣人杂合以治，各得其所宜，随方而用，各得其宜，唯圣人法，乃能然矣。故治所以异而病皆愈者，得病之情，知治之大体⑯也。达性怀故然。

---

① 毒药：泛指药物，或指性用峻猛的药物。明·张介宾："毒药者，总括药饵而言。凡能除病者，皆可称为毒药。"
② 乐野处而乳食：喜欢迁徙，以乳为食。 按：此句所述为游牧生活之状。处，清·高世栻："暂处也。"
③ 藏寒生满病：明·张介宾："地气寒，乳性亦寒，故令人藏寒。藏寒多滞，故生胀满等病。"清·姚止庵："藏既寒矣，气闭不行，以致中满，胸腹肠藏之间，膨胀如鼓。所以然者，地气寒而藏又寒也。"
④ 灸焫（ruò 音弱）：用艾炷灸治。
⑤ 长养：言南方阳光充足，故宜万物生长养育。
⑥ 胕（fǔ 音腐）：通"腐"，指腐熟的食物，或指腌制发酵后有臊臭味的食物。唐·杨上善："腐也。"清·张志聪："如豉、鲊、醯、醢之类，物之腐者也。"
⑦ 致理：皮肉腠理致密。
⑧ 挛痹：肢体筋脉拘急、麻木不仁。清·姚止庵："挛痹者，湿热盛而病在筋骨也。"
⑨ 微针：细小的针。清·张志聪："其锋微细，浅刺之针也。"
⑩ 九针：九种不同规格的针刺用针。为：镵（chán 音馋）针、员针、鍉（dí 音镝）针、锋针、铍（pí 音皮）针、员利针、毫针、长针、大针。详见《灵枢·九针十二原》。
⑪ 天地所以生万物也众：即言中央之地，地处平原，气候温和，物产丰富。
⑫ 食杂而不劳：食杂，谓食物种类多。不劳，言不过分的劳累。
⑬ 病多痿厥寒热：痿厥，肢体痿弱、厥逆。明·张介宾："土气通脾而主四肢，故湿滞为痿，寒热则为厥。中央者，四方五气交相集，故或寒或热也。"清·张志聪："中土之民，不劳其四体，而气血不能灌溉于四旁，是以多痿厥寒热之病矣。"
⑭ 导引按跷（qiāo 音乔阴平）：导引，为养生兼治病的一套方法，以肢体运动、呼吸吐纳与自我按摩相结合为特点，已失传。
⑮ 出：传出，推广开来。清·高世栻："中央四布，故曰出。"
⑯ 知治之大体：指掌握治疗疾病的基本规律。

移精变气论①篇第十三 新校正云：按全元起本在第二卷。

黄帝问曰：余闻古之治病，惟其移精变气②，可祝由而已③。今世治病，毒药④治其内，针石治其外，或愈或不愈，何也？ 移，谓移易。变，谓变改。皆使邪不伤正，精神复强而内守也。《生气通天论》曰：'圣人传精神，服天气。'《上古天真论》曰：'精神内守，病安从来。'

岐伯对曰：往古人居禽兽之间，动作以避寒，阴居以避暑⑤，内无眷慕⑥之累，外无伸宦⑦之形， 新校正云：按全元起本'伸'作'臾'。 此恬憺之世，邪不能深入也。故毒药不能治其内，针石不能治其外，故可移精祝由而已。古者巢居穴处，夕隐朝游，禽兽之间，断可知矣。然动躁阳盛，故身热足

以御寒；凉气生寒，故阴居可以避暑矣。夫志捐⑧思想，则内无眷慕之累；心亡愿欲，故外无伸宦之形。静保天真，自无邪胜，是以移精变气，无假毒药，祝说病由，不劳针石而已。 新校正云：按全元起云'祝由南方神。' 当今之世不然，当今之世，情慕云为，而动远于道也。忧患缘⑨其内，苦形伤其外，又失四时之从，逆寒暑之宜，贼风数至⑩，虚邪朝夕，内至五藏骨髓，外伤空窍⑪肌肤，所以小病必甚，大病必死，故祝由不能已也。

帝曰：善。余欲临病人，观死生，决嫌疑，欲知其要，如日月光⑫，可得闻乎？

岐伯曰：色脉者，上帝之所贵也，先师之所传也。上帝，谓上古之帝。先师，谓岐

---

① 移精变气论：移，移易、转移；精，指精神；变气，改变气的运行。本篇首先论述了用转移精神状态的治疗方法（具体指用祝由的方法）以改变气的运行，从而达到治病的目的，故以此作为篇名；接着阐述了诊病时要"无失色脉"及"数问其情"的道理，强调察色、切脉、问诊要相参为用，这是"治之大则"；其次，强调"神"的得失对判断疾病预后有重要参考价值；最后，指出了病情随时代的变化而不同，告诫人们要重视早期防治。姚止庵说："篇中专论色脉……治病之要，唯此而已。篇中以移精变气为名者，盖由帝问祝由治病以移精变气，而即以引端之辞为名也。"

② 移精变气：谓调适患者的精神状态并改善其气的运行。 一说：谓（患者）精神状态与气的运行出现异常化，乃是就病因而言的，并有希望保持精神淳朴淡泊的寓意。亦通。前说更妥。

③ 祝由而已：谓通过符咒、祈祷的方法即可使病痊愈。 祝由，用画符诵咒、祈祷神灵来祛邪除疾的方法。已，痊愈，这里是使动用法。

④ 毒药：泛指药物。

⑤ 动作以避寒，阴居以避暑：谓上古之人，借助活动来驱除寒冷；居住在阴凉的地方来躲避暑热。

⑥ 眷慕：贪恋、仰慕（名利）。

⑦ 伸宦：明·吴昆："求进于官也。"郭霭春："按'申宦'各本作'申官'亦难解。疑应作'忧患'。古作'忧宦'。……如作'外无忧患之形'，则语义豁然。"

⑧ 捐：舍弃。

⑨ 缘：唐·杨上善《太素》作"琢"，当是。与下句"伤"互文对举，同义。

⑩ 贼风数（shuò 音硕）至：外来而伤人致病的邪气。数，屡次。

⑪ 空窍：即孔窍。

⑫ 如日月光：清·姚止庵："按：日月之光，有目共见。此问治病之要，欲求其显而易见也。"

伯祖世之师僦贷季也。**上古使僦贷季①，理色脉而通神明②，合之金木水火土，四时八风③六合④，不离其常⑤，**先师以色白脉毛而合金应秋，以色青脉弦而合木应春，以色黑脉石而合水应冬，以色赤脉洪而合火应夏，以色黄脉代而合土应长夏及四季，然以是色脉下合五行之休王，上副四时之往来，故六合之间，八风鼓坼，不离常候，尽可与期。何者？以见其变化而知之也。故下文曰：**变化相移，以观其妙，以知其要，欲知其要，则色脉是矣。**言所以知四时五行之气变化相移之要妙者何？以色脉故也。**色以应日，脉以应月⑥，常求其要⑦，则其要也。**言脉应月、色应日者，占候之期准也。常求色脉之差忒，是则平人之诊要也。**夫色之变化，以应四时之脉，此上帝之所贵，以合于神明也，所以远死而近生。**能观色脉之臧否，晓死生之微兆，故能常远于死而近于生也。**生道以长，命曰圣王⑧。**上帝闻道，勤而行之，生道以长，惟圣王乃尔而常用也。

中古之治病，至而治之⑨，汤液⑩十日，以去八风五痹⑪之病，八风，谓八方之风。五痹，谓皮肉筋骨脉之痹也。《灵枢经》曰：'风从东方来，名曰婴儿风，其伤人也，外在筋纽，内舍于肝。风从东南来者，名曰弱风，其伤人也，外在于肌，内舍

于胃。风从南方来，名曰大弱风，其伤人也，外在于脉，内舍于心。风从西南来，名曰谋风，其伤人也，外在于肉，内舍于脾。风从西方来，名曰刚风，其伤人也，外在于皮，内舍于肺。风从西北来，名曰折风，其伤人也，外在于手太阳之脉，内舍于小肠。风从北方来，名曰大刚风，其伤人也，外在于骨，内舍于肾。风从东北来，名曰凶风，其伤人也，外在于掖胁，内舍于大肠。'又《痹论》曰：'以春甲乙伤于风为筋痹，以夏丙丁伤于风者为脉痹，以秋庚辛伤于风者为皮痹，以冬壬癸伤于邪者为骨痹，以至阴遇此者为肉痹，是所谓八风五痹之病也。' 新校正云：按此注引《痹论》，'今经中《痹论》不如此，当云《风论》曰：以春甲乙伤于风者为肝风，以夏丙丁伤于风者为心风，以季夏戊己伤于邪者为脾风，以秋庚辛中于邪者为肺风，以冬壬癸中于邪者为肾风。《痹论》曰：风寒湿三气杂至，合而为痹，以冬遇此者为骨痹，以春遇此者为筋痹，以夏遇此者为脉痹，以至阴遇此者为肌痹，以秋遇此者为皮痹。' **十日不已，治以草苏草荄之枝，本末为助⑫，标本已得⑬，邪气乃服。**草苏，谓药煎也。草荄，谓草根也。枝，谓茎也。言以诸药根苗，合成其煎，俾相佐助，而以服之。凡药有用根者、有用茎者、有用枝者、有用华实者、有用根茎枝华实者，汤液不去，则尽用之，故云本末为助也。标本已得，邪气乃服者，言工人与病主疗相应，则邪气率服而随时顺也。《汤液醪醴论》曰：'病为本，工为标，标本

---

① 僦（jiù 音就）贷季：人名，相传是岐伯的祖师。
② 理色脉而通神明：神明，指神灵。明·吴昆："理色脉，求理于色脉也。通神明，谓色脉之验，符合于神明也。"
③ 八风：八方之风，即来自东、南、西、北与东南、西南、西北、东北这八方之风。
④ 六合：东、南、西、北与上、下这六方之内为"六合"，犹"天地之间"，指天地万物。
⑤ 不离其常：明·张介宾："色脉之应，无往不合，如五行之衰旺，四时之往来，八风之变，六合之广，消长相依，无不有常度也。"
⑥ 色以应日，脉以应月：明·张介宾："色分五行而明晦是其变，日有十干而阴晴是其变，故'色以应日'；脉有十二经而虚实是其变，月有十二建而盈缩是其变，故'脉以应月'。"唐·杨上善："色形外见为阳，故应日也；血脉内见为阴，故应月也。"
⑦ 常求其要：谓经常注意探求气色明晦，脉息虚实的差异，此为诊法的要领。
⑧ 圣王：清·张志聪："圣王者，上古之圣，能修其养生之道，亦归于真人。"
⑨ 至而治之：明·张介宾："中古之治病，必病至而后治之。"
⑩ 汤液：指用五谷制成，用以调养身体、祛除病邪的精汁。清·高世栻："五谷精汁，为汤液也。"
⑪ 五痹：指筋痹、脉痹、肌痹、皮痹、骨痹这五种痹证。
⑫ 治以草苏草荄（gāi 音该）之枝，本末为助：明·马莳："苏者，叶也；荄者，根也；枝者，茎也。荄为本，枝、叶为末，即后世之煎剂也。"
⑬ 标本已得：指医者的诊治与病人的病情相符。《素问·汤液醪醴论》："病为本，工为标。标本不得，邪气不服。"

不得，邪气不服。'此之谓主疗不相应也。或谓取《标本论》末云针也。　新校正云：按全元起本又云：'得其标本，邪气乃散矣。'

暮世之治病也则不然①，治不本四时②，不知日月③，不审逆从，四时之气，各有所在，不本其处，而即妄攻，是反古也。《四时刺逆从论》曰：'春气在经脉，夏气在孙络，长夏气在肌肉，秋气在皮肤，冬气在骨髓。'工当各随所在，而辟伏其邪尔。不知日月者，谓日有寒温明暗，月有空满亏盈也。《八正神明论》曰：'凡刺之法，必候日月星辰四时八正之气，气定乃刺之。是故天温日明，则人血淖液而卫气浮，故血易泻，气易行。天寒日阴，则人血凝泣而卫气沉。月始生，则血气始精，卫气始行。月郭满，则血气盛，肌肉坚。月郭空，则肌肉减，经络虚，卫气去，形独居。是以因天时而调血气也。是故天寒无刺，天温无凝，月生无泻，月满无补，月郭空无治，是谓得时而调之。因天之序，盛虚之时，移光定位，正立而待之。故曰：月生而泻，是谓藏虚。月满而补，血气盈溢，络有留血，命曰重实。月郭空而治，是谓乱经。阴阳相错，真邪不别，沉以留止，外虚内乱，淫邪乃起。此之谓也。'不审逆从者，谓不审量其病可治与不可治。故下文曰：病形已成，乃欲微针治其外，汤液治其内，言心意粗略，不精审也。粗工凶凶④，以为可攻，故病未已，新病复起。粗，谓粗略也。凶凶，谓不料事宜之可否也。何以言之？假令饥人，形气羸劣，

食令极饱，能不霍乎！岂其与食而为恶邪？盖为失时复过节也。非病逆，针石汤液，失时过节，则其害反增矣。　新校正云：按别本'霍'一作'害'。

帝曰：愿闻要道。

岐伯曰：治之要极⑤，无失色脉，用之不惑，治之大则。惑，谓惑乱。则，谓法则也。言色脉之应，昭然不欺，但顺用而不乱纪纲，则治病审当之大法也。逆从倒行，标本不得，亡神失国。逆从倒行，谓反顺为逆。标本不得，谓工病失宜。夫以反理倒行，所为非顺，岂唯治人而神气受害，若使之辅佐君王，亦令国祚不保康宁矣。去故就新，乃得真人⑥。标本不得，工病失宜，则当去故，逆理之人；就新明悟之士，乃得至真精晓之人以全已也。

帝曰：余闻其要于夫子矣，夫子言不离色脉，此余之所知也。

岐伯曰：治之极于一⑦。

帝曰：何谓一？

岐伯曰：一者因得之。因问而得之也。

帝曰：奈何？

岐伯曰：闭户塞牖⑧，系之病者⑨，数问其情⑩，以从其意，问其所欲，而察是非也。得神者昌，失神者亡⑪。

帝曰：善。

---

① 暮世：后世，近世，指中古以后之世。

② 治不本四时：即言不依据四时阴阳变化而施治。

③ 不知日月：清·张志聪："不识阴阳色脉也。"与前"色以应日，脉以应月"相参，"不知日月"即不知色脉。

④ 粗工凶凶：明·张介宾："粗工，学不精而庸浅也。凶凶，好自用而孟浪也。"工，指医生。凶凶，鲁莽自用貌。

⑤ 要极：指最重要的事宜；关键（问题）。

⑥ 去故就新，乃得真人：明·张介宾："去故者，去其旧习之陋；就新者，进其日新之功。新而又新，则圣贤可以学至，而得真人之道矣。"真人，指最为高明的医生。一说指养生得道而长生不老的人。详参《素问·上古天真论》中的专述。

⑦ 治之极于一：明·马莳："此详言治法以色脉为要之极，而其要之一，惟在于得神而已。神者，病者之神气也。"

⑧ 牖（yǒu音有）：窗户。

⑨ 系之病者：谓与病人进行沟通。系，这里有交谈、沟通的意思。之，于。

⑩ 数问其情：数，这里是多或细致之意。明·张介宾："从容询其情，委曲顺其意，盖必欲得其欢心，则问者不觉烦，病者不知厌，庶可悉其本末之因而治无误也。"

⑪ 得神者昌，失神者亡：郭霭春："所谓'得失'者，简言之，面色光泽，脉息平和，是谓'得神'；形羸色败，脉逆四时，是谓'失神'。得失之间，生死系焉。"

汤液醪醴论[①]篇第十四 新校正云：按全元起本在第五卷。

黄帝问曰：为五谷[②]汤液[③]及醪醴[④]奈何？液，谓清液。醪醴，谓酒之属也。

岐伯对曰：必以稻米，炊之稻薪，稻米者完，稻薪者坚[⑤]。坚，谓资其坚劲。完，谓取其完全。完全则酒清冷，坚劲则气迅疾而效速也。

帝曰：何以然？言何以能完坚邪？

岐伯曰：此得天地之和，高下之宜，故能至完，伐取得时，故能至坚也。夫稻者，生于阴水之精，首戴天阳之气，二者和合，然乃化成，故云得天地之和而能至完。秋气劲切，霜露凝结，稻以冬采，故云伐取得时而能至坚。

帝曰：上古圣人作汤液醪醴，为而不用何也？

岐伯曰：自古圣人之作汤液醪醴者，以为备耳[⑥]，言圣人愍念生灵，先防萌渐，陈其法制，以备不虞耳。夫上古作汤液，故为而弗服也。圣人不治已病治未病，故但为备用而不服也。中古之世，道德稍衰，邪气时至，服之万全。虽道德稍衰，邪气时至，以心犹近道，故服用万全也。

帝曰：今之世不必已[⑦]何也？言不必如中古之世何也？

岐伯曰：当今之世，必齐毒药[⑧]攻其中，镵石[⑨]针艾[⑩]治其外也。言法殊于往古也。

帝曰：形弊血尽[⑪]而功不立[⑫]者何？

岐伯曰：神不使[⑬]也。

帝曰：何谓神不使？

---

① 汤液醪醴论：汤液，古代一种清酒，醪为稠浊之酒，醴，为甜酒。张介宾说："汤液醪醴，皆酒之属。"本篇主要内容是叙述了汤液醪醴各种酒的制作方法及治疗作用；精神状态对治疗的影响；医患合作的重要性；水肿病的发病机理及治疗大法等。由于首先从汤液醪醴起论，故以之名篇。

② 五谷：指麦、黍、稷、稻、豆。

③ 汤液：此指用五谷加水酿成的液汁状清酒，质地清稀淡薄。

④ 醪醴：为汁渣混合的酒，味甜。醪，酒质浓厚；醴，酒质淡薄。

⑤ 稻米者完，稻薪者坚：稻米的气味完备，稻薪的性质坚实。清·张志聪："天地有四时之阴阳、五方之异域。稻得春生、夏长、秋收、冬藏之气，具天地阴阳之和者也，为中央之土谷，得五方高下之宜，故能至完，以养五藏；天地之政令，春生秋杀。稻薪至秋而刈，故伐取得时；金曰坚成，故能至坚也。"

⑥ 以为备耳：清·姚止庵："圣人不治已病治未病，故但为备用而不服也。"

⑦ 不必已：不一定能够痊愈。 已，止也，指疾病痊愈。

⑧ 齐毒药：齐，清·俞樾："齐当读为'资'（即通'资'）。资，用也。"又"齐"通"剂"，配伍也。毒药，指性味峻猛的药物。

⑨ 镵（chán 音缠）石：尖而锐的石针。镵，锐器也。

⑩ 针艾：指针刺，艾灸。

⑪ 形弊血尽：指疾病已发展到形体衰败，血气竭尽的程度。弊，败坏。尽，耗竭。

⑫ 功不立：指治疗时不能见效。

⑬ 神不使："神，"在此一指机体脏腑气血的功能作用以及反应性；二指精神意识活动对机体的调节控制作用。"使，"运用，役使。"神不使"，即机体处于"形弊血尽"和反常的精神意识状态，不能对各种治疗作出反应和调节。

岐伯曰：针石，道也①。言神不能使针石之妙用也。何者？志意违背于师示故也。精神不进，志意不治②，故病不可愈。动离于道，耗散天真故尔。 新校正云：按全元起本云：'精神进，志意定，故病可愈。'《太素》云：'精神越，志意散，故病不可愈。'今精坏神去，荣卫不可复收。何者？嗜欲无穷，而忧患不止，精气弛坏③，荣泣卫除④，故神去之而病不愈也。精神者生之源，荣卫者气之主，气主不辅，生源复消，神不内居，病何能愈哉！

帝曰：夫病之始生也，极微极精⑤，必先入结于皮肤。今⑥良工皆称曰病成⑦，名曰逆⑧，则针石不能治，良药不能及也。今良工皆得其法⑨，守其数⑩，亲戚兄弟远近⑪，音声日闻于耳，五色日见于目，而病不愈者，亦何暇⑫不早乎？ 新校正云：按别本'暇'一作'谓'。

岐伯曰：病为本，工为标，标本不得⑬，邪气不服⑭，此之谓也。言医与病不相得也。然工人或亲戚兄弟该明，情疑勿用，工先备识，不谓知方，针艾之妙靡容，药石之攻匪预，如是则道虽昭著，万举万全。病不许治，欲冀为疗！《五藏别论》曰：'拘于鬼神者，不可与言至德。恶于针石者，不可与言至巧。病不许治者，病必不治，治之无功。'此皆谓工病不相得，邪气不宾服也。岂惟针艾之有恶哉，药石亦有之矣。 新校正云：按《移精变气论》曰：'标本已得，邪气乃服。'

帝曰：其有不从毫毛而生，五藏阳以竭⑮也， 新校正云：按全元起本及《太素》'阳'作'伤'，义亦通。津液充郭⑯，其魄独居⑰，精孤于内，气耗于外⑱，形不可与衣相保⑲，此四极急而动中⑳，是气拒于内而形施于外㉑，治之奈何？不从毫毛，言生

① 针石，道也：针刺、砭石是治疗方法。
② 精神不进，志意不治：不进，谓衰退。治，平顺也。不治，为散乱。《黄帝内经太素》作"精神越，志意散"。
③ 弛：衰败。
④ 荣泣卫除："荣"，通"营"。"泣"，通"涩"。"除"，通"储"，蓄积也。荣泣卫除，言荣卫运行滞涩不通。
⑤ 极微极精：极其隐微不显。清·高世栻："微，犹轻也；精，犹细也。"
⑥ 今：连词，表示假设关系，相当于"若"，"假如"。
⑦ 成：《广雅·释诂》："成，重也。"此言病情深重。
⑧ 逆：逆证，指病情危重而预后不良的病证。
⑨ 得其法：掌握治疗的方法。
⑩ 守其数：指遵守医疗的规律和法则。"数"，规律、法则。
⑪ 亲戚兄弟远近：指对待病人亲戚兄弟般远近。远近，偏义词，偏近。
⑫ 何暇：《太素》作"可谓"。
⑬ 标本不得：言医生的诊断、治疗与病人的病情、神机不相符合。
⑭ 服：通"伏"。此指邪气不潜伏，不被制伏。
⑮ 五脏阳以竭：《新校正》引全元起本及《太素》"阳"皆作"伤"。"以"，连词，表示因果关系，相当于"因此"。"竭"，《玉篇·立部》曰："竭，败也。"一说通"遏"。五脏阳以竭，此谓五脏脏气被伤，因而功能受到影响，导致气机失调，津液代谢障碍。
⑯ 津液充郭：谓水充满胸腹。为水肿的症状。 津液，此指水液。郭，原指郭城，即外城，引申为物体的外壳，此喻人的形体胸腹。明·张介宾："郭，形体胸腹也。"又《灵枢·胀论第三十五》："夫胸腹，脏腑之郭也。"
⑰ 其魄独居：魄，《说文解字》："魄，阴神也。"此指阴精。此句言五脏功能障碍，阴津不化，水液凝聚，所以阴精独居于内。
⑱ 孤精于内，气耗于外：精中无气，阴中无阳，在内水邪凝聚，在外表现为阳气虚损。
⑲ 形不能与衣相保：指身体浮肿，使原来的衣服显得窄小不合身或穿不上。
⑳ 四极急而动中：四极，即四肢。急，指浮肿胀急。动中，谓影响并损及内脏。
㉑ 是气拒于内而形施于外：拒，阻遏。"施"，通"易"，变化，改易。本句指气机失调于内，水液代谢障碍，外部形体因浮肿而变易。

于内也。阴气内盛，阳气竭绝，不得入于腹中，故言五藏阳以竭也。津液者，水也。充，满也。郭，皮也。阴稸于中，水气胀满，上攻于肺，肺气孤危，魄者肺神，肾为水害，子不救母，故云其魄独居也。夫阴精损削于内，阳气耗减于外，则三焦闭溢，水道不通，水满皮肤，身体否肿，故云形不可与衣相保也。凡此之类，皆四支脉数急而内鼓动于肺中也。肺动者，谓气急而咳也。言如是者，皆水气格拒于腹膜之内，浮肿施张于身形之外，欲穷标本，其可得乎？四极言四末，则四支也。《左传》曰：'风淫末疾。'《灵枢经》曰：'阳受气于四末。' 新校正云：详形施于外，'施'字疑误。

岐伯曰：平治于权衡①，去菀陈莝②，

新校正云：按《太素》'莝'作'茎'。微动四极，温衣，缪刺③其处，以复其形。开鬼门，洁净府，精以时服④，五阳已布⑤，

疏涤五藏⑥，故精自生，形自盛，骨肉相保，巨气⑦乃平。平治权衡，谓察脉浮沉也。脉浮为在表，脉沉为在里。在里者泄之，在外者汗之，故下次云开鬼门洁净府也。去宛陈莝，谓去积久之水物，犹如草莝之不可久留于身中也。全本作草莝。微动四极，谓微动四支，令阳气渐以宣行，故又曰温衣也。经脉满则络脉溢，络脉溢则缪刺之，以调其络脉，使形容如旧而不肿，故云缪刺其处以复其形也。开鬼门，是启玄府遣气也。五阳，是五藏之阳气也。洁净府，谓泻膀胱水去也。脉和，则五精之气以时宾服于肾藏也。然五藏之阳，渐而宣布，五藏之外，气秽复除也。如是故精髓自生，形肉自盛，藏府既和，则骨肉之气更相保抱，大经脉气然乃平复尔。

帝曰：善。

---

① 平治于权衡："平"（pián 音骈），通"辨"，辨识、辨别。《广雅·仙韵》："平，书传曰：平平，辨治也。""权衡"，衡量、比较。平治于权衡，指辨识治疗疾病于衡量比较之中。
② 去菀陈莝：莝，《说文解字》："莝，斩刍也。"去、莝两字均为去除之意。菀陈皆为郁积之意，此指瘀积之血。唐·杨上善："菀陈，恶血聚也。""去菀陈莝"实为"去菀莝陈"的错综修辞，意为去除瘀血。《素问·针解》言："菀陈则除之者，去恶血也。"
③ 缪（miù 音谬）刺：病在左而刺右，病在右而刺左的刺络法。《素问·缪刺论第六十三》："夫邪客大络者，左注右，右注左，上下左右，与经相干而布于四末，其气无常处，不入于经俞，命曰缪刺。"
④ 精以时服：服，行也。言阴精得以运行敷布，不致独居于内。
⑤ 五阳已布：言五脏阳气得以正常输布。
⑥ 疏涤五藏：言五脏之郁滞得以荡涤。
⑦ 巨气：指人体的正气。明·马莳："大气也，即正气也。"

玉版论要①篇第十五 新校正云：按全元起本在第二卷。

黄帝问曰：余闻揆度奇恒②，所指不同，用之奈何？

岐伯对曰：揆度者，度病之浅深也；奇恒者，言奇病也③。请言道之至数④。五色脉变，揆度奇恒，道在于一⑤。一，谓色脉之应也。知色脉之应，则可以揆度奇恒矣。　新校正云：按全元起本'请'作'谓'。神转不回，回则不转，乃失其机⑥。血气者，神气也。《八正神明论》曰：'血气者，人之神，不可不谨养也。'夫血气应顺四时，递迁囚王，循环五气，无相夺伦，是则神转不回也。回，谓却行也。然血气随王，不合却行，却行则反常，反常则回而不转。回而不转，乃失生气之机矣。何以明之？夫木衰则火王，火衰则土王，土衰则金王，金衰则水王，水衰则木王，终而复始循环，此之谓神转不回也。若木衰水王，水衰金王，金衰土王，土衰火王，火衰木王，此之谓回而不转也。然反天常轨，生之何有耶！至数之要，迫近以微⑦，言五色五脉变化之要道，迫近于天常，而又微妙。著之玉版，命曰合《玉机》⑧。《玉机》，篇名也。言以此回转之要旨，著之玉版，合同于《玉机论》文也。　新校正云：详'道之至数'至此，与《玉机真藏论》文相重，注颇不同。

容色⑨见上下左右，各在⑩其要。容色者，他气也。如肝木部内见赤黄白黑色，皆谓他气也。余藏率如此例。所见皆在明堂上下左右，要察候处，故云各在其要。　新校正云：按全元起本'容'作'客'。视色之法，具《甲乙经》中。其色见浅者，汤液⑪主治，十日已⑫；色浅则病轻，故

---

① 玉版论要：玉版，玉石作成的版，喻其珍贵，主要用于记录重要言论；要，重要之意。本篇以色脉为例，论述了"揆度奇恒"（推测疾病的浅深、轻重、顺逆、分辨常病与奇病的方法）的具体应用，对通过色脉预测病势论述的颇为全面透彻。明·马莳："篇内有著之玉版，及至数之要，其末云'论要毕矣'，故名篇。"

② 揆度（kuí duó 音葵夺）：揣度，估量，衡量。这里是作为诊病的方法对待的，即下文所谓"度病之深浅（者）也"。　奇恒：异常，谓异于恒常。这里也是作为诊病的方法对待的，即下文所谓"言奇病（者）也"。

③ 奇病：指异常的疾病。

④ 道之至数：谓诊法中至关重要的技术，即下文所述望色、切脉之法。道，即诊法。至数，清·姚止庵："神机也。"指望色、切脉之术，因其神妙而可以洞察玄机，故云。数，技术。

⑤ 道在于一：道，即医理。一，指色脉中反映的神气。明·马莳："一者何也？以人之有神也。"

⑥ 神转不回，回则不转，乃失其机：神，指气血。转，运转。回，折回，逆转。机，生机。意指人体的气血应随着四时的变更，永远运行而不回折逆转。如若回折逆转，就失去了生机。

⑦ 至数之要，迫近以微：清·高世栻："至数之要，迫近而在于色脉，以微而在于神机。"即言诊断疾病，不仅要察看色脉，还要察其神机，这才是微妙的功夫。

⑧ 著之玉版，命曰合《玉机》：意谓上述的道理，由于和《素问·玉机真藏论》一文的旨义相同，所以可以放在一起合色脉之理；而它们又都极为重要、宝贵，所以可以记载在玉版上面，慎重保存并使之流传下去。玉版，玉制的版。用以形容记在其上的内容的重要与宝贵而已。玉机，《素问》第十九篇的篇名。

⑨ 容色：面色，面部的气色。　见：同"现"，呈现。

⑩ 在：察，察别。《尔雅·释诂》："在，察也。"

⑪ 汤液：此指用五谷所制的精汁。

⑫ 已：痊愈。下文"百日尽已"的"已"，意为死亡。

十日乃已。其见深者，必齐①主治，二十一日已；色深则病甚，故必终齐乃已。其见大深者，醪酒②主治，百日已；病深甚，故日多。色夭③面脱，不治，色见大深，兼之夭恶，面肉又脱，不可治也。百日尽已；色不夭，面不脱，治之百日尽，可已。 新校正云：详色夭面脱虽不治，然期当百日乃己尽也。脉短气绝④死，脉短已虚，加之渐绝，真气将竭，故必死。病温虚甚死。甚虚而病温，温气内涸其精血，故死。

色见上下左右，各在其要。上为逆，下为从⑤。色见于下者，病生之气也，故从。色见于上者，伤神之兆也，故逆。女子右为逆，左为从；男子左为逆，右为从。左为阳，故男子右为从而左为逆；右为阴，故女子右为逆而左为从。易，重阳死，重阴死⑥。女子色见于左，男子色见于右，是变易也。男子色见于左，是曰重阳；女子色见于右，是曰重阴。气极则反，故皆死也。阴阳反他⑦， 新校正云：按《阴阳应

象大论》云：'阴阳反作。'治在权衡相夺⑧，奇恒事也，揆度事也。权衡相夺，谓阴阳二气不得高下之宜，是奇于恒常之事，当揆度其气，随宜而处疗之。

搏脉痹躄⑨，寒热之交。脉击搏于手，而病痛痹及挛躄者，皆寒热之气交合所为，非邪气虚实之所生也。脉孤为消气⑩，虚泄为夺血⑪。夫脉有表无里，有里无表，皆曰孤亡之气也。若有表有里，而气不足者，皆曰虚衰之气也。孤为逆，虚为从⑫。孤无所依，故曰逆。虚衰可复，故曰从。行奇恒之法，以太阴⑬始。凡揆度奇恒之法，先以气口太阴之脉，定四时之正气，然后度量奇恒之气也。行所不胜曰逆⑭，逆则死；木见金脉，金见火脉，火见水脉，水见土脉，土见木脉，如是皆行所不胜也，故曰逆。贼胜不已，故逆则死焉。行所胜曰从⑮，从则活。木见水火土脉，火见金土木脉，土见金水火脉，金见土木水脉，水见金火木脉，如是者皆可胜之脉，故曰从。从则无

---

① 齐：同"剂"，指药剂，汤药。
② 醪（láo 音劳）酒：浊酒。详见《素问·汤液醪醴论篇第十四》。
③ 夭：这里是脱失、枯槁的意思。
④ 脉短气绝：脉气短促、阳气衰竭。
⑤ 上为逆，下为从：谓（面部气血）上行属于逆向，下行属于顺向。 "逆"者预后不良，"从"者没有危险。
⑥ 易，重阳死，重阴死：易，改变，变更，颠倒。指面色的逆顺出现颠倒。若男子病色现于左，即为重阳；女子病色现于右，即为重阴，皆提示病情深重，预后不良。
⑦ 阴阳反他：阴阳相反，阴阳颠倒。 他，当为"作"。《素问·阴阳应象大论》："此阴阳反作，病之逆从也。"即为"作"。
⑧ 治在权衡相夺：唐·杨上善："还用阴阳，权衡虚实，补泻相夺。"明·张介宾："谓度其轻重而夺之使平。" 权衡，衡量。夺，指用强力改变"阴阳反作"的病情。意指衡量病情的轻重，以决定采取相应的治疗原则。
⑨ 搏脉痹躄（bì 音避）：搏脉，即大而硬、无柔和之象的脉。痹躄，病名。明·张介宾："痹，顽痹也。躄，音碧，足不能行也。"
⑩ 脉孤为消气：清·高世栻："脉者血之先，脉孤则阳气内损，故为消气。孤，谓弦、钩、毛、石，少胃气也。"
⑪ 虚泄为夺血：虚泄，指脉虚而又有泻泄。 泄，通"泻"，泻泄。
⑫ 孤为逆，虚为从：清·高世栻："脉孤而无胃气，真元内脱，故为逆；虚泄而少血液，则血可渐生，故为从。"
⑬ 太阴：指手太阴肺经上的寸口脉。明·马莳："凡欲行夺恒篇之法，自太阴始，盖气口成寸，以决死生，故当于此部而取之。"
⑭ 行所不胜曰逆：谓所来之脉是制约者（指与五行相应的或五时、或五脏中的制约者）的脉象，就是逆脉。
⑮ 行所胜曰从：谓所来之脉是被制约者的脉象，属于顺脉。

所克杀伤败，故从则活也。**八风四时之胜，终而复始**①，以不越于五行，故虽相胜，犹循环终而复始也。**逆行一过，不复可数**②，论要毕矣。过，谓遍也。然逆行一过，遍于五气者，不复可数为平和矣。

---

① 八风四时之胜，终而复始：清·高世栻："八方之风主四时，各有所胜（克制、制约）。如东风主春木而胜土，南风主夏火而胜金，西风主秋金而胜木，北风主冬水而胜火，四隅中土而胜八风。四时之胜，各主其时，循环无端，故终而始。"

② 逆行一过，不复可数：谓如果四时之气失常，导致人的气血、脉象失调逆乱，就不能再用常规的色脉之理来推断病情了。明·张介宾："设或气令失常，逆行一过，是为回则不转，而至数紊乱，无复可以胜计矣。过，失也，喻言人之色脉，一有失调，则奇恒反作，变态百出。"清·姚止庵："如时气反常，风行乖逆，猝然而过，既无相胜之序，更何终始之可数，而奇恒之变所由起，所谓回则不转也。"

诊要经终论^①篇第十六 新校正云：按全元起本在第二卷。

黄帝问曰：诊要何如^②？

岐伯对曰：正月二月，天气始方^③，地气始发，人气在肝；方，正也，言天地气正，发生其万物也。木治东方，王七十二日，犹当三月节后一十二日，是木之用事。以月而取，则正月二月，人气在肝。三月四月，天气正方^④，地气定发^⑤，人气在脾；天气正方，以阳气明盛，地气定发，为万物华而欲实也。然季终土寄而王，土又生于丙，故人气在脾。五月六月，天气盛，地气高，人气在头；天阳赫盛，地焰高升，故言天气盛，地气高。火性炎上，故人气在头也。七月八月，阴气始杀，人气在肺；七月三阴爻生，八月阴始肃杀，故云阴气始杀也。然阴气肃杀，类合于金，肺气象金，故人气在肺也。九月十月，阴气始冰^⑥，地气始闭，人气在心；阴气始凝，地气始闭，随阳而入，故人气在心。十一月十二月，冰复^⑦，地气合，人气在肾。阳气深伏，故气在肾也。夫气之变也，故发生于木，长茂于土，盛高而上，肃杀于金，避寒于火，伏藏于水，斯皆随顺阴阳气之升沉也。《五藏生成》篇曰：'五藏之象，可以类推。'此之谓气类也。

故春刺散俞^⑧，及与分理^⑨，血出而止。散俞，谓间穴。分理，谓肌肉分理。 新校正云：按《四时刺逆从论》云：'春气在经脉。'此散俞即经脉之俞也。又《水热穴论》云：'春取络脉分肉。'甚者传气，间者环也^⑩；辨疾气之间甚也。传，谓相传。环，谓循环也。相传则传所不胜，循环则周回于五气也。 新校正云：按《太素》'环

---

① 诊要经终论：明·吴昆说："诊要者，诊视之旨要；经终者，六经败绝而终之证也。"本篇根据人与自然息息相关的整体观念，论述了一年十二个月的天地之气和人体五脏之气相应相通的理论，指出在诊治疾病时，必须重视四时的变化，进一步阐明了不同季节针刺部位及刺法亦各有所异的道理；最后又论述了十二经脉之气终绝的临床表现，故名"诊要经终论"。清·高世栻说："诊视之要，在于经脉，春夏秋冬有所刺，所以治其经脉也。不知者反之，所以伤其经脉也。十二经脉之败，乃经脉之终也，故曰《诊要经终》也。"

② 诊要：诊病的要领。清·张志聪："诊要者，诊度奇恒之要，经终者，六经之气已终。"

③ 方：与下句中的"发"互文对举，也是"发"的意思。具体为"正在生发"。明·张介宾："方，谓气方升也，岁方首也，人事方兴也。发，万物发生也。"

④ 正方：明·吴昆："以时正暄也，生物正升也，岁时正兴也。"明·张介宾："谓时气正升，岁事正新也。"

⑤ 定发：明·张介宾："定发，专于发生也。"

⑥ 冰："凝"的本字，凝滞，凝结。

⑦ 冰复：清·高世栻："复，犹伏也。水冰气伏，故冰复。"

⑧ 散俞：散布于经络的腧穴。明·马莳："散俞者，各经分散之穴也。" 俞，通"腧"。

⑨ 分理：肌肉的会合之处与纹理。此指"分理"间的腧穴。明·马莳："分理者，纹理也。"

⑩ 甚者传气，间者环也：明·吴昆："病甚者，久留其针，待其传气，日一周天而止。少差而间去，暂留其针，伺其经气环一周身而止。"明·张介宾："传，布散也；环，周也。病甚者，针宜久留，故必待其传气；病稍间者，但候其气行一周于身，约二刻许可止针也。"

也'作'环已'。夏刺络俞①，见血而止，尽气闭环②，痛病必下③；尽气，谓出血而尽针下取所病脉盛邪之气也。邪气尽已，穴俞闭密，则经脉循环，而痛病之气必下去矣。以阳气大盛，故为是法刺之。　新校正云：按《四时刺逆从论》云：'夏气在孙络。'此络俞即孙络之俞也。又《水热穴论》云：'夏取盛经分腠。'秋刺皮肤，循理④，上下同法，神变⑤而止；循理，谓循肌肉之分理也。上，谓手脉。下，谓足脉。神变，谓脉气变易，与未刺时异也。脉者神之用，故尔言之。

新校正云：按《四时刺逆从论》云：'秋气在皮肤。'义与此合。又《水热穴论》云：'取俞以泻阴邪，取合以虚阳邪。'皇甫士安云：'是始秋之治变。'冬刺俞窍⑥于分理，甚者直下⑦，间者散下⑧。直下，谓直尔下之。散下，谓散布下之。　新校正云：按《四时刺逆从论》云：'冬气在骨髓。'此俞窍即骨髓之俞窍也。又《水热穴论》云：'冬取井荥。'皇甫士安云：'是末冬之治变也'。春夏秋冬，各有所刺，法⑨其所在。

春刺夏分⑩，脉乱气微，入淫⑪骨髓，病不能愈，令人不嗜食，又且少气；心主脉，故脉乱气微。水受气于夏，肾主骨，

故入淫于骨髓也。心火微则胃土不足，故不嗜食而少气也。　新校正云：按《四时刺逆从论》云：'春刺络脉，血气外溢，令人少气。'春刺秋分，筋挛逆气，环⑫为咳嗽，病不愈，令人时惊，又且哭；木受气于秋，肝主筋，故刺秋分则筋挛也。若气逆环周，则为咳嗽。肝主惊，故时惊。肺主气，故气逆又且哭也。　新校正云：按《四时刺逆从论》云：'春刺肌肉，血气环逆，令人上气也。'春刺冬分，邪气著藏⑬，令人胀，病愈，又且欲言语。冬主阳气伏藏，故邪气著藏。肾实则胀，故刺冬分，则令人胀也。火受气于冬，心主言，故欲言语也。　新校正云：按《四时刺逆从论》云：'春刺筋骨，血气内著，令人腹胀。'

夏刺春分，病不愈，令人解㑊⑭；肝养筋，肝气不足，故筋力解㑊。　新校正云：按《四时刺逆从论》云：'夏刺经脉，血气乃竭，令人解㑊。'夏刺秋分，病不愈，令人心中欲无言⑮，惕惕如人将捕之；肝木为语，伤秋分则肝木虚，故恐如人将捕之。肝不足，故欲无言而复恐也。　新校正云：按《四时刺逆从论》云：'夏刺肌肉，血气内却，令人善恐。'《甲乙经》'欲'作'闷'。夏刺冬分，病不愈，令人少气，

① 络俞：孙络（人身细小而浮于肌肤的脉络）的腧穴。北宋·林亿："即孙络之俞也。"明·张介宾："谓诸经浮络之穴，以夏气在孙络也。"明·马莳："以义推之，当在心与小肠之络穴也。心之络穴在通里，或心包络穴在间使，小肠络穴在支正也。"
② 尽气闭环：谓待经气在人身循行一周之后，按闭针孔。明·张介宾："闭环，谓去针闭穴，须气行一周之顷也。"　环，孔眼，此指针孔。
③ 下：谓去除、痊愈。
④ 循理：谓要顺着皮肉的纹理而刺。　理，指皮肉的纹理。明·张介宾："循理，循分肉之理也。上言手经，下言足经，刺皆同法。秋气在皮肤邪犹未深，故但察其神气变易，异于未刺之前，可止针矣。"
⑤ 神变：指神色转为正常。
⑥ 俞窍：位深的腧穴。明·张介宾："孔穴之深者曰窍。冬气在骨髓中，故当深取俞窍于分理间也。"
⑦ 直下：明·吴昆："言病气甚，则直刺而下，不必按而散其卫气也。"
⑧ 散下：明·张介宾："谓或左右上下散布其针而稍宜缓也。"
⑨ 法：这里是"以……为法度（依据）"的意思。明·张介宾"上文十二月言气之升降，此四季言气之深浅，故各有所刺，法其所在。"
⑩ 夏分：指在夏天才应刺的部位。　分，指应刺的部位、腧穴。
⑪ 入淫：深入而为乱，谓深入并侵害。
⑫ 环：转化。清·高世栻："犹转也。"明·张介宾："环，周也。"
⑬ 著（zhuó 音灼）：同"着"，附着，谓侵入、深入。
⑭ 解㑊：谓肢体懈倦。　解，同"懈"。㑊，通"惰"。明·张介宾："伤其肝气，故令人筋力解㑊。"
⑮ 欲无言：不想说话。明·吴昆："肺主声，刺秋分而伤肺，故欲无言。"

时欲怒①。夏伤于肾，肝肺勃之，志内不足，故令人少气时欲怒也。　新校正云：按《四时刺逆从论》云：'夏刺筋骨，血气上逆，令人善怒。'

秋刺春分，病不已，令人惕然欲有所为，起而忘之②；肝虚故也。刺不当也。新校正云：按《四时刺逆从论》云：'秋刺经脉，血气上逆，令人善忘。'秋刺夏分，病不已，令人益嗜卧，又且善梦；心气少则脾气孤，故令嗜卧。心主梦，神为之，故令善梦。　新校正云：按《四时刺逆从论》云：'秋刺络脉，气不外行，令人卧，不欲动。'秋刺冬分，病不已，令人洒洒③时寒。阴气上干，故时寒也。洒洒，寒貌。

新校正云：按《四时刺逆从论》云：'秋刺筋骨，血气内散，令人寒栗。'

冬刺春分，病不已，令人欲卧不能眠，眠而有见④；肝气少，故令欲卧不能眠。肝主目，故眠而如见有物之形状也。　新校正云：按《四时刺逆从论》云：'冬刺经脉，血气皆脱，令人目不明。'冬刺夏分，病不愈，气上，发为诸痹⑤；泄脉气故也。　新校正云：按《四时刺逆从论》云'冬刺络脉，血气外泄，留为大痹。'冬刺秋分，病不已，令人善渴⑥。肺气不足，故发渴。　新校正云：按《四时刺逆从论》云：

'冬刺肌肉，阳气竭绝，令人善渴。'

凡刺胸腹者，必避五藏。心肺在鬲上，肾肝在鬲下，脾象土而居中，故刺胸腹必避之。五藏者，所以藏精神魂魄意志，损之则五神去，神去则死至，故不可不慎也。中心者环⑦死，气行如环之一周则死也。正谓周十二辰也。　新校正云：按《刺禁论》云：'一日死，其动为噫。'《四时刺逆从论》同。此经阙刺中肝死日。《刺禁论》云：'中肝五日死，其动为语。'《四时刺逆从论》同也。中脾者五日死，土数五也。　新校正云：按《刺禁论》云：'中脾十日死，其动为吞。'《四时刺逆从论》同。中肾者七日死，水成数六，水数毕当至七日而死。一云十日死，字之误也。　新校正云：按《刺禁论》云：'中肾六日死，其动为嚏。'《四时刺逆从论》云：'中肾六日死，其动为嚏欠。'中肺者五日死，金生数四，金数毕当至五日而死。一云三日死，亦字之误也。　新校正云：按《刺禁论》云：'中肺三日死，其动为咳。'《四时刺逆从论》同。王注《四时刺逆从论》云：'此三论皆岐伯之言，而不同者，传之误也。中鬲⑧者，皆为伤中⑨，其病虽愈，不过一岁必死。五藏之气，同主一年，鬲伤则五藏之气互相克伐，故不过一

① 令人少气，时欲怒：明·张介宾："夏伤其肾，则精虚不能化气，故时少气。水亏则木失所养，而肝气强急，故时欲怒也。"
② 起而忘之：即善忘。明·张介宾："伤肝气也。心失其母则神有不足，故令人惕然且善忘也。"
③ 洒洒（xiǎn xiǎn 音显显）：寒冷之貌。
④ 眠而有见：明·张介宾："肝藏魂。肝气受伤，则神魂散乱，故令人欲卧不能眠，或眠而有见，谓怪异等物也。"
⑤ 气上，发为诸痹：明·吴昆："刺夏分而伤心火，则脾土失其母。脾虚故气上而为浮肿。脾强则制湿，虚则不能制湿，故为痿痹不仁之疾。"
⑥ 令人善渴：清·张志聪："肾藏津液，肺乃水之化源，刺秋分，故善渴也。此言五藏之气，随时而升降浮沉，非五藏经脉之谓也。"
⑦ 环：一说：指经气在体内运行一周。明·吴昆："心为天君，不可伤损，刺者误中其心，则经气环身一周死矣。凡有一日一夜，营卫之气五十度周于身；以百刻计之，约二刻而经气循环一周也。"一说：指经气循环一天的时间。清·于鬯："'环'下似本有'正'字，故王注云：'正谓周十二辰也。'《刺禁论》云：'刺中心，一日死。'故'环正'死者，即一日死。一日则十二辰，如今午辰刺者，则环至明日午辰正而死。自'正'字误去，后人或谓经气环身一周而死，则与《刺禁论》不合矣。"　按：两说均有道理，以属刺中心脏的结果而论，当以吴说为妥。
⑧ 鬲：通"膈"，指膈膜。
⑨ 伤中：明·张介宾："心肺居于鬲上，肝肾居于鬲下，脾居在下，近于鬲间。鬲者，所以鬲清浊，分上下而限五藏也。五藏之气，分主四季，若伤其鬲，则藏气阴阳相乱，是为伤中。"

岁必死。**刺避五藏者，知逆从①也。所谓从者，鬲与脾肾之处，不知者反之②。**肾著于脊，脾藏居中，鬲连于胁际，知者为顺，不知者反伤其藏。**刺胸腹者，必以布憿著③之，乃从单布上刺，**形定，则不误中于五藏也。

新校正云：按别本'憿'一作'幰'，又作'撽'。

刺之不愈复刺。要以气至为效也。《针经》曰：'刺之气不至，无问其数；刺之气至，去之勿复针。'此之谓也。**刺针必肃④，**肃，谓静肃，所以候气之存亡。**刺肿摇针⑤，**以出大脓血故。**经刺勿摇，**经气不欲泄故。**此刺之道也。**

帝曰：愿闻十二经脉之终⑥奈何？终，谓尽也。

岐伯曰：太阳之脉，其终也，戴眼⑦、反折⑧、瘈疭⑨，其色白，绝汗乃出⑩，出则死矣；戴眼，谓睛不转而仰视也。然足太阳脉，起于目内眦，上额交巅上，从巅入络脑，还出别下项，循肩髆内侠脊抵腰中；其支别者，下循足至小指外侧。手太阳脉，起于手小指之端，循臂上肩入缺盆；其支别者，上颊至目内眦，抵足太阳。

新校正云：按《甲乙经》作'斜络于颧。'又其支别者，从缺盆循颈上颊至目外眦。 新校正云：按

《甲乙经》'外'作'兑'。故戴眼反折瘈疭，色白，绝汗乃出也。绝汗，谓汗暴出如珠而不流，旋复干也。太阳极则汗出，故出则死。

少阳终者，耳聋，百节皆纵⑪，目睘绝系⑫，绝系一日半死。其死也，色先青白，乃死矣；足少阳脉，起于目锐眦，上抵头角，下耳后；其支别者，从耳后入耳中，出走耳前。手少阳脉，其支别者，从耳后亦入耳中，出走耳前。故终则耳聋目睘绝系。少阳主骨，故气终则百节纵缓。色青白者，金木相薄也，故见死矣。睘，谓直视如惊貌。

阳明终者，口目动作，善惊妄言，色黄，其上下经盛⑬，不仁⑭，则终矣；足阳明脉，起于鼻，交頞中，下循鼻外，入上齿缝中，还出侠口，环唇下交承浆。却循颐后下廉，出大迎，循颊车，上耳前，过客主人，循发际额颅；其支别者，从大迎前下人迎，循喉咙入缺盆下鬲。手阳明脉，起于手，循臂至肩，上出于柱骨之会上，下入缺盆络肺；其支别者，从缺盆上颈贯颊，下入齿中，还出侠口交人中，左之右，右之左，上侠鼻孔，抵足阳明。 新校正云：按《甲乙经》'孔'作'孔'。无'抵足阳明'四字。故终则口目动作也。口目动作，谓目睒睒而鼓颔也。胃病则恶人与火，闻木音则惕然

① 知逆从：明·张介宾："知而避之为从，不知者为逆。"
② 所谓从者，鬲与脾肾之处，不知者反之：明·张介宾："膈连胸胁四周，脾居于中，肾著于脊。知而避之者为从，不知者为逆，是谓反也。"
③ 憿（jiǎo 音缴）著：清·于鬯："'憿'，当读为缴（即通'缴'），有'缠'义。'憿著'，谓以布缠着于胸腹也。作'憿'者，借字。林校引别本作'幰'，又作'撽'，假借字也。"
④ 肃：明·张介宾："敬谨毋忽也。"
⑤ 刺肿摇针：明·张介宾："摇大其窍，泻之速也。"
⑥ 终：指经气终结，衰竭，消亡。明·张介宾："终者，气尽之谓也。"
⑦ 戴眼：指眼睛上翻不动。明·张介宾："戴者，戴于上也。谓目睛仰视而不能转也。"
⑧ 反折：角弓反张。又清·张志聪："背反张也。"
⑨ 瘈疭（qì zòng 音气纵）。瘈又读 chì 音赤）：手足抽搐，痉挛，抽风。明·张介宾："瘈者，筋之急也；疭者，筋之缓也。"
⑩ 绝汗：病人临死之时所出的汗。其特点是暴出如珠、着身不流；或暴出如油，兼见喘而不休。明·张介宾："暴出如油，不能收也。"
⑪ 纵：弛纵，懈怠，痿弱无力。
⑫ 目睘（qióng 音穷）绝系：谓双目惊恐地直视前方、目系之气已经衰绝。明·张介宾："睘者，直视如惊貌。因少阳之系绝，不能旋转，故若此也。"系，指目系，为目内联系于脑的脉络。绝系，指入属于脑的目系已绝，目失灵动，而直视如惊。
⑬ 上下经盛：明·张介宾："上下经盛，谓头颈手足阳明之脉，皆躁动而盛，是胃气之败也。"
⑭ 不仁：谓肢体失去知觉。

而惊，又妄言，骂詈不避亲疏，故善惊妄言也。黄者，土色。上，谓手脉。下，谓足脉也。经盛，谓面目颈足跗腕胫皆躁盛而动也。不仁，谓不知善恶。如是者，皆气竭之徵也，故终矣。

少阴终者，面黑齿长①而垢，腹胀闭②，上下不通而终矣；手少阴气绝则血不流，足少阴气绝则骨不软，骨硬则断上宣，故齿长而积垢污。血坏则皮色死，故面色如漆而不赤也。足少阴脉，从肾上贯肝鬲入肺中。手少阴脉起于心中，出属心系，下鬲络小肠，故其终则腹胀闭，上下不通也。　新校正云：详王注云：‘骨不软，骨硬。’按《难经》及《甲乙经》云：‘骨不濡，则肉弗能著。’当作‘骨不濡’。手少阴‘脉络小腹’，《甲乙经》作‘脉络小肠’。

太阴终者，腹胀闭不得息③，善噫④、善呕，足太阴脉行从股内廉入腹，属脾络胃，上鬲。手太阴脉起于中焦，下络大肠，还循胃口，上鬲属肺。故终则如是也。《灵枢经》曰：‘足太阴之脉动，则病食则呕，腹胀善噫也。’**呕则逆，逆则面赤⑤，**呕则气逆，故面赤。　新校正

云：按《灵枢经》作‘善噫，噫则呕，呕则逆。’**不逆则上下不通，不通则面黑皮毛焦而终矣⑥；**呕则上通，故但面赤。不呕则下已闭，上复不通，心气外燔，故皮毛焦而终矣。何者？足太阴脉支别者，复从胃别，上鬲注心中。由是则皮毛焦，乃心气外燔而生也。

厥阴终者，中热嗌⑦干，善溺心烦，甚则舌卷卵⑧上缩而终矣。足厥阴络，循胫上睾结于茎。其正经入毛中，下过阴器，上抵小腹，侠胃，上循喉咙之后入颃颡。手厥阴脉，起于胸中，出属心包。故终则中热嗌干，善溺心烦矣。《灵枢经》曰：‘肝者，筋之合也。筋者，聚于阴器，而脉络于舌本。’故甚则舌卷卵上缩也。又以厥阴之脉过阴器故尔。　新校正云：按《甲乙经》‘睾’作‘睪’，‘过’作‘环’。

此十二经之所败也。手三阴三阳，足三阴三阳，则十二经也。败，谓气终尽而败坏也。　新校正云：详十二经又出《灵枢经》，与《素问》重。

---

① 齿长：指由于牙龈萎缩而牙齿似乎有所增长或曰变长的情况。明·张介宾："肾主骨，肾败则骨败，故齿根不固，长而垢也。"
② 腹胀闭：谓腹部胀满，上下格阻不通。明·吴昆："肾开窍于二阴，故令闭。既胀且闭，则上不得食，下不得便，上下不通，心肾隔绝而终矣。"
③ 腹胀闭不得息：明·张介宾："足太阴脉入腹属脾，故为腹胀闭；手太阴脉上鬲属肺而主呼吸，故为不得息。"息，指呼吸。
④ 噫：嗳气。
⑤ 逆则面赤：明·张介宾"腹胀闭则升降难，不得息则气道滞，故为噫为呕。呕则气逆于上，故为面赤。"
⑥ 不逆则上下不通，不通则面黑皮毛焦而终矣：明·吴昆："若不逆，痞塞于中，肺气在上不降，脾气在下而不升，上下不相交通。不通则土气实，肾水受邪，故面黑。手太阴为肺，主皮毛，故令皮毛焦。"
⑦ 嗌：咽喉。
⑧ 卵：指睾丸。

卷第五

脉要精微论①篇第十七 新校正云：按全元起本在第六卷。

黄帝问曰：诊法②何如？

岐伯对曰：诊法常以平旦③，阴气未动，阳气未散④，饮食未进，经脉未盛，络脉调匀，气血未乱⑤，故乃可诊有过之脉⑥。动，谓动而降卑。散，谓散布而出也。过，谓异于常候也。 新校正云：按《脉经》及《千金方》'有过之脉'作'过此非也。'王注'阴气未动'谓'动而降卑'，按《金匮真言论》云：'平旦至日中，天之阳，阳中之阳也。'则'平旦'为一日之中纯阳之时，阴气未动耳，何有'降卑'之义。

切脉动静⑦而视精明⑧，察五色，观五藏有余不足，六府强弱，形之盛衰，以此参伍⑨，决死生之分⑩。切，谓以指切近于脉也。精明，穴名也。在明堂左右两目内眦也，以近于目，故曰精明。言以形气盛衰，脉之多少，视精明之间气色，观藏府不足有余，参其类伍，以决死生之分。

夫脉者，血之府⑪也，府，聚也。言血之多少皆聚见于经脉之中。故《刺志论》曰：'脉实血实，脉虚血虚，此其常也，反此者病。'由是故也。长则气治⑫，短则气病⑬，数则烦心⑭，大则病进⑮，夫脉长为气和故治，短为不足故病，数急为热故烦心，大为邪盛故病进也。长脉者往来长，

---

① 脉要精微论：脉，脉诊。要，要领、要点。精微，精深微妙。本篇论述了望、闻、问、切四诊精深微妙的原理、要领及应用，因以论脉为先为主，故以"脉要精微论"名篇。

② 诊法：此指各种诊病的原则和方法。

③ 常以平旦：常在清晨时进行。明·张介宾："平旦者，阴阳之交也。阳主昼，阴主夜；阳主表，阴主里。凡人身营卫之气，一昼一夜五十周于身，昼则行于阳分，夜则行于阴分，迨至平旦，复皆会于寸口。《灵枢·营卫生会》曰：'平旦阴尽而阳受气矣，日中为阳陇，日西而阳衰，日入阳尽而阴受气矣。'故诊法当于平旦初寤之时。"平旦，太阳刚升出地平线之时，即清晨，早晨。

④ 阴气未动，阳气未散：文互相备的修辞。言平旦之时，人刚刚醒寤，尚未进食和劳作，体内阴阳之气未动未散，处于相对平静状态。

⑤ 气血未乱：指体内气血未受到疾病以外因素的干扰，脏腑经脉气血的盛衰状态能够真实地反映出来。

⑥ 有过之脉：异常之脉。明·马莳："盖人之有病，如事之有过误，故曰有过之脉。"

⑦ 切脉动静：动静言脉象的变化。

⑧ 精明：指瞳神。明·吴昆："目中眸子精神也。"后文"夫精明者，所以视万物"句中的"精明"，指眼睛。

⑨ 参伍：错综此验，相参互证。明·张介宾："参伍之意，以三相较谓之参，以五相类谓之伍。盖彼此反观，异同互证，而必欲搜其隐微之谓。"

⑩ 决死生之分：指通过四诊参伍，判断疾病的预后吉凶。"决"，分辨，判断。"分"，异也，区别。

⑪ 脉者，血之府：言脉为血与气的汇聚之处。明·李中梓："营行脉中，故为血府。然行是血者，实气为之司也。《逆顺》篇云：'脉之盛衰者，所以候血气之虚实'。则知此举一血而气在其中，即下文气治、气病，义益见矣。"

⑫ 长则气治：谓脉为长脉，则气机顺畅。 长，指长脉，其脉显现部位长，超过本位。气治，指气血平和无病。

⑬ 短则气病：短，指脉显现部位短，不及本位。气病，指气血不足之病。

⑭ 数（shuò 音朔）则烦心：脉数为热，热则心烦不安。

⑮ 大则病进：脉象满指而大，说明疾病正在发展。 大，指大脉，其象满指而大。进，发展。

短脉者往来短，数脉者往来急速，大脉者往来满大也。上盛则气高，　新校正云：按全元起本'高'作'高'。下盛则气胀①，代则气衰②，细则气少③，　新校正云：按《太素》'细'作'滑'。涩则心痛④，上，谓寸口。下，谓尺中。盛，谓盛满。代脉者，动而中止，不能自还。细脉者，动如莠蓬。涩脉者，往来时不利而塞涩也。浑浑革至如涌泉⑤，病进而色弊⑥，绵绵其去如弦绝，死⑦。浑浑，言脉气浊乱也。革至者，谓脉来弦而大，实而长也。如涌泉者，言脉汩汩，但出而不返也。绵绵，言微微似有，而不甚应手也。如弦绝者，言脉卒断，如弦之绝去也。若病候日进而色弊恶，如此之脉，皆必死也。　新校正云：按《甲乙经》及《脉经》作'浑浑革革至如涌泉，病进而色；弊弊绰绰其去如弦绝者，死。'

夫精明五色者，气之华也⑧，五气之精华者，上见为五色，变化于精明之间也。《六节藏象论》曰：'天食人以五气，五气入鼻，藏于心肺，上使五色修明。'此则明察五色也。赤欲如白裹朱⑨，不欲如赭⑩；白欲如鹅羽，不欲如盐；　新校正云：按《甲乙经》作'白欲如白璧之泽，不欲如垩。'《太素》两出之。青欲如苍璧⑪之泽，不欲如蓝⑫；黄欲如罗裹雄黄⑬，不欲如黄土；黑欲如重漆色，不欲如地苍⑭。　新校正云：按《甲乙经》作'炭色'。五色精微象见矣，其寿不久⑮也。赭色、盐色、蓝色、黄土色、地苍色见者，皆精微之败象，故其寿不久。夫精明者，所以视万物，别白黑，审短长。以长为短，以白为黑，如是则精衰矣。诚其误也。夫如是者，皆精明衰乃误也。

五藏者，中之守也⑯，身形之中，五神安守之所也。此则明观五藏也。　新校正云：按《甲乙经》及《太素》'守'作'府'。中盛藏满⑰，气胜伤恐者⑱，声如从室中言，是

---

① 上盛则气高，下盛则气胀：上指寸口脉的近腕部，下指寸口脉的远腕部。明·张介宾："上盛者，邪壅于上也；气高者，喘满之谓；下盛者，邪滞于下，故腹为胀满。"
② 代则气衰：代指代脉。言脉来缓弱而有规则的间歇，主五脏气衰弱。
③ 细则气少：言脉细如丝，主诸虚劳损，血气衰少。
④ 涩则心痛：脉往来涩滞，主气滞血瘀，故见心痛之症。
⑤ 浑浑革至如涌泉："浑浑"，同"滚滚"，水流盛大貌。"革"，急也，谓脉来滚滚而急，如泉水急促上涌，盛于指下。《脉经》、《千金要方》"革"下并重"革"字，"至"字属下读。当从。
⑥ 病进而色弊：《脉经》、《千金要方》"色"作"危"，"弊"下并重"弊"字，属下读。宜从。
⑦ 绵绵其去如弦绝，死：绵绵，指脉细微欲绝之象。为脏气衰竭，生机已尽，故主死。
⑧ 精明五色者，气之华也：清·姚止庵："精明以目言，五色以面言。言目之光彩精明，面之五色各正，乃元气充足，故精华发见于外也。"
⑨ 白裹朱：犹今所谓"白里透红"。明·张介宾："隐然红润而不露也。"　白，指白绢。明·马莳："当作帛。"亦是。
⑩ 赭（zhě 音者）：明·张介宾："代赭也，色赤而紫。"
⑪ 苍璧：青色的美玉。
⑫ 蓝：草名，色为靛青。
⑬ 罗裹雄黄：为黄中透红之色。　罗，丝织物的一种。
⑭ 地苍：土黑色，为晦暗的黑色。明·张介宾："地之苍黑，枯暗如尘。"
⑮ 五色精微象见矣，其寿不久："见"，同"现"。指五脏之真脏色外露，败象显现，故预后不良。清·于鬯《香草续校书·内经素问》注："微，盖精微之义。精微者，精衰也。五色精微象见者，五色精微象见也……下文云：'以长为短，以白为黑，如是则精衰矣。'彼明出精衰，精衰与精微正相应照，亦上下异文同义之例也。"
⑯ 五脏者，中之守也：中，指体内。守，一为职守，《说文解字》："守，守官也。"二用作名词，为"藏守之处"。"五脏者，中之守也，"言五脏在体内藏精藏神，为精与神藏守之处，并各有一定的职守。
⑰ 中盛藏满：中，体内，内脏。盛，邪气炽盛。藏满，内脏之气胀满，即气机壅滞。据后文"藏"指脾脏。
⑱ 气胜伤恐者：气胜，指上句内脏之气胀满。意指脾脏功能失调而善伤于恐。恐为肾志，取土克水之义。另说"气胜伤恐者为衍文。"

中气之湿①也。中，谓腹中。盛，谓气盛。藏，谓肺藏。气胜，谓胜于呼吸而喘息变易也。夫腹中气盛，肺藏充满，气胜息变，善伤于恐，言声不发，如在室中者，皆腹中有湿气乃尔也。言而微，终日乃复言者，此夺气也②。若言音微细，声断不续，甚夺其气乃如是也。衣被不敛，言语善恶不避亲疏者，此神明之乱也③。仓廪不藏④者，是门户不要⑤。仓廪，谓脾胃。门户，谓魄门。《灵兰秘典论》曰：'脾胃者，仓廪之官也。'《五藏别论》曰：'魄门亦为五藏使，水谷不得久藏也。'魄门，则肛门也。要，谓禁要。水泉不止⑥者，是膀胱不藏也。水泉，谓前阴之流注也。得守⑦者生，失守者死。夫如是仓廪不藏，气胜伤恐，衣被不敛，水泉不止者，皆神气得居而守则生，失其所守则死也。夫何以知神气

之不守耶？衣被不敛，言语善恶不避亲疏，则乱之证也。乱甚则不守于藏也。

夫五藏者，身之强⑧也。藏安则神守，神守则身强，故曰身之强也。头者精明之府⑨，头倾视深⑩，精神将夺矣。背者胸中之府⑪，背曲肩随，府将坏矣⑫。腰者肾之府，转摇不能，肾将惫⑬矣。膝者筋之府，屈伸不能，行则偻附⑭，新校正云：按别本'附'一作'俯'，《太素》作'跗'。筋将惫矣。骨者髓之府，不能久立，行则振掉⑮，骨将惫矣。皆以所居所由而为之府也。得强则生，失强则死⑯。强，谓中气强固以镇守也。

岐伯曰：新校正云：详此'岐伯曰'前无

---

① 中气之湿：中土壅滞，水湿不运，湿邪内蕴。中气，指脾胃。

② 言而微，终日乃复言者，此夺气也：语声低微，气不接续，很长时间才能说下一句话，是气被劫夺所致。

③ 衣被不敛，言语善恶不避亲疏者，此神明之乱也："被"，同"帔"，下裳，裙。《集韵·真韵》曰："帔，《说文解字》弘农谓裙帔，"或作"被"。明·吴昆注："衣被不敛，去其衣被，无有羞恶也。言语善恶不避亲疏，虽亲亦骂詈也，此神明内乱者所为。"

④ 仓廪不藏：指泄泻、大便失禁等。仓廪，比喻肠胃。

⑤ 门户不要：门户，一指幽门、阑门、魄门等。明·张介宾："幽门、阑门、魄门，皆仓廪之门户。门户不能固，则肠胃不能藏。"一指肾，清·姚止庵："仓廪不藏，世以责之脾胃，而不知胃有病则不受，脾有病则不运。今非不能受、不能运，乃藏之不固，其责在肾。何则？肾开窍于二阴，肾虚则不能禁固。'肾者，胃之关'，即门户之义。"要（yāo 音腰）：约束。

⑥ 水泉不止：指遗尿、小便失禁。水泉，此喻小便。

⑦ 得守：谓五脏能够藏守精与神，发挥正常的功能，即忠于职守。

⑧ 强：用作名词，指强健之本。

⑨ 头者精明之府：精气神气会聚的地方。明·张介宾："五藏六府之精气，皆上升于头，以成七窍之用，故头为精明之府。"清·高世栻："人身精气，上会于头，神明出于目，故头为精明之府。"府，会聚的地方。

⑩ 头倾视深：头倾，指头低垂不能抬举；视，用作名词，指眼睛。视深，指目陷无光。清·姚止庵："倾，侧垂也；视深，眼胞内陷也。"

⑪ 背者胸中之府：胸中，指居于胸中之脏。清·张志聪："心肺居于胸中，而俞在肩背，故背为胸之府。"

⑫ 背曲肩随，府将坏矣：指背弯曲不能直，肩随而垂不能举，是脏气精微不能营于肩背，心肺失强之象。"随"，《说文解字》曰："随，从也。"

⑬ 惫：音义同"败"，坏也。

⑭ 偻附：偻（lǚ 音吕或 lóu 音蒌），曲也，指背脊弯曲。附，行动不便，必依附于他物而行。

⑮ 振掉：震颤摇摆。

⑯ 得强则生，失强则死：五脏精气旺盛，则身体强健，谓之"得强"，故生。若五脏精气衰败，则身体败坏，谓之"失强"，故死。

问。反四时①者，有余为精，不足为消②。应太过，不足为精，应不足，有余为消。阴阳不相应，病名曰关格③。广陈其脉应也。夫反四时者，诸不足皆为血气消损，诸有余皆为邪气胜精。阴阳之气不相应合，不得相营，故曰关格也。

帝曰：脉其④四时动奈何？知病之所在奈何？知病之所变奈何？知病乍⑤在内奈何？知病乍在外奈何？请问此五者，可得闻乎？言欲顺四时及阴阳相应之状候也。

岐伯曰：新校正云：详此对与问不甚相应。脉四时动，病之所在，病之所变，按文颇对。病在内在外之说，后文殊不相当。请言其与天运转大也⑥。指可见阴阳之运转，以明阴阳之不可见也。万物之外，六合⑦之内，天地之变，阴阳之应，彼⑧春之暖，为⑨夏之暑，彼秋之忿⑩，为冬之怒⑪，四变之动，脉与之上下⑫，六合，谓四方上下也。春暖为夏暑，言阳生而至盛；秋忿而冬怒，言阴少而之壮也。忿一为急，言秋气劲急也。　新校正云：按全元起注本'暖'作'缓'。以春应中⑬规⑭，春脉软弱，轻虚而滑，如规之象，中外皆然，故以春应中规。夏应中矩⑭，夏脉洪大，兼之滑数如矩之象，可正平之，故以夏应中矩。秋应中衡⑭，秋脉浮毛，轻涩而散，如秤衡之象，高下必平，故以秋应中衡。冬应中权⑭。冬脉如石，兼沉而滑，如秤权之象，下远于衡，故以冬应中权也。以秋中衡、冬中权者，言脉之高下异处如此尔。此则随阴阳之气，故有斯四应不同也。是故冬至四十五日，阳气微上，阴气微下⑮；夏至四十五日，阴气微上，阳气微下⑯。阴阳有时，与脉为期⑰，期而相失，知脉所分，分之有期⑱，故知死时。察阴阳升降之准，则知经脉递迁之象；审气候递迁之失，则知气血

---

① 反四时：谓脉象与四季之气相反。

② 有余为精，不足为消：二句互文，结合上句，应为"四时不足，脉有余为精；四时有余，脉不足为消"。是说四季之气不足的时候，而脉气旺盛，表明人体是健康的；四季之气过盛的时候，而脉气不足，表明人的血气有亏耗。下四句"应太过，不足为精；应不足，有余为消"，便是对这两句话的解释。即："以不足应太过为精，以有余应不足为消。"如此则前后贯通可明。　有余、旺盛：在"脉有余"为脉气旺盛，在"四时有余"为四季之气过盛。精，清·高世栻："精壮也。"消，消损，损伤，指人的血气受到了损伤或曰有亏耗。　又郭霭春注云："李笠说：有余，谓五藏藏精恒有余也；不足，谓六府传化恒不足也。二'为'字皆犹'于'也。藏不足于精，府有余于消，此为阴阳不相应，病名关格。"别一说："有余为精"，是邪气有余而胜精气；"不足为消"，是正气不足由于血气消损。

③ 关格：阴阳俱盛、不相协调之证的总称。《灵枢·脉度》："阴阳俱盛，不得相荣，故曰关格。"

④ 其：据《甲乙经·卷四》应为"有"。

⑤ 乍（zuò 音作）：同"作"。《说文解字》曰："作，起也。"此指疾病的发生。

⑥ 其与天运转大也：其，指脉，广，广博精深。句言脉象的变化与天体转运的规律相应，有同样广博精深的道理。

⑦ 六合：上、下、东、南、西、北六个方位之间。

⑧ 彼：《说文解字》曰："彼，往有所加也。"徐锴系传："彼者，据此而言，故有所加。"

⑨ 为：变成，成为。

⑩ 忿：《说文解字》曰："忿，悁也。"《集韵·线韵》曰："悁，躁急也。"指秋气肃杀劲急之势。

⑪ 怒：指冬寒凉冽，北风怒号之势。

⑫ 四变之动，脉与之上下：春夏秋冬四季气候的运动变化，脉象也随之发生相应变化。上下，指脉象的波动。

⑬ 中：合也。

⑭ 规、矩、权、衡：均为古之衡器和量具，引申为判断的准绳。此处规、矩、权、衡为互文，比喻判断四时脉象有一定的标准，但四时脉象有别，故分别以规、矩、权、衡喻之，但不可拘泥于四字言四时脉象。

⑮ 冬至四十五日，阳气微上，阴气微下：冬至四十五日后为立春的时节，此后阳气渐长，阴气渐消。

⑯ 夏至四十五日，阴气微上，阳气微下：夏至四十五日后为立秋的时节，此后阴气渐长，阳气渐消。

⑰ 期：《说文解字》曰："期，会也。"清·段玉裁注："会者，合也。期者，邀约之意，所以为会合也。"

⑱ 分之有期：期，度也。言判断脉象变化有一定的尺度、标准。

分合之期，分期不差，故知人死之时节。微妙在脉，不可不察，察之有纪①，从阴阳始，推阴阳升降，精微妙用，皆在经脉之气候，是以不可不察，故始以阴阳为察候之纲纪。始之有经②，从五行生，生之有度③，四时为宜，言始所以知有经脉之察候可应者，何哉？盖从五行衰王而为准度也。微求太过不及之形诊，皆以应四时者为生气所宜也。　新校正云：按《太素》'宜'作'数'。补泻勿失，与天地如一，有余者泻之，不足者补之，是则应天地之常道也。然天地之道，损有余而补不足，是法天地之道也。泻补之宜，工切审之，其治气亦然。得一之情④，以知死生，晓天地之道，补泻不差，既得一情，亦可知生死之准的。是故声合五音，色合五行，脉合阴阳⑤。声表宫商角徵羽，故合五音。色见青黄赤白黑，故合五行。脉彰寒暑之休王，故合阴阳之气也。

是知⑥阴盛则梦涉大水恐惧，阴为水，故梦涉水而恐惧也。《阴阳应象大论》曰：'水为阴。'阳盛则梦大火燔灼⑦，阳为火，故梦大火而燔灼也。《阴阳应象大论》曰：'火为阳。'阴阳俱盛则梦相杀毁伤⑧，亦类交争之气象也。上盛则梦飞，下盛则梦堕⑨，气上则梦上，故飞。气下则梦下，故堕。甚饱则梦予⑩，内有余故。甚饥则梦取⑪；内不足故。肝气盛则梦怒，肝在志为怒。肺气盛则梦哭，肺声衰，故为哭。　新校正云：详'是知阴盛则梦涉大水恐惧'至死，乃《灵枢》之文，误置于斯，仍少心脾肾气盛所梦，今具《甲乙经》中。短虫⑫多则梦聚众，身中短虫多，则梦聚众。长虫⑬多则梦相击毁伤。长虫动则内不安，内不安则神躁扰，故梦是矣。　新校正云：详此二句，亦不当出此，应他经脱简文也。

是故持脉有道⑭，虚静为保⑮。前明脉应，此举持脉所由也。然持脉之道，必虚其心，静其志，乃保定盈虚而不失。　新校正云：按《甲乙经》'保'作'宝'。春日浮，如鱼之游在波⑯；虽出，犹未全浮。夏日在肤，泛泛乎万物有余⑰；泛泛，平貌。阳气大盛，脉气亦象万物之有余，易取而洪大也。秋日下肤，蛰虫将去⑱；随阳气之渐降，故曰下肤。何以明阳气之渐降？蛰虫将欲藏去也。冬日在

---

① 纪：纲领、要领。清·张志聪："纪，纲也。"
② 经：法则、义理。《玉篇·系部》曰："经，义也。"
③ 度：《玉篇·又部》曰："度，尺曰度。"即计算长短的标准和器具。此引申为标准。
④ 得一之情：即掌握了人与天地如一之理。
⑤ 声合五音，色合五行，脉合阴阳：明·张介宾："声合宫商角徵羽，色合金木水火土，脉合四时阴阳。虽三者若乎有分，而理则一次。"
⑥ 知：助词，《说文解字》曰："知，词也。"王药系传校录："凡许所谓词，即语助也。"
⑦ 燔（fán 音凡）灼：焚烧。 燔，烧。
⑧ 阴阳俱盛则梦相杀毁伤：清·高世栻："阴阳俱盛，则水火亢害，故梦相杀毁伤。相杀，争战也。毁伤，俱败也。"
⑨ 上盛则梦飞，下盛则梦堕：清·高世栻曰："上盛则气并于上，故梦飞。飞者，肝藏魂而上升也。下盛则气并于下，故梦堕。堕者，肺藏魄而下降也。此水火阴阳，木浮金沉之义。"
⑩ 予：送物于人。
⑪ 取：谓夺人之物。
⑫ 短虫：指短小的寄生虫。下句"长虫"与此相对。
⑬ 长虫：指蛔虫。
⑭ 持脉有道：诊脉有法则。
⑮ 虚静为保："保，"通"宝"。言诊脉清虚宁静至为重要。
⑯ 春日浮，如鱼之游在波：春季之脉虽浮动而未全出，故如鱼之游在水波之中。
⑰ 夏日在肤，泛泛乎万物有余：形容夏季的脉象浮于肤表，盈满指下而洪大，如万物之有余。"泛泛乎"，众盛貌。
⑱ 秋日下肤，蛰虫将去：下肤，指脉象由浮趋沉，在皮肤之下。蛰虫，指藏伏土中越冬的昆虫。去，《集韵·语韵》曰："弆，藏也。或作去。"

骨，蛰虫周密，君子居室①。在骨，言脉深沉也。蛰虫周密，言阳气伏藏。君子居室，此人事也。

故曰：知内者按而纪之②，知内者，谓知脉气也，故按而为之纲纪。知外者终而始之③。知外者，谓知色象，故以五色终而复始。此六者④，持脉之大法。见是六者，然后可以知脉之迁变也。

新校正云：详此前对帝问'脉其四时动奈何'之事。

心脉搏坚而长，当病舌卷不能言⑤；搏，谓搏击于手也。诸脉搏坚而长者，皆为劳心而藏脉气虚极也。心手少阴脉，从心系上侠咽喉，故令舌卷短而不能言也。其耎而散者，当消环自已⑥。诸脉软散，皆为气实血虚也。消，谓消散。环，谓环周。言其经气如环之周，当其火王，自消散也。

新校正云：按《甲乙经》'环'作'渴'。

肺脉搏坚而长，当病唾血；肺虚极则络逆，络逆则血泄，故唾出也。其软而散者，当病灌汗⑦，至今不复散发也⑧。汗泄玄府，津液奔凑，寒水灌洗，皮密汗藏，因灌汗藏，故言灌汗至令不

复散发也。灌，谓灌洗。盛暑多为此也。　　新校正云：详下文诸藏各言色，而心肺二藏不言色者，疑阙文也。

肝脉搏坚而长，色不青，当病坠若搏⑨，因血在胁下，令人喘逆；诸脉见本经之气而色不应者，皆非病从内生，是外病来胜也。夫肝藏之脉，端直以长，故言曰色不青，当病坠若搏也。肝主两胁，故曰因血在胁下也。肝厥阴脉，布胁肋，循喉咙之后；其支别者，复从肝别贯膈，上注肺。今血在胁下，则血气上熏于肺，故令人喘逆也。其软而散色泽⑩者，当病溢饮⑪，溢饮者渴暴多饮，而易入⑫肌皮肠胃之外也。面色浮泽，是为中湿，血虚中湿，水液不消，故言当病溢饮也。以水饮满溢，故渗溢而易入肌皮肠胃之外也。　　新校正云：按《甲乙经》'易'作'溢'。

胃脉搏坚而长，其色赤，当病折髀⑬；胃虚色赤，火气救⑭之，心象于火，故色赤也。胃阳明脉，从气冲下髀，抵伏兔，故病则髀如折也。其软而散者，当病食痹⑮。痹，痛也。胃阳明脉，其

① 冬日在骨，蛰虫周密，君子居室：形容冬日阳气内藏，脉沉在骨，如蛰虫封闭，君子居室不出。"周"，应据《太素》改作"固"。

② 知内者按而纪之：内，指内脏。纪，丝缕的头绪。本句意为要了解内脏的变化情况，可通过切脉进行诊察，找出头绪。明·张介宾："内言脏气，脏象有位，故可按而纪之。"

③ 知外者终而始之：外，指经脉，言要了解经脉的变化情况，可据经脉自始至终的循行，终而复始的周期性变化进行诊察。明·张介宾："外言经气，经脉有序，故可终而始之。"

④ 六者：有三说：一谓春夏秋冬内外六种脉法。二谓内外按纪终始六种诊脉之法。三谓诊法常以平旦、四诊合参、脉应四时、虚静为保、脉合阴阳，知内知外六种持脉大法。三说皆通，各据其理，可以互参。

⑤ 心脉搏坚而长，当病舌卷不能言：清·尤怡："搏坚而长，太过之脉。心象火而脉萦舌，心火有余，故病舌卷不能言也。"

⑥ 其耎而散者，当消环自己：清·尤怡："'耎而散'者，不足之脉，心不足则精神为'消'；'环自己'者，言经气以次相传，如环一周，复至其本位，而气自复、病自已也。"　耎，"软"的异体字。消环自已，明·张介宾："消，尽也；环，周也。谓期尽一周，即病自已也。"已，痊愈。

⑦ 灌汗：汗出淋漓，身如灌洗。清·姚止庵："汗出浸淫，有如浇灌。"郭霭春："楼英说：'灌汗，谓汗出如灌洗之状'。"《病能论》：汗出而浴。亦此义。晋·王叔和《脉经》作"漏汗"，指自汗或盗汗。

⑧ 至今不复散发也：明·张介宾："汗多亡阳，故不可更为发散也。"　　另一说："至今不复散发"六字，疑为衍文。亦通。

⑨ 坠若搏：谓跌伤或者击伤。　若，或者。搏，指击伤，被击伤。

⑩ 色泽：面色润泽有光。清·张志聪："《金匮要略》云：'夫水病人，面目鲜泽。'盖水溢于皮肤，故其色润泽也。"

⑪ 溢饮：病名，症见面色润泽、脉濡弱而散或涩、口渴多饮等，由水液溢滞于皮肤四肢所致，故名。

⑫ 易入：北宋·林亿等《新校正》引晋·皇甫谧《甲乙经》"易"作"溢"。亦是。

⑬ 折髀（bì意必）：股骨疼痛、犹如骨折。　髀，股骨。

⑭ 救：一本作"牧"，侵犯之意。

⑮ 食痹：病名，由胃气上逆所致，症见胸膈闭阻、闷痛，饮食不下等。明·张介宾："食痹者，食入不化，入则闷痛呕汁，必吐出乃已也。"

支别者，从大迎前下人迎，循喉咙入缺盆，下鬲属胃络脾，故食则痛闷而气不散也。 新校正云：详谓痹为痛，义则未通。

脾脉搏坚而长，其色黄，当病少气①；脾虚则肺无所养，肺主气，故少气也。其软而散色不泽者，当病足胻②肿若水状也。色气浮泽，为水之候，色不润泽，故言若水状也。脾太阴脉，自上内踝前廉，上端内，循胻骨后，交出厥阴之前，上循膝股内前廉入腹，故病足胻肿也。

肾脉搏坚而长，其色黄而赤者，当病折腰；色气黄赤，是心脾干肾，肾受客阳③，故腰如折也。腰为肾府，故病发于中。其耎而散者，当病少血④，至令不复也。肾主水，以生化津液，今肾气不化，故当病少血，至令不复也。

帝曰：新校正云：详'帝曰'至'以其胜治之愈'，全元起本在《汤液篇》。诊得心脉而急，此为何病？病形何如？

岐伯曰：病名心疝⑤，少腹当有形也。心为牡藏，其气应阳，今脉反寒，故为疝也。诸脉劲急者，皆为寒。形，谓病形也。

帝曰：何以言之？

岐伯曰：心为牡藏⑥，小肠为之使⑦，故曰少腹当有形也。少腹，小肠也。《灵兰秘典论》曰：'小肠者，受盛之官。'以其受盛，故形居于内也。

帝曰：诊得胃脉，病形⑧何如？

岐伯曰：胃脉实则胀，虚则泄⑨。脉实者气有余，故胀满。脉虚者气不足，故泄利。 新校正云：详此前对帝问'知病之所在'。

帝曰：病成而变⑩何谓？

岐伯曰：风成为寒热，《生气通天论》曰：'因于露风，乃生寒热。'故风成为寒热也。瘅成为消中⑪，瘅，谓湿热也。热积于内，故变为消中也。消中之证，善食而瘦。 新校正云：详王注以'善食而瘦'为'消中'，按本经'多食数溲'为之'消中'，'善食而瘦'乃是'食㑊'之证，当云'善食而溲数'。厥成为巅疾⑫，厥，谓气逆也。气逆上而不已，则变为上巅之疾也。久风为飧泄⑬，久风不变，但在胃中，则食不化而泄利也。以肝气内合而乘胃，故为是病焉。《阴阳应象大论》曰：'风气通于肝。'故内应于肝也。脉风成为疠⑭，经《风论》曰：'风寒客于脉而不去，名曰疠风。'又曰：'疠者有荣气热胕，其气不清，故使其鼻柱坏而色败，皮肤疡溃。'然此则癞也。夫如是者，皆脉风成，结变而为也。病之变化，不可胜数。 新校正云：详此前对帝问'知病之所变奈何'。

---

① 少气：正气虚少，阳气虚少。

② 足胻（héng 音恒）：小腿上部近膝的部位。 足，小腿。胻，"胻"的异体字。

③ 客阳：此指肾脏感受了来自于心脾两脏的阳热之邪。

④ 少血：精血虚少。

⑤ 心疝：病名，由寒邪犯心所致，症见腹痛、腹皮隆起、自觉有气从脐上冲心等。清·张志聪："疝乃少腹阴囊之疾。心疝者，病在下而及于上，故曰病心疝者，少腹当有形也。"

⑥ 心为牡藏：明·张介宾："牡，阳也。心属火而居于鬲上，故曰牡藏。"

⑦ 为之使：被它（心）支配的器官。 使，被役使、被支配（的器官）。

⑧ 病形：指病理表现。

⑨ 泄：通"泻"，泻泄。

⑩ 病成而变：明·张介宾："成言病之本，变言病之标。"

⑪ 瘅（dān 音单）成为消中：瘅，热，热邪。消中，即中消病。

⑫ 厥成为巅疾：明·吴昆："巅、癫同（即通'癫'），古通用。气逆上而不已，则上实而下虚，故令忽然癫仆，今世所谓'五痫'也。"

⑬ 久风为飧（sūn 音孙）泄：清·张志聪："风乃木邪，久则内干脾土而成飧泄矣。" 飧泄，完谷不化的泻泄。

⑭ 脉风成为疠：《素问·风论》："风寒客于脉而不去，名曰疠风，或名曰寒热。"疠，通"癞"，麻风。明·张介宾："疠，癞同。"

帝曰：诸痈肿筋挛骨痛，此皆安生？安，何也。言何以生之。

岐伯曰：此寒气之肿，八风之变也。八风，八方之风也。然痈肿者，伤东南西南风之变也。筋挛骨痛者，伤东风、北风之变也。《灵枢经》曰：'风从东方来，名曰婴儿风，其伤人也，外在筋纽。风从东南来，名曰弱风，其伤人也，外在于肌。风从西南来，名曰谋风，其伤人也，外在于肉。风从北方来，名曰大刚风，其伤人也，外在于骨。'由此四风之变而三病乃生，故下问对是也。

帝曰：治之奈何？

岐伯曰：此四时之病，以其胜治之①愈也。胜，谓胜克也。如金胜木，木胜土，土胜水，水胜火，火胜金。此则相胜也。

帝曰：有故病五藏发动②，因伤脉色，各何以知其久暴至之病③乎？重以色气，明前五藏坚长之脉，有自病故病及因伤候也。

岐伯曰：悉乎哉问也！征其脉小色不夺者，新病也④。气乏而神犹强也。征其脉不夺其色夺者，此久病也⑤。神持而邪凌其气也。

征其脉与五色俱夺者，此久病也⑥。神与气俱衰也。征其脉与五色俱不夺者，新病也。神与气俱强也。肝与肾脉并至⑦，其色苍赤，当病毁伤⑧，不见血，已见血，湿若中水⑨也。肝色苍，心色赤，赤色见当脉供⑩，肾脉见当色黑，今肾脉来，反见心色，故当因伤而血不见也。若已见血，则是湿气及水在腹中也。何者？以心肾脉色，中外之候不相应也。

尺内两傍⑪，则季胁⑫也，尺内，谓尺泽之内也。两傍，各谓尺之外侧也。季胁近肾，尺主之，故尺内两傍则季胁也。尺外以候⑬肾，尺里以候腹。尺外，谓尺之外侧。尺里，谓尺之内侧也。次尺外下两傍则季胁之分，季胁之上肾之分，季胁之内则腹之分也。中附上⑭，左⑮外以候肝，内以候鬲；肝主贲，贲，鬲也。右⑮外以候胃，内以候脾。脾居中，故以内候之。胃为市，故以外候之。上附上⑯，右外以候肺，内以候胸中；肺叶垂外，故以外候之。胸中主气管，故以内候之。

① 以其胜治之：清·张志聪："'以胜治之'者，以五行气味之胜治之而愈也。如寒淫于内，治以甘热；如东方生风，风生木，木生酸，辛胜酸之类。"
② 有故病五藏发动：言五脏触感新邪而发生疾患。明·张介宾："有故病，旧有宿疾也；五藏发动，触感而发也。"
③ 久暴至之病：谓是久病还是新病。 暴，突然，此指新病。
④ 征其脉小色不夺者，新病也：征，检验，验看。夺，失也，引申为不正常。明·马莳："征其脉小，小者虚也。而色则不夺，神气如故，正以其暂时得病，颜面无改，脉则一时之虚，所以谓之新病也。"
⑤ 征其脉不夺其色夺者，此久病也：清·张琦《素问释义》："色发于脏，故久病色必夺。脉兼经络，故新脉即夺。"
⑥ 征其脉与五色俱夺者，此久病也：色脉俱夺，为气血俱败，故主久病。
⑦ 肝与肾脉并至：肝脉弦，肾脉沉。此言弦沉之脉象并至。
⑧ 毁伤：指跌打损伤，毁伤筋骨。
⑨ 湿若中（zhòng 音仲）水：明·张介宾："凡毁伤筋骨者，无不见血。已见血，其血必凝，其经必滞。气血凝滞，形必肿满；或如湿气在经，而同于中水之状也。" 若，或者。中水，被水邪所伤。
⑩ 供：当作"洪"。
⑪ 尺内两傍：尺内，即尺肤之内，指前臂内侧自腕至肘（尺泽）的皮肤。两傍，指两臂尺肤部位的尺侧部分。
⑫ 季胁：即季肋，又名软肋，相当于胸第十一、十二肋软骨处。《灵枢·骨度》："腋以下至季胁长一尺二寸。"清·张志聪："季，小也。季胁，胁下尽处短小之肋，是为季胁。"
⑬ 候：诊察。
⑭ 中附上：将尺肤分为三段，近腕部三分之一为上段，近肘部三分之一为下段，中间三分之一为中段。中附上，为中部附于下部之上，即中段。
⑮ 左、右：指左手、右手。下同。
⑯ 上附上：指上段，为上部附于中部之上。

左外以候心，内以候膻中。心，主鬲中也。膻中，则气海也，嗌也。 新校正云：详王氏以膻中为嗌也，疑误。前以候前，后以候后①。上前，谓左寸口。下前，谓胸之前膺及气海也。上后，谓右寸口。下后，谓胸之后背及气管也。上竟上②者，胸喉中事也；下竟下③者，少腹腰股膝胫足中事也。上竟上，至鱼际也。下竟下，谓尽尺之脉动处也。少腹，胞、气海，在膀胱。腰、股、膝、胫、足中之气动静，皆分其近远及连接处所名目以候之，知其善恶也。

粗大④者，阴不足阳有余，为热中⑤也。粗大，谓脉洪大也。脉洪为热，故曰热中。来疾去徐⑥，上实下虚，为厥巅疾⑦；来徐去疾，上虚下实，为恶风⑧也。亦脉状也。故中恶风者，阳气受也。以上虚，故阳气受也。有脉俱沉细数者，少阴厥也⑨；尺中之有脉沉细数者，是肾少阴气逆也。何者？尺脉不当见数，有数故言厥也。俱沉细数者，言左右尺中也。沉细数散者，寒热也；阳干于阴，阴气不足，故寒热也。

《正理论》曰：'数为阳。'浮而散者，为晌仆⑩。脉浮为虚，散为不足，气虚而血不足，故为头眩而仆倒也。诸浮不躁者皆在阳，则为热；其有躁者在手⑪。言大法也。但浮不躁，则病在足阳脉之中。躁者，病在手阳脉之中也。故又曰：其有躁者在手也。阳为火气，故为热。诸细而沉者，皆在阴，则为骨痛；其有静者在足⑫。细沉而躁，则病生于手阴脉之中；静者，病生于足阴脉之中也。故又曰：其有静者在足也。阴主骨，故骨痛。数动一代⑬者，病在阳之脉也，泄及便脓血。代，止也。数动一代，是阳气之生病，故言病在阳之脉。所以然者，以泄利及脓血脉乃尔。诸过者切之⑭，涩者阳气有余也，滑者阴气有余也。阳有余则血少，故脉涩。阴有余则气多，故脉滑也。 新校正云：详'气多'疑误，当是'血多'也。阳气有余为身热无汗，阴气有余为多汗身寒，血少气多，斯可知也。阴阳有余则无汗而寒。阳余无汗，阴余身寒，若阴阳有余，则当无汗而

① 前以候前，后以候后：日本丹波元简："（前）'前'者，臂内阴经之分也；（前）'后'者，臂外阳经之分也。《论疾诊尺》篇云：'肘前独热者，膺前热；肘后独热者，肩背热。'即其义也。" 候，诊察。后"前"，指胸前（的疾患）。后"后"，指肩背的（疾患）。前，谓尺肤部的前面，即臂内阴经之分，前部候胸腹部的病变；后，谓尺肤部的后面，即臂后阳经之分，后背候背部的病变。

② 上竟上：竟，尽。指上部尽处再向上的部位，即尺肤近腕部向上直达鱼际部。

③ 下竟下：指下部尽处再向下的部位，即尺肤近肘部向内直达肘窝处。

④ 粗大：洪大。

⑤ 热中：内热。明·张介宾："阳实阴虚，故为内热。"

⑥ 来疾去徐：谓脉搏搏起时急迫而落时徐缓。 来、去，分别指脉搏的搏起、下落。疾，急迫。

⑦ 上实下虚，为厥巅疾：清·姚止庵："实者，邪气实也；虚者，正气虚也。邪实于上，故病逆于顶巅。" 厥，厥逆。巅疾，此指头部病症。巅，比喻头部。

⑧ 恶风：恶厉之风。清·张志聪："风之恶厉者，从阳而直入于里阴，是以去疾下实也。" 又说：即疬风。清·高世栻："恶风，疬风也。"

⑨ 有脉俱沉细数者，少阴厥也：清·姚止庵："沉细而缓，肾之平脉也，数则为火。今沉细数者，是阴虚水亏而火上逆，名曰少阴厥。厥，逆而上也，所谓阴虚火动是矣。" 少阴，指足少阴经。

⑩ 晌（xuàn 音弦去声）仆：晌，"眩"的异体字。《集韵》："目眩也。"仆，仆倒。

⑪ 其有躁者在手：明·张介宾："脉浮为阳，而躁则阳中之阳。若浮而兼躁，乃为阳极，故当在手，谓手三阳经也。"

⑫ 其有静者在足：明·张介宾："若沉细而静，乃为阴极，故当在足，谓足三阴经也。"

⑬ 数动一代：谓脉动过速而有中止。 数，频数。代，代脉。此指中止。

⑭ 诸过者切之：谓各种疾病可通过切脉而诊察得知。 过，指疾病。一说指有过之脉。切，切脉。

寒也。**推而外之，内而不外，有心腹积也**①。脉附臂筋，取之不审，推筋令远，使脉外行内而不出外者，心腹中有积乃尔。**推而内之，外而不内，身有热也**。脉远臂筋，推之令近，远而不近，是阳气有余，故身有热也。**推而上之，上而不下，腰足清也**②。推筋按之，寻之而上，脉上涌盛，是阳气有余，故腰足冷也。　新校正云：按

《甲乙经》'上而不下'作'下而不上'。**推而下之，下而不上，头项痛也**③。推筋按之，寻之而下，脉沉下掣，是阴气有余，故头项痛也。　新校正云：按《甲乙经》'下而不上'作'上而不下'。

按之至骨，脉气少者，腰脊痛而身有痹也。阴气大过故尔。

---

① 推而外之，内而不外，有心腹积也：明·张介宾："凡病若在表，而欲求之于外矣，然脉则沉迟不浮，是在内而非外，故知其心腹之有积也。"

② 推而上之，上而不下，腰足清也：明·张介宾："凡推求于上部，然脉止见于上，而下部则弱，此以有升无降，上实下虚，故腰足为之清冷。"　上而不下，郭霭春校："林校引《甲乙》作'下而不上'。尤怡说：'《甲乙》非。上而不下者，上盛而下虚，下虚则下无气，故腰足冷。'"

③ 推而下之，下而不上，头项痛也：明·张介宾："凡推求于下部，然脉止见于下，而上部则亏，此以有降无升，清阳不能上达，故为头项痛也。"　下而不上，郭霭春校："林校引《甲乙》作'上而不下'。尤怡说：'《甲乙》非。下而不上者，有降而无升，不升则上不荣，故头项痛也。'"

平人气象论①篇第十八
新校正云：按全元起本在第一卷。

黄帝问曰：平人何如？平人，谓气候平调之人也。

岐伯对曰：人一呼脉再动，一吸脉亦再动，呼吸定息②脉五动，闰以太息③，命曰平人。平人者，不病也。经脉一周于身，凡长十六丈二尺。呼吸脉各再动，定息脉又一动，则五动也，计二百七十定息，气可环周。然尽五十营，以一万三千五百定息，则气都行八百一十丈。如是则应天常度，脉气无不及太过，气象平，故曰平人也。常以不病调病人④，医不病，故为病人平息以调之为法⑤。人一呼脉一动，一吸脉一动，曰少气⑥。呼吸脉各一动，准候减平人之半，计二百七十定息，气凡行八丈一尺，以一万三千五百定息，气都行四百五丈，少气之理，从此可知。人一呼脉三动，一吸脉三动而躁，尺热曰病温，尺不热脉滑曰病风，脉涩曰痹⑦。呼吸脉各三动，准过平人之半，计二百七十息，气凡行二十四丈三尺，病生之兆，由斯著矣。夫尺者，阴分位也；寸者，阳分位也。然阴阳俱热，是则为温。阳独躁盛，则风中阳也。《脉要精微论》曰：'中恶风者，阳气受也。'滑为阳盛，故病为风。涩为无血，故为痛痹也。躁，谓烦躁。 新校正云：按《甲乙经》无'脉涩曰痹'一句，下文亦重。人一呼脉四动以上曰死⑧，脉绝不至曰死⑨，乍疏乍数⑩曰死。呼吸脉各四动，准候过平人之倍，计二百七十息，气凡行三十二丈四尺，况其以上耶。《脉法》曰：'脉四至曰脱精，五至曰死。'然四至以上，亦近五至也，故死矣。然脉绝不至，天真之气已无，乍数乍疏，胃谷之精亦弥，故皆死之候。是

---

① 平人气象论：平人，即气血平和之人，指无病之人。气，指经脉之气。象，是脉体形象。本篇从"平人之常气禀于胃"的理论出发，强调脉以胃气为本，进而对脉息动数变化和四时五脏的平脉、病脉、死脉的脉象予以对比分析，作为诊断疾病、推断预后的依据，因此取名"平人气象论"。

② 呼吸定息：指两次呼吸之间的间歇。明·张介宾："出气为呼，入气曰吸，一呼一吸，总名一息……呼吸定息，谓一息既尽而换息未起之际也。"

③ 闰以太息：指一次较长的呼吸。 太息，长的呼吸。明·张介宾："闰，余也，犹闰月之谓。言平人常息之外，间有一息甚长者，是为闰以太息。"

④ 常以不病调（diào 音掉）病人：谓以健康之人的呼吸来诊测病人的脉象。 调，计算，在这里是测度、诊测的意思。不病，即健康人。

⑤ 平息以调之为法：平息，谓摄呼吸使之平静调匀。调之，衡量病人的脉息至数。即言医生在呼吸均匀平稳时测算病人的脉搏跳动是诊脉的基本法则。

⑥ 少气：正气虚衰。

⑦ 人一呼脉三动，一吸脉三动而躁，尺热曰病温，尺不热脉滑曰病风，脉涩曰痹：尺，指尺肤。明·张介宾："若不因定息太息而呼吸各三动，是一息六至矣，《难经》谓之离经。躁者，急疾之谓。尺热，言尺中近臂之处有热者，必其通身皆热也。脉数躁而身有热，故知为病温。数滑而尺不热者，阳邪盛也，故当病风；然风之伤人，不独在于肌表，故尺不热也。涩为血不调，故当病痹。"

⑧ 人一呼脉四动以上曰死：一呼四动以上，是常人之倍。主阳极阴竭，精气衰败，难免死亡。《难经》称此脉为"夺精"。

⑨ 脉绝不至曰死：脉气渐绝，是五脏精气竭绝，神气乃去，故曰死。

⑩ 乍疏乍数：指脉搏跳动忽快忽慢，为阴阳败乱无主，后天化源已绝，故为死脉。

以下文曰。　　新校正云：按别本'瘀'作'败'。

平人之常气禀于胃，胃者，平人之常气①也，常平之气，胃海致之。《灵枢经》曰：'胃为水谷之海也。'《正理论》曰：'谷入于胃，脉道乃行。'人无胃气曰逆，逆者死。逆，谓反平人之候也。　　新校正云：按《甲乙经》云：'人常禀气于胃，脉以胃气为本，无胃气曰逆，逆者死。'春胃微弦曰平②，言微似弦，不谓微而弦也。钩及软弱、毛、石义并同。弦多胃少曰肝病，但弦无胃曰死，谓急而益劲，如新张弓弦也。胃而有毛曰秋病③，毛，秋脉，金气也。毛甚曰今病④。木受金邪，故今病。藏真散于肝，肝藏筋膜之气也⑤。象阳气之散发，故藏真散也。《藏气法时论》曰：'肝欲散，急食辛以散之。'取其顺气。夏胃微钩曰平，钩多胃少曰心病，但钩无胃曰死，谓前曲后居，如操带钩也。胃而有石曰冬病，石，冬脉，水气也。石甚曰今病。火被水侵，故今病。藏真通于心，心藏血脉之气也。象阳气之炎盛也。《藏气法时论》曰：'心欲软，急食咸以软之。'取其顺气。长夏胃微软弱曰平，弱多胃少曰脾病，但代无胃⑥曰死，谓动而中止，不能自还也。软弱有石曰冬病，石，冬脉，水气也。次其胜克，石当为弦，长夏土绝，故云石也。弱甚曰今病。弱甚为土气不足，故今病。　　新校正云：按《甲乙经》'弱'作

'石'。藏真濡于脾，脾藏肌肉之气也。以含藏水谷，故藏真濡也。秋胃微毛曰平，毛多胃少曰肺病，但毛无胃曰死，谓如物之浮，如风吹毛也。毛而有弦曰春病，弦，春脉，木气也。次其乘克，弦当为钩，金气逼肝则脉弦来见，故不钩而反弦也。弦甚曰今病。木气逆来乘金，则今病。藏真高于肺，以行荣卫阴阳也。肺处上焦，故藏真高也。《灵枢经》曰：'荣气之道，内谷为宝，谷入于胃，气传与肺，流溢于中，而散于外，精专者行于经隧。'以其自肺宣布，故云以行荣卫阴阳也。　　新校正云：按别本'实'一作'宝'。冬胃微石曰平，石多胃少曰肾病，但石无胃曰死，谓如夺索，辟辟如弹石也。石而有钩曰夏病，钩，夏脉，火兼土气也。次其乘克，钩当云弱，土王长夏，不见正形，故石而有钩，兼其土也。钩甚曰今病。水受火土之邪，故今病。藏真下于肾，肾藏骨髓之气也。肾居下焦，故云藏真下也。肾化骨髓，故藏骨髓之气也。

胃之大络，名曰虚里⑦，贯鬲络肺，出于左乳下，其动应衣⑧，脉宗气也。宗，尊也，主也，谓十二经脉之尊主也。贯鬲络肺，出于左乳下者，自鬲而出于乳下，乃络肺也。盛喘数绝者，则病在中⑨；绝，谓暂断绝也。中，谓腹中也。结而横，有积矣；绝不至曰死⑩。皆左

①　胃者，平人之常气：谓脉有胃气的表现。即脉来流畅，从容和缓，节律均匀。
②　春胃微弦曰平：春令木旺，其脉当弦，然有胃气之弦脉，当微弦冲和，无太过和不及才谓之平脉。下文各脏之平脉皆为此义。
③　胃而有毛曰秋病：如果春天脉虽有胃气，但兼有秋毛之脉者，至秋要发病。　胃，指脉有胃气。毛，指秋令所主的脉象。
④　毛甚曰今病：指春季脉毛甚时，在春季就发病。
⑤　藏真散于肝，肝藏筋膜之气也：因肝旺于春，故春天脏真之气主要布于肝。藏真，即藏之真气。肝主管全身之筋膜，故曰："肝藏筋膜之气也。"下仿此。
⑥　但代无胃：指脾脏气衰，脉在搏动过程中，偶有歇止。《素问·脉要精微论》中"代则气衰"即指此而言。
⑦　虚里：穴位名，位于左乳下心尖搏动之处。人以胃气为本，宗气以胃气为源，故虚里是宗气汇积之处，为十二经脉气之所宗，虚里的搏动情况直接反映胃气和气血源流的变化。
⑧　其动应衣：《甲乙经》"衣"，作"手"，宜从，方与后文之"其动应衣"显示出程度的不同。
⑨　盛喘数绝者，则病在中：指心尖搏动急速并且频有间歇，反映胸中之心肺有疾。
⑩　结而横，有积矣；绝不至曰死：指脉来迟中一止，横格于指下，表明气机阻滞，故有积聚之患。绝不至，即虚里搏动中断，绝而不复，乃宗气衰竭，故死。

乳下脉动状也。**乳之下其动应衣，宗气泄也**[1]。泄，谓发泄。 新校正云：按全元起本无此十一字，《甲乙经》亦无。详上下文义，多此十一字，当去。

欲知寸口[2]**太过与不及，寸口之脉中手**[3]**短者，曰头痛**[4]。**寸口脉中手长者，曰足胫痛**[5]。短为阳气不及，故病于头。长为阴气太过，故病于足。**寸口脉中手促上击者，曰肩背痛**。阳盛于上，故肩背痛。**寸口脉沉而坚者，曰病在中。寸口脉浮而盛者，曰病在外**。沉坚为阴，故病在中。浮盛为阳，故病在外也。**寸口脉沉而弱，曰寒热及疝瘕少腹痛**。沉为寒，弱为热，故曰寒热也。又沉为阴盛，弱为阳余，余盛相薄，正当寒热，不当为疝瘕而少腹痛，应古之错简尔。 新校正云：按《甲乙经》无此十五字，况下文已有'寸口脉沉而喘，曰寒热。脉急者，曰疝瘕少腹痛。'此文衍，当去。**寸口脉沉而横，曰胁下有积，腹中有横积痛**。亦阴气内结也。**寸口脉沉而喘**[6]，**曰寒热**。喘为阳吸，沉为阴争，争吸相薄，故寒热也。**脉盛滑坚者，曰病在外。脉小实而坚者，病在内**。盛滑为阳，小实为阴，阴病病在内，阳病病在外也。**脉小弱以涩，谓之久病**。小为气虚，涩为无血。血气虚弱，故云久远之病也。**脉滑浮而疾者，谓之新病**。滑浮为阳足，脉疾为气全，阳足气全，故云新浅之病也。**脉急者，曰疝瘕少腹痛**。此复前疝瘕少腹痛之脉也。言沉弱不必为疝瘕，沉急乃与诊相应。**脉**

滑曰风。脉涩曰痹。滑为阳，阳受病则为风。涩为阴，阴受病则为痹。**缓而滑曰热中。盛而紧曰胀**。缓，谓纵缓之状，非动之迟缓也。阳盛于中，故脉滑缓。寒气否满，故脉盛紧也。盛紧，盛满也。**脉从阴阳，病易已；脉逆阴阳，病难已**。脉病相应谓之从，脉病相反谓之逆。**脉得四时之顺，曰病无他；脉反四时及不间藏**[7]，**曰难已**。春得秋脉，夏得冬脉，秋得夏脉，冬得四季脉，皆谓反四时，气不相应，故难已也。

臂多青脉，曰脱血。血少脉空，客寒因入，寒凝血汁，故脉色青也。**尺脉缓涩，谓之解㑊**[8]。尺为阴部，腹肾主之。缓为热中，涩为无血，热而无血，故解㑊，并不可名之。然寒不寒，热不热，弱不弱，壮不壮，儜不可名，谓之解㑊也。《脉要精微论》曰：'尺外以候肾，尺里以候腹中。'则腹肾主尺之义也。**安卧脉盛，谓之脱血**。卧久伤气，气伤则脉诊应微，今脉盛而不微，则血去而气无所主乃尔。盛，谓数急而大鼓也。**尺涩脉滑，谓之多汗**。谓尺肤涩而尺脉滑也，肤涩者荣血内涸，脉滑为阳气内余，血涸而阳气尚余，多汗而脉乃如是也。**尺寒脉细，谓之后泄**。尺主下焦，诊应肠腹，故肤寒脉细，泄利乃然。《脉法》曰：'阴微即下。'言尺气虚少。**脉尺粗常热者，谓之热中**[9]。谓下焦中也。

肝见庚辛死，庚辛为金，伐肝木也。**心见壬癸死**，壬癸为水，灭心火也。**脾见甲乙死**，甲乙为木，克脾土也。**肺见丙丁死**，丙丁为火，

---

[1] 乳之下其动应衣，宗气泄也：虚里搏动，外应于衣，是宗气外泄所致。明·吴昆："宗气宜藏不宜泄，乳下虚里之脉，其动应衣，是宗气失藏而外泄也。"

[2] 寸口：指两手桡骨头内侧桡动脉的诊脉部位。

[3] 中手：即指脉搏应手显著之义。

[4] 头痛：明·张介宾："脉短于下，邪长于上。"

[5] 足胫痛：清·高世栻："长者气盛，邪盛于下。"

[6] 脉沉而喘：指脉象既沉又数。 喘，形容脉搏跳动急促。

[7] 不间藏：为传其所克之脏。明·张介宾："不间藏者，如木必乘土，则肝病传脾，土必乘水，则脾病传肾之类。"

[8] 解㑊（xiè yì 音懈亦）：四肢懈惰、倦怠无力的病证。

[9] 脉尺粗常热者，谓之热中：明·吴昆注本无"脉"字。注云："尺粗，阴液不足也；常热，阴火有余也，故谓之热中。"疑在脉后有脱简，若脉后有一"细"字，即"脉细尺粗常热者"，上下文义较顺。

铄肺金也。**肾见戊己死，**戊己为土，刑肾水也。**是谓真藏见皆死①。**此亦通明《三部九候论》中真藏脉见者胜死也。尺粗而藏见亦然。

颈脉②动喘疾咳，曰水。水气上溢，则肺被热熏，阳气上逆，故颈脉盛鼓而咳喘也。颈脉，谓耳下及结喉傍人迎脉也。**目裹③微肿，如卧蚕起之状，曰水。**《评热病论》曰：'水者阴也，目下亦阴也，腹者至阴之所居也。故水在腹中者，必使目下肿也。'**溺黄赤安卧者，黄疸。**疸，劳也。肾劳胞热，故溺黄赤也。《正理论》曰：'谓之劳瘅，以女劳得之也。'　新校正云：详王注以疸为劳义，非，若谓女劳得疸则可，若以疸为劳，非矣。**已食如饥者，胃疸④。**是则胃热也，热则消谷，故食已如饥也。**面肿曰风。**加之面肿，则胃风之诊也。何者？胃阳明脉，起于鼻，交頞中，下循鼻外，故尔。**足胫肿曰水。**是谓下焦有水也。肾少阴脉，出于足心，上循胫，过阴股，从肾上贯肝膈，故下焦有水，足胫肿也。**目黄者，曰黄疸。**阳怫于上，热积胸中，阳气上燔，故目黄也。《灵枢经》曰：'目黄者，病在胸。'**妇人手少阴**　新校正云：按全元起本作'足少阴'**脉动甚⑤者，妊子也。**手少阴脉，谓掌后陷者中，当小指动而应手者也。《灵枢经》曰：'少阴无输，心不病乎？岐伯云：其外经病而藏不病，故独取其经于掌后锐骨之端。'此之谓也。动，谓动脉也。动脉者，大如豆，厥厥动摇也。《正理论》曰：'脉阴阳相薄，名曰动也。'又《经脉别论》曰：'阴搏阳别，谓之有子。'　新校正云：按《经脉别论》中无此文。

脉有逆从四时，未有藏形⑥，春夏而脉瘦⑦，　新校正云：按《玉机真藏论》'瘦'作'沉涩'。**秋冬而脉浮大，命曰逆四时也。**春夏脉瘦，谓沉细也。秋冬浮大，不应时也。大法，春夏当浮大而反沉细，秋冬当沉细而反浮大，故曰不应时也。**风**　新校正云：按《玉机真藏论》'风'作'病'。**热而脉静，泄而脱血脉实，**　新校正云：按《玉机真藏论》作'泄而脉大，脱血而脉实'。**病在中脉虚，病在外**　新校正云：按《玉机真藏论》作'脉实坚病在外'。**脉涩坚者，**　新校正云：按《玉机真藏论》作'脉不实坚者'。**皆难治，**风热当脉躁而反静，泄而脱血当脉虚而反实，邪气在内当脉实而反虚，病气在外当脉虚滑而反坚涩，故皆难治也。何者？**命曰反四时也。**皆反四时之气，乃如是矣。　新校正云：详'命曰反四时也'此六字，应古错简，当去。自前'未有藏形春夏'至此五十三字，与后《玉机真藏论》文相重。

人以水谷为本，故人绝水谷则死，脉无胃气亦死。所谓无胃气者，但得真藏脉不得胃气也。所谓脉不得胃气者，肝不弦、肾不石⑧也。不弦不石，皆谓不微似也。

太阳⑨脉至，洪大以长；气盛故能尔。新校正云：按《扁鹊阴阳脉法》云：'太阳之脉，洪大以长，其来浮于筋上，动摇九分，三月四月甲子王。'吕广云：'太阳王五月六月，其气大盛，故其脉洪大而长也。'**少阳脉至，乍数乍疏，乍短**

---

① 肝见庚辛死……是谓真藏见皆死：指五脏的真脏脉出现时，各在其所不胜之日死。
② 颈脉：人迎脉。即今之颈动脉。
③ 目裹：即眼胞。
④ 胃疸：即中焦胃有热而消渴。日本丹波元简："疸，同瘅，即前篇所谓消中，后世所谓中消渴也。"
⑤ 手少阴脉动甚：今多以尺部脉动甚解。清·张志聪等指肾脉。唐·王冰等指心经之脉的神门穴。　动甚，即搏动较为明显，亦有人指滑脉。
⑥ 未有藏形：明·马莳："未有正脏之脉相形，而它脏之脉反见"。
⑦ 脉瘦：脉小之义。
⑧ 肝不弦、肾不石：明·马莳："即如肝脉当弦而不弦，肾脉当石而不石之类。"
⑨ 太阳：与下文"少阳"、"阳明"均表示月份时令。宋·林亿："太阳王于五月六月"，"少阳王于正月二月"，"阳明王于三月四月"。

乍长①；以气有畅未畅者也。　新校正云：按《扁鹊阴阳脉法》云：'少阳之脉，乍小乍大，乍长乍短，动摇六分，王十一月甲子夜半，正月二月甲子王。'吕广云：'少阳王正月二月，其气尚微，故其脉来，进退无常。'**阳明脉至，浮大而短。**谷气满盛故也。

新校正云：详无三阴脉，应古文阙也。按《难经》云：'太阴之至，紧大而长；少阴之至，紧细而微；厥阴之至，沉短以敦。'吕广云：'阳明王三月四月，其气始萌未盛，故其脉来浮大而短。'《扁鹊阴阳脉法》云：'少阴之脉紧细，动摇六分，王五月甲子日中，七月八月甲子王；太阴之脉，紧细以长，乘于筋上，动摇九分，九月十月甲子王；厥阴之脉，沉短以紧，动摇三分，十一月十二月甲子王。'

夫平心脉来，累累如连珠，如循琅玕②，曰心平，言脉满而盛，微似珠形之中手也。琅玕，珠之类也。夏以胃气为本。脉有胃气，则累累而微似连珠也。**病心脉来，喘喘连属，其中微曲③，曰心病。**曲，谓中手而偃曲也。新校正云：详越人云：'啄啄连属，其中微曲，曰肾病。'与《素问》异。**死心脉来，前曲后居，如操带钩④，曰心死。**居，不动也。操，执持

也。钩，谓革带之钩。

平肺脉来，厌厌聂聂，如落榆荚⑤，曰肺平，浮薄而虚者也。　新校正云：详越人云：'厌厌聂聂，如循榆叶，曰春平脉。蔼蔼如车盖，按之益大，曰秋平脉。'与《素问》之说不同。张仲景云：'秋脉蔼蔼如车盖者，名曰阳结。春脉聂聂如吹榆荚者，名曰数。'恐越人之说误也。秋以胃气为本。脉有胃气，则微似榆荚之轻虚也。**病肺脉来，不上不下，如循鸡羽⑥，曰肺病。**谓中央坚而两傍虚。**死肺脉来，如物之浮，如风吹毛⑦，曰肺死。**如物之浮瞥瞥然，如风吹毛纷纷然也。　新校正云：详越人云：'按之消索，如风吹毛，曰死。'

平肝脉来，软弱招招，如揭长竿末梢⑧，曰肝平，如竿末梢，言长软也。春以胃气为本。脉有胃气，乃长软如竿之末梢矣。**病肝脉来，盈实而滑，如循长竿⑨，曰肝病。**长而不软，故若循竿。**死肝脉来，急益劲，如新张弓弦⑩，曰肝死。**劲，谓劲强，急之甚也。

平脾脉来，和柔相离，如鸡践地⑪，

---

① 长：指脉来超过本位。　短：指脉来不及本位。
② 累累如连珠，如循琅玕：指正常的心脏脉象，像一颗颗串连起来的珠子，在指下不断地缓缓滑过，如同触摸在如珠的玉石上那样光滑流利。　累累，形容脉象连续不断。循，抚摸，触及。琅玕（gān 音肝），如珠的玉石。
③ 喘喘连属，其中微曲：意为心的病脉呈疾数连续，来盛去衰的特征。　喘喘连属，脉来急疾而连续不断，即疾数之意。中，脉动应手。微曲，脉象去时衰减较明显。
④ 前曲后居，如操带钩：意为倘若寸脉全显钩象，如摸在带钩上那样坚硬而不柔和，并且尺脉沉伏不易触摸，这是心的死脉。前、后，指寸尺。前曲，指寸脉全显钩象。后居，尺脉沉伏，难以捉摸。
⑤ 厌厌聂聂，如落榆荚：形容肺的平脉，如同榆钱离枝后，似落而翩翩轻飘，似浮却又缓缓而下的轻浮和缓之象。明·吴昆："厌厌聂聂，翩翩之状，浮薄而流利也。"明·马莳："如落榆荚，则有轻虚以浮之意。"
⑥ 不上不下，如循鸡羽：上、下，指脉之浮沉，这是形容肺的病脉既不像榆钱的翩翩轻浮，也不像榆钱那样缓缓落下。如同按循在鸡的羽毛上，来去有坚涩之感。
⑦ 如物之浮，如风吹毛：形容脉象空虚无根，散乱无绪。明·李时珍："散似杨花散漫飞，去来无定至难齐。"
⑧ 软弱招招，如揭长竿末梢：形容肝脉来时，和缓弦长而柔软，如高举的长竿末梢那样长而柔和。明·张介宾："招招，犹迢迢也。揭，高举也。高揭长竿，梢必柔软，即和缓弦长之义，是为肝之平脉。"
⑨ 盈实而滑，如循长竿：指肝病脉来时如摸在长竿上那样弦硬有余，柔和之象不足。明·张介宾："盈实而滑，弦之过甚也；如循长竿，无末梢之柔和也，亦弦多胃少之意。"
⑩ 急益劲，如新张弓弦：形容脉来弦硬的程度如同新张的弓弦那样又紧又硬，毫无柔和之感。明·张介宾："劲，强急也。如新张弓弦，弦之甚也。亦但弦无胃之义也。"
⑪ 和柔相离，如鸡践地：形容脾平脉象，像鸡徐徐行走那样从容不迫，柔和适宜。明·张介宾："和柔，雍容不迫也。相离，匀净分明也。如鸡践地，从容轻缓也，此即冲和之气，亦微软弱之义。"

曰脾平，言脉来动数相离，缓急和而调。长夏以胃气为本。胃少则脉实数。病脾脉来，实而盈数，如鸡举足①，曰脾病。胃少故脉实急矣。举足，谓如鸡走之举足也。 新校正云：详越人以为心病。死脾脉来，锐坚如乌之喙， 新校正云：按《千金方》作'如鸡之喙'。如鸟之距②，如屋之漏，如水之流③，曰脾死。乌喙、鸟距，言锐坚也。水流、屋漏，言其至也。水流，谓平至不鼓。屋漏，谓时动复住。

平肾脉来，喘喘累累如钩，按之而坚④，曰肾平，谓如心脉而钩，按之小坚尔。

新校正云：按越人云：'其来上大下兑，濡滑如雀之喙，曰平。'吕广云：'上大者足太阳，下兑者足少阴，阴阳得所为胃气强，故谓之平。雀喙者，本大而末兑也。'冬以胃气为本。胃少，则不按亦坚也。病肾脉来，如引葛，按之益坚⑤，曰肾病。形如引葛，言不按且坚，明按之则尤甚也。死肾脉来，发如夺索⑥，辟辟如弹石⑦，曰肾死。发如夺索，犹蛇之走。辟辟如弹石，言促又坚也。

① 实而盈数，如鸡举足：形容脾病脉来，弦硬而数，如同鸡举足疾速行走之势。明·张介宾："实而盈数，强疾不和也。如鸡举足，轻疾不缓也。"
② 锐坚如乌之喙，如鸟之距：形容脾脏死脉来时，好像乌鸦的嘴，或鸟类的爪距等角质部分那样细而坚硬、不柔和之象。 喙，嘴也。距，指鸟的爪后突出像趾的部分。锐，尖利，此处形容脉细。坚，即硬也。
③ 如屋之漏，如水之流：形容脾的死脉来时，好像破屋漏水，良久一滴，快慢不匀，或像流水一样，去而不返。
④ 喘喘累累如钩，按之而坚：形容肾的平脉来时连续不断，圆滑流利，像心的正常钩脉，但稍沉有力。 喘喘累累，即心脉之累累。钩，指心的平脉。坚，坚牢，引申为沉而有力。
⑤ 如引葛，按之益坚：形容肾的病脉来时，好像按在牵拉的葛藤上一样。 引，牵引，拉动。葛，葛藤。益坚，指脉更沉。
⑥ 发如夺索：形容脉来坚硬，如按在两人争夺着的绳索上一样。明·吴昆："两人争夺其索，引长而坚劲也。"
⑦ 辟辟如弹石：形容脉来坚硬如以指弹石之象。

卷第六

玉机真脏论①篇第十九 新校正云：按全元起本在第六卷。

黄帝问曰：春脉如弦，何如而弦？

岐伯对曰：春脉者肝也，东方木也，万物之所以始生也，故其气来，软弱轻虚而滑，端直以长，故曰弦②，言端直而长，状如弦也。 新校正云：按越人云：'春脉弦者，东方木也，万物始生，未有枝叶，故其脉来濡弱而长。'《四时经》'轻'作'宽'。反此者病。反为反常平之候。

帝曰：何如而反？

岐伯曰：其气来实而强，此谓太过，病在外；其气来不实而微，此谓不及，病在中。气余则病形于外，气少则病在于中也。

新校正云：按吕广云：'实强者，阳气盛也，少阳当微弱，今更实强，谓之太过，阳处表，故令病在外。厥阴之气养于筋，其脉弦，今更虚微，故曰不及，阴处中，故令病在内。'

帝曰：春脉太过与不及，其病皆何如？

岐伯曰：太过则令人善忘③，忽忽眩冒而巅疾④；其不及则令人胸痛引背，下则两胁胠⑤满。忽忽，不爽也。眩，谓目眩，视

如转也。冒，谓冒闷也。胠，谓腋下、胁也。忘当为怒，字之误也。《灵枢经》曰：'肝气实则怒。'肝厥阴脉，自足而上入毛中，又上贯鬲布胁肋，循喉咙之后，上入颃颡，上出额与督脉会于巅，故病如是。

新校正云：按《气交变大论》云：'木太过，甚则忽忽善怒，眩冒巅疾。'则'忘'当作'怒'。

帝曰：善。

夏脉如钩，何如而钩？

岐伯曰：夏脉者心也，南方火也，万物之所以盛长也，故其气来盛去衰，故曰钩，言其脉来盛去衰，如钩之曲也。 新校正云：按越人云：'夏脉钩者，南方火也，万物之所盛，垂枝布叶，皆下曲如钩，故其脉来疾去迟。'吕广云：'阳盛故来疾，阴虚故去迟，脉从下上至寸口疾，还尺中迟也。'反此者病。

帝曰：何如而反？

岐伯曰：其气来盛去亦盛，此谓太过，病在外；其脉来盛去盛，是阳之盛也。心气有余，是为太过。其气来不盛去反盛，此谓

① 玉机真脏论：玉机，即玉衡璇玑，是古代测量天体坐标的一种天文仪器。真脏，即五脏无胃气之脉。本篇讨论了四时五脏的平脉，太过不及的病脉，以及真脏脉的脉象；并阐述了五脏发病的传变规律，五脏虚实与死的机转，同时说明了五脏之脉必借胃气始能到达气口的道理。其中尤以脉有无胃气为重点，以无胃气之真脏脉预测病情，好像以玉机窥测天道一样重要，故以"玉机真脏论"名篇。如明·张介宾说："以璇玑玉衡，可窥天道，而此篇神理，可窥人道，故以并言。而实则珍重之辞也。"

② 软弱轻虚而滑，端直以长，故曰弦：明·张介宾："弦者，端直以长，状如弓弦有力也。然软弱轻虚而滑，则弦中自有和意。"

③ 善忘：当作"善怒"。《灵枢·本神》："肝气虚则恐，实则怒。"

④ 忽忽眩冒而巅疾：即精神恍惚，若有所失，眩督昏晕。明·张介宾："忽忽，恍忽不爽也。"眩冒，即眩督。督，即乱。

⑤ 胠（qū 音区）：腋下胁肋。

不及，病在中。 新校正云：详越人肝心肺肾四藏脉，俱以强实为太过，虚微为不及，与《素问》不同。

帝曰：夏脉太过与不及，其病皆何如？

岐伯曰：太过则令人身热而肤痛，为浸淫①；其不及则令人烦心，上见咳唾，下为气泄②。心少阴脉，起于心中，出属心系，下膈络小肠，又从心系却上肺。故心太过则身热肤痛，而浸淫流布于形分；不及则心烦，上见咳唾，下为气泄。

帝曰：善。

秋脉如浮，何如而浮？

岐伯曰：秋脉者肺也，西方金也，万物之所以收成也，故其气来，轻虚以浮，来急去散，故曰浮③，脉来轻虚，故名浮也。来急，以阳未沉下。去散，以阴气上升也。 新校正云：按越人云：'秋脉毛者，西方金也，万物之所终，草木华叶，皆秋而落，其枝独在，若毫毛也，故其脉来，轻虚以浮，故曰毛。'反此者病。

帝曰：何如而反？

岐伯曰：其气来，毛而中央坚，两傍虚，此谓太过，病在外；其气来，毛而微，此谓不及，病在中。

帝曰：秋脉太过与不及，其病皆何如？

岐伯曰：太过则令人逆气而背痛，愠愠然④；其不及则令人喘，呼吸少气而咳，上气见血，下闻病音⑤。肺太阴脉，起于中焦，下络大肠，还循胃口，上膈属肺，从肺系横出腋下。复藏气为咳，主喘息，故气盛则肩背痛气逆，不及则喘息变易，呼吸少气而咳，上气见血也。下闻病音，谓喘息则肺中有声也。

帝曰：善。

冬脉如营⑥，何如而营？ 脉沉而深，如营动也。 新校正云：详'深'一作'濡'。又作'搏'。按本《经》下文云：'其气来沉以搏'，则'深'字当为'搏'。又按《甲乙经》'搏'字为'濡'，当从《甲乙经》为'濡'。何以言之？脉沉而濡，'濡'古'软'字，乃冬脉之平调脉。若沉而搏击于手，则冬脉之太过脉也。故言当从《甲乙经》'濡'字。

岐伯曰：冬脉者肾也，北方水也，万物之所以合藏也，故其气来，沉以搏⑦，故曰营，言沉而搏击于手也。 新校正云：按《甲乙经》'搏'当作'濡'。义如前说。又越人云：'冬脉石者，北方水也，万物之所藏，盛冬之时，水凝如石，故其脉来沉濡而滑，故曰石也。'反此者病。

帝曰：何如而反？

岐伯曰：其气来如弹石者，此谓太过，病在外；其去如数⑧者，此谓不及，病在中。

帝曰：冬脉太过与不及，其病皆何如？

岐伯曰：太过则令人解㑊， 新校正云：按解㑊之义，具第五卷注。脊脉痛而少气不

---

① 浸淫：指湿热伤于肌肤，留连日久发为疮疡，流脓淌水，逐渐扩散蔓延，名曰浸淫。清·高世栻："热伤肤表，故为浸淫而成疮。"

② 气泄：指矢气下泄。

③ 来急去散，故曰浮：明·吴昆："阳气在于皮毛，未能沉下，故来急。阴气新升，阳气将散去，故去散也。"

④ 愠（yùn 音运）愠然：形容气郁而心情不舒畅的样子。 愠，小怒也。

⑤ 上气见血，下闻病音：指气上逆而出血，喉间有喘息的声音。明·张介宾："气不归原，所以上气；阴虚内损，所以见血。"

⑥ 冬脉如营：指冬季脉气营居于内，指沉脉而言。明·吴昆："冬至闭藏，脉来沉石，如营兵之守也。"

⑦ 搏：《甲乙经》作"濡"，软也。

⑧ 其去如数：指虚数脉。

欲言；其不及则令人心悬如病饥①，䏚中清②，脊中痛，少腹满，小便变③。肾少阴脉，自股内后廉贯脊属肾络膀胱；其直行者，从肾上贯肝膈，入肺中，循喉咙，侠舌本；其支别者，从肺出络心，注胸中，故病如是也。䏚者，季胁之下，侠脊两傍空软处也。肾外当䏚，故䏚中清冷也。

帝曰：善。

帝曰：四时之序，逆从④之变异也，脉春弦、夏钩、秋浮、冬营，为逆顺之变见异状也。然脾脉独何主？主，谓主时月。

岐伯曰：脾脉者土也，孤藏以灌四傍⑤者也。纳水谷，化津液，溉灌于肝、心、肺、肾。以不正主四时，故谓之孤藏。

帝曰：然则脾善恶，可得见之乎？

岐伯曰：善者不可得见，恶者可见。不正主时，寄王于四季，故善不可见，恶可见也。

帝曰：恶者何如可见？

岐伯曰：其来如水之流者，此谓太过，病在外；如乌之喙者，此谓不及，病在中。　新校正云：按《平人气象论》云：'如乌之喙。'又别本'喙'作'啄'。

帝曰：夫子言脾为孤藏，中央土以灌四傍，其太过与不及，其病皆何如？

岐伯曰：太过则令人四支不举⑥；以主四支，故病不举。其不及，则令人九窍不通，名曰重强⑦。脾之孤藏，以灌四傍，今病则五藏不和，故九窍不通也。《八十一难经》曰：'五藏不和，则九窍不通。'重，谓藏气重叠。强，谓气不和顺。

帝瞿然⑧而起，再拜而稽首曰：善。吾得脉之大要，天下至数⑨，五色脉变，揆度奇恒，道在于一。瞿然，忙貌也。言以太过不及而一贯之，揆度奇恒皆通也。神转不回，回则不转，乃失其机⑩。五气循环，不衍时叙，是为神气流转不回。若却行衰王，反天之常气，是则却回而不转，由是却回不转，乃失生气之机矣。至数之要，迫近以微，得至数之要道，则应用切近以微妙也。迫，切也。著之玉版，藏之藏府⑪，每旦读之，名曰玉机。著之玉版，故以为名。言是玉版，生气之机。　新校正云：详'至数'至'名曰玉机'与前《玉版论要》文相重，彼注颇详。

五藏受气于其所生⑫，传之于其所胜⑬，气舍于其所生⑭，死于其所不胜⑮，病之且死，必先传行至其所不胜，病乃死。受气所生者，谓受病气于己之所生者也。传所胜者，谓传于己之所克者也。气舍所生者，谓舍于生己者也。死所不胜者，谓死于克己者之分位也。所传不

---

① 心悬如病饥：形容心中空虚而怯弱，如有饥饿之感。
② 䏚（miǎo音秒）中清：指软肋下有清冷的感觉。　䏚，指季肋下空软处。
③ 小便变：指小便发生异常改变。
④ 逆从：明·马莳："四脉循四时之序曰从，其有太过与不及而为诸病曰逆。"
⑤ 孤藏以灌四傍：脾属土，位居中央，寄旺于四季，主运化水谷精微，外而营养四肢百骸，内而濡润脏腑，故曰以灌四傍。　孤脏，心肝肺肾各与四季相配，唯独脾不与四时相配，所以称为孤脏。四傍者，四脏也。
⑥ 四肢不举：指四肢沉重困倦。
⑦ 重强（zhòng jiàng音众匠）：沉重拘强也。从论述前四脏的原文来看，"重强"疑为衍文。
⑧ 瞿然：肃然起敬之义。
⑨ 至数：指最好的道理。
⑩ 神转不回，回则不转，乃失其机：指神的功用是运转不息，向前不回。若回而不运转，便失掉了它的生机。
⑪ 藏府：重要之处，藏物之府库。
⑫ 五脏受气于其所生：指五脏所受的病气来自于它所生之脏。即子病犯母。
⑬ 传之于其所胜：指传变到它所克的脏。
⑭ 气舍于其所生：指病气留在生己之脏。
⑮ 死于其所不胜：指疾病传之于克我之脏多死。

顺，故必死焉。此言气之逆行也，故死。所为逆者，次如下说。

肝受气于心，传之于脾，气舍于肾，至肺而死。心受气于脾，传之于肺，气舍于肝，至肾而死。脾受气于肺，传之于肾，气舍于心，至肝而死。肺受气于肾，传之于肝，气舍于脾，至心而死。肾受气于肝，传之于心，气舍于肺，至脾而死。此皆逆死也。一日一夜五分之，此所以占死生之早暮也。肝死于肺，位秋庚辛，余四仿此。然朝主甲乙，昼主丙丁，四季土主戊己，晡主庚辛，夜主壬癸，由此则死生之早暮可知也。

新校正云：按《甲乙经》'生'作'者'字，云'占死者之早暮。'详此经文，专为言气之逆行也，故死，即不言生之早暮。王氏改'者'作'生'，义不若《甲乙经》中《素问》本文。

黄帝曰：五藏相通，移皆有次，五藏有病，则各传其所胜。以上文逆传而死，故言是逆传所胜之次也。　新校正云：详'逆传所胜之次'，'逆'当作'顺'，上文既言'逆传'，下文所言乃'顺传'之次也。不治，法三月若六月，若三日若六日，传五藏而当死，是顺传所胜之次。三月者，谓一藏气之迁移。六月者，谓至其所胜之位。三日者，三阳之数以合日也。六日者，谓兼三阴以数之尔。《热论》曰：'伤寒一日巨阳受，二日阳明受，三日少阳受，四日太阴受，五日少阴受，六日厥阴受。'则其义也。　新校正云：详上文'是顺传所胜之次'七字，乃是次前注误在此经文之下，不惟无义，兼校之全元起本《素问》及《甲乙经》并无此七字，直去之，虑未达者致疑，今存于注。

故曰：别于阳者，知病从来；别于阴者，知死生之期。主辨三阴三阳之候，则知中风邪气之所不胜矣。故下曰：　新校正云：详旧此

段注泻作经，合改为注。又按《阴阳别论》云：'别于阳者，知病处也；别于阴者，知死生之期。'又云'别于阳者，知病忌时；别于阴者，知死生之期。'义同此。言知至其所困而死。困，谓至所不胜也。上文曰死于其所不胜。

是故风者百病之长也，言先百病而有之。新校正云：按《生气通天论》云：'风者，百病之始。'今风寒客于人，使人毫毛毕直，皮肤闭而为热。客，谓客止于人形也。风击皮肤，寒胜腠理，故毫毛毕直，玄府闭密而热生也。当是之时，可汗而发也；邪在皮毛，故可汗泄也。《阴阳应象大论》曰：'善治者治皮毛。'此之谓也。或痹不仁肿痛，病生而变，故如是也。热中血气，则痛痹不仁。寒气伤形，故为肿痛。《阴阳应象大论》云：'寒伤形，热伤气，气伤痛，形伤肿。'当是之时，可汤熨及火灸刺而去之。皆谓释散寒邪，宣扬正气。弗治，病入舍于肺，名曰肺痹，发咳上气。邪入诸阴，则病而为痹，故入于肺，名曰痹焉。《宣明五气篇》曰：'邪入于阳则狂，邪入于阴则痹。'肺在变动为咳，故咳则气上，故上气也。弗治，肺即传而行之肝，病名曰肝痹，一名曰厥，胁痛出食①，肺金伐木，气下入肝，故曰弗治行之肝也。肝气通胆，胆善为怒，怒者气逆，故一名厥也。肝厥阴脉，从少腹属肝络胆，上贯鬲布胁肋，循喉咙之后，上入颃颡，故胁痛。而食入腹则出，故曰出食。当是之时，可按若刺耳②。弗治，肝传之脾，病名曰脾风，发瘅③，腹中热，烦心出黄④，肝气应风，木胜脾土，土受风气，故曰脾风。盖为风气通肝而为名也。脾之为病，善发黄瘅，故发瘅也。脾太阴脉，入腹属脾络胃，上鬲侠咽，连舌本，散舌下；其支别者，复从胃别上鬲，注心中，故腹中热而烦心，出黄色于便泻之所也。当此之时，可按、可药、可浴。弗治，

---

① 出食：即呕吐。明·张介宾："出食，食入即出，呕吐也。"
② 可按若刺耳：可用按摩或针刺治疗。
③ 发瘅：即产生脾瘅病，即脾热之病。
④ 出黄：二便色黄。

脾传之肾，病名曰疝瘕，少腹冤热①而痛，出白②，一名曰蛊③，肾少阴脉，自股内后廉贯脊属肾络膀胱，故少腹冤热而痛，溲出白液也。冤热内结，消铄脂肉，如虫之食，日内损削，故一名曰蛊。当此之时，可按可药。弗治，肾传之心，病筋脉相引而急，病名曰瘈，肾不足则水不生，水不生则筋燥急，故相引也。阴气内弱，阳气外燔，筋脉受热而自跳掣，故名曰瘈。当此之时，可灸可药。弗治，满十日，法当死。至心而气极，则如是矣。若复反行，当如下说：**肾因传之心，心即复反传而行之肺，发寒热，法当三岁死**，因肾传心，心不受病，即而复反传与肺金，肺已再伤，故寒热也。三岁者，肺至肾一岁，肾至肝一岁，肝至心一岁，火又乘肺，故云三岁死。**此病之次也**。谓传胜之次第。

然其卒发者，不必治于传④，不必依传之次，故不必以传治之。**或其传化有不以次，不以次入者，忧恐悲喜怒，令不得以其次，故令人有大病矣**。忧恐悲喜怒，发无常分，触遇别发，故令病气亦不次而生。**因而喜大虚则肾气乘矣**，喜则心气移于肺，心气不守，故肾气乘矣。《宣明五气篇》曰：'精气并于心则喜。'**怒则肝气乘矣**，怒则气逆，故肝气乘脾。**悲则肺气乘矣**⑤，悲则肺气移于肝，肝气受邪，故肺气乘矣。《宣明五气篇》曰：'精气并于肺则悲。'**恐则脾气乘矣**，恐则肾气移于心，肾气不守，故脾气乘矣。《宣明五气篇》曰：'精气并于肾则恐。'**忧则心气乘矣**，忧则肝气移于脾，肝气不守，故心气乘矣。《宣明五气篇》曰：'精气并于肝则忧。'**此其道也**。此其不次之常道。**故病有五，五五二十**

五变，及其传化。五藏相并而各五之，五而乘之，则二十五变也。然其变化，以胜相传，传而不次，变化多端。 新校正云：按《阴阳别论》云：'凡阳有五，五五二十五阳。'义与此通。**传，乘之名也**。言传者何？相乘之异名尔。

大骨枯槁，大肉陷下，胸中气满，喘息不便，其气动形，期六月死，真藏脉见，乃予之期日。皮肤干著，骨间肉陷，谓大骨枯槁，大肉陷下也。诸附骨际及空窬⑥处，亦同其类。胸中气满，喘息不便，是肺无主也。肺司治节，气息由之，其气动形，为无气相接，故耸举肩背，以远求报气矣。夫如是，皆形藏已败，神藏亦伤，见是证者，期后一百八十日内死矣。候见真藏之脉，乃与死日之期尔。真藏脉诊，《下经》备矣。此肺之藏也。

大骨枯槁，大肉陷下，胸中气满，喘息不便，内痛引肩项，期一月死，真藏见，乃予之期日。火精外出，阳气上燔，金受火灾，故内痛肩项，如是者，期后三十日内死。此心之藏也。

大骨枯槁，大肉陷下，胸中气满，喘息不便，内痛引肩项，身热脱肉破䐃⑦，**真藏见，十月之内死**。阴气微弱，阳气内燔，故身热也。䐃者肉之标，脾主肉，故肉如脱尽，䐃如破败也。见斯证者，期后三百日内死。䐃，谓肘膝后肉如块者。此脾之藏也。

大骨枯槁，大肉陷下，肩髓内消⑧，**动作益衰，真藏来见，期一岁死，见其真藏，乃予之期日**。肩髓内消，谓缺盆深也。衰于动作，谓交接渐微，以余藏尚全，故期后三百六十五日内死。此肾之藏也。 新校正云：按全元起本

---

① 冤热：郁闷烦热。
② 出白：小便色白而混浊。
③ 蛊：病名。由于病邪深入，致使病人消瘦，如被蛊虫所侵蚀一样。
④ 然其卒发者，不必治于传：假如猝然暴发的疾病，就不以次传，不必根据这个传变的次序而治。
⑤ 怒则肝气乘矣，悲则肺气乘矣：即言过怒则肝气乘脾，过悲则肺气乘肝。
⑥ 窬（yǔ 音禹）：粗劣，坏。
⑦ 脱肉破䐃（jiǒng 音炯）：指肌肉极度消瘦。 脱肉，肉离骨也。破䐃，肌肉消瘦也。
⑧ 肩髓内消：即骨髓内消。清·张志聪："肩髓者，大椎之骨髓，上会于脑。"

及《甲乙经》'真藏来见'作'未见','来'当作'未',字之误也。

大骨枯槁,大肉陷下,胸中气满,腹内痛,心中不便,肩项身热,破䐃脱肉,目眶陷,真藏见,目不见人,立死。其见人者,至其所不胜之时则死。木生其火,肝气通心,脉抵少腹,上布胁肋,循喉咙之后,上入颃颡,故腹痛心中不便,肩项身热,破䐃脱肉也。肝主目,故目眶陷及不见人,立死也。不胜之时,谓于庚辛之月,此肝之藏也。

急虚①身中卒至,五藏绝闭,脉道不通,气不往来,譬于堕溺,不可为期。言五藏相移,传其不胜,则可待真藏脉见,乃与死日之期。卒急虚邪,中于身内,则五藏绝闭,脉道不通,气不往来,譬于堕坠没溺,不可与为死日之期也。其脉绝不来,若人一息五六至②,其形肉不脱,真藏虽不见,犹死也。是则急虚卒至之脉。 新校正云:按人一息脉五六至,何得为死? 必'息'字误,'息'当作'呼'乃是。

真肝脉至,中外急③如循刀刃,责责然④如按琴瑟弦,色青白不泽,毛折,乃死。真心脉至,坚而搏,如循薏苡子累累然⑤,色赤黑不泽,毛折,乃死。真肺脉至,大而虚,如以毛羽中人肤,色白赤不泽,毛折,乃死。真肾脉至,搏而绝⑥,如指弹石辟辟然⑦,色黑黄不泽,毛折,乃死。真脾脉至,弱而乍数乍疏,色黄青不泽,毛折,乃死。诸真藏脉见者,皆死不治也。 新校正云:按杨上善云:'无余物和杂,故名真也。'五藏之气,皆胃气和之,

不得独用。如至刚不得独用,独用则折,和柔用之即固也。五藏之气和于胃气,即得长生。若真独见,必死。欲知五藏真见为死,和胃为生者,于寸口诊即可知见者,如弦是肝脉也,微弦为平和。微弦,谓二分胃气一分弦气俱动为微弦。三分并是弦而无胃气,为见真藏。余四藏准此。

黄帝曰:见真藏曰死,何也?

岐伯曰:五藏者,皆禀气于胃,胃者五藏之本也。胃为水谷之海,故五藏禀焉。藏气者,不能自致于手太阴,必因于胃气,乃至于手太阴也。平人之常禀气于胃,胃气者,平人之常气,故藏气因胃乃能至于手太阴也。 新校正云:详'平人之常'至下'平人之常气',本《平人气象论》文,王氏引注此经。按《甲乙经》云:'人常禀气于胃,脉以胃气为本。'与此小异。然《甲乙》之义为得。故五藏各以其时,自为⑧而至于手太阴也。自为其状,至于手太阴也。故邪气胜者,精气衰也。故病甚者,胃气不能与之俱至于手太阴,故真藏之气独见,独见者病胜藏也,故曰死。是所谓脉无胃气也。《平人气象论》曰:'人无胃气曰逆,逆者死。'

帝曰:善。 新校正云:详自'黄帝问'至此一段,全元起本在第四卷《太阴阳明表里篇》中,王冰移于此处。必言此者,欲明王氏之功于《素问》多矣。

黄帝曰:凡治病,察其形气色泽,脉之盛衰,病之新故,乃治之,无后其时。欲必先时而取之。形气相得⑨,谓之可

---

① 急虚:正气暴虚。
② 若人一息五六至:清·张志聪:"或有一呼五六至,则一吸亦五六至,是一息有十二至,皆绝魂脉也。"
③ 中外急:指切脉时无论浮取沉取,脉象俱坚强有力。中外,指脉的浮沉。急,脉来劲急。
④ 责责然:锐利可畏的样子。
⑤ 累累然:连续不断的样子。形容脉象短而坚实。
⑥ 搏而绝:搏手或转索欲断之脉象。
⑦ 辟辟然:形容脉象沉而坚,如以指弹石之感。
⑧ 自为:清·张琦:"'为'作'胃'。"文义通顺。
⑨ 形气相得:指形体状况与精神状态相一致。 形,形体。气,神气。相得,契合、一致之义。

治；气盛形盛，气虚形虚，是相得也。**色泽以浮①，谓之易已；**气色浮润，血气相营，故易已。**脉从四时，谓之可治；**脉春弦、夏钩、秋浮、冬营，谓顺四时。从，顺也。**脉弱以滑②，是有胃气，命曰易治，取之以时。**候可取之时而取之，则万举万全，当以四时血气所在而为疗尔。新校正云：详'取之以时'，《甲乙经》作'治之趋之，无后其时。'与王氏之义两通。**形气相失，谓之难治；**形盛气虚，气盛形虚，皆相失也。**色夭不泽，谓之难已；**夭，谓不明而恶。不泽，谓枯燥也。**脉实以坚，谓之益甚；**脉实以坚，是邪气盛，故益甚也。**脉逆四时，为不可治。**以气逆故疾。上四句是谓四难，所以下文曰：**必察四难③而明告之。**此四，粗之所易语，工之所难为。**所谓逆四时者，春得肺脉，夏得肾脉，秋得心脉，冬得脾脉，其至皆悬绝沉涩④者，命曰逆四时。**春得肺脉，秋来见也。夏得肾脉，冬来见也。秋得心脉，夏来见也。冬得脾脉，春来见也。悬绝，谓如悬物之绝去也。**未有藏形⑤，于春夏而脉沉涩，**　　新校正云：按《平人气象论》云：'而脉瘦。'义与此同。**秋冬而脉浮大，名曰逆四时也。**未有，谓未有藏脉之形状也。**病热脉静，泄而脉大，脱血而脉实，**

病在中脉实坚，病在外脉不实坚者，皆难治。皆难治者，以其与证不相应也。　　新校正云：按《平人气象论》云：'病在中脉虚，病在外脉涩坚。'与此相反。此经误，彼论为得。自'未有藏形春夏'至此，与《平人气象论》相重，注义备于彼。

黄帝曰：余闻虚实以决死生，愿闻其情。

岐伯曰：五实死，五虚死。五实，谓五藏之实。五虚，谓五藏之虚。

帝曰：愿闻五实、五虚。

岐伯曰：脉盛，皮热，腹胀，前后不通，闷瞀，此谓五实。实，谓邪气盛实。然脉盛，心也；皮热，肺也；腹胀，脾也；前后不通，肾也；闷瞀，肝也。**脉细，皮寒，气少，泄利前后，饮食不入，此谓五虚。**虚，谓真气不足也。然脉细，心也；皮寒，肺也；气少，肝也；泄利前后，肾也；饮食不入，脾也。

帝曰：其时有生者，何也？

岐伯曰：浆粥入胃，泄注止，则虚者活；身汗得后利，则实者活。此其候也。全注：饮粥得入于胃，胃气和调，其利渐止，胃气得实，虚者得活。言实者得汗外通，后得便利，自然调平。

---

① 色泽以浮：颜色润泽明朗而不干枯。
② 脉弱以滑：脉象柔和而滑利。这是指有胃气之脉。
③ 四难：指形气相失，色夭不泽，脉实以坚，脉逆四时的四种难治之证。
④ 悬绝沉涩：指脉象浮而无根，或涩滞不起之状。
⑤ 未有脏形：未见到真脏脉象。

三部九候论①篇第二十 新校正云：按全元起本在第一卷，篇名《决死生》。

黄帝问曰：余闻《九针》②于夫子，众多博大，不可胜数，余愿闻要道，以属③子孙，传之后世，著之骨髓，藏之肝肺④，歃血⑤而受，不敢妄泄，歃血，饮血也。令合天道⑥，新校正云：按全元起本云：'令合天地。'必有终始，上应天光⑦星辰历纪⑧，下副⑨四时五行，贵贱更立⑩，冬阴夏阳，以人应之奈何？愿闻其方。天光，谓日月星也。历纪，谓日月行历于天二十八宿，三百六十五度之分纪也。言以人形血气荣卫周流，合时候之迁移，应日月之行道。然斗极旋运，黄赤道差。冬时日依黄道近南，故阴多；夏时日依黄道近北，故阳盛也。夫四时五行之气，以王者为贵，相者为贱也。

岐伯对曰：妙乎哉问也！此天地之至数⑪。道贯精微，故云妙问。至数，谓至极之数也。

帝曰：愿闻天地之至数，合于人形，血气通，决死生，为之奈何？

岐伯曰：天地之至数，始于一，终于九焉⑫。九，奇数也。故天地之数，斯为极矣。一者天，二者地，三者人，因而三之，三三者九，以应九野⑬。《尔雅》曰：'邑外为郊，郊外为甸，甸外为牧，牧外为林，林外为坰⑭，坰外为野。'言其远也。新校正云：详王引《尔雅》为证，与今《尔雅》或不同，已具前《六节藏象论》注中。故人有三部，部有三候，以决死生，以处百病，以调虚实，而除邪疾。所谓三部者，言身之上、中、下部，非谓寸、关、尺也。三部之内，经隧由之，故察候存亡，悉因于是，针之补泻，邪疾可除也。

---

① 三部九候论：三部，指人体上、中、下三个诊脉部位。九候，指每一部位又分为天、地、人三候，三三合为九候。三部九候属一种全身遍诊法，乃古代脉诊法之一。本篇以人与天地相参的观点，论述了三部九候诊脉法的原理及其临床运用，指出三部九候脉必须相应，否则即属病态，并提示了脉证合参的重要性。因通篇以讨论三部九候脉诊为主，故名"三部九候论"。如明·马莳所说："中有三部九候等法，故名篇。"

② 九针：系古代文献，今已亡佚。清·张志聪："《离合真邪论》曰：'余闻九针九篇，夫子乃因而九之，九九八十一篇，余尽通其意矣。'此盖言先立针经八十一篇，论九针之道……"由此可见九针系古代文献。一说：九针即指《灵枢·九针十二原》的九针之名。此两说以前一种为妥。

③ 属：同"嘱"，嘱咐。明·马莳："属同嘱。"

④ 著之骨髓，藏之肝肺：意谓深刻铭记。

⑤ 歃（shà 音煞）血：古代举行盟会时，杀牲饮血，以表诚意。明·张介宾："歃血，饮血而誓也。"

⑥ 令合天道：符合天地之道。即天人相应。

⑦ 天光：日月星辰。

⑧ 星辰历纪：言一年之中星辰周历于天体，各有标志。纪，标志。

⑨ 副：符合。

⑩ 贵贱更立：言四时五行之气，当令为贵，不当时为贱，交替当令为更立。

⑪ 至数：深奥的道理。

⑫ 始于一，终于九焉：即数始于一，而终止于九，九加一则为十，十又是一的开端，所以说始于一，终于九。

⑬ 九野：九州之野。

⑭ 坰（jiōng 音扃）：离城市很远的郊野。

帝曰：何谓三部？

岐伯曰：有下部，有中部，有上部。部各有三候，三候者，有天、有地、有人也，必指而导之，乃以为真①。言必当谘受于师也。《征四失论》曰：'受师不卒，妄作杂术，谬言为道，更名自功，妄用砭石，后遗身咎。'此其诚也。《礼》曰：'疑事无质。'质，成也。

上部天，两额之动脉②；在额两傍，动应于手，足少阳脉气所行也。上部地，两颊之动脉③；在鼻孔下两傍，近于巨髎之分，动应于手，足阳明脉气之所行。上部人，耳前之动脉④。在耳前陷者中，动应于手，手少阳脉气之所行也。

中部天，手太阴⑤也；谓肺脉也。在掌后寸口中，是谓经渠，动应于手。中部地，手阳明⑥也；谓大肠脉也。在手大指次指歧骨间，合谷之分，动应于手也。中部人，手少阴⑦也。谓心脉也。在掌后锐骨之端，神门之分，动应于手也。《灵枢经·持针纵舍论》问曰：'少阴无输，心不病乎？对曰：其外经病而藏不病，故独取其经于掌后锐骨之端。'正谓此也。

下部天，足厥阴⑧也；谓肝脉也。在毛际外，羊矢下一寸半陷中，五里之分，卧而取之，动应于手也。女子取太冲，在足大指本节后二寸陷中。下部地，足少阴⑨也；谓肾脉也。在足内踝后跟骨上陷中，太溪之分，动应手。下部人，足太阴⑩也。谓脾脉也。在鱼腹上趋筋间，直五里下，

箕门之分，宽巩足单衣，沉取乃得之，而动应于手也。候胃气者，当取足跗之上，冲阳之分，穴中脉动乃应手也。　新校正云：详自上部天至此一段，旧在当篇之末，义不相接，此正论三部九候，宜处于斯，今依皇甫谧《甲乙经》编次例，自篇末移置此也。故下部之天以候肝，足厥阴脉行其中也。地以候肾，足少阴脉行其中也。人以候脾胃之气。足太阴脉行其中也。脾藏与胃，以膜相连，故以候脾兼候胃也。

帝曰：中部之候奈何？

岐伯曰：亦有天，亦有地，亦有人。天以候肺，手太阴脉当其处也。地以候胸中之气，手阳明脉当其处也。经云：'肠胃同候。'故以候胸中也。人以候心。手少阴脉当其处也。

帝曰：上部以何候之？

岐伯曰：亦有天，亦有地，亦有人。天以候头角之气，位在头角之分，故以候头角之气也。地以候口齿之气，位近口齿，故以候之。人以候耳目之气。以位当耳前，脉抵于目外眦，故以候之。三部者，各有天，各有地，各有人，三而成天，　新校正云：详'三而成天'至'合为九藏'，与《六节藏象论》文重，注义具彼篇。三而成地，三而成人，三而三之，合则为九，九分为九野，九野为九藏。以是故应天地之至数。故神藏五⑪，形藏四⑫，合为

---

① 必指而导之，乃以为真：言必须有老师的当面指授，乃得部候真确之处。明·张介宾："必受师之指授，庶得其真也。"

② 两额之动脉：明·张介宾："额旁动脉，当额厌之分，足少阳脉气所行也。"清·张志聪："太阳为诸阳主气，其经脉上额交巅，会于脑，出于项，故天以候头角之气。"与王注对校，当以张介宾之说为是。

③ 两颊之动脉：即巨髎穴分，在鼻两旁，为足阳明胃经脉。

④ 耳前之动脉：即耳门穴分，在耳前陷中，为手太阳小肠经脉。

⑤ 手太阴：即两手气口，经渠穴分，为手太阴肺经脉。

⑥ 手阳明：大指次指歧骨间动脉，合谷之穴，为手阳明大肠经脉。

⑦ 手少阴：神门之穴，在腕关节小指侧锐骨之端，为手少阴心经脉。

⑧ 足厥阴：男子取五里穴，在大腿内侧上端；女子取太冲穴，在足大趾本节后二寸陷中，均属足厥阴肝经。

⑨ 足少阴：在足内踝后太溪穴分，为足少阴肾经脉。

⑩ 足太阴：即大腿内侧上方箕门穴处，为脾经气所过之处。

⑪ 神脏五：指藏神、魂、魄、意、志的五脏。即肝藏魂，心藏神，脾藏意，肺藏魄，肾藏志。

⑫ 形脏四：指六腑中胃、小肠、大肠和膀胱。清·张志聪："形脏者，胃与大肠、小肠、膀胱，藏有形之物也。"

九藏。所谓神藏者，肝藏魂，心藏神，脾藏意，肺藏魄，肾藏志也。以其皆神气居之，故云神藏五也。所谓形藏者，皆如器外张，虚而不屈，含藏于物，故云形藏。所谓形藏四者，一头角，二耳目，三口齿，四胸中也。　新校正云：详注说神藏，《宣明五气篇》文，又与《生气通天论》注、《六节藏象论》注重。五藏已败，其色必夭，夭必死矣。夭，谓死色，异常之候也。色者神之旗，藏者神之舍，故神去则藏败，藏败则色见异常之候，死也。

帝曰：以候奈何？

岐伯曰：必先度其形之肥瘦，以调其气之虚实，实则泻之，虚则补之。度，谓量也。实泻虚补，此所谓顺天之道也。《老子》曰：'天之道，损有余，补不足也。'必先去其血脉[1]而后调之，无问其病，以平为期。血脉满坚，谓邪气止，故先刺去血，而后乃调之。不当询问病者盈虚，要以脉气平调为之期准尔。

帝曰：决死生奈何？度形肥瘦，调气盈虚，不问病人，以平为准，死生之证以决之也。

岐伯曰：形盛脉细，少气不足以息者危[2]。形气相反，故生气至危。《玉机真藏论》曰：'形气相得，谓之可治。'今脉气不足，形盛有余，证不相扶，故当危也。危者，言其近死，犹有生者也。《刺志论》曰：'气实形实，气虚形虚，此其常也，反此者病。'今脉细少气，是为气弱；体壮盛，是为形盛，形盛气弱，故生气倾危。　新校正云：按全元起注本及《甲乙经》、《脉经》'危'作'死'。形瘦脉大，胸中多气者死[3]。是则形气不足，脉

气有余也，故死。形瘦脉大，胸中气多，形藏已伤，故云死也。凡如是类，皆形气不相得也。形气相得者生，参伍不调[4]者病。参谓参校，伍谓类伍。参校类伍，而有不调，谓不率其常则病也。三部九候皆相失者死。失，谓气候不相类也。相失之候，诊凡有七，七诊之状，如下文云。上下左右之脉相应如参舂[5]者病甚。上下左右相失不可数者死。三部九候，上下左右，凡十八诊也。如参舂者，谓大数而鼓，如参舂杵之上下也。《脉要精微论》曰：'大则病进。'故病甚也。不可数者，谓一息十至已上也。《脉法》曰：'人一呼而脉再至，一吸脉亦再至，曰平。三至曰离经，四至曰脱精，五至曰死，六至曰命尽。'今相失而不可数者，是过十至之外也。至五尚死，况至十者乎！中部之候虽独调，与众藏相失者死。中部之候相减者死。中部左右，凡六诊也。上部下部已不相应，中部独调，固非其久，减于上下，是亦气衰，故皆死也。减，谓偏少也。臣亿等详旧无'中部之候相减者死'八字，按全元起注本及《甲乙经》添之，且注有解减之说，而经阙其文，此脱于王注之后也。目内陷者死[6]。言太阳也。太阳之脉，起于目内眦。目内陷者，太阳绝也，故死。所以言太阳者，太阳主诸阳之气，故独言之。

帝曰：何以知病之所在？

岐伯曰：察九候，独小者病，独大者病，独疾者病，独迟者病，独热者病，

---

[1]　去其血脉：谓祛除脉中瘀血。明·吴昆："谓去其瘀血之在脉者，盖瘀血壅塞脉道，必先去之，而后能调其气之虚实也。"

[2]　形盛脉细，少气不足以息者危：明·张介宾："形盛脉细，少气不足以息，外有余而中不足，枝叶盛而根本虚也，故危亡近矣。"

[3]　形瘦脉大，胸中多气者死：清·姚止庵："肌肉既脱而脉反浮大，为真原枯竭。胸中多气，为元气脱根。此等脉证，久病之人见之，死不旋踵矣。然则新起之病，独无之乎？曰：有之。脉大气浮，甚则喘促者，则为阴竭阳浮之证，切忌补气，急用敛阴。如或不应，更加桂附，庶使气纳丹田，俗医不知此理，误用利气，速其死矣。"

[4]　参（cēn）伍不调：言脉至乍疏乍数，或大或小，或迟或疾，往来出入无常者，错综不调。

[5]　参舂（chōng 音冲）：言脉象数大，鼓指如舂杵此上彼下，彼上此下，参差不齐。

[6]　目内陷者死：指五脏精气俱绝之象，故曰死。明·张介宾："五脏六腑之精气皆上注于目而为之精，目内陷者，阴精脱矣，故必死。"

独寒者病①，独陷下者病。相失之候，诊凡有七者，此之谓也。然脉见七诊，谓参伍不调，随其独异，以言其病尔。以左手足上，上去踝五寸按之，庶右手足当踝而弹之②，手足皆取之，然手踝之上，手太阴脉。足踝之上，足太阴脉。足太阴脉主肉，应于下部。手太阴脉主气，应于中部。是以下文云脱肉身不去者死，中部乍疏乍数者死。臣亿等按：《甲乙经》及全元起注本并云：'以左手足上去踝五寸而按之，右手当踝而弹之。'全元起注云：'内踝之上，阴交之出，通于膀胱，系于肾，肾为命门，是以取之，以明吉凶。'今文少一而字，多一庶字及足字。王注以手足皆取为解，殊为穿凿，当从全元起注旧本及《甲乙经》为正。其应过五寸以上蠕蠕然③者不病；气和故也。其应疾中手浑浑然④者病；中手徐徐然⑤者病；浑浑，乱也。徐徐，缓也。其应上不能至五寸，弹之不应者死。气绝，故不应也。是以脱肉身不去⑥者死。谷气外衰，则肉如脱尽。天真内竭，故身不能行。真谷并衰，故死之至矣。去，犹行去也。中部乍疏乍数者死。乍疏乍数，气之丧乱也，故死。其脉代而钩者，病在络脉。钩为夏脉，又夏气在络，故病在络脉也。络脉受邪，则经脉滞否，故代止也。九候之相应也，上下若一，不得相失。上下若一，言迟速小大等也。一候后则病，二候后则病甚，三候后则病危。所谓后者，应不俱⑦也。俱，犹同也、一也。察其府藏，以知死生之期，夫病入府则愈，入藏则死，故死生期准，察以知之矣。必先知经脉，然后知病脉，经脉，四时五藏之脉。真藏脉见者胜死。所谓真藏脉者，真肝脉至，中外急如循刀刃责责然，如按琴瑟弦。真心脉至，坚而搏，如循薏苡子累累然。真脾脉至，弱而乍数乍疏。真肺脉至，大而虚，如毛羽中人肤。真肾脉至，搏而绝，如指弹石辟辟然。凡此五者，皆谓得真藏脉而无胃气也。《平人气象论》曰：'胃者平人之常气也，人无胃气曰逆，逆者死。'此之谓也。胜死者，谓胜克于己之时则死也。《平人气象论》曰：'肝见庚辛死，心见壬癸死，脾见甲乙死，肺见丙丁死，肾见戊己死。'是谓胜死也。足太阳气绝者，其足不可屈伸，死必戴眼⑧。足太阳脉，起于目内眦，上额交巅上，从巅入络脑，还出别下项，循肩髆内，侠脊抵腰中；其支者，复从肩髆别下贯臀，过髀枢，下合腘中，贯踹循踵至足外侧。太阳气绝，死如是矣。　新校正云：按《诊要经终论》载三阳三阴脉终之证，此独犯足太阳气绝一证，余应阙文也。又注'贯臀'，《甲乙经》作'贯肿'。王氏注《厥论》、《刺疟论》各作'贯肿'。又注《刺腰论》作'贯臀'。详《甲乙经》注'臀'当作'肿'。

帝曰：冬阴夏阳奈何？言死时也。

岐伯曰：九候之脉，皆沉细悬绝者为阴，主冬，故以夜半死⑨。盛躁喘数者为阳，主夏，故以日中死。位无常居，物极则反也。乾坤之义，阴极则龙战于野，阳极则亢龙有悔，是以阴阳极脉，死于夜半、日中也。是故寒热病者，以平旦死。亦物极则变也。平晓木王，木气为风，故木王之时，寒热病死。《生气通天论》曰：'因于露风，乃生寒热。'由此则寒热之病，风薄所为

---

① 独热者病，独寒者病：指脉独滑、独紧者皆主病脉。日本丹波元简："热乃滑之谓，寒乃紧之谓。"
② 以左手足上，上去踝五寸按之，庶左手足当踝而弹之：《甲乙经》作："以左手于左足上，去踝五寸按之；以右手当踝而弹之。"
③ 蠕蠕然：形容其脉软滑而匀和。　蠕，虫行貌。
④ 浑浑然：形容脉势急促，混乱不清。
⑤ 徐徐然：形容脉势迟滞。
⑥ 身不去：言体弱不能行动。
⑦ 应不俱：脉动不一致。
⑧ 戴眼：言目睛上视而不转动。明·张介宾："睛上视而瞪也。"
⑨ 夜半死、日中死、平旦死、日夕死、日乘四季死：言根据一天阴阳消长之变化，结合病变阴阳属性，来推断死期。

也。热中及热病者，以日中死。阳之极也。病风者，以日夕死。卯酉冲也。病水者，以夜半死。水王故也。其脉乍疏乍数、乍迟乍疾者，日乘四季死①。辰戌丑未，土寄王之，脾气内绝，故日乘四季而死也。形肉已脱，九候虽调，犹死。亦谓形气不相得也。证前脱肉身不去者，九候虽平调，亦死也。七诊②虽见，九候皆从者不死。但九候顺四时之令，虽七诊互见亦生矣。从，谓顺从也。所言不死者，风气之病及经月之病③，似七诊之病而非也，故言不死。风病之脉，诊大而数。月经之病，脉小而微。虽候与七诊之状略同，而死生之证乃异，故不死也。若有七诊之病，其脉候亦败者死矣，言虽七诊见、九候从者不死，若病同七诊之状而脉应败乱，纵九候皆顺犹不得生也。必发哕噫。胃精内竭，神不守心，故死之时，发斯哕噫。《宣明五气篇》曰：'心为噫，胃为哕'也。必审问其所始病，与今之所方病，方，正也。言必当原其始而要终也。而后各切循其脉，视其经络浮沉，以上下逆从循之，其脉疾者不病，气强盛故。其脉迟者病，气不足故。脉不往来者死，精神去也。皮肤著④者死。骨干枯也。

帝曰：其可治者奈何？

岐伯曰：经病者，治其经；求有过者。孙络病者，治其孙络血；有血留止，刺而去之。 新校正云：按《甲乙经》云：'络病者治其络血。'无二'孙'字。血病身有痛者，治其经络。《灵枢经》曰：'经脉为里，支而横者为络，络之别者为孙络。'由是孙络，则经之别支而横也。 新校正云：按《甲乙经》无'血病'二字。其病者在奇邪⑤，奇邪之脉则缪刺之。奇，谓奇缪不偶之气，而与经脉缪处也，由是故缪刺之。缪刺者，刺络脉，左取右、右取左也。留瘦不移⑥，节而刺之。病气淹留，形容减瘦，证不移易，则消息节级，养而刺之。此又重明前经无问其病，以平为期者也。上实下虚，切而从之，索其结络脉⑦，刺出其血，以见通之⑧。结，谓血结于络中也。血去则经隧通矣。前经云：'先去血脉，而后调之。'明其结络乃先去也。 新校正云：详经文'以见通之'，《甲乙经》作'以通其气'。瞳子高⑨者，太阳不足。戴眼者，太阳已绝。此决死生之要，不可不察也。此复明前太阳气欲绝及已绝之候也。手指及手外踝上五指留针⑩。错简文也。

---

① 日乘四季死：脾脏居中，属土，寄王于四季，日乘四季，指辰、戌、丑、未之时。
② 七诊：指独小、独大、独疾、独迟、独热、独寒、独陷下七种病候。
③ 经月之病：有二说，一指妇女月经病。二指经年累月之病。明·张介宾："经月者，常期也。"多从前说。
④ 皮肤著：谓皮肤干枯着骨。明·张介宾："血液已尽，谓皮肤枯槁着骨也。"
⑤ 奇邪：留于大络之邪，其行无常处。
⑥ 留瘦不移：言病邪久留而不移。明·张介宾："留，病留滞也。瘦，形消瘦也。不移，不迁动也。"
⑦ 索其结络脉：指探索其脉络郁结的部位。
⑧ 以见通之：明·张介宾："刺其出血，结滞去而通达见矣。"
⑨ 瞳子高：言两目微有上视，但不若戴眼之定直不动。
⑩ 手指及手外踝上五指留针：唐·王冰认为此为错简。

卷第七

经脉别论①篇第二十一 新校正云：按全元起本在第四卷中。

黄帝问曰：人之居处动静勇怯②，脉③亦为之变乎？

岐伯对曰：凡人之惊恐恚劳④动静，皆为变也。变，谓变易常候。是以夜行则喘出于肾⑤，肾王于夜，气合幽冥，故夜行则喘息内从肾出也。淫气⑥病肺。夜行肾劳，因而喘息，气淫不次，则病肺也。有所堕恐⑦，喘出于肝，恐生于肝，堕损筋血，因而奔喘，故出于肝也。淫气害脾。肝木妄淫，害脾土也。有所惊恐，喘出于肺，惊则心无所倚，神无所归，气乱胸中，故喘出于肺也。淫气伤心。惊则神越，故气淫反伤心矣。度⑧水跌仆，喘出于肾与骨，湿气通肾，骨，肾主之，

故度水跌仆，喘出肾骨矣。跌，谓足跌。仆，谓身倒也。当是之时，勇者气行则已，怯者则着而为病也⑨。气有强弱，神有壮懦，故殊状也。故曰：诊病之道，观人勇怯、骨肉、皮肤，能知其情⑩，以为诊法也。通达性怀，得其情状，乃为深识，诊契物宜也。故饮食饱甚，汗出于胃⑪。饱甚胃满，故汗出于胃也。惊而夺精，汗出于心⑫。惊夺心精，神气浮越，阳内薄之，故汗出于心也。持重远行，汗出于肾⑬。骨劳气越，肾复过疲，故持重远行，汗出于肾也。疾走恐惧，汗出于肝⑭。暴役于筋，肝气罢极，故疾走

---

① 经脉别论：本篇首先讨论了惊恐、恚劳、劳逸、过用等原因，导致经脉失其常度，五脏功能紊乱而出现喘、汗等病变；继而以饮食入胃后，在人体输布过程为例，阐明经脉的作用及诊寸口"以决死生"的机理；并简要论述三阴、三阳脉气独至的病变、脉象和治法。因本篇论述的内容都与经脉有关，但又不专论经脉循行等，故名"经脉别论"。清·姚止庵曰："阴阳五脏既有别论，而此篇亦以别论命名，盖以篇中所载，皆于正经正脉之外，旁搜其义，如喘汗各有所发之论，食饮入胃，五脏资之以为养等义，有正有奇，经脉之理始备，能经能权，治疗之法乃全也。"

② 居处动静勇怯：居处，即生活环境。动静，指劳逸。勇怯，指体质强弱。明·吴昆："壮者谓之勇，弱者谓之怯。"

③ 脉：指经脉中的气血。

④ 恚（huì 音会）劳：恚，气怒。劳，即劳心。恚劳，泛指精神情志活动。

⑤ 夜行则喘出于肾：一说认为夜行扰肾，肾失封藏，摄纳失司，致肺失清肃而作喘，故喘出于肾。又清·孙鼎宜："当作'惴'，形误。"义为"恐惧"。下同。

⑥ 淫气：指过盛而为害之气。明·张介宾："淫气者，阴伤则阳胜，气逆为患也。"

⑦ 恐：郭霭春校："'恐'字误，似应作'坠'。《灵枢·邪气藏府病形》：'有所堕坠则伤肝。'"

⑧ 度：同"渡"。

⑨ 勇者气行而已，怯者则着而为病也：指堕坠、惊恐等致病因素，作用于体质壮实之人，只会产生一过性的功能失调，故不为病；而体质虚弱者，其功能失调状态持续下去便演变为疾病。

⑩ 其情：指病因。

⑪ 饮食饱甚，汗出于胃：明·马莳："饮食入胃，太过于饱，食气蒸迫，故汗出于胃。"

⑫ 惊而夺精，汗出于心：夺，使……丧失，使……受到损伤。精，指精神，神志。指因惊恐心气散乱，使心无所倚，神无所归，神气浮越，不能收摄，心液外泄而为汗。

⑬ 持重远行，汗出于肾：持重则伤骨，远行则阳气内动，故汗出于肾。

⑭ 疾走恐惧，汗出于肝：明·吴昆："肝主筋而藏魂，疾走则伤筋，恐惧则伤魂，肝受其伤，故汗出于肝。"

恐惧，汗出于肝也。**摇体劳苦，汗出于脾①**。摇体劳苦，谓动作施力，非疾走远行也。然动作用力，则谷精四布，脾化水谷，故汗出于脾。**故春秋冬夏，四时阴阳，生病起于过用②，此为常也**。不适其性，而强云为，过即病生，此其常理。五脏受气，盖有常分，用而过耗，是以病生。故下文曰：

食气入胃，散精于肝，淫气于筋③。肝养筋，故胃散谷精之气入于肝，则浸淫滋养于筋络矣。**食气入胃，浊气④归心，淫精于脉⑤**。浊气，谷气也。心居胃上，故谷气归心，淫溢精微入于脉也。何者？心主脉故。**脉气流经，经气归于肺⑥，肺朝百脉⑦，输精于皮毛⑧**。言脉气流运，乃为大经，经气归宗，上朝于肺，肺为华盖，位复居高，治节由之，故受百脉之朝会也。《平人气象论》曰：'藏真高于肺，以行荣卫阴阳。'由此故肺朝百脉，然乃布化精气，输于皮毛矣。**毛脉合精⑨，行气于府⑩**。府，谓气之所聚处也，是谓气海，在两乳间，名曰膻中也。**府精神明⑪，留于四藏⑫，气归于权衡⑬**。膻中之布气者分为三隧：

其下者走于气街，上者走于息道，宗气留于海，积于胸中，命曰气海也。如是分化，乃四藏安定，三焦平均，中外上下，各得其所也。**权衡以平，气口成寸，以决死生**。三世脉法，皆以三寸为寸、关、尺之分，故中外高下，气绪均平，则气口之脉而成寸也。夫气口者，脉之大要会也，百脉尽朝，故以其分决死生也。**饮入于胃，游溢精气⑭，上输于脾**。水饮流下，至于中焦，水化精微，上为云雾，云雾散变，乃注于脾。《灵枢经》曰：'上焦如雾，中焦如沤。'此之谓也。**脾气散精，上归于肺⑮，通调水道，下输膀胱⑯**。水土合化，上滋肺金，金气通肾，故调水道，转注下焦，膀胱禀化，乃为溲矣。《灵枢经》曰：'下焦如渎。'此之谓也。**水精四布，五经并行⑰，合于四时五藏阴阳，揆度以为常也⑱**。从是水精布，经气行，筋骨成，血气顺，配合四时寒暑，证符五藏阴阳，揆度盈虚，用为常道。度，量也。以，用也。　新校正云：按一本云：'阴阳动静。'

**太阳藏独至⑲，厥喘虚气逆，是阴不

---

① 摇体劳苦，汗出于脾：明·张介宾："摇体劳苦，则肌肉四肢皆动，脾所主也，故汗出于脾。"
② 过用：使用过度，指七情、劳逸、饮食等超出常度，就成为致病因素。
③ 淫气于筋：淫，浸淫。此指滋养濡润。意为谷食之精气充盈于肝而濡养于筋。
④ 浊气：指水谷精微中稠厚的部分。明·张介宾："浊言食气之厚者也。"
⑤ 淫精于脉：水谷精微中稠厚部分渗入脉内，化生为营血，沿经脉运行全身。
⑥ 脉气流经，经气归于肺：意为经脉之气沿经脉输布运行，首先到肺。因肺经为十二经之始，起于中焦，下络大肠，还循胃口。
⑦ 肺朝百脉：朝，朝会、会聚。意指经气由肺通向全身的经脉，其运行按十二经脉次序灌注于各脉。
⑧ 输精于皮毛：皮毛，此指代全身。肺由经脉输布精气，内至脏腑，外达皮毛全身。
⑨ 毛脉合精：清·张志聪："夫皮肤主气，经脉主血，毛脉合精者，血气相合也。"
⑩ 府：指经脉。《素问·脉要精微论》："夫脉者，血之府也。"
⑪ 府精神明：经脉中气血充盈，则人神精明。
⑫ 留于四藏：留，通流。四藏，指心、肝、肺、脾。
⑬ 权衡：指气口。诸经气血必经气口，故气口之脉能集中反映诸脉之变化，医生可据以测知人体诸病。如此，气口之脉就如称量轻重之"权"（即秤锤）与"衡"（即秤杆），故云。
⑭ 游溢精气：游溢，浮游盈溢。此指津液从胃中溢出的状态。
⑮ 上输于脾。脾气散精，上归于肺：指水饮入胃，肠胃吸收并转化为津液，经脾的升清，上输于肺，由肺布散全身。
⑯ 通调水道，下输膀胱：肺主宣肃，既可将脾上输之水液宣散全身，又可将浊液借三焦水道下输肾与膀胱。
⑰ 水精四布，五经并行：清·张志聪："水精四布者，气化则水行，故四布于皮毛。五经并行者，通灌于五脏之经脉也。"五经，指五脏之经脉。
⑱ 合于四时五藏阴阳，揆度以为常也：言饮食精微的生成与输布，气血津液的生化和运行，可以从测度脉象变化得知，并要结合四季阴阳和人体五脏阴阳变化综合分析。揆度（kuí duó 音葵夺），揣度，诊察之义。
⑲ 太阳藏独至：谓太阳经脉独盛。明·张介宾："言藏气不和而有一藏太过者，气必独至。"

足阳有余也。阴，谓肾。阳，谓膀胱也。故下文曰：**表里**①**当俱泻，取之下俞**②。阳独至，谓阳气盛至也。阳独至为阳有余，阴不足则阳邪入，故表里俱泻，取足六俞也。下俞，足俞也。　新校正云：详'六'为当'穴'字之误也。按府有六俞，藏止五俞，今藏府俱泻，不当言六俞，六俞则不能兼藏言，穴俞则藏府兼举。**阳明藏独至，是阳气重并**③**也，当泻阳补阴，取之下俞**④。阳气重并，故泻阳补阴。**少阳藏独至，是厥气**⑤**也。跻前卒大**⑥**，取之下俞**⑦。跻，谓阳跻脉，在足外踝下。足少阳脉，行抵绝骨之端，下出外踝之前，循足跗。然跻前卒大，则少阳之气盛也，故取足俞少阳也。**少阳独至者，一阳之过也**。一阳，少阳也。过，谓太过也。以其太过，故跻前卒大焉。**太阴藏搏**⑧**者，用心省真**⑨。见太阴之脉伏鼓，则当用心省察之，若是真藏之脉，不当治也。**五脉气少，胃气不平，三阴**⑩**也**，三阴，太阴脾之脉也。五藏脉少，胃气不调，是亦太阴之过也。**宜治其下俞，补阳泻阴**⑪。以阴气太过故。**一阳独啸，少阳厥也**⑫，啸，谓耳中鸣，如啸声也。胆及三焦脉皆入耳，故气逆上则耳中鸣。　新校正云：详此上明三阳，此言三阴，今此再言少阳，而不及少阴者，

疑此'一阳'乃'二阴'之误也。又按全元起本此为'少阴厥'，显知此即二阴也。**阳并于上，四脉争张，气归于肾**⑬，心脾肝肺，四脉争张，阳并于上者，是肾气不足，故气归于肾。**宜治其经络，泻阳补阴**。阴气足，则阳气不复并于上矣。**一阴**⑭**至，厥阴之治**⑮**也，真虚㾓心**⑯**，厥气留薄**⑰**，发为白汗**⑱**，调食和药，治在下俞**。一或作二，误也。厥阴，一阴也。上言二阴至则当少阴治，下言厥阴治则当一阴至也。然三坟之经，俗久沦坠，人少披习，字多传写误。

　帝曰：太阳藏何象？

　岐伯曰：象三阳而浮⑲**也**。

　帝曰：少阳藏何象？

　岐伯曰：象一阳也，一阳藏者，滑而不实也。

　帝曰：阳明藏何象？

　岐伯曰：象大浮也。　新校正云：按《太素》及全元起本云：'象心之大浮也。'**太阴藏搏，言伏鼓**⑳**也。二阴搏至，肾沉不浮也**。明前独至之脉状也。　新校正云：详前脱'二阴'，此无'一阴'，阙文可知。

---

① 表里：指表里经，此处指足太阳膀胱经与足少阴肾经。
② 下俞：肢体下部的腧穴，此指足太阳之束骨和足少阴之太溪穴。
③ 阳气重并：阳明经感受阳邪而阳热偏胜。清·张琦："阳莫盛于阳明，阳邪传之，是谓两阳相并。"
④ 下俞：指足阳明之腧穴陷谷和足太阴之腧穴太白。
⑤ 厥气：明·张介宾："胆经之病连于肝，其气善逆，故少阳独至，是厥气也。"
⑥ 跻（qiāo 音悄）前卒（cù 音猝）大：跻，指阳跻脉，其前乃足少阳经所行。卒大，突然肿大。
⑦ 下俞：明·马蒔："当泻胆经之腧穴临泣。"
⑧ 搏：坚强搏指。
⑨ 省真：省，察也。真，真藏脉。指用心诊察，是否为真藏脉。
⑩ 三阴：指太阴经脉。
⑪ 补阳泻阴：明·张介宾："补足阳明之陷谷，泻足太阴之太白。"
⑫ 一阳独啸，少阳厥也：宋·林亿、明·张介宾均认为"一阳"当是"二阴"之误。此句当为"二阴独啸，少阴厥也"。二阴，指少阴经。独啸，独盛。
⑬ 阳并于上，四脉争张，气归于肾：谓少阴肾经之相火并于上，以致肺、心、肝、脾四脉不和，失其协调柔和之常态。
⑭ 一阴：厥阴经脉。
⑮ 治：主宰，此指太过。
⑯ 真虚㾓（yuān 音渊）心：谓真气虚弱，心中酸痛不适。
⑰ 厥气留薄：厥逆之气留滞并侵害经脉。薄，通迫，侵害之义。
⑱ 白汗：即自汗。
⑲ 象三阳而浮：明·张介宾："太阳之象三阳者，阳行于表，阳之极也，故脉浮于外。"
⑳ 伏鼓：言脉沉伏而鼓指有力。

藏气法时论① 篇第二十二

新校正云：按全元起本在第一卷。又于第六卷《脉要篇》末重出。

黄帝问曰：合人形以法四时五行而治②，何如而从？何如而逆？得失之意，愿闻其事。

岐伯对曰：五行者，金木水火土也，更贵更贱③，以知死生，以决成败，而定五藏之气④，间甚⑤之时，死生之期也。

帝曰：愿卒⑥闻之。

岐伯曰：肝主春⑦，以应木也。足厥阴、少阳主治⑧，厥阴，肝脉。少阳，胆脉。肝与胆合，故治同。其日甲乙⑨。甲乙为木，东方干也。肝苦急⑩，急食甘以缓之。甘性和缓。新校正云：按全元起云：'肝苦急，是其气有余.'

心主夏，以应火也。手少阴、太阳主治，少阴，心脉。太阳，小肠脉。心与小肠合，故治同。其日丙丁。丙丁为火，南方干也。心苦缓，急食酸以收之。酸性收敛。新校正云：按全元起本云：'心苦缓，是心气虚.' 脾主长夏，长夏，谓六月也。夏为土母，土长干中，以长而治，故云长夏。

新校正云：按全元起云：'脾王四季，六月是火王之处，盖以脾主中央，六月是十二月之中，一年之半，故脾主六月也.' 足太阴、阳明主治，太阴，脾脉。阳明，胃脉。脾与胃合，故治同。其日戊己，戊己为土，中央干也。脾苦湿，急食苦以燥之⑪。苦性干燥。肺主秋，以应金也。手太阴、

① 藏气法时论：藏气，指人体五脏之气。法时，效法四时。本篇从天人相应的整体观念出发，以五行生克理论为依据，分别从生理、病理、治法、药食等方面阐述了五脏之气与四时五行、五味的关系，说明五脏的虚实病证、补泻治法、药食宜忌以及传变预后等都与四时有着密切的联系。"合人形以法四时五行而治"，是本篇的中心论点，意即人身五脏之气皆象法于四时五行，医生临床应充分考虑这一联系而施以合适的治法，故篇名叫做《藏气法时论》。正如明·马莳："五脏之气必应天时，而人之治脏气者当法天时。"清·高世栻："脏气，五脏之气也；法时，法天地四时也。"

② 法四时五行而治：谓遵从四季五行的规律来治疗疾病。 法，遵从。

③ 更贵更贱：更，更替。明·吴昆："五行之道，当其王时则贵，非其王时则贱。"

④ 定五藏之气：判断五藏藏气的虚实常变。

⑤ 间甚：谓疾病的转轻（愈）与转重。

⑥ 卒：详尽。

⑦ 肝主春：谓肝脏与春相应，在四季中亦当旺于春。 主，关联，与……相应，当旺。

⑧ 主治：主宰，谓主宰人体。

⑨ 其日甲乙：谓足厥阴肝经与足少阳胆经的当旺之日分别为乙日、甲日（统称为甲乙之日）。 按：甲乙丙丁戊己庚辛壬癸，为"十天干"（十干），古人用以纪年、纪月、纪日等。在用以说明人体的阴阳经脉及其连属的脏腑当旺之日时，是先将其配于五行，为：甲乙属木，丙丁属火，戊己属土，庚辛属金，壬癸属水；然后又区分阴阳并与阴阳经脉相配来说明之。以本句为例：甲乙属木，其中甲为阳木，内应足少阳胆经；乙为阴木，内应足厥阴肝经，所以胆旺于甲日，肝旺于乙日。也因为这样，经中才说"足厥阴、少阳主治，其日甲乙"。其余诸经及其脏腑的情况，可据此类推。

⑩ 苦急：谓不能耐受过急之气。清·张志聪："苦于太过之急。" 苦，患。这里是"不能耐受"之意。

⑪ 急食苦以燥之：日本丹波元简："五藏中宜食苦者有二，而无一宜食咸者，且末段列五藏色味，正与此段相反，而有'脾色黄、宜食咸'句，然则此'苦'字，为'咸'字之误明矣。"

阳明主治，太阴，肺脉。阳明，大肠脉。肺与大肠合，故治同。其日庚辛，庚辛为金，西方干也。肺苦气上逆，急食苦以泄之。苦性宣泄，故肺用之。 新校正云：按全元起云：'肺气上逆，是其气有余。'肾主冬，以应水也。足少阴、太阳主治，少阴，肾脉。太阳，膀胱脉。肾与膀胱合，故治同。其日壬癸。壬癸为水，北方干也。肾苦燥，急食辛以润之，开腠理，致津液，通气也[1]。辛性津润也。然腠理开，津液达，则肺气下流，肾与肺通，故云通气也。

病在肝，愈于夏[2]，子制其鬼也。余愈同。夏不愈，甚于秋[3]，子休，鬼复王也。余甚同。秋不死，持[4]于冬，鬼休而母养，故气执持于父母之乡也。余持同。起[5]于春，自得其位，故复起。余起同。禁当风[6]。以风气通于肝，故禁而勿犯。肝病者愈在丙丁，丙丁应夏。丙丁不愈，加[7]于庚辛，庚辛应秋。庚辛不死，持于壬癸，壬癸应冬。起于甲乙。应春木也。肝病者，平旦慧[8]，下晡[9]甚，夜半静。木王之时，故爽慧也。金王之时，故加甚也。水王之时，故静退也。余慧甚同，其静小异。肝欲散，急食辛以散之，以藏气常散，故以辛发散也。《阴阳应象大论》曰：'辛甘发散为阳也。'《平人气象论》曰：

'藏真散于肝。'言其常发散也。用辛补之，酸泻[10]之。辛味散故补，酸味收故泻。 新校正云：按全元起本云：'用酸补之，辛泻之。'自为一义。

病在心，愈在长夏，长夏不愈，甚于冬，冬不死，持于春，起于夏，如肝例也。禁温食热衣[11]。热则心躁，故禁止之。心病者，愈在戊己，戊己应长夏也。戊己不愈，加于壬癸，壬癸应冬。壬癸不死，持于甲乙，甲乙应春。起于丙丁。应夏火也。心病者，日中慧，夜半甚，平旦静。亦休王之义也。心欲软，急食咸以软之，以藏气好软，故以咸柔软也。《平人气象论》曰：'藏真通于心。'言其常欲柔软也。用咸补之，甘泻之。咸补，取其柔软。甘泻，取其舒缓。

病在脾，愈在秋，秋不愈，甚于春，春不死，持于夏，起于长夏，禁温食饱食湿地濡衣。温湿及饱，并伤脾气，故禁止之。脾病者，愈在庚辛，应秋气也。庚辛不愈，加于甲乙，应春气也。甲乙不死，持于丙丁，应夏气也。起于戊己。应长夏也。脾病者，日昳[12]慧，日出[13]甚， 新校正云：按《甲乙经》'日出'作'平旦'。虽'日出'与'平

---

① 开腠理，致津液，通气也：元·滑寿："此一句九字，疑原是注文。"

② 病在肝，愈于夏：明·马莳："病在肝者，以肝性属木，其病从春始也。至夏属火，则火能克金，而金不能克木，故肝病当愈于夏。"其余类推。

③ 夏不愈，甚于秋：肝属木，秋属金。依五行相克的关系，金克木。到了秋天，金气旺盛，故属木之肝的病情就会加重。其余类推。

④ 持：谓病情平稳，不增不减。

⑤ 起：指疾病减轻。另一说指病情复发。明·马莳："至冬能与相持，故病复起于春。盖春气之病，又当至春而起，所谓自得其时而起者是也。"

⑥ 禁当风：谓禁忌或曰避免受风。明·张介宾："风气通于肝，故禁之勿犯。"

⑦ 加：加重，转重。

⑧ 平旦慧：天亮的时候病情减轻。明·张介宾："平旦寅卯，木旺时也，故爽慧。" 慧，清爽。

⑨ 下晡（bū 音不阴平）：下午申时之末，即将近黄昏之时。明·张介宾："下晡申酉，金之胜也，故加甚。"晡，申时，相当于今之15～17时。

⑩ 泻：指用收涩法治疗。明·吴昆："顺其性为补，反其性为泻。肝木喜辛散而恶酸收，故辛为补而酸为泻也。"

⑪ 禁温食热衣：心病当禁燥热食品、温热衣着，因心恶热。清·张志聪："禁温食热衣，心恶热也。"

⑫ 日昳（dié 音迭）：未时正中左右，即下午两点左右。明·张介宾："未土王时也，故慧。"

⑬ 日出：与平旦同。

旦'时等，按前文言木王之时，皆云'平旦'，而不云'日出'，盖'日出'于冬夏之期有早晚，不若'平旦'之为得也。**下晡静。**土王则爽慧，木克则增甚，金扶则静退，亦休王之义也。一本或云日中持者，谬也。爰五藏之病，皆以胜相加，至其所生而愈，至其所不胜而甚，至于所生而持，自得其位而起，由是故皆有间甚之时，死生之期也。**脾欲缓，急食甘以缓之，**甘性和缓，顺其缓也。**用苦泻之，甘补之。**苦泻，取其坚燥。甘补，取其安缓。

病在肺，愈在冬，冬不愈，甚于夏，夏不死，持于长夏，起于秋，例如肝也。**禁寒饮食寒衣。**肺恶寒气，故衣食禁之。《灵枢经》曰：'形寒寒饮则伤肺。'饮尚伤肺，其食甚焉。肺不独恶寒，亦畏热也。**肺病者，愈在壬癸，**应冬水也。**壬癸不愈，加于丙丁，**应夏火也。**丙丁不死，持于戊己，**长夏土也。**起于庚辛。**应秋金也。**肺病者，下晡慧，日中甚，夜半静。**金王则慧，水王则静，火王则甚。**肺欲收，急食酸以收之，**以酸性收敛故也。**用酸补之，辛泻之。**酸收敛，故补。辛发散，故泻。

病在肾，愈在春，春不愈，甚于长夏，长夏不死，持于秋，起于冬，例如肝也。**禁犯焠焼①热食温炙衣②。**肾性恶燥，故此禁之。　新校正云：按别本'焠'作'焯'。**肾病者，愈在甲乙，**应春木也。**甲乙不愈，甚于戊己，**长夏土也。**戊己不死，持于庚辛，**应秋金也。**起于壬癸。**应冬水也。**肾病者，夜半慧，四季③甚，下晡静。**水王则慧，土王则甚，金王则静。**肾欲坚，急食苦以坚之，**以苦性坚燥也。**用苦补之，咸泻之。**苦补，取其坚也。咸泻，取其爽也。爽，湿土制也。故用泻之。

夫邪气之客④于身也，以胜相加⑤，邪者，不正之目。风寒暑湿，饥饱劳逸，皆是邪也，非唯鬼毒疫疠也。**至其所生而愈⑥，**谓至己所生也。**至其所不胜而甚⑦，**谓至克己之气也。**至于所生而持⑧，**谓至生己之气也。**自得其位⑨而起，**居所王处，谓自得其位也。**必先定五藏之脉，乃可言间甚之时，死生之期也⑩。**五藏之脉者，谓肝弦、心钩、肺浮、肾营、脾代，知是则可言死生间甚矣。《三部九候论》曰：'必先知经脉，然后知病脉。'此之谓也。

---

① 焠焼（cuì āi 音翠哀）：烧烤煎爆的食物。明·张介宾："焠音翠，焼音哀。　焠焼，烧爆之物也。肾恶燥烈，故当禁此。"

② 温炙衣：用火烘烤的衣服。

③ 四季：此指一日中的辰、戌、丑、未四个时辰，依次为 7～9 时、19～21 时、1～3 时、13～15 时，为一日中土旺之时，土克水，故其时肾病加重。清·张志聪："四季，辰、戌、丑、未时也。"

④ 客：侵入。

⑤ 以胜相加：谓（"邪气之客于身"）是由于五行中某一行之气过盛而侵凌其所制约的某一行相应的脏器（而造成的）。如，风胜则脾病（木克土），火胜则肺病（火克金），湿胜则肾病（土克水），寒胜则心病（水克火），燥胜则肝病（金克木）。明·张介宾："外感六气，盛衰有持，内伤五情，间甚随脏，必因胜以侮不胜，故曰以胜相加也。"　胜，指五行相克的关系中起制约作用的某一行之气。加，侵凌。

⑥ 至其所生而愈：谓五脏之病，到了其所生之脏当旺之时，就容易痊愈。如，肝属木，木生火，心属火，旺于夏及丙丁之日，所以肝病在夏天和丙丁之日就容易痊愈。其余类推。

⑦ 至其所不胜而甚：谓五脏之病，到了克己之脏当旺之时，就会加重。如，肝属木，金克木，肺属金，旺于秋及庚辛之日，所以肝病在秋天和庚辛之日就会加重。

⑧ 至于所生而持：谓五脏之病，到了生己之脏当旺之时，就会平稳而不增不减。如肝属木，水生木，肾属水，生肝之肾的当旺之时为冬季和壬癸之日。其余类推。

⑨ 自得其位：谓五脏到了各自当旺之时。如，肝脏当旺之时为春天和甲乙之日。其余类推。

⑩ 必先定五藏之脉，乃可言间甚之时，死生之期也：明·张介宾："欲知时气逆顺，必须先察藏气；欲察藏气，必须先定五藏所病之脉，如肝主弦、心主钩、肺主毛、肾主石、脾主代。脉来独至，全无胃气，则其间甚、死生之期，皆可得而知之。"

肝病者，两胁下痛引少腹，令人善①怒，肝厥阴脉，自足而上，环阴器，抵少腹，又上贯肝鬲，布胁肋，故两胁下痛引少腹也。其气实则善怒。《灵枢经》曰：'肝气实则怒。'虚则目䀮䀮②无所见，耳无所闻，善恐，如人将捕之。肝厥阴脉，自胁肋循喉咙，入颃颡，连目系；胆少阳脉，其支者，从耳后入耳中，出走耳前，至目锐眦后，故病如是也。恐，谓恐惧，魂不安也。取其经③，厥阴与少阳，经，谓经脉也。非其络病，故取其经也。取厥阴以治肝气，取少阳以调气逆也。故下文曰：气逆，则头痛，耳聋不聪颊肿，肝厥阴脉，自目系上出额，与督脉会于巅，故头痛。胆少阳脉，支别者，从耳中出走耳前；又支别者，加颊车。又厥阴之脉，支别者，从目系下颊里，故耳聋不聪颊肿也。是以上文兼取少阳也。取血者。脉中血满，独异于常，乃气逆之诊，随其左右，有则刺之。

心病者，胸中痛，胁支满④，胁下痛，膺背肩甲⑤间痛，两臂内痛；心少阴脉，支别者，循胸出胁。又手心主厥阴之脉，起于胸中，其支别者，亦循胸出胁，下掖三寸，上抵掖下，下循臑内，行太阴少阴之间，入肘中，下循臂行两筋之间。又心少阴之脉，直行者，复从心系却上肺，上出掖下，下循臑内后廉，行太阴心主之后，下肘内，循臂内后廉，抵掌后锐骨之端。又小肠太阳之脉，自臂臑上绕肩甲，交肩上。故病如是。虚则胸腹大，胁下与腰相引而痛。手心主厥阴之脉，从胸中

出属心包，下鬲历络三焦；其支别者，循胸出胁。心少阴之脉，自心系下鬲络小肠。故病如是也。取其经，少阴太阳，舌下血者。少阴之脉，从心系上侠咽喉，故取舌本下及经脉血也。其变病，刺郄中⑥血者。其或呕变，则刺少阴之郄血满者也。手少阴之郄，在掌后脉中，去腕半寸，当小指之后。

脾病者，身重善肌⑦肉痿，足不收，行善瘈⑧，脚下痛，脾象土而主肉，故身重肉痿也。痿，谓萎无力也。脾太阴之脉，起于足大指之端，循指内侧，上内踝前廉，上腨内。肾少阴之脉，起于足小指之下，斜趣足心，上腨内，出腘内廉。故病则足不收，行善瘈，脚下痛也，故下取少阴。　新校正云：按《甲乙经》作'善饥，肌肉痿。'《千金方》云：'善饥，足痿不收。'《气交变大论》云：'肌肉萎，足痿不收，行善瘈。'虚则腹满肠鸣，飧泄食不化。脾太阴脉，从股内前廉入腹，属脾络胃，故病如是。《灵枢经》曰：'中气不足，则腹为之善满，肠为之善鸣。'取其经，太阴阳明少阴血者。少阴，肾脉也。以前病行善瘈脚下痛，故取之而出血。血满者出之。

肺病者，喘咳逆气，肩背痛，　新校正云：按《千金方》作'肩息背痛。'汗出，尻⑨阴股⑩膝　新校正云：按《甲乙经》、《脉经》作'膝挛'。髀⑪腨⑫胻⑬足皆痛；肺藏气而主喘息，在

---

① 善：易，多。

② 䀮䀮（huāng huāng 音荒荒）：两目昏花、视物不清的样子。　明·张介宾："目为肝之窍，肝脉上入颃颡，连目系，肝与胆为表里，胆脉从耳后入耳中，故气虚则目无所见，耳无所闻也。"

③ 取其经：选择所属经脉之穴。明·张介宾："取其经者，非络病也。"

④ 支满：支撑胀满。

⑤ 甲：通"胛"。

⑥ 郄（xì 音戏）中：穴名，指阴郄穴。明·马莳："及有变病，则又不止前证而已，又当取手少阴之郄名阴郄穴者，以出其血也。"　郄，"郤"的异字，今通作"隙"。

⑦ 善肌：容易饥饿。　肌，当作"饥"。

⑧ 瘈（qì 音契。又 chì 音斥）：筋急挛缩，手足抽搐。

⑨ 尻（kāo 音考阴平）：脊骨的末端。

⑩ 阴股：大腿内侧。

⑪ 髀（bì 音必）：指胯骨。

⑫ 腨（shuàn 音涮）：腿肚子。

⑬ 胻（héng 音恒）：脚胫。

变动为咳，故病则喘咳逆气也。背为胸中之府，肩接近之，故肩背痛也。肺养皮毛，邪盛则心液外泄，故汗出也。肾少阴之脉，从足下上循腨内出腘内廉，上股内后廉，贯脊属肾络膀胱。今肺病则肾脉受邪，故尻阴股膝髀①腨胻足皆痛，故下取少阴也。**虚则少气不能报息②，耳聋嗌③干**，气虚少，故不足以报入息也。肺太阴之络，会于耳中，故聋也。肾少阴之脉，从肾上贯肝鬲入肺中，循喉咙侠舌本。今肺虚则肾气不足以上润于嗌，故嗌干也。是以下文兼取少阴也。**取其经，太阴足太阳之外厥阴内血者④**。足太阳之外厥阴内者，正谓腨内侧内踝后之直上，则少阴脉也。视左右足脉少阴部分有血满异于常者，即而取之。

肾病者，腹大胫肿，新校正云：按《甲乙经》云：'胫肿痛。'**喘咳身重，寝汗出⑤，憎风⑥**，肾少阴脉，起于足而上循腨，复从横骨中，侠齐循腹里上行而入肺，故腹大胫肿而喘咳也。肾病则骨不能用，故身重也。肾邪攻肺，心气内微，心液为汗，故寝汗出也。胫既肿矣，汗复津泄，阴凝玄府，阳烁上焦，内热外寒，故憎风也。憎风，谓深恶之也。**虚则胸中痛，大腹小腹痛，清厥⑦意不乐。**肾少阴脉，从肺出络心注胸中，然肾气既虚，心无所制，心气熏肺，故痛聚胸中也。足太阳脉，从项下行而至足，肾虚则太阳之气不能盛行于足，故足冷而气逆也。清，谓气清冷。厥，谓气逆也。以清冷气逆，故大腹小腹痛也。志不足则神躁扰，故不乐也。新校正云：按《甲乙经》'大腹小腹'作'大肠小

肠'。**取其经，少阴太阳血者**。凡刺之道，虚则补之，实则泻之，不盛不虚，以经取之，是谓得道。经络有血，刺而去之，是谓守法。犹当揣形定气，先去血脉，而后乃平有余不足焉。《三部九候论》曰：'必先度其形之肥瘦，以调其气之虚实，实则泻之，虚则补之，必先去其血脉而后调之。'此之谓也。

肝色青，宜食甘，粳米、牛肉、枣、葵⑧皆甘。肝性喜急，故食甘物而取其宽缓也。新校正云：详'肝色青'至篇末，全元起本在第六卷，王氏移于此。**心色赤，宜食酸，小豆、**新校正云：按《甲乙经》、《太素》'小豆'作'麻'。**犬肉、李、韭皆酸。**心性喜缓，故食酸物而取其收敛也。**肺色白，宜食苦，麦、羊肉、杏、薤⑨皆苦。**肺喜气逆，故食苦物而取其宣泄也。**脾色黄，宜食咸，大豆、豕⑩肉、栗、藿⑪皆咸。**究斯宜食，乃调利关机之义也。肾为胃关，脾与胃合，故假咸柔耎以利其关，关利而胃气乃行，胃行而脾气乃化，故应脾宜味与众不同也。新校正云：按上文曰：'肝苦急，急食甘以缓之。心苦缓，急食酸以收之。脾苦湿，急食苦以燥之。肺苦气上逆，急食苦以泄之。肾苦燥，急食辛以润之。'此肝心肺肾宜食皆与前文合，独脾食咸宜不用苦，故王氏特注其义。**肾色黑，宜食辛，黄黍⑫、鸡肉、桃、葱皆辛。**肾性喜燥，故食辛物而取其津润也。**辛散，酸收，甘缓，苦坚，咸耎。**皆自然之气也。然辛味苦味，匪唯坚散而已。辛亦能

---

① 髀：当为"髀"。
② 不能报息：明·张介宾："报，复也。不能报息，谓呼吸气短、难于接续也。"
③ 嗌：咽喉。
④ 足太阳之外厥阴内血者：郭霭春："《脉经》卷六第七、《甲乙》卷六第九、《千金》卷十七'厥阴内'下并有'少阴'二字。按下注'视左右足脉少阴部分有血满异于常者'，是王所据本原有'少阴'二字，与《脉经》合，应据补。"
⑤ 寝汗出：在睡眠中出汗。明·马莳："肾主五液，在心为汗。肾邪攻肺，心气内微，故寝后即汗出。"
⑥ 憎风：恶风。明·张介宾："凡汗多者表必虚，表虚阳必衰，故恶风。"
⑦ 清厥：清冷厥逆，即四肢厥冷。明·张介宾："肾藏精，精化气，精虚则气虚，故为清冷厥逆。"
⑧ 葵：菜名，指冬葵。
⑨ 薤（xiè 音谢）：野菜名。鳞茎名薤白，味苦。俗称"小蒜"。
⑩ 豕（shǐ 音史）：猪。
⑪ 藿：豆叶。《广雅·释草》："豆叶谓之藿。"明·张介宾："豆叶羹也。"
⑫ 黄黍（shǔ 音鼠）：明·张介宾："即糯小米。北方谓之黄米，又曰黍子。"

润能散，苦亦能燥能泄，故上文曰：脾苦湿，急食苦以燥之，肺苦气上逆，急食苦以泄之，则其谓苦之燥泄也。又曰：肾苦燥，急食辛以润之，则其谓辛之濡润也。

毒药攻邪，药，谓金、玉、土、石、草、木、菜、果、虫、鱼、鸟、兽之类，皆可以祛邪养正者也。然辟邪安正，惟毒乃能，以其能然，故通谓之毒药也。　新校正云：按《本草》云：'下药为佐使，主治病以应地，多毒，不可久服，欲除寒热邪气、破积聚、愈疾者，本下经。'故云毒药攻邪。**五谷①为养**，谓粳米、小豆、麦、大豆、黄黍也。**五果为助**，谓桃、李、杏、栗、枣也。**五畜为益**，谓牛、羊、豕、犬、鸡也。**五菜为充②**，谓葵、藿、薤、葱、韭也。　新校正云：按《五常政大论》曰：'大毒治病，十去其六；常毒治病，十去其七；小毒治病，十去其八；无毒治病，十去其九。谷肉果菜，食养尽之，无使过之，伤其正也。'**气味③合而服之，以补精益气**。气为阳化，味曰阴施，气味合和，则补益精气矣。《阴阳应象大论》曰：'阳为气，阴为味，味归形，形归气，气归精，精归化，精食气，形食味。'又曰：'形不足者，温之以气；精不足者，补之以味。'由是则补精益气，其义可知。　新校正云：按孙思邈云：'精以食气，气养精以荣色；形以食味，味养形以生力。精顺五气以为灵也，若食气相恶，则伤精也。形受味以成也，若食味不调，则损形也。是以圣人先用食禁以存性，后制药以防命，气味温补以存精形。'此之谓气味合而服之，以补精益气也。**此五者，有辛酸甘苦咸，各有所利④，或散或收，或缓或急，或坚或耎，四时五藏，病随五味所宜也⑤**。用五味而调五藏，配肝以甘，心以酸，脾以咸，肺以苦，肾以辛者，各随其宜，欲缓、欲收、欲耎、欲泄、欲散、欲坚而为用，非以相生相养而为义也。

---

① 五谷：指粳米、小豆、麦、大豆、黄黍五种谷物，为稻、黍、稷（小米）、麦、菽（豆类）。

② 充：充养。明·吴昆："充实于藏府也。"

③ 气味：性味，指不同性味的五谷、五果等。

④ 各有所利：五味对五脏分别具有扶正祛邪的作用。

⑤ 四时五藏，病随五味所宜也：谓四时五脏的不同病证，要分别选用与四时五脏相宜的药食之味治疗和调养。

按：王冰所注五谷，乃五谷中的精品。一般所谓五谷，

宣明五气篇①第二十三 新校正云：按全元起本在第一卷。

五味所入：酸入肝，肝合木而味酸也。辛入肺，肺合金而味辛也。苦入心，心合火而味苦也。咸入肾，肾合水而味咸也。甘入脾，脾合土而味甘也。 新校正云：按《太素》又云：'淡入胃。'是谓五入。 新校正云：按《至真要大论》云：'夫五味入胃，各归所喜，故酸先入肝，苦先入心，甘先入脾，辛先入肺，咸先入肾。'

五气所病②：心为噫③，象火炎上，烟随焰出，心不受秽，故噫出之。肺为咳，象金坚劲，扣之有声，邪击于肺，故为咳也。肝为语④，象木枝条，而形支别，语宣委曲，故出于肝。脾为吞⑤，象土包容，物归于内，禽如皆受，故为吞也。肾为欠⑥、为嚏，象水下流，上生云雾，气郁于胃，故欠生焉。太阳之气和利而满于心，出于鼻则生嚏也。胃为气逆，为哕⑦、为恐，以为水谷之海，肾与为关，关闭不利，则气逆而上行也。以包容水谷，性喜受寒，寒谷相薄，故为哕也。寒盛则哕起，热盛则恐生，何者？胃热则肾气微弱，故为恐也。下文曰：精气并于肾则恐也。大肠、小肠为泄，下焦溢为水⑧，大肠为传道之府，小肠为受盛之府，受盛之气既虚，传道之司不禁，故为泄利也。下焦为分注之所，气窒不泻，则溢而为水。膀胱不利为癃，不约⑨为遗溺，膀胱为津液之府，水注由之。然足三焦脉实，约下焦而不通，则不得小便；足三焦脉虚，不约下焦，则遗溺也。《灵枢经》曰：'足三焦者，太阳之别也，并太阳之正，入络膀胱，约下焦，实则闭癃，虚则遗溺。'胆为怒，中正决断，无私无偏，其性刚决，故为怒也。《六节藏象论》曰：'凡十一藏取决于胆也。'是谓五病。

五精所并⑩：精气并于心则喜，精气，谓火之精气也。肺虚而心精并之，则为喜。《灵枢经》曰：'喜乐无极则伤魄。'魄为肺神，明心火并于肺金也。并于肺则悲，肝虚而肺气并之，则为悲。《灵枢经》曰：'悲哀动中则伤魂。'魂为肝神，明肺金并于肝木也。并于肝则忧，脾虚而肝气并之，则为忧。《灵枢经》曰：'愁忧不解则伤意。'意为脾神，明肝木并于脾土也。并于脾则畏，一经云饥也。

---

① 宣明五气篇：宣明，即宣扬阐明；五气，指五脏之气。本文承上篇，以五脏为中心，运用五行学说，宣扬阐明五脏之气的生理、病理、治疗特点及其规律，作为临床诊治的准则。因文中没有问答之辞，故不称"论"，而名为"宣明五气篇"。如明·马莳说："此篇宣明五脏之气，故名篇。"清·高世栻说："上篇论五脏之气，上法天时；此岐伯承上篇之文，宣明五气。盖天地之数，不外于五；人身形脏，总属于气。"

② 五气所病：言五脏气机失调所出现的主要病症。清·张志聪："五气所病者，五脏气逆而为病也。"

③ 噫：嗳气。

④ 语：指话多。清·高世栻："语，多言也。"

⑤ 吞：指吞酸。

⑥ 欠：呵欠，打呵欠。清·姚止庵："欠，呵欠也，神气昏惰所致。盖肾藏精，精虚则神气昏惰而欠焉。"

⑦ 哕：呃逆。

⑧ 溢为水：谓水液泛溢而形成水肿。清·高世栻："下焦病，不能决渎，则泛溢而为水。" 水，指水肿。

⑨ 不约：谓（膀胱）因气虚而不能发挥约束节制津液的作用。 溺，"尿"的异体字。

⑩ 五精所并：指五脏的精气。 并，聚。明·吴昆："合而入之也。五脏精气，各藏其脏则不病；若合而并于一脏，则邪气实之，各显其志。"言五脏精气聚集于某一脏。

肾虚而脾气并之，则为畏。畏，谓畏惧也。《灵枢经》曰：'恐惧而不解则伤精。'精为肾神，明脾土并于肾水也。**并于肾则恐**，心虚而肾气并之，则为恐。《灵枢经》曰：'怵惕思虑则伤神。'神为心主，明肾水并于心火也，怵惕惊惧也。此皆正气不足，而胜气并之，乃为是矣。故下文曰：**是谓五并，虚而相并者也**①。

五藏所恶②：**心恶热**③，热则脉溃浊。**肺恶寒**④，寒则气留滞。**肝恶风**⑤，风则筋燥急。**脾恶湿**⑥，湿则肉痿肿。**肾恶燥**⑦，燥则精竭涸。　新校正云：按杨上善云：'若余则云肺恶燥，今此肺恶寒，肾恶燥者，燥在于秋，寒之始也；寒在于冬，燥之终也。肺在于秋，以肺恶寒之甚，故言其终；肾在于冬，肾恶不甚，故言其始也。'**是谓五恶**。

五藏化液⑧：**心为汗**，泄于皮腠也。**肺为涕**，润于鼻窍也。**肝为泪**，注于眼目也。**脾为涎**，溢于唇口也。**肾为唾**，生于牙齿也。**是谓五液**。

五味所禁：辛走气，气病无多食辛；

病，谓力少不自胜也。**咸走血，血病无多食咸；苦走骨，骨病无多食苦；**　新校正云：按皇甫士安云：'咸先走肾。'此云走血者，肾合三焦，血脉虽属肝心，而为中焦之道，故咸入而走血也。苦走心，此云走骨者，水火相济，骨气通于心也。**甘走肉，肉病无多食甘；酸走筋，筋病无多食酸。**是皆为行其气速，故不欲多食。多食则病甚，故病者无多食也。**是谓五禁，无令多食。**

新校正云：按《太素》五禁云：'肝病禁辛，心病禁咸，脾病禁酸，肺病禁苦，肾病禁甘，名此为五裁。'杨上善云：'口嗜而欲食之不可多也，必自裁之，命曰五裁。'

五病所发⑨：**阴病发于骨**⑩，**阳病发于血**⑪，**阴病发于肉**⑫，骨肉阴静，故阳气从之。血脉阳动，故阴气乘之。**阳病发于冬**⑬，**阴病发于夏**⑭，夏阳气盛，故阴病发于夏。冬阴气盛，故阳病发于冬。各随其少也。**是谓五发**。

五邪所乱⑮：**邪入于阳则狂**⑯，邪入

---

① 虚而相并者也：明·张介宾："脏气有不足，则胜气得相并也。"
② 恶（wù 音务）：憎恶；因怕而嫌恶。
③ 心恶热：明·马莳："心本属火，火之性热，受热则病，故恶热。"
④ 肺恶寒：《难经·四十九难》："形寒饮冷则伤肺。"明·马莳："肺本属金，金之体寒，而受寒则病，故恶寒。"
⑤ 肝恶风：明·马莳："肝属木，其性与风气相通，而感风则伤筋，故恶风。"
⑥ 脾恶湿：明·马莳："脾属土，土湿则伤肉，故恶湿。"
⑦ 肾恶燥：明·张介宾："肾属水而藏精，燥胜则伤精，故恶燥。"
⑧ 化液：清·高世栻："水谷入口，津液各走其道。五藏受水谷之精，淖注于外窍而化为五液也。"指五脏接受水谷精微，化生滋养外窍之津液。
⑨ 五病所发：言五脏病变的好发部位或好发时令。
⑩ 阴病发于骨：谓肾脏受邪，则发作于骨骼。　阴，此指肾脏。日本丹波元简："张云：骨属肾。肾者，阴中之阴也。吴、马同。"
⑪ 阳病发于血：谓心脏受邪，则发作于血脉。清·高世栻："心为阳，其主在血，故心阳之病发于血。"　阳，此指心脏。
⑫ 阴病发于肉：谓脾脏受邪，则发作于肉分。　阴，此指脾脏。明·张介宾："肉属脾。脾者，阴中之至阴也。"
⑬ 阳病发于冬：谓春季所生成的痿厥，是由于肝脏在冬季就受到邪气的侵袭而埋下了病根。清·张志聪："肝为阴中之少阳，逆冬气则奉生者少，春为痿厥，故肝脏之阳病发于冬。"　阳，此指肝脏。
⑭ 阴病发于夏：谓在秋季生成的疟疾，是由于肺脏在夏季就受到邪气的侵袭而埋下了病根。清·张志聪："肺为牝藏，逆夏气则奉收者少，秋为痎疟，故肺藏之阴病发于夏也。"　阴，此指肺脏。
⑮ 五邪所乱：谓邪气扰乱五脏而引起阴阳失调的病证。清·张志聪："谓邪气乱于五脏之阴阳。"
⑯ 邪入于阳则狂：明·张介宾："邪入阳分，则为阳邪，邪热炽盛，故病为狂。《生气通天论》曰：'阴不胜其阳，脉流薄疾，并乃狂。'"

于阴则痹①，邪居于阳脉之中，则四支热盛，故为狂。邪入于阴脉之内，则六经凝泣而不通，故为痹。**搏阳则为巅疾**②，邪内搏于阳，则脉流薄疾，故为上巅之疾。**搏阴则为瘖**③，邪内搏于阴，则脉不流，故令瘖不能言。　新校正云：按《难经》云：'重阳者狂，重阴者癫。'巢元方云：'邪入于阴则为癫。'《脉经》云：'阴附阳则狂，阳附阴则癫。'孙思邈云：'邪入于阳则为狂，邪入于阴则为血痹，邪入于阳传则为癫疾，邪入于阴传则为痛痹。'全元起云：'邪已入阴，复传于阳，邪气盛，腑藏受邪，使其气不朝，荣气不复周身，邪与正气相击，发动为癫疾。邪已入阳，阳今复传于阴，藏府受邪，故不能言，是胜正也。'诸家之论不同，今具载之。**阳入之阴则静**④，**阴出之阳则怒**⑤，随所之而为疾也。之，往也。　新校正云：按全元起云：'阳入阴则为静，出则为恐。'《千金方》云：'阳入于阴病静，阴出于阳病怒。'**是谓五乱**。

五邪所见⑥：**春得秋脉**⑦，**夏得冬脉，长夏得春脉，秋得夏脉，冬得长夏脉，名曰阴出之阳，病善怒不治**⑧，**是谓五邪，皆同命**⑨**死不治**。　新校正云：按'阴出之阳病善怒'，已见前条，此再言之，文义不伦，必古文错简也。

五藏所藏：**心藏神**，精气之化成也。《灵枢经》曰：'两精相薄谓之神。'**肺藏魄**，精气之匡佐也。《灵枢经》曰：'并精而出入者谓之魄。'**肝藏魂**，神气之辅弼也。《灵枢经》曰：'随神而往来者谓之魂。'**脾藏意**⑩，记而不忘者也。《灵枢经》曰：'心有所忆谓之意。'**肾藏志**，专意而不移者也。《灵枢经》曰：'意之所存谓之志。'肾受五脏六腑之精，元气之本，生成之根，为胃之关，是以志能则命通。　新校正云：按杨上善云：'肾有二枚，左为肾，藏志；右为命门，藏精也。'**是谓五藏所藏**。

五藏所主⑪：**心主脉**，壅遏荣气，应息而动也。**肺主皮**，包裹筋肉，闭拒诸邪也。**肝主筋**，束络机关，随神而运也。**脾主肉**，覆藏筋骨，通行卫气也。**肾主骨**，张筋化髓，干以立身也。**是谓五主**。

五劳⑫**所伤**：**久视伤血**，劳于心也。**久卧伤气**，劳于肺也。**久坐伤肉**，劳于脾也。**久立伤骨**，劳于肾也。**久行伤筋**，劳于肝也。**是谓五劳所伤**。

五脉应象：**肝脉弦**，软虚而滑，端直以长也。**心脉钩**，如钩之偃，来盛去衰也。**脾脉代**⑬，软而弱也。**肺脉毛**，轻浮而虚，如毛羽也。**肾脉石**，沉坚而搏，如石之投也。**是谓五藏之脉**。

---

① 邪入于阴则痹：明·张介宾："邪入阴分，则为阴邪，阴盛则血脉凝涩不通，故病为痹。《寿夭刚柔篇》曰：'病在阴，命曰痹。'《九针论》曰：'邪入于阴，则为血痹。'"

② 搏阳则为巅疾：谓邪入阳分，与正气交争，即会导致头部的病变。搏，交争。巅疾，此指头部的疾病。

③ 瘖（yīn 音阴）：声音嘶哑，或言不出声。

④ 阳入之阴则静：清·张志聪："阳分之邪而入之阴，则病者静，盖阴盛则静。"之，即于。

⑤ 阴出之阳则怒：清·张志聪："阴分之邪而出之阳，则病者多怒，盖阳盛则怒也。"

⑥ 五邪所见：五脏受邪所显现的脉象。明·马莳："此言五脏之邪，有所见于脉也。"

⑦ 春得秋脉：即出现五脏相胜且无胃气之脉，多预后不良。余类推。

⑧ 名曰阴出之阳，病善怒不治：宋·林亿认为此系错简，应删。

⑨ 命：指预后。

⑩ 意：指思虑、思考之功能。

⑪ 五脏所主：主，主宰，亦可指联系。此言五脏充养并主宰五体。

⑫ 五劳：即下文所谓"久视"、"久卧"、"久坐"、"久立"、"久行"。　劳，指过劳。

⑬ 代：代脉，此指表现为柔和、柔软特点的代脉。明·张介宾："代，更代。脾脉和软，分王四季。如春当和软而兼弦，夏当和软而兼钩，秋当和软而兼毛，冬当和软而兼石。随时相代，故曰代。此非中止（之代脉）之谓。"

血气形志篇①第二十四

新校正云：按全元起本，此篇并在前篇，王氏分出为别篇。

夫人之常数②，太阳③常多血少气，少阳常少血多气，阳明常多气多血，少阴常少血多气，厥阴常多血少气，太阴常多气少血，此天之常数。血气多少，此天之常数。故用针之道，常泻其多也。　新校正云：按《甲乙经·十二经水篇》云：'阳明多血多气，刺深六分，留十呼。太阳多血多气，刺深五分，留七呼。少阳少血多气，刺深四分，留五呼。太阴多血少气，刺深三分，留四呼。少阴少血多气，刺深二分，留三呼。厥阴多血少气，刺深一分，留二呼。'太阳太阴血气多少，与《素问》不同。又《阴阳二十五人形性血气不同篇》与《素问》同。盖皇甫疑而两存之也。

足太阳与少阴为表里④，少阳与厥阴为表里，阳明与太阴为表里，是为足阴阳⑤也。手太阳与少阴为表里，少阳与心主⑥为表里，阳明与太阴为表里，是为手之阴阳⑦也。今知手足阴阳所苦⑧，凡治病必先去其血，乃去其所苦，伺之所欲⑨，然后泻⑩有余，补⑪不足。先去其血，谓见血脉盛满独异于常者乃去之，不谓常刺则先去其血也。

欲知背俞⑫，先度⑬其两乳间，中折之，更以他草度去半已，即以两隅⑭相拄也，乃举以度其背，令其一隅居上，齐脊大椎，两隅在下，当其下隅者，肺之俞也。度，谓度量也，言以草量其乳间，四分去一，使斜与横等，折为三隅，以上隅齐脊大椎，则两隅下当肺俞也。复下一度⑮，心之俞也。谓以上隅

---

① 血气形志篇：形志，指形体和神志。本篇主要讨论六经的气血多少、出气出血的治疗所宜、三阴三阳互为表里的关系、形志苦乐所致各种证候及治疗，同时介绍背部五脏俞穴的取穴方法等。其中以血气多少和形志苦乐疾病为重点，所以名"血气形志篇"。清·高世栻说："人之有身，不离血气；人之应物，不离形志。形者，血气之立乎外者也；志者，血气之存乎内者也。血气有多少，形志有苦乐，天人有常数，灸刺有所宜。此岐伯继上篇'宣明五气'，而更为'血气形志'之说也。"

② 常数：指气血多少的正常数值。

③ 太阳：指太阳经。下文"少阳"、"阳明"、"少阴"、"厥阴"、"太阴"等，都是就经脉而言的。

④ 表里：指内外、阴阳等彼此间的相互联系。

⑤ 足阴阳：指上文所言足三阴经与足三阳经。

⑥ 心主：即心包络，其经脉为手厥阴经。

⑦ 手之阴阳：指上文所言手三阴经与手三阳经。

⑧ 手足阴阳所苦：即指上文所谓手三阴经、手三阳经与足三阴经、足三阳经共十二条经脉，为与奇经八脉相对的正经。　所苦：患的病。所，特指代词，此指病。苦，患。

⑨ 伺之所欲：谓观察了解病人的意愿、需要，以判断病情，决定治疗。　伺，观察，了解。之，指病人。

⑩ 泻：此就针刺而言，所以意为"用泻法针刺"。其法要点是针尖逆着经气运行的方向而刺。

⑪ 补：亦就针刺而言，所以意为"用补法针刺"。其法要点是针尖顺着经气运行的方向而刺。

⑫ 背俞（shù 音树）：指位于背部的五脏的腧穴。

⑬ 度：度量，尺量。

⑭ 隅：两边相交的地方，即几何学中所谓"角"。　拄（zhǔ 音主）：支撑。

⑮ 一度：此指上述等边三角形的上角至底部正中的直线长度。

齐脊三椎也。复下一度，左角肝之俞也，右角脾之俞也。复下一度，肾之俞也。是为五藏之俞，灸刺之度①也。《灵枢经》及《中诰》咸云：'肺俞在三椎之傍，心俞在五椎之傍，肝俞在九椎之傍，脾俞在十一椎之傍，肾俞在十四椎之傍。'寻此经草量之法，则合度之人，其初度两隅之下，约当肺俞，再度两隅之下，约当心俞，三度两隅之下，约当七椎，七椎之傍，乃鬲俞之位。此经云左角肝之俞，右角脾之俞，殊与《中诰》等经不同。又四度则两隅之下约当九椎，九椎之傍乃肝俞也。经云肾俞，未究其源。

形乐志苦②，病生于脉，治之以灸刺；形，谓身形。志，谓心志。细而言之，则七神殊守；通而论之，则约形志以为中外尔。然形乐，谓不甚劳役。志苦，谓结虑深思。不甚劳役，则筋骨平调；结虑深思，则荣卫乖否，气血不顺，故病生于脉焉。夫盛泻虚补，是灸刺之道，犹当去其血络而后调之，故上文曰：'凡治病必先去其血，乃去其所苦，伺之所欲，然后泻有余，补不足。'则其义也。形乐志乐，病生于肉，治之以针石③。志乐，谓悦怿忘忧也。然筋骨不劳，心神悦怿，则肉理相比，气道满填，卫气怫结，故病生于肉。夫卫气留满，以针泻之；结聚脓血，石而破之。石，谓石针，则砭石也。今亦以铍针代之。形苦志乐④，病生于筋，治之以熨⑤引。形苦，谓修业就役也。然修业以为，就役而作，

一过其用，则致劳伤，劳用以伤，故病生于筋。熨，谓药熨。引，谓导引。形苦志苦，病生于咽嗌⑥，治之以百⑦药。修业就役，结虑深思，忧则肝气并于脾，肝与胆合，嗌为之使，故病生于嗌也。《宣明五气篇》曰：'精气并于肝则忧。'《奇病论》曰：'肝者，中之将也，取决于胆，咽为之使也。' 新校正云；按《甲乙经》'咽嗌'作'困竭'。'百药'作'甘药'。形数⑧惊恐，经络不通，病生于不仁⑨，治之以按摩醪药⑩。惊则脉气并，恐则神不收，脉并神游，故经络不通而为不仁之病矣。夫按摩者，所以开通闭塞，导引阴阳；醪药者，所以养正祛邪，调中理气。故方之为用，宜以此焉。醪药，谓酒药也。不仁，谓不应其用，则痹瘅矣。是谓五形志⑪也。

刺阳明出血气，刺太阳出血恶⑫气，刺少阳出气恶血，刺太阴出气恶血，刺少阴出气恶血，刺厥阴出血恶气也。明前三阳三阴血气多少之刺约也。 新校正云：按《太素》云：'刺阳明出血气，刺太阴出血气。'杨上善注云：'阳明太阴虽为表里，其血气俱盛，故并泻血气。'如是则太阴与阳明等，俱为多血多气。前文太阴一云多血少气，一云多气少血，莫可的知。详《太素》血气并泻之旨，则二说俱未为得，自与阳明同尔。又此刺阳明一节，宜续前泻有余补不足下，不当隔在草度法、五形志后。

---

① 度：法度。
② 形乐志苦：身体安逸而情志忧苦。
③ 石：砭石。我国最古老的、形状为楔形石块的医疗工具，约源于新石器时代。用于砭刺患部以治疗各种疼痛与排放脓血等。
④ 形苦志乐：身体劳苦而情志愉快。
⑤ 熨：热敷法。用以热敷的东西有药、汤（开水）、酒、铁、土等。 引：指导引，又称道引，是我国上古时的一种强身健体、祛病延年的养生方法。早已失传。详参《素问·异法方宜论》注。
⑥ 嗌（yì 音益）：咽喉。
⑦ 百：《甲乙经》中作"甘"，当是。
⑧ 数（shuò 音朔）：屡屡，常常。
⑨ 不仁：麻木而没有知觉。
⑩ 醪（láo 音劳）药：药酒，酒剂。
⑪ 五形志：指上述五种身体与情志的异同情况，即"形乐志苦"、"形乐志乐"、"形苦志乐"、"形苦志苦"与"形数惊恐"。
⑫ 恶（wù 音务）：不宜，不应当，不要。按；此"恶"当通"毋"，义如前解。

卷第八

宝命全形论①篇第二十五 新校正云：按全元起本在第六卷，名《刺禁》。

黄帝问曰：天覆地载，万物悉备，莫贵于人。人以天地之气生，四时之法成②。天以德流，地以气化，德气相合，而乃生焉。《易》曰：'天地絪缊，万物化醇。'此之谓也。则假以温凉寒暑，生长收藏，四时运行而方成立。君王众庶，尽欲全形。贵贱虽殊，然其宝命一矣，故好生恶死者，贵贱之常情也。形之疾病，莫知其情，留淫日深，著③于骨髓，心私虑之④，新校正云：按《太素》'虑'作'患'。余欲针除其疾病，为之奈何？虚邪之中人微，先见于色，不知于身，有形无形，故莫知其情状也。留而不去，淫衍日深，邪气袭虚，故著于骨髓。帝矜不度，故请行其针。新校正云：按别本'不度'作'不庶'。

岐伯对曰：夫盐之味咸者，其气令器津泄。咸，谓盐之味苦，浸淫而润物者也。夫咸为苦而生，咸从水而有水也，润下而苦泄，故能令器中水液润渗泄焉。凡虚中而受物者皆谓之器，其于体外则谓阴囊，其于身中所同则谓膀胱矣。然以病配于五藏，则心气伏于肾中而不去，乃为是矣。何者？肾象水而味咸，心合火而味苦，苦流汗液，咸走胞囊，火为水持，故阴囊之外津润如汗，而渗泄不止也。凡咸之为气，天阴则润，在土则浮，在人则囊湿而皮肤剥起。弦绝者，其音嘶败。阴囊津泄而脉弦绝者，诊当言音嘶嗄⑤，败易旧声尔。何者？肝气伤也，肝气伤则金本缺，金本缺则肺气不全，肺主音声，故言音嘶嗄。木敷者其叶发⑥；敷，布也。言木气散布外荣于所部者，其病当发于肺叶之中也。何者？以木气发散故也。《平人气象论》曰：'藏真散于肝。'肝又合木也。病深者其声哕。哕，谓声浊恶也。肺藏恶血，故如是。人有此三者，是谓坏府⑦，府，谓胸也。以肺处胸中故也。坏，谓损坏其府而取病也。《抱朴子》云：'仲景开胸以纳赤饼。'由此则胸可启之而取病矣。三者，谓脉弦绝，肺叶发，声浊哕。毒药无治，短针无取。此皆绝皮伤肉，血气争黑⑧。病内溃于肺中，故毒药无治。外不在于经络，故短针无取。是以绝皮伤肉，乃可攻之。以恶血久与肺气交争，故当血见而色黑也。新校正云：详岐伯之对，与黄帝所问不相当。别按《太素》云：'夫盐之味咸者，其气令器

---

① 宝命全形论："宝"通"保"，保全、珍重。全形，保全形体。清·高世栻："宝命全形者，宝天命以全人形也。"本篇从天人相应的整体观念出发，说明在天地之间、万物之中，莫贵于人。人是天地万物之主宰，又与天地的变化密切相关。医生只有充分了解人体经脉气血阴阳消长与天地间阴阳变化的联系，审察至微，随机应变，才能正确施治，获得较好的疗效。从而达到顺应自然、珍重天命、保全形体、健康无病的目的。故名"宝命全形论"。
② 四时之法成：指随着春生夏长秋收冬藏的规律而成长。法，规律、法度。
③ 著（zhuó 音灼）：同"着"，附着。
④ 心私虑之：明·张介宾："病在皮毛，浅而未甚，不早治之，则留注日深，内着骨髓，故可虑也。"
⑤ 嘶嗄：（shà 音霎）：嗓音嘶哑。
⑥ 发：通"废"，凋零。
⑦ 坏府：言内脏有严重损害。
⑧ 血气争黑：谓血挟病邪，与肺气相争相搏，最后两败俱伤，其在面部的表现是颜色发黑。一说：意为人体气血交瘁，肤色晦暗。亦是。

津泄；弦绝者，其音嘶败；木陈者，其叶落；病深者，其声哕。'人有此三者，是谓坏府，毒药无治，短针无取。此皆绝皮伤肉，血气争黑。三字与此经不同，而注意大异。杨上善注云：'言欲知病征者，须知其候。盐之在于器中，津液泄于外，见津而知盐之有咸也；声嘶，知琴瑟之弦将绝；叶落者，知陈木之已尽。举此三物衰坏之征，以比声哕识病深之候。人有声哕同三譬者，是为府坏之候。中府坏者，病之深也。其病既深，故针药不能取，以其皮肉血气各不相得故也。'再详上善作此等注义，方与黄帝上下问答，义相贯穿。王氏解盐咸器津，义虽渊微，至于注弦绝音嘶，木敷叶发，殊不与帝问相协，考之不若杨义之得多也。

帝曰：余念其痛，心为之乱惑反甚，其病不可更代，百姓闻之，以为残贼，为之奈何？残，谓残害。贼，谓损劫。言恐涉于不仁，致慊于黎庶也。

岐伯曰：夫人生于地，悬命于天，天地合气，命之曰人。形假物成，故生于地。命惟天赋，故悬于天。德气同归，故谓之人也。《灵枢经》曰：'天之在我者德，地之在我者气，德流气薄而生者也。'然德者，道之用；气者，生之母。人能应四时者，天地为之父母。人能应四时和气而养生者，天地恒畜养之，故为父母。《四气调神大论》曰：'夫四时阴阳者，万物之根本也，所以圣人春夏养阳，秋冬养阴，以从其根，故与万物沉浮于生长之门也。'知万物者，谓之天子。知万物之根本者，天地常育养之，故谓曰天之子。天有阴阳，人有十二节①。节，谓节气。外所以应十二月，内所以主十二

经脉也。天有寒暑，人有虚实。寒暑有盛衰之纪，虚实表多少之殊，故人以虚实应天寒暑也。能经天地阴阳之化者②，不失四时；知十二节之理者，圣智不能欺也。经，常也。言能常应顺天地阴阳之道而修养者，则合四时生长之宜。能知十二节气之所迁至者，虽圣智亦不欺侮而奉行之也。能存八动③之变，五胜更立④；能达虚实之数者，独出独入，呿吟至微⑤，秋毫在目。存，谓心存。达，谓明达。呿，谓欠呿。吟，谓吟叹。秋毫在目，言细必察也。八动，谓八节之风变动。五胜，谓五行之气相胜。立，谓当其王时。变，谓气至而变易。知是三者，则应效明著，速犹影响，皆神之独出独入，亦非鬼灵能召遣也。　新校正云：按杨上善云：'呿，谓露齿出气。'

帝曰：人生有形，不离阴阳，天地合气，别为九野⑥，分为四时，月有小大，日有短长，万物并至，不可胜量⑦，虚实呿吟，敢问其方？请说用针之意。

岐伯曰：木得金而伐，火得水而灭，土得木而达，金得火而缺，水得土而绝，万物尽然，不可胜竭。达，通也。言物类虽不可竭尽而数，要之皆如五行之气，而有胜负之性分尔。故针有悬布天下者五⑧，黔首共余食，莫知之也⑨。言针之道，有若高悬示人，彰布于天下者五矣。而百姓共知余食，咸弃蒇之，不务于本，而崇乎末，莫知真要深在其中。所谓五者，次如下句：新校正

① 十二节：指十二条经脉。天有三阴三阳之气，人也相应地有手足三阳三阴共十二条经脉。
② 能经天地阴阳之化者：指能掌握天地阴阳变化的人。经，治理，掌握。
③ 八动：八风的变化。存，察觉。
④ 五胜更立：五行之气的盛衰消长及其更替主宰着四季之气（的道理）。　五，指五行之气。胜，通"盛"，单词复用，谓盛衰、消长。一说意为"相胜"，与盛衰、消长意同。立，主宰（四时之气）。
⑤ 呿（qū 音驱）吟至微：指患者为之唉声叹气的、哪怕是极其隐微的病情。　呿吟，张口发出的声音为呿，闭口发出的声音为吟，都是人难受时反映于气息声音上的表象。此指令患者唉声叹气的病痛。至微，极其隐微（的病情）。
⑥ 九野：指九州域内具有不同气候的分野。　九，指九州，说法不一，公认的《尚书·禹贡》的说法是为冀、豫、雍、扬、兖、徐、梁、青、荆九州。野，星宿在地上的分野。
⑦ 胜量：犹言"胜数"，全部列举出来。
⑧ 故针有悬布天下者五：指关于用针刺方法治病，应当让天下人都知道的五大要素。
⑨ 黔首共余食，莫知之也：谓黎民百姓虽能饱食终日，却不了解有关针刺的五大要素。

云：按全元起本'余食'作'饱食'。注云：'人愚不解阴阳，不知针之妙，饱食终日，莫能知其妙益。'又《太素》作'饮食'。杨上善注云：'黔首共服用此道，然不能得其意。'一曰治神①，专精其心，不妄动乱也。所以云手如握虎，神无营于众物，盖欲调治精神，专其心也。　新校正云：按杨上善云：'存生之道，知此五者，以为摄养，可得长生也。魂神意魄志，以神为主，故皆名神，欲为针者，先须治神。故人无悲哀动中，则魂不伤，肝得无病，秋无难也；无怵惕思虑，则神不伤，心得无病，冬无难也；无愁忧不解，则意不伤，脾得无病，春无难也；无喜乐不极，则魄不伤，肺得无病，夏无难也；无盛怒者，则志不伤，肾得无病，季夏无难也。是以五过不起于心，则神清性明；五神各安其藏，则寿延遐算也。'二曰知养身，知养己身之法，亦如养人之道矣。《阴阳应象大论》曰：'用针者，以我知彼，用之不殆。'此之谓也。　新校正云：按《太素》'身'作'形'。杨上善云：'饮食男女，节之以限，风寒暑湿，摄之以时，有异单豹外凋之害，即内养形也。实慈恕以爱人，和尘劳而不迹，有殊张毅高门之伤，即外养形也。内外之养周备，则不求生而久生，无期寿而长寿，此则针布养形之极也。玄元皇帝曰：太上养神，其次养形。'详王氏之注，专治神养身于用针之际，其说甚狭，不若上善之说为优。若必以此五者解为用针之际，则下文知毒药为真，王氏亦不专用针为解也。三曰知毒药为真②，毒药攻邪，顺宜而用，正真之道，其在兹乎？四曰制砭石小大，古者以砭石为针，故不举九针，但言砭石尔。当制其大小者，随病所宜而用之。　新校正云：按全元起云：

'砭石者，是古外治之法，有三名：一针石，二砭石，三镵石，其实一也。古来未能铸铁，故用石为针，故名之针石。言工必砥砺锋利，制其小大之形，与病相当。黄帝造九针，以代镵石，上古之治者，各随方所宜，东方之人多痈肿聚结，故砭石生于东方。'五曰知府藏血气之诊。诸阳为府，诸阴为藏，故《血气形志篇》曰：'太阳多血少气，少阳少血多气，阳明多气多血，少阴少血多气，厥阴多血少气，太阴多气少血。是以刺阳明出血气，刺太阳出血恶气，刺少阳出气恶血，刺太阴出气恶血，刺少阴出气恶血，刺厥阴出血恶气也。'精知多少，则补泻万全。五法俱立，各有所先。事宜则应者先用。今末世之刺也，虚者实之③，满者泄④之，此皆众工⑤所共知也。若夫法天则地⑥，随应而动⑦，和之者若响，随之者若影，道无鬼神，独来独往⑧。随应而动，言其效也。若影若响，言其近也。夫如影之随形，响之应声，岂复有鬼神之召遣耶？盖由随应而动之自得尔。

帝曰：愿闻其道。

岐伯曰：凡刺之真，必先治神，专其精神，寂无动乱，刺之真要，其在斯焉。五藏已定，九候⑨已备，后乃存针。先定五藏之脉，备循九候之诊，而有太过不及者，然后存意于用针之法。众脉不见，众凶弗闻⑩，外内相得，无以形先，众脉，谓七诊之脉。众凶，谓五藏相乘。外内相得，言形气相得也。无以形先，言不以己形之衰盛寒温，料病人之形

---

① 治神：调养精神（使能专一）。
② 知毒药为真：毒药，性味峻烈之药。真，药物性能。即言掌握药物性能。
③ 虚者实之：虚证即用补法针刺它。　实，此指补刺法，用作动词，意为用补法针刺。
④ 泄：通"泻"，此指泻刺法，用如动词，意为用泻法针刺。
⑤ 众工：一般的医生。
⑥ 法天则地：互文句，即"法则天地"。法则，效法。
⑦ 随应而动：谓根据人体对天地阴阳的感应变化而灵活地采用针法进行治疗。
⑧ 独来独往：谓医生只要掌握了针刺之道的精髓，就能达到自如地用以诊治疾病的境界。　来、往，二字互文，犹进出，此谓诊察并治疗疾病。
⑨ 九候：据《素问·三部九候论》，指头部两额、两颊和耳前，中部寸口、合谷和神门，下部内髁后、大趾内侧和大趾与次趾之间共九处的动脉。《难经·十八难》中则指寸、关、尺三部以浮、中、沉的指法所取的脉候。
⑩ 众脉不见，众凶弗闻：谓（医生在用针之时）即使有众人在旁边看着，也要视而不见；即使有众人在旁边喧嚷，也要充耳不闻。　脉（mò 音莫），通"脈"，视，看。凶，同"汹"，喧嚷之声。　一说：二句意谓必须注意有没有出现五脏真气衰败的各种脉象，有没有五脏衰绝的各种证候。后说无训诂之据，不取。

气使同于己也。故下文曰：**可玩往来，乃施于人**。玩，谓玩弄也。言精熟也。《标本病传论》曰：'谨熟阴阳，无与众谋。'此其类也。 新校正云：按此文出《阴阳别论》，此云《标本病传论》者，误也。**人有虚实，五虚①勿近，五实②勿远。至其当发，间不容瞚③**。人之虚实，非其远近而有之，盖由血气一时之盈缩尔。然其未发，则如云垂而视之可久；至其发也，则如电灭而指所不及。迟速之殊，有如此矣。 新校正云：按《甲乙经》'瞚'作'瞤'。全元起本及《太素》作'眴'。**手动若④务，针耀而匀**，手动用针，心如专务于一事也。《针经》曰：'一其形，听其动静，而知邪正。'此之谓也。针耀而匀，谓针形光净而上下匀平。**静意视义⑤，观适之变⑥。是谓冥冥⑦，莫知其形**，冥冥，言血气变化之不可见。故静意视息，以义斟酌，观所调适经脉之变易尔。虽且针下用意精微而测量，犹不知变易形容谁为其象也。 新校正云：按《八正神明论》云：'观其冥冥者，言形气荣卫之不形于外，而工独知之，以日之寒温，月之虚盛，四时气之浮沉，参伍相合而调之，工常先见之，然而不形于外，故曰观于冥冥焉。'**见其乌乌，见其稷稷，从见其飞，不知其谁⑧**。乌乌，叹其气至。稷稷，嗟其已

应。言所针得失，如从空中见飞鸟之往来，岂复知其所使之元主耶！是但见经脉盈虚而为信，亦不知其谁之所召遣尔。**伏如横弩，起如发机⑨**。血气之未应针，则伏如横弩之安静；其应针也，则起如机发之迅疾。

帝曰：何如而虚⑩？何如而实？言血气既伏如横弩，起如发机，然其虚实岂留呼而可为准定耶？虚实之形，何如而约之？

岐伯曰：刺虚者须其实，刺实者须其虚⑪，言要以气至有效而为约，不必守息数而为定法也。**经气已至，慎守勿失**，无变法而失经气也。**深浅在志，远近若一⑫，如临深渊，手如握虎，神无营于众物⑬**。言精心专一也。所针经脉，虽深浅不同，然其补泻皆如一俞之专意，故手如握虎，神不外营焉。 新校正云：按《针解论》云：'刺实须其虚者，留针阴气隆至，乃去针也。刺虚须其实者，阳气隆至，针下热，乃去针也。经气已至，慎守勿失者，勿变更也。深浅在志者，知病之内外也。远近如一者，深浅其候等也。如临深渊者，不敢堕也。手如握虎者，欲其壮也。神无营于众物者，静志观病人，无左右视也。'

---

① 五虚：指脉细、皮寒、气少、泻利、饮食不入这五种虚证症候。 一说泛指虚证，亦是。

② 五实：指脉盛、皮热、腹胀、二便不通、心中烦乱这五种实证症候。 一说泛指实证，亦是。

③ 间不容瞚（shùn 音顺）：喻抓紧时机，片刻也不要耽误。瞚，"瞬"的异体字。

④ 若：就。

⑤ 静意视义：谓医生要神情安静地观察针后病人的反应。

⑥ 观适之变：指下针后，应注意观察所刺经穴的反应变化。

⑦ 冥冥：谓（经气变化）十分隐微渺茫、毫无形状的样子。

⑧ 见其乌乌，见其稷稷，从见其飞，不知其谁：谓经气到来时，医生会感到它就像鸟儿忽隐忽现地飞来，随即又感到它就像鸟儿疾速地飞到一样，但都只能感觉到它就像鸟儿在飞，却不能知道它是什么样的形状。乌乌、稷稷，在此都用以比喻经气产生和来到时的状态与人的感觉的情况。从，当作"徒"，形似而误，意为"只是"。

⑨ 伏如横弩（nǔ 音努），起如发机：指用针之际，气未至时，应留针候气，如横弩待发，气至之时，则应迅速行针，如拨动弓弩之机关。

⑩ 虚：指虚证。这里用作动词，意为刺治虚证。 下句"实"字，理同此。

⑪ 刺虚者须其实，刺实者须其虚：谓刺治虚证时要等到经气实热之际才能出针，刺治实证时要等到经气虚凉之际才能出针。"其实"的"实"与"其虚"的"虚"，分别指（经气）的实热（阳气盛、针下热）和虚凉（阴气盛、针下凉）。《素问·针解篇》："刺实须其虚者，留针，阴气隆至、针下寒，乃去针也；刺虚须其实者，阳气隆至、针下热，乃去针也。"

⑫ 远近若一：谓所取经穴有远有近，但等候经气的到来和用针的道理则是一样的。 远近，指经穴的远近。明·吴昆认为，穴在四肢为远，在腹背为近。

⑬ 营：通"营"（yíng 音营），惑，扰乱。 按："营"在古代经传中通作"营"。

八正神明论①篇第二十六

新校正云：按全元起本在第二卷。又与《太素·知官能篇》大意同，文势小异。

黄帝问曰：用针之服②，必有法则焉，今何法何则？服，事也。法，象也。则，准也，约也。

岐伯对曰：法天则地，合以天光③。谓合日月星辰之行度。

帝曰：愿卒闻之。

岐伯曰：凡刺之法，必候日月星辰四时八正之气，气定乃刺④。候日月者，谓候日之寒温，月之空满也。星辰者，谓先知二十八宿之分，应水漏刻者也。略而言之，常以日加之于宿上，则知人气在太阳否，日行一舍，人气在三阳与阴分矣。细而言之，从房⑤至毕⑤十四宿，水下五十刻，半日之度也。从昴⑤至心⑤亦十四宿，水下五十刻，终日之度也。是故从房至毕者为阳，从昴至心者为阴。阳主昼，阴主夜也。凡日行一舍，故水下三刻与七分刻之四也。《灵枢经》曰：'水下一刻，人气在太阳；水下二刻，人气在少阳；水下三刻，人气在阳明；水下四刻，人气在阴分。'水下不止，气行亦尔。又曰：'日行一舍，人气行于身一周与十分身之八；日行二舍，人气行于身三周与十分身之六；日行三舍，人气行于身五周与十分身之四；日行四舍，人气行于身七周与十分身之二；日行五舍，人气行于身九周与十分身之四。'然日行二十八舍，人气亦行于身五十周与十分身之四。由是故必候日月星辰也。四时八正之气者，谓四时正气、八节之风来朝于太一者也，谨候其气之所在而刺之。气定乃刺之者，谓八节之风气静定，乃可以刺经脉，调虚实也。故《历忌》云：'八节前后各五日，不可刺灸，凶。'是则谓气未定，故不可灸刺也。　新校正云：按八节风朝太一，具《天元玉册》中。是故天温日明，则人血淖液⑥而卫气浮，故血易泻，气易行⑦；天寒日阴，则人血凝泣而卫气沉。泣，谓如水中居雪也。月始生，则血气始精⑧，卫气始行；月郭⑨满，则血气实，肌肉坚；月郭空，则肌肉减，经络虚，卫气去，形独居。是以因天时而调血气也。是以天寒无刺，血凝泣而卫气沉也。天温无疑⑩，血淖液而气易行也。月生无泻，月满无补，月郭空无治，是谓得时而调

---

① 八正神明论：八正，天地八方之正位，以候八方之虚邪。本篇主要从四时八方正位，日月星辰的变化，来说明它们与人体经脉气血虚实，针刺补泻都有密切的关系。另外还指出四诊应结合四时阴阳虚实，来分析病机和诊断疾病；讨论诊察疾病形与神的含义。由于这些问题都十分深奥微妙，非慧然独悟，难以昭然独明，所以篇名叫"八正神明论"。正如高世栻所说："八正，天地八方之正位也。天之八正，日月星辰也；地之八正，四方四隅也。合人形于天地四时，阴阳虚实，以为用针之法。神乎神，独悟独见独明，故曰八正神明也。"

② 服：指用针的技术。　唐·杨上善："服，事也。"

③ 天光：指日月星辰运行的规律。　明·张介宾："天之明在日月，是谓天光。"

④ 气定乃刺：根据气候变化运用针刺方法。

⑤ 房、毕、昴（mǎo 音卯）、心：均为二十八宿中之星宿名称。

⑥ 淖（nào 音闹）液：润滑濡泽。

⑦ 故血易泻，气易行：言气血运行加快。泻，行也。

⑧ 血气始精：气血旺盛流通之意。　明·张介宾："精，正也，流利也。"

⑨ 月郭：指月亮的轮廓。郭，通廓。

⑩ 天温无疑：指天气温和，用针刺之法不要迟疑。　唐·杨上善："天温血气淖泽，故可刺之，不可疑也。"

之。谓得天时也。因天之序，盛虚之时，移光定位①，正立而待之。候日迁移，定气所在，南面正立，待气至而调之也。故曰：月生而泻，是谓藏虚②；血气弱也。 新校正云：按全元起本'藏'作'减'。'藏'当作'减'。月满而补，血气扬溢，络有留血，命曰重实③；络一为经，误。血气盛也。留一为流，非也。月郭空而治，是谓乱经④。阴阳相错，真邪不别，沉以留止，外虚内乱，淫邪乃起。气失纪，故淫邪起。

帝曰：星辰八正⑤何候？

岐伯曰：星辰者，所以制日月之行也。制，谓制度。定星辰则可知日月行之制度矣。略而言之，周天二十八宿，宿三十六分，人气行一周天，凡一千八分。周身十六丈二尺，以应二十八宿，合漏水百刻，都行八百一十丈，以分昼夜也。故人十息，气行六尺，日行二分；二百七十息，气行十六丈二尺，一周于身，水下二刻，日行二十分；五百四十息，气行再周于身，水下四刻，日行四十分；二千七百息，气行十周于身，水下二十刻，日行五宿二十分；一万三千五百息，气行五十周于身，水下百刻，日行二十八宿也。细而言之，则常以一十周加一之一分又十分分之六，乃奇分尽矣。是故星辰所以制日月之行度也。

新校正云：详'周天二十八宿'至'日行二十八宿也'，本《灵枢》文。今具《甲乙经》中。八正者，所以候八风之虚邪以时至者也。八正，谓八节之正气也。八风者，东方婴儿风，南方大弱风，西方刚风，北方大刚风，东北方凶风，东南方弱风，西南方谋风，西北方折风也。虚邪，谓乘人之虚而为病者也。以时至，谓天应太一移居，以八节之前后，

风朝中宫而至者也。 新校正云：详'太一移居''风朝中宫'，义具《天元玉册》。四时者，所以分春秋冬夏之气所在⑥，以时调之也。八正之虚邪，而避之勿犯也。四时之气所在者，谓春气在经脉，夏气在孙络，秋气在皮肤，冬气在骨髓。然触冒虚邪，动伤真气，避而勿犯，乃不病焉。《灵枢经》曰：'圣人避邪，如避矢石。'盖以其能伤真气也。以身之虚，而逢天之虚，两虚相感，其气至骨，入则伤五藏⑦，以虚感虚，同气而相应也。工候救之，弗能伤也，候知而止，故弗能伤之。救，止也。故曰：天忌⑧不可不知也。人忌于天，故云天忌，犯之则病，故不可不知也。

帝曰：善。其法星辰者，余闻之矣，愿闻法往古者。

岐伯曰：法往古者，先知《针经》⑨也。验于来今者，先知日之寒温，月之虚盛，以候气之浮沉，而调之于身，观其立有验也。候气不差，故立有验。观其冥冥者，言形气荣卫之不形于外，而工独知之，明前篇静意视义，观适之变，是谓冥冥莫知其形也。虽形气荣卫不形见于外，而工以心神明悟，独得知其衰盛焉，善恶悉可明之。 新校正云：按前篇乃《宝命全形论》。以日之寒温，月之虚盛，四时气之浮沉，参伍相合而调之，工常先见之，然而不形于外，故曰观于冥冥焉。工所以常先见者，何哉？以守法而神通明也。通于

---

① 移光定位：指古代用圭表测量日影的长短，以定时序。 移光，指日月之光变移。
② 藏虚：郭霭春："疑作'重'，'重虚'与下'重实'对文。《太素》杨注作'重虚'。"
③ 重实：即实上加实。 清·张志聪："月满则血气充溢于形体之外，若重补之，则络有留血，是谓重实也。"
④ 乱经：扰乱经气正常运行。
⑤ 八正：八方之正位，以候八方之风。
⑥ 春秋冬夏之气所在：指春夏秋冬正常气候所在的月份。 明·吴昆："所在，如正月二月人气在肝，三月四月人气在脾，五月六月人气在头，七月八月人气在肺，九月十月人气在心，十一月十二月人气在肾。"
⑦ 入则伤五藏：指病情发展，会进一步深入而伤及内脏。
⑧ 天忌：根据四时节气，不适于针刺之日期，谓之天忌。其义可参《灵枢》之"九针论"、"九宫八风"两篇。
⑨ 针经：即《灵枢经》。 明·马莳："针经者，即《灵枢经》也。"

无穷①者，可以传于后世也，是故工之所以异也，法著，故可传后世；后世不绝，则应用通于无穷矣。以独见知，故工所以异于人也。然而不形见于外，故俱不能见也。工异于粗者，以粗俱不能见也。视之无形，尝之无味，故谓冥冥，若神仿佛。言形气荣卫不形于外，以不可见，故视无形，尝无味。伏如横弩，起如发机，窈窈冥冥，莫知元主，谓如神运仿佛焉。若，如也。虚邪者，八正之虚邪气也。八正之虚邪，谓八节之虚邪也。以从虚之乡来，袭虚而入为病，故谓之八正虚邪。正邪者，身形若用力，汗出腠理开，逢虚风，其中人也微，故莫知其情，莫见其形。正邪者，不从虚之乡来也。以中人微，故莫知其情意，莫见其形状。上工救其萌牙②，必先见三部九候之气，尽调不败而救之，故曰上工。下工救其已成，救其已败。救其已成者，言不知三部九候之相失，因病而败之也。义见《离合真邪论》中。知其所在者，知诊三部九候之病脉处而治之，故曰守其门户③焉，莫知其情而见邪形④也。三部九候为候邪之门户也。守门户，故见邪形。以中人微，故莫知其情状也。

帝曰：余闻补泻，未得其意。

岐伯曰：泻必用方，方者，以气方盛⑤也，以月方满也，以日方温也，以身方定也，以息方吸而内针⑥，乃复候其方吸而转针⑦，乃复候其方呼而徐引针⑧，故曰泻必用方，其气乃行焉。方，犹正也。泻邪气出，则真气流行矣。补必用员，员⑨者，行也，行者移也，行，谓宣不行之气，令必宣行。移，谓移未复之脉，俾其平复。刺必中其荣⑩，复以吸排针⑪也。针入至血，谓之中荣。故员与方，非针也。所言方员者，非谓针形，正谓行移之义也。故养神者，必知形之肥瘦，荣卫血气之盛衰。血气者，人之神，不可不谨养。神安则寿延，神去则形弊，故不可不谨养也。

帝曰：妙乎哉论也！合人形于阴阳四时，虚实之应，冥冥之期，其非夫子孰能通之。然夫子数言形与神，何谓形？何谓神？愿卒闻之。神，谓神智通悟。形，谓形诊可观。

岐伯曰：请言形，形乎形，目冥冥，问其所病，新校正云：按《甲乙经》作'扪其所痛'，义亦通。索⑫之于经，慧然在前⑬，按之不得，不知其情，故曰形。外隐其无形，故目冥冥而不见；内藏其有象，故以诊而可索于经也。慧然在前，按之不得，言三部九候之中，卒然逢之，不可为之期准。《离合真邪论》曰：'在阴与阳，不可为度，从而察之，三部九候，卒然逢之，早

---

① 无穷：广博深奥之意。
② 上工救其萌牙：高明的医生能早期诊治疾病。 牙，通"芽"。 明·张介宾："救其萌芽，治之早也。"
③ 守其门户：即诊察三部九候之脉搏变化。 守，等候，在此指诊察。门户，指三部九候之脉气。
④ 莫知其情而见邪形：意思是指虚邪的伤人，尚未出现明显的症状，上工就能通过三部九候之诊，观察到病邪的存在及变化。
⑤ 方盛：即正气盛满之谓。 明·张介宾："方，下也。当其正盛正满之谓也。"
⑥ 内针：即纳针。
⑦ 转针：即捻针。
⑧ 引针：慢慢地出针。
⑨ 员：指用针之法。 员，通"圆"，即随和之意。
⑩ 必中其荣：指针刺部位较深，必须达到营分、血脉。 荣，营也，此处指营分、血脉之意。
⑪ 以吸排针：即在吸气时出针。
⑫ 索：探求，诊察之意。
⑬ 慧然在前：指病情明显的展现于眼前。慧然，清爽，明白之意。

遏其路。'此其义也。

帝曰：何谓神？

岐伯曰：请言神，神乎神，耳不闻，目明心开而志先①，慧然独悟②，口弗能言，俱视独见，适若昏，昭然③独明，若风吹云，故曰神。耳不闻，言神用之微密也。目明心开而志先者，言心之通如昏昧开卷，目之见如氛翳辟明，神虽内融，志已先往矣。慧然，谓清爽也。悟，犹了达也。慧然独悟，口弗能言者，谓心中清爽而了达，口不能宣吐以泻心也。俱视独见，适若昏者，叹见之异速也。言与众俱视，我忽独见，适犹若昏昧尔。既独见了心，眼昭然独能明察，若云随风卷，日丽天明，至哉神乎！妙用如是，不可得而言也。三部九候为之原，九针之论不必存也。以三部九候经脉为之本原，则可通神悟之妙用，若以九针之论佥议，则其旨惟博，其知弥远矣。故曰三部九候为之原，九针之论不必存也。

----

① 目明心开而志先：形容看问题尖锐而深刻，思维敏捷。
② 慧然独悟：意指非常清醒地领悟了其中的道理。
③ 昭然：明显清楚的意思。

离合真邪论①篇第二十七

新校正云：按全元起本在第一卷，名《经合》。第二卷重出，名《真邪论》。

黄帝问曰：余闻九针九篇，夫子乃因而九之，九九八十一篇，余尽通其意矣。经言气之盛衰，左右倾移，以上调下，以左调右，有余不足，补泻于荣输，余知之矣。此皆荣卫之倾移，虚实之所生，非邪气从外入于经也。余愿闻邪气之在经也，其病人何如？取之奈何？

岐伯对曰：夫圣人之起度数，必应于天地，故天有宿度②，地有经水，人有经脉。宿，谓二十八宿。度，谓天之三百六十五度也。经水者，谓海水、渎（当作'清'）水、渭水、湖水、沔水、汝水、江水、淮水、漯水、河水、漳水、济水也。以其内合经脉，故名之经水焉。经脉者，谓手足三阴三阳之脉。所以言者，以内外参合，人气应通，故言之也。　新校正云：按《甲乙经》云：'足阳明外合于海水，内属于胃；足太阳外合于渎（当作'清'）水，内属膀胱；足少阳外合于渭水，内属于胆；足太阴外合于湖水，内属于脾；足厥阴外合于沔水，内属于肝；足少阴外合于汝水，内属于肾；手阳明外合于江水，内属于大肠；手太阳外合于淮水，内属于小肠；手少阳外合于漯水，内属于三焦；手太阴外合于河水，内属于肺；手心主外合于漳水，内属于心包；手少阴外合于济水，内属于心。' 天地温和，则经水安静；天寒地冻，则经水凝泣；天暑地热，则经水沸溢；卒风暴起，则经水波涌而陇③起。人经脉亦应之。夫邪之入于脉也，寒则血凝泣，暑则气淖泽④，虚邪因而入客，亦如经水之得风也，经之动脉，其至也亦时陇起，其行于脉中循循然⑤，循循然，顺动貌。言随顺经脉之动息，因循呼吸之往来，但形状或异耳。'循循'一为'辐辐'。其至寸口中手也，时大时小，大则邪至，小则平，其行无常处，大，谓大常平之形诊。小者，非细小之谓也，以其比大，则谓之小，若无大以比，则自是平常之经气尔。然邪气者，因其阴气则入阴经，因其阳气则入阳脉，故其行无常处也。在阴与阳，不可为度⑥，以随经脉之流运也。从而察之，三部九候，卒然逢之，早遏其路⑦。逢，谓逢遇。遏，谓遏绝。三部之中，九候之位，卒然逢遇，当按而止之，即而泻之，径路既绝，则大邪之气无能为也。所谓泻者，如下文云：吸则内针⑧，无令气忤⑨，静以久留，

---

① 离合真邪论：离，分；合，并也。真，真气，正气。邪，即邪气。本篇主要讨论了如何通过针刺使邪气与真气离而不合，合而早离，故名篇。朱永年云："邪气入于血脉之中，真气与邪气有离有合，故以名篇。"
② 宿度：古代天文学按二十八星宿的位置划分周天为三百六十五度，谓之宿度。
③ 陇：通"隆"。
④ 淖泽：柔弱润滑的意思。
⑤ 循循然：有顺序貌。
⑥ 不可为度（duó 音夺）：指邪行无常，在阴在阳，不可以推测。度，推测，估计。
⑦ 卒然逢之，早遏其路：谓在三部九候中觉察到病邪，应尽早阻遏其径路，限制其发展。
⑧ 内针：即进针。　内，同"纳"。
⑨ 无令气忤（wǔ 音午）：谓进针时不要使气机逆乱。　明·张介宾："吸则纳针，泻其实。盖吸则纳气至而盛，迎而夺之，其气可泄，所谓刺实者，刺其来也，去其逆气。"忤，逆也。

无令邪布，吸则转针，以得气为故①，候呼引针，呼尽乃去，大气②皆出，故命曰泻。按经之旨，先补真气，乃泻其邪也。何以言之？下文补法，呼尽内针，静以久留。此段泻法，吸则内针，又静以久留。然呼尽则次其吸，吸至则不兼呼，内针之候既同，久留之理复一，则先补之义，昭然可知。《针经》云：'泻曰迎之，迎之意，必持而内之，放而出之，排阳出针，疾气得泄。补曰随之，随之意，若忘之，若行若悔，如蚊虻止，如留如还。'则补之必久留也。所以先补者，真气不足，针引泻之，则经脉不满，邪气无所排遣，故先补真气令足，后乃泻出其邪矣。引，谓引出。去，谓离穴。候呼而引至其门，呼尽而乃离穴户，则经气审已平定，邪气无所勾留，故大邪之气，随针而出也。呼，谓气出。吸，谓气入。转，谓转动也。大气，谓大邪之气，错乱阴阳者也。

帝曰：不足者补之，奈何？

岐伯曰：必先扪而循之③，切而散之④，推而按之，弹而怒之⑤，抓而下之⑥，通而取之⑦，外引其门，以闭其神⑧，扪循，谓手摸。切，谓指按也。扪而循之，欲气舒缓。切而散之，使经脉宣散。推而按之，排蹙⑨其皮。弹而怒之，使脉气膜满也。抓而下之，置针准也。通而取之，以常法也。外引其门，以闭其神，则推而按之者也。谓蹙⑨按穴外之皮，令当应针之处，针已放去，则不破之皮。盖其所刺之门，门不开则神气内守，故云以闭其神也。《调经论》曰：'外引其

皮，令当其门户。'又曰：'推阖其门，令神气存。'此之谓也。 新校正云：按王引《调经论》文，今详非本论之文，傍见《甲乙经·针道篇》。'又曰'已下，乃当篇之文也。 呼尽内针，静以久留，以气至为故，呼尽内针，亦同吸也。言必以气至而为去针之故，不以息之多数而便去针也。《针经》曰：'刺之而气不至，无问其数；刺之气至，去之勿复针。'此之谓也。无问息数以为迟速之约，要当以气至而针去，不当以针下气未至而针出乃更为也。 如待所贵，不知日暮，论人事于候气也。暮，晚也。 其气以至，适而自护⑩，适，调适也。护，慎守也。言气已平调，则当慎守，勿令改变，使疾更生也。《针经》曰：'经气已至，慎守勿失。'此其义也。所谓慎守，当如下说： 新校正云：详王引《针经》之言，乃《素问·宝命全形论》文，兼见于《针解论》耳。 候吸引针，气不得出，各在其处，推阖其门，令神气存，大气⑪留止，故命曰补。正言也。外门已闭，神气复存，候吸引针，大气不泄，补之为义，断可知焉。然此大气，谓大经之气，流行荣卫也。

帝曰：候气奈何⑫？谓候可取之气也。

岐伯曰：夫邪去络入于经也，舍于血脉之中，《缪刺论》曰：'邪之客于形也，必先舍于皮毛，留而不去，入舍于孙脉，留而不去，入舍于络脉，留而不去，入舍于经脉。'故云去络入于经

---

① 故：法则，度。
② 大气：指邪气。
③ 扪而循之：谓循着穴位抚摸，使皮肤舒缓。 扪，抚摸。
④ 切而散之：谓用手指按摩穴位，促使经气疏散流通。 明·张介宾："以指切捺其穴，欲其气之行散也。"
⑤ 弹而怒之：谓用指弹动穴位，使络脉怒张之意。 明·张介宾："以指弹其穴，欲其意有所注则气必随之，故脉络膜满如怒起也。"
⑥ 抓而下之：谓指用左手爪甲掐其正穴，用右手进针。 明·张介宾："以左手爪甲掐其正穴，而右手方下针也。"
⑦ 通而取之：谓下针后，等气脉流通，而拔出其针。
⑧ 外引其门，以闭其神：即右手拔针，左手随即按闭进针的孔穴，使针孔周围皮肤回复原位，遮盖针孔，不让真气外泄。门，孔穴。神，经气，真气。
⑨ 蹙（cù 音促）：上一蹙字乃收缩之义。下一蹙字谓紧迫、急迫。
⑩ 其气以至，适而自护：即针刺后得气，防止气散。 明·张介宾："以，已同。适，调适也。护，爱护也。"即如《素问·宝命全形论》："经气已至，慎勿失守。"
⑪ 大气：指经气。
⑫ 候气：指识察邪气。 明·张介宾："此欲候其邪也，非针下气至之谓。"

也。其寒温未相得，如涌波之起也，时来时去，故不常在①。以周游于十六丈二尺经脉之分，故不常在所候之处。故曰方其来也，必按而止之，止而取之，无逢其冲②而泻之。冲，谓应水刻数之平气也。《灵枢经》曰：'水下一刻，人气在太阳；水下二刻，人气在少阳；水下三刻，人气在阳明；水下四刻，人气在阴分。'然气在太阳，则太阳独盛；气在少阳，则少阳独盛。夫见独盛者，便谓邪来，以针泻之，则反伤真气。故下文曰：真气者，经气也，经气太虚，故曰其来不可逢③，此之谓也。经气应刻，乃谓为邪，工若泻之，则深误也，故曰其来不可逢。故曰候邪不审，大气已过，泻之则真气脱，脱则不复，邪气复至，而病益蓄，不悟其邪，反诛无罪，则真气泄脱，邪气复侵，经气大虚，故病弥蓄积。故曰其往不可追④，此之谓也。已随经脉之流去，不可复追召使还。不可挂以发⑤者，待邪之至时而发针泻矣。言轻微且有，尚且知之，况若涌波，不知其至也。若先若后者，血气已尽，其病不可下⑥，言不可取而取，失时也。新校正云：按全元起本作'血气已虚'。'尽'字当作'虚'字，此字之误也。故曰知其可取如发机，不知其取如扣椎⑦，故曰知机道者不可挂以发，不知机者扣之不发，此之谓也。机者动之微，言贵知其微也。

帝曰：补泻奈何？

岐伯曰：此攻邪也，疾出以去盛血，而复其真气，视有血者乃取之。此邪新客，溶溶⑧未有定处也，推之则前，引之则止，逆而刺之，温血⑨也。言邪之新客，未有定居，推针补之，则随补而前进，若引针致之，则随引而留止也。若不出盛血而反温之，则邪气内胜反增其害。故下文曰：刺出其血，其病立已。

帝曰：善。然真邪以合，波陇不起，候之奈何？

岐伯曰：审扪循三部九候之盛虚而调之，盛者泻之，虚者补之，不盛不虚，以经取之，则其法也。察其左右上下相失及相减者，审其病藏以期之。气之在阴，则候其气之在于阴分而刺之；气之在阳，则候其气之在于阳分而刺之，是谓逢时。《灵枢经》曰：'水下一刻，人气在太阳；水下四刻，人气在阴分也。积刻不已，气亦随在，周而复始。'故审其病藏，以期其气而刺之。不知三部者，阴阳不别，天地不分。地以候地，天以候天，人以候人，调之中府⑩，以定三部，故曰刺不知三部九候病脉之处，虽有大过且至⑪，工不能禁也。禁，谓禁止也。然候邪之处尚未能知，岂复能禁止其邪气耶！诛

---

① 其寒温未相得，如涌波之起也，时来时止，故不常在：言邪气之寒热，尚未与正气相合而转化，故邪气遂波涌而起，来去于经脉之中，而无常居也。

② 无逢其冲：即邪气方盛，宜避其锐。　清·高世栻："邪气冲突，宜避其锐。"

③ 其来不可逢：指邪气方盛，正气已虚，不可妄用泻法。　清·张志聪："言邪之盛，虽经气虚而不可刺也。"

④ 其往不可追：指气虚不可用泻法。　明·张介宾："《小针解》曰：'其往不可追者，气虚不可泻也'。"

⑤ 不可挂以发：间不容发的意思。即掌握针刺时间，不可以稍有丝毫迟疑。

⑥ 其病不可下：指疾病还未消除的意思。　明·张介宾："下，降服之谓也。"

⑦ 知其可取如发机，不知其取如扣椎：意谓懂得用针者，就像拨动弩机一样，机敏灵活，不善于用针者，就像敲击木椎一样，顽钝不灵。　机，弩机。椎，木椎。

⑧ 溶溶：明·张介宾："溶溶，流动貌。"

⑨ 温血：即瘀血。　温，通"蕴"，郁积。

⑩ 中府：胃腑。

⑪ 大过且至：言大邪之气将要来侵。过，即淫也。且，将也。

罚无过①，命曰大惑②，反乱大经③，真
不可复，用实为虚，以邪为真，用针无
义，反为气贼，夺人正气，以从为逆，
荣卫散乱，真气已失，邪独内著，绝人
长命，予人天殃，不知三部九候，故不
能久长。识非精辨，学未该明，且乱大经，又为气

贼，动为残害，安可久乎？因不知合之四时五
行，因加相胜④，释邪攻正，绝人长命。
非惟昧三部九候之为弊，若不知四时五行之气序，亦
足以殒绝其生灵也。邪之新客来也，未有定
处，推之则前，引之则止，逢而泻之，
其病立已。再言之者，其法必然。

① 诛罚无过：不掌握泻的方法，不当泻而泻，反伤正气，是谓诛罚无过。
② 惑：迷乱。
③ 大经：指五脏六腑的经脉。
④ 因加相胜：指六气加临，五运相胜。

通评虚实论①篇第二十八 新校正云：按全元起本在第四卷。

黄帝问曰：何谓虚实？

岐伯对曰：邪气盛则实，精气夺则虚②。夺，谓精气减少，如夺去也。

帝曰：虚实何如？言五藏虚实之大体也。

岐伯曰：气虚者，肺虚也③，气逆者，足寒也④，非其时则生，当其时则死⑤。非时，谓年直之前后也。当时，谓正直之年也。余藏皆如此⑥。五藏同。

帝曰：何谓重实⑦？

岐伯曰：所谓重实者，言大热病，气热脉满，是谓重实。

帝曰：经络俱实何如？何以治之？

岐伯曰：经络皆实，是寸脉急而尺缓⑧也，皆当治之，故曰滑则从，涩则逆也⑨。脉急，谓脉口也。夫虚实者，皆从其物类始，故五藏骨肉滑利，可以长久也。物之生则滑利，物之死则枯涩，故涩为逆，滑为从。从，谓顺也。

帝曰：络气不足，经气有余，何如？

岐伯曰：络气不足，经气有余者，脉口⑩热而尺寒也，秋冬为逆，春夏为

---

① 通评虚实论：通评，即全面、广泛地评述。本篇以"邪气盛则实，精气夺则虚"为纲，全面、广泛地论述了脏腑、经络、气血、脉象和有关病证的虚实情况，并以虚实为依据，判断预后和指导治疗，故名"通评虚实论"。明·马莳："内论病有虚实之义，故名篇。"

② 邪气盛则实，精气夺则虚：明·张介宾："邪气有微甚，故邪盛则实；正气有强弱，故精气夺则虚。夺，失也。"明·李中梓："邪气者，风、寒、暑、湿、燥、火。盛则实者，邪气方张，名为实证；三候有力，名为实脉。精气即正气，乃谷气所化之精微。夺则虚者，亡精失血，用力劳神，名为内夺；汗之下之，吐之清之，名为外夺。气怯神疲，名为虚证；三候无力，名为虚脉。"

③ 气虚者，肺虚也：明·张介宾："肺主气，故气虚者，即肺虚也。"

④ 气逆者，足寒也：明·马莳："气逆者，气上行而逆，则在下之足，以无气而寒。"因气逆于上，肺气壅塞，则阳气不布，无以及于四肢，故足寒。

⑤ 非其时则生，当其时则死：明·张介宾："肺虚而遇秋冬，非相贼之时，故生；若当春，则金木不和，病必甚；当夏，则金虚受克，必病死。"清·张志聪："如值其生旺之时则生，当其胜克之时则死。"非时，指非相克之时；当时，指遇相克之时。与《素问·脏气法时论》中"至其所不胜而甚"，"自得其位而起"之义一致。

⑥ 余脏皆如此：清·张志聪："盖五脏之气，外合于五行，五行之气，岁应于四时，故皆有生旺克胜之气，而各有死生之分。"

⑦ 重实：指热证而见气盛脉盛的病情。清·高世栻："言人身大热之病，气盛而热，脉盛而满，阴阳血气皆实，是谓重实。"

⑧ 寸脉急而尺缓：日本丹波元简："此节以脉口诊经，以尺肤诊络。盖经为阴、为里，乃脉道也，故以脉口诊之；络为阳，为浮而浅，故以尺肤诊之，义为明晰。" 寸，指寸口，脉急，即紧脉。尺，指尺肤。

⑨ 滑则从，涩则逆也：明·张介宾："滑，阳脉也；涩，阴脉也。实而兼滑，阳气胜也，故为从。若见涩，则阴邪胜而阳气去也，故为逆。"

⑩ 脉口：即寸口。

从①，治主病者。春夏阳气高，故脉口热、尺中寒为顺也。十二经、十五络，各随左右而有太过不足，工当寻其至应以施针艾，故云：治主其病者也。

帝曰：经虚络满，何如？

岐伯曰：经虚络满者，尺热满、脉口寒涩也，此春夏死、秋冬生也。秋冬阳气下，故尺中热脉口寒为顺也。

帝曰：治此者奈何？

岐伯曰：络满经虚，灸阴刺阳，经满络虚，刺阴灸阳②。以阴分主络，阳分主经故尔。

帝曰：何谓重虚？此反问前重实也。

岐伯曰：脉气上虚尺虚③，是谓重虚。言尺寸脉俱虚。 新校正云：按《甲乙经》作'脉虚、气虚、尺虚，是谓重虚'，此少一'虚'字，多一'上'字。王注言尺寸脉俱虚，则不兼气虚也。详前'热病气热脉满'为重实，此'脉虚气虚尺虚'为重虚，是脉与气俱实为重实，俱虚为重虚，不但尺寸俱虚为重虚也。

帝曰：何以治之？

岐伯曰：所谓气虚者，言无常④也。尺虚者，行步恇然⑤。寸虚则脉动无常，尺虚则行步恇然不足。 新校正云：按杨上善云：'气虚者膻中气不足也。'王谓'寸虚则脉动无常'非也。脉虚者，不象阴⑥也。不象太阴之候也。何以言之？气口者，脉之要会，手太阴之动也。如此者，滑则生，涩则死也。

帝曰：寒气暴上⑦，脉满而实，何如？言气热脉满，已谓重实，滑则从，涩则逆。今气寒脉满，亦可谓重实乎？其于滑涩生死逆从何如？

岐伯曰：实而滑则生，实而逆则死⑧。逆，谓涩也。 新校正云：详王氏以逆为涩，大非。古文简略，辞多互文，上言滑而下言逆，举滑则从可知，言逆则涩可见，非谓逆为涩也。

帝曰：脉实满，手足寒，头热⑨，何如？

岐伯曰：春秋则生，冬夏则死⑩。大略言之，夏手足寒，非病也，是夏行冬令，夏得则死。冬脉实满头热，亦非病也，是冬行夏令，冬得则夏亡。反冬夏以言之，则皆不足，春秋得之是病，故生死皆在时之孟月也。脉浮而涩，涩而身有热

---

① 秋冬为逆，春夏为从：清·张志聪："秋冬之气降沉，不能使邪外散，故为逆；春夏之气升浮，故为从也。"

② 络满经虚，灸阴刺阳，经满络虚，刺阴灸阳：明·张介宾："此正以络主阳、经主阴。灸所以补，刺所以泻也。"

③ 脉气上虚尺虚：北宋·林亿等"新校正"："按：《甲乙经》作'脉虚、气虚、尺虚，是谓重虚。此少一'虚'字，多一'上'字。"郭霭春："明抄本作'脉虚、气虚、尺虚。'"日本丹波元简："当从'新校正'。下文历举脉虚、气虚、尺虚之状，明是脱误。"

④ 言无常：清·张志聪："言无常者，宗气虚而语言无接续也。"

⑤ 尺虚者，行步恇（kuāng 音匡）然：恇然，行动怯弱无力。日本丹波元简："尺虚，谓尺肤脆弱。'论疾诊尺篇'云：'尺内弱者，解㑊安卧。'乃与行步恇然同义。"

⑥ 不象阴：谓不能与四季的阴气相应，或曰似乎无阴之象。 明·吴昆："脉者，血之府。脉虚者，亡血可知，故云不象阴也。"

⑦ 寒气暴上：暴，突然，骤然。即阴寒之气突然上逆。

⑧ 实而滑则生，实而逆则死：清·张志聪："盖脉气生于胃腑，而发原在于少阴，是以上节论生气之原，此以下复论发原之始。夫肾脏主水，在气为寒，寒气暴上者，水寒之气，暴上而满于脉也。实而滑者，得阳明之气相和，故生。逆者，少阴之生气已绝，故死。盖寒气上逆，则真气反下逆矣。"

⑨ 脉实满，手足寒，头热：脉实满，为邪气盛；手足寒，为阴邪盛于下；头热，为阳邪盛于上，此属上热下寒、寒热错杂证。明·张介宾："脉之实满，邪有余也；手足寒者，阴逆在下；头热者，阳邪在上。阴阳乖离，故为上实下虚之病。"

⑩ 春秋则生，冬夏则死：明·马莳："此即脉证杂见阴阳者，而以时决其死生也。脉实满者，是阳脉也；头热者，是阳证也，皆邪气有余也。手足又寒，是阴证也，乃真气又虚也。若此者，真邪不分，阴阳相杂。然春秋者，阴阳未盛之时也，正平和之候，故生。冬夏者，偏阴偏阳之时也，脉盛头热者，不能支于夏；手足寒者，不能支于冬，故死。"

者死①。 新校正云：按《甲乙经》移续于此，旧在后'帝曰：形度、骨度、脉度、筋度，何以知其度也'下，对问义不相类，王氏颇知其错简，而不知皇甫士安尝移附此也。今去后条，移从于此。

帝曰：其形尽满②何如？

岐伯曰：其形尽满者，脉急大坚，尺涩而不应③也，形尽满，谓四形藏尽满也。新校正云：按《甲乙经》、《太素》'涩'作'满'。如是者，故从则生，逆则死。

帝曰：何谓从则生，逆则死？

岐伯曰：所谓从者，手足温也。所谓逆者，手足寒也。

帝曰：乳子④而病热，脉悬小者，何如？悬，谓如悬物之动也。

岐伯曰：手足温则生，寒则死⑤。新校正云：按《太素》无'手'字，杨上善云：'足温气下故生，足寒气不下者，逆而致死。'

帝曰：乳子中风热，喘鸣肩息者，脉何如？

岐伯曰：喘鸣肩息者，脉实大也，缓则生，急则死⑥。缓，谓如纵缓。急，谓如弦张之急，非往来之缓急也。《正理伤寒论》曰：'缓则中风。'故乳子中风，脉缓则生，急则死。

帝曰：肠澼⑦便血何如？

岐伯曰：身热则死，寒则生⑧。热为血败，故死；寒为荣气在，故生也。

帝曰：肠澼下白沫何如？

岐伯曰：脉沉则生，脉浮则死⑨。阴病而见阳脉，与证相反，故死。

帝曰：肠澼下脓血何如？

岐伯曰：脉悬绝则死，滑大则生⑩。

帝曰：肠澼之属，身不热，脉不悬绝，何如？

岐伯曰：滑大者曰生，悬涩者曰死，以藏期之⑪。肝见庚辛死，心见壬癸死，肺见丙丁死，肾见戊己死，脾见甲乙死，是谓以藏期之。

帝曰：癫疾何如？

岐伯曰：脉搏大滑，久自已；脉小坚急，死不治⑫。脉小坚急为阴，阳病而见阴脉，

① 脉浮而涩，涩而身有热者死：清·张志聪："脉浮而涩，阴越于外而虚于内也。涩而身热，阳脱于内而弛于外也。此复言阴阳之根气脱者，皆为死证，非但冬夏死而春秋可生。"
② 其形尽满：谓患者全身浮肿。清·张志聪："形谓皮肤肌腠。盖经脉之内，有有形之血，是以无形之气乘之；肌腠之间，主无形之气，是以有形之水乘之，而为肿胀也。"
③ 脉急大坚，尺涩而不应：脉急大坚，为邪气充盛；尺不应，为寒水闭阻络脉，血不营肤，故尺肤滞涩不仁，与急大坚之脉象不相应。
④ 乳子：谓产妇。明·张璐："乳子，言产后以乳哺子之时，非婴儿也。"
⑤ 手足温则生，寒则死：明·张介宾："若脉虽小而手足温者，以四肢为诸阳之本，阳犹在也，故生；若四肢寒冷，则邪胜其正，元阳去矣，故死。"清·张志聪："四肢皆禀气于胃，故阳受气于四末。是以手足温者，胃气尚盛，故生；寒则胃气已绝，故死。"
⑥ 脉实大也，缓则生，急则死：清·高世栻："脉实大而缓，脉有胃气，则生；脉实大而急，脉无胃气，则死。"
⑦ 肠澼（pì 音僻）：即痢疾。
⑧ 身热则死，寒则生：肠澼便血，为阳热邪盛，灼伤阴液所致，若身热则更耗阴液，正气更伤，甚则可致死亡。不发热者，提示阴伤不甚，故寒则生。
⑨ 脉沉则生，脉浮则死：明·张介宾："病在阴而见阴脉者为顺，故生；见阳脉者为逆，故死。"
⑩ 脉悬绝则死，滑大则生：肠澼下脓血，即赤白痢，其预后在于脉之悬绝或滑大，悬绝者为真脏脉现则死，滑大者为血气未伤则生。悬绝，谓脉气将绝，犹如悬物的细绳将断之状。
⑪ 以藏期之：指以真脏脉的出现来推断患者的死期，真脏脉现，死于其所不胜之时。如肝病之真脏脉现，则死于庚辛，余脏类推。明·马莳："其死者以藏期之，所谓肝见庚辛死，心见壬癸死，肺见丙丁死，肾见戊己死，脾见甲乙死是也。"
⑫ 脉搏大滑，久自已；脉小坚急，死不治：明·张介宾："搏大而滑为阳脉，阳盛气亦盛，故久将自已；若小坚而急，则肝之真脏脉也，全失中和而无胃气，故死不治。"

故死不治。 新校正云：按巢元方云：'脉沉小急实，死不治；小牢急，亦不可治。'

帝曰：癫疾之脉，虚实何如？

岐伯曰：虚则可治，实则死①。以反证故。

帝曰：消瘅②虚实何如？

岐伯曰：脉实大，病久可治；脉悬小坚，病久不可治③。久病血气衰，脉不当实大，故不可治。 新校正云：详经言'实大病久可治'，注意以为'不可治'。按《甲乙经》、《太素》、全元起本并云'可治'。又按巢元方云：'脉数大者生，细小浮者死。'又云：'沉小者生，实牢大者死。'

帝曰：形度骨度脉度筋度，何以知其度也④？形度，具《三备经》。筋度、脉度、骨度，并具在《灵枢经》中。此问亦合在彼经篇首，错简也。一经以此问为《逆从论》首，非也。

帝曰：春亟治经络，夏亟治经俞，秋亟治六府，冬则闭塞。闭塞者，用药而少针石也⑤。亟，犹急也。闭塞，谓气之门户闭塞也。所谓少针石者，非痈疽之谓也⑥，冬月虽气门闭塞，然痈疽气烈，内作大脓，不急泻之，则烂筋腐骨，故虽冬月，亦宜针石以开除之。痈疽不得顷时回⑦。所以痈疽之病，冬月犹得用针石者何？此病顷时回转之间，过而不泻，则内烂筋骨，穿通藏府。痈不知所，按之不应手，乍来乍已，刺手太阴傍三痏⑧与缨脉各二。但觉似有痈疽之候，不的知发在何处，故按之不应手也。乍来乍已，言不定痛于一处也。手太阴傍，足阳明脉，谓胃部气户等六穴之分也。缨脉，亦足阳明脉也，近缨之脉，故曰缨脉。缨，谓冠带也。以有左右，故云各二。掖⑨痈大热，刺足少阳五⑩，刺而热不止，刺手心主⑪三，刺手太阴经络者大骨之会⑫各三。大骨会，肩也。谓肩贞穴，在肩髃后骨解间陷者中。暴痈筋緛⑬，随分而痛，魄汗不尽，胞气不足⑭，治在经俞。痈若暴

---

① 虚则可治，实则死：明·马莳："然癫疾之脉，当有取于虚也，必搏大滑中带虚（即柔和之象）可治，若带实则邪气有余，乃死候也。"

② 消瘅（dān 音单）：即消渴病。明·张介宾："消瘅，三消之总称，谓内热消中而肌肤消瘦也。"

③ 脉实大，病久可治；脉悬小坚，病久不可治：清·张志聪："脉实大者，精血尚盛，故为可治。脉悬小者，精气渐衰，故为难治。"

④ 形度骨度脉度筋度，何以知其度也：此问之下无答，故历来多以为属于错简，是。明·马莳："《灵枢》有《骨度》、《脉度》、《经筋》等篇，今有问无答，乃他篇之错简也。"

⑤ 春亟治经络，夏亟治经俞，秋亟治六府，冬则闭塞。闭塞者，用药而少针石也：清·张志聪："（岐）伯言五藏之气合于四时，而刺度之各有深浅也。亟，急也。春气生升，故亟取经络；夏取分腠，故亟治经腧，盖经腧隐于肌腠间也。治六府者，取之于合。……秋气降收，渐入于内，故宜取其合以治六府也；冬时之气闭藏于内，故宜用药而少针石，盖针石治外、毒药治内者也。" 亟，赶快。又，日本丹波元简："亟，王（冰）训急，音棘，诸家并同。此恐非是。盖孟子亟问亟馈鼎肉之亟，音唭，频数也。"馈，即馈。

⑥ 所谓少针石者，非痈疽之谓也：明·张介宾："冬月气脉寒闭，宜冬用针石者，乃指他病而言，非谓痈疽亦然。盖痈疽毒盛，不泄于外，必攻于内，故虽冬月，亦急宜针石泻之。"

⑦ 顷时回：有片刻的迟疑、犹豫。 回，同"徊"，这里是"迟疑"、"犹豫"的意思。一说：指逆转回去。明·张介宾："不得顷时回者，谓不可使顷刻内回也。内回则毒气攻藏，害不小矣。"

⑧ 痏（wěi 音伟）：针刺的次数，在同一个穴位上刺一次为一痏。《素问·刺腰痛篇第四十一》："刺之三痏。"唐·王冰："三刺其处，腰痛乃除。"手太阴傍，谓胸部气户等足阳明胃经之穴。缨脉：颈两侧帽带结系部位的动脉，属足阳明胃经。清·张志聪："结缨处两旁动脉人迎间穴，乃卫气别走阳明之道。"缨，古人系在颔下的帽带。

⑨ 掖：通"腋"。

⑩ 足少阳五：明·张介宾："少阳近掖之穴，则渊腋、辄筋也。"五，针刺次数。

⑪ 手心主：《灵枢·本输第二》："腋下三寸手心主者，名曰天池。"

⑫ 大骨之会：指肩贞穴。明·张介宾："谓肩后骨解中，手太阳肩贞穴也。"

⑬ 緛（ruǎn 音软）：日本丹波元简："緛，《说文》：'衣戚也。'《广雅》：'缩也'……王注'緛急'，即缩急也。"

⑭ 胞气不足：指膀胱经气不足。 胞，通"脬"，即膀胱。

发，随脉所过，筋怒瘛急，肉分中痛，汗液渗泄如不尽，兼胞气不足者，悉可以本经脉穴俞补泻之。　新校正云：按此二条，旧散在篇中，今移使相从。

腹暴满①，按之不下，取手太阳经络者，胃之募也②，太阳，为手太阳也。手太阳、少阳经络之所生，故取中脘穴，即胃之募也。《中诰》曰：'中脘，胃募也，居蔽骨与齐中，手太阳、少阳、足阳明脉所生。'故云经络者，胃募也。　新校正云：按《甲乙经》云：'取太阳经络血者则已。'无'胃之募也'等字。又杨上善注云足太阳。其说各不同，未知孰是。少阴俞去脊椎三寸傍五，用员利针。谓取足少阴俞，外去脊椎三寸，两傍穴各五痏也。少阴俞，谓第十四椎下两傍，肾之俞也。　新校正云：按《甲乙经》云：'用员利针，刺已如食顷久立已，必视其经之过于阳者数刺之。'霍乱，刺俞傍③五，霍乱者，取少阴俞傍志室穴。　新校正云：按杨上善云：'刺主霍乱输傍五取之。'足阳明及上傍三④。足阳明，言胃俞也。取胃俞，兼取少阴俞外两傍向上第三穴，则胃仓穴也。刺痫惊脉五⑤，谓阳陵泉，在膝上外陷者中也。针手太阴

各五，刺经⑥太阳五，刺手少阴经络傍者一，足阳明一，上踝五寸，刺三针。经太阳，谓足太阳也。手太阴五，谓鱼际穴，在手大指本节后内侧散脉。经太阳五，谓承山穴，在足腨肠下分肉间陷者中也。手少阴经络傍者，谓支正穴，在腕后同身寸之五寸，骨上廉肉分间，手太阳络别走少阴者。足阳明一者，谓解溪穴，在足腕上陷者中也。上踝五寸，谓足少阳络光明也。按《内经明堂》、《中诰图经》悉主霍乱，各具其明文。　新校正云：按别本注云，悉不主霍乱，未详所谓。又按《甲乙经》、《太素》'刺痫惊脉五'至此为刺惊痫，王注为刺霍乱者，王注非也。

凡治消瘅、仆击⑦、偏枯⑧、痿厥⑨、气满发逆⑩，肥贵人，则高粱⑪之疾也。隔塞闭绝，上下不通，则暴忧之病也。暴厥而聋，偏塞闭不通，内气暴薄⑫也。不从内，外中风之病，故瘦留著也⑬。躄跛⑭，寒风湿之病也。消，谓内消。瘅，谓伏热。厥，谓气逆。高，膏也。梁，粱字也。躄，谓足

---

① 腹暴满：指腹部突然胀满。脾主大腹，为脾之病也。
② 取手太阳经络者，胃之募也：明·张介宾："太阳经络，谓手太阳经之络，即任脉之中脘，胃之募也。中脘为手太阳、少阳、足阳明脉所生，故云太阳经络者。"　募：脏腑募穴，分布于胸前的为募，分布于背脊的叫腧，均系脏腑经气聚集输注的地方。"胃之募"，即中脘穴。　一说："募"通"膜"，是。
③ 俞傍：明·张介宾："俞傍，即上文少阴俞之旁，志室穴也。"
④ 足阳明及上傍三：明·张介宾："足阳明，言胃俞也。再及其上之傍，乃脾俞之外，则意舍（穴）也，当各刺三痏。"
⑤ 刺痫惊脉五：谓治疗惊风要针刺五条经脉，即下文所说的手太阴、手太阳、手少阴、足阳明、足少阴五条经脉。清·张志聪："痫惊者，痫瘛筋挛，或外感六气，或内伤七情，或饮食生痰，或大惊卒恐，病涉五藏五行，故当取其五脉……针手太阴，泻金实也；针太阳五，泻水实也；针手少阴，泻火实也；针足阳明，泻土实也；上踝五寸，乃足少阴光明穴，刺三针以泻木实。"　痫惊，指惊风。
⑥ 刺经：明·吴昆："凡言其经而不及其穴者，本经皆可取，不必拘其穴也。"
⑦ 仆击：指突然昏仆。
⑧ 偏枯：指半身不遂。
⑨ 痿厥：明·张介宾："痿，痿弱无力也；厥，四肢厥逆也。"
⑩ 气满发逆：明·吴昆："气满，气急而粗也；发逆，发为上逆也。"
⑪ 高粱：通"膏粱"，指肥美丰厚的食物。
⑫ 内气暴薄：谓内在的情志骤然激荡而上迫。　薄，通"迫"。明·张介宾："此亦内气之逆，暴有所薄而然。薄，侵迫之谓。"
⑬ 不从内，外中风之病，故瘦留着也：明·张介宾："有病不从内，而外中风寒，藏蓄不去，则伏而为热，故致燔烁消瘦。此从表邪留薄，而著于肌肉筋骨之间也。"　著，同"着"，谓邪气留滞。即病不是从内生，而由外中风邪。因风邪留蓄，郁而化热，消烁肌肉，而致形体瘦削。
⑭ 躄（zhí 音直）跛：足病引起的跛行。

也。夫肥者令人热中，甘者令人中满，故热气内薄，发为消渴、偏枯、气满逆也。逆者，谓违背常候，与平人异也。然愁忧者，气闭塞而不行，故隔塞否闭，气脉断绝，而上下不通。气固于内，则大小便道偏不得通泄也。何者？藏府气不化，禁固而不宣散，故尔也。外风中人，伏藏不去，则阳气内受，为热外燔，肌肉消烁，故留薄脉分消瘦，而皮肤著于筋骨也。湿胜于足，则筋不利；寒胜于足，则挛急；风湿寒胜，则卫气结聚；卫气结聚，则肉痛，故足踒而不可履也。

黄帝曰：黄疸、暴痛、癫疾、厥狂，久逆之所生也[1]。五藏不平，六府闭塞之所生也[2]。头痛耳鸣，九窍不利，肠胃之所生也[3]。足之三阳，从头走足，然久厥逆而不下行，则气怫积于上焦，故为黄疸暴痛，癫狂气逆矣。食饮失宜，吐利过节，故六府闭塞，而令五藏之气不和平也。肠胃否塞，则气不顺序；气不顺序，则上下中外互相胜负，故头痛耳鸣，九窍不利也。

[1] 久逆之所生也：明·张介宾："以此气逆之久，而阴阳营卫有所不调，然后成此诸证，皆非一朝所致也。"

[2] 五藏不平，六府闭塞之所生也：明·张介宾："六府闭塞，则水谷无以化，津液无以行，精气失所养，故五藏有不平矣。"

[3] 头痛耳鸣，九窍不利，肠胃之所生也：明·马莳："肠胃否塞，则升降出入、脉道阻滞，故为头痛耳鸣、为九窍不利诸证所由生也。"

太阴阳明论①篇第二十九 新校正云：按全元起本在第四卷。

黄帝问曰：太阴阳明为表里，脾胃脉也，生病而异者何也？脾胃藏府皆合于土，病生而异，故问不同。

岐伯对曰：阴阳异位②，更虚更实，更逆更从③，或从内，或从外④，所从不同，故病异名也。脾藏为阴，胃府为阳，阳脉下行，阴脉上行，阳脉从外，阴脉从内，故言所从不同，病异名也。 新校正云：按杨上善云：'春夏阳明为实，太阴为虚；秋冬太阴为实，阳明为虚，即更实更虚也。春夏太阴为逆，阳明为从；秋冬阳明为逆，太阴为从，即更逆更从也。'

帝曰：愿闻其异状也。

岐伯曰：阳者天气也，主外；阴者地气也，主内。是所谓阴阳异位。故阳道实，阴道虚⑤。是所谓更实更虚也。故犯贼风虚邪⑥者，阳受之；食饮不节，起居不时者，阴受之。是所谓或从内，或从外也。阳受之则入六府，阴受之则入五藏⑦。入六府，则身热不时卧⑧，上为喘呼；入五藏，则䐜⑨满闭塞，下为飧泄⑩，久为肠澼⑪。是所谓所从不同，病异名也。故喉主天气，咽主地气⑫。故阳受风气，阴受湿气。同气相求尔。故阴气从足上行至头，而下行循臂至指端；阳气从手上行至头，而下行至足。是所谓更逆更从也。《灵枢经》曰：'手之三阴从藏走手，手之三阳从手走头，足之三阳从头走足，足之三阴从足走腹。'所行而异，故更逆更从也。故曰阳病者，上行极而下；阴病者，

---

① 太阴阳明论：本篇讨论了足太阴脾、足阳明胃的生理功能、病理变化，以及脾胃的相互关系。故名曰"太阴阳明论"。明·马莳："太阴者，足太阴脾也；阳明者，足阳明胃也，详论脾胃病之所以异名异状等义，故名篇。"

② 阴阳异位：唐·杨上善："太阴为阴，阳明为阳，故异位也。" 阴，此指足太阴脾经。阳，此指足阳明胃经。

③ 更虚更实，更逆更从：唐·杨上善："春夏阳明为实，太阴为虚；秋冬太阴为实，阳明为虚；即更虚更实也。春夏太阴为逆，阳明为顺，秋冬阳明为逆，太阴为顺也。"明·张介宾："阳虚则阴实，阴虚则阳实，是更虚更实也。"更，更替。

④ 或从内，或从外：清·张志聪："或从内者，或因于饮食不节、起居不时而为腹满飧泄之病；或从外者，或因于贼风虚邪而为身热喘呼。"

⑤ 阳道实，阴道虚：明·张介宾："阳刚阴柔也。又外邪多有余，故阳道实；内邪多不足，故阴道虚。"

⑥ 贼风虚邪：乘人之虚而侵袭人体的较为强烈的外来致病之邪。清·张璐："贼风不言实邪而言虚邪者，以邪之所凑，其气必虚也。设阳气充盛，虽有贼邪，莫能为害。"

⑦ 阳受之则入六府，阴受之则入五藏：唐·杨上善："六阳受于外邪，传入六府；六阴受于内邪，传入五脏。" 阴、阳，此指感受病邪的途径。阳为阳经，是自外来的贼风虚邪侵害人体的途径；阴为阴经，是由内而生的饮食等邪伤害人体的途径。

⑧ 不时卧：应据《甲乙经》改作"不得眠。"

⑨ 䐜（chēn 音琛）：胀满。

⑩ 飧（sūn 音孙）泄：完谷不化的泻泄。

⑪ 肠澼（pì 音僻）：痢疾。

⑫ 喉主天气，咽主地气：明·王肯堂："喉所以候气，咽所以咽物。盖肺主气，天也；脾主食，地也。

下行极而上①。此言其大凡尔。然足少阴脉下行，则不同诸阴之气也。故伤于风者，上先受之；伤于湿者，下先受之②。阳气炎上，故受风；阴气润下，故受湿。盖同气相合尔。

帝曰：脾病而四支不用，何也？

岐伯曰：四支皆禀气于胃，而不得至经③，新校正云：按《太素》'至经'作'径至'。杨上善云：'胃以水谷资四支，不能径至四支，要因于脾，得水谷津液，营卫于四支。'必因于脾，乃得禀也。脾气布化水谷精液，四支乃得以禀受也。今脾病不能为胃行其津液④，四支不得禀水谷气，气日以衰，脉道不利，筋骨肌肉，皆无气以生，故不用焉。

帝曰：脾不主时⑤何也？肝主春，心主夏，肺主秋，肾主冬，四藏皆有正应，而脾无正主也。

岐伯曰：脾者土也，治中央⑥，常以四时长⑦四藏，各十八日寄治，不得独主于时也⑧。脾藏者常著⑨胃土之精也，土者生万物而法⑩天地，故上下至头足，不得主时也⑪。治，主也。著，谓常约著于胃也。土气于四时之中，各于季终寄王十八日，则五行之气各王七十二日，以终一岁之日矣。外主四季，则在人内应于手足也。

帝曰：脾与胃以膜相连耳，新校正云：按《太素》作'以募相逆'。杨上善云：'脾阴胃阳，脾内胃外，其位各异，故相逆也。'而能为之行其津液，何也？

岐伯曰：足太阴者三阴⑫也，其脉贯胃属⑬脾络嗌，故太阴为之行气于三阴⑭。阳明者表也，胃是脾之表也。五藏六府之海也，亦为之行气于三阳⑮。藏府各因其经

---

① 阳病者，上行极而下；阴病者，下行极而上：清·张志聪："此言邪随气转也。人之阴阳出入，随时升降，是以阳病在上者，久而随气下行；阴病在下者，久而随气上逆。"
② 伤于风者，上先受之；伤于湿者，下先受之：明·张介宾："阳受风气，故上先受之；阴受湿气，故下先受之。然上非无湿，下非无风，但受有先后耳。曰先受之，则后者可知也。"
③ 至经：唐·杨上善《黄帝内经太素》中作"径至"，当是。义为直接到达。
④ 津液：此指饮食水谷的精气、精微物质。
⑤ 脾不主时：主，关联，与……相应。时，此指春夏秋冬四季。
⑥ 治中央：治，主，旺也。明·张介宾："五脏所主，故肝木主春而旺于东，心火主夏而旺于南，肺金主秋而旺于西，肾水冬而旺于北，唯脾属土而蓄养万物，故位应中央，寄旺四时各一十八日。"
⑦ 长：通"掌"。明·马莳："长，掌同，主也。"
⑧ 各十八日寄治，不得独主于时也：谓脾土之气在四季之中当旺而主宰人体的时间，是每季的最后十八天，也就是立春、立夏、立秋、立冬之前的四个十八天，共七十二天，它并不单独在某一季中主宰人体。清·张志聪："春、夏、秋、冬，肝、心、肺、肾之所主也。土位中央，灌溉于四脏，是以四季月中，各王十八日。是四时之中，皆有土气，而不独主于时也。五脏之气，各主七十二日，以成一岁。" 寄治，寄旺，分别在（四季中）各旺或曰各主时令。由于土之气并不独主一季，而是在四季中各主十八日的，所以说"寄治"。
⑨ 著：使动用法，使……昭著，可译为"使……得以转化并输布全身"。清·高世栻："昭著也，胃土水谷之精，昭著于外。"
⑩ 法：用作动词，取法，合于。
⑪ 故上下至头足，不得主时也：明·张介宾："脾为脏腑之本，故上至头，下至足，无所不及，又岂独主一时已哉?!"
⑫ 三阴：即太阴。
⑬ 属：连属。
⑭ 太阴为之行气于三阴：是说足太阴脾将胃中的水谷精气转输到三阴经。明·张介宾："为之者，为胃也。脾脉贯胃属脾，足太阴也，故为之行气于三阴。三阴者，五脏之谓。"明·吴昆："脾为胃行气于三阴，运阳明之气入于诸阴也。" 三阴，指太阴、少阴、厥阴三阴经，实指五脏。
⑮ 亦为之行气于三阳：明·张介宾："虽阳明行气于三阳，然而赖脾气而后行，故曰亦也。三阳者，即六腑也。"明·吴昆："为之，为脾也。行气于三阳，运太阴之气于诸阳也。"

而受气于阳明①，故为胃行其津液。四支不得禀水谷气，日以益衰，阴道不利，筋骨肌肉无气以生，故不用焉②。又复明脾主四支之义也。

---

① 藏府各因其经而受气于阳明：谓各个脏腑接受阳明胃气的滋养，是通过脾经而完成的。明·张介宾："因其经，因脾经也。脏腑得禀于阳明者，以脾经贯胃，故能为胃行其津液也。"清·姚止庵："其经，即脾经也。言五脏六腑必借脾之运化，而后得胃气以为养。胃之津液，亦必借脾之运化，而后得遍及于五脏六腑也。"
② 四支不得禀水谷气……故不用焉：日本丹波元简："此下二十八字，与上文复，正是衍文。"

阳明脉解^①篇第三十 新校正云：按全元起本在第三卷。

黄帝问曰：足阳明之脉^②病，恶^③人与火，闻木音则惕^④然而惊，钟鼓不为动，闻木音而惊何也^⑤？愿闻其故。前篇言入六府则身热不时卧，上为喘呼。然阳明者胃脉也，今病不如前篇之旨，而反闻木音而惊，故问其异也。

岐伯对曰：阳明者胃脉也，胃者土也，故闻木音而惊者，土恶木也。《阴阳书》曰：'木克土。'故土恶木也。

帝曰：善。其恶火何也？

岐伯曰：阳明主肉，其脉 新校正云：按《甲乙经》'脉'作'肌'。血气盛，邪客^⑥之则热，热甚则恶火。

帝曰：其恶人何也？

岐伯曰：阳明厥则喘而惋^⑦，惋则恶人。惋热内郁，故恶人耳。 新校正云：按《脉解》云：'欲独闭户牖而处何也？阴阳相搏，阳尽阴盛，故独闭户牖而处。'

帝曰：或喘而死者，或喘而生者，何也？

岐伯曰：厥逆连藏则死，连经则生。经，谓经脉。藏，谓五神藏。所以连藏则死者，神去故也。

帝曰：善。病甚则弃衣而走，登高而歌，或至不食数日，踰^⑧垣上屋，所上之处，皆非其素所能也，病反能者何也？素，本也。踰垣，谓蓦墙也。怪其稍异于常。

岐伯曰：四支者，诸阳之本也，阳盛则四支实，实则能登高也。阳受气于四支，故四支为诸阳之本也。 新校正云：按《脉解》云：'阴阳争而外并于阳。'

帝曰：其弃衣而走者何也？弃，不用也。

岐伯曰：热盛于身，故弃衣欲走也。

帝曰：其妄言骂詈，不避亲疏而歌者何也？

岐伯曰：阳盛则使人妄言骂詈不避亲疏，而不欲食，不欲食故妄走也。足阳明胃脉，下膈属胃络脾。足太阴脾脉，入腹属脾络胃，上膈侠咽，连舌本，散舌下，故病如是。

---

① 阳明脉解：本篇主要解释阳明经的病变及其症状，故名"阳明脉解"。正如明·吴昆所说："解，释也。此篇皆所以释阳明脉为病之义。"

② 足阳明之脉：即足阳明胃经，又称胃脉，十二经脉之一。循行路线及其病候，详见《灵枢·经脉》。

③ 恶（wù 音务）：厌恶，怕。

④ 惕（tì 音替）然：惊惧的样子。

⑤ 钟鼓不为动，闻木音而惊：《素问·脉解篇》解释阳明脉病证的机理时，有"所谓欲独闭户牖而处者"句，可参。

⑥ 客：用作动词，侵袭。

⑦ 阳明厥则喘而惋：厥：厥逆。惋：通"悗（mán 音蛮）"，郁闷，烦闷。 晋·皇甫谧《甲乙经》中作"闷"。日本人丹波元简谓："按《集韵》：悗、愠、宛、惋，同，音郁，心所郁积也。"明·张介宾："惋，犹惊也。"

⑧ 踰（yú 音于）：越过，翻越。 垣（yuán 音元）：墙。

卷第九

热论①篇第三十一 新校正云：按全元起本在第五卷。

黄帝问曰：今夫热病者，皆伤寒②之类也，或愈或死，其死皆以六七日之间，其愈皆以十日以上者何也？不知其解，愿闻其故。寒者冬气也，冬时严寒，万类深藏，君子固密，不伤于寒，触冒之者，乃名伤寒。其伤于四时之气皆能为病，以伤寒为毒者，最乘杀厉之气，中而即病，名曰伤寒，不即病者，寒毒藏于肌肤，至夏至前变为温病，夏至后变为热病。然其发起，皆为伤寒致之，故曰：热病者，皆伤寒之类也。　新校正云：按《伤寒论》云：'至春变为温病，至夏变为暑病。'与王注异。王注本《素问》为说，《伤寒论》本《阴阳大论》为说，故此不同。

岐伯对曰：巨阳③者，诸阳之属也④，巨，大也。太阳之气，经络气血，荣卫于身，故诸阳气皆所宗属。其脉连于风府⑤，风府，穴名也，在项上入发际同身寸之一寸宛宛⑥中是。故为诸阳主气也。足太阳脉浮气之在头中者凡五行，故统主诸阳之气。人之伤于寒也，则为病热，热虽甚不死；寒毒薄于肌肤，阳气不得散发而内怫结，故伤寒者，反为病热。其两感于寒⑦而病者，必不免于死。藏府相应而俱受寒，谓之两感。

帝曰：愿闻其状。谓非两感者之形证。

岐伯曰：伤寒一日，巨阳受之⑧，三阳之气，太阳脉浮，脉浮者外在于皮毛，故伤寒一日太阳先受之。故头项痛，腰脊强。上文云其脉连于风府，略言也。细而言之者，足太阳脉，从巅入络脑，还出别下项，循肩髆内侠脊抵腰中，故头项痛，腰脊强。　新校正云：按《甲乙经》及《太素》作'头项与腰脊皆痛'。二日阳明受之，以阳感热，同气相求，故自太阳入阳明也。阳明主肉，其脉侠鼻络于目，故身热⑨目疼而鼻干，不得卧也。身热者，以肉受邪。胃中热烦，故不得卧。

---

① 热论：热，此指外感热病。本篇系统地论述了外感热病的概念、成因、主症、六经辨证、传变规律、治疗大法、预后及饮食宜忌等问题，是讨论热病的专篇，故名"热论"。清·姚止庵所云："仲景作《伤寒论》，为万世汤液之祖，而其源本于此篇。此篇本论伤寒，而以'热论'名篇者，寒言其因，热言其成也。"
② 伤寒：病名，外感性热病的总称。
③ 巨阳：指太阳经。　巨，大。
④ 诸阳之属也：谓太阳经是所有阳经的统率。明·张介宾："太阳为六经之长，统摄阳分，故诸阳皆其所属。"
⑤ 风府：穴位名称，位于项后入发际一寸处，属督脉。是足太阳经、督脉、阳维之会。
⑥ 宛宛：向下低凹貌。《诗经》："子之汤兮，宛丘之上兮。"毛传："四方高中央下曰宛丘。"
⑦ 两感于寒：谓互为表里的阴阳两经同时受邪而发病。例如太阳、少阴同病，少阳、厥阴同病，阳明、太阴同病。　寒，泛指多种外邪而言。
⑧ 伤寒一日，巨阳受之：谓人伤于寒的第一天，太阳经首先受邪而得病。明·张介宾："人身经络，三阳为表，三阴为里。三阳之序，则太阳为三阳，阳中之阳；阳明为二阳，居太阳之次；少阳为一阳，居阳明之次，此三阳为表也。三阴之序，则太阴为三阴，居少阳之次；少阴为二阴，居太阴之次；厥阴为一阴，居少阴之次，此三阴为里。其次序之数，则自内而外，故各有一二三之先后者如此。又如邪之中人，必自外而内。……此所以邪必先于皮毛，经必始于太阳，而后三阴三阳五脏六腑皆受病，如下文之谓也。"
⑨ 身热：谓发热较甚。明·张介宾："伤寒多发热，而独此云身热者，盖阳明主肌肉，身热尤甚也。"

余随脉络之所生也。三日少阳受之，少阳主胆^①， 新校正云：按全元起本‘胆’作‘骨’。元起注云：‘少阳者肝之表，肝候筋，筋会于骨，是少阳之气所荣，故言主于骨。’《甲乙经》、《太素》等并作‘骨’。其脉循胁络于耳，故胸胁痛而耳聋。三阳经络皆受其病，而未入于藏者^②，故可汗而已^③。以病在表，故可汗也。

新校正云：按全元起本：‘藏’作‘府’。元起注云：伤寒之病，始入于皮肤之腠理，渐胜于诸阳，而未入府，故须汗发其寒热而散之。《太素》亦作‘府’。四日太阴受之，阳极而阴受也。太阴脉布胃中络于嗌，故腹满而嗌干。五日少阴受之，少阴脉贯肾络于肺，系舌本，故口燥舌干而渴。六日厥阴受之，厥阴脉循阴器而络于肝，故烦满^④而囊缩^⑤。三阴三阳，五藏六府，皆受病，荣卫不行，五藏不通，则死矣^⑥。死，犹殡也。言精气皆殡也。是故其死皆病六七日间者，以此也。

其不两感于寒者，七日^⑦巨阳病衰，头痛少愈；邪气渐退，经气渐和，故少愈。八日阳明病衰，身热少愈；九日少阳病衰，耳聋微闻；十日太阴病衰，腹减如故^⑧，则思饮食；十一日少阴病衰，渴止不满^⑨，舌干已而嚏^⑩；十二日厥阴病衰，囊纵少腹微下^⑪，大气^⑫皆去，病日已矣。大气，谓大邪之气也。是故其愈皆病十日已上者，以此也。

帝曰：治之奈何？

岐伯曰：治之各通其藏脉^⑬，病日衰已矣。其未满三日者，可汗而已；其满三日者，可泄^⑭而已。此言表里之大体也。《正理伤寒论》曰：‘脉大浮数，病为在表，可发其汗；脉细沉数，病在里，可下之。由此则虽日过多，但有表证，而脉大浮数，犹宜发汗；日数虽少，即有里证而脉沉细数，犹宜下之。正应随脉证以汗下之。’

帝曰：热病已愈，时有所遗^⑮者何也？邪气衰去不尽，如遗之在人也。

---

① 少阳主胆：胆《甲乙经》、《太素》均作“骨”，可从。《灵枢·经脉》：“胆足少阳之脉……是主骨所生病。”可证。少阳胆与厥阴肝相表里，而肝主筋，筋会于骨，所以少阳主骨。此可与上文“阳明主肉”相应。

② 未入于藏者：谓邪气尚未波及三阴经及五脏。　藏与“脏”通，在此含有“三阴”及“里”的意义。

③ 可汗而已：明·张介宾：“三阳为表属腑，邪在表而未入于三阴之脏者，皆可汗而散也。”

④ 烦满：即烦闷的意思。　满，同懑。

⑤ 囊缩：即阴囊收缩。

⑥ 三阴三阳，五藏六府，皆受病，荣卫不行，五藏不通，则死矣：此虽属“不两感于寒者”，但邪气深重仍可致正气衰竭而亡。明·张介宾：“伤寒邪在络，本为表证……若六经传变而邪不退，则深入于腑，腑不退则深至于脏，故五脏六腑皆受病矣。邪盛于外则营卫不行，气竭于内则五脏不通，故六七日间致死也。”另一说认为此属“两感于寒者”，故死。可参。

⑦ 七日：与下文的八日、九日、十日、十一日、十二日均指热病过程中，邪退正复疾病转愈的概数，其时间长短取决于邪正力量的对比。

⑧ 腹减如故：谓腹部胀满减轻，症状消失而恢复正常。　故，指原来的正常状态。

⑨ 不满：丹波元简：“《甲乙》、《伤寒例》并无‘不满’二字，上文不言腹满，此必衍文。”宜从。

⑩ 嚏：指打喷嚏。《灵枢·口问》：“阳气和利，满于心，出于鼻，故为嚏。”

⑪ 囊纵少腹微下：阴囊收缩及少腹拘急的症状渐见舒缓。

⑫ 大气：指伤于六经之邪气。清·张志聪：“伤寒之邪，为毒最厉，故曰大气。”亦可理解为大邪。东汉张仲景《金匮要略》有“大邪中表”的记载，大邪泛指外来六淫病邪。

⑬ 治之各通其藏脉：谓治疗六经病证应通调其六经所属的脏腑经脉。清·张志聪：“脏脉，谓手足三阴三阳之经脉，病传六气，故当调其六经。”

⑭ 泄：通“泻”，指用泻法治疗。

⑮ 时有所遗：谓某些热病患者在疾病后期余热稽留不退。唐·杨上善：“遗，余也。大气虽去，犹有残热在脏腑之内外，因多食，以谷气热与故热相薄，重发热病，故名余热病也。”明·张介宾：“遗，则延久也。”

岐伯曰：诸遗者，热甚而强食之①，故有所遗也。若此者，皆病已衰，而热有所藏，因其谷气相薄②，两热相合，故有所遗也。

帝曰：善。治遗奈何？

岐伯曰：视其虚实，调其逆从③，可使必已矣。审其虚实而补泻之，则必已。

帝曰：病热当何禁之？

岐伯曰：病热少愈，食肉则复④，多食则遗，此其禁也。是所谓戒食劳也。热虽少愈，犹未尽除，脾胃气虚，故未能消化。肉坚食驻，故热复生。复，谓复旧病也。

帝曰：其病两感于寒者，其脉应与其病形何如？

岐伯曰：两感于寒者，病一日则巨阳与少阴俱病，则头痛口干而烦满；新校正云：按《伤寒论》云：'烦满而渴'。二日则阳明与太阴俱病，则腹满身热，不欲食谵言⑤；谵言，谓妄谬而不次也。 新校正云：按

杨上善云：'多言也'。三日则少阳与厥阴俱病，则耳聋囊缩而厥⑥，水浆不入，不知人，六日死。巨阳与少阴为表里，阳明与太阴为表里，少阳与厥阴为表里，故两感寒气，同受其邪。

帝曰：五藏已伤，六府不通，荣卫不行，如是之后，三日乃死何也？

岐伯曰：阳明者，十二经脉之长也⑦，其血气盛，故不知人⑧，三日其气乃尽，故死矣⑨。以上承气海，故三日气尽乃死。

凡病伤寒而成温⑩者，先夏至日⑪者为病温⑫，后夏至日者为病暑⑬，暑当与汗皆出，勿止⑭。此以热多少盛衰而为义也。阳热未盛，为寒所制，故为病曰温。阳热大盛，寒不能制，故为病曰暑。然暑病者，当与汗之令愈，勿反止之，令其甚也。 新校正云：按'凡病伤寒'已下，全元起本在《奇病论》中，王氏移于此。杨上善云：'冬伤于寒，轻者夏至以前发为温病；冬伤于寒，甚者夏至以后发为暑病。'

---

① 热甚而强食之：在热势尚甚时就勉强进食。
② 薄：通"搏"，是互相冲突扭结的意思。
③ 逆从：偏义词，偏"逆"，反常的意思。例如《素问·阴阳应象大论》："此阴阳反作，病之逆从也。"
④ 食肉则复：谓进食油腻肉类饮食就容易导致疾病复发。 复，复发之意。明·张介宾："复者，病复作。"
⑤ 谵言：即谵语。《集韵》："谵，多言也"。
⑥ 厥：指手足逆冷。
⑦ 阳明者，十二经脉之长也：谓足阳明胃为后天之本，水谷之海，气血化生之源，多气多血之经。如《素问·五藏别论》："胃者水谷之海，六府之大源也"；《素问·血气形志》："阳明者，常多气多血"。
⑧ 不知人：谓患者神识昏迷。
⑨ 三日其气乃尽，故死矣：谓三天之后，胃气败绝，故患者即死。清·张志聪："如胃气先绝者，不待六气之终，三日乃即死矣。"
⑩ 温：指温热病而言。
⑪ 先夏至日：谓发病于夏至之前。 夏至，二十四节气之一，每年六月二十二前后太阳到达黄径90°时开始。《月令七十二候集解》："夏，假也；至，极也。万物于此皆假大而至极。"天文学上规定，夏至为北半球夏季的开始。
⑫ 病温：指患温病。
⑬ 病暑：在夏至以后发病者。暑病，泛指夏季感受暑热邪气而发生的多种热性病，如中暑、伤暑等。
⑭ 暑当与汗皆出，勿止：谓在患者病时，多汗出，暑热邪气可以随汗出而外泄。因此治疗暑病不宜止汗。明·张介宾："暑气侵人，当令有汗，则暑随汗出，故曰勿止。"

刺热①篇第三十二 新校正云：按全元起本在第五卷。

肝热病者，小便先黄，腹痛多卧身热，肝之脉，环阴器，抵少腹而上，故小便不通先黄，腹痛多卧也。寒薄生热，身故热焉。热争②则狂言及惊，胁满痛，手足躁，不得安卧③，经络虽已受热，而神藏犹未纳邪，邪正相薄，故云争也。余争同之。又肝之脉，从少腹上侠胃，贯鬲布胁肋，循喉咙之后，络舌本，故狂言胁满痛也。肝性静而主惊骇，故病则惊，手足躁扰，卧不得安。庚辛甚，甲乙大汗④，气逆则庚辛死⑤。肝主木，庚辛为金，金克木故甚，死于庚辛也。甲乙为木，故大汗于甲乙。刺足厥阴少阳⑥，厥阴，肝脉。少阳，胆脉。其逆⑦则头痛员员⑧，脉引冲头⑨也。肝之脉，自舌本循喉咙之后上出额，与督脉会于巅，故头痛员员然，脉引冲于头中也。员员，谓似急也。

心热病者，先不乐，数日乃热，夫所以任治于物者，谓心。病气入于经络，则神不安治，故先不乐，数日乃热也。热争则卒心痛⑩，烦闷善呕，头痛面赤无汗⑪，手少阴脉，起于心中；其支别者，从心系上侠咽。小肠之脉，直行者，循咽下鬲抵胃；其支别者，从缺盆循颈上颊至目外眦。故卒心痛，烦闷善呕，头痛面赤也。心在液为汗，今病热，故无汗以出。 新校正云：按《甲乙经》'外眦'作'兑眦'。王注《厥论》亦作'兑眦'。'外'当作'兑'。壬癸甚，丙丁大汗，气逆则壬癸死，心主火，壬癸为水，水灭火故甚，死于壬癸也。丙丁为火，故大汗于丙丁。气逆之证，经阙其文。刺手少阴太阳。少阴，心脉。太阳，小肠脉。

脾热病者，先头重颊痛，烦心颜青⑫，欲呕身热，胃之脉，起于鼻，交颊中，下循鼻外入上齿中，还出侠口环唇，下交承浆，却循颐

---

① 刺热：热，指五脏热病。刺，指针刺的选穴原则和方法。本篇叙述了五脏热病的临床表现、诊断、针刺选穴原则和方法及热病的预后等问题。明·马莳所云："详论五脏热病，而有刺之之法，故名篇。"

② 热争：谓邪热与正气相争，亦即邪正相互交争之意。下四脏"热争"义同此。

③ 狂言及惊，胁满痛，手足躁，不得安卧：肝主惊风，故肝热时出现手足躁扰惊骇等症状，肝脉循胁肋，故胁满痛，肝魂不藏故不得卧。

④ 庚辛甚，甲乙大汗：因庚辛为金日，金克木，故肝病在庚辛日病情明显加重；甲乙为木日，肝气旺盛之时，正气来复而能胜邪，故大汗出而病退。这里用五行相克推论肝脏热病加重，至其本脏旺日，则汗出病退。其余四脏与此同义。

⑤ 气逆则庚辛死：谓邪气胜于正气，亦即正不胜邪，病情恶化，就有可能在庚辛日死亡。明·吴昆："逆，谓邪胜脏。"庚辛日属金，为木所不胜者，故死。其余四脏仿此。

⑥ 刺足厥阴少阳：针刺足厥阴肝经、足少阳胆经的穴位。盖少阳与厥阴相为表里，故肝热病可刺此二经。

⑦ 其逆：指厥阴肝气上逆。

⑧ 员员：即眩晕。 员，通晕。清·张志聪："员员，周转也。"

⑨ 脉引冲头：谓逆气循着肝经上逆而冲于头。

⑩ 卒心痛：谓突然发作心痛。 卒，与"猝"通。

⑪ 头痛面赤无汗：明·张介宾："头者精明之府，手少阴之脉上出于面，故头痛面赤。汗为心液，心热则液亡故无汗。"

⑫ 颜青：指前额部发青。《灵枢·五色》："庭者，颜也。"

后下廉出大迎，循颊车上耳前，过客主人，循发际至额颅，故先头重颊痛颜青也。脾之脉，支别者，复从胃别上膈，注心中；其直行者，上膈侠咽。故烦心欲呕而身热也。　新校正云：按《甲乙经》、《太素》云：'脾热病者，先头重颜痛。'无'颜青'二字也。**热争则腰痛**①**不可用俯仰，腹满泄，两颔痛**②，胃之脉，支别者，起胃下口，循腹里，下至气街中而合，以下髀。气街者，腰之前，故腰痛也。脾之脉，入腹属脾络胃。又胃之脉，自交承浆，却循颐后下廉出大迎，循颊车，故腹满泄而两颔痛。**甲乙甚，戊己大汗，气逆则甲乙死**，脾主土，甲乙为木，木伐土故甚，死于甲乙也。戊己为土，故大汗于戊己。气逆之证，经所未论。**刺足太阴阳明**。太阴，脾脉。阳明，胃脉。　新校正云：按《甲乙经·热病下篇》云：'病先头重颜痛，烦心身热，热争则腰痛不可用俯仰，腹满，两颔痛，暴泄善饥而不欲食，善噫，热中足清，腹胀食不化，善呕，泄有脓血，苦呕无所出，先取三里，后取太白、章门。'

肺热病者，先淅然厥③，**起毫毛，恶风寒，舌上黄身热**，肺主皮肤，外养于毛，故热中之，则先淅然恶风寒，起毫毛也。肺之脉，起于中焦，下络大肠，还循胃口。今肺热入胃，胃热上升，故舌上黄而身热。**热争则喘咳，痛走胸膺**④**背，不得大息**⑤，**头痛不堪，汗出而寒，**肺居膈上，气主胸膺，复在变动为咳，又藏气而主呼吸，背复为胸中之府，故喘咳，痛走胸膺背，不得大息也。肺之络脉，上会耳中，今热气上熏，故头痛不

堪，汗出而寒。丙丁甚，庚辛大汗，气逆则丙丁死，肺主金，丙丁为火，火烁金故甚，死于丙丁也。庚辛为金，故大汗于庚辛。气逆之证，经阙未书。**刺手太阴阳明，出血如大豆，立已**⑥。太阴，肺脉。阳明，大肠脉。当视其络脉盛者，乃刺而出之。

肾热病者，先腰痛胻酸⑦，**苦渴数饮，身热，**膀胱之脉，从肩髆内侠脊抵腰中。又腰为肾之府，故先腰痛也。又肾之脉，自循内踝之后，上腨内，出腘内廉；又直行者，从肾上贯肝膈，入肺中，循喉咙，侠舌本，故胻酸苦渴数饮身热。**热争则项痛而强，胻寒且酸，足下热，不欲言，**膀胱之脉，从脑出别下项。又肾之脉，起于小指之下，斜趋足心，出于然骨之下，循内踝之后，别入跟中，以上腨内；又其直行者，从肾上贯肝膈，入肺中，循喉咙，侠舌本，故项痛而强，胻寒且酸，足下热，不欲言也。　新校正云：按《甲乙经》'然骨'作'然谷'。**其逆则项痛员员澹澹然**⑧，肾之筋，循脊内侠膂上至项，结于枕骨，与膀胱之筋合。膀胱之脉，又并下于项。故项痛员员然也。澹澹，为似欲不定也。**戊己甚，壬癸大汗，气逆则戊己死，**肾主水，戊己为土，土刑水故甚，死于戊己也。壬癸为水，故大汗于壬癸也。**刺足少阴太阳。**少阴，肾脉。太阳，膀胱脉。**诸汗者，至其所胜日汗出也**⑨。气王日为所胜，王则胜邪，故各当其王日汗。

---

① 腰痛：明·张介宾："腰者，肾之府。热争于脾，则土邪乘肾，必注于腰，故为腰痛。"
② 两颔痛：指下颔颊车部位疼痛。
③ 淅（xī 音析）然厥：形容突然感觉凛寒的样子。明·张介宾："肺主皮毛，热则恶寒，故先淅然恶风寒，起于毫毛。"
④ 胸膺：指前胸部位。
⑤ 大息：谓深呼吸。一呼一吸谓之一息。明·张介宾："热争于肺，其变动则为喘为咳。肺者胸中之脏，背者胸中之腑，故痛走胸膺及背，而不得太息也。"
⑥ 出血如大豆，立已：刺肺与大肠经，刺其血络盛处，热随血泄。唐·杨上善："肺热之病，取肺大肠表里俞穴，出血如豆，言其少者。恐泄气虚，故不多也。"
⑦ 胻（héng 音横）酸：谓胫骨酸困。
⑧ 员员澹澹然：指头晕而有摇晃旋转的样子。《说文》："澹，水摇也。"唐·杨上善："澹，动也，谓不安动也。"
⑨ 诸汗者，至其所胜日汗出也：谓上述五脏热病大汗出的机理。是逢五脏各自当旺之日，正能胜邪，故可汗出而热退。

肝热病者，左颊先赤①；肝气合木，木气应春，南面正理之，则其左颊也。心热病者，颜先赤②；心气合火，火气炎上，指象明候，故候于颜。颜，额也。脾热病者，鼻先赤；脾气合土，土王于中，鼻处面中，故占鼻也。肺热病者，右颊先赤③；肺气合金，金气应秋，南面正理之，则其右颊也。肾热病者，颐先赤④。肾气合水，水惟润下，指象明候，故候于颐。病虽未发，见赤色者刺之，名曰治未病⑤。圣人不治已病治未病，不治已乱治未乱，此之谓也。热病从部所起者⑥，至期而已⑦；期，为大汗日也。如肝甲乙，心丙丁，脾戊己，肺庚辛，肾壬癸，是为期日也。其刺之反者⑧，三周而已⑨；反，谓反取其气。如肝病刺脾，脾病刺肾，肾病刺心，心病刺肺，肺病刺肝者，皆是反刺五藏之气也。三周，谓三周于三阴三阳之脉状也。又太阳病而刺泻阳明，阳明病而刺泻少阳，少阳病而刺泻太阴，太阴病而刺泻少阴，少阳病而刺泻厥阴，如此是为反取三阴三阳之脉气也。重逆⑩则死。先刺已反，病气流传，又反刺之，是为重逆。一逆刺之，尚至三周乃已，况其重逆而得生邪！诸当汗者，至其所胜日，汗大出

也⑪。王则胜邪，故各当其王日汗。　新校正云：'按此条文注二十四字，与前文重复，当从删去。《甲乙经》、《太素》亦不重出。'诸治热病，以饮之寒水⑫，乃刺之；必寒衣之，居止寒处身寒而止也。寒水在胃，阳气外盛，故饮寒乃刺，热退则凉生，故身寒而止针。

热病先胸胁痛，手足躁，刺足少阳，补足太阴⑬，此则举正取之例，然足少阳木病，而泻足少阳之木气，补足太阴之土气者，恐木传于土也。胸胁痛，丘虚主之。丘虚在足外踝下如前陷者中，足少阳脉之所过也，刺可入同身寸之五分，留七呼，若灸者可灸三壮。热病手足躁，经无所主治之旨，然补足太阴之脉，当于井荥取之也。　新校正云：详'足太阴'，全元起本及《太素》作'手太阴'。杨上善云：'手太阴上属肺，从肺出腋下，故胸胁痛。'又按《灵枢经》云：'热病而胸胁痛，手足躁，取之筋间，以第四针，索筋于肝，不得索之于金。'金，肺也。以此决知作'手太阴'者为是。病甚者，为五十九刺⑭。五十九刺者，谓头上五行行五者，以越诸阳之热逆也；大杼、膺俞、缺盆、背俞，此八者以泻

① 肝热病者，左颊先赤：谓肝热病患者，首先出现左侧面颊发红的症状。清·高世栻："此言五脏热病见于气色也。　热，火病也；赤，火色也。肝木居左，故肝热病者，左颊先赤。"

② 心热病者，颜先赤：清·高世栻："心火居上，故心热病者，颜先赤。"

③ 肺热病者，右颊先赤：清·高世栻："肺金居右，故肺热病者，右颊先赤。"

④ 肾热病者，颐先赤：清·张志聪："腮下谓之颐，肾属水，而位居北方，故颐先赤。"颐（yí 音夷），指面颊下腮部，亦即下巴。《庄子·渔父》："左手据膝，右手持颐以听"；持颐，以手托腮。

⑤ 治未病：谓病之初，疾病尚没有明显发作就先给予治疗，这里强调早期治疗。

⑥ 热病从部所起者：指五脏热病初起，仅在五脏所主的部位出现赤色。如肝左颊，肺右颊，心颜，脾鼻，肾颐等。

⑦ 至期而已：指到了五脏各自的所胜日，就可以使病邪减退而病向愈。

⑧ 刺之反者：谓针刺治法掌握应用不当，诸如当泻反补，当补反泻等。明·张介宾："反，谓泻虚补实也。"

⑨ 三周而已：谓必须经过三个脏气所胜日，疾病才能痊愈。

⑩ 重（chóng 音虫）逆：谓一误再误，多次误治。　逆，错误的治法。

⑪ 诸当汗者，至其所胜日，汗大出：清·张志聪："此言热从部位所起者，至期大汗而病已也。胜日，谓本气胜旺之日。如肝之甲乙，心之丙丁。"

⑫ 以饮之寒水：谓先给病人饮以清凉饮料。　以，晋·皇甫谧《甲乙经》作"先"，宜从。

⑬ 刺足少阳，补足太阴：谓针刺足少阳经用泻法，刺足太阴经用补法。盖少阳病不解，当传太阴，故补足太阴含有治未病以防邪气深入之意。

⑭ 五十九刺：指治疗热病的五十九个穴位，它们都有泻热的作用。王冰此处指出的五十九穴与《素问·水热穴论》所载不同，可参。另外，在《灵枢·热病》也提及五十九刺，然所载具体穴位与《素问》不一致，明·马莳："《灵枢·热病》篇五十九俞，与此同异不一，宜合而详之。"

胸中之热也；气街、三里、巨虚上下廉，此八者以泻胃中之热也；云门、髃骨、委中、髓空，此八者以泻四支之热也；五藏俞傍五，此十者以泻五藏之热也。凡此五十九穴者，皆热之左右也，故病甚则尔刺之。然头上五行者，当中行谓上星、囟会、前顶、百会、后顶，次两傍谓五处、承光、通天、络却、玉枕，又次两傍谓临泣、目窗、正营、承灵、脑空也。上星在颅上直鼻中央，入发际同身寸之一寸陷者中容豆，刺可入同身寸之四分。　新校正云：按《甲乙经》'四分'作'三分'，《水热穴论》注亦作'三分'，详此注下文云：刺如上星法。又云：刺如囟会法。既有二法，则当依《甲乙经》及《水热穴论》注，上星刺入三分，囟会刺入四分。囟会在上星后同身寸之一寸陷者，刺如上星法。前顶在囟会后同身寸之一寸五分骨间陷者中，刺如囟会法。百会在前顶后同身寸之一寸五分，顶中央旋毛中陷容指，督脉足太阳脉之交会，刺如上星法。后顶在百会后同身寸之一寸五分枕骨上，刺如囟会法。然是五者，皆督脉气所发也。上星留六呼，若灸者并灸五壮。次两傍穴：五处在上星两傍同身寸之一寸五分，承光在五处后同身寸之一寸，通天在承光后同身寸之一寸五分，络却在通天后同身寸之一寸五分，玉枕在络却后同身寸之七分。然是五者，并足太阳脉气所发，刺可入同身寸之三分，五处通天各留七呼，络却留五呼，玉枕留三呼，若灸者可灸三壮。　新校正云：按《甲乙经》承光不可灸，玉枕刺入二分。又次两傍：临泣在头直目上入发际同身寸之五分，足太阳、少阳、阳维三脉之会。目窗、正营递相去同身寸之一寸，承灵、脑空递相去同身寸之一寸五分。然是五者，并足少阳、阳维二脉之会，脑空一穴，刺可入同身寸之四分，余并可刺入同身寸之三分，临泣留七呼，若灸者可灸五壮。大杼在项第一椎下两傍，相去各同身寸之一寸半陷者中，督脉别络、足太阳、手太阳三脉气之会，刺可入同身寸之三分，留七呼，若灸者可灸五壮。　新校正云：按《甲乙经》作'七壮'，《气穴》注作'七壮'，《刺疟》注、《热穴》注作'五壮'。膺俞者，膺中俞也，正名中府，在胸中行两傍，相去同身寸之六寸，云门下一寸，乳上三肋间动脉应手陷者中，仰而取之，手足太阴脉之会，刺可入同身寸之三分，留五呼，若灸者可灸五壮。缺盆在肩上横骨陷者中，手阳明脉气所发，刺可入同身寸之二分，留七呼，若灸者可灸三壮。背俞当是风门热府，在第二椎下两傍，各同身寸之一寸半，督脉、

足太阳之会，刺可入同身寸之五分，留七呼，若灸者可灸五壮。验今《明堂》、《中诰图经》不言背俞，未详果何处也。　新校正云：按王注《水热穴论》以'风门热府'为'背俞'，又注《气穴论》以'大杼'为'背俞'，此注云未详，三注不同，盖疑之也。气街在腹齐下横骨两端鼠鼷上同身寸之一寸动应手，足阳明脉气所发，刺可入同身寸之三分，留七呼，若灸者可灸五壮。三里在膝下同身寸之三寸，䯒外廉两筋肉分间，足阳明脉之所入也，刺可入同身寸之一寸，留七呼，若灸者可灸三壮。巨虚上廉足阳明与大肠合，在三里下同身寸之三寸，足阳明脉气所发，刺可入同身寸之八分，若灸者可灸三壮。巨虚下廉，足阳明与小肠合，在上廉下同身寸之三寸，足阳明脉气所发，刺可入同身寸之三分，若灸者可灸三壮。云门在巨骨下，胸中行两傍，　新校正云：按《气穴论》注'胸中行两傍'作'侠任脉傍横去任脉'，文虽异，穴之处所则同。相去同身寸之六寸动脉应手。中府当其下同身寸之一寸。云门手太阴脉气所发，举臂取之，刺可入同身寸之七分，若灸者可灸五壮。验今《明堂》、《中诰图经》不载髃骨穴，寻其穴以泻四支之热，恐是肩髃穴，穴在肩端两骨间，手阳明、跷脉之会，刺可入同身寸之六分，留六呼，若灸者可灸三壮。委中在足膝后屈处腘中央约文中动脉，　新校正云：详委中穴与《气穴》注、《骨空》注、《刺疟论》注并此，王氏四处注之，彼三注无足膝后屈处五字，与此注异者，非实有异，盖注有详略尔。足太阳脉之所入也，刺可入同身寸之五分，留七呼，若灸者可灸三壮。髓空者，正名腰俞，在脊中第二十一椎节下间，督脉气所发，刺可入同身寸之二分，　新校正云：按《甲乙经》作二寸，《水热穴论》注亦作二寸，《气府论》注、《骨空论》注作一分。留七呼，若灸者可灸三壮。五藏俞傍五者，谓魄户、神堂、魂门、意舍、志室五穴也。在侠脊两傍，各相去同身寸之三寸，并足太阳脉气所发也。魄户在第三椎下两傍，正坐取之，刺可入同身寸之五分，若灸者可灸五壮。神堂在第五椎下两傍，刺可入同身寸之三分，若灸者可灸五壮。魂门在第九椎下两傍，正坐取之，刺可入同身寸之五分，若灸者可灸三壮。意舍在第十一椎下两傍，正坐取之，刺可入同身寸之五分，若灸者可灸三壮。志室在第十四椎下两傍，正坐取之，刺可入同身寸之五分，若灸者可灸三壮，是所谓此经之五十九刺法也。若《针经》所指五十九刺，则殊与此经不同，虽俱治热病之

要穴，然合用之理全向背，犹当以病候形证所应经法，即随所证而刺之。**热病始手臂痛者，刺手阳明太阴①而汗出止。**手臂痛列缺主之。列缺者手太阴之络，去腕上同身寸之一寸半，别走阳明者也，刺可入同身寸之三分，留三呼，若灸者可灸五壮。欲出汗商阳主之。商阳者，手阳明脉之井，在手大指次指内侧，去爪甲角如韭叶，手阳明脉之所出也，刺可入同身寸之一分，留一呼，若灸者可灸三壮。**热病始于头首者，刺项太阳②而汗出止。**天柱主之。天柱在侠项后发际大筋外廉陷者中，足太阳脉气所发，刺可入同身寸之二分，留六呼，若灸者可灸三壮。**热病始于足胫者，刺足阳明而汗出止③。** 新校正云：按此条《素问》本无，《太素》亦无，今按《甲乙经》添入。**热病先身重骨痛，耳聋好瞑④，**刺足少阴，据经无正主穴，当补泻共荥尔。 新校正云：按《灵枢经》云：'热病而身重骨痛，耳聋而好瞑，取之骨，以第四针，索骨于肾，不得索之土。土，脾也。'**病甚为五十九刺。**如右（守）法。**热病先眩冒而热，胸胁满，刺足少阴、少阳⑤。**亦井荥也。

太阳之脉，色荣颧骨⑥，荣，饰也，谓赤色见于颧骨如荣饰也。颧骨，谓目下当外眦也。太阳合火，故见色赤。 新校正云：按杨上善云：'赤色荣颧者，骨热病也。'与王氏之注不同。**热病也，荣未交⑦，** 新校正云：按《甲乙经》、《太素》作'荣未夭'。下文'荣未交'亦作'夭'。**曰今且得汗，待时⑧而已。**'荣'一为'营'字之误也。曰者，引古经法之端由也。言色虽明盛，但阴阳之气不交错者，故法云今且得汗之而已。待时者，谓肝病待甲乙，心病待丙丁，脾病待戊己，肺病待庚辛，肾病待壬癸；是谓待时而已。所谓交者，次如下句：**与厥阴脉争见⑨者，死期不过三日，**外见太阳之赤色，内应厥阴之弦脉，然太阳受病，当传入阳明，今反厥阴之脉来见者，是土败而木贼之也，故死。然土气已败，木复狂行，木生数三，故期不过三日。**其热病内连肾，少阳之脉色也⑩，**'病'或为'气'，恐字误也。若赤色气内连鼻两傍者，是少阳之脉色，非厥阴色，何者？肾部近于鼻也。 新校正云：详或者欲改'肾'作'鼻'，按《甲乙经》、《太素》并作'肾'。杨上善云：'太阳，水也。厥阴，木也。水以生木，木盛水衰，故太阳水色见时，有木争见者，水死。以其热病内连于肾，肾为热伤，故死。'旧本无

---

① 刺手阳明太阴：谓针刺手阳明大肠经和手太阴肺经的俞穴。盖阳明和太阴两经互为表里，故取之。唐·杨上善："手阳明行于手表，手太阴行于手里，故手臂痛，故刺阴阳表里之脉，取汗也。"

② 刺项太阳：谓针刺足太阳经头项部的穴位，如天柱、大杼等穴。清·高世栻："足太阳之脉，上额交巅，络脑下项，故病始于头首者，当刺项太阳，而行出止。"

③ 刺足阳明而汗出止：清·高世栻："足阳明之脉，循胫下足，故热病始于足胫者，当针足阳明，而汗出止。"明·吴昆："汗出止者，经气和也。"

④ 身重骨痛，耳聋好瞑：明·张介宾："肾主骨，在窍为耳，热邪居之，故为身重，骨痛，耳聋。热伤真阴，则志气昏倦，故好瞑。"张仲景："少阴之为病，但欲寐也。"

⑤ 先眩冒而热，胸胁满，刺足少阴、少阳：病先头昏眩冒而后发热，胸胁满闷的刺足少阴肾经及足少阳胆经之井荥穴，使邪从枢转而外出。明·吴昆："目前黑谓之眩，目如蒙谓之冒，少阴主骨，骨之精为瞳子，少阴热故令眩冒。又少阳之脉起于目锐眦，循胁里，故热病先眩冒而热，胸胁满者，取足少阴少阳而刺之。"

⑥ 色荣颧骨：谓赤色现于颧部。明·张介宾："荣，发见也"；盖太阳经脉起于目内眦，其经筋下结于面颊；因此太阳热病时赤色见于颧部。

⑦ 荣未交：新校正："按《甲乙经》、《太素》作'荣未夭'，下文'荣未交'亦作'夭'。"《素问·玉机真脏论》："色夭不泽，谓之难已。"据此，荣未交是说患者的色泽未恶而尚荣润。

⑧ 待时：等待其当旺之时，即就是上文所说的"所胜日"。明·张介宾："如肝待甲乙，心待丙丁，脾待戊己，肺待庚辛，肾待壬癸。"

⑨ 与厥阴脉争见：谓和少阴脉证同时并见。"厥"为"少"之误；盖根据脏腑阴阳表里关系，太阳与少阴互为表里。太阳热病，伴见少阴脉证，此属两感重证，故后文言"其热病内连肾"。明·张介宾："六经热病之序，其始太阳其终厥阴，今始终争见，则六经两感俱传遍，故当三日而死。证之下文，义尤明显。"

⑩ 少阳之脉色也：《新校正》："旧本无'少阳之脉色也'六字，乃王氏所添。王注非，当从上善之义。"宜删。

'少阳之脉色也'六字，乃王氏所添，王注非，当从上善之义。少阳之脉，色荣颊前，热病也，颊前，即颧骨下近鼻两傍也。 新校正云：按《甲乙经》、《太素》'前'字作'筋'。杨上善云：'足少阳部在颊，赤色荣之，即知筋热病也。'荣未交，曰今且得汗，待时而已。与少阴脉争见者①，死期不过三日。少阴受病，当传入于太阴，今反少阴脉来见，亦土败而木贼之也，故死不过三日，亦木之数然。 新校正云：详或者欲改'少阴'作'厥阴'，按《甲乙经》、《太素》作'少阴'。杨上善云：'少阳为木，少阴为水，少阳色见之时，有少阴争见者，是母胜子，故木死。'王作此注，亦非。旧本及《甲乙经》、《太素》并无'期不过三日'五字。此是王氏足成此文也。

热病气穴②：三椎下间③主胸中热，四椎下间主鬲中热④，五椎下间主肝热，六椎下间主脾热，七椎下间主肾热，荣在骶⑤也。脊节之谓椎，脊穷之谓骶，言肾热之气，外通尾骶也。寻此文椎间所主神藏之热，又不正当其藏俞，而云主疗，在理未详。项上三椎陷者中⑥也。此举数脊椎大法也。言三椎下间主胸中热者，何以数之？言皆当以陷者中为气发之所。颊下逆颧为大瘕⑦，下牙车⑧为腹满，颧后为胁痛，颊上者鬲上也⑨。此所以候面部之色，发明腹中之病诊。

---

① 与少阴脉争见者：谓和厥阴脉证同时并见。"少阴"为"厥阴"之误。盖少阳与厥阴互为表里。
② 热病气穴：谓治疗热病的穴位。 气穴，即孔穴，亦称穴位。盖每个穴位都与脏腑经络之气相通，故叫"气穴"。清·高世栻："热病气穴，犹言热病刺法，当取气穴而刺之也。"
③ 三椎下间：谓第三脊椎下面的穴位。明·吴昆："脊节谓之椎，陷中谓之下，所在谓之间。"
④ 鬲中热：《甲乙经》作"胃中热"。清·张志聪："三椎下间，四椎下间，乃溪谷之穴会，与五脏之俞穴不同也。胸中鬲上，乃心肺之宫城，主胸中热者，泻肺热也。鬲中热者，泻心热也。不曰心肺，而曰胸中鬲中者，意言热在气分，而不干于脏真也。"
⑤ 荣在骶：谓治营分热病应取骶骨部的穴位。荣与营通； 骶，脊椎骨的尽头尾骶部。清·高世栻："荣为阴主下，若荣血之热病，其穴在脊骨尽处，故曰荣在骶也。"
⑥ 项上三椎陷者中：谓从颈项三椎之下凹陷的中央取大椎穴。明·张介宾："此取脊椎之大法也。项上三椎者，乃项骨三节，非脊椎也。三椎之下陷中，方是第一节，穴名大椎。"
⑦ 颊下逆颧为大瘕：谓病色从面颊上逆于颧部的是大瘕泄。 大瘕，即大瘕泄，是泄泻的一种。清·张志聪："颊下为颐，如颊下之色，上逆于颧，是肾热乘肝，当为大瘕泄。"
⑧ 牙车：即颊车穴，位于颊部。
⑨ 颊上者鬲上也：病色见于颊部之上的，主鬲上有热。

评热病论①篇第三十三 新校正云：按全元起本在第五卷。

黄帝问曰：有病温者，汗出辄复热②，而脉躁疾③不为汗衰④，狂言不能食，病名为何？

岐伯对曰：病名阴阳交⑤，交者死也。交，谓交合，阴阳之气不分别也。

帝曰：愿闻其说。

岐伯曰：人所以汗出者，皆生于谷，谷生于精⑥，言谷气化为精，精气胜乃为汗。今邪气交争于骨肉而得汗者，是邪却而精胜也。言初汗也。精胜则当能食而不复热，复热者邪气也，汗者精气也，今汗出而辄复热者，是邪胜也，不能食者，精无俾⑦也，无俾，言无可使为汗也。谷不化则精不生，精不化流，故无可使。病而留者，其寿可立而倾也⑧。如是者，若汗出疾速留著而不去，则其人寿命立至倾危也。 新校正云：详'病而留者'，按王注'病'当作'疾'。又按《甲乙经》作'而热留者'。且夫《热论》⑨曰：汗出而脉尚躁盛者死。《热论》谓上古《热论》也。凡汗后脉当迟静，而反躁急以盛满者，是真气竭而邪盛，故知必死也。今脉不与汗相应，此不胜其病也，其死明矣。脉不静而躁盛，是不相应。狂言者是失志，失志者死。志舍于精，今精无可使，是志无所居，志不留居则失志也。今见三死⑩，不见一生，虽愈必死也。汗出脉躁盛，一死；不胜其病，二死；狂言失志者，三死也。

帝曰：有病身热汗出烦满⑪，烦满不为汗解，此为何病？

岐伯曰：汗出而身热者风也，汗出而烦满不解者，厥⑫也，病名曰风厥⑬。

---

① 评热病论：评，评论。热，热性病。本篇论述了阴阳交、风厥、劳风、风水等四种疾病的病因、病机、症状、治疗及其预后。由于这些病都为外邪乘虚侵袭所致，病属外感热病之类，故名"评热病论"。明·马莳："首二节论热病，故名篇。"
② 汗出辄（zhé 音折）复热：谓汗出之后就又发热。 辄，立即，就之意。
③ 脉躁疾：谓脉象躁动不安而疾数。
④ 不为汗衰：指病情没有因为出汗而减轻。 衰，减轻之意。
⑤ 阴阳交：谓新感之邪引动内伏之邪，内外之邪相交。清章虚谷："外感阳分之邪，与内发阴分之邪交合为一。"
⑥ 谷生于精：谓水谷是人体精气化生的源泉。 精气，即人体的正气。
⑦ 精无俾：谓精气得不到补益充养。 俾，补益。
⑧ 病而留者，其寿可立而倾也：谓疾病迁延，邪气留滞不去，就会迅速损及病人的生命。 寿，寿命，代表生命。倾，倾倒，这里含有危险、败坏之意。
⑨ 热论：指《灵枢·热病》篇。该篇："热病已得汗而脉尚躁盛，此阴脉之极也，死"；与本篇所引"汗出而脉尚躁盛者死"文义相同。
⑩ 今见三死：唐·杨上善："汗出而热不衰，死有三候：一不能食，二犹脉躁，三者失志。汗出而热，有此三死之候，未见一生之状，虽差必死。"
⑪ 烦满：指烦闷。 满，通懑，闷也。
⑫ 厥：气逆之意。这里指肾气上逆。
⑬ 风厥：明·马莳："以其太阳感风，少阴气厥，名为风厥之证。"

帝曰：愿卒①闻之。

岐伯曰：巨阳主气②，故先受邪，少阴与其为表里也，得热则上从之③，从之则厥也。上从之，谓少阴随从于太阳而上也。

帝曰：治之奈何？

岐伯曰：表里刺之④，饮之服汤⑤。谓泻太阳，补少阴也。饮之汤者，谓止逆上之肾气也。

帝曰：劳风⑥为病何如？

岐伯曰：劳风法在肺下⑦，故曰劳风。劳，谓肾劳也。肾脉者，从肾上贯肝鬲，入肺中。故肾劳风生，上居肺下也。其为病也，使人强上冥视⑧，新校正云：按杨上善云：'强上，好仰也。冥视，谓合眼视不明也。'又《千金方》'冥视'作'目眩'。唾出若涕，恶风而振寒，此为劳风之病。膀胱脉起目内眦，上额交巅上，入络脑，还出别下项，循肩髆内侠脊抵腰中，入循膂络肾。今肾精不足，外吸膀胱，膀胱气不能上营，故使人头项强而视不明也。肺被风薄，劳气上熏，故令唾出若鼻涕状。肾气不足，阳气内攻，劳热相合，故恶风而振寒。

帝曰：治之奈何？

岐伯曰：以救俛仰⑨，救，犹止也。俛仰，谓屈伸也。言止屈伸于动作，不使劳气滋蔓。巨阳引⑩。精者三日，中年者五日，不精者七日⑪。新校正云：按《甲乙经》作'三日中若五日'。《千金方》作'候之三日及五日中，不精明者是也。'与此不同。咳出青黄涕，其状如脓，大如弹丸，从口中若鼻中出，不出则伤肺，伤肺则死也。巨阳者，膀胱之脉也。膀胱与肾为表里，故巨阳引精也。巨，大也。然太阳之脉，吸引精气，上攻于肺者三日，中年者五日，素不以精气用事者七日，当咳出稠涕，其色青黄如脓状。平调咳者，从咽而上出于口，暴卒咳者，气冲突于蓄门而出于鼻。夫如是者，皆肾气劳竭，肺气内虚，阳气奔迫之所为，故不出则伤肺也。肺伤则荣卫散解，魄不内治，故死。新校正云：按王氏云：'卒暴咳者，气冲突于蓄门而出于鼻。'按《难经》'七冲门'无'蓄门'之名，疑是'贲门'。杨玄操云：'贲者，鬲也，胃气之所出，胃出谷气以传于肺，肺在鬲上，故胃为贲门。'

---

① 卒：详尽的意思。

② 巨阳主气：谓足太阳经主宰全身阳经之气。《素问·热论》："巨阳者，诸阳之属也，其脉连于风府，故为诸阳主气也。"

③ 上从之：谓少阴经随从于足太阳经而上逆。

④ 表里刺之：谓治疗当表里两经俱刺，法当泻足太阳，补足少阴。明·张介宾："阳邪胜者阴必虚，故当泻太阳之经，补少阴之气，合表里而刺之也。"

⑤ 饮之服汤：即配合以汤药内服。明·马莳："又当饮之以汤剂，以止逆上之肾气。"

⑥ 劳风：唐·杨上善："劳中得风为病，名曰劳中，亦曰劳风。"

⑦ 法在肺下：谓劳风病的病位通常在肺部。

⑧ 强上冥视：谓头项强滞而目眩头晕。唐·孙思邈《千金方》将冥视作目眩解。

⑨ 以救俛仰：谓通过宣畅胸中气机，使呼吸畅利，以解救患者因胸闷咳嗽、呼吸困难而俯仰的痛苦。 俛，即"俯"字。清尤在泾："肺主气而司呼吸，风热在肺，其液必结，其气必壅，是以俯仰皆不顺利，故曰当救俯仰也。救俯仰者，即利肺气，散邪气之谓乎？"

⑩ 巨阳引：在足太阳经上取穴针刺，以引动经气的治疗方法。

⑪ 精者三日，中年者五日，不精者七日：谓青壮年血气方刚，精气充盛，一般三日病可治愈；中年人精气渐衰，需五日方可治愈；老年人精气虚衰，需七日方可治愈。明·吴昆："巨阳与少阴肾为表里，肾者精之府；精，阴体也，不能自行，必巨阳之气引之，乃能施泄。故曰巨阳引精，是为少壮之人也，水足以济火，故三日可愈。中年者精虽未竭，比之少壮则弱矣，故五日可愈。老年之人，天癸竭矣，故云不精，不精者，真阴衰败，不足以济火，故治之七日始愈。"

帝曰：有病肾风①者，面胕②痝然雍③，害于言④，可刺不？痝然，肿起貌。雍，谓目下雍，如卧蚕形也。肾之脉，从肾上贯肝膈，入肺中，循喉咙侠舌本，故妨害于言语。

岐伯曰：虚不当刺，不当刺而刺，后五日其气必至⑤。至，谓病气来至也。然谓藏配一日，而五日至肾。夫肾已不足，风内薄之，谓肿为实，以针大泄，反伤藏气，真气不足，不可复，故刺后五日其气必至也。

帝曰：其至何如？

岐伯曰：至必少气时热⑥，时热从胸背上至头，汗出手热，口干苦渴，小便黄，目下肿，腹中鸣，身重难以行⑦，月事不来⑧，烦而不能食，不能正偃⑨，正偃则咳，病名曰风水⑩，论在《刺法》中⑪。《刺法》，篇名。今经亡。

帝曰：愿闻其说。

岐伯曰：邪之所凑⑫，其气必虚，阴虚者阳必凑之，故少气时热而汗出也。小便黄者，少腹中有热也。不能正偃者，胃中不和也。正偃则咳甚，上迫肺也。诸有水气者，微肿先见于目下也。

帝曰：何以言？

岐伯曰：水者阴也，目下亦阴也，腹者至阴之所居，故水在腹者，必使目下肿也。真气上逆⑬，故口苦舌干，卧不得正偃，正偃则咳出清水也。诸水病者，故不得卧，卧则惊，惊则咳甚也。腹中鸣者，病本于胃也。薄脾⑭则烦不能食，食不下者，胃脘隔也。身重难以行者，胃脉在足也。月事不来者，胞脉⑮闭也，胞脉者属心而络于胞中，今气上迫肺，心气不得下通，故月事不来也。考上文所释之义，未解'热从胸背上至头汗出手热口干苦渴'之义，应古论简脱，而此差谬之尔。如是者何？肾少阴之脉，从肾上贯肝膈，入肺中，循喉咙侠舌本。又膀胱太阳之脉，从目内眦上额交巅上；其支者，从巅至耳上角；其直角，从巅入络脑，还出别下项，循肩髆，内侠脊抵腰中，入循膂。今阴不足而阳有余，故热从胸背上至头，而汗出口干苦渴也。然心者阳藏也，其脉行于臂手。肾者阴藏也，其脉循于胸足。肾不足则心气有余，故手热矣。又以心肾之脉，俱是少阴脉也。

帝曰：善。

---

① 肾风：病名，谓风邪客于肾脏所致的疾患。《素问·风论》："肾风之状，多汗恶风，面痝然浮肿。"

② 胕（fū 音夫）：指足面。又胕与"浮"通。

③ 痝（máng 音茫）然雍：谓浮肿的样子。

④ 害于言：指妨碍语言。

⑤ 其气必至：谓病邪到来，使病情加重。

⑥ 少气时热：谓气短、少气不足以息，时常发热。清·张志聪："风邪伤肾，精气必虚，阴虚则阳往乘之，故时时发热。肾为生气之源，故少气。"

⑦ 身重难以行：谓身体重滞，难以行动。明·张介宾："胃主肌肉，其脉行于足，水气居于肉中，故身重不能行。"

⑧ 月事不来：指妇人月经不来，即闭经。

⑨ 正偃（yǎn 音演）：即仰卧平躺。 偃，仰面倒下之意。

⑩ 风水：指肾风误用针刺而发生变证的名称。

⑪ 论在《刺法》中：谓关于"风水"病，在《刺法》中有论述。明·张介宾："即《水热穴论》也。"在《素问·水热穴论》篇，详细讨论了水病的病因病机及其水俞五十七穴，可资参考。

⑫ 邪之所凑：谓凡是邪气侵犯的地方。 凑，有会合，聚集，奔向等意；这里引申为"侵犯"。

⑬ 真气上逆：指心气上逆。清·张志聪："真气者，脏真之心气也。心属火而恶水邪，水气上乘，则迫其心气上逆，是以口苦舌干。"

⑭ 薄脾：即影响及脾。 薄，通"迫"。

⑮ 胞脉：即子宫的脉络。 胞，指子宫。

逆调论^①第三十四 新校正云：按全元起本在第四卷。

黄帝问曰：人身非常温也，非常热也^②，为之热而烦满者何也？异于常候，故曰非常。 新校正云：按《甲乙经》无'为之热'三字。

岐伯对曰：阴气少而阳气胜^③，故热而烦满也。

帝曰：人身非衣寒^④也，中非有寒气^⑤也，寒从中生^⑥者何？言不知谁为元主邪！

岐伯曰：是人多痹气^⑦也，阳气少，阴气多，故身寒如从水中出。言自由形气阴阳之为是，非衣寒而中有寒也。

帝曰：人有四支热^⑧，逢风寒^⑨如炙如火^⑩者何也？ 新校正云：按全元起本无'如

火'二字，《太素》云'如炙于火'，当从《太素》之文。

岐伯曰：是人者阴气虚，阳气盛。四支者阳也，两阳相得^⑪，而阴气虚少，少水不能灭盛火^⑫，而阳独治^⑬，独治者不能生长也，独胜而止耳，水为阴，火为阳，今阳气有余，阴气不足，故云少水不能灭盛火也。治者，王也。胜者，盛也。故云独胜而止。逢风而如炙如火者，是人当肉烁^⑭也。烁，言消也。言久久此人当肉消削也。 新校正云：详'如炙如火'，当从《太素》作'如炙于火'。

帝曰：人有身寒，汤火不能热^⑮，厚

---

① 逆调论：逆，相反，不正常。调，协调。逆调就是指不协调。人体的阴阳气血等生理功能均以协调为顺，如果失调就会百病丛生。本篇讨论的肉烁、内热、内寒、骨痹、肉苛等均是阴阳气血营卫不和所致，故名"逆调论"。清·张志聪："调，和也，顺也，言人身之阴阳水火、营卫气血、表里上下皆当和调，逆调则为病矣。"

② 人身非常温也，非常热也：谓人身不是感受了一般的温热邪气而引起的发热，而是由于"阳气胜"导致的发热。 常，指平常、一般。非常，即"并非一般"之意。明·张介宾："非素所有，故曰非常。"

③ 阴气少而阳气胜：指阴虚火旺的病机。关于阴、阳的具体含义，注家见解不一。如明·张介宾："阴虚者阳必凑之，阳邪实于阴分，故热而烦满。"明·马莳则说："阴气者，诸阴经之气及营气也；阳气者，诸阳经之气及卫气也。"清·张志聪又说："火为阳而居上，水为阴而居下，阴气少而阳气胜，故热而烦满于上也。"根据前后文义，我们作"阴虚火旺（阳亢）"解。

④ 衣寒：指衣服单薄，感受外寒。

⑤ 中非有寒气：指饮食寒冷直伤中焦。 中，中焦。

⑥ 寒从中生：谓这种寒是从人体内部产生的，亦即阳虚生内寒。

⑦ 痹气：阳虚阴盛，气机郁阻的病机。 痹，闭，郁阻的意思。在这里是指由阳虚阴盛而致气机郁阻。

⑧ 四支热：指四肢发热。支同"肢"。

⑨ 寒：疑为"而"之误，宜改。观下文"逢风而如炙如火"可证。

⑩ 如炙如火：谓热得如同火烤、火烧一般。

⑪ 两阳相得：四肢属阳，风也属阳，本四肢发热又逢风气，故称两阳相得。

⑫ 少水不能灭盛火：谓阴气虚少，阳热有余，不足之阴难以制约亢盛之阳。

⑬ 阳独治：即阳气独旺之意。明·张介宾曰："阴气衰少则水不胜火，故病为阳独治。""王"与"旺"同。

⑭ 肉烁：指肌肉消瘦。

⑮ 汤火不能热：谓喝热水、烤火都不能使他暖和。 汤，热水。

衣不能温，然不冻慄①，是为何病？

岐伯曰：是人者，素肾气胜②，以水为事③，太阳气衰，肾脂枯不长④，一水不能胜两火⑤，肾者水也，而生于骨⑥，肾不生，则髓不能满，故寒甚至骨也。以水为事，言盛欲也。所以不能冻慄者，肝一阳也，心二阳也⑦，肾孤藏也⑧，一水不能胜二火⑨，故不能冻慄，病名曰骨痹⑩，是人当挛节⑪也。肾不生则髓不满，髓不满则筋干缩，故节挛拘。

帝曰：人之肉苛⑫者，虽近衣絮，犹尚苛也，是谓何疾？苛，谓痹重。

岐伯曰：荣气虚，卫气实也⑬。荣气虚则不仁⑭，卫气虚则不用⑮，荣卫俱虚，则不仁且不用，肉如故⑯也，人身与志不

相有⑰，曰死。身用志不应，志为身不亲，两者似不相有也。 新校正云：按《甲乙经》'曰死'作'三十日死也'。

帝曰：人有逆气不得卧⑱而息⑲有音者；有不得卧而息无音者；有起居如故而息有音者；有得卧，行而喘者；有不得卧，不能行而喘者；有不得卧，卧而喘者；皆何藏使然？愿闻其故。

岐伯曰：不得卧而息有音者，是阳明之逆也，足三阳者下行，今逆而上行，故息有音也。阳明者，胃脉也，胃者六府之海，水谷海也。其气亦下行，阳明逆不得从其道，故不得卧也。《下经》⑳曰：胃不和则卧不安㉑，此之谓也。《下经》，上

---

① 不冻慄：谓不因寒冷而战慄。
② 素肾气盛：平素肾气偏盛。
③ 以水为事：指长期从事水湿作业。
④ 肾脂枯不长：谓肾精消竭不充。 脂，指肾精。
⑤ 一水不能胜两火：衍文，当删。清·高世栻："七字在下，误重于此，衍文也。"
⑥ 肾者水也，而生于骨：唐·杨上善《太素》作"肾者水而主骨"；与《内经》"肾主水"、"肾主骨"、"肾生髓"的观点一致。宜从之。
⑦ 肝一阳也，心二阳也：清·高世栻："肾水生肝木，肝为阴中之阳，故肝一阳也；少阴合心火，心为阳中之阳，故心二阳也。"
⑧ 肾孤藏也：清·高世栻："肾为阴中之阴，故肾孤藏也。"
⑨ 一水不能胜二火：谓肾脏独虚，心肝犹盛。明·马莳："然所以不冻慄者，亦以肝固一阳也，内有足少阳之火，心则二阳也，心有君火，而心包络中又有手少阳三焦经之相火，一水不能胜此肝心之二火，故不至冻慄耳。"
⑩ 骨痹：又称肾痹。寒伤肾阳，但未损及心肝，症见身冷骨节拘挛而不冻慄。
⑪ 挛节：谓骨节拘挛。
⑫ 肉苛：指肢体麻木不仁、废而不用的疾患。《素问·五常政大论》张介宾注："肉苛，不仁不用也。"
⑬ 荣气虚，卫气实也：此七字与下文"荣气虚、卫气虚、荣卫俱虚"不相符合，恐是衍文，宜删。日本丹波元简："下文云荣气虚则不仁，卫气虚则不用，荣卫俱虚，则不仁且不用。则此七字不相冒，恐是衍文。"
⑭ 不仁：指肌肤不知痛痒寒热，麻木不仁。
⑮ 不用：指肢体不能随意运用。
⑯ 肉如故：指肢体外形及肌肉没有明显变化。 如故，即如常。
⑰ 人身与志不相有：谓人身的形体与意志不能协调统一，亦即形体不受意志的支配。明·张介宾："人之身体在外，五志在内，虽肌肉如故而神气失守，则外虽有形而已无主，若彼此不相有也，故当死。"
⑱ 不得卧：指不能平卧。
⑲ 息：指呼吸。
⑳ 下经：古医经名，已亡佚。
㉑ 卧不安：谓辗转反侧，难以安卧。明·张介宾："反复不宁之谓。今人有过于饱食，或病胀满者，卧必不安，此皆胃气不和之故。"

古经也。夫起居如故而息有音者，此肺之络脉逆也。络脉不得随经上下，故留经而不行①，络脉之病人也微，故起居如故而息有音也。夫不得卧，卧则喘者，是水气之客也。夫水者，循津液而流也，肾者水藏，主津液，主卧与喘也②。

帝曰：善。寻经所解之旨，不得卧而息无音，有得卧行而喘，有不得卧不能行而喘，此三义悉阙而未论，亦古之脱简也。

---

① 留经而不行：指肺气留滞于经，而不行于络。
② 主卧与喘：谓不能平卧及其喘促的病机皆与肾有关。　主，有主持、负责之意。肾为水脏，水液应循津液之道而运转，如果水液为患，是因为伤了肾。又由于水病之根源在肾，而其末在肺，所以不得卧，卧则喘者，是标本俱病。

卷第十

疟论①篇第三十五 新校正云：按全元起本在第五卷。

黄帝问曰：夫痎疟②皆生于风，其蓄作有时③者何也？ 痎，犹老也，亦瘦也。 新校正云：按《甲乙经》云：'夫疟疾皆生于风，其以日作以时发何也？'与此文异。《太素》同今文。杨上善云：'瘖，有云二日一发名瘖疟，此经但夏伤于暑至秋为病，或云瘖疟，或但云疟，不必以日发间日以定瘖也，但应四时其形有异以为瘖尔。'

岐伯对曰：疟之始发也，先起于毫毛，伸欠④乃作，寒慄鼓颔⑤， 慄，谓战慄。鼓，谓振动。腰脊俱痛，寒去则内外皆热，头痛如破，渴欲冷饮。

帝曰：何气使然？愿闻其道。

岐伯曰：阴阳上下交争⑥，虚实更作⑦，阴阳相移⑧也。 阳气者下行极而上，阴气者上行极而下，故曰阴阳上下交争也。阳虚则外寒，阴虚则内热，阳盛则外热，阴盛则内寒，由此寒去热生，则虚实更作，阴阳之气相移易也。阳并于阴，则阴实而阳虚，阳明虚则寒慄鼓颔⑨也；阳并于阴，言阳气入于阴分也。阳明，胃脉也。胃之脉自交承浆，却分行循颐后下廉，出大迎；其支别者，从大迎前下人迎。故气不足，则恶寒战慄而颐颔振动也。巨阳虚，则腰背头项痛⑩；巨阳者，膀胱脉。其脉从头别下项，循肩髆内，侠背抵腰中。故气不足，则腰背头项痛也。三阳俱虚，则阴气胜，阴气胜，则骨寒而痛；寒生于内，故中外皆寒；阳盛则外热，阴虚则内热，外内皆热，则喘而渴，故欲冷饮也。热伤气，故内外皆热，则喘而渴。此皆得之夏伤于

---

① 疟论：疟，病名。属外感病范围，以感受风、暑之邪为主因，多发于夏秋，但四季皆有。是以寒战、高热、头痛、汗出热退、发作有时为特征的一类疾病。《说文解字·疒部》："疟，寒热休作病。"本篇专论疟疾之种类、病因、病机、诊断及治疗原则和方法，故以"疟论"名篇。

② 痎（jiē 音接）疟：一切疟证的通称。王释"痎"为"老也"、"瘦也"，恐非。明·张介宾："痎，皆也；疟，残疟之谓。疟证虽多，皆谓之疟，故曰痎疟。"

③ 其蓄作有时：谓疟证的不发作与发作有一定的时间规律。 蓄，停蓄、积聚、储藏之意，在此谓疟证未发之间歇期；作，发作，谓疟证之发作期。

④ 伸欠：伸腰打呵欠。明·张介宾："伸者，伸其四体，邪动于经也；欠，呵欠也，阴阳争引而然。"

⑤ 寒慄鼓颔（hàn 音汉）：指患者因寒冷而打寒战，全身发抖，下颌骨也随之鼓动。 慄，战慄发抖；鼓，鼓动；颔，下颌骨。

⑥ 阴阳上下交争：清·张志聪"邪正阴阳之气，上下出入，故交争于上下也。"

⑦ 虚实更作：谓由于阴阳交争，阴胜则阳虚，阳胜则阴虚，阴阳交替相胜。 更作，更替、交替之意。

⑧ 阴阳相移：谓阳并于阴，阴并于阳，虚实互相移易转化。

⑨ 阳明虚则寒慄鼓颔：谓阳明经气虚，就寒战发抖，两颔鼓动。明·张介宾："阳明者，胃气之所出，其主肌肉，其脉循颐颊，故阳明虚则寒慄鼓颔。鼓者，振慄之谓。"

⑩ 巨阳虚，则腰背头项痛：谓太阳经气虚，就腰痛、背痛、头项疼痛。明·张介宾："腰背头项，皆太阳经也。阳虚则寒邪居之，故为痛。" 巨阳，即太阳，此指足太阳膀胱经。此外，根据前后文义，在"腰背头项痛"下，当有"少阳虚"一节。未见，可能为脱漏。

暑，热气盛，藏于皮肤之内，肠胃之外，此荣气之所舍①也。肠胃之外，荣气所主，故云荣气所舍也。舍，犹居也。此令人汗空疏②，新校正云：按全元起本作'汗出空疏'。《甲乙经》、《太素》并同。腠理开，因得秋气，汗出遇风，及得之以浴，水气舍于皮肤之内，与卫气并居。卫气者，昼日行于阳，夜行于阴，此气得阳而外出，得阴而内薄③，内外相薄，是以日作。作，发作也。

帝曰：其间日而作④者何也？间日，谓隔日。

岐伯曰：其气之舍深，内薄于阴，阳气独发，阴邪内著，阴与阳争不得出，是以间日而作也。不与卫气相逢会，故隔日发也。

帝曰：善。其作日晏与其日早⑤者，何气使然？晏，犹日暮也。

岐伯曰：邪气客于风府，循膂而下⑥，风府，穴名，在项上入发际同身寸之二寸，大筋内宛宛中也。膂，谓脊两傍。卫气一日一夜大会于风府，其明日日下一节，故其作也晏⑦，此先客于脊背也，每至于风府，则腠理开，腠理开，则邪气入，邪气入则病作，以此日作稍益晏也。节，谓脊骨之节。然邪气远则逢会迟，故发暮也。其出于风府，日下一节，二十五日下至骶骨⑧，二十六日入于脊内，注于伏膂之脉⑨，项已下至尾骶凡二十四节，故曰下一节，二十五日下至骶骨，二十六日入于脊内，注于伏膂之脉。伏膂之脉者，谓膂筋之间，肾脉之伏行者也。肾之脉，循股内后廉，贯脊属肾；其直行者，从肾上贯肝鬲入肺中。以其贯脊，又不正应行穴，但循膂伏行，故谓之伏膂脉。　新校正云：按全元起本'二十五日'作'二十一日'，'二十六日'作'二十二日'。《甲乙经》、《太素》并同。'伏膂之脉'《甲乙经》作'太冲之脉'，巢元方作'伏冲'。其气上行，九日出于缺盆之中⑩，其气日高，故作日益早也。以肾脉贯脊属肾，上入肺中。肺者，缺盆为之道。阴气之行速，故其气上行，九日出于缺盆之中。其间日发者，由邪气内薄于五藏，横连募原⑪也，其道远，其气深，其行迟，不能与卫气俱行，不得皆出，故间日乃作也。募原，谓鬲募之原系。　新校正云：按全元起本'募'作'膜'。《太素》、巢元方并同。《举痛论》亦作'膜原'。

帝曰：夫子言卫气每至于风府，腠理乃发，发则邪气入，入则病作。今卫气日下一节，其气之发也，不当风府，其日作者奈何？

岐伯曰：　新校正云：按全元起本及《甲乙经》、《太素》自'此邪气客于头项'至下'则病作

---

① 荣气之所舍：指营气所留居的地方。　荣气，即营气。舍，居留之处。明·张介宾："其藏于皮肤之内，肠胃之外，盖即经脉间耳。荣行脉中，故曰荣气之所舍也。"

② 汗空疏：汗孔疏松。　空，通孔。

③ 此气得阳而外出，得阴而内薄：谓邪气随着卫气循行于阳分时就外出，循行于阴分时就入里。　薄，同迫。

④ 间日而作：隔日而发作。

⑤ 其作日晏（yàn 音厌）与其日早：谓疟疾发作有的逐日推迟，有的逐日提早。　晏，晚或迟的意思。《墨子·尚贤中》："蚤（早）朝晏退"。日晏，即逐日推迟。

⑥ 循膂（lǚ 音吕）而下：谓邪气沿着脊椎骨而向下行。　膂，脊椎骨。

⑦ 其明日日下一节，故其作也晏：谓邪气每天向下移行一个脊椎节，所以发作的时间也一天比一天晚。

⑧ 骶（dǐ 音底）骨：指尾骶骨。

⑨ 伏膂之脉：即冲脉。明·张介宾："盖冲脉之循于背部，伏行于脊膂之间，故又曰伏膂也。"

⑩ 出于缺盆之中：谓上出于任脉的天突穴（位于胸骨上窝的正中）。日本丹波元简："缺盆非阳明胃经之缺盆。《本输》篇云：缺盆之中任脉也，名曰天突。乃指任脉天突穴而言耳。"

⑪ 募原：指膈膜。清·张志聪："募原者，横连脏腑之膏膜。"日本丹波元简："膜本取义于帷幕之幕，膜间薄皮，遮隔浊气者，犹幕之在上，故谓之幕，因从肉作膜。其作募者，幕之讹尔。"

故’八十八字并无。此邪气客于头项循膂而下者也，故虚实不同，邪中异所①，则不得当其风府也。故邪中于头项者，气至头项而病②；中于背者，气至背而病；中于腰脊者，气至腰脊而病；中于手足者，气至手足而病。故下篇各以居邪之所而刺之。卫气之所在，与邪气相合，则病作。故风无常府③，卫气之所发，必开其腠理，邪气之所合，则其府也。虚实不同，邪中异所，卫邪相合，病则发焉，不必悉当风府而发作也。 新校正云：按《甲乙经》、巢元方‘则其府也’作‘其病作’。

帝曰：善。夫风之与疟也，相似同类，而风独常在④，疟得有时而休者何也？风疟皆有盛衰，故云相似同类。

岐伯曰：风气留其处，故常在；疟气随经络沉以内薄⑤， 新校正云：按《甲乙经》作‘次以内传’。故卫气应乃作。留，谓留止。随，谓随从。

帝曰：疟先寒而后热者何也？

岐伯曰：夏伤于大暑，其汗大出，腠理开发，因遇夏气凄沧之水寒⑥， 新校正云：按《甲乙经》、《太素》‘水寒’作‘小寒迫

之’。藏于腠理皮肤之中，秋伤于风，则病成矣。暑为阳气，中风者阳气受之，故秋伤于风，则病成矣。夫寒者阴气也，风者阳气也，先伤于寒而后伤于风，故先寒而后热也，病以时作，名曰寒疟。露形触冒，则风寒伤之。

帝曰：先热而后寒者何也？

岐伯曰：此先伤于风，而后伤于寒，故先热而后寒也，亦以时作，名曰温疟。以其先热，故谓之温。其但热而不寒者，阴气先绝⑦，阳气独发，则少气烦冤⑧，手足热而欲呕，名曰瘅⑨疟。瘅，热也，极热为之也。

帝曰：夫经言⑩有余者泻之，不足者补之。今热为有余，寒为不足。夫疟者之寒，汤火不能温也，及其热，冰水不能寒也，此皆有余不足之类。当此之时，良工不能止，必须其自衰，乃刺之，其故何也？愿闻其说。言何暇不早使其盛极而自止乎？

岐伯曰：经言无刺熇熇⑪之热， 新校正云：按全元起本及《太素》‘热’作‘气’。无刺浑浑之脉⑫，无刺漉漉之汗⑬，故为其病

① 邪中异所：谓邪气入中的部位不同。 中，入中。所，处所、部位。
② 气至头项而病：谓卫气运行到头项，与入中之邪气相合而发病。
③ 风无常府：谓风邪侵袭人体没有固定的部位。 府，居所，部位。
④ 风独常在：谓风病的临床症状常持续存在。
⑤ 疟气随经络沉以内薄：谓疟病之邪气随着经络的循行，可以入里而内迫。见前段“邪气内薄于五藏，横连募原也。”
⑥ 凄沧之水寒：谓夏季突然感受寒凉水湿邪气。《辞源》：“凄沧，大凉也。”明·张介宾：“凄沧之水寒，谓浴水乘凉之类也。因暑受寒，则腠理闭，汗不出，寒邪先伏于皮肤之中，得清秋之气，而风袭于外，则病发矣。”
⑦ 阴气先绝：指阴气不足。
⑧ 烦冤：即烦闷不适，有苦难诉的样子。
⑨ 瘅（dān 音单）：清·张志聪：“温疟之不复寒者，名曰瘅疟，瘅，单也。谓单发于阳而病热也。”
⑩ 经言：《灵枢·逆顺》篇有“无刺熇熇之热，无刺漉漉之汗，无刺浑浑之脉”，与本段引文相类似。故注家多认为本段之“经”是指《灵枢·逆顺》篇。然考之《灵枢·逆顺》篇，却无“有余者泻之，不足者补之”句，姑存疑待查。
⑪ 熇熇（hè 音贺）：谓热势炽盛的样子。《说文》：“熇，火热也”。明·马莳：“热盛如火热也。”
⑫ 浑（gǔn 音滚）浑之脉：指脉象纷乱如水流不绝的样子。《集韵·混韵》：“滚，大水流貌。或作浑。”明·马莳：“脉以邪盛而乱无端绪也。”
⑬ 漉漉（lù 音鹿）之汗：指出汗较多的病症。《广雅·释言》：“漉，渗也。”《广韵·屋韵》：“漉，沥也。”又指大汗出。明·张介宾：“漉漉，汗大出也。”

逆，未可治也。燸燸，盛热也。浑浑，言无端绪也。漉漉，言汗大出也。夫疟之始发也，阳气并于阴，当是之时，阳虚而阴盛，外无气①，故先寒慄也；阴气逆极，则复出之阳，阳与阴复并于外，则阴虚而阳实，故先热而渴。阴盛则胃寒，故先寒战慄。阳盛则胃热，故先热欲饮也。夫疟气者，并于阳则阳胜，并于阴则阴胜；阴胜则寒，阳胜则热。疟者，风寒之气不常也②，病极则复③。复，谓复旧也。言其气发至极，还复如旧。至 新校正云：按《甲乙经》作'疟者，风寒之暴气不常，病极则复至。'全元起本及《太素》作'疟，风寒气也，不常，病极则复至。''至'字连上句，与王氏之意异。病之发也，如火之热，如风雨不可当。以其盛炽，故不可当也。故经言曰：方其盛时必毁，

新校正云：按《太素》云：'勿敢必毁。'因其衰也，事必大昌④，此之谓也。方，正也。正盛泻之，或伤真气，故必毁。病气衰已，补其经气，则邪气弭退，正气安平，故必大昌也。夫疟之未发也，阴未并阳，阳未并阴，因而调之，真气得安⑤，邪气乃亡，所泻必中，所补必当，故真气得安，邪气乃亡也。故工⑥不能治其已发，为其气逆也。真气浸息，邪气大行，真不胜邪，是为逆也。

帝曰：善。攻之奈何？早晏何如？

岐伯曰：疟之且发⑦也，阴阳之且移也，必从四末始也。阳已伤，阴从之，故先其时坚束其处⑧，令邪气不得入，阴气不得出，审候见之，在孙络⑨盛坚而血者皆取之，此真往而未得并者也。言牢缚四支，令气各在其处，则邪所居处必自见之，既见之则刺出其血尔。往，犹去也。 新校正云：按《甲乙经》'真往'作'其往'，《太素》作'直往'。

帝曰：疟不发，其应何如？

岐伯曰：疟气者，必更盛更虚。当气之所在也，病在阳，则热而脉躁；在阴，则寒而脉静；阴静阳躁，故脉亦随之。极则阴阳俱衰，卫气相离，故病得休；卫气集，则复病也。相薄至极，物极则反，故极则阴阳俱衰。

帝曰：时有间二日或至数日发，或渴或不渴，其故何也？

岐伯曰：其间日者，邪气与卫气客于六府⑩，而有时相失⑪，不能相得，故休数日乃作也。气不相会，故数日不能发也。疟者，阴阳更胜也，或甚或不甚，故或渴或不渴。阳胜阴甚则渴，阳胜阴不甚则不渴也。胜，谓强盛于彼之气也。

---

① 外无气：谓体表卫气不足。明·吴昆："外无气，谓卫气并入于阴而表虚也。"
② 风寒之气不常：谓疟疾是风寒邪气未按常规伤人所致。
③ 病极则复：谓疟疾的发作，必须等待阴阳逆乱至极，才能向相反的方向转化。从症状理解，即先寒冷至寒战发抖鼓颔，继之寒退而内外皆热，高热烦渴。本段前文"阴气逆极，则复出之阳"可证。
④ "方其盛时必毁"三句：谓正当病势盛极之时，不可攻邪，攻之必定损伤正气，应待其病势衰退之际而攻邪，就能获得成功。 盛，指病势盛极，邪气炽盛。毁，指正气损伤。大昌，有胜利成功的意思。《灵枢·逆顺》："方其盛者，勿敢毁伤，刺其已衰，事必大昌。"可知本句系引自《灵枢·逆顺》篇。
⑤ 真气得安：谓正气得以安和。
⑥ 工：指医生。
⑦ 疟之且发：谓疟疾即将发作。 且，副词，有将要、快要之意。
⑧ 先其时坚束其处：谓在疟疾即将发作之前，用线把四肢末端扎紧。 束，绑、捆。唐·孙思邈《千金方》："先其时，一食顷；用细索紧束其手足十指，令邪气不得入，阴气不得出，过时乃解。"
⑨ 孙络：指络脉之细小者。《灵枢·脉度》："经脉为里，支而横者为络，络之别者为孙。"
⑩ 邪气与卫气客于六府：谓邪气与卫气会于风府。 客，明·张介宾："犹言会也"。六府，日本丹波元简："考上文，并无'客于六府'之说，疑是'风府'之讹。"宜从。
⑪ 相失：指不相吻合，不能按时相会。

帝曰：论言夏伤于暑，秋必病疟①，新校正云：按《生气通天论》并《阴阳应象大论》二论俱云'夏伤于暑，秋必痎疟。'今疟不必应者何也？言不必皆然。

岐伯曰：此应四时者②也。其病异形者，反四时也③。其以秋病者寒甚④，秋气清凉，阳气下降，热藏肌肉，故寒甚也。以冬病者寒不甚⑤，冬气严冽，阳气伏藏，不与寒争，故寒不甚。以春病者恶风⑥，春气温和，阳气外泄，肉腠开发，故恶于风。以夏病者多汗⑦。夏气暑热，津液充盛，外泄皮肤，故多汗也。

帝曰：夫病温疟与寒疟而皆安舍？舍于何藏？安，何也。舍，居止也。藏，谓五神藏也。

岐伯曰：温疟者，得之冬中于风，寒气藏于骨髓之中，至春则阳气大发⑧，邪气不能自出，因遇大暑，脑髓烁⑨，肌肉消，腠理发泄，或有所用力，邪气与汗皆出，此病藏于肾，其气先从内出之于外也。肾主于冬，冬主骨髓，脑为髓海，上下相应，厥热上熏，故脑髓销烁，销烁则热气外薄，故肌肉减削，而病藏于肾也。如是者，阴虚而阳盛，阳盛则热矣，阴虚谓肾藏气虚，阳盛谓膀胱太阳气盛。衰则气复反入⑩，入则阳虚，阳虚则寒矣，故先热而后寒，名曰温疟。衰，谓病衰退也。复反入，谓入肾阴脉中。

帝曰：瘅疟何如？

岐伯曰：瘅疟者，肺素有热，气盛⑪于身，厥逆上冲⑫，中气实⑬而不外泄，因有所用力⑭，腠理开，风寒舍于皮肤之内、分肉之间而发，发则阳气盛，阳气盛而不衰则病矣。其气不及于阴⑮，新校正云：按全元起本及《太素》作'不反之阴'。巢元方作'不及之阴'。故但热而不寒，气内藏于心，而外舍于分肉之间，令人消烁脱肉，故命曰瘅疟。

帝曰：善。

---

① 论言夏伤于暑，秋必病疟：考《素问·生气通天论》、《素问·阴阳应象大论》以及《灵枢·论疾诊尺》等篇，皆有"夏伤于暑，秋为（必、生）痎疟"句。
② 应四时者：谓与四时发病规律相符合。
③ 其病异形者，反四时也：谓某些疟病的临床表现不典型，且与四时的发病规律不一致。
④ 以秋病者寒甚：谓发于秋季的疟疾寒冷症状较突出。明·张介宾："秋以盛热之后，而新凉束之，阴阳相激，故病为寒甚。"
⑤ 以冬病者寒不甚：谓发于冬季的疟病寒冷症状较轻。明·张介宾："阳气浮藏于内，故冬病者虽寒不甚。"
⑥ 以春病者恶风：谓春季发生的疟病多有恶风。清·张志聪"春时阳气始出，天气尚寒故恶风。"
⑦ 以夏病者多汗：谓夏季发生的疟病汗出较多。清·张志聪："夏时阳气外泄，腠理疏空，故多汗。"
⑧ 至春则阳气大发：谓到春天气候渐暖，一切生物都有生发的气象，人体机能也随着时令的生气而活跃。
⑨ 脑髓烁：谓由于暑热炽盛，耗气伤阴，而使人精神疲倦，头脑昏沉的状况，似乎脑髓已被销烁。烁，销熔也。
⑩ 衰则气复反入：谓发热消退时，邪气又复入于阴分。衰，发热消退。气，邪气。
⑪ 气盛：指因热而肺气壅盛。
⑫ 厥逆上冲：指气逆上冲。厥，逆。
⑬ 中气实：指因肺热而胸中气机壅塞。
⑭ 有所用力：指体劳过度，而劳伤形体。
⑮ 其气不及于阴：谓邪气独盛于阳分而不入于阴分。明·张介宾："肺素有热者，热盛气实之人也。故邪中于外，亦但在阳分而不及于阴，则但热不寒也。"

刺疟①篇第三十六 新校正云：按全元起本在第六卷。

足太阳之疟，令人腰痛头重，寒从背起，足太阳脉，从巅入络脑，还出别下项，循肩髆内，侠脊抵腰中；其支别者，从髆内左右别下贯胂，过髀枢。故令腰痛头重，寒从背起。 新校正云：按《三部九候论》注'贯胂'作'贯臀'。《刺腰痛》注亦作"贯臀"《厥论》注作'贯胂'。《甲乙经》作'贯胂'。先寒后热，熇熇暍暍然②，熇熇，甚热状。暍暍，亦热盛也。太阳不足，故先寒，寒极则生热，故后热也。热止汗出，难已，热生是为气虚，热止则为气复，气复而汗反出，此为邪气盛而真不胜，故难已。 新校正云：按全元起本并《甲乙经》、《太素》、巢元方并作'先寒后热渴，渴止汗出。'与此文异。刺郄中③出血。太阳之郄，是谓金门。金门在足外踝下，一名曰关梁，阳维所别属也，刺可入同身寸之三分，若灸者可灸三壮。《黄帝中诰图经》云：'委中主之。'则古法以委中为郄中也。委中在腘中央约文中动脉，足太阳脉之所入也，刺可入同身寸之五分，留七呼，若灸者，可灸三壮。 新校正云：详刺'郄中'《甲乙经》作'腘中'。今王氏两注之，当以'腘中'为正。

足少阳之疟，令人身体解㑊④，身体解㑊，次如下句：寒不甚，热不甚，阳气未盛，故令其然。恶见人，见人心惕惕然⑤，胆与肝合，肝虚则恐，邪薄其气，故恶见人，见人心惕惕然也。热多汗出甚，邪盛则热多，中风故汗出。刺足少阳⑥。侠溪主之。侠溪在足小指次指歧骨间本节前陷者中，少阳之荥，刺可入同身寸之三分，留三呼，若灸者可灸三壮。

足阳明之疟，令人先寒，洒淅洒淅，寒甚久乃热，热去汗出，喜见日月光火气，乃快然，阳虚则外先寒，阳虚极则复盛，故寒甚久乃热也。热去汗已，阴又内强，阳不胜阴，故喜见日月光火气乃快然也。刺足阳明跗上⑦。冲阳穴也。在足跗上同身寸之五寸骨间动脉，上去陷谷同身寸之三寸，阳明之原，刺可入同身寸之三分，留十呼，若灸者可灸三壮。

足太阴之疟，令人不乐，好大息⑧，心气流于肺则喜，令脾藏受病，心母救之，火气下入于脾，不上行于肺。又太阴脉支别者，复从胃上鬲注心中。故令人不乐好大息也。不嗜食，多寒热汗出，脾主化谷，营助四傍，今邪薄之，诸藏无禀，土寄四季，王则邪气交争，故不嗜食，多寒热而汗出。

---

① 刺疟：本篇承接"疟论篇"论述针刺治疗疟疾的方法，并重点记述了六经疟和脏腑疟的症状、刺法，故名"刺疟篇"。高世栻："帝承上篇疟论，而申明刺疟之法。举三阴三阳，五脏胃腑之疟，以及风疟、温疟，各有刺治，因名'刺疟'。"

② 熇熇（hè 音贺）暍暍（yē 音耶）然：指热势盛极的样子。 熇，《说文》："熇，火热也"；"暍，伤暑也"。明·张介宾："熇熇暍暍，皆热甚貌。"

③ 刺郄（xì 音戏）中：针刺委中穴。委中穴，位于腘窝中央。 郄，同郤，空隙。清·张志聪："此所谓郄中出血，是亦当取项上之络郄，腰之下浮郄矣。"

④ 解㑊（yì 音易）：即四肢懈怠，懒于活动的病。

⑤ 惕惕然：恐惧的样子。

⑥ 刺足少阳：可针刺足少阳经的侠溪穴。清·张志聪："少阳所生病者汗出，当取足少阳之侠溪，在足小趾次趾歧骨间。"

⑦ 刺足阳明跗上：可针刺足阳明经足背之冲阳穴。

⑧ 好大息：谓患者喜欢深长呼吸。 大息，亦即太息，又称叹大气。

新校正云：按《甲乙经》云：'多寒少热'。病至则善呕，呕已乃衰，足太阴脉，入腹属脾络胃，上膈侠咽。故病气来至则呕，呕已乃衰退也。即取之①。待病衰去，即而取之，其言衰即取之井俞及公孙也。公孙在足大指本节后同身寸之一寸，太阴络也，刺可入同身寸之四分，留七呼，若灸者可灸三壮。

足少阴之疟，令人呕吐甚，多寒热，热多寒少，足少阴脉，贯肝膈入肺中，循喉咙。故呕吐甚，多寒热也。肾为阴藏，阴气生寒，今阴气不足，故热多寒少。　新校正云：按《甲乙经》云：'呕吐甚，多寒少热。'欲闭户牖而处，其病难已②。胃阳明脉，病欲独闭户牖而处，今谓胃土病证，反见肾水之中，土刑于水，故其病难已也。太钟、太溪悉主之。太钟在足内踝后街中，少阴络也，刺可入同身寸之二分，留七呼。若灸者，可灸三壮。太溪在足内踝后跟骨上动脉陷者中，少阴俞也，刺可入同身寸之三分，留七呼。若灸者，可灸三壮也。　新校正云：按《甲乙经》云：'其病难已，取太溪。'又按'太钟穴'《甲乙经》作'跟后冲中'，《刺腰痛篇》注作'跟后街中动脉'，《水穴》注云在内踝后，此注云内踝后街中，诸注不同，当以《甲乙经》为正。

足厥阴之疟，令人腰痛少腹满，小便不利，如癃状，非癃也，数便③，意恐惧，气不足，腹中悒悒④，足厥阴脉，循股阴入毛中，环阴器抵少腹，故病如是。癃，谓不得小便也。悒悒，不畅之貌。　新校正云：按《甲乙经》'数便意'三字作'数噫'二字。刺足厥阴。太冲主之，在足大指本节后同身寸之二寸陷者中，厥阴俞

也，刺可入同身寸之三分，留十呼。若灸者，可灸三壮也。　新校正云：按《刺腰痛篇》注云，在本节后内间动脉应手。

肺疟者，令人心寒⑤，寒甚热，热间善惊，如有所见者，刺手太阴阳明⑥。列缺主之。列缺在手腕后同身寸之一寸半，手太阴络也，刺可入同身寸之三分，留三呼。若灸者，可灸五壮。阳明穴，合谷主之。合谷在手大指次指歧骨间，手阳明脉之所过也，刺可入同身寸之三分，留六呼。若灸者，可灸三壮。

心疟者，令人烦心甚，欲得清水，反寒多，不甚热，刺手少阴⑦。神门主之。神门在掌后锐骨之端陷者中，手少阴俞也。刺可入同身寸之三分，留七呼。若灸者，可灸三壮。　新校正云：按《太素》云：'欲得清水及寒多，寒不甚热甚也。'

肝疟者，令人色苍苍然⑧，太息，其状若死者，刺足厥阴见血。中封主之。中封在足内踝前同身寸之一寸半陷者中，仰足而取之，伸足乃得之，足厥阴经也，刺出血止，常刺者可入同身寸之四分，留七呼。若灸者，可灸三壮。

脾疟者，令人寒，腹中痛，热则肠中鸣，鸣已汗出，刺足太阴。商丘主之。商丘在足内踝下微前陷者中，足太阴经也。刺可入同身寸之三分，留七呼。若灸者，可灸三壮。

肾疟者，令人洒洒然⑨，腰脊痛，宛转⑩，大便难，目眴眴然⑪，手足寒，刺足太阳少阴⑫。太钟主之。取如前足少阴疟中法。

---

① 即取之：谓即选取足太阴经的腧穴治之。　清·高世栻："当即取太阴之经而刺治之。"
② 其病难已：谓该病难以痊愈。清·高世栻："少阴神气，热甚而虚，故欲闭户牖而处。阴阳水火皆病，神气复虚，故其病难已。病难已，故不言刺也。"又，明·张介宾："肾为至阴之藏而邪居之，故病深难已。"亦通。
③ 数便：谓小便次数频繁。隋·巢元方《诸病源候论》作"数小便"。
④ 悒悒（yì 音易）：不畅快的样子。
⑤ 心寒：心里感觉发冷。明·张介宾："肺者，心之盖也。以寒邪而乘所不胜，故肺疟者令人心寒。"
⑥ 刺手太阴阳明：可刺手太阴经的列缺穴、手阳明经的合谷穴。
⑦ 刺手少阴：可针刺手少阴心经的神门、少海等穴。
⑧ 苍苍然：指面色呈深青色。
⑨ 洒洒然：形容寒冷的样子。
⑩ 腰脊痛宛转：明·张介宾："腰脊之痛，苦于宛转。"　宛转，即转侧。
⑪ 目眴眴（xuàn 音绚）然：目眩而不明的样子。　眴，同眩。明·张介宾："眴眴然，眩动貌，目视不明，水之亏也。"
⑫ 刺足太阳少阴：可刺足太阳经的委中穴，足少阴经的大钟、太溪穴。

胃疟者，令人且病也，善饥而不能食，食而支满①腹大，胃热脾虚，故善饥而不能食，食而支满腹大也。是以下文兼刺太阴。 新校正云：按《太素》'且病'作'疸病'。刺足阳明太阴横脉②出血。厉兑、解溪、三里主之。厉兑在足大指次指之端，去爪甲如韭叶，阳明井也。刺可入同身寸之一分，留一呼。若灸者，可灸一壮。解溪在冲阳后同身寸之三寸半腕上陷者中，阳明经也。刺可入同身寸之五分，留五呼。若灸者，可灸三壮。三里在膝下同身寸之三寸，䯒骨外廉两筋肉分间，阳明合也。刺可入同身寸之一寸，留七呼。若灸者，可灸三壮。然足阳明取此三穴，足太阴刺其横脉出血也。横脉，谓足内踝前斜过大脉，则太阴之经脉也。 新校正云：详解溪在冲阳后三寸半。按《甲乙经》一寸半，《气穴论》注二寸半。

疟发，身方热，刺跗上动脉③，则阳明之脉也。开其空④出其血，立寒。阳明之脉，多血多气，热盛气壮，故出其血而立可寒也。疟方欲寒，刺手阳明太阴、足阳明太阴⑤。亦谓开穴而出其血也，当随井俞而刺之也。

疟脉满大急，刺背俞，用中针，傍伍胠俞各一⑥，适肥瘦出其血也。瘦者浅刺少出血，肥者深刺多出血。背俞，谓大杼。五胠俞，谓譩譆。疟脉小实急，灸胫少阴，刺指井⑦。灸胫少阴，是谓复溜。复溜在内踝上同身寸之二寸陷者中，足少阴经也，刺可入同身寸之三分，留三呼。若灸者，可灸五壮。刺指井，谓刺至阴。至阴在足小指外侧去爪甲角如韭叶，足太阳井也，刺可入同身寸之一分，留五呼。若灸者，可灸三壮。疟脉满大急，刺背俞，用五胠俞背俞各一，适行至于血也。谓调适肥瘦，穴度深浅，循《三备法》而行针，令至于血脉也。背俞，谓大杼。五胠俞，谓譩譆主之。 新校正云：详此条从'疟脉满大'至此注终，文注共五十五字，当从删削。经文与次前经文重复，王氏随�而注之，别无义例，不若士安之精审，不复出也。疟脉缓大虚，便宜用药，不宜用针⑧。缓者中风，大为气实，虚者血虚，血虚气实，风又攻之，故宜药治以遣其邪，不宜针泻而出血也。凡治疟先发如食顷乃可以治⑨，过之则失时也。先其发时，真邪异居，波陇不起，故可治。过时则真邪相合，攻之则反伤真气，故曰失时。 新校正云：详从前'疟脉满大'至此，全元起本在第四卷中，王氏移续于此也。

---

① 支满：支撑胀满。
② 刺足阳明太阴横脉：谓针刺足阳明经之厉兑、解溪、足三里，足太阴经之商丘等穴。清·张志聪："横脉，脾胃之横络脉也。"明·张介宾："盖即商丘也。"
③ 刺跗上动脉：针刺足背冲阳穴，属足阳明胃经穴。明·张介宾："跗上动脉，当是足阳明之冲阳穴。"
④ 空：通"孔"，指孔穴、腧穴。
⑤ 刺手阳明太阴……太阴：谓根据病情，灵活地选取手阳明大肠经、手太阴肺经、足阳明胃经、足太阴脾经的经穴刺之。唐·杨上善："手阳明脉商阳、三间、合谷、阳溪、偏历、温溜、五里等；足阳明神庭、开明、天枢、解溪、冲阳、陷谷、厉兑等；手太阴列缺、太泉、少商；足太阴大都、公孙、商丘等穴。"
⑥ 用中针，傍伍胠俞各一：谓用中号针刺伍胠俞穴，左右各取一穴。 胠，腋下胁上的部位；傍，靠近；傍五胠俞，即背部五脏俞穴的两旁，靠近胠部的五个腧穴：魄户、神堂、魂门、意舍、志室。
⑦ 灸胫少阴，刺指井：谓灸小腿部足少阴经的复溜穴，针刺足太阳经的井穴至阴（位于足小趾端外侧）。清·张志聪："艾名冰台，能于水中取火，能启陷气之阳，故当灸少阴胫下之太溪，以启经脉之生气，刺足小趾之井穴，以泻经脉之实邪。"
⑧ 疟脉缓大虚，便宜用药，不宜用针：谓疟病患者，见脉象缓大而虚，为血气俱虚之征，不可施以针刺疗法，而宜采取药物内服调理。清·张志聪："此承上文言五藏之经气虚者，便于用药而不宜用针也。脉缓大虚，血气两虚也。"
⑨ 凡治疟先发如食顷乃可以治：谓疟疾的治疗应掌握其治疗的有利时机。一般在疟疾发作之前大约一顿饭的时候，是针刺、服药的最佳时机。明·马莳："此言治疟贵在未发之前，其时候止如食顷，即可治之也……而不可治之于已发之后耳……或用针，或用药，即可以治之矣。若过此食顷，而至于已发，则失时不可为矣。"如食顷，约吃一顿饭的时间。

诸疟而脉不见①，刺十指间出血，血去必已，先视身之赤如小豆者尽取之。十二疟者②，其发各不同时，察其病形，以知其何脉之病也。随其形证，而病脉可知。先其发时如食顷而刺之，一刺则衰，二刺则知，三刺则已，不已，刺舌下两脉出血，释具下文。不已，刺郄中盛经③出血，又刺项已下侠脊者④必已。并足太阳之脉气也。郄中，则委中也。侠脊者，谓大杼、风门热府穴也。大杼在项第一椎下两傍，相去各同身寸之一寸半陷者中，刺可入同身寸之三分，留七呼。若灸者，可灸五壮。风门热府在第二椎下两傍各同身寸之一寸半，刺可入同身寸之五分，留七呼。若灸者，可灸五壮。　新校正云：详大杼灸'五壮'，按《甲乙经》作'七壮'，《气穴论》注作'七壮'，《刺热》注及《热穴》注并作'五壮'。舌下两脉者，廉泉⑤也。廉泉，穴名。在颔下结喉上舌本下，阴维任脉之会，刺可入同身寸之三分，留三呼。若灸者，可灸三壮。

刺疟者，必先问其病之所先发者，先刺之。先头痛及重者，先刺头上及两额两眉间⑥出血。头上，谓上星、百会。两额，谓悬颅。两眉间，谓攒竹等穴也。先项背痛者，先刺之⑦。项，风池、风府主之。背，大杼、神道主之。先腰脊痛者，先刺郄中出血。先手臂痛者，先刺手少阴阳明十指间。　新校正云：按别本作'手阴阳'，全本亦作'手阴阳'。先足胫酸痛者，先刺足阳明十指间出血。各以邪居之所而脱泻之。

风疟，疟发则汗出恶风，刺三阳经背俞⑧之血者。三阳，太阳也。　新校正云：按《甲乙经》云：'足三阳'。胻⑨酸痛甚，按之不可，名曰胕髓病⑩，以镵针⑪，针绝骨⑫出血，立已。阳辅穴也。取如《气穴论》中府俞法。身体小痛，刺至阴。　新校正云：按《甲乙经》无'至阴'二字。诸阴之井无出血，间日一刺。诸井皆在指端，足少阴井在足心宛宛中。疟不渴，间日而作，刺足太阳。　新校正云：按《九卷》云：'足阳明'。《太素》同。渴而间日作，刺足少阳。　新校正云：按《九卷》云：'手少阳'。《太素》同。温疟汗不出，为五十九刺⑬。自胃疟下至此，寻《黄帝中诰图经》所主，或有不与此文同，应古之别法也。

---

① 脉不见：谓邪盛阻遏，而脉搏沉伏不显。

② 十二疟者：指上述六经疟、五脏疟及胃疟，共计十二种疟病。

③ 刺郄中盛经：谓针刺足阳明经腘窝中央的委中穴。盛经，指足阳明经；盖阳明经多血多气，故称盛经。

④ 刺项已下侠脊者：指针刺项部以下脊柱两侧的穴位。　已，通"以"。侠，通"夹"。侠脊，即脊柱两侧。

⑤ 廉泉：经穴名，又名舌本、本池。属任脉。位于前正中线上，喉结上方与舌骨下方之间的凹陷处。

⑥ 刺头上及两额两眉间：谓针刺头顶部的上星、百会穴，两额部的悬颅穴，两眉间的攒竹穴。

⑦ 先刺之：谓先针刺项背部的穴位，如风池、风府、大杼、神道等穴。清·张志聪："项背痛者，或刺风池、风府，或项背所痛之处，随其病而取之。"

⑧ 刺三阳经背俞：谓针刺足三阳在背部的俞穴，如膀胱俞、胃俞、胆俞，这些穴位皆位于足太阳经。明·张介宾："三阳经背俞之穴，谓足太阳膀胱俞、足阳明胃俞、足少阳胆俞，皆足太阳经穴。"

⑨ 胻（héng 音横）：同"胻"，胫骨。

⑩ 胕髓病：明·张介宾："其邪深伏，故名曰胕髓病。"清·高世栻："胻痠痛甚，因风而痠痛也；按之不可，痛在骨也；髓藏于骨，故名曰附髓病。"据此，胕，当作"伏"或"附"。

⑪ 镵（chán 音馋）针：九针之一。出自《灵枢·九针十二原》。针长一寸六分，头部膨大，末端锐尖，形如箭头。用于浅刺。

⑫ 绝骨：穴名，又名悬钟。属足少阳胆经，位于外踝上三寸，腓骨后缘。为八会穴之一，"髓"的会穴。

⑬ 五十九刺：指治疗热病的五十九个穴位。详见《素问·水热穴论》。

气厥论①篇第三十七 新校正云：按全元起本在第九卷，与《厥论》相并。

黄帝问曰：五藏六府，寒热相移②者何？

岐伯曰：肾移寒于肝③，痈肿，少气④。肝藏血，然寒入则阳气不散，阳气不散，则血聚气涩，故为痈肿，又为少气也。 新校正云：按全元起本云：'肾移寒于脾'。元起注云：'肾伤于寒而传于脾，脾主肉，寒生于肉则结为坚，坚化为脓，故为痈。血伤气少，故曰少气。'《甲乙经》亦作'移寒于脾'。王因误本，遂解为肝，亦智者之一失也。脾移寒于肝，痈肿筋挛⑤。脾藏主肉，肝藏主筋，肉温则筋舒，肉冷则筋急，故筋挛也。肉寒则卫气结聚，故为痈肿。肝移寒于心，狂⑥隔中⑦。心为阳藏，神处其中，寒薄之则神乱离，故狂也。阳气与寒相薄，故隔塞而中不通也。心移寒于肺，肺消⑧，肺消者饮一溲二，死不治⑨。心为

阳藏，反受诸寒，寒气不消，乃移于肺，寒随心火内铄金精，金受火邪，故中消也。然肺藏消铄，气无所持，故令饮一而溲二也。金火相贼，故死不能治。肺移寒于肾，为涌水⑩，涌水者，按腹不坚，水气客⑪于大肠，疾行则鸣濯濯⑫，如囊裹浆，水之病也。肺藏气，肾主水，夫肺寒入肾，肾气有余，肾气有余则上奔于肺，故云涌水也。大肠为肺之府，然肺肾俱为寒薄，上下皆无所之，故水气客于大肠也。肾受凝寒，不能化液，大肠积水而不流通，故其疾行，则肠鸣而濯濯有声，如囊裹浆而为水病也。 新校正云：按《甲乙经》'水之病也'作'治主肺者'。

脾移热于肝，则为惊衄。肝藏血，又主惊，故热薄之则惊而鼻中血出。肝移热于心，则死。两阳和合，火木相燔，故肝热入心，则当死也。

---

① 气厥论：气，指气机。厥，指逆乱、失常。本篇主要讨论因气机逆乱致寒热相移而产生一系列病证的道理，故名"气厥论"。明·马莳云："故得之气厥也，则寒热相移，皆气逆使然，故名篇。"

② 移：转移；传变。明·张介宾："相移者，以此病而移于彼也。"

③ 肝：当作"脾"。唐·杨上善《黄帝内经太素》与晋·皇甫谧《甲乙经》中俱作"脾"。

④ 痈肿，少气：明·张介宾："痈者，壅也。肾以寒水之气反传所不胜，侵侮脾土，故壅为浮肿；少气者，寒盛则阳虚于下，阳虚则无以化气也。"

⑤ 痈肿筋挛：唐·杨上善："脾将寒气与肝，肝气壅遏不通，故为痈肿；肝主筋，故病筋挛。" 挛，抽搐。

⑥ 狂：唐·杨上善："肝将寒气与心，心得寒气，热盛神乱，故狂。"

⑦ 隔中：《灵枢·邪气藏府病形》："隔中，食饮入而还出，后沃沫。"明·张介宾："心脉出属心系下隔，阳为阴抑，则气有不行，故隔塞不通也。"

⑧ 肺消：明·张介宾："心火不足则不能温养肺金，肺气不温则不能行化津液，故饮虽一而溲（小便）则倍之。夫肺者，水之母也。水去多，则肺气从而索矣，故曰肺消。门户失守，本元日竭，故死不能治。"

⑨ 饮一溲二，死不治：清·尤怡："肺居上焦而司气化，肺热则不肃，不肃则水不下；肺寒则气不化，不化则水不布，不特所饮之水直趋而下，且并身中所有之津，尽从下趋之势，有降无升，生气乃息，故曰'饮一溲二，死不治。'"

⑩ 涌水：明·张介宾："涌水者，水自下而上，如泉之涌也。水者，阴气也。其本在肾，其末在肺。肺移寒于肾，则阳气不化于下。阳气不化，则水泛为邪而客于大肠，以大肠为肺之合也。"

⑪ 客：用作动词，侵入，留滞。

⑫ 濯濯（zhuó 音浊）：象声词，水在腹腔或肠间流动的声音。

《阴阳别论》曰：'肝之心谓之生阳，生阳之属不过四日而死。' 新校正云：按《阴阳别论》之文，义与此殊，王氏不当引彼误文，附会此义。**心移热于肺，传为鬲消①**。心肺两间，中有斜鬲膜，鬲膜下际，内连于横鬲膜，故心热入肺，久久传化，内为鬲热消渴而多饮也。**肺移热于肾，传为柔痓②**。柔，谓筋柔而无力。痓，谓骨痓而不随。气骨皆热，髓不内充，故骨痓强而不举，筋柔缓而无力也。**肾移热于脾，传为虚，肠澼③死，不可治**。脾土制水，肾反移热以与之，是脾土不能制水而受病，故久久传为虚损也。肠澼死者，肾主下焦，象水而冷，今乃移热，是精气内消，下焦无主以守持，故肠澼除而气不禁止。**胞④移热于膀胱，则癃⑤溺血**。膀胱为津液之府，胞为受纳之司，故热入膀胱，胞中外热，阴络内溢，故不得小便而溺血也。《正理论》曰：'热在下焦，则溺血。'此之谓也。**膀胱移热于小肠，鬲肠不便，上为口糜⑥**。小肠脉，络心，循咽下膈抵胃属小肠。故受热，已下令肠隔塞而不便，上则口生疮而糜烂。糜，谓烂也。**小肠移热于大肠，为虑瘕⑦为沉⑧**。小肠热已，移入大肠，两热相薄，则血溢而为伏瘕也。血涩不利，则月事沉滞而不行，故云为虑瘕为沉也。虑与伏同。瘕一为疝，传写误也。**大肠移热于胃，善食而瘦人⑨，谓之食亦⑩**。胃为水谷之海，其气外养肌肉，热消水谷，又铄肌肉，故善食而瘦人也。食亦者，谓食入移易而过，不生肌肤也。亦，易也。 新校正云：按《甲乙经》'人'作'又'。王氏注云：'善食而瘦人也'。殊为无义，不若《甲乙经》作'又'，读连下文。**胃移热于胆，亦曰食亦**。义同上。**胆移热于脑，则辛頞鼻渊⑪，鼻渊者，浊涕下不止也**。脑液下渗，则为浊涕，涕下不止，如彼水泉，故曰鼻渊也。頞，谓鼻頞也。足太阳脉，起于目内眦，上额交巅上，入络脑。足阳明脉，起于鼻，交頞中，傍约太阳之脉。今脑热则足太阳逆，与阳明之脉俱盛，薄于頞中，故鼻頞辛也。辛，谓酸痛。故下文云：**传为衄衊瞑目⑫**，以足阳明脉，交頞中，傍约太阳之脉，故耳热盛则阳络溢，阳络溢则衄出汗血也。衊，谓汗血也。血出甚，阳明太阳脉衰，不能荣养于目，故目瞑。瞑，暗也。**故得之气厥⑬也**。厥者，气逆也，皆由气逆而得之。

---

① 鬲消：病名。明·张介宾："鬲消者，鬲上焦烦，饮水多而善消也。" 鬲，指胸膈。

② 柔痓（zhì 音志）：筋脉拘挛强直的病证。明·张介宾："柔，筋软无力也。痓，骨强直也。肺主气，肾主骨，肺肾皆热，则真阴日消，故使为柔痓。" 痓，筋脉抽掣。一说，当作"痉"。日本丹波元简注："'痓'字乃'痉'之误。盖肺属太阴，肾属少阴，肺移于肾而发痉，故曰柔痓。"亦通。

③ 肠澼（pì 音屁）：即痢疾。明·张介宾："肾本水藏而挟热侮脾，故为肠澼，下利脓血。"

④ 胞：阴胞，在男子为精室，在女子为子宫。

⑤ 癃（lóng 音龙）：小便不利。

⑥ 糜（mí 音迷）：通"糜"，糜烂。

⑦ 虑瘕（fú jiǎ 音伏假）：又作"伏瘕"、"虑疝"、"密疝"。因大肠热结、大便秘涩不通而见之小腹结块的病。明·张介宾："虑瘕者，谓其隐伏秘匿、深沉不易取也。" 虑，通"伏"，隐伏。瘕，腹中积块。

⑧ 沉：清·张志聪："痔也。"

⑨ 人：当为衍文。

⑩ 食亦：即因大肠移热于胃，胃热消谷所致的善食而瘦、肢体懈怠的病证。亦，通"佾"，懈怠。

⑪ 辛頞（è 音遏）：谓鼻梁内有辛辣之感。 頞，明·张介宾："音遏，鼻梁，亦名下极，即山根也。" 鼻渊：症见久病鼻流浊涕、阻塞不通的鼻病。

⑫ 衊（miè 音灭）：污血。清·高世栻："血污曰衊。"这里与上字"衄"一起，泛指鼻血。故明·张介宾："衄、衊，皆为鼻血。" 瞑目：指目昏不明。

⑬ 气厥：即气逆，气机逆乱。

咳论^①篇第三十八 新校正云：按全元起本在第九卷。

黄帝问曰：肺之令人咳何也？

岐伯对曰：五藏六府皆令人咳，非独肺也。

帝曰：愿闻其状。

岐伯曰：皮毛者肺之合也。皮毛先受邪气，邪气以从其合^②也。邪，谓寒气。其寒饮食入胃^③，从肺脉上至于肺，则肺寒，肺寒则外内合邪，因而客之^④，则为肺咳。肺脉起于中焦，下络大肠，还循胃口，上鬲属肺。故云'从肺脉上至于肺'也。五藏各以其时受病，非其时，各传以与之^⑤。时，谓王月也。非王月则不受邪，故各传以与之。人与天地相参^⑥，故五藏各以治时^⑦，感于寒则受病，微则为咳，甚者为泄为痛。寒气微则外应皮毛，内迫肺，故咳。寒气甚则入于内，内裂则痛，入于肠胃则泄痢。乘^⑧秋则肺先受邪，乘春则肝先受之，乘夏则心先受之，乘至阴^⑨则脾先受之，乘冬则肾先受之。以当用事之时，故先受邪气。 新校正云：按全元起本及《太素》无'乘秋则'三字，疑此文误多也。

帝曰：何以异之？欲明其证也。

岐伯曰：肺咳之状，咳而喘息有音，甚则唾血。肺藏气而应息，故咳则喘息而喉中有声，甚则肺络逆，故唾血也。心咳之状，咳则心痛，喉中介介^⑩如梗状，甚则咽肿喉痹。手心主脉，起于胸中，出属心包。少阴之脉，起于心中，出属心系；其支别者，从心系上侠咽喉，故病如是。 新校正云：按《甲乙经》'介介如梗状'作'喝喝'。又少阴之脉，上侠咽，不言侠喉。肝咳之状，咳则两胁下痛，甚则不可以转，转则两胠^⑪下满。足厥阴脉，上贯鬲，布胁肋，循喉咙之后，故如是。胠，亦胁也。脾咳之状，咳则右胁下痛，阴

---

① 咳论：本篇主要讨论咳嗽的病因、病机、症状、分类、传变规律及治疗原则，故名"咳论"。明·马莳："内论五脏六腑之咳，各有形状治法，故名篇。"

② 邪气以从其合：谓邪气就会进而侵害皮毛所配合的肺脏。 合，指皮毛所与配合的脏，即肺脏。

③ 其寒饮食入胃：明·张介宾："肺脉起于中焦，循胃口，上鬲属肺，故胃中饮食之寒，从肺脉上于肺也。所谓形寒寒饮则伤肺，正此节之谓。"

④ 因而客之：于是就留滞于肺。 客，用作动词，留止，留滞。之，指肺脏。

⑤ 五藏各以其时受病……以与之：应解作"非其时，五藏各以其时受病，各传以与之"。谓肺脏如果不是在它相应的时令中发生了咳嗽，就是由于五脏在各自相应的时令中受邪发病以后，分别传给肺脏而造成的。非其时，指不是肺脏相应的时令。 按：五脏与时令的对应关系为：肝应春，心应夏，脾应长夏，肺应秋，肾应冬。

⑥ 相参：相合，相应。

⑦ 以治时：在当旺的时令中。 以，在。治，谓当旺。清·高世栻："犹主也。"

⑧ 乘：介词，在，当……的时候。

⑨ 至阴：指长夏。日本丹波元简："谓戊己月及土寄月也。"清·高世栻："脾为阴中之至阴，寄旺四时。乘至阴，即其旺时也。"

⑩ 介介：明·吴昆："坚硬而有妨碍之意。"

⑪ 胠（qū 音驱）：腋下胁上的部位。

阴①引肩背，甚则不可以动，动则咳剧。足太阴脉，上贯膈侠咽；其支别者，复从胃别上膈，故病如是也。脾气连肺，故痛引肩背也。脾气主右，故右胠下阴阴然深慢痛也。**肾咳之状，咳则腰背相引而痛，甚则咳涎②。**足少阴脉，上股内后廉，贯脊属肾络膀胱；其直行者，从肾上贯肝膈入肺中，循喉咙侠舌本。又膀胱脉，从肩髆内别下侠脊抵腰中，入循膂络肾，故病如是。

帝曰：六府之咳奈何？安所受病？

岐伯曰：五藏之久咳，乃移于六府。脾咳不已，则胃受之，胃咳之状，咳而呕，呕甚则长虫③出。脾与胃合。又胃之脉循喉咙入缺盆，下膈属胃络脾，故脾咳不已，胃受之也。胃寒则呕，呕甚则肠气逆上，故蚘出。**肝咳不已，则胆受之，胆咳之状，咳呕胆汁。**肝与胆合。又胆之脉从缺盆以下胸中，贯膈络肝，故肝咳不已，胆受之也。胆气好逆，故呕出苦汁也。**肺咳不已，则大肠受之，大肠咳状，咳而遗失④。**肺与大肠合。又大肠脉入缺盆络肺，故肺咳不已，大肠受之。大肠为传送之府，故寒入则气不禁焉。

新校正云：按《甲乙经》'遗失'作'遗矢'。**心咳不已，则小肠受之，小肠咳状，咳而失气⑤，气与咳俱失。**心与小肠合。又小肠脉入缺盆络心，故心咳不已，小肠受之。小肠寒盛，气入大肠，咳则小肠气下奔，故失气也。**肾咳不已，则膀胱受之，膀胱咳状，咳而遗溺⑥。**肾

与膀胱合。又膀胱脉从肩髆内侠脊抵腰中，入循膂络肾属膀胱，故肾咳不已，膀胱受之。膀胱为津液之府，是故遗溺。**久咳不已，则三焦受之，三焦咳状，咳而腹满，不欲食饮，此皆聚于胃，关于肺，使人多涕唾，而面浮肿气逆也⑦。**三焦者，非谓手少阳也，正谓上焦中焦耳。何者？上焦者出于胃上口，并咽以上贯膈，布胸中，走腋。中焦者，亦至于胃口，出上焦之后。此所受气者，泌糟粕，蒸津液，化其精微，上注于肺脉，乃化而为血，故言皆聚于胃，关于肺也。两焦受病，则邪气熏肺而肺气满，故使人多涕唾而面浮肿气逆也。腹满不欲食者，胃寒故也。胃脉者，从缺盆下乳内廉，下循腹至气街；其支者，复从胃下口循腹里至气街中而合。今胃受邪，故病如是也。何以明其不谓下焦？然下焦者，别于回肠，注于膀胱，故水谷者常并居于胃中，盛糟粕而俱下于大肠，泌别汁，循下焦而渗入膀胱。寻此行化，乃与胃口悬远，故不谓此也。　新校正云：按《甲乙经》胃脉'下循腹'作'下侠脐'。

帝曰：治之奈何？

岐伯曰：治藏者治其俞，治府者治其合⑧，浮肿者治其经⑨。诸藏俞者，皆脉之所起第三穴。诸府合者，皆脉之所起第六穴也。经者，藏脉之所起第四穴，府脉之所起第五穴。《灵枢经》曰：'脉之所注为俞，所行为经，所入为合。'此之谓也。

帝曰：善。

---

① 阴阴：即隐隐。　阴，通"隐"。
② 咳涎：咳唾痰涎。　涎，日本丹波元简："即今之稠痰也。"明·张介宾："肾脉贯脊系于腰背，故相引而痛。其直者入肺中，循喉咙，故甚则咳涎。盖肾为水藏，主涎饮也。"
③ 长虫：指蛔虫。明·张介宾："蚘虫也。居肠胃中，咳甚则随气而上出。"
④ 遗失：遗屎，大便失禁。　失，当作"矢"，通"屎"。
⑤ 失气：即放屁。明·张介宾："小肠之下，则大肠也。大肠之气，由于小肠之化，故小肠受邪而咳，则下奔失气也。"
⑥ 遗溺（niào 音尿）：明·张介宾："膀胱为津液之府，故邪气居之，则咳而遗溺。"
⑦ 此皆聚于胃……气逆也：明·马莳："夫五脏六腑之咳如此，然皆聚于胃，以胃为五脏六腑之主也；关之于肺，以肺先受邪，而后传之于别脏别腑也；使人多涕唾而面浮肿，皆以气逆于上故耳。此乃脏腑咳疾之总语也。"清·高世栻："六腑以胃为本，五脏以肺为先。"
⑧ 合：指合穴。明·张介宾："五输之所入为合，即各经之合穴也。"
⑨ 经：指经脉之穴，经穴。

卷第十一

举痛论①篇第三十九

新校正云：按全元起本在第三卷，名《五藏举痛》，所以名'举痛'之义，未详。按本篇乃黄帝问五藏卒痛之疾，疑'举'乃'卒'字之误也。

黄帝问曰：余闻善言天②者，必有验于人③；善言古者，必有合于今；善言人④者，必有厌于己⑤。如此，则道不惑而要数极⑥，所谓明也。善言天者，言天四时之气，温凉寒暑，生长收藏，在人形气，五藏参应，可验而指示善恶，故曰必有验于人。善言古者，谓言上古圣人养生损益之迹，与今养生损益之理，可合而与论成败，故曰必有合于今也。善言人者，谓言形骸骨节，更相枝拄，筋脉束络，皮肉包裹，而五藏六府次居其中，假七神五藏而运用之，气绝神去则之于死，是以知彼浮形不能坚久，静虑于己，亦与彼同，故曰必有厌于己也。夫如此者，是知道要数之极，悉无疑惑，深明至理，而乃能然矣。今余问于夫子，令言而可知⑦，视而可见⑧，扪而可得⑨，令验于己而发蒙解惑⑩，可得而闻乎？言如发开童蒙之耳，解于疑惑者之心，令一一条理，而目视手循，验之可得。扪，犹循也。

岐伯再拜稽首对曰：何道之问也？请示问端也。

帝曰：愿闻人之五藏卒痛⑪，何气使然？

岐伯对曰：经脉流行不止，环周不

① 举痛论：本篇举寒邪客于脏腑经脉所引起的多种疼痛为例，突出了问诊、望诊、切诊在临证时的具体应用及其意义。对怒、喜、悲、恐、惊、思、寒、热、劳等九种致病因素所产生的病机和症状进行了讨论。由于本篇主要列举并论述了多种疼痛病症，故名"举痛论"。但《新校正》云："按本篇乃黄帝问五脏卒痛之疾，疑'举'乃'卒'字之误也。"明·吴昆从之，并将本篇改名为"卒痛论"，释曰："卒痛者，卒然而痛也。旧作'举'，误之矣。"亦通。
② 善言天：谓善于谈论天地阴阳变化规律。　言，谈论、讨论。天，指天地阴阳自然之理。明·张介宾："天与人一理，其阴阳气数，无不相合，故善言天者，必有验于人。"
③ 验于人：谓联系到人体的生理和病理。
④ 善言人：谓善于讨论人身形骸、脏腑等生理功能以及病理变化。以上"验"、"合"、"厌"均有"合"意，即结合、联系。
⑤ 厌于己：谓必须联系自己的认识。　厌，作"合"解。《经籍纂诂》引注："厌，合也。"
⑥ 道不惑而要数极：谓对问题的认识明确，对事物变化的规律掌握十分透彻。　道，指规律、道理。要数，指要理、大理。极，透彻之意。
⑦ 言而可知：指通过问诊，可以了解到的病情。
⑧ 视而可见：指通过望诊，可以了解到的病情。
⑨ 扪（mén 音门）而可得：指通过切诊，可以了解到的病情。　扪，摸、按之意。
⑩ 发蒙解惑：启发蒙昧，解除疑惑。明·张介宾："发蒙者，如去其蒙蔽也。"
⑪ 卒痛：突然发生疼痛。　卒，通"猝"。

休，寒气入经而稽迟①，泣而不行②，客于脉外③则血少，客于脉中则气不通，故卒然而痛。

帝曰：其痛或卒然而止者，或痛甚不休者，或痛甚不可按者，或按之而痛止者，或按之无益者，或喘动应手④者，或心与背相引而痛者，或胁肋与少腹相引而痛者，或腹痛引阴股⑤者，或痛宿昔⑥而成积者，或卒然痛死不知人，有少间复生者，或痛而呕者，或腹痛而后泄者，或痛而闭不通者，凡此诸痛，各不同形，别之奈何？欲明异候之所起。

岐伯曰：寒气客于脉外则脉寒，脉寒则缩踡⑦，缩踡则脉绌急⑧，则外引小络，故卒然而痛，得炅⑨则痛立止；脉左右环，故得寒则缩踡而绌急，缩踡绌急则卫气不得通流，故外引于小络脉也。卫气不入，寒内薄之，脉急不纵，故痛生也。得热则卫气复行，寒气退辟，故痛止。炅，热也。止，已也。因重中于寒，则痛久矣。重寒难释，故痛久不消。寒气客于经脉之中，与炅气相薄则脉满，满则痛而不可按也，按之痛甚者，其义具下文。寒气稽留，炅气从上⑩，则脉充大而血气乱，故痛甚不可按

也。脉既满大，血气复乱，按之则邪气攻内，故不可按也。寒气客于肠胃之间，膜原⑪之下，血不得散，小络急引故痛，按之则血气散，故按之痛止。膜，谓鬲间之膜；原，谓鬲肓之原。血不得散，谓鬲膜之中小络脉内血也。络满则急，故牵引而痛生也。手按之则寒气散，小络缓故痛止。寒气客于侠脊之脉⑫，则深按之不能及，故按之无益也。侠脊之脉者，当中督脉也，次两傍足太阳脉也。督脉者循脊里，太阳者贯膂筋，故深按之不能及也。若按当中则脊节曲，按两傍则膂筋蹙合，曲与蹙合，皆卫气不得行过，寒气益聚而内畜，故按之无益。寒气客于冲脉，冲脉起于关元⑬，随腹直上，寒气客则脉不通，脉不通则气因之，故喘动应手矣。冲脉，奇经脉也。关元，穴名，在脐下三寸。言起自此穴，即随腹而上，非生出于此也。其本生出，乃起于肾下也。直上者，谓上行会于咽喉也。气因之，谓冲脉不通，足少阴气因之上满。冲脉与少阴并行，故喘动应于手也。寒气客于背俞之脉⑭则脉泣，脉泣则血虚，血虚则痛，其俞注于心，故相引而痛，按之则热气至，热气至则痛止矣。背俞，谓心俞脉，亦足太阳脉也。夫俞者，皆内通于藏，故曰其俞注于心相引而痛也。按之则温气入，温气入则心气外发，故痛止。寒气客于厥阴之脉，厥

---

① 稽迟：指留止不行。《说文》："稽，留止也。"

② 泣而不行：涩滞而运行不畅。　泣，音义同"涩"。

③ 客于脉外：指侵犯脉外。　客，侵犯、停留。

④ 喘动应手：指腹中筑动，揣之应手。　喘，疑是"揣"之误。《灵枢·百病始生》云："其著于伏冲之脉者，揣之应手而动"。

⑤ 阴股：指大腿内侧。

⑥ 痛宿昔：即疼痛日久之意。

⑦ 缩踡：即收缩弯曲。明·张介宾："踡，不伸也。"

⑧ 绌急：即屈曲拘急之状。明·张介宾："绌，屈曲也。"

⑨ 炅（jiǒng 音炯）：明·张介宾："炅，热也。"

⑩ 炅气从上：谓热气与寒气交迫。　上，疑为"之"之误。

⑪ 膜原：指膈膜与膈肌之间的部位。清·张志聪："膜原者，连于肠胃之脂膜，亦气分之腠理。"

⑫ 侠（jiā 音加）脊之脉：明·张介宾："侠脊者，足太阳经也。其最深者，则伏冲、伏膂之脉。"　侠，通"夹"。

⑬ 关元：穴名。属任脉，位于脐下三寸处。

⑭ 背俞之脉：指足太阳经。明·张介宾："背俞，五脏俞也；皆足太阳经穴。太阳之脉循膂当心入散，上出于项，故寒气客之，则脉涩血虚，为背与心相引而痛，因其俞注于心也。"

阴之脉者，络阴器系于肝，寒气客于脉中，则血泣脉急，故胁肋与少腹相引痛矣。厥阴者，肝之脉，入毛中，环阴器，抵少腹，上贯肝鬲，布胁肋，故曰络阴器系于肝，脉急引胁与少腹痛也。**厥气**①**客于阴股，寒气上及少腹，血泣在下相引，故腹痛引阴股。**亦厥阴肝脉之气也，以其脉循阴股入毛中，环阴器，上抵少腹，故曰厥气客于阴股，寒气上及于少腹也。**寒气客于小肠膜原之间，络血之中，血泣不得注于大经**②**，血气稽留不得行，故宿昔而成积矣。**言血为寒气之所凝结而乃成积。**寒气客于五藏，厥逆上泄**③**，阴气竭，阳气未入，故卒然痛死不知人，气复反则生矣。**言藏气被寒拥胃而不行，气复得通则已也。　**新校正云：**详注中'拥胃'疑作'拥冒'。**寒气客于肠胃，厥逆上出，故痛而呕也。**肠胃客寒留止，则阳气不得下流而反上行，寒不去则痛生，阳上行则呕逆，故痛而呕也。**寒气客于小肠，小肠不得成聚，故后泄腹痛矣。**小肠为受盛之府，中满则寒邪不居，故不得结聚而传下入于回肠。回肠，广肠也，为传导之府，物不得停留，故后泄而痛。**热气留于小肠，肠中痛，瘅热焦渴，则坚干不得出，故痛而闭不通矣。**热渗津液，故便坚也。

帝曰：所谓言而可知者也，视而可

见奈何？谓候色也。

岐伯曰：五藏六府，固尽有部④，谓面上之分部。**视其五色，黄赤为热**⑤，中热则色黄赤。**白为寒**⑥，阳气少，血不上荣于色，故白。**青黑为痛**⑦，血凝泣则变恶，故色青黑则痛，此所谓视而可见者也。

帝曰：扪而可得奈何？扪，摸也，以手循摸也。

岐伯曰：视其主病之脉⑧，**坚而血及陷下者**⑨，**皆可扪而得也。**

帝曰：善。余知百病生于气⑩**也，**夫气之为用，虚实逆顺缓急皆能为病，故发此问端。**怒则气上，喜则气缓**⑪，**悲则气消，恐则气下，寒则气收，炅则气泄，惊则气乱，**　**新校正云：**按《太素》'惊'作'忧'。**劳则气耗，思则气结，九气不同，何病之生？**

岐伯曰：怒则气逆，甚则呕血及飧泄，　**新校正云：**按《甲乙经》及《太素》'飧泄'作'食而气逆'。**故气上矣。**怒则阳气逆上而肝气乘脾，故甚则呕血及飧泄也。何以明其然？怒则面赤，甚则色苍。《灵枢经》曰：'盛怒而不止则伤志。'明怒则气逆上而不下也。**喜则气和志达，荣卫通利，故气缓矣。**气脉和调，故志达畅。荣卫通利，故气徐缓。**悲则心系急，肺布叶举**⑫，**而上**

---

① 厥气：指寒逆之气。

② 大经：指较大的经脉。

③ 厥逆上泄：指厥逆之气上越。

④ 固尽有部：谓五脏六腑在面部本来都各有其所主的部位。清·张志聪："五脏六腑之气色，皆见于面而各有所主之部位。"

⑤ 黄赤为热：明·张介宾："黄赤色者，火动于经，故为热。"

⑥ 白为寒：谓阳气衰微，血不上荣，故为寒证。明·张介宾："白色者，阳气衰微，血不上荣，故为寒。"

⑦ 青黑为痛：谓青色及黑色主疼痛。盖青黑色为气滞血瘀所致，故主疼痛。明·张介宾："青黑色者，血凝气滞，故为痛。"

⑧ 主病之脉：指病邪所在之经脉。

⑨ 坚而血及陷下者：谓观察脉搏之坚实、血络之充盈及其下陷等不同情况。明·张介宾："脉坚者，邪之聚也；血留者，络必盛而起也；陷下者，血气不足。"

⑩ 百病皆生于气：谓多种疾病的发生，都是由于气的失调所致。　百病，泛指多种疾病。

⑪ 气缓：即气涣散不收之意。

⑫ 肺布叶举：谓肺叶张大。

焦不通，荣卫不散，热气在中，故气消矣。布叶，谓布盖之大叶。　新校正云：按《甲乙经》及《太素》'而上焦不通'作'两焦不通'。又王注'肺布叶举'谓'布盖之大叶'，疑非。全元起云：'悲则损于心，心系急则动于肺，肺气系诸经，逆故肺布而叶举。'安得谓肺布谓肺布盖之大叶？**恐则精却**①，**却则上焦闭，闭则气还，还则下焦胀，故气不行**②**矣。**恐则阳精却上而不下流，故却则上焦闭也。上焦既闭，气不行流，下焦阴气亦还回不散，而聚为胀也。然上焦固禁，下焦气还，各守一处，故气不行也。　新校正云：详'气不行'当作'气下行'也。**寒则腠理闭，气不行，故气收**③**矣。**腠，谓津液渗泄之所。理，谓文理逢会之中。闭，谓密闭。气，谓卫气。行，谓流行。收，谓收敛也。身寒则卫气沉，故皮肤文理及渗泄之处，皆闭密而气不流行，卫气收敛于中而不发散也。　新校正云：按《甲乙经》'气不行'作'营卫不行'。**炅则腠理开，荣卫通，汗大泄，故气泄**④。人在阳则舒，在阴则惨，故热则肤腠开发，荣卫大通，津液外渗，而汗大泄也。**惊则心无所倚，神无所归，虑无所定，故气乱矣。**气奔越故不调理。　新校正云：按《太素》'惊'作'忧'。**劳则喘息汗出，外内皆越**⑤**，故气耗矣。**疲力役则气奔速，故喘息。气奔越则阳外发，故汗出。然喘且汗出，内外皆踰越于常纪，故气耗损也。**思则心有所存，神有所归，正气留而不行，故气结**⑥**矣。**系心不散，故气亦停留。

新校正云：按《甲乙经》'归正'二字作'止'字。

---

① 恐则精却：谓恐惧太过则耗伤肾精。盖肾藏精，恐伤肾。　却，退却，此作"耗伤"解。
② 气不行：清·高世栻："恐伤肾而上下不交，故气不行；不行者，不行于上也。"
③ 气收：明·张介宾："寒束于外则玄府闭塞，阳气不能宣达，故收敛于中而不得散也。"
④ 气泄：谓热则腠理开而汗大出，气随汗泄。
⑤ 外内皆越：谓人体内外之正气皆泄越。明·马莳："人有劳役，则气动而喘息，其汗必出于外。夫喘则内气越，汗出则外气越，故气从之而耗散也。"
⑥ 气结：气机郁结。明·吴昆："结，不散也。"

腹中论①篇第四十 新校正云：按全元起本在第五卷。

黄帝问曰：有病心腹满②，旦食则不能暮食，此为何病？

岐伯对曰：名为鼓胀③。心腹胀满，不能再食，形如鼓胀，故名鼓胀也。 新校正云：按《太素》'鼓'作'谷'。

帝曰：治之奈何？

岐伯曰：治之以鸡矢醴④，一剂知⑤，二剂已⑥。按古《本草》'鸡矢'并不治鼓胀，惟大利小便，微寒，今方制法当取用处汤渍服之。

帝曰：其时有复发者何也？复，谓再发，言如旧也。

岐伯曰：此饮食不节，故时有病也。

虽然其病且已，时故⑦当病，气聚于腹也。饮食不节则伤胃，胃脉者，循腹里而下行，故饮食不节，时有病者复，病气聚于腹中也。

帝曰：有病胸胁支满⑧者，妨于食，病至则先闻腥臊臭⑨，出清液⑩，先⑪唾血，四支清⑫，目眩，时时前后血，病名为何？何以得之？清液，清水也，亦谓之清涕。清涕者，谓从窍漏中漫液而下，水出清冷也。眩，谓目视眩转也。前后血，谓前阴后阴出血也。

岐伯曰：病名血枯，此得之年少时，有所大脱血，若醉入房中，气竭肝伤，

---

① 腹中论：本篇论述病证如臟胀、血枯、伏梁、热中、消中、厥逆等，因为皆在腹内，故名"腹中论"。正如清·张志聪言："此篇论外不涉于形身，内不关乎脏腑，在于宫城空郭之中，或气或血，或风或热，以至于女子之妊娠，皆在于空腹之中，故篇名'腹中论'。"

② 心腹满：指脘腹胀满。 心，指心口处的胃部。

③ 鼓胀：明·张介宾："鼓胀，内伤脾肾，留滞于中，则心腹胀满，不能再食，其胀如鼓，故名鼓胀。"清·张志聪："鼓胀者，如鼓革之空胀也。"又《灵枢·水胀》："（黄帝曰）鼓胀何如？岐伯曰：腹胀，身皆大，大与肤胀等也，色苍黄，腹筋起，此其候也。"

④ 鸡矢醴（矢音里）：药酒名。明·张介宾："鸡矢醴法，按《正传》云：用羯（jié音节）鸡（编者按：羯鸡，羯，阉割。清·翟灏《通俗编·禽鱼》：'羯鸡，阉鸡也。'）矢一升，研细，炒焦色，地上出火毒，以百沸汤淋汁。每服一大盏，调木香、槟榔末各一钱，日三服，空腹服，以平为度。又按《医鉴》等书云：用干羯鸡矢八合，炒微焦，入无灰好酒三碗，共煎。干至一半许，用布滤取汁，五更热饮，则腹鸣，辰巳时行二、三次，皆黑水也，次日觉足面渐有皱纹；又饮一次，则渐皱至膝上而病愈矣。此二法，似用后者为便。又曰：鸡矢之性，能消积下气，通利大小二便，盖攻伐实邪之剂也。一剂可知其效，二剂可已其病。凡鼓胀由于停积及湿热有余者，皆宜服之。若脾肾虚寒发胀，及气虚中满等症，最所忌也，误服则死。" 矢，通"屎"。

⑤ 知：谓奏效。

⑥ 已：痊愈。

⑦ 时故：时过不久。 故，指时间过去。

⑧ 支满：犹如有物撑起的胀满，即胀满。 支，撑。

⑨ 臭（xiù音秀）：气味。

⑩ 出清液：流清涕。晋·皇甫谧《甲乙经》中"液"作"涕"。 一说：谓口泛清水。按：以前说为妥。上文谓："病至则先闻腥臊臭。"即其证。

⑪ 先：清·于鬯："此'先'字当因上文'先'字而衍。"

⑫ 四支清：四肢清冷。

故月事衰少不来也。出血多者，谓之脱血，漏下、鼻衄、呕血、出血皆同焉。夫醉则血脉盛，血脉盛则内热，因而入房，髓液皆下，故肾中气竭也。肝藏血，以少大脱血，故肝伤也。然于丈夫则精液衰乏，女子则月事衰少而不来。

帝曰：治之奈何？复以何术？

岐伯曰：以四乌鲗骨①一藘茹②二物并合之，丸以雀卵③，大如小豆，以五丸为后饭④，饮以鲍鱼⑤汁，利肠中 新校正云：按别本一作'伤中'。及伤肝也。饭后药先，谓之后饭。按古《本草经》云，乌鲗鱼骨、藘茹并不治血枯，然经法用之，是攻其所生所起尔。夫醉劳力以入房，则肾中精气耗竭；月事衰少不至，则中有恶血淹留。精气耗竭，则阴萎不起而无精；恶血淹留，则血痹著中而不散。故先兹四药，用入方焉。古《本草经》曰：乌鲗鱼骨味咸冷平无毒，主治女子血闭。藘茹味寒平有小毒，主散恶血。雀卵味甘温平无毒，主治男子阴萎不起，强之令热，多精有子。鲍鱼味辛臭温平无毒，主治瘀血血痹在四支不散者。寻文会意，方义如此而处治之也。 新校正云：按《甲乙经》及《太素》'藘茹'作'藟茹'。详王注性味乃藟茹，当改'藘'作'藟'。又按《本草》乌鲗鱼骨'冷'作'微温'，雀卵'甘'作'酸'，与王注异。

帝曰：病有少腹盛⑥，上下左右皆有根，此为何病？可治不？

岐伯曰：病名曰伏梁⑦。伏梁，心之积也。 新校正云：详此伏梁与心积之伏梁大异，病有名同而实异者非一，如此之类是也。

帝曰：伏梁何因而得之？

岐伯曰：裹大脓血，居肠胃之外，不可治，治之，每切，按之致死。

帝曰：何以然？

岐伯曰：此下则因⑧阴，必下脓血，上则迫胃脘，生⑨鬲，侠⑩胃脘内痈，正当冲脉带脉之部分也。带脉者，起于季胁，回身一周，横络于脐下。冲脉者，与足少阴之络起于肾下，出于气街，循阴股；其上行者，出脐下同身寸之三寸关元之分，侠脐直上，循腹各行会于咽喉，故病当其分，则少腹盛，上下左右皆有根也。以其上下坚盛，如有潜梁，故曰病名伏梁不可治也。以裹大脓血，居肠胃之外，按之痛闷不堪，故每切按之致死也。以冲脉下行者络阴，上行者循腹故也。上则迫近于胃脘，下则因薄于阴器也。若因薄于阴，则便下脓血。若迫近于胃，则病气上出于鬲，复侠胃脘内长其痈也。何以然哉？以本有大脓血在肠胃之外故也。 '生'当为'出'，传文误也。 新校正云：按《太素》'侠胃'作'使胃'。此久病也，难治。居齐上为

---

① 乌鲗（zé 音泽）骨：药名。乌贼外套膜中的舟状骨板。明·张介宾："乌鲗，即乌贼也，骨名海螵蛸。其气味咸温下行，故主女子赤白漏下及血闭、血枯；其性涩，故亦能令人有子。"

② 藘（lǘ 音驴）茹：药名。明·张介宾："亦名茹藘，即茜草也。气味甘寒无毒，能止血治崩，又能益精气，活血通脉。"

③ 雀卵：即麻雀蛋。能补精益血，可治男子阳痿不举，女子带下血闭等。

④ 后饭："饭前服下"的意思。清·高世栻："使药下行，而以饭压之。"

⑤ 鲍鱼：盐渍鱼，腌鱼。清·张志聪："味咸气臭，主利下行，故饮鲍鱼汁以利肠中，而后补及于肝之伤也。"

⑥ 少腹盛：小腹实满。 盛，满，硬而满。

⑦ 伏梁：以腹腔有脓血包块为主症的病。清·姚止庵："伏梁本为心之积。今本篇又有两伏梁，详求其义，彼此殊别，乃知凡胸腹之间病有积而成形者，皆得谓之伏梁，所谓名同而实异。"

⑧ 因：清·孙鼎宜："当作'困'，形误。'困阴'、'迫胃'对文"是。义为"损伤"。

⑨ 生：清·孙鼎宜："当作'至'，形误"是。

⑩ 侠：当作"使"，形近而误。唐·杨上善《黄帝内经太素》中作"使"。

逆①，居齐下为从，勿动亟夺②，若裹大脓血居脐上，则渐伤心藏，故为逆。居脐下则去心稍远，犹得渐攻，故为从。从，顺也。亟，数也。夺，去也。言不可移动，但数数去之则可矣。论在《刺法》③中。今经亡。

帝曰：人有身体髀④股骺⑤皆肿，环脐而痛，是为何病？

岐伯曰：病名伏梁，此二十六字，错简在《奇病论》中，若不有此二十六字，则下文无据也。

新校正云：详此并无注解，尽在下卷《奇病论》中。此风根⑥也。此四字此篇本有，《奇病论》中亦有之。其气溢于大肠而著于肓⑦，肓之原在脐下，故环脐而痛也。不可动之，动之为水溺⑧涩之病。亦冲脉也。脐下，谓脖胦，在脐下同身寸之二寸半。《灵枢经》曰：'肓之原名曰脖胦。'

帝曰：夫子数言热中消中⑨，不可服高梁⑩、芳草、石药，石药发瘨⑪，芳草发狂。多饮数溲，谓之热中。多食数溲，谓之消中。多喜曰瘨，多怒曰狂。芳，美味也。夫热中消中者，皆富贵人也，今禁高梁，是不合其心，禁芳草石药，是病不愈，愿闻其说。

热中消中者，脾气之上溢，甘肥之所致，故禁食高梁芳美之草也。《通评虚实论》曰：'凡治消瘅甘肥贵人，则高梁之疾也。'又《奇病论》曰：'夫五味入于口，藏于胃，脾为之行其精气，津液在脾，故令人口甘，此肥美之所发也。此人必数食甘美而多肥也。肥者令人内热，甘者令人中满，故其气上溢，转为消渴。'此之谓也。夫富贵人者，骄恣纵欲轻人而无能禁之，禁则逆其志，顺之则加其病。帝思难诘，故发问之。高，膏。梁，粱也。石药，英乳也。芳草，浓美也。然此五者，富贵人常服之，难禁也。

岐伯曰：夫芳草之气美⑫，石药之气悍，二者其气急疾坚劲，故非缓心和人，不可以服此二者。脾气溢而生病，气美则重盛于脾，消热之气躁疾气悍，则又滋其热。若人性和心缓，气候舒匀，不与物争，释然宽泰，则神不躁迫，无惧内伤，故非缓心和人，不可以服此二者。悍，利也。坚，定也，固也。劲，刚也。言其芳草石药之气，坚定固久，刚烈而卒不歇灭，此二者是也。

帝曰：不可以服此二者，何以然？

岐伯曰：夫热气慓悍，药气亦然，二者相遇，恐内伤脾，慓，疾也。脾者土也，而恶木，服此药者，至甲乙日更

---

① 齐：通"脐"。 逆：与下句中"居齐下为从"的"从"，清·孙鼎宜认为："二字当乙转，方与上文'不可治'义合。'居'犹生也，见《左传·僖（公）九年》杜注。脐上生腹内痈，虽为险证，然犹不及丹田之分，故为较顺；脐下则丹田之所居，生气之源，邪不可侵。"录以备考。

② 勿动亟（jí音急）夺：清·高世栻："犹言勿用急切按摩以夺之。不当急夺而妄夺，必真气受伤而致死。"亟，快，急切。

③ 刺法：指《素问》佚篇之一《刺法论》。 按：或因《刺法论》内容亦有佚失，故今传的文字不见关于"伏梁"的论治。是则《刺法》或另有所指。待考。

④ 髀（bì音必）：指大腿。

⑤ 骺（héng音恒）：这里指小腿。

⑥ 风根：此谓病的根由是风寒之邪。 风，此指风寒。根，根由，指病因。唐·杨上善："此伏梁病，以风为本。"明·张介宾："风根，即寒气也。如《灵枢·百病始生》曰：'积之始生，得寒乃生，厥乃成积。'即此谓也。"

⑦ 肓：指脏腑间的膈膜，肓膜。

⑧ 水溺（niào音尿）：小便。

⑨ 热中消中：清·张志聪："热中，谓脓血风邪，留中而为热也。消中，谓气虚血脱，而为消中之虚满也。"

⑩ 高梁：通"膏粱"，指肥美丰厚的食物。明·张介宾："厚味也。"

⑪ 瘨：同"癫"，癫病，以喜笑无常为主症的精神失常的病。

⑫ 美：清·孙鼎宜："当作'羙'。形误。《说文》：'羙，小热也。'"是。

论①。热气慓盛则木气内余，故心非和缓则躁怒数起，躁怒数起则热气因木以伤脾，甲乙为木，故至甲乙日更论脾病之增减也。

帝曰：善。有病膺②肿　新校正云：按《甲乙经》作'痈肿'。颈痛胸满腹胀，此为何病？何以得之？膺，胸傍也。颈，项前也。胸，膺间也。

岐伯曰：名厥逆③。气逆所生，故名厥逆。

帝曰：治之奈何？

岐伯曰：灸之则瘖④，石⑤之则狂，须其气并，乃可治也⑥。石，谓以石针开破之。

帝曰：何以然？

岐伯曰：阳气重上，有余于上，灸之则阳气入阴，入则瘖⑦，石之则阳气虚，虚则狂⑧，灸之则火气助阳，阳盛故入阴。石之则阳气出，阳气出则内不足，故狂。须其气并而治之，可使全⑨也。并，谓并合也。待自并合则两气俱全，

故可治。若不尔而灸石之，则偏致胜负，故不得全而瘖狂也。

帝曰：善。何以知怀子之且⑩生也？

岐伯曰：身有病而无邪脉也。病，谓经闭也。《脉法》曰：'尺中之脉来而断绝者，经闭也。月水不利若尺中脉绝者，经闭也。'今病经闭脉反如常者，妇人妊娠之证，故云身有病而无邪脉。

帝曰：病热而有所痛者何也？

岐伯曰：病热者，阳脉⑪也，以三阳⑫之动也，人迎一盛少阳，二盛太阳，三盛阳明，入阴也⑬。夫阳入于阴，故病在头与腹，乃䐜胀⑭而头痛也。

帝曰：善。　新校正云：按《六节藏象论》云：'人迎一盛病在少阳，二盛病在太阳，三盛病在阳明。'与此论同。又按《甲乙经》'三盛阳明'无'入阴也'三字。

---

① 更论：晋·皇甫谧《甲乙经》中作"当愈甚"。"论"不通，故译文据《甲乙经》中的"当愈甚"。
② 膺：前胸两旁的胸大肌部。
③ 厥逆：明·吴昆："言由气逆所生也，微者为厥，甚者为逆。"明·张介宾："此以阴并于阳，下逆于上，故病名厥逆。"
④ 瘖（yīn 音阴）：失音。
⑤ 石：用作动词，用砭石治疗。明·吴昆："石谓以砭石刺之也。"
⑥ 须其气并，乃可治也：清·姚止庵："'并'注谓并合是也。至其所以并合可治之解，惜未明快。盖言气逆之证，上冲胸膺，散漫胁肋，攻之急则气不归经而逆愈甚，故须因势利导，使气合而并于一，然后中满者补其母，阳浮者滋其阴，火盛气壅者消散而清利，则上冲者必降而顺下，散漫者自敛而归于原也。"
⑦ 入则瘖：明·张介宾："阳气有余于上，而复灸之，是以火济火也。阳极乘阴，则阴不能支，故失声为瘖。"
⑧ 虚则狂：明·张介宾："阳并于上，其下必虚。以石泻之，则阳气随刺而去，气去则上下俱虚而神失其守，故为狂也。"
⑨ 全：同"痊"。
⑩ 且：副词，将，将会。
⑪ 阳脉：清·孙鼎宜："阳脉多热病。"
⑫ 三阳：指下文所谓少阳、太阳、阳明三阳经脉。明·张介宾："阳脉者，火邪也。凡病热者，必因于阳，故三阳之脉，其动甚也。"
⑬ 入阴也：当为衍文，故译文舍之。晋·皇甫谧《甲乙经》、唐·杨上善《黄帝内经太素》中均无此三字。
⑭ 䐜（chēn 音琛）胀：胀满，指胸膈胀满。

刺腰痛①篇第四十一 新校正云：按全元起本在第六卷。

足太阳脉令人腰痛，引项脊尻背②如重状③，足太阳脉，别下项，循肩膊内，侠脊抵腰中，别下贯臀。故令人腰痛，引项脊尻背如重状也。　新校正云：按《甲乙经》'贯臀'作'贯胂'。《刺疟》注亦作'贯胂'。《三部九候》注作'贯臀'。刺其郄中④太阳正经⑤出血，春无见血⑥。郄中，委中也。在膝后屈处腘中央约文中动脉，足太阳脉之所入也。刺可入同身寸之五分，留七呼。若灸者可灸三壮。太阳合肾，肾王于冬，水衰于春，故春无见血也。

少阳⑦令人腰痛，如以针刺其皮中，循循然，不可以俛仰⑧，不可以顾⑨，足少阳脉，逆毛际，横入髀厌中。故令人腰痛，如以针刺其皮中，循循然不可俛仰。少阳之脉起于目锐眦，上抵头角，下耳后，循颈行手阳明之前，至肩上，交出手少阳之后；其支别者，目锐眦下入⑩大迎，合手少阳

于頔，下加颊车，下颈合缺盆，故不可以顾。　新校正云：按《甲乙经》'行手阳明之前'作'行手少阳之前'也。刺少阳成骨之端⑪出血，成骨在膝外廉之骨独起者，夏无见血。成骨，谓膝外近下，骱骨上端，两起骨相并间，陷容指者也。骱骨所成柱膝髀骨，故谓之成骨也。少阳合肝，肝王于春，木衰于夏，故无见血也。

阳明令人腰痛，不可以顾，顾如有见⑫者，善悲，足阳明脉，起于鼻，交頞中，下循鼻外入上齿中，还出侠口环唇，下交承浆，却循颐后下廉出大迎；其支别者，从大迎前下人迎，循喉咙，入缺盆；又其支别者，起胃下口，循腹里至气街中而合，以下髀。故令人腰痛不可顾，顾如有见者。阳虚，故悲也。刺阳明于骱前三痏⑬，上下和之⑭

---

① 刺腰痛：腰痛，是通过腰部的诸条经络受邪后所产生的症状。本文通过叙述各条经脉功能失调后导致腰痛的机理，进而探讨其针刺治疗方法，故云。

② 引项脊尻（kāo）背：谓腰痛时牵引到头项、脊背以及臀部。　尻，《广雅》："臀也"。

③ 如重状：指如负重物之沉重感。

④ 郄（xì 音戏）中：即委中穴。

⑤ 太阳正经：谓足太阳经脉本身。《灵枢·经别》："足太阳之正，别入于腘中。"故"太阳正经"即指委中穴。

⑥ 春无见血："见血"即针刺放血。唐·杨上善注："足太阳在冬春时气衰，出血恐虑，故禁之也。"

⑦ 少阳：核以前后文例，疑"少阳"下脱"脉"字。下文"阳明"、"足少阴"似亦脱"脉"字。

⑧ 循循然，不可以俛仰：谓少阳腰痛逐渐发展到背不可俯仰的程度。　循循然，清·张志聪："循循，渐次也。"俛，音义同"俯"。

⑨ 不可以顾：谓患者不能左右回顾。　顾，回头看之意。《甲乙经》卷九第八"顾"上有"左右"二字。

⑩ 入：胡本、元残本并无"人"字。按：无"人"字是，与《灵枢·经脉》合。

⑪ 成骨之端：有二说。一谓膝阳关穴，明·张介宾："膝外侧之高骨独起者，乃骱骨之上端，所以成立其身，故曰成骨，其端则阳关穴也。"一谓阳陵泉穴。明·楼英《医学纲目》云："疑此为阳陵泉穴。"膝阳关穴位于膝关节上方，股骨外上髁上方的凹陷处；阳陵泉位于膝关节下方，在腓骨小头前下方的凹陷处。二者皆为足少阳胆经穴。结合后文"成骨在膝外廉之骨独起者"来看，似以张氏之说较妥。

⑫ 如有见：指幻视妄有所见。神气不足，精虚视乱的表现。

⑬ 骱（héng 音横）前三痏（wěi 音委）：谓可针刺胫骨前的足三里等三穴。　骱，"胻"的异体字，指胫骨。痏，刺疮，在此指针刺部位，亦即穴位。清·张志聪："胻前三痏者，足之三里及上廉下廉也。"

⑭ 上下和之：清·高世栻："上下和之，乃三里合上廉下廉以和之。"

出血，秋无见血。按《内经中诰流注图经》阳明脉穴俞之所主，此腰痛者悉刺䯒前三痏，则正三里穴也。三里穴在膝下同身寸之三寸，䯒骨外廉两筋肉分间，刺可入同身寸之一寸，留七呼。若灸者，可灸三壮。阳明合脾，脾王长夏，土衰于秋，故秋无见血。

　　新校正云：按《甲乙经》'䯒'作'䯏'。

　　足少阴令人腰痛，痛引脊内廉①，足少阴脉，上股内后廉，贯脊属肾。故令人腰痛，痛引脊内廉也。　　新校正云：按全元起本'脊内廉'作'脊内痛'。《太素》亦同。此前少足太阴腰痛证，并刺足太阴法，应古文脱简也。**刺少阴于内踝上二痏②，春无见血，出血太多，不可复也。**按《内经中诰流注图经》少阴脉穴俞所主，此腰痛者，当刺内踝上，则正复溜穴也。复溜在内踝后上同身寸之二寸动脉陷者中，刺可入同身寸之三分，留三呼。若灸者，可灸五壮。

　　厥阴之脉令人腰痛，腰中如张弓弩弦③，足厥阴脉，自阴股环阴器，抵少腹；其支别者，与太阴少阳结于腰髁下狭④脊第三第四骨空中，其穴即中髎、下髎，故腰痛则中如张弓弩之弦也。如张弦者，言强急之甚。**刺厥阴之脉，在腨踵鱼腹之外⑤，循之累累然⑥，乃刺之，**腨踵者，

言脉在腨外侧，下当足跟也。腨形势如卧鱼之腹，故曰鱼腹之外也。循其分肉，有血络累累然，乃刺出之。此正当蠡沟穴分，足厥阴之络，在内踝上五寸，别走少阳者，刺可入同身寸之二分，留三呼，若灸者可灸三壮。厥阴一经作居阴，是传写草书厥字为居⑦也。

　　新校正云：按经云厥阴之脉令人腰痛，次言刺厥阴之脉，注言刺厥阴之络，经注相违，疑经中'脉'字乃'络'字之误也。**其病令人善言，默默然不慧⑧，刺之三痏⑨。**厥阴之脉，循喉咙之后，上入颃颡⑩，络于舌本，故病则善言。风盛则昏冒，故不爽慧也。三刺其处，腰痛乃除。　　新校正云：按经云善言、默默然不慧，详善言与默默二病难相兼，全元起本无'善'字，于义为允。又按《甲乙经》厥阴之脉不络舌本，王氏于《素问》之中五处引注，而注《厥论》与《刺热》及此三篇，皆云络舌本，注《风论》注《痹论》二篇，不言络舌本，盖王氏亦疑而两言之也。

　　解脉⑪令人腰痛，痛引肩，目䀮䀮然⑫，时遗溲⑬，解脉，散行脉也，言不合而别行也。此足太阳之经，起于目内眦，上额交巅上，循肩髆侠脊抵腰中，入循膂络肾属膀胱，下入腘中。故病

---

①　痛引脊内廉：谓疼痛牵引到脊椎骨的内侧缘。　内廉，即内侧缘。
②　刺少阴于内踝上二痏：谓针刺足少阴肾经位于内踝上方的复溜（左右两穴）。复溜穴位于内踝后上方二寸处。明·张介宾："足少阴之复溜也。"
③　腰中如张弓弩弦：谓病人腰痛、腰部强硬就如同张开的弓弦一样。　弩，弩弓，一种利用机械力量发射箭的弓。
④　狭：藏本、赵本并作"侠"。
⑤　腨（shuàn音涮）踵鱼腹之外：谓在下肢小腿肚与足跟之间的外侧。　腨，指小腿肚。《说文·肉部》："腨，腓肠也。"踵，足跟。鱼腹，指小腿肚突起之肌肉状如鱼腹。
⑥　循之累累然：谓用手触摸，有如串珠状。明·张介宾："腨踵之间，鱼腹之外，循之累累然者，即足厥阴之络，蠡沟穴也。"
⑦　厥阴一经作居阴，是传写草书厥字为居：森立之曰："王注非是。盖居阴者，古之俗呼，谓太阳经居阴分俗称。"
⑧　默默然不慧：表情沉默，抑郁不乐，精神不爽。
⑨　刺之三痏：清·高世栻："刺治之法，仍在腨、在踵、在鱼腹之三痏"，谓可同时针刺三个穴位。与下"三刺其处，腰痛乃除"，谓同一穴位针刺三次。两说可以并存。
⑩　颃颡：颃，藏本作"颃"。"颃颡"，人体部位名，指咽上上腭与鼻相通的部位，为足厥阴经脉循行所过。
⑪　解脉：属足太阳之脉，是经脉之一分为二的分枝。明·吴昆注："解脉，足太阳支别之脉也。其脉循肩髆内，从髆内左右别归。"《中国医学大辞典》："解者，散行之意，谓足太阳正脉下入腘中者，与其支脉之合于腘中者，皆散行也。"
⑫　目䀮䀮（huāng音荒）然：即眼睛视物不明状。《玉篇》："䀮，目不明也。"
⑬　时遗溲（sōu音搜）：谓经常小便自遗。明·张介宾："解脉……其属膀胱，故令遗溲。"

斯候也。又其支别者，从髀内别下贯胂，循髀外后廉而下合于腘中。两脉如绳之解股，故名解脉也。**刺解脉，在膝筋肉分间郄外廉之横脉①出血，血变而止②。**膝后两傍，大筋双上，股之后，两筋之间，横文之处，努肉高起，则郄中之分也。古《中诰》③以腘中为太阳之郄，当取郄外廉有络④横见，迢然紫黑而盛满者，乃刺之，当见黑血，必候其血色变赤乃止，血不变赤，极而泻之必行，血色变赤乃止，此太阳中经之为腰痛也。

解脉令人腰痛如引带，常如折腰状，善恐⑤，足太阳之别脉，自肩而别下，循背脊至腰，而横入髀外后廉，而下合腘中。故若引带，如折腰之状。　新校正云：按《甲乙经》‘如引带’作‘如裂’，‘善恐’作‘善怒’也。**刺解脉，在郄中结络如黍米⑥，刺之血射以黑⑦，见赤血已。**郄中则委中穴，足太阳合也。在膝后屈处腘中央约文中动脉，刺可入同身寸之五分，留七呼。若灸者，可灸三壮，此经刺法也。今则取其结络大如黍米者，当黑血箭射而出，见血变赤，然可止也。　新校正云：按全元起云：‘有两解脉，病源名异，恐误，未详。’

同阴之脉⑧，令人腰痛，痛如小锤居其中⑨，怫然⑩肿；足少阳之别络也。并少阳经上行，去足外踝上同身寸之五寸，乃别走厥阴，并经下络足附，故曰同阴脉也。怫，怒也，言肿如嗔怒也。　新校正云：按《太素》‘小锤’作‘小针’。**刺同阴之脉，在外踝上绝骨之端⑪，为三痏。**绝骨之端如前同身寸之三分，阳辅穴也，足少阳脉所行，刺可入同身寸之五分，留七呼。若灸者，可灸三壮。

阳维之脉⑫，令人腰痛，痛上怫然肿，阳维起于阳，则太阳之所生，奇经八脉，此其一也。**刺阳维之脉，脉与太阳合胂下间，去地一尺所⑬。**太阳所主，与正经并行而上，至胂下，复与太阳合而上也。胂下去地正同身寸之一尺，是则承光穴，在锐胂肠下肉分间陷者中，刺可入同身寸之七分。若灸者，可灸五壮。以其取胂肠下肉分间，故云合胂下间。　新校正云：按穴之所在乃承山穴，非承光也。‘出’字误为‘光’。

衡络之脉⑭，令人腰痛，不可以俛仰，仰则恐仆，得之举重伤腰，衡络

---

① 横脉：清·张志聪：“膝后筋肉分间，太阳之委中穴也。郄外廉之横脉，穴外之横络也。”

② 血变而止：清·高世栻：“当刺出其血，血紫黑而变赤，即当止之。”

③ 《中诰》：古书名，即《黄帝中诰经》。已遗。

④ 络：藏本、守校本并作“脉”。

⑤ 如引带，常如折腰状，善恐：如引带，好像有带子牵拉一样。善恐，明·吴昆：“太阳之脉络于肾，肾志恐，故善恐。”

⑥ 郄中结络如黍米：谓在委中穴处有络脉凝结如黍米粒状。

⑦ 刺之血射以黑：谓上述结络乃瘀血阻滞，针刺后即射出紫黑色的瘀滞之血。以，《太素》卷三十《腰痛》作“似”。

⑧ 同阴之脉：指足少阳之别络。　又指阳跷脉。清·高世栻：“阳跷之脉，起于跟中，循外踝上风府，从阴出阳，故曰同阴。”

⑨ 小锤居其中：谓腰痛剧烈，有如小锤在里面敲打一般。明·张介宾：“如小锤居其中，痛而重也。”

⑩ 怫然：隆起貌。《素问·六元正纪大论》：“聱瞑呕吐，上怫肿色变。”

⑪ 绝骨之端：指阳辅穴。位于外踝上四寸，腓骨前缘处。　绝骨，穴名，又称“悬钟”，属足少阳胆经。

⑫ 阳维之脉：即阳维脉。属奇经之一，与六阳经相联系，故称阳维之脉。清·张志聪：“阳维，总维一身之阳。阳气盛，故痛上怫然肿。”

⑬ 脉与太阳合胂下间，去地一尺所：谓当刺承山穴。该穴位于阳维脉与太阳经相会合于小腿肚下的中间、约离足跟一尺左右的地方。明·张介宾：“阳维脉气所发，别于金门而上行，故与足太阳合于胂下间，去地一尺所，即承山穴也。”

⑭ 衡络之脉：指带脉。属奇经之一，约束纵行的各条经脉，环围腰部一周，有如束带，故称带脉。清·张志聪：“衡，横也。带脉横络于腰间，故曰横络之脉。”

绝①，恶血②归之，衡，横也，谓太阳之外络，自腰中横入髀外后廉，而下与中经合于腘中者。今举重伤腰，则横络绝，中经独盛，故腰痛不可以俛仰矣。一经作衡绝之脉，传写鲁鱼之误也。若是衡③脉，《中诰》不应取太阳脉委阳殷门之穴也。**刺之在郄阳筋之间，上郄数寸，衡居为二痏出血④。**横居二穴，谓委阳殷门，平视横相当也。郄阳，谓浮郄穴上侧委阳穴也。筋之间，谓膝后腘上两筋之间殷门穴也。二穴各去臀下横文同身寸之六寸，故曰上郄数寸也。委阳刺可入同身寸之七分，留五呼。若灸者，可灸三壮。殷门刺可入同身寸之五分，留七呼。若灸者，可灸三壮。故曰衡居为二痏。　新校正云：详王氏云'浮郄穴上侧委阳穴也。'按《甲乙经》委阳在浮郄穴下一寸，不得言上侧也。

会阴之脉⑤，令人腰痛，痛上漯漯然⑥汗出，汗干令人欲饮，饮已欲走，足太阳之中经也，其脉循腰下会于后阴，故曰会阴之脉。其经自腰下行至足，今阳气大盛，故痛上漯然汗出。汗液既出，则肾燥阴虚，故汗干令人欲饮水以救肾也。水入腹已，则肾气复生，阴气流行，太阳又盛，故饮水已，反欲走也。**刺直阳之脉⑦上三痏，在跷上郄下五寸横居⑧，视其盛者出血。**直阳之

脉，则太阳之脉，侠脊下行贯臀，下至腘中，下循腨，过外踝之后，条直而行者，故曰直阳之脉也。跷为阳跷所生申脉穴，在外踝下也。郄下，则腘下也。言此刺处在腨下同身寸之五寸，上承郄中之穴，下当申脉之位，是谓承筋穴，即腨中央如外陷者中也，太阳脉气所发，禁不可刺，可灸三壮。今云刺者，谓刺其血络之盛满者也。两腨皆有太阳经气下行，当视两腨中央有血络盛满者，乃刺出之，故曰视其盛者出血。

新校正云：详上云'会阴之脉令人腰痛'，此云'刺直阳之脉'者，详此'直阳之脉'即'会阴之脉'也，文变而事不殊。又承筋穴注云'腨中央如外'，按《甲乙经》及《骨空论》注无'如外'二字。

飞阳之脉⑨，令人腰痛，痛上拂拂然⑩，甚则悲以恐。是阴维之脉也，去内踝上同身寸之五寸腨分中，并少阴经而上也。少阴之脉前，则阴维脉所行也。足少阴之脉，从肾上贯肝鬲，入肺中，循喉咙侠舌本；其支别者，从肺出络心，注胸中。故甚则悲以恐也。恐者生于肾，悲者生于心。**刺飞阳之脉，在内踝上五寸，**臣亿等按：《甲乙经》作'二寸'。**少阴之前，与阴维之会⑪。**内踝后上同身寸之五寸复溜穴，少阴脉所行，刺可入同身

---

① 绝：指阻绝不通之义。

② 恶血：指瘀血。唐·杨上善："恶血归聚之处以为腰痛。"

③ 衡：据《太素》杨注"衡"应为"衝"

④ 刺之在郄阳筋之间……出血：谓针刺委阳、殷门穴。这两穴横居于委中穴上方数寸处，可针刺二次。衡居，指血脉陇起横居之意。

⑤ 会阴之脉：指任脉。属奇经之一，总任一身之阴经，起于胞中，下出会阴，沿腹部正中线上行，通过胸部、颈部到达下唇内，环绕口唇，上至龈交，分行至两目下。　会阴，本是穴名，位于前后二阴之间，任脉、督脉、冲脉三经会于此，故名会阴。清·张志聪："此论任脉为病而令人腰痛也。任脉起于至阴，与督脉交会，分而上行，故曰会阴之脉。"

⑥ 痛上漯漯（tà 音踏）然：指腰痛处汗出的样子。　漯漯然，汗出貌，形容汗出不断。《字汇补·水部》："漯，汗貌。"

⑦ 直阳之脉：即前述会阴之脉。《新校正》："详上文会阴之脉令人腰痛，此云刺直阳之脉者，详此直阳之脉即会阴之脉也，文变而事不殊。"

⑧ 跷上郄下五寸横居：指阳跷的申脉穴，以及委中穴，承山穴。清·高世栻："刺阳跷之申脉，太阳之郄中；又跷上郄下各相去五寸之承山，皆有血络横居，视其盛者，刺出其血。"

⑨ 飞阳之脉：指阴维脉。属奇经之一。清·张志聪："此论阴维之脉而令人腰痛也。足太阳之别名曰飞扬……阴维之脉起于足少阴筑宾穴，为阴维之郄，故名飞阳者，谓阴维之原，从太阳之脉走少阴而起者也。"　又《灵枢·经脉》："足太阳之别，名曰飞阳，去踝七寸，别走少阴。"因该脉由阳经别出，故称飞阳。

⑩ 拂拂然：《甲乙经》卷九第八作"怫然"。元残二、赵本、吴本、明抄本、朝本、藏本并作"怫怫然"。

⑪ 刺飞阳之脉……阴维之会：谓当刺筑宾穴。该穴属足少阴肾经穴，位于足内踝上五寸，足少阴肾经上，是阴维脉的郄穴。清·高世栻："刺飞阳之脉，在内踝上五寸，乃阴维之郄，筑宾穴也。与少阴相合，故曰少阴之前，与阴维之会。"

寸之三分。内踝之后筑宾穴，阴维之郄，刺可入同身寸之三分，若灸者可灸五壮。少阴之前，阴维之会，以三脉会在此穴位分也，刺可入同身寸之三分，若灸者可灸五壮。今《中诰经》文正同此法。臣亿等按：《甲乙经》：'足太阳之络，别走少阴者，名曰飞扬，在外踝上七寸。'又云：'筑宾阴维之郄，在内踝上腨分中。复溜穴在内踝上二寸。'今此经注都与《甲乙》不合者，疑经注中'五寸'字当作'二寸'，则《素问》与《甲乙》相应矣。

昌阳之脉①，令人腰痛，痛引膺，目䀮䀮然，甚则反折②，舌卷不能言③，阴跷脉也。阴跷者，足少阴之别也，起于然骨之后，上内踝之上，直上循阴股入阴，而循腹上入胸里，入缺盆，上出人迎之前，入頄内廉，属目内眦，合于太阳阳跷而上行，故腰痛之状如此。**刺内筋④为二痏，在内踝上大筋前，太阴后，上踝二寸所。**内筋，谓大筋之前分肉也。太阴后大筋前，即阴跷之郄交信穴也，在内踝上同身寸之二寸，少阴前，太阴后，筋骨之间，陷者之中，刺可入同身寸之四分，留五呼，若灸者可灸三壮。今《中诰经》文正主此。

散脉⑤，令人腰痛而热，热甚生烦，腰下如有横木居其中⑥，甚则遗溲⑦，散脉，足太阴之别也，散行而上，故以名焉。其脉循股内，入腹中，与少阴少阳结于腰髁下骨空中。故病则腰下如有横木居其中，甚乃遗溲也。**刺散脉，在膝前骨肉分间，络外廉束脉⑧，为三痏⑨。**谓膝前内侧也。骨肉分，谓膝内辅骨之下，下廉腨肉之两间也。络外廉，则太阴之络，色青而见者也。辅骨之下，后有大筋，撷束膝腨之骨，令其连属，取此筋骨系束之处脉，以去其病，是曰地机，三刺而已，故曰束脉为之三痏也。

肉里之脉⑩，令人腰痛，不可以咳，咳则筋缩急⑪，肉里之脉，少阳所生，则阳维之脉气所发也。里，里也。**刺肉里之脉为二痏⑫，在太阳之外，少阳绝骨之后⑬。**分肉主之。一经云少阳绝骨之前，传写误也。绝骨之前，足少阳脉所行。绝骨之后，阳维脉所过。故指曰在太阳之外，少阳绝骨之后也。分肉穴，在足外踝直上绝骨之端，如后同身寸之二分筋肉分间，阳维脉气所发，刺可入同身寸之五分，留十呼，若灸者可灸三壮。　新校正云：按分肉之穴，《甲乙经》不见，与《气穴》注两出，而分寸不同，《气穴》注二分作三分，五分作三分，十呼作七呼。

腰痛侠脊而痛至头⑭几几然⑮，目䀮

① 昌阳之脉：指阴跷脉。明·马莳："昌阳，系足少阴肾经穴名，又名复溜，又名伏白。"清·高世栻："阴跷之脉，亦起于跟中，循内踝而上，上循胸里，出人迎，交目眦，起于足少阴之别，合于足太阳，故曰昌阳。"

② 反折：谓腰向后折而不能向前屈曲。《病源》卷五《腰痛不得俛仰候》云："阳病者不能俛，阴病者不能仰。"

③ 舌卷不能言：明·张介宾："肾脉循喉咙，故舌卷不能言。"

④ 刺内筋：谓针刺交信穴。交信穴属于足少阴肾经，位于复溜前方、胫骨内侧缘的后方，是阴跷脉的郄穴。

⑤ 散脉：指冲脉。清·张志聪："冲脉者，起于胞中，上循背里，为经络之海，其浮而外者，循腹右上行，至胸中，而散灌于皮肤，渗于脉外，故名散脉也。"

⑥ 横木居其中：形容腰痛活动不利，有如木棍横阻于腰内。明·张介宾："足太阴之别……其脉循股入腹，结于腰髁下骨空中，故病则腰下如横木居其中。"

⑦ 遗溲：指遗尿。盖冲脉起于胞中，故冲脉病则遗尿。

⑧ 刺散脉……外廉束脉：谓针刺犊鼻穴、足三里、上廉穴等。清·高世栻："刺散脉，当在膝前之骨，犊鼻穴也；及肉分间，三里穴也；络外廉，上廉穴也。三里在肉分间，乃足阳明之合穴，故曰束脉。"

⑨ 为三痏：指针刺犊鼻、足三里及上廉三穴。

⑩ 肉里之脉：明·张介宾："肉里，谓分肉之里，足少阳脉之所行，阳辅穴也。"明·马莳："足少阳胆经有阳辅穴，又名分肉，故王氏以肉理为分肉。"姑从之。

⑪ 咳则筋缩急：明·张介宾："少阳者筋其应，咳则相引而痛，故不可以咳，咳则筋缩急也。"

⑫ 刺肉里之脉为二痏：谓针刺阳辅穴两次。

⑬ 太阳之外……绝骨之后：谓阳辅穴的位置在足太阳经的外侧、足少阳经绝骨穴的上方。

⑭ 至头："至"下脱"顶"字，应据《灵枢·杂病》补。"头"字属下读。

⑮ 几几（shū 音殊）然：形容头项部疼痛而项背拘急、强滞不柔和的状态。清·张志聪："几几，短羽之鸟，背强欲舒之象。"

脘欲僵仆①，刺足太阳郄中出血。郄中，委中。　新校正云：按《太素》作'头沉沉然'。腰痛上寒，刺足太阳、阳明；上热刺足厥阴；不可以俛仰，刺足少阳；中热而喘②，刺足少阴，刺郄中出血。此法玄妙，《中诰》不同，莫可窥测，当用知其应。不尔，皆应先去血络，乃调之也。

腰痛上寒，不可顾，刺足阳明；上寒，阴市主之。阴市在膝上同身寸之三寸，伏兔下陷者中，足阳明脉气所发，刺可入同身寸之三分，留七呼，若灸者可灸三壮。不可顾，三里主之。三里在膝下同身寸之三寸，胻外廉两筋肉分间，足阳明脉之所入也，刺可入同身寸之一寸，留七呼，若灸者可灸三壮。上热，刺足太阴；地机主之。地机在膝下同身寸之五寸，足太阴之郄也，刺可入同身寸之三分，若灸者可灸三壮。　新校正云：按《甲乙经》作'五壮'。中热而喘，刺足少阴。涌泉、太钟悉主之。涌泉在足心陷者中，屈足捲指宛宛中，足少阴脉之所出，刺可入同身寸之三分，留三呼。若灸者，可灸三壮。太钟在足跟后街中动脉，足少阴之络，刺可入同身寸之二分，留七呼，若灸者可灸三壮。　新校正云：按《刺疟》注太钟在内踝后街中。《水穴论》注在内踝后。此注在跟后街中动脉。三注不同。《甲乙经》亦云跟后冲中，当从《甲乙经》为正。大便难，刺足少阴。涌泉主之。少腹满，刺足厥阴。太冲主之。在足大指本节后内间同身寸之二寸陷者中，脉动应手，足厥阴脉之所注也，刺可入同身寸之三分，留十呼，若灸者可灸三壮。如折，不可以俛仰，不可举，刺足太阳。如折，束骨主之。不可以俛仰，京骨、昆仑悉主之。不可举，申脉、仆参悉主之。束骨在足小指外侧本节后亦白肉际陷者中，足太阳脉之所注也，刺可入同身寸之三分，留三呼。若灸

者，可灸三壮。京骨在足外侧大骨下，赤白肉际陷者中，按而得之，足太阳脉之所过也，刺可入同身寸之三分，留七呼，若灸者可灸三壮。昆仑在足外踝后跟骨上陷者中，细脉动应手，足太阳脉之所行也，刺可入同身寸之五分，留十呼，若灸者可灸三壮。申脉在外踝下同身寸之五分，容爪甲，阳跷之所生也，刺可入同身寸之六分，留十呼，若灸者可灸三壮。仆参在跟骨下陷者中，足太阳阳跷二脉之会，刺可入同身寸之三分，留七呼，若灸者可灸三壮。　新校正云：按《甲乙经》申脉在外踝下陷者中，无'五分'字。刺入'六分'作'三分'，'留十呼'作'留六呼'，《气穴》注作'七呼'。仆参留'七呼'，《甲乙经》作'六呼'。引脊内廉，刺足少阴。复溜主之。取同飞阳。注：从腰痛上寒不可顾至此件经语，除注并合朱书。　新校正云：按全元起本及《甲乙经》并《太素》自'腰痛上寒'至此并无，乃王氏所添也。今注云'从腰痛上寒'至'并合朱书'十九字非王冰之语，盖后人所加也。

腰痛引少腹控䏚③，不可以仰，　新校正云：按《甲乙经》作'不可以俛仰'。刺腰尻交者④，两髁胂上⑤，以月生死为痏数⑥，发针立已。此邪客于足太阴之络也。控，通引也。䏚，谓季胁下之空软处也。腰尻交者，谓髁下尻骨两傍四骨空，左右八穴，俗呼此骨为八髎骨也。此腰痛取腰髁下第四髎，即下髎穴也。足太阴、厥阴、少阳三脉，左右交结于中，故曰腰尻交者也。两髁胂，谓两髁骨下坚起肉也。胂上非胂之上巅，正当髁胂肉矣，直刺胂肉，即胂上也。何者？胂之上巅，别有中膂肉俞、白环俞，虽并主腰痛，考其形证，经不相应矣。髁骨，即腰脊两傍起骨也。侠脊两傍，腰髁之下，各有胂肉陇起，而斜趣于髁骨之后，内承其髁，故曰两髁胂也。下承髁胂肉，左右两胂，各有四骨空，故曰上髎、次髎、中髎、下髎。上髎当髁骨下陷者中，余

---

① 僵仆：即身体强直而倒地。清·张志聪："阳盛者，不能俛，故欲僵仆也。"
② 中热而喘：指腰痛而兼里热气喘。
③ 腰痛引少腹控䏚（miǎo 音秒）：谓腰部疼痛牵引及少腹部及季胁之下。　引、控，皆有牵引之意。䏚，是季胁下的空软处。
④ 腰尻交者：指足太阴之络，从髁合阳明上贯尻骨，与厥阴，少阳交结于下髎穴。
⑤ 两髁（kē 音棵）胂（shēn 音申）上：谓穴位在两侧腰骶部夹脊肉上。　髁，髀骨、股骨。胂，《说文》"夹脊肉也"。明·张介宾："两髁胂，谓腰髁骨下坚肉也。"
⑥ 以月生死为痏数：即根据每月的上半月或下半月的日数来计算针刺的穴位数。清·张志聪："盖月生则人之血气渐盛，月亏则人之血气渐衰，用针者，随气盛衰以为痏数。"

三髎少斜下，按之陷中是也。四空悉主腰痛，唯下髎所主，文与经同，即太阴、厥阴、少阳所结者也。刺可入同身寸之二寸，留十呼，若灸者可灸三壮，以月生死为痏数者，月初向圆为月生，月半向空为月死，死月刺少，生月刺多。《缪刺论》曰：'月生一日一痏，二日二痏，渐多之，十五日十五痏。十六日十四痏，渐少之。'其痏数多少，如此即知也。左取右，右取左①。痛在左，针取右。痛在右，针取左。所以然者，以其脉左右交结于尻骨之中故也。　新校正云：详此'腰痛引少腹'一节，与《缪刺论》重。

_____

① 左取右，右取左：谓肢体左侧疼痛，就取右侧的穴位针刺；肢体右侧疼痛，就刺左侧的穴位。在此指缪刺法。

卷第十二

风论①篇第四十二 新校正云：按全元起本在第九卷。

黄帝问曰：风之伤人也，或为寒热，或为热中②，或为寒中③，或为疠风④，或为偏枯⑤，或为风也⑥，其病各异，其名不同，或内至五藏六府，不知其解，愿闻其说。伤，谓人自中之。

岐伯对曰：风气藏于皮肤之间，内不得通，外不得泄。腠理开疏则邪风入，风气入已，玄府闭封，故内不得通，外不得泄也。风者善行而数变⑦，腠理开则洒然寒⑧，闭则热而闷，洒然，寒貌。闷，不爽貌。腠理开则风飘扬，故寒。腠理闭则风混乱，故闷。其寒也则衰食饮⑨，其热也则消肌肉⑩，故使人怢

慄⑪不能食，名曰寒热。寒风入胃，故食饮衰。热气内藏，故消肌肉。寒热相合，故怢慄而不能食，名曰寒热也。怢慄，卒振寒貌。 新校正云：详'怢慄'，全元起本作'失味'。《甲乙经》作'解㑊'。

风气与阳明入胃，循脉而上至目内眦，其人肥则风气不得外泄，则为热中而目黄；人瘦则外泄而寒，则为寒中而泣出。阳明者，胃脉也。胃脉起于鼻，交頞中，下循鼻外入上齿中，还出侠口环唇，下交承浆，却循颐后下廉，循喉咙，入缺盆，下鬲属胃，故与阳明入胃，循脉而上至目内眦也。人肥则腠理密致，故不得外泄，则为热中而目黄。人瘦则腠理开疏，风得外泄，则寒中而泣出也。

---

① 风论：风，为外感六气之一。本篇专论风邪侵入人体之后，所引起的各种病变机理、证候及诊断要点，阐明"风者善行而数变"和"风为百病之长"的意义，故名"风论篇"。明·吴昆："篇内所论，皆是风邪为患之证。"明·马莳："内论五脏六腑之风，故名。"

② 热中：病证名。以目黄为主症。由于胃脉上系于目；风邪入侵稽留于胃，其人体肥而腠理疏密，邪气不得外泄而化热，因此以为热中证。临床出现目黄等阳热症状。

③ 寒中：病证名。以两目流泪为主症。由于人体瘦弱，阳气素虚，风邪入侵后，邪从寒化，因此表现为两目流泪等阴寒症状。明·张介宾："人瘦则肌肉疏浅，风寒犯之，阳气易泄，泄则寒中而泣出。"

④ 疠（lài 音赖）风：古病名，即今之"麻风病"，又称大风、癞病、大麻风等。《说文》："疠，恶疾也。"

⑤ 偏枯：病名。因一侧肢体偏瘫，活动不利，日久则患侧肢体比健侧枯瘦，麻木不仁，故名。亦包括中风后遗证之半身不遂。

⑥ 或为风也：观上下文，本句文义不全，疑有脱字。丹波元简："'为风'之间，恐有脱字。"

⑦ 善行而数（shuò 音朔）变：谓风邪的致病特点，风性主动，其伤人病位不定，故善行；症状变化频繁迅速，故数变。 数，屡次、频繁之意。

⑧ 洒（xiǎn 音显）然寒：形容病人恶风寒的状态。 洒然，寒冷貌。明·张介宾："风本阳邪，阳主疏泄，故令腠理开，开则卫气不固，故洒然而寒。"

⑨ 其寒也则衰食饮：谓寒邪留于胃中，损伤胃阳，以至于饮食减少。 衰，减少之意。明·张介宾："寒而修阳，则胃气不化，故衰少饮食。"

⑩ 其热也则消肌肉：谓胃火炽盛，耗伤水谷津气，机体失养，以致肌肉消瘦。明·张介宾："热邪伤阴，则津液枯涸，故消瘦肌肉。"

⑪ 怢（tū 音突）慄：突然战慄。 怢，忽视、不经意，这里含有突然、不由自主之意。慄，战慄。

风气与太阳俱入，行诸脉俞①，散于分肉之间②，与卫气相干③，其道不利，故使肌肉愤膜而有疡④，卫气有所凝而不行，故其肉有不仁也。肉分之间，卫气行处，风与卫气相薄，俱行于肉分之间，故气道涩而不利也。气道不利，风气内攻，卫气相持，故肉愤膜而疮出也。疡，疮也。若卫气被风吹之，不得流转，所在偏并，凝而不行，则肉有不仁之处也。不仁，谓痹而不知寒热痛痒。疠者有荣气热胕，其气不清，故使其鼻柱坏而色败⑤，皮肤疡溃，次则风入于经脉之中。荣行脉中，故风入脉中，内攻于血，与荣合，合热而血胕坏也。其气不清，言溃乱也。然血脉溃乱，荣复挟风，阳脉尽上于头，鼻为呼吸之所，故鼻柱坏而色恶，皮肤破而溃烂也。《脉要精微论》曰：'脉风盛为厉。'风寒客于脉而不去，名曰疠风，或名曰寒热⑥。始为寒热，热成曰厉风。 新校正云：按别本'成'一作'盛'。

以春甲乙⑦伤于风者为肝风，以夏丙丁⑧伤于风者为心风，以季夏戊己伤于邪⑨者为脾风，以秋庚辛⑩中于邪者为肺风，以冬壬癸⑪中于邪者为肾风。春甲乙木，肝主之；夏丙丁火，心主之；季夏戊己土，脾主之；秋庚辛金，肺主之；冬壬癸水，肾主之。

风中五藏六府之俞⑫，亦为藏府之风⑬，各入其门户⑭所中，则为偏风⑮。随俞左右而偏中之，则为偏风。风气循风府⑯而上，则为脑风⑰。风入系头⑱，则为目风，眼寒。风府，穴名，正入项发际一寸大筋内宛宛中，督脉阳维之会，自风府而上，则脑户也。脑户者，督脉足太阳之会。故循风府而上，则为脑风也。足太阳之脉者，起于目内眦，上额交巅上，入络脑还出。故风入系头则为目风，眼寒也。饮酒中风，则为漏风⑲。热郁腠疏，中风汗出，多如液漏，故曰

---

① 行诸脉俞：足太阳经挟脊而行，五藏六府之俞皆附之，故风气从太阳而入，必行诸脉俞。

② 分肉之间：指肌肉与肌肉之间。一说指近骨之肉与骨相分之处。

③ 相干：邪气与卫气相互搏击。

④ 肌肉愤膜而有疡：谓肌肉局部高起肿胀而变生疮疡。 愤，郁结之意。膜，肿起之意。疡，泛指疮疡。

⑤ 鼻柱坏而色败：谓疠风病人鼻梁溃烂而塌陷，面部的色泽衰败。

⑥ 或名曰寒热：日本丹波元简《素问识》认为此五字属衍文。宜从。

⑦ 春甲乙：指春季及其甲乙日肝木旺盛之时。清·张志聪："夫天之十干，化生地之五行，地之五行，化生人之五藏。十干之气化，而各以时受病也。"

⑧ 夏丙丁：指夏季及其丙丁日，心火旺盛之时。夏季属火，丙丁日亦属火，总之是心火主旺之时。明·张介宾："夏与丙丁皆火也。故伤于心。"

⑨ 季夏戊己伤于邪：指长夏及其戊己日，脾土旺盛之时又伤于风邪。明·张介宾："季夏与戊己皆属土也，故伤于脾。"

⑩ 秋庚辛：指秋季及其庚辛日，肺金旺盛之时。

⑪ 冬壬癸：指冬季及其壬癸日，肾水旺盛之时。

⑫ 五藏六府之俞：指五脏六腑的背俞穴。

⑬ 亦为藏府之风：风中藏府之俞，经络受邪，内传藏府而发病，与上节各以其受风，病五藏之气者有异，故曰："亦为藏府之风。"

⑭ 门户：指人身的腧穴，就如同房屋的门户一般，邪气侵犯人体，必由此入。清·姚止庵曰："人身之有俞穴也，犹室之有门户，风邪中人，必由穴俞，故云入其门户也。"

⑮ 偏风：指风邪偏客于身体的一侧，临床可见半身不遂等症。隋·巢元方《诸病源候论》卷一载："风邪偏客于身一边也，其状或不知痛痒，或纵缓，或痹痛。"

⑯ 风府：穴名，属督脉。位于后项入发际一寸处。

⑰ 脑风：病名，系风邪入中于脑，而致脑部疼痛的病证。明·吴昆："脑风，脑痛也。"

⑱ 风入系头：风邪侵入头中的目系。目系，指眼球通于脑的脉络。《甲乙经》注曰："一本作头系"；头系是头中的目系。《灵枢·大惑论》："脑转则引目系急，目系急则目眩以转矣。"

⑲ 漏风：指饮酒后汗孔开张汗出，风邪乘虚侵入，称为漏风。清·张志聪："酒者熟谷之液，其性慓悍，其气先行于皮肤，故饮酒中风，则腠理开而为汗泄之漏风也"。

漏风。经具名曰酒风。入房汗出中风，则为内风①。内耗其精，外开腠理，因内风袭，故曰内风。经具名曰劳风。新沐中风②，则为首风。沐发中风，风舍于头，故曰首风。久风入中，则为肠风飧泄③。风在肠中，上熏于胃，故食不化而下出焉。飧泄者，食不化而出也。　新校正云：按全元起云：'飧泄者，水谷不分为利。'外在腠理，则为泄风④。风居腠理，则玄府开通，风薄汗泄，故云泄风。故风者百病之长也，至其变化，乃为他病也，无常方，然致有风气也。长，先也，先百病而有也。

新校正云：按全元起本及《甲乙经》'致'字作'故攻'。

帝曰：五藏风之形状不同者何？愿闻其诊及其病能⑤。诊，谓可言之证。能，谓内作病形。

岐伯曰：肺风之状，多汗恶风，色皏然白⑥，时咳短气，昼日则差⑦，暮则甚，诊在眉上⑧，其色白。凡内多风气，则热有余，热则腠理开，故多汗也。皏，谓薄白色也。肺色白，在变动为咳，主藏气，风内迫之，故色皏然白，时咳短气也。昼则阳气在表，故差。暮则阳气入里，风内应之，故甚也。眉上，谓两眉间之上，阙庭之部，所以外司肺候，故诊在焉。

白，肺色也。心风之状，多汗恶风，焦绝⑨善怒吓⑩，赤色，病甚则言不可快⑪，诊在口⑫，其色赤。焦绝，谓唇焦而文理断绝也。何者？热则皮剥故也。风薄于心则神乱，故善怒而吓人也。心脉支别者，从心系上侠咽喉，而主舌，故病甚则言不可快也。口唇色赤，故诊在焉。赤者，心色也。　新校正云：按《甲乙经》无'吓'字。肝风之状，多汗恶风，善悲，色微苍，嗌干善怒，时憎女子⑬，诊在目下，其色青。肝病则心藏无养，心气虚，故善悲也。肝合木，木色苍，故色微苍也。肝脉者，循股阴入毛中，环阴器，抵少腹，侠胃属肝络胆，上贯膈，布胁肋，循喉咙之后，入颃颡，上出额与督脉会于巅；其支别者，从目系下。故嗌干善怒，时憎女子，诊在目下也。青，肝色也。脾风之状，多汗恶风，身体怠惰⑭，四支不欲动，色薄微黄，不嗜食，诊在鼻上⑮，其色黄。脾脉起于足，上循骭骨，又上膝股内前廉，入腹属脾络胃，上膈侠咽，连舌本，散舌下；其支别者，复从胃，别上膈注心中。心脉出于手，循臂。故身体怠堕，四支不欲动，而不嗜食。脾气合土，主中央，鼻于面部亦居中，故诊在焉。黄，脾色

① 内风：指房事后耗精汗出，风邪由毛孔直中于内，故名内风。明·张介宾："内耗其精，外开腠理，风邪乘虚入之，故曰内风。"唐·杨上善曰："入房用力汗出，中风内伤，故曰内风。"

② 新沐（mù 音木）中风：谓刚刚洗头后，头部毛孔开泄，风邪乘虚侵入。　沐，即洗头。《说文·水部》："沐，濯发也。"

③ 肠风飧泄：指风邪侵入胃肠，从热化则为下血肠风病；从寒化则为消化不良的飧泄病。明·张介宾："久风不散，传变而入于肠胃之中，热则肠风下血，寒则水谷不化，而为飧泄泻痢。"

④ 泄风：指风邪侵入腠理，毛孔开泄汗出。

⑤ 病能：指疾病的临床症状。　能，古通"态"；病能，即病态。

⑥ 色皏（pěng 音捧）然白：指面色浅白。明·张介宾："皏然，浅白貌。"

⑦ 昼日则差（chài 音瘥）：谓白天病情减轻。　差，同"瘥"；病愈之意，此处作"减轻"解。

⑧ 眉上：指前额部。明·张介宾："眉上乃阙庭之间，肺之候也。"

⑨ 焦绝：指唇舌焦燥，津液干涸。

⑩ 善怒吓：指热盛心烦而多怒状。明·吴昆："风火相煽而搏，故善怒吓，怒为肝志而属风，吓为心声而属火。"明·张介宾："木火合邪，神志溃乱，故或为善怒，或为惊吓。"

⑪ 病甚则言不可快：谓因心脉上系舌本，舌为心之苗；心经火热炽盛，故舌强而言语不爽利。明·张介宾："心主舌，病甚舌本强，故言不可快。"

⑫ 诊在口：诊察的要点在口舌。清·张志聪："心和则舌能知五味，故诊验在口。口者兼唇舌而言也。"清·高世栻《素问直解》："舌，旧本讹口，今改。"似较妥。

⑬ 时憎女子：有时厌恶女色。　憎，厌恶。明·张介宾："肝为阴中之阳，其脉环阴器，强则好色，病则妒阴，故时憎女子也。"明·吴昆曰："肝脉环阴器。肝气治则悦色而欲女子，肝气衰则恶色而憎女子。"

⑭ 身体怠惰：身体倦怠懒动。清·张志聪："脾主肌肉四肢，身体怠惰，四肢不欲动，脾气病也。"

⑮ 诊在鼻上：诊察的要点在鼻部。唐·杨上善："鼻为面王，主应脾。"

也。　新校正云：按王注脾风不当引'心脉出于手循臂'七字，于义无取。脾主四支，脾风则四支不欲动矣。肾风之状，多汗恶风，面㿏然浮肿①，脊痛不能正立，其色炲②，隐曲不利③，诊在肌上④，其色黑。㿏然，言肿起也。炲，黑色也。肾者阴也，目下亦阴也。故肾藏受风，则面㿏然而浮肿。肾脉者，起于足下，上循腨内，出腘内廉，上股内后廉，贯脊。故脊痛不能正立也。隐曲者，谓隐蔽委曲之处也。肾藏精，外应交接，今藏被风薄，精气内微，故隐蔽委曲之事，不通利所为也。《阴阳应象大论》曰：'气归精，精食气。'今精不足，则气内归精。气不注皮，故肌皮上黑也。黑，肾色也。

胃风之状，颈多汗⑤恶风，食饮不下，鬲塞不通⑥，腹善满，失衣则䐜胀⑦，食寒则泄，诊形瘦而腹大⑧。胃之脉，支别者从颐后下廉过人迎，循喉咙，入缺盆，下鬲属胃络脾；其直行者，从缺盆下乳内廉，下侠脐入气街中；其支别者，起胃下口，循腹里，至气街中而合。故颈多汗，食欲不下，鬲塞不通，腹善满也。然失衣则外寒而中热，故腹䐜胀。食寒则寒物薄胃而阳不内消，故泄利。胃合脾而主肉，胃气不足则肉不长，故瘦。胃中风气稸聚，故腹大也。　新校正云：按孙思邈云：'新食竟取风为胃风。'首风之状，头面多汗恶风，当先风一日，则病甚⑨，头痛不可以出内⑩，至其风日，则病少愈。头者诸阳之会，

风客之则皮腠疏，故头面多汗也。夫人阳气，外合于风，故先当风一日则病甚。以先风甚故亦先衰，是以至其风日则病少愈。内，谓室屋之内也。不可以出室屋之内者，以头痛甚而不喜外风故也。　新校正云：按孙思邈云：'新沐浴竟取风为首风。'漏风之状，或多汗，常不可单衣⑪，食则汗出，甚则身汗，喘息恶风，衣常濡⑫，口干善渴，不能劳事。脾胃风热，故不可单衣。腠理开疏，故食则汗出。甚则风薄于肺，故身汗，喘息恶风，衣裳濡，口干善渴也。形劳则喘息，故不能劳事。　新校正云：按孙思邈云：'因醉取风为漏风，其状恶风，多汗少气，口干善渴，近衣则身热如火，临食则汗流如雨，骨节懈惰，不欲自劳。'泄风⑬之状，多汗，汗出泄衣上，口中干，上渍其风⑭，不能劳事，身体尽痛则寒⑮。上渍，谓皮上湿如水渍也，以多汗出故尔。汗多则津液涸，故口中干。形劳则汗出甚，故不能劳事。身体尽痛，以其汗多，汗多则亡阳，故寒也。　新校正云：按孙思邈云：'新房室竟取风为内风，其状恶风，汗流沾衣裳。'疑此泄风乃内风也。按本论前文云云漏风、内风、首风，次言人中为肠风，在外为泄风。今有泄风，而无内风，孙思邈载内风乃此泄风之状，故疑此'泄'字，'内'之误也。

帝曰：善。

---

① 面㿏（máng 音芒）然浮肿：头面部虚浮而肿。　㿏，肿起貌。清·高世栻："肾者水也，风动水涣，故面㿏然浮肿。"

② 其色炲（tái 音台）：指面色黑如煤烟。清·张志聪："炲，烟煤黑色也。"

③ 隐曲不利：指大小便不得通利。　隐曲，即隐蔽委曲之处，此指大小二便。

④ 诊在肌上：谓诊察要点在颧部。　肌，指颊部。肌上，指颧部。清·高世栻："肌上，颧也，肾所主也。"

⑤ 颈多汗：颈部多汗出。颈部两旁为足阳明胃经所过之处，风邪伤胃，故颈部多汗出。

⑥ 鬲塞不通：胸膈内阻塞不通。　鬲，同膈。

⑦ 失衣则䐜（chēn 音抻）胀：谓少穿衣服，腹部受凉就发生䐜胀。

⑧ 诊形瘦而腹大：诊察要点是形体瘦削而腹部胀大。

⑨ 当先风一日，则病甚：谓在天气变化，风气发动的前一日，病情就明显加重。明·张介宾："凡患首风者，止作无时，故凡于风气将发，必先风一日而病甚头痛，以阳邪居于阳分，阳性先而速也。"

⑩ 头痛不可以出内：指因头痛而不敢出室外。

⑪ 常不可单衣：谓经常不能穿单薄的衣服，而欲多穿厚衣。说明患者畏寒怯冷。

⑫ 衣常濡：谓衣服经常被汗液浸湿。　常，与"裳"通。濡，即湿，因汗多之故。

⑬ 泄风：宋·林亿《新校正》："按孙思邈云：新房室竟取风为内风，其状恶风，汗流沾衣裳。疑此泄风，乃内风也"；"故疑此'泄'字，'内'之误也。"可参。

⑭ 上渍其风：此四字历代注家多疑为衍文。我们认为应将其断为两句，"上渍"，谓患者多汗而皮肤湿润如水渍；"其风"，则概括这种风病而言。

⑮ 身体尽痛则寒：谓患者周身疼痛，畏寒怯冷。

痹论①篇第四十三 新校正云：按全元起本在第八卷。

黄帝问曰：痹之安生②？ 安，犹何也。言何以生。

岐伯对曰：风寒湿三气杂至③，合而为痹也。 虽合而为痹，发起亦殊矣。其风气胜者为行痹④，寒气胜者为痛痹⑤，湿气胜者为著痹⑥也。 风则阳受之，故为痹行。寒则阴受之，故为痹痛。湿则皮肉筋脉受之，故为痹著而不去。故乃痹从风寒湿之所生也。

帝曰：其有五者何也？ 言风寒湿气各异则三，痹生有五，何气之胜也？

岐伯曰：以冬遇此者为骨痹⑦，以春遇此者为筋痹⑧，以夏遇此者为脉痹⑨，以至阴⑩遇此者为肌痹⑪，以秋遇此者为皮痹⑫。 冬主骨，春主筋，夏主脉，秋主皮，至阴主肌肉，故各为其痹也。至阴，谓戊己月及土寄王月也。

帝曰：内舍⑬五藏六府，何气使然？ 言皮肉筋⑭脉痹，以五时之外，遇⑮然内居藏府，何以致之？

岐伯曰：五藏皆有合⑯，病久而不去者，内舍于其合也。 肝合筋，心合脉，脾合肉，肺合皮，肾合骨，久病不去，则入于是。故骨痹不

---

① 痹论：痹者，闭也，有闭塞不通的意思。清·张志聪："痹者，闭也，邪闭而为痛也。言风寒湿三气杂错而至，相合而为痹。"本篇所论述以风寒湿邪气为主要病因，致气血凝滞，运行不利，出现以疼痛、麻木等为主要症状的一类痹病，并对各类痹病的成因、证候、病机、分类、治疗等均作了较为系统地阐发，故名"痹论"。明·吴昆："篇内悉详诸痹之证。"

② 痹之安生：谓痹病是如何发生的。 痹，病名；安。疑问代词，这里作"怎么"解。

③ 杂至：谓混合一起侵犯人体。

④ 行痹：痹病之一，指以疼痛游走而无定处为主症者。《素问·风论》："风者，善行而数变"，所以风邪偏胜者多表现为周身游走性疼痛，且无固定的痛处。

⑤ 痛痹：痹病之一，指以疼痛剧烈，且有定处为主症者。此证因寒邪偏胜所致，故又称"寒痹"。明·张介宾："阴寒之气，客于筋肉筋骨之间，则凝结不散，阳气不行，故痛不可当。"又"寒则血凝涩，凝则脉不通，不通则痛矣。"

⑥ 著痹：痹病之一，指以痠重而疼痛不剧，但肢体重滞难举为主症者。此证因湿邪偏胜所致，故又称为"湿痹"。明·张介宾："著痹者，肢体重着不移，或麻木不仁，湿从土化，病多发于肌肉。" 著，同"着"。

⑦ 骨痹：《医宗金鉴》曰："骨痹，骨重痠疼不能举也。"

⑧ 筋痹：《医宗金鉴》曰："筋痹，筋挛节痛，屈而不伸也。"

⑨ 脉痹：《医宗金鉴》曰："脉痹，脉中血不流行而色变也。"

⑩ 至阴：指长夏。唐·杨上善："至阴六月，脾所主也。"

⑪ 肌痹：《医宗金鉴》曰："肌痹，肌顽木不知痛痒也。"

⑫ 皮痹：《医宗金鉴》曰："皮痹，皮虽麻尚微觉痛痒也。"

⑬ 内舍：指病邪入内、稽留潜藏的意思。

⑭ 筋：胡本，赵本"筋"下并有"骨"字。

⑮ 遇：《永乐大典》引作"偶"。

⑯ 五藏皆有合：谓五脏都有与之相联系的五体。《素问·五藏生成》："心之合脉也，肺之合皮也，肝之合筋也，脾之合肉也，肾之合骨也。"

已，复感于邪，内舍于肾。筋痹不已，复感于邪，内舍于肝；脉痹不已，复感于邪，内舍于心。肌痹不已，复感于邪，内舍于脾；皮痹不已，复感于邪，内舍于肺。所谓痹者，各以其时重感于风寒湿之气也①。时，谓气王之月也。肝王春，心王夏，肺王秋，肾王冬，脾王四季之月。感，谓感应也。**凡痹之客五藏者，肺痹者②，烦满喘而呕。**以藏气应息，又其脉还循胃口，故使烦满喘而呕。**心痹者，脉不通，烦则心下鼓③，暴上气而喘，嗌干善噫④，厥气上则恐。**心合脉，受邪则脉不通利也。邪气内扰，故烦也。手心主心包之脉，起于胸中，出属心包，下膈。手少阴心脉，起于心中，出属心系，下膈络小肠；其支别者，从心系上侠咽喉；其直者，复从心系却上肺。故烦则心下鼓满，暴上气而喘，嗌干也。心主为噫，以下鼓满，故噫之以出气也。若是逆气上乘于心，则恐畏也，神惧凌弱故尔。**肝痹者，夜卧则惊，多饮数小便，上为引如怀⑤。**肝主惊骇，气相应，故中夜卧则惊也。肝之脉循股阴入毛中，环阴器，抵少腹，侠胃属肝络胆，上贯膈，布胁肋，循喉咙之后上入颃颡。故多饮水，数小便，上引少腹如怀妊之状。**肾**

痹者，善胀⑥，尻以代踵，脊以代头⑦。肾者胃之关，关不利则胃气不转，故善胀也。尻以代踵，谓足挛急也。脊以代头，谓身踡屈也。踵，足跟也。肾之脉起于足小指之下，斜趋足心，出于然骨之下，循内踝之后别入跟中，以上腨内，出腘内廉，上股内后廉，贯脊属肾络膀胱；其直行者，从肾上贯肝膈，入肺中，气不足而受邪，故不伸展。　新校正云：详'然骨'一作'然谷'。**脾痹者，四支解惰⑧，发咳呕汁，上为大塞⑨。**土王四季，外主四支，故四支解惰。又以其脉起于足，循腨胻上膝股也。然脾脉入腹属肾⑩络胃，上膈侠咽，故发咳呕汁。脾气养肺，胃复连咽，故上为大塞也。**肠痹者，数饮而出不得，中气喘争⑪，时发飧泄⑫。**大肠之脉入缺盆络肺，下膈属大肠。小肠之脉，又入缺盆络心，循咽下膈抵胃属小肠。今小肠有邪，则脉不下膈，脉不下膈，则肠不行化而胃气稸热，故多饮水而不得下出也。肠胃中阳气与邪气奔喘交争，得时通利，以肠⑬气不化，故时或得通则为飧泄。**胞痹⑭者，少腹膀胱按之内痛，若沃以汤⑮，涩于小便，上为清涕。**膀胱为津液之府，胞内居之；少腹处关元之中，内藏胞器。然膀胱之脉，起

---

① 各以其时重感于风寒湿之气：谓各在其所主的时令季节里，又重复地感受了风寒湿邪。明·张介宾："时，谓气旺之时，五脏各有所应也。病久不去，而复感于邪，气必更深，故内舍其合而入于脏。"

② 肺痹者：《圣济总录》卷十九引"肺痹者"下有"胸背痛甚上气"六字。

③ 心下鼓：谓心下鼓动，心跳心悸之意。清·高世栻："心痹者，脉不通，心虚则烦，故烦则心下鼓。鼓，犹动也。"

④ 嗌干善噫：谓咽喉干燥而多嗳气。　嗌，咽喉。噫，音义同"嗳"。

⑤ 上为引如怀：谓肝痹的痛势从上引至少腹，腹部膨满的样子如怀孕状。明·马莳："上引少腹而痛，如怀妊之状。"

⑥ 肾痹者，善胀：谓肾痹病患者，易于出现腹胀。《灵枢·本神》："肾气虚则厥，实则胀。"

⑦ 尻（kāo 音考）以代踵，脊以代头：谓患者能坐不能起，头俯不能仰。　尻，即尾骨，此指屁股。踵，足后跟。清·高世栻："尾骨下蹲以代踵，足骨痿也；脊骨高耸以代头，天柱倾也。"

⑧ 四支解惰：四肢倦怠无力。

⑨ 大塞：按《太素》："塞"作"寒"。唐·杨上善："胃寒，呕冷水也。"

⑩ 肾：胡本、读本并作"脾"。

⑪ 中气喘争：谓腹中攻冲雷鸣，即肠鸣。

⑫ 时发飧（sūn 音孙）泄：谓有时发作成为飧泄病。　飧泄，多因肝郁脾虚，清气不升所致。临床以大便泄泻清稀，并有不消化的食物残渣，肠鸣腹痛等为主症。

⑬ 肠：《永乐大典》引作"阳"。

⑭ 胞痹：即膀胱痹。　胞，胖也，指膀胱。清·高世栻："即膀胱痹也。"

⑮ 若沃以汤：谓就如灌了热水一样，即有灼热感。《说文》："沃，灌溉也"；"汤，热水也。"

于目内眦，上额交巅上，入络脑，还出别下项，循肩髆内，侠脊抵腰中，入循膂，络肾属膀胱；其支别者，从腰中下贯臀，入腘中。今胞受风寒湿气，则膀胱太阳之脉不得下流于足。故少腹膀胱按之内痛，若沃以汤，涩于小便。小便既涩，太阳之脉不得下行，故上烁其脑而为清涕出于鼻窍矣。沃，犹灌也。 新校正云：按全元起本'内痛'二字作'两髀'。

阴气①者，静则神藏，躁则消亡，阴，谓五神藏也。所以说神藏与消亡者，言人安静不涉邪气，则神气宁以内藏，人躁动触冒邪气，则神被害而离散，藏无所守，故曰消亡。此言五藏受邪之为痹也。饮食自倍，肠胃乃伤。藏以躁动致伤，府以饮食见损，皆谓过用越性，则受其邪。此言六府受邪之为痹也。淫气喘息，痹聚在肺②；淫气忧思，痹聚在心；淫气遗溺，痹聚在肾；淫气乏竭③，痹聚在肝；淫气肌绝④，痹聚在脾。淫气，谓气之妄行者，各随藏之所主而入为痹也。 新校正云：详从上'凡痹之客五藏者'至此，全元起本在《阴阳别论》中，此王氏之所移也。诸痹不已，亦益内也，从外不去，则益深至于身内。其风气胜者，其人易已也。

帝曰：痹，其时有死者，或疼久者，或易已者，其故何也？

岐伯曰：其入藏者死，其留连筋骨间者疼久，其留皮肤间者易已。入藏者死，以神去也。筋骨疼久，以其定也。皮肤易已，以浮浅也。由斯深浅，故有是不同。

帝曰：其客于六府者何也？

岐伯曰：此亦其食饮居处，为其病本也。四方虽土地温凉高下不同，物性刚柔，食居不异，但动过其分，则六府致伤。《阴阳应象大论》

曰：'水谷之寒热，感则害六府。' 新校正云：按《伤寒论》曰：'物性刚柔，食居亦异。'六府亦各有俞，风寒湿气中其俞，而食饮应之，循俞而入，各舍其府也。六府俞，亦谓背俞也。胆俞在十椎之傍，胃俞在十二椎之傍，三焦俞在十三椎之傍，大肠俞在十六椎之傍，小肠俞在十八椎之傍，膀胱俞在十九椎之傍，随形分长短而取之如是，各去脊同身寸之一寸五分，并足太阳脉气之所发也。

新校正云：详六府俞并在本椎下两傍，此注言在椎之傍者，文略也。

帝曰：以针治之奈何？

岐伯曰：五藏有俞⑤，六府有合⑥，循脉之分，各有所发，各随其过⑦ 新校正云：按《甲乙经》'随'作'治'。，则病瘳也。肝之俞曰太冲，心之俞曰太陵，脾之俞曰太白，肺之俞曰太渊，肾之俞曰太溪，皆经脉之所注也。太冲在足大指间本节后二寸陷者中。 新校正云：按《刺腰痛》注云：'太冲在足大指本节后内间二寸陷者中，动脉应手。'刺可入同身寸之三分，留十呼。若灸者可灸三壮。太陵在手掌后骨两筋间陷者中，刺可入同身寸之六分，留七呼。若灸者，可灸三壮。太白在足内侧核骨下陷者中，刺可入同身寸之三分，留七呼。若灸者，可灸三壮。太渊在手掌后陷者中，刺可入同身寸之二分，留二呼。若灸者，可灸三壮。太溪在足内踝后跟骨上动脉陷者中，刺可入同身寸之三分，留七呼。若灸者，可灸三壮也。胃合入于三里，胆合入于阳陵泉，大肠合入于曲池，小肠合入于小海，三焦合入于委阳，膀胱合入于委中。三里在膝下三寸，䯒外廉两筋间，刺可入同身寸之一寸，留七呼，若灸者可灸三壮。阳陵泉在膝下一寸，䯒外廉陷者中，刺可入同身寸之六分，留十呼。若灸者，可灸三壮。小海在肘内大骨外，去肘端五分陷者中，屈肘乃

① 阴气：此处指五脏之气。
② 淫气喘息，痹聚在肺：谓致痹之邪气入里，引起呼吸喘促者，是痹聚在肺脏。 淫气，指导致痹病的风寒湿邪气。
③ 乏竭：谓气血衰败，疲乏力竭。
④ 肌绝：肌肉消瘦。
⑤ 五藏有俞：谓五脏各有输穴。 俞，此指"五输穴"中的"输"穴。
⑥ 六府有合：谓六腑各有其合穴。《灵枢·邪气藏府病形》："荥输所入为合。"例如胃之足三里，大肠之上巨虚，胆之阳陵泉，三焦之委阳，膀胱之委中，小肠之下巨虚。
⑦ 各随其过：谓根据病变的脏腑经脉而选穴施治。 过，指病变。

得之，刺可入同身寸之二分，留七呼。若灸者，可灸五壮。曲池在肘外辅，屈肘曲骨之中，刺可入同身寸之五分，留七呼。若灸者，可灸三壮。委阳在足腘中外廉两筋间，刺可入同身寸之七分，留五呼。若灸者，可灸三壮，屈伸而取之。委中在腘中央约文中动脉，刺可入同身寸之五分，留七呼。若灸者，可灸三壮。 新校正云：按《刺热》注：'委中在足膝后屈处。'余并同此。故经言循脉之分，各有所发，各随其过，则病瘳也。过，谓脉所经过处。 新校正云：详王氏以委阳为三焦之合，按《甲乙经》云：'委阳，三焦下辅俞也，足太阳之别络。'三焦之合，自在手少阳经天井穴，为少阳脉之所为合。详此六府之合，俱引本经所入之穴，独三焦不引本经所入之穴者，王氏之误也。王氏但见《甲乙经》云'三焦合于委阳，'彼说自异。彼又以大肠合于巨虚上廉，小肠合于下廉，此以曲池、小海易之，故知当以天井穴为合也。

帝曰：荣卫之气，亦令人痹乎？

岐伯曰：荣者，水谷之精气也①，和调于五藏，洒陈②于六府，乃能入于脉也。《正理论》曰：'谷入于胃，脉道乃行，水入于经，其血乃成。'又《灵枢经》曰：'荣气之道，内谷为实。' 新校正云：按别本'实'作'宝'。谷入于胃，气传于肺，精专者上行经隧。由此故水谷精气合荣气运行，而入于脉也。故循脉上下，贯五藏，络六府也。荣行脉内，故无所不至。卫者，水谷之悍气也③，其气慓疾滑利④，不能入于脉也，悍气，谓浮盛之气也。以其浮盛之气，

故慓疾滑利，不能入于脉中也。故循皮肤之中，分肉之间，熏于肓膜⑤，散于胸腹，皮肤之中，分肉之间，谓脉外也。肓⑥膜，谓五藏之间鬲中膜也。以其浮盛，故能布散于胸腹之中，空虚之处，熏其肓膜，令气宣通也。逆其气则病，从其气则愈，不与风寒湿气合，故不为痹。

帝曰：善。痹或痛，或不痛，或不仁，或寒，或热，或燥，或湿，其故何也？

岐伯曰：痛者寒气多也，有寒故痛也。风寒湿气客于肉分之间，迫切而为沫，得寒则聚，聚则排分肉，肉裂则痛，故有寒则痛也。其不痛不仁者，病久入深，荣卫之行涩，经络时疎⑦，故不通⑧， 新校正云：按《甲乙经》'不通'作'不痛'。详《甲乙经》此条论不痛与不仁两事，后言不痛，是再明不痛之为重也。皮肤不营，故为不仁。不仁者，皮顽不知有无也。其寒者，阳气少，阴气多，与病相益⑨，故寒也。病本生于风寒湿气，故阴气益之也。其热者，阳气多，阴气少，病气胜，阳遭阴⑩，故为痹热。遭，遇也。言遇于阴气，阴气不胜故为热。 新校正云：按《甲乙经》'遭'作'乘'。其多汗而濡者，此其逢湿甚也，阳气少，阴气盛，两气⑪相感，故汗出而濡

---

① 荣者，水谷之精气也：谓营气是由水谷的精气所化生。《灵枢·卫气》："精气之行于经者，为营气。" 荣，通"营"。

② 洒陈：指均匀地散布之意。《文选·江赋》李善注："洒，散也"；《广雅·释诂》："陈，布也。"

③ 卫者，水谷之悍气也：谓卫气是由水谷的悍气所化生。 悍，勇猛，强劲之意。《灵枢·卫气》："其浮气之不循经者，为卫气。"

④ 慓疾滑利：形容卫气运行时急疾而流利的状态。 慓疾，迅捷之意。

⑤ 肓（huāng 音荒）膜：泛指体腔内脏之间的膜。明·张介宾："肓者，凡腔腹肉理之间，上下空隙之处，皆谓之肓……则肓之为义，不独以胸膈为言，又可知也。膜，筋膜也。"

⑥ 肓：元残二作"肓"。下一"肓"字同。

⑦ 经络时疏：谓经络时时空疏。

⑧ 故不通：《甲乙经》作"故不痛"。结合前后文意，宜从之。

⑨ 与病相益：谓阴气与病邪相互助长。 益，有增加、助长之意。

⑩ 阳遭阴：遭，《甲乙经》作"乘"。乘，战而胜之也。言病人素体阳胜阴虚，感受风寒湿邪后，阴不胜阳，邪从阳化热，故为痹热。

⑪ 两气：指阴气与湿气。阴气，指寒气。

也。中表相应，则相感也。

帝曰：夫痹之为病，不痛何也？

岐伯曰：痹在于骨则重，在于脉则血凝而不流，在于筋则屈不伸，在于肉则不仁，在于皮则寒，故具此五者则不痛也。凡痹之类，逢寒则虫，逢热则纵。

帝曰：善。虫，谓皮中如虫行。纵，谓纵缓不相就。 新校正云：按《甲乙经》'虫'作'急'。

---

① 逢寒则虫：谓受寒后则使筋脉拘急而疼痛加重。 虫，《甲乙经》、《太素》等均作"急"。急，谓拘急，与下文之"纵"字相对应，故从之。又清·高世栻仍作"虫"解；任应秋认为"虫"即"痋"，"痛"的古写。故将"虫"释为"急痛"。可供参考。

痿论①篇第四十四 新校正云：按全元起本在第四卷。

黄帝问曰：五藏使人痿何也？痿，谓痿弱无力以运动。

岐伯对曰：肺主身之皮毛，心主身之血脉，肝主身之筋膜②，新校正云：按全元起本云：'膜者，人皮下肉上筋膜也。'脾主身之肌肉，肾主身之骨髓，所主不同，痿生亦各归其所主。故肺热叶焦，则皮毛虚弱急薄③，著则生痿躄④也。躄，谓挛躄，足不得伸以行也。肺热则肾受热气故尔。心气热，则下脉厥而上⑤，上则下脉虚，虚则生脉痿，枢折挈⑥，胫纵⑦而不任地也。心热盛则火独光，火独光则内炎上，肾之脉常下行，今火盛而上炎用事，故肾脉亦随火炎烁而逆上行也。阴气厥逆，火复内燔，阴上隔阳，下不守位，心气通脉，故生脉痿。肾气主足，故膝腕枢纽如折去而不相提挈，胫筋纵缓而不能任用于地也。肝气热，则胆泄口苦筋膜干，筋膜干则筋急而挛，发为筋痿。胆约肝叶而汁味至苦，故肝热则胆液渗泄。胆病则口苦，今胆液渗泄，故口苦也。肝主筋膜，故热则筋膜干而挛急，发为筋痿也。《八十一难经》曰：'胆在肝短叶间下。'脾气热，则胃干而渴，肌肉不仁，发为肉痿。脾与胃以膜相连，脾气热则胃液渗泄，故干而且渴也。脾主肌肉，今热薄于内，故肌肉不仁，而发为肉痿。肾气热，则腰脊不举，骨枯而髓减，发为骨痿。腰为肾府，又肾脉上股内贯脊属肾，故肾气热则腰脊不举也。肾主骨髓，故热则骨枯而髓减，发则为骨痿。

帝曰：何以得之？

岐伯曰：肺者，藏之长也⑧，为心之盖也，位高而布叶于胸中，是故为藏之长，心之盖。有所失亡，所求不得，则发肺鸣⑨，鸣则肺热叶焦。志苦不畅，气郁故也。肺藏气，气郁不

---

① 痿论：痿，指肢体枯萎，弱而不能运动的一类疾病。主要表现为肢体筋脉弛缓，软弱无力，严重者手不能握物，足不能任身，肘、腕、膝、踝等关节知觉脱失，渐至肌肉萎缩而不能随意运动。清·张志聪："痿者，四肢无力痿弱，举动不能，若委弃不用之状。"本篇以五脏合五体的原理，分别论述了痿躄、脉痿、筋痿、肉痿、骨痿等五种痿证的病因、病机、症状、诊断及治疗等，故名为"痿论"。明·马莳："内详五脏之痿，必始于肺，其本脏自有所合，其成痿各有其由，其验之有色有证，其治之有法有穴，故名篇。"

② 筋膜：明·张介宾："膜犹幕也，凡肉理脏腑之间，其成片联络薄筋，皆谓之膜。"

③ 急薄：皮肤干枯的样子。

④ 著则生痿躄（bì 音必）：谓热邪久留而不去，就会发生痿躄病。 著，留着不去的意思。痿躄，手足痿废的统称。明·张介宾："若热气留著不去，而及于筋脉骨肉，则病生痿躄。躄者，足弱不能行也。"

⑤ 下脉厥而上："下脉"谓下行之脉，"厥"者，逆行之谓。

⑥ 枢折挈（qiè 音切）：谓四肢关节失养，活动不灵，不能运动，不能提挈，有如枢纽之折。 枢，指枢纽、机关之处。挈，悬持、提挈之意。明·张介宾："如枢纽之折，而不能提挈。"

⑦ 胫纵：指足胫弛纵无力。 胫，下肢小腿。

⑧ 肺者，藏之长也：谓肺居于人体五脏的上部，主气而朝百脉而言。清·张志聪："脏真高于肺，朝百脉而行气于脏腑，故为脏之长。"

⑨ 肺鸣：谓肺气不畅而出现的喘息咳嗽之声。此处指肺脏发生病变。清·张志聪："金受火刑，即发喘鸣。"清·陈修园《医学三字经》："肺如钟，撞则鸣。"

利，故喘息有声而肺热叶焦也。**故曰：五藏因肺热叶焦，发为痿躄。此之谓也。**肺者所以行荣卫治阴阳，故引曰五藏因肺热而发为痿躄也。**悲哀太甚，则胞络绝①，胞络绝则阳气内动，发则心下崩②，数溲血③也。**悲则心系急，肺布叶举，而上焦不通，荣卫不散，热气在中，故胞络绝而阳气鼓动，发则心下崩数溲血也。心下崩，谓心包内崩而下血也。溲，谓溺也。 新校正云：按杨上善云：'胞络者，心上胞络之脉也。'详经注中'胞'字，俱当作'包'。全本'胞'又作'肌'也。**故《本病》④曰：大经空虚，发为肌痹⑤，传为脉痿。**《本病》古经论篇名也。大经，谓大经脉也。以心崩溲血，故大经空虚，脉空则热内薄，卫气盛，荣气微，故发为肌痹也。先见肌痹，后渐脉痿，故曰传为脉痿也。**思想无穷，所愿不得，意淫于外，入房太甚，宗筋⑥弛纵，发为筋痿，及为白淫⑦。**思想所愿，为祈欲也，施泻劳损，故为筋痿及白淫也。白淫，谓白物淫衍，如精之状，男子因溲而下，女子阴器中绵绵而下也。**故《下经》⑧曰：筋痿者，生于肝使内⑨也。**《下经》，上古之经名也。使内，谓劳役阴力，费竭精气也。**有渐于湿⑩，以水为事，若有**

所留，居处相湿⑪，肌肉濡渍⑫，痹而不仁，发为肉痿。**业惟近湿，居处泽下，皆水为事也。平者久而犹怠，感之者尤甚矣。肉属于脾，脾气恶湿，湿著于内则卫气不荣，故肉为痿也。**故《下经》曰：肉痿者，得之湿地也。**《阴阳应象大论》曰：'地之湿气，感则害皮肉筋脉。'此之谓害肉也。**有所远行劳倦，逢大热而渴，渴则阳气内伐⑬，内伐则热舍于肾，肾者水藏也，今水不胜火⑭，则骨枯而髓虚，故足不任身，发为骨痿。**阳气内伐，谓伐腹中之阴气也。水不胜火，以热舍于肾中也。**故《下经》曰：骨痿者，生于大热也。**肾性恶燥，热反居中，热薄骨干，故骨痿无力也。

帝曰：何以别之？

岐伯曰：肺热者色白而毛败，心热者色赤而络脉溢⑮，肝热者色苍而爪枯，脾热者色黄而肉蠕动，肾热者色黑而齿槁。各求藏色及所主养而命之，则其应也。

帝曰：如夫子言可矣，论言⑯治痿者独取阳明，何也？

岐伯曰：阳明者，五藏六府之海，阳

---

① 胞络绝：谓心包络阻绝不通。唐·杨上善："胞络者，心上胞络之脉。" 胞，当作"包"。清·高世栻曰："悲哀太甚，则心气内伤，故包络绝。"

② 心下崩：指心气上下不通，心阳妄动，迫血下行而尿血。清·张志聪："阳气，心气也；悲哀太甚，则神志俱悲，而上下之气不交矣，是以胞络绝而阳气内动，心气动则心下崩而数溲血也。"

③ 数（shuò 音朔）溲血：谓多次小便尿血。

④ 《本病》：古代的医经名。

⑤ 肌痹：唐·杨上善《太素》作"脉痹"，较妥，宜从。

⑥ 宗筋：许多筋的集合处，此处指前阴外生殖器。《素问·厥论》："前阴者，宗筋之所聚"。

⑦ 白淫：指男子患遗精、滑精、尿浊，女子患带下绵绵。

⑧ 《下经》：古代的医经名。

⑨ 使内：谓入房过度。唐·杨上善："使内者，亦入房。"

⑩ 有渐于湿：谓逐渐感受湿邪。 渐，进也，逐渐之意。

⑪ 居处相湿：谓久居潮湿之处而伤湿。 相，为"伤"之误，《甲乙经》作"伤"，宜从。

⑫ 肌肉濡渍：谓肌肉长期受到湿邪的浸润。

⑬ 阳气内伐：谓阳热邪气攻伐于里则伤津液而口渴。清·张志聪："渴则阴液内竭，是以阳热之气内伐其阴。" 伐，攻伐、伤害之意。

⑭ 水不胜火：谓阳热邪气攻伐于里，阴精受伤，则肾水不能胜制于火热。 水，肾水，指肾脏之阴精。火，指火热。

⑮ 络脉溢：谓孙络充满血液而现于皮肤。日本丹波元简："此以外候言，乃孙络浮见也。"

⑯ 论言：后世注家多认为"论"指《灵枢·根结》而言。也有人认为可能指另一本已失传的古医籍。可供参考。

明，胃脉也。胃为水谷之海也。**主闰宗筋①，宗筋主束骨而利机关②也。**宗筋，谓阴毛中横骨上下之竖筋也。上络胸腹，下贯髋尻，又经于背腹上头项，故云宗筋主束骨而利机关也。然腰者，身之大关节，所以司屈伸，故曰机关。**冲脉者，经脉之海也，**《灵枢经》曰：'冲脉者，十二经之海。'**主渗灌溪谷③，与阳明合于宗筋，**寻此则横骨上下脐两傍竖筋，正宗筋也。冲脉循腹侠脐傍各同身寸之五分而上，阳明脉亦侠脐傍各同身寸之一寸五分而上，宗筋居于中，故云与阳明合于宗筋也。以为十二经海，故主渗灌溪谷也。肉之大会为谷，小会为溪。

新校正云：详'宗筋脉于中'，一作'宗筋纵于中'。**阴阳揔宗筋之会④，会于气街⑤，而阳明为之长⑥，皆属于带脉，而络于督脉。**宗筋聚会，会于横骨之中，从上而下，故云阴阳揔宗筋之会也。宗筋侠脐下合于横骨，阳明辅其外，冲脉居其中，故云会于气街而阳明为之长也。气街，则阴毛两傍脉动处也。带脉者，起于季胁，回身一周，

而络于督脉也。督脉者，起于关元，上下循腹。故云皆属于带脉而络于督脉也。督脉、任脉、冲脉三脉者，同起而异行，故经文或参差而引之。**故阳明虚则宗筋纵，带脉不引⑦，故足痿不用也。**阳明之脉，从缺盆下乳内廉，下侠脐至气街中；其支别者，起胃下口，循腹里下至气街中而合，以下髀，抵伏兔，下入膝膑中，下循䯒外廉，下足跗，入中指内间；其支别者，下膝三寸而别，以下入中指外间。故阳明虚则宗筋纵缓，带脉不引，而足痿弱不可用也。引，谓牵引。

帝曰：治之奈何？

岐伯曰：各补其荥而通其俞⑧，调其虚实，和其逆顺，筋脉骨肉⑨，各以其时受月⑩，则病已矣。

帝曰：善。时受月，谓受气时月也。如肝王甲乙，心王丙丁，脾王戊己，肺王庚辛，肾王壬癸，皆王气法也。时受月则正谓五常受气月也。

---

① 主闰宗筋：谓濡养滋润宗筋。 闰，通"润"，濡润之意。
② 主束骨而利机关：谓宗筋具有约束骨节而使关节滑利的作用。 束，绑、捆，引申为约束、束缚之意。机关，指关节而言。《素问·骨空论》："侠髋为机"，"腘上为关"。
③ 渗灌溪谷：谓渗透灌溉腠理肌肉及关节隙缝。溪谷：《素问·气穴论》："肉之大会为谷，肉之小会为溪"；《素问·五藏生成》篇："人有大谷十二分，小溪三百五十四名。"可知，溪谷指腠理肌肉相会之处，含有缝隙之意，也应包括骨节的缝隙。
④ 阴阳揔宗筋之会：谓人体的阴经、阳经都总会于宗筋。 揔，同"总"。明·张介宾："宗筋聚于前阴，前阴者，足三阴、阳明、少阳及冲、任、督、跷九脉之所合也。九者之中，则阳明为五脏六腑之海，冲脉为经脉之海，此一阴一阳，总乎其间，故曰阴阳总宗筋之会也。"
⑤ 气街：穴名，又名气冲。属足阳明胃经，位于横骨两旁，鼠溪上一寸处。
⑥ 阳明为之长：谓阳明经是诸经的统领者。 长，统领之意。明·吴昆曰："长，犹主也。"《素问·热论》："阳明者，十二经之长也，其血气盛。"
⑦ 带脉不引：谓带脉不能延引、约束。清·高世栻："不引者，不能延引而环约也。"
⑧ 各补其荥而通其俞：谓痿病的针刺治疗，应补各经的"荥"穴，通（泻）各经的输穴。"荥"、"输"，指十二经脉分布在四肢肘膝关节以下的五输穴中的两种穴位。《灵枢·九针十二原》："所溜为荥，所注为俞。"明·张介宾："盖治痿者，当取阳明，又必察其所受之经，而兼治之也。如筋痿者，取阳明厥阴之荥俞；脉痿者，取阳明少阴之荥俞；肉痿、骨痿，其治皆然。"
⑨ 筋脉骨肉：清·姚止庵曰："筋者，肝也；脉者，心也；骨者，肾也；肉者，脾也。五藏独缺肺者，肺合皮毛，皮毛附于肉，或省文也。"
⑩ 各以其时受月：谓根据脏腑所主季节月份和五体受病情况而施行针刺，即在其脏气当旺的月份进行治疗。《素问·诊要经终论》："正月二月，天气始方，地气始发，人气在肝；三月四月，天气正方，地气定发，人气在脾；五月六月，天气盛，地气高，人气在头；七月八月，阴气始杀，人气在肺；九月十月，阴气始冰，地气始闭，人气在心；十一月十二月，冰复地气合，人气在肾。"清·高世栻："肝主之筋，心主之脉，肾主之骨，脾主之肉，各以其四时受气之月而施治之，则病已矣。受气者，筋受气于春，脉受气于夏，骨受气于冬，肉受气于长夏也。"

厥论^①篇第四十五 新校正云：按全元起本在第五卷。

黄帝问曰：厥^②之寒热者何也？厥，谓气逆上也。世谬传为脚气，广饰方论焉。

岐伯对曰：阳气衰于下^③，则为寒厥；阴气衰于下^④，则为热厥。阳，谓足之三阳脉。阴，谓足之三阴脉。下，谓足也。

帝曰：热厥之为热也^⑤，必起于足下者何也？阳主外而厥在内，故问之。

岐伯曰：阳气起于足五指之表^⑥，阴脉者，集于足下而聚于足心^⑦，故阳气胜则足下热也。大约而言之，足太阳脉出于足小指之端外侧，足少阳脉出于足小指次指之端，足阳明脉出于足中指及大指之端，并循足阳而上，肝脾肾脉集于足下，聚于足心，阴弱故足下热也。　新校正云：按《甲乙经》'阳气起于足'作'走于足'。'起'当

作'走'。

帝曰：寒厥之为寒也^⑧，必从五指而上于膝者何也？阴主内而厥在外，故问之。

岐伯曰：阴气起于五指之里，集于膝下而聚于膝上，故阴气胜则从五指至膝上寒，其寒也，不从外，皆从内也^⑨。亦大约而言之也。足太阴脉起于足大指之端内侧，足厥阴脉起于足大指之端三毛中，足少阴脉起于足小指之下斜趣足心，并循股阴而上循股阴入腹，故云集于膝下，而聚于膝之上也。

帝曰：寒厥何失^⑩而然也？

岐伯曰：前阴者，宗筋之所聚，太阴阳明之所合也^⑪。宗筋侠脐，下合于阴器，故云前阴者宗筋之所聚也。太阴者，脾脉。阳明者，胃

---

① 厥论：厥者，气逆也。厥病多由阴阳之气不相顺接，气血逆乱，不能在短时间恢复平衡所致的，或四肢逆冷，或突然昏倒等病。本篇较全面地论述了寒热厥病的病因、病理、证候特点，以及六经厥病的症状和治疗，故篇名"厥论"。明·吴昆："篇内悉论诸厥之证。"明·马莳："详论寒厥热厥之分，及手足十二经之各有其厥，故名篇。"

② 厥：病证名。指阴阳气血逆乱的证候。东汉张仲景《伤寒论》："凡厥者，阴阳气不相顺接，便为厥；厥者，手足逆冷是也。"

③ 阳气衰于下：谓下焦肾阳虚衰。

④ 阴气衰于下：谓下焦肾阴虚衰。

⑤ 之为热也：《甲乙经》卷七第三、《千金方》卷十四第五引并无此四字。

⑥ 阳气起于足五指之表：足三阳经下行，沿下肢外侧而止于足趾外端，故曰"五指之表"。下文足三阴经均起于足趾之内侧端，沿下肢内侧上行，故曰"五指之里"。

⑦ 阴脉者，集于足下而聚于足心：谓足少阴肾经循行于足下而经气聚于足心。

⑧ 之为寒也：《甲乙经》卷七第三、《千金方》卷十四第五引并无此四字。

⑨ 其寒也，不从外，皆从内也：谓这种寒厥，不是体外侵入的寒邪，而是由内部脏腑的阳虚所致。明·张介宾："然其寒也，非从外入，皆由内而生也。故凡病阳虚者，必手足多寒，皆从指端始。"

⑩ 失：参下节"热厥何如而然也"句，"失"当作"如"。

⑪ 前阴者，宗筋之所聚，太阴阳明之所合也：谓前阴外生殖器，是许多筋脉聚集的部位，也是足太阴脾经和足阳明胃经会合的地方。明·张介宾："前阴者，阴器也。宗筋者，众筋之所聚也。如足之三阴，阳明、少阳及冲、任、督、跻、筋脉皆聚于此，故曰宗筋。此独言太阴阳明之合者，重水谷之藏也。盖胃为水谷之海，主润宗筋。又阴阳总筋之会，会于气街，而阳明为之长，故特言之。"

脉。脾胃之脉，皆辅近宗筋，故云太阴阳明之所合。

新校正云：按《甲乙经》'前阴者，宗筋之所聚。'作'厥阴者，众筋之所聚。'全元起云：'前阴者，厥阴也。'与王注义异，亦自一说。春夏则阳气多而阴气少，秋冬则阴气盛而阳气衰，此乃天之常道。此人者质壮①，以秋冬夺于所用②，下气上争不能复③，精气溢下④，邪气因从之而上⑤也，质，谓形质也。夺于所用，谓多欲而夺其精气也。气因于中⑥，新校正云：按《甲乙经》'气因于中'作'所中'。阳气衰，不能渗营⑦其经络，阳气日损，阴气独在，故手足为之寒也。

帝曰：热厥何如而然也？源其所由尔。

岐伯曰：酒入于胃，则络脉满而经脉虚⑧，脾主为胃行其津液者也⑨。阴气虚则阳气入⑩，阳气入则胃不和，胃不和则精气竭⑪，精气竭则不营其四支也。前阴，为太阴、阳明之所合，故胃不和则精气竭也。内精不足，故四支无气以营之。此人必数醉若⑫饱

以入房，气聚于脾中不得散⑬，酒气与谷气相薄⑭，热盛于中，故热遍于身内热而溺赤也。夫酒气盛而慓悍，肾气有衰⑮，阳气独胜，故手足为之热也。醉饱入房，内亡精气，中虚热入，由是肾衰，阳盛阴虚，故热生于手足也。

帝曰：厥或令人腹满，或令人暴不知人⑯，或至半日远至一日乃知人者何也？暴，犹卒也，言卒然冒闷不醒觉也。不知人，谓闷甚不知识人也，或谓尸厥。

岐伯曰：阴气盛于上则下虚，下虚则腹胀满⑰；阳气盛于上，则下气重上而邪气逆⑱，逆则阳气乱，阳气乱则不知人也。阴，谓足太阴气也。新校正云：按《甲乙经》'阳气盛于上'五字作'腹满'二字，当从《甲乙经》之说。何以言之？别按《甲乙经》云：'阳脉下坠，阴脉上争，发尸厥。'焉有阴气盛于上，而又言阳气盛于上。又按张仲景云：'少阴脉不至，肾气微，少精

---

① 此人者质壮：指患寒厥症的人，自恃身体强壮而不知惜身。
② 夺于所用：谓由于过度劳作而致精气耗夺。诸如劳倦太过，或入房过度等，皆损伤肾中精气。
③ 下气上争不能复：谓劳伤肾阳，而阳虚阴盛，下焦阴寒之气上逆，不能恢复正常。
④ 精气溢下：指阳虚下元不固之滑精。
⑤ 邪气因从之而上：气随精泄，元阳气衰，阴寒内盛，潜而上逆。
⑥ 气因于中：谓阴寒之邪上逆于中焦。清·高世栻："阴寒之邪气因于中。"因，有居留之意。中，即中焦脾胃。
⑦ 渗营：指渗透灌注营养。
⑧ 络脉满而经脉虚：清·张志聪："《灵枢·经脉》：饮酒者，卫气先行皮肤，先充络脉。夫卫气者，水谷之悍气也；酒亦水谷悍热之液，故从卫气先行皮肤，从皮肤而充于络脉；是不从脾气而行于经脉，故络脉满而经脉虚也。"
⑨ 脾主为胃行其津液：谓脾脏能运化输布胃所受纳的水谷精微。《素问·太阴阳明论》："脾与胃，以膜相连耳，而能为之行其津液"；《素问·经脉别论》："饮入于胃，游溢精气，上输于脾，脾气散精，上归于肺。"
⑩ 阴气虚则阳气入：谓饮酒过多脾无所输而阴气虚，阴气虚阳邪就乘虚而入。唐·杨上善："今酒及食，先满络中则脾脏阴虚；脾脏阴虚则脾经虚，脾经既虚则阳气乘之。"
⑪ 精气竭：此指水谷精气不足。
⑫ 若：有"与"之义。
⑬ 气聚于脾中不得散：醉饱入房，脾肾两伤，脾伤则不运，肾虚则无气以资脾，故令酒气与谷气聚而不散。
⑭ 薄："搏"之意。
⑮ 肾气有衰：《甲乙经》作"肾气日衰"。根据上文"阳气日损"，当从之。
⑯ 暴不知人：谓猝然昏仆，不省人事。
⑰ 腹胀满：作"腹满"与帝问相应。
⑱ 下气重上而邪气逆：谓偏亢之肾阳成为邪气，并逆于上。下气，指偏亢的肾阳。

血，奔气促迫，上入胸鬲，宗气反聚，血结心下，阳气退下，热归阴股，与阴相动，令身不仁，此为尸厥。'仲景言阳气退下，则是阳气不得盛于上，故知当从《甲乙经》也。又王注阴脊谓足太阴，亦为未尽。按《缪刺论》云：'邪客于手足少阴、太阴、足阳明之络，此五络皆会于耳中，上络左角，五络俱竭，令人身脉皆动而形无知，其状若尸，或曰尸厥。'焉得专解阴为太阴也？

帝曰：善。愿闻六经脉之厥状病能也。 为前问解，故请备闻诸经厥也。

岐伯曰：巨阳之厥，则肿首头重，足不能行，发为眴仆①。 巨阳，太阳也。足太阳脉，起于目内眦，上额交巅上；其支别者，从巅至耳上角；其直行者，从巅入络脑，还出别下项，循肩髆②内，侠脊抵腰中，入循膂③络肾属膀胱；其支别者，从腰中下贯臀，入腘中；其支别者，从髆内左右别下贯胂，过髀枢，循髀外后廉下合腘中，以下贯腨内，出外踝之后，循京骨至小指之端外侧。由是厥逆外形斯证也。肿，或作踵。

阳明之厥，则癫疾欲走呼，腹满不得卧，面赤而热④，妄见而妄言。 足阳明脉，起于鼻，交頞中，下循鼻外，入上齿中，还出侠口环唇，下交承浆，却循颐后下廉，出大迎，循颊车上耳前，过客主人，循发际至额颅；其支别者，从大迎前下人迎，循喉咙入缺盆，下鬲⑤属胃络脾；其直行者，从缺盆下乳内廉，下侠齐⑥入气街；其支别者，起胃下口，循腹里，下至气街中而合，以下髀，抵伏兔，下入膝膑中，下循胻外廉，下足跗，入中指内间；其支别者，下膝三寸而别，以下入中指外间；其支别者，跗上入大指间出其端。故厥如是也。癫，

一为巅，非。

少阳之厥，则暴聋颊肿而热，胁痛，胻不可以运⑦。 足少阳脉，起于目锐眦，上抵头角，下耳后，循颈，行手少阳之前，至肩上，交出手少阳之后，入缺盆；其支别者，从耳后入耳中，出走耳前，至目锐眦后；其支别者，目锐眦下大迎，合手少阳于顴，下加颊车，下颈合缺盆以下胸中，贯鬲络肝属胆，循胁里，出气街，绕毛际，横入髀厌中；其直行者，从缺盆下掖，循胸过季胁，下合髀厌中，以下循髀阳，出膝外廉，下入外辅骨之前，直下抵绝骨之端，下出外踝之前，循足跗，出小指次指之端，故厥如是。

太阴之厥，则腹满䐜胀，后不利⑧，不欲食，食则呕，不得卧。 足太阴脉，起于大指之端，上膝股内前廉，入腹属脾络胃，上鬲侠咽，连舌本；散舌下；其支别者，复从胃别上鬲，注心中。故厥如是。

少阴之厥，则口干溺赤，腹满心痛。 足少阴脉，上股内后廉，贯脊属肾络膀胱；其直行者，从肾上贯肝鬲，入肺中，循喉咙，侠舌本；其支别者，从肺出络心，注胸中。故厥如是。

厥阴之厥，则少腹肿痛，腹胀泾溲不利⑨，好卧屈膝，阴缩肿⑩，胻内热。 足厥阴脉，去内踝一寸，上踝八寸，交出太阴之后，上腘内廉，循股阴，入毛中，环阴器，抵少腹，侠胃属肝络胆，上贯鬲。故厥如是矣。'胻内热'一本云'胻外热'，传写行书内外误也。

盛则写之，虚则补之，不盛不虚，以经取之。 不盛不虚，谓邪气未盛，真气未虚，如

① 眴（xuàn 音绚）仆：谓头目眩晕而猝然倒地。明·张介宾："眴，音眩，目眩乱也；仆，猝倒也。"《说文》："眴，目摇也。"
② 肩髆：肩胛。
③ 膂（lǚ 音旅）：脊柱。此当为脊柱两旁的肌肉。
④ 面赤而热：《病源》卷十二《寒热厥候》"面赤"上有"卧则"两字。
⑤ 鬲：膈。下同。
⑥ 侠齐：挟脐。下同。
⑦ 胻（héng 音衡）不可以运：谓两腿不能活动。 胻，音义同"胻"，胫骨上端，此指小腿。
⑧ 后不利：谓大便不利。明·张介宾："厥则腹满䐜胀，逆气在脾，故后便不利。"
⑨ 泾溲不利：即小便不利。
⑩ 阴缩肿：谓阴茎内缩，阴囊肿大。

是则以穴俞经法留呼多少而取之。

太阴厥逆，䯒急挛，心痛引腹，治主病者①。足太阴脉，起于大指之端，循指内侧上内踝前廉，上腨内，循胫骨后，上膝股内前廉，入腹；其支别者，复从胃，别上鬲，注心中。故䯒急挛，心痛引腹也。太阴之脉，行有左右，候其有过者，当发取之，故言治主病者。 新校正云：详从'太阴厥逆'至篇末，全元起本在第九卷，王氏移于此。

少阴厥逆，虚满呕变②，下泄清③，治主病者。以其脉从肾上贯肝鬲，入肺中，循喉咙，故如是。

厥阴厥逆，挛，腰痛，虚满前闭④，谵言， 新校正云：按全元起云：'谵言者，气虚独言也。' 治主病者。以其脉循股阴，入毛中，环阴器，复上循喉咙之后，络舌本，故如是。 新校正云：按《甲乙经》厥阴之经不络舌本，王氏注《刺热篇》、《刺腰痛篇》并此三注俱云络舌本。又注《风论》、《痹论》各不云络舌本，王注自有异同，当以《甲乙经》为正。

三阴俱逆，不得前后⑤，使人手足寒，三日死。三阴绝，故三日死。

太阳厥逆，僵仆⑥，呕血善衄，治主病者。以其脉起目内眦，又循脊络脑。故如是。

少阳厥逆，机关不利⑦，机关不利者，腰不可以行⑧，项不可以顾，以其脉循颈下绕毛际，横入髀厌中，故如是。发肠痈不可治，惊者死。足少阳脉，贯鬲络肝属胆，循胁里，出气街，发肠痈则经气绝，故不可治，惊者死也。

阳明厥逆，喘咳身热，善惊，衄呕血。以其脉循喉咙，入缺盆，下鬲属胃络脾，故如是。

手太阴厥逆，虚满而咳，善呕沫⑨，治主病者。手太阴脉，起于中焦，下络大肠，还循胃口，上鬲属肺，故如是。

手心主、少阴厥逆，心痛引喉，身热死，不可治。手心主脉，起于胸中，出属心包。手少阴脉，其支别者，从心系上侠咽喉，故如是。

手太阳厥逆，耳聋泣出，项不可以顾，腰不可以俛仰，治主病者。手太阳脉，支别者，从缺盆循颈上颊，至目锐眦，却入耳中；其支别者，从颊上颛抵鼻，至目内眦。故耳聋泣出，项不可以顾也。腰不可以俛仰，脉不相应，恐古错简文。

手阳明、少阳厥逆，发喉痹⑩，嗌肿，痓⑪，治主病者。手阳明脉，支别者，从缺盆上颈；手少阳脉，支别者，从膻中上出缺盆，上项，故如是。 新校正云：按全元起本'痓'作'痉'。

---

① 治主病者：谓刺其主病的经穴。明·张介宾："谓如本经之左右上下，及原俞等穴，各有宜用，当慎其所主而刺之也。"
② 呕变：即呕逆。清·张志聪："呕变当作变呕。"
③ 下泄清：谓泻下稀薄清冷之物。
④ 前闭：指小便不利，或癃或闭。唐·杨上善："小便闭。"
⑤ 不得前后：谓二便俱不通。日本丹波元简《素问识》："此谓二便不通。"
⑥ 僵仆：唐·杨上善："后倒曰僵，前倒曰仆。"
⑦ 机关不利：谓关节活动不利。明·张介宾："机关者，筋骨要会之所也。胆者，筋其应。少阳厥逆，则筋不利，故为此机关腰项之病。"
⑧ 腰不可以行：谓腰部不能活动。 行，作转动解。
⑨ 善呕沫：清·姚止庵："肺受寒，故呕沫。沫，痰水之轻浮白色者。"
⑩ 喉痹：病名。指咽喉肿痛，吞咽困难之病。
⑪ 痓（zhì音至）：明·张介宾："按全元起本，痓作痉。以手臂肩项强直也。"痓，为"痉"之误。东汉·张仲景《金匮要略》："痉为病，胸满口噤，卧不着席，脚挛急，必龂齿。"

卷第十三

病能论①篇第四十六 新校正云：按全元起本在第五卷。

黄帝问曰：人病胃脘痈②者，诊当何如？

岐伯对曰：诊此者当候③胃脉，其脉当沉细，沉细者气逆，胃者水谷之海，其血盛气壮，今反脉沉细者，是逆常平也。 新校正云：按《甲乙经》'沉细'作'沉涩'。《太素》作'沉细'。逆者人迎甚盛④，甚盛则热；沉细为寒，寒气格阳，故人迎脉盛。人迎者，阳明之脉，故盛则热也。人迎，谓结喉傍脉动应手者。人迎者胃脉也，胃脉循喉咙而入缺盆，故云人迎者胃脉也。逆而盛，则热聚于胃口而不行，故胃脘为痈也。血气壮盛，而热内薄之，两气合热，故结为痈也。

帝曰：善。人有卧而有所不安者何也？

岐伯曰：藏有所伤，及精有所之寄则安⑤，故人不能悬⑥其病也。五藏有所伤损及之，水谷精气有所之寄，扶其下则卧安，以伤及于藏，故人不能悬其病处于空中也。 新校正云：按《甲乙经》'精有所之寄则安'作'情有所倚则卧不安'。《太素》作'精有所倚则不安'。

帝曰：人之不得偃卧⑦者何也？谓不得仰卧也。

岐伯曰：肺者藏之盖也，居高布叶，四藏下之，故言肺者藏之盖也。肺气盛则脉大⑧，脉大则不得偃卧，肺气盛满，偃卧则气促喘奔，故不得偃卧也。论在《奇恒阴阳》中。《奇恒阴阳》上古经篇名，世本阙。

帝曰：有病厥⑨者，诊右脉沉而紧，

---

① 病能论：能，通"态"。明·吴崑："能，犹形也。"病能，指疾病的形态。本篇以胃脘、颈痈、卧不安、不得偃卧、厥腰痛、阳厥、酒风等七种疾病为例，论述了观察病态，分析病情的重要意义及具体方法，同时还讨论了几种古医籍。因全篇以论述胃脘痈等疾病的形态为主，故名曰"病能论"。
② 胃脘痈：又称"胃痈"，指因血气壅塞、聚于胃脘而生成的痈病。清·张志聪："胃脘痈者，言荣卫血气由阳明之所生，血气壅逆则为痈肿之病，与外感四时六淫、内伤五志七情不同也……热聚于胃口而不行，则留滞而为痈矣。" 胃脘，即胃。
③ 候：诊察。
④ 沉细者气逆，逆者人迎甚盛：唐·杨上善："胃脉合浮与大也。今于寸口之中，诊得沉细之脉，即知胃有伤寒逆气，故寸口之脉沉细，上之人迎洪盛者也。"人迎，诊脉部位，在结喉两侧的颈部动脉处。
⑤ 藏有所伤，及精有所之寄则安：一般句读为"藏有所伤，及精有所之寄则安"。 按：非。当句读为"藏有所伤及精有所之，寄则安"。意为（人有卧而有所不安者）是由于五脏有所损伤及精气有所散失的缘故，如果精气不失而各归本脏，人就会在睡卧之时安宁平稳。明·马莳："五藏为阴，各藏其精。藏（脏）有所伤及精有所亡，则藏伤而精耗者，卧不安。必精有所寄，各在本藏而无所失，斯安矣。寄，藏也。" 之，动词，去，这里是"越泄"、"散失"的意思。
⑥ 悬：指通过切脉而测知（病因）。
⑦ 偃卧：仰卧。
⑧ 肺气盛则脉大：唐·杨上善："肺居五藏之上，主气，气之有余，则手太阳脉盛，故不得偃卧也。"
⑨ 厥：指气逆。

左脉浮而迟，不然①，病主安在？不然，言不沉也。　新校正云：按《甲乙经》'不然'作'不知'。

岐伯曰：冬诊之，右脉固当沉紧，此应四时，左脉浮而迟，此逆四时②，在左当主病在肾，颇关在肺，当腰痛也。以冬左脉浮而迟，浮为肺脉，故言颇关在肺也。腰者肾之府，故肾受病则腰中痛也。

帝曰：何以言之？

岐伯曰：少阴脉③贯肾络肺，今得肺脉，肾为之病，故肾为腰痛之病也④。左脉浮迟，非肺来见，以左肾不足而脉不能沉，故得肺脉肾为病也。

帝曰：善。有病颈痈⑤者，或石⑥治之，或针灸治之，而皆已⑦，其真⑧安在？言所攻则异，所愈则同，欲闻真法何所在也。

岐伯曰：此同名异等⑨者也。言虽同曰颈痈，然其皮中别异不一等也。故下云：夫痈气之息者⑩，宜以针开除去之，夫气盛血聚者⑪，

宜石而泻⑫之，此所谓同病异治也。息，瘜也，死肉也。石，砭石也，可以破大痈出脓，今以铦针代之。

帝曰：有病怒狂⑬者，　新校正云：按《太素》'怒狂'作'善怒'。此病安生？

岐伯曰：生于阳也。

帝曰：阳何以使人狂？怒不虑祸，故谓之狂。

岐伯曰：阳气者因暴折而难决⑭，故善怒也，病名曰阳厥⑮。言阳气被折郁不散也。此人多怒，亦曾因暴折而心不疏畅故尔。如是者，皆阳逆躁极所生，故病名阳厥。

帝曰：何以知之？

岐伯曰：阳明者常动⑯，巨阳少阳⑰不动，不动而动大疾，此其候⑱也。言颈项之脉皆动不止也。阳明常动者，动于结喉傍，是谓人迎、气舍之分位也。若少阳之动，动于曲颊下，是谓天窗、天牖之分位也。若巨阳之动，动于项两傍大筋

---

① 然：清·于鬯："读为'燃'（即通'憸'）。《说文·人部》：'憸，意膌也。''意膌'，疑是以意揣度之谓。'不燃病主安在'，不敢以意揣度，故为问也。《甲乙》'不然'作'不知'。"　按：于说与《甲乙经》之"不知"俱通。于说颇繁而又有意测，今据"不知"译之。
② 左脉浮而迟，此逆四时：脉合四时，冬气伏藏，左右脉皆当沉紧，今左脉反见浮而迟，是为逆四时。
③ 少阴脉：指足少阴肾经。
④ 今得肺脉，肾为之病，故肾为腰痛之病也：明·张介宾："肾脉本络于肺，今以冬月而肺脉见于肾位，乃肾气不足，故脉不能沉而见浮迟，此非肺病，病在肾也。腰为肾之府，故肾气逆者，当病为腰痛。"肺脉，指浮迟的脉象。
⑤ 颈痈：颈部的痈疮。
⑥ 石：指砭石，尖而锐的楔形石针，可刺可刮。
⑦ 已：痊愈。
⑧ 真：指道理。晋·皇甫谧《甲乙经》中作"治"。
⑨ 异等：清·高世栻："颈痈之名虽同，而在气在血则异类也。"　等，类。
⑩ 痈气之息者：指气郁停滞。明·张介宾："息，止也。痈有气结而留止不散者。"此指颈痈之脓未成。
⑪ 气盛血聚者：指颈痈之脓已成者。
⑫ 泻：泻除。
⑬ 怒狂：指狂病。其病多怒而狂，故曰怒狂。
⑭ 因暴折而难决：明·马莳："因猝暴之顷，有所挫折，而事有难决，志不得伸。"　暴，突然。
⑮ 阳厥：因阳气厥逆所致的多怒发狂之病。
⑯ 阳明者常动：谓足阳明经人迎等处的脉搏总是明显跳动的。　阳明，指足阳明经人迎等处的脉搏。因本经血多气多，故"常动"。
⑰ 巨阳、少阳：指太阳经的委中、昆仑等穴与少阳经的听会、悬钟等穴。太阳经气少，少阳经血少，故曰"巨阳、少阳不动。"　巨阳，即太阳，指太阳经脉。
⑱ 候：征候，脉候。

前陷者中，是谓天柱、天容之分位也。不应常动，而反动甚者，动当病也。　新校正云：详王注以天窗为少阳之分位，天容为太阳之分位。按《甲乙经》天窗乃太阳脉气所发，天容乃少阳脉气所发，二位交互，当以《甲乙经》为正也。

帝曰：治之奈何？

岐伯曰：夺①其食即已，夫食入于阴，长气于阳②，故夺其食即已。食少则气衰，故节去其食，即病自止。　新校正云：按《甲乙经》'夺'作'衰'。《太素》同。使之服以生铁洛③为饮，　新校正云：按《甲乙经》'铁洛'作'铁落'。'为饮'作'为后饭'。夫生铁洛者，下气疾④也。之或为人，传文误也。铁洛，味辛微温平，主治下气，方俗或呼为铁浆，非是生铁液也。

帝曰：善。有病身热解㑊⑤，汗出如浴，恶风少气，此为何病？

岐伯曰：病名曰酒风。饮酒中风者也。《风论》曰：'饮酒中风则为漏风。'是亦名漏风也。夫极饮者，阳气盛而腠理疏，玄府开发，阳盛则筋痿弱，故身体解㑊也。腠理疏则风内攻，玄府发则气外泄，故汗出如浴也。风气外薄，肤腠复开，汗多内虚，瘅热熏肺，故恶风少气也。因酒而病，故曰酒风。

帝曰：治之奈何？

岐伯曰：以泽泻、术⑥各十分，麋⑦衔五分，合以三指撮⑧，为后饭。术，味苦温平，主治大风，止汗。麋衔，味苦寒平，主治风湿筋痿。泽泻，味甘寒平，主治风湿，益气。由此功用，方故先之。饭后药先，谓之后饭。

所谓深之细者⑨，其中手如针⑩也，摩之切之⑪，聚者坚也⑫，博⑬者大也。《上经》⑭者，言气之通天也；《下经》者，言病之变化也；《金匮》者，决死生也；《揆度》者，切度之也；《奇恒》者，言奇病也。所谓奇者，使奇病不得以四时死也；恒者，得以四时死也，　新校正云：按杨上善云：'得病传之，至于胜时而死，此为恒。中生喜怒，今病次传者，此为奇。'所谓揆者，方切求之⑮也，言切求其脉理也。度者，得其病处⑯，以四时度之也。凡言所谓者，皆释未引之义。今此所谓，寻前后经文，悉不与此篇义相接，似今数句少成文义者，终是别释经文，世本既阙第七二篇，应彼阙经错简文也。古文断裂，缪续于此。

---

① 夺：这里是"大大减少"的意思。
② 食入于阴，长气于阳：明·张介宾："五味入口而化于脾，食入于阴也；藏于胃以养五藏气，长气于阳也。"
③ 生铁洛：明·张介宾："即炉冶间锤落之铁屑。用水研浸，可以为饮。其性寒而重，最能坠热开结。"　洛，通"落"，谓所落，即落下的东西，此指铁屑。
④ 疾：快。此谓"见效快"。
⑤ 解㑊：指肢体倦怠懒惰。　"解"同"懈"。"㑊"通"惰"。
⑥ 术（zhú 音逐）：即白术，药名。今通作"术"，作药名仍读 zhú。
⑦ 麋（mí 音弥）衔：药名。《神农本草经》："味苦，平，治风湿痹，历节痛，惊痫吐舌，悸气贼风，鼠瘘痈肿。"
⑧ 合以三指撮：明·张介宾："用三指撮合，以约其数。"
⑨ 深之细者：谓重按之而得细脉。"之"犹而也，古书"之""而"常互训。
⑩ 中手如针：喻脉应指其细之状。"中"犹应也。
⑪ 摩之切之：谓用手推动着诊脉。　摩，推动，推转。
⑫ 聚者坚也：喻脉应指有力。《广雅·释诂》："坚，强也。"
⑬ 博：当作"搏"，指脉来搏指有力。　一说：通"搏"，义同上。亦是。
⑭ 上经：上下文中的"《下经》"、"《金匮》"、"《揆度》"、"《奇恒》"等，都是《内经》之前的医经之名，均已早佚。　按：有关《揆度》、《奇恒》的道理，可参见《素问·玉版论要》中的论述。
⑮ 方切求之：清·孙鼎宜："《广雅·释诂》：'方，始也。'始切其脉而求其致病之由曰揆。"
⑯ 得其病处：清·孙鼎宜："得其病处，而以四时逆顺，明其治法死生曰度。"

奇病论①篇第四十七 新校正云：按全元起本在第五卷。

黄帝问曰：人有重身②，九月而瘖③，此为何也？重身，谓身中有身，则怀妊者也。瘖，谓不得言语也。妊娠九月，足少阴脉养，胎约气断，则瘖不能言也。

岐伯对曰：胞之络脉绝④也。绝，谓脉断绝而不通流，而不能言，非天真之气断绝也。

帝曰：何以言之？

岐伯曰：胞络者系于肾，少阴之脉，贯肾系舌本，故不能言。少阴，肾脉也。气不营养，故舌不能言。

帝曰：治之奈何？

岐伯曰：无治也，当十月复。十月胎去，胞络复通，肾脉上营，故复旧而言也。《刺法》⑤曰：无损不足，益有余⑥，以成其疹⑦。疹，谓久病也。反法而治，则胎死不去，遂成久固之疹病也。然后调之⑧。 新校正云：按《甲乙经》及《太素》无此四字。按全元起注云：'所谓不治者，其身九月而瘖，身重不得为治，须十月满生后复如常也。然后调之。'则此四字本全元起注文，误书于此，当删去。所谓无损不足者，身羸瘦，无用镵石⑨也。妊娠九月，筋骨瘦劳，力少身重，又拒于谷，故身形羸瘦，不可以镵石伤也。无益其有余者，腹中有形而泄之⑩，泄之则精出⑪而病独擅中⑫。故曰疹成也。胎约胞络，肾气不通，因而泄之，肾精随出，精液内竭，胎则不全，胎死腹中，著而不去，由此独擅，故疹成焉。

---

① 奇病论：奇者，异也。奇病，即异常的，特殊少见的病证。明·吴昆："奇病，特异于常之病也。"本篇论述了子瘖、息积、伏梁、疹筋、厥逆、脾瘅、厥、胎病（癫疾）、肾风等十种奇病的病因、病机、症状、治法及预后。因所论的都是异于一般的病，故名"奇病论"。日本丹波元简《素问识》："此篇所载，重身声喑、息积、疹筋等，率皆奇特之病，故以'奇病'名篇。"

② 重（chóng音崇）身：谓怀孕。明·张介宾："妇人怀孕，则身中有身，故曰重身。"

③ 瘖（yīn音因）：指声音嘶哑。清·高世栻："瘖，声不出也。"

④ 胞之络脉绝：谓胞中的络脉阻隔不通畅。 胞，指女子胞，即子宫。绝，隔阻不通之意，并非断绝。清·张志聪："妊至九月，胞长已足，设有碍于胞络，即使阻绝而不通声音之道。"

⑤ 刺法：指古医经名。

⑥ 无损不足，益有余：谓不要用泻法去治疗不足的虚证，不要用补法去治疗邪气有余的实证。 损，损伤，此处作"泻法"解。益，补益；有余，指邪气有余之实证。明·张介宾曰："不当治而治之，非损不足，则益有余，本无所病，反之成疾。"

⑦ 疹（chèn音趁）：指疾病。

⑧ 然后调之：宋·林亿等《新校正》："《甲乙经》及《太素》无此四字……本全元起注文，误书于此也。"此四字为衍文，宜删。

⑨ 镵（chán音谗）石：指镵针和砭石。《灵枢·九针十二原》载，镵针是九针的第一种针，长一寸六分，头大尖锐，用以泻阳气。

⑩ 腹中有形而泄之：清·孙鼎宜："泄当作补，字误，下同。形谓积聚之类，有形自当泻，今反补之，故曰益有余也。"

⑪ 精出：谓精气泄出之意。

⑫ 病独擅中：谓病邪独留于里。清·张志聪："正气出而邪气反独擅于其中。"

帝曰：病胁下满气逆，二三岁不已，是为何病？

岐伯曰：病名曰息积①，此不妨于食，不可灸刺，积为导引②、服药，药不能独治也。腹中无形，胁下逆满，频岁不愈，息且形之，气逆息难，故名息积也。气不在胃，故不妨于食也。灸之则火热内烁，气化为风，刺之则必泻其经，转成虚败，故不可灸刺。是可积为导引，使气流行，久以药攻，内消瘀稽，则可矣。若独凭其药，而不积为导引，则药亦不能独治之也。

帝曰：人有身体髀股胻③皆肿，环齐而痛④，是为何病？

岐伯曰：病名曰伏梁⑤。以冲脉病，故名曰伏梁。然冲脉者，与足少阴之络起于肾下，出于气街，循阴股内廉，斜入腘中，循胻骨内廉，并足少阴经下入内踝之后，入足下；其上行者，出脐下同身寸之三寸关元之分，侠脐直上，循腹各行会于咽喉。故身体髀皆肿，绕脐而痛，名曰伏梁。环，谓圆绕如环也。此风根⑥也，其气溢于大肠，而著于肓，肓之原在脐下⑦，故环脐而痛也。大肠，广肠也。经说大肠，当言回肠也。何者？《灵枢经》曰：'回肠当脐，右环回周叶积而下。广肠附脊，以受回肠，左环叶积，上下辟大。'寻此则是回肠，非应言大肠也。然大肠回肠俱与肺合，从合而命，故通曰大肠也。不可动之⑧，动之为水溺涩⑨之病也。以冲脉起于肾下，出于气街；其上行者，起于胞中，上出脐下关元之分。故动之则为水而溺涩也。动，谓齐其毒药而击动之，使其大下也。此一问答之义，与《腹中论》同，以为奇病，故重出于此。

帝曰：人有尺脉数甚⑩，筋急而见⑪，此为何病？筋急，谓掌后尺中两筋急也。《脉要精微论》曰：'尺外以候肾，尺里以候腹中。'今尺脉数急，脉数为热，热当筋缓，反尺中筋急而见，腹中筋当急，故问为病乎？《灵枢经》曰：'热即筋缓，寒则筋急。'

岐伯曰：此所谓疹筋⑫，是人腹必急⑬，白色黑色见⑭，则病甚。腹急，谓侠脐竖筋俱急。以尺里候腹中，故见尺中筋急，则必腹中拘急矣。色见，谓见于面部也。夫相五色者，白为寒，

---

① 息积：《灵枢·百病始生》："留而不去，传舍于肠胃之外，募原之间，留著于脉，稽留而不去，息而成积。"唐·杨上善："传于肠胃之间，长息成于积病。"晋·皇甫谧《甲乙经》作"息奔"；《难经·五十六难》："肺之积，名曰息奔，在右胁下，覆大如杯，久不愈，令人洒淅寒热，喘咳，发肺痈，以春甲乙日得之。"清·张志聪："此肺积之为病也。肺主气而司呼吸定息，故肺之积曰息奔，在本经曰息积。"

② 导引：《一切经音义》："凡人自摩自捏，伸缩手足，除劳去烦，名曰导引。"包括气功、自我按摩，以及体育疗法等自我养身保健方法。

③ 髀（bì 音必）股胻（héng 音横）：指大腿、小腿部。 髀，大腿上部，胯部；股，即大腿；胻，胫部，此处指小腿部。

④ 环齐而痛：谓肚脐周围疼痛。 齐，同脐。

⑤ 伏梁：病名，积证之一。指腹部肿块一类的疾患，因其坚硬的肿块藏伏于里，故名之。明·张介宾："伏，藏伏也；梁，疆梁坚硬之谓。"此外，《素问·腹中论》、《灵枢·邪气脏腑病形》篇皆论及"伏梁"，临床表现不一；《难经·五十六难》亦说："心之积，名曰伏梁，起脐上，大如臂，上至心下，久不愈，令人病烦心。"可互参。

⑥ 风根：谓这种病是由于风邪所致。风根，即"根于风"之意。

⑦ 肓（huāng 音荒）之原在脐下：谓肓膜的起源在脐下。清·张志聪："肓者，即肠外之肓膜；其原出于脖胦，正在脐下。" 脖胦，即脐下一寸五分的气海穴。

⑧ 不可动之：有二意，其一谓不可触动切按；其二谓不可妄用攻下。多遵后解。

⑨ 水溺（niào 音尿）涩：谓小便涩滞不利。 溺，音义同"尿"。

⑩ 尺脉数甚：脉数为热，尺脉候肾，此谓肾热之脉象。

⑪ 筋急而见：谓尺肤部筋脉拘急，可以明显看到。

⑫ 疹筋：即筋病。因筋急而见，其病在筋，故名。

⑬ 腹必急：谓腹部肌肉拘急疼痛。

⑭ 白色黑色见（xiàn 音现）：谓面部出现白色或黑色。 见，音义同"现"；上古没有"现"字，凡"出现"的意义都写作"见"。

黑为寒，故二色见，病弥甚也。

帝曰：人有病头痛以数岁不已，此安得之？名为何病？头痛之疾，不当踰月，数年不愈，故怪而问之也。

岐伯曰：当有所犯大寒①，内至骨髓，髓者以脑为主②，脑逆③故令头痛，齿亦痛，夫脑为髓主，齿是骨余，脑逆反寒，骨亦寒入，故令头痛齿亦痛。病名曰厥逆④。

帝曰：善。全注：人先生于脑，缘有脑则有骨髓。齿者，骨之本也。

帝曰：有病口甘者，病名为何？何以得之？

岐伯曰：此五气之溢⑤也，名曰脾瘅⑥。瘅，谓热也。脾热则四藏同禀，故五气上溢也。生因脾热，故曰脾瘅。夫五味入口，藏于胃，脾为之行其精气，津液在脾，故令人口甘也；脾热内渗，津液在脾，胃谷化余，精气随溢，口通脾气，故口甘。津液在脾，是脾之湿。此肥美之所发也⑦， 新校正云：按《太素》‘发’作‘致’。此人必数食甘美而多肥也，肥者

令人内热⑧，甘者令人中满⑨，故其气上溢，转为消渴⑩。食肥则腠理密，阳气不得外泄，故肥令人内热。甘者性气和缓而发散逆，故甘令人中满。然内热则阳气炎上，炎上则欲饮而嗌干，中满则陈气有余，有余则脾气上溢，故曰其气上溢转为消渴也。《阴阳应象大论》曰：‘辛甘发散为阳。’《灵枢经》曰：‘甘多食之令人闷。’然从中满以生之。 新校正云：按《甲乙经》‘消渴’作‘消瘅’。治之以兰，除陈气也⑪。兰，谓兰草也。神农曰：兰草味辛热平，利水道，辟不祥，胸中痰澼也。除，谓去也。陈，谓久也。言兰除陈久甘肥不化之气者，以辛能发散故也。《藏气法时论》曰：‘辛者，散也。’
新校正云按《本草》兰，平。不言热也。

帝曰：有病口苦取阳陵泉⑫，口苦者病名为何？何以得之？

岐伯曰：病名曰胆瘅⑬。亦谓热也。胆汁味苦，故口苦。 新校正云：按全元起本及《太素》无‘口苦取阳陵泉’六字，详前后文势，疑此为误。夫肝者中之将也，取决于胆，咽为之使⑭。《灵兰秘典论》曰：‘肝者将军之官，谋虑出

① 大寒：即感受严重的寒邪。
② 髓者以脑为主：《灵枢·海论》：“脑为髓之海。”
③ 脑逆：谓寒邪上逆于脑。
④ 厥逆：明·张介宾：“髓以脑为主，诸髓皆属于脑。故言大寒至髓，则入上脑而为痛，其邪深，故数岁不已；髓为骨之充，故头痛齿亦痛，是因邪逆于上，故名曰厥逆。”
⑤ 五气之溢：谓脾土之气上溢。 五气，指土气，因土在五行中居第五位；又脾属土，故土气又代表脾气。清·张志聪：“五气者，土气也，土位中央，在数为五。”
⑥ 脾瘅：病名。
⑦ 此肥美之所发也：谓此病是由于过食肥甘厚味所引起的。 肥美，泛指肥腻甘甜厚味饮食。
⑧ 肥者令人内热：过食肥甘厚味食物，易生内热。
⑨ 甘者令人中满：过食甘甜质腻的食物，易壅脾导致胃脘胀满。
⑩ 消渴：病名。以口渴多饮，多食易饥，多尿而形体消瘦为主要症状。病机为脏腑燥热，阴虚火旺。临床又根据病位及脏腑分为上消、中消、下消。
⑪ 治之以兰，除陈气也：治疗脾瘅病可用佩兰，以醒脾化湿，消除郁积湿热之邪气。清·高世栻：“兰，香草也；治之以兰，可以除陈气也。除陈者，推陈致新之意。” 兰，即佩兰，气味辛平芳香，有醒脾化湿，清暑辟浊之功效。临床用于脾胃湿热内蕴，口甜苔腻类疾患，确有良效。
⑫ 口苦，取阳陵泉：宋·林亿《新校正》：“全元起本及《太素》无‘口苦，取阳陵泉’六字，详前后文，疑此有误。”宜从之。
⑬ 胆瘅：即胆热证。明·马莳：“此病乃胆气之热也。”
⑭ 咽为之使：明·张介宾：“足少阳之脉，上挟咽；足厥阴之脉，循喉咙之后，上入颃颡。是肝胆之脉皆会于咽，故咽为之使。”

焉。’‘胆者中正之官，决断出焉。’肝与胆合，气性相通，故诸谋虑取决于胆。咽胆相应，故咽为使焉。

新校正云：按《甲乙经》曰：‘胆者中精之府，五藏取决于胆，咽为之使。’疑此文误。**此人者，数谋虑不决，故胆虚，气上溢，而口为之苦，治之以胆募俞**①，胸腹曰募，背脊曰俞。胆募在乳下二肋外，期门下，同身之五分。俞在脊第十椎下，两傍相去各同身寸之一寸半。**治在《阴阳十二官相使》**②**中**。言治法具于彼篇，今经已亡。

帝曰：有癃③**者，一日数十溲，此不足也**④。**身热如炭，颈膺如格**⑤，**人迎躁盛**⑥，**喘息气逆，此有余也**。是阳气太盛于外，阴气不足，故有余也。 新校正云：详此十五字，旧作文写。按《甲乙经》《太素》并无此文。再详乃是全元起注，后人误书于此，今作注书。**太阴脉微细如发**⑦**者，此不足也，其病安在？名为何病？**癃，小便不得也。溲，小便也。颈膺如格，言颈与胸膺，如相格拒不顺应也。人迎躁盛，谓结喉两傍脉动，盛满急数，非常躁速也，胃脉也。太阴脉微细如发者，谓手大指后同身寸之一寸骨高脉动处脉，则肺脉也，此正手太阴脉气之所流，可以候五藏也。

岐伯曰：病在太阴，其盛在胃，颇在肺⑧，**病名曰厥**⑨，**死不治**，病癃数溲，身热如炭，颈膺如格，息气逆者，皆手太阴脉当洪大而数。今太阴脉反微细如发者，是病与脉相反也。何以致之？肺气逆陵于胃而为是，上使人迎躁盛也，故曰病在太阴，其盛在胃也。以喘息气逆，故云颇亦在肺也。病因气逆，证不相应，故病名曰厥，死不治也。**此所谓得五有余**⑩**二不足**⑪**也**。

帝曰：何谓五有余二不足？

岐伯曰：所谓五有余者，五病之气有余也。二不足者，亦病气之不足也。今外得五有余，内得二不足，此其身不表不里，亦正死⑫**明矣**。外五有余者，一身热如炭，二颈肤⑬如格，三人迎躁盛，四喘息，五气逆也。内二不足者，一病癃一日数十溲，二太阴脉微细如发。夫如是者，谓其病在表，则内有二不足，谓其病在里，则外得五有余，表里既不可冯，补泻固难为法，故曰此其身不表不里，亦正死明矣。

帝曰：人生而有病巅疾⑭**者，病名曰何？安所得之？**夫百病者，皆生于风雨寒暑阴阳喜怒也。然始生有形，未犯邪气，已有巅疾，岂邪气素伤邪？故问之。巅，谓上巅，则头首也。

岐伯曰：病名为胎病，此得之在母腹中时，其母有所大惊，气上而不下，

---

① 胆募俞：胆的募穴为日月，位于胸部乳头下三肋处；胆的俞穴在背部足太阳经，位于第十椎骨下旁开一寸五分处。
② 阴阳十二官相使：古医经名，今已亡佚。
③ 癃（lóng 音龙）：病名，小便不利，点滴淋漓不畅。《素问·宣明五气》："膀胱不利为癃。"
④ 一日数十溲，此不足也：谓癃病小便频数，日数十次，这是因正气虚而致。清·张志聪："太阴病而不能转输于上，颇在肺，而不能通调于下，则病癃矣。"明·吴昆曰："由中气虚，欲便则气不能传送，出之不尽，少间则又欲便，而溲出亦无多也。"
⑤ 颈膺（yīng 音英）如格：谓胸膺及咽喉颈部堵塞不畅的感觉。 颈，脖子的前面；膺，指前胸部第三肋间隙以上的部位；格，阻格（隔）不通。
⑥ 人迎躁盛：谓人迎脉躁动而盛，是阳明热盛所致。 人迎，位于喉旁，为阳明经脉所过。
⑦ 太阴脉微细如发：谓手太阴寸口脉微细如发，是肺气虚的反映。
⑧ 颇在肺：谓偏重在肺。 颇，程度副词。
⑨ 厥：指癃证之危重者。由于阳明胃热过盛，太阴脾肺虚衰，阴阳之气交合，故病名叫"厥"。
⑩ 五有余：指上述身热如炭，颈膺如格，人迎躁盛，喘息，气逆等症状，皆为有余之实证症状。
⑪ 二不足：指上述病癃一日数十溲，太阴脉微细如发等症状，皆为不足之虚证。
⑫ 正死：《甲乙经》作"死证"。
⑬ 肤：校本、守校本并作"膺"。
⑭ 巅疾：指癫痫。巅，同"癫"。清·高世栻："巅，作癫；癫痫也。"

精气并居①，故令子发为巅疾也。精气，谓
阳之精气也。

帝曰：有病痝然②如有水状③，切其
脉大紧④，身无痛者，形不瘦⑤，不能食，
食少，名为何病？痝然，谓面目浮起而色杂也。
大紧，谓如弓弦也。大即为气，紧即为寒，寒气内薄，
而反无痛，与众别异，帝故问之也。

岐伯曰：病生在肾，名为肾风。脉如
弓弦，大而且紧，劳气内稸，寒复内争，劳气薄寒，
故化为风，风胜于肾，故曰肾风。肾风而不能
食，善惊，惊已，心气痿者死⑥。肾水受
风，心火痿弱，火水俱困，故必死。

帝曰：善。

---

① 气上而不下，精气并居：明·张介宾："惊则气乱而逆，故气上而不下。气乱则精亦从之；故精气并及于胎，
令子为癫痫也。"

② 痝（máng 音茫）然：谓面目浮肿的样子。

③ 如有水状：谓其临床症状似乎象水肿病，但实际并非水肿病。明·张介宾："似水而实非水也。"

④ 其脉大紧：清·张志聪："大则为风，紧则为寒。"

⑤ 形不瘦：谓病人的形体不瘦。清·张志聪："水气上乘，故形不瘦。"

⑥ 善惊，惊已，心气痿者死：明·吴昆："肾邪凌心，令人善惊。若惊已而心气犹壮，是谓神旺，生之徒也；惊
已而心气痿，是谓神亡，死之属也。" 痿，痿弱，衰竭之意。

大奇论^①篇第四十八 新校正云：按全元起本在第九卷。

肝满肾满肺满^②皆实，即为肿。满，谓脉气满，实也。肿，谓痈肿也。藏气满，乃如是。肺之雍^③，喘而两胠满^④。肺藏气而外主息，其脉支别者，从肺系横出腋下，故喘而两胠满也。　新校正云：详肺雍、肝雍、肾雍，《甲乙经》俱作'痈'。肝雍，两胠满，卧则惊，不得小便。肝之脉，循股阴入毛中，环阴器，抵少腹，上贯肝鬲，布胁肋，故胠满不得小便也。肝主惊骇，故卧则惊。肾雍，脚下^⑤至少腹满，　新校正云：按《甲乙经》'脚下'作'胠下'。'脚'当作'胠'，不得言脚下至少腹也。胫有大小^⑥，髀胻大跛，易偏枯^⑦。冲脉者，经脉之海，与少阴之络俱起于肾下，出于气街，循阴股内廉，斜入腘中，循胻骨内廉，

并少阴之经，下入内踝之后，入足下；其上行者出脐下同身寸之三寸，故如是。若血气变易，为偏枯也。心脉满大，痫瘛筋挛^⑧。心脉满大，则肝气下流，热气内薄，筋干血涸，故痫瘛而筋挛。

肝脉小急，痫瘛筋挛，肝养筋，内藏血，肝气受寒，故痫瘛而筋挛。脉小急者，寒也。肝脉骛暴^⑨，有所惊骇，骛，谓驰骛，言其迅急也。阳气内薄，故发为惊也。脉不至若瘖，不治自已^⑩。肝气若厥，厥则脉不通，厥退则脉复通矣。又其脉布胁肋，循喉咙之后，故脉不至若瘖，不治亦自已。肾脉小急，肝脉小急，心脉小急，不鼓^⑪皆为瘕^⑫。小急为寒甚，不鼓则血不流，血不流而寒薄，故血内凝而为瘕也。

---

① 大奇论：大，扩大，推广之意。奇，异于常候。清·高世栻："大，推广也。帝承上篇奇病而推广之，名为'大奇'。"因为本篇论述了疝、瘕、肠澼、暴厥等病的脉象与病症，分析了它们的病理和预后，并根据脉象，分析了心、肝、肾、胃、胆、胞、大肠、小肠、十二经等精气不足的病症并预测死期。由于这些内容，实际上是前篇《奇病论》的扩大和充实，故名篇。

② 肝满肾满肺满：谓肝经、肾经、肺经皆可因邪气壅滞而为胀满。　满，指胀满。

③ 肺之雍：谓肺脉壅滞。　雍，同"壅"。清·张志聪："谓藏气满而外壅于经络也。"

④ 两胠（qū 音区）满：谓两侧胁部胀满。　胠，腋下胁上部位。

⑤ 脚下：《甲乙经》作"胠下"。根据前后文义，宜从。

⑥ 胫有大小：谓胫部时肿时消。　大小，指粗细；肿胀则大，肿消则小。

⑦ 偏枯：病证名。又名偏风，亦称半身不遂。多由营卫俱虚，真气不能充于全身，或兼邪气侵袭而发病。症见一侧肢体偏废不用，久则患肢肌肉枯瘦，神志无异常变化。

⑧ 痫瘛（chì 音翅）筋挛：谓癫痫手足抽搐，筋脉拘挛。　瘛，抽搐之意。《玉机真藏论》："病筋脉相引而急，病名曰瘛。"

⑨ 肝脉骛（wù 音务）暴：谓肝脉疾数。　骛，奔驰、疾跑状。

⑩ 脉不至若瘖，不治自已：明·吴昆："脉不至，在诸病为危剧。若其暴喑失声，则是肝木厥逆，气雍不流，故脉不至耳，不必治之，厥还当自止。"按："脉不至"非谓脉迄不至，所谓"惊者其脉止而复来"，说见《医通·惊》。

⑪ 不鼓：谓脉搏不鼓击于指下。

⑫ 瘕（jiǎ 音假）：病名。腹内积块，时聚时散者。明·马莳："瘕者，假也。块似有形，而隐见不常，故曰瘕。"

肾肝并沉为石水①，肝脉入阴内，贯小腹，肾脉贯脊中，络膀胱。两藏并，藏气熏冲脉，自肾下络于胞，令水不行化，故坚而结。然肾主水，水冬冰，水宗于肾，肾象水而沉，故气并而沉，名为石水。新校正云：详'肾肝并沉'至下'并小弦欲惊'，全元起本在《厥论》中，王氏移于此。并浮为风水②，脉浮为风，下焦主水，风薄于下，故名风水。并虚为死，肾为五藏之根，肝为发生之主，二者不足，是生主俱微，故死。并小弦欲惊。脉小弦为肝肾不足故尔。肾脉大急沉，肝脉大急沉，皆为疝③。疝者，寒气结聚之所为也。夫脉沉为实，脉急为痛，气实寒薄聚，故绞痛，为疝。心脉搏滑急为心疝④，肺脉沉搏为肺疝⑤。皆寒薄于藏故也。三阳急为瘕，三阴急为疝，太阳受寒，血凝为瘕。太阴受寒，气聚为疝。二阴急为痫厥⑥，二阳急为惊。二阴，少阴也。二阳，阳明也。新校正云：详'二阳急为瘕'至此，全元起本在《厥论》，王氏移于此。

脾脉外鼓，沉为肠澼⑦，久自已。外鼓，谓鼓动于臂外也。肝脉小缓为肠澼，易

治。肝脉小缓为脾乘肝，故易治。肾脉小搏沉，为肠澼下血，小为阴气不足，搏为阳气乘之，热在下焦，故下血也。血温身热者死⑧。血温身热，是阴气丧败，故死。心肝澼亦下血，肝藏血，心养血，故澼皆下血也。二藏同病者可治，心火肝木，木火相生，故可治之。其脉小沉涩为肠澼，心肝脉小而沉涩者，澼也。其身热者死，热见七日死⑨。肠澼下血而身热者，是火气内绝，去心而归于外也，故死。火成数七，故七日死。

胃脉沉鼓涩，胃外鼓大，心脉小坚急，皆鬲⑩偏枯，外鼓，谓不当尺寸而鼓击于臂外侧也。男子发左，女子发右⑪，阳主左，阴主右故尔。《阴阳应象大论》曰：'左右者，阴阳之道路。'此其义也。不瘖舌转，可治，三十日起⑫，偏枯之病，瘖不能言，肾与胞脉内绝也。胞脉系于肾，肾之脉从肾上贯肝鬲入肺中，循喉咙，侠舌本，故气内绝，则瘖不能言也。其从者⑬，瘖，三岁起，从，谓男子发左，女子发右也。病顺左右而瘖不能言，三岁治之乃能起。年不满二十者，

① 石水：病名，水肿病之一。《素问·阴阳别论》："阴阳结斜，多阴少阳曰石水，少腹肿。"《灵枢·邪气藏府病形》："肾脉……微大为石水，起脐以下至小腹睡睡然，上至胃脘，死不治。"东汉张仲景《金匮要略》："石水，其脉自沉，外证腹满不喘。"
② 风水：病名，水肿病之一。见于《素问·评热病论》、《素问·水热穴论》等篇。多由风邪侵袭，肺气失于宣降，不能通调水道，水湿潴留所致。症见发病急骤，面目四肢浮肿，骨节疼痛，小便不利，恶风，脉浮等。
③ 疝（shàn 音善）：病名。中医学所讲之"疝"，含义颇广，概言之主要有以下三种：其一，谓腹中剧烈疼痛的病证。《说文》："疝，腹痛也。"《素问·长刺节论》："病在少腹，腹痛不得大小便，病名曰疝。"其二，谓外生殖器，阴囊睾丸部位的病证。如瘤疝、癫疝等。其三，谓体腔内容物向外突的病证，如小肠疝气、阴狐疝等。
④ 心疝：谓寒邪侵犯心而成的疝病。
⑤ 肺疝：谓寒邪侵犯肺而成的疝病。清·高世栻曰："肺疝，气疝也。"
⑥ 痫厥：指昏迷仆倒，卒不知人的病证。
⑦ 肠澼：病名，指痢疾。明·马莳："肠澼者，肠有所积而下之也。有下血者，有下白沫者，有下脓血者，病在于肠，均谓之肠澼也。"
⑧ 血温身热者死：肠澼下血，为热邪伤血所致。血温为热在血分不退，身热是热邪炽盛的表现，故多属死证。
⑨ 其身热者死，热见七日死：明·张介宾："脉沉细者不当热，今脉小身热是为逆，故当死。而死于热见七日者，六阴败尽也。"
⑩ 鬲：《全生指迷方》引作"为"。按作"为"是。"皆为偏枯"与上"皆为瘕"、"皆为疝"句法一致。
⑪ 男子发左，女子发右：男子属阳以气为主，女子属阴以血为主，男子病左，女子病右，示人之本气不足。
⑫ 不瘖舌转，可治，三十日起：明·张介宾："若声不瘖，舌可转，则虽逆于经，未甚于藏，乃为可治，而一月当起。"
⑬ 其从者：即男子发于右，女子发为左皆为顺。 从，顺也。《素问·玉版论要》："女子右为逆，左为从；男子左为逆，右为从。"

三岁死①。以其五藏始定，血气方刚，藏始定则易伤，气方刚则甚费，易伤甚费，故三岁死也。

脉至而搏②，血衄身热者死，血衄为虚，脉不应搏，今反脉搏，是气极乃然，故死。脉来悬钩浮③为常脉。以其为血衄者之常脉也。脉至如喘④，名曰暴厥⑤。喘，谓卒来盛急，去而便衰，如人之喘状也。暴厥者，不知与人言。所谓暴厥之候如此。脉至如⑥数，使人暴惊，脉数为热，热则内动肝心，故惊。三四日自已。数为心脉，木被火干，病非肝生，不与邪合，故三日后四日自除。所以尔者，木生数三也。

脉至浮合⑦，如浮波之合，后至者凌前，速疾而动，无常候也。浮合如数，一息十至以上，是经气⑧予不足也，微见九十日死⑨。脉至如火薪然⑩，是心精之予夺也，草干

而死⑪。薪然之火焰，瞥瞥不定其形，而便绝也。脉至如散叶⑫，是肝气予虚也，木叶落而死⑬。如散叶之随风，不常其状。　新校正云：按《甲乙经》'散叶'作'丛棘'。脉至如省客⑭，省客者，脉塞而鼓⑮，是肾气予不足也，悬去枣华⑯而死。脉塞而鼓，谓才见不行，旋复去也。悬，谓如悬物，物动而绝去也。脉至如丸泥⑰，是胃精予不足也，榆荚落⑱而死。如珠之转，是谓丸泥。脉至如横格⑲，是胆气予不足也，禾熟而死⑳。脉长而坚，如横木之在指下也。脉至如弦缕㉑，是胞精予不足也，病善言，下霜而死，不言可治。胞之脉系于肾，肾之脉侠舌本，人气不足者，则当不能言，今反善言，是真气内绝，去肾外归于舌也，故死。

---

① 年不满二十者，三岁死：明·马莳："若年不满二十者，而得此疾，不问其在左在右，瘕与不瘕，主三年而死。盖五藏始定，血气方刚，而早得此疾，乃藏府血气皆损之极也。其欲生也难矣。"

② 脉至而搏：谓脉至中手有力。《广雅·释诂》"搏，击也。"

③ 脉来悬钩浮：谓脉呈浮大中空之状，即芤脉。明·张介宾："悬者，不高不下，不浮不沉，如物悬空之义；谓脉虽浮钩，而未失中和之气也。"

④ 脉至如喘：谓脉来急促。明·张介宾："喘者，如气之喘，言急促也。"

⑤ 暴厥：清·高世栻："暴厥者，一时昏愦，不知与人言。"

⑥ 如：《甲乙经》作"而"。

⑦ 脉至浮合：谓脉来如水波浮泛，忽分忽合，极难分辨清楚。清·高世栻："浮合于皮肤之上，如汤沸也。"

⑧ 经气：指十二经脉中的精气。

⑨ 微见九十日死：明·吴昆："微见，始见也。"按："九十日死"与上文"三四日自已"句法同，"三四日"谓三日或四日，则"九十日"亦谓九日或十日。有注谓三个月，恐非是。

⑩ 脉至如火薪然：谓脉来如火燃薪，焰势甚盛。清·高世栻："火薪然，如火燃薪，浮焰无根也。"

⑪ 草干而死：草干于冬，寒水行令，水来克火，心气绝也。

⑫ 脉至如散叶：谓脉来如风吹散叶，飘零虚散。清·张志聪："飘零虚散之象，肝木之气虚，故当至秋令之时而死。"

⑬ 木叶落而死：木叶落于秋季，金胜木败，肝死时也。

⑭ 脉至如省客：谓脉来如省问之客，或来或去。

⑮ 脉塞而鼓：谓脉搏闭塞似无，忽又应指有力。明·张介宾："塞者，或无而止；鼓者，或有而搏，是肾原不固，而无所主持也。"

⑯ 悬去枣华：谓枣树之花开花落之间。明·张介宾："悬是花开，去是花落；'华'与'花'通。枣花之候，初夏之时也。"

⑰ 脉至如丸泥：明·张介宾："泥弹之状，坚强短涩之谓。"

⑱ 榆荚落：指在榆荚脱落的时候。宋·苏颂："榆三月生荚。"明·李时珍："未生叶时，枝条间先生榆荚，形状似钱而小，色白成串，俗呼榆钱。"明·张介宾："榆荚，榆钱也，春深而落，木旺之时，土败者死。"

⑲ 脉至如横格：谓脉来长而坚，如物横格在指下。清·高世栻："横格，横拒于中，上下不贯也。"

⑳ 禾熟而死：谓在稻子成熟的季节就死亡。　禾，指稻谷。明·张介宾："禾熟于秋，金令王也，故木败而死。"

㉑ 脉至如弦缕：谓脉来坚直如弓弦，而又细如丝线，亦即细弦脉。　弦，如弓弦状。缕，细小之意。

脉至如交漆①，交漆者，左右傍至也，微见三十日死。左右傍至，言如沥漆之交，左右反戾。 新校正云：按《甲乙经》'交漆'作'交棘'。脉至如涌泉②，浮鼓，肌③中，太阳气予不足也，少气味，韭英而死④。如水泉之动，但出而不入。脉至如颓土⑤之状，按之不得，是肌气⑥予不足也，五色先见，黑白垒发死⑦。颓土之状，谓浮之大而虚奭，按之则无。 新校正云：按《甲乙经》'颓土'作'委土'。脉至如悬雍⑧，悬雍者，浮揣切之益大，是十二俞之予不足也，水凝而死⑨。如颃中之悬雍也。 新校正云：按全元起

本'悬雍'作'悬离'。元起注云：'悬离者，言脉与肉不相得也。'

脉至如偃刀⑩，偃刀者，浮之小急，按之坚大急，五藏菀熟⑪，寒热独并于肾也，如此其人不得坐，立春而死⑫。菀，积也。熟，热也。脉至如丸，滑不直手⑬，不直手者，按之不可得也，是大肠气予不足也，枣叶生而死。脉至如华⑭者，令人善恐，不欲坐卧，行立常听⑮，是小肠气予不足也，季秋⑯而死。脉至如华，谓似华虚弱，不可正取也。小肠之脉，上入耳中，故常听也。

---

① 脉至如交漆：谓脉来如绞滤漆汁，四面流散无根。明·马莳："脉来如绞漆之状，是乃左右旁至，有降而无升，有出而无入，大小不均，前盛后虚也。" 交，通"绞"。
② 脉至如涌泉：谓脉来如泉水之涌，有升无降。清·高世栻："涌泉，泉水之涌，浮鼓不返。"
③ 肌：《太素》卷十五《五藏脉诊》作"胞"。
④ 味韭英而死：谓当死于尝到新韭菜的时候。味，尝之意。韭英，即韭菜叶子。
⑤ 脉至如颓土：谓脉来虚大无力，按之即无。 颓，"頹"的俗字，崩坏、倒塌之意。颓土，为倒塌之朽土。
⑥ 肌气：即肌肉的精气。盖脾主肌肉，肌气也就是脾气。
⑦ 白垒发死：指在白蔂生发的时候就会死亡。 垒，同"蔂"。明·马莳："垒，当作'蔂'；《诗经》：绵绵葛蔂。"蔂也属葛之类；白蔂为藤葛的一类。
⑧ 脉至如悬雍：谓脉来就像人之悬雍，浮取大，稍按即小。 悬雍，即喉间的悬雍垂，俗名小舌头，其形上大下小。
⑨ 是十二俞之予不足也，水凝而死：《甲乙经》"之"下有"气"字。明·张介宾："俞皆在背，为十二经藏气之所系。水凝而死，阴气盛而孤阳绝世。"
⑩ 脉至如偃（yǎn 音眼）刀：谓脉来浮取小急，沉取坚大。 偃，仰卧。清·张志聪："偃，仰也。脉如仰起之刀口利锐，而背坚厚。是以浮之小急而按之坚大也。"
⑪ 五脏菀（yù 音玉）熟：谓五脏郁热之意。 菀，音义同"郁"。
⑫ 其人不得坐，立春而死：腰为肾之外府，肾病腰不能支持故不得坐。立春阳盛，阴日以衰，所以当死。
⑬ 脉至如丸，滑不直手：《甲乙经》"直"作"著"。此言脉滑小，不能著于指下，无根而不胜按也。
⑭ 脉至如华：谓脉来轻浮软弱如花。 华，通"花"。明·张介宾："如草木之花而轻浮柔弱也。"
⑮ 行立常听：明·张介宾："行立常听者，恐惧多而生疑也。"其说亦通。
⑯ 季秋：指深秋。

脉解^①篇第四十九 新校正云：按全元起本在第九卷。

太阳所谓肿腰脽痛者^②，正月太阳寅^③，寅太阳也，脽，谓臀肉也。正月三阳生，主建寅，三阳谓之太阳，故曰寅太阳也。正月阳气出在上，而阴气盛，阳未得自次^④也，正月虽三阳生，而天气尚寒，以其尚寒，故曰阴气盛阳未得自次。次，谓立王之次也。故肿腰脽痛也。以其脉抵腰中，入贯臀，过髀枢，故尔。病偏虚为跛者^⑤，正月阳气冻解，地气而出也，所谓偏虚者，冬寒颇有不足者，故偏虚为跛也。以其脉循股内后廉，合腘中，下循腨，过外踝之后，循京骨至小指外侧故也。　新校正云：详王氏云'其脉循股内'，殊非。按《甲乙经》太阳流注，

不到股内，股内乃髀外之误，当云'髀外后廉'。所谓强上引背^⑥者，阳气大上而争，故强上也。强上，谓颈项噤强也。甚则引背矣。所以尔者，以其脉从脑出，别下项背故也。所谓耳鸣者，阳气万物盛上而跃，故耳鸣也。以其脉支别者，从巅至耳上角，故尔。所谓甚则狂巅疾^⑦者，阳尽在上，而阴气从下，下虚上实，故狂巅疾也，以其脉上额交巅上，入络脑还出；其支别者，从巅至耳上角。故狂巅疾也。项上曰巅。所谓浮为聋^⑧者，皆在气也。亦以其脉至耳故也。所谓入中^⑨为瘖^⑩者，阳盛已衰，故

---

① 脉解：脉，指人体三阴三阳经脉；解，即解释阐发。本篇主要内容是对《灵枢·经脉》篇诸经脉病证的产生机理，结合各经所应的时令变化特点进行解释和阐发。认为三阴三阳经脉之气，各有主时，在各自所应的时令中，受时令气候变异的影响，而有阴阳的盛衰变化，遂成经脉之病，由于专门解释经脉病证形成机理，故称"脉解篇"。清·高世栻："错举《灵枢·经脉》论之言，及本经所已言者，而申之，故曰脉解。六气主时，始于厥阴，终于太阳。此举三阳三阴经脉之病，则太阳主春，正月为春之首，太阳为阳之首也。少阳主秋，九月为秋之终，少阳为阳之终也。阳明主夏，五月为夏之中，阳明居阳之中也。三阴经脉，外合三阳，雌雄相应，太阴合阳明，故主十一月。十一月，冬之中也。少阴合太阳，故主十月。十月冬之首也。厥阴合少阳，故主三月。三月，春之终也。太阴为阴中之至阴，故又主十二月，十二月，阴中之至阴也。错举六经之病，复以三阳三阴，主四时之月，而错综解之，所以为脉解也。"
② 肿腰脽（shuí 音谁）痛：谓腰部和臀部肿胀疼痛。　脽，臀部。《说文》："脽，尻也"。
③ 正月太阳寅：正月是年之首，太阳为三阳主气，故三阳经以太阳经为首，所以正月配属太阳；正月的月建在寅，故说"正月太阳寅"。
④ 阳未得自次：谓阳气未能按正常的次序，在其所主时令中旺盛。　次，次序、次等。自次，即自己应该所属的位次，这里指气候所主时令月份的位次。
⑤ 病偏虚为跛者：谓一侧的阳气偏虚，而发生下肢跛行。　跛，下肢有病，行走不正常，又俗称瘸腿。明·张介宾："足太阳病有或左或右偏虚为跛者，应三阳不足于下也。"
⑥ 强（jiàng 音绛）上引背：谓头项强滞而牵引及背部。　强，强滞不柔顺之意。清·孙鼎宜："强上，谓头项强痛。上，头项也。"
⑦ 狂巅疾：指狂病、癫痫病。　巅，通"癫"。唐·杨上善："脱衣登上，驰走妄言，即谓之狂。僵仆而倒，遂谓之颠也。"
⑧ 浮为聋：谓气逆上浮而发生耳聋。清·高世栻："是逆气上浮而为聋。"
⑨ 入中：谓阳气入走于内。
⑩ 瘖（yīn 音因）：音哑，不能出声。

为瘖也①。阳气盛，入中而薄于胞肾，则胞络肾络气不通，故瘖也。胞之脉系于肾，肾之脉侠舌本，故瘖不能言也。**内夺②而厥，则为瘖俳③，此肾虚也。**俳，废也。肾之脉与冲脉并出于气街，循阴股内廉，斜入腘中，循骺骨内廉及内踝之后，入足下，故肾气内夺而不顺，则舌瘖足废，故云此肾虚也。

新校正云：详王注云'肾之脉与冲脉并出'，按《甲乙经》是'肾之络'，非'肾之脉'，况王注《痿论》并《奇病论》、《大奇论》并云'肾之络'，则此'脉'字当为'络'。**少阴不至者，厥也。**少阴，肾脉也。若肾气内脱，则少阴脉不至也。少阴之脉不至，是则太阴之气逆上而行也。

少阳所谓心胁痛者，言少阳盛④也，盛者心之所表也⑤，心气逆则少阳盛，心气宜木，外铄肺金，故盛者心之所表也。**九月阳气尽而阴气盛，故心胁痛也。**足少阳脉，循胁里出气街，心主脉，循胸出胁故尔。火墓于戌，故九月阳气尽而阴气盛也。**所谓不可反侧⑥者，阴气藏物⑦也，**物藏则不动，故不可反侧也。所

谓甚则跃者，跃，谓跳跃也。**九月万物尽衰，草木毕落而堕，则气去阳而之阴⑧，气盛而阳之下长⑨，故谓跃。**亦以其脉循髀阳，出膝外廉，下入外辅之前，直下抵绝骨之端，下出外踝之前，循足跗，故气盛则令人跳跃也。

阳明所谓洒洒振寒⑩者，阳明者午也⑪，五月盛阳之阴⑫也，阳盛以明，故云午也。五月夏至，一阴气上，阳气降下，故云盛阳之阴也。**阳盛而阴气加之，故洒洒振寒也。**阳气下，阴气升，故云阳盛而阴气加之也。**所谓胫肿而股不收者，是五月盛阳之阴也，**阳者衰于五月，而一阴气上，与阳始争，故胫肿而股不收也。以其脉下髀抵伏兔，下入膝膑中，下循骺外廉，下足跗，入中指内间；又其支别者，下膝三寸而别，以下入中指外间。故尔。**所谓上喘而为水者，阴气下而复上，上则邪客于藏府间，故为水也⑬。**藏，脾也。府，胃也。足太阴脉从足走腹，

---

① 阳盛已衰，故为瘖也：明·张介宾："声由气发，气者阳也。阳盛则声大，阳微则声微，若阳盛已衰，故瘖痖不能言也。"

② 内夺：谓色欲太过，使精气内耗。明·吴昆："内，谓房劳也；夺，耗其阴也。"

③ 瘖俳（pái 音排）：病名，又作"瘖痱"。多由肾精亏损，以致肾气厥逆而成。临床以舌瘖不能言语，肢体痿废不用为主症。《奇效良方》："瘖痱之状，舌瘖不能语，足废不为用。"明·张介宾："俳，音排，无所取义，误也。当作痱。"

④ 少阳盛：谓少阳经邪气盛。明·马莳："心胁痛者，正以少阳邪气之盛耳。盖胆之脉行于胁，而心之脉出于腋，为心之衰，故为心胁痛。"

⑤ 盛者心之所表也：谓少阳经邪气盛必定累及于心，病本在少阳，标在心。明·张介宾："少阳属木，木以生火。故邪之盛者，其本在胆，其表在心。表者，标也。"

⑥ 不可反侧：即不可转身侧卧。《灵枢·经脉》："胆足少阳之脉……是动则病……心胁痛，不能转侧。"

⑦ 阴气藏物：谓自然界阴气盛，万物开始蛰藏。明·张介宾："阴邪凝滞，藏伏阳中，喜静恶动。"

⑧ 气去阳而之阴：谓气离开阳分而进入到阴分。阳，指表而言。阴，指里而言。之，有"入到"的意思。

⑨ 气盛而阳之下长：谓阴气盛于上部，阳气循足少阳经下行到足，使两足的阳气相对增加。明·吴昆："气盛，气盛于阴也。之，往也。下，下体也。阳之下，谓阳气往下。如少阳之脉，出膝外廉，行于两足是也。长，生长也。阳为动物，长于两足，故令跃。"

⑩ 洒洒振寒：恶寒而寒战。

⑪ 阳明者午也：谓阳明为阳之极盛，相当于五月自然界之盛阳，故阳明配属于五月。明·张介宾："五月阳气明盛，故曰阳明。"

⑫ 五月盛阳之阴：谓五月虽是阳气最盛的时令，但"夏至一阴生"，阴气在此时也就逐渐生发了。《素问·脉要精微论》："夏至四十五日，阴气微上，阳气微下。"

⑬ 阴气下而复上，上则邪客于藏府间，故为水也：谓阳气渐衰，阴气从下而上升，阳虚失于气化，阴邪留而为水；水邪上迫于肺则喘，泛溢于肌肤则为水肿。明·吴昆："藏，肺藏也。府，胃府也。脾土不能制湿，故上于肺而为水喘。"

足阳明脉从头走足，今阴气微下而太阴上行，故云阴气下而复上也。复上则所下之阴气不散，客于脾胃之间，化为水也。所谓胸痛少气者，水气在藏府也，水者阴气也，阴气在中，故胸痛少气也。水停于下，则气郁于上，气郁于上，则肺满，故胸痛少气也。所谓甚则厥，恶人与火，闻木音则惕然而惊者，阳气与阴气相薄，水火相恶①，故惕然而惊也。所谓欲独闭户牖而处②者，阴阳相薄也，阳尽而阴盛，故欲独闭户牖而居。恶喧故尔。所谓病至则欲乘高而歌，弃衣而走者，阴阳复争，而外并于阳，故使之弃衣而走也。新校正云：详‘所谓甚则厥’至此，与前《阳明脉解篇》相通。所谓客孙脉则头痛鼻鼽③腹肿者，阳明并于上，上者则其孙络太阴也，故头痛鼻鼽腹肿也。

太阴所谓病胀者，太阴子也④，十一月万物气皆藏于中，故曰病胀。阴气大盛，太阴始于子，故云子也。以其脉入腹属脾络胃，故病胀也。所谓上走心为噫者，阴盛而上走于阳明，阳明络属心⑤，故曰上走心为噫也。按《灵枢经》说，足阳明流注并无至心者，太

阴脉说云：其支别者，复从胃别上膈，注心中。法应以此络为阳明络也。新校正云：详王氏以‘足阳明流注，并无至心者’。按《甲乙经》阳明之脉上通于心，循咽出于口，宜其经言‘阳明络属心为噫’，王氏安得谓之无。所谓食则呕者，物盛满而上溢，故呕也。以其脉属脾络胃上膈侠咽故也。所谓得后与气⑥则快然如衰者，十二月⑦阴气下衰，而阳气且出，故曰得后与气则快然如衰也。

少阴所谓腰痛者，少阴者肾⑧也，十月万物阳气皆伤⑨，故腰痛也。少阴者，肾脉也。腰为肾府，故腰痛也。所谓呕咳上气喘者，阴气在下，阳气在上，诸阳气浮，无所依从，故呕咳上气喘也。以其脉从肾上贯肝膈入肺中，故病如是也。所谓色色 新校正云：详‘色色’字疑误。不能久立久坐⑩，起则目䀮䀮无所见⑪者，万物阴阳不定未有主也⑫，秋气始至，微霜始下，而方杀万物，阴阳内夺，故目䀮䀮无所见也。所谓少气善怒者，阳气不治⑬，阳气不治，则阳气不得出，肝气当治而未得，故善

① 水火相恶：是对前句"阳气与阴气相薄"的进一步说明。谓阳明经的阳气（火）与上逆之阴邪（水）相互交争。
② 欲独闭户牖（yǒu 音有）而处：谓患者喜欢独居于门窗紧闭的暗室里。 牖，指窗户。
③ 鼻鼽（qiú 求索）：指鼻塞不通。《说文·鼻部》："鼽，病寒鼻窒也。"
④ 太阴子也：太阴为三阴，是三阴经中阴之最者；十一月的月建在子，阴气最盛。故太阴配属于子，在十一月。
⑤ 阳明络属心：《灵枢·经别》："足阳明之正，上至脾，入于腹里，属胃，散之脾，上通于心。"
⑥ 得后与气：指排大便与矢气。明·马莳："后者，圊也；气者，肛门失气也。"
⑦ 十二月：唐·杨上善《太素》作"十一月"；张介宾、吴昆皆同。根据其余五经脉病证文例，结合下句"阴气下衰，而阳气且出"，是指"冬至"，故可从《太素》"十一月"解。
⑧ 肾：律以上下文意，"肾"当作"申"，声误。
⑨ 十月万物阳气皆伤：谓十月为冬之初、阴之少者，足少阴肾经配属十月，天地间的阳气也皆衰退。明·马莳："少阴者，初阴也，十月为孟冬，是亦少阴也。"多数注家皆持上说。唐·杨上善却认为"十月"当为"七月"，"七月秋气始至，故曰少阴。"若结合本段下文"秋气始至，微霜始下，而方杀万物"，似与杨氏"七月"较妥。
⑩ 色色不能久立久坐：谓患者忧郁不乐，心神不安，坐立不宁的状态。 色色，《甲乙经》、《太素》作"邑（yì）邑"，为多数注家所遵从。邑与"悒"通，有忧郁不乐，心神不安的意思。
⑪ 目䀮䀮（huāng 音荒）无所见：谓两目昏花，视物不清。 䀮，目不明之意。
⑫ 万物阴阳不定未有主也：谓万物因为阳气被伤，阴阳失调而失去自身主持平衡的能力。 不定，即不平衡，不稳定之意。
⑬ 不治：谓不平衡，失调、失常之意。 治，有安定，有秩序之意，与"乱"相对而言。

怒，善怒者，名曰煎厥①。所谓恐如人将捕之者，秋气万物未有毕去②，阴气少，阳气入，阴阳相薄，故恐也。所谓恶闻食臭③者，胃无气④，故恶闻食臭也。所谓面黑如地色⑤者，秋气内夺⑥，故变于色也。所谓咳则有血⑦者，阳脉伤⑧也，阳气未盛于上而脉满⑨，满则咳，故血见于鼻也。

　　厥阴所谓癫疝⑩，妇人少腹肿者，厥阴者辰也⑪，三月阳中之阴⑫，邪在中，故曰癫疝少腹肿也。以其脉循股阴，入毛中，环阴器，抵少腹，故尔。所谓腰脊痛不可以俛仰者，三月一振荣华⑬，万物一俛而不仰⑭也。所谓癫癃疝肤胀⑮者，曰阴亦盛而脉胀不通，故曰癫癃疝也。所谓甚则嗌干热中者，阴阳相薄而热，故嗌干⑯也。此一篇殊与前后经文不相连接，别释经脉发病之源，与《灵枢经》流注略同，所指殊异。　新校正云：详此篇所解，多《甲乙经》是动所生之病，虽复少有异处，大概则不殊矣。

---

① 煎厥：古病名。指内热消烁阴液而出现的昏厥病证。《素问·生气通天论》："阳气者，烦劳则张，精绝，辟积于夏，使人煎厥。目盲不可以视，耳闭不可以听，溃溃乎若坏都，汨汨乎不可止。"
② 秋气万物未有毕去：谓在秋天时，万物的阳气虽已开始减弱，但尚未全部退尽。　毕，全部之意。
③ 恶（wù 音误）闻食臭（xiù 音秀）：谓不愿闻到食物的气味。　食臭，指食物气味。《广韵》："臭，凡气之总名。"
④ 胃无气：谓胃气衰败，失去受纳消化食物的功能。
⑤ 面黑如地色：谓面色呈青黑色。清·高世栻："地色，地苍之色，如漆柴也。"
⑥ 秋气内夺：谓秋令肃杀之气，内伤其脏腑精气，精气内亏，不能上荣其色。
⑦ 有血：指"血见于鼻"，即衄血。
⑧ 阳脉伤：谓阳络损伤。此指衄血的病机。　阳脉，指上部的脉络。《灵枢·百病始生》："阳络伤则血外溢，血外溢则衄血。"
⑨ 阳气未盛于上而脉满：谓在上部阳气未盛之际，阴血上乘阳位，导致阳脉满，阳络伤等病机。
⑩ 癫（tuí 音颓）疝：病名，疝病之一。临床以阴囊睾丸肿胀，坚硬如石，重坠疼痛为主要表现。多由寒湿内侵，留滞厥阴肝经，气血瘀滞所致。明·张介宾："癫疝者，以其顽肿不仁也。"
⑪ 厥阴者辰也：谓厥阴配属于三月。　辰，指农历三月。春季三月，阳气方生，阴气将尽，月建在辰；厥阴为阴之将尽，阳气渐生之经，故将厥阴与三月相配。清·高世栻："厥阴主春之终，故厥阴者辰也。辰，三月也。"
⑫ 三月阳中之阴：谓三月春季属阳，然此时阳气方生，而阴气未尽。清·高世栻："三月之时，其气将阳；阳中之阴，言阴未尽阳，阴中有阳也。"唐·杨上善："三月为阳，厥阴脉在中，故曰阳中之阴。"
⑬ 三月一振荣华：谓在三月之时，阳气为之振奋，万物开始生发茂盛。明·张介宾："三月一振，阳气振也，故荣华万物。"
⑭ 一俛而不仰：即俯而不伸仰。这里借草木枝叶低垂之状，来比喻患者腰脊疼痛，活动不利，只能俯屈，难以仰伸的症状。清·张志聪："草木繁茂，枝叶下垂，一惟俯而不仰，即偻佝之状。"
⑮ 癫癃疝肤胀：谓前阴肿痛，小便不利，而肌肤肿胀。清·张志聪："癫癃疝，阴器肿而不得小便也。"清·高世栻："阴器肿，不得小便，则肤胀也。"
⑯ 嗌（yì 音易）干：指咽喉干燥。　嗌，咽喉。

卷第十四

刺要论①篇第五十 新校正云：按全元起本在第六卷《刺齐》篇中。

黄帝问曰：愿闻刺要。

岐伯对曰：病有浮沉②，刺有浅深，各至其理③，无过其道④。道，谓气所行之道也。过之则内伤，不及则生⑤外壅，壅则邪从之。过之内伤，以太深也。不及外壅，以妄益他分之气也。气益而外壅，故邪气随虚而从之也。浅深不得⑥，反为大贼⑦，内动⑧五藏，后生大病。贼，谓私害。动，谓动乱。然不及则外壅，过之则内伤，既且外壅内伤，是为大病之阶渐尔，故曰后生大病也。故曰：病有在毫毛腠理⑨者，有在皮肤者，有在肌肉者，有在脉者，有在筋者，有在骨者，有在髓者。毛之长者曰毫，皮之文理曰腠理，然二者皆皮之可见者也。

是故刺毫毛腠理无⑩伤皮，皮伤则内动肺⑪，肺动则秋病温疟⑫，泝泝然⑬寒慄。《针经》曰：'凡刺有五，以应五藏。一曰半刺，半刺者，浅内而疾发针，令针伤多，如拔发状，以取皮气，此肺之应也。'然此其浅以应于肺，腠理毫毛犹应更浅，当取发根浅深之半尔。肺之合皮，王于秋气，故肺动则秋病温疟。泝泝然，寒慄也。刺皮无伤肉，肉伤则内动脾，脾动则七十二日四季之月⑭，病腹胀烦⑮，不嗜食。脾之合肉，寄王四季。又其脉从股内前廉，入腹属脾络胃，上鬲侠咽，连舌本，散舌下；其支别者，复从胃别上鬲，注心中。故伤肉则动脾，脾动则四季之月腹胀烦而不嗜食也。七十二日四季之月⑯者，谓三月、六月、九

---

① 刺要论：刺，针刺；要，要领、基本原则。因本篇经文论述了针刺深浅的基本原则，故名"刺要论"。明·马莳："刺要者，针刺之要法，故名篇。"
② 浮沉：指病的表里。 一说指病的轻重。亦是。
③ 理：指针刺的浅深之度。 下句之"道"，义同此。
④ 无过其道：清·孙鼎宜："应浅过深，应深过浅，皆过其道也。"
⑤ 生：疑衍，涉下"后生"句所致。
⑥ 得：得当，得法。
⑦ 大贼：大害，严重的危害。 贼，残害，危害。
⑧ 动：《甲乙经》卷五第一作"伤"。
⑨ 毫毛腠理：森立之曰："凡身体中之毛，除头发面髭外，皆谓之毫毛，就中又有长短之别。毛孔之下，皮中通气之处谓之腠，为卫分；皮下通血之处，谓之理，为营分。故腠理者，表之最表者也。"
⑩ 无：通"毋"，不要。
⑪ 皮伤则内动肺：明·张介宾："动，伤动也。皮为肺之合，皮伤则内动于肺。"
⑫ 温疟：《素问·疟论》："此先伤于风，而后伤于寒，故先热而后寒也，亦以时作（定时发作），名曰温疟。"
⑬ 泝泝（sù 音诉）然：寒慄的样子。清·张志聪："逆流而上曰泝。泝泝然者，气上逆而寒慄也。"泝，"溯"的异体字。一说当作"浙"，可通。晋·皇甫谧《甲乙经》中引作"浙"。
⑭ 七十二日四季之月：每季最后一月的十八天，合计七十二天。明·马莳："脾主四季之月，各王（主宰）一十八日，共七十二日。"
⑮ 烦：《甲乙经》："烦"下有"满"字。《千金方》："脾脉沉之而濡，浮之而虚，苦腹胀烦满。"
⑯ 月：读本、赵本、藏本"月"下并有"病"字。

月、十二月各十二日后，土寄王十八日也。**刺肉无伤脉，脉伤则内动心，心动则夏病心痛。**心之合脉，王于夏气。真心少阴之脉，起于心中，出属心系。心包心主之脉，起于胸中，出属心包。《平人气象论》曰：'藏真通于心'。故脉伤则动心，心动则夏病心痛。**刺脉无伤筋，筋伤则内动肝，肝动则春病热而筋弛①。**肝之合筋，王于春气。《针经》曰：'热则筋缓'。故筋伤则动肝，肝动则春病热而筋弛缓。弛，犹纵缓也。**刺筋无伤骨，骨伤则内动肾，肾动则冬病胀②腰痛。**肾亦③合骨，王于冬气。腰为肾府，故骨伤则动肾，肾动则冬病腰痛也。肾之脉直行者，从肾上贯肝鬲，故胀也。**刺骨无伤髓，髓伤则销铄，胻酸④，体解㑊⑤然不去矣。**髓者骨之充。《针经》曰：'髓海不足，则脑转耳鸣，胻酸眩冒。'故髓伤则脑髓销铄，胻酸体解㑊然不去也。销铄，谓髓脑销铄。解㑊，谓强不强，弱不弱，热不热，寒不寒，解解㑊㑊然，不可名之也。脑髓销铄，骨空之所致也。

---

① 弛："弛"的异体字，弛懈无力。明·张介宾："筋合肝而王（旺）于春，筋伤则春气动，故于春阳发生之时，当病热证。热则筋缓，故为弛纵。"

② 肾动则冬病胀：清·姚止庵："其病胀者。人身中之气，本原于命门，肾伤则命门已不能化气，壅遏不行故胀。"

③ 亦：赵本、藏本并作"之"。按：作"之"是。"亦""之"草书形近而误。

④ 销铄胻（héng 音恒）酸：销铄，谓焦枯。胻，又作"骱"，小腿上部接近膝盖的地方。 酸，通"痠"，痠痛。

⑤ 解㑊（xiè yì 音谢益）：懈怠无力。 去，行，活动；不去，犹云不欲行动。 明·张介宾："气虚则不能举动，是谓不去也。"

刺齐论[①]篇第五十一　新校正云：按全元起本在第六卷。

黄帝问曰：愿闻刺浅深之分[②]。谓皮、肉、筋、脉、骨之分位也。

岐伯对曰：刺骨者无[③]伤筋，刺筋者无伤肉，刺肉者无伤脉，刺脉者无伤皮，刺皮者无伤肉，刺肉者无伤筋，刺筋者无伤骨。

帝曰：余未知其所谓，愿闻其解。

岐伯曰：刺骨无伤筋者，针至筋而去，不及骨也[④]。刺筋无伤肉者，至肉而去，不及筋也。刺肉无伤脉者，至脉而去，不及肉也。刺脉无伤皮者，至皮而去，不及脉也。是皆谓遗邪也。然筋有寒邪，肉有风邪，脉有湿邪，皮有热邪，则如是遗之。所谓邪者，皆言其非顺正气而相干犯也。　新校正云：详此谓刺浅不至所当刺之处也，下文则诫其太深也。所谓[⑤]刺皮无伤肉者，病在皮中，针入皮中[⑥]，无伤[⑦]肉也。刺肉无伤筋者，过肉中[⑧]筋也。刺筋无伤骨者，过筋中骨也。此之谓反[⑨]也。此则诫过分太深也。　新校正云：按全元起云：'刺如此者，是谓伤，此皆过，过必损其血气，是谓逆也，邪必因而入也。'

---

① 刺齐论：齐，整也，限也，即整齐、定限之义。《玉篇》："齐，整也，无偏颇也。"刺齐，指针刺浅深各有一定限度。日本丹波元简："盖刺之浅深，有限有分，故曰。"清·张志聪亦云："齐者所以一之也，言刺有浅深一定之分。无使其太过不及。"清·高世栻从其说："齐，犹一也。刺浅刺深，无过不及，有一定之分也。"又明·马莳云："齐，剂同，刺以为剂，犹以药为剂，故名篇。"诸说可参。
② 分（fèn 音奋）：界线。
③ 无：通"毋"，不要。
④ 刺骨无伤筋者，针至筋而去，不及骨也：清·张志聪曰："言其病在骨，刺当及骨，若针至筋而去，不及于骨，则反伤筋之气，而骨病不除，是刺骨而反伤其筋矣。"
⑤ 所谓：《甲乙经》无"所谓"二字。
⑥ 皮中：《甲乙经》"皮"下无"中"字。
⑦ 伤：《甲乙经》作"中"。
⑧ 中（zhòng 音仲）：谓刺中。
⑨ 反：违背，谓违背针刺的法度。　一说：相反，谓得到相反的后果。亦通。

刺禁论^①篇第五十二 新校正云：按全元起本在第六卷。

黄帝问曰：愿闻禁数^②。

岐伯对曰：藏有要害^③，不可不察，肝生于左，肝象木，王于春，春阳发生，故生于左也。肺藏于右^④，肺象金，王于秋，秋阴收杀，故藏于右也。 新校正云：按杨上善云：'肝为少阳，阳长之始，故曰生。肺为少阴，阴藏之初，故曰藏。'心部于表^⑤，阳气主外，心象火也。肾治于里^⑥，阴气主内，肾象水也。 新校正云：按杨上善云：'心为五藏部主，故得称部。肾间动气，内治五藏，故曰治。'脾为之使^⑦，营动不已，糟粕水谷，故使者也。胃为之市，水谷所归，五味皆入，如市杂，故为市也。鬲肓^⑧之上，中有父母^⑨，鬲肓之上，气海居中，

气者生之原，生者命之主，故气海为人之父母也。 新校正云：按杨上善云：'心下鬲上为肓，心为阳，父也；肺为阴，母也。肺主于气，心主于血，共营卫于身，故为父母也。'七节之傍^⑩，中有小心^⑪，小心，谓真心神灵之宫室。 新校正云：按《太素》'小心'作'志心'。杨上善云：'脊有三七二十一节，肾在下七节之傍，肾神曰志，五藏之灵皆名为神，神之所以任，得名为志者，心之神也。'从之有福，逆之有咎^⑫，从，谓随顺也。八者人之所以生，形之所以成，故顺之则福延，逆之则咎至。

刺中^⑬心，一日死，其动为噫^⑭。心在气为噫。刺中肝，五日死，其动为语^⑮。肝在

---

① 刺禁论：刺，针刺；禁，禁忌、制止。本篇经文主要指出人体一些禁刺部位及误刺之害，或某些原因不适宜针刺之理，故名篇"刺禁论"。正如清·高世栻说："禁者，藏有要害，不可不察也。中伤藏气则死，中伤经脉，或病或死，刺之所禁，不可不知。盖从之则有福，逆之则有咎也。"

② 禁数：指针刺禁忌的部位。 数，列举。

③ 要害：谓身中紧要处。

④ 肝生于左，肺藏于右：唐·杨上善："肝为少阳，阳长之始，故曰生；肺为少阴，阴藏之初，故曰藏。"

⑤ 心部于表：清·张志聪："心为阳藏而主火，火性炎散，故心气分部于表。" 部，调节。唐·杨上善曰："心者为火，在夏，居于太阳最上，故为表。"

⑥ 肾治于里：清·张志聪："肾为阴藏而主水，水性寒凝，故肾气主治于里。" 治，主理，调理。

⑦ 脾为之使：谓脾脏在人体主要运化传输水谷精华以营养各个脏器。 使，本指使者、使节，比喻脾脏运化传输水谷精华的功能。唐·杨上善曰："脾者为土，王四季，脾行谷气，以资四脏，故为之使也。"

⑧ 鬲肓：鬲，通"膈"，横膈膜。 肓，心脏与横膈膜间的位置。

⑨ 父母：指心肺二脏。唐·杨上善："心为阳，父也；肺为阴，母也。肺主于气，心主于血，共营卫于身，故为父母也。"

⑩ 七节之傍：明·吴昆："此言七节，脊椎中部第七节也。" 傍，同"旁"。

⑪ 小心：指心包络。明·马莳："心为君主，为大心；而包络为臣，为小心。" 一说，指右肾命门。明·吴昆："（脊椎中部第七节）其旁乃两肾所系，左为肾，右为命门。命门者，相火也。相火代君行事，故曰小心。"按：右肾为命门，这是后世的说法，《内经》无之。故当以前说为妥。

⑫ 咎（jiù 音旧）：灾祸。《说文·人部》："咎，灾也。"

⑬ 刺中（zhòng 音仲）：《太平圣惠方》卷九十九引"刺"下有"若"字。中，刺伤。下"刺中肝"、"刺中肾"、"刺中肺"、"刺中脾"、"刺中胆"同。

⑭ 其动为噫：动，指病变表现。 噫，嗳气。

⑮ 语：明·张介宾："谓无故妄言也。"

气为语。　新校正云：按全元起本并《甲乙经》'语'作'欠'。元起云：'肾伤则欠，子母相感也。'王氏改'欠'作'语'。刺中肾，六日死，其动为嚏。肾在气为嚏。　新校正云：按全元起本及《甲乙经》'六日'作'三日'。刺中肺，三日死，其动为咳。肺在气为咳。刺中脾，十日死，其动为吞。脾在气为吞。　新校正云：按全元起本及《甲乙经》'十日'作'十五日'。刺中五藏，与《诊要经终论》并《四时刺逆从论》相重。此叙五藏相次之法，以所生为次，《甲乙经》以心、肺、肝、脾、肾为次，是以所克为次，全元起本旧文则错乱无次矣。刺中胆，一日半死，其动为呕①。胆气勇，故为呕。

新校正云：按《诊要经终论》'刺中胆'下又云：'刺中鬲者，为伤中，其病虽愈，不过一岁而死。'

刺跗上②，中大脉③，血出不止死。跗，为足跗。大脉动而不止者，则胃之大经也。胃为水谷之海，然血出不止，则胃气将倾，海竭气亡故死。刺面，中溜脉④，不幸为盲。面中溜脉者，手太阳任脉之交会。手太阳任脉，自颧而斜行，至目内眦。任脉自鼻鼽两傍上行，至瞳子下，故刺面中溜脉，不幸为盲。刺头，中脑户⑤，入脑立死。脑户，穴名也。在枕骨上，通于脑中。然脑为髓之海，真气之所聚，针入脑则真气泄，故立死。刺舌下⑥，中脉太过，血出⑦不止为瘖⑧。舌下脉，脾之

脉也。脾脉者，侠咽连舌本，散舌下。血出不止，则脾气不能营运于舌，故瘖不能言语。刺足下布络⑨中脉，血不出为肿。布络，谓当内踝前足下空处布散之络，正当然谷穴分也。络中脉，则冲脉也。冲脉者，并少阴之经，下入内踝之后，入足下也。然刺之而血不出，则肾脉与冲脉气并归于然谷之中，故为肿。刺郄中⑩大脉，令人仆脱色⑪。寻此经郄中主治，与《中诰流注经》委中穴正同。应郄中者，以经穴为名，委中，处所为名，亦犹寸口、脉口、气口，皆同一处尔。然郄中大脉者，足太阳经脉也。足太阳之脉，起于目内眦，合手太阳。手太阳脉，自目内眦，斜络于颧。足太阳脉，上头下项，又循于足。故刺之过禁，则令人仆倒而面色如脱去也。刺气街⑫中脉，血不出为肿鼠仆⑬。气街之中，胆胃脉也。胆之脉，循胁里出气街。胃之脉，侠脐入气街中，其支别者，起胃下口，循腹里至气街中而合。今刺之而血不出，则血脉气并聚于中，故内结为肿，如伏鼠之形也。气街在腹下侠脐两傍相去四寸，鼠仆上一寸，动脉应手也。　新校正云：按别本'仆'一作'鼷'。《气府论》注：'气街在脐下横骨两端鼠鼷上一寸也'。刺脊间，中髓为伛⑭。伛，谓伛偻，身踡屈也。脊间，谓脊骨节间也。刺中髓，则骨精气泄，故伛偻也。刺乳上⑮，中乳房，为肿，根蚀⑯。乳之上下，皆足阳明之脉也。乳房之

---

①　其动为呕：明·张介宾曰："呕出于胃而胆证忌之，木邪犯土，见则死矣。"
②　跗（fū 音夫）上：足背。
③　大脉：冲阳穴之高骨间动脉。
④　溜脉：明·马莳："即脉与目流通者。五脏六腑之精，皆上注于目而为之精，此溜脉之义。"　溜，通"流"，流注，贯注。
⑤　脑户：穴位名，枕骨大孔。
⑥　舌下：指廉泉穴。位于喉结上方与舌骨下方之间的凹陷处。明·张介宾曰："舌下脉者，任脉之廉泉穴，足少阴之标也。中脉太过，血出不止则伤肾，肾虚则无气，故令人瘖。"
⑦　出：《医心方》卷二第三引无"出"字。
⑧　瘖（yīn 音阴）："喑"的异体字，哑。
⑨　布络：四散分布的络脉。明·马莳曰："布络者，凡足之六经，皆有络脉也。误中其脉，而血又不出，则必邪不得散，而为肿矣。"
⑩　郄（xì 音戏）中：穴名，即委中穴。位于腘窝横纹中央。　郄，通"隙"。
⑪　脱色：指面色变得苍白无血。
⑫　气街：穴名。在腹股沟动脉处。
⑬　鼠仆：比喻血肿如伏鼠之状。
⑭　伛（yǔ 音雨）：背曲，驼背。《说文·人部》："伛，偻也。"人体之曲者谓之偻。
⑮　乳上：指乳中穴，在乳头正中处。
⑯　根蚀："根"有"生"义。蚀，腐蚀，溃烂。《说文·虫部》："蚀，败创也。"根蚀，谓由肿而生败疮。

中，乳液渗泄，胸中气血，皆外凑之。然刺中乳房，则气更交凑，故为大肿。中有脓根，内蚀肌肤，化为脓水，而久不愈。**刺缺盆中内陷①，气泄，令人喘咳逆。**五藏者，肺为之盖，缺盆为之道。肺藏气而主息，又在气为咳，刺缺盆中内陷，则肺气外泄，故令人喘咳逆也。**刺手鱼腹②内陷，为肿。**手鱼腹内，肺脉所流，故刺之内陷，则为肿也。　新校正云：按《甲乙经》肺脉所'流'当作'留'字。

无刺大醉，令人气乱。脉数过度，故因刺而乱也。　新校正云：按《灵枢经》'气乱'当作'脉乱'。**无刺大怒，令人气逆。**怒者气逆，故刺之益甚。**无刺大劳人，**经气越也。**无刺新饱人，**气盛满也。**无刺大饥人，**气不足也。**无刺大渴人，**血脉干也。**无刺大惊人。**神荡越而气不治也。　新校正云：详'无刺大醉'至此七条，与《灵枢经》相出入。《灵枢经》云：'新内无刺，已刺无内。大怒无刺，已刺无怒。大劳无刺，已刺无劳。大醉无刺，已刺无醉。大饱无刺，已刺无饱。大饥无刺，已刺无饥。大渴无刺，已刺无渴。大惊、大恐，必定其气，乃刺之也。'

刺阴股中大脉③，血出不止死。阴股之中，脾之脉也。脾者，中土孤藏，以灌四傍。今血出不止，脾气将竭，故死。　新校正云：按'刺阴股中大脉'条，皇甫士安移在前'刺跗上中大脉'下相续，自后至篇末，逐条与前条相间也。**刺客主人④内陷中脉，为内漏⑤、为聋。**客主人，穴名也，今名上关，在耳前上廉起骨，开口有空，手少阳足阳明脉交会于中。陷脉，言刺太深也。刺太深则交脉破决，故为耳内之漏。脉内漏则气不营，故聋。

新校正云：详客主人穴，与《气穴论》注同。按《甲乙经》及《气府论》注云：手足少阳足阳明三脉之会，疑此脱足少阳一脉也。**刺膝髌⑥出液，为跛。**膝为筋府，筋会于中，液出筋干，故跛。**刺臂太阴脉，出血多立死。**臂太阴者，肺脉也。肺者，主行荣卫阴阳，治节由之。血出多则荣卫绝，故立死也。**刺足少阴脉，重虚⑦出血，为舌难以言。**足少阴，肾脉也。足少阴脉，贯肾络肺系舌本，故重虚出血，则舌难言也。**刺膺中陷，中肺，为喘逆仰息。**肺气上泄，逆所致也。**刺肘中内陷，气归之，为不屈伸⑧。**肘中，谓肘屈折之中，尺泽穴中也。刺过陷脉，恶气归之，气固关节，故不屈伸也。**刺阴股下三寸内陷，令人遗溺。**股下三寸，肾之络也。冲脉与少阴之络，皆起于肾下，出于气街，并循于阴股；其上行者，出胞中。故刺陷脉，则令人遗溺也。**刺掖⑨下胁间内陷，令人咳。**掖下，肺脉也。肺之脉，从肺系，横出掖下。真心藏脉，直行者，从心系却上掖下。刺陷脉，则心肺俱动，故咳也。**刺少腹，中膀胱，溺出，令人少腹满。**胞气外泄，谷气归之，故少腹满也。少腹，谓脐下也。**刺腨肠⑩内陷，为肿。**腨肠之中，足太阳脉也。太阳气泄，故为肿。**刺匡上⑪陷骨中脉，为漏⑫为盲。**匡，目匡也。骨中，谓目匡骨中也。匡骨中脉，目之系，肝之脉也。刺内陷，则眼系绝，故为目漏、目盲。**刺关节中液出，不得屈伸。**诸筋者，皆属于节，津液渗润之，液出则筋膜干，故不得屈伸也。

---

① 缺盆：穴名。位于锁骨中央上方的凹陷之处。　内陷，谓刺得过深。
② 手鱼腹：指掌上大拇指下方肌肉隆起的地方。因在手上，其形犹如鱼腹，故称。清·张志聪谓鱼际穴。
③ 刺阴股中大脉：阴股，大腿内侧（的穴位）。明·吴昆："脾肾肝三脉，皆行于阴股，刺者中之，血出不止，皆令人死。"
④ 客主人：穴名，今称上关。明·张介宾："在耳前颧骨弓中央之直上、张口有空取之。"
⑤ 内漏：明·张介宾："脓生耳底，是为内漏。"
⑥ 髌（bìn 音宾去声）：膝盖骨。
⑦ 重虚：明·张介宾："肾气虚而复刺出血，是重虚也。"
⑧ "刺肘中内陷"三句：清·张志聪："内陷者（刺得太深的话），不能写（泻）出其邪，而致气归于内也。气不得出，血不得散，故不能屈伸。"　归，结聚。
⑨ 掖：通"腋"。
⑩ 腨（shuàn 音涮）肠：小腿肚。
⑪ 匡上：目眶之上。　匡，同"眶"。
⑫ 漏：明·张介宾："流泪不止而为漏。"

刺志论①篇第五十三 新校正云：按全元起本在第六卷。

黄帝问曰：愿闻虚实②之要。

岐伯对曰：气实形实，气虚形虚，此其常也，反此者病③；《阴阳应象大论》曰：'形归气'。由是故虚实同焉。反，谓不相合应，失常平之候也。形气相反，故病生。气，谓脉气。形，谓身形也。谷盛气盛④，谷虚气虚，此其常也，反此者病；《灵枢经》曰：'荣气之道，内谷为实，谷入于胃，气传与肺，精专者上行经隧。'由是故谷气虚实，占必同焉。候不相应，则为病也。　新校正云：按《甲乙经》'实'作'宝'。脉实血实，脉虚血虚，此其常也，反此者病。脉者血之府，故虚实同焉。反不相应，则为病也。

帝曰：如何而反⑤？

岐伯曰：气虚身热⑥，此谓反也；气虚为阳气不足，阳气不足当身寒，反身热者，脉气当盛，脉不盛而身热，证不相符，故谓反也。　新校正云：按《甲乙经》云：'气盛身寒，气虚身热，此谓反也。'当补此四字。谷入多而气少，此谓反也；胃之所出者，谷气布于经脉也，谷入于胃，脉道乃散，今谷入多而气少者，是胃气不散，故谓反也。谷不入而气多，此谓反也；胃气外散，肺并之也。脉盛血少，此谓反也；脉小血多，此谓反也。经脉行气，络脉受血，经气入络，络受经气，候不相合，故皆反常也。

气盛身寒，得之伤寒⑦。气虚身热，得之伤暑。伤，谓触冒也。寒伤形，故气盛身寒。热伤气，故气虚身热。谷入多而气少者，得之有所脱血，湿居下⑧也。脱血则血虚，血虚则气盛内郁，化成津液，流入下焦，故云湿居下也。谷入少而气多者，邪在胃及与⑨肺也。胃气不足，肺气下流于胃中，故邪在胃。然肺气入胃，则肺气不自守，气不自守，则邪气从之，故云邪在胃及与肺也。脉小血多者，饮中热也⑩。饮，谓留饮

---

① 刺志论：刺，指针刺。志，有铭记之意。本篇所论的虚实之要和补泻之法，属于针刺时应当铭记不忘的重要问题，故名"刺志"。正如明·马莳所解："志者，记也。篇内言虚实之要，及泻实补虚之法，当记之不忘，故名篇。"

② 虚实：这里是就广义而言的，所以内涵颇多，常随对象的不同而不同。如对象是气血时，义指（气血的）不足与充盈；对象是人体时，义指（身体的）虚弱与强健；对象是饮食水谷时，义指（饮食水谷的）少与多等，需据上下文而具体理解。

③ "气实形实"四句：明·马莳："气者，人身之气也；形者，人之形体也。气实则形实，气虚则形虚，此其相称者为常，而相反则为病矣。然此气之虚实，必于脉而验之，但不可即谓气为脉也，观下文有血脉对举者可知。"

④ 谷：指饮食水谷。　盛："谷盛"之"盛"，意为"多"；"气盛"之"盛"，意为"旺"。

⑤ 反：反常。指反常情况。

⑥ 气虚身热：据《甲乙经》文，"气"前当补"气盛身寒"四字。《新校正》之注为得。

⑦ 伤寒：为"伤于寒"之省文，被寒邪所伤。与《伤寒论》之"伤寒"不同。

⑧ 湿居下：谓湿邪聚积留滞在人体的下部。

⑨ 及与：同义词连用，这里是"或者"的意思。

⑩ 脉小血多者，饮中热也：清·高世栻曰："脉小血反多者，其内必饮酒中热之病，酒行络脉，故血多行于外，而虚于内，故脉小。"

也。饮留脾胃之中则脾气溢，脾气溢则发热中。脉大血少者，脉有风气①，水浆不入，此之谓也。风气盛满，则水浆不入于脉。夫实②者，气③入也；虚④者，气⑤出也。入为阳，出为阴。阴生于内故出，阳生于外故入。气实⑥者，热也；气虚者，寒也。阳盛而阴内拒，故热。阴盛而阳外微，故寒。入实者，左手开针空也⑦；入虚者，左手闭针空也。言用针之补泻也。右手持针，左手捻穴，故实者左手开针空以泻之，虚者左手闭针空以补之也。

---

① 风气：指外来的风邪。

② 实：这里是补的意思。 下文"入实"的"实"，指实证。

③ 气：指正气。 下文"气实"的"气"同此。

④ 虚：这里指泻法。 下文"入虚"的"虚"，指虚证。

⑤ 气：指邪气。下文"气虚"的"气"，同此。

⑥ 实：意为"充实"。

⑦ 左手：压手，辅助"刺手"（即用针的右手）以进行治疗的手。主要是因为人多用右手，所以以少用的左手为压手。 开针空：谓将针拔去之后不要摩闭针孔，以便使邪气外散。空，通"孔"，指针刺后留下的针眼。

针解①篇第五十四 新校正云：按全元起本在第六卷。

黄帝问曰：愿闻九针②之解，虚实③之道。

岐伯对曰：刺虚则实之④者，针下热也⑤，气实⑥乃热也。满而泄之⑦者，针下寒也⑧，气虚⑨乃寒也。菀陈⑩则除之者，出恶血也。菀，积也。陈，久也。除，去也。言络脉之中血积而久者，针刺而除去之也。邪胜则虚之⑪者，出针勿按⑫。邪者，不正之目，非本经气，是则谓邪，非言鬼毒精邪之所胜也。出针勿按，穴俞且开，故得经虚，邪气发泄也。徐而疾则实⑬者，徐出针而疾按之。疾而徐则虚⑭者，疾出针而徐按之。徐出，谓得经气已久，乃出之。疾按，谓针出穴已，速疾按之，则真气不泄，经脉气全，故徐而疾乃实也。疾出针，谓针入穴已，至于经脉，即疾出之。徐按，谓针出穴已，徐缓按之，则邪气得泄，精气复固，故疾而徐乃虚也。言实与虚⑮者，寒温气多少也。寒温，谓经脉阴阳之气也。

---

① 针解：清·高世栻："针解，解《灵枢》、《素问》所言之针法也。"由于本篇主要论述了针刺补泻的手法及用针时的注意要点，并阐明人与天地相应的道理及九针之用各有适应病证。由于通篇内容是以解释用针的道理为主，故名"针解"篇。明·马莳："《灵枢》有《九针十二原》篇，而《小针解》篇正所以解《九针十二原》篇之针法，此篇与《小针解》篇大同小异，故亦谓之《针解》篇。"

② 九针：指针刺疗法中所用的九种不同规格的针具。依次为：镵针、员针、鍉针、锋针、铍针、员利针、毫针、长针、大针。详见《灵枢·九针十二原》。 按：由于本篇是对针刺用针之理（主要是《灵枢·九针十二原》与《素问·宝命全形论》、《灵枢·九针论》中所述的一些重要道理、方法）的解释，又与《灵枢·小针解》的内容大同小异，故可彼此参看。

③ 虚实：在本文涵义甚广，或指病症的虚实，或指针法的补泻，或指针感的凉热，或指正气的盈亏等，认识理解之时，需注意审辨，具体对待。这里是指针法的补泻。

④ 虚则实之：谓虚证要用补的方法针刺。 虚，指虚证。实，指用补法针刺。其法为：随着经气运行的方向而刺。

⑤ 针下热也：明·张介宾："针下热者，自寒而热也。热则正气至而虚者实矣，故为补。"

⑥ 气实：正气充实。 实，充盈，指正气的充实。

⑦ 满而泄之：谓实证要用泻的方法针刺。 满，指实证。泄，通"泻"，指用泻法针刺。其法为：逆着经气运行的方向而刺。

⑧ 针下寒也：明·张介宾："针下寒者，自热而寒也。寒则邪气去而实者虚矣，故为泻。"

⑨ 气虚：谓病气衰败。 虚，指病气的虚衰。

⑩ 菀陈：指瘀血。 菀，通"郁"。

⑪ 邪胜则虚之：谓邪气旺盛的话就要用泻的方法针刺。 胜，通"盛"。虚，指用泻法针刺。

⑫ 按：指按闭针孔。

⑬ 徐而疾则实：谓用针刺治疗虚证时，应徐徐出针，出针后要赶快按闭针孔，这属于补的刺法。 徐，指徐出针。疾，快，指出针后迅速按闭针孔。实，指补刺法。

⑭ 疾而徐则虚：谓用针刺治疗实证时，应快速出针，出针后不要马上就按闭针孔，这属于泻的刺法。疾，指疾出针。徐，指过上一会儿再按闭针孔。虚，指泻刺法。

⑮ 实与虚：指针感的热与凉。

若无若有者，疾不可知也①。言其冥昧，不可即而知也。夫不可即知，故若无。慧然神悟，故若有也。**察后与先者，知病先后也②。**知病先后，乃补泻之。**为虚与实③者，工④勿失其法。**《针经》曰：'经气已至，慎守勿失。'此之谓也。 新校正云：按《甲乙经》云：'若存若亡，为虚与实。'**若得若失⑤者，离其法也。**妄为补泻，离乱大经，误补实者，转令若得，误泻虚者，转令若失，故曰若得若失也。《针经》曰：'无实实，无虚虚。'此其诫也。 新校正云：详自篇首至此，与《太素·九针解篇》经同而解异，二经互相发明也。**虚实之要，九针最妙者，为其各有所宜也。**热在头身，宜镵针。肉分气满，宜员针。脉气虚少，宜锟针。泻热出血，发泄固病，宜锋针。破痈肿，出脓血，宜铍针。调阴阳，去暴痹，宜员利针。治经络中痛痹，宜毫针。痹深居骨解腰脊节腠之间者，宜长针。虚风舍于骨解皮肤之间，宜大针。此之谓各有所宜也。 新校正云：按别本'铦'一作'铍'。**补泻⑥之时者，与气开阖相合⑦也。**气当时刻谓之开，已过未至谓之阖。时刻者，然水下一刻，人气在太阳；水下二刻，人气在少阳；水下三刻，人气在阳明；水下四刻，人气在阴分。水下不已，气行不已。如是则当刻者谓之开，过刻及未至者谓之阖也。《针经》曰：

'谨候其气之所在而刺之，是谓逢时。'此所谓补泻之时也。 新校正云：详自篇首至此，文出《灵枢经》，《素问》解之，互相发明也。《甲乙经》云'补泻之时，以针为之者。'此脱此四字也。**九针之名，各不同形者，针穷⑧其所当补泻也。**各不同形，谓长短锋颖不等。穷其补泻，谓各随其疗而用之也。

新校正云：按九针之形，今具《甲乙经》。

刺实须其虚者，留针阴气隆⑨至，乃去针也。刺虚须其实者，阳气隆至，针下热乃去针也。言要以气至而有效也。**经气已至，慎守勿失⑩者，**勿变更也。变，谓变易。更，谓改更。皆变法也。言得气至，必宜谨守，无变其法，反招损也。**深浅在志⑪者，知病之内外也。**志一为意，志意皆行针之用也。**近远如一⑫者，深浅其候等⑬也。**言气虽近远不同，然其测候，皆以气至而有效也。**如临深渊者，不敢惰⑭也。**言气候补泻，如临深渊，不敢堕慢，失补泻之法也。**手如握虎⑮者，欲其壮也。**壮，谓持针坚定也。《针经》曰：'持针之道，坚者为实。'则其义也。 新校正云：按《甲乙经》'实'字作'宝'。**神无营⑯于众物者，静志观病人，无左右视也。**目绝妄视，心专一务，则用之必中，无惑误也。 新校

---

① 若无若有者，疾不可知也：明·马莳："其（针感）寒温多少，至疾而速，正恍惚于有无之间，真不可易知也。"疾，快，指针感到来很快。

② 知病先后也：唐·杨上善，"知相传之病先后者。"

③ 为虚与实：谓运用泻刺之法还是运用补刺之法。 为，运用。虚、实，分别指泻刺法与补刺法。

④ 工：指医生。

⑤ 若得若失：谓医生不能肯定到底该用补法针刺还是用泻法针刺。唐·杨上善："失其正法，故得失难定也。"

⑥ 泻：指用泻法针刺。

⑦ 与气开阖（hé 音合）相合：谓要与腧穴上经气的开阖相配合。明·马莳："其针入之后，若当其气来谓之开，可以迎而泻之；气过谓之阖，可以随而补之，针与气开阖相合也。" 气，指经气。阖，关闭，指穴闭。

⑧ 穷：尽。这里是"全面适应"的意思。

⑨ 隆：盛。按郭霭春校注："明抄本'隆至'下有'针下寒'三字。按明抄是。"

⑩ 慎守勿失：谓在确定了正确的针法以后，一定要坚守不变，以免造成治疗的失误。

⑪ 深浅在志：谓是刺深还是刺浅，完全在于医生心中要根据具体情况来灵活把握。 志，心中。

⑫ 近远如一：谓所取穴位有近有远，但是取穴后等候经气的到来和用针的道理则是完全一致的。 近远，指所取穴位的远近。

⑬ 候：等候，指等候经气的到来。 等：一样，相同。

⑭ 惰："堕"的异体字，通"惰"，这里是"懈怠"的意思。

⑮ 握虎：谓手如握虎符，示谨慎也。

⑯ 营：通"营"（yíng 音营），惑，扰乱。 按："营"在古代经传中通作"营"。

正云：详从'刺实须其虚'至此，又见《宝命全形论》，此又为之解，亦互相发明也。**义无邪下①者，欲端以正也。**正指直刺，针无左右。**必正其神者，欲瞻病人目，制其神②，令气易行也。**检彼精神，令无散越，则气为神使，中外易调也。**所谓三里③者，下膝三寸也。所谓跗之④者，**

新校正云：按全元起本'跗之'作'低胻'。《太素》作'付之'。按《骨空论》'跗之'疑作'跗上'。**举膝分易见也。**三里，穴名，正在膝下三寸，胻外两筋肉分间。极重按之，则足跗上动脉止矣，故曰举膝分易见。**巨虚⑤者，跷足胻⑥独陷者。**巨虚，穴名也。跷，谓举也。取巨虚下廉，当举足取之，则胻外两筋之间陷下也。**下廉者，陷下者也。**欲知下廉穴者，胻外两筋之间独陷下者，则其处也。

帝曰：余闻九针，上应天地四时阴阳，愿闻其方，令可传于后世，以为常也。

岐伯曰：夫一天、二地、三人、四时、五音⑦、六律⑧、七星⑨、八风⑩、九野⑪，身形亦应之，针各有所宜，故曰九针。 新校正云：详此文与《灵枢经》相出入。**人皮应天⑫，**覆盖于物，天之象也。**人肉应地⑬，**柔厚安静，地之象也。**人脉应人，**盛衰易变，人之象也。**人筋应时⑭，**坚固真定，时之象也。**人声应音，**备五音故。**人阴阳合气应律，**交会气通，相生无替，则律之象也。 新校正云：按别本'气'一作'度'。**人齿面目应星，**人面应七星者，所谓面有七孔应之也。 新校正云：详此注乃全元起之辞也。**人出入气应风，**动出往来，风之象也。**人九窍三百六十五络应野，**身形之外，野之象也。**故一针皮，二针肉，三针脉，四针筋，五针骨，六针调阴阳，七针益精⑮，八针除风，九针通九窍，除三百六十五节气，此之谓各有所主也。**一镵针，二员针，三锟针，四锋针，五铍针，六员利针，七毫针，八长针，九大针。 新校正云：按别本'铍'作'铍'。**人心意应八风⑯，**动静不形，风之象也。**人气应天，**运行不息，天之象也。**人发齿耳目五声应五音六律，**发齿生长，耳目清通，五声应同，故应五音及六律也。**人阴阳脉血气应地，**人阴阳有交会，生成脉血，气有虚盈盛衰，故应地也。**人肝目应之九。**肝气通目，木生数三，三而三之，则应之九也。

九窍三百六十五， 新校正云：按全元起

---

① 邪下：指下针不正。 邪，通"斜"。
② 制其神：明·马莳："制其神气，使之专一。"
③ 三里：腧穴名，指足三里，位于小腿前外侧膝眼下三寸、胫骨前嵴外侧一横指处。
④ 跗之：明·张介宾："当作'跗上'，即阳明冲阳穴也。" 按：冲阳穴在足背上第二与第三跖骨之间。
⑤ 巨虚：腧穴名。明·马莳："巨有巨虚上廉，又名上巨虚，在三里下三寸；有巨虚下廉，又名下巨虚，在上廉下三寸。"此指上巨廉。
⑥ 胻（héng 音恒）："胻"的异体字，小腿上部接近膝盖的地方，即胫骨上端。
⑦ 五音：为"宫、商、角、徵、羽"，依次相当于简谱的 1（dou）、2（ruai）、3（mi）、5（suo）、6（la）。
⑧ 六律：古代音乐中用律管定出的六种标准音调。其中，黄钟、太簇、姑洗、蕤宾、夷则、无射这六者为六阳律；大吕、夹钟、仲吕、林钟、南吕、应钟这六者为六阴律。
⑨ 七星：指北斗七星而言。即天枢、天璇、天玑、天权、玉衡、开阳、摇光七星。
⑩ 八风：八方之风。
⑪ 九野：此指九州及其所属的大大小小的地方。
⑫ 人皮应天：清·张志聪："一者，天也。天者，阳也。五脏之应天者肺，肺者五脏六府之盖也，皮者肺之合也，人之阳也，故人皮以应天。"
⑬ 人肉应地：清·张志聪："二者，地也。人之所以应土者肉也，故人肉应地。"
⑭ 人筋应时：清·张志聪："四时之气，皆归始春，筋乃春阳甲木之所生，故人筋应时。"
⑮ 益精：补益精气。
⑯ 人心意应八风：人之心意多变，天之八风无常，故相应也。

本无此七字。人一以观动静天二以候五色七星应之以候发毋泽五音一以候宫商角徵羽六律有余不足应之二地一以候高下有余九野一节俞应之以候闭节三人变一分人候齿泄多血少十分角之变五分以候缓急六分不足三分寒关节第九分四时人寒温燥湿四时一应之以候相反一四方各作解此一百二十四字，蠹简烂文，义理残缺，莫可寻究，而上古书故且载之，以伫后之具本也。　新校正云：详王氏云一百二十四字，今有一百二十三字，又亡一字。

长刺节论①篇第五十五 新校正云：按全元起本在第三卷。

刺家不诊，听病者言②，在头头疾痛，为藏针之③，藏，犹深也，言深刺之。故下文曰： 新校正云：按全起本云：'为针之'，无'藏'字。刺至骨④，病已上⑤，无伤骨肉及皮，皮者道也⑥。皮者针之道，故刺骨无伤骨肉及皮也。阴刺⑦，入一傍四处⑧，治寒热。头有寒热，则用阴刺法治之。阴刺，谓卒刺之如此数也。 新校正云：按别本'卒刺'一作'平刺'。按《甲乙经》：'阳刺者，正内一傍内四。阴刺者，左右卒刺之。'此'阴刺'疑是'阳刺'也。深专⑨者，刺大藏⑩，寒热病气深专攻中者，当刺五藏以拒之。迫藏⑪刺背，背俞⑫也。迫，近也。渐近于藏，则刺背五藏之俞也。刺之迫藏，藏会⑬，言刺近于藏者何也？以是藏气之会发也。腹中寒热去而止。言刺背俞者，无问其数，要以寒热去乃止针。与刺之要⑭，发针而浅出血。若与诸俞刺之，则如此。治腐肿⑮者刺腐上，

---

① 长刺节论：长，扩充，推广的意思。刺节，言针刺经穴的方法。本篇是继《灵枢·官针》和《灵枢·刺节真邪》后，结合头痛、寒热等十二种病证的刺治，又补充了五节、十二节的刺法内容，故名"长刺节"。清·高世栻："《灵枢·官针》篇云：刺有十二节。《刺节真邪》论云：刺有五节。长，犹广也。长刺节者，即以病之所在，而为刺之之节。如头痛、寒热、腐肿、积疝、痹病、狂癫诸风，皆以病之所在，而取刺之，所以广五节、十二节之刺，故曰。"

② 刺家不诊，听病者言：谓善于用针刺治病的医生，在还未诊脉之时，只要先听听患者的自诉就能了解病情。不，未，没有。

③ 为藏针之：北宋·林亿等《新校正》："按全元起本无'藏'字，今从之。"

④ 至骨：指颅骨。

⑤ 病已上：郭霭春："朝本、明抄本'上'并作'止'。按作'止'是。此谓病愈止针。下'病已止'句式凡三见，可证。"

⑥ 皮者道也：谓皮肤是将针刺入腧穴的必经之处。唐·杨上善："皮者，乃是取其刺骨肉之道，不得伤余处也。"明·张介宾："皮肉为入针之道耳。"

⑦ 阴刺：当为"阳刺"。唐·杨上善《黄帝内经太素》中"阴"作"阳"。北宋·林亿等《新校正》谓："阴刺疑是阳刺。"又《灵枢·官针》："扬（阳）刺者，正内一，傍内四。"晋·皇甫谧《甲乙经》与此同，而下文为"入一傍四处"，故"阴"当为"阳"。

⑧ 入一傍四处：谓居中正刺一针，紧挨着在两侧斜刺四针。明·马莳："凡腹中有寒热者，则阳刺之，正入一，旁入四。"

⑨ 深专：谓病邪深入，专伤内脏。

⑩ 大藏：指五脏。明·马莳："五藏为大藏，而刺五俞，即所以刺大藏也。" 一说：指肺脏。唐·杨上善："肺藏也。肺藏之形，大于四藏，故曰大藏。"

⑪ 迫藏：谓病邪迫近并伤及五脏。明·马莳："惟其邪气迫藏，故刺五藏之俞。"

⑫ 背俞：指足太阳经分布于背部的五脏俞穴，即肺俞、心俞、脾俞、肝俞、肾俞。

⑬ 藏会：五脏之气的会聚之处。明·吴昆："刺俞之迫藏者，以其为藏气之会集也。"

⑭ 与刺之要：郭霭春："按'与'字疑是'举'之坏字。'举'有'凡'义。此谓凡刺之要点，出针之时，贵浅出其血，以通脉络。" 按：是。

⑮ 腐肿：明·马莳："谓肿中肉腐败为脓血者，刺其腐上。"

视痛小大深浅刺，腐肿，谓肿中肉腐败为脓血者。痛小者浅刺之，痛大者深刺之。 新校正云：按全元起本及《甲乙经》'腐'作'痈'。刺大者多血，小者深之，必端内针①为故止。痈之大者，多出血。痈之小者，但直针之而已。 新校正云：按《甲乙经》云：'刺大者多而深之，必端内针为故止也。'此文云'小者深之'，疑此误。

病在少腹有积，刺皮䯏以下，至少腹而止，刺侠②脊两傍四椎间，刺两髂髎③季胁肋间，导腹中气热下已。少腹积，谓寒热之气结积也。皮䯏，谓脐下同身寸之五寸横约文。审刺而勿过深之。《刺禁论》曰：'刺少腹中膀胱溺出，令人少腹满。'由此故不可深之矣。侠脊四椎之间，据经无俞，恐当云五椎间，五椎之下，两傍正心之俞，心应少腹，故当言椎间也。髂为腰骨，髎一为髀字，形相近之误也。髎谓居髎，腰侧穴也。季胁肋间，当是刺季肋之间京门穴也。 新校正云：按《释音》'皮䯏'作'皮骷'，苦末反，是'骷'误作'䯏'也。及遍寻《篇》、《韵》中无'䯏'字，只有'骷'字，'骷'，骨端也。皮骷者，盖谓脐下横骨之端也。全元起本作'皮䯏'，元起注云：'脐傍埵起也'。亦未为得。病在少腹，腹痛不得大小便，病名曰疝④，得之寒，刺少腹两股间，刺腰髁骨间，刺而多之，尽炅⑤病已。厥阴之脉，环阴器，抵少腹。冲脉与少阴之络，皆起于肾下，出于气街，循阴股；其后行者，自少腹以下骨中央，女子入系廷孔，其络循阴器合篡间，绕篡后，别绕臀至少阴，与巨阳中络者，合少阴上股内

后廉，贯脊属肾，其男子循茎下至篡，与女子等。故刺少腹及两股间，又刺腰髁骨间也。腰髁骨者，腰房侠脊平立陷者中，按之有骨处也。疝为寒生，故多刺之，少腹尽热乃止针。炅，热也。 新校正云：按别本'篡'一作'基'。

病在筋，筋挛节痛，不可以行，名曰筋痹，刺筋上为故，刺分肉间，不可中骨也，分，谓肉分间有筋维络处也。刺筋无伤骨，故不可中骨也。病起筋炅病已止。筋寒痹生，故得筋热病已乃止。病在肌肤，肌肤尽痛，名曰肌痹，伤于寒湿，刺大分小分⑥，多发针而深之，以热为故，大分，谓大肉之分。小分，谓小肉之分。无伤筋骨，伤筋骨，痈发若变⑦，《针经》曰：'病浅针深，内伤良肉，皮肤为痈。'又曰：'针太深则邪气反沉，病益甚。'伤筋骨则针太深，故痈发若变也。诸分尽热病已止。热可消寒，故病已则止。病在骨，骨重不可举，骨髓酸痛，寒气至，名曰骨痹，深者刺，无伤脉肉为故，其道大分小分，骨热病已止。骨痹刺无伤脉肉者何？自刺其气，通肉之大小分中也。

病在诸阳脉⑧，且寒且热⑨，诸分且寒且热，名曰狂。气狂乱也。刺之虚脉⑩，视分尽热，病已止。病初发，岁一发，不治，月一发，不治，月四五发，名曰癫病。刺诸分诸脉，其⑪无寒者以针调

---

① 端内针：直着将针刺入。 端，直。内，同"纳"，这里是"刺入"的意思。按郭霭春："按《吕氏春秋·知度》高注：'故，法也。'此是说刺痛者，不拘于穴，必以直刺为法。"

② 侠：通"夹"。

③ 两髂髎（qià liáo 音恰辽）：明·马莳："髂为腰骨。两髂髎者，居髎穴也。"

④ 疝：指心腹气积作痛的疝病。《素问·大奇论》："三阴急为疝。"

⑤ 炅（jiǒng 音迥）：热。

⑥ 大分小分：分别指大的肌肉会合处与小的肌肉会合处。清·高世栻："大分，肉之大会；小分，肉之小会。"

⑦ 若变：谓或者造成别的病变。 若，连词，或者。

⑧ 诸阳脉：指手足各条阳经经脉，即手足太阳、少阳、阳明共六条阳经经脉。

⑨ 且寒且热：明·张介宾："皆阳邪乱其血气，热极则生寒也，故病为狂。"

⑩ 刺之虚脉：谓用泻法针刺，以泻除诸阳经脉的病邪。明·张介宾："谓写（泻）其盛者，使之虚也。" 虚，使……虚，指用泻法针刺以泻除邪气。

⑪ 其：连词，如果。

之，病止。 新校正云：按《甲乙经》云：'刺诸
分，其脉尤寒，以针补之。'病风且寒且热，炅
汗出，一日数过，先刺诸分理①络脉，汗
出且寒且热，三日一刺，百日而已。病
大风②，骨节重，须眉堕，名曰大风，刺

肌肉③为故，汗出百日，泄卫气之怫热。刺骨
髓④，汗出百日，泄荣气之怫热。凡二百日，
须眉生而止针。怫热屏退，阴气内复，故多汗出，
须眉生也。

---

① 分理：指肌肉纹理（处的腧穴）。
② 大风：又称疠风，即大麻风、癞风。清·高世栻："疠风也。风邪客于脉而不去，皮肤疡溃，名曰大风。"
③ 刺肌肉：明·张介宾："所以泄阳分之毒，风从汗散也。"
④ 刺骨髓：明·张介宾："所以泄阴分之风毒也。"

卷第十五

皮部论①篇第五十六 新校正云：按全元起本在第二卷。

黄帝问曰：余闻皮有分部②，脉有经纪③，筋有结络④，骨有度量⑤，其所生病各异，别其分部，左右上下，阴阳所在，病之始终，愿闻其道。

岐伯对曰：欲知皮部以经脉为纪⑥者，诸经皆然。循经脉行止所主，则皮部可知。

诸经，谓十二经脉也。十二经脉皆同。阳明之阳⑦，名曰害蜚⑧，蜚，生化也。害，杀气也。杀气行则生化弭，故曰害蜚。上下同法⑨，视其部中有浮络⑩者，皆阳明之络也。上，谓手阳明。下，谓足阳明也。其色多青则痛，多黑则痹，黄赤⑪则热，多白则寒，五色

---

① 皮部论：皮，皮肤；部，部位；皮部是指体表的皮肤按经络的分布部位分区。明·吴昆："皮外诸经之分部也。"本篇主要讨论了十二经脉在皮肤的分属部位和从皮肤络脉色泽判断病邪浅深、性质、所主病证的方法以及皮肤络脉在病传中的作用。由于所论均与皮肤有关，故名"皮部论"。清·高世栻说："皮部，皮之十二部也。手足三阴三阳，十二经络之脉，皆在于皮，各有分部，故曰：十二经脉者，皮之部也。部有左右上下，复有外内浅深，百病之生，先于皮毛，由皮毛而腠理，腠理而络脉，络脉而经脉，经脉而府藏，府藏之气，亦通于皮，亦有分部，其府藏之气，不与于皮，而生大病矣。"
② 皮有分部：指人的十二经脉在皮肤上各有分属的部位。明·张介宾："言人身皮肤之外，上下前后，各有其位。"明·马莳："人身之皮，分为各部，如背之中行为督脉，两旁四行属足太阳经，肋后背旁属足少阳经，肋属足厥阴经是也。"
③ 经纪：清·张志聪："言脉络有径之经、横之纪也。"
④ 结络：指筋肉相连的筋络。清·张志聪："结，结系也；络，连络也。言筋之系于分肉、连于骨也。"
⑤ 度量：唐·杨上善："大小长短。"
⑥ 纪：纲纪之意。
⑦ 阳明之阳：指阳明经脉的阳经。　阳明，阳明经脉。后"阳"，指阳经，为位于体表的或上行的络脉。
⑧ 害蜚：通"阖扉"，门扇，比喻阳明经为里、为阖的作用。日本丹波元简："吴：'害与阖同，所谓阳明为阖是也'……盖害、盍、阖古通用。《尔雅·释宫》：'阖谓之扉。'疏：'阖，扇也。'《说文》：'阖，门扇也。一曰闭也。'蜚，音扉。害蜚，即是阖扉，门扇之谓。《离合真邪论》云：'阳明为阖。'义相通。"　一说：明·张介宾："蜚，古'飞'字。蜚者，飞扬也，言阳盛而浮也。凡盛极者必损，故阳之盛也有阳明，阳之损也亦在阳明。是以阳明之阳，名曰害蜚。"
⑨ 上下同法：清·张志聪："谓手足二经，皆同此法。"　按："上下"是就六经的"手足"而言的，在不同的经脉中，所指亦异。如在本段所谓"阳明"经中，分别指手阳明大肠经与足阳明胃经；在下段所谓"少阳"经中，分别指手少阳三焦经与足少阳胆经；在下下段所谓"太阳"经中，分别指手太阳小肠经与足太阳膀胱经，等等，其余依此类推。　又"同法"，义为同样、同理。可具体理解为"对'上下'经脉都是完全一样的"。如本段的"同法"，具体情况为"害蜚"无论是对手阳明大肠经还是对足阳明胃经，全都一样。也就是说，"阳明之阳"既是手阳明大肠经的"害蜚"，也是足阳明胃经的"害蜚"，其理完全一致。其余依此类推。
⑩ 浮络：浅在的络脉。
⑪ 黄赤：《太素》卷九《经脉皮部》"黄赤"上有"多"字，应据补。

皆见①，则寒热也②。络盛则入客于经③，阳主外，阴主内④。阳谓阳络，阴谓阴络，此通言之也。手足身分所见经络皆然。

少阳之阳，名曰枢持⑤，枢谓枢要，持谓执持。上下同法，视其部中有浮络者，皆少阳之络也，络盛则入客于经。故在阳者主内，在阴者主出，以渗于内，诸经皆然⑥。

太阳之阳，名曰关枢⑦，关司外动，以静镇为事，如枢之运，则气和平也。上下同法，视其部中有浮络者，皆太阳之络也，络盛则入客于经。

少阴之阴，名曰枢儒⑧，儒，顺也。守要而顺阴阳开阖之用也。　新校正云：按《甲乙经》'儒'作'檽'。上下同法，视其部中有浮络者，皆少阴之络也，络盛则入客于经，其入经也，从阳部⑨注于经⑩，其出者⑪，从阴内⑫注于骨。

心主之阴⑬，名曰害肩⑭，心主脉入掖下，气不和则妨害肩掖之动运。上下同法，视其部中有浮络者，皆心主之络也，络盛则入客于经。

太阴之阴，名曰关蛰⑮，关闭蛰类，使顺行藏。　新校正云：按《甲乙经》'蛰'作'执'。上下同法，视其部中有浮络者，皆太阴之络也，络盛则入客于经。部，皆谓本经络之所部分。浮，谓浮见也。凡十二经络脉者，皮之部也。列阴阳位，部主于皮，故曰皮之部也。

---

① 见：同"现"，表现，呈现。
② 寒热也：唐·杨上善："青赤黄等为阳色，白黑为阴色。今二色俱见，当知所病有寒热也。"
③ 络盛则入客于经：谓络脉邪盛，就会内传到各自的本经，在此为内传到阳明经中。　盛，指邪盛。客，用作动词，侵入，向内传到。
④ 阳主外，阴主内：谓络脉属阳而主管体表的气血，经脉属阴而主管体内的气血。
⑤ 枢持：门的转轴，在此比喻具有转枢出入作用的少阳经的阳络。明·张介宾："枢，枢机也；持，主持也。少阳居三阳表里之间，如枢之运而持其出入之机，故曰枢持。"　晋·皇甫谧《甲乙经》中作"枢杼"。日本丹波元简："据《甲乙》，枢杼即枢轴。"
⑥ 故在阳者主内……诸经皆然：郭霭春："滑寿说：'故在阳者至诸经皆然十九字，上下不相蒙，不知何谓。'按'在阳者'十九字，张琦以为讹误，孙鼎宜以为衍文，吴注本则删此十九字，并与滑说合。"录以备考。
⑦ 关枢：门闩与门轴，比喻太阳经固卫、转输阳气的作用，明·吴崑："关，固卫也。少阳为枢，转布阳气，太阳则约束而固卫其转布之阳，故曰关枢。"
⑧ 枢儒：当作"枢檽"，晋·皇甫谧《甲乙经》与唐·杨上善《黄帝内经太素》俱作"枢檽"，指门窗的枢轴与木格，比喻少阴开阖转输阴阳之气的作用。清·张志聪："儒，柔顺也。少阴为三阴开合之枢，阴气柔顺，故曰枢儒。"
⑨ 阳部：指属阳的络脉。
⑩ 注于经：郭霭春："经，疑蒙上误，似当作'筋'，'经''筋'声误。'注于筋'与下句'注于骨'对文。"
⑪ 其出者：《太素》卷九《经脉皮部》"其"下有"经"字。按"经"应在"出"字下。"其出经者"与上句"其入经者"对文。
⑫ 阴内：指属阴而在内的经脉。
⑬ 心主之阴：指厥阴经脉的阴络。　心主，具体指手厥阴心包经。
⑭ 害肩：通"阖枢楣"，本义为门上置枢之处，这里比喻为有关作用的"心主之阴"。日本丹波元简："吴：'害、阖同。盖言阖聚阴气于肩掖之分，所谓厥阴为阖是也'……盖肩、楣同，杆。《说文》：'杆，屋栌也。'徐错云：'柱上横木承栋者，横之似蘖也'……《集韵》：'杆或作楣。阖楣者，谓阖扉上容枢之杆软。'"明·张介宾："肩，任也，载也。阳主乎运，阴主乎载。阳盛之极，其气必伤，是阴之盛也在厥阴，阴之伤也亦在厥阴，故曰害肩。"
⑮ 关蛰：门闩与动物的蛰伏，比喻有封藏作用的"太阴之阴。"明·张介宾："关者，固于外；蛰者，伏于中。阴主藏而太阴卫之，故曰关蛰。"

是故百病之始生也，必先①于皮毛，邪中之则腠理开，开则入客于络脉，留而不去，传入于经，留而不去，传入于府，廪于肠胃。廪，积也，聚也。邪之始入于皮也，泝然起毫毛②，开腠理；泝然，恶寒也。起，谓毛起竖也。腠理，皆谓皮空及文理也。其入于络也，则络脉盛色变；盛，谓盛满也。变，谓易其常也。其入客于经也，则感虚乃陷下③；经虚邪入，故曰感虚。脉虚气少，故陷下也。其留于筋骨之间，寒多则筋挛骨痛，热多则筋弛骨消④，肉烁䐃破⑤，毛直而败⑥。挛，急也。弛，缓也。消，烁也。《针经》曰：'寒则筋急，热则筋缓，寒胜为痛，热胜为气消。'䐃者肉之标，故肉消则䐃破毛直而败也。

帝曰：夫子言皮之十二部，其生病皆何如？

岐伯曰：皮者脉之部也，脉气留行，各有阴阳，气随经所过而部主之，故云脉之部。邪客于皮则腠理开，开则邪入客于络脉，络脉满则注于经脉，经脉满则入舍于府藏也，故皮者⑦有分部，不与而生大病也⑧。脉行皮中，各有部分，脉受邪气，随则病生，非由皮气而能生也。　新校正云：按《甲乙经》'不与'作'不愈'。全元起本作'不与'。元起云：'气不与经脉和调，则气伤于外，邪流入于内，必生大病也。'

帝曰：善。

---

① 先：《太素》卷九《经脉皮部》、《甲乙经》卷二第一"先"下有"客"字。
② 泝（sù 音素）然：寒栗的样子。明·张介宾："竖起也，寒栗貌。"清·张志聪："寒栗逆起之貌。"　泝，"溯"的异体字，在此当作"淅"，形近之误。淅然，寒气令人突感发冷，皮毛瑟瑟而颤的样子，即寒栗的样子。
③ 感虚乃陷下：明·张介宾："言邪所客者，必因虚乃深也。"　感虚，谓经脉气虚，就会受邪。感，受，指受邪
④ 弛："弛"的异体字，弛缓而痿弱无力。
⑤ 肉烁䐃（jùn 音俊）破：皮肉受损、肌肉痿坏。　烁，通"铄"，毁坏。䐃，人体隆起的块状肌肉。明·吴昆："䐃者，肩、肘、髀厌、皮肉也。䐃破者，人热盛则反侧多而皮破也。"
⑥ 毛直而败：热盛煎津，毛发失荣，枯槁败坏。
⑦ 皮者：《甲乙经》卷二第一"皮"下无"者"字。按无"者"字是，与篇首句应。
⑧ 与：有三说：一说：通"愈"，指治而未愈。晋·皇甫谧《甲乙经》中作"愈"。一说：治疗。唐·杨上善："在浅不疗，遂生大病。与，疗也。"一说：通"预"，预防，防治。明·张介宾："若不预为之治，则邪将日深而变生大病也。"　按：从通"愈"说。

经络论篇①第五十七 新校正云：按全元起本在《皮部论》末，王氏分。

黄帝问曰：夫络脉②之见也，其五色③各异，青黄赤白黑不同，其故何也？

岐伯对曰：经有常色而络无常变也④。经行气，故色见常应于时。络主血，故受邪则变而不一矣。

帝曰：经之常色何如？

岐伯曰：心赤，肺白，肝青，脾黄，肾黑，皆亦应其经脉⑤之色也。

帝曰：络之阴阳⑥，亦应其经⑦乎？

岐伯曰：阴络之色应其经，阳络之色变无常⑧，随四时而行也。顺四时气化之行止。寒多则凝泣⑨，凝泣则青黑，热多则淖泽⑩，淖泽则黄赤，此皆常色，谓之无病⑪。五色具见者，谓之寒热⑫。淖，湿也。泽，润液也，谓微湿润也。

帝曰：善。

---

① 经络论：五脏之色，根据络脉的五色变化，可以诊察病情，并从颜色上对经脉和络脉进行了区别，补充了《素问·皮部论》之不足。因篇内所论是与经络有关的内容，故马莳说："内论经络所见之色，故名篇。"因本篇是论述经络的色诊内容，故吴昆将本篇改名为"经络色诊论"。
② 络脉：经脉的分支。具有网络联系全身、运行气血的作用。 见，同"现"。
③ 五色：即下句所谓"青黄赤白黑"。句中泛指颜色或不同的颜色。
④ 经有常色而络无常变也：明·马莳："此言络脉无病之色有常，有病之色无常，皆异于经脉有常之色，而可以验病也。"
⑤ 经脉：此指人体经络系统中直行而深在的主干之脉。
⑥ 阴阳：指阴络与阳络。阴络，为处位深在的络脉；阳脉，为处位浅在的络脉。明·张介宾："源而在内者；是为阴络……浅而左处者是为阳络。"
⑦ 经：指经脉。
⑧ 阴络之色应其经，阳络之色变无常：明·张介宾："阴络近经，色则应之，故分五行以配五藏而色有常也……阳络浮显，色不应经，故随四时之气以为进退而变无常也。"
⑨ 泣：通"涩"。谓血凝于脉而不畅。
⑩ 淖（nào 音闹）泽：濡润，润泽。《字林》：濡甚曰淖。
⑪ 此皆常色，谓之无病：明·马莳《黄帝内经注证发微》、明·吴昆《黄帝内经素问吴注》与清·张志聪《黄帝内经素问集注》中都认为，"此皆常色，谓之无病"八字，应在上文"随四时而行也"句后。依上下文理，似属不必。录以备较。
⑫ 五色具见者，谓之寒热：明·马莳："五色具见者，谓之寒热相兼也。"

气穴论①篇第五十八 新校正云：按全元起本在第二卷。

黄帝问曰：余闻气穴三百六十五②，以应一岁，未知其所③，愿卒闻之。

岐伯稽首再拜对曰：窘④乎哉问也！其⑤非圣帝，孰能穷⑥其道焉！因请溢意⑦尽言其处。孰，谁也。

帝捧手逡巡而却⑧曰：夫子之开余道⑨也，目未见其处，耳未闻其数，而目以明，耳以聪矣。目以明耳以聪，言心志通明，迥如意也。

岐伯曰：此所谓圣人易语⑩，良马易御也。

帝曰：余非圣人之易语也，世言真数⑪开人意，今余所访⑫问者真数，发蒙解惑，未足以论也。开⑬气穴真数，庶将解彼蒙昧之疑惑，未足以论述深微之意也。然余愿闻夫子溢志尽言其处，令解其意，请藏之金匮，不敢复出。言其处，谓穴俞处所。

岐伯再拜而起曰：臣请言之。背与心⑭相控⑮而痛，所治天突⑯与十椎⑰及上纪，天突在颈结喉下同身寸之四寸中央宛宛中，阴维任脉之会，低针取之，刺可入同身寸之一寸，留七呼。若灸者，可灸三壮。按今《甲乙经》、《经脉流注孔穴图经》当脊十椎下并无穴目，恐是七椎也，此则督脉气所主之。上纪之处，次如下说。 新校正云：按《甲乙经》'天突在结喉下五寸'。上纪者，胃脘

---

① 气穴论：气，指脏腑经络之气。穴，指穴位、腧穴。本篇主要论述了人体脏腑经络之气所输注的三百六十五个腧穴所在的部位，气穴与孙络、溪谷的关系以及刺热病、诸水、寒热、背与心相控而痛等所应取的穴位，故名"气穴论"。唐·杨上善："三百六十五穴，十二经脉之气发会之处，故曰气穴也。"明·吴昆："人身孔穴，皆气所居，故曰气穴。"明·马莳："详论周身气穴，故名篇。"

② 气穴：即脏腑经气输注于体表的部位。明·张介宾："人身孔穴，皆气所居。本篇言穴，不言经，故曰气穴。"

③ 未知其所：《太素》卷十一《气穴》"所"下有"谓"字。

④ 窘：有高明的意思。

⑤ 其：假设连词，若之意。

⑥ 穷：推究。唐·杨上善："穷，究寻也。"

⑦ 溢意：即畅达的意思。

⑧ 捧手逡（qūn 音群）巡而却：形容恭敬谦逊的样子。 逡巡，因顾虑而徘徊不前。

⑨ 开余道：即为我开导，讲述道理。

⑩ 圣人易语：即聪明有德的人（圣人），很容易理解事物和接受意见（易语）。明·张介宾："圣人者，闻声知情，无所不达，故圣人易语。"

⑪ 真数：这里指穴位数目而言。清·张志聪："真数者，脉络之穴数。"

⑫ 访：通"方"。

⑬ 开：疑为"问"。"開"与"問"形近。

⑭ 背与心：指后背与前胸。

⑮ 控：《广雅·释诂一》："控，引也。"

⑯ 天突：穴名，在胸骨上窝正中，乃奇经任脉之穴。

⑰ 十椎：指中枢穴。明·张介宾："十椎，督脉之中枢也。"此穴诸书不载，惟《气府论》督脉气发条下。

也①，谓中脘也。中脘者，胃募也，在上脘下同身寸之一寸，居心藏骨与脐之中，手太阳、少阳、足阳明三脉所生，任脉气所发也，刺可入同身寸之一寸二分，若灸者可灸七壮。 新校正云：按《甲乙经》云：'任脉之会也。'下纪者，关元也②。开③元者，少阳募也，在脐下同身寸之三寸，足三阴任脉之会，刺可入同身寸之二寸，留七呼，若灸者可灸七壮。背胸邪系阴阳左右④，如此其病前后痛涩，胸胁痛而不得息，不得卧，上气短气偏痛， 新校正云：按别本'偏'一作'满'。脉满起⑤斜出尻脉，络胸胁支心贯鬲，上肩加天突⑥，斜下肩交十椎下。寻此支络脉流注病形证，悉是督脉支络自尾骶出，各上行，斜络胁，支心贯鬲，上加天突，斜之肩而下交于七椎。 新校正云：详自'背与心相控而痛'至此，疑是《骨空论》文，简脱误于此。

藏俞五十穴⑦，藏，谓五藏肝、心、脾、肺、肾，非兼四形藏也。俞，谓井、荥、俞、经、合，非背俞也。然井、荥、俞、经、合者，肝之井者，大敦也；荥，行间也；俞，太冲也；经，中封也；合，曲泉也。大敦在足大指端，去爪甲角如韭叶，及三毛之中，足厥阴脉之所出也，刺可入同身寸之三分，留十呼，若灸者可灸三壮。行间，在足大指之间脉动应手陷者中，足厥阴脉之所流也。 新校正云：按《甲乙经》'流'作'留'。余所'流'并作'留'。刺可入同身寸之六分，留十呼，若灸者可灸三壮。太冲，在足大指本节后同身寸之二寸陷者中， 新校正云：按《刺腰痛》注云：'本节后内间同身寸之二寸陷者中，动脉应手。'足厥阴脉之所注也，刺可入同身寸之三分，留十呼，若灸者可灸三壮。中封，在足内踝前同身寸之一寸半， 新校正云：按《甲乙经》云：'一寸'。陷者中，仰足而取之，伸足乃得之，足厥阴脉之所行也，刺可入同身寸之四

分，留七呼，若灸者可灸三壮。曲泉，在膝内辅骨下大筋上小筋下陷者中，屈膝而得之，足厥阴脉之所入也，刺可入同身寸之六分，留十呼，若灸者可灸三壮。心包之井者，中冲也；荥，劳宫也；俞，太陵也；经，间使也；合，曲泽也。中冲在手中指之端，去爪甲角如韭叶陷者中，手心主脉之所出也，刺可入同身寸之一分，留三呼，若灸者可灸一壮。劳宫在掌中央动脉，手心主脉之所流也，刺可入同身寸之三分，留六呼，若灸者可灸三壮。太陵在掌后骨两筋间陷者中，手心主脉之所注也，刺可入同身寸之六分，留七呼，若灸者可灸三壮。间使，在掌后同身寸之三寸两筋间陷者中，手心主脉之所行也，刺可入同身寸之六分，留七呼，若灸者可灸七壮。 新校正云：'按《甲乙经》云'灸三壮'。曲泽，在肘内廉下陷者中，屈肘而得之，手心主脉之所入也，刺可入同身寸之三分，留七呼，若灸者可灸三壮。脾之井者，隐白也；荥，大都也；俞，太白也；经，商丘也；合，阴陵泉也。隐白在足大指之端内侧，去爪甲角如韭叶，足太阴脉之所出也，刺可入同身寸之一分，留三呼，若灸者可灸三壮。大都，在足大指本节后陷者中，足太阴脉之所流也，刺可入同身寸之三分，留七呼，若灸者可灸三壮。太白，在足内侧核骨下陷者中，足太阴脉之所注也，刺可入同身寸之三分，留七呼，若灸者可灸三壮。商丘，在足内踝下微前陷者中，足太阴脉之所行也，刺可入同身寸之四分，留七呼，若灸者可灸三壮。阴陵泉，在膝下内侧辅骨下陷者中，伸足乃得之，足太阴脉之所入也，刺可入同身寸之五分，留七呼，若灸者可灸三壮。肺之井者，少商也；荥，鱼际也；俞，太渊也；经，经渠也；合，尺泽也。少商，在手大指之端内侧，去爪甲角如韭叶，手太阴脉所出也，刺可入同身寸之一分，留一呼，若灸者可灸三壮。 新校正云：按《甲乙经》作'一壮'。鱼际，在手大指本节后内侧散脉，手太阴脉之所流也，刺可入同身寸之二

① 上纪者，胃脘也：上纪为胃脘，即中脘穴，胃的募穴。
② 下纪者，关元也：下纪为关元，即关元穴，小肠的募穴。
③ 开："关"之误。
④ 背胸邪系阴阳左右：明·马莳："在后为背，在前为胸，在背为阳，在胸为阴。正以背与胸斜系阴阳左右如此。"
⑤ 脉满起：清·高世栻："经脉满盛，从下而起"。
⑥ 加天突：《尔雅·训诂》："加，重也。"在此有重叠交会之意。"加天突"意即会于天突穴。
⑦ 藏俞五十穴：指五脏即心、肝、脾、肺、肾各有五输穴，即：井、荥、输、经、合五个穴位，五五二十五穴，左右共有五十个穴位。 俞，通"输"。

分，留三呼，若灸者可灸三壮。太渊，在掌后陷者中，手太阴脉之所注也，刺可入同身寸之二分，留二呼，若灸者可灸三壮。经渠，在寸口陷者中，手太阴脉之所行也，刺可入同身寸之三分，留三呼，不可灸，伤人神明。尺泽，在肘中约上动脉，手太阴脉之所入也，刺可入同身寸之三分，留三呼，若灸者可灸三壮。肾之井者，涌泉也；荥，然谷也；俞，太溪也；经，复溜也。

新校正云：按《甲乙经》‘溜’作‘留’。余‘复溜’字并同。合，阴谷也。涌泉，在足心陷者中，屈足捲指宛宛中，足少阴脉之所出也，刺可入同身寸之三分，留三呼，若灸者可灸三壮。然谷，在足内踝前起大骨下陷者中，足少阴脉之所流也，刺可入同身寸之三分，留三呼，若灸者可灸三壮，刺此多见血，令人立饥欲食。太溪，在足内踝后跟骨上动脉陷者中，足少阴脉之所注也，刺可入同身寸之三分，留七呼，若灸者可灸三壮。复溜，在足内踝上同身寸之二寸陷者中。　新校正云：按《刺腰痛》篇注云：‘在内踝后上二寸动脉’。足少阴脉之所行也，刺可入同身寸之三分，留三呼，若灸者可灸五壮。阴谷，在膝下内辅骨之后，大筋之下，小筋之上，按之应手，屈膝而得之，足少阴脉之所入也，刺可入同身寸之四分，若灸者可灸三壮。如是五藏之俞，藏各五穴，则二十五俞，以左右脉具而言之，则五十穴。

府俞七十二穴[①]，府，谓六府，非兼九形府也。俞，亦谓井、荥、俞、原、经、合，非背俞也。肝之府胆，胆之井者，窍阴也；荥，侠溪也；俞，临泣也；原，丘虚也；经，阳辅也；合，阳陵泉也。窍阴，在足小指次指之端，去爪甲角如韭叶，足少阳脉之所出也，刺可入同身寸之一分，留一呼，　新校正云：按《甲乙经》作‘三呼’。若灸者可灸三壮。侠溪，在足小指次指歧骨间，本节前陷者中，足少阳脉之所流，刺可入同身寸之三分，留三呼，若灸者可灸三壮。临泣，在足小指次指本节后间陷者中，去侠溪同身寸之一寸半，足少阳脉之所注也，刺可入同身寸之三分，　新校正云：按《甲乙经》作‘二分’。留五呼，若灸者可灸三壮。丘虚，在足外踝下如前陷者中，去临泣同身寸之三寸，足少阳脉之所过也，刺可入同身寸之五分，留七呼，若灸者可灸三壮。阳辅，在足外踝上，　新校正云：按《甲乙经》云‘外踝上四寸’。辅骨前绝骨之

端，如前同身寸之三分所，去丘虚同身寸之七寸，足少阳脉之所行也，刺可入同身寸之五分，留七呼，若灸者可灸三壮。阳陵泉，在膝下同身寸之一寸䯒外廉，陷者中，足少阳脉之所入也，刺可入同身寸之六分，留十呼，若灸者可灸三壮。脾之府胃，胃之井者，厉兑也；荥，内庭也；俞，陷谷也；原，冲阳也；经，解溪也；合，三里。厉兑，在足大指次指之端，去爪甲角如韭叶，足阳明脉之所出也，刺可入同身寸之一分，留一呼，若灸者可灸一壮。内庭，在足大指次指外间陷者中，足阳明脉之所流也，刺可入同身寸之三分，留十呼。　新校正云：按《甲乙经》作‘二十呼’。若灸者可灸三壮。陷谷，在足大指次指外间本节后陷者中，去内庭同身寸之二寸，足阳明脉之所注也，刺可入同身寸之五分，留七呼，若灸者可灸三壮。冲阳，在足跗上同身寸之五寸骨间动脉上，去陷谷同身寸之三寸，足阳明脉之所过也，刺可入同身寸之三分，留十呼，若灸者可灸三壮。解溪，在冲阳后同身寸之二寸半，　新校正云：按《甲乙经》作‘一寸半’，《刺疟》注作‘三寸半’，《素问》二注不同，当从《甲乙经》之说。腕上陷者中，足阳明脉之所行也，刺可入同身寸之五分，留五呼，若灸者可灸三壮。三里，在膝下同身寸之三寸，䯒骨外廉两筋肉分间，足阳明脉之所入也，刺可入同身寸之一寸，留七呼，若灸者可灸三壮。肺之府大肠，大肠之井者，商阳也；荥，二间也；俞，三间也；原，合谷也；经，阳溪也；合，曲池。商阳，在手大指次指内侧，去爪角如韭叶，手阳明脉之所出也，刺可入同身寸之一分，留一呼，若灸者可灸三壮。二间，在手大指次指本节前内侧陷者中，手阳明脉之所流也，刺可入同身寸之三分，留六呼，若灸者可灸三壮。三间，在手大指次指本节后内侧陷者中，手阳明脉之所注也，刺可入同身寸之三分，留三呼，若灸者可灸三壮。合谷，在手大指次指歧骨之间，手阳明脉之所过也，刺可入同身寸之三分，留六呼，若灸者可灸三壮。阳溪，在腕中上侧两筋间陷者中，手阳明脉之所行也，刺可入同身寸之三分，留七呼，若灸者可灸三壮。曲池，在肘外辅屈肘两骨之中，手阳明脉之所入也，以手拱胸取之，刺可入同身寸之五分，留七呼，若灸者可灸三壮。心之府小肠，小肠之井者，少泽也；荥，前谷也；俞，后溪也；原，

---

① 府输七十二穴：指六腑即大肠、小肠、膀胱、三焦、胃、胆各有井、荥、输、原、经、合六个穴位，六六三十六穴，左右共有七十二穴。

腕骨也；经，阳谷也；合，少①海也。少泽，在手小指之端，去爪甲下同身寸之一分陷者中，手太阳脉之所出也，刺可入同身寸之一分，留二呼，若灸者，可灸一壮。前谷，在手小指外侧本节前陷者中，手太阳脉之所流也，刺可入同身寸之一分，留三呼，若灸者可灸三壮。后溪，在手小指外侧本节后陷者中，手太阳脉之所注也，刺可入同身寸之一分，留二呼，若灸者可灸一壮。腕骨，在手外侧腕前起骨下陷者中，手太阳脉之所过也，刺可入同身寸之二分②，留三呼，若灸者可灸三壮。阳谷，在手外侧腕中锐骨之下陷者中，手太阳脉之所行也，刺可入同身寸之二分，留三呼，　新校正云：按《甲乙经》作‘二呼’。若灸者可灸三壮。少海，在肘内大骨外，去肘端同身寸之五分陷者中，屈肘乃得之，手太阳脉之所入也，刺可入同身寸之二分，留七呼，若灸者可灸五壮。心包之府三焦，三焦之井者，关冲也；荥，液门也；俞，中渚也；原，阳池也；经，支沟也；合，天井也。关冲，在手小指次指之端，去爪甲角如韭叶，手少阳脉之所出也，刺可入同身寸之一分，留三呼，若灸者可灸三壮。液门，在手小指次指间陷者中，手少阳脉之所流也，刺可入同身寸之二分，若灸者可灸三壮。中渚，在手小指次指本节后间陷者中，手少阳脉之所注也，刺可入同身寸之二分，留三呼，若灸者可灸三壮。阳池，在手表腕上陷者中，手少阳脉之所过也，刺可入同身寸之二分，留六呼，若灸者可灸三壮。支沟，在腕后同身寸之三寸两骨之间陷者中，手少阳脉之所行也，刺可入同身寸之二分，留七呼，若灸者可灸三壮。天井，在肘外大骨之后同身寸之一寸两筋间陷者中，屈肘得之，手少阳脉之所入也，刺可入同身寸之一寸，留七呼，若灸者可灸三壮。肾之府膀胱，膀胱之井者，至阴也；荥，通谷也；俞，束骨也；原，京骨也；经，昆仑也；合，委中也。至阴，在足小指外侧，去爪甲角如韭叶，足太阳脉之所出也，刺可入同身寸之一

分，留五呼，若灸者可灸三壮。通谷，在足小指外侧本节前陷者中，太阳脉之所流也，刺可入同身寸之二分，留五呼，若灸者可灸三壮。束骨，在足小指外侧本节后，赤白肉际陷者中，足太阳脉之所注也，刺可入同身寸之三分，留三呼，若灸者可灸三壮。京骨，在足外侧大骨下，赤白肉际陷者中，按而得之，足太阳脉之所过也，刺可入同身寸之三分，留七呼，若灸者可灸三壮。昆仑，在足外踝后腿③骨上陷者中，细脉动应手，足太阳脉之所行也，刺可入同身寸之五分，留十呼，若灸者可灸三壮。委中，在腘中央约文中动脉，　新校正云：详‘委中’穴与《甲乙经》及《刺疟篇》注、《痹论》注同。又《骨空论》云：‘在膝解之后，曲脚之中，背面取之。’又《热穴论》注、《刺热篇》注云：‘在足膝后屈处’。足太阳脉之所入，刺可入同身寸之五分，留七呼，若灸者可灸三壮。如是六府之俞，府各六俞，则三十六俞。以左右脉具而言之，则七十二穴。**热俞五十九穴④，水俞五十七穴⑤**，并具《水热穴论》中。　新校正云：按‘热俞’又见《刺热篇》注。**头上五行行五⑥，五五二十五穴**，此亦热俞之五十九穴也。**中胳两傍各五⑦，凡十穴**，谓五脏之背俞也。肺俞，在第三椎下两傍；心俞，在第五椎下两傍；肝俞，在第九椎下两傍；脾俞，在第十一椎下两傍；肾俞，在第十四椎下两傍。此五脏俞者，各侠背相去同身寸一寸半，并足太阳脉之会，刺可入同身寸之三分，肝俞留六呼，余并留七呼，若灸者可灸三壮。侠背数之则十穴也。**大椎上两傍各一⑧，凡二穴**，今《甲乙经》、《经脉流注孔穴图经》并不载，未详何俞也。　新校正云：按大椎上傍无穴，大椎下傍穴名大杼，后有，故王氏云未详。**目瞳子浮白二穴⑨**，瞳子髎，在目外去眦同身寸之五分，手太阳、手足少阳

① 少：《甲乙经》卷三第二十九作“小”。本书《气府论》王冰亦作“小”与《甲乙经》合。

② 二分：藏本“二分”下有“留二呼”三字。

③ 腿：藏本作“跟”。

④ 热俞五十九穴：指可以治疗热病的五十九个穴位。

⑤ 水俞五十七穴：指治水病的五十七个穴位。

⑥ 头上五行行五：意即刺热病的五十九穴中头部的有五行，每行有五穴。明·张介宾：“此即前热俞五十九穴中之数，而重言之也。”

⑦ 中胳两傍各五：指脊骨两旁各开一寸五分，是足太阳经第一侧线上的五脏背俞穴即：肺俞在第三椎下间两旁，心俞在第五椎下间两旁，肝俞在第九椎下间两旁，脾俞在第十一椎下间两旁，肾俞在第十四椎下间两旁。

⑧ 大椎上两傍各一：疑是足太阳膀胱经的天柱穴。明·吴昆：“当是天柱穴，在侠项后廉发际大筋外廉陷者中。”

⑨ 目瞳子浮白二穴：即瞳子髎、浮白。

三脉之会，刺可入同身寸之三分，若灸者可灸三壮。浮白，在耳后入发际同身寸之一寸，足太阳、少阳二脉之会，刺可入同身寸之三分，若灸者可灸三壮。左右言之，各二为四也。**两髀厌分中二穴**①，谓环铫穴也。在髀枢后，足少阳太阳二脉之会，刺可入同身寸之一寸，留二十呼②，若灸者可灸三壮。　新校正云：按王氏云'在髀枢后'，按《甲乙经》云'在髀枢中'，'后'当作'中'。灸'三壮'《甲乙经》作'五壮'。

犊鼻二穴，在膝髌下胻上侠解大筋中，足阳明脉气所发，刺可入同身寸之六分，若灸者可灸三壮。**耳中多所闻二穴**，听宫穴也。在耳中珠子，大如赤小豆，手足少阳、手太阳三脉之会，刺可入同身寸之一分，若灸者可灸三壮。　新校正云：按《甲乙经》云'刺可入三分'。**眉本二穴**，攒竹穴也。在眉头陷者中，足太阳脉气所发，刺可入同身寸之三分，留六呼，若灸者可灸三壮。**完骨二穴**，在耳后入发际同身寸之四分，足太阳、少阳之会，刺可入同身寸之三分，留七呼，若灸者可灸三壮。　新校正云：按《甲乙经》云：'刺可入二分，灸七壮。'**顶中央一穴**③，风府穴也。在顶上入发际同身寸之一寸大筋内宛宛中，督脉、阳维二经之会，疾言其肉立起，言休其肉立下，刺可入同身寸之四分，留三呼，灸之不幸使人瘖。**枕骨二穴**④，窍阴穴也。在完骨上，枕骨下，摇动应手，足太阳少阴之会，刺可入同身寸之三分，若灸者可灸三壮。　新校正云：按《甲乙经》云：'刺可入四分，灸可五壮。'**上关二穴**，《针经》所谓刺之则欬不能欠者也，在耳前上廉起骨，关⑤口有空，手少阳足阳明之会，刺可入同身寸之三分，留七呼，若灸者可灸三壮，刺深令人耳无所闻。**大迎二穴**，在曲颔前同身寸之一寸三分骨陷者中动脉，足阳明脉气所发，刺可入同身寸之三分，留七呼，若灸者可灸三壮。**下关二穴**，《针经》所谓刺之则欠不能欬者也。在上关下耳前动脉下廉，合口有空，张口而闭，足阳明、少阳二脉之会，刺可入同身

寸之三分，留七呼，若灸者可灸三壮，耳中有干擿之，不得灸也。　新校正云：按《甲乙经》'擿之'作'拯抵'。**天柱二穴**，在侠项后发际大筋外廉陷者中，足太阳脉气所发，刺可入同身寸之二分，留六呼，若灸者可灸三壮。**巨虚上下廉四穴**，上廉，足阳明与大肠⑥合也，在膝犊鼻下胻外廉同身寸之六寸，足阳明脉气所发，刺可入同身寸之八分，若灸者可灸三壮。下廉，足阳明与小肠⑦合也，在上廉下同身寸之三寸，足阳明脉气所发，刺可入同身寸之三分，若灸者可灸三壮。　新校正云：按《甲乙经》并《刺热篇》注、《水热穴》注'上廉'在'三里下三寸'，此云'犊鼻下六寸'者，盖'三里'在犊鼻下三寸，上廉又在三里下三寸，故云六寸也。**曲牙二穴**，颊车穴也。在耳下曲颊端陷者中，开口有空，足阳明脉气所发，刺可入同身寸之三分，若灸者可灸三壮。**天突一穴**，已前释也。**天府二穴**，在腋下同身寸之三寸臂臑内廉动脉，手太阴脉气所发，禁不可灸，刺可入同身寸之四分，留三呼。**天牖二穴**，在颈筋间缺盆上，天容后，天柱前，完骨下发际上，手少阳脉气所发，刺可入同身寸之一寸，留七呼，若灸者可灸三壮。**扶突二穴**，在颈当曲颊下同身寸之一寸，人迎后，手阳明脉气所发，仰而取之，刺可入同身寸之四分，若灸者可灸三壮。**天窗二穴**，在曲颊下扶突后动脉应手陷者中，手太阳脉气所发，刺可入同身寸之六分，若灸者可灸三壮。**肩解二穴**，谓肩井也。在肩上陷解中缺盆上大骨前，手足少阳、阳维之会，刺可入同身寸之五分，若灸者可灸三壮。　新校正云：按《甲乙经》'灸五壮'。**关元一穴**，　新校正云：详此已前释，旧当篇再注，今去之。**委阳二穴**，三焦下辅俞也。在腘中外廉两筋间，此足太阳之别络，刺可入同身寸之七分，留七呼，若灸者可灸三壮，屈身而取之。**肩贞二穴**，在肩曲甲下两骨解间，肩髃后陷者中，手太阳脉气所发，

---

① 两髀厌分中二穴：即环跳穴。明·张介宾："髀厌分中谓髀枢骨分缝骨中，即足少阳环跳穴。"
② 二十呼：胡本，赵本"二"下并无"十"字。
③ 顶中央一穴：即风府穴。"顶"疑为"项"。《太素》卷十一《气穴》亦作"项"。
④ 枕骨二穴：即头窍阴穴。以其位于枕骨，故又名枕骨穴。
⑤ 关：疑为"开"。
⑥ 大肠：赵本作"太阳"。
⑦ 小肠：胡本、赵本作"少阳"。

刺可入同身寸之八分，若灸者可灸三壮。**瘖门一穴**[①]，在项发际宛宛中，入系舌本，督脉阳维二经之会，仰头取之，刺可入同身寸之四分，不可灸，灸之令人瘖。 新校正云：按《气府》注云：'去风府一寸'。**齐一穴**[②]，脐中也，禁不可刺，刺之使人脐中恶疡，溃矢出者死不可治，若灸者可灸三壮。**胸俞十二穴**，谓俞府、彧中、神藏、灵墟、神封、步廊，左右则十二穴也。俞府在巨骨下侠任脉两傍，横去任脉各同身寸之二寸陷者中，下五穴递相去同身寸之一寸六分陷者中，并足少阴脉气所发，仰而取之，刺可入同身寸之四分，若灸者可灸五壮。**背俞二穴**，大杼穴也。在脊第一椎下两傍，相去各同身寸之一寸半陷者中，督脉别络、手足太阳三脉气之会，刺可入同身寸之三分，留七呼，若灸者可灸七壮。**膺俞十二穴**，谓云门、中府、周荣、胸卿、天溪、食窦，左右则十二穴也。 新校正云：按《甲乙经》作'周营、胸乡'。云门在巨骨下侠任脉傍，横去任脉各同身寸之六寸， 新校正云：按《水热穴》注作'胸中行两傍'，与此文虽异，处所无别。陷者中，动脉应手，云门、中府相去同身寸之一寸，余五穴递相去同身寸之一寸六分陷者中，并手太阴脉气所发，云门，食窦举臂取之，余并仰而取之，云门刺可入同身寸之七分，太深令人逆息，中府刺可入同身寸之三分，留五呼，余刺可入同身寸之四分，若灸者可灸五壮。 新校正云：详王氏以此十二穴并手太阴，按《甲乙经》云门乃手太阴，中府乃手足太阴之会，周荣已下乃足太阴，非十二穴并手太阴也。**分肉二穴**[③]，在足外踝上绝骨之端同身寸之三分筋肉分间，阳维脉气所发，刺可入同身寸之三分，留七呼，若灸者可灸三壮。 新校正云：按《甲乙经》无分肉穴，详处所疑是阳辅，在足外踝上，辅骨前绝骨端如前三分所，又按

《刺腰痛》注作'绝骨之端如后二分，刺入五分，留十呼'。与此注小异。**踝上横二穴**，内踝上者，交信穴也。交信去内踝上同身寸之二寸，少阴前太阴后筋骨间，足[④]阴跷之郄，刺可入同身寸之四分，留五呼，若灸者可灸三壮。外踝上，附阳穴也。附阳去外踝上同身寸之三寸，太阳前少阴后筋骨间，阳跷之郄，刺可入同身寸之六分，留七呼，若灸者可灸三壮。 新校正云：按《甲乙经》附阳作付阳。**阴阳跷四穴**，阴跷穴在足内踝下，是谓照海，阴跷所生，刺可入同身寸之四分，留六呼，若灸者可灸三壮。阳跷穴，是谓申脉，阳跷所生，在外踝下陷者中， 新校正云：按《刺腰痛篇》注作'在外踝下五分'，《缪刺论》注云'外踝下半寸'。容爪甲，刺可入同身寸之二分，留七呼，若灸者，可灸三壮。 新校正云：按《甲乙经》留'七呼'作'六呼'，《刺腰痛篇》注作'十呼'。**水俞在诸分**[⑤]，分，谓肉之分理间，治水取之。**热俞在气穴**[⑥]，泻热则取之。**寒热俞在两骸厌中二穴**[⑦]，骸厌，谓膝外侠膝之骨厌中也。**大禁二十五**[⑧]，**在天府下五寸**，谓五里穴也。所以谓之大禁者，谓其禁不可刺也。《针经》曰：'迎之五里，中道而止，五至而已，五注而藏之气尽矣，故五五二十五而竭其俞矣。盖谓此也。'又曰：'五里者，尺泽之后五里。'与此文同。**凡三百六十五穴，针之所由行也**。

新校正云：详自'藏俞五十'至此，并重复共得三百六十六，通前天突、十椎、上纪、下纪，共三百六十五穴，除重复，实有三百一十三穴。

帝曰：余已知气穴之处，游针之居[⑨]，**愿闻孙络溪谷，亦有所应乎**？孙络，小络也，谓络之支别者。

---

① 瘖门一穴：即哑门穴。
② 齐一穴：即神阙穴。 齐，通"脐"。
③ 分肉二穴：即阳辅穴。
④ 足：疑衍文，以下文"阳跷之郄"例之可证。
⑤ 水俞在诸分：明·张介宾："水属阴，多在肉理诸分之间，故治水者当取诸阴分。如水俞五十七穴是也。"
⑥ 热俞在气穴：明·张介宾："热在阳，多在气聚之穴，故治热者当取诸阳分，如热俞五十九穴是也。"
⑦ 两骸厌中二穴：明·张介宾认为是阳关穴；吴昆、张志聪作阳陵泉穴；高世栻作环跳穴。据《灵枢·邪气藏府病形》："其寒热者取阳陵泉。"当以吴、张作阳陵泉穴解为是。
⑧ 大禁二十五：就是说禁刺之穴（手五里）不可针刺至二十五次。
⑨ 游针之居：即灵活运用针刺的意思。清·张志聪："居为针所居之处，游针者，谓得针之道。"

岐伯曰：孙络三百六十五穴会①，亦以应一岁，以溢奇邪②，以通荣卫，荣卫稽留，卫散荣溢，气竭血著③，外为发热，内为少气，疾泻无怠，以通荣卫，见而泻之，无问所会。荣积卫留，内外相薄者，见其血络当即泻之，亦无问其脉之俞会。

帝曰：善。愿闻溪谷之会也。

岐伯曰：肉之大会为谷，肉之小会为溪，肉分之间，溪谷之会，以行荣卫，以会大气④。 新校正云：按《甲乙经》作'以舍大气'。邪溢气壅，脉热肉败，荣卫不行，必将为脓，内销骨髓，外破大腘⑤，热过故致是。留于节凑⑥，必将为败。若留于骨节之间，津液所凑之处，则骨节之间，髓液皆溃为脓，故必败烂筋骨而不得屈伸矣。积寒留舍，荣卫不居⑦，卷肉缩筋⑧， 新校正云：按全元起本作'寒肉缩筋'。肋肘不得伸，内为骨痹，外为不仁，

命曰不足，大寒留于溪谷也。邪气盛甚，真气不荣，髓溢内消，故为是也。不足谓阳气不足也。寒邪外薄，久积淹留，阳不外胜，内消筋髓，故曰不足，大寒留于溪谷之中也。溪谷三百六十五穴会，亦应一岁。其小痹淫溢，循脉往来，微针所及，与法相同。若小寒之气，流行淫溢，随脉往来为痹病，用针调者，与常法相同尔。

帝乃辟左右而起，再拜曰：今日发蒙解惑，藏之金匮，不敢复出。乃藏之金兰之室⑨，署曰《气穴》所在。

岐伯曰：孙络之脉别经者，其血盛而当泻者，亦三百六十五脉，并注于络，传注十二络脉，非独十四络脉也，十四络者，谓十二经络兼任脉督脉之络也。脾之大络起自于脾，故不并言之也。内解泻于中者十脉⑩。解，谓骨解之中经络也。虽则别行，然所受邪亦随注泻于五藏之脉，左右各五，故十脉也。

---

① 孙络三百六十五穴会：明·张介宾："孙络之云穴会，以络与穴为会也，穴深在内，络浅在外，内外相会，故曰穴会，非谓气穴之外，别有三百六十五络穴也。"
② 以溢奇邪：即有驱除奇邪的作用。 溢，水满外流的意思，可引申为驱除。
③ 气竭血著：意为卫气耗散，营血流行不畅而停滞。
④ 大气：明·马莳："即宗气。"
⑤ 腘：据吴昆等注当作"腨"字。清·张志聪："腨，足之股肉也。"
⑥ 节凑："凑"当作"腠"，"节腠"指骨肉相连之处。
⑦ 荣卫不居：居，治也，荣卫不治为营卫不能正常循行之意。
⑧ 卷肉缩筋：清·张志聪："寒邪凝滞，又不得正气以和，以致肉卷而筋缩也。"
⑨ 金兰之室：唐·杨上善："金兰之室，藏书府也。"
⑩ 内解泻于中者十脉：意指骨解之中经络受邪，亦能够向内注泻于五脏之脉。十脉，指五脏之脉，左右各五，共十脉。

气府论①篇第五十九 新校正云：按全元起本在第二卷。

足太阳脉气所发②者七十八穴③：兼气浮薄相通者言之，当言九十三穴，非七十八穴也。正经脉会发者七十八穴，浮薄相通者一十五穴，则其数也。**两眉头各一**，谓攒竹穴也。所在刺灸分壮，与《气穴》同法。**入发至项三寸半，傍五相去三寸④**，谓大杼、风门各二穴也。所在刺灸分壮，与《气穴》同法。　新校正云：按别本云：'入发至项三寸'。又注云：'寸同身寸也，诸寸同法。'与此注全别。此注谓大杼、风门各二穴，所在灸刺分壮，与《气穴》同法。今《气穴》篇中无风门穴，而注言与同法，此注之非可见。此非王氏之误，误在后人。详此入发至项三寸半傍五相去三寸，盖是说下文浮气之在皮中五行行五之穴，故王都不解释，直云寸为同身寸也。但以顶误作项，剩半字耳。所以言入发至顶者，自入发囟会穴至顶百会凡三寸，自百会后至后顶又三寸，故云入发至顶三寸。傍五者，为兼中行傍数有五行也。相去三寸者，盖谓自百会顶中数左右前后各三寸，有五行行五，共二十五穴也。后人误认，将顶为项，以为大杼、风门，此甚误也。况大杼在第一椎下两傍，风门又在第二椎下，上去发际非止三寸半也，其误甚明。**其浮气⑤在皮中者凡五行，行五，五五二十五**，浮气，谓气浮而通之可以去热者也。五行，谓头上自发际中同身寸之二寸后至顶之后者也。二十五者，其中行，则囟会、前顶、百会、后顶、强间五，督脉气也。次侠傍两行，则五处、承光、通天、络却、玉枕各五，本经气也。又次傍两行，则临泣、目窗、正营、承灵、脑空各五，足少阳气也。两傍四行各五，则二十穴。中行五，则二十五也。其刺灸分壮，与《水热穴》同法。**项中大筋两傍各一**，谓天柱二穴也。所在刺灸分壮，与《气穴》同法。**风府两傍各一**，谓风池二穴也。刺灸分壮与《气穴》同法。　新校正云：按《甲乙经》风池足少阳阳维之会，非太阳之所发也。经言风府两傍，乃天柱穴之分位，此亦复明上项中大筋两傍穴也，此注剩出风池二穴于九十三数外，更剩前大杼、风门，及此风池六穴也。**侠背以下至尻尾二十一节⑥，十五间各一**，十五间各一者，今《中诰孔穴图经》所存者十三穴，左右共二十六，谓附分、魄户、神堂、譩譆、膈关、魂门、阳纲、意舍、胃仓、肓门、志室、胞肓、秩边十三也。附分，在第二椎下附项内廉两傍，各相去侠脊同身寸之三寸，足太阳之会，刺可入同身寸之八分，若灸者可灸五壮。魄户，在第三

---

① 气府论：气，指经脉之气。府者，聚也。气府，即经脉之气所汇聚之处。本篇主要论述了手足三阳经脉及督脉、任脉、冲脉之经气在经脉中的聚发穴位的穴数及分布情况。篇名"气府"意义有二：一是诸经气交会所发之府，是腧穴所在之处，故称府。明·马莳："气府者，各经脉气交会之府也……此论脉气所发，故名曰'气府'也。"二是手足三阳六府经脉，脉气所发之穴，叫做气府。清·高世栻："手足三阳经脉，六府主之，故脉气所发之穴，即为气府。"

② 所发：指与其经有密切关系之穴位，不一定全属其本经之穴位。

③ 七十八穴：本穴数字，诸家说法不同：唐·杨上善作七十三穴，唐·王冰作九十三穴，明·吴昆作九十一穴。明·张介宾："详考本经下文，共得九十三穴。内除督脉、少阳二经，其浮气相通于本经，而重见者凡十五穴，则本经止七十八穴。近世经络相传，足太阳经左右共一百二十六穴，即下文各经之数，亦多与今时者不同。"

④ 入发至项三寸半，傍五相去三寸：清·高世栻："顶，旧本讹'项'，今改'顶'，前顶穴也。自攒竹入发际，至前顶，其中有神庭、上星、囟会，故长三寸半。前顶在中行，次两行，故旁五，言中自及旁，有五行也。"

⑤ 浮气：明·张介宾："言脉气之浮于巅也。"

⑥ 侠背以下至尻尾二十一节：由大椎至尾骶计二十一椎节。

椎下两傍，上直附分，足太阳脉气所发，下十二穴并同，正坐取之，刺可入同身寸之五分，若灸者如附分法。神堂，在第五椎下两傍，上直魄户，刺可入同身寸之三分，灸同附分法。譩譆，在第六椎下两傍，上直神堂，　新校正云：按《骨空论》注云：'以手厌之，令病人呼譩譆之声，则指下动矣。'刺可入同身寸之六分，留七呼，灸如附分法。鬲关，在第七椎下两傍，上直譩譆，正坐开肩取之，刺可入同身寸之五分，若灸者可灸三壮。　新校正云：按《甲乙经》'可灸五壮'。魂门，在第九椎下两傍，上直鬲关，正坐取之，刺灸分壮如鬲关法。阳纲，在第十椎下两傍，上直魂门，正坐取之，刺灸分壮如魂门法。意舍，在第十一椎下两傍，上直阳纲，正坐取之，刺灸分壮如阳纲法。胃仓，在第十二椎下两傍，上直意舍，刺灸分壮如意舍法。肓门，在第十三椎下两傍，上直胃仓，刺可同胃仓，可灸三十壮。　新校正云：按肓门'灸三十壮'，与《甲乙经》同。《水穴》注作'灸三壮'。志室，在第十四椎下两傍，上直肓门，正坐取之，刺灸分壮如魄户法。胞肓，在第十九椎下两傍，上直志室，伏而取之，刺灸分壮如魄户法。

新校正云：按志室、胞肓灸如魄户'五壮'，《甲乙经》作'三壮'，《水穴》注亦作'三壮'，《热穴》注志室亦作'三壮'。秩边，在第二十一椎下两傍，上直胞肓，伏而取之，刺灸分壮如魄户法。**五藏之俞各五，六府之俞各六，**肺俞，在第三椎下两傍，侠脊相去各同身寸之一寸半，刺可入同身寸之三分，留七呼，若灸者可灸三壮。心俞，在第五椎下两傍，相去及①如肺俞法，留七呼。肝俞，在第九椎下两傍，相去及刺如心俞法，留六呼。脾俞，在第十一椎下两傍，相去及刺如肝俞法，留七呼。肾俞，在第十四椎下两傍，相去及刺如脾俞法，留七呼。胆俞，在第十椎下两傍，相去②如肺俞法，正坐取之，刺可入同身寸之五分，留七呼。胃俞，在第十二椎下两傍，相去及刺如脾俞法，留七呼。三焦俞，在第十三椎下两傍，相去及刺如胆俞法。大肠俞，在第十六椎下两傍，相去及刺如肺俞法，留六呼。小肠俞，在第十八椎下两傍，相去及刺如心俞

法，留六呼。膀胱俞，在第十九椎下两傍，相去及刺如肾俞法，留六呼。五藏六府之俞，若灸者并可灸三壮。

新校正云：详或者疑经中各五各六，以'各'字为误者，非也。所以言各者，谓左右各五各六，非谓每藏府而各五各六也。**委中以下至足小指傍各六俞。**谓委中、昆仑、京骨、束骨、通谷、至阴六穴也。左右言之，则十二俞也。其所在刺灸如《气穴》法。经言脉气所发者七十八穴，今此所有兼止③者九十三六，由此则大数差错传写有误也。　新校正云：详王氏云兼亡者九十三穴，今兼大杼、风门、风池为九十九穴，以此王氏总数计之，明知此三穴后之妄增也。

足少阳脉气所发者六十二穴：两角上各二，谓天冲、曲鬓左右各二也。天冲，在耳上如前同身寸之三分，足太阳少阳二脉之会，刺可入同身寸之三分，若灸者可灸五壮。曲鬓，在耳上入发际曲阳④陷者中，鼓颔有空，足太阳少阳二脉之会，刺灸分壮如天冲法。**直目上发际内各五，**谓临泣、目窗、正营、承灵、脑空左右是也。临泣，直目上入发际同身寸之五分，足太阳少阳阳维三脉之会，留七呼。目窗，在临泣后同身寸之一寸。正营，在目窗后同身寸之一寸，承灵，在正营后同身寸之一寸半，脑空，在承灵后同身寸之一寸半，侠枕骨后枕骨上，并足少阳阳维二脉之会，刺可入同身寸之四分，余并刺可入同身寸之三分，若灸者并可灸五壮。　新校正云：按'脑空'在'枕骨后枕骨上'，《甲乙经》作'玉枕骨下'。**耳前角上各一⑤，**谓颔厌二穴也，在曲角下颞颥之上廉，手足少阳足阳明三脉之会，刺可入同身寸之七分，留七呼，若灸者可灸三壮，刺深令人耳无所闻。**耳前角下各一，**谓悬釐二穴也。在曲角上颞颥之下廉，手足少阳阳明四脉之交会，刺可入同身寸之三分，留七呼，若灸者可灸三壮。　新校正云：按后'手少阳'中云'角上'，此云'角下'必有一误。**锐发下各一⑥，**谓和髎二穴也。在耳前锐发下横动脉，手足少阳二脉之

---

① 及：赵本，藏本"及"下有"刺"字。
② 相去：胡本，赵本"相去"下有"及刺"二字。
③ 止：赵本作"亡"。
④ 曲阳：疑当作"曲隅"。
⑤ 耳前角上各一：即颔厌穴。明·张介宾："耳前角，曲角也，角上各一，颔厌二穴也。"
⑥ 锐发下各一：即和髎穴。《人镜经》："耳前发角为锐发。"清·高世栻："锐发，即鬓发。下各一，和髎二穴也。

会，刺可入同身寸之三分，若灸者可灸三壮。　新校正云：按《甲乙经》云：'手足少阳、手太阳之会'。客主人①各一，客主人，穴名也。在耳前上廉起骨，开口有空，手足少阳、足阳明三脉之会，刺可入同身寸之三分，留七呼，若灸者可灸三壮。　新校正云：按《甲乙经》及《气穴》注、《刺禁》注并云：'手少阳、足阳明之会'，与此异。耳后陷中各一，谓翳风二穴也。在耳后陷者中，按之引耳中，手足少阳二脉之会，刺可入同身寸之三分，若灸者可灸三壮。下关各一，下关，穴名也。所在刺灸，《气穴》同法。耳下牙车之后各一②，谓颊车二穴也。刺灸分壮，《气穴》同法。缺盆各一，缺盆，穴名也。在肩上横骨陷者中，足阳明脉气所发，刺可入同身寸之二分，留七呼，若灸者可灸三壮，太深令人逆息。　新校正云：按《骨空》注作'手阳明'。掖下三寸，胁下至胠，八间③各一，掖下三寸，同身寸也。掖下，谓渊掖、辄筋、天池，胁下至胠，则日月、章门、带脉、五枢、维道、居髎九穴也，左右共十八穴也。渊掖，在掖下同身寸之三寸，足少阳脉气所发，举臂得之，刺可入同身寸之三分，禁不可灸。辄筋，在掖下同身寸之三寸，复前行同身寸之一寸搓胁，　新校正云：按《甲乙经》'搓'作'著'。下同。足少阳脉气所发，刺可入同身寸之六分，若灸者可灸三壮。天池，在乳后同身寸之二寸，　新校正云：按《甲乙经》作'一寸'。掖下三寸，搓胁直掖撅肋间，手心主足少阳二脉之会，刺可入同身寸之三分，　新校正云：按《甲乙经》作'七分'。若灸者可灸三壮。日月，胆募也，在第三肋揣④，横直心蔽骨傍各同身寸之二寸五分，上直两乳，　新校正云：按《甲乙经》云'日月在期门下五分'。足太阴少阳二脉之会，刺可入同身寸之七分，若灸者可灸五壮。章门，脾募也，在季肋端，足厥阴、少阳二脉之

会，侧卧屈上足伸下足举臂取之，刺可入同身寸之八分，留六呼，若灸者可灸三壮。带脉，在季肋下同身寸之一寸八分，足少阳带脉二经之会，刺可入同身寸之六分，若灸者可灸五壮。五枢，在带脉下同身寸之三寸，足少阳、带脉二经之会，刺可入同身寸之一寸，若灸者可灸五壮。维道，在章门下同身寸之五寸三分，足少阳、带脉二经之会，刺灸分壮如章门法。居髎，在章门下同身寸之四寸三分，骼骨上，　新校正云：按《甲乙经》作'监骨'。陷者中，阳跷足少阳二脉之会，刺灸分壮如维道法。所以谓之八间者，自掖下三寸至季肋凡八肋骨。髀枢中傍各一⑤，谓环铫二穴也。刺灸分壮，《气穴》同法。　新校正云：按《气穴论》云'两髀厌分中，王注为'环铫穴'。又《甲乙经》云：'环铫在髀枢中'。今云'髀枢中傍各一者'，盖谓此穴在髀枢中也。'傍各一者'，谓左右各一穴也。非谓环铫在髀枢中傍也。膝以下至足小指次指各六俞。谓阳陵泉、阳辅、丘虚、临泣、侠溪、窍阴六穴也。左右言之，则十二俞也。其所在刺灸分壮《气穴》同法。

足阳明脉气所发者六十八穴：额颅发际傍各三⑥，谓悬颅、阳白、头维左右共六穴也。正面发际横行数之，悬颅在曲角上颞颥之中，足阳明脉气所发，刺入同身寸之三分，留三呼，若灸者可灸三壮。阳白，在眉上同身寸之一寸直瞳子，足阳明阴维二脉之会，刺可入同身寸之三分，灸三壮。头维，在额角发际侠本神两傍各同身寸之一寸五分，足少阳阳明二脉之交会，刺可入同身寸之五分，禁不可灸。　新校正云：按《甲乙经》'阳白，足少阳、阳维之会'。今王氏注云'足阳明阴维之会'。详此在足阳明脉气所发中，则足阳明近是。然阳明经不到此，又不与阴维会，疑王注非，《甲乙经》为得矣。面鼽骨空各一⑦，谓四

---

① 客主人：即上关穴。
② 耳下牙车之后各一：唐·王冰、明·张介宾作颊车穴，唐·杨上善作大迎穴，清·高世栻作天容穴。今从王、张注。
③ 间：这里指肋骨与肋骨之间。
④ 揣：《甲乙经》卷三节二十二校语引作"端"。
⑤ 髀枢中傍各一：清·高世栻："髀枢，即髀厌，环跳穴也，在居髎穴下。"　髀枢中傍，即髀厌分中之义，两旁各一，凡二穴。
⑥ 额颅发际傍各三：唐·王冰、明·张介宾作悬颅、阳白、头维左右各三穴，唐·杨上善作头维、本神、曲差左右各三穴，清·高世栻作本神、头维、悬颅各三穴。今从王、张注。
⑦ 面鼽骨空各一：鼽，同"颅"。面鼽即颧。

白穴也。在目下同身寸之一寸，足阳明脉气所发，刺可入同身寸之四分，不可灸。 新校正云：按《甲乙经》'刺入三分，灸七壮'。**大迎之骨空各一**①，大迎，穴名也。在曲颔前同身寸之一寸三分骨陷者中动脉，足阳明脉气所发，刺可入同身寸之三分，留七呼，若灸者可灸三壮。**人迎各一**，人迎，穴名也。在颈侠结喉傍大脉动应手，足阳明脉气所发，刺可入同身寸之四分，过深杀人，禁不可灸。**缺盆外骨空各一**，谓天髎二穴也。在肩缺盆中上伏骨之陬陷者中，手足少阳阳维三脉之会，刺可入同身寸之八分，若灸者可灸三壮。 新校正云：按《甲乙经》'伏骨'作'悠骨'。**膺中骨间各一**②，谓膺窗等六穴也。膺窗在胸两傍，侠中行各相去同身寸之四寸，巨骨下同身寸之四寸八分陷者中，足阳明脉气所发，仰而取之，刺可入同身寸之四分，若灸者可灸五壮。此穴之上，又有气户、库房、屋翳，下又有乳中、乳根。气户，在巨骨下，下直膺窗，去膺窗上同身寸之四寸八分。库房，在气户下同身寸之一寸六分。屋翳，在气户下同身寸之三寸二分。下即膺窗也。膺窗之下，即乳中也。乳中穴下同身寸之一寸六分陷者中，则乳根穴也。并足阳明脉气所发，仰而取之。乳中禁不可灸刺，灸刺之不幸生蚀疮，疮中有清汁脓血者可治，疮中有瘜肉若蚀疮者死。余五穴并刺可入同身寸之四分，若灸者可灸三壮。 新校正云：按《甲乙经》'灸五壮'。**侠鸠尾之外，当乳下三寸，侠胃脘各五**，谓不容、承满、梁门、关门、太一五穴也。左右共一寸③也。侠腹中行两傍相去各同身寸之四寸。 新校正云：按《甲乙经》云'各二寸'。疑此注剩'各'字。不容在第四肋端，下至太一，各上下相去同身寸之一寸，并足阳明脉气所发，刺可入同身寸之八分，右灸者可灸五壮。 新校正云：按《甲乙经》'不容刺入五分'，此云并入'八分'，疑此注误。**侠齐广三寸各三**④，广，谓去脐横广也。广三寸者，各如太一之远近也。各三者，谓滑肉门、天枢、外陵也。滑肉门，在太一下同身寸之一寸。天枢，在滑肉门下同身寸之一寸，正当于脐。外陵，在天枢下

同身寸之一寸，并足阳明脉气所发。天枢刺可入同身寸之五分，留七呼。滑肉门、外陵各刺可入同身寸之八分，若灸者并可灸三壮。 新校正云：按《甲乙经》'天枢'在脐傍各二寸，上曰'滑肉门'，下曰'外陵'，是三穴者，去脐各二寸。今此经注云'广三寸'。《素问》、《甲乙经》不同，然《甲乙经》分寸与诸书同，特此经为异也。**下齐二寸侠之各三**，下脐二寸，则外陵下同身寸之一寸，大巨穴也。各三者，谓大巨、水道、归来也。大巨，在外陵下同身寸之一寸，足阳明脉气所发，刺可入同身寸之八分，若灸者可灸五壮。水道，在大巨下同身寸之三寸，足阳明脉气所发，刺可入同身寸之二寸半，若灸者可灸五壮。归来，在水道下同身寸之二寸，刺可入同身寸之八分，若灸者可灸五壮也。**气街动脉各一**⑤，气街，穴名也。在归来下鼠鼷上同身寸之一寸脉动应手，足阳明脉气所发，刺可入同身寸之三分，留七呼，若灸者可灸三壮。

新校正云：详此注与《甲乙经》同。《刺热》注及《热穴》注云'气街'在'腹脐下，横骨两端，鼠鼷上，'《刺禁论》注在'腹下侠脐两傍，相去四寸，鼠仆上'，《骨空》注云在'毛际两傍，鼠鼷上'。诸注不同，今备录之。**伏菟上各一**，谓髀关二穴也。在膝上伏菟后交分中，刺可入同身寸之六分，若灸者可灸三壮。**三里以下至足中指各八俞，分之所在穴空**。谓三里、上廉、下廉、解溪、冲阳、陷谷、内庭、厉兑八穴也。左右言之则十六俞也。上廉，足阳明与大肠合，下廉，足阳明与小肠合也，其所在刺灸分壮与《气穴》同法。所谓分之所在穴空者，足阳明脉自三里穴分而下行，其直者，循胻过跗入中指出其端，则厉兑也，其支者与直俱行至跗上入中指次⑥间，故云分之所在穴空也。之，往也。言分而各行往指间穴空处也。

手太阳脉气所发者三十六穴：目内眦各一，谓睛明二穴也。在目内眦，手足太阳、足阳明、阴跷、阳跷五脉之会，刺可入同身寸之一分，留六呼，若灸者可灸三壮。诸穴有云数脉会发而不于所会脉

---

① 大迎之骨空各一：清·高世栻："大迎在颊车下，承浆旁，穴在骨间，故曰大迎之骨空。"
② 膺中骨间各一：即气户、库房、屋翳、膺窗、乳中、乳根左右共十二穴。 膺中，指前胸两侧的肌肉隆起处。
③ 一寸：四库本作"十六穴"。
④ 侠齐广三寸各三：清·高世栻："按《甲乙》'三寸'作'二寸'。"侠，通"挟"。齐，通"脐"。
⑤ 气街动脉各一：指气冲穴，左右共二穴。
⑥ 次：四库本作"外"。

下言之者，出从其正者也。**目外，各一**，谓瞳子髎二穴也。在目外去眦同身寸之五分，手太阳手足少阳三脉之会，刺可入同身寸之三分，若灸者可灸三壮。**蹞骨下各一**，谓颧髎二穴也。蹞，颊也。颊，面颧也。在面颊骨下陷者中，手太阳少阳二脉之会，刺可入同身寸之三分。**耳郭上各一**①，谓角孙二穴也。在耳上郭表之中间上，发际之下，开口有空，手太阳手足少阳三脉之会，刺可入同身寸之三分，若灸者可灸三壮。

新校正云：按《甲乙经》'手太阳'作'手阳明'。**耳中各一**，谓听宫二穴也。所在刺灸分壮与《气穴》同法。**巨骨穴各一**，巨骨，穴名也。在肩端上行两义骨间陷者中，手阳明跷脉二经之会，刺可入同身寸之一寸半，若灸者可灸三壮。　新校正云：按《甲乙经》作'五壮'。**曲掖上骨穴各一**，谓臑俞二穴也。在肩臑后大骨下胛②上廉陷者中，手太阳阳维跷脉三经之会，举臂取之，刺可入同身寸之八分，若灸者可灸三壮。　新校正云：按《甲乙经》作'手足太阳'。**柱骨上陷者各一**③，谓肩井二穴也。在肩上陷解中缺盆上大骨前，手足少阳阳维三脉之会，刺可入同身寸之五分，若灸者可灸三壮。**上天窗四寸各一**④，谓天窗、窍阴四穴也。所在刺灸分壮与《气穴》同法。**肩解各一**⑤，谓秉风二穴也。在肩上小髃骨后，举臂有空，手太阳阳明手足少阳四脉之会，举臂取之，刺可入同身寸之五分，若灸者可灸三壮。　新校正云：按《甲乙经》'灸五壮'。**肩解下三寸各一**，谓天宗二穴也。在秉风后大骨下陷者中，手太阳脉气所发，刺可入同身寸之五分，留六呼，若灸者可灸三壮。**肘以下至手小指本各六俞**。六俞所起于指端，经言至

小指本，则以端为本，言上之本也，下文阳明少阳同也。六俞，谓小海、阳谷、腕骨、后溪、前谷、少泽六穴也。左右言之，则十二俞也。其所在刺灸分壮，《气穴》同法。　新校正云：后此手太阳、阳明、少阳三经，各言至手某指本，王注'以端为本'者，非也。详手三阳之井穴，尽出手某指之端，爪甲下际，此言'本'者，是遂指爪甲之本也，安得'以端为本'哉。

手阳明脉气所发者二十二穴：鼻空外廉，项上各二⑥，谓迎香、扶突各二穴也。迎香在鼻下孔傍，手足阳明二脉之会，刺可入同身寸之三分。扶突，在曲颊下同身寸之一寸人迎后，手阳明脉气所发，仰而取之，刺可入同身寸之四分，若灸者可灸三壮。**大迎骨空各一**，大迎，穴名也。在曲颔前同身寸之一寸三分，骨陷者中动脉，足阳明脉气所发，刺可入同身寸之三分，留七呼，若灸者可灸三壮。　新校正云：详大迎穴已见前足阳明经中，今又见于此，王氏不注所以，当如颧髎穴，两出之义。**柱骨**⑦**之会各一**，谓天鼎二穴也。在颈缺盆上，直扶突、气舍后同身寸之半⑧，手阳明脉气所发，刺可入同身寸之四分，若灸者可灸三壮。　新校正云：按《甲乙经》作'一寸半'。**髃骨之会**⑨**各一**，谓肩髃二穴也。所在刺灸分壮与《气穴》同法。　新校正云：按'髃骨'《气穴》注中无，《刺热》注、《水热穴》注、《骨空论》注中有之。**肘以下至手大指次指本各六俞**。谓三里、阳溪、合谷、三间、二间、商阳六穴也。左右言之，则十二俞也。所在刺灸分壮与《气穴》同法。　新校正云：按《气穴论》注有'曲池'而无'三里'。'曲池'手阳明之合也，此误出'三里'而遗'曲池'也。

---

① 耳郭上各一：即角孙穴。清·高世栻："郭，匡部也。耳廓上两角孙穴。"
② 胛：当作"胛"。应据《甲乙经》卷三第十三、《图经》卷四改。
③ 柱骨上陷者各一：即肩井穴。日本丹波元简："肩井，在肩上陷者中，即是项骨外傍，安得言项骨上陷者，此必别有所指。"其说可参。
④ 上天窗四寸各一：唐·王冰、明·张介宾作天窗、（头）窍阴二穴，清·高世栻作天窗、浮白二穴。今从王、张注。
⑤ 肩解各一：指秉风穴。清·高世栻："肩外解分二处，两秉风穴。"
⑥ 鼻空外廉，项上各二：指迎香、扶突二穴。清·高世栻："鼻孔外廉，迎香穴也。项上，扶突穴也，左右各二，凡四穴。"
⑦ 柱骨：清·高世栻："柱骨，项骨也。柱骨之会，谓项骨相会之处。"
⑧ 半：胡本、赵本"半"下有"寸"字。
⑨ 髃骨之会：髃骨，肩端之骨，即肩胛骨头凹上之稜骨。髃骨之会，指肩胛相会之处，肩髃穴即是。

手少阳脉气所发者三十二穴：**骯骨下各一**，谓颧髎二穴也。所在刺灸分壮，与手太阳脉同法。此穴中手少阳太阳脉气俱会于中，等无优劣，故重说于此，下有者同。**眉后各一**①，谓丝竹空二穴也。在眉后陷者中，手少阳脉气所发，刺可入同身寸之三分，留六呼，不可灸，灸之不幸使人目小及盲。　新校正云：按《甲乙经》'手少阳'作'足少阳'，留'六呼'作'三呼'。**角上各一**②，谓悬厘二穴也。此与足少阳脉中同，以是二脉之会也。　新校正云：按'足少阳脉'中言'角下'，此云'角上'，疑此误。**下完骨后各一**③，谓天牖二穴也。所在刺灸分壮与《气穴》同法。**项中足太阳之前各一**④，谓风池二穴也。在耳后陷者中，按之引于耳中，手足少阳脉之会，刺可入同身寸之四分，若灸者可灸三壮。　新校正云：按《甲乙经》在'颞颥后发际，足少阳阳维之会，刺可入三分。'**侠扶突各一**，谓天窗二穴也。在曲颊下扶突后动脉应手陷者中，手太阳脉气所发，刺可入同身寸之六分，若灸者可灸三壮。**肩贞各一**，肩贞，穴名也。在肩曲胛下两骨解间，肩髃后陷者中，手太阳脉气所发，刺可入同身寸之八分，若灸者可灸三壮。**肩贞下三寸分间各一**⑤，谓肩髎、臑会、消泺各二穴也。其穴各在肉分间也。肩髎，在肩端臑上，斜举臂取之，手少阳脉气所发，刺可入同身寸之七分，若灸者可灸三壮。臑会，在臂前廉，去肩端同身寸之三寸，手阳明少阳二络气之会，刺可入同身寸之五分，灸者可灸五壮。消泺，在肩下臂外关披斜肘分下行间，手少阳脉之会，刺可入同身寸之五分，若灸者可灸三壮。**肘以下至手小指次指本各六俞。**谓天井、支沟、阳池、中渚、液门、关冲六穴也。左右言之，则十二俞也。所在刺灸分壮与《气穴》同法。

　　督脉气所发者二十八穴：今少一穴。

新校正云：按会阳二穴，为二十九穴，乃剩一穴，非

少也。'少'当作'剩'。**项中央二**，是谓风府、痦门二穴也。悉在项中，余一穴今亡。风府，在项上入发际同身寸之一寸，大筋内宛宛中，督脉阳维之会，刺可入同身寸之四分，留三呼，不可妄灸，灸之不幸令人痦。痦门，在项发际宛宛中，去风府同身寸之一寸，督脉阳维二经之会，仰头取之，刺可入同身寸之四分，禁不可灸，灸之令人痦。　新校正云：按王氏云"风府、痦门悉在项中，余一穴今亡"者，非谓此二十八穴中亡其一穴，王氏盖见《气穴论》大椎上两傍各一穴，亦在项之穴也，今亡，故云余一穴今亡也。**发际后中八**，谓神庭、上星、囟会、前顶、百会、后顶、强间、脑户八穴也。其正发际之中也。神庭，在发际直鼻，督脉足太阳阳明脉三经之会，禁不可刺，若刺之令人巅疾，目失睛，若灸者可灸三壮。上星，在颅上直鼻中央，入发际同身寸之一寸陷者中容豆。囟会，在上星后同身寸之一寸陷者中。前顶在囟会后同身寸之一寸五分骨间陷者中。百会，在前顶后同身寸之一寸五分顶中央旋毛中陷容指，督脉足太阳之交会。后顶，在百会后同身寸之一寸五分。强间，在后顶后同身寸之一寸五分。脑户，在强间后同身寸之一寸五分，督脉足太阳之会，不可灸。此八者并督脉气所发也，上星、百会、强间、脑户各刺可入同身寸之三分，上星留六呼，脑户留三呼，余并刺可入同身寸之四分，若灸者可灸五壮。　新校正云：按《甲乙经》"脑户不可灸"，《骨空论》注云"不可妄灸"。**面中三**⑥，谓素髎、水沟、龈交三穴也。素髎，在鼻柱上端，督脉气所发，刺可入同身寸之三分。水沟，在鼻柱下人中，直唇取之，督脉手阳明之会，刺可入同身寸之二分，留六呼，若灸者可灸三壮。龈交，在唇内齿上龈缝，督脉任脉二经之会，可逆刺之，入同身寸之三分，若灸者可灸三壮。此三者正居面左右之中也。**大椎以下至尻尾及傍十五穴，**脊椎之间有大椎、陶道、身柱、神道、灵台、至阳、筋缩、

---

① 眉后各一：即丝竹空穴。清·高世栻："眉后陷中，两丝竹空穴。"
② 角上各一：明·吴昆、张介宾作颔厌穴，唐·王冰作悬厘穴，清·高世栻作天冲穴。今从吴、张注。
③ 下完骨后各一：指天牖穴。清·高世栻："下完骨后，谓完骨之下，完骨之后，两天牖穴。"
④ 项中足太阳之前各一：唐·王冰、明·张介宾作风池穴，清·高世栻作气舍穴。今从王、张注。
⑤ 肩贞下三寸分间各一：指肩髎、臑会、消泺三穴，左右共六穴。明·张介宾："谓肩髎、臑会、消泺左右各六穴也。"
⑥ 面中三：各注家认识不一，如唐·王冰、明·吴昆、清·张志聪等主素髎、水沟、龈交穴。明·张介宾、清·高世栻等主素髎、水沟、兑端三穴。今从张、高注。

中枢、脊中、悬枢、命门、阳关、腰俞、长强、会阳十五俞也。大椎，在第一椎上陷者中，三阳督脉之会。陶道，在项大椎节下间，督脉足太阳之会，俛而取之。身柱，在第三椎节下间，俛而取之。神道，在第五椎节下间，俛而取之。灵台，在第六椎节下间，俛而取之。至阳，在第七椎节下间，俛而取之。筋缩，在第九椎节下间，俛而取之。中枢，在第十椎节下间，俛而取之。脊中，在第十一椎节下间，俛而取之，禁不可灸，令人偻。悬枢，在第十三椎节下间，伏而取之。命门，在第十四椎节下间，伏而取之。阳关，在第十六椎节下间，坐而取之。腰俞，在第二十一椎节下间。长强，在脊骶端，督脉别络少阴二脉所结。会阳穴，在阴尾骨两傍。凡此十五者，并督脉气所发，腰俞、长强，各刺可入同身寸之二分。　新校正云：按《甲乙经》作‘二寸’，《水穴论》注作‘二分’，‘腰俞’穴《缪刺论》注作‘二寸’，《热穴》注作‘二寸’，《刺热》注作‘二分’，诸注不同。虽《甲乙经》作‘二寸’，疑大深，与其失之深，不若失之浅，宜从二分之说。留七呼，悬枢刺可入同身寸之三分，会阳刺可入同身寸之八分，余并刺可入同身寸之五分，陶道、神道各留五呼，陶道、身柱、神道、筋缩可灸五壮，大椎可九壮，余并可三壮。　新校正云：按《甲乙经》无‘灵台、中枢、阳关’三穴。至骶下凡二十一节，脊椎法也。通项骨三节，即二十四节。

任脉之气所发者二十八穴：今少一穴。喉中央二，谓廉泉、天突二穴也。廉泉在颔下结喉上舌本下，阴维任脉之会，刺可入同身寸之三分，留三呼，若灸者可灸三壮。天突在颈结喉下同身寸之四寸，中央宛宛中，阴维任脉之会，低针取之，刺可入同身寸之一寸，留七呼，若灸者可灸三壮。膺中骨陷中各一①，谓璇玑、华盖、紫宫、玉堂、膻中、中庭六穴也。璇玑，在天突下同身寸之一寸，华盖，在璇玑下同身寸之一寸，紫宫、玉堂、膻中、中庭，各相去同身寸之一寸六分陷者中，并任脉气所发，仰

而取之，各刺可入同身寸之三分，若灸者可灸五壮。鸠尾下三寸，胃脘五寸，胃脘以下至横骨六寸半一②，　新校正云：详一字疑误。腹脉法也。鸠尾，心前穴名也。其正当心蔽骨之端，言其骨垂下如鸠鸟尾形，故以为名也。鸠尾下有鸠尾、巨阙、上脘、中脘、建里、下脘、水分、脐中、阴交、脖胦、丹田、关元、中极、曲骨十四俞也。鸠尾，在臆前，蔽骨下同身寸之五分，任脉之别，不可灸，刺人无蔽骨者，从歧骨际下行同身寸之一寸，　新校正云：按《甲乙经》云‘一寸半’。为鸠尾处也。下次巨阙、上脘、中脘、建里、下脘、水分递相去同身寸之一寸，上脘则足阳明手太阳之会，中脘则手太阳少阳足阳明三脉所生也。脐中禁不可刺，若刺之使人脐中恶疡，溃矢出者死不治。阴交在脐下同身寸之一寸，任脉阴冲之会。脖胦在脐下同身寸之一寸。丹田，三焦募也，在脐下同身寸之二寸。关元，小肠募也，在脐下同身寸之三寸，足三阴任脉之会也。中极，在关元下一寸，足三阴之会也。曲骨，在横骨上，中极下同身寸之一寸，足厥阴之会。凡此十四者，并任脉气所发。建里、丹田，并刺可入同身寸之六分，留七呼。　新校正云：按《甲乙经》作‘五分十呼’。上脘、阴交，并刺可入同身寸之八分。下脘、水分，并刺可入同身寸之一寸。中脘、脖胦，并刺可入同身寸之一寸二分。曲骨，刺可入同身寸之一寸半，留七呼，余并刺可入同身寸之一寸二分。若灸者，关元、中脘各可灸七壮，脐中、中极、曲骨各三壮，余并可五壮。自鸠尾下至阴间，并任脉主之，腹脉法也。　新校正云：据此注云余并‘刺入一寸二分’，关元在中，与《甲乙经》及《气穴》、《骨空》注‘刺入二寸’不同，当从《甲乙经》之寸数。下阴别一③，谓会阴一穴也。自曲骨下至阴，阴之下两阴之间则此穴也，是任脉别络侠督脉者冲脉之会，故曰下阴别一也。刺可入同身寸之二寸，留七呼，若灸者可灸三壮。　新校正云：按《甲乙经》‘七呼’作

---

① 膺中骨陷中各一：清·高世栻："膺中，胸之中行也。骨陷中有璇玑、华盖、紫宫、玉堂、膻中、中庭各一，共六穴。"

② 鸠尾下三寸，胃脘五寸，胃脘以下至横骨六寸半一：上脘、中脘、下脘统称胃脘。鸠尾骨以下至胃之上脘，计三寸间，有鸠尾、巨阙二穴。自胃之上脘至脐中央神阙穴五寸间，有上脘、中脘、建里、下脘、水分五穴。自神阙穴至横骨毛际计六寸半，有阴交、气海、石门、关元、中极、曲骨六穴。以上自鸠尾以下至毛际共十四寸半，计十四穴，每穴间距一寸。

③ 下阴别一：指会阴穴。明·张介宾："自曲骨之下，别络两阴之间，为冲督之会，故曰阴别。一，谓会阴穴也。"

'三呼'。**目下各一**①，谓承泣二穴也。在目下同身寸之七分，上直瞳子，阳跷任脉足阳明三经之会，刺可入同身寸之三分，不可灸。**下唇一**，谓承浆穴也。在颐前下唇之下，足阳明脉任脉之会，开口取之，刺可入同身寸之二分，留五呼，若灸者可灸三壮。　新校正云：按《甲乙经》作'留六呼'。**龂交一**。龂交，穴名也。所在刺灸分壮与脉同法。

冲脉气所发者二十二穴：侠鸠尾外各半寸至脐寸一②，谓幽门、通谷、阴都、石关、商曲、肾俞③六穴，左右则十二穴也。幽门侠巨关④两傍相去各同身寸之半寸陷者中，下五穴各相去同身寸之一寸，并冲脉足少阴二经之会，各刺可入同身寸之一寸，若灸者可灸五壮。　新校正云：按此云'各刺入一寸'，按《甲乙经》云'幽门、通谷刺入五分'。**侠脐下傍各五分至横骨寸一**⑤，腹脉法也。谓中注、育府、胞门、阴关、下极五穴，左右则十穴也。中注在育俞下同身寸之五分，上直幽门，下四穴各相去同身寸之一寸，并冲脉足少阴二经之会，各刺可入同身寸之一寸，若灸者可灸五壮。**足少阴舌下**⑥，**厥阴毛中急脉各一**，足少阴舌下二穴，在人迎前陷中动脉前，是日月⑦本，左右二也。足少阴脉气所发，刺可入同身寸之四分。急脉在阴毛中，阴上两傍相去同身寸之二寸半，按之隐指坚，然其按则痛引上下也。其左者，中寒则上引少腹，下引阴丸，善为痛，为少腹急中寒。此两脉皆厥阴之大络通行其中，故曰厥阴急脉，即睾之系也。可灸而不可刺，病疝少腹痛，即可灸。　新校正云：详'舌下毛中之穴'，《甲乙经》无。**手少阴各一**，谓手少阴郄穴也。在腕后同身寸之半寸，手少阴郄也。刺可入同身寸之三分，若灸者可灸三壮，左右二也。**阴阳跷各一**，阴跷一，谓交信穴也。交信，在足内踝上同身寸之二寸，少阴前太阴后筋骨间，阴跷之郄，刺可入同身寸之四分，留五呼，若灸者可灸三壮。阳跷一，谓附阳穴也。附阳，在足外踝上同身寸之三寸，太阳前少阳后筋骨间，谨取之，阳跷之郄，刺可入同身寸之六分，留七呼，若灸者可灸三壮，左右四也。**手足诸鱼际脉气所发者**⑧，**凡三百六十五穴也**。经之所存者多，凡一十九穴，此所谓气府也。然散穴俞，诸经脉部分皆有之，故经或不言，而《甲乙经》经脉流注多少不同者以此。

---

① 目下各一：即承泣穴。明·张介宾："足阳明承泣二穴，任脉之会。"
② 侠鸠尾外各半寸至脐寸一：幽门侠巨阙两旁，育俞挟脐两旁，左右旁开各同身寸之半寸，每穴上下相去各一寸。明·张介宾："寸一，谓每寸一穴，即幽门、通谷、阴都、石关、商曲、育俞，左右共十二穴也。"
③ 肾俞：疑为"育俞"。
④ 巨关：赵本作"巨阙"。
⑤ 侠脐下傍各五分至横骨寸一：清·高世栻："并脐下两傍，各开五分，下至横骨，有中注、四满、气穴、大赫、横骨，其穴相去亦一寸也。"
⑥ 足少阴舌下：即廉泉穴。清·张志聪："谓肾脉之上通于心，循喉咙，侠舌本，而舌下有肾经之穴窍也。"
⑦ 日月：柯校本作"由舌"。
⑧ 手足诸鱼际脉气所发者：指手足都有鱼际，都是脉气所发之处。明·吴昆："凡手足黑白肉分之处，如鱼腹色际，皆曰鱼际。"

卷第十六

骨空论①篇第六十

新校正云：按全元起本在第二卷，自灸寒热之法已下，在第六卷《刺齐》篇末。

黄帝问曰：余闻风者百病之始也②，以针治之奈何？始，初也。

岐伯对曰：风从外入③，令人振寒，汗出头痛，身重恶寒，风中身形，则腠理闭密，阳气内拒，寒复外胜，胜拒相薄，荣卫失所，故如是。治在风府，风府，穴也。在项上入发际同身寸之一寸宛宛中，督脉足太阳之会，刺可入同身寸之四分，若灸者可灸五壮。 新校正云：按风府注，《气穴论》、《气府论》中各已注，与《甲乙经》同，此注云督脉足太阳之会，可灸五壮者，乃是风门热府穴也。当云督脉阳维之会，留三呼，不可灸。乃是。调其阴阳，不足则补，有余则泻。用针之道，必法天常，盛泻虚补，此其常也。大风④颈项痛，刺风府，风府在上椎⑤；上椎，谓大椎上入发际同身寸之一寸。大风汗出，灸譩譆⑥，譩譆在背下侠脊傍三寸所，厌之⑦令病者呼譩譆⑧，譩譆应手。譩譆，穴也。在肩髆内廉侠第六椎下两傍，各同身寸之三寸，以手厌之，令病人呼譩譆之声，则指下动矣，足太阳脉气所发，刺可入同身寸之六分，留七呼，若灸者可灸五壮，譩譆者因取为名尔。从风憎风⑨，刺眉头。谓攒竹穴也。在眉头陷者中脉动应手，足太阳脉气所发，刺可入同身寸之三分，若灸者可灸三壮。失枕⑩，在肩上横骨间⑪。谓缺盆穴也。在肩上横骨陷者中，手阳明脉气所发，刺可入同身寸之二分，留七呼，若灸者可灸三壮，刺入深今⑫人逆息。 新校正云：按《气府》注作‘足阳明’，此云‘手阳明’，详二经俱发于此，故王注两言之。折，使揄臂，齐肘正，

---

① 骨空，即骨孔，是周身骨节之孔穴、经气出入之处及骨骼赖以滋养之所。本篇论述了多种疾病的针灸治疗方法，其取穴多在骨孔，故篇名"骨空论"。清·高世栻："空，作孔。骨空，周身骨节之穴孔也。"明·马莳："骨必有空，空即穴也，故名篇。"

② 风者百病之始也：风邪伤人，由浅入深，自微而甚，且客邪之寒湿燥热等多依附风邪而犯人，故风为百病之始。

③ 风从外入：风邪从外侵入人体。清·张志聪："风邪客于皮肤之间也。"

④ 大风：指风邪较甚者。清·张志聪："夫风伤卫，卫气一日一夜，大会于风府，是以大风之邪，随卫气而直入于风者，致使其头项痛也。"

⑤ 风府在上椎：即风府穴在颈椎第一椎上间，入后发际一寸处。

⑥ 譩譆：穴位名。足太阳膀胱之穴，在第六椎下两旁距脊各三寸。清·张志聪："譩譆，足太阳经脉之穴，在背骨六椎间旁开三寸。"

⑦ 厌之：用手指按压其穴。《说文·手部》："厌，一指按也。"明·张介宾："以指按其穴也。"

⑧ 呼譩譆：呼出譩譆，是痛苦声音。

⑨ 从风憎风：由于感受风邪而怕风。清·高世栻："从，迎也。憎，恶也。迎风恶风，乃面额经脉不和。"明·吴昆："病由于风，则憎风。"

⑩ 失枕：即落枕。明·张介宾："失枕者，风入颈项，疼痛不利，不能就枕也。"

⑪ 肩上横骨间：穴位名。一说为巨骨穴，一说为肩井穴。明·马莳："乃肩尖端上行两叉骨罅间陷中，名巨骨穴。"明·张介宾："或为足少阳之肩井穴，亦主颈项之痛。"

⑫ 今：疑为"令"。

灸脊中①。揄读为摇，摇谓摇动也。然失枕非独取肩上横骨间，乃当正形灸脊中也。欲而验之，则使摇动其臂，屈折其肘，自项之下，横齐肘端，当其中间，则其处也，是曰阳关，在第十六椎节下间，督脉气所发，刺可入同身寸之五分，若灸者可灸三壮。　新校正云：详阳关穴，《甲乙经》无。胁络季胁②引少腹而痛胀，刺谚语。胁，谓侠脊两傍空软处也。少腹，脐下也。腰痛不可以转摇，急引阴卵③，刺八髎④与痛上，八髎在腰尻分间。八或为九，验《真骨》及《中诰孔穴经》正有八髎无九髎也。分，谓腰尻筋肉分间陷下处。鼠瘘寒热⑤，还刺寒府⑥，寒府在附膝外解营⑦。膝外骨间也。屈伸之处，寒气喜中，故名寒府也。解，谓骨解。营，谓深刺而必中其营也。取膝上外者使之拜⑧，拜而取者，使膝穴空开也。跪而取之者，令足心宛宛处深定也。取足心者使之跪⑨。

任脉者，起于中极之下⑩，以上毛际，循腹里上关元，至咽喉，上颐循面入目⑪。　新校正云：按《难经》、《甲乙经》无'上颐循面入目'六字。冲脉者，起于气街，并少阴之经，　新校正云：按《难经》、《甲乙经》作'阳明'。侠齐上行，至胸中而散。任脉、冲脉，皆奇经也。任脉当脐中而上行，冲脉侠脐两傍而上行。然中极者，谓脐下同身寸之四寸也。言中极之下者，言中极从少腹之内上行，而外出于毛际而上，非谓本起于此也。关元者，谓脐下同身寸之三寸也。气街者，穴名也。在毛际两傍鼠鼷上同身寸之一寸也。言冲脉起于气街者，亦从少腹之内，与任脉并行，而至于是乃循腹也。何以言之？《针经》曰：'冲脉者，十二经之海，与少阴之络起于肾下，出于气街。'又曰：'冲脉任脉者，皆起于胞中，上循脊里，为经络之海；其浮而外者，循腹各行会于咽喉，别而络唇口。血气盛则皮肤热，血独盛则渗灌皮肤，生毫毛。'由此言之，则任脉冲脉从少腹之内上行，至中极之下，气街之内，明矣。　新校正云：按'气街'与《气府论》、《刺热篇》、《水热穴篇》、《刺禁论》等注重，文虽不同，处所无别，备注《气府论》中。任脉为病，男子内结七疝⑫，女子带下瘕聚⑬。冲脉为病，逆气里急⑭。督脉为病，脊强反折⑮。督脉，亦奇经也。然任脉、冲脉、督脉者，一源而三歧也，故经或谓冲脉为督脉也。何以明之？今《甲乙》及古《经脉流注图经》以任脉循背

---

① 折，使揄臂，齐肘正，灸脊中：即落枕项痛如折者，可使病人上臂下垂屈肘，取两肘连线，与督脉交叉处，相当于十六椎下之阳关穴，施予灸法。
② 胁络季胁：指侧腹部十二肋软骨下，髂嵴上方的软组织部分。清·高世栻："肋梢之络也。季胁，胁之尽处也。"
③ 阴卵：即睾丸。
④ 八髎：髎穴总称。明·张介宾："八髎者，上髎，次髎，中髎，下髎，左右共八髎，俱足太阳经穴，在腰之下，尻之上，筋肉分间陷下处。"
⑤ 鼠瘘寒热：由于感受寒热毒而形成的如鼠洞一般之漏道。
⑥ 还刺寒府：即还须刺寒府之穴。明·张介宾、马莳及日本丹波元简认为是阳关穴。清·张志聪认为是委中穴。
⑦ 解营：骨缝中间的穴位。　解，骨缝也。营，窟穴也。
⑧ 拜：是一种取穴之体位。清·张志聪："拜，揖也。取膝上外解之委中者，使之拜则膝挺而后直，其穴易取也。"
⑨ 跪：是一种取穴的体位。清·张志聪："跪则足折，而涌泉穴，宛在于足心之横纹内矣。"
⑩ 中极之下：指中极穴的深部。明·张介宾："中极之下，即胞宫之所。任冲督三脉皆起于胞宫，而出于会阴之间。"明·马莳："起于中极之下，则始于会阴穴也。"后世多引马氏为据。
⑪ 上颐循面入目：疑为衍文。明·吴昆："《难经》、《甲乙经》无此六字，盖略之也。"
⑫ 七疝：病名。明·马莳："七疝者，乃五脏疝及狐疝、癫疝也。"
⑬ 带下瘕聚：病名，即带下、瘕瘕、积聚。
⑭ 逆气里急：即气逆冲上，腹里拘急疼痛。
⑮ 脊强反折：即脊柱强硬后折而屈伸不利。

者，谓之督脉，自少腹直上者谓之任脉，亦谓之督脉，是则以背腹阴阳别为各目尔。以任脉自胞上过带脉贯脐而上，故男子为病，内结七疝，女子为病，则带下瘕聚也。以冲脉侠脐而上，并少阴之经，上至胸中，故冲脉为病则逆气里急也。以督脉上循脊里，故督脉为病则脊强反折也。**督脉者，起于少腹以下骨中央①。女子入系廷孔②**，起，非初起，亦犹任脉冲脉起于胞中也，其实乃起于肾下，至于少腹，则下行于腰横骨围之中央也。系廷孔者，谓窈漏，近所谓前阴穴也。以其阴廷系属于中，故名之。**其孔，溺孔之端也。**孔，则窈漏也。窈漏之中，其上有溺孔焉。端，谓阴廷在此溺孔之上端，而督脉自骨围中央则至于是。**其络循③阴器合篹间④，绕篹后**，督脉别络，自溺孔之端，分而各行，下循阴器，乃合篹间也。所谓间者，谓在前阴后阴之两间也。自两间之后，已复分而行，绕篹之后。**别⑤绕臀，至少阴与巨阳中络者合，少阴上股内后廉，贯⑥脊属肾**，别，谓别络分而各行之于焦也。足少阴之络者，自股内后廉贯脊属肾，足太阳络之外行者，循髀枢股阳而下；其中行者，下贯臀，至腘中与外行络合。故言至少阴与巨阳中络合，少阴上股内后廉贯脊属肾也。　新校正云：详各行于焦，疑'焦'字误。**与太阳起于目内眦，上额交⑦巅，上入络脑，还出别下项，循肩髆，内侠脊抵腰中，入循膂络肾，接绕臀而上行**

也。**其男子循茎下至篹，与女子等⑧，其少腹直上者，贯齐中央，上贯心入喉，上颐环唇，上系两目之下中央。**自与太阳起于目内眦下至女子等，并督脉之别络也。其直行者，自尻上循脊里而至于鼻人也。自其少腹直上，至两目之下中央，并任脉之行，而云是督脉所系，由此言之，则任脉、冲脉、督脉，名异而同体也。**此生病，从少腹上冲心而痛，不得前后⑨，为冲疝⑩**；寻此生病正是任脉，经云为冲疝者，正明督脉以别主而异目也。何者？若一脉一气而无阴阳之异主，则此生病者当心背俱痛，岂独冲心而为疝乎。**其女子不孕，癃痔遗溺嗌干。**亦以冲脉任脉并自少腹上至于咽喉，又以督脉循阴器，合篹间，绕篹后，别绕臀，故不孕癃痔遗溺嗌干也。所以谓之任脉者，女子得之以任养也，故经云此病其女子不孕也。所以谓之冲脉者，以其气上冲也，故经云此生病从少腹上冲心而痛也。所以谓之督脉者，以其督领经脉之海也。由此三用，故一源三歧，经或通呼，似相谬引，故下文曰：**督脉生病治督脉，治在骨上⑪，甚者在齐下营⑫**。此亦正任脉之分也，冲任督三脉异名同体亦明矣。骨上，谓腰横骨上毛际中曲骨穴也，任脉足厥阴之会，刺可入同身寸之一寸半，若灸者可灸三壮。脐下，谓脐直下同身寸之一寸阴交穴，任脉阴冲之会，刺可入同身寸之八分，若灸者可灸五壮。

其上气有音者⑬，治其喉中央，在缺

---

① 少腹以下骨中央：即少腹以下耻骨联合中间。

② 廷孔：尿道口。明·张介宾："廷，正也，直也。廷孔，言正中之直孔，即溺孔。"

③ 循：经脉由此到彼谓之循。

④ 篹间：前后阴之间，即会阴部。唐·杨上善："篹作篹。"明·张介宾："谓两便争行之所，即前后二阴之间。"

⑤ 别：经脉分歧而行。

⑥ 贯：经络穿过某一脏器谓之贯。

⑦ 交：经络彼此交叉通过谓之交。

⑧ 与女子等：即与女子同。　等，同也。明·马莳："与女子同。"

⑨ 不得前后：意为二便闭阻。

⑩ 冲疝：因督脉受病而成之疝称冲疝。明·马莳："其督脉为病者，又如任脉之病，从少腹上冲心而痛不得前后为冲疝。"

⑪ 骨上：指督脉循脊背之穴位。清·高世栻："治督脉，治其脊骨也，故曰治在骨上。"

⑫ 齐下营：指脐下小腹部位任脉的穴位名。唐·杨上善："齐下营者，督脉本也，营亦穴处也。"唐·王冰及明·马莳、明·张介宾认为："齐下营，谓脐下一寸阴交穴也。"可参。

⑬ 其上气有音：气喘而喉中有声音。

盆中者①，中，谓缺盆两间之中天突穴，在颈结喉下同身寸之四寸中央宛宛中，阴维任脉之会，低针取之，刺可入同身寸之一寸，留七呼，若灸者可灸三壮。**其病上冲喉者治其渐②，渐者，上侠颐也。**阳明之脉，渐上颐而环唇，故以侠颐名为渐也，是谓大迎。大迎在曲颔前骨同身寸之一寸三分陷中动脉，足阳明脉气所发，刺可入同身寸之三分，留七呼，若灸者可灸三壮。**蹇膝伸不屈③，治其楗④。**蹇膝，谓膝痛屈伸蹇难也。楗，谓髀辅骨上，横骨下，股外之中，侧立摇动取之筋动应手。**坐而膝痛，治其机⑤。**髋骨两傍相接处。**立而暑解⑥，治其骸关⑦。**暑，热也。若膝痛，立而膝骨解中热者，治其骸关。骸关，谓膝解也。一经云：'起而引解'。言膝痛起立，痛引膝骨解之中。暑、引二字其义则异，起、立二字其意颇同。**膝痛，痛及拇指，治其腘⑧。**腘，谓膝解之后、曲脚之中委中穴，背面取之，动脉应手，足太阳脉之所入，刺可入同身寸之五分，留七呼，若灸者可灸三壮。**坐而膝痛如物隐者⑨，治其关⑩。**关在腘上，当楗之后，背

立按之，以动摇筋应手。**膝痛不可屈伸，治其背内。**谓大杼穴也。所在灸刺分壮，与《气穴》同法。**连骺若折⑪，治阳明中俞髎⑫。**若膝痛不可屈伸，连骺痛如折者，则针阳明脉中俞髎也，是则正取三里穴也。**若别⑬，治巨阳少阴荥。**若痛而膝如别离者，则治足太阳少阴之荥。足太阳荥，通谷也，在足小指外侧本节前陷者中，刺可入同身寸之二分，留五呼，若灸者可灸三壮。足少阴荥，然谷也，在足内踝前起大骨下陷者中，刺可入同身寸之三分，留三呼，若灸者可灸三壮。**淫泺胫痠⑭，不能久立，治少阳之维⑮，** 新校正云：按《甲乙经》外踝上五寸，乃足少阳之络，此云'维'者，字之误也。**在外上五寸。**淫泺，谓似酸痛而无力也。五寸一云四寸。《中诰图经》外踝上四寸无穴，五寸是光明穴也。足少阳之络，刺可入同身寸之七分，留十呼，若灸者可灸五壮。 新校正云：按《甲乙经》云：'刺入六分，留七呼。'**辅骨上、横骨下为楗⑯，侠髋为机⑰，膝解为骸关，侠**

---

① 治其喉中央，在缺盆中者：即在任脉的天突穴治疗。明·张介宾："喉中央者，两缺盆之中，任脉之天突穴也。"唐·杨上善："喉中央，廉泉也。缺盒中央，天突穴也"。

② 治其渐：即在大迎穴上治疗。

③ 蹇膝伸不屈：膝关节活动不灵，能伸不能屈。《说文》："蹇，跛也。"明·张介宾："膝痛而举动艰难也。伸不屈，能伸不能屈也。"

④ 治其楗：在股部经穴治疗。明·张介宾："股骨曰楗。治其楗者，谓治其膝辅骨之上，前阴横骨之下。盖指股中足阳明髀关等穴也。"

⑤ 治其机：指在足少阳胆经的环跳穴上治疗。明·张介宾："侠臀两旁骨缝之动处曰机，即足少阳之环跳穴也。"

⑥ 暑解：病证名。站立时膝部感到骨缝似解伴发热者。

⑦ 骸关：即膝眼穴。明·张介宾："骸，《说文》云：胫骨也。胫骨之上，膝之节解也，是为骸关。"

⑧ 痛及拇指，治其腘：痛处牵动到足拇趾的，刺委中穴治疗。 指，趾也。唐·杨上善："母指，小母指也。"刺委中穴者，谓足太阳膀胱经络于小指之端。

⑨ 膝痛如物隐者：痛如有物陷藏其中。《国语·齐语》韦注："隐，藏也。"

⑩ 治其关：即针刺承扶穴。唐·杨上善："腘上髀枢为关也。"明·马莳："疑是承扶穴也。"

⑪ 连骺若折：即膝关节疼痛牵引到胫骨象折断似的。

⑫ 中俞髎：穴位名。清·高世栻："五俞之穴，前有井荥，后有经合，俞在中，故曰中俞髎。"似以高说为妥。

⑬ 若别：若再别求治法。明·张介宾："若再别求治法，则足太阳之荥穴通谷，足少阴之荥穴然谷，皆可以治前证。"

⑭ 淫泺胫痠：《黄帝内经太素》无"胫痠"二字，外下有踝。唐·杨上善："膝胻痹痛无力也。"

⑮ 少阳之维：足少阳经的光明穴。明·张介宾："维，络也。足少阳之络穴光明，在外踝上五寸。"

⑯ 辅骨上横骨下为楗：即辅骨之上，耻骨联合之下之为股骨。明·吴昆："辅骨，膝辅骨。横骨，腰横骨。是楗为股骨也。"

⑰ 侠髋为机：相当于髋关节运动自如之意。明·张介宾："髋，尻也，即雕臀也。一曰：两股间也。机，枢机也，侠臀之外，即楗骨上运动之机。故曰侠髋为机，当环跳穴处也。"

膝之骨为连骸，骸下为辅①，辅上为腘②，腘上为关③，头横骨为枕④。由是则谓膝辅骨上、腰髋骨下为楗，楗上为机，膝外为骸关，楗后为关，关下为腘，腘下为辅骨，辅骨上为连骸。连骸者，是骸骨相连接处也。头上之横骨，为枕骨。

水俞五十七穴者，尻上五行，行五，伏菟上两行，行五，左右各一行，行五，踝上各一行，行六穴。所在刺灸分壮，具《水热穴论》中，此皆是骨空，故《气穴篇》内与此重言尔。髓空⑤在脑后三分，在颅际锐骨之下，是谓风府，通脑中也。一在龂基下⑥，当颐下骨陷中有穴容豆，《中诰》名下颐。一在项后中复骨⑦下，谓瘖门穴也。在项发际宛宛中，入系舌本，督脉阳维之会，仰头取之，刺可入同身寸之四分，禁不可灸。一在脊骨上空在风府上⑧。此谓脑户穴也，在枕骨上，大羽后同身寸之一寸五分宛中，督脉足太阳之会，此别脑之户，不可妄灸，灸之不幸，令人瘖，刺可入同身寸之三分，留三呼。 新校正云：按《甲乙经》'大羽者，强间之别名。'《气府》注云：

'若灸者，可灸五壮。'脊骨下空，在尻骨下空⑨。不应主疗，经阙其名。 新校正云：按《甲乙经》长强在脊骶端，正在尻骨下。王氏云：'不应主疗，经阙其名。'得非误乎？数髓空在面侠鼻⑩。谓颧髎等穴，经不一一指陈其处，小小者尔。或骨空在口下当两肩⑪。谓大迎穴也。所在刺灸分壮，与前侠颐同法。两髆骨空⑫，在髆中之阳⑬。近肩髃穴，经无名。臂骨空在臂阳⑭，去踝⑮四寸两骨空之间。在支沟上同身寸之一寸，是谓通间。 新校正云：按《甲乙经》支沟上一寸名三阳络，通间当其别名欤！股骨上空在股阳⑯，出上膝四寸。在阴市上伏菟穴，下在承楗也。骱骨空在辅骨之上端。为犊鼻穴也。在膝髌下骱骨上侠解大筋中，足阳明脉气所发，刺可入同身寸之六分，若灸者灸三壮耳。股际⑰骨空在毛中动下⑱。经阙其名。尻骨空在髀骨之后，相去四寸。是谓尻骨八髎穴也。扁骨有渗理凑，无髓孔⑲，易髓无空。扁骨，谓尻间扁

---

① 骸下为辅：连骸之下叫辅骨。明·张介宾："连骸下高骨，是为内外辅骨。"
② 辅上为腘：辅骨之上，膝关节后凹陷处为腘。明·张介宾："辅骨上，向膝后曲处为腘，即委中穴也。"
③ 腘上为关：膝弯上骨节动处叫关。明·张介宾："腘上骨节动处，即所谓骸关也。"
④ 头横骨为枕：即头部的横骨叫枕骨。
⑤ 髓空：即风府穴。明·马莳："髓必有空，在脑后三分，颅际锐骨之下，即项后入发际一寸，乃风府穴也。"
⑥ 龂（yín 音银）基下：即颐下正中骨罅也。明·张介宾："唇内上齿缝中曰龂交，则齿缝中当为龂基。今曰龂基下，乃颐下正中骨罅也。"
⑦ 复骨：六椎以上椎骨不甚显著，故称复骨。 复，通"伏"，谓伏而不显。
⑧ 风府上：即风府穴之上的脑户穴。明·马莳："有一骨空在脊骨之上，其空在风府之上，即脑户穴也。"
⑨ 尻骨下空：即尻骨之下的长强穴。明·马莳："有一骨空在脊骨之下，其空在尻骨之侠间有空，即长强穴也，系督脉经。"
⑩ 数髓空在面侠鼻：即在面部侠鼻两旁有数处骨空。明·张介宾："数，数处也。在面者，如足阳明之承泣、巨髎，手少阳之颧髎，足太阳之睛明，手少阳之丝竹空，足少阳之瞳子髎、听会。侠鼻者，如手阳明之迎香等，皆在面之骨空也。"
⑪ 在口下当两肩：即大迎穴处。明·马莳："当两肩处，即大迎穴，系足阳明胃经。"
⑫ 两髆骨空：谓肩髆上之骨空有两处也。
⑬ 阳：外之意。
⑭ 臂阳：即臂外。
⑮ 踝：即手腕处之尺骨茎突。
⑯ 股阳：即股骨之上。明·马莳："其股之上亦有空，在股之阳上膝四寸，即伏菟穴也，系足阳明胃经。"
⑰ 股际：阴股交会之际。
⑱ 在毛中动下：即阴毛中的动脉下面。清·高世栻："在毛中动下，乃动脉之下，跨缝间也。"
⑲ 扁骨有渗理凑，无髓孔：谓扁骨有血脉渗灌的纹理，精髓气血由渗灌的纹理内外交流，所以没有骨空。

庾骨也。其骨上有渗灌文理归凑之，无别髓孔也。易，亦也。骨有孔则髓有孔，骨若无孔髓亦无孔也。

灸寒热之法，先灸项大椎，以年为壮数①，如患人之年数。次灸橛骨②，以年为壮数。尾穷谓之橛骨。视背俞陷者灸之，背胛骨际有陷处也。举臂肩上陷者灸之，肩髃穴也。在肩端两骨间，手阳明跷脉之会，刺可入同身寸之六分，留六呼，若灸者可灸三壮。两季胁之间灸之，京门穴，肾募也，在髂骨与腰中季胁本侠脊，刺可入同身寸之三分，留七呼，若灸者可灸三壮。外踝上绝骨之端灸之，阳辅穴也，在足外踝上辅骨前绝骨之端，如前同身寸之三分所，去丘虚七寸，足少阳脉之所行也，刺可入同身寸之五分，留七呼，若灸者可灸三壮。 新校正云：按《甲乙经》云：‘在外踝上四寸’。足小指次指间灸之，侠溪穴也，在足小指次指歧骨间本节前陷者中，足少阳脉之所流也，刺可入同身寸之三分，留三呼，若灸者可灸三壮。 新校正云：按《甲乙经》‘流’当作‘留’字。腨下陷脉灸之，承筋穴也。在腨中央陷者中，足太阳脉气所发也，禁不可刺，若灸者可灸三壮。

新校正云：按《刺腰痛篇》注云：‘腨中央如外陷者中’。外踝后灸之，昆仑穴也，在足外踝后跟骨上陷者中，细脉动应手，足太阳脉之所行也，刺可入同身寸之五分，留十呼，若灸者可灸三壮。缺盆骨上，切之坚痛如筋者灸之，经阙其名，当随其所有而灸之。膺中陷骨间灸之，天突穴也，所

在灸刺分壮，与前缺盆中者同法。掌束骨下灸之，阳池穴也，在手表腕上陷者中，手少阳脉之所过也，刺可入同身寸之二分，留六呼，若灸者可灸三壮。齐下关元三寸灸之③，正在脐下同身寸之三寸也，足三阴任脉之会，刺可入同身寸之二分，留七呼，若灸者可灸七壮。 新校正云：按《气府》注云‘刺可入一寸二分’者非。毛际动脉灸之，以脉动应手为处，即气街穴也。膝下三寸分间灸之，三里穴也，在膝下同身寸之三寸，䯒骨外廉两筋肉分间，足阳明脉之所入也，刺可入同身寸之一寸，留七呼，若灸者可灸三壮。足阳明跗上动脉灸之，冲阳穴也，在足跗上同身寸之五寸骨间动脉，足阳明脉之所过也，刺可入同身寸之三分，留十呼，若灸者可灸三壮。 新校正云：按《甲乙经》及全元起本‘足阳明’下有‘灸之’二字，并跗上动脉是二穴，今王氏去‘灸之’二字，则是一穴，今于注中却存‘灸之’二字，以阙疑之。巅上一灸之。百会穴也，在顶中央旋毛中陷容指，督脉足太阳脉之交会，刺可入同身寸之三分，若灸者可灸五壮。犬所啮④之处灸之三壮，即以犬伤病法灸之。犬伤而发寒热者，即以犬伤法三壮灸之。凡当灸二十九处伤食灸之，伤食为病，亦发寒热，故灸。 新校正云：详足阳明不别灸，则有二十八处，疑王氏去上文‘灸之’二字者非。不已者，必视其经之过于阳者⑤，数刺其俞而药之⑥。

---

① 以年为壮数：应根据年龄、体质、病情等各方面情况来决定灸的壮数。 壮，是灸法中的术语，每艾灸一炷为一壮。宋·沈括《笔谈》云：“医用艾一灼，谓之一壮，以壮人为法也。其言若干壮，壮人当以此数，老幼羸弱，量力减之。”

② 橛骨：指尾骶骨下的长强穴。明·马莳：“橛骨者，即尾穷之穴。”

③ 齐下关元三寸灸之：“关元”与“三寸”识例，应作“齐下三寸关元灸之”。

④ 犬所啮：即被犬咬伤。

⑤ 必视其经之过于阳者：唐·杨上善，“伤食为病，灸之不得愈者，可刺之，刺法可刺大经所过之络出血。阳，络脉也。”

⑥ 数刺其俞而药之：多刺其腧穴，同时再用药调治。 俞，通“腧”。

水热穴论①篇第六十一 新校正云：按全元起本在第八卷。

黄帝问曰：少阴何以主肾？肾何以主水？

岐伯对曰：肾者，至阴②也，至阴者，盛水也，肺者，太阴也③，少阴者，冬脉也，故其本在肾，其末在肺④，皆积水也。阴者，谓寒也。冬月为寒，肾气合应，故云肾者至阴也。水王于冬，故云至阴者盛水也。肾少阴脉，从肾上贯肝膈，入肺中，故云其本在肾，其末在肺也。肾气上逆，则水气客于肺中，故云皆积水也。

帝曰：肾何以能聚水而生病？

岐伯曰：肾者胃之关⑤也，关门不利，故聚水而从其类也。关者，所以司出入也，肾主下焦，膀胱为府，主其分注，关窍⑥二阴，故肾气化则二阴通，二阴闭则胃填满，故云肾者胃之关也。关闭则水积，水积则气停，气停则水生，水生则气溢，气水同类，故云关闭不利，聚水而从其类也。《灵枢经》曰：'下焦溢为水。'此之谓也。上下溢于皮肤，故为胕肿⑦，胕肿者，聚水而生病也。上，谓肺。下，谓肾。肺肾俱溢，故聚水于腹中而生病也。

帝曰：诸水皆生⑧于肾乎？

岐伯曰：肾者，牝藏⑨也，牝，阴也。亦主阴位，故云牝藏。地气上者⑩属于肾，而生水液也，故曰至阴。勇而劳甚⑪则肾汗出，肾汗出逢于风，内不得入于藏府，外不得越于皮肤，客于玄府，行于皮里，传为胕肿，本之于肾，名曰风水。勇而劳甚，谓力房也。劳勇汗出则玄府开，汗出逢风则玄府复闭，玄府闭已则余汗未出，内伏皮肤，传化为水，从风而水，故名风水。所谓玄府者，汗空也。汗液色玄，从空而出，以汗聚于里，故谓之玄府。府，聚也。

帝曰：水俞五十七处者，是何主也？

---

① 本篇论述了水气病的病因、病机、病证及治疗本病的五十七穴，热病的机理及治疗的五十九穴，并阐明了四时阴阳盛衰不同，针刺取穴有别的意义。由于篇中主要讨论水气病和热病的治疗穴位，故篇名"水热穴论"。明·马莳："内论治水治热之穴，故名篇。"

② 至阴：即极阴。唐·杨上善："至，极也；肾者，阴之极也。"盛（chéng 音成）水，意谓主管人体水液。明·张介宾："水王于冬，而肾主之，故曰盛水也。"

③ 肺者，太阴也：《太素》卷十一《气穴》作"肾者少阴"，按《太素》是。

④ 其本在肾，其末在肺：清·姚止庵："水原于肾，故云本；由肾而溢于肺，故云末也。"

⑤ 关：关闸。明·张介宾："关者，门户要会之处，所以司启闭出入也。肾主下焦，开窍于二阴，水谷入胃，清者由前阴而去，浊者由后阴而去，肾气化则二阴通，肾气不化则二阴闭，肾气壮则二阴调，肾气虚则二阴不禁，故曰肾者胃之关也。"

⑥ 关窍：疑作"开窍"。

⑦ 胕肿：即浮肿。胕，通"浮"。清·高世栻："胕肿者，皮肤胀满，水气不行。"

⑧ 生：《甲乙经》卷八第五作"主"。

⑨ 牝脏：即阴脏。

⑩ 地气上者：唐·杨上善："地气，阴气也，阴气盛水，上属于肾。"

⑪ 勇而劳甚：清·姚止庵："劳甚谓恃其有力而入房，或远行动作也，单指力劳偏矣。"

岐伯曰：肾俞①五十七穴，积阴之所聚也，水所从出入也。尻上五行行五者②，此肾俞，背部之俞凡有五行，当其中者，督脉气所发，次两傍四行皆足太阳脉气也。故水病下为胕肿大腹，上为喘呼③，水下居于肾，则腹至足而胕肿，上入于肺，则喘息贲急而大呼也。不得卧者，标本俱病，标本者，肺为标，肾为本。如此者，是肺肾俱水为病也。故肺为喘呼，肾为水肿，肺为逆不得卧，肺为喘呼气逆不得卧者，以其主呼吸故也。肾为水肿者，以其主水故也。分为相输④俱受者，水气之所留也。分其居处以名之，则是气相输应。本其俱受病气，则皆是水所留也。伏兔上各二行行五者⑤，此肾之街也，街，谓道也。腹部正俞凡有五行，侠脐两傍，则肾藏足少阴脉及冲脉气所发，次两傍则胃府足阳明脉气所发，此四行穴则伏兔之上也。三阴之所交结于脚也⑥。踝上各一行行六者⑦，此肾脉之下行也，名曰太冲。肾脉与冲脉并下行循足，合而盛大，故曰太冲。凡五十七穴者，皆藏之阴络，水之所客也。经所谓五十七者，然尻上五行行五，则背脊当中行督脉气所发者，脊中、悬枢、命门、腰俞、长强当其处也。次侠督脉两傍足太阳脉气所发者，有大肠俞、小肠俞、膀胱俞、中膂内俞、白环俞当其处也。又次外侠两傍足太阳脉气所发者，

有胃仓、肓门、志室、胞肓、秩边当其处也。伏兔上各二行行五者，腹部正俞侠中行任脉两傍冲脉足少阴之会者，有中注、四满、气穴、大赫、横骨当其处也。次侠冲脉足少阴两傍足阳明脉气所发者，有外陵、大巨、水道、归来、气街当其处也。踝上各一行行六者，足内踝之上有足少阴阴跷脉并循腨上行，足少阴脉有太冲、复溜、阴谷三穴，阴跷脉有照海、交信、筑宾三穴，阴跷既足少阴脉之别，亦可通而主之。兼此数之，犹少一穴。脊中，在第十一椎节下间，俛而取之，刺可入同身寸之五分，不可灸，令人偻。悬枢，在第十三椎节下间，伏而取之，刺可入同身寸之三分，若灸者可灸三壮。命门，在第十四椎节下间，伏而取之，刺可入同身寸之五分，若灸者可灸三壮。腰俞，在第二十一椎节下间，刺可入同身寸之二分。　新校正云：按《甲乙经》及《缪刺论》注并《热穴》注俱云'刺入二寸'，而《刺热》注、《气府》注并此注作'二分'，宜从二分之说。留七呼，若灸者可灸三壮。长强，在脊骶端，督脉别络，少阴所结，刺可入同身寸之二分，留七呼，若灸者，可灸三壮。此五穴者，并督脉气所发也。　新校正云：详王氏云少一穴，按《气府论》注十六椎节下有'阳关'一穴，若通数'阳关'，则不少矣。次侠督脉两傍，大肠俞，在第十六椎下侠督脉两傍，去督脉各同身寸之一寸半，刺可入同身寸之三分，留六呼，若灸者可灸三壮。小肠俞，在第十八椎下两傍，相去及刺灸分壮法如大肠俞。膀胱俞，在第十九椎下两傍，相去及刺灸分壮法如大肠俞。中膂内俞，在第二十椎下两傍，相去及刺灸分壮

---

① 肾俞：指治疗水肿病的腧穴。清·孙鼎宜："肾主水，故水俞统各肾俞，非谓足少阴一经之穴也。"

② 尻上五行行五：即从尾骶骨向上分五行，每行五穴，计中行督脉之穴为脊中、悬枢、命门、腰俞、长强，距后正中线1.5寸的足太阳经穴位有大肠俞、小肠俞、膀胱俞、中膂内俞、白环俞，距后正中线3寸的足太阳经穴位有胃仓、肓门、志室、胞门、秩边。

③ 喘呼：谓喘息急促。

④ 分为相输：意谓肺肾两脏气水相互输应。清·高世栻："肾气上升，肺气下降，上下分行，相为输布。"

⑤ 伏兔上各二行行五：意谓两侧大腿部各二行，每行五个穴位。　清·张志聪："伏兔在膝上六寸起肉，以左右各三指按膝上，有肉起如兔之状，故以为名。各二行者，谓少阴之大络与少阴之经，左右各二，共四行也。行五者，谓少阴经之阴谷、筑宾、交信、复溜及三阴之所交结之三阴交穴。"又唐·王冰、明·张介宾等认为是腹部之足少阴肾经和足阳明胃经穴位。如明·张介宾："伏兔，足阳明经穴。伏兔之上，即腹部也。腹部之脉，任居中行左右各二。夹脐旁两行者，足少阴并冲脉气所发，行各五穴，则横骨、大赫、气穴、四满、中注是也。次外二行者，足阳明经所行，行各五穴，则气冲、归来、水道、大巨、五陵是也。左右共二十穴，此皆水气往来之道路，故为肾之街也。"可参。

⑥ 三阴之所交结于脚：意谓足太阴、足少阴、足厥阴三条阴经相交于胫部。　脚，指小腿。《说文》："脚，胫也。"

⑦ 踝上各一行行六：指下肢部足少阴肾经六个穴位。明·张介宾："踝上各一行，独指足少阴肾经而言，行六穴，则大钟、照海、复溜、交信、筑宾、阴谷是也。"

法如大肠俞，侠脊胛肺起肉，留十呼。白环俞，在第二十一椎下两傍，相去如大肠俞，伏而取之，刺可入同身寸之五分，若灸者可灸三壮。　新校正云：按《甲乙经》云：'刺可入八分，不可灸。'此五穴者，并足太阳脉气所发，所谓肾俞者，则此也。又次外两傍，胃仓，在第十二椎下两傍，相去各同身寸之三寸，刺可入同身寸之五分，若灸者可灸三壮。肓门，在第十三椎下两傍，相去及刺灸分壮法如胃仓。志室，在第十四椎下两傍，相去及刺灸分壮法如胃仓，正坐取之。胞肓，在第十九椎下两傍，相去及刺灸分壮法如胃仓，伏而取之。秩边，在第二十一椎下两傍，相去及刺灸分壮法如胃仓，伏而取之。此五穴者，并足太阳脉气所发也。次伏兔上两行，中注在脐下同身寸之五分两傍，相去任脉各同身寸之五分。　新校正云：按《甲乙经》同《气府》注云'侠中行方一寸'，文异而义同。四满，在中注下同身寸之一寸，气穴在四满下同身寸之一寸，大赫，在气穴下同身寸之一寸，横骨在大赫下同身寸之一寸，各横相去同身寸之一寸，并冲脉足少阴之会，刺可入同身寸之一寸，若灸者可灸五壮。次外两傍穴，外陵，在脐下同身寸之一寸，

新校正云：按《气府论》注云：'外陵在天枢下一寸。'与此正同。两傍，去冲脉各同身寸之一寸半，大巨，在外陵下同身寸之一寸，水道，在大巨下同身寸之三寸，归来，在水道下同身寸之三寸，气街，在归来下，　新校正云：按《气府》注、《刺热》注、《热穴》注云'在腹脐下横骨两端鼠鼷上一寸'。《刺禁》注云'在腹下侠脐两傍相去四寸，鼠仆上一寸动脉应手。'《骨空》注云'在毛际两傍，鼠鼷上'。诸注不同，今备录之。鼠鼷上同身寸之一寸，各横相去同身寸之二寸，此五穴者并足阳明脉气所发，水道，刺可入同身寸之二寸半，若灸者可灸五壮。气街。刺可入同身寸之三分，留七呼，若灸者可灸三壮。余三穴并刺可入同身寸之八分，若灸者并可五壮。所谓肾之街者，则此也。踝上各一行行六者，太钟，在足内踝后

街中，　新校正云：按《甲乙经》云'跟后冲中'，《刺疟》注、《刺腰痛》注作'跟后街中动脉'，此云'内踝后'，此注非。足少阴络别走太阳者，刺可入同身寸之二分，留三呼，若灸者可灸三壮。复溜，在内踝上同身寸之二寸陷者中，足少阴脉之所行也。刺可入同身寸之三分，留三呼，若灸者可灸五壮。照海，在内踝下，刺可入同身寸之四分，留六呼，若灸者可灸三壮。交信，在内踝上同身寸之二寸，少阴前太阴后筋骨间，阴跷之郄，刺可入同身寸之四分，留五呼，若灸者可灸三壮。筑宾，在内踝上腨分中，阴维之郄，刺可入同身寸之三分，若灸者可灸五壮。阴谷，在膝下内辅骨之后，大筋之下，小筋之上，按之应手，屈膝而得之，足少阴脉之所入也，刺可入同身寸之四分，若灸者可灸三壮。所谓肾经之下行名曰太冲者，则此也。

帝曰：春取络脉分肉何也？

岐伯曰：春者木始治，肝气始生，肝气急，其风疾，经脉常深，其气少，不能深入，故取络脉分肉间。

帝曰：夏取盛经分腠何也？

岐伯曰：夏者火始治，心气始长，脉瘦气弱[1]，阳气留溢，　新校正云：按别本'留'一作'流'。热熏分腠，内至于经，故取盛经分腠，绝肤而病去者[2]，邪居浅也。绝，谓绝破，令病得出也。所谓盛经者，阳脉也。

帝曰：秋取经俞[3]何也？

岐伯曰：秋者金始治，肺将收杀，三阴已升，故渐将收杀。金将胜火[4]，阳气在合，金王火衰，故云金将胜火。阴气初胜，湿气及体[5]，以渐于雨湿雾露，故云湿气及体。阴气未

---

① 脉瘦气弱：意谓脉气尚未充盛。明·马莳："脏气始长，其脉尚瘦，其气尚弱。因为心气始长，所以脉气未盛。"

② 绝肤而病去者：清·姚止庵："夏热气浮，邪居阳分，用针不必太深。绝肤谓但绝其皮肤而病邪已去也。"绝肤，指透过皮肤。

③ 经俞：指各经的经穴和输穴，明·张介宾："俞应夏，经应长夏，皆阳分之穴。"

④ 金将胜火：意谓秋季金当令，金气旺盛，火气始衰。

⑤ 湿气及体：指初秋湿土主气，阴气始旺之时，湿邪侵袭人体。

盛，未能深入，故取俞以泻阴邪[1]，取合以虚阳邪[2]，阳气始衰，故取于合。 新校正云：按皇甫士安云：'是谓始秋之治变。'

帝曰：冬取井荥何也？

岐伯曰：冬者水始治，肾方闭，阳气衰少，阴气坚盛，巨阳伏沉[3]，阳脉乃去，去，谓下去。故取井以下阴逆，取荥以实阳气[4]。 新校正云：按全元起本'实'作'遗'。《甲乙经》、《千金方》作'通'。故曰：冬取井荥，春不鼽衄， 新校正云：按皇甫士安云'是谓末冬之治变'。此之谓也。 新校正云：按此与《四时刺逆从论》及《诊要经终论》义颇不同，与《九卷》之义相通。

帝曰：夫子言治热病五十九俞，余论其意，未能领别其处，愿闻其处，因闻其意。

岐伯曰：头上五行行五者[5]，以越诸阳之热逆也，头上五行者，当中行谓上星、囟会、前顶、百会、后顶，次两傍谓五处、承光、通天、络却、玉枕，又次两傍谓临泣、目窗、正营、承灵、脑空也。上星，在颅上直鼻中央，入发际同身寸之一寸陷者中容豆，刺可入同身寸之三分。囟会，在上星后同身寸之一寸陷者中，刺可入同身寸之四分。前顶，在囟会后同身寸之一寸五分骨间陷者中，刺如囟会法。百会，在前顶后同身寸之一寸五分，顶中央旋毛中陷容指，督脉足太阳脉之交会，刺如上星法。后顶，在百会后同身寸之二寸五分枕骨上，刺如囟会法。然是五者皆督脉气所发也，上星留六呼，若灸者并可灸五壮。次两傍穴，五处在上星两傍同身寸之一寸五分，承光，在五处后同身寸之一寸，通天，在承光后同身

寸之一寸五分，络却在通天后同身寸之一寸五分，玉枕，在络却后同身寸之七分，然是五者并足太阳脉气所发，刺可入同身寸之三分，五处、通天各留七呼，络却留五呼，玉枕留三呼，若灸者可灸三壮。 新校正云：按《甲乙经》承光不灸，玉枕刺入二分。又次两傍，临泣，在头直目上入发际，同身寸之五分，足太阳少阳阳维三脉之会，目窗、正营递相去同身寸之一寸，承灵、脑空递相去同身寸之一寸五纷，然是五者并足少阳阳维二脉之会，脑空一穴，刺可入同身寸之四分，余并可刺入同身寸之三分，临泣留七呼，若灸者可灸五壮。大杼、膺俞、缺盆、背俞，此八者，以泻胸中之热也，大杼在项第一椎下两傍，相去各同身寸之一寸半陷者中，督脉别络手足太阳三脉气之会，刺可入同身寸之三分，留七呼，若灸者可灸五壮。 新校正云：按《甲乙经》并《气穴》注作'七壮'，《刺疟》注、《刺热》注作'五壮'。膺俞者，膺中之俞也，正名中府，在胸中行两傍，相去同身寸之六寸，云门下一寸，乳上三肋间动脉应手陷者中，仰而取之，手足太阴脉之会，刺可入同身寸之三分，留五呼，若灸者可灸五壮。缺盆在肩上横骨陷者中，手阳明脉气所发，刺可入同身寸之二分，留七呼，若灸者可灸三壮。背俞即风门热府俞也，在第二椎下两傍，各同身寸之一寸三分，督脉足太阳之会，刺可入同身寸之五分，留七呼，若灸者可灸五壮。今《中诰孔穴图经》虽不名之，既曰风门热府，即治热之背俞也。 新校正云：按王氏注《刺热论》云'背俞未详何处'，注此指名'风门热府'，注《气穴论》以'大杼'为'背俞'，三经不同者，盖亦疑之者也。气街、三里、巨虚上、下廉，此八者，以泻胃中之热也；气街在腹脐下横骨两端，鼠鼷上同身寸之一寸动脉应手，足阳明脉气所发，

---

[1] 取俞以泻阴邪：清·高世栻："时方清肃，故阴气初胜；白露乃下，故湿气及体。阴气初胜，则阴气未盛；湿气及体，则未能深入，故取俞以泻阴湿之邪。俞，经俞也。"

[2] 取合以虚阳邪：清·高世栻："秋时亦有阳邪内入之病，如果阳气在合，则合以虚阳邪。所以然者，秋时阳气始衰，故当更取于台，不但取于经俞也。"

[3] 巨阳伏沉：指足太阳之气沉伏潜藏于里。

[4] 取井以下阴逆，取荥以实阳气：唐·杨上善："井为木也，荥为火也。冬合之时，取井荥者。冬阴气盛，逆取其春井，泻阴邪也，逆取其夏荥，补其阳也。"

[5] 头上五行行五：指头部五条经脉，每经各五个穴位。明·张介宾："头上五行者，督脉在中，傍四行，足太阳经也。中行五穴，上星、囟会、前项、百会、后项也。次两傍二行各五穴，五处、承光、通天、络却、玉枕也。又以两傍二行各五穴，临泣、目窗、正营、承灵、脑空也。"

刺可入同身之三分，留七呼，若灸者可灸三壮。 新校正云：按气街诸注不同，具前《水穴》注中。三里在膝下同身寸之三寸，箭外廉两筋肉分间，足阳明脉之所入也。刺可入同身寸之一寸，留七呼，若灸者可灸三壮。巨虚上廉，足阳明与大肠合，在三里下同身寸之三寸，足阳明脉气所发，刺可入同身寸八分，若灸者可灸三壮。巨虚下廉，足阳明与小肠合，在上廉下同身寸之三寸，足阳明脉气所发，刺可入同身寸之三分，若灸者可灸三壮也。**云门、髃骨、委中、髓空①，此八者，以泻四支之热也**；云门在巨骨下，胸中行两傍，相去同身寸之六寸，动脉应手，足太阴脉气所发， 新校正云：按《甲乙经》同《气穴》注作'手太阴'，《刺热》注亦作'手太阴'。举臂取之，刺可入同身寸之七分，若灸者可灸五壮。验今《中诰孔穴图经》无髃骨穴，有肩髃穴，穴在肩端两骨间，手阳明跷脉之会，刺可入同身寸之六分，留六呼，若灸者可灸三壮。委中在足膝后屈处，腘中央约文中动脉，足太阳脉之所入也，刺可入同身寸之五分，留七呼，若灸者可灸三壮。按今《中诰孔穴图经》云：腰俞穴一名髓空，在脊中第二十一椎节下，主汗不出，足清不仁，督脉气所发也，刺可入同身寸

之二寸，留七呼，若灸者可灸三壮。 新校正云：详腰俞刺入'二寸'当作'二分'，已具前《水穴》热注中。**五藏俞傍五，此十者，以泻五藏之热也**。俞傍五者，谓魄户、神堂、魂门、意舍、志室五穴，侠脊两傍各相去同身寸之三寸，并足太阳脉气所发也。魄户在第三椎下两傍，正坐取之，刺可入同身寸之五分，若灸者可灸五壮，神堂在第五椎下两傍，刺可入同身寸之三分，若灸者可灸五壮。魂门在第九椎下两傍，正坐取之，刺可入同身寸之五分，若灸者可灸三壮。意舍在第十一椎下两傍，正坐取之，刺可入同身寸之五分，若灸者可灸三壮。志室在第十四椎下两傍，正坐取之，刺可入同身寸之五分，若灸者可灸五壮也。**凡此五十九穴者，皆热之左右也。**

帝曰：人伤于寒而传为热何也？

岐伯曰：夫寒盛则生热也。寒气外凝，阳气内郁，腠理坚致，元府闭封，致则气不宣通，封则湿气内结，中外相薄，寒盛热生，故人伤于寒转而为热，汗之而愈，则外凝内郁之理可知，斯乃新病数日者也。

---

① 髓空：即横骨穴。清·张志聪："髓空即横骨穴，所谓股际骨空，在毛中动下，属足少阴肾经。"

卷第十七

调经论①篇第六十二 新校正云：按全元起本在第一卷。

黄帝问曰：余闻刺法②言，有余泻之，不足补之，何谓有余？何谓不足？

岐伯对曰：有余有五，不足亦有五，帝欲何问？

帝曰：愿尽闻之。

岐伯曰：神有余有不足③，气有余有不足，血有余有不足，形有余有不足，志有余有不足，凡此十者，其气不等④也。神属心，气属肺，血属肝，形属脾，志属肾，以各有所宗，故不等也。

帝曰：人有精气津液，四支九窍，五藏十六部⑤，三百六十五节⑥，乃生百病，百病之生，皆有虚实。今夫子乃言有余有五，不足亦有五，何以生之乎？《针经》曰：'两神相薄，合而成形，常先身生，是谓精。上焦开发，宣五谷味，熏肤充身泽毛，若雾露之溉，是谓气。腠理发泄，汗出凑理，是谓津。液之渗于空窍，留而不行者，为液也。'十六部者，谓手足二，九窍九，五藏五，合为十六部也。三百六十五节者，非谓骨节，是神气出入之处也。《针经》曰：'所谓节之交，三百六十五会，皆神气出入游行之所，非骨节也。'言人身所有则多，所举则少，病生之数，何以论之？

岐伯曰：皆生于五藏也。谓五神藏也。夫心藏神，肺藏气，肝藏血，脾藏肉，肾藏志，而此成形⑦。言所以病皆生于五藏者何哉？以内藏五神而成形也。志意通，内连骨髓，而成身形五藏⑧。志意者，通言五神之大凡也。骨髓者，通言表里之成化也。言五神通泰，骨髓化成，身形既立，乃五藏互相为有矣。 新校正云：按《甲乙经》无'五藏'二字。五藏之道，皆出于经隧，以行血气，血气不和，百病乃变化

---

① 调，调理。经，经脉（经隧）。本篇论述了人体经脉在生理、病理等方面的重要性，并提出"血气不和，百病乃变化而生"的观点。由于经脉是运行气血的，所以针刺经络对和调气血则有着重要意义，故名"调经论"。明·马莳："内言病有虚实，宜善调其经脉，如末节之谓，故名篇。"

② 刺法：引用的古书名。

③ 神、气、血、形、志：在此是五脏的代称。因心主神志，故"神"代表心。余皆仿此。

④ 其气不等：谓脏气有虚实之别。 气，指脏气。

⑤ 十六部：清·张志聪："十六部者，十六部之经脉也。手足经脉十二，跷脉二，督脉任脉各一，共十六部。"清·高世栻："两肘，两臂，两胭，两股，身之前后，头之前后也。"结合下文的"三百六十五节"句，张志聪所注较优。

⑥ 节：在此指腧穴而言。《灵枢·九针十二原》："节之交，三百六十五会……所言节者，神气之所游行出入也，非皮肉筋骨也。"

⑦ 而此成形：言有了五脏才构成了形体。 "此"指五脏。唐·杨上善："而共成形也"，与《素问·脉要精微论》："五藏者，中之守也"，"五藏者，身之强也"同义。

⑧ 志意通，内连骨髓，而成身形五藏：志意，代指五神；骨髓，代指五体；言神对形体内脏的作用。明·张介宾："志意者，通言人身之五神也。骨髓者，极言深邃之化生也。五神藏于五脏而心为之主，故志意通调，内连骨髓，以成身形五脏，则互相为用矣。"

而生，是故守经隧①焉。隧，潜道也。经脉伏行而不见，故谓之经隧焉。血气者人之神，邪侵之则血气不正，血气不正，故变化而百病乃生矣。然经脉者，所以决死生，处百病，调虚实，故守经隧焉。新校正云：按《甲乙经》'经隧'作'经渠'，义各通。

帝曰：神有余不足何如？

岐伯曰：神有余则笑不休，神不足则悲。心之藏也。《针经》曰：'心藏脉，脉舍神，心气虚则悲，实则笑不休也。'悲，一为'忧'，误也。　新校正云：详王注云：'悲，一为忧，误也。'按《甲乙经》及《太素》并全元起注本并作'忧'。皇甫士安云：'心虚则悲，悲则忧，心实则笑，笑则喜。夫心之与肺，脾之与心，互相成也。故喜发于心，而成于肺，思发于脾，而成于心，一过其节则二藏俱伤。'杨上善云：'心之忧，在心变动也。肺之忧，在肺之志。是则肺主秋，忧为正也。心主于夏，变而生忧也。'血气未并②，五藏安定，邪客于形，洒淅③起于毫毛，未入于经络也，故命曰神之微④。并，谓并合也。未与邪合，故曰未并也。洒淅，寒貌也，始起于毫毛，尚在于小络，神之微病，故命曰神之微也。　新校正云：按《甲乙经》'洒淅'作'悽厥'。《太素》作'洫泝'。杨上善云：'洫，毛孔也，水逆流曰泝，谓邪气入于腠理，如水逆流于洫。'

帝曰：补泻奈何？

岐伯曰：神有余，则泻其小络之血，出血勿之深斥⑤，无中其大经，神气乃平。邪入小络，故可泻其小络之脉出其血，勿深推针，针深则伤肉也。以邪居小络，故不欲令针中大经也。络血既出，神气自平。斥，推也。小络，孙络也。《针经》曰：'经脉为里，支而横者为络，络之别者为孙络。'平，谓平调也。　新校正云：详此注引《针经》曰与《三部九候论》注两引之，在彼云《灵枢》，而此曰《针经》，则王氏之意指《灵枢》为《针经》也。按今《素问》注中引《针经》者多《灵枢》之文，但以《灵枢》今不全，故未得尽知也。神不足者，视其虚络⑥，按而致之⑦，刺而利之⑧，无出其血，无泄其气，以通其经，神气乃平。但通经脉令其和利，抑按虚络令其气致，以神不足，故不欲出血及泄气也。　新校正云：按《甲乙经》'按'作'切'，'利'作'和'。

帝曰：刺微奈何？覆前初起于毫毛，未入于经络者。

岐伯曰：按摩⑨勿释，著针勿斥⑩，移气于不足⑪，神气乃得复。按摩其病处，手不释散，著针于病处，亦不推之，使其人神气内朝于针，移其人神气今⑫自充足，则微病自去，神气乃得复常。　新校正云：按《甲乙经》及《太素》云'移

---

① 守经隧：守，防守，保卫之意，引申为保持。经遂，指经脉。守经遂，即保持经脉的通畅。

② 血气未并：指血气还没有出现偏盛偏衰的现象。　并，偏聚偏盛之意。气血任何一方的偏盛，都会导致另一方的不足。明·张介宾："并，偏聚也。邪之中人，久而不散，则或并于气，或并于血，病乃甚矣。"

③ 洒淅：发冷的感觉。

④ 神之微：明·张介宾："洒淅起于毫毛，未及经络，以此指浮浅微邪在脉之表，神之微病也。故命曰神之微。"神，指心及心系统的功能。

⑤ 勿之深斥：即不要深开针孔。　斥，开，谓开大针孔。下文有"针与气具内，以开其门，如利其户"句，即是此意。清·高世栻："斥，开拓也。"

⑥ 虚络：指虚而下陷之络脉。

⑦ 按而致之：明·吴昆："以按摩致气于其虚络。"　按，按摩。致，到达之意。之，指虚络。意为：按摩穴位，使气行通达，充实虚络。

⑧ 刺而利之：《甲乙经》"利"作"和"。明·马莳："刺令其气和利也。"意为：针刺令经脉气血和畅。

⑨ 按摩：在此指按摩针刺的部位。　勿释：即不离手的按摩针刺部位。意为：按摩时间延长些。

⑩ 著针勿斥：即置针于皮里，不要开其针孔。　著，置也。

⑪ 移气于不足：谓邪在皮毛，则表阳不足，针后引阳至表。　按：此句意义，历代注释多有偏颇，兹选列以供参考：明·马莳、清·张志聪："移邪气于不足。"清·高世栻："微泄其邪，移气于不足之处而补之。"

⑫ 今：疑当作"令"。

气于足'，无'不'字。杨上善云：'按摩，使气至于踵也。'

帝曰：善。有余不足奈何①？

岐伯曰：气有余则喘咳上气，不足则息利少气②。肺之藏也。肺藏气，息不利则喘。《针经》曰：'肺气虚，则鼻息利少气，实则喘喝胸凭仰息也。'血气未并，五藏安定，皮肤微病，命曰白气微泄③。肺合脾④，其色白，故皮肤微病，命曰白气微泄。

帝曰：补泻奈何？

岐伯曰：气有余，则泻其经隧，无伤其经，无出其血，无泄其气；不足则补其经隧，无出其气。气，谓荣气也。针泻若伤其经，则血出而荣气泄脱，故不欲出血泄气，但泻其卫气而已。针补则又宜谨闭穴俞，然其卫气亦不欲泄之。　新校正云：按杨上善云：'经隧者，手太阴之别，从手太阴走手阳明，乃是手太阴向手阳明之道，欲道藏府阴阳，故补泻皆从正经，别走之络，泻其阴经，别走之路，不得伤其正经也。'

帝曰：刺微奈何？复前白气微泄者。

岐伯曰：按摩勿释，出针视⑤之，曰

我⑥将深之，适人必革⑦，精气自伏，邪气散乱，无所休息，气泄腠理，真气乃相得。亦谓按摩其病处也。革，皮也。我将深之，适人必革者，谓深而浅刺之也。如是胁从，则人怀惧色，故精气潜伏。以其调适于皮，精气潜伏，邪无所据，故乱散而无所休息，发泄于腠理也。邪气既泄，真气乃与皮腠相得矣。　新校正云：按杨上善云：'革，改也。夫人闻乐至，则身心忻悦，闻痛及体情必改异，忻悦则百体俱纵，改革则情志必拒，拒则邪气消伏。'

帝曰：善。血有余不足奈何？

岐伯曰：血有余则怒，不足则恐。肝之藏也。《针经》曰：'肝藏血，肝气虚则恐，实则怒。'　新校正云：按全元起本'恐'作'悲'。《甲乙经》及《太素》并同。血气未并，五藏安定，孙络水溢⑧，则经有留血⑨。络有邪，盛则入于经，故云孙络外溢，则经有留血。

帝曰：补泻奈何？

岐伯曰：血有余，则泻其盛经出其血⑩。不足，则视⑪其虚经内针其脉中⑫，久留而视⑬。　新校正云：按《甲乙经》云：'久

---

①　有余不足奈何：《太素》及吴注本，在此句前皆有"气"字，参照上下文，当补。

②　息利少气：呼吸虽通畅但无力，是肺气虚的表现。　少气，是呼吸短少无力。

③　白气微泄：即肺气微虚。清·高世栻："微泄，犹言微虚也。"

④　脾：藏本，守校本并作"皮"。

⑤　视：稻叶良仙："视即示字，示之病者也。"

⑥　我：《甲乙经》卷六第三作"故"，"故"与"固"通。

⑦　适人必革：明·张介宾："适，至也。革，变也……适人必革者，谓针之至人，必变革前说而刺仍浅也，如是则精气即伏于内，邪气散乱无所止息，而泄于外，故真气得其所矣。"意为：持针佯言深刺，待病人精神状态发生改变，意志内守时才入针、浅刺。

⑧　孙络水溢：《甲乙经》及《太素》"水"均作"外"。可参。指：邪气充斥络脉，象水满外溢一样流入经脉。

⑨　经有留血：观下文"无令恶血得入于经"，可见"经有留血"乃指"络有留血"而言。指经脉血行留滞不畅。

⑩　盛经、虚经：均指肝经而言。从本文所记述的针刺部位，结合《内经》"经脉深不可见"的论点来看，"盛经"、"虚经"应是"盛络"、"虚络"之误。

⑪　视：《太素》卷二十四《虚实补泻》作"补"。作"补"与上"泻"对文。

⑫　内针其脉中：明·吴昆："内针二字当句。其脉中对下文脉大而言，脉不大故曰中。《汉书·律历志》颜注所谓中，不大不小也。其脉中而不大，当不可即出针，故云久留而视。其脉大而过中，针又不可留，故下文云脉大，病出其针。""内"通"纳"。

⑬　久留而视：明·吴昆："视者究何视？窃谓视病人之目也，即《针解》所云欲瞻病人目，制其神，令气易行是也。"

留之血至'。《太素》同。脉大①，疾出其针，无令血泄②。脉盛满则血有余，故出之。经气虚则血不足，故无令血泄也。久留疾出，是谓补之。《针解篇》曰：'徐而疾则实。'义与此同。

帝曰：刺留血奈何？

岐伯曰：视其血络，刺出其血，无令恶血得入于经，以成其疾③。血络满者，刺按出之，则恶色之血，不得入于经脉。

帝曰：善。形有余不足奈何？

岐伯曰：形有余则腹胀，泾溲不利④，不足则四支不用。脾之藏也。《针经》曰：'脾气虚则四支不用，五藏不安；实则腹胀泾溲不利。'泾，大便。溲，小便也。 新校正云：按杨上善云'泾'作'经'。妇人月经也。血气未并，五藏安定，肌肉蠕动，命曰微风⑤。邪薄肉分，卫气不通，阳气内鼓，故肉蠕动。 新校正云：按全元起本及《甲乙经》'蠕'作'溢'。《太素》作'濡'。

帝曰：补泻奈何？

岐伯曰：形有余则泻其阳经，不足则补其阳络⑥。并胃之经络。

帝曰：刺微奈何？

岐伯曰：取分肉间，无中其经，无伤其络，卫气得复，邪气乃索⑦。卫气者，所以温分肉而充皮肤，肥腠理而司开阖，故肉蠕动即取分肉间。但开肉分以出其邪，故无中其经，无伤其络，卫气复旧而邪气尽。索，散尽也。

帝曰：善。志有余不足奈何？

岐伯曰：志有余则腹胀飧泄⑧，不足则厥。肾之藏也。《针经》曰：'肾藏精，精含⑨志，肾气虚则厥，实则胀。'胀，谓胀起。厥，谓逆行上冲也。足少阴脉下行，今气不足，故随冲脉逆行而上冲也。血气未并，五藏安定，骨节有动⑩。肾合骨，故肾有邪薄，则骨节段动⑪，或骨节之中，如有物鼓动之也。

帝曰：补泻奈何？

岐伯曰：志有余则泻然筋血者⑫，新校正云：按《甲乙经》及《太素》云：'泻然筋血

---

① 脉大：唐·杨上善："内针足厥阴脉中，血至针下，聚而脉大也。"明·吴昆："脉大者，留针之久，气至而脉渐大也。"

② 疾出其针，无令血泄：清·姚止庵："脉大则气虚，气即虚矣，若针之太久，则气散而不能摄血，故当疾出其针，庶血不致于过动也。"

③ 无令恶血得入于经，以成其疾：清·姚止庵："血不流动，则留滞而成恶血矣。恶血在络，若不刺出，必入于经而为病也。按心肺脾肾俱有微证刺法，而此肝藏独以刺留血为解，或者以肝主藏血故也。"

④ 泾溲不利：明·张介宾："泾，水名也。溲，溺也。脾湿盛则脾气滞涩不行，故腹胀而泾溲不利。"俗称"溲"为大溲、小溲。明·张介宾将"泾溲"解为"尿"，较他说为优。当然脾湿腹胀也可能出现大便不爽，但本节各条均系举例而言，不能将大、小便均包括在内。

⑤ 微风：明·马莳："风或客之，肌肉如引蠕虫之动，然而风气尚微，命曰微风。"

⑥ 形有余则泻其阳经，不足则补其阳络：清·高世栻："阳经，阳明经也。形肉有余，则土气实，故泻阳明之经。泻经者从内而出于外，此泻有余之法也。形肉不足，则土气虚，故补阳明之络，补络者从外而入于内，此补不足之法也。"阳经、阳络，指足阳明胃经和足阳明胃经的络脉。

⑦ 索：唐·杨上善："索，散也。"指邪气清散。

⑧ 志有余则腹胀飧泄：郭霭春：《圣济经》卷四第四吴注引无"飧泄"二字。"有余"谓邪气盛也，肾舍志，肾邪有余，水寒内盛，故为腹胀。

⑨ 含：赵本作"舍"，当作"舍"。

⑩ 骨节有动：即骨气有变化、变动。《甲乙经》"动"作"伤"，可参。吴注本"骨节有动"下补"则骨有微风"六字。亦通。

⑪ 段动："段"通"假"。《礼记·典礼上》孔疏："假，因也。""因""以"同义。郭霭春："段动，即以动。"

⑫ 泻然筋血者：即泻然谷出其血。唐·杨上善："然筋，足少阴营（荥），在足内踝之下，名曰然谷，足少阴肾经无然筋，当是然谷下筋也。"《新校正》："再详诸处引然谷者，多云然谷之前血者，疑少'骨之'二字，'前'字误作'筋'字。"清·高世栻："然筋，即然谷，在足心斜上内侧两筋之间，故曰然筋。"

者，出其血。'杨上善云：'然筋，当是然谷下筋。'再详诸处引然谷者，多云然骨之前血者，疑少'骨之'二字，'前'字误作'筋'字。**不足则补其复溜**。然，谓然谷，足少阴荥也，在内踝之前大骨之下陷者中，血络盛则泄之，其刺可入同身寸之三分，留三呼，若灸者可灸三壮。复溜，足少阴经也，在内踝上同身寸之二寸陷者中，刺可入同身寸之三分，留三呼，若灸者可灸五壮。

帝曰：刺未并奈何？

岐伯曰：即取之，无中其经，邪所乃能立虚①。不求穴俞，而直取居邪之处，故云即取之。　新校正云：按《甲乙经》'邪所'作'以去其邪'。

帝曰：善。余已闻虚实之形②，不知其何以生？

岐伯曰：气血以并，阴阳相倾③，气乱于卫，血逆于经④，血气离居，一实一虚⑤。卫行脉外，故气乱于卫。血行经内，故血逆于经，血气不和，故一虚一实。血并于阴，气并于阳，故为惊狂⑥；气并于阳，则阳气外盛，故为惊狂。血并于阳，气并于阴，乃为炅中；气并于阴，则阳气内盛，故为热中。炅，热也。血并于上，气并于下，心烦惋善怒⑦，血并于下，气并于上，乱而喜忘⑧。上，谓鬲上。下，谓鬲下。

帝曰：血并于阴，气并于阳，如是血气离居⑨，何者为实？何者为虚？

岐伯曰：血气者，喜温而恶寒，寒则泣不能流，温则消而去之⑩。泣，谓如雪在水中，凝住而不行去也。是故气之所并为血虚，血之所并为气虚。气并于血则血少，故血虚。血并于气则气少，故气虚。

帝曰：人之所有者，血与气耳。今夫子乃言血并为虚，气并为虚，是无实乎？

岐伯曰：有者为实，无者为虚，气并于血则气无，血并于气则气无。故气并则无血，血并则无气⑪，今血与气相失，故为虚

---

① 邪所乃能立虚：清·高世栻："血气未并，骨节有动之时，当即取之，病无中其经，庶受邪之所，乃能立虚。立虚者，使邪即去，毋容缓也。"

② 形：症状。唐·杨上善："形，状也。"

③ 气血以并，阴阳相倾：谓气血相互并聚，阴阳失去协调。　以，同"已"。并，合并，在此有偏聚偏盛之意。倾，倾陷、倾斜，在此指失调的意思。全句指人体气血阴阳出现偏盛，偏衰的病理。如气并于血，则气实而血虚，血并于气，则血实而气虚。

④ 气乱于卫，血逆于经：卫属气，气乱于卫，故为气实。经行血，血逆于经，故为血实。

⑤ 血气离居，一实一虚：清·张志聪："血并于气，则血离其居；气并于血，则气离其居矣。血离其居则血虚而气实，气离其居则气虚而血实，故曰一虚一实。盖有者为实，无者为虚也。"气血运行失调，不循常道而逆乱，即可产生血虚气实或气虚血实的病理。

⑥ 血并于阴，气并于阳，故为惊狂：明·张介宾："血并于阴，是重阴也，气并于阳，是重阳也。重阴者癫，重阳者狂，故为惊狂。"

⑦ 心烦惋善怒：《太素》卷二十四《虚实所生》"惋"作"悗"。《甲乙经》卷六第三作"闷"。清·姚止庵："血者生于心而藏于肝，血并于上，则血偏盛，而气自并于下，下冲其上，心与肝动，故令烦惋善怒也。"

⑧ 乱而喜忘：《太素》卷二十四《虚实所生》"乱"上有"气"字。清·姚止庵："气者蓄于丹田，则神自清而精自摄，今并于上，则气尽升而血自并于下，上离乎下，精神涣散，故令乱而喜忘也。"

⑨ 如是血气离居：明·张介宾："血并于阴则阳中无阴，气并于阳，则阴中无阳，阴阳不和，故血气离居。"

⑩ 温则消而去之：本句经文，可以从生理、病理两方面理解。在生理上，寒则凝而收引，故血流缓慢，甚则凝涩不通；温则血行通利。明·马莳："温则消释易行。"但过热则消灼阴血而致血虚，所以清·黄元御："温则消而去之，血气涣散，因而成虚。"

⑪ 无血、无气：指血虚气虚。"无"，此作"少"解。"气并于血，气分偏胜，血分相对不足；血并于气，血分偏胜，气分相对不足。"

焉。气并于血，则血失其气。血并于气，则气失其血，故曰血与气相失。络之与孙脉俱输于经，血与气并，则为实焉。血之与气并走于上，则为大厥①，厥则暴死②，气复反则生，不反则死③。

帝曰：实者何道从来？虚者何道从去？虚实之要，愿闻其故。

岐伯曰：夫阴与阳④，皆有俞会⑤，阳注于阴，阴满之外⑥，阴阳匀平⑦，以充其形，九候若一⑧，命曰平人。平人，谓平和之人。夫邪之生也，或生于阴，或生于阳⑨。其生于阳者，得之风雨寒暑，其生于阴者，得之饮食居处，阴阳喜怒⑩。

帝曰：风雨之伤人奈何？

岐伯曰：风雨之伤人也，先客于皮肤，传入于孙脉，孙脉满则传入于络脉，络脉满则输于大经脉，血气与邪并客于分腠之间，其脉坚大⑪，故曰实。实者外坚充满⑫，不可按之，按之则痛。

帝曰：寒湿之伤人奈何？

岐伯曰：寒湿之中人也，皮肤不收⑬，**新校正云：按全元起本云：'不收，不仁也。'《甲乙经》及《太素》云：'皮肤收'，无'不'字。**肌肉坚紧，荣血泣，卫气去，故曰虚。虚者聂辟⑭气不足，按之则气足以温之，故快然而不痛。**聂，谓聂皱。辟，谓辟叠也。 新校正云：按《甲乙经》作'摄辟'，《太素》作'摄辟'。**

帝曰：善。阴之生实⑮奈何？**实，谓邪**

---

① 血之与气并走于上，则为大厥：明·张介宾："血气并走于上，则上实下虚，下虚则阴脱，阴脱则根本离绝而下厥上竭，是为大厥。"大厥，指突然昏倒，不省人事的晕厥证。

② 暴死：指突然昏厥。

③ 气复反则生，不反则死：唐·杨上善："手足还暖复生，不还则死也。"王芳侯："气复反则生，谓复归于下也。盖阳气生于下而升于上，血气并逆，则气机不转而暴死，反则旋转而复生。"此从病机而解，杨注则提示向愈的临床症状，两说不悖。

④ 阴与阳：指阴经与阳经。

⑤ 俞会：经气输注会合处。明·张介宾："俞会，经穴有俞有会也。"清·张志聪："俞者，谓三百六十五俞穴，乃血脉之所流注；会者，乃三百六十五会，乃神气之所游行，皆阴阳气血之所输会者也。"

⑥ 阳注于阴，阴满之外：即人体气血，阳经满溢可注于阴经，阴经充满，可注于阳经。 外，这里指阳经而言。之，至也。这里的阴阳注释有三：一指阴经阳经。唐·杨上善："脏腑阴阳之脉，皆有别走俞会相通。如足阳明从丰隆之穴，别走足太阴；太阴从公孙之穴，别走足阳明，故曰外也。"二是阴指内脏，阳指经脉。如明·张介宾："阳注于阴则自经归脏，阴满之外则自脏及经。"三是阴指脉内，阳指脉外。如清·张志聪："脉外之阳气，从孙脉而注于阴中，在内之阴血，从经俞之脉外。此阴阳相合，是为匀平，血气相通，以充其形。"参阅前文"阴阳皆有俞会"，三说当以杨注为佳。

⑦ 阴阳匀平：唐·杨上善："阴阳之脉，五十迎无多少者，名曰匀平。"

⑧ 九候若一：清·张志聪："则三部九候之脉上下若一，是为平人矣。"

⑨ 或生于阴，或生于阳：明·马莳："此言阳经之邪得之外感，阴经之邪得之内伤也。阳经主表，阴经主里故也。"阴、阳，指内外。

⑩ 阴阳：指房事。 喜怒：泛指七情。

⑪ 其脉坚大：指经脉坚硬粗大。

⑫ 外坚充满：坚，疑为"邪"之误。即外邪充满。

⑬ 皮肤不收：《甲乙》、《太素》无"不"字。唐·杨上善："皮肤收者，言皮肤急而聚也。"《新校正》："按全元起本云：不收，不仁也。"联系全文，此文乃言外感致虚者，当以"不收"为是。明·张介宾："此外感之生虚也，凡寒湿中人，必伤卫气，故皮肤不收而为纵缓。"

⑭ 聂辟：指皮肤松弛多皱。

⑮ 阴之生实：明·张介宾："此内伤之生实也。"又，唐·杨上善："人有喜怒不能自节，故怒则阴气上，阴气上则上逆，或呕血，或不能食，阴气既上则是下虚，下虚则阳气乘之，故名曰阴实也。"

气盛也。

岐伯曰：喜怒不节，则阴气①上逆，上逆则下虚，下虚则阳气走之②，故曰实矣。 新校正云：按《经》云：'喜怒不节，则阴气上逆。'疑剩'喜'字。

帝曰：阴之生虚奈何？ 虚，谓精气夺也。

岐伯曰：喜则气下③，悲则气消，消则脉虚空，因寒饮食，寒气熏满④， 新校正云：按《甲乙经》作'动藏'。则血泣气去，故曰虚矣。

帝曰：经言⑤，阳虚则外寒，阴虚则内热，阳盛则外热，阴盛则内寒，余已闻之矣，不知其所由然也。 经言，谓上古经言也。

岐伯曰：阳受气于上焦⑥，以温皮肤分肉之间，令⑦寒气在外，则上焦不通，上焦不通，则寒气独留于外，故寒慄⑧。 慄，谓振慄也。

帝曰：阴虚生内热奈何？

岐伯曰：有所劳倦，形气衰少，谷气不盛，上焦不行，下脘不通⑨。 新校正

云：按《甲乙经》作'下焦不通'。胃气热⑩，热气熏胸中，故内热。甚用其力，致劳倦也。贪役不食，故谷气不盛也。

帝曰：阳盛生外热奈何？

岐伯曰：上焦不通利，则皮肤致密，腠理闭塞，玄府⑪不通， 新校正云：按《甲乙经》及《太素》无'玄府'二字。卫气不得泄越，故外热。外伤寒毒，内薄诸阳，寒外盛则皮肤收，皮肤收则腠理密，故卫气稸聚，无所流行矣。寒气外薄，阳气内争，积火内燔，故生外热也。

帝曰：阴盛生内寒奈何？

岐伯曰：厥气上逆⑫，寒气积于胸中而不泻，不泻则温气⑬去，寒独留，则血凝泣，凝则脉不通， 新校正云：按《甲乙经》作'腠理不通'。其脉盛大以涩⑭，故中寒⑮。温气，谓阳气也。阴逆内满，则阳气去于皮外也。

帝曰：阴与阳并，血气以并，病形以成，刺之奈何？

岐伯曰：刺此者，取之经隧，取血于营，取气于卫，用形哉，因四时多少

---

① 阴气：指肝气。肝经为阴经，故云。
② 下虚则阳气走之：明·吴崑："走之，凑之也。"明·张介宾："（下）虚则阳邪凑之，所以为实。"
③ 喜则气下：《素问·举痛论》："喜则气缓"。盖"缓"、"下"皆情志过喜引起的气的变化，有程度不同。《淮南子·精神训》："大喜坠阳。"坠，即下陷之义。
④ 熏满：《甲乙经》作"动脏"。这里可理解为寒邪影响到脏腑。
⑤ 经言：指《内经》以前的医经所论。
⑥ 阳受气于上焦：阳指卫气。《灵枢·决气》："上焦开发，宣五谷味，熏肤，充身，泽毛，若雾露之溉，是谓气。"
⑦ 令：疑为"今"。
⑧ 寒气在外，则上焦不通，上焦不通，则寒气独留于外，故寒慄：指外感初期的恶寒而言。明·张介宾："寒气在外，阻遏阳道，故上焦不通，卫气不温于表，而寒栗独留，乃为寒栗。"
⑨ 上焦不行，下脘不通：指脾气不足，升清降浊机能障碍所致的清气不能上升，浊气不能下降。清·高世栻："上焦不能宣五谷味，故上焦不行，下脘不能化谷之精，故下脘不通。"
⑩ 胃气热：清·张志聪："胃为阳热之府，气留而不行，则热气熏胸中，为内热也。"
⑪ 玄府：汗孔。
⑫ 厥气上逆：下焦阴寒之气逆行于上。
⑬ 温气：指阳气。
⑭ 其脉盛大以涩：清·张志聪："阴盛则脉大，血凝涩，故脉涩也。"
⑮ 中寒：胸中寒盛，故称中寒。

高下①。营主血，阴气也。卫主气，阳气也。夫行针之道，必先知形之长短，骨之广狭，循《三备》法通计身形，以施分寸，故曰用形也。四时多少高下，具在下篇。

帝曰：血气以并，病形以成，阴阳相倾，补泻奈何？

岐伯曰：泻实者气盛乃内针②，针与气俱内，以开其门，如利其户③；针与气俱出，精气不伤，邪气乃下④，外门不闭⑤，以出其疾，摇大其道，如利其路，是谓大泻，必切而出⑥，大气⑦乃屈。言欲开其穴，而泄其气也。切，谓急也，言急出其针也。《针解篇》曰：'疾而徐则虚者，疾出针而徐按之也。'大气，谓大邪气也。屈，谓退屈也。

帝曰：补虚奈何？

岐伯曰：持针勿置，以定其意⑧，候呼内针，气出针入，针空四塞⑨，精无从去，方实而疾出针⑩，气入针出，热不得还⑪，闭塞其门，邪气布散，精气乃得存，动气候时⑫，　新校正云：按《甲乙经》作'动无后时'。近气不失，远气乃来，是谓追之⑬。言但密闭穴俞，勿令其气散泄也。近气，谓已至之气。远气，谓未至之气也。欲动经气而为补者，皆必候水刻气之所在而刺之，是谓得时而调之。追，言补也。《针经》曰：'追而济之，安得无实。'则此谓也。

帝曰：夫子言虚实者有十⑭，生于五藏，五藏五脉耳。夫十二经脉皆生其病，

新校正云：按《甲乙经》云：'皆生百病。'《太素》同。今夫子独言五藏，夫十二经脉者，皆络三百六十五节⑮，节有病必被⑯经脉，经脉之病，皆有虚实，何以合之？

岐伯曰：五藏者，故⑰得六府与为表里，经络支节，各生虚实，其病所居，随而调之。从其左右经气支节而调之。病在脉⑱，调之血；脉者血之府，脉实血实，脉虚血虚，由此脉病而调之血也。　新校正云：按全元起本

---

① 取血于营，取气于卫，用形哉，因四时多少高下：要注意针刺的深浅，针刺深浅要根据人体的肥瘦，以及不同季节决定针灸次数多少和取穴位置的高下。　用，依据。多少高下，指针灸次数多少与穴位高低。

② 气盛乃内针：即在病人吸气时进针。　内，同"纳"。

③ 以开其门，如利其户："门户"喻俞穴开放。"如"有"而"义。唐·杨上善："人之吸气，身上有孔闭处，皆入聚于肝肾；呼气之时，有空开处，皆从心肺而去。"

④ 邪气乃下：下，在此指除去。

⑤ 外门不闭：即不闭针孔。

⑥ 必切而出：与下文的"疾出针"比较，"切"字应解为手法重而急疾。

⑦ 大气：指亢盛的邪气。

⑧ 持针勿置，以定其意：明·吴昆："持针勿便放置，以定病人之意。"唐·杨上善："持针勿置于肉中，先须安神定意，然后下针。若医者志意散乱，针下气之虚实有无皆不得知，故须定意也。"吴注较合原意。

⑨ 针空四塞：谓针空须紧密。

⑩ 方实而疾出针：谓针下有了得气的感觉即速出针。　实，指针下得气。

⑪ 热：指针下的热感。如唐·杨上善："疾出针，使针下热气不得转也。"明·张介宾、吴昆皆同。　又，指邪气。如清·张志聪："候正气方实，而疾出其针，使正气内入，而针即外出，则热邪不得还入于内。"根据《素问·针解》："刺虚须其实者，阳气隆至，针下热乃出针也"的论述，当以杨注为得。

⑫ 动气候时：谓不停地行针以候"方实"之时。　动气，应指捻转手法。

⑬ 追之：指针刺中的补法。即《灵枢·九针十二原》篇所说的"追而济之"。

⑭ 虚实者有十：明·马莳："神气血肉志，各有虚实，是计之有十也。"

⑮ 节：指俞穴。

⑯ 被：波及。明·吴昆："被，及也。"

⑰ 故：言五脏本来有六腑与之为表里。《辞源》："故，本也。"

⑱ 脉：指经脉。如"泻其盛经出其血，纳针其脉中。"

及《甲乙经》云：'病在血，调之脉'。**病在血**①，**调之络**，血病则络脉易，故调之于络也。**病在气，调之卫**；卫主气，故气病而调之卫也。**病在肉，调之分肉**②；候寒热而取之。**病在筋，调之筋**③；适缓急而刺熨之。**病在骨，调之骨**④，察轻重而调之。**燔针**⑤**劫刺其下及与急者**⑥；调筋法也。筋急则烧针而劫刺之。**病在骨，焠针药熨**⑦；调骨法也。焠针，火针也。**病不知所痛，两跃为上**；两跃，谓阴阳跃脉。阴跃之

脉，出于照海。阳跃之脉，出于申脉。申脉在足外踝下陷者中容爪甲，　新校正云：按《刺腰痛》注云：'在踝下五分'。刺可入同身寸之三分，留六呼，若灸者可灸三壮。照海在足内踝下，刺可入同身寸之四分，留六呼，若灸者可灸三壮。**身形有痛，九候莫病，则缪刺**⑧**之**；莫病，谓无病也。缪刺者，刺络脉，左痛刺右，右痛刺左。**痛在于左而右脉病者，巨刺之**。巨刺者，刺经脉。左痛刺右，右痛刺左。**必谨察其九候，针道备矣**。

---

① 血：指络脉瘀血。如"视其血络，刺出其血。"
② 调之分肉：明·张介宾："随所在而取于分肉之间也。"
③ 调之筋：指针刺调治筋，亦可引申为刺筋会穴。
④ 调之骨：指针刺调治骨，亦可引申为刺骨会穴。
⑤ 燔针：温针。　燔，烧。明·张介宾："纳针后，以火燔之使暖也。"
⑥ 其下及与急者：指筋会穴阳陵泉和筋急的部位。
⑦ 焠针药熨：即用药热熨。　焠，烧。明·张介宾："焠针者，用火先赤其针而后刺之。"药熨，明·张介宾"用辛热之药熨而散之"。
⑧ 缪刺、巨刺：明·张介宾："缪刺之法，以左取右，以右取左，巨刺亦然。但巨刺者，刺大经者也，故曰巨刺；缪刺者，刺其大络，异于经者也。"

卷第十八

缪刺论^①篇第六十三 新校正云：按全元起本在第二卷。

黄帝问曰：余闻缪刺，未得其意，何谓缪刺？缪刺，言所刺之穴，应用如纸缪纲纪也。

岐伯对曰：夫邪之客于形也，必先舍于皮毛，留而不去入舍于孙脉，留而不去入舍于络脉，留而不去入舍于经脉，内连五藏，散于肠胃，阴阳俱感，五藏乃伤，此邪之从皮毛而入，极于五藏之次^②也，如此则治其经^③焉。今邪客于皮毛，入舍于孙络，留而不去，闭塞不通，不得入于经，流溢^④于大络^⑤，而生奇病^⑥也。病在血络，是谓奇邪^⑦。 新校正云：按全元起云：'大络，十五络也。' 夫邪客大络者，左注右，右注左，上下左右与经相干^⑧，而布于四末，其气无常处，不入于经俞^⑨，命曰缪刺。四末，谓四支也。

帝曰：愿闻缪刺，以左取右以右取左，奈何？其与巨刺^⑩何以别之？

岐伯曰：邪客于经，左盛则右病，右盛则左病，亦有移易^⑪者， 新校正云：按《甲乙经》作'病易且移'。左痛未已而右脉先病，如此者，必巨刺之，必中其经，非络脉也。先病者，谓彼痛未止，而此先病以承之。故络病者，其痛与经脉

---

① 缪刺论：缪刺，是针刺方法的一种，与经刺（巨刺）法不同。凡病在经脉，则刺其经穴，是谓经刺法；病在络脉，则刺其皮络，是谓缪刺法。本篇主要阐述各经的经脉发病所采用的缪刺方法，由于是对缪刺法的专题论述，故名"缪刺"。正如明·马莳言："邪客于各经之络，则左痛取右，右痛取左，与经病异处，故以缪刺名篇。"

② 极于五藏之次：即指邪气以次由浅入深，病及于五脏之间。极，穷尽，在此指邪气传变的最后阶段。次，次序。

③ 治其经：是指邪气自外而入，穷及五脏者，则取其十二正经腧穴刺治。如明·张介宾："邪气自浅入深，而极于五脏之次者，当治其经，治经者，十二经穴之正刺也，尚非缪刺之谓。"

④ 流溢：以水满外溢比喻邪气的传变。

⑤ 大络：指十二正经的支络，共十五条，故又叫十五别络。明·吴昆："十二经支脉之大络，《难经》所谓络脉十五者是也。"但此处似为络脉的泛称为是，以下皆同。

⑥ 奇病：指病在左，症见右；病在右，症见左的络脉病，不同于经脉之病，故称"奇病"以示区别。清·张志聪："奇病者，谓病气在左，而证见于右；病气在右，而证见于左，盖大络乃经脉之别，阳走阴而阴走阳者也。"

⑦ 病在血络，是谓奇邪："病"与"邪"字上下窜倒，应作"邪在血络，是谓奇病"。

⑧ 与经相干：这是指在络脉的病邪干扰于经脉，其实还未入侵于经。 干，干扰的意思。如明·马莳："其邪客大络，左注于右，右注于左，上下左右，与经虽相干，其实不得入于经，而止布于四末。"

⑨ 经俞：多作经脉的腧穴解。俞，通"腧"，结合上下文意，此是指病邪伤及络脉而未入经脉，无固定部位，故"经俞"似指络脉为妥。如《灵枢·百病始生》有"气上逆则六输不通"句，即可佐证。

⑩ 巨刺：又叫经刺法。明·张介宾："巨刺者，刺大经者也，故曰巨刺。缪刺者刺其大络，异于经者也……皆以治病之左右移易者。"

⑪ 移易：同义复词，改变之意。《广韵·五支》："移，易也。"

缪处①，故命曰缪刺。络，谓正经之傍支，非正别也，亦兼公孙、飞扬等之别络也。　新校正云：按王氏云'非正别也'。按本论'邪客足太阴络，令人腰痛'注引'从髀合阳明，上络嗌，贯舌中'，乃太阴之正也，亦是兼脉之正，安得谓之非正别也？

帝曰：愿闻缪刺奈何？取之何如？

岐伯曰：邪客于足少阴之络，令人卒心痛，暴胀，胸胁支满，以其络别者，并正经从肾上贯肝鬲，走于心包，故邪客之，则病如是。无积者，刺然骨之前②出血，如食顷③而已。然骨之前，然谷穴也，在足内踝前起大骨下陷者中，足少阴荣也。刺可入同身寸之三分，留三呼，若灸者可灸三壮，刺此多见血，令人立饥欲食。不已，左取右，右取左，言痛在左，取之右，痛在右，取之左，余如此例。病新发者，取五日已。素有此病而新发，先刺之，五日乃尽已。

邪客于手少阳之络，令人喉痹舌卷，口干心烦，臂外廉痛，手不及头，以其脉循手表出臂外，上肩入缺盆，布膻中，散络心包；其支者，从膻中上出缺盆上项，又心主其舌，故病如是。刺手中指次指爪甲上，去端如韭叶各一痏④，谓关冲穴，少阳之井也，刺可入同身寸之一分，留三呼，若灸者可灸三壮。左右手皆刺之，故言各一痏。痏，疮也。　新校正云：按《甲乙经》关冲穴出手小指次指之端，今言中指者，误也。壮者立

已，老者有顷已，左取右，右取左，此新病数日已。

邪客于足厥阴之络，令人卒疝暴痛，以其络去内踝上同身寸之五寸，别走少阳，其支别者，循胫上睾结于茎，故今⑤人卒疝暴痛。睾，阴丸也。刺足大指爪甲上，与肉交者各一痏⑥，谓大敦穴，足大指之端，去爪甲角如韭叶，厥阴之井也，刺可入同身寸之三分，留十呼，若灸者可灸三壮。男子立已，女子有顷已⑦，左取右，右取左。

邪客于足太阳之络，令人头项肩痛，以其经之正者，从脑出别下项；支别者，从髀内左右别下。又其络自足上行，循背上头，故项头肩痛也。　新校正云：按《甲乙经》云：'其支者，从巅入络脑，还出别下项。'王氏云'经之正者'，'正'当作'支'。刺足小指爪甲上，与肉交者各一痏⑧，立已，谓至阴穴，太阳之井也，刺可入同身寸之一分，留五呼，若灸者可灸三壮。　新校正云：按《甲乙经》云：'在足小指外侧，去爪甲角如韭叶。'不已，刺外踝下⑨三痏，左取右，右取左，如食顷已。谓金门穴，足太阳郄也，在外踝下，刺可入同身寸之三分，若灸者可灸三壮。

邪客于手阳明之络，令人气满胸中，喘息而支胠，胸中热，以其经自肩端入缺盆，

---

① 缪处：即异处。言经病与络病有深浅、纵横的不同，故经脉病变发生的部位也与经脉所在部位不一致。清·高世栻："《灵枢·脉度》论云：'经脉为里，支而横者为络'，故络病者，其痛与经脉缪处。缪处，异处也。谓经脉之痛，深而在里，络脉之痛，支而横居。病在于络，左右纰缪，故命曰缪刺。"

② 无积者，刺然骨之前：清·高世栻："胀满有积，当刺其胸胁；若无积者，病少阴之络，上走心包，故当刺足少阴然谷之前。"

③ 食顷：形容在吃一顿饭所用的时间就能见效。　顷，短时间，不久之义。丹波元简认为王冰"令人立饥谷食"之注"不通"，评论正确。

④ 手中指次指爪甲上……各一痏：此即无名指端离爪甲韭叶宽处的关冲穴。如韭叶，丹波元简："凡云如韭叶者，当以一分为准。"可从。痏（wěi音委），针后穴位上之创痕。《灵枢·邪气藏府病形》："已发针，疾按其痏，无令其血出、以和其脉。"在此意指针刺之次数。下同。

⑤ 今：藏本、守校本并作"令"，作"令"是。

⑥ 刺足大指爪甲上……各一痏：此处指肝经之井穴大敦。清·张志聪："当取足大指大敦，在爪甲上与肉相交之处。"　肉交，即趾（或指）甲与皮肉交界的地方。下同。

⑦ 女子有顷已：唐·杨上善："疝痛者，阴之病也，女子阴气不胜于阳，故有顷已也。"

⑧ 刺足小指爪甲上……各一痏：指足小趾外侧端趾甲外一分处的至阴穴，是足太阳经的井穴。

⑨ 外踝下：指足外踝下的金门穴，是足太阴经的郄穴。

络脉①；其支别者，从缺盆中直而上颈，故病如是。**刺手大指次指爪甲上，去端如韭叶各一痏②，左取右，右取左，如食顷已。** 谓商阳穴，手阳明之井也，刺可入同身寸之一分，留一呼，若灸者可灸一壮。　新校正云：按《甲乙经》云：'商阳在手大指次指内侧，去爪甲角如韭叶。'

邪客于臂掌之间，不可得屈，刺其踝后③， 新校正云：按全元起云：'是人手之本节踝也'。**先以指按之痛④，乃刺之，以月死生为数⑤，月生一日一痏，二日二痏，十五日十五痏，十六日十四痏。** 随日数也。月半已前谓之生，月半以后谓之死，亏满而异也。

邪客于足阳跷之脉，令人目痛从内眦始， 以其脉起于足，上行至头而属目内眦，故病令人目痛从内眦始也。何以明之？《八十一难经》曰：'阳跷脉者，起于跟中，循外踝上行，入风池。'《针经》曰：'阴跷脉入骪属目内眦，合于太阳阳跷而上行。'寻此则至于目内眦也。**刺外踝之下半寸所⑥各二痏，** 谓申脉穴，阳跷之所生也，在外踝下

陷者中，容爪甲，刺可入同身寸之三分，留六呼，若灸者可灸三壮。　新校正云：详《刺腰痛》注云'外踝下五分'。**左刺右，右刺左，如行十里顷而已。**

人有所堕坠，恶血留内，腹中满胀，不得前后，先饮利药⑦，此上伤厥阴之脉，下伤少阴之络⑧，刺足内踝之下，然骨之前血脉出血， 此少阴之络也。　新校正云：详'血脉出血'，'脉'字疑是'络'字。**刺足跗上动脉⑨，** 谓冲阳穴，胃之原也，刺可入同身寸之三分，留十呼，若灸者可灸三壮。主腹大不嗜食。以腹胀满，故尔取之。**不已，刺三毛⑩上各一痏，见血立已，左刺右，右刺左。** 谓大敦穴，厥阴之井也。**善悲惊不乐，刺如右方⑪。** 善悲惊不乐，亦如上法刺之。

邪客于手阳明之络，令人耳聋，时不闻⑫音， 以其经支者，从缺盆上颈贯颊，又其络支别者，入耳会于宗脉，故病令人耳聋，时不闻声。

---

① 脉：守校本作"肺"，当作"肺"是。
② 手大指次指爪甲上……各一痏：指手阳明大肠经的井穴，即商阳穴。
③ 踝后：《新校正》云："按全元起云：是人手之本节踝也。"明·张介宾认为是内关穴，清·高世栻："但言痏数，不言俞穴，按之痛即俞穴也。"但丹波元简："考文义，不宜定为某穴，故王（冰）不注，高（世栻）为得矣。"似以高说为妥。
④ 先以指按之痛：明·吴昆："以此应痛为痏，不拘穴法。"即以痛为俞刺之。
⑤ 以月死生为数：这是《内经》中根据月相变化，以增减取穴多少的方法。　月死，指月亮从望（约每月十五）到朔（约每月初一）。月生，指从朔到望称之。　下文中"月生一日一痏，二日二痏，十五日十五痏"，就是按月生的时间顺延，日增一穴或日增一次。"十六日十四痏"，以此类推，十七日即十三痏，二十八日二痏，则是按月死的时间顺延，日减一穴或日减一次，这就是"以月死生为数"。
⑥ 外踝之下半寸所：即足太阳膀胱经的申脉穴。为八会穴之一，阳跷脉从此处发出。
⑦ 不得前后，先饮利药：谓大小便不通时，先让病人服用通利逐瘀之药来进行治疗。不得前后，指大小便不通。清·张志聪："肝主疏泄，肾开窍于二阴，故不得前后也。"利药，指破瘀通便的方药。明·张介宾："先饮利药，逐留内之瘀血也。"
⑧ 上伤厥阴之脉，下伤少阴之络：清·高世栻："堕坠则伤肝主之筋，肾主之骨。此上伤厥阴之脉，肝脉也。下伤少阴之络，肾络也。肝属木，其性上行。故曰上。肾属水，其性下行，故曰下。"高注使"上"、"下"二字有了着落，可从。
⑨ 足跗上动脉：明·张介宾以为足厥阴之输太冲穴，清·张志聪则认为是刺足跗上之动脉。细考文义，王冰之说为胜。
⑩ 三毛：足大趾爪甲后丛毛处，明·张介宾："足厥阴之井大敦穴也。"
⑪ 刺如右方：就按上述方法刺。明·吴昆："厥阴之病，连于肝则惊，少阴之病，逆于膻中则不乐，故刺法相侔也。"
⑫ 时不闻：清·张志聪："时不闻者，谓有时闻而有时不闻也。盖邪客于络，络脉闭塞，则有时而不闻。脉气有时而通，则有时而闻矣。"

刺手大指次指爪甲上去端如韭叶各一痏，立闻，亦同前商阳穴。不已，刺中指爪甲上与肉交者①立闻，谓中冲穴，手心主之井也，在手中指之端，去爪甲如韭叶陷者中，刺可入同身寸之一分，留三呼，若灸者可灸三壮②。古经脱简，无络可寻之。恐是刺小指爪甲上，与肉交者也。何以言之？下文云，手少阴络会于耳中也。若小指之端，是谓少冲，手少阴之井，刺可入同身寸之一分，留一呼，若灸者可灸一壮。　新校正云：按王氏云'恐是小指爪甲上少冲穴'。按《甲乙经》'手心主之正，上循喉咙，出耳后，合少阳完骨之下。'如是则安得不刺中冲，而疑为少冲也？ 其不时闻者③，不可刺也。不时闻者，络气已绝，故不可刺。耳中生风④者，亦刺之如此数，左刺右，右刺左。

凡痹往来行无常处者，在分肉间痛而刺之，以月死生为数，用针者，随气盛衰，以为痏数⑤，针过其日数则脱气⑥，不及日数则气不写⑦，左刺右，右刺左，病已止；不已，复刺之如法。言所以约月死生为数者何？以随气之盛衰也。月生一日一痏，二日二痏，渐多之，十五日十五痏，十六日十四痏，渐少之。如是刺之，则无过数，无不及也。

邪客于足阳明之经，令人鼽衄上齿寒，以其脉起于鼻，交颈中，下循鼻外，入上齿中，还出侠口环唇，下交承浆，却循颐后下廉，出大迎，循颊车，上耳前，故病令人鼽衄上齿寒。复以其脉左右交于面部，故举经脉之病，以明缪处之类，故下文云：　新校正云：按全元起本与《甲乙经》'阳明之经'作'阳明之络'。刺足中指次指爪甲上，与肉交者各一痏⑧，左刺右，右刺左。中当为大，亦传写中大之误审也。据《灵枢经》、《孔穴图经》中指次指爪甲上无穴，当言刺大指次指爪甲上，乃厉兑穴，阳明之井，不当更有次指二字也，厉兑者刺可入同身寸之一分，留一呼，若灸者可灸一壮。

新校正云：按《甲乙经》云：'刺足中指爪甲上'。无'次指'二字。盖以大指次指为中指，义与王注同。下文云'足阳明中指爪甲上'。亦谓此穴也。厉兑在足大指次指之端，去爪甲角如韭叶。

邪客于足少阳之络，令人胁痛不得息，咳而汗出⑨，以其脉支别者从目锐眦下大迎，合手少阳于颊，下加颊车，下颈合缺盆，以下胸中，贯鬲络肝属胆循胁，故令人胁痛咳而汗出。刺足小指次指爪甲上，与肉交者各一痏⑩，谓窍阴穴，少阳之井也，刺可入同身寸之一分，留一呼，若灸者可灸三壮。　新校正云：按《甲乙经》'窍阴在足小指次指之端，去爪甲角如韭叶。'不得息立

---

① 中指爪甲上与肉交者：唐·王冰疑为小指末端的少冲穴。《新校正》引《甲乙经》为证，认为是中冲，是手厥阴经的井穴，明·张介宾、明·马莳、清·张志聪等皆从此，如明·张介宾："以心主之脉出耳后，合少阳完骨之下，故宜取之。"王说不足凭。

② 谓中冲穴……若灸者可灸三壮：顾观光曰："此四十四字，必非王注。当是林氏引别说以解经，而传写脱其姓氏，又误置王氏前也。"

③ 其不时闻者：谓完全失去听力。"时"犹常也。

④ 耳中生风：是比喻耳鸣时好像有刮风一样的响声。

⑤ 随气盛衰，以为痏数：即依照人体气血的盛衰来确定针刺的痏数。详见《素问·八正神明论》。

⑥ 针过其日数则脱气：针刺的痏数超过其日应刺的痏数，就会伤人正气。　脱气，耗伤正气。

⑦ 不及日数则气不写：谓针刺的痏数不足于按月生月死应刺的痏数，就达不到彻底驱除病邪的目的，即通常所说的未达病所之义。　气不写，即邪气不能被消除。　写，通"泻"。

⑧ 足中指次指爪甲上……各一痏：指足阳明胃经的厉兑穴。

⑨ 咳而汗出：清·张志聪："足少阳所生病者汗出，上逆于肺则咳也。"

⑩ 足小指次指爪甲上……各一痏：指足少阳胆经的井穴，足窍阴穴。

已，汗出立止，咳者温衣饮食①，一日已。左刺右，右刺左，病立已。不已，复刺如法。

邪客于足少阴之络，令人嗌痛，不可内食②，无故善怒，气上走贲上③，以其经支别者，从肺出络心，注胸中。又其正经，从肾上贯肝鬲，入肺中，循喉咙，侠舌本，故病令人嗌干痛，不可内食，无故善怒，气上走贲上也。贲，谓气奔也。

新校正云：详王注以'贲上'为'气奔'者非，按《难经》'胃为贲门'。杨玄操云：'贲，鬲也。'是气上走鬲上也。经既云气上走，安得更以贲为奔上之解邪？刺足下中央之脉④，各三痏，凡六刺，立已，左刺右，右刺左。谓涌泉穴，少阴之井也，在足心陷者中，屈足蹻指宛宛中，刺可入同身寸之三分，留三呼，若灸者可灸三壮。嗌中肿，不能内唾，时不能出唾者，刺然骨之前，出血立已，左刺右，右刺左。亦足少阴之络也，以其络并大经喉咙，故尔刺之。此二十九字，本错简在'邪客手足少阴太阴足阳明之络'前，今迁于此。　新校正云：详王注以'其络并大经循喉咙'差互。按《甲乙经》'足少阴之络，并经上走心包少阴之经，循喉咙。'今王氏之注，经与络交互，当以《甲乙经》为正也。

邪客于足太阴之络，令人腰痛，引少腹控䏚⑤，不可以仰息，足太阴之络，从髀

合阳明，上贯尻骨中，与厥阴少阳结于下髎，而尻骨内入腹，上络嗌贯舌中。故腰痛则引少腹，控于䏚中也。䏚，谓季胁下之空软处也。受邪气则络拘急，故不可以仰伸而喘息也。《刺腰痛篇》中无'息'字。

新校正云：详王注云'足太阴之络'，按《甲乙经》乃'太阴之正'，非络也。王氏谓之络者，未详其旨。刺腰尻之解，两胂之上⑥，是腰俞，以月死生为痏数，发针立已，左刺右，右刺左。腰尻骨间曰解，当中有腰俞，刺可入同身寸之二寸，　新校正云：按《气府论》注作'二分'。《刺热论》注作'二分'。《水穴篇》注作'二分'。《热穴篇》注作'二寸'。《甲乙经》作'二寸'。留七呼，主与经同。《中诰孔穴经》⑦云：左取右，右取左，穴当中，不应尔也。次腰下侠尻有骨空各四，皆主腰痛，下髎主与经同，是足太阴厥阴少阳所结，刺可入同身寸之二寸，留十呼，若灸者可灸三壮。胂，谓两髁胂也。腰俞髁胂，皆当取之也。　新校正云：按此邪客足太阴之络，并刺法一项，已见《刺腰痛篇》中，彼注甚详，此特多'是腰俞'三字耳。别按全元起本旧无此三字，王氏颇知腰俞无左右取之理而注之，而不知全元起本旧无。

邪客于足太阳之络，令人拘挛背急，引胁而痛，以其经从髀内，左右别下，贯胂，合腘中，故病令人拘挛背急，引胁而痛。　新校正云：按全元起本及《甲乙经》'引胁而痛'下，更云'内引心而痛'。刺之从项始数脊椎侠脊，疾按之

---

① 咳者温衣饮食：《灵枢·邪气藏府病形》："形寒寒饮则伤肺。"《灵枢·百病始生》："重寒则伤肺"，所以如有咳嗽，就要注意衣着和饮食的温暖。清·张志聪："咳者，邪干肺也，故宜温衣及温暖饮食，若形寒饮冷，是为重伤矣。"

② 令人嗌痛不可内食：是指咽喉肿痛，不能下咽饮食，就连口水也不能吞咽，言咽喉肿痛之甚。正如明·马莳所注："有等嗌中作痛，不但不能纳食，虽唾亦不能出纳者。"清·高世栻解"不可内食"为"饥不欲食"，非也。

③ 无故善怒，气上走贲上：怒为肝气升发太过之症，是因足少阴病及于肝，而有烦躁易怒之症。　贲上，明·张介宾认为是"贲门之上"，即胸膈之间。清·高世栻认为"贲上，即鬲上也。"二说均通，似以张注更优。

④ 足下中央之脉：足少阴肾经的井穴，涌泉穴。

⑤ 令人腰痛，引少腹控䏚：明·吴昆："足太阴，湿土也。温病者，先注于腰，故腰痛。太阴之筋，聚于阴器，循腹里结胁，故引少腹控䏚。"

⑥ 腰尻之解，两胂之上：解，指骨骼的间隙。胂（shēn 音申），夹脊的肉。明·张介宾："腰尻骨解两胂之上者，督脉腰俞之傍也。……腰俞止一穴居中，本无左右，此言左取右，右取左者，必腰俞左右，即足太阳之下髎穴也。"

⑦ 经：按"经"上脱"图"字。《中诰孔穴图经》已佚。

应手如痛①，刺之傍三痏，立已。从项始数脊椎者，谓从大椎数之，至第二椎两傍，各同身寸之一寸五分，内循脊两傍，按之有痛应手，则邪客之处也。随痛应手深浅，即而刺之。邪客在脊骨两傍，故言刺之傍也。

邪客于足少阳之络，令人留于枢中②痛，髀不可举③，以其经出气街，绕毛际，横入髀厌中，故痛令人留于髀枢，后痛解不可举也。枢，谓髀枢也。刺枢中以毫针，寒则久留针，以月死生为④数，立已。髀枢之后，则环铫穴也。正在髀枢后，故言刺髀枢后也。环铫者，足少阳脉气所发，刺可入同身寸之一寸，留二十呼，若灸者可灸三壮。毫针者，第七针也。　新校正云：按《甲乙经》'环铫在髀枢中'，《气穴论》云：'在两髀厌分中'，此经云'刺枢中'，而王氏以谓'髀枢之后者'，误也。

治诸经刺之，所过者不病⑤，则缪刺之。正言也。经不病则邪在络，故缪刺之。若经所过有病，是则经病，不当缪刺矣。

耳聋，刺手阳明，不已，刺其通脉出耳前者⑥。手阳明，谓前手大指次指去端如韭叶者也，是谓商阳。据《中诰孔穴图经》手阳明脉中商阳、合谷、阳溪、遍历四穴，并主耳聋。今经所指，谓前商阳，不谓此合谷等穴也。耳前通脉，手阳明脉。正当听会之分，刺入同身寸之四分，若灸者可灸三壮。齿龋，刺手阳明，不已，刺其脉入齿中，立已。据《甲乙》《流注图经》手阳明脉中商阳、二间、三间、合谷、阳溪、遍历、温留七穴，并主齿

痛。手阳明脉贯颊入下齿中，足阳明脉循鼻外入上齿中也。

邪客于五藏之间⑦，其病也，脉引而痛，时来时止，视其病，缪刺之于手足爪甲上，各刺其井，左取右，右取左。视其脉，出其血，间日一刺，一刺不已，五刺已。有血脉者，则刺之如此数。

缪传⑧引上齿，齿唇寒痛，视其手背脉血者去之，若病缪传而引上齿，齿唇寒痛者，刺手背阳明络也。足阳明中指爪甲上⑨一痏，手大指次指爪甲上各一痏，立已，左取右，右取左。谓第二指厉兑穴也。手大指次指，谓商阳穴，手阳明井也。《针经》曰：'齿痛不恶清饮，取足阳明。恶清饮，取手阳明。'　新校正云：详前文'邪客足阳明，刺中指次指爪甲上'，是误剩'次指'二字，当如此只言中指爪甲上乃是也。

邪客于手足少阴、太阴、足阳明之络，此五络，皆会于耳中，上络左角，手少阴，真心脉。足少阴，肾脉。手太阴，肺脉。足太阴，脾脉。足阳明，胃脉。此五络皆会于耳中，而出络左额角也。五络俱竭，令人身脉皆动，而形无知也，其状若尸，或曰尸厥⑩，言其卒冒闷而如死尸，身脉犹如常人而动也。然阴气盛于上，则下气熏上而邪气逆，邪气逆则阳气乱，阳气乱则五络闭结而不通，故其状若尸也。以是从厥而生，故或曰尸厥。刺其足大指内侧爪甲上，去端如

① 从项始数脊椎侠脊……如痛：明·张介宾："此刺不拘俞穴，但自项大椎为始，从下数其脊椎，或开一寸半，或开三寸，侠脊处疾按之，应手而痛，即刺处也。"明·吴昆将此按之应手而痛的穴位"谓之应痛穴。"即通常所说的"阿是穴"。　如，通作"而"。

② 枢中：明·张介宾："枢中，髀枢也，足少阳脉所由行者。"又说："髀枢中，足少阳环跳穴也。"在此指环跳所在的部位，而非指穴。

③ 髀不可举：指大腿不能收提抬起。　髀，大腿。

④ 为：《太素》、《量缪刺》、《甲乙经》"为"下并有"痏"字。

⑤ 所过者不病：明·张介宾："诸经所过者不病，言病不在经而在络也，故缪刺之。若病在经，则谓之巨刺也。"是指经脉所过的地方不病，实际上是指病不在经而在络，故曰："则缪刺之。"

⑥ 通脉出耳前者：《甲乙经》"通脉"作"过脉"。"出耳前者"，指听宫穴。

⑦ 五藏之间：明·吴昆："五藏之间，谓五藏络也。"

⑧ 缪传：不当传而传之谓。清·张志聪："谓手阳明之邪，缪传于足阳明之脉也。"因上齿属于足阳明胃经，故称之。

⑨ 足阳明中指爪甲上：指足阳明经中趾爪甲上的内庭穴。

⑩ 尸厥：古病名，厥病之一种。

韭叶①，谓隐白穴，足太阴之井也，刺可入同身寸之一分，留三呼，若灸者可灸三壮。后刺足心②，谓涌泉穴，足少阴之井也，刺同前取涌泉穴法。后刺足中指爪甲上各一痏，谓第二指足阳明之井也，刺同前取厉兑穴法。后刺手大指内侧，去端如韭叶③，谓少商穴，手太阴之井也，刺可入同身寸之一分，留三呼，若灸者可灸三壮。后刺手心主④，谓中冲穴，手心主之井也，刺可入同身寸之一分，留三呼，若灸者可灸一壮。　新校正云：按《甲乙经》不刺手心主，详此五络之数，亦不及手心主，而此刺之，是有六络。未会王冰相随注之，不为明辨之旨也。少阴锐骨之端⑤各一痏，立已。谓神门穴，在掌后锐骨之端陷者中，手少阴之俞也，刺可入同身寸之三分，留三呼，若灸者可灸三壮。不

已，以竹管吹其两耳，言使气入耳中，内助五络，令气复通也。当内管入耳，以手密压之，勿令气泄，而极吹之，气壅然，从络脉通也。　新校正云：按陶隐居云：'吹其左耳极三度，复吹其右耳三度也。'鬄⑥其左角之发方一寸，燔治，饮以美酒一杯⑦，不能饮者灌之，立已。左角之发，是五络血之余，故鬄之燔治，饮之以美酒也。酒者所以行药，势又炎上而内走于心，心主脉，故以美酒服之。

凡刺之数⑧，先视其经脉，切而从之⑨，审其虚实而调之，不调者经刺之⑩，有痛而经不病者缪刺之，因视其皮部有血络者尽取之，此缪刺之数也。

―――――――――

① 足大趾内侧爪甲上……如韭叶：指足太阴脾经的井穴隐白穴。
② 足心：指足掌前三分之一的涌泉穴。
③ 手大指内侧……如韭叶：指手太阴肺经的井穴少商。
④ 手心主：指手厥阴心包经的井穴，中冲穴。自"新校正"引《甲乙经》"不刺手心主"，对王注质疑后，又有清·张琦、丹波元简从之，清·高世栻更提出刺心主即"刺少阴手心主少阴锐骨之端。"皆不可从，仍以王注为允。
⑤ 少阴锐骨之端：多指手少阴心经的神门穴，惟清·高世栻认为是大陵穴。
⑥ 鬄（tì 音替）：同"剃"。
⑦ 燔治，饮以美酒一杯：燔治，在此指把剃下的头发烧成炭末，即血余炭。明·张介宾："燔治，烧制为末也。饮以美酒，助药力行血也。"
⑧ 数：音义同"术"，方法也。唐·杨上善曰："数，法也。"
⑨ 切而从之：《甲乙经》"从"作"循"，可从。
⑩ 不调者经刺之：不调，指经脉不和调。　经刺，即"巨刺"法。

四时刺逆从论^①篇第六十四

新校正云：按'厥阴有余'至'筋急目痛'，全元起本在第六卷。'春气在经脉'至篇末，全元起本在第一卷。

厥阴^②有余病阴痹^③，痹，谓痛也。阴，谓寒也。有余，谓厥阴阴气盛满。故阴发于外，而为寒痹。　新校正云：详王氏以'痹'为'痛'，未通。不足病生热痹^④，阴不足，则阳有余，故为热痹。滑则病狐疝风^⑤，涩则病少腹积气。厥阴脉循股阴入毛中，环阴器抵小腹，又其络支别者，循胫上睾结于茎，故为狐疝少腹积气也。　新校正云：按杨上善云：'狐夜不得尿，日出方得，人之所病与狐同，故曰狐疝。一曰狐疝，谓三焦狐府为疝，故曰狐疝。'少阴有余病皮痹^⑥隐轸^⑦，不足病肺痹^⑧，肾水逆连于肺母故也。足少阴脉，从肾上贯肝膈，入肺中，故有余病皮痹隐轸，不足病肺痹也。滑则病肺风疝^⑨，涩则病积溲血。以其正经入肺贯肾络膀胱，故为肺疝及积溲血也。太阴有余病肉痹^⑩寒中，不足病脾痹，脾主肉，故如是。滑则病脾风疝^⑪，涩则病积心腹时满。太阴之脉入腹属脾络胃，其支别者，复从胃别上膈注心中，故为脾疝心腹时满也。阳明有余病脉痹^⑫，身时热，不足病心痹，胃有余则上归于心，不足则心下痹，故为是。滑则

----

① 四时刺逆从论：本篇从"天人合一"的整体观出发，认为自然界四时六气，内合于脏腑十二经脉，外应于皮肉筋骨脉，由于四时的六气有太过不及的变化，人体气血随之有所变异，其趋向和聚积的部位也各不相同。针刺治疗时，若能顺应四时的变迁，随时调整针刺方法，则正气不乱，就能达到治疗目的，是为从；反之，如果逆四时气候变化而刺，不但不能治愈疾病，还会使正气内乱，甚则死亡，此谓逆，故名"四时刺逆从论"。清·高世栻："四时刺逆从者，春刺经脉，夏刺孙络，长夏刺肌肉，秋刺皮肤，冬刺骨髓，四时各有所刺，刺之从也。刺不知四时之经，正气内乱，中伤五脏，死之有期，刺之逆也。四时合五行，六气亦合五行，故论四时刺逆从，先论六气有余不足滑涩之病也。"
② 厥阴：指风木之气，内应于足厥阴肝经。
③ 阴痹：指寒痹。清·张志聪："痹者闭也，血气留著于皮肉筋骨为痛也。"
④ 热痹：指以关节红肿热痛为特征的疾病。
⑤ 狐疝风：指少腹囊疼痛，阴囊时大时小，如狐之出没无常的病证。明·张介宾："疝在厥阴，其出入上下不常，与狐相类，故曰狐疝风。"
⑥ 皮痹：指以皮肤不仁为特征的一种痹病。
⑦ 隐疹：即瘾疹，一种皮肤病。
⑧ 肺痹：指外邪痹阻于肺，以胸闷、咳喘等为特征的病证。肺痹、脾痹、心痹、肾痹、肝痹在《素问·痹论》有专论，参见该篇。
⑨ 肺风疝：指风邪外侵，病位在肺的一种疝病。
⑩ 肉痹：又名肌痹，指风寒湿邪引起的以肌肤顽麻疼痛为特征的一种痹病。
⑪ 脾风疝：因脾失健运，水湿内生下注所致的癩疝之病。明·张介宾："脾风疝者，即癩肿重坠之属，病在湿也。"
⑫ 脉痹：经脉气血凝滞不通的一种痹病。

病心风疝①，涩则病积时善惊。心主之脉起于胸中，出属心包，下膈历络三焦，故心疝时善惊。太阳有余病骨痹②身重，不足病肾痹，太阳与少阴为表里，故有余不足皆病归于肾也。滑则病肾风疝③，涩则病积善时④巅疾。太阳之脉交于巅上，入络脑，下循膂络肾，故为肾风及巅病也。少阳有余病筋痹⑤胁满，不足病肝痹，少阳与厥阴为表里，故病归于肝。滑则病肝风疝⑥，涩则病积时筋急目痛。肝主筋，故时筋急。厥阴之脉上出额，与督脉会于巅，其支别者，从目系下颊里，故目痛。是故春气在经脉，夏气在孙络，长夏气在肌肉，秋气在皮肤，冬气在骨髓中。

帝曰：余愿闻其故。

岐伯曰：春者，天气始开，地气始泄，冻解冰释，水行经通，故人气在脉。夏者，经满气溢，入孙络受血，皮肤充实。长夏者，经络皆盛，内溢肌中。秋者，天气始收，腠理闭塞，皮肤引急⑦。引，谓牵引以缩急也。冬者盖藏，血气在中，内著骨髓，通于五藏。是故邪气者，常随四时之气血而入客也，至其变化不可为度，然必从其经气，辟除⑧其邪，除其邪则乱气不生。得气而调，故不乱。

帝曰：逆四时而生乱气奈何？

岐伯曰：春刺络脉，血气外溢，令人少气⑨；血气溢于外，则中不足，故少气。 新校正云：按自'春刺络脉'至'令人目不明'与《诊要经终论》义同文异，彼注甚详于此，彼分四时，此分五时，然此有长夏刺肌肉之分，而逐时各阙刺秋分之事，疑此肌肉之分，即彼秋皮肤之分也。春刺肌肉，血气环逆⑩，令人上气；血逆气上，故上气。 新校正云：按经阙'春刺秋分'。春刺筋骨，血气内著，令人腹胀。内著不散故胀。夏刺经脉，血气乃竭，令人解㑊⑪；血气竭少，故解㑊然不可名之也。解㑊，谓寒不寒，热不热，壮不壮，弱不弱，故不可名之也。夏刺肌肉，血气内却⑫，令人善恐；却，闭也。血气内闭，则阳气不通，故善恐。夏刺筋骨，血气上逆，令人善怒⑬。血气上逆，则怒气相应，故善怒。新校正云：按经阙'夏刺秋分'。秋刺经脉，血气上逆，令人善忘；血气上逆，满于肺中，故善忘。秋刺络脉，气不外行⑭， 新校正云：按别本作'血气不行'。全元起本作'气不卫外'，《太素》同。令人卧不欲动；以虚甚故。 新校正云：按经阙'秋刺长夏分'。秋刺筋骨，血气内散，令人寒慄。血气内散，则中气虚，故寒慄。冬刺经脉，血气皆脱，令人目不明，以血气无所营故也。冬刺络脉，内气外泄，

---

① 心风疝：指阳明邪盛，波及于心，以少腹有块，气上冲胸暴痛为主症的疝病。
② 骨痹：指风寒湿邪引起的以骨节重痛为特征的一种痹病。
③ 肾风疝：由风寒之邪引起的以阴器少腹疼痛为特征的疝病。
④ 善时：二字误倒为"时善"。"时善巅疾"与上"时善惊"句式同。
⑤ 筋痹：指以筋脉拘挛，关节疼痛为特征的一种痹病。
⑥ 肝风疝：指风邪伤犯肝脉所致的一种疝病。
⑦ 皮肤引急：指皮肤毛孔收缩。
⑧ 辟除：即排除，祛除。
⑨ 令人少气：春气在经脉而刺络脉，致气血外溢而令人气少。
⑩ 血气环逆：意谓气血逆其正常规律循环。清·姚止庵："环者，循环。谓血气相乱而逆，故周身之气上而不下也。"
⑪ 解㑊：指懈怠无力。
⑫ 血气内却：意谓气血衰退于内。
⑬ 令人善怒：明·张介宾："夏刺冬分，则阴虚于内，阳胜于外，令人血气逆而善怒。"
⑭ 气不外行：刺络后，阳气内乏，故不外行。

留为大痹①。冬刺肌肉，阳气竭绝，令人善忘。阳气不壮，至春而竭，故善忘。 新校正云：按经阙'冬刺秋分'。凡此四时刺者，大逆之病， 新校正云：按全元起本作'六经之病'。不可不从也，反之，则生乱气相淫病焉。淫，不次也。不次而行，如浸淫相染而生病也。故刺不知四时之经，病之所生，以从为逆，正气内乱，与精相薄②，必审九候，正气不乱，精气不转③。不转，谓不逆转也。

帝曰：善。刺五藏，中心一日死。其动为噫。《诊要经终论》曰：'中心者环死。'《刺禁论》曰：'中心一日死，其动为噫。'中肝五日死，其动为语。《诊要经终论》阙而不论。《刺禁论》曰：'中肝五日死，其动为语。' 新校正云：按《甲乙经》'语'作'欠'。中肺三日死，其动为咳。《诊要经终论》曰：'中肺五日死。'《刺禁论》曰：'中肺三日死，其动为咳。'中肾六日死， 新校正云：按《甲乙经》作'三日死'。其动为嚏欠。《诊要经终论》曰：'中肾七日死'。《刺禁论》曰：'中肾六日死，其动为嚏。' 新校正云：按《甲乙经》无'欠'字。中脾十日死， 新校正云：按《甲乙经》作'十五日'。其动为吞。《诊要经终论》曰：'中脾五日死。'《刺禁论》曰：'中脾十日死，其动为吞。'然此三论，皆岐伯之言，而死日动变不同，传之误也。刺伤人五藏必死，其动则依其藏之所变，候知其死也④。变，谓气动变也。中心下至此，并为逆从，重文也。

---

① 大痹：指脏气虚而邪痹于五脏。明·吴崑："大痹者，藏气虚而邪痹于五藏也。"
② 与精相薄：谓邪气与真气相搏击。精，真气。"薄"与"搏"通。
③ 精气不转：谓真气不受邪气的搏击，与上文"与精相搏"相对。"转"疑当作"搏"。丹波元简："转，恐'薄'之讹。""薄"与"搏"相通。
④ 其动则依其藏之所变，候知其死也：依据五藏变动所发生的不同证候，则可察知所伤之藏而预知其死期。

标本病传论①篇第六十五 新校正云：按全元起本在第二卷《皮部论》篇前。

黄帝问曰：病有标本②，刺有逆从③奈何？

岐伯对曰：凡刺之方④，必别阴阳⑤，前后相应⑥，逆从得施⑦，标本相移⑧，故曰：有其在标而求之于标，有其在本而求之于本，有其在本而求之于标，有其在标而求之于本，故治有取标而得者，有取本而得者，有逆取而得⑨者，有从取而得⑩者，得病之情，知治大体⑪，则逆从皆可，施必中焉。故知逆与从，正行无问⑫，知标本者，万举万当⑬，道不疑惑，识既深明，则无问于人，正行皆当。不知标本，是谓妄行。识犹褊浅，道未高深，举且见违，故行多妄。

夫阴阳逆从标本之为道也，小而大，言一而知百病之害⑭。著之至也⑮。言别阴阳，知逆顺，法明著，见精微，观其所举则小，寻其所利则大，以斯明著，故言一而知百病之害。少而多，浅而博，可以言一而知百也。言少可以贯多，举浅可以料大者，何法之明？故非圣人之道，孰能至于是耶？故学之者，犹可以言一而知百病

---

① 标本病传论：本篇所论内容，一是病有标本，治有逆从；二是疾病传变规律及据此以预测疾病转归预后。因其中心是讨论标本与病传问题，故篇名"标本病传论"。正如吴昆说："此篇首论病之标本，后论病之相传，故以名篇。"

② 病有标本：指病有标病本病的区别。明·张介宾："标，末也。本，原也。"明·马莳："标者，病之后生，本者，病之先成。此乃病体之不同也。"

③ 刺有逆从：即刺法有逆治从治的不同。明·张介宾："逆者，谓病在本而刺其标，病在标而刺其本。从者，病在本而刺其本，病在标而刺其标也。"此与《素问·至真要大论》中正治反治的概念不同。 刺，指诸种治法，不局限于针刺。

④ 方：一定之法。

⑤ 必别阴阳：即在脏腑、经络、时令、气血，都有阴与阳的区分。明·张介宾："阴阳二字，所包者广，如经络时令气血疾病，无所不在。"

⑥ 前后相应：实指诊断治疗全部过程的一致性。明·马莳："前后者，背腹也，其经络相互为应。"明·吴昆："谓经穴前后刺之，气相应也。"明·张介宾："取其前则后应，取其后则前应。"清·张志聪："谓有先病后病也。"此解义稍宽，可参考。

⑦ 逆从得施：即逆治从治运用得当。明·张介宾："或逆或从，得施其法。"

⑧ 标本相移：即标病与本病的治疗，其先后次序是没有固定的，根据具体情况，可以相互转移的。明·吴昆："刺者，或取于标，或取于本，互相移易。"

⑨ 逆取而得：即施治时在本求标，在标求本。

⑩ 从取而得：即施治时在本求本，在标求标。

⑪ 知治大体：即掌握治法的纲领。

⑫ 正行无问：意即为依照标本逆从治疗就不会出现差错。明·马莳："乃正行之法，而不必问之于人。"

⑬ 当：明·张介宾："当，去声。"

⑭ 百病之害：意即多种病的要害。

⑮ 著之至也：显明之极。结合下文王冰注释"何法之明，故非圣人之道，孰能至于是耶？"可知是王冰之感慨。

也。博，大也。**以浅而知深，察近而知远，言标与本，易而勿及**①。虽事极深玄，人非咫尺，略以浅近，而悉贯之。然标本之道，虽易可为言，而世人识见无能及者。**治反为逆，治得为从**②。

先病而后逆者治其本③；**先逆而后病者治其本；先寒而后生病者治其本；先病而后生寒者治其本；先热而后生病者治其本；先热而后生中满者治其标；先病而后泄者治其本；先泄而后生他病者治其本，必且调之，乃治其他病。先病而后生中满者治其标**④；**先中满而后烦心者治其本。人有客气，有同气**⑤。　新校正云：按全元起本'同'作'固'。**小大不利治其标**⑥；**小大利治其本。**本先病，标后病，必谨察之。**病发而有余，本而标之，先治其本，后治其标；病发而不足，标而本之，先治其标，后治其本。**本而标之，谓有先病复有后病也。以其有余，故先治其本，后治其标也。标而本之，谓先发轻微缓者，后发重大急者。以其不足，故先治其标，后治其本也。**谨察间甚**⑦，**以意调之**，间，谓多也。甚，谓少也。多，谓多形证而轻

易。少，谓少形证而重难也。以意调之，谓审量标本不足有余，非谓舍法而以意妄为也。**间者并行，甚者独行**⑧。**先小大不利而后生病者治其本。**并，谓他脉共受邪气而合病也。独，谓一经受病而无异气相参也。并甚则相传，传急则亦死。

夫病传者⑨，**心病先心痛**⑩，藏真通于心，故心先痛。**一日而咳**⑪，心火胜金，传于肺也。肺在变动为咳故尔。**三日胁支痛**，肺金胜木，传于肝也。以其脉循胁肋故如是。**五日闭塞不通，身痛体重**；肝木胜土，传于脾也。脾性安镇，木气乘之，故闭塞不通，身痛体重。**三日不已，死。**以胜相伐，唯弱是从，五藏四伤，岂其能久，故为即死。**冬夜半，夏日中**⑫。谓正子午之时也。或言冬夏有异，非也。昼夜之半，事甚昭然。　新校正云：按《灵枢经》'大气入藏，病先发于心，一日而肺，三日而肝，五日而之脾，三日不已，死。冬夜半，夏日中。'《甲乙经》曰：'病先发于心，心痛，一日之肺而咳，五日之肝，胁支痛，五日之脾，闭塞不通，身体重，三日不已死，冬夜半，夏日中。'详《素问》言其病，《灵枢》言其藏，《甲乙经》乃并《素问》、《灵枢》二经之文，而病与藏兼举之。

---

① 易而勿及：意为标本的道理容易理解，但临床上运用起来，并不那么容易掌握。明·张介宾："言之虽易，而实无能及者。"
② 治反为逆，治得为从：谓治疗相反的为逆，治疗相得的为从。清·高世栻："不知标本，治之相反，则为逆。识其标本，治之得宜，始为从。"
③ 先病后逆者治其本：意即患某病，而后气血违逆不和的，先治其本病。明·张介宾："有因病而致气血之逆者。"
④ 先病而后生中满者治其标：明·张介宾："诸病皆先治本，而惟中满者先治其标，盖以中满为病，其邪在胃，胃者，藏府之本也，胃满则药食之气不能行，而藏府皆失其所禀，故先治此者，亦所以治本也。"
⑤ 人有客气，有同气："新校正"：按全元起本"同"作"固"。按诸注家对客气同气解释各不相同，似仍据古本"同"作"固"较妥。　客气即指新受之邪气，固气即原本在体内之邪气。先受病为本，后受病为标，则客气为标，固气为本。
⑥ 小大不利治其标：意即大小便不利，是危险的症候，应当先治其标症。
⑦ 间甚："间"谓病轻，"甚"谓病重。
⑧ 间者并行，甚者独行：病情轻浅的可标本同治；病情较重者，可或治标或治本。明·张介宾曰："病浅者可以兼治，故曰并行，病甚者难容杂乱，故曰独行。""行"犹用也。
⑨ 病传：病变传化。
⑩ 心痛：心病诸证。《说文》："痛，病也。"
⑪ 一日而咳：即后一日传于肺而咳。
⑫ 冬夜半，夏日中：谓冬日死于夜半时分，夏日死于中午时分。明·张介宾："心火畏水，故冬则死于夜半；阳邪亢极，故夏则死于日中。盖衰极亦死，盛极亦死。"

肺病喘咳，藏真高于肺而主息，故喘咳也。三日而胁支满痛，肺传于肝。一日身重体痛，肝传于脾。五日而胀；自传于府。十日不已，死。冬日入，夏日出①。孟冬之中，日入于申之八刻三分。仲冬之中，日入于申之七刻三分。季冬之中，日入于申，与孟月等。孟夏之中，日出于寅之八刻一分。仲夏之中，日出于寅七刻三分。季夏之中，日出于寅，与孟月等也。

肝病头目眩，胁支满，藏真散于肝，脉内连目胁，故如是。三日体重身痛，肝传于脾。五日而胀，自传于府。三日腰脊少腹痛，胻酸；谓胃传于肾。以其脉起于足，循腨内出腘内廉，上股内后廉，贯脊属肾络膀胱，故如是也。腰为肾之府，故腰痛。三日不已，死。冬日入，新校正云：按《甲乙经》作'日中'。夏早食②。日入早晏，如冬法也。早食谓早于食时，则卯正之时也。

脾病身痛体重，藏真濡于脾，而主肌肉故尔。一日而胀，自传于府。二日少腹腰脊痛胻酸，胃传于肾。三日背胂筋痛③，小便闭；自传于府及之胂也。十日不已，死。冬人定，夏晏食④。人定，谓申后二十五刻。晏食，谓寅后二十五刻。

肾病少腹腰脊痛，胻酸，藏真下于肾，故如是。三日背胂筋痛，小便闭，自传于府。

新校正云：按《灵枢经》云：'之胂膀胱'。是自传于府，及之胂也。三日腹胀，膀胱传于小肠。 新校正云：按《甲乙经》云：'三日上之心，心胀'。三日两胁支痛，府传于藏。 新校正云：按《灵枢经》云：'三日之小肠，三日上之心。'今云'两胁支痛'，是小肠府传心藏而发痛也。三日不已，死。冬大晨，夏晏晡⑤。大晨，谓寅后九刻大明之时也。晏晡，谓申后九刻向昏之时也。

胃病胀满，以其脉循腹，故如是。五日少腹腰脊痛，胻酸，胃传于肾。三日背胂筋痛，小便闭；自传于府及之胂也。五日身体重；膀胱水府传于脾也。 新校正云：按《灵枢经》及《甲乙经》各云'五日上之心'。是膀胱传心，为相胜而身体重。今王氏言传脾者误也。六日不已，死。冬夜半后，夏日昳⑥。夜半后，谓子后八刻丑正时也。日昳，谓午后八刻未正时也。

膀胱病小便闭，以其为津液之府，故尔。五日少腹胀，腰脊痛，胻酸；自归于藏。一日腹胀；肾复传于小肠。一日身体痛；小肠传于脾。 新校正云：按《灵枢经》云：'一日上之心'。是府传于藏也。《甲乙经》作'之脾'，与王注同。二日不已，死。冬鸡鸣，夏下晡⑦。鸡鸣，谓早鸡鸣，丑正之分也。下晡，谓日下于晡时，申之后五刻也。

---

① 冬日入，夏日出：谓冬日死于日入时分，夏日死于日出时分。明·马莳："冬之日入在申，申虽属金，金衰不能抉也。夏之日出在寅，木旺火将生，肺气已绝，不待火之生也。"

② 冬日入，夏早食：谓冬日死于日入时分，夏日死于早餐时分。《黄帝内经素问译释》："冬日入在申时，因金旺木衰，安得不死；夏日早餐大都在卯时，木旺之际，肝病无能当令，肝即气绝而死。"

③ 背胂筋痛：谓背部脊柱两侧高起的肌肉和筋膜疼痛。明·马莳："胂，膂同。肾自传于膀胱府，故背胂筋痛，小便自闭。"

④ 冬人定，夏晏食：谓冬日死于人定时分，夏日死于晏食时分。明·马莳："冬之人定在亥，以土不胜水也，夏之晏食在寅，以木来克土也。"人定，夜深安息之时；晏食，晚饭之时。《广雅》："晏，晚也。"

⑤ 冬大晨，夏晏晡：谓冬日死于大晨时分，夏日死于晏晡时分。明·马莳："冬之大晨在寅末。"明·张介宾："晏晡，戌时也，土能伐水，故病发于肾者，不能出乎此也。"大晨，天亮之时。晏晡，晚饭之时。"晡"古作"餔"。《广雅》："餔，食也。"

⑥ 夏日昳（dié 音迭）：谓夏日死于日昳时分。 昳，日落。明·张介宾："未也，皆土旺之时，故胃病逢之，气极则败。"

⑦ 夏下晡：谓夏日死于下晡时分。明·张介宾："夏之下晡在未，水所畏也。""土能克水，故膀胱之病畏之。"下晡，即午后，与日昳之时相近。

诸病以次相传，如是者，皆有死期①，不可刺，五藏相移皆如此，有缓传者，有急传者，缓者或一岁、二岁、三岁而死，其次或三月，若六月而死，急者一日、二日、三日、四日，或五六日而死，则此类也。寻此病传之法，皆五行之气，考其日数，理不相应。夫以五行为纪，以不胜之数传于所胜者，谓火传于金，当云一日；金传于木，当云二日；木传于土，当云四日；土传于水，当云三日；水传于火，当云五日也。若以己胜之数传于不胜者，则木三日传于土，土五日传于水，水一日传于火，火二日传于金，金四日传于水②。经之传日，似法三阴三阳之气。《玉机真藏论》曰：'五藏相通，移皆有次。不治，三月若六月，若三日若六日，传而当死。'此与同也。虽尔，犹当临病详视日数，方悉是非尔。间一藏止③，　新校正云：按《甲乙经》无'止'字。及至三四藏者，乃可刺也④。间一藏止者，谓隔过前一藏而不更传也。则谓木传土，土传水，水传火，火传金，金传木而止，皆间隔一藏也。及至三、四藏者，皆谓至前第三、第四藏也。诸至三藏也，皆是其己不胜之气也。至四藏者，皆至己所生之父母也。不胜则不能为害，于彼所生则父子无克伐之期，气顺以行，故刺之可矣。

---

① 皆有死期：清·姚止庵："五行以胜相传，言其常也，若夫死期有相符者，有未必相符者，不可拘执。"
② 水：胡本、赵本并作"木"。
③ 间一脏止：谓病邪间脏相传，用针刺之法可制止病传。
④ 及至三四脏者，乃可刺也：谓病邪隔三四脏相传，方可进行针刺治疗。明·张介宾："间三四脏者，皆非以次相传也，治之则愈，故可针刺之。"

卷第十九

天元纪大论①篇第六十六

黄帝问曰：天有五行，御五位，以生寒暑燥湿风②。人有五藏，化五气，以生喜怒思忧恐，御，谓临御。化，谓生化也。天真之气无所不周，器象虽殊，参应一也。 新校正云：按《阴阳应象大论》云：'喜怒悲忧恐，'二论不同者，思者，脾也，四藏皆受成焉。悲者，胜怒也，二论所以互相成也。论③言五运相袭而皆治之④，终朞之日，周而复始，余已知之矣，愿闻其⑤与三阴三阳之候⑥，奈何合之？论，谓《六节藏象论》也。运，谓五行应天之五运，各周三百六十五日而为纪者也。故曰终朞之日，周而复始。以六合五，数未参同，故问之也。

鬼臾区稽首再拜对曰：昭乎哉问也。夫五运阴阳者⑦，天地之道也，万物之纲纪，变化之父母，生杀之本始，神明之府也，可不通乎！道，谓化生之道。纲纪，谓生长化成收藏之纲纪也。父母，谓万物形之先也。本始，谓生杀皆因而有之也。夫有形禀气而不为五运阴阳之所摄者，未之有也。所以造化不极，能为万物生化之元始者，何哉？以其是神明之府故也。然合散不测，生化无穷，非神明运为无能尔也。 新校正云：详'阴阳者'至'神明之府也'与《阴阳应象大论》同，而两论之注颇异。故物生谓之化，物极谓之变⑧，阴阳不测谓之神⑨，神用无方谓之圣⑩。所谓化变圣神之道也。化，施化也。变，散易也。神，无期也。圣，无思也。气之施化故曰生，气之散易故曰极，无期禀候故曰神，无思测量故曰圣。由化与变，故万物无能逃五运阴阳，由圣与神，故众妙无能出幽玄之理。深乎妙用，不可得而称之。 新校

---

① 天元纪大论：天，指自然界。元，始也。纪，指规律。本篇讨论自然界万物变化的本始及其规律，故名"天元纪大论"。清·张志聪云："此篇总论五运主岁，六气司天，皆本乎天之运化，故'曰天元纪大论'。"

② 天有五行御五位，以生寒暑燥湿风：主运五步是由五行代表的，如初运为木运，木运则生风；二运为火运，火运则生暑等。 天，指自然界。御，驾御，控制。五位，在此指一年中主运的五步。

③ 论：指《素问·六节藏象论》。因本篇所载"五运相袭……周而复始"数语是《素问·六节藏象论》中原文。该篇又在本篇之前，故黄帝说"余已知之矣"。据此两点，说明"论"系指《素问·六节藏象论》。

④ 五运相袭而皆治之……周而复始：主运五步从木运开始，按五行相生顺序相互承袭而终于水，各主一个时令，年复一年地周而复始。 五运，在此指一年中的主运五步。袭，承袭，承接。治，管理，即主时之义。终朞（jī音基），满三百六十五又四分之一日。朞，同"期"，周年。

⑤ 其：承上指五运。

⑥ 三阴三阳之候……奈何合之：即厥阴风木、少阴君火、太阴湿土等六气与主运五步怎样配合。

⑦ 夫五运阴阳者：与《素问·阴阳应象大论》所言"阴阳者，天地之道也"同义，是就广义而言的，不能局限于主运五步和三阴三阳。 五运，即五行。

⑧ 物生谓之化，物极谓之变：谓万物的发展变化，皆由化至变，亦即所谓"化者变之渐，变者化之成。"

⑨ 阴阳不测谓之神：阴阳的微妙变化就叫做"神"。 不测，莫测，难测，在此指其变化微妙。

⑩ 神用无方谓之圣：能够掌握阴阳变化的道理，则对宇宙间的万事万物便可以通晓认识，亦即运用阴阳运动的规律认识事物而无所不通，就叫做"圣"。 圣，精通之义。方，常规。明·张介宾："神之为用，变化不测，故曰无方。"

正云：按《六微旨大论》云：'物之生从于化，物之极由乎变，变化之相薄，成败之所由也。'又《五常政大论》云：'气始而生化，气散而有形，气布而蕃育，气终而象变，其致一也。'

夫变化之为用也，应万化之用也。在天为玄，玄，远也。天道玄远，变化无穷。《传》曰：'天道远，人道迩。'在人为道，道，谓妙用之道也。经术政化，非道不成。在地为化①，化，谓生化也。生万物者地，非土气孕育，则形质不成。化生五味，金石草木，根叶华实，酸苦甘淡辛咸，皆化气所生，随时而有。道生智②，智通妙用，唯道所生。玄生神③。玄远幽深，故生神也。神之为用，触遇玄通，契物化成，无不应也。

神在天为风，风者，教之始，天之使也，天之号令也。在地为木④，东方之化。在天为热，应火为用。在地为火，南方之化。在天为湿，应土为用。在地为土，中央之化。在天为燥，应金为用。在地为金，西方之化。在天为寒，应水为用。在地为水，北方之化。神之为用，如上五化。木为风所生，火为热所炽，金为燥所发，水为寒所资，土为湿所全，盖初因而成立也。虽初因之以化成，卒因之以败散尔。岂五行之独有是哉，凡因所因而成立者，悉因所因而散落尔。　新校正云：详'在天为玄'至此，则与《阴阳应象大论》及《五运

行大论》文重，注颇异。

故在天为气，在地成形，气，谓风热湿燥寒。形，谓木火土金水。形气相感，而化生万物矣⑤。此造化生成之大纪。然天地者，万物之上下也⑥；天覆地载，上下相临，万物化生，无遗略也。由是故万物自生自长，自化自成，自盈自虚，自复自变也。夫变者何？谓生之气极本而更始化也。孔子曰：曲成万物而不遗。左右者，阴阳之道路也⑦；天有六气御下，地有五行奉上。当岁者为上，主司天。承岁者为下，主司地。不当岁者，二气居右，北行转之，二气居左，南行转之。金木水火运，面北正之，常左为右，右为左，则左者南行，右者北行而反也。　新校正云：详上下左右之说，义具《五运行大论》中。水火者，阴阳之征兆也⑧；征，信也，验也。兆，先也。以水火之寒热，彰信阴阳之先兆也。金木者，生成之终始也⑨。木主发生应春，春为生化之始。金主收敛应秋，秋为成实之终。终始不息，其化常行，故万物生长化成收藏自久。　新校正云：按《阴阳应象大论》曰：'天地者，万物之上下也；阴阳者，血气之男女也；左右者，阴阳之道路也；水火者，阴阳之征兆也；阴阳者，万物之能始也。'与此论相出入也。气有多少⑩，形有盛衰⑪，上下相召，而

---

① 在天为玄……在地为化：玄，指构成万物的元始之气，下文"在天为气"，"太虚寥廓，肇基化元"可证。道，道理，指人对事物变化规律的认识。化，生化，指大地生化万物。

② 道生智：谓掌握阴阳变化之理就能有无穷的智慧。

③ 玄生神：谓有了构成万物的元始之气就能产生微妙无穷之变化。

④ 神在天为风，在地为木：言自然界的变化，在天之气与地之五行是相应的，如风与木相应。以下各句同义，系回答篇首"愿闻其与三阴三阳之候，奈何合之"之义。神，指变化。

⑤ 形气相感而化生万物矣：言在天无形之气与在地有形之质相互感召、互相作用而生化成万物。

⑥ 天地者，万物之上下也：言天地是万物在空间中上下运动的范围。清·张志聪："天地者，万物之上下，言天覆地载，而万物化生于其间。"

⑦ 左右者，阴阳之道路也：清·张志聪："言阴阳之气，左右旋转之不息。"

⑧ 水火者，阴阳之征兆也：清·张志聪："水火为阴阳之征兆，言天一生水，地二生火，火为阳，水为阴，阴阳不可见，而水火为阴阳之征验。"　征，征验。兆，表现。

⑨ 金木者，生成之终始也：万物生发于春，收成于秋，春属木，秋属金，故以金木代表万物生长、收成的全过程。明·张介宾："金主秋，其气收敛而成万物；木主春，其气发扬而生万物，故为生成之终始。"

⑩ 气有多少：谓天之六气各有阴阳多少之异。　气，指六气，即风、寒、暑、湿、燥、火。

⑪ 形有盛衰：即运有太过不及。　形，指五运。盛，太过。衰，不及。

损益彰矣①。气有多少，谓天之阴阳三等，多少不同秩也。形有盛衰，谓五运之气，有太过不及也。由是少多衰盛，天地相召，而阴阳损益昭然彰著可见也。

　　新校正云：详阴阳三等之义，具下文注中。

　　帝曰：愿闻五运之主时也何如？时，四时也。

　　鬼臾区曰：五气运行，各终朞日，非独主时也。一运之日，终三百六十五日四分度之一乃易之，非主一时当其王相囚②死而为绝法也。气交之内斟然而别有之也。

　　帝曰：请闻其所谓也。

　　鬼臾区曰：臣积考③《太始天元册》④文曰：《天元册》所以记天真元气运行之纪也。自神农之世，鬼臾区十世祖始，诵而行之，此太古占候灵文。洎乎伏羲之时，已镌诸玉版，命曰《册文》。太古灵文，故命曰《太始天元册》也。　　新校正云：详今世有《天元玉册》，或者以为即此《太始天元册》文，非是。**太虚寥廓**⑤，**肇基化元**⑥，太虚，谓空玄之境，真气之所充，神明之宫府也，真气精微，无远不至，故能为生化之本始，运气之真元矣。肇，始也。基，本也。**万物资始**⑦，五运终

天⑧，五运，谓木火土金水运也。终天，谓一岁三百六十五日四分度之一也。终始更代，周而复始也。言五运更统于太虚，四时随部而迁复，六气分居而异主，万物因之以化生，非曰自然，其谁能始，故曰万物资始。《易》曰：'大哉乾元，万物资始。乃统天，云行雨施，品物流形。'孔子曰：'天何言哉，四时行焉，百物生焉。'此其义也。**布气真灵**⑨，**总统坤元**⑩，太虚真气，无所不至也，气齐生有，故禀气含灵者，抱真气以生焉。总统坤元，言天元气常司地气，化生之道也。《易》曰：'至哉坤元，万物资生。乃顺承天也。'**九星**⑪**悬朗，七曜**⑫**周旋**，九星，上古之时也。上古世质人淳，归真反朴，九星悬朗，五运齐宣。中古道德稍衰，标星藏曜，故计星之见者七焉。九星谓天蓬、天内、天冲、天辅、天禽、天心、天任、天柱、天英，此盖从标而为始，遁甲式法，今犹用焉。七曜，谓日月五星，今外蕃具以此历为举动吉凶之信也。周，谓周天之度。旋谓左循天度而行。五星之行，犹各有进退高下小大矣。**曰阴曰阳，曰柔曰刚**⑬，阴阳，天道也。柔刚，地道也。天以阳生阴长，地以柔化刚成也。《易》曰：'立天之道，

---

① 上下相召而损益彰矣：谓六气五行上下相合，不足与有余的现象就明显地表露出来。　　上，指天之六气。下，指地之五行。相召，即相互感召。损，不足。益，有余。彰，昭彰显著。

② 囚：运气术语，与"王（旺）"相对，指五运之气或岁气因某种原因而受到制约。囚，限制、制约。

③ 积考：谓反复考究。积，累次，多次。考，考察，研究。

④ 太始天元册：上古专记天真元气运行的书。天元，指岁时运行之理。周朝以十一月建子为正月，后世认为周历得天之正道，故将周历称为"天元"。五运六气所用历法，均以十一月建子。

⑤ 太虚寥廓：谓宇宙苍茫辽阔，无边无际。明·马莳："太虚者，无极也。寥廓者，无有边际之义。"　　太虚，即宇宙。寥廓，即辽阔。

⑥ 肇（zhào 音兆）基化元：谓寥廓无边的宇宙充满了元气，元气为万物生化之本源，亦即元气是宇宙间造化万物的根源。　　肇，开始。基，依据。肇基，始动之依据。化元，生化之本源。

⑦ 万物资始：谓万物资取元气得以始生。　　资，取。始，有生之初。

⑧ 五运终天：谓五运在宇宙间的运动变化，充斥天地，亘古不变。　　五运，在这里概指五运六气的运动变化。终，极尽。《玉篇》："极也，穷也。"终天，极天地之高远。

⑨ 布气真灵：布，敷布。　　真灵：指有生化能力的真元之气。明·马莳："真灵者，太虚之精也。"又，指太虚中的元气。

⑩ 总统坤元：谓在天之元气总统大地生化万物的根源。　　总："总"的异体字。统，统领。坤元，指大地。

⑪ 九星：指天蓬、天内、天冲、天辅、天禽、天心、天任、天柱、天英等。古代天象中的星名。天内，又作"天芮"。

⑫ 七曜：古称日、月与木、火、土、金、水五星为七曜。

⑬ 曰阴曰阳，曰柔曰刚：谓太空大气肇始，九星照耀大地，七曜运转不休，因而产生了自然界四时阴阳、昼夜寒暑的递迁，以及大地上具有刚柔不同性质的物类。明·张介宾："邵子曰：'天之大，阴阳尽之；地之大，刚柔尽之。'故天道资始，阴阳而已；地道资生，刚柔而已。然刚即阳之道，柔即阴之道，故又动静有常，刚柔断矣。此又以阴阳刚柔，合天地而总言之也。"

曰阴与阳。立地之道，曰柔与刚。'此之谓也。**幽显既位**①，**寒暑弛张**②，幽显既位，言人神各得其序。寒暑弛张，言阴阳不失其宜也。人神各守所居，无相干犯，阴阳不失其序，物得其宜，天地之道且然，人神之理亦犹也。 新校正云：按《至真要大论》云：'幽明何如？岐伯曰：两阴交尽，故曰幽。两阳合明，故曰明。'幽明之配，寒暑之异也。**生生化化**③，**品物咸章**④。上生，谓生之有情有识之类也，下生，谓生之无情无识之类也。上化，谓形容彰显者也。下化，谓蔽匿形容者也。有情有识，彰显形容，天气主之。无情无识，蔽匿形质，地气主之。禀元灵气之所化育尔。《易》曰：'天地细缊，万物化醇。'斯之谓欤。**臣斯十世，此之谓也**。传习斯文，至鬼臾区，十世于兹，不敢失坠。

帝曰：善。何谓**气有多少**⑤，**形有盛衰**⑥？

鬼臾区曰：阴阳之气各有多少，故曰三阴三阳也。由气有多少，故随其升降，分为三别也。 新校正云：按《至真要大论》云：'阴阳之三也，何谓？岐伯曰：气有多少异用。'王冰云：'太阴为正阴，太阳为正阳，次少者为少阴，次少者为少阳，又次为阳明，又次为厥阴。'形有盛衰，谓五行之治，各有太过不及也。太

过，有余也。不及，不足也。气至不足，太过迎之，气至太过，不足随之，天地之气，亏盈如此，故云形有盛衰也。**故其始也，有余而往，不足随之，不足而往，有余从之**⑦，**知迎知随，气可与期**⑧。言亏盈无常，互有胜负尔。始，谓甲子岁也。《六微旨大论》曰：'天气始于甲，地气始于子，子甲相合，命曰岁立。'此之谓也。则始甲子之岁，三百六十五日，所禀之气，当不足也，次而推之，终六甲也，故有余已则不足，不足已则有余，亦有岁运，非有余非不足者，盖以同天地之化也。若余已复余，少已复少，则天地之道变常，而灾害作，苛疾生矣。 新校正云：按《六微旨大论》云：'木运临卯，火运临午，土运临四季，金运临酉，水运临子，所谓岁会，气之平也。'又按《五常政大论》云：'委和之纪，上角与正角同，上商与正商同，上宫与正宫同。伏明之纪，上商与正商同。卑监之纪，上宫与正宫同，上角与正角同。从革之纪，上商与正商同，上角与正角同。涸流之纪，上宫与正宫同。赫曦之纪，上羽与正徵同。坚成之纪，上徵与正商同。'又《六元正纪大论》云：'不及而加同岁会，已前诸岁，并为正岁，气之平也。'今王注以同天之化为非有余不足者，非也。**应天为天符**⑨，**承**

---

① 幽显既位：幽，属阴，指黑夜。 显，属阳，指白昼。 既位，固定的位置及次第。明·张介宾："阳主昼，阴主夜，一日之幽显也。自晦而朔，自弦而望，一月之幽显也。春夏主阳而生长，秋冬主阴而收藏，一岁之幽显也。

② 寒暑弛张：清·张志聪："寒暑弛张者，寒暑往来也。"

③ 生生化化：言无数代的生长变化。 生，物之生。化，物的正常变化。

④ 品物咸章：谓自然界万物的各种变化都明显地反映出来。 品，言众多。品物，即万物。咸，皆，都。章，同"彰"，昭彰显著。明·张介宾："《易》曰：'云行雨施，品物流行。'又曰：'天地细缊，万物化醇。'此所以生生不息，化化无穷，而品物咸章矣。章，昭著也。"

⑤ 气有多少：谓阴阳各有太少之分，太则为多，少则为少。明·张介宾："阴阳之气，各有多少，故厥阴为一阴，少阴为二阴，太阴为三阴；少阳为一阳，阳明为二阳，太阳为三阳也。"

⑥ 形有盛衰：谓五运太过为盛，不及为衰。 形，指五运（五行）。

⑦ 故其始也……有余从之：明·吴昆："火炎则水干，水盛则火灭，此有余而往，不足随之也；阴不足则阳凑之，阳不足则阴凑之，此不足而往，有余从之也。" 始，谓运气之始。往，去。随，来。

⑧ 知迎知随，气可与期：明·吴昆："迎者，时未至而令先至，若有所迎也。随者，当令亢甚，复气随之也。"期，预知。

⑨ 应天为天符：谓中运和司天之气的五行属性相合，称为"天符"年。明·张介宾："应天为天符，如丁巳、丁亥，木气合也；戊寅、戊申、戊子、戊午，火气合也；己丑、己未，土气合也；乙卯、乙酉，金气合也；丙辰、丙戌，水气合也。此十二者，中运与司天同气，故曰天符。"

岁为岁直①，三合为治②。应天，谓木运之岁上见厥阴，火运之岁上见少阳、少阴，土运之岁上见太阴，金运之岁上见阳明，水运之岁上见太阳，此五者天气下降，如合符运，故曰应天为天符也。承岁，谓木运之岁，岁当于卯；火运之岁，岁当于午；土运之岁，岁当辰戌丑未；金运之岁，岁当于酉；水运之岁，岁当于子，此五者岁之所直，故曰承岁为岁直也。三合，谓火运之岁，上见少阴，年辰临午；土运之岁，上见太阴，年辰临丑未；金运之岁，上见阳明，年辰临酉；此三者，天气、运气与年辰俱会，故云三合为治也。岁直亦曰岁位，三合亦为天符。《六微旨大论》曰：天符岁会，曰太一天符。谓天、运与岁俱会也。

新校正云：按天符岁会之详，具《六微旨大论》中，又详火运，上少阴，年辰临午，即戊午岁也。土运，上太阴，年辰临丑未，即己丑、己未岁也。金运，上阳明，年辰临酉，即乙酉岁也。

帝曰：上下相召③奈何？

鬼臾区曰：寒暑燥湿风火，天之阴阳也，三阴三阳，上奉之④。太阳为寒，少阳为暑，阳明为燥，太阴为湿，厥阴为风，少阴为火，皆其元在天，故曰天之阴阳也。木火土金水火，地之阴阳也，生长化收藏，下应之⑤。木，初气也。火，二气也。相火，三气也。土，四气也。金，五气也。水，终气也。以其在地应天，故云下应也。气在地，故曰地之阴阳也。　新校正云：按《六微旨大论》曰：'地理之应六节气位何如？岐伯曰，显明之右，君火之位，退行一步，相火治之。复行一步，土气治之。复行一步，金气治之。复行一步，水气治之。复行一步，木气治之。'此即木火土金水火，地之阴阳之义也。天以阳生阴长，地以阳杀阴藏⑥。生长者天之道，藏杀者地之道。天阳主生，故以阳生阴长。地阴主杀，故以阳杀阴藏。天地虽高下不同，而各有阴阳之运用也。　新校正云：详此经与《阴阳应象大论》文重，注颇异。天有阴阳，地亦有阴阳。天有阴故能下降，地有阳故能上腾，是以各有阴阳也。阴阳交泰，故化变由之成也。木火土金水火，地之阴阳也⑦，生长化收藏。故阳中有阴，阴中有阳。阴阳之气，极则过亢，故各兼之。《阴阳应象大论》曰：'寒极生热，热极生寒。'又曰：'重阴必阳，重阳必阴。'言气极则变也。故阳中兼阴，阴中兼阳，《易》之卦，离中虚，坎中实。此其义象也。所以欲知天地之阴阳者，应天之气，动而不息，故五岁而右迁，应地之气，静而守位，故六暮

① 承岁为岁直：谓中运和年支的五行属性相合，称为"岁会"或"岁直"。明·张介宾："承，下奉上也。直，会也……承岁为岁直，如丁卯之岁，木承木也；戊午之岁，火承火也；乙酉之岁，金承金也；丙子之岁，水承水也；甲辰甲戌己丑己未之岁，土承土也。此以年支与岁，同气相承，故曰岁直，即岁会也。然不分阳年阴年，但取四正之年为四承直岁，如子午卯酉是也。惟土无定位，寄王于四季之末各一十八日有奇，则通论承岁，如辰戌丑未是也，共计八年。"
② 三合为治：指中运、司天、年支三者五行属性皆相符合，即既为天符，又为岁会，也称"太一天符"。明·吴昆："三合者，天气、运气、年辰俱合而符，如乙酉之岁，金气三合也。戊午之岁，火气三合也。己丑、己未之岁，土气三合也。此四年者，一者天会，二者岁会，三者运会，故曰三合为治，是即所谓太一天符也。"
③ 上下相召：谓天地阴阳相互对应，如初运为木则初气为风，二运为火则二气为暑等。　上，指天之阴阳，即六气。下，指地之阴阳，即五行，也谓五运之气。
④ 三阴三阳上奉之：六气有阴阳性质的不同，且有多少的区别，故用三阴三阳配合之，则厥阴配风，少阴配暑，少阳配火，太阴配湿，阳明配燥，太阳配寒。
⑤ 木火土金水……下应之：木火土金水，地之五行之气，亦有阴阳之分，故曰地之阴阳，万物的生长化收藏与之相应，即春应木主生，夏应火主长，长夏应土主化，秋应金主收，冬应水主藏。明·吴昆："水字下旧有火字，误之也。天以六为节，地以五为制，何必强之为六耶。"此说较妥。
⑥ 天以阳生阴长，地以阳杀阴藏：明·张介宾："天为阳，阳主升，升则向生，故天以阳生阴长，阳中有阴也；地为阴，阴主降，降则向死，故地以阳杀阴藏，阴中有阳也。以藏气纪元，其征可见。如上半年为阳，阳升于天，天气治之，故春生夏长；下半年为阴，阴降于下，地气治之，故秋收冬藏也。"
⑦ 木火土金水火，地之阴阳也：《类经》中删去此十六字，甚妥。因上句已概括上文，此系重出，文义不全，恐系衍文。

而环会①，天有六气，地有五位，天以六气临地，地以五位承天，盖以天气不加君火故也。以六加五，则五岁而余一气，故迁一位。若以五承六，则常六岁乃备尽天元之气，故六年而环会，所谓周而复始也。地气左行，往而不返，天气东转，常自火运数五岁已，其次正当君火气之上，法不加临，则右迁君火气上，以临相火之上，故曰五岁而右迁也。由斯动静，上下相临，而天地万物之情，变化之机可见矣。动静相召，上下相临，阴阳相错，而变由生也②。天地之道，变化之微，其由是矣。孔子曰：天地设位，而易行乎其中。此之谓也。 新校正云：按《五运行大论》云：'上下相遘，寒暑相临，气相得则和，不相得则病。'又云：'上者右行，下者左行，左右周天，余而复会。'

帝曰：上下周纪③，其有数乎？

鬼臾区曰：天以六为节，地以五为制④，周天气者，六朞为一备；终地纪者，五岁为一周。六节，谓六气之分。五制，谓五位之分。位应一岁，气统一年，故五岁为一周，六年为一备。备，谓备历天气。周，谓周行地位。所以

地位六而言五者，天气不临君火故也。君火以明，相火以位⑤。君火在相火之右，但立名于君位，不立岁气，故天之六气，不偶其气以行，君火之政，守位而奉天之命，以宣行火令尔。以名奉天，故曰君火以名，守位禀命，故云相火以位。五六相合而七百二十气为一纪，凡三十岁，千四百四十气，凡六十岁，而为一周，不及太过，斯皆见矣。历法一气十五日，因而乘之，积七百二十气，即三十年，积千四百四十气，即六十年也。经云：有余而往，不足随之，不足而往，有余从之，故六十年中，不及太过，斯皆见矣。 新校正云：按《六节藏象论》云：'五日谓之候，三候谓之气，六气谓之时，四时谓之岁，而各从其主治焉。五运相袭，而皆治之，终朞之日，周而复始，时立气布，如环无端，候亦同法，故曰不知年之所加，气之盛衰，虚实之所起，不可为工矣。'

帝曰：夫子之言，上终天气，下毕地纪⑥，可谓悉矣。余愿闻而藏之⑦，上以治民⑧，下以治身⑨，使百姓昭著，上下和

---

① 所以欲知天地之阴阳者……故六朞而环会：《内经》作者认为天主动，地主静，动静相召，则地之阴阳（五行）应天之气，故动而不息；天之阴阳（六气）应地之气，故静而守位。天气为六，地之五行，各主一岁，则须六年才能完成与六气的配属，故"五岁而右迁"。所谓"右迁"，指上升主岁而言，如土运之岁，按五行相生顺序止于火为五年，而配属六气则仍缺一气，所以五年之后又是土运主岁。以甲子的天干论，则为甲乙丙丁戊己六年，此即谓"不息"之意。地气为五，天之六气各主一岁，则六年恰与五行相会，以土运为例，土运至土运，正是六岁，故"六朞而环会"。所谓"环会"，即五行主岁一周曰"环"，某行主岁而又"右迁"曰"会"。因天之六气应地，地主静故曰"守位"。

② 动静相召……而变由生也：明·张介宾："动以应天，静以应地，故曰动静，曰上下，无非言天地之合气，皆所以结上文相召之义。"

③ 上下周纪：谓天地间运气的循环变化有一定的周期和规律。 上下，指天地而言。周，周期。纪，标志。60年1440个节气为一周，30年720个节气谓一纪。

④ 天以六为节，地以五为制：言天之六气需要六年方能循环一周，地之五运需要五年才能循环一周。 天，指天之六气。地，指地之五行。节，节度，法度。制，制度。又，一年分六步，为六气所主。一年分五步，为五运所统。

⑤ 君火以明，相火以位：火之质在下而光明在上。以此比喻六气之中的君火在前（二之气），相火在后（三之气），并解释其在前、在后之意。明·张介宾："然以凡火观之，则其气质上下，亦自有君相明位之辨。盖明者光也，火之气也，位者形也，火之质也。如一寸之灯，光被满室，此气之为然也。盈炉之炭，有热无焰，此炭之为然也。夫焰之与炭皆火也，然焰明而质暗，焰虚而质实，焰动而质静，焰上而质下，以此证之，则其气之与质，固自有上下之分，亦岂非君相之辨乎？" 明，火之光。位，火之质。

⑥ 上终天气，下毕地纪：谓五运阴阳之道穷究天地发生之原，尽赅万物生化之理。 终，穷究，尽明。天气，指气候的产生。毕，都，全部。地纪，指万物生化之理。

⑦ 闻而藏之：听到并记住它。 之，指五运六气之道。

⑧ 治民：指治理国家为民心诚服。

⑨ 治身：即养生。保养生命，使人健康长寿。

亲，德泽下流，子孙无忧，传之后世，无有终时，可得闻乎？安不忘危，存不忘亡，大圣之至教也。求民之瘼，恤民之隐，大圣之深仁也。

鬼臾区曰：至数之机①，迫迮以微②，其来可见，其往可追③，敬之者昌，慢之者亡④，无道行私，必得夭殃⑤，谓传非其人，授于情狎，及寄求名利者也。谨奉天道，请言真要⑥。申誓戒于君王，乃明言天道，至真之要旨也。

帝曰：善言始者，必会于终。善言近者，必知其远⑦，数术明著，应用不差，故远近于言，始终无谬。是则至数极而道不惑，所谓明矣⑧。愿夫子推而次之。令有条理，简而不匮⑨，久而不绝，易用难忘，为之纲纪，至数之要，愿尽闻之。简，省要也。匮，乏也。久，远也。要，枢纽也。

鬼臾区曰：昭乎哉问！明乎哉道！如鼓之应桴，响之应声也⑩。桴，鼓椎也。响，应声也。臣闻之：甲己之岁⑪，土运统之；乙庚之岁，金运统之；丙辛之岁，水运统之；丁壬之岁，木运统之；戊癸之岁，火运统之。太始天地初分之时，阴阳析位之际，天分五气，地列五行，五行定位，布政于四方，五气分流，散支于十干，当时黄气横于甲己，白气横于乙庚，黑气横于丙辛，青气横于丁壬，赤气横于戊癸。故甲己应土运，乙庚应金运，丙辛应水运，丁壬应木运，戊癸应火运。太古圣人，望气以书天册，贤者谨奉以纪天元，下论文义备矣。　新校正云：详运有太过、不及、平气，甲、庚、丙、壬、戊主太过，乙、辛、丁、癸、己主不及，大法如此。取平气之法，其说不一，具如诸篇。

帝曰：其于三阴三阳，合之奈何？

鬼臾区曰：子午之岁，上见少阴⑫；丑未之岁，上见太阴；寅申之岁，上见少阳；卯酉之岁，上见阳明；辰戌⑬之岁，上见太阳；巳亥之岁，上见厥阴。少阴所谓标也，厥阴所谓终也⑭。标，谓上首。终，谓当三甲六甲之终。　新校正云：详午、未、寅、酉、戌、亥之岁为正化，正司化令之实，子、丑、申、卯、辰、巳之岁为对化，对司化令之虚，此

---

① 至数之机：明·张介宾："即五六相合之类也。"　至数，指五运六气相合的定数。机，奥妙，机要。
② 迫迮（zè 音则去声）以微：言五运六气相合之理精细而深奥。　迫，近。迮，明·张介宾："谓天地之气数，其精微切近，无物不然也。"又曰："迮音窄，近也。"微，幽深也。
③ 其来可见，其往可追：言运气之机虽然深奥，但可通过观察现时的物候，结合以往的气候情况找出其规律。其，指运和气。运和气来时，有物候可以征见；运气已往，其过程可供追思、考查。追，追思，考查之意。
④ 敬之者昌，慢之者亡：天地万物有其自身的客观规律，按照客观规律办事就能昌盛、发展或成功，违背客观规律就会失败或死亡。　敬，遵从。之，指运气运动的规律。昌，昌盛。慢，不顺从，违背。亡，失败，衰亡。
⑤ 无道行私，必得夭殃：不懂或不遵循客观规律，一味按主观意志办事，必然导致半途而废或带来灾难。
⑥ 真要：至真之要道。
⑦ 善言始者……必知其远：精于明道之人必能掌握事物变化的全过程而做到首尾一致，远近若一。故明·张介宾曰："必精明于道者，庶能言始以会终，言近以知远。"
⑧ 至数极而道不惑，所谓明矣：谓极尽五运六气的道理而不被迷惑，这就是所谓明达。
⑨ 简而不匮：谓简明而不缺略。　匮，缺乏。
⑩ 鼓之应桴，响之应声也：明·张介宾："桴，鼓槌也。发者为声，应者为响。"比喻效验迅速而明显。
⑪ 甲己之岁，土运统之：谓逢甲、逢己之年都属土运。余皆仿此。
⑫ 子午之岁，上见少阴：子午之岁，凡年支为子、为午的年份。　上见，指司天之气。如甲子之年，少阴君火司天。余皆仿此。
⑬ 戌：原本作"戊"，误，故改。
⑭ 少阴所谓标也，厥阴所谓终也：明·张介宾："标，首也；终，尽也。六十年阴阳之气始于子午，故少阴谓标，尽于巳亥，故厥阴谓终。"

其大法也。厥阴之上，风气主之；少阴之上，热气主之；太阴之上，湿气主之；少阳之上，相火主之；阳明之上，燥气主之；太阳之上，寒气主之。所谓本也，是谓六元[①]。三阴三阳为标，寒暑燥湿风火为本，故云所谓本也。天真元气分为六化，以统坤元生成之用，微其应用则六化不同，本其所生则正是真元之一气，故曰六元也。　新校正云：按别本'六元'作'天元'也。

帝曰：光乎哉道！明乎哉论！请著之玉版，藏之金匮，署曰《天元纪》。

----

① 所谓本也，是谓六元：明·张介宾："三阴三阳者，由六气之化为之主，而风化厥阴，热化少阴，湿化太阴，火化少阳，燥化阳明，寒化太阳，故六气谓本，三阴三阳谓标也。然此六者，皆天元一气之所化，一分为六，故曰六元。"

五运行大论①篇第六十七

黄帝坐明堂②，始正天纲③，临观八极④，考建五常⑤，明堂，布政宫也。八极，八方目极之所也。考，谓考校。建，谓建立也。五常，谓五气，行天地之中者也。端居正气，以候天和。

请天师而问之曰：论⑥言天地之动静，神明⑦为之纪，阴阳之升降，寒暑彰其兆。　新校正云：详论谓《阴阳应象大论》及《气交变大论》文，彼云：'阴阳之往复，寒暑彰其兆。'余闻五运之数于夫子，夫子之所言，正五气之各主岁⑧尔，首甲定运⑨，余因论之。

鬼臾区曰：土主甲己⑩，金主乙庚，水主丙辛，木主丁壬，火主戊癸。子午之上，少阴主之⑪；丑未之上，太阴主之；寅申之上，少阳主之；卯酉之上，阳明主之；辰戌之上，太阳主之；巳亥之上，厥阴主之。不合阴阳⑫，其故何也？首甲，谓六甲之初，则甲子年也。

岐伯曰：是明道也，此天地之阴阳也。上古圣人，仰观天象，以正阴阳。夫阴阳之道，非不昭然，而人昧宗源，述其本始，则百端疑议，从

---

① 五运行大论：五运，即以五行代表的五运。行，变化运行。五运既主岁，又主时。随着天体的运行，而五运也就有了不同的变化。如癸年为火运，甲年为土运，初运为木，二运即为火等。本篇重点论述了五运六气的主要运动变化规律，及其对人体和万物生化的影响，故名"五运行大论"。清·张志聪谓本篇"论五运之气主岁主时，而兼论六气之上下左右，盖五六相合而后成岁也。故篇名'五运行'。"
② 明堂：黄帝处理事务和宣布政令的地方。明·张介宾："明堂，王者朝会之堂也。"
③ 正天纲：明·张介宾："正天纲者，天之大纲在于斗，正斗纲之建，以占天也。"　正，校正。天纲，指认识天体运行的纲领。如根据斗柄所指的方位，以定春夏秋冬等。
④ 临观八极：观看之意。　八极：即东、南、西、北、东南、东北、西南、西北八方。
⑤ 考建五常：谓考校自然界气候变化的一般规律，并建立掌握五运六气的纲领。明·张介宾："考，察也。建，立也。五常，五行气运之常也。考建五常，以测阴阳之变化也。"
⑥ 论：指《太始天元册》文。也有人指本书为《阴阳应象大论》及《气交变大论》等篇。
⑦ 神明：指自然界生长收藏的变化。意谓根据自然界生物的生长收藏变化，就可得知天地在不断地运动。
⑧ 主岁：指五运分别主持一年的岁运。
⑨ 首甲定运：五运之中，以甲子纪年，所以说首先用甲子决定五运的某运。
⑩ 土主甲己：指年干逢甲逢己之年，司岁的中运为土运。下文仿此。逢乙逢庚之年为金运，逢丙逢辛之年为水运，逢丁逢壬之年为木运，逢戊逢癸之年为火运。
⑪ 子午之上，少阴主之：即岁支逢子逢午之年，少阴君火热气为司天。上，指司天。少阴，即六气中热气之标。下文皆仿此。岁支逢寅逢申之年，少阳相火暑气司天；岁支逢卯逢酉之年，阳明燥金司天；岁支逢辰逢戌之年，太阳寒水司天；岁支逢巳逢亥之年，厥阴风木司天。
⑫ 不合阴阳：指"土主甲己……火主戊癸"，"子午之上，少阴主之……巳亥之上，厥阴主之"，均系一个阴或一个阳主岁，不合阴和阳之数。从下文"天地阴阳者，不以数推，以象之谓也"的结论，可知并非指五运与六气之数"不合阴阳"。可参看《素问·阴阳离合论》。又，明·张介宾："不合阴阳，如五行之甲乙，东方木也；而甲化土运，乙化金运。六气之亥子，北方水也；而亥年之上，风木主之，子午之上，君火主之。又如君火司气，火本阳也，而反属少阴；寒水司气，水本阴也，而反属太阳之类，似皆不合于阴阳者也。"

是而生。黄帝恐至理真宗，便因诬废，愍念黎庶，故启问之，天师知道出从真，必非谬述，故对上曰：'是明道也，此天地之阴阳也。'《阴阳法》曰：'甲己合，乙庚合，丙辛合，丁壬合，戊癸合。'盖取圣人仰观天象之义。不然，则十干之位，各在一方，徵其离合，事亦寥阔。呜呼远哉！百姓日用而不知尔。故《太上立言》曰：'吾言甚易知，甚易行；天下莫能知，莫能行。'此其类也。　新校正云：详金主乙庚者，乙者庚之柔，庚者乙之刚。大而言之阴与阳，小而言之夫与妇，是刚柔之事也。余并如此。夫数之可数者，人中之阴阳也[①]，然所合，数之可得者也。夫阴阳者，数之可十，推之可百，数之可千，推之可万。天地阴阳者，不以数推以象之谓也。言智识偏浅，不见原由，虽所指弥远，其知弥近，得其元始，桴鼓非遥。

帝曰：愿闻其所始也[②]。

岐伯曰：昭乎哉问也！臣览《太始天元册》文，丹天之气[③]，经于牛女戊分[④]；黅天之气经于心尾己分；苍天之气，经于危室柳鬼；素天之气，经于亢氐昴毕；玄天之气，经于张翼娄胃。所谓戊己分[⑤]者，奎壁角轸，则天地之门户[⑥]也。戊土属乾，己土属巽。《遁甲经》[⑦]曰：'六戊为天门，六己为地户，晨暮占雨，以西北、东南。'义取此。雨为土用，湿气生之，故此占焉。夫候之所始，道之所生，不可不通也。

帝曰：善。论言天地者，万物之上下，左右[⑧]者，阴阳之道路，未知其所谓也。论，谓《天元纪》及《阴阳应象论》也。

岐伯曰：所谓上下者，岁上下见阴阳之所在也。左右者，诸上见厥阴，左少阴右太阳；见少阴，左太阴右厥阴；见太阴，左少阳右少阴；见少阳，左阳明右太阴；见阳明，左太阳右少阳；见太阳，左厥阴右阳明。所谓面北而命其位[⑨]，言其见也。面向北而言之也。上，南也。

---

① 夫数之可数者，人中之阴阳也：天地阴阳是不能以数推的，因"万之大，不可胜数"。阴阳是无限可分的，所以人体之阴阳，也是"数之可十，推之可百，数之可千，推之可万。"明·张介宾："人中之阴阳言浅近可数，而人所易知者也。然阴阳之道，或本阳而标阴，或内阳而外阴，或此阳而彼阴，或先阳而后阴，故小之而十百，大之而千万，无非阴阳之变化，此天地之阴阳无穷，诚有不可以限数推言者，故当因象求之，则无不有理存焉。"

② 愿闻其所始也：即讨论十干配属五运之理。　始，开始，言开始以甲与己合而属土运，己与庚合而属金运。

③ 丹天之气：指横贯于天空的赤色火气。　丹，赤色。下文的黅（jīn）天之气，指黄色土气。苍天之气，指青色木气。玄天之气，指黑色水气。素天之气，指白色金气。传说上古观天时，见五色之玄气横亘于天空，所以有丹、黅、苍、素、玄"五气经天"的说法。

④ 经：横贯。　牛女：以及下文的心尾、危室柳鬼、亢氐昴毕、张翼娄胃、奎壁角轸都是二十八宿的名称。二十八宿是标志天体方位的，它分布于天体的情况是：角、亢、氐、房、心、尾、箕，是东方苍龙七宿；斗、牛、女、虚、危、室、壁，是北方玄武七宿；奎、娄、胃、昴、毕、觜、参，是西方白虎七宿；井、鬼、柳、星、张、翼、轸，是南方的朱雀七宿。

⑤ 戊己分：即奎、壁、角、轸四宿之位。

⑥ 天地之门户：太阳视运动，位于奎壁二宿时正当由春入夏之时，位于角轸二宿时正当由秋入冬之时，夏为阳中之阳，冬为阴中之阴，所以古人称奎壁角轸为天地之门户。明·张介宾："是日之长也，时之暖也，万物之发生也，皆从奎壁始；日之短也，时之寒也，万物之收藏也，皆从角、轸始，故曰：春分司启，秋分司闭。夫既司启闭，要非门户而何？然自奎、壁而南，日就阳道，故曰天门；角、轸而北，日就阴道，故曰地户。"

⑦ 遁甲经：古代术数书籍。"遁甲"之术，起于《易纬·乾凿度》太乙行九宫法，盛于南北朝。其法以十干中的乙、丙、丁为三奇，以戊、己、庚、辛、壬、癸为六仪。三奇六仪分置九宫，而以甲统之，视其加临吉凶，以为趋避，故称"遁甲"。李贤在注《后汉书·方术传序》时说："遁甲，推六甲之阴而隐遁也。全书《七志》有《遁甲经》。一说"遁甲"即"循甲"，以六甲循环推数。

⑧ 上下：指司天和在泉。　左右：指司天之左右间气。司天的左侧为左间，司天的右侧为右间。

⑨ 面北而命其位：上为南，下为北。司天在上，故面北而命其左右，则西为左，东为右。

下，北也。左，西也。右，东也。

帝曰：何谓下？

岐伯曰：厥阴在上则少阳在下，左阳明右太阴；少阴在上则阳明在下，左太阳右少阳；太阴在上则太阳在下，左厥阴右阳明；少阳在上则厥阴在下，左少阴右太阳；阳明在上则少阴在下，左太阴右厥阴；太阳在上则太阴在下，左少阳右少阴。所谓面南而命其位①，言其见也。主岁者位在南，故面北而言其左右。在下者位在北，故面南而言其左右也。上，天位也。下，地位也。面南，左东也，右西也，上下异而左右殊也。

上下相遘②，寒暑③相临，气相得④则和，不相得⑤则病。木火相临，金水相临，水木相临，火土相临，土金相临，为相得也。土木相临，土水相临，水火相临，火金相临，金木相临，为不相得也。上临下为顺，下临上为逆，逆亦郁抑而病生。土临相火君火之类者也。

帝曰：气相得而病者何也？

岐伯曰：以下临上⑥，不当位也。六位相临，假令土临火，火临木，木临水，水临金，金临土，皆为以下临上，不当位也。父子之义，子为下，父为上，以子临父，不亦逆乎？

帝曰：动静何如？言天地之行左右也。

岐伯曰：上者右行，下者左行⑦，左右周天，余而复会也。上，天也。下，地也。周天，谓天周地五行之位也。天垂六气，地布五行，天顺地而左回，地承天而东转，木运之后，天气常余，余气不加于君火，却退一步加临相火之上，是以每五岁已，退一位而右迁，故曰左右周天，余而复会。会，遇也，合也。言天地之道，常五岁毕，则以余气迁加，复与五行座位再相会合，而为岁法也。周天，谓天周地位，非周天之六气也。

帝曰：余闻鬼臾区曰：应地者静。今夫子乃言下者左行，不知其所谓也，愿闻何以生之乎？诘异也。 新校正云：按鬼臾区言应地者静，见《天元纪大论》中。

岐伯曰：天地动静，五行迁复，虽鬼臾区其上候⑧而已，犹不能遍明。不能遍明，无求备也。夫变化之用，天垂象，地成形，七曜纬虚⑨，五行丽地⑩。地者，所以载生成之形类⑪也。虚者，所以列应天

---

① 面南而命其位：定在泉的左右，是面向南方，则东为左，西为右。
② 上下相遘：谓司天与在泉之客气互相交替，逐年变迁。 遘，交。上，指司天。下，指在泉。
③ 寒暑：泛指六步不同之气的表现，不只是寒暑二气。明·张介宾："遘，交也。临，遇也。司天在上，五运在中，在泉在下，三气之交，是上下相遘而寒暑相临也。"
④ 相得：客气、主气加临相生，或客主同气为相得，如木火相临、金水相临、火土相临、土金相临。
⑤ 不相得：客气、主气加临相克为不相得，如土木相临、土水相临、水火相临、火金相临、金木相临。
⑥ 以下临上：下指主气，上指客气，系说明客主之气中相火与君火加临情况的。明·张介宾："如《六微旨大论》曰：君位臣则顺，臣位君则逆。此指君相二火而言也。"
⑦ 上者右行，下者左行：如子年为少阴君火司天，丑年则为太阴湿土司天，而少阴君火则自右降为太阴的右间。如子年阳明在泉，丑年则太阳由在泉的左间升为在泉。 上，指司天。下，指在泉。
⑧ 上候：上等的意思。
⑨ 七曜纬虚：谓日月及五星像穿梭一样来回地横越于天上的众星之间（太空）。古代认为天上的恒星如同织布的经线一样罗列在天空固定不移，而日月五星在众星中横越，像织布的纬线一样横越穿梭。 七曜指金、木、水、火、土五星和日月。纬，纬线，在这里是横越的意思。虚，指太虚，即宇宙。
⑩ 五行丽地：五行之气附着于大地运行变化而产生万物。 丽，附着之意。
⑪ 形类：指有形的物类，不论动植物或矿物都属形类。

之精气①也。形精之动，犹根本之与枝叶也②，仰观其象，虽远可知也。观五星之东转，则地体左行之理，昭然可知也。丽，著也。有形之物，未有不依据物而得全者也。

帝曰：地之为下否乎？言转不居，为下乎、为否乎？

岐伯曰：地为人之下，太虚之中者也。言人之所居，可谓下矣，微其至理，则是太虚之中一物尔。《易》曰：'坤厚载物，德合无疆。'此之谓也。

帝曰：冯乎③？言太虚无碍，地体何冯而止住？

岐伯曰：大气举之也。大气，谓造化之气，任持太虚者也。所以太虚不屈，地久天长者，盖由造化之气任持之也。气化而变，不任持之，则太虚之器亦败坏矣。夫落叶飞空，不疾而下，为其乘气，故势不得速焉。凡之有形，处地之上者，皆有生化之气任持之也。然器有大小不同，坏有迟速之异，及至气不任持，则大小之坏一也。燥以干之，暑以蒸之，风以动之，湿以润之，寒以坚之，火以温之。故风寒在下，燥热在上，湿气在中，火游行其间，寒暑六入④，故令虚而生化也⑤。地体之中，凡有六入：一曰燥、二曰暑、三曰风、四曰湿、五曰寒、六曰火。受燥故干性生焉，受暑故蒸性生焉，受风故动性生焉，受湿故润性生焉，受寒故坚性生焉，受火故温性生焉，此谓天之六气也。故燥胜则地干，暑胜则地热，风胜则地动，湿胜则地泥，寒胜则地裂，火胜则地固矣。六气之用。

帝曰：天地之气⑥，何以候之？

岐伯曰：天地之气，胜复⑦之作，不形于诊也。言平气及胜复，皆以形证观察，不以诊知也。《脉法》曰：天地之变，无以脉诊⑧。此之谓也。天地以气不以位，故不当以脉知之。

帝曰：间气⑨何如？

岐伯曰：随气所在，期于左右⑩。于左右尺寸四部，分位承之，以知应与不应，过与不过。

帝曰：期之奈何？

岐伯曰：从其气则和，违其气则病，谓当沉不沉，当浮不浮，当涩不涩，当钩不钩，当弦

① 应天之精气：指日月星辰。古人认为日月星辰之有形来源于天地之精气，故称。

② 形精之动……枝叶也：大地上的万物与天上的日月星辰之间的关系，由于均由元气所化生，故如根本与枝叶一样密切。 形，指大地的万物。精，指天上的日月星辰。故明·张介宾注曰："天地之体虽殊，变化之用则一，所以在天则垂象，在地则成形。故七曜纬于虚，即五行应天之精气也，五行丽于地，即七曜生成之形类也。是以精形之动，亦犹根本之与枝叶耳。故凡物之在地者，必悬象于天，第仰观其象，则无有不应。"

③ 冯：通"凭"。明·张介宾："言地在太虚之中而不坠者，果亦有所依凭否？"

④ 寒暑六入：指一年之中有六步之气下临大地。寒暑：指一年的气候变化。 六入：指六气下临大地如自外而入。 六，指六气。

⑤ 令虚而生化：虚则寓气，六气方可出入升降其间，以致产生一年四季寒暑往来的迁移变化，而使大地生化万物。古人认为实则不能接受外来的事物，不接受外来的事物就不能生化，因为六气的影响能使大地生化万物，而时令则是空有其位，需靠气以生化，所以说"令虚而生化"。 虚，空。明·张介宾："凡寒暑再更而气入者六，非虚无以寓气，非气无以化生，故曰令虚而化生也。"

⑥ 天地之气：指司天、在泉之气

⑦ 胜复：气太过而克贼侵犯者为胜。 复，报复，六气盛极，则己所不胜之气来报复。清·张志聪："胜复之作者，淫胜郁复也。"

⑧ 天地之变，无以脉诊：明·张介宾："天地之气，有常有变。其常气之形于诊者，如春弦、夏洪、秋毛、冬石，及厥阴之至其脉弦，少阴之至其脉钩，太阴之至其脉沉，少阳之至大而浮，阳明之至短而涩，太阳之至大而长者，皆是也。若其胜复之气，卒然初至，安得剧变其脉而形于诊乎？故天地之变，有不可以脉诊，而当先以形证求之者。"

⑨ 间气：客气六步之中，除司天、在泉之气外，其余四气称为间气。

⑩ 期于左右：言间气与脉象的关系，如气在左间则左脉应，气在右间而右脉应。 期，会。左右，指左右寸口脉。

不弦，当大不大之类也。　新校正云：按《至真要大论》云：'厥阴之至，其脉弦；少阴之至，其脉钩；太阴之至，其脉沉；少阳之至，大而浮；阳明之至，短而涩；太阳之至，大而长。至而和则平，至而甚则病，至而反则病，至而不至者病，未至而至者病，阴阳易者危。'**不当其位**①**者病**，见于他位也。**迭移其位**②**者病**，谓左见右脉，右见左脉，气差错故尔。**失守其位**③**者危**，已见于他乡，本宫见贼杀之气，故病危。**尺寸反者死**，子午卯酉四岁有之。反，谓岁当阴在寸脉而反见于尺，岁当阳在尺而脉反见于寸，尺寸俱乃谓反也。若尺独然，或寸独然，是不应气，非反也。**阴阳交**④**者死**。寅申巳亥丑未辰戌八年有之。交，谓岁当阴在右脉反见左，岁当阳在左脉反见右，左右交见是谓交。若左独然，或右独然，是不应气，非交也。**先立其年，以知其气**⑤，左右应见，然后乃可以言死生之逆顺。经言岁气备矣。　新校正云：详此备《六元正纪大论》中。

帝曰：**寒暑燥湿风火，在人合**⑥**之奈何？其于万物何以生化？**合，谓中外相应。生，谓承气而生。化，谓成立众象也。

岐伯曰：**东方生**⑦**风，**东者日之初，风者教之始，天之使也，所以发号施令，故生自东方也。景雾山昏，苍埃际合。崖谷若一，岩岫之风也。黄白昏埃，晚空如堵，独见天垂，川泽之风也。加以黄黑白埃承下，山泽之猛风也。**风生木，**阳升风鼓，草木敷荣，故曰风生木也。此和气之生化也，若风气施化则飘扬敷拆，其为变极则木拔草除也。运乘丁卯、丁丑、丁亥、丁酉、丁未、丁巳之岁，则风化不足。若乘壬申、壬午、壬辰、壬寅、壬子、壬戌之岁，则风化有余于万物也。　新校正云：详王注以丁壬分运

之有余不足，或者以丁卯、丁亥、丁巳、壬申、壬寅五岁为天符、同天符、正岁会，非有余不足，为平木运，以王注为非，是不知大统也。必欲细分，虽除此五岁，亦未为尽。下文火土金水运等，并同此。**木生酸，**万物味酸者，皆始自木气之生化也。**酸生肝，**酸味入胃，生养于肝藏。**肝生筋，**酸味入肝，自肝藏布化，生成于筋膜也。**筋生心。**酸气荣养筋膜毕已，自筋流化，乃入于心。**其在天为玄**⑧，玄，谓玄冥也。丑之终，东方白。寅之初，天色反黑，太虚皆闻，在天为玄象可见。　新校正云：详'在天为玄'至'化生气'七句，通言六气五行生化之大法，非东方独有之也。而王注'玄'谓丑之终，寅之初，天色黑，则专言在东方，不兼诸方，此注未通。**在人为道**⑨，正理之道，生养之政化也。**在地为化**。化，生化也。有生化而后有万物，万物无非化气以生成者也。**化生五味，**金玉土石，草木菜果，根茎枝叶，花谷实核，无识之类，皆地化生也。**道生智，**智，正知也，虑远也。知正则不疑于事，虑远则不涉于危，以道处之，理符于智。《灵枢经》曰：'因虑而处物谓之智。'**玄生神，**神用无方，深微莫测，迹见形隐，物鲜能期。由是则玄冥之中，神明栖据，隐而不见，玄生神明也。**化生气。**飞走蚑行，鳞介毛倮羽，五类变化，内属神机，虽为五味所该，然其生禀则异，故又曰化生气也。此上七句，通言六气五行生化之大法，非东方独有之也。　新校正云：按《阴阳应象大论》及《天元纪大论》无'化生气'一句。**神在天为风，**鸣窾启坼，风之化也。振拉摧拔，风之用也。岁属厥阴在上，则风化于天；厥阴在下，则风行于地。**在地为木，**长短曲直，木之体

① 不当其位：谓间气与脉气不相应，气在左而见于右脉，气在右而见于左脉，是不当其位的病脉。明·张介宾："应左而右，应右而左，应上而下，应下而上也。"
② 迭移其位：实谓脉与气候变化特征相反。明·张介宾："迭，更也。（脉象）应见不见而移易其位也。"
③ 失守其位：明·张介宾："克贼之脉见，而本位失守也。"
④ 阴阳交：即出现阴阳交错的脉象。又，明·张介宾："阴阳交者，惟寅、申、巳、亥、辰、戌、丑、未八年有之。若尺寸独然，或左右独然，是为气不应，非反非交也。"此与《素问·评热病论》的阴阳交病义迥别。
⑤ 先立其年，以知其气：谓先确立岁干岁支，然后就可知当年的五运之气和司天、在泉、间气的分布。
⑥ 合：配合。
⑦ 生：事物间的化生与滋养。如"东方生风"之"生"为化生，"酸生肝"之"生"为滋养。
⑧ 玄：明·张介宾："玄，深微也，天道无穷，东为阳升之方，春为发生之始，故曰玄。"
⑨ 道：明·张介宾："道者，天地之生意也，人以道为生，而知其所生之本，则可与言道矣。"

也。干举机发，木之用也。**在体为筋**，维结束络，筋之体也。缛纵卷舒，筋之用也。**在气为柔**①，木化宣发，风化所行，则物休柔奕。**在藏为肝**。肝有二布叶，一小叶，如木甲拆之象也。各有支络，脉游于中，以宣发阳和之气，魂之宫也。为将军之官，谋虑出焉。乘丁岁，则肝藏及经络先受邪而为病也。胆府同。**其性为暄**②，暄，温也，肝木之性也。**其德为和**③，敷布和气于万物，木之德也。　新校正云：按《气交变大论》云，'其德敷和'。**其用为动**，风摇而动，无风则万类皆静。　新校正云：按木之用为动，火太过之政亦为动，盖火木之主暴速，故俱为动。**其色为苍**，有形之类，乘木之化，则外色皆见薄青之色。今东方之地，草木之上，色皆苍。遇丁岁，则苍物兼白及黄，色不纯也。**其化为荣**，荣，美色也。四时之中，物见华荣，颜色鲜丽者，皆木化之所生也。　新校正云：按《气交变大论》云：'其化生荣'。**其虫毛**④，万物发生，如毛在皮。**其政为散**⑤，发散生气于万物。　新校正云：按《气交变大论》云：'其政舒启'。详木之政散，平木之政发散，木太过之政散，土不及之气散，金之用散落，木之灾散落，所以为散之异有六，而散之义惟二：一谓发散之散，是木之气也；二谓散落之散，是金之气所为也。**其令宣发**，阳和之气，舒而散也。**其变摧拉**，摧，拔成者也。　新校正云：按《气交变大论》云：'其变振发'。**其眚**⑥**为陨**，陨，坠也。大风暴起，草泯木坠。　新校正云：按《气交变大论》云：'其灾散落'。**其味为酸**，夫物之化之变而有酸味者，皆木气之所成败也。今东方之野，生味多酸。**其志为怒**。怒，直声也。怒所以威物。**怒伤肝**，凡物之用极，皆自伤也。怒发于肝，而反伤肝藏。**悲胜怒**；悲发而怒止，胜之信也。　新校正云：详五志悲当为忧，盖忧伤意，悲伤魂，故云悲胜怒。**风伤肝**，亦犹风之折木也，风生于木而反折之，用极而衰。　新校正云：按《阴阳应象大论》云：'风伤筋'。**燥胜风**；风自木生，燥为金化，风余则制之以燥，肝盛则治之以凉，凉清所行，金之气也。**酸伤筋**，酸泻肝气，泻甚则伤其气。《灵枢经》曰：'酸走筋，筋病无多食酸。'以此尔。走筋，谓宣行其气速疾也。气血肉骨同。　新校正云：详注云《灵枢经》云，乃是《素问·宣明五气篇》文。按《甲乙经》以此为《素问》。王云《灵枢经》者误也。**辛胜酸**。辛，金味，故胜木之酸，酸余则胜之以辛也。

南方生热，阳盛所生，相火、君火之政也。太虚昏翳，其若轻尘，山川悉然，热之气也。大明不彰，其色如丹，郁热之气也。若行云暴升，炊然⑦叶积，乍盈乍缩，崖谷之热也。**热生火**，热甚之气，火运盛明，故曰热生火。火者，盛阳之生化也，热气施化则炎暑郁燠，其为变极则燔灼销融。运乘癸酉、癸未、癸巳、癸卯、癸丑、癸亥岁，则热化不足。若乘戊辰、戊寅、戊子、戊戌、戊申、戊午岁，则热化有余。火有君火、相火，故曰热生火，又云火也。**火生苦**，物之味苦者，皆始自火之生化也。甘物遇火，体焦则苦，苦从火化，其可微也。**苦生心**，苦物入胃，化入于心，故诸癸岁则苦化少，诸戊岁则苦化多。**心生血**，苦味自心化已，则布化生血脉。**血生脾**。苦味营血已，自血流化，生养脾也。**其在天为热**，亦神化气也。暄暑郁蒸，热之化也。炎赫沸腾，热之用也。岁属少阴少阳，在上，则热化于天；在下，则热行于地。**在地为火**，光显炳明，火之体

---

① 柔：指春天风气柔和。
② 暄：温暖，指风性温暖。
③ 其德为和：明·张介宾："春阳布和，木之德也。"　德，本性。和，温和。
④ 虫：泛指动物而言。古人把动物分为五大类，称为五虫。　毛，指毛虫，各种家畜、走兽之类。
⑤ 政、令：均有行使权力之义。此下"令"字义同。而"政"指木之性，"令"则指事物的景象。古人认为四时寒热温凉的气候更迭，天地万物生长化收藏的变化，是受宇宙自然力的控制的，是五运六气分别主持政令的结果。在各个不同季节里，它的行令各有不同，而万物的变化也各有不同。
⑥ 眚（shěng 音省）：灾害。
⑦ 炊（zōng 音总）然：高耸貌。

也。燔燎焦然，火之用也。**在体为脉**，流行血气，脉之体也。壅泄虚实，脉之用也。络脉同。**在气为息**①，息，长也。**在藏为心**，心形如未敷莲花，中有九空，以导引天真之气，神之宇也。为君主之官，神明出焉。乘癸岁，则心与经络受邪而为病，小肠府亦然。**其性为暑**，暑，热也。心之气性也。**其德为显**，明显见象，定而可取，火之德也。 新校正云：按《气交变大论》云：'其德彰显'。**其用为躁**，火性躁动，不专定也。**其色为赤**，生化之物，乘火化者，悉表备赭丹之色。今南方之地，草木之上，皆兼赤色。乘癸岁，则赤色之物，兼黑及白也。**其化为茂**，茂，蕃盛也。 新校正云：按《气交变大论》云：'其化蕃茂'。**其虫羽**，参差长短，象火之形。**其政为明**，明曜彰见，无所蔽匿，火之政也。 新校正云：按《气交变大论》云：'其政明曜'。又按火之政明，水之气明，水火异而明同者，火之明明于外，水之明明于内，明虽同而实异。**其令郁蒸**，郁，盛也。蒸，热也。言盛热气如蒸也。 新校正云：详注谓郁为盛，其意未安。按王冰注《五常政大论》云：'郁，谓怫懊不舒畅也。'当如此解。**其变炎烁**，热甚炎赫，烁石流金，火之极变也。 新校正云：按《气交变大论》云：'其变销烁'。**其眚燔焫**②，燔焫山川，旋及屋宇，火之灾也。 新校正云：按《气交变大论》云'其灾燔焫'。**其味为苦**，物之化之变而有苦味者，皆火气之所合散也。今南方之野，生物多苦。**其志为喜**。喜，悦乐也，悦以和志。**喜伤心**，言其过也。喜发于心而反伤心，亦犹风之折木也。过则气竭，故见伤也。**恐胜喜**；恐至则喜乐皆泯，胜喜之理，目击道存。恐则水之气也。**热伤气**，天热则气伏不见，人热则气促喘急。热之伤气，理亦可徵。此皆谓大热也，小热之气，犹生诸气也。《阴阳应象大论》曰：'壮火散气，少火生气。'此其义也。**寒胜热**；寒胜则热退，阴盛则阳衰，制热以寒，是求胜也。**苦伤气**，大凡如此尔。

① 息：长养的意思。
② 燔焫：大火燃烧。
③ 充：充实饱满之义。

苦之伤气，以其燥也。苦加以热，则伤尤甚也。何以明之？饮酒气促，多则喘急，此其信也。苦寒之物，偏服岁久，益火滋甚，亦伤气也。暂以方治，乃同少火，反生气也。 新校正云：详此论所伤之旨有三：东方曰风伤肝，酸伤筋。中央曰湿伤肉，甘伤脾。西方曰辛伤皮毛，是自伤者也。南方曰热伤气，苦伤气。北方曰寒伤血，咸伤血，是伤己所胜也。西方曰热伤皮毛，是被胜伤己也。凡此五方所伤之例有三，若《太素》则俱云自伤焉。**咸胜苦**。酒得咸而解，物理昭然。火苦之胜，制以水咸。

中央生湿，中央，土也，高山土湿，泉出地中，水源山隈，云生岩谷，则其象也。夫性内蕴，动而为用，则雨降云腾，中央生湿，不远信矣。故历候记土润溽暑于六月，谓是也。**湿生土**，湿气内蕴，土体乃全，湿则土生，干则土死，死则庶类凋丧，生则万物滋荣，此湿气之化尔。湿气施化则土宅而云腾雨降，其为变极则骤注土崩也。运乘己巳、己卯、己丑、己亥、己酉、己未之岁，则湿化不足。乘甲子、甲戌、甲申、甲午、甲辰、甲寅之岁，则湿化有余也。**土生甘**，物之味甘者，皆始自土之生化也。**甘生脾**，甘物入胃，先入于脾，故诸己岁则甘少化，诸甲岁甘多化。**脾生肉**，甘味入脾，自脾藏布化，长生脂肉。**肉生肺**。甘气营肉已，自肉流化，乃生养肺藏也。**其在天为湿**，言神化也。柔润重泽，湿之化也。埃郁云雨，湿之用也。岁属太阴在上，则湿化于天，太阴在下则湿化于地。**在地为土**，敦静安镇，聚散复形，群品以生，土之体也。含垢匿秽，静而下民，为变化母，土之德也。 新校正云：详注云静而下民，为土之德。下民之义，恐字误也。**在体为肉**，覆裹筋骨，气发其间，肉之用也。疏密不时，中外否闭，肉之动也。**在气为充**③，土气施化，则万象盈。**在藏为脾**。形象马蹄，内包胃脘，象土形也。经络之气，交归于中，以营运真灵之气，意之舍也。为仓廪之官，化物出焉。乘己岁，则脾及经络受邪而为病。 新校正云：详肝心肺肾四藏，注各言府同。独此注不言胃府同者，阙文也。**其性静兼**①，兼，谓兼寒热暄凉之气也。《白虎通》②曰：'脾之为言并也。'谓四气并之也。**其德为濡**，津湿润泽，土之德也。　新校正云：按《气交变大论》云：'其德溽蒸'。**其用为化**，化，谓兼诸四化，并己为五化，所谓风化、热化、燥化、寒化，周万物而为生长化成收藏也。**其色为黄**，物乘土化，则表见黔黄之色。今中央之地，草木之上，皆兼黄色。乘己岁则黄色之物，兼苍及黑。**其化为盈**③，盈，满也。土化所及，则万物盈满。　新校正云：按《气交变大论》云：'其化丰备'。**其虫倮**④，倮露皮革，无毛介也。**其政为谧**⑤，谧，静也。土性安静。　新校正云：按《气交变大论》云：'其政安静'。详土之政谧，水太过其政谧者，盖水太过，而土下承之，故其政亦谧。**其令云雨**，湿气布化之所成。**其变动注**⑥，动，反静也。地之动则土失性，风摇不安，注雨久下也。久则垣岸复为土矣。　新校正云：按《气交变大论》云：'其变骤注。'**其眚淫溃**⑦，淫，久雨也。溃，土崩溃也。　新校正云：按《气交变大论》云：'其灾霖溃。'**其味为甘**，物之化之变而有甘味者，皆土化之所终始也。今中原之地，物味多甘淡。**其志为思**。思以成务。　新校正云：按《灵枢经》曰：'因志而存变谓之思。'**思伤脾**，思劳于智，过则伤脾。**怒胜思**；怒则不思，忿而忘祸，则胜可知矣。思甚不解，以怒制之，调性之道也。**湿伤肉**，湿甚为水，水盈则肿，水下去也，形肉已消，伤肉之验，近可知矣。**风胜湿**；风，木气，故胜土湿，湿甚则制之以风。**甘伤脾**，过节也。　新校正云：按《阴阳应象大论》云：'甘伤肉。'**酸胜甘**。甘余则制之以酸，所以救脾气也。

西方生燥，阳气已降，阴气复升，气爽风劲，故生燥也。夫岩谷青埃，川源苍翠，烟浮草木，远望氤氲，此金气所生，燥之化也。夜起白朦，轻如微雾，退迩一色，星月皎如，此万物阴成，亦金气所生，白露之气也。太虚埃昏，气郁黄黑，视不见远，无风自行，从阴之阳，如云如雾，此杀气也。亦金气所生，霜之气也。山谷川泽，浊昏如雾，气郁蓬勃，惨然戚然，咫尺不分，此杀气将用，亦金气所生，运之气也。天雨大霖，和气西起，云卷阳曜，太虚廓清，燥生西方，义可微也。若西风大起，木偃云腾，是为燥与湿争，气不胜也，故当复雨。然西风雨晴，天之常气，假有东风雨止，必有西风复雨，因雨而乃自晴，观是之为，则气有往复，动有燥湿，变化之象，不同其用矣。由此则天地之气，以和为胜，暴发奔骤，气所不胜，则多为复也。**燥生金**，气动风切，金鸣声远，燥生之信，视听可知，此则燥化，能令万物坚定也。燥之施化于物如是，其为之极则天地凄惨，肃杀气行，人悉畏之，草木凋落。运乘乙丑、乙卯、乙巳、乙未、乙酉、乙亥之岁，则燥化不足，乘庚子、庚寅、庚辰、庚午、庚申、庚戌之岁，则燥化有余，岁气不同，生化异也。**金生辛**，物之有辛味者，皆始自金化之所成也。**辛生肺**，辛物入胃，先入于肺，故诸乙岁则辛少化，诸庚岁则辛多化。**肺生皮毛**，辛味入肺，自肺藏布化，生养皮毛也。**皮毛生肾**。辛气自入皮毛，乃流化生气，入肾藏也。**其在天为燥**，神化也。雾露清劲，燥之化也。肃杀凋零，燥之用也。岁属阳明在上，则燥化于天，阳明在下，则燥行于地者也。**在地为金**，从革坚刚，金之体也。锋刃铦

---

① 其性静兼：中央属土，土为阴，故其性为静；土不主时，寄旺于四季之末，故兼有寒热温凉四气之性。
② 白虎通：即《白虎通义》一书的简称，又称《白虎通德论》四卷，东汉班固等撰。书中记录汉章帝建初四年（公元79年）在白虎观经学辩论的结果。自古文经使出现后，在文字、思想、师说各方面都同今文经学家展开了剧烈斗争，今文学派感到有必要通过帝制而成定论，以保持其思想上的统治地位，《白虎通》是董仲舒以来今文学派哲学思想的延伸和扩大，也是其政治主张的提要。
③ 盈：充满丰盛之义。清·高世栻："其化为盈，物之充也。"
④ 倮：无毛、无甲、无鳞、无羽的倮体动物。
⑤ 谧（mì 音密）：安然宁静的意思。
⑥ 动注：谓流动灌注。
⑦ 淫溃：谓泛滥流溢。

利①，金之用也。　新校正云：按别本'铦'作'括'。在体为皮毛，柔韧包裹，皮毛之体也。渗泄津液，皮毛之用也。在气为成②，物乘金化则坚成。在藏为肺。肺之形似人肩，二布叶，数小叶，中有二千四空，行列以分布诸藏清浊之气，主藏魄也。为相傅之官，治节出焉。乘乙岁，则肺与经络受邪而为病也。大肠府亦然。其性为凉，凉，清也，肺之性也。其德为清，金以清凉为德化。　新校正云：按《气交变大论》云：'其德清洁。'其用为固，固，坚定也。其色为白，物乘金化，则表彰缟素之色，今西方之野，草木之上，色皆兼白，乘乙岁，则白色之物，兼赤及苍也。其化为敛，敛，收也。金化流行，则物体坚敛。　新校正云：按《气交变大论》云：'其化紧敛'，详金之化为敛，而木不及之气亦敛者，盖木不及而金胜之，故为敛也。其虫介③，介，甲也。外被介甲，金坚之象也。其政为劲④，劲，前锐也。　新校正云：按《气交变大论》云：'其政劲切。'其令雾露，凉气化生。其变肃杀，天地惨凄，人所不喜，则其气也。其眚苍落⑤，青干而凋落。其味为辛，夫物之化之变而有辛味者，皆金气之所离合也。今西方之野，草木多辛。其志为忧。忧，虑也，思也。　新校正云：详王注以忧为思，有害于义。按本论思为脾之志，忧为肺之志，是忧非思明矣。又《灵枢经》曰：'愁忧则闭塞而不行。'又云：'愁忧而不解，则伤意。'若是，则忧者愁也，非思也。忧伤肺，愁忧则气闭塞而不行，肺藏气，故忧伤肺。喜胜忧；神悦则喜，故喜胜忧。热伤皮毛，火有二别，故此再举热伤之形证也。火气薄烁则物焦干，故热气盛则皮毛伤也。寒胜热；以阴消阳，故寒胜热。　新校正云：按《太素》作'燥伤皮毛，热胜燥'。辛伤皮毛，过节也，

辛热又甚焉。苦胜辛。苦，火味，故胜金之辛。

北方生寒，阳气伏，阴气升，政布而大行，故寒生也。太虚澄净，黑气浮空，天色黯然，高空之寒气也。若气似散麻，本末皆黑，微见川泽之寒气也。太虚清白，空犹雪映，遐迩一色，山谷之寒气也。太虚白昏，火明不翳，如雾雨气，遐迩肃然，北望色玄，凝雾夜落，此水气所生，寒之化也。太虚凝阴，白埃昏翳，天地一色，远视不分，此寒湿凝结，雪之将至也。地裂水冰，河渠干涸，枯泽浮咸，水敛土坚，是土胜水。水不得自清，水所生，寒之用也。寒生水，寒资阴化，水所由生，此寒气之生化尔。寒气施化则水冰雪雾，其为变极则水涸冰坚。运乘丙寅、丙子、丙戌、丙申、丙午、丙辰之岁，则寒化大行。乘辛未、辛巳、辛卯、辛丑、辛亥、辛酉之岁，则寒化少。水生咸，物之有咸味者，皆始自水化之所成结也。水泽枯涸，卤咸乃蕃，沧海味咸，盐从水化，则咸因水产，其事炳然，煎水味咸，近而可见。咸生肾，咸物入胃，先归于肾，故诸丙岁咸物多化，诸辛岁咸物少化。肾生骨髓，咸味入肾，自肾藏布化，生养骨髓也。髓生肝。咸气自生骨髓，乃流化生气，入肝藏也。其在天为寒，神化也。凝惨冰雪，寒之化也。凛冽霜霾，寒之用也。岁属太阳在上则寒化于天，太阳在下则寒行于地。在地为水，阴气布化，流于地中，则为水泉。澄澈流衍，水之体也。漂荡没溺，水之用也。在体为骨，强干坚劲，骨之体也。包裹髓脑，骨之用也。在气为坚⑥，柔奭之物，遇寒则坚，寒之化也。在藏为肾。肾藏有二，形如豇豆相并，而曲附于脊筋，外有脂裹，里白表黑，主藏精也。为作强之官，伎巧出焉。乘辛岁，则肾藏及经络受邪而为病。膀胱府同。其性为凛⑦，凛，寒也，肾之性也。其德为寒，水以寒为德化。　新

---

①　锋刃铦（xiān 音先）利：指刀剑之类的金属器具锋利。铦，利器。
②　成：成熟，成形。清·高世栻："在气为成者，感秋气而万物成就也。"
③　介：即"甲"，俗称"壳"，指介虫，即有壳的动物。
④　劲：强劲有力。
⑤　苍落：青干而凋谢。
⑥　坚：坚固。冬天寒冷，万物坚固。
⑦　凛：清·高世栻："凛，严厉也。冬气严厉而寒，故其性为凛，其性凛则其德为寒。"

校正云：按《气交变大论》：'其德凄沧'。其用为藏①，本阙。其色为黑，物禀水成，则表被玄黑之色，今北方之野，草木之上，色皆兼黑。乘辛岁，则黑色之物，兼黄及赤也。其化为肃，肃，静也。

新校正云：按《气交变大论》云：'其化清谧'。详水之化为肃，而金之政太过者为肃，平金之政劲肃，金之变肃杀者何也？盖水之化肃者，肃静也。金之政肃者，肃杀也。文虽同而事异者也。其虫鳞。鳞，谓鱼蛇之族类。其政为静，水性澄澈而清静。　新校正云：按《气交变大论》云：'其政凝肃'。详水之政为静，而平土之政安静。土太过之政亦为静，土不及之政亦为静定。水土异而静同者，非同也。水之静清净也，土之静安静也。其令霰雪②本阙，其变凝冽③，寒甚故致是。　新校正云：按《气交变大论》云：'其变凛冽'。其眚冰雹，非时而有及暴过也。　新校正云：按《气交变大论》云：'其灾冰雪霜雹'。其味为咸，夫物之化之变而有咸味者，皆水化之所凝散也。今北方川泽，地多咸卤。其志为恐。恐以远祸。恐伤肾，恐甚动中则伤肾。《灵枢经》曰：'恐惧而不解则伤精。'肾藏精，故精伤而伤及于肾。思胜恐；思见祸机，故无忧恐。思一作忧，非也。寒伤血，明胜心也。寒甚血凝，故伤血也。燥胜寒；寒化则水积，燥用则物坚，燥与寒兼，故相胜也。天地之化，物理之常也。咸伤血，味过于咸，则咽干引饮，伤血之义，断可知矣。甘胜咸。渴饮甘泉，咽干自已，甘为土味，故胜水咸。

新校正云：详自上岐伯曰至此，与《阴阳应象大论》同，小有增损，而注颇异。五气更立④，各有所

先⑤，当其岁时，气乃先也。非其位⑥则邪，当其位则正。先立运，然后知非位与当位者也。

帝曰：病生之变何如？

岐伯曰：气相得则微，不相得则甚。木居火位，火居土位，土居金位，金居水位，水居木位，木居君位，如是者为相得。又木居水位，水居金位，金居土位，土居火位，火居木位，如是者虽为相得，终以子僭居父母之位，下陵其上，犹为小逆也。木居金土位，火居金水位，土居水木位，水居火土位，如是者为不相得，故病甚也。皆先立运气及司天之气，则气之所在，相得与不相得可知矣。

帝曰：主岁⑦何如？

岐伯曰：气有余，则制己所胜而侮所不胜，其不及，则己所不胜侮而乘之，己所胜轻而侮之。木余，则制土，轻忽于金，以金气不争，故木恃其余而欺侮也。又木少金胜，土反侮木，以木不及，故土妄凌之也。四气率同，侮，谓侮而凌忽之也。侮反受邪⑧，或以己强盛，或遇彼衰微，不度卑弱，妄行凌忽，虽侮而求胜，故终必受邪。侮而受邪，寡于畏也。受邪，各谓受己不胜之邪也。然舍己宫观，适他乡邦，外强中干，邪盛真弱，寡于敬畏，由是纳邪，故曰寡于畏也。　新校正云：按《六节藏象论》曰：'未至而至，此谓太过，则薄所不胜，而乘所胜，命曰气淫。至而不至，此谓不及，则所胜妄行，而所生受病，所不胜而薄之，命曰气迫。'即此之义也。

帝曰：善。

---

① 其用为藏：原脱，据《素问吴注》补。
② 霰雪：原脱，据《素问吴注》补。
③ 凝冽：水结冰为凝，冷极为冽。
④ 五气更立：即五气更替主时。清·张志聪："五气，五方之气也。更立，四时之更换也。"
⑤ 各有所先：指"五气更立"，互相先主初运。
⑥ 位：指季节——春、夏、长夏、秋、冬。
⑦ 主岁：即五行各主一岁，五行主岁称为"五运"。明·马莳："主岁者，亦谓前五方之气各治一岁之政也。"
⑧ 侮反受邪：五气相互之间存在着生克制化关系，有胜必有复，如木气胜则必有金气复之。

六微旨大论①篇第六十八

黄帝问曰：呜呼远哉！天之道也，如迎浮云，若视深渊，视深渊尚可测，迎浮云莫知其极。深渊静澄而澄澈，故视之可测其深浅；浮云飘泊而合散，故迎之莫诣其边涯。言苍天之象，如渊可视乎鳞介；运化之道，犹云莫测其去留。六气深微，其于运化，当如是喻矣。　新校正云：详此文与《疏五过论》文重②。夫子数言，谨奉天道③，余闻而藏之，心私异之，不知其所谓也。愿夫子溢志尽言其事④，令终不灭，久而不绝，天之道可得闻乎？运化生成之道也。

岐伯稽首再拜对曰：明乎哉问，天之道也！此因天之序，盛衰之时也。

帝曰：愿闻天道六六之节⑤盛衰何也？六六之节，经已启问，天师未敷其旨，故重问之。

岐伯曰：上下有位，左右有纪⑥。上下，谓司天地之气二也。余左右四气，在岁之左右也。故少阳之右⑦，阳明治之；阳明之右，太阳治之；太阳之右，厥阴治之；厥阴之右，少阴治之；少阴之右，太阴治之；太阴之右，少阳治之；此所谓气之标⑧，盖南面而待也。标，末也。圣人南面而立，以阅气之至也。故曰：因天之序，盛衰之时，移光定位，正立而待之⑨。此之谓也。移光，谓日移光。定位，谓面南观气，正立观岁，数气之至，则气可待之也。

---

① 六微旨大论：六，指六气。微，精微之意。本篇重点讨论了六气变化的理论，故名"六微旨"。清·张志聪："此篇分论六节，应天应地，主岁主时，及加临之六气，故曰'六微旨大论'。"

② 此文与《疏五过论》文重：明·张介宾："此甚言天道之难穷也。《疏五过论》亦有此数句，详论治类十八，但彼言医道，此言天道也。"张氏之言极是，文同而义相殊。

③ 夫子数言，谨奉天道：意谓您曾多次说过要认真谨慎地掌握自然界的变化规律。　夫子，是对岐伯的尊称。数言，是多次讲解。谨奉，是谨慎奉行的意思。天道，指自然界的变化规律。

④ 溢志尽言其事：即毫不保留地阐明天道。　溢志，畅快、放开之义。

⑤ 天道六六之节：指六气六步，每步为60.875天，周天365.25度，正合六气六步（节），故云。

⑥ 上下有位，左右有纪：指司天、在泉之气有一定位置，左右四间气的升降，有一定的次序。　左右，指左右四间气。纪，次序。

⑦ 少阳之右：即观测者面南以观三阴三阳的次序是向右旋转。明·张介宾："然此'右'字，皆自南面而观以待之，所以少阳之右为阳明也。"

⑧ 气之标：就是用三阴三阳为风热湿火燥寒六气之标志。　气，指六气。标，即标志、标象。明·张介宾："三阴三阳以六气为本，六气以三阴三阳为标。"

⑨ 移光定位，正立而待之：这是古人利用测光的位置来定节气的一种方法。明·张介宾："光，日光也。位，位次也。凡此六气之次，即因天之序也。天既有序，则气之王者为盛，气之退者为衰。然此盛衰之时，由于日光之移，日光移而后位定矣。圣人之察者，但南面正立而待之，则其时更气易，皆于日光而见之矣。"　人们最初是用"树立木杆"来观看日影，发明了圭表以后，则用圭表上移影长短刻度的不同，以定六气循行的次序，故名曰"移光定位"。观察日影是在中午时刻面向南站立，故曰"正立而待之"。

少阳之上，火气治之，中见厥阴①；少阳南方火，故上见火气治之。与厥阴合，故中见厥阴也。阳明之上，燥气治之，中见太阴；阳明，西方金，故上燥气治之。与太阴合，故燥气之下，中见太阴也。太阳之上，寒气治之，中见少阴；太阳北方水，故上寒气治之。与少阴合，故寒气之下，中见少阴也。　新校正云：按《六元正纪大论》云：‘太阳所至为寒生，中为温。’与此义同。厥阴之上，风气治之，中见少阳；厥阴东方木，故上风气治之。与少阳合，故风气之下，中见少阳也。少阴之上，热气治之，中见太阳；少阴东南方君火，故上热气治之。与太阳合，故热气之下，中见太阳也。　新校正云：按《六元正纪大论》云‘少阴所至为热生，中为寒。’与此义同。太阴之上，湿气治之，中见阳明。太阴西南方土，故上湿气治之。与阳明合，故湿气之下，中见阳明也。所谓本也，本之下，中之见也，见之下，气之标也。本，谓元气也。气则为主，则文言著矣。　新校正云：详注云，文言著矣，疑误。本标不同，气应异象②。本者应之元，标者病之始，病生形用求之标，方施其用求之本，标本不同，求之中，见法万全。　新校正云：按《至真要大论》云：六气标本不同，气有从本者，有从标本者，有不从标本者。少阳太阴从本，少阴太阳从本从标，阳明厥阴不从标本，从乎中。故从本者，化生于本。从标本者，有标本之化。从中者，以中气为化。

帝曰：其③有至而至④，有至而不至，有至而太过⑤，何也？皆谓天之六气也。初之气，起于立春前十五日。余二三四五终气次至，而分治六十日余八十七刻半。

岐伯曰：至而至者和；至而不至，来气⑥不及也；未至而至，来气有余也。时至而气至，和平之应，此则为平岁也。假令甲子，岁气有余，于癸亥岁未当至之期，先时而至也。乙丑岁气不足，于甲子岁当至之期，后时而至也。故曰来气不及，来气有余也。言初气之至期如此，岁气有余，六气之至皆先时；岁气不及，六气之至皆后时。先时后至，后时先至，各差三十日而应也。　新校正云：按《金匮要略》云：有未至而至，有至而不至，有至而不去，有至而太过。冬至之后得甲子夜半少阳起，少阳之时阳始生，天得温和，以未得甲子，天因温和，此为未至而至也。以得甲子而天未温和，此为至而不至。以得甲子而天寒不解，此为至而不去。以得甲子而天温如盛夏时，此为至而太过。此亦论气应之一端也。

帝曰：至而不至，未至而至如何？言太过不及岁，当至晚至早之时应也。

岐伯曰：应则顺，否则逆⑦，逆则变生，变则病。当期为应，愆时为否，天地之气生化不息，无止碍也。不应有而有，应有而不有，是造化之气失常，失常则气变，变常则气血纷挠而为病也。天地变而失常，则万物皆病。

帝曰：善。请言其应。

---

① 少阳之上……中见厥阴：明·张介宾："此以下言三阴三阳各有表里，其气相通，故各有互根之中气也。少阳之本火，故火气在上，与厥阴为表里，故中见厥阴，是以相火而兼风木之化也。"如以经脉来说，凡互为表里的，在六气则互为中见。　中，指中气。

② 本标不同，气应异象：明·张介宾："本标不同者，若以三阴三阳言之，如太阳本寒而标阳，少阴本热而标阴。以中见之气言之，如少阳所至为火生，而中为风；阳明所至为燥生，而中为湿；太阳所至为寒生，而中为热；厥阴所至为风生，而中为火；少阴所至为热生，而中为寒；太阴所至为湿生，而中为燥。故岁气有寒热之非常者，诊法有脉从而病反者，病有生于本、生于标、生于中气者，治有取本而得，取标而得，取中气而得者。此皆标本之不同，而气应之异象，即下文所谓'物生其应，脉气其应'者是也。"

③ 其：在此指气候变化。

④ 至而至：是指六气随所主的时令而来，这是正常的自然现象。　前一个"至"，指时令；后一个"至"，指气候（六气）。

⑤ 至而太过：即下文所谓"未至而至"，指未到其时而有其气。

⑥ 来气：指实际的气候变化。

⑦ 应则顺，否则逆：是指六气按其所主时令而来临叫"应"，反则为"否"。明·张介宾："当期为应，愆期为否。应则顺而生化之气正，否则逆而胜复之变生，天地变生则万物亦病矣。"

岐伯曰：物生其应也；气脉其应也。

物之生荣有常时，脉之至有常期，有余岁早，不及岁晚，皆依期至也。

帝曰：善。愿闻地理之应六节气位①何如？

岐伯曰：显明之右，君火之位也②；君火之右，退行一步，相火治之③；日出谓之显明，则卯地气分春也。自春分后六十日有奇，斗建卯正至于巳正，君火位也。自斗建巳正至未之中，三之气分，相火治之，所谓少阳也。君火之位，所谓少阴，热之分也，天度至此，暄淑大行。居热之分，不行炎暑，君之德也。少阳居之为僭逆，大热早行，疫疬乃生，阳明居之为温凉不时。太阳居之为寒雨间热。厥阴居之为风湿，雨生羽虫。少阴居之为天下疵疫，以其得位，君令宣行故也。太阴居之为时雨。火有二位，故以君火为六气之始也。相火，则夏至日前后各三十日也，少阳之分，火之位也，天度至此，炎热大行。少阳居之，为热暴至，草萎河干，炎亢，湿化晚布。阳明居之为凉气间发。太阳居之为寒气间至，热争冰雹。厥阴居之为风热大行，雨生羽虫。少阴居之为大暑炎亢。太阴居之为云雨雷电。退，谓南面视之，在位之右也。一步凡六十日又八十七刻半。余气同法。复行一步，土气治之④；雨之分也，即秋分前六十日而有奇，斗建未正至酉之中，四之气也，天度至此，云雨大行，湿蒸乃作。少阳居之为炎热沸腾，云雨雷雹。阳明居之为清雨雾露。太阳居之为寒

雨害物。厥阴居之为暴风雨摧拉，雨生倮虫。少阴居之为寒热气反用，山泽浮云，暴雨溽蒸。太阴居之为大雨霪霍。复行一步，金气治之；燥之分也，即秋分后六十日而有奇，自斗建酉正至亥之中，五之气也，天度至此，万物皆燥。少阳居之为温清更正，万物乃荣。阳明居之为大凉燥疾，太阳居之为早寒。厥阴居之为凉风大行，雨生介虫。少阴居之为秋湿，热病时行。太阴居之为时雨沉阴。复行一步，水气治之；寒之分也，即冬至日前后各三十日。自斗建亥至丑之中六之气也，天度至此，寒气大行。少阳居之为冬温蛰虫不藏，流水不冰。阳明居之为燥寒劲切。太阳居之为大寒凝冽。厥阴居之为寒风摽扬，雨生鳞虫。少阴居之为蛰虫出见，流水不冰。太阴居之为凝阴寒雪，地气湿也。复行一步，木气治之；风之分也，即春分前六十日而有奇也，自斗建丑正至卯之中，初之气也，天度至此，风气乃行，天地神明号令之始也，天之使也。少阳居之为温疫至。阳明居之为清风，雾露朦昧。太阳居之为寒风切冽，霜雪水冰。厥阴居之为大风发荣，雨生毛虫。少阴居之为热风伤人，时气流行。太阴居之为风雨，凝阴不散。复行一步，君火治之。热之分也，复春分始也，自斗建卯正至巳之中，二之气也。凡此六位，终纪一年，六六三百六十，六八四百八十刻，六七四十二刻，其余半刻积而为三，约终三百六十五度也，余奇细分率之可也。相火之下，水气承之⑤；热盛

---

① 地理之应六节气位：明·张介宾："言地理之应六节，即主气之静而守位者也，故曰六位，亦曰六步，乃六气所主之位也。"　地理，指大地的物生情况。六节气位，六气所主之部位。

② 显明之右，君火之位也：明·张介宾："显明者，日出之所，卯正之中，天地平分之处也。显明之右，谓自斗建卯中，以至巳中，步居东南，为天之右间，主二之气，乃春分后六十日有奇，君火治令之位也。"　显明，指东方木位，为初之气。自东而南，故曰"显明之右"。初之气之后为二之气，故曰"君火之位"。

③ 君火之右……相火治之：明·张介宾："退行一步，谓退于君火之右一步。此自斗建巳中以至未中，步居正南，位直司天，主三之气，乃小满后六十日有奇，相火之治令也。"　古代天文学把向西、向右称为"退行"。

④ 复行一步，土气治之：明·张介宾："复行一步，谓于相火之右，又行一步也。此自未中以至酉中，步居西南，为天之左间，主四之气，乃大暑后六十日有奇，湿土治令之位也。"以下依此类推。

⑤ 相火之下，水气承之：有相火之气，就有寒水之气制约，以防其过亢。承，在此有承接与制约两义。元·王履："承，犹随也，然不言随而言承者，以下言之，则有上奉之象，故曰承。虽谓之承，而有防之之义存焉。"明·张介宾："承者，前之退而后之进也。'承'之为义有二：一曰常，一曰变。常者如六气各专一令，一极则一生，循环相承，无所间断。故于六位盛极之下，各有相制之气，随之以生，由生而化，由微而著，更相承袭，时序乃成。所谓阳盛之极，则阴生承之；阴盛之极，则阳生承之。亦犹阴阳家五经胎生之义，此岁气不易之令，故谓之常。常者，四时之序也。变者，如《六元正纪大论》所谓：'少阳所至为火生，终为溽蒸，水承相火之象也。水发而雹雪，土气承水之象也。土发而飘骤，风木承土之象也。木发而毁折，金气承木之象也……此则因亢而制，因胜而复。承制不常，故谓之变。变者，非时之邪也。然曰常曰变，虽若相殊，总之以防其太过，而成乎造化之用，理则一耳。'"

水承，条蔓柔弱，凑润衍溢，水象可见。　新校正云：按《元元正纪大论》云：'少阳所至为火生，终为蒸溽。'则水承之义可见。又云：'少阳所至为摽风燔燎霜凝。'亦下承之水气也。**水位之下，土气承之**；寒甚物坚，水冰流涸，土象斯见，承下明矣。新校正云：按《六元正纪大论》云：'太阳所至为寒雪冰雹白埃。'则土气承之之义也。**土位之下，风气承之**；疾风之后，时雨乃零。是则湿为风吹，化而为雨。　新校正云：按《六元正纪大论》云：'太阴所至为湿生，终为注雨。'则土位之下，风气承之而为雨也。又云：'太阴所至为雷霆骤注烈风。'则风承之义也。**风位之下，金气承之**；风动气清，万物皆燥，金承木下，其象昭然。　新校正云：按《六元正纪大论》云：'厥阴所至为风生，终为肃。'则金承之义可见。又云：'厥阴所至飘怒大凉。'亦金承之义也。**金位之下，火气承之**；锻金生热，则火流金，乘火之上，理无妄也。　新校正云：按《六元正纪大论》云：'阳明所至为散落温。'则火乘之义也。**君火之下，阴精①承之**。君火之位，大热不行，盖以阴精制承其下也。诸以所胜之气乘于下者，皆折其摽盛，此天地造化之大体尔。　新校正云：按《六元正纪大论》云：'少阴所至为热生，中为寒。'则阴承之义可知。又云：'少阴所至为大暄寒。'亦其义也。又按《六元正纪》云：'水发而雹雪，土发而飘骤，木发而毁折，金发而清明，火发而曛昧，何气使然？曰：气有多少，发有微甚，微者当

其气，甚者兼其下，微其下气而见可知也。'所谓微其下者，即此六承气也。

帝曰：何也？

岐伯曰：**亢则害，承乃制，制则生化，外列盛衰②，害则败乱，生化大病。**亢，过极也，物恶其极。

帝曰：盛衰何如？

岐伯曰：**非其位③则邪，当其位则正，邪则变甚，正则微。**

帝曰：何谓当位？

岐伯曰：**木运临卯④，火运临午⑤，土运临四季⑥，金运临酉⑦，水运临子⑧，所谓岁会⑨，气之平也。**非太过，非不及，是谓平运主岁也。平岁之气，物生脉应，皆必合期，无先后也。　新校正云：详木运临卯，丁卯岁也。火运临午，戊午岁也。土运临四季，甲辰、甲戌、己丑、己未岁也。金运临酉，乙酉岁也。水运临子，丙子岁也。内戊午、己丑、己未、乙酉，又为太一天符。

帝曰：非位何如？

岐伯曰：**岁不与会也。**不与本辰相逢会也。

帝曰：**土运之岁，上见太阴⑩；火运之岁，上见少阳、少阴⑪；少阴少阳皆火气。**

---

① 阴精：就六气而论，在此指太阳寒水。清·张志聪："阴精者，天乙所生之精水也。"

② 亢则害，承乃制，制则生化，外列盛衰：明·张介宾："亢者，盛之极也。制者，因其极而抑之也。盖阴阳五行之道，亢极则乖，而强弱相残矣。故凡有偏盛，则必有偏衰，使强无所制，则强者愈强，弱者愈弱，而乖乱日甚。所以亢而过甚，则害乎所胜，而承其下者，必从而制之。此天地自然之妙，真有莫之使然而不得不然者。天下无常胜之理，亦无常屈之理。《易》之乾象：'亢之为言，知进而不知退，知存而不知亡，知得而不知丧。'《复之象》曰：'复其见天地之心乎！'即此亢承之义……夫盛极有制则无亢害，无亢害则生化出乎自然。当盛者盛，当衰者衰，循序当位，是为外列盛衰。外列者，言发育之多也。"

③ 非其位：即岁运与岁气不相符。　下句"当其位"的意思相反。

④ 木运临卯：明·张介宾："以木运而临卯位，丁卯岁也。"

⑤ 火运临午：明·张介宾："以火运临午位，戊午岁也。"

⑥ 土运临四季：明·张介宾："土运临四季，甲辰、甲戌、己丑、己未岁也。"　四季，此处指辰戌丑未四个方位。

⑦ 金运临酉：明·张介宾："金运临酉，乙酉岁也。"

⑧ 水运临子：明·张介宾："水运临子，丙子岁也。"

⑨ 岁会：又叫岁直，即通主一年的中运之气与岁支之气相同者叫岁会。

⑩ 土运之岁，上见太阴：明·张介宾："土运上见太阴，己丑己未岁也。"

⑪ 火运之岁，上见少阳、少阴：明·张介宾："火运上见少阳，戊寅戊申岁也。上见少阴戊子戊午岁也。"

金运之岁，上见阳明①；木运之岁，上见厥阴②；水运之岁，上见太阳③。奈何？

岐伯曰：天之与会④也。天气与运气相逢会也。 新校正云：详土运之岁，上见太阴，己丑、己未也。火运之岁上见少阳，戊寅、戊申也。上见少阴，戊子、戊午也。金运之岁，上见阳明，乙卯、乙酉也。木运之岁，上见厥阴，丁巳、丁亥也。水运之岁，上见太阳，丙辰、丙戌也。内己丑、己未、戊午、乙酉，又为太一天符。按《六元正纪大论》云：太过而同天化者三，不及而同天化者亦三，戊子、戊午太徵，上临少阴；戊寅、戊申太徵，上临少阳；丙辰、丙戌太羽上临太阳，如是者三。丁巳、丁亥少角，上临厥阴；乙卯、乙酉少商，上临阳明；己丑、己未少宫，上临太阴，如是者三。临者太过不及，皆曰天符。

故《天元册》曰：天符⑤。

天符岁会何如？

岐伯曰：太一天符⑥之会也。是谓三合，一者天会，二者岁会，三者运会也。《天元纪大论》曰：三合为治。此之谓也。 新校正云：按太一天符之详，具《天元纪大论》注中。

帝曰：其贵贱⑦何如？

岐伯曰：天符为执法，岁位为行令，太一天符为贵人⑧。执法犹相辅，行令犹方伯，贵人犹君主。

帝曰：邪之中也奈何？

岐伯曰：中执法者，其病速而危⑨；执法官人之绳准，自为邪僻，故病速而危。中行令者，其病徐而持⑩，方伯无执法之权，故无速害，病但执持而已。中贵人者，其病暴而死⑪。义无凌犯，故病则暴而死。

帝曰：位之易也何如？

岐伯曰：君位臣则顺，臣位君则逆，逆则其病近，其害速，顺则其病远，其害微，所谓二火也。相火居君火，是臣居君位，故逆也。君火居相火，是君居臣位，君临臣位，故顺也。远谓里远，近谓里近也。

帝曰：善。愿闻其步⑫何如？

岐伯曰：所谓步者，六十度而有奇⑬。奇，谓八十七刻又十分刻之五也。故二十四步积盈百刻而成日也⑭。此言天度之余也。

---

① 金运之岁，上见阳明：明·张介宾："金运上见阳明，乙卯乙酉岁也。"
② 木运之岁，上见厥阴：明·张介宾："木运上见厥阴，丁巳丁亥岁也。"
③ 水运之岁，上见太阳：明·张介宾："水运上见太阳，丙辰丙戌岁也。"
④ 天之与会：即天符年。唐·王冰："天气与运气相逢会也。"
⑤ 天符：天符之年，是指一年的中运之气与司天之气五行属性相符合，即己丑、己未、戊寅、戊申、戊子、戊午、乙卯、乙酉、丁亥、丙辰、丙戌、丁巳之年。
⑥ 太一天符：明·张介宾："既为天符，又为岁会，是为太一天符之会……太一者，至尊无二之称。"即戊午、乙酉、己丑、己未四年当为太一天符之年。
⑦ 贵贱：下文以官职高低比喻天符、岁会、太一天符，故称"贵贱"。
⑧ "天符为执法"三句：这是古人用行政官职之大小作比喻，说明天符犹如相辅，有执行法律之权；岁会如同方伯，有执行命令之权；太一天符如同君主，权力最大。用来比喻天符、岁会、太一天符之年邪伤人体的预后情况。明·张介宾："执法者位于上，犹执政也；行令者位乎下，犹诸司也；贵人者，统乎上下，犹君主也。"
⑨ 中执法者，其病速而危：指天符之年，邪气在上，其伤人后，发病速而危险。
⑩ 中行令者，其病徐而持：岁会之年，邪气伤人后病缓慢，正气也能持续抗邪。 持，原本作"特"，形近而误，故改。
⑪ 中贵人者，其病暴而死：太一天符之年，邪气盛于下，邪伤人后，发病急暴而且很快就可以致死。
⑫ 其步：指风、热、火、湿、燥、寒六气在一年之中的相应时间和位置。因每一气所主之时为一步，一岁之中六气主时，故一年之中可分为六步。 其，此处指六气。步，指位置和时间。
⑬ 六十度而有奇：明·张介宾："一日一度，度即日也。周岁共三百六十五日二十五刻，以六步分之，则每步得六十日又八十七刻半，故曰有奇也。"
⑭ 二十四步积盈百刻而成日：六气运行，每年分为六步，四年共运行二十四步，为一千四百六十日又一百刻。 盈，指0.25度。古人以一日分为百刻，每年积盈0.25度，四年共积1度。1度等于100刻即1日，此即"积盈百刻而成日"之义。也就是四年一闰。

夫言周天之度者，三百六十五度四分度之一也。二十四步，正四岁也。四分度之一，二十五刻也。四岁气乘积已盈百刻故成一日。度，一日也。

帝曰：六气应五行之变①何如？

岐伯曰：位有终始，气有初中②，上下不同，求之亦异也③。位，地位也。气，天气也。气与位互有差移，故气之初，天用事，气之中，地主之。地主则气流于地，天用则气腾于天。初与中皆分天步而率刻尔，初中各三十日余四十三刻四分刻之三也。

帝曰：求之奈何？

岐伯曰：天气始于甲，地气始于子，子甲相合，命曰岁立④，谨候其时，气可与期⑤。子甲相合，命曰岁立，则甲子岁也。谨候水刻早晏，则六气悉可与期尔。

帝曰：愿闻其岁，六气始终，早晏何如⑥？

岐伯曰：明乎哉，问也！甲子之岁⑦，初之气，天数⑧始于水下一刻⑨，常起于平明寅初一刻，艮中之南也。　新校正云：按戊辰、壬申、丙子、庚辰、甲申、戊子、壬辰、丙申、庚子、甲辰、戊申、壬子、丙辰、庚申岁同此。所谓辰申子岁气会同，《阴阳法》以是为三合。终于八

十七刻半；子正之中，夜之半也。外十二刻半，入二气之初，诸余刻同入也。二之气，始于八十七刻六分，子中之左也。终于七十五刻；戌之后四刻也。外二十五刻，入次三气之初率。三之气，始于七十六刻，亥初之一刻。终于六十二刻半；酉正之中也。外三十七刻半差入后。四之气，始于六十二刻六分，酉中之北。终于五十刻；未后之四刻也。外五十刻差入后。五之气，始于五十一刻；申初之一刻。终于三十七刻半；午正之中，昼之半也。外六十二刻半差入后。六之气，始于三十七刻六分，午中之酉。终于二十五刻，辰正之后四刻，外七十五刻差入后。所谓初六⑩，天之数也。天地之数，二十四气乃大会而同，故命此曰初六天数也。

乙丑岁，初之气，天数始于二十六刻，巳初之一刻。　新校正云：按己巳、癸酉、丁丑、辛巳、乙酉、己丑、癸巳、丁酉、辛丑、乙巳、己酉、癸丑、丁巳、辛酉岁同，所谓巳酉丑岁气会同也。终于一十二刻半；卯正之中。二之气，始于一十二刻六分，卯中之南。终于水下百刻；丑后之四刻也。三之气，始于一刻，又寅初

---

① 六气应五行之变：在一年之中，六气六步，五运五步。六气之步每步六十天又八十七刻半，五运之步每步七十三天零五刻。意谓这一变化如何相应。　应，相配应之义。

② 气有初中：指气有初气和中气。　初，言其始。气自始而渐盛，即初气。中，言其盛。气自盛而渐衰，即中气。

③ 上下不同，求之亦异也：天之六气，地之五运，其步不同，所以说求之亦异。　上下，在此指天地。

④ 岁立：明·张介宾："天气有十干而始于甲，地气有十二支而始于子，子甲相合，即甲子也，干支合而六十年之岁气立。岁气立则有时可候，有气可期矣。"

⑤ 期：推求之义。

⑥ 六气始终，早晏何如：即每年初之气至终之气交司时刻的早晚情况。　始终，指每年六气开始与终止的时刻。晏，晚也。

⑦ 甲子之岁：甲子纪年中的第一年。

⑧ 天数：在此指六气的交司时刻。

⑨ 水下一刻：古代用铜壶贮水，壶上穿一小孔，使水自然经小孔滴漏以为记时之器，名叫漏壶。所谓水下一刻，是壶水贮满，自第一条横线开始下滴，水面微低于第一条横线，所以称为水下一刻。它如"终于八十七刻半"等可依此类推。

⑩ 初六：指甲子这一年中六气六步交司时刻的第一周。六气始终刻分早晏的一个周期为四年，称为"一纪"。甲子年是一纪的第一个年岁，故称为"初六"。　初，指第一年。六，指六步。　以下"六二"、"六三"、"六四"皆可依此类推。

之一刻。终于八十七刻半；子正之中。四之气，始于八十七刻六分，子中正东。终于七十五刻；戌后之四刻。五之气，始于七十六刻，亥初之一刻。终于六十二刻半；酉正之中。六之气，始于六十二刻六分，酉中之北。终于五十刻；未后之四刻。所谓六二，天之数也。一六为初六，二六为六二，名次也。

丙寅岁，初之气，天数始于五十一刻，申初之一刻。　新校正云：按庚午、甲戌、戊寅、壬午、丙戌、庚寅、甲午、戊戌、壬寅、丙午、庚戌、甲寅、戊午、壬戌岁同此。所谓寅午戌岁气会同。终于三十七刻半；午正之中。二之气，始于三十七刻六分，午中之西。终于二十五刻；辰后之四刻。三之气，始于二十六刻，巳初之一刻。终于一十二刻半；卯正之中。四之气，始于一十二刻六分，卯中之南。终于水下百刻；丑后之四刻。五之气，始于一刻，寅初之一刻。终于八十七刻半；子正之中。六之气，始于八十七刻六分，子中之左。终于七十五刻，戌后之四刻。所谓六三，天之数也。

丁卯岁，初之气，天数始于七十六刻，亥初之一刻。　新校正云：按辛未、乙亥、己卯、癸未、丁亥、辛卯、乙未、己亥、癸卯、丁未、辛亥、乙卯、己未、癸亥岁同。此所谓卯未亥岁气会

同。终于六十二刻半；酉正之中。二之气，始于六十二刻六分，酉中之北。终于五十刻；未后之四刻。三之气，始于五十一刻，申初之一刻。终于三十七刻半；午正之中。四之气，始于三十七刻六分，午中之西。终于二十五刻；辰后之四刻。五之气，始于二十六刻，巳初之一刻。终于一十二刻半；卯正之中。六之气，始于一十二刻六分，卯中之南。终于水下百刻，丑后之四刻。所谓六四，天之数也。次戊辰岁[1]，初之气，复始于一刻，常如是无已，周而复始。始自甲子年，终于癸亥岁，常以四岁为一小周，一十五周为一大周，以辰命岁，则气可与期。

帝曰：愿闻其岁候[2]何如？

岐伯曰：悉乎哉问也！日行一周[3]，天气始于一刻，甲子岁也。日行再周，天气始于二十六刻，乙丑岁也。日行三周，天气始于五十一刻，丙寅岁也。日行四周，天气始于七十六刻，丁卯岁也。日行五周，天气复始于一刻，戊辰岁也。余五十五岁循环，周而复始矣。所谓一纪[4]也。法以四年为一纪，循环不已。余三岁一会同，故有三合也。是故寅午戌岁气会同[5]，卯未亥岁气会同，辰申子岁

① 次戊辰岁：明·张介宾："以上丁卯年六之气，终于水下百刻，是子丑寅卯四年气数，至此已尽，所谓一纪。故戊辰年，则气复始于一刻，而辰巳午未四年又为一纪……所以常如是无已，周而复始也。"

② 岁候：此指一年之六气运行开始和终止的总刻分数，以一年为单位进行推算。明·张介宾："岁候者，通岁之大候。"

③ 日行一周：古人所谓的"日行"，相当于现在天文学上所说的"太阳视运动"，这种运动又称为"视行"。古人从直观上认为太阳每天行一度，一年行三百六十五度，又复回到原来的位置，即太阳在天体的视运动轨道（黄道）上循行一周，就是一年，这就是"日行一周"。古人从甲子年算起，所以日行一周是指甲子年，日行再周即是乙丑年，日行三周是丙寅年，日行四周为丁卯年，余类推。

④ 一纪：就是标志一个循环，例如：五运以五年为一纪，六气以六年为一纪，六气与五运相结合则三十年为一纪。此指六气以四年共积盈百刻而成一日为一纪。故阳历每四年置闰一天，即是此意。　纪，循环的标志。

⑤ 岁气会同：每年的中运开始之时，就是主运初运的交司时刻，而主运初运的交司时刻，与六气初之气的交司时刻是一致的。因而每四年，其六步之气的初之气交司时刻满100刻，从第五年（即下一个四年）的初气起步时刻又从水下一刻开始。故明·张介宾："六十年气数周流，皆如前之四年，故四年之后，气复如初。"岁气，指一岁之中运。

气会同，已酉丑岁气会同，终而复始。

《阴阳法》以是为三合者，缘其气会同也。不尔，则各在一方，义无由合。

帝曰：愿闻其用[①]也。

岐伯曰：言天者求之本[②]，言地者求之位[③]，言人者求之气交[④]。本，谓天六气，寒暑燥湿风火也。三阴三阳由是生化，故云本，所谓六元者也。位，谓金木水土君火也。天地之气，上下相交，人之所处者也。

帝曰：何谓气交？

岐伯曰：上下之位，气交之中，人之居也[⑤]。自天之下地之上，则二气交合之分也。人居地上，故气交合之中，人之居也。是以化生变易，皆在气交之中也。故曰：天枢之上，天气主之[⑥]；天枢之下，地气主之[⑦]；气交之分，人气从之，万物由之[⑧]。此之谓也。天枢，当脐之两傍也，所谓身半矣，伸臂指天，则天枢正当身之半也。三分折之，上分应天，下分应地，中分应气交。天地之气交合之际，所遇寒暑燥湿风火胜复之变之化，故人气从之，万物生化，悉由而合散也。

帝曰：何谓初中？

岐伯曰：初凡三十度而有奇，中气同法[⑨]。奇，谓三十日余四十三刻又四十分刻之三十也。初中相合，则六十日余八十七刻半也。以各余四十分刻之三十，故云中气同法也。

帝曰：初中何也？

岐伯曰：所以分天地也[⑩]。以是知气高下，生人病主之也。

帝曰：愿卒闻之。

岐伯曰：初者地气也，中者天气也。气之初，天用事，天用事，则地气上腾于太虚之内。气之中，地气主之，地气主则天气下降于有质之中。

---

① 用：指运气的变化。清·高世栻："用者，变化动静升降出入也。"清·张志聪："用者，阴阳升降之为用也。"
② 言天者求之本：明·张介宾："本者，天之六气风寒暑湿火燥是也……言天者求之本，谓求六气之盛衰，而上可知也。" 天，即客气。本，就是风寒暑湿燥火六气。
③ 言地者求之位：明·张介宾："位者，地之六步，木火土金水火是也……言地者求之位，谓求六步之终始，而下可知也。"因主时之位属于地，故为地之位。木火土金水在此意指自然界生长化收藏各种物化现象。 地，指主气。位，即六步，指一年二十四节气所属的部位。
④ 言人者求之气交：清·张志聪："气交者，天地阴阳之气，上下出入之相交也。"明·张介宾："人在天地之中，故求之于气交，则安危亦可知矣。" 人，是指人的生命现象和生理活动。气交，是指天气下降，地气上升，一升一降则气交于中而言。
⑤ 上下之位……人之居也：明·张介宾："上者谓天，天气下降；下者谓地，地气上升。一升一降，则气交于中也。而人居之，而生化变易，则无非气交之使然。" 上，指天气。下，指地气。
⑥ 天枢之上，天气主之：谓天枢的上面，是天气所主。 天气，此指阳气。天枢，指气交之分。在于人身，天枢，即脐。
⑦ 天枢之下，地气主之：谓天枢的下面，是地气所主。 地气，指阴气。
⑧ 气交之分……万物由之：清·张志聪："人与万物，生于天地气交之中，人气从之而生长壮老已，万物由之而生长化收藏。"
⑨ 初凡三十度而有奇，中气同法：因每步六十度而有奇（即六十日八十七刻半），一步又分初、中各占一半（即三十日四十三刻四分之三刻），前三十日为"初"，后三十日为"中"。 度，即周天度数，周天一度约为一日。
⑩ 所以分天地也：即分阴阳之义。明·张介宾："初中者，所以分阴阳。凡一气之度，必有前后，有前后则前阳而后阴。阳主进，自下而上，故初者地气也。阴主退，自上而下，故中者天气也。愚按：初中者，初言其始，气自始而渐盛也；中言其盛，气自盛而渐衰也。但本篇所谓初中者，以一步之气为言，故曰初凡三十度而有奇，中气同法。然阴阳之气，无往不在，故初中之数，亦无往不然。如以一岁言之，则冬至气始于北，夏至气中于南，北者盛之始，南者衰之始，此岁气之初中也。以昼夜言之，夜则阳生于坎，昼则日中于离，坎者升之始，离者降之始，此日度之初中也。不惟是也，即一月一节、一时一刻，靡不皆然，所以月有朔而有望，气有节而有中，时有子而有午，刻有初而有正，皆所以分初中也。"

帝曰：其升降何如？

岐伯曰：气之升降，天地之更用也①。升，谓上升。降，谓下降。升极则降，降极则升，升降不已，故彰天地之更用也。

帝曰：愿闻其用何如？

岐伯曰：升已而降，降者谓天；降已而升，升者谓地。气之初，地气升；气之中，天气降。升已而降以下，彰天气之下流；降已而升以上，表地气之上应。天气下降，地气上腾，天地交合，泰之象也。《易》曰：'天地交泰'。是以天地之气升降，常以三十日半下上，下上不已，故万物生化，无有休息，而各得其所也。天气下降，气流于地；地气上升，气腾于天。故高下相召，升降相因，而变作矣②。气有胜复，故变生也。

新校正云：按《六元正纪大论》云：天地之气，盈虚何如？曰：天气不足，地气随之，地气不足，天气从之，运居其中，而常先也。恶所不胜，归所和同，随运归从而生其病也。故上胜则天气降而下，下胜则地气迁而上，多少而差其分，微者小差，甚者大差，甚则位易气交，易则大变生而病作矣。

帝曰：善。寒湿相遘③，燥热相临④，

风火相值⑤，其有闻乎⑥？

岐伯曰：气有胜复⑦，胜复之作，有德有化⑧，有用有变⑨，变则邪气居之。夫抚掌成声，沃火生沸，物之交合，象出其间，万类交合，亦由是矣。天地交合，则八风鼓拆，六气交驰于其间，故气不能正者，反成邪气。

帝曰：何谓邪乎？邪者，不正之目也。天地胜复，则寒暑燥湿风火六气互为邪也。

岐伯曰：夫物之生从于化⑩，物之极由乎变⑪，变化之相薄，成败之所由也⑫。夫气之有生化也，不见其形，不知其情，莫测其所起，莫究其所止，而万物自生自化，近成无极，是谓天和。见其象，彰其动，震烈刚暴，飘泊骤卒，拉坚摧残，折拆鼓慄，是谓邪气。故物之生也静而化成，其毁也躁而变革，是以生从于化，极由乎变，变化不息，则成败之由常在，生有涯分者，言有终始尔。 新校正云：按《天元纪大论》云：物生谓之化，物极谓之变也。故气有往复，用有迟速，四者之有，而化而变，风之来也⑬。天地易位，寒暑移方，水火易处，当动用时，气之迟速往复，故不常在。虽不可究识意端，然微甚之用，而为化为变，风所由来

---

① 气之升降，天地之更用也：明·张介宾："天无地之升，则不能降；地无天之降，则不能升。故天地更相为用。" 更用，相互为用之义。

② 高下相召，升降相因，而变作矣：明·张介宾："召，犹招也。上者必降，下者必升，此天运循环之道也。阳必召阴，阴必召阳，此阴阳两合之理也。故高下相召则有升降，有升降则强弱相因而变作矣。"

③ 遘：作"遇"解。见《尔雅·释诂》。

④ 临：见，遇。见《易·系辞下》虞注。

⑤ 值：有"当"意。见《文选·皇太子释奠会诗》李善注。

⑥ 寒湿相遘……其有闻乎：即客主之气加临时，寒与湿相逢，燥与热相逢，风与火相逢。

⑦ 气有胜复：这是六气的自然变化规律。 六气中一气过亢叫"胜"。胜气之后，必有其所不胜之气出现就叫"复"。胜复，是对六气相互制约、相互斗争的概括。《素问·至真要大论》指出："有胜则复，无胜则否……复已而胜，不复则害。"

⑧ 德：指气候正常变化给予万物的影响。 化：指万物正常的生化过程。

⑨ 用：指万物的功用。 变：指事物的异常变化，也指灾变。

⑩ 物之生从于化：是说万物之生，是由于气的生化作用而产生的。明·张介宾："物之生从于化，由化而生也。"

⑪ 物之极由乎变：意谓物之极是由于气的变化的结果。 极，指事物发展到极点。

⑫ 变化之相薄，成败之所由也：是说气之变与化，是万物成长与败坏的根本原因。明·张介宾："生由化而成，其气进也；败由变而致，其气退也。故曰变化之相薄，成败之所由也。薄，侵迫也。"

⑬ 气有往复……风之来也：言气之往复迟速的变化，产生了六气。 "风之来也"的"风"是六气的代称，不能理解为狭义之风。 明·张介宾："气有往复，进退也；用有迟速，盛衰也。凡此四者之有，而为化为变矣。"

也。人气不胜，因而感之，故病生焉，风匪求胜于人也。

帝曰：迟速往复，风所由生，而化而变，故因盛衰之变耳。成败倚伏游乎中①何也？夫倚伏者，祸福之萌也。有祸者，福之所倚也。有福者，祸之所伏也。由是故祸福互为倚伏，物盛则衰，乐极则哀，是福之极，故为祸所倚。否极之泰，未济之济，是祸之极，故为福所伏。然吉凶成败，目击道存，不可以终，自然之理，故无尤也。

岐伯曰：成败倚伏生乎动，动而不已，则变作矣②。动静之理，气有常运，其微也为物之化，其甚也为物之变。化流于物，故物得之以生，变行于物，故物得之以死。由是成败倚伏，生于动之微甚迟速尔，岂唯气独有是哉？人在气中，养生之道，进退之用，当皆然也。　新校正云：按《至真要大论》云：阴阳之气，清静则化生治，动则苛疾起，此之谓也。

帝曰：有期③乎？

岐伯曰：不生不化，静之期也④。人之期可见者，二也。天地之期，不可见也。夫二可见者，一曰生之终也，其二曰变易，与土同体。然后舍

小生化，归于大化，以死后犹化变未已，故可见者二也。天地终极，人寿有分。长短不相及，故人见之者鲜矣。

帝曰：不生化乎？言亦有不生不化者乎？

岐伯曰：出入废则神机化灭，升降息则气立孤危⑤。出入，谓喘息也。升降，谓化气也。夫毛羽倮鳞介，及飞走蚑行，皆生气根于身中，以神为动静之主，故曰神机也。然金玉土石，熔埏草木，皆生气根于外，假气以成立主持，故曰气立也。《五常政大论》曰：‘根于中者，命曰神机，神去机息。根于外者，命曰气立，气止则化绝。’此之谓也。故无是四者则神机与气立者，生死皆绝。　新校正云：按《易》云：本乎天者亲上，本乎地者亲下。《周礼》、《大宗伯》有天产、地产；《大司徒》云动物植物。即此神机、气立之谓也。故非出入，则无以生长壮老已；非升降，则无以生长化收藏⑥。夫自东自西，自南自北者，假出入息以为化主。因物以全质者，阴阳升降之气以作生源，若非此道，则无能致是十者也。是以升降出入，无器不有⑦。包藏生气者，皆谓生化之器，触物然矣。

① 成败倚伏游乎中：明·张介宾："倚伏者，祸福之萌也。夫物盛则衰，乐极则哀，是福之极而祸之倚也；未济而济，否极而泰，是祸之极而福所伏也。故当其成也，败实倚之；当其败也，成实伏之。此成败倚伏游行于变化之中者也。"　成败，指事物的盛衰。倚，指依托或相因。伏，指隐藏或潜伏。倚伏，是指潜藏着相互因果关系。

② 成败倚伏生乎动，动而不已，则变作矣：明·张介宾："动静者，阴阳之用也。所谓动者，即形气相感也，即上下相召也，即往复迟速也，即升降出入也，由是而成败倚伏，无非由动而生。故《易》曰：'吉凶悔吝者，生乎动者也。'然而天下之动，其变无穷，但动而正则吉，不正则凶，动而不已，则灾变由之而作矣。"

③ 期：此指运动静止之时。明·张介宾："阳动阴静，相为对待，一消一长，各有其期。上文言成败倚伏生乎动，即动之期也。动极必变，而至于不生不化，即静之期也。然则天地以春夏为动，秋冬为静；人以生为动，死为静。"

④ 不生不化，静之期也：气是动而不息的，是在不断地变化着，所以没有停止之期。如果说有"静之期"，除非是"不生不化"。

⑤ 出入废则神机化灭，升降息则气立孤危：明·张介宾："此言天地非不生化，但物之动静，各有所由耳。凡物之动者，血气之属也，皆生气根于身之中，以神为生死之主，故曰神机。然神之存亡，由于饮食呼吸之出入，出入废则神机化灭而动者息矣。物之植者，草木金石之属也，皆生气根于形之外，以气为荣枯之主，故曰气立。然气之盛衰，由于阴阳之升降，升降息则气立孤危而植者败矣。"

⑥ 非出入，则无以生长壮老已……生长化收藏：明·张介宾："生长壮老已，动之始终也，故必赖呼吸之出入。生长化收藏，植物之盛衰也，故必赖阴阳之升降。"出入：此处指呼吸、摄入饮食及排泄废物等。

⑦ 升降出入，无器不有：本句是说升降出入的运动形式广泛存在于万物之中，所以张介宾说："凡万物之成形者皆神机气立之器也，是以升降出入，无器不有。"　器，明·张介宾："器即形也。"

夫窍横者，皆有出入去来之气。窍竖者皆有阴阳升降之气往复于中。何以明之？则壁窗户牖两面伺之，皆承来气冲击于人，是则出入气也。夫阳升则井寒，阴升则水暖，以物投井，及叶坠空中，翩翩不疾，皆升气所碍也。虚管溉满，捻上悬之，水固不泄，为无升气而不能降也。空瓶小口，顿溉不入，为气不出而不能入也。由是观之，升无所不降，降无所不升，无出则不入，无入则不出。夫群品之中，皆出入升降不失常守，而云非化者，未之有也。有识无识，有情无情，去出入，已升降，而云存者，未之有也。故曰升降出入，无器不有。**故器者生化之宇，器散则分之，生化息矣**①。器，谓天地及诸身也。宇，谓屋宇也。以其身形，包藏府藏，受纳神灵，与天地同，故皆名器也。诸身者，小生化之器宇。太虚者，广生化之器宇也。生化之器，自有小大，无不散也。夫小大器，皆生有涯分，散有远近也。**故无不出入，无不升降，真生假立，形器者，无不有此二者。化有小大，期有近远**②。近者不见远，谓远者无涯。远者无常，见近而叹有其涯矣。既近远不同期，合散殊时节，即有无交竞，异见常乖。及至分散之时，则近远同归于一变。**四者之有，而贵常守**③。四者，谓出入升降也。有出入升降，则为常守。有出

无入，有入无出，有升无降，有降无升，则非生之气也。若非胎息道成，居常而生，则未之有屏出入息，泯升降气而能存其生化者，故贵常守。**反常则灾害至矣**。出入升降，生化之元主，故不可无之。反常之道，则神去其室，生之微绝，非灾害而何哉！**故曰：无形无患**④，此之谓也。夫喜于遂，悦于色，畏于难，惧于祸，外恶风寒暑湿，内繁饥饱爱欲，皆以形无所隐，故常婴患累于人间也。若便想慕滋蔓，嗜慾无厌，外附权门，内丰情伪，则动以牢网，坐招燔燎，欲思释缚，其可得乎！是以身为患阶尔。《老子》曰：'吾所以有大患者，为吾有身，及吾无身，吾有何患。'此之谓也。夫身形与太虚释然消散，复未知生化之气，为有而聚耶？为无而灭乎？

帝曰：善。有不生不化⑤**乎？**言人有逃阴阳，免生化，而不生不化无始无终，同太虚自然者乎？

岐伯曰：悉乎哉问也！与道合同，惟真人也。真人之身，隐见莫测，出入天地内外，顺道至真以生，其为小也入于无间，其为大也过虚空界，不与道如一，其孰能尔乎！

帝曰：善。

---

① 器者生化之宇……生化息矣：意谓有形之体均由气所构成，而有形之体就是气的生化之器，器不存在，生化也就息灭。一个物体如此，整个宇宙也是如此。明·张介宾："宇者，天地四方曰宇。夫形所以存神，亦所以寓气。凡物之成形者皆曰器，而生化出乎其中，故谓之生化之宇。若形器散敝，则出入升降无所依凭，各相离分而生化息矣。此天地万物合一之道。"

② 化有小大，期有近远：明·张介宾："物之小者如秋毫之微，大者如天地之广，此化之小大也。夭者如蜉蝣之朝暮，寿者如彭聃之百千，此期之近远也。化之小者其期近，化之大者其期远。万物之气数固有不齐，而同归于化与期，其致则一耳。"

③ 四者之有，而贵常守：明·张介宾："四者，出入升降也。常守，守其所固有也。出入者守其出入，升降者守其升降，固有弗失，多寿无疑也。"

④ 无形无患：即谓如果没有形体，就不会有灾难。 形，指形体。患，指灾难。

⑤ 不生不化：明·张介宾："不生不化，即不生不死也。"

卷第二十

气交变大论①篇第六十九

新校正云：详此论专明气交之变，乃五运太过、不及、德化、政令、灾变、胜复为病之事。

黄帝问曰：五运更治，上应天碁②，阴阳往复，寒暑迎随③，真邪相薄，内外分离④，六经波荡，五气倾移⑤，太过不及，专胜兼并⑥，愿言其始，而有常名⑦，可得闻乎？碁，三百六十五日四分日之一也。专胜，谓五运主岁太过也。兼并，谓主岁之不及也。常名，谓布化于太虚，人身参应病之形诊也。 新校正云：按《天元纪大论》云：五运相袭，而皆治之，终碁之日，周而复始。又云：五气运行，各终碁日。《太始天元册》文曰：万物资始，五运终天。即五运更治上应天碁之义也。

岐伯稽首再拜对曰：昭乎哉问也！

是明道也。此上帝所贵，先师⑧传之，臣虽不敏，往闻其旨。言非己心之生知，备闻先人往古受传之遗旨也。

帝曰：余闻得其人不教，是谓失道，传非其人，慢泄天宝⑨。余诚菲德⑩，未足以受至道⑪；然而众子哀其不终，愿夫子保于无穷，流于无极，余司其事，则而行之奈何⑫？至道者，非传之难非知之艰，行之难，圣人愍念苍生，同居永寿，故屈身降志，请受于天师。太上贵德，故后己先人，苟非其人，则道无

① 气交变大论：天地之间，人居之处，称为"气交"。本篇主要论述五运六气太过不及与胜复变化对人体和万物的影响，故名"气交变"。明·马莳："此篇专明气交之变，乃五运太过不及，德化政令，常变胜复为病之事。"

② 五运更治，上应天碁：清·张志聪："五运更治者，五运相袭而更治之也。上应天碁者，每运主期年之三百六十五日，上应周天之三百六十五度也。" 更，交替。治，主时。碁，同"期"。

③ 阴阳往复，寒暑迎随：由于阴阳二气消长转化，往复不已，所以才有四季寒暑的变迁。 阴阳，指自然界的阴阳二气。

④ 真邪相薄，内外分离：即正气与邪气相互斗争，使人体表里失调，阴阳失衡。明·张介宾："真邪相薄，邪正相干也。内外分离，表里不相保也。"

⑤ 六经波荡，五气倾移：六经气血动荡不安，五脏之气随之出现偏盛偏衰。清·张志聪："此言民感胜复之气而为病也。"

⑥ 专胜兼并：一气独胜，侵犯它气称为专胜。一气独衰，被两气相兼所乘侮称为兼并。明·张介宾："因太过，故运有专胜。因不及，故气有兼并。"如岁木太过，则乘土侮金是为专胜。岁木不及，则金乘土侮，是为兼并。

⑦ 常名：明·张介宾："常名者，纪运气之名义也。"如《素问·五常政大论》："木曰敷和，火曰升明，土曰备化，金曰审平，水曰静顺。"即是。

⑧ 先师：明·张介宾："岐伯之师，僦贷季也。"

⑨ 天宝：即天道。此指本篇所论的运气学说内容。《论语·阳货》皇疏："宝，犹道也。"

⑩ 菲德：缺乏修养，道德浅薄之意。 菲，浅薄；自谦语。

⑪ 至道：最完备的理论。明·张介宾："道者，天地万物之所由，故曰至道。"

⑫ 保于无穷……行之奈何：这些道理作用甚大，永远流传，由我主管过此事，一定遵照规律办事。 无穷，无极，指本篇内容重要，学术思想永远流传。司，掌管，主管。则，效法，仿效之义。

虚授。黄帝欲仁慈惠远，博爱流行，尊道下身，拯乎黎庶，乃曰余司其事则而行之也。

岐伯曰：请遂言之也。《上经》曰：夫道者，上知天文，下知地理，中知人事，可以长久，此之谓也。夫道者，大无不包，细无不入，故天文、地理、人事咸通。　新校正云：详夫道者一节，与《著至教论》文重。

帝曰：何谓也？

岐伯曰：本气位也①，位天者，天文也②；位地者，地理也③；通于人气之变化者，人事也④。故太过者，先天；不及者，后天⑤，所谓治化而人应之也⑥。三阴三阳，司天司地，以表定阴阳生化之纪，是谓位天位地也。五运居中，司人气之变化，故曰通于人气也。先天后天，谓生化气之变化所主时也。太过岁化先时至，不及岁化后时至。

帝曰：五运之化，太过何如？太过，谓岁气有余也。　新校正云：详太过五化，具《五常政大论》中。

岐伯曰：岁木太过，风气流行，脾土受邪。木余，故土气卑邪。民病飧泄，食减，体重，烦冤，肠鸣腹支满，上应岁星⑦。飧泄，谓食不化而下出也。脾虚，故食减，体重烦冤，肠鸣腹支满也。岁木气太盛，岁星光明逆守，星属分皆灾也。　新校正云：按《藏气法时论》云：脾虚则腹满肠鸣，飧泄食不化。甚则忽忽善怒，眩冒巅疾⑧。凌犯太甚，则遇于金，故自病。　新校正云：按《玉机真藏论》云：肝脉太过，则令人喜怒忽忽眩冒巅疾，为肝实而然，则此病不独木太过遇金自病，肝实亦自病也。化气不政，生气独治⑨，云物飞动，草木不宁，甚而摇落，反胁痛而吐甚，冲阳绝者，死不治⑩，上应太白星⑪。诸壬岁也。木余土抑，故不能布政于万物也。生气，木气也，太过故独治而生化也。风不务德，非分而动，则太虚之中，云物飞动，草木不宁，动而不止，金则胜之，故甚则草木摇落也。胁反痛，木乘土也。冲阳，胃脉也。木气胜而土气乃绝，故死也。金复而太白逆守，属星者危也。其灾之发，害于东方。人之内应，则先害于脾，后伤肝也。《书》曰：‘满招损。’此其类也。　新校正云：详此太过五化，言星之例有三：木与土运，先言岁镇，后言胜己之星；火与金运，先言荧惑太白，次言胜己之星，后再言荧惑太白；水运先言辰星，次言镇星，后再言辰星，兼见己胜之星也。

---

① 本气位也：清·姚止庵："三才之气，各有定位，是其本也。"清·张志聪："气位者，五运六气各有司天纪地主岁主时之定位也。"　本，事物产生的缘由。引申为研究推求天气、地气、人气，三气本源的过程谓本。位，即部位。

② 位天者，天文也：研究天体日月星辰与风雨寒暑变化关系的理论就是天文。

③ 位地者，地理也：研究地域方位，高下寒暑与物化（各种生物之生、长、化、收、藏）现象关系的理论就是地理。

④ 通于人气之变化者，人事也：研究天体运行、自然气候、地域方位的变化与人体生理病理现象关系的理论就是人事。

⑤ 太过者先天，不及者后天：《素问·六节藏象论》："未至而至，此谓太过……至而不至，此谓不及。"先天，指天时（即时令）未至而气候先至。后天，谓天时已至而气候未至。　天，天时，节令。

⑥ 所谓治化而人应之也：即天地之气运转变化，必然相应地影响到人体的生理病理变化。　治，五气主时。化，万物变化。明·张介宾："天之治化运于上，则人之安危应于下。"

⑦ 上应岁星：古人认为，自然界的气化和物化现象与日月五星的运转密切相关。　上应，指与天体上的星辰相应。岁星即木星。明·张介宾："木气胜则岁星明而专其令。"

⑧ 眩冒：指头昏眩晕，眼黑发花。　巅疾：在这里指头部的疾病。

⑨ 化气不政，生气独治：明·张介宾："化气，土气也；生气，木气也。木盛则土衰，故化气不能布政于万物，而木之生气独治也。"文中"长气"、"收气"、"藏气"分别指火气、金气、水气。

⑩ 冲阳绝者死不治：冲阳绝表示胃气败绝，故曰："死不治。"此即后世之趺阳脉诊法内容。　冲阳，为足阳明胃经的穴位，在足背最高处，正对第二跖骨间隙。

⑪ 上应太白星：明·张介宾："木胜而金制之，故太白星光芒以应其气。"　太白星，即金星。

岁火太过，炎暑流行，肺金受邪①。火不以德，则邪害于金，若以德行，则政和平也。民病疟，少气咳喘，血溢血泄注下，嗌燥耳聋，中热肩背热，上应荧惑星②。少气，谓气少不足以息也。血泄，谓血利便血也。血溢，谓血上出于七窍也。注下，谓水利也。中热，谓胸心之中也。背，谓胸中之府，肩接近之，故胸心中及肩背热也。火气太盛，则荧惑光芒逆临，宿属分皆灾也。　新校正云：详火盛而克金，寒热交争，故为疟，按《藏气法时论》云：肺病者，咳喘。肺虚者，少气不能报息，耳聋嗌干。甚则胸中痛，胁支满胁痛，膺背肩胛间痛，两臂内痛，　新校正云：按《藏气法时论》云：心病者，胸中痛胁支满，胁下痛，膺背肩胛间痛，两臂内痛。身热骨痛而为浸淫③。火无德令，纵热害金，火为复雠，故火自病。　新校正云：按《玉机真藏论》云：心脉太过，则令人身热而肤痛，为浸淫。此云骨痛者，误也。收气不行，长气独明④，雨水霜寒，今详水字当作冰。上应辰星⑤，金气退避，火气独行，水气折之，故雨零冰雹及遍降霜寒而杀物也。水复于火，天象应之，辰星逆凌，乃寒灾于物也。占辰星者，常在日之前后三十度。其灾之发，当至南方。在人之应，则内先伤肺，后反伤心。　新校正云：按《五常政大论》‘雨水霜寒’作‘雨冰霜雹。’上临少阴少阳⑥，火燔焫，水泉涸，物焦槁⑦，　新校正云：按《五常政大论》云：赫曦之纪，上徵而收气后。又《六元正纪大论》云：戊子、戊午太徵，上临少阴；戊寅、戊申太徵，上临少阳，临者太过不及皆曰天符。病反谵妄狂越，咳喘息鸣，下甚血溢泄不已，太渊绝者死不治⑧，上应荧惑星。诸戊岁也。戊午、戊子岁，少阴上临；戊寅、戊申岁，少阳上临，是谓天符之岁也。太渊，肺脉也。火胜而金绝故死。火既太过，又火热上临，两火相合，故形斯候。荧惑逆犯，宿属皆危。　新校正云：详戊辰、戊戌岁，上见太阳，是谓天刑运，故当盛而不得盛，则火化减半，非太过又非不及也。

岁土太过，雨湿流行，肾水受邪⑨。土无德乃尔。民病腹痛，清厥⑩，意不乐，体重烦冤，上应镇星⑪。腹痛，谓大腹、小腹痛也。清厥，谓足逆冷也。意不乐，如有隐忧也。土来刑水，象应之，镇星逆犯，宿属则灾。　新校正云：按《藏气法时论》云：肾病者，身重。肾虚者，大腹小腹痛。清厥，意不乐。甚则肌肉萎，足痿不收，行善瘛，脚下痛，饮发中满食减，四支不举。脾主肌肉，外应四支，又其脉起于足中指之端，循核骨内侧，斜出络跗，故病如是。　新校正云：按《藏气法时论》云：‘脾病者，身重善饥，肉痿，足不收，行善瘛，脚下痛。’又《玉机真要论》

① 岁火太过……肺金受邪：岁火太过之年，炎暑流行，人体内的心火也相应的亢盛，火盛则克金，金在人体为肺，故肺金受邪。

② 上应荧惑星：荧惑星即火星，岁火太过，则火星相应的明亮。

③ 浸淫：即浸淫疮。此病由火热之毒侵犯心经，发于皮肤而成。明·张介宾："火盛故身热，水亏则骨痛，热流周身故为浸淫。"《玉机真藏论》曰："心脉太过，令人身热，而肤痛，为浸淫。"

④ 收气不行，长气独明：岁火太过克制秋金之气，故秋收之气不行而夏长之气专横独行。　明，言火气之盛。

⑤ 雨水霜寒，上应辰星：由于胜复的原因火气过盛则水气来复，故出现雨水霜寒及水星明亮等寒水来复之象。

⑥ 上临少阴少阳：火运太过之年是戊年，又值少阴君火司天的戊子戊午年或少阳相火司天的戊申、戊寅年，太过之火又得君火、相火之气司天，则火热益盛。故出现"火燔焫，水泉涸，物焦槁"。　上临，即司天。

⑦ 火燔焫……物焦槁：火热极端亢盛，有如燃烧烤灼，以致水泉干涸，植物变焦枯槁。　水，原本作"冰"，误，故改。

⑧ 太渊绝者死不治：太渊为手太阴肺经穴位，即指寸口脉绝处。火盛刑金，肺气大伤，太渊脉绝，故预后不良。

⑨ 岁土太过……肾水受邪：岁土太过之年，雨水连绵，湿气较盛。由五行相克的原理推之，岁土太过之年则多肾病。

⑩ 清厥：明·张介宾："清厥，四肢厥冷也。"

⑪ 上应镇星：岁土太过则镇星光亮倍增。　镇星，即土星。

云：'脾太过，则令人四支不举。'**变生得位**①，

新校正云：详太过五化，独此言变生得位者，举一而四气可知也。又以土王时月难知，故此详言之也。**藏气伏，化气独治之**②，**泉涌河衍，涸泽生鱼**③，**风雨大至，土崩溃，鳞见于陆**④，**病腹满溏泄肠鸣，反下甚而太溪绝者，死不治**⑤，**上应岁星。**诸甲岁也。得位，谓季月也。藏，水气也。化，土气也。化太过，故水藏伏匿而化气独治，土胜木复，故风雨大至，水泉涌，河渠溢，干泽生鱼。湿既甚矣，风又鼓之，故土崩溃，土崩溃谓垣颓岸仆，山落地入也。河溢泉涌，枯泽水滋，鳞物丰盛，故见于陆地也。太溪，肾脉也。土胜而水绝，故死。木来折土，天象逆临，加其宿属，正可忧也。　新校正云：按《藏气法时论》云：脾虚则腹满肠鸣飧泄，食不化也。

岁金太过，燥气流行，肝木受邪⑥。金暴虐乃尔。**民病两胁下少腹痛，目赤痛眦疡，耳无所闻。**两胁，谓两乳之下胁之下也。少腹，谓脐下两傍髎骨内也。目赤，谓白睛色赤也。痛，谓渗痛也。眦，谓四际睑睫之本也。**肃杀**⑦**而甚，则体重烦冤，胸痛引背，两胁满且痛引少腹，上应太白星。**金气已过，肃杀又甚，木气内畏，感而病生。金盛应天，太白明大，加临宿属，

心受灾害。　新校正云：按《藏气法时论》云：肝病者，两胁下痛，引少腹，肝虚则目脘脘无所见，耳无所闻。又《玉机真藏论》云：肝脉不及，则令人胸痛引背，下则两胁胠满也。**甚则喘咳逆气，肩背痛，尻阴股膝髀腨胻足皆病。上应荧惑星。**火气复之，自生病也。天象示应，在荧惑，逆加守宿属，则可忧也。　新校正云：按《藏气法时论》云：肺病者，喘咳逆气，肩背痛，汗出，尻阴股膝髀腨胻足皆痛。**收气峻，生气下，草木敛，苍乾凋陨**⑧，**病反暴痛，胠胁不可反侧，**

新校正云：详此云反暴痛，不言何所痛者。按《至真要大论》云：心胁暴痛，不可反侧，则此乃心胁暴痛也。**咳逆甚而血溢，太冲绝者死不治**⑨，**上应太白星。**诸庚岁也。金气峻虐，木气被刑，火未来复，则如是也。敛，谓已生枝叶，敛附其身也。太冲，肝脉也。金胜而木绝故死，当是之候，太白应之，逆守星属，病皆危也。　新校正云：按庚子、庚午、庚寅、庚申岁，上见少阴、少阳司天，是谓天刑运，金化减半，故当盛而不得盛，非太过又非不及也。

岁水太过，寒气流行，邪害心火⑩。水不务德，暴虐乃然。**民病身热烦心，躁悸，阴厥**⑪**上下中寒，谵妄心痛，寒气早至，上应辰星。**悸，心跳动也。谵，乱语也。妄，妄见

---

① 变生得位：明·张介宾："详太过五运，独此言变生得位者，盖土无定位，凡在四季中土邪为变，即其得位之时也。"清·高世栻："变而生病，当土旺之时也。"

② 藏气伏，化气独治之：岁土太过，水气受克，故云。藏（cáng）气，即"水气"。化气，即土气。

③ 泉涌河衍，涸泽生鱼：湿土太过，导致泉水喷涌，河水涨满外溢泛滥，本来干涸的沼泽也会孳生鱼类。　衍，充满盈溢。泽，沼泽。

④ 风雨大至……鳞见于陆：湿土太过，木气来复，则风雨暴至，土败而水泛，致使堤岸崩溃，河水泛滥成灾，变为水泽而生鱼类。　鳞，指鳞虫，即鱼类。有鳞的动物。

⑤ 太溪绝者死不治：太溪脉绝者肾气已经衰败，故预后不良。　太溪，为足少阴肾经穴位，在足内踝后侧跟骨之上。

⑥ 岁金太过……肝木受邪：岁金太过之年，气候干燥，金气偏盛，金盛则乘木，春生之气受到影响，肝旺于春，故受其影响而发病。

⑦ 肃杀：指秋季燥金之气。秋季气候较凉，自然界生物因此出现收敛成熟的景象，生长停止，故云。

⑧ 收气峻……苍干凋陨：岁金太过，燥气流行，春生之气受抑而减弱，影响到草木正常萌芽生长，使草木枝叶枯萎，干枯坠落。　峻，峻猛。下，低下，衰弱之义。陨，坠落。收气，金气也。生气，即木气。

⑨ 太冲绝者死不治：太冲脉绝显示肝经气血已绝，故曰："死不治。"　太冲，为足厥阴肝经穴位，在蹈趾与次趾之间的趾缝上。

⑩ 岁水太过……邪害心火：岁水太过之年，气候寒冷，水盛乘火，使火气受损，心火亦受到相应的损害而受邪发病。

⑪ 阴厥：阴寒内盛所致的、以手足逆冷为主症的病。

闻也。天气水盛，辰星莹明，加其宿属，灾乃至。

新校正云：按阴厥在后，金不及，复则阴厥，有注。

甚则腹大胫肿，喘咳，寝汗出憎风， 新校正云：按《藏气法时论》云：肾病者，腹大胫肿，喘咳身重，寝汗出，憎风。再详太过五化，木言化气不政，生气独治；火言收气不行，长气独明；土言藏气伏，长气独治；金言收气峻，生气下。水当言藏气乃盛，长气失政。今独亡者，阙文也。**大雨至，埃雾朦郁①，上应镇星。** 水盛不已，为土所乘，故彰斯候，埃雾朦郁，土之气。肾之脉，从足下上行入腹，从肾上贯肝膈，入肺中，循喉咙，故生是病。肾为阴，故寒则汗出而憎风也。卧寝汗出，即其病也。夫土气胜，折水之强，故镇星明盛，昭其应也。**上临太阳，雨冰雪霜不时降，湿气变物②，**

新校正云：按《五常政大论》云：流衍之纪，上羽而长气不化。又《六元正纪大论》云：丙辰、丙戌太羽，上临太阳。临者，太过不及，皆曰天符。**病反腹满肠鸣，溏泄食不化，** 新校正云：按《藏气法时论》云：脾虚则腹满肠鸣，飧泄食不化。**渴而妄冒③，神门绝者死不治④，上应荧惑、辰星⑤。** 诸丙岁也。丙辰、丙戌岁，太阳上临，是谓天符之岁也。寒气太甚，故雨化为冰雪。雨冰，则雹也。霜不时，彰其寒也。土复其水，则大雨霖霪。湿气内深，故物皆湿变。神门，心脉也。水胜而火绝，故死。水盛太甚，则荧惑减曜，辰星明莹，加以逆守

宿属，则危亡也。 新校正云：详太过五，独记火水之上临者，火临火，水临水，为天符故也。火临水为逆，水临木为顺，火临土为顺，水临土为运胜天，火临金为天刑运，水临金为逆，更不详出也。又此独言土应荧惑、辰星，举此一例，余从而可知也。

帝曰：善。其不及何如？ 谓政化少也。

新校正云：详不及五化，具《五常政大论》中。

岐伯曰：悉乎哉问也！岁木不及，燥乃大行⑥， 清冷时至，加之薄寒，是谓燥气。燥，金气也。**生气失应，草木晚荣⑦，** 后时之谓失应也。**肃杀而甚，则刚木辟著，柔萎苍干⑧，上应太白星，** 天地凄沧，日见朦昧，谓雨非雨，谓晴非晴，人意惨然，气象凝敛，是为肃杀甚也。刚，劲硬也。辟著，谓辟著枝茎，干而不落也。柔，輭也。苍，青。柔木之叶，青色不变而干卷也。木气不及，金气乘之，太白之明，光芒而照其空也。**民病中清，胠胁痛，少腹痛，肠鸣溏泄，凉雨时至，上应太白星⑨，** 新校正云：按不及五化，民病证中，上应之星，皆言运星失色，畏星加临宿属为灾。此独言畏星，不言运星者，经文阙也。当云上应太白星、岁星。**其谷苍⑩，** 金气乘木，肝之病也。乘此气者，肠中自鸣而溏泄者，即无胠胁少腹之痛疾。微者善之，甚者止之，遇夏之气，亦自止之，遇秋之气，而复有之。凉雨时至，谓应时而至也，金土齐化，故凉雨俱行，火气来复，则夏雨少。

---

① 大雨至，埃雾朦郁：水气太过，土湿来复则出现大雨时降，雾露湿气弥漫的自然景象。
② 湿气变物：湿气盛，使万物霉烂变质。
③ 妄：指谵语狂妄。　冒，同"瞀"，指神识不清。
④ 神门绝者死不治：神门脉绝则心气绝，故曰"死不治"。　神门，为手少阴心经穴位。
⑤ 上应荧惑、辰星：明·张介宾："太过五运，独记火言上临者，盖特举阴阳之大纲也。且又惟水运言荧惑、辰星者，谓水盛火衰，则辰星明朗，荧惑减耀，五运皆然，此举二端，余可从而推矣。"
⑥ 岁木不及，燥乃大行：明·张介宾："木不及而金乘之，故燥气大行。"
⑦ 生气失应，草木晚荣：明·张介宾："失应者，不能应时，所以晚荣。"指岁木不及，生发之气不能应时而至，草木萌芽生长迟缓。
⑧ 刚木辟著，柔萎苍干：指坚硬的树木因燥甚而受伤害，柔软的树枝及植物叶片也干枯了。　刚木，指坚硬的树木。清·高世栻："刚木受刑。辟，刑也；著，受也。"柔萎，柔软的枝条及青草。苍干，即青干枯萎。柔，原本作"悉"，误，故改。
⑨ 上应太白星：明·张介宾："上临阳明，丁卯丁酉岁也。金气亢甚，故生气失政……其上应于星，则金土明曜，其下主于物，则苍者早凋。"
⑩ 其谷苍：青色的农作物属于五行中之木类。明·张介宾："谷之苍者属木，麻之类也。金胜而火不复，则苍谷不成。"岁木不及之年，属于木类的农作物生长不好。　苍，即青色。

金气胜木，太白临之，加其宿属分皆灾也。金胜毕岁，火气不复，则苍色之谷不成实也。 新校正云：详中清、胠胁痛，少腹痛，为金乘木，肝病之状。肠鸣溏泄，乃脾病之证。盖以木少，脾土无畏，侮反受邪之故也。**上临阳明，生气失政①，草木再荣，化气乃急②，上应太白、镇星，其主苍早③，诸丁岁也。**丁卯、丁酉岁，阳明上临，是谓天刑之岁也。金气承天，下胜于木，故生气失政，草木再荣。生气失政，故木华晚启。金气抑木，故秋夏始荣，结实成熟，以化气急速，故晚结成就也。金气胜木，天应同之，故太白之见，光芒明盛。木气既少，土气无制，故化气生长急速。木少金胜，天气应之，故镇星、太白，润而明也。苍色之物，又早凋落，木少金乘故也。 新校正云：按不及五化，独纪木上临阳明，土上临厥阴，水上临太阴，不纪木上临厥阴，土上临太阴，金上临阳明者，经之旨各记其甚者也。故于太过运中，只言火临火，水临水。此不及运中，只言木临金，土临木，水临土。故不言厥阴临木，太阴临土，阳明临金也。**复则炎暑流火，湿性燥，柔脆草木焦槁④，下体再生，华实齐化⑤，病寒热疮疡痱胗痈痤，上应荧惑、太白，其谷白坚⑥。**火气复金，夏生大热，故万

物湿性，时变为燥，流火烁物，故柔脆草木及蔓延之类皆上干死，而下体再生。若辛热之草，死不再生也。小热者死少，大热者死多，火大复已，土气间至，则凉雨降，其酸苦甘咸性寒之物，乃再发生，新开之与先结者，齐承化而成熟。火复其金，太白减曜，荧惑上应，则益光芒，加其宿属，则皆灾也。以火反复，故曰白坚之谷。秀而不实。**白露早降，收杀气行，寒雨害物，虫食甘黄，脾土受邪⑦，赤气后化，心气晚治⑧，上胜肺金，白气乃屈，其谷不成⑨，咳而鼽上应荧惑、太白星。**阳明上临，金自用事，故白露早降。寒凉大至，则收杀气行。以太阳居土湿之位，寒湿相合，故寒雨害物，少于成实。金行伐木，假途于土，子居母内，虫之象也。故甘黄物，虫蠹食之。清气先胜，热气后复，复已乃胜，故火赤之气后生化也。赤后化，谓草木赤华及赤实者，皆后时而再荣秀也。其五藏则心气晚王，胜于肺，心胜于肺，则金之白气乃屈退也。金谷，稻也。鼽，鼻中水出也。金为火胜，天象应同，故太白芒减，荧惑益明。

　　岁火不及，寒乃大行，长政不用，物荣而下⑩，凝惨而甚，则阳气不化，乃

---

① 上临阳明，生气失政：岁木不及之年，又遇克木之阳明燥金司天，则燥气盛，迫使属木的春生之气不能发挥作用。 政，主事，作用。

② 草木再荣，化气乃急：岁木不及，土气失制，故使草木在秋季再度生长。 草木再荣，指草木异常，再度返青。化气乃急，指土气旺盛。

③ 其主苍早：指春生之气不足，万物生长迟缓，秋色到来时，尚未成熟就过早的青干凋谢。

④ 复则炎暑流火……木焦槁：明·张介宾："复者，子为其母而报复也。木衰金亢，火则复之，故为炎暑流火而湿性之物皆燥，柔脆草木皆枝叶焦枯。"

⑤ 下体再生，华实齐化：火气来复，植物又复生长，很快就开花结果，但由于生长期短而不能丰收。 下体，指草木的根部。华实，指开花结果。

⑥ 其谷白坚：明·马莳："其谷色白而坚，秀而不实。" 又清·张志聪："其谷色白而坚实也，盖秋主收成，因火制之，故早实也。"马莳从反常解，上下义贯，可从。

⑦ 白露早降……脾土受邪：岁木不及之年，春天应温不温，春行秋令，气候偏凉，影响生物的正常生长。由于雨水多，地面潮湿，农作物容易生虫。岁土不及，肝气也相应亏虚，疏泄失职，影响到脾的运化功能而生病。

⑧ 赤气后化，心气晚治：金盛火复，故金气盛可出现炎热现象。明·张介宾："若金胜不已而火复之，则赤气之物后时而化，而人之心火晚盛。"

⑨ 白气乃屈，其谷不成：火气来复，则清凉之气消退而变为炎热，属金之白坚谷物不能正常成熟。 白气，指清凉之秋金之气。其谷，指前述之白坚之谷。

⑩ 长政不用，物荣而下：夏令长养规律失常，植物不能繁荣向上。清·张志聪："夫万物得长气而荣美，夏长之气被寒折于上，故物荣而下。"

折荣美①，上应辰星，火少水胜，故寒乃大行，长政不用，则物容卑下。火气既少，水气洪盛，天象出见，辰星益明。民病胸中痛，胁支满，两胁痛，膺背肩胛间及两臂内痛，　新校正云：详此证与火太过，甚则反病之状同，傍见《藏气法时论》。郁冒朦昧②，心痛暴瘖③，胸腹大，胁下与腰背相引而痛，　新校正云：按《藏气法时论》云：心虚则胸腹大，胁下与腰背相引而痛。甚则屈不能伸，髋髀如别④，上应荧惑、辰星，其谷丹⑤。诸癸岁也。患，以其脉行于是也。火气不行，寒气禁固，髋髀如别，屈不得伸。水行乘火，故荧惑芒减，丹谷不成，辰星临其宿属之分，则皆灾也。复则埃郁，大雨且至，黑气乃辱⑥，病鹜溏⑦腹满，食饮不下，寒中⑧肠鸣，泄注腹痛，暴挛痿痹，足不任身⑨，上应镇星、辰星，玄谷不成⑩。埃郁云雨，土之用也。复寒之气必以湿，湿气内淫，则生腹疾身重，故如是也。黑气，水气也。辱，屈辱也。鹜，鸭也。土复于水，故镇星明润，临犯宿属，

则民受病灾矣。

岁土不及，风乃大行，化气不令⑪，草木茂荣，飘扬而甚，秀而不实⑫，上应岁星。木无德也。木气专行，故化气不令。生气独擅，故草木茂荣。飘扬而甚，是木不以德。土气薄少，故物实不成。不实，谓秕恶也。土不及，木乘之，故岁星之见，润而明也。民病飧泄霍乱，体重腹痛，筋骨繇复⑬，肌肉瞤酸⑭，善怒，藏气举事，蛰虫早附⑮，咸病寒中，上应岁星、镇星，其谷龄⑯。诸己岁也。风客于胃，故病如是。土气不及，水与齐化，故藏气举事，蛰虫早附于阳气之所，人皆病中寒之疾也。繇，摇也。筋骨摇动，已复常则已繇复。土抑不伸，若岁星临宿属，则皆灾也。　新校正云：详此文云筋骨繇复，王氏虽注，义不可解。按《至真要大论》云：筋骨繇并。疑此复字，并字之误也。复则收政严峻，名木苍凋⑰，胸胁暴痛，下引少腹，善太息，虫食甘黄，气客于脾，龄谷乃减，民食少失味，苍谷乃损，金气复木，故名木苍凋。金入

---

① 凝惨而甚……乃折荣美：指阴寒凝滞之气过盛，则阳气不能生化，繁荣美丽的生机就受到摧残。　凝惨，形容严寒时的凝滞萧条景象。

② 郁冒朦昧：明·张介宾："冒，若有所蔽也，一曰：目无所见也。火不足则阴邪盛而心气伤，故为此诸病。"

③ 暴瘖：突然声音嘶哑。

④ 髋髀如别：指臀股之间如同分离而不能活动。　别，即分离。

⑤ 谷丹：指属火之红色谷物。　丹，即红色，为火之色。

⑥ 复则埃郁……黑气乃辱：指水胜火，土气来复则湿土之气郁蒸于上为云，大雨时下，水气受到土气抑制。埃，即尘埃，这里指湿土之气。郁，指蒸郁。黑色，指水气。辱，指屈辱。

⑦ 鹜溏：指大便如鸭粪稀淡，为寒湿所致。

⑧ 寒中：中气虚寒，乃湿困脾阳所致。

⑨ 足不任身：不能站立行走。　任，担任，承受，支持之意。明·张介宾："火衰土亢，土则复之，土之化湿，反侵水藏，故为腹满食不下、肠鸣泄注、痿痹、足不任身等疾。"

⑩ 玄谷不成：谓黑色的谷类不能成熟。明·张介宾："土复于水，故镇星明润，辰星减光，玄色之谷不成也。"

⑪ 化气不令：即土气不能主事。　令，命令，主事。

⑫ 草木茂荣……秀而不实：风木主生气，能生万物，所以草木茂荣，随风飘扬，但因土的化气不能行其政令，因而万物虽茂盛而不能结果。

⑬ 繇（yáo 音摇）复：摇动不定。明·张介宾："繇复，动摇反复也。"

⑭ 肌肉瞤（shùn 音顺）酸：肌肉抽缩跳动疼痛。明·张介宾："凡此飧泄等病，皆脾弱肝强所致。"

⑮ 蛰虫早附：虫过早的伏藏于土中。虫伏藏于土中称为蛰虫。　附，通"伏"。

⑯ 其谷龄（jīn 音今）：明·张介宾："谷之黄者属土，不能成实矣。"　龄，黄色。

⑰ 复则收政严峻，名木苍凋：明·张介宾："土衰木亢，金乃复之，故收气峻而名木凋也。"　收政，指秋金主事，土衰木亢，金来复之，故肃杀摧残之气峻烈，大树枝叶虽青而凋谢。名，大也。名木，即大木。谓大木尚且苍凋，其它万物更无所论了。

于土，母怀子也。故甘物黄物，虫食其中。金入土中，故气客于脾。金气大来，与土仇复，故黔减实，谷不成也。**上应太白、岁星。**太白芒盛，岁减明也。一经少此六字，缺文耳。**上临厥阴，流水不冰，蛰虫来见，藏气不用，白乃不复①，上应岁星，民乃康。**己亥己巳岁，厥阴上临，其岁少阳在泉，火司于地，故蛰虫来见，流水不冰也。金不得复，故岁星之象如常，民康不病。 新校正云：详木不及上临阳明，水不及上临太阴，俱后言复。此先言复而后举上临之候者，盖白乃不复，嫌于此年有复也。

岁金不及，炎火乃行，生气乃用，长气专胜，庶物以茂②，燥烁以行③，上应荧惑星，火不务德，而袭金危，炎火既流，则夏生大热。生气举用，故庶物蕃茂。燥烁气至，物不胜之，烁胜之烁石流金，涸泉焦草，山泽燔烁，雨乃不降。炎火大盛，天象应之，荧惑之见而大明也。**民病肩背瞀④重，鼽嚏血便注下，收气乃后⑤，上应太白星，其谷坚芒。**诸乙岁也。瞀，谓闷也，受热邪故生是病。收，金气也。火先胜，故收气后。火气胜金，金不能盛，若荧惑逆守，宿属之分皆受病。 新校正云：详其谷坚芒，白色可见，故不云其谷白也。经云上应太白，以前后例相照，经脱荧惑二字。及详王注言荧惑逆守之事，益知经中之阙也。**复则寒雨暴至，乃零⑥冰雹霜雪杀物，阴厥且格，阳反上行⑦，头脑户痛，延及囟顶发热，上应辰星，** 新校正云：详

不及之运，克我者行胜，我者之子来复，当来复之后，胜星减曜，复星明大。此只言上应辰星，而不言荧惑者，阙文也。当云上应辰星、荧惑。**丹谷不成，民病口疮，甚则心痛。**寒气折火，则见冰雹霜雪，冰雹先伤而霜雪后损，皆寒气之常也。其灾害乃伤于赤化也。诸不及而为胜所犯，子气复之者，皆归其方。阴厥，谓寒逆也。格，至也，亦拒也。水行折火，以救困金，天象应之，辰星明莹。赤色之谷，为霜雹损之。

岁水不及，湿乃大行，长气反用，其化乃速，暑雨数至，上应镇星，湿大行，谓数雨也。化速，谓物早成也。火湿齐化，故暑雨数至，乘水不及而土胜之，镇星之象，增益光明，逆凌留犯，其又甚矣。**民病腹满身重，濡泄寒疡流水，腰股痛发，腘腨股膝不便，烦冤，足痿，清厥，脚下痛，甚则胕肿，藏气不政，肾气不衡⑧，上应辰星，其谷秬。**藏气不能申其政令，故肾气不能内致和平。衡，平也。辰星之应，当减其明。或遇镇星临宿属者乃灾。 新校正云：详经云：上应辰星，注言镇星，以前后例相校，此经阙镇星二字。**上临太阴，则大寒数举，蛰虫早藏，地积坚冰，阳光不治⑨，民病寒疾于下⑩，甚则腹满浮肿，上应镇星，** 新校正云：详木不及，上临阳明，上应太白、镇星，此独言镇星，而不言荧惑者，文阙也。盖水不

---

① 藏气不用，白乃不复：明·张介宾："火司于地，故水之藏气不能用，金之白气不得复。" 白，指秋令收敛之气。
② 庶物以茂：明·马莳："岁之金气不及……则生气乃用，而火来乘金，则长气专胜。维生气乃用，故庶物以茂。" 庶物，此指植物。
③ 燥烁以行：燥烁即烧烁，清·张志聪："金运不及，则所胜之火气乃行……火气专胜，故燥烁以行。"
④ 瞀（mào 音冒）：明·张介宾："瞀，闷也。"清·张志聪："低目俯首曰瞀。"《灵枢·经脉》曰："肺是动则病缺盆中痛，甚则交两手而瞀。"前者从字义解，后从发病时的表现解，二说互补。
⑤ 收气乃后：清·张志聪："岁金不及……金受其制，是以收气至秋深而后乃行。"
⑥ 零：通"令"。
⑦ 阴厥且格，阳反上行：清·张志聪："厥，逆。格，拒也。秋冬之时，阳气应收藏于阴脏，因寒气厥逆，且格阳于外，致阳反上行，而头脑户痛，延及脑顶发热。"
⑧ 藏气不政，肾气不衡：岁水不及，则藏气不能主其政事，肾之阴阳失去平衡。清·张志聪："水之藏气，不能章其政令，水藏之肾气不得平衡。"
⑨ 地积坚冰，阳光不治：大地冰冻，阳光也不能发挥其温暖作用。明·张介宾："太阴湿土司天，则太阳寒水在泉，故大寒举而阳光不治也。"
⑩ 寒疾于下：下半身发生寒性疾病。

及而又上临太阴，则镇星明盛，以应土气专盛，水既益弱，则荧惑无畏而明大。**其主黅谷。诸辛岁也。辛丑、辛未岁，上临太阴，太阳在泉，故大寒数举也。土气专盛，故镇星益明，黅谷应天岁成也。**复则大风暴发，草偃木零①，生长不鲜②，面色时变③，筋骨并辟，肉瞤瘛④，目视𥉙𥉙，物疏璺⑤，肌肉胗发，气并鬲中，痛于心腹⑥，黄气乃损，其谷不登⑦，上应岁星。**木复其土，故黄气反损，而黅谷不登，谓实不成无以登祭器也。木气暴复，岁星下临宿属分者灾。　新校正云：详此当云上应岁星、镇星尔。**

帝曰：善。愿闻其时⑧也。

岐伯曰：悉哉问也！木不及，春有鸣条律畅之化，则秋有雾露清凉之政⑨；春有惨凄残贼之胜，则夏有炎暑燔烁之复⑩，其眚东⑪，**化，和气也。胜，金气也。复，**火气也。火复于金，悉因其木。故灾眚之作，皆在东方，余眚同。　新校正云：按木火不及，先言春夏之化，秋冬之政者，先言胜气之变也。**其藏肝，其病内舍胠胁，外在关节。东方，肝之主也。**

火不及，夏有炳明光显之化，则冬有严肃霜寒之政⑫；夏有惨凄凝冽之胜，则不时有埃昏大雨之复⑬，其眚南，**化，火德也。胜，水虐也。复，土变也。南方火也。其藏心，其病内舍膺胁，外在经络。南方，心之主也。**

土不及，四维有埃云润泽之化，则春有鸣条鼓拆之政⑭；四维发振拉飘腾之变，则秋有肃杀霖霆之复⑮，其眚四维，**东南、东北、西南、西北方也。维，隅也。谓日在四**

---

① 草偃木零：指岁水不及，土胜木气来复，故大风暴发，使草木倒伏、凋落。　偃，倒伏。零，草木凋落。
② 生长不鲜：明·马莳："生长二气，皆不鲜明。"　又，明·张介宾："故大风暴发，草仆木落，而生长失时，皆不鲜明。"二说互补。
③ 面色时变：明·马莳："凡生长二气皆不鲜明，在人则为面色时变。"
④ 筋骨并辟，肉瞤瘛：外风引动内风，肢体偏侧的筋骨拘急，肌肉抽搐瞤动。　明·张介宾："并，拘挛也。辟，偏也。瞤瘛，拘挛也。"
⑤ 物疏璺（wèn 音问）：指植物种子破壳发芽。明·张介宾："璺，物因风而破裂也。"　璺，同"纹"。
⑥ 肌肉胗发……心腹：此指水运不及之年，复气偏盛所致的病症。明·张介宾："肝气在外则肌肉风疹，肝气在中则痛于心腹，皆木胜之所致。"
⑦ 黄气乃损，其谷不登：木气盛则土气受损，故属土的黄色谷物不能正常成熟丰收。　黄气，即土气。登，即丰收之意。
⑧ 其时：指上面所说的五运不及。　时：时令，四时。
⑨ 春有鸣条律畅之化……清凉之政：指春季有正常的气候特点，至秋季气候变化也便正常。　鸣条，春风吹拂树木枝条作响。律畅，春天生机畅达。雾露清凉，是秋令正常气候特征。
⑩ 春有惨凄残贼之胜……燔烁之复：意指如果春天出现收杀之气所引起的草木凋零、蛰虫伏匿的凄凉景象，则夏天必有炎热燔烁草木焦槁的复气出现。　惨凄残贼，形容一种凄凉的景象。
⑪ 其眚东：即灾害发生于东方。
⑫ 夏有炳明光显之化……霜寒之政：如果夏天出现炎阳普照大地的正常气象，则冬天便有严寒霜雪应时之政。　炳明光显，指炎阳普照，大地光明。
⑬ 夏有惨凄凝冽之胜……大雨之复：谓夏天出现凄惨寒凉，大地冰冻的冬季气象，就会经常出现尘埃昏蒙、大雨淋漓的土气来复之象。　凝，指寒凝大地，水结成冰。不时，即经常，指土旺之辰戌丑未四个月。
⑭ 四维有埃云润泽之化……鼓拆之政：指三、六、九、十二月，有尘埃飞扬、雨露滋润的正常气候，则春天就有和风吹拂枝条鸣响、大地解冻、万物萌芽的当令之政。　四维，指辰、戌、未、丑四个月所应之东南、东北、西南、西北四隅。维，隅也。四隅，属土。鼓，鼓动。拆，启开。
⑮ 四维发振拉飘腾之变……霖霆之复：指三、六、九、十二四个月及所在之四隅，有狂风毁物之变，则秋有肃杀淫雨之复。　振拉飘腾，比喻狂风怒吼，毁树折枝的景象。霖霆，即久雨不止。《尔雅·释天》："久雨谓淫，淫谓之霖。"

隅月也。 新校正云：详土不及，亦先言政化，次言胜复。其藏脾，其病内舍心腹，外在肌肉四支。四维，中央脾之主也。

金不及，夏有光显郁蒸①之令，则冬有严凝整肃②之应；夏有炎烁燔燎之变，则秋有冰雹霜雪之复，其眚西，其藏肺，其病内舍膺胁肩背，外在皮毛。西方，肺之主也。

水不及，四维有湍润埃云之化，则不时有和风生发之应；四维发埃昏骤注③之变，则不时有飘荡振拉之复，其眚北，飘荡振拉，大风所作。 新校正云：详金水不及，先言火土之化令与应，故不当秋冬而言也。次言者，火土胜复之变也。与木火土之例不同者，互文也。其藏肾，其病内舍腰脊骨髓，外在溪谷踹膝。肉之大会为谷，肉之小会为溪。肉分之间，溪谷之会，以行荣卫，以会大气。

夫五运之政，犹权衡也④，高者抑之，下者举之，化者应之，变者复之⑤，此生长化成收藏之理，气之常也。失常则天地四塞⑥矣。失常之理，则天地四时之气闭塞，而无所运行，故动必有静，胜必有复，乃天地阴阳之道。故曰：天地之动静，神明为之纪⑦，阴阳之往复，寒暑彰其兆⑧，此之谓也。 新校正云：按故曰已下，与《五运行大论》同，上两句又与《阴阳应象大论》文重，彼云阴阳之升降，寒暑彰其兆也。

帝曰：夫子之言五气之变，四时之应，可谓悉矣。夫气之动乱，触遇而作，发无常会⑨，卒然灾合，何以期之⑩？

岐伯曰：夫气之动变，固不常在，而德化政令灾变，不同其候也⑪。

帝曰：何谓也？

岐伯曰：东方生风，风生木，其德敷和⑫，其化生荣⑬。其政舒启⑭，其令风。

---

① 郁蒸：雨湿云气蒸腾。
② 严凝整肃：寒冬大地冰冻，草木叶落，使大自然变得整齐严肃。
③ 骤注：暴雨如注。
④ 五运之政，犹权衡也：指五行的运化之事，应保持动态平衡。权衡，指测物体重量的器具，即秤。此引申为平衡。
⑤ 高者抑之……变者复之：是说太过的必须抑制之，不及的必须辅助之，气化正常则有正常的反应，胜气来克必有所复，而反向作用之。
⑥ 天地四塞：谓气交失常，阴阳之气的升降逆乱，故天地间万物不能正常生长变化。
⑦ 天地之动静，神明为之纪：指五运六气的正常与异常，自然界万物是其变化的标记。人们就从万物变化的标记中，来掌握运气的变化规律。 神明，指自然界的变化及其规律。纪，通记，即标记。
⑧ 阴阳之往复，寒暑彰其兆：阴阳之气相交，往来循环，可以从四季气候的寒温变化，明显地表现出来。 寒暑，指四季气候。彰，明显，在此即显示。兆，征兆。
⑨ 气之动乱……发无常会：此指因五运之气的太过不及和胜复变化引起的自然界和人体的变异，遇到触犯就随时发生，没有一定的周期。 气，指五运之气。动乱，异常之谓。
⑩ 卒然灾合，何以期之：指突然引起的灾害，又如何先期而测知呢？ 合，会、遇之义。期，有预测、判断之义。
⑪ 德化政令灾变，不同其候也：此承上句"夫气之动变，固不常在"讲的，言五气变动固然不常存在，然而他们的本性特征、生化作用、主事的方法与外在表现，以及损害作用，是各不相同的。 德，指五运之气的本性。化，即生化作用。政令，主事也。候，外在物化特征。
⑫ 敷和：此处指春季木气发生的特性和作用。 明·张介宾："敷，布也；和，柔和也。"
⑬ 生荣：即滋生繁荣。指春生之气给自然界带来的相应变化。明·张介宾："荣，滋荣也。"
⑭ 舒启：指风木之气有舒展阳气的作用。 明·张介宾："舒，展也。启，开也。"

其变振发①，其灾散落②。敷，布也。和，和气也。荣，滋荣也。舒，展也。启，开也。振，怒也。发，出也。散，谓物飘零而散落也。 新校正云：按《五运行大论》云：其德为和，其化为荣，其政为散，其令宣发，其变摧拉，其眚陨。义与此通。

南方生热，热生火，其德彰显③，其化蕃茂。其政明曜，其令热。其变销烁④，其灾燔焫。 新校正云：详《五运行大论》云：其德为显，其化为茂，其政为明，其令郁蒸，其变炎烁，其眚燔焫。

中央生湿，湿生土，其德溽蒸⑤，其化丰备⑥。其政安静，其令湿。其变骤注，其灾霖溃⑦。溽，湿也。蒸，热也。骤注，急雨也。霖，久雨也。溃，烂泥也。 新校正云：按《五运行大论》云：其德为濡，其化为盈，其政为谧，其令云雨，其变动注，其眚淫溃。

西方生燥，燥生金，其德清洁，其化紧敛。其政劲切⑧，其令燥。其变肃杀，其灾苍陨⑨。紧，缩也。敛，收也。劲，锐也。切，急也。燥，干也。肃杀，谓风动草树声若干也。杀气太甚，则木青干而落也。 新校正云：按《五运行大论》云：其德为清，其化为敛，其政为劲，其令雾露，其变肃杀，其眚苍落。

北方生寒，寒生水，其德凄沧，其化清谧。其政凝肃⑩，其令寒。其变凓冽，其灾冰雪霜雹。凄沧，薄寒也。谧，静也。肃，中列严整也。凓冽，甚寒也。冰雪霜雹寒气凝结所成，水复火则非时而有也。 新校正云：按《五运行大论》云：其德为寒，其化为肃，其政为静，其变凝冽，其眚冰雹。是以察其动也，有德有化，有政有令，有变有灾，而物由之，而人应之也。夫德化政令，和气也。其动静胜复，施于万物，皆悉生成。变与灾，杀气也，其出暴速，其动骤急，其行损伤，虽皆天地自为动静之用，然物有不胜其动者，且损且病且死焉。

帝曰：夫子之言岁候，不及其太过⑪，而上应五星⑫。今夫德化政令，灾眚变易，非常而有也，卒然而动，其亦为之变乎？

岐伯曰：承天而行之，故无妄动，无不应也⑬。卒然而动者，气之交变也，其不应焉。故曰：应常不应卒⑭，此之谓也。德化政令，气之常也。灾眚变易，气卒交会而有胜负者也。常，谓岁四时之气不差晷刻者。不常，不

---

① 振发：指岁木所主之气为风，风性主动，而振动万物。前文"岁木太过"所见的"云物飞动，草木不宁，甚而摇落"，就从异常方面描述风之"振发"作用。 明·张介宾："振，奋动也。发，飞扬也。"
② 散落：指风气太过，致使植物枝叶飘散零落。
③ 彰显：指火气具有光明显耀的特征。明·张介宾："彰，昭著也。"
④ 销烁：煎熬蒸灼，指火的异常变化所带来的灾变。
⑤ 溽蒸：指土气湿热滋润。明·张介宾："溽蒸，湿热也。"
⑥ 丰备：指土气带来的正常变化，具有充实丰满的特征。明·张介宾："丰备，充盈也。"
⑦ 霖溃：指湿土之气异常所带来的灾变，是久雨不止，泥烂堤崩。明·张介宾："霖，久雨也。溃，崩决也。"
⑧ 劲切：指金气主令，有强劲急切的特征。明·张介宾："劲切，锐急也。"
⑨ 苍陨：指燥金之气异常所带来的灾变，是草木尚青但已干枯凋落，俗称"青干"。明·张介宾："苍陨，草木苍枯而凋落也。"
⑩ 凝肃：此指水寒之气所主时的时令，有严寒、凝滞的特性。明·张介宾："凝肃，坚敛也。"
⑪ 不及其太过：清·高世栻改为："其太过不及。"似是。
⑫ 五星：指岁星、荧惑星、镇星、太白星、辰星，又称木、火、土、金、水星，与五行配属。
⑬ 承天而行之……无不应也：清·张志聪：此言"五星之应岁运，而不应时气之卒变也。承天者，谓五运之气上承天干之化运，承天运而行之，故无妄动，无不上应于五星也。"说明五星是随着天体的运动而运行的，天体运动变化，五星则相应的发生运动变化，五星不能妄动自行。
⑭ 常：指岁运盛衰的正常规律，来自天体的运行，所以五星变化能和它相应。 卒：指突然的变化，与天运无关。所以五星的变化不和它相应。

久也。

帝曰：其应奈何？

岐伯曰：各从其气化也①。岁星之化，以风应之。荧惑之化，以热应之。镇星之化，以湿应之。太白之化，以燥应之。辰星之化，以寒应之。气变则应，故各从其气化也。上文言复胜皆上应之，今经言应常不应卒，所谓无大变易而不应。然其胜复，当色有枯燥润泽之异，无见小大以应之。

帝曰：其行之徐疾逆顺何如？

岐伯曰：以道留久，逆守而小，是谓省下②；以道，谓顺行。留久，谓过应留之日数也。省下，谓察天下人君之有德有过者也。以道而去，去而速来，曲而过之，是谓省遗过也③；顺行已去，已去辄逆行而速，委曲而经过，是谓遗其而辄省察之也。行急行缓，往多往少，盖谓罪之有大小，按其遗而断之。久留而环，或离或附，是谓议灾与其德也④；环，谓如环之运，盘回而不去也。火议罪，金议杀，土木水议德也。应近则小，应远则大⑤，近，谓犯星常在。远，

谓犯星去久。大小，谓喜庆及罚罪事。芒而大倍常之一，其化甚⑥；大常之二，其眚即也；甚，谓政令大行也。发，谓起也。即，至也。金火有之。小常之一，其化减；小常之二，是谓临视，省下之过与其德也。省，谓省察万国人吏侯王有德有过者也。故侯王人吏，安可不深思诚慎邪？德者福之，过者伐之⑦。有德，则天降福以应之。有过者，天降祸以淫之。则知祸福无门，惟人所召尔。是以象之见也，高而远则小，下而近则大，见物之理也。故大则喜怒迩，小则祸福远⑧。象见高而小，既未即祸，亦未即福。象见下而大，福既不远，祸亦未遥。但当修德省过，以候厥终。苟未能慎祸，而务求福祐，岂有是者哉。岁运太过，则运星北越⑨，火运火星，木运木星之类也。北越，谓北而行也。运气相得，则各行以道⑩。无克伐之嫌，故守常而各行于中道。故岁运太过，畏星失色而兼其母。木失色而兼玄，火失色而兼苍，土失色而兼赤，金失

---

① 各从其气化：指五星是各应其岁运的气化，如岁星应风气之化，荧惑星应火气之化等。余皆仿此。

② 以道留久……是谓省下：明·张介宾："道，五星所行之道。留久，稽留延久也。逆守，逆行不进而守其度也。小，无芒而光不露也。省下，谓察其分野君民之有德有过者也。"均指五星应五运的相应变化。

③ 以道而去……省遗过也：明·张介宾："谓既去而复速来，委曲逡巡而过其度也。省遗过，谓省察有未尽，而复省其所遗过失也。"

④ 久留而环……与其德也：指五星久留或环绕其位而不去，或有时离时附其位的时候，好像是判断它所属的分野中万物的正常与异常变化。

⑤ 应近则小，应远则大：明·张介宾："应，谓灾祥之应也，所应者近而微，其星则小，所应者远而甚，其星则大。"这是五运之气发生灾变时的星象变化。　下句"其眚即也。"可证。"大倍常之一"，"小常之二"，指星象变化与正常时增大或缩小的倍数，以此来说明气化的盛或衰。

⑥ 化甚：清·张志聪："化，谓淫胜郁复之气化也。"指岁运偏移引起胜复之气变化的专用术语叫"化"。化甚、化减，指胜复之气相互作用增大和减弱。

⑦ 德者福之，过者伐之：意思是正常的给以资助，异常的给以克伐。

⑧ 大则喜怒迩，小则祸福远：明·张介宾："凡高而远者，其象则小。下而近者，其象必大。大则近而喜怒之应亦近，小则远而祸福之应亦远。观五星之迟速伏逆之变，则或高或下又可知矣。按，上文云：应近则小，应远则大。此云：大则喜怒迩，小则祸福远。似乎相反，但上之近远，近言其微，远言其甚，故应微而近则象小，应甚而远则象大。此言迩远者，迩言其急，远言其缓，故象大则喜怒之应近而急，象小则祸福之应远而缓。盖上文以体象言，此以远近辨，二者词若不同，而理则无二也。"　喜怒，是以星象变化引喻五运偏移对自然所带来的物变，与"祸福"对文。

⑨ 岁运太过，则运星北越：明·张介宾："运星，主岁之星也。北越，越出应行之度而近于北也。盖北为紫微太一所居之位，运星不守其度，而北越近之，其恃强骄肆之气可见。"

⑩ 运气相得，则各行以道：指岁运不及之年又遇本气司天之助，运气相和成为平气的星象特征。所以明·张介宾："无强弱胜负之气，故各守其当行之道。"

色而兼黄，水失色而兼白，是谓兼其母也。不及则色兼其所不胜。木兼白色，火兼玄色，土兼苍色，金兼赤色，水兼黄色，是谓兼不胜色也。肖者瞿瞿，莫知其妙，闵闵之当，孰者为良①，新校正云：详肖者至为良，与《兰灵秘典论》重，彼有注。妄行无徵，示畏侯王②。不识天意，心私度之，妄言灾眚，卒无徵验，适足以示畏之兆于侯王，荧惑于庶民矣。

帝曰：其灾应何如？

岐伯曰：亦各从其化也。故时至有盛衰，凌犯有逆顺，留守有多少，形见有善恶，宿属有胜负，徵应有吉凶矣③。五星之至，相王为盛，囚死为衰。东行凌犯为顺，灾轻。西行凌犯为逆，灾重。留守日多则灾深，留守日少则灾浅。星喜润则为见善，星怒燥忧丧，则为见恶。宿属，谓所生月之属二十八宿，及十二辰相，分所属之位也。命胜星不灾不害，不胜星为灾小重，命与星相得虽灾无害。灾者，狱讼疾病之谓也。虽五星凌犯之事，时遇星之囚死时月，虽灾不成。然火犯留守逆临，则有谮④狱讼之忧。金犯，则有刑杀气郁之忧。木犯，则有震惊风鼓之忧。土犯，则有中满下利跗肿之忧。水犯，则有寒气冲稽之忧。故曰，徵应有吉凶也。

帝曰：其善恶何谓也？

岐伯曰：有喜有怒，有忧有丧，有泽有燥⑤，此象之常也，必谨察之。夫五星之见也，从夜深见之。人见之喜，星之喜也。见之畏，星之怒也。光色微曜，乍明乍暗，星之忧也。光色迥然，不彰不莹，不与众同，星之丧也。光色圆明，不盈不缩，怡然莹然，星之喜也。光色勃然临人，芒彩满溢，其象懔然，星之怒也。泽，洪润也。燥，干枯也。

帝曰：六者高下异乎？

岐伯曰：象见高下，其应一也，故人亦应之。观象睹色，则中外之应，人天咸一矣。

帝曰：善。其德化政令之动静损益⑥皆何如？

岐伯曰：夫德化政令灾变，不能相加也。天地动静，阴阳往复，以德报德，以化报化，政令灾眚及动复亦然，故曰不能相加也。胜复盛衰，不能相多也。胜盛复盛，胜微复微，不应以盛报微，以化报变，故曰不能相多也。往来小大，不能相过也⑦。胜复日数，多少皆同，故曰不能相过也。用之升降，不能相无也⑧。木之胜，金必报，火土金水皆然，未有胜而无报者，故气不能相

① 消者瞿瞿……孰者为良：天理无穷，即使取法天地的人瞿瞿多顾，也难以得知其中奥妙，不能分辨出善恶吉凶。 消者，指取法天地之人。瞿瞿，左右环视。闵闵，多犹豫不决的意思。

② 妄行无征，示畏侯王：那些不甚通晓天文知识的人，毫无验证，妄加猜测，错误地把畏星当作旺星。 妄行，与"消者"对文，指无知的人。征，证验，证明，当指证据。畏，畏星。侯，通候，即表现，引申为标志。王，同旺，即旺星、太过之星。

③ 时至有盛衰……吉凶矣：明·张介宾："时至，岁时之更至也。五星之运，当其时则盛，非其时则衰，退而东行凌犯者，星迟于天，故为顺，灾轻。进而西行凌犯者，星速于天，故为逆，灾重。留守日多则灾深，留守日少则灾浅。形见有喜润之色为善，形见有怒躁忧丧之色为恶。宿属，谓二十八宿及十二辰位，各有五行所属之异。凡五星所临，太过逢王，不及逢衰，其灾更甚，太过有制，不及得助，其灾必轻，即胜负也。五星之为德为化者吉，为灾为变者凶，皆征应也。"

④ 谮：当为"潛"（zèn）之讹字。潛，诬陷别人的语言。《论语·颜渊》皇侃义疏："潛，谗谤也。"

⑤ 有喜有怒……有燥：所以，清·高世栻："此喜怒忧丧泽燥，乃善恶所系，星象之常也。"

⑥ 动静：指德化政令的变化。 损益：即指对自然界和人体所带来的利和害的影响，言五运的德化政令与自然界和人体的关系。

⑦ 往来大小，不能相过也：唐·王冰以往复日数多少解。明·张介宾从胜复气数解："胜复大小，气数皆同，故不能相过也。"清·张志聪解为大年和小年："往来小大者，太过为大年，不及为小年，有余而往，不足随之，不足而往，有余从之，故曰不能相过也。"三义皆通，王说更优。

⑧ 相无：指五运的德化政令虽不能过，但也不能无，与前之"相加"、"相多"、"相过"均言其有一定的变化规律。 加：多，过，均指德优政令的变化不能偏移太过。

使无也。**各从其动而复之①耳。**动必有复，察动以言复也。《易》曰：'吉凶悔吝者生乎动。'此之谓欤。天虽高不可度，地虽广不可量，以气动复言之，其犹视其掌矣。

帝曰：其病生何如？

岐伯曰：德化者气之祥，政令者气之章②，变易者复之纪③，灾眚者伤之始④，气相胜者和，不相胜者病，重感于邪则甚也⑤。祥，善应也。章，程也，式也。复纪，谓报复之纲纪也。重感，谓年气已不及，天气又见克杀之气，是为重感。重，谓重累也。

帝曰：善。所谓精光之论⑥，大圣之业⑦，宣明大道⑧，通于无穷，究于无极也。余闻之，善言天者，必应于人；善言古者，必验于今；善言气者，必彰于物；善言应者，同天地之化；善言化言变者，通神明之理⑨，非夫子孰能言至道欤！太过不及，岁化无穷，气交迁变，流于无极。然天垂象，圣人则之以知吉凶。何者？岁太过而星大或明莹，岁不及而星小或失色，故吉凶可指而见也。吉凶者何？谓物禀五常之气以生成，莫不上参应之，有否有宜，故曰吉凶斯至矣。故曰善言天者，必应于人也。言古之道，而今必应之，故曰善言古者，必验于今也。化气生成，万物皆禀，故言气应者，以物明之，故曰善言应者，必彰于物也。彰，明也。气化之应，如四时行，万物备，故善言应者，必同天地之造化也。物生谓之化，物极谓之变，言万物化变终始，必契于神明运为，故言化变者，通于神明之理。圣人智周万物，无所不通，故言必有发，动无不应之也。**乃择良兆而藏之灵室，每旦读之，命曰《气交变》，非斋⑩戒不敢发，慎传也。**灵室，谓灵兰室，黄帝之书府也。　新校正云：详此文与《六元正纪大论》末同。

---

① 各从其动而复之：明·张介宾："五运之政，犹权衡也，故动有盛衰，则复有微甚，各随其动而应之。《六微旨大论》曰：成败倚伏生乎动，动而不已，则变作矣。"该语是对上文的总结，认为五运迁移所产生的各种变化，都与五运之气的运动相应。　动，指五运的运动变化。复，即恢复、复原。
② 祥、章：皆言其正常。明·张介宾："祥，瑞应也。章，昭著也。"
③ 变易者复之纪：指五运之气的太过不及的变化，是复气产生的纲纪。　复，复气。纪，纲领。
④ 灾眚者伤之始：指五运之气偏移胜复所产生的灾害，是万物受伤的原因。明·张介宾："始者，灾伤所由。"
⑤ 气相胜者和……则甚也：明·张介宾："相胜，相当也。谓人气与岁气相当，则和而无病；不相当，则邪正相干而病生矣。重感于邪，如有余逢王，不足被伤，则盛者愈盛，虚者愈虚，其病必甚也。"
⑥ 精光之论：精湛广博的理论。光，广也。见《诗·敬之》传。
⑦ 大圣之业：神圣的事业。
⑧ 宣明大道：揭示畅明其中的道理。
⑨ 善言天者……通神明之理：此节突出了《内经》作者告诫人们在学习运气学说的时候，不要泥守"示人以规矩"的司天在泉之运气模式，也不要将"无征不信"之"占象"当作不变之定则，而应当联系实际，灵活掌握和应用。识其常，达其变，方可使古人总结的经验得以继承和发扬。
⑩ 斋：原本作"齐"，形近而误，故改。

五常政大论①篇第七十

新校正云：详此篇统论五运有平气、不及、太过之事，次言地理有四方、高下、阴阳之异。又言岁有不病而藏气不应，为天气制之而气有所从之说，仍言六气五类相制胜，而岁有胎孕不育之理，而后明在泉六化，五味有薄厚之异，而以治法终之。此篇之大概如此，而专名《五常政大论》者，举其所先者言也。

黄帝问曰：太虚寥廓，五运回薄②，衰盛不同，损益相从③，愿闻平气何如而名④？何如而纪也⑤？

岐伯对曰：昭乎哉问也！木曰敷和⑥，敷布和气，物以生荣。火曰升明⑦，火气高明。土曰备化⑧，广被化气，损⑨于群品。金曰审平⑩，金气清，审平而定。水曰静顺⑪。水体清静，顺于物也。

帝曰：其不及奈何？

岐伯曰：木曰委和⑫，阳和之气，委屈而少用也。火曰伏明⑬，明曜之气，屈伏不申。土曰卑监⑭，土虽卑少，犹监万物之生化也。金曰

---

① 五常政大论：五常，五运主岁有平气、不及、太过的一般规律。政，为政令表现。本篇主要讨论了五运主岁各有平气、不及、太过三种不同情况，以及在各种情况下对自然界万物和人类的影响，这些都是五运主岁的一般规律，故名"五常政大论"。文中还涉及六气等许多内容，正如《新校正》所说："名五常政大论者，举其所先者言也。"

② 五运回薄：即五运主岁按照一定规律相互承袭，循环往复不息。 五运，指主岁之大运。回薄，明·张介宾："回，循环也；薄，迫切也。"

③ 衰盛不同，损益相从：即运有太过、不及的变化，其于万物则有损益之应。清·张志聪："有衰盛则损益相从矣。"

④ 平气：清·高世栻："平气则不盛不衰，无损无益。"

⑤ 纪：标志、标记。

⑥ 敷和：明·张介宾："木得其平，则敷布和气以生万物。"

⑦ 升明：谓火运应夏，火之平气，阳气隆盛，万物繁茂。明·马莳："火升而显明也。" 升，上升。明，光明。

⑧ 备化：谓土运应长夏，具备化生万物的作用，万物皆赖土以生长、变化，形体充实而完备。明·张介宾："土含万物，无所不备；土生万物，无所不化。" 备，具备、完满。

⑨ 损：诸本作"资"。当从改。

⑩ 审平：谓万物发展之极，其形已定。金运应秋，主收主成，万物皆因其肃杀之气以收以成。 审，终。平，平定。明·张介宾："金主杀伐，和则清宁，故曰审平，无妄刑也。"

⑪ 静顺：谓万物归藏，其生机相对的平静和顺，以待来年的春生。水运应冬，冬主蛰藏，故水之平气曰"静顺"。 静，平静。顺，和顺。明·张介宾："水体清静，性柔而顺。"

⑫ 委和：谓木运不及，温和之阳气不能正常敷布，则万物生发之机萎靡不振。 委，曲。明·张介宾："阳和委屈，发生少也。"

⑬ 伏明：谓火运不及，则火热不显。清·张志聪："火运不及，则光明之令不升而下伏矣。"

⑭ 卑监：谓土运不及，不能正常化养万物。清·姚止庵："土薄则卑，不能长养万物。" 卑，低。监，下。

从革①，从顺革易，坚成万物。水曰涸流②。水少，故流注干涸。

帝曰：太过何谓？

岐伯曰：木曰发生③，宣发生气，万物以荣。火曰赫曦④，盛明也。土曰敦阜⑤，敦，厚也。阜，高也。土余，故高而厚。金曰坚成⑥，气爽风劲，坚成庶物。水曰流衍⑦。衍，泮衍也，溢也。

帝曰：三气之纪⑧，愿闻其候⑨。

岐伯曰：悉乎哉问也！ 新校正云：按此论与《五运行大论》及《阴阳应象大论》、《金匮真言论》相通。敷和之纪，木德周行⑩，阳舒阴布⑪，五化宣平⑫，自当其位，不与物争，故五气之化，各布政令于四方，无相干犯。 新校正云：按王注太过不及，各纪年辰。此平木运，注不纪年辰者，平气之岁，不可以定纪也。或者欲补注云：谓丁巳、丁亥、壬寅、壬申岁者，是未达也。其气端，端，直也，丽也。其性随，顺于物化。其用曲直，曲直材干，皆应用也。其化生荣⑬，木化宣

行，则物生荣而美。其类草木，木体坚高，草形卑下，然各有坚脆刚柔、蔓结条屈者。其政发散，春气发散，物禀以生，木之化也。其候温和，和，春之气也。其令风，木之令行以和风。其藏肝，五藏之气与肝同。肝其畏清⑭，清，金令也。木性暄，故畏清。《五运行大论》曰：‘木，其性暄。’又曰：‘燥胜风。’其主目，阳升明见，目与同也。其谷麻⑮，色苍也。 新校正云：按《金匮真言论》云：‘其谷麦’。与此不同。其果李，味酸也。其实核⑯，中有坚核者。其应春，四时之中，春化同。其虫毛⑰，木化宣行，则毛虫生。其畜犬。如草木之生，无所避也。 新校正云：按《金匮真言论》云：‘其畜鸡’。其色苍，木化宣行，则物浮苍翠。其养筋，酸入筋。其病里急支满，木气所生。 新校正云：按《金匮真言论》云：‘是以知病之在筋也’。其味酸，木化敷和，则物酸味厚。其音角⑱，调而直也。其物中坚，象土中之有木也。其数八⑲。成数也。

---

① 从革：谓金运不及，变易其清肃刚劲之性，从它气而化。明·马莳："金性至刚，而不及则从彼气以变革也。" 从，顺从。革，变革。

② 涸流：谓水运不及，犹如泉源干涸。

③ 发生：谓木运太过，阳和生发之气早至，万物早荣。

④ 赫曦：谓火运太过，阳热亢烈。清·张志聪："赫曦，光明显盛之象。" 赫，火红色。曦，阳光。

⑤ 敦阜：谓土气太过，犹如土山既高又大。 敦，厚。阜，土山，盛大，高大。

⑥ 坚成：谓金运太过，其气坚敛刚劲，万物肃杀凋零，因杀伐过度，不能成形。 坚，坚敛。

⑦ 流衍：谓水运太过，犹如水盛满溢漫延。明·马莳："水盛则泮衍洋溢也。" 衍，漫延、扩展。

⑧ 三气：指五运之气的平气、不及和太过。

⑨ 候：征兆、征象。 其：指代三气之纪。

⑩ 木德周行：谓木运平气之年，阳和生发之气遍布大地。 周，遍及。

⑪ 阳舒阴布：指三阴三阳六气各按其时而布施。 阳，指三阳。阴，指三阴。明·张介宾："木德周行，则阳气舒而阴气布，故凡生长化收藏之五化，无不由此而宣行其和平之气中。"

⑫ 五化：谓平气之岁主时之五运生化均为正常。 宣平：敷和之纪，为木运平气，木气宣散。

⑬ 其气端……其化生荣：明·马莳："木之气端正，木之性顺从，木之用曲直咸宜，木之化生发荣美。"

⑭ 肝其畏清：清为金气代称，金克木，故肝畏清。

⑮ 其谷麻：清·高世栻："麻体直而色苍，为五谷之首，故其谷麻。" 谷，五谷，此指象征木性的谷物。麻，火麻。

⑯ 其实核：指以核为主的果实，与下文"其物中坚"应联系起来理解。即以核为主的果实则中坚。

⑰ 其虫毛：清·高世栻："毛虫通体皆毛，犹木之森丛，故其虫毛。" 虫，虫类。毛，毛虫。 本篇把动物分为毛、倮、鳞、介、羽五类。

⑱ 音：五音。我国古乐中的角、徵、宫、商、羽五音，与五行五脏相配，则角属木音，肝音角；徵为火音，心音徵；宫为土音，脾音宫；商为金音，肺音商；羽为水音，肾音羽。

⑲ 其数八：木的成数是八。

升明之纪，正阳而治①，德施周普②，五化均衡，均，等也。衡，平也。其气高，火炎上。其性速，火性躁疾。其用燔灼，灼，烧也。燔之与灼，皆火之用。其化蕃茂③，长气盛，故物大。其类火，五行之气，与火类同。其政明曜④，德合高明，火之政也。其候炎暑，气之至也，以是候之。其令热，热至乃令行。其藏心，心气应之。心其畏寒，寒，水令也。心性暑热，故畏寒。《五运行大论》曰：'心其畏暑。'又曰：'寒胜热。'其主舌，火以烛幽，舌申明也。其谷麦，色赤也。　新校正云：按《金匮真言论》云：'其谷黍'。又《藏气法时论》云：'麦也'。其果杏，味苦也。其实络，中有支络者。其应夏，四时之气，夏气同。其虫羽⑤，羽，火象也。火化宣行，则羽虫生。其畜马，健决躁速，火类同。　新校正云：按《金匮真言论》云：'其畜羊'。其色赤，色同火明。其养血，其病瞤瘛⑥，火之性动也。

新校正云：按《金匮真言论》云：'是以知病之在脉也'。其味苦，外明气化，则物苦味纯。其音徵，和而美。其物脉，中多支脉，火之化也。其数七。成数也。

备化之纪，气协天休⑦，德流四政，五化齐修⑧，土之德静，分助四方，赞成金木水火之政。土之气厚，应天休和之气，以生长收藏，终而复始，故五化齐修。其气平，土之生也，平而正。其性顺，应顺群品，悉化成也。其用高下⑨，田土高下，皆应用也。其化丰满，丰满万物，非土化不可也。其类土，五行之化，土类同。其政安静，土体厚，土德静，故政化亦然。其候溽蒸⑩，溽，湿也。蒸，热也。其令湿，湿化不绝藏，则土令延长。其藏脾，脾气同。脾其畏风⑪，风，木令也。脾性虽四气兼并，然其所主，犹畏木也。《五运行大论》云：'脾，其性静兼。'又曰：'风胜湿。'其主口，土体包容，口主受纳。其谷稷⑫，色黄也。　新校正云：按《金匮真言论》作'稷'。《藏气法时论》作'粳'。其果枣，味甘也。其实肉，中有肌肉者。其应长夏⑬，长夏，谓长养之夏。

新校正云：按王注《藏气法时论》云：'夏为土母，土长于中，以长而治，故云长夏。'又注《六节藏象论》云：'所谓长夏者，六月也。土生于火，长在夏中，既长而王，故云长夏。'其虫倮⑭，无毛羽鳞甲，土形同。其畜牛，成彼稼穑，土之用也。牛之应用，其缓而和。其色黄，土同也。其养肉，所

---

① 正阳：清·姚止庵："正阳者，谓火得其平，无亢烈之患也。"　正，不偏。
② 周普：意为遍及四面八方。与"周行"同义。　周，环周。普，普遍。
③ 其气高……其化蕃茂：清·张志聪："火气炎上，故其气高；火性动急，故性速也；烤炙曰燔灼，火之用也；万物蕃茂，长夏之化也。"　燔，炙、烤也。
④ 其政明曜：即阳光充足。　明，光明。曜，日光也。
⑤ 其虫羽：清·张志聪："羽虫飞翔，而上感火气之生也。"　羽，有翅之虫。
⑥ 其病瞤（shùn 音顺）瘛：即患病为肌肉跳动，肢体抽搐。　瞤，肌肉跳动。瘛，抽搐。
⑦ 气协天休：土之平气年，天地之气协调和平。　气，土气、地气。协，协调。天，天气。休，美善。清·张志聪："盖天主生，地主成，土气和平，合天之休美，而化生万物矣。"
⑧ 德流四政，五化齐修：谓土运平气之年，备化之气分助于四季，生长化收藏五化都能完善至美。　四政，四季，土旺于四季之末各十八日。齐修，皆发展完备。
⑨ 其用高下：指土孕育万物，上下左右无处不有其生化的作用。明·张介宾："或高或下，皆其用也。"
⑩ 其候溽（rù 音入）蒸：长夏季节的气候特点是湿热郁蒸。　溽，湿。蒸，热。
⑪ 脾其畏风：风属肝木，木克土，故脾畏风。
⑫ 稷：五谷之一。明·张介宾："小米之粳者曰稷，黔谷也。"
⑬ 其应长夏：明·张介宾："长夏者，六月也。土生于火，长在夏中，既长而王，故云长夏。"
⑭ 其虫倮：清·姚止庵："倮虫无毛羽鳞甲，以肉为体，像土之肥而厚也。"

养者，厚而静。其病否①，土性拥碍。　新校正云：按《金匮真言论》云：'病在舌本，是以知病之在肉也。'其味甘，备化气丰，则物味甘厚。其音宫，大而重。其物肤②，物禀备化之气，则多肌肉。其数五。生数也，正土不虚加故也。

审平之纪，收而不争，杀而无犯③，五化宣明。犯，谓刑犯于物也。收而不争，杀而无犯，匪审平之德，何以能为是哉。其气洁，金气以洁白莹明为事。其性刚④，性刚，故摧缺于物。其用散落⑤，金用则万物散落。其化坚敛，收敛坚强，金之化也。其类金，审平之化，金类同。其政劲肃，化急速而整肃也。劲，锐也。其候清切，清，大凉也。切，急也，风声也。其令燥，燥，干也。其藏肺，肺气之用，同金化也。肺其畏热⑥，热，火令也。肺性凉，故畏火热。《五运行大论》曰：'肺，其性凉'。其主鼻，肺藏气，鼻通息也。其谷稻，色白也。　新校正云：按《金匮真言论》作'稻'。《藏气法时论》作'黄黍'。其果桃，味辛也。其实壳，外有坚壳者。其应秋，四时之化，秋气同。其虫介⑦，外被坚甲者。其畜鸡，性善斗伤，象金用也。　新校正云：按《金匮真言论》云：'其畜马'。其色白，色同也。其养皮毛，坚同也。其病咳，有声之病，金之应

也。　新校正云：按《金匮真言论》云：'病在背，是以知病之在皮毛也。'其味辛，审平化治，则物辛味正。其音商，和利而扬。其物外坚，金化宣行，则物体外坚。其数九，成数也。

静顺之纪，藏而勿害，治而善下⑧，五化咸整⑨。治，化也。水之性下，所以德全。江海所以能为百谷主者，以其善下之也。其气明，清净明昭，水气所主。其性下，归流于下。其用沃衍⑩，用非净事，故沫生而流溢。沃，沫也。衍，溢也。其化凝坚⑪，藏气布化，则水物凝坚。其类水，净顺之化，水同类。其政流演⑫，井泉不竭，河流不息，则流演之义也。其候凝肃，凝，寒也。肃，静也。寒来之气候。其令寒，水令宣行，则寒司物化。其藏肾，肾藏之用，同水化也。肾其畏湿，湿，土气也。肾性凛，故畏土湿。《五运行大论》曰：'肾，其性凛'。其主二阴⑬，流注应同。

　新校正云：按《金匮真言论》曰：'北方黑色，入通于肾，开窍于二阴。'其谷豆，色黑也。　新校正云：按《金匮真言论》及《藏气法时论》同。其果栗，味咸也。其实濡，中有津液也。其应冬，四时之化，冬气同。其虫鳞⑭，鳞，水化生。其畜彘，善下也。彘，豕也。其色黑，色同也。

① 其病否：因病在中焦，脾土运化失司，气机升降失常，故病痞。　否，通"痞"，痞塞不畅。
② 其物肤：清·姚止庵："肤，犹肉也。"明·张介宾："肤，即肌肉也。"
③ 收而不争，杀而无犯：谓金气虽有收敛、肃杀之性，但金运平气之年，收敛而无剥夺，肃杀而无残害。
④ 其气洁，其性刚：清·姚止庵："秋气清爽而洁净也，金以坚劲为性。"　洁，洁净。刚，刚劲。
⑤ 其用散落：秋令的作用是使万物成熟凋落。　散落，即凋落。
⑥ 肺其畏热：热为心火，火克金，故肺畏热。
⑦ 其虫介：有甲壳的虫为介虫。明·张介宾："甲坚而固，得金气也。"　介，甲壳。
⑧ 藏而勿害，治而善下：水运平气之年，冬气能正常的纳藏而无害于万物，德性平顺而下行。　藏，蛰藏，为冬所主，与水相应。治，管理。
⑨ 五化咸整：谓五化全部齐备。　咸，全部、皆。整，齐。
⑩ 其用沃衍：言水具有流溢灌溉作用。明·张介宾："沃，灌溉也；衍，溢满也。"
⑪ 其化凝坚：清·姚止庵："水至冬则凝为坚冰，水之化也。"　凝坚，凝结坚硬。
⑫ 流演：明·张介宾："演，长流貌，井泉不竭，川流不息，皆流演之义。"　演，水流长。
⑬ 肾其畏湿，其主二阴：湿为土性，土克水，故肾畏湿。明·马莳："水之令寒，在人之脏为肾，肾属水，土性湿，故肾畏湿，肾开窍于二阴，故其主在二阴。"
⑭ 其虫鳞：清·张志聪："鳞虫，水中之所生。"　鳞，鱼类。

其养骨髓，气入也。其病厥①，厥，气逆也，凌上也，倒行不顺也。　新校正云：按《金匮真言论》云：'病在溪，是以知病之在骨也。'其味咸，味同也。其音羽，深而和也。其物濡，水化丰洽，庶物濡润。其数六。成数也。

故生而勿杀，长而勿罚，化而勿制，收而勿害，藏而勿抑，是谓平气。生气主岁，收气不能纵其杀。长气主岁，藏气不能纵其罚。化气主岁，生气不能纵其制。收气主岁，长气不能纵其害。藏气主岁，化气不能纵其抑。夫如是者，皆天气平，地气正，五化之气不以胜克为用，故谓曰平和气也。

委和之纪，是谓胜生②，丁卯、丁丑、丁亥、丁酉、丁未、丁巳之岁。生气不政，化气乃扬③，木少，故生气不政。土宽，故化气乃扬。长气自平④，收令乃早⑤，火无忤犯，故长气自平。木气既少，故收令乃早。凉雨时降，风云并兴，凉，金化也。雨，湿气也。风，木化也。云，湿气也。草木晚荣，苍干凋落，金气有余，木不能胜故也。　新校正云：详委和之纪，木不及而金气乘之，故苍干凋落。非金气有余，木不能胜也，盖木不足而金胜之也。物秀而实，肤肉内充，岁生虽晚，成者满实，土化气速，故如是也。其气

敛，收敛，兼金气故。其用聚，不布散也。其动緛戾拘缓⑥，緛，缩短也。戾，了戾也。拘，拘急也。缓，不收也。其发惊骇，大屈卒伸，惊骇象也。其藏肝，内应肝。其果枣李，枣，土。李，木实也。　新校正云：详李，木实也。按火金土水不及之果，李当作桃，王注亦非。其实核壳，核，木。壳，金主。其谷稷稻，金土谷也。其味酸辛，味酸之物，孰兼辛也。其色白苍，苍色之物熟，兼白也。其畜犬鸡，木从金畜。其虫毛介，毛从介。其主雾露凄沧⑦，金之化也。其声角商，角从商。其病摇动注恐，木受邪也。从金化也，木不自政，故化从金。少角与判商同⑧，少角木不及，故半与商金同。判，半也。

新校正云：按火土金水之文判作少，则此当云少角与少商同。不云少商者，盖少角之运共有六年，而丁巳、丁亥，上角与正角同。丁卯、丁酉，上商与正商同。丁未、丁丑，上宫与正宫同。是六年者，各有所同，与火土金水之少运不同，故不云同少商，只大约而言，半从商化也。上角与正角同⑨，上见厥阴，与敷和岁化同，谓丁亥、丁巳岁，上之所见者也。上商与正商同⑩，上见阳明，则与平金岁化同，丁卯、丁酉岁，上见阳明。其病支废痈肿疮疡，金刑

---

① 其病厥：肾属水，性寒，厥证的病机多由于肾。
② 胜生：谓木运不及，则金克木，或土反侮木。克、侮皆能胜过木生之气，致使木运的生发之气受阻，故称"胜生"。　生，指木主春生之气。
③ 生气不政，化气乃扬：清·张志聪："金气胜，则木之生气不能彰其政令矣。木政不彰，则土气无畏，而化气乃扬。"
④ 长气自平：木运不及，则木所生之火气亦不至过盛，乃趋于平定，故火的长气如常。
⑤ 收令乃早：金运所主的秋令，由于木衰金乘，故收令提早而至。
⑥ 其动緛戾拘缓：筋脉为病后出现拘挛或松弛的病态。　緛，缩短。《说文》："戾，曲也，从犬出户下，戾者身曲戾也。"拘，拘急。缓，弛缓。
⑦ 凄沧：寒冷。
⑧ 少角与判商同：角、徵、宫、商、羽五音代表五运（木、火、土、金、水）为五音建运；又用"正"、"太"、"少"分别代表运的正常（平气）、太过、不及。木运不及为少角；判商，判，同半，即少商。因木运不及，金来克木，木气半从金化，故云。
⑨ 上角与正角同：意即木运不及之年，若上临厥阴风木司天（如丁巳、丁亥年），不及之木运得到司天之气的扶助，则为平气年。　上，指司天之气。上角，指厥阴风木司天。正角，木运之平气。
⑩ 上商与正商同：谓木运不及之岁，金气胜之，判角用事，若再上临卯酉阳明燥金司天，则木运更衰，金用事，其化如同金之平气年。清·高世栻："金气司天，谓之上商，金之平气，谓之正商，金胜其木，又值金气司天，金全用事，故上商与正商同。"

木也。其甘虫①，子在母中。邪伤肝也。虽化悉与金同，然其所伤，则归于肝木也。上宫与正宫同②，土盖其木，与未出等也。木未出土，与无木同。土自用事，故与正土运岁化同也。上见太阴，是谓上宫。丁丑、丁未岁上见太阴，司天化之也。萧飋肃杀③，则炎赫沸腾④，萧飋肃杀，金无德也。炎赫沸腾，火之复也。眚于三⑤，火为木复，故其眚在东。三，东方也。此言金之物胜也。 新校正云：按《六元正纪大论》云：'灾三宫也。'所谓复也⑥，复，报复也。其主飞蠹蛆雉，飞，羽虫也。蠹，内生虫也。蛆，蝇之生者，此则物内自化尔。雉，鸟耗也。乃为雷霆⑦，雷，谓大声，生于太虚云暝之中也。霆，谓迅雷，卒如火之爆者，即霹雳也。

伏明之纪，是谓胜长⑧，藏气胜长也，谓癸酉、癸未、癸巳、癸卯、癸丑、癸亥之岁也。长气不宣⑨，藏气反布⑩，火之长气，不能施化，故水之藏气，反布于时。收气自政⑪，化令乃衡⑫，金土之义，与岁气素无干犯，故金自行其政，

土自平其气也。寒清数举，暑令乃薄⑬，火气不用故。承化物生，生而不长，火令不振，故承化生之物，皆不长也。成实而稚，遇化已老⑭，物实成熟，苗尚稚短，及遇化气，未长极而气已老矣。阳气屈伏，蛰虫早藏，阳不用而阴胜也，若上临癸卯、癸酉岁，则蛰反不藏。 新校正云：详癸巳、癸亥之岁，蛰亦不藏。其气郁，郁燠不舒畅。其用暴，速也。其动彰伏变易⑮，彰，明也。伏，隐也。变易，谓不常其象见也。其发痛，痛由心所生。其藏心，岁运之气通于心。其果栗桃，栗，水。桃，金果也。其实络濡⑯，络，支脉也。濡，有汁也。其谷豆稻，豆，水。稻，金谷也。其味苦咸，苦兼咸也。其色玄丹，色丹之物，熟兼玄也。其畜马彘，火从水畜。其虫羽鳞，羽从鳞。其主冰雪霜寒，水之气也。其声徵羽，徵从羽。其病昏惑悲忘⑰，火之躁动不拘常律，阴冒阳火，故昏惑不治。心气不足，故喜悲善忘也。从水化也，火弱水强，故伏明之纪半从水

---

① 其虫甘：甘为土味，因木运不及，土反侮之，甘味生虫。
② 上宫与正宫同：谓木运不及，土反侮之，若又上临丑未太阴湿土司天，则土用事，其化如同土之平气年。
③ 萧飋肃杀：形容木运不及，金气乘之而用事，肃杀之令大行，出现一派萧条冷落的景象。
④ 炎赫沸腾：由于金胜太过，致火气来复，用炎赫沸腾形容火气来复之势。 炎赫，火势猛烈之象。
⑤ 眚（shěng 音省）于三：木运不及，金气胜之，又导致火气来复，其灾害应在东方震位。 眚，灾害。三，三宫，东方震位。
⑥ 所谓复也：木运不及，金气乘之，木之子为火，火能胜金，前来报复。前文"萧瑟肃杀则炎赫沸腾"即复气之象。 复，报复。
⑦ "其主飞蠹（dù 音度）蛆雉"二句：明·马莳："乃物象有飞虫、蛆虫、雉鸟，天象有雷有霆，皆火之炎赫沸腾者然耳。" 飞，飞虫。蠹，蛀虫。蛆，苍蝇的幼虫。雉，野鸡。
⑧ 胜长：火主夏季之长气，火运不及，水来乘之，金来侮之，长气受制于金水二气，故云。
⑨ 长气不宣：火运不及，夏长之气不得宣布。
⑩ 藏气反布：谓因火运不及，水来乘之，寒水之气布于火运所主之时，即下文："寒清数举，暑令乃薄。" 藏气，指水运所主冬令之气。
⑪ 收气自政：谓因火运不及，金不畏火而擅行政令。 收气，金运所主秋令之气。
⑫ 化令乃衡：火运不及，土无损害，故土主之化令如常。 化令，土运所主长夏之令。
⑬ 寒清数举，暑令乃薄：谓由于火运不及，水来乘之，则寒冷之气经常流行，夏季暑热之气薄弱。 寒清，寒冷之气。数，屡次、经常。举，举事、发生。薄，少、衰弱不足。
⑭ 成实而稚，遇化已老：谓由于生而不长，虽已结实，但却很小，待到长夏生化时令，已经衰老。 稚，小，幼稚。
⑮ 彰伏变易：指变化时隐时现。 彰，明。伏，隐伏。
⑯ 络濡：指其果实的特点是有液汁和丝络。 络，支络。濡，液汁。
⑰ 其病昏惑悲忘：火气通于心，火运不及，心气不足，心神失养，故昏惑悲忘。

之政化。少徵与少羽同①，火少故，半同水化。

新校正云：详少徵运六年内，癸卯、癸酉，同正商。癸巳、癸亥，同岁会外，癸未、癸丑二年少徵与少羽同，故不云判羽也。上商与正商同②，岁上见阳明，则与平金岁化同也。癸卯及癸酉岁，上见阳明。

新校正云：详此不言上宫上角者，盖宫角于火无大克罚，故经不备云。邪伤心也，受病者心。凝惨凛冽，则暴雨霖霪③，凝惨溧冽，水无德也。暴雨霖霪，土之复也。眚于九④，九，南方也。 新校正云：按《六元正纪大论》云：'灾九宫'。其主骤注雷霆震惊，天地气争，而生是变。气交之内，害及粲盛，及伤鳞类。沉黔淫雨⑤。沉黔淫雨，湿变所生也。黔，音阴。

卑监之纪，是谓减化⑥，谓化气减少，己巳、己卯、己丑、己亥、己酉、己未之岁也。化气不令，生政独彰⑦，土少而木专其用。长气整⑧，雨乃愆⑨，收气平，不相干犯，则平整。化气减，故雨愆期。风寒并兴，草木荣美，风，木也。寒，水也。土少故寒气得行，生气独彰，故草木敷荣而端美。秀而不实，成而秕也⑩。

荣秀而美，气生于木，化气不满，故物实中空，是以秕恶。其气散，气不安静，水且乘之，从木之风，故施散也。其用静定⑪，虽不能专政于时物，然或举用，则终归土德而静定。其动疡涌分溃痈肿⑫，疡，疮也。涌，呕吐也。分，裂也。溃，烂也。痈肿，脓疮也。其发濡滞⑬，土性也。濡，湿也。其藏脾，主藏病。其果李栗，李，木。栗。水果也。其实濡核，濡，中有汁者。核，中坚者。

新校正云：详前后濡实主水，此濡字当作肉，王注亦非。其谷豆麻，豆，水。麻，木谷也。其味酸甘，甘味之物，熟兼酸也。其色苍黄，色黄之物，外兼苍也。其畜牛犬，土从木畜。其虫倮毛⑭，倮从毛。其主飘怒振发⑮，木之气用也。其声宫角，宫从角。其病留满否塞⑯，土气拥碍，故。从木化也。不胜，故从他化。少宫与少角同⑰，土少，故半从木化也。 新校正云：详少宫之运，六年内，除己丑、己未，与正宫同，己巳、己亥，与正角同外，有己卯、己酉二年，少宫与少角

---

① 少徵与少羽同：谓火运不及，水来乘之，从其水化，因此，火运不足之年与水运不及之年的气化相同。清·张志聪："徵为火音，火运不及，故曰少徵，水兼用事，故少徵与少羽同其化也。"

② 上商与正商同：谓火运不及，金来侮之，若上临阳明燥金司天（癸卯、癸酉岁），则其化如同金之平气年。

③ 凝惨凛冽，则暴雨霖霪：火运不足，则寒水气胜，故见阴寒惨淡、凛冽寂静的现象。水气胜则土气复，故见暴雨淋霪、湿气过盛的现象。 凝惨，即阴寒冷甚。

④ 眚于九：灾害应于南方。 九，九宫，南方离宫。

⑤ 沉黔淫雨：乌云不散，阴雨连绵。 黔，古文"阴"字。

⑥ 减化：谓土运不及，木来克之，水来侮之，减弱了化气的作用。

⑦ 化气不令，生政独彰：谓土运不及，化气减弱，不能正常司令，而木之生气独旺。明·马莳："其化气不令者，火失其令也；生政独彰者，木政独行也。"

⑧ 长气整：土运不及，火无损害，故火主之长气如常。

⑨ 雨乃愆（qiān 音千）：谓土运不及，地气不能上升，不能及时下雨。 愆，过时。

⑩ 成而秕：因化令不行，生政独彰，长气如常，草木之类虽然华秀，但不能成熟内实，唯成空壳，多为瘪谷。秕，糠秕、瘪谷之类。

⑪ 其用静定：谓土性本静，不及则不能发挥其"化"之用。 静定，静止不动。

⑫ 疡涌分溃痈肿：指病发疮疡痈肿，破溃流脓。 涌，涌泄。分溃，分裂溃烂。

⑬ 其发濡滞：因土运不及，不能制水，水气留滞而不行，气机不畅。 濡，湿润，指水气。滞，不畅。

⑭ 倮毛：倮虫和毛虫。

⑮ 飘怒振发：谓土运不及，从其木化，木胜则动风，狂风怒号，草木飘摇，其势如怒。

⑯ 留满否塞：谓土运不及，木气乘之，在人体则为脾失运化，气机升降失常，饮食留滞而见脘腹胀满，痞塞不通的病证。

⑰ 少宫与少角同：清·高世栻："土运不及，故曰少宫，木兼用事，故少宫与少角同。"

同，故不云判角也。上宫与正宫同①，上见太阴，则与平土运，生化同也。己丑、己未，其岁见也。上角与正角同②，上见厥阴，则悉是敷和之纪也。己亥、己巳其岁见也。其病飧泄，风之胜也。邪伤脾也，纵诸气金病，即自伤脾。　新校正云：详此不言上商者，土与金无相克罚，故经不纪之也。又注云：'纵诸气金病，即自伤脾也。''金'字疑误。振拉飘扬，则苍干散落，振拉飘扬，木无德也。苍干散落，金之复也。其眚四维③，东南、西南、东北、西北，土之位也。　新校正云：按《六元正纪大论》云：'灾五宫。'其主败折虎狼④，虎狼猴豺豹鹿马獐麚，诸四足之兽，害于粢盛及生命也。清气乃用，生政乃辱⑤。金气行，则木气屈。

从革之纪，是谓折收⑥，火折金收之气也，谓乙丑、乙亥、乙酉、乙未、乙巳、乙卯之岁也。收气乃后，生气乃扬⑦，后，不及时也。收气不能以时而行，则生气自应布扬而用之也。长化合德⑧，火政乃宣⑨，庶类以蕃⑩，火土之气，同生化也。宣，行也。其气扬，顺火也。其用躁切，少虽后用，用则切急，随火躁也。其动铿禁

督厥⑪，铿，咳声也。禁，谓二阴禁止也。督，闷也。厥，谓气上逆也。其发咳喘，咳，金之有声。喘，肺藏气也。其藏肺，主藏病。其果李杏，李，木。杏，火果也。其实壳络，外有壳，内有支络之实也。其谷麻麦，麻，木。麦，火谷也。麦色赤也。其味苦辛，苦味胜辛，辛兼苦也。其色白丹，赤加白也。其畜鸡羊，金从火土之兼化也。

新校正云：详火畜马、土畜牛，今言羊，故王注云从火土之兼化为羊也。或者当去注中之土字，甚非。其虫介羽，介从羽。其主明曜炎烁，火之胜也。其声商徵，商从徵。其病嚏咳鼽衄⑫，金之病也。从火化也，火气来胜，故屈已以从之。少商与少徵同⑬，金少，故半同火化也。　新校正云：详少商运六年内，除乙卯、乙酉同正商，乙巳、乙亥同正角外，乙未、乙丑二年为少商同少徵，故不云判徵也。上商与正商同⑭，上见阳明，则与平金运生化同，乙卯、乙酉其岁止见也。上角与正角同⑮，上见厥阴，则与平木运生化同，乙巳、乙亥其岁上见也。　新校正云：详金土无相胜克，故经

---

① 上宫与正宫同：清·高世栻："土气司天，谓之上宫，土运不及，上得司天之助，故上宫与正宫同。"

② 上角与正角同：清·高世栻："木气司天，谓之上角，木兼用事，又得司天之气，则木气敷和，故上角与正角同。"

③ 眚四维：明·张介宾："胜复皆因于土，故灾眚见于四维。四维者，土位中宫而寄旺于四隅，辰戌丑未之位是也。"　四维，四隅也，即东南、西南、东北、西北。也指二宫、四宫、六宫、八宫之位。

④ 其主败折虎狼：清·高世栻："败折，金能断物也。虎狼，西方金兽也。"

⑤ 生政乃辱：谓因土运不及，子气来复，金克木，故木之生气受到抑制。清·高世栻："辱，犹屈也。金能平木，故生政乃辱。"

⑥ 折收：金主秋季收气，金运不及，火乘之，木侮之，因此，金之收气减折，故云。清·高世栻："折，犹短也；收，金气也。"　折，挫折。

⑦ 收气乃后，生气乃扬：金运不及，故收气晚至；木不畏金，独主其事，故生气得以发扬。

⑧ 长化合德：谓火气主长，土气主化，火能生土，二者协调发挥作用。清·高世栻："金不及则火胜生土，故长化合德。"

⑨ 火政乃宣：谓金运不及，火乘之，火气主事，宣发政令。

⑩ 庶类以蕃：谓因长化合德，火气当政，阳气布散，则万物因之而繁荣茂盛。　庶类，泛指万物。

⑪ 铿禁督厥：明·张介宾："铿然有声，咳也；禁，声不出也；督，闷也；厥，气上逆也。金不足则肺应之，肺主气，故为是病。"　铿，响亮，此指咳嗽。禁，声音不出，即失音。督，头目昏蒙不清，神志昏糊烦乱。

⑫ 鼽：鼻塞流涕。

⑬ 少商与少徵同：谓金运不及之岁，火气来乘，故其与少徵之岁气化特征相同。清·张志聪："商主金音，金运不及，故为少商。"

⑭ 上商与正商同：谓金运不及之岁，若再上临阳明燥金司天，则不及之运得司天之气的资助，其化如金之平气。

⑮ 上角与正角同：谓金运不及，木行其事，若又上临厥阴风木司天，则木更得司天之助，其化如同木之平气。

不言上宫与正宫同也。邪伤肺也，有邪之胜则归肺。炎光赫烈，则冰雪霜雹①，炎光赫烈，火无德也。冰雪霜雹，水之复也。水复之作，雹形如半珠。 新校正云：详注云：雹形如半珠，半字疑误。眚于七②，七，西方也。 新校正云：按《六元正纪大论》云：'灾七宫'。其主鳞伏彘鼠③，突庚潜伏，岁主纵之，以伤赤实及羽类也。岁气早至，乃生大寒④。水之化也。

涸流之纪，是谓反阳⑤，阴气不及，反为阳气代之，谓辛未、辛巳、辛卯、辛酉、辛亥、辛丑之岁也。藏令不举，化气乃昌⑥，少水而土盛。长气宣布，蛰虫不藏，太阳在泉，经文背也。厥阴、阳明司天，乃如经谓也。土润水泉减，草木条茂，荣秀满盛，长化之气，丰而厚也。其气滞，从土也。其用渗泄，不能流也。其动坚止⑦，谓便泻也。水少不濡，则干而坚止。藏气不能固，则注下而奔速。其发燥槁⑧，阴少而阳盛故尔。其藏肾，主藏病也。其果枣杏，枣，土。杏，火果也。其实濡肉，濡，水。肉，土化也。其谷黍稷，黍，火。稷，土谷也。 新校正云：按本论上文，麦为火之谷，今言黍者，疑麦字误为黍也。

虽《金匮真言论》作黍，然本论作麦，当从本篇之文也。其味甘咸，甘入于咸，味甘美也。其色黅玄⑨，黄加黑也。其畜彘牛，水从土畜。其虫鳞倮，鳞从倮。其主埃郁昏翳⑩，土之胜也。其声羽宫，羽从宫。其病痿厥坚下，水土参并，故如是。从土化也，不胜于土，故从他化。少羽与少宫同⑪，水土各半化也。 新校正云：详少羽之运六年内，除辛壬、辛未与正宫同外，辛卯、辛酉、辛巳、辛亥四岁为同少宫，故不言判宫也。上宫与正宫同⑫，上见太阴，则与平土运生化同。辛丑、辛未岁上见之。 新校正云：详此不言上角、上商者，盖水于金木无相克罚故也。其病癃闭，癃，小便不通。闭，大便干涩不利也。邪伤肾也，邪胜则归肾。埃昏骤雨，则振拉摧拔⑬，埃昏骤雨，土之虐也。振拉摧拔，木之复也。眚于一⑭，一，北方也。诸谓方者，国郡州县境之方也。 新校正云：按《六元正纪大论》云：'灾一宫。'其主毛显狐狢⑮，变化不藏。毛显，谓毛虫，麋鹿麕麅猫兔狐狼显见，伤于黄实，兼害倮虫之长也。变化，谓为魅狐狸当之。不藏，谓害粢盛，鼠猫兔狸狢当之，所谓毛显不藏也。

---

① 炎光赫烈，则冰雪霜雹：谓火胜之象为炎光赫烈，水复之象为冰雪霜雹。
② 眚于七：即灾害应在西方。 七，七宫，西方兑位。
③ 鳞伏彘鼠：用动物的活动来喻阴寒之气降临。 伏，匿藏。彘，猪也，水畜。鼠，指鼠类昼伏夜出，皆属阴类。
④ 岁气早至，乃生大寒：冬藏之气早到，发生大寒。 岁气，指冬藏之气。
⑤ 反阳：水主冬藏之气，水运不及，火不畏水，反见火之长气，故云。明·张介宾："涸流之纪，水不及也。凡丙辛皆属水运，而辛以阴柔，乃为不及。故于六辛阴水之年，阳反用事，是谓反阳。"
⑥ 藏令不举，化气乃昌：水运不及则冬藏之令不行，水运不及土气胜之，故化气昌盛。
⑦ 其动坚止：指因水少不濡，大便燥坚不下。 坚止，坚硬停止。后文"坚下"，与此同义。
⑧ 其发燥槁：谓水运不及，阴精亏少，不能荣润，则发生干燥枯槁。 燥槁，干燥枯槁。
⑨ 黅：黄色，为土之色。 玄：黑色，为水之色。
⑩ 其主埃郁昏翳：形容湿土之气漫游，天色迷蒙昏暗。 埃，尘埃。郁，作遮盖解。昏翳，昏蒙不清楚。
⑪ 少羽与少宫同：水运不及为少羽，土来乘之，从土用事，故云。
⑫ 上宫与正宫同：谓水运不及，土兼用事，若上临太阴湿土司天，则土令用事，其化如同土之平气。
⑬ 埃昏骤雨，则振拉摧拔：埃昏骤雨为土胜之象，土胜则木复，故又有振拉摧拔的木胜之象。
⑭ 眚于一：灾害应在北方。 一，即一宫，北方坎位。
⑮ 毛显狐狢：谓毛虫所显者为狐狢之类。 毛，毛虫，古时称兽也叫毛虫。

故乘危而行①，不速而至，暴虐无德，灾反及之②，微者复微③，甚者复甚，气之常也。通言五行气少，而有胜复之大凡也。乘彼孤危，恃乎强盛，不召而往，专肆威刑，怨祸自招，又谁咎也。假令木弱，金气来乘，暴虐苍卒，是无德也。木被金害，火必雠④之，金受火燔，则灾及也。夫如是者，刑甚则复甚，刑微则复微，气动之常，固其宜也，五行之理，咸迭然乎。　新校正云：按五运不及之详，具《气交变大论》中。

　　发生之纪，是谓启敕⑤，物乘木气以发生，而启陈其容质也。是谓壬申、壬午、壬辰、壬寅、壬子、壬戌之六岁化也。敕，古陈字。土疏泄，苍气达⑥，生气上发，故土体疏泄。木之专政，故苍气上达。达，通也，出也，行也。阳和布化，阴气乃随，少阳先生，发于万物之表。厥阴次随，营运于万象之中也。生气淳化⑦，万物以荣，岁木有余，金不来胜，生令布化，故物以舒荣。其化生，其气美，木化宣行，则物容端美。其政散⑧，布散生荣，无所不至。其令条舒⑨，条，直也，理也。舒，启也。端直舒启，万物随之，发生之化，无非顺理者也。其动掉眩巅疾，掉，摇动也。眩，旋转也。巅，上首也。疾，病气也。　新校正云：详王不解其动之义，按后敦阜之纪，其动濡积并稸。王

注云：动谓变动。又坚成之纪，其动暴折疡疰。王注云：动以生病。盖谓气既变，因动以生病也，则木火土金水之动义皆同也。又按王注《脉要精微论》云：巅疾，上巅疾也。又注《奇病论》云：巅，谓上巅，则头首也。此注云：巅，上首也。疾，病气也。气字为衍。其德鸣靡启坼⑩，风气所生。　新校正云：按《六元正纪大论》云：其化鸣紊启拆。其变振拉摧拔⑪，振，谓振怒。拉，谓中折。摧，谓仆落。拔，谓出本。　新校正云：按《六元正纪大论》同。其谷麻稻，木化齐金。其畜鸡犬，齐鸡孕也。其果李桃，李齐桃实也。其色青黄白，青加于黄白，自正也。其味酸甘辛，酸入于甘辛，齐化也。其象春，如春之气，布散阳和。其经足厥阴少阳，厥阴，肝脉。少阳，胆脉。其藏肝脾，肝胜脾。其虫毛介，木余，故毛齐介育。其物中坚外坚⑫，中坚有核之物，齐等于皮壳之类也。其病怒，木余故。太角与上商同⑬，太过之木气与金化齐等。　新校正云：按太过五运，独太角言与上商同，余四运并不言者，疑此文为衍。上徵则其气逆⑭，其病吐利，上见少阴、少阳，则其气逆行。壬子、壬午岁，上见少阴。壬寅、壬申岁，上见少阳。木余遇火，故气不顺。　新校正云：按《五运行大论》

---

① 乘危而行：谓乘岁运不足而所胜、所不胜之气的乘侮现象。如前文所论"胜长"、"胜生"、"减化"、"折收"、"反阳"，皆是"乘危而行"。　危，指岁运不及之年。
② 暴虐无德，灾反及之：运气不及之纪，胜气过甚，超过了一定的限度，则本气必虚，定将受到复气的惩罚。
③ 复：指复气。
④ 雠（chóu 音酬）：怨恨，同"仇"。
⑤ 启敕：即阳气宣达布散，推陈出新。启，宣通开达。敕，《集韵》："敕支，或作敕，通作陈。"指陈气。
⑥ 土疏泄，苍气达：谓发生之纪，木运太过，使土气疏薄、发泄，而木气条达。清·高世栻："木盛土衰，故疏泄。疏泄，虚薄也。"　苍气，指木气。
⑦ 生气淳化：由于木运太过，故生发之气旺盛，万物因之而繁荣。　淳，厚。化，生化。生气，指木运所主的生发之气。
⑧ 其政散：谓木主春季生发之令，布散阳和之气。
⑨ 条舒：舒畅条达。
⑩ 鸣靡启坼：风声散乱，物体开裂的意思。明·张介宾："鸣，风木声也；靡，散也；启坼，即启陈之义，其德应春也。"
⑪ 振拉摧拔：谓风气太盛，使草木振摇毁折。
⑫ 中坚外坚：谓既有中坚之物，又有外坚之物。
⑬ 太角与上商同：明·张介宾："按六壬之年无卯酉，是太角本无上商也。故《新校正》云'太过五运，独太角言与上商同，余四运并不言者，疑此文为衍。'或非衍则误耳。"
⑭ 上徵则其气逆：谓木运太过之纪，又遇少阴君火、少阳相火司天，则气逆不顺。

云：气相得而病者，以下临上，不当位也。不云上羽者，水临木为相得故也。**不务其德，则收气复①，秋气劲切②，甚则肃杀，清气大至，草木凋零，邪乃伤肝。**恃己太过，凌犯于土，土气屯极，金为复雠。金行杀令，故邪伤肝木也。

赫曦之纪，是谓蕃茂③，物遇太阳，则蕃而茂，是谓戊辰、戊寅、戊子、戊戌、戊申、戊午之岁也。 新校正云：按或者云：注中'太阳'当作'太徵'。详木土金水之太过注，俱不言角宫商羽等运，而水太过注云，阴气大行。此火太过，是物遇太阳也，安得谓之太徵乎。**阴气内化，阳气外荣，**阴阳之气，得其序也。**炎暑施化，物得以昌，**长气多故尔。**其化长，其气高，**长化行，则物容大。高气达，则物色明。**其政动，**革易其象不常也。**其令鸣显④，**火之用而有声，火之燔而有焰，象无所隐，则其信。显，露也。**其动炎灼妄扰，**妄，谬也。扰，挠也。**其德暄暑郁蒸⑤，**热化所生，长于物也。 新校正云：按《六元正纪大论》云：'其化暄嚣郁燠。'又作'暄曤。'**其变炎烈沸腾，**胜复之有，极于是也。**其谷麦豆，**火齐水化也。**其畜羊彘，**齐孕育也。 新校正云：按本论上文马为火之畜。今言羊者，疑马字误为羊。《金匮真言论》及《藏气法时论》，俱作羊。然本论作马，当从本论之文也。**其果杏栗，**等实也。**其色赤白玄，**赤色加白黑，自正也。**其味苦辛咸，**辛物兼苦与咸，化齐成也。**其象夏，**如夏气之热也。**其经手少阴太**

阳，少阴，心脉。太阳，小肠脉。**手厥阴少阳，**厥阴，心包脉。少阳，三焦脉。**其藏心肺，**心胜肺。**其虫羽鳞，**火余，故鳞羽齐化。**其物脉濡，**脉，火物。濡，水物。水火齐也。 新校正云：详脉，即络也。文虽殊，而义同。**其病笑、疟、疮疡、血流、狂妄、目赤⑥，**火盛故。**上羽与正徵同⑦，其收齐，其病痓⑧，**上见太阳，则天气且制，故太过之火，反与平火运生化同也。戊辰、戊戌岁上见之。若平火运同，则五常之气无相凌犯，故金收之气生化同等。**上徵而收气后也⑨，**上见少阴、少阳，则其生化自政，金气不能与之齐化。戊子、戊午岁上见少阴，戊寅、戊申岁上见少阳。火盛故收气后化。 新校正云：按《气交变大论》云：'岁火太过，上临少阴、少阳，火燔焫，水泉涸，物焦槁。'**暴烈其政，藏气乃复，时见凝惨，甚则雨水霜雹切寒，邪伤心也。**不务其德，轻侮致之也。 新校正云：按《气交变大论》云：'雨冰霜寒。'与此互文也。

敦阜之纪，是谓广化⑩，土余，故化气广被于物也。是谓甲子、甲戌、甲申、甲午、甲辰、甲寅之岁也。**厚德清静，顺长以盈，**土性顺用，无与物争，故德厚而不躁。顺火之长育，使万物化气盈满也。**至阴内实⑪，**物化充成，至阴，土精气也。夫万物所以化成者，皆以至阴之灵气生化于中也。**烟埃朦郁，见于厚土⑫，**厚土，山也。烟

---

① 不务其德，则收气复：谓木运太过，不能发挥其正常的敷和之用，而暴虐横逆，加害于它运；木横克土，则土之子金必来报复，故收气复。 务，从事。

② 秋气劲切：谓秋气肃杀，清劲急切。 劲，清劲。切，急切。

③ 蕃茂：繁荣茂盛。明·张介宾："阳盛则万物俱盛。"《素问·四气调神大论》："夏三月，此谓蕃秀。"

④ 其令鸣显：谓夏长之气唤起万物繁茂。明·张介宾："火之声壮，火之光明也。"

⑤ 暄（xuān 音宣）暑郁蒸：即暑热郁蒸。 暄，热。

⑥ 其病笑、疟、疮疡、血流、狂妄、目赤：皆为火气太过所致的病证。

⑦ 上羽与正徵同：清·高世栻："太阳寒水司天，谓之上羽，火运太过，上临寒水，则火气以平，故与升明之正徵同。"

⑧ 痓：当为痉。痉病，以牙关紧闭，头项、四肢强直为特征。

⑨ 上徵而收气后也：谓火运太过，又遇君火相火司天，则金气受抑而收气晚至。

⑩ 广化：明·张介宾："土之化气，广被万物，故曰广化。"

⑪ 至阴内实：谓土为至阴之气，土气有余，故万物得以内部充实。

⑫ 厚土：山陵。

埃，土气也。大雨时行，湿气乃用，燥政乃辟①，湿气用则燥政辟，自然之理尔。其化圆②，其气丰，化气丰圆，以其清静故也。其政静，静而能久，故政常存。其令周备，气缓故周备。其动濡积并稸③，动，谓变动。其德柔润重淖④，静而柔润，故厚德常存。　新校正云：按《六元正纪大论》云：'其化柔润重泽。'其变震惊飘骤崩溃，震惊，雷霆之作也。飘骤，暴风雨至也。大雨暴注，则山崩土溃，随水流注。其谷稷麻，土木齐化。其畜牛犬，齐孕育也。其果枣李，土齐木化。其色黅玄苍，黄色加黑苍，自正也。其味甘咸酸，甘入于咸酸，齐化也。其象长夏，六月之气生化同。其经足太阴阳明，太阴，脾脉。阳明，胃脉。其藏脾肾，脾胜肾。其虫倮毛，土余故毛倮齐化。其物肌核，肌，土。核，木化也。其病腹满，四支不举，土性静，故病如是。　新校正云：详此不云上羽、上徵者，徵羽不能亏盈于土，故无他候也。大风迅至，邪伤脾也。木盛怒，故土脾伤。

坚成之纪，是谓收引⑤，引，敛也。阳气收，阴气用，故万物收敛。谓庚午、庚辰、庚寅、庚子、庚戌、庚申之岁也。天气洁，地气明，秋气高洁，金气同。阳气随，阴治化，阳顺阴而生化。燥行其政，物以司成，燥气行化万物，专

司其成熟，无遗略也。收气繁布，化洽不终⑥，收杀气早，土之化不得终其用也。　新校正云：详繁字疑误。其化成，其气削，减，削也。其政肃，肃，清也、静也。其令锐切，气用不屈，劲而急。其动暴折疡疰⑦，动以病生。其德雾露萧飋，燥之化也。萧飋，风声也。静为雾露，用则风生。　新校正云：按《六元正纪大论》'德'作'化'。其变肃杀凋零，陨坠于物。其谷稻黍，金火齐化也。　新校正云：按本论上文麦为火之谷，当言其谷稻麦。其畜鸡马，齐孕育也。其果桃杏，金火齐实。其色白青丹，白加于青丹，自正也。其味辛酸苦，辛入酸苦齐化。其象秋，气爽清洁，如秋之化。其经手太阴、阳明，太阴，肺脉。阳明，大肠脉。其藏肺、肝，肺胜肝。其虫介羽，金余，故介羽齐育。其物壳络，壳，金。络，火化也。其病喘喝胸凭仰息⑧，金气余故。上徵与正商同⑨，其生齐⑩，其病咳，上见少阴、少阳，则天气见抑，故其生化与平金岁同。庚子、庚午岁上见少阴，庚寅、庚申岁上见少阳。上火制金，故生化与之齐化。火乘金肺，故病咳。　新校正云：详此不言上羽者，水与金非相胜克故也。政暴变则名木不荣，柔脆焦首，长气斯救⑪，大火流，炎烁且至，蔓将槁，邪伤肺也。变，谓太甚也。政太甚则生气抑，故木不荣，草首焦

---

① 燥政乃辟：明·张介宾："土之化湿，湿气行则燥气辟。"　辟，通避。
② 其化圆：化气遍布于四方。　圆，周遍。
③ 濡积并稸：指湿气偏盛。　濡，指湿气。稸，同"蓄"，聚积。
④ 柔润重淖：柔和、润泽、重浊、黏稠，均为形容土湿之性。　淖，在此指黏稠之意。
⑤ 收引：收敛引急。明·马莳："收引者，阳气收敛而阴气引用也。"明·张介宾："金胜则收气大行，故曰收引；引者，阴盛阳衰，万物相引而退避也。"
⑥ 化洽不终：谓金运太过，收气早布，以至土运之化气不能尽终其所主之时令。明·张介宾："金之收气盛而早布，则土之化气不得终其令也。"清·高世栻："化洽者，化气洽于万物。"　化，土运所主之化气。
⑦ 暴折疡疰：明·马莳："暴折主金气有余，而疡疰则金主皮肤也。"　暴折，突然发生损折。疡，疮疡。疰，皮肤溃疡。
⑧ 胸凭仰息：形容因肺金邪实，呼吸困难状态。　凭，倚托于物。胸凭，指胸部必须有所倚托。仰息，扬头、张口，抬肩呼吸。
⑨ 上徵与正商同：谓金运太过之岁，若遇君火、相火司天，则太过之金运转为平气。
⑩ 其生齐：因太过之金运上临火气司天而成平气之化，木不受金气之杀伐，生气能行其常令，故云。　生，生气。
⑪ 长气斯救：金运太过，克伐木气，火气来复，以救木衰，火主长气，故云。

死。政暴不已，则火气发怒，故火流炎烁至，柔条蔓草之类皆干死也。火乘金气，故肺伤也。

流衍之纪，是谓封藏①，阴气大行，则天地封藏之化也，谓丙寅、丙子、丙戌、丙申、丙午、丙辰之岁。寒司物化，天地严凝，阴之气也。藏政以布，长令不扬，藏气用则长化止，故令不发扬。其化凛，其气坚，寒气及物则坚定。其政谧②，谧，静也。其令流注，水之象也。其动漂泄沃涌③，沃，沫也。涌，溢也。其德凝惨寒雰④，寒之化也。　新校正云：按《六元正纪大论》作'其化凝惨慄冽。'其变冰雪霜雹，非时而有。其谷豆稷，水齐土化。其畜彘牛，齐孕育也。其果栗枣，水土齐实。其色黑丹黅，黑加于丹黄，自正也。其味咸苦甘，咸入于苦甘，化齐焉。其象冬，气序凝肃，似冬之化。其经足少阴、太阳，少阴，肾脉。太阳，膀胱脉也。其藏肾、心，肾胜心。其虫鳞倮，水余，故鳞倮齐育。其物濡满，濡，水。满，土化也。　新校正云：按土不及作肉，土太过作肌，此作满，互相成也。其病胀，水余也。上羽而长气不化也⑤。上见太阳，则火不能布化以长养也。丙辰、丙戌之岁，上见天符水运也。　新校正云：按《气交变大论》云：'上临太阳，则雨、冰、雪、霜不时降，湿气变物。'不云上徵者，运所胜也。政过则化气大举，而埃昏气交，大雨时降，邪伤肾也。暴寒数

举，是谓政过。火被水凌，土来仇复，故天地昏翳，土水气交，大雨斯降，而邪伤肾也。

故曰：不恒其德，则所胜来复⑥。政恒其理，则所胜同化⑦。此之谓也。不恒，谓恃己有余，凌犯不胜。恒，谓守常之化，不肆威刑。如是则克己之气，岁同治化也。　新校正云：详五运太过之说，具《气交变大论》中。

帝曰：天不足西北，左寒而右凉，地不满东南，右热而左温⑧，其故何也？面巽言也。

岐伯曰：阴阳之气，高下之理，太少之异也⑨。高下，谓地形。太少，谓阴阳之气盛衰之异。今中原地形，西北方高，东南方下，西方凉，北方寒，东方温，南方热，气化犹然矣。东南方，阳也，阳者其精降于下，故右热而左温。阳精下降，故地以温而知之于下矣。阳气生于东而盛于南，故东方温而南方热，气之多少明矣。西北方，阴也，阴者其精奉于上，故左寒而右凉。阴精奉上，故地以寒而知之于上矣。阴气生于西而盛于北，故西方凉北方寒，君面巽而言，臣面乾而对也。　新校正云：详天地不足阴阳之说，亦具《阴阳应象大论》中。是以地有高下，气有温凉。高者气寒，下者气热，　新校正云：按《六元正纪大论》云：至高之地，冬气常在。至下之地，春气常在。故适寒凉者胀，之温热者疮⑩，下之则胀

① 封藏：明·张介宾："水盛则阴气大行，天地闭而万物藏，故曰封藏。"
② 谧：安谧，宁静。
③ 漂泄：形容肠鸣腹泄。　沃涌：指涎沫上涌。
④ 凝惨寒雰：谓阴寒凝结，寒冷霜雪。　雰，雪霜盛状。
⑤ 上羽而长气不化：谓水运太过之年，若再遇太阳寒水司天，则寒水之运更盛，致火之长气不能发挥其生化作用。明·张介宾："水气有余，又得其助，则火之长气不能布其化也。"
⑥ 不恒其德，则所胜来复：谓五运之气不能正常地施予而生化万物。如运气太过，横施暴虐，则导致己所不胜者之复气出现。如木运太过收气来复，火运太过之藏（水）气复等。恒，常，不恒即失去常度之义。
⑦ 政恒其理，则所胜同化：指五运之气能够正常地施予而使万物得以生化。故明·张介宾："谓安其常，处其顺，则所胜者亦同我之气而与之俱化矣。如木与金同化，火与水齐育之类是也。"
⑧ 天不足西北……右热而左温：清·高世栻："天为阳，阳气温热，地为阴，阴气寒凉。天不足西北，则西北方阳气少，故左右寒凉；地不满东南，则东南方之阴气少，故左右温热。"
⑨ 高下：指地势而言。　太少：指阴阳寒热之气的多少、盛衰而言。
⑩ 适寒凉者胀，之温热者疮：明·马莳："寒凉之地，腠理开少而闭多，阴气凝滞，腹必成胀……温热之地，腠理开多而闭少，邪气易感，体必生疮。"　适，往也。之，同"至"。又，"之"当作"适"。

已，汗之则疮已，此腠理开闭之常，太少之异耳。西北、东南，言其大也。夫以气候验之，中原地形所居者，悉以居高则寒，处下则热。尝试观之，高山多雪，平川多雨；高山多寒，平川多热，则高下寒热可微见矣。中华之地，凡有高下之大者，东西、南北各三分也。其一者，自汉蜀江南至海；二者，自汉江北至平遥县也；三者，自平遥北山北至蕃界北海也。故南分大热，中分寒热兼半，北分大寒。南北分外，寒热尤极。大热之分，其寒微，大寒之分，其热微。然其登陟极高山顶，则南面北面，寒热悬殊，荣枯倍异也。又东西高下之别亦三矣，其一者自洿源县西至沙州，二者自开封县西至洿源县，三者自开封县东至沧海也。故东分大温，中分温凉兼半，西分大凉。大温之分，其寒五分之二；大凉之分，其热五分之二；温凉分外，温凉尤极，变为大暄、大寒也。约其大凡如此。然九分之地，寒极于东北，热极于西南①。九分之地，其中有高下不同，地高处则湿，下处则燥②，此一方之中小异也。若大而言之，是则高下之有二也。何者？中原地形，西高北高，东下南下。今百川满凑，东之沧海，则东南西北高下可知。一为地形高下，故寒热不同；二则阴阳之气有少有多，故表温凉之异尔。今以气候验之，乃春气西行，秋气东行，冬气南行，夏气北行。以中分校之，自开封至洿源，气候正与历候同。以东行校之，自开封至沧海，每一百里，秋气至晚一日，春气发早一日。西行校之，自洿源县西至蕃界碛石，其以南向及西北东南者，每四十里，春气发晚一日，秋气至早一日；北向及东北西南者，每一十五里，春气发晚一日，秋气至早一日。南行校之，川形有北向及东北西南者，每五百里，

新校正云：按别本作'十五里。'阳气行晚一日，阴气行早一日；南向及东南西北川，每一十五里，热气至

早一日，寒气至晚一日；广平之地，则每五十里，阳气发早一日，寒气至晚一日。北行校之，川形有南向及东南西北者，每二十五里，阳气行晚一日，阴气行早一日；北向及东北西南川，每一十五里，寒气至早一日，热气至晚一日。广平之地，则每二十里，热气行晚一日，寒气至早一日。大率如此。然高处峻处，冬气常在；平处下处，夏气常在。观其雪零草茂，则可知矣。然地土固有弓形川、蛇行川、月形川，地势不同，生杀荣枯，地同而天异。凡此之类，有离向、丙向、巽向、乙向、震向、艮向处，则春气早至，秋气晚至，早晚校十五日。有丁向、坤向、庚向、兑向、辛向、乾向、坎向处，则秋气早至，春气晚至，早晚亦校二十日，是所谓带山之地也，审观向背，气候可知。寒凉之地，腠理开少而闭多，闭多则阳气不散，故适寒凉，腹必胀也。湿热之地，腠理开多而闭少，开多则阳发散，故往温热，皮必疮也。下之则中气不余，故胀已。汗之则阳气外泄，故疮愈。

帝曰：其于寿夭何如？言土地居人之寿夭。

岐伯曰：阴精所奉其人寿，阳精所降其人夭③。阴精所奉，高之地也；阳精所降，下之地也。阴方之地，阳不妄泄，寒气外持，邪不数中而正气坚守，故寿延。阳方之地，阳气耗散，发泄无度，风湿数中，真气倾竭，故夭折。即事验之，今中原之境，西北方众人寿，东南方众人夭，其中犹各有微甚尔，此寿夭之大异也，方者审之乎！

帝曰：善。其病也，治之奈何？

岐伯曰：西北之气散而寒之④，东南之气收而温之⑤，所谓同病异治也⑥。西方

---

① 寒极于东北，热极于西南：《类经》卷二十五第十六引文作"寒极于西北，热极于东南"。似是，可参。

② 地高处则湿，下处则燥：《类经》卷二十五第十六引文作"地高处则燥，下处则湿"。似是，可从。

③ 阴精所奉其人寿，阳精所降其人夭：气候寒冷，人应之则腠理致密，人体之精气内藏而不泄因而高寿。阳精所降之地，气候炎热，人应之则腠理开泄，体内之阴阳精气易于外泄，因而早亡。　阴精，在此指阴气的精化，又指寒气阴精所奉之地。阳精，指阳气的精华，又指温热之气。

④ 散而寒之：谓寒邪束表，腠理闭塞，阳气不得泄越而内郁。所以治宜用发散腠理以祛邪，用寒凉之剂以清热。散，发散。寒之，用寒凉清热之剂治疗。　按：散、寒，是指两种治法可以单独使用，也可将二者结合起来组成发散表寒，清解里热之剂。

⑤ 收而温之：谓温热地域，人体之阳气易于外泄耗散，寒从中生，治宜用收敛之剂以固其阳，用温补之剂以温散内寒。　收，收敛。温之，用温热之剂治疗。

⑥ 同病异治：指因气候、地理因素引起的病证，由于病人所处的地域环境不同，故治疗原则、方法就不同。

北方人皮肤腠理密，人皆食热，故宜散宜寒。东方南方人皮肤疏，腠理开，人皆食冷，故宜收宜温。散，谓温浴，使中外条达。收，谓温中，不解表也。今土俗皆反之，依而疗之则反甚矣。　新校正云：详分方为治，亦具《异法方宜论》中。故曰：气寒气凉，治以寒凉，行水渍之①。气温气热，治以温热，强其内守②。必同其气③，可使平也，假者反之④。寒方以寒，热方以热，温方以温，凉方以凉，是正法也，是同气也。行水渍之，是汤漫渍也。平，谓平调也。若西方、北方有冷病，假热方、温方以除之；东方、南方有热疾，须凉方、寒方以疗者，则反上正法以取之。

帝曰：善。一州之气，生化寿夭不同，其故何也？

岐伯曰：高下之理，地势使然也。崇高则阴气治之，污下则阳气治之。阳胜者先天，阴胜者后天⑤，先天，谓先天时也。后天，谓后天时也。悉言土地生荣枯落之先后也。物既有之，人亦如然。此地理之常，生化之道也。

帝曰：其有寿夭乎？

岐伯曰：高者其气寿，下者其气夭，地之小大异也，小者小异，大者大异。大，谓东南西北相远万里许也。小，谓居所高下相近二十、三十里，或百里许也。地形高下悬倍不相计者，以近

为小，则十里、二十里。高下平慢气相接者，以远为小，则三百里、二百里。地气不同乃异也。故治病者，必明天道地理，阴阳更胜，气之先后，人之寿夭，生化之期，乃可以知人之形气矣。不明天地之气，又昧阴阳之候，则以寿为夭，以夭为寿，虽尽上圣救生之道，毕经脉药石之妙，犹未免世中之诬斥也。

帝曰：善。其岁有不病，而藏气不应不用者⑥，何也？

岐伯曰：天气制之⑦，气有所从也⑧。从，谓从事于彼，不及营于私应用之。

帝曰：愿卒闻之。

岐伯曰：少阳司天，火气下临，肺气上从，白起金用⑨，草木眚，火见燔焫，革金且耗⑩，大暑以行，咳嚏鼽衄鼻窒，曰疡⑪，寒热胕肿。寅申之岁候也。临，谓御于下。从，谓从事于上。起，谓价高于市。用，谓用行刑罚也，临从起用同之。革，谓皮革，亦谓革易也。金，谓器属也。耗，谓费用也。火气燔灼，故曰生疮。疮，身疮也。疡，头疮也。寒热，谓先寒而后热，则疟疾也。肺为热害，水且救之，水守肺中，故为胕肿。胕肿，谓肿满，按之不起，此天气之所生也。　新校正云：详注云：'故曰生疮，疮，身疮也。'今经只言曰疡，疑经脱一疮字，别本'曰'字作

---

① 行水渍之：即用汤液浸渍取汗以散其外寒。　行，用。渍，浸泡。

② 强其内守：即防止内守之阳气外泄。明·张介宾："欲令阳气不泄，而固其中也。"　内守，指内守之阳气。

③ 必同其气：谓治疗用药的寒热温凉之性与该地域气候的寒热温凉一致。

④ 假者反之：指假寒、假热证，当以相反之法治之。

⑤ 阳胜者先天，阴胜者后天：意谓阳热亢盛之处，气候炎热，万物生化往往较早；而阴气盛、气候寒冷之地，万物生化较迟。　阳胜者，指温热之地，阳气旺盛之处。阴胜者，指寒冷之地，阴气旺盛之处。先天、后天，指先于天时之早至和后于天时而迟到。

⑥ 岁有不病……不用者：谓其运当主生某病，但五脏却不患与岁运相应的病证。清·张志聪："五脏之气应合五运五行。不应不用者，不应五运之用也。"　不用，指岁运不用。

⑦ 天气：指司天之气。　制：制约。

⑧ 气有所从：即因司天之气的下临，岁气从化于司天之气。联系到人体脏气，也从于司天之气而化。　气，指岁运之气。

⑨ 白起金用：谓因少阳相火司天，燥金之气受司天之气的影响而有所变化。　白，为燥金的代称。

⑩ 革金且耗：谓燥金被火克，金气被耗，变革其性而从火化。　革，变革。

⑪ 曰疡：宋·林亿等《新校正》："详注云：'故曰生疮。疮，身病也；疡，头病也。'今经只言曰疡，疑经脱一疮字。别本作口。"《类经》作"疮疡"。观下文少阴司天之病变中称"疮疡"，故"曰疡"宜为"疮疡"。"口疡"非。

'口.' 风行于地，尘沙飞扬，心痛胃脘痛，厥逆鬲不通，其主暴速。厥阴在泉，故风行于地。风淫所胜，故是病生焉。少阳厥阴，其化急速，故病气起发，疾速而为，故云其主暴速。此地气不顺而生是也。　新校正云：详厥阴与少阳在泉，言其主暴速，其发机速，故不言甚则某病也。

　　阳明司天，燥气下临，肝气上从，苍起木用而立，土乃眚，凄沧数至，木伐草萎，胁痛目赤，掉振鼓栗，筋痿不能久立。卯酉之岁候也。木用，亦谓木功也。凄沧，大凉也。此病之起，天气生焉。暴热至，土乃暑，阳气郁发，小便变，寒热如疟，甚则心痛，火行于槁①，流水不冰，蛰虫乃见。少阴在泉，热监于地，而为是也，病之所有，地气生焉。

　　太阳司天，寒气下临，心气上从，而火且明，　新校正云：详火且明三字，当作火用二字。丹起，金乃眚，寒清时举，胜则水冰②，火气高明，心热烦，嗌干善渴，鼽嚏，喜悲数欠，热气妄行，寒乃复，霜不时降，善忘，甚则心痛。辰戌之岁候也。寒清时举，太阳之令也。火气高明，谓燔炳于物也。不时，谓太早及偏害，不循时令，不普及于物也。病之所起，天气生焉。土乃润，水丰衍③，寒客至，沉

阴化湿，气变物④，水饮内稸，中满不食，皮痛肉苛⑤，筋脉不利，甚则胕肿，身后痈⑥。太阴在泉，湿监于地而为是也，病之源始，地气生焉。　新校正云：详'身后痈'，当作'身后难'。

　　厥阴司天，风气下临，脾气上从，而土且隆，黄起水乃眚，土用革⑦，体重，肌肉萎，食减口爽⑧，风行太虚，云物摇动⑨，目转耳鸣。已亥之岁候也。土隆、土用革，谓土气有用而革易其体，亦谓土功事也。云物摇动，是谓风高。此病所生，天之气也。火纵其暴，地乃暑，大热消烁，赤沃下⑩，蛰虫数见，流水不冰，少阳在泉，火监于地而为是也。病之宗兆，地气生焉。其发机速。少阳厥阴之气，变化卒急，其为疾病，速若发机，故曰其发机速。

　　少阴司天，热气下临，肺气上从，白起金用，草木眚，喘呕寒热，嚏鼽衄鼻窒，大暑流行，子午之岁候也。热司天气，故是病生，天气之作也。甚则疮疡燔灼，金烁石流⑪。天之交也。地乃燥清⑫，凄沧数至，胁痛善太息，肃杀行，草木变。变，谓变易容质也。胁痛太息，地气生也。

　　太阴司天，湿气下临，肾气上从，黑

①　火行于槁：指火气行令于草木枯槁的冬季。　槁，当作槁，草木枯槁。
②　胜则水冰：寒气胜则水凝结成冰。　胜，指寒水之气战胜。
③　土乃润，水丰衍：谓太阳司天则太阴湿土在泉，故土地湿润，水满外溢。　丰衍，丰盛也。
④　寒客至……气变物：谓太阳司天，则寒水之气加临于上半年三气。太阴在泉，湿土之气加临于下半年三气，水湿相合而为阴化，万物因寒湿而发生变化。
⑤　皮痛（wán 音顽）肉苛：即皮肤麻木，肌肉不仁。明·张介宾："痛，痹而重也，肉苛，不仁不用也。"痛，麻木沉重。
⑥　胕肿：浮肿。　身后痈：明·张介宾："身后痈者，以肉苛胕肿不能移，则久着枕席而身后臀背为痈疮也。"似指褥疮。
⑦　土用革：指由于木克土，脾土之用发生变革（改变）。
⑧　食减口爽：指饮食减少，胃口败坏，无味。因脾主运化，开窍于口，脾土的作用变革，则体重肌肉萎，食减而胃口败坏。　爽，败坏。《楚辞·招魂》："厉而不爽些。"
⑨　云物动摇：谓因风行于宇宙间，云彩万物皆因之而摇动。　云物，即天空之云彩和地上之物类。
⑩　赤沃下：指赤痢。
⑪　金烁石流：形容热势极盛，金石皆被熔化成流。清·高世栻："如焚如焰也。"
⑫　地乃燥清：清·高世栻："少阴司天，则阳明在泉，阳明者，金也。其气燥而清，故地乃燥清。"

起水变①，　新校正云：详前后文，此少火乃昔三字。埃冒云雨，胸中不利，阴痿气大衰而不起不用。　新校正云：详'不用'二字当作'水用'。当其时反腰脽痛②，动转不便也，丑未之岁候也。水变，谓甘泉变咸也。埃，土雾也。冒，不分远也。云雨，土化也。脽，谓臀肉也。病之有者，天气生焉。厥逆。　新校正云：详'厥逆'二字，疑当连上文。地乃藏阴，大寒且至，蛰虫早附③，心下否痛，地裂冰坚，少腹痛，时害于食，乘金则止水增，味乃咸，行水减也④。止水，井泉也。行水，河渠流注者也。止水虽长，乃变常甘美而为咸味也。病之有者，地气生焉。

新校正云：详太阴司天之化，不言甚则病某，而云'当其时'，又云'乘金'则云云者，与前条互相发明也。

帝曰：岁有胎孕不育，治之不全⑤，何气使然？

岐伯曰：六气五类⑥，有相胜制也。同者盛之，异者衰之⑦，此天地之道，生化之常也。故厥阴司天，毛虫静⑧，羽虫育⑨，介虫不成⑩；谓乙巳、丁巳、己巳、辛巳、癸巳、乙亥、丁亥、己亥、辛亥、癸亥之岁也。静，无声也。亦谓静退，不先用事也。羽为火虫，气同地也。火制金化，故介虫不成，谓白色有甲之虫少孕育也。在泉，毛虫育，倮虫耗⑪，羽虫不育⑫。地气制土，黄倮耗损，岁乘木运，其又甚也。羽虫不育，少阳自抑之，是则五寅五申岁也。凡称不育不成，皆谓少，非悉无也。

少阴司天，羽虫静，介虫育，毛虫不成；谓甲子、丙子、戊子、庚子、壬子、甲午、丙午、戊午、庚午、壬午之岁也。静，谓胡越燕、百舌鸟之类也。是岁黑色毛虫孕育少成。在泉，羽虫育，介虫耗不育。地气制金，白介虫不育，岁乘火运，斯复甚焉，是则五卯五酉岁也。　新校正云：详介虫耗，以少阴在泉，火克金也。介虫不育，以阳明在天自抑之也。

太阴司天，倮虫静，鳞虫育，羽虫不成；谓乙丑、丁丑、己丑、辛丑、癸丑、乙未、丁未、己未、辛未、癸未之岁也。倮虫，谓人及虾蟆之类也。羽虫，谓青绿色者，则鹦鹉、鸳鸟、翠碧鸟之类，诸青绿色之有羽者也。岁乘金运，其复甚焉。在泉，倮虫育，鳞虫，　新校正云：详此少一

---

① 黑起水变：谓寒水之气因太阴湿土加临，起而相应，变易其性质。　黑，指寒水之色。变，变易其性质。《新校正》："详前后文，此少'火乃昔'三字。"

② 当其时反腰脽（suí 音随）痛：谓土气旺盛季节，反见腰、臀疼痛。　当其时，指土旺之时。脽，指臀部。

③ 蛰虫早附：谓蛰虫提前蛰伏潜藏。　附，伏也。

④ 乘金则止水增……行水减也：明·张介宾："乘金者，如岁逢六乙，乘金运也。时遇燥金，乘金气也，水得金生，寒凝尤甚，故止蓄之水增，味乃咸，流行之水减，以阴胜阳，以静胜动，皆地气之所生也。"

⑤ 岁有胎孕不育，治之不全：谓在同一年份，有的动物能怀胎孕育，有些则不能，主岁之气不能使所有的动物都能繁育。　岁，岁运。胎孕，怀胎孕育。

⑥ 六气：指司天在泉之六气。　五类：这里指按五行归类的动物：毛（木类）、羽（火类）、倮（土类）、介（金类）、鳞（水类）。

⑦ 同者盛之，异者衰之：谓相同者则繁育旺盛，不同者则其繁育衰减。　同者，指司天、在泉之气与动物的五行属性相同。异者，指司天、在泉之气与动物的五行属性相异。

⑧ 毛虫静：因厥阴风木司天，毛虫属木类，所以司天之气无损于毛虫，故云。　静，安静而无损。下文诸虫"静"者皆类此。

⑨ 羽虫育：风木司天，相火在泉，羽虫属火类，故促其繁育。　育，生长繁育旺盛。下文诸虫"育"者类此。

⑩ 介虫不成：介虫属金，受在泉之火气的克制，故不成。　成，长成。清·张志聪："介虫不成，谓癸巳、癸亥岁，受火运之胜制，而金类之虫不成也。"下文诸虫"不成"等皆类此。

⑪ 倮虫耗：厥阴风木在泉，木胜土，故属土类之倮类减少。　耗，消耗，减少。清·张志聪："木胜土，故主倮虫耗，下文曰，地气制己胜是也。"下文诸"耗"之义类此。

⑫ 羽虫不育：指羽虫生而不长。清·高世栻："寅申之岁，少阳司天，岁当丙寅、丙申，受水运之制胜，则火类之羽虫不育。"明·马莳："凡称不育不成者，非悉无也，皆谓少也。"

'耗'字。**不成。**地气制水，黑鳞不育，岁乘土运而又甚乎，是则五辰五戌岁也。

少阳司天，羽虫静，毛虫育，倮虫不成；谓甲寅、丙寅、戊寅、庚寅、壬寅、甲申、丙申、戊申、庚申、壬申之岁也。倮虫，谓青绿色者也。羽虫，谓黑色诸有羽翼者，则越燕、百舌鸟之类是也。**在泉，羽虫育，介虫耗，毛虫不育。**地气制金，白介耗损，岁乘火运，其又甚也。毛虫不育，天气制之。是则五巳五亥岁也。

阳明司天，介虫静，羽虫育，介虫不成；谓乙卯、丁卯、己卯、辛卯、癸卯、乙酉、丁酉、己酉、辛酉、癸酉岁也。羽为火虫，故蕃育也。介虫，诸有赤色甲壳者也。赤介不育，天气制之也。**在泉，介虫育，毛虫耗，羽虫不成。**地气制木，黑毛虫耗，岁乘金运，损复甚焉，是则五子五午岁也。羽虫不就，以上见少阴也。

太阳司天，鳞虫静，倮虫育；谓甲辰、丙辰、戊辰、庚辰、壬辰、甲戌、丙戌、戊戌、庚戌、壬戌之岁也。倮虫育，地气同也。鳞虫静，谓黄鳞不用。是岁雷霆少举，以天气抑之也。　新校正云：详此当云'鳞虫不成。'**在泉，鳞虫耗，倮虫不育[1]。**天气制胜，黄黑鳞耗，是则五丑五未岁也。

新校正云：详此当为'鳞虫育，羽虫耗，倮虫不育'。注中'鳞'字亦当作'羽'。

诸乘所不成之运，则甚也[2]。乘木之运，倮虫不成。乘火之运，介虫不成。乘土之运，鳞虫不成。乘金之运，毛虫不成。乘水之运，羽虫不成。当是岁者，与上文同，悉少能孕育也。斯并运与气同者，

运乘其胜，复遇天符及岁会者，十孕不全一二也。**故气主有所制[3]，岁立有所生[4]，地气制己胜[5]，天气制胜己。天制色，地制形[6]，**天气随己不胜者制之，谓制其色也；地气随己所胜者制之，谓制其形也。故又曰天制色，地制形焉。是以天地之间，五类生化，互有所胜，互有所化，互有所生，互有所制矣。**五类衰盛，各随其气之所宜也。宜则蕃息。故有胎孕不育，治之不全，此气之常也。**天地之间，有生之物，凡此五类也。五，谓毛羽倮鳞介也。故曰：毛虫三百六十，麟为之长。羽虫三百六十，凤为之长。倮虫三百六十，人为之长。鳞虫三百六十，龙为之长。介虫三百六十，龟为之长。凡诸有形，跂行飞走，喘息胎息，大小高下，青黄赤白黑，身被毛羽鳞介者，通而言之，皆谓之虫矣。不具是四者，皆谓倮虫。凡此五物，皆有胎生、卵生、湿生、化生。因人致问，言及五类也。**所谓中根也[7]。**生气之根本，发自身形之中。中，根也。非是五类，则生气根系，悉因外物以成立，去之则生气绝矣。**根于外者亦五[8]，**谓五味五色类也。然木火土金水之形类，悉假外物色藏，乃能生化。外物既去，则生气离绝，故皆是根于外也。　新校正云：详注中'色藏'二字当作'已成'。**故生化之别，有五气、五味、五色、五类、五宜也[9]。**然是二十五者，根中、根外悉有之。五气，谓臊焦香腥腐也。五味，谓酸苦辛咸甘也。五色，谓青黄赤白黑也。五类有二矣，其一者，谓毛羽倮鳞介，其二者谓燥湿液坚软也。夫如是等，于万物之中互有所宜。

---

① 鳞虫耗，倮虫不育：明·张介宾："此当云鳞虫育，羽虫耗，今于鳞虫下缺'育，羽虫'三字，必脱简也。"
② 诸乘所不成之运，则甚也：谓上述五类动物遇其不成之气，又逢其不成之运，则孕育就更加困难了。明·张介宾："上文言六气，此兼五运也。以气乘运，则不成尤甚。"
③ 气主有所制：谓司天、在泉之气对五虫类的繁育有一定制约。　气主，指六气所主之司天，在泉。制，制约。
④ 岁立有所生：指岁运对五虫类的发育也有一定影响。　岁立，指岁运。
⑤ 地气制己胜：即在泉之气制约己所胜的物类。　地气，在泉之气。如上文"厥阴在泉，倮虫耗"等。
⑥ 天气制胜己……地制形：谓司天之气下临，能制约其胜己的物类。但"天气胜制己"是指制约胜己之物的色，如厥阴司天，介虫不白之类。而"地气制己胜"则是指制类之形。　天气，指司天之气。
⑦ 中根：动物类的生气之本藏于内（脏），故称中根。明·张介宾："凡动物之有血气心知者，其生气之本皆藏于五内，以神气为主，故曰中根。"　按：可引申泛指一切事物，非指动物之一端。
⑧ 根于外：明·张介宾："凡植物之无知者，其生成之本，悉由外气所化，以皮谷为命，故根于外。"　外，主要指岁运、岁气，也包括地理环境。　按：此处亦当泛指一切事物而言，非植物之一端。
⑨ 五宜：指五类事物各有所宜。

帝曰：何谓也？

岐伯曰：根于中者，命曰神机①，神去则机息。根于外者，命曰气立②，气止则化绝。诸有形之类，根于中者，生源系天，其所动静，皆神气为机发之主，故其所为也，物莫之知，是以神舍去，则机发动用之道息矣。根于外者，生源系地，故其所生长化成收藏，皆为造化之气所成立，故其所出也，亦物莫之知，是以气止息，则生化结成之道绝灭矣。其木火土金水，燥湿液坚柔，虽常性不易，及乎外物去，生气离，根化绝止，则其常体性颜色，皆必小变移其旧也。　新校正云：按《六微旨大论》云：'出入废，则神机化灭。升降息，则气立孤危。故非出入，则无以生长壮老已；非升降，则无以生长化收藏。'故各有制，各有胜，各有生，各有成。根中、根外悉如是。故曰：不知年之所加，气之同异，不足以言生化。此之谓也。　新校正云：按《六节藏象论》云：'不知年之所加，气之盛衰，虚实之所起，不可以为工矣。'

帝曰：气始而生化，气散而有形，气布而蕃育，气终而象变③，其致一也。始，谓始发动。散，谓流散于物中。布，谓布化于结成之形。终，谓所终极于收藏之用也。故始动而生化，流散而有形，布化而成结，终极而万象皆变也。即事验之，天地之间，有形之类，其生也柔弱，其死也坚强。凡如此类，皆谓变易生死之时形质，是谓气之终极。

新校正云：按《天元纪大论》云：'物生谓之化，物极谓之变。'又《六微旨大论》云：'物之生，从于化，物之极，由乎变，变化之相薄，成败之所由也。'然而五味所资，生化有薄厚，成熟有少多，终始不同，其故何也？

岐伯曰：地气制之也④，非天不生、地不长也。天地虽无情于生化，而生化之气自有异同尔。何者？以地体之中有六入故也。气有同异，故有生有化，有不生有不化，有少生少化，有广生广化矣。故天地之间，无必生必化，必不生必不化，必少生少化，必广生广化也，各随其气分所好、所恶、所异、所同也。

帝曰：愿闻其道。

岐伯曰：寒热燥湿，不同其化也。举寒热燥湿四气不同，则温清异化可知之矣。故少阳在泉，寒毒不生⑤，其味辛⑥，其治苦酸，其谷苍丹⑦。巳亥岁气化也。夫毒者，皆五行標盛暴烈之气所为也。今火在地中，其气正热，寒毒之物，气与地殊，生死不同，故生少也。火制金气，故味辛者不化也。少阳之气上奉厥阴，故其岁化苦与酸也。六气主岁，唯此岁通和，木火相承，故无间气也。苦丹地气所化，酸苍天气所生矣。余所生化，悉有上下胜克，故皆有间气矣。

阳明在泉，湿毒不生，其味酸，其气湿，　新校正云：详在泉六，唯阳明与太阴在泉之岁，云其气湿，其气热，盖以湿燥未见寒温之气，故再云其气也。其治辛苦甘，其谷丹素⑧。子午岁气化也。燥在地中，其气凉清，故湿温毒药少生化

---

① 神机：针对五虫类而言，是对动物类生化形式的概括。明·张介宾："物之根于中者，以神为主，而其知觉运动，即神机之所发也。"

② 气立：针对植物类而言，是对植物类生化形式的概括。明·张介宾："物之根于外者，必假外气以成立，而其生长收藏，即气化之所立也。"

③ 气始而生化……气终而象变：指万物之终始皆取决于气的变化。明·张介宾："始者肇其生机，散者散于万物，布者布其茂盛，终者收其成功。"

④ 地气制之也：谓五味生化的薄厚，成熟的多少、早晚，受在泉之气的制约。　地气，指在泉之六气。

⑤ 毒：这里泛指一切毒物及禀五味气偏之物。清·张志聪："毒，独也。谓独寒独热之物类，则有偏盛之毒气也。"

⑥ 其味辛：辛属金，少阳在泉，火克金，故辛味之物受到制约。

⑦ 其治苦酸，其谷苍丹：清·张志聪："治，主治也。"即所生、所成之意。清·高世栻："苦，火味也；酸，木味也；苍，木色也；丹，火色也，少阳火气在泉，上承厥阴之木气，故其治苦酸，其色苍丹。"

⑧ 其治辛苦甘，其谷丹素：明·张介宾："阳明之上，少阴主之，下金上火，故其治辛苦，其谷丹素。辛素属金，地气所化，苦丹属火，天气所生，然治兼甘者，火金之间味也。甘属土，为火之子，为金之母，故能调和于二者之间。"

也。金木相制，故味酸者少化也。阳明之气上奉少阴，故其岁化辛与苦也。辛、素，地气也。苦、丹，天气也。甘，间气也。所以间金火之胜克，故兼治甘。

太阳在泉，热毒不生，其味苦，其治淡咸，其谷黅秬①。丑未岁气化也。寒在地中与热殊化，故其岁物热毒不生。水胜火，味故当苦也。太阳之气上奉太阴，故其岁化生淡咸。太阴土气上主于天，气远而高，故甘之化薄而为淡也。味以淡亦属甘，甘之类也。淡、黅，天化也。咸、秬，地化也。黅，黄也。　新校正云：详注云'味故当苦，'当作'故味苦者不化，'传写误也。

厥阴在泉，清毒不生，其味甘，其治酸苦，其谷苍赤。寅申岁气化也。温在地中与清殊性，故其岁物清毒不生。木胜之土，故味甘少化也。厥阴之气上合少阳，所合之气既无乖忤，故其治化酸与苦也。酸苍，地化也。苦赤，天化也。气无胜克，故不间气以甘化也。其气专，其味正②。厥阴少阳在泉之岁，皆气化专一，其味纯正。然余岁悉上下有胜克之气，故皆有间气间味矣。

少阴在泉，寒毒不生，其味辛，其治辛苦甘，其谷白丹。卯酉岁气化也。热在地中与寒殊化，故其岁药寒毒甚微。火气烁金，故味辛少化也。故少阴阳明主天主地，故其所治苦与辛焉。苦丹为地气所育，辛白为天气所生，甘，间气也。所以间止克伐也。

太阴在泉，燥毒不生，其味咸，其气热，其治甘咸，其谷黅秬。辰戌岁气化也。地

中有湿与燥不同，故干毒之物不生化也。土制于水，故味咸少化也。太阴之气上承太阳，故其岁化甘与咸也。甘黅，地化也。咸秬，天化也。寒湿不为大忤，故间气同而气热者应之。化淳则咸守，气专则辛化而俱治③。淳，和也。化淳，谓少阳在泉之岁也，火来居水而反能化育，是水咸自守不与火争化也。气专，谓厥阴在泉之岁也，木居于水而复下化，金不受害，故辛复生化，与咸俱王也。唯此两岁，上下之气无克伐之嫌，故辛得与咸同应王而生化也。余岁皆上下有胜克之变，故其中间甘味兼化以缓其制抑，余苦咸酸三味不同其生化也，故天地之间，药物辛甘者多也。

故曰：补上下者从之④，治上下者逆之⑤，以所在寒热盛衰而调之。上，谓司天。下，谓在泉也。司天地气太过，则逆其味以治之。司天地气不及，则顺其味以和之。从，顺也。故曰：上取下取，内取外取⑥，以求其过。能毒者以厚药，不胜毒者以薄药⑦。此之谓也。上取，谓以药制有过之气也，制而不顺，则吐之。下取，谓以迅疾之药除下病，攻之不去，则下之。内取，谓食及以药内之，审其寒热而调之。外取，谓药熨令所病气调适也。当寒反热，以冷调之。当热反寒，以温和之。上盛不已，吐而脱之。下盛不已，下而夺之，谓求得气过之道也。药厚薄，谓气味厚薄者也。　新校正云：按《甲乙经》云：胃厚色黑大骨肉肥者，皆胜毒。其瘦而薄胃者，皆不胜毒。又按《异法方宜论》

---

① 秬（qú 音渠）：黑黍，属水。
② 其气专，其味正：明·马莳："唯此厥阴在泉之岁，少阳司天，木火相合，气化专一，味亦纯正……余岁则有上下相克之气，皆有间气与间味矣。"
③ 化淳则咸守……俱治：明·张介宾："六气唯太阴属土，太阴司地，土得位也，故其化淳。淳，厚也。五味唯咸属水，其性善泄，淳土制之，庶得其守也，土居土位，故曰气专，土盛生金，故与辛化而俱治。俱治者，谓辛与咸兼用为治也。"
④ 补上下者从之：因司天在泉之气不足而造成人体虚弱病证，当从其不足，选用与司天、在泉同气的药物调补。如厥阴司天、少阳在泉所引起的不足之病证，则用酸苦之味补之。余可类推。　上下，指司天、在泉之气。
⑤ 治上下者逆之：因司天在泉之气太过造成人体患有余之实证，当选用与司天、在泉性质相逆的药味治其有余。如因火气司天，热淫太过所致之热证，则治以咸寒；风木司天太过所致之病，则治以辛凉等。余皆类推。逆之，用相逆的药味治疗。
⑥ 上取下取，内取外取：意即审查病位，因势而治。明·张介宾："上取下取，察其病之在上在下也；内取外取，察其病之在表在里也。"
⑦ 能毒者以厚药……以薄药：药物耐受力强的，用气味浓厚的药物治疗；药物耐受力弱的，用气味淡薄的药物治疗。　能，通耐。毒，泛指药物。厚、薄，指药力峻猛的程度。

云：'西方之民，陵居而多风，水土刚强，不衣而褐荐，华食而脂肥，故邪不能伤其形体，其病生于内，其治宜毒药。'气反者①，病在上，取之下；病在下，取之上；病在中，傍取之。下取，谓寒逆于下，而热攻于上，不利于下，气盈于上，则温下以调之。上取，谓寒积于下，温之不去，阳藏不足，则补其阳也。傍取，谓气并于左，则药熨其右，气并于右则熨其左以和之，必随寒热为适。凡是七者，皆病无所逃，动而必中，斯为妙用矣。治热以寒，温而行之②；治寒以热，凉而行之；治温以清，冷而行之；治清以温，热而行之。气性有刚柔，形證有轻重，方用有大小，调制有寒温。盛大则顺气性以取之，小软则逆气性以伐之，气殊则主必不容，力倍则攻之必胜，是则谓汤饮调气之制也。

新校正云：按《至真要大论》云：'热因寒用，寒因热用，必伏其所主，而先其所因，其始则同，其终则异，可使破积，可使溃坚，可使气和，可使必已者也。'故消之削之，吐之下之，补之泻之，久新同法。量气盛虚而行其法，病之新久无异道也。

帝曰：病在中而不实不坚，且聚且散，奈何？

岐伯曰：悉乎哉问也！无积者求其藏③，虚则补之，随病所在，命其藏以补之。药以祛之，食以随之，食以无毒之药，随汤、丸以迫逐之，使其尽也。行水渍之，和其中外，可使毕已。中外通和，气无流碍，则释然消散，真气自平。

帝曰：有毒无毒，服有约乎④？

岐伯曰：病有久新，方有大小，有毒无毒，固宜常制矣。大毒治病，十去其六，下品药毒，毒之大也。常毒治病，十去其七，中品药毒，次于下也。小毒治病，十去其八，上品药毒，毒之小也。无毒治病，十去其九，上品、中品、下品无毒药，悉谓之平。谷肉果菜，食养尽之，无使过之，伤其正也。大毒之性烈，其为伤也多。少毒之性和，其为伤也少。常毒之性，减大毒之性一等，加小毒之性一等，所伤可知也。故至约必止之，以待来证矣。然无毒之药，性虽平和，久而多之，则气有偏胜，则有偏绝，久攻之则藏气偏弱，既弱且困，不可长也，故十去其九而止。服至约已，则以五谷、五肉、五果、五菜，随五藏宜者食之，以尽其余病，药食兼行亦通也。 新校正云：按《藏气法时论》云：'毒药攻邪，五谷为养，五果为助，五畜为益，五菜为充。'不尽，行复如法。法，谓前四约也。余病不尽，然再行之，毒之大小，至约而止，必无过也。必先岁气，无伐天和⑤，岁有六气分主，有南面北面之政，先知此六气所在，人脉至尺寸应之。太阴所在其脉沉，少阴所在其脉钩，厥阴所在其脉弦，太阳所在其脉大而长，阳明所在其脉短而涩，少阳所在其脉大而浮。如是六脉，则谓天和，不识不知，呼为寒热。攻寒令热，脉不变而热疾已生；制热令寒，脉如故而寒病又起，欲求其适，安可得乎？夭枉之来，率由于此。无盛盛，无虚虚⑥，而遗人夭殃⑦。不察虚实，但思攻击，而盛者转盛，虚者转虚，万端之病，从兹而甚，真气日消，病势日侵，殃咎之来，苦夭之兴，难可逃也，

---

① 气反：指病情本标不同，有反常态者。
② 治热以寒，温而行之：意谓治疗热证用寒凉药，采用温服法。 治热以寒，指用药而言。温而行之，指服药方法而言。
③ 无积者求其藏：如无此类胃肠积滞病证，则求其脏之胜衰所在。 积，指胃肠积滞。
④ 服有约：指服用有毒无毒药物时要有一定的规则。 约，规则。
⑤ 必先岁气，无伐天和：谓治疗疾病时必须首先了解当年岁气的盛衰变化，才能补泻得当，不致违背天时而伤害人体的平和之气。 岁气，即当年司天在泉之气的变化情况。伐，伤害。
⑥ 无盛盛，无虚虚：指不能犯实证用补法及虚证用泻法的错误。 盛盛，指岁气太过之年发生的有余之证（实证）而用滋补药。虚虚，指岁气不及之年发生的不足之证（虚证）而用攻伐药。
⑦ 夭：金刻本、道藏本、朝鲜本作"夭"，是，指夭折。 殃：灾害。

悲夫！无致邪，无失正①，绝人长命。所谓代②天和也。攻虚谓实，是则致邪。不识藏之虚，斯为失正。正气既失，则为死之由矣。

帝曰：其久病者，有气从不康③，病去而瘠④，奈何？从，谓顺也。

岐伯曰：昭乎哉圣人之问也！化不可代⑤，时不可违⑥。化，谓造化也。代大匠斲⑦，犹伤其手，况造化之气，人能以力代之乎？夫生长收藏，各应四时之化，虽巧智者亦无能先时而致之，明非人力所及。由是观之，则物之生长收藏化，必待其时也。物之成败理乱，亦待其时也。物既有之，人亦宜然。或言力必可致，而能代造化、违四时者，妄也。夫经络以通，血气以从，复其不足，与众齐同，养之和之，静以待时，谨守其气，无使倾移，其形乃彰，生气以长，命曰圣王。故《大要》曰：无代化，无违时，必养必和，待其来复。此之谓也。

帝曰：善。《大要》，上古经法也。引古之要旨，以明时化之不可违，不可以力代也。

---

① 失正：虚证误泻，损伤正气。 致邪：实证误补，助长邪气。
② 代：疑为"伐"字之误。上有"无伐天和"可证。
③ 气从不康：正气已顺从，但身体尚未完全恢复康健。
④ 瘠：瘦弱状。
⑤ 化不可代：即运气之变化不能任意更改。 化，指五运六气之变化。 代，代替，更代。
⑥ 时不可违：谓顺应四时的交替变化而不能违背。
⑦ 斲（zhuó 音酌）：指斩、砍削。《灵枢·五变》："匠人磨斧斤砺刀，削斲材木。"

卷第二十一

六元正纪大论①篇第七十一

黄帝问曰：六化六变②，胜复淫治③，甘苦辛咸酸淡，先后④余知之矣。夫五运之化⑤，或从五气，新校正云：详'五气'疑作'天气'，则与下文相协。或逆天气，⑥ 或从天气而逆地气，或从地气而逆天气，或相得，或不相得，⑦ 余未能明其事。欲通天之纪、从地之理⑧，和其运，调其化，使上下合德，无相夺伦，天地升降，不失其宜，五运宣行，勿乖其政，调之正味，⑨ 从逆奈何？气同谓之从，气异谓之逆，胜制为不相得，相生为相得。司天地之气更淫胜复，各有主治法则。欲令平调气性，不违忤天地之气，以致清静和平也。

岐伯稽首再拜对曰：昭乎哉问也，此天地之纲纪，变化之渊源，非圣帝孰能穷其至理欤！臣虽不敏，请陈其道，令终不灭，久而不易。气主循环，同于天地，太过不及，气序常然。不言永定之制，则久而更易，去圣辽远，何以明之。

帝曰：愿夫子推而次之，从其类序⑩，

---

① 六元正纪大论：六元指风、寒、暑、湿、燥、火六气。正纪即六气的演变规律。本篇论述了60年的运气变化，故名"六元正纪"。清·张志聪："此篇论六气主司天于上，在泉于下。五运之气，运化于中，间气纪步为加临之六气以主时，五六相合以三十年为一纪，再纪而为一周，故名六元正纪大论。"

② 六化六变：清·张志聪："六化，谓司天在泉，各有六气之化。六变，谓胜制之变也。" 六化，指六气正常的生化作用。六变，指六气盛衰而致的异常变化。

③ 胜复淫治：胜气复气扰乱人体新致病证的治疗。 胜，胜气。复，复气。淫，扰乱人体之病害。治，即平气，协调平衡谓之"治"。

④ 甘苦辛咸酸淡，先后：言药物归经的道理。《灵枢·五味论》："五味入于口也，各有所走"。《素问·宣明五气》："五味所入：酸入肝，辛入肺，苦入心，咸入肾，甘入脾。"即是。

⑤ 五运之化：指五运的运动变化及其对自然界的生化作用。

⑥ 或从五气，或逆天气：《新校正》云："详五气疑作天气，则与下文相协。"明·马莳："从为相得，逆为不相得"。"从天气"指五运与司天之气一致。"逆天气"即五运与司天之气相违逆。 下文的"从"、"逆"之义同此。

⑦ 或相得，或不相得：此处谓岁运与岁气相合为"相得"，反之，岁运与岁气相克为不相得。 又，清·张志聪从客主加临解："或相得或不相得者，谓四时之气，如风温春化同，热曛夏化同，清露秋化同，云雨长夏化同，冰雪冬化同，此客气与时气之相得也。如主气不足，客反胜之，是客气与时气之不相得也。"义亦通，当以前说为是。

⑧ 通天之纪，从地之理：即指要通晓司天在泉之气的变化规律。 天地，指司天、在泉之气。纪、理，指六气变化的规律。清·张志聪："使上下合德，无相争论者，使司天在泉之气上下和平也。"

⑨ 调之正味：是根据运气胜复变化正确地应用药食五味调之以补偏救弊。如清·张志聪："夫五运六气，有德化政令之和祥，必有淫胜郁复之变易，今欲使气运和平，须以五味折之资之，益之抑之，故曰调之五味。"

⑩ 类序：即类属和次序。如甲乙类天干，子午属地支，甲为天干之始，子为地支之首，各有次序。明·张介宾："类分六元，序其先后。"

分其部主①，别其宗司②，昭其气数③，明其正化④，可得闻乎？部主，谓分六气所部主者也。宗司，谓配五气运行之位也。气数，谓天地五运气更用之正数也。正化，谓岁直气味所宜，酸苦甘辛咸、寒温冷热也。

岐伯曰：先立其年，以明其气⑤，金木水火土，运行之数，寒暑燥湿风火，临御之化⑥，则天道可见，民气可调，阴阳卷舒⑦，近而无惑，数之可数者，请遂言之。遂，尽也。

帝曰：太阳之政奈何⑧？

岐伯曰：辰戌之纪也⑨。

太阳　太角　太阴　壬辰　壬戌　其运风，其化鸣紊启拆⑩，　新校正云：按

《五常政大论》云：'其德鸣靡启拆'，其变振拉摧拔⑪，　新校正云：详此其运、其化、其变从太角等运起。其病眩掉目瞑⑫。　新校正云：详此病证，以运司天地为言。

太角初正　少徵　太宫　少商　太羽终⑬

太阳　太徵　太阴　戊辰　戊戌同正徵⑭　新校正云：按《五常政大论》云：'赫曦之纪，上羽与正徵同。'其运热，其化暄暑郁燠⑮。　新校正云：按《五常政大论》'燠'作'蒸。'其变炎烈沸腾，其病热郁⑯。

太徵　少宫　太商　少羽终　少角初　太阳　太宫　太阴　甲辰岁会同天符

---

① 分其部主：部，即步，每岁均等为六步，每步分别由三阴三阳之气中的一气所主，故曰部主。明·张介宾："凡天地左右，主气静，客气动，各有分部以主岁时。"

② 别其宗司：明·张介宾："宗司者，统者为宗，分者为司也。"指司岁之气为"宗"，主时之气为"司"。清·张志聪："宗司者，谓五运五行为运气之宗主。"清·高世栻："别其宗司，如少阴同岁，热气宗之，太阳司岁，寒气宗之等，别其六气之宗，以为三阴三阳之司岁也。"三说均通，各有所本，似以张介宾之说为优。

③ 气数：说法不一，明·吴昆谓六气分别所主的日数，曰："气数者，六气各有其数，谓每气各王六十日也。"清·高世栻谓气为六气，数为五行生数和成数，注说："昭其阴阳之六气，以合五行生成之数也。"二说各有所据，但从下文岐伯回答之语看，气指岁气，数指五行运行规律。故"气数"就是指五运六气的变化规律。

④ 正化：即六气当位主令所产生的正常生化的作用。明·张介宾："当其位者为正，非其位者为邪也。"

⑤ 先立其年，以明其气：年辰先立，一岁之气就可知道。明·张介宾："先立其年，如甲子、乙丑之类是，年辰立，岁气可明。"

⑥ 临御之化：清·张志聪："六气有司天之上临，有在泉之下御，有四时之主气，有加临之客气也。"即指司天在泉的气化作用。

⑦ 阴阳卷舒：即言阴阳正常的运动规律。　卷，收敛闭藏，指阴气密固内守之性；舒，舒畅外达，指阳气有不断向体表发布的特征。卷舒，引申作开合解。《淮南子·原道训》高注："卷舒，犹屈伸也。"

⑧ 太阳之政：即太阳寒水之气司天的年份。

⑨ 辰戌之纪：以辰或戌标志的年份。余仿此。　纪，通记，标记。戌：原本作"戍"，误，故改为"戌"。　下文"壬戌"、"戊戌"、"甲戌"、"庚戌"、"丙戌"等中的"戌"原本均作"戍"，误，并改。

⑩ 鸣紊启拆：即是地气开始萌动的意思。明·张介宾："鸣，是风木声也"，即风和树木发出的声音。紊是繁盛。启拆，"萌芽发而地脉开也。"

⑪ 振拉摧拔：形容风木之气太过，狂风振动摧折，树木拔倒。

⑫ 眩掉目瞑：即头晕眼花，肢体震颤。明·张介宾："目运曰眩，头摇曰掉，目不开曰瞑。"

⑬ 角、徵、宫、商、羽：为古时五种音阶。此处代表木火土金水（阳干年为太，太即太过，阴干年为少，少即不及），用来说明一年中主客运的次序。因有主时之运，即主运，与轮转之运，即客运，其法与六气之主客加临相同。主运起于角而终于羽，年年相同；客运则逐年轮换。

⑭ 同正徵：注解有二，明·张介宾："本年火运太过，得司天寒水制之，则火得其平，故云同正徵。"清·张志聪："正徵之岁，乃火运临午，所谓岁会，气之平也。"二说截然相悖，以前说为允。　下"同正商"等同此。

⑮ 暄暑郁燠：即气候温暖渐渐暑热熏蒸。

⑯ 其病热郁：指热气郁遏而病。清·张志聪："火热太过，故为热郁之病。"

甲戌岁会同天符　新校正云：按《天元纪大论》云：'承岁为岁直。'又《六微旨大论》云：'木运临午，火运临午，土运临四季，金运临酉，水运临子，所谓岁会，气之平也。'王冰云：'岁直亦曰岁会，此甲为太宫，辰戌为四季，故曰岁会。'又云：同天符者，按本论下文云：太过而加同天符。是此岁一为岁会，又为同天符也。其运阴埃①，新校正云：详太宫三运，两曰阴雨，独此曰阴埃。埃，疑作雨。其化柔润重泽②，新校正云：按《五常政大论》'泽，作淖。'其变震惊飘骤③，其病湿下重④。

太宫　少商　太羽终　太角初　少徵
太阳　太商　太阴　庚辰　庚戌

其运凉，其化雾露萧瑟⑤，其变肃杀凋零，其病燥、背瞀、胸满⑥。

太商　少羽终　少角初　太徵　少宫
太阳　太羽　新校正云：按《五常政大论》云：'上羽而长气不化。'太阴　丙辰天符　丙戌天符　新校正云：按《天元纪大论》云：'应天为天符。'又《六微旨大论》云：'土运之岁，上见太阴；火运之岁，上见少阳、少阴；金运之岁，上见阳明；木运之岁，上见厥阴；水运之岁，上见太阳，曰天与之会，'故曰天符。又本论下文云：'五运行同天化者，命曰天符。'又云：'临者太过不及，皆曰天符。'其运寒，新校正云：详太羽三运，此为上

羽，少阳少阴司天为太徵。而少阳司天运言寒肃，此与少阴司天运言其运寒者，疑此太阳司天运合太羽，当言其运寒肃。少阳少阴司天运，当云其运寒也。其化凝惨凛冽⑦，新校正云：按《五常政大论》作'凝惨寒雾。'其变冰雪霜雹，其病大寒留于溪谷。

太羽终　太角初　少徵　太宫　少商

凡此太阳司天之政，气化运行先天⑧。六步之气，生长化成收藏，皆先天时而应至也。余岁先天同之也。天气肃，地气静，寒临太虚，阳气不令⑨，水土合德⑩，上应辰星镇星，明而大也。其谷玄黅，天地正气之所生长化成也。黅，黄也。其政肃，其令徐。寒政大举，泽无阳焰⑪，则火发待时。寒甚则火郁，待四时乃发，暴为炎热也。少阳中治，时雨乃涯，止极雨散，还于太阴，云朝北极，湿化乃布，北极，雨府也。泽流万物，寒敷于上，雷动于下，寒湿之气，持于气交。岁气之大体也。民病寒湿，发肌肉萎，足痿不收，濡泻血溢。新校正云：详血溢者，火发待时，所为之病也。

初之气，地气迁⑫，气乃大温⑬。畏火

---

① 阴埃：是形容湿土之气行令，天空阴晦不清，如尘埃弥漫。　埃，尘埃。
② 柔润重泽：即风调雨顺，万物润泽之意。
③ 震惊飘骤：土运太过，则风气承之，故迅雷震惊，狂风骤雨。
④ 下重：湿气甚于下部而肢体重坠。明·张介宾："土湿之病也。"
⑤ 萧瑟：指气候偏凉而干燥。明·张介宾："此庚年金运之正化也。"
⑥ 燥背瞀胸满：即多干燥和胸背胀满不大清爽等疾患。明·张介宾："金气太过故病燥。肺金受病，故背闷瞀而胸胀满。"
⑦ 凝惨凛冽：形容寒水之气化，严寒凛冽之气候特征。
⑧ 先天：指气化运行先于天时而至。明·张介宾："太过之气，常先天时而至，故其生长化收藏，气化运行皆早。"
⑨ 阳气不令：阳气不能行施政令。
⑩ 水土合德：此处指太阳寒水司天，逢太阴湿土之气在泉，协同主持一年的气候谓之合德。　下文"金火合德"、"湿寒合德"等，义同。
⑪ 泽无阳陷：如沼泽之中，没有上腾的阳气。清·张志聪："谓阴中之生阳，为寒水所抑。"
⑫ 地气迁：指上年初之气，迁移为次年的在泉之气。明·张介宾："上年在泉之气，至此迁易，故曰地气迁。后仿此。"
⑬ 气乃大温：明·张介宾："然上年终气，君火也，今之初气，相火也。二火之交，故气乃大温，草乃早荣。"

致之。草乃早荣，民乃厉①，温病乃作，身热头痛呕吐，肌腠疮疡。赤斑也，是为肤腠中疮，在皮内也。二之气，大凉反至，民乃惨②，草乃遇寒，火气遂抑，民病气郁中满，寒乃始。因凉而反之于寒气，故寒气始来近人也。三之气，天政布，寒气行，雨乃降。民病寒反热中，痈疽注下，心热瞀闷，不治者死。当寒反热，是反天常，热起于心，则神之危亟，不急扶救，神必消亡，故治者则生，不治则死。四之气，风湿交争、风化为雨，乃长乃化乃成。民病大热，少气，肌肉萎，足痿，注下赤白。五之气，阳复化，草乃长，乃化乃成，民乃舒。大火临御，故万物舒荣。终之气，地气正，湿令行，阴凝太虚，埃昏郊野③，民乃惨凄，寒风以至，反者孕乃死。

故岁宜苦以燥之温之，　新校正云：详'故岁宜苦以燥之温之'九字，当在'避虚邪以安其正'下，错简在此。必折其郁气④，先资其化源，化源，谓九月迎而取之，以补心火。　新校正云：详水将胜也，先于九月迎取其化源，先泻肾之源也。盖以水王十月，故先于九月迎而取之，泻水所以补火也。抑其运气，扶其不胜，太角岁脾不胜，太徵岁肺不胜，太宫岁肾不胜，太商岁肝不胜，太羽岁心不胜，岁之宜也如此。然太阳司天五岁之气，

通宜先助心，后扶肾气。无使暴过而生其疾，食岁谷以全其真，避虚邪以安其正。木过则脾病生，火过则肺病生，土过则肾病生，金过则肝病生，水过则心病生，天地之气过亦然也。岁谷，谓黄色、黑色。虚邪，谓从冲后来之风也。适气同异，多少制之，同寒湿者燥热化⑤，异寒湿者燥湿化，太宫、太商、太羽，岁同寒湿，宜治以燥热化。太角太徵，岁异寒湿，宜治以燥湿化也。故同者多之⑥，异者少之，多，谓燥热。少，谓燥湿。气用少多，随其岁也。用寒远寒，用凉远凉，用温远温，用热远热，食宜同法。有假者反常⑦，反是者病，所谓时也。时，谓春夏秋冬及间气所在，同则远之，即离其时。若六气临御，假寒热温凉以除疾病者，则勿远之。如太阳司天，寒为病者，假热以疗，则用热不远夏，余气例同，故曰：有假反常也。食同药法尔。若无假反法，则为病之媒，非方制养生之道。　新校正云：按用寒远寒，及有假者、反常等事，下文备矣。

帝曰：善。阳明之政奈何？

岐伯曰：卯酉之纪也。

阳明　少角　少阴　清热胜复同⑧，同正商。清胜少角，热复清气，故曰清热胜复同也。余少运皆同也。同正商者，上见阳明，上商与正商同，言岁木不及也。余准此。　新校正云：按《五常政大论》云：'委和之纪，上商与正商同。'丁卯岁会

---

① 厉：疫病。

② 惨：指寒冷凄惨的意思。

③ 埃昏：灰沙飞扬，昏暗不清。

④ 折其郁气：言治疗方法。明·张介宾："折其郁气，泻有余也。资其化源，补不足也。如上文寒水司天则火气郁，湿土在泉则水气郁，故必折去其致郁之气，则郁者舒矣。"

⑤ 同寒湿者燥热化：指岁运和司天在泉的寒湿之气相同，用燥热之性的药物治疗。清·张志聪："同寒湿者，谓太羽太宫主运，是与司天在泉之寒湿相同，故当多用燥热之气味以制化。盖用燥以制湿，用热以化寒也。"

⑥ 同者多之：气运相同的气势盛，所以应多用相宜的气味制之。

⑦ 假者反常：即若天气反常，邪气反胜，则不必泥于"用寒远寒"的用药规律。"假"字明·张介宾训为借，"谓气有假借而反乎常也，如夏当热而反寒，冬当寒而反热。"似是。清·高世栻解为假证，言"其有假者，似寒而实热，似热而实寒……如是则反于常理，又当从反以治之"，恐非。

⑧ 清热胜复同：即金的清气和火的热气，胜复的程度是相同的。清·张志聪："丁主少角，则木运不及，故金之清气胜之。有胜必有复，火来复之，故为清热胜复同者，谓清热之气，与风气同其运也。"下仿此。

丁酉，其运风清热①。不及之运，常兼胜复之气言之。风，运气也。清，胜气也。热，复气也。余少运悉同。

少角初正　太徵　少宫　太商　少羽终

阳明　少徵　少阴　寒雨胜复同②，同正商。　新校正云：按伏明之纪，上商与正商同。癸卯同岁会　癸酉同岁会。　新校正云：按本论下文云：不及而加同岁会。此运少徵为不及，下加少阴，故云同岁会。其运热寒雨。

少徵　太宫　少商　太羽终　太角初

阳明　少宫　少阴　风凉胜复同③。

己卯　己酉　其运雨风凉。

少宫　太商　少羽终　少角初　太徵

阳明　少商　少阴　热寒胜复同，同正商。　新校正云：按《五常政大论》云：'从革之纪，上商与正商同。'乙卯天符　乙酉岁会，太一天符④。　新校正云：按《天元纪大论》云：'三合为治。'又《六微旨大论》云：'天符岁会，曰太一天符。'王冰云：'是谓三合，一者天会，二者岁会，三者运会。'或云此岁三合，曰太一天符，不当更曰岁会者，甚不然也。乙酉本为岁会，又为太一天符，岁会之名不可去也。或云：己丑、己未、戊午何以不连言岁会，而单言太一天符？曰：举一隅不以三隅反，举一则三者可知，去之则是太一天符，

不为岁会。故曰：不可去也。其运凉热寒。

少商　太羽终　太角初　少徵　太宫

阳明　少羽　少阴　雨风胜复同，同少宫⑤。　新校正云：按《五常政大论》云：五运不及，除同正角、正商、正宫外，癸丑、癸未，当云少徵与少羽同。己卯、乙酉，少宫与少角同。乙丑、乙未，少商与少徵同。辛卯、辛酉、辛巳、辛亥，少羽与少宫同。合有十年。今此论独于此言少宫者，盖以癸丑、癸未、丑未为土，故不更同少羽。己卯、己酉为金，故不更同少角。辛巳、辛亥为太徵，不更同少宫。乙丑、乙未，下见太阳为水，故不更同少徵。又除此八年外，只有辛卯、辛酉二年为少羽同少宫也。

辛卯　辛酉　其运寒雨风。

少羽终　少角初　少徵　少宫　太商

凡此阳明司天之政，气化运行后天⑥。六步之气，生长化成，庶务动静，皆后天时而应，余少岁同。天气急，地气明，阳专其令，炎暑大行，物燥以坚，淳风乃治⑦，风燥横运⑧，流于气交，多阳少阴⑨，云趋雨府⑩，湿化乃敷。雨府，太阴之所在也。燥极而泽，燥气欲终，则化为雨泽，是谓三气之分也。其谷白丹，天地正气所化生也。间谷命太者⑪，命太者，谓前文太角商等气之化者，间气化生，故云间谷也。　新校正云：按《玄珠》云：'岁谷与间谷者何？即在泉为岁谷，及在泉之左右间者皆

---

① 其运风清热：运气是风，胜气为清，复气为热。清·张志聪："不及之运，常兼胜复之气。风，运气也。清，胜气也。热，复气也。少运皆同。"

② 寒雨胜复：寒胜少徵（火），土来复之。下类此。寒，为太阳寒水之气。雨，此指太阴湿土之气。

③ 风凉胜复同：清·张志聪："土运不及，风反胜之，清凉之金气来复。"

④ 太一天符：中运之气与司天之气相符为天符。中运与岁支的五行属性相同是岁会。既为天符又逢岁会者称太一天符。如《素问·六微旨大论》："天符岁会何如？岐伯曰：太一天符之会也。"此又叫三合。清·张志聪："三合者，司天、运气、年辰三者之相合。"

⑤ 同少宫：逢辛之年，水运不及，土气来侮，故其气化同于少宫土运不及的年份。

⑥ 后天：运气不及，应至未至，后于天时。

⑦ 淳风乃治：和淳之风行令。

⑧ 风燥横运：清·张志聪："阳明燥金司天，厥阴风木主气，故风燥横运，流于气交。横者，谓主客之气，交相纵横。"

⑨ 多阳少阴：阳明司天之年，金运不足，火气乘之，火气胜则多阳少阴，炎暑大行。

⑩ 雨府：明·张介宾："雨府，谓土厚湿聚之处。"

⑪ 间谷命太：即承受太过之间气而化生的谷物。　间谷，即间气所化之谷。命太，指间气的太过之气。

为岁谷。其司天及运间而化者，名间谷。又别有一名间谷者，是地化不及，即反有所胜而生者，故名间谷。即邪气之化，又名并化之谷也，亦名间谷。与王注颇异。其耗白甲品羽①，白色甲虫，多品羽类，有羽翼者耗散粢盛，虫鸟甲兵，岁为灾，以耗竭物类。金火合德，上应太白荧惑。见大而明。其政切，其令暴，蛰虫乃见，流水不冰，民病咳嗌塞，寒热发，暴振栗癃闷，清先而劲②，毛虫乃死，热后而暴③，介虫乃殃，其发躁，胜复之作，扰而大乱，金先胜，木已承害，故毛虫死，火后胜，金不胜，故介虫复殃。胜而行杀，羽者已亡，复者后来，强者又死，非大乱气，其何谓也？清热之气，持于气交。

初之气，地气迁，阴始凝④，气始肃，水乃冰，寒雨化。其病中热胀，面目浮肿，善眠、鼽衄、嚏、欠、呕，小便黄赤，甚则淋。太阴之化。　新校正云：详气肃水冰，疑非太阴之化。二之气，阳乃布，民乃舒，物乃生荣。厉大至，民善暴死。臣位君故尔。三之气，天政布，凉乃行，燥热交合，燥极而泽，民病寒热。寒热，疟也。四之气，寒雨降。病暴仆，振栗谵妄，少气嗌干引饮，及为心痛、痈肿、疮疡、疟寒之疾，骨痿血便。骨痿，无力。五之气，春令反行，草乃生荣，民气和。终之气，阳气布，候反温，蛰虫来见，流水不冰，民乃康平，其病温。君之化也。

故食岁谷以安其气，食间谷以去其邪，岁宜以咸以苦以辛，汗之、清之、散之，安其运气，无使受邪，折其郁气，资其化源。化源，谓六月，迎而取之也。　新校正云：按金王七月，故逆于六月泻金气。以寒热轻重少多其制，同热者多天化⑤，同清者多地化⑥，少角少徵岁同热，用方多以天清之化治之。少宫少商少羽岁同清，用方多以地热之化治之。火在地，故同清者多地化。金在天，故同热者多天化。用凉远凉，用热远热，用寒远寒，用温远温，食宜同法。有假者反之，此其道也。反是者，乱天地之经，扰阴阳之纪也。

帝曰：善。少阳之政奈何？

岐伯曰：寅申之纪也。

少阳　太角　新校正云：按《五常政大论》云：'上徵则其气逆。'厥阴　壬寅同天符　壬申同天符　其运风鼓⑦，　新校正云：详风火合势，故其运风鼓。少阴司天，太角运亦同。其化鸣紊启坼，　新校正云：按《五常政大论》云：'其德鸣靡启坼。'其变振拉摧拔，其病掉眩支胁惊骇⑧。

太角初正　少徵　太宫　少商　太羽终

少阳　太徵　新校正云：按《五常政大论》云：'上徵而收气后。'厥阴　戊寅天符　戊申天符　其运暑，其化暄嚣郁燠，　新校正云：按《五常政大论》作'暄暑郁燠'。此变暑为嚣

---

① 其耗白甲品羽：明·张介宾："耗，伤也。白与甲，金所化也。品羽，火虫品类也。本年卯酉，金气不及而火胜之，则白甲当耗，火胜则水复，则羽虫亦耗。"
② 清先而劲：阳明燥金司天，故清金之气主上半年在先，其气肃杀劲切。清·高世栻："金气司天，故清先而劲。"
③ 热后而暴：阳明燥金司天，则少阴君火在泉，火热之气主下半年而在后，故明·张介宾："在泉火气居后"，其性暴烈。
④ 阴始凝：明·张介宾："初气太阴用事，时寒气湿，故阴凝。"
⑤ 同热者多天化：明·张介宾："凡运与在泉少阴同热者，则当多用司天阳明清肃之化以治之。"　天化是司天燥金清冷之气。
⑥ 同清者多地化：指岁运与司天之气同为清气，应多以火热之气调节。　地化指在泉的火热之气。
⑦ 其运风鼓：相火司天，风木在泉，风火合势，故其运如风鼓动。
⑧ 掉眩支胁：掉眩，头目昏花，视物动摇不定。掉，动摇不定。支胁，胁下胀满，如有物支撑于内。

者，以上临少阳故也。其变炎烈沸腾，其病上热郁、血溢、血泄、心痛。

太徵　少宫　太商　少羽终　少角初
少阳　太宫　厥阴　甲寅　甲申

其运阴雨，其化柔润重泽，其变震惊飘骤，其病体重、胕肿、痞饮①。

太宫　少商　太羽终　太角初　少徵
少阳　太商　厥阴　庚寅　庚申

同正商　新校正云：按《五常政大论》云：'坚成之纪，上徵与正商同。'其运凉，其化雾露清切，　新校正云：按《五常政大论》云：'雾露萧瑟。又太商三运，两言萧瑟，独此言清切。详此下加厥阴，当此萧瑟。其变肃杀凋零，其病肩背胸中。

太商　少羽终　少角初　太徵　少宫
少阳　太羽　厥阴　丙寅　丙申

其运寒肃　新校正云：详此运不当言寒肃，已注太阳司天太羽运中。其化凝惨凛冽，　新校正云：按《五常政大论》云：'作凝惨寒雾。'其变冰雪霜雹，其病寒浮肿。

太羽终　太角初　少徵　太宫　少商

凡此少阳司天之政，气化运行先天，天气正，　新校正云：详少阳司天，厥阴司地，正得天地之正。又厥阴、少阳司地，各云得其正者，以地主生荣为言也。本或作天气止者，少阳火之性用动躁，云止义不通也。地气扰②，风乃暴举，木

偃沙飞③，炎火乃流，阴行阳化，雨乃时应，火木同德，上应荧惑岁星。见明而大。

新校正云：详六气惟少阳、厥阴司天司地为上下通和，无相胜克，故言火木同德。余气皆有胜克，故言合德。其谷丹苍④，其政严，其令扰。故风热参布⑤，云物沸腾，太阴横流⑥，寒乃时至，凉雨并起。民病寒中，外发疮疡，内为泄满。故圣人遇之，和而不争。往复之作，民病寒热疟泄，聋瞑呕吐，上怫肿色变⑦。

初之气，地气迁，风胜乃摇，寒乃去，候乃大温，草木早荣。寒来不杀⑧，温病乃起，其病气怫于上，血溢目赤，咳逆头痛，血崩，今详崩字当作崩。胁满，肤腠中疮⑨。少阴之化。二之气，火反郁，太阴分故尔。白埃四起⑩，云趋雨府，风不胜湿，雨乃零，民乃康。其病热郁于上，咳逆呕吐，疮发于中，胸嗌不利，头痛身热，昏愦脓疮。三之气，天政布，炎暑至，少阳临上，雨乃涯。民病热中，聋瞑血溢，脓疮咳呕，鼽衄渴嚏欠，喉痹目赤，善暴死。四之气，凉乃至，炎暑间化⑪，白露降，民气和平，其病满身重。五之气，阳乃去，寒乃来，雨乃降，气门乃闭，　新校正云：按王注《生气通天论》：'气门，玄府也。所以发泄经脉荣卫之气，故谓之气

---

① 胕肿痞饮：胕肿就是皮肤浮肿；痞饮为水液停潴，发为心腹胀满的症状。

② 天气正，地气扰：寅申之岁，少阳相火司天，阳得其位，故天气正；厥阴风木之气在泉，风气扰动，故曰地气扰。

③ 木偃沙飞：树木吹倒，尘沙飞起，形容风势之盛，此乃风木在泉的变化所致。

④ 丹苍：明·马莳："丹为火而苍为木也。"明·张介宾："丹应司天，苍应在泉。"

⑤ 风热参布：少阳热气和厥阴风气互相参合散布。

⑥ 太阴横流：即太阴湿土之气逆行横流。

⑦ 上怫肿色变：指因热胜而复，机体上部出现怫郁不舒，肿胀等病。明·张介宾："怫音佛，心郁不舒也。"

⑧ 寒来不杀：因少阳相火司天，其气本热，初之气又值少阴君火加临，所以虽然寒气时来，并不能降低温热之气。清·张志聪："少阳司天，而又值君火主气，故虽有时气之寒来，而不能杀二火温热也。"

⑨ 肤腠中疮：皮肤生疮。

⑩ 白埃：指白色之云气起自地面。

⑪ 炎暑间化：明·张介宾："燥金之客，加于湿土之主，故凉气至而炎暑间化。间者，时作时止之谓。"

门.' 刚木早凋，民避寒邪，君子周密。终之气，地气正，风乃至，万物反生，霿雾以行。其病关闭不禁，心痛，阳气不藏而咳。

抑其运气，赞所不胜，必折其郁气，先取化源，化源，年之前十二月，迎而取之。　新校正云：详王注资取化源，俱注云取，其意有四等：太阳司天取九月，阳明司天取六月，是二者，先取在天之气也。少阳司天取年前十二月，太阴司天取九月，是二者，乃先时取在地之气也。少阴司天取年前十二月，厥阴司天取四月，义不可解。按《玄珠》之说则不然，太阳、阳明之月与王注合，少阳少阴俱取三月，太阴取五月，厥阴取年前十二月。《玄珠》之义可解。王注之月疑有误也。暴过不生[1]，苛疾不起。苛，重也。　新校正云：详此不言食岁谷间谷者，盖此岁天地气正，上下通和，故不言也。故岁宜咸辛宜酸，渗之泄之，渍之发之，观气寒温，以调其过，同风热者多寒化，异风热者少寒化，太角、太徵岁同风热，以寒化多之。太宫、太商、太羽岁异风热，以凉调其过也。用热远热，用温远温，用寒远寒，用凉远凉，食宜此法，此其道也。有假者反之，反是者病之阶也。

帝曰：善。太阴之政奈何？

岐伯曰：丑未之纪也。

太阴　少角　太阳　清热胜复同，同正宫[2]。　新校正云：按《五常政大论》云：'委和之纪，上宫与正宫同.' 丁丑　丁未　其运风清热。

少角初正　太徵　少宫　太商　少羽终

太阴　少徵　太阳　寒雨胜复同。癸丑　癸未　其运热寒雨。

少徵　太宫　少商　太羽终　太角初

太阴　少宫　太阳　风清胜复同，同正宫[3]。　新校正云：按《五常政大论》云：'卑监之纪，上宫与正宫同.' 己丑太一天符，己未太一天符　其运雨风清。

少宫　太商　少羽终　少角初　太徵

太阴　少商　太阳　热寒胜复同。乙丑　乙未　其运凉热寒。

少商　太羽终　太角初　少徵　太宫

太阴　少羽　太阳　雨风胜复同，同正宫[4]。　新校正云：按《五常政大论》云：'涸流之纪，上宫与正宫同.' 或以此二岁为同岁会，为平水运，欲去同正宫三字者，非也。盖此岁有二义，而辄去其一，甚不可也。

辛丑同岁会　辛未同岁会　其运寒雨风。

少羽终　少角初　太徵　少宫　太商

凡此太阴司天之政，气化运行后天，万物生长化成，皆后天时而生成也。阴专其政，阳气退辟，大风时起，　新校正云：详此太阴之政，何以言大风时起，盖厥阴为初气，居木位，春气正，风乃来，故言大风时起。天气下降，地气上腾，原野昏霿[5]，白埃四起，云奔南极[6]，寒雨数至，物成于差夏[7]。南极，雨府也。差夏，谓立秋之后三十日也。民病寒湿，腹满身膜愤胕肿[8]，痞逆寒厥拘急。湿寒合德，黄黑埃昏，流行气交，上应镇星

[1]　暴过不生：即不会因运气太过而生急病的意思。明·张介宾："能行上法，其气自和，故无暴过苛疾之患。"
[2]　同正宫：少角木运不及，上临太阴湿土司天，则土气旺盛，所以少角同正宫，正宫为土运平气的年份。
[3]　同正宫：少宫土运不及，得司天湿土之助，所以少宫同正宫。
[4]　同正宫：少羽水运不及，上临湿土司天，则约同于土运平气之年的变化。
[5]　昏霿（méng 音蒙）：即晦暗。
[6]　云奔南极：明·张介宾："司天主南，而太阴居之，故云奔南极，雨湿多见于南方。"
[7]　差夏：清·张志聪："长夏之时，秋之交也。"清·高世栻："差夏，夏之终，秋之交也。"二说并存。
[8]　膜愤：明·张介宾："膜愤，胀满也。"

辰星。见而大明。其政肃，其令寂，其谷黅玄。正气所生成也。故阴凝于上，寒积于下，寒水胜火，则为冰雹，阳光不治，杀气乃行。黄黑昏埃，是谓杀气，自北及西，流行于东及南也。故有余宜高，不及宜下；有余宜晚，不及宜早，土之利，气之化也，民气亦从之，间谷命其太也。以间气之大者，言其谷也。

初之气，地气迁，寒乃去，春气正，风乃来，生布万物以荣，民气条舒，风湿相薄，雨乃后。民病血溢，筋络拘强，关节不利，身重筋痿。二之气，大火正，物承化①，民乃和，其病温厉大行，远近咸若，湿蒸相薄，雨乃时降。应顺天常，不愆时候，谓之时雨。 新校正云：详此以少阴居君火之位，故言大火正也。三之气，天政布，湿气降，地气腾，雨乃时降，寒乃随之。感于寒湿，则民病身重胕肿，胸腹满。四之气，畏火②临，溽蒸化③，地气腾，天气否隔，寒风晓暮，蒸热相薄，草木凝烟，湿化不流，则白露阴布，以成秋令。万物得之以成。民病腠理热，血暴溢，疟，心腹满热，胪胀④，甚则胕肿。五之气，惨令已行⑤，寒露下，霜乃早降，草木黄落，寒气及体，君子周密，民病皮腠。终之气，寒大举，湿大化，霜乃积，阴乃凝，水坚冰，阳光不治。感于寒，则病人关节禁固，腰脽痛，寒湿推于气交而为疾也。

必折其郁气，而取化源，九月化源，迎而取之，以补益也。益其岁气，无使邪胜，

食岁谷以全其真，食间谷以保其精。故岁宜以苦燥之温之，甚者发之泄之。不发不泄，则湿气外溢，肉溃皮拆而水血交流。必赞其阳火，令御甚寒，冬之分，其用五步，量气用之也。从气异同，少多其判也，通言岁运之同异。同寒者以热化，同湿者以燥化，少宫、少商、少羽岁同寒。少宫岁又同湿，湿过故宜燥，寒过故宜热，少角、少徵岁平和处之也。异者少之，同者多之，用凉远凉，用寒远寒，用温远温，用热远热，食宜同法。假者反之，此其道也，反是者病也。

帝曰：善。少阴之政奈何？

岐伯曰：子午之纪也。

少阴　太角　新校正云：按《五常政大论》云：'上徵则其气逆。'阳明　壬子　壬午　其运风鼓，其化鸣紊启坼。　新校正云：按《五常政大论》云：'其德鸣靡启坼。'其变振拉摧拔，其病支满。

太角初正　少徵　太宫　少商　太羽终

少阴　太徵　新校正云：按《五常政大论》云：'上徵而收气后。'阳明　戊子天符　戊午太一天符　其运炎暑。　新校正云：详太徵运太阳司天曰热，少阳司天曰暑，少阴司天曰炎暑，兼司天之气而言运也。其化暄曜郁燠，　新校正云：按《五常政大论》作'暄暑郁燠'，此变者为曜者，以上临少阴故也。其变炎烈沸腾，其病上热血溢。

太徵　少宫　太商　少羽终　少角初

少阴　太宫　阳明　甲子　甲午其运阴雨，其化柔润时雨，　新校正云：按

---

① 物承化：指万物因此得到生长发育。
② 畏火：明·张介宾："少阳相火用事，故气龙烈故曰畏火。"
③ 溽蒸化：作"湿润薰物"解。溽，即"湿"。见《社应·月令·季夏》释文。
④ 胪胀：明·张介宾："胪，皮也。一曰：腹前曰胪。"据《广韵·九鱼》："腹前曰胪"，胪胀当为腹部肿胀。
⑤ 惨令已行：清·张琦："王气主客燥金，惨，疑作燥。肺主皮毛，燥反自伤也。"

《五常政大论》云：'柔润重淖'，又太宫三运，两作'柔润重泽'，此时雨二字疑误。其变震惊飘骤，其病中满身重。

太宫　少商　太羽终　太角初　少徵

　少阴　太商　阳明　庚子同天符　庚午同天符　同正商　新校正云：按《五常政大论》云：'坚成之记。上徵与正商同。'其运凉劲①，

新校正云：详此以运合在泉，故云凉劲。其化雾露萧瑟，其变肃杀凋零，其病下清②。

太商　少羽终　少角初　太徵　少宫

　少阴　太羽　阳明　丙子岁会　丙午　其运寒，其化凝惨凛冽，　新校正云：按《五常政大论》作'凝惨寒雰'。其变冰雪霜雹，其病寒下③。

太羽终　太角初　少徵　太宫　少商

凡此少阴司天之政，气化运行先天，地气肃，天气明，寒交暑④，热加燥⑤，

新校正云：详此云寒交暑者，谓前岁终之气少阳，今岁初之气太阳，太阳寒交前岁少阳之暑也。热加燥者，少阴在上而阳明在下也。云驰雨府，湿化乃行，时雨乃降⑥，金火合德，上应荧惑太白。见而明大。其政明，其令切⑦，其谷丹白。水火寒热持于气交而为病始也，热病生于上，清病生于下，寒热凌犯而争于中，民病咳喘，血溢血泄鼽嚏，目赤眦疡⑧，寒厥入胃⑨，心痛、腰痛、腹大，嗌干肿上。

初之气，地气迁，暑将去⑩，　新校正云：按阳明在泉之前岁为少阳，少阳者暑，暑往而阳明在地。太阳初之气，故上文寒交暑，是暑去而寒始也。此燥字乃是暑字之误也。寒乃始，蛰复藏，水乃冰，霜复降，风乃至，　新校正云：按王注《六微旨大论》云：'太阳居木位，为寒风切冽。此'风乃至'当作'风乃冽。'阳气郁，民反周密。关节禁固⑪，腰脽痛，炎暑将起，中外疮疡。二之气，阳气布，风乃行，春气以正，万物应荣，寒气时至，民乃和。其病淋，目瞑目赤，气郁于上而热。三之气，天政布，大火行，庶类蕃鲜⑫，寒气时至。民病气厥心痛，寒热更作，咳喘目赤。四之气，溽暑至⑬，大雨时行，寒热互至。民病寒热，嗌干黄瘅，鼽衄饮发。五之气，畏火临，暑反至，阳乃化，万物乃生乃长荣，民乃康，其病温。终之气，燥令行，余火内格⑭，肿于上，

---

① 其运凉劲：金运与阳明燥金之气在泉相合，故曰凉劲。

② 下清：明·张介宾："二便清泄，及下体清冷。"

③ 寒下：明·张介宾："中寒下利，腹足清冷。"

④ 寒交暑：清·张志聪："岁前之终气，乃少阳相火，今岁之初气，乃太阳寒水，故为寒交暑。"

⑤ 热加燥：清·张志聪："君火在上，燥金在下，故曰热加燥。"

⑥ 云驰雨府……时雨乃降：清·张琦："上热下燥，无湿化流行之理，'云驰雨府，湿化乃行，时雨乃降'十二字必误衍也。"可参。

⑦ 其政明，其令切：谓少阴君火司天，火性光明。阳明燥金在泉，金性急切，故此年上半年候偏热，下半年气候偏于寒凉。

⑧ 眦疡：眼角溃疡。

⑨ 寒厥入胃：指寒邪入于胃，致使胃气不降，脾气不升，气机升降悖逆。厥，气逆。

⑩ 暑：原作"燥"，据《新校正》改。

⑪ 关节禁固：指关节因寒所伤而屈伸不利。

⑫ 庶类蕃鲜：万物蕃盛美丽。

⑬ 溽暑至：四之气为太阴湿土当令，所以湿热之气降临。

⑭ 余火内格：火热之余邪未尽，郁滞在内，不得发泄。清·张志聪："终气乃阳明燥金司令，故燥令行，气交之余热内格而为咳喘血溢诸证。"

咳喘，甚则血溢。寒气数举，则霜雾翳，病生皮腠，内舍于胁，下连少腹而作寒中，地将易也。气终则迁，何可长也？

必抑其运气，资其岁胜，折其郁发，先取化源，先于年前十二月，迎而取之。无使暴过而生其病也。食岁谷以全真气，食间谷以辟虚邪。岁宜咸以耎之，而调其上。甚则以苦发之，以酸收之，而安其下。甚则以苦泄之。适气同异而多少之，同天气者以寒清化，同地气者以温热化。太角、太徵同天气，宜以寒清治之。太宫、太商、太羽岁同地气，宜以温热治之。化，治也。用热远热，用凉远凉，用温远温，用寒远寒，食宜同法。有假则反，此其道也，反是者病作矣。

帝曰：善。厥阴之政奈何？

岐伯曰：巳亥之纪也。

厥阴　少角　少阳　清热胜复同，同正角①。　新校正云：按《五常政大论》云：'委和之纪，上角与正角同。'丁巳天符　丁亥天符　其运风清热。

少角初正　太徵　少宫　太商　少羽终

厥阴　少徵　少阳　寒雨胜复同。

癸巳同岁会　癸亥同岁会　其运热寒雨。

少徵　太宫　少商　太羽终　太角初

厥阴　少宫　少阳　风清胜复同，同正角②。　新校正云：按《五常政大论》云：'卑监之纪，上角与正角同。'

己巳　己亥　其运雨风清。

少宫　太商　少羽终　少角初　太徵

厥阴　少商　少阳　热寒胜复同，同正角③。　新校正云：按：《五常政大论》云：'从革之纪，上角与正角同。'

乙巳　乙亥　其运凉热寒。

少商　太羽终　太角初　少徵　太宫

厥阴　少羽　少阳　雨风胜复同。

辛巳　辛亥　其运寒雨风。

少羽终　少角初　太徵　少宫　太商

凡此厥阴司天之政，气化运行后天，诸同正岁④，气化运行同天⑤，太过岁运化气行先天时，不及岁化生成后天时，同正岁化生成与天二十四气迟速同，无先后也。　新校正云：详此注云同正岁与二十四气，疑非。恐是与大寒日交司、气候同。天气扰，地气正⑥，风生高远⑦，炎热从之，云趋雨府，湿化乃行，风火同德，上应岁星荧惑。其政挠，其令速，其谷苍丹，间谷言太者，其耗文角品羽。风燥火热，胜复更作，蛰虫来见，流水不冰，热病行于下，风病行于上，风燥胜复形于中。

初之气，寒始肃，杀气方至，民病

---

① 同正角：木运不及，得司天厥阴之助，而成为平气（正角）。明·张介宾："本年木运不及，得司天厥阴之助，所谓委和之纪，上角与正角同也。"

② 同正角：土运不及，司天厥阴之气专政，所以该年的运气，相当于木之平气（正角）。明·张介宾："本年土运不及，风木司天胜之，则木兼土化，所谓卑监之纪，上角与正角同也。"

③ 同正角：金运不及，司天厥阴之气反胜，所以该年的运气，相当于木之平气（正角）。明·张介宾："本年金运不及，而厥阴司天，木无所制，则木得其政，所谓从革之纪，上角与正角同。"

④ 正岁：平气之年。本篇下文曰："运非有余非不足，是谓正岁，其主当其时也。"

⑤ 同天：时令与天气相应。清·高世栻："诸同正岁，气化运行，同于天时，不先后也。"

⑥ 天气扰，地气正：清·高世栻："厥阴司天，故天气扰。扰，风动也，少阳在泉，故地气正。正，阳和也"

⑦ 风生高远：为厥阴风木司天之互词。明·张介宾："木在上，故风生高远。火在下，故炎热从之。"

寒于右之下①。二之气，寒不去，华雪水冰，杀气施化，霜乃降，名草上焦，寒雨数至，阳复化，民病热于中。三之气，天政布，风乃时举，民病泣出耳鸣掉眩。四之气，溽暑湿热相薄，争于左之上，民病黄瘅而为胕肿。五之气，燥湿更胜，沉阴乃布，寒气及体，风雨乃行。终之气，畏火②司令，阳乃大化，蛰虫出见，流水不冰，地气大发，草乃生，人乃舒，其病温厉。

必折其郁气，资其化源，化源，四月也，迎而取之。赞其运气，无使邪胜。岁宜以辛调上，以咸调下，畏火之气，无妄犯之。

新校正云：详此运何以不言适气同异少多之制者，盖厥阴之政与少阳之政同，六气分政，惟厥阴与少阳之政，上下无克罚之异，治化惟一，故不再言同风热者多寒化，异风热者少寒化也。用温远温，用热远热，用凉远凉，用寒远寒，食宜同法。有假反常，此之道也，反是者病。

帝曰：善。夫子之言可谓悉矣，然何以明其应乎？

岐伯曰：昭乎哉问也！夫六气者，行有次，止有位③，故常以正月朔日④平旦视之，覩其位而知其所在矣。阴之所在，天应以云。阳之所在，天应以清净。自然分布，象见不差。运有余，其至先；运不及，其至后，先后，皆寅时之先后也。先则丑后，后则卯初。此天之道，气之常也。天道昭然，当期必应，见无差失，是气之常。运非有余非不足，是谓正岁⑤，其至当其时也。当时，谓当寅之正也。

帝曰：胜复之气，其常在也，灾眚时至，候也奈何？

岐伯曰：非气化⑥者，是谓灾也。十二变备矣。

帝曰：天地之数⑦，终始奈何？

岐伯曰：悉乎哉问也！是明道也。数之始，起于上而终于下⑧，岁半⑨之前，天气主之；岁半之后，地气主之。岁半，谓立秋之日也。 新校正云：详初气交司在前岁大寒日，岁半当在立秋前一气十五日，不得云立秋日也。上下交互，气交主之，岁纪毕矣。交互，互体也。上体下体之中，有二互体也。故曰：位明气月⑩可知乎，所谓气也。大凡一气，主六十日而有奇，以立位数之位，同一气则月之节气中气⑪可知也。故言天地气者以上下体，言胜复者以气交，言横运者以上下互，皆以节气准之，候之灾眚，变复可期矣。

帝曰：余司其事，则而行之，不合其数何也？

---

① 民病寒于右之下：清·张志聪："初之气乃阳明清金司令，故寒始肃，而杀气方至，民病寒于右之下，谓阳明之间气，在泉少阳之右也。"明·张介宾："金位西方，金王则伤肝，故寒于右之下。"二说各有所据，似以前说为允。

② 畏火：指少阳相火。

③ 行有次，止有位：指六气的运行主时各有一定的次序和方位。

④ 正月朔日：农历正月初一。

⑤ 正岁：明·张介宾："正岁者，和平之岁，时至气亦至也。"

⑥ 气化：明·张介宾："当其位则为正化，非其位则为邪化，邪则为灾。"

⑦ 天地之数：明·张介宾："司天在泉，各有所主之数。"清·高世栻："天地之数，六十岁为一周，终而复始，无有穷尽，帝故问之。"

⑧ 起于上而终于下：明·张介宾："司天在前，在泉在后，司天主上，在泉主下，故起于上而终于下。"

⑨ 岁半：大寒节至小暑为岁半以前，大暑至小寒为岁半以后。

⑩ 位明气月：即是要明确六气所在的方位与相应的节气月份。明·张介宾："上下左右之位既明，则气之有六，月之有十二，其终始移易之数，皆可知矣。" 气月，时令气候及每气所在的月份。

⑪ 月之节气、中气：一年24节气，每月约均2个节气，分布于上半月者名为"节气"，分布于下半月者名为"中气"。

岐伯曰：气用①有多少，化治②有盛衰，衰盛多少，同其化也。

帝曰：愿闻同化何如？

岐伯曰：风温春化同，热曛昏火夏化同，胜与复同，燥清烟露秋化同，云雨昏暝埃长夏化同，寒气霜雪冰冬化同，此天地五运六气之化，更用盛衰之常也。

帝曰：五运行同天化者③，命曰天符，余知之矣。愿闻同地化④者何谓也？

岐伯曰：太过而同天化者三，不及而同天化者亦三，太过而同地化者三，不及而同地化者亦三，此凡二十四岁也。六十年中，同天地之化者，凡二十四岁，余悉随己多少。

帝曰：愿闻其所谓也。

岐伯曰：甲辰甲戌太宫下加太阴，壬寅壬申太角下加厥阴，庚子庚午太商下加阳明，如是者三。癸巳癸亥少徵下加少阳，辛丑辛未少羽下加太阳，癸卯癸酉少徵下加少阴，如是者三。戊子戊午太徵上临少阴，戊寅戊申太徵上临少阳，丙辰丙戌太羽上临太阳，如是者三。丁巳丁亥少角上临厥阴，乙卯乙酉少商上临阳明，己丑己未少宫上临太阴，如是者三。除此二十四岁，则不加不

临也⑤。

帝曰：加者何谓？

岐伯曰：太过而加同天符，不及而加同岁会也。

帝曰：临者何谓？

岐伯曰：太过不及，皆曰天符，而变行有多少，病形有微甚，生死有早晏耳。

帝曰：夫子言用寒远寒，用热远热，余未知其然也，愿闻何谓远⑥？

岐伯曰：热无犯热，寒无犯寒，从者和，逆者病，不可不敬畏而远之，所谓时兴六位也⑦。四时气王之月，药及食衣寒热温凉同者，皆宜避之。差⑧四时同犯，则以水济水，以火助火，病必生也。

帝曰：温凉何如？温凉减于寒热，可轻犯之乎？

岐伯曰：司气⑨以热，用热无犯；司气以寒，用寒无犯；司气以凉，用凉无犯；司气以温，用温无犯，间气同其主⑩无犯，异其主则小犯之，是谓四畏⑪，必谨察之。

帝曰：善。其犯者何如？须犯者。

---

① 气用：六气的作用。
② 化治：六气与五运相合之化。
③ 同天化：岁运与司天之气相同，即称天符。
④ 同地化：岁运与在泉之气相同，即为岁会。
⑤ 下加、上临、不加不临：运与在泉同化谓之"下加"。运与司天之气同化谓之"上临"。岁运与司天、在泉都不相同，则为"不加不临"。
⑥ 远：避，避开。
⑦ 时兴六位：一年之中，六气分时而兴，每一位（步）主时六十日八十七刻半。时有六位之异，气有寒热温凉之变。
⑧ 差：四库本、守校本并作"若"。作"若"是。
⑨ 司气：明·张介宾："司气者，司天司地之气也。"
⑩ 间气同其主：明·张介宾："间气，左右四间之客气。主，主气也。同者，同热同寒，其气甚，故不可犯。"
⑪ 四畏：言用药时应当畏避寒热温凉四气。明·张介宾："四畏，寒热温凉也。"

岐伯曰：天气反时，则可依时①，反甚为病，则可依。及胜其主，则可犯②，夏寒甚，则可以热犯热。寒气不甚，则不可犯之。以平为期，而不可过，气平则止，过则病生，过而病生，与犯同也。是谓邪气反胜者。气动有胜是谓邪，客胜于主，不可不御也。六步之气，于六位中应寒反热，应热反寒，应温反凉，应凉反温，是谓六步之邪胜也。差⑥冬反温，差⑥夏反冷，差⑥秋反热，差⑥春反凉，是谓四时之邪胜也。胜则反其气以平之。故曰：无失天信③，无逆气宜④，无翼其胜，无赞其复⑤，是谓至治。天信，谓至时必定。翼赞，皆佐也。谨守天信，是谓至真妙理也。

帝曰：善。五运气行主岁之纪，其有常数⑥乎？

岐伯曰：臣请次之。

甲子　甲午岁

上少阴火，　中太宫土运，　下阳明金⑦，　热化二⑧，　新校正云：详对化从标成数，正化从本生数，甲子之年热化七，燥化九。甲午之年热化二，燥化四。雨化五⑨，　新校正云：按本论正文云：'太过不及，其数何始？太过者，其数成，不及者其数生，土常以生也。'甲年太宫，土运太过，故言雨化五。五，土数也。燥化四⑩，所谓正化日也⑪。正气化也。其化上咸寒⑫，中苦热，下酸热⑬，所谓药食宜也。　新校正云：按《玄珠》云：'下苦热。'又按《至真要大论》云：'热淫所胜，平以咸寒。燥淫于内，治以苦温。'此云下酸热，疑误也。

乙丑　乙未岁

上太阴土，　中少商金运，　下太阳水⑭，　热化寒化胜复同⑮，所谓邪气化日也⑯。灾七宫⑰。　新校正云：详七宫、西

① "天气反时"二句：明·张介宾："天气即客气，时即主气，客不合主，是谓反时，反者则可依时，以主气之循环有常，客气之显微无定，故姑从乎主也。"　时，原本作"则"，误，故改。
② 及胜其主：谓气太过而胜主气。　主，指主气。
③ 无失天信：天气应时而至，信而有征，故谓天信。明·张介宾："客主气运，至必应时，天之信也。不知时气，失天信也。"
④ 气宜：六气的宜忌。明·张介宾："寒热温凉，用之必当，气之宜也。"
⑤ 翼、赞：即帮助、资助。
⑥ 常数：常，即正常。数，指河图中的五行生成数。如：天一生水，地六成之；地二生火，天七成之；天三生木，地八成之；地四生金，天九成之；天五生土，地十成之。
⑦ 上少阴火，中太阴土运，下阳明金：指甲子、甲午年，上半年为少阴君火司天，气候偏热；中运为土运太过；全年气候偏湿；下半年为阳明燥金在泉，气候干燥而寒凉。
⑧ 热化二：子午之年，少阴君火司天，二是火的生数，火气为热，故曰热化二。
⑨ 雨化五：甲午土运太过，雨为湿土之气所成，五为土的生数，故雨化五。
⑩ 燥化四：子午之年，少阴君火司天，阳明燥金在泉，燥为金气，四是金的生数，故曰燥化四。
⑪ 正化日：明·张介宾："正化即正气所化。度即日也，日即度也，指气令用事之时候也。"
⑫ 其化：此处指气化病的治法宜用的药食性味。
⑬ 上咸寒，中苦热，下酸热：指上半年少阴君火司天，气候偏于火热，故药食均宜选用味咸性寒之品；中属土运太过，故药食物宜选用味苦性热之品；下半年为阳明燥金在泉，气候偏于干燥而寒凉，故药食宜选用味酸性热之品。以下各年均仿此。
⑭ 上太阴土，中少商金运，下太阳水：谓乙丑、乙未年，上半年为太阴湿土司天，气候偏湿；中运之气为金运不及；下半年为太阳寒水在泉，气候寒冷。
⑮ 热化寒化胜复同：金运不及，则火气胜而热化，有胜必有复，热气胜金，所以有水气来复之寒化。　同，指乙丑、乙未二年金运不及，都有胜复之气的发生。
⑯ 邪气化：非本身正气所化。皆谓邪化。
⑰ 灾七宫：指邪害发生于正西方。　灾，邪气损害。七宫，在西方兑位。有关九宫方位，详见《灵枢·九宫八风》。下仿此。

室兑位，天柱司也。灾之方，以运之当方言。**湿化五，** 新校正云：详太阴正司于未，对司于丑，其化皆五，以生数也。不以成数者，土王四季，不得正方，又天有九宫，不可至十。**清化四，** 新校正云：按本论下文云：不及者，其数生。乙年少商，金运不及，故言清化四。四，金生数也。**寒化六，** 新校正云：详乙丑寒化六，乙未寒化一。所谓正化日也。其化上苦热，中酸和，下甘热，所谓药食宜也。 新校正云：按《玄珠》云：上酸平，下甘温。又按《至真要大论》云：'湿淫所胜，平以苦热。寒淫于内，治以甘热。'

丙寅 **丙申岁** 新校正云：详丙申之岁，申金生水，水化之令转盛，司天相火为病减半。

上少阳相火， 中太羽水运， 下厥阴木①， **火化二，** 新校正云；详丙寅火化二，丙申火化七。**寒化六，风化三，** 新校正云：详丙寅风化八，丙申风化三。所谓正化日也。其化上咸寒，中咸温，下辛温，所谓药食宜也。 新校正云：按《玄珠》云：'下辛凉。'又按《至真要大论》云：'火淫所胜，平以咸冷。风淫于内，治以辛凉。'

丁卯岁会 **丁酉岁** 新校正云：详丁年正月，壬寅为天德符，便为平气，胜复不至，运同正角，金不胜木，木亦不灾土。又丁卯年，得卯木佐之，即上阳明不能灾之。

上阳明金， 中少角木运， 下少阴火， 清化热化胜复同，所谓邪气化日也。灾三宫。 新校正云：详三宫，东室震位，天冲司。**燥化九，** 新校正云：详丁卯，燥化九。丁酉，燥化四。**风化三，热化七，** 新校正云：详丁卯，热化二。丁酉，热化七。所谓正化日也。其化上苦小温，中辛和，下咸寒，

所谓药食宜也。 新校正云：按《至真要大论》云：'燥淫所胜，平以苦温。热淫于内，治以咸寒。'又《玄珠》云：'上苦热也。'

戊辰 **戊戌岁**

上太阳水， 中太徵火运， 新校正云：详此上见太阳，火化减半。 下太阴土②，**寒化六，** 新校正云：详戊辰，寒化六。戊戌，寒化一。**热化七，湿化五，** 所谓正化日也。其化上苦温，中甘和，下甘温，所谓药食宜也。 新校正云：按《至真要大论》云：'寒淫所胜，平以辛热。湿淫于内，治以苦热。'又《玄珠》云：'上甘温，下酸平'。

己巳 **己亥岁**

上厥阴木，中少宫土运， 新校正云：详至九月甲戌月，己得甲戌，方还正宫。下少阳相火， 风化清化胜复同，所谓邪气化日也。灾五宫。 新校正云：按《五常政大论》云：'其眚四维。'又按《天元玉册》云：'中室天禽司，非维宫，同正宫寄位二宫坤位。'**风化三，** 新校正云：详己巳风化八，己亥风化三。**湿化五，火化七，** 新校正云：详己巳热化七，己亥热化二。所谓正化日也。其化上辛凉，中甘和，下咸寒，所谓药食宜也。 新校正云：按《至真要大论》云：'风淫所胜，平以辛凉。火淫于内，治以咸冷。'

庚午同天符 **庚子岁同天符**

上少阴火， 中太商金运， 新校正云：详庚午年金令减半，以上见少阴君火，年午亦为火故也。庚子年，子是水，金气相得，与庚午年又异。

下阳明金③ **热化七，** 新校正云：详庚午年热化二，燥化四。庚子年，热化七，燥化九。清

---

① 上少阳相火，中太羽水运，下厥阴木：谓丙寅、丙申年，上半年为少阳相火暑气司天，气候偏热；中运之气为水运太过；下半年为厥阴风木在泉而多风，气候也可能偏温。

② 上太阳水，中太徵火运，下太阴土：谓戊辰、戊戌年，上半年太阳寒水司天，气候偏寒；中运之气为火运太过，全年气候可能偏高；下半年为太阴湿土在泉，气候偏湿。

③ 上少阴火，中太商金运，下阳明金：谓庚午、庚子年，上半年少阴君火司天，气候偏热；中运之气为金运太过，全年少雨而干燥；下半年为阳明燥金在泉，气候干燥少雨。

化九，燥化九，所谓正化日也。其化上咸寒，中辛温，下酸温，所谓药食宜也。

新校正云：按《玄珠》云：'下苦热。'又按《至真要大论》云：'燥淫于内，治以苦热。'

辛未同岁会　辛丑岁同岁会

上太阴土，　中少羽水运，　新校正云：详此至七月丙申月，水还正羽。　下太阳水①，　雨化风化胜复同，所谓邪气化日也。灾一宫。　新校正云：详一宫，北室坎位，天玄司。雨化五，寒化一②，　新校正云：详此以运与在泉俱水，故只言寒化一。寒化一者，少羽之化气也。若太阳在泉之化，则辛未寒化一，辛丑寒化六。所谓正化日也。其化上苦热，中苦和，下苦热，所谓药食宜也。　新校正云：按《玄珠》云：'上酸和，下甘温。'又按《至真要大论》云：'湿淫所胜，平以苦热。寒淫于内，治以甘热。'

壬申同天符　壬寅岁同天符

上少阳相火，　中太角木运，　下厥阴木③，　火化二。新校正云：详壬申热化七，壬寅热化二。风化八，　新校正云：详此以运与在泉俱木，故只言风化八。风化八，乃太角之运化也。若厥阴在泉之化，则壬申风化三，壬寅风化八。所谓正化日也。其化上咸寒，中酸和，下辛凉，所谓药食宜也。

癸酉同岁会　癸卯岁同岁会

上阳明金，　中少徵火运，　新校正

云：详此五月遇戊午月，火还正徵。　下少阴火④，　寒化雨化胜复同，所谓邪气化日也。灾九宫。　新校正云：详九宫，离位南室，天英司也。燥化九，　新校正云：详癸酉燥化四，癸卯燥化九。热化二，　新校正云：详此以运与在泉俱火，故只言热化二。热化二者，少徵之运化也。若少阴在泉之化，癸酉热化七，癸卯热化二。所谓正化日也。其化上苦小温，中咸温，下咸寒，所谓药食宜也。　新校正云：按《玄珠》云：'上苦热。'

甲戌 岁会 同天符　甲辰岁 岁会 同天符

上太阳水，　中太宫土运，　下太阴土⑤。寒化六，　新校正云：详甲戌寒化一，甲辰寒化六。湿化五，　新校正云：详此以运与在泉俱土，故只言湿化五。正化日也。其化上苦热，中苦温，下苦温，药食宜也。　新校正云：按《玄珠》云：'上甘温，下酸平。'又按《至真要大论》云：'寒淫所胜，平以辛热。湿淫于内，治以苦热。'

乙亥　乙巳岁

上厥阴木，中少商金运，　新校正云：详乙亥年三月得庚辰月，早见干德符，即气还正商，火未得王而先平，火不胜则水不复，又亥是水得力年，故火不胜。乙巳岁火来小胜，巳为火，佐于胜也。即于二月中气君火时化日，火来行胜，不待水复，遇三月庚辰月，乙见庚而气自全，金还正商。下少阳

---

① 上太阴土，中少羽水运，下太阳水：谓辛丑、辛未年，上半年为太阴湿土司天，气候偏湿；中运之气为水运不及；下半年为太阳寒水在泉，气候偏寒冷。

② 寒化一：《新校正》："详此以运与在泉俱水，故只言寒化一。寒化一者，少羽之化气。"寒属水，一为水之生数，本年的中运与在泉均属水。故"寒化一"是中运寒化一，在泉亦寒化一。　以下凡属岁会的年份仿此。

③ 上少阳相火，中太角木运，下厥阴木：谓壬申、壬寅年，上半年为少阳相火司天，气候偏于火热；中运之气为木运太过；下半年为厥阴风木在泉。此二年太过的中运之气与在泉之气的五行属性相符合，故曰"同天符"。

④ 上阳明金，中少徵火运，下少阴火：谓癸酉、癸卯年，上半年阳明燥金司天，气候偏于燥；中运之气为火运不及，全年气温可能偏低；下半年为少阴君火在泉，气候偏高。此二年不及的中运之气与在泉之气相符合，故为同岁会。

⑤ 上太阳水，中太宫土运，下太阴土：谓甲辰、甲戌年，上半年为太阳寒水司天，气候偏寒；中运之气为土运太过，全年多湿，下半年为太阴湿土在泉，气候偏湿。此二年为太过的土运与在泉之气相符合，又恰逢辰戌土位，故为"同天符"之年，又是"岁会"之年。

相火①，热化寒化胜复同，邪气化日也。灾七宫。风化八，　新校正云：详乙亥风化三，乙巳风化八。清化四，火化二，　新校正云：详乙亥热化二，乙巳热化七。正化度也。度，谓日也。其化上辛凉，中酸和，下咸寒，药食宜也。

丙子岁会　丙午岁

上少阴火，　中太羽水运，　下阳明金②，　热化二，　新校正云：详丙子岁热化七，金之灾得其半，以运水太过，胜于天令，天令减半。丙午热化二，午为火，少阴君火司天，运虽水，一水不能胜二火，故异于丙子岁。寒化六，清化四，　新校正云：详丙子燥化九，丙午燥化四。正化度也。其化上咸寒，中咸热，下酸温，药食宜也。　新校正云：按《玄珠》云：'下苦热。'又按《至真要大论》云：'燥淫于内，治以酸温。'

丁丑　丁未岁

上太阴土，　新校正云：详此木运平气上刑，天令减半。中少角木运，　新校正云：详丁年正月壬寅为干德符，为正角。下太阳水③，　清化热化胜复同，邪气化度也。灾三宫。雨化五，风化三，寒化一，　新校正云：详丁丑寒化六，丁未寒化一。正化度也。其化上苦

温，中辛温，下甘热，药食宜也。　新校正云：按《玄珠》云：'上酸平，下甘温。'又按《至真要大论》云：'湿淫所胜，平以苦热。寒淫于内，治以甘热。'

戊寅　戊申岁天符　新校正云：详戊申年与戊寅年小异，申为金，佐于肺，肺受火刑，其气稍实，民病得半。

上少阳相火，　中太徵火运，　下厥阴木④，　火化七，　新校正云：详天符，司天与运合，故只言火化七。火化七者，太徵之运气也。若少阳司天之气，则戊寅火化二，戊申火化七。风化三，　新校正云：详戊寅风化八，戊申风化三。正化度也。其化上咸寒，中甘和⑤，下辛凉，药食宜也。

己卯　新校正云：详己卯金与运土相得，子临父位，为逆。己酉岁

上阳明金，　中少宫土运，　新校正云：详复罢，土气未正，后九月甲戌月土还正宫。己酉之年，木胜火微。　下少阴火⑥，　风化清化胜复同，邪气化度也。灾五宫。清化九，　新校正云：详己卯燥化九，己酉燥化四。雨化五，热化七，　新校正云：详己卯热化二，己

① 上厥阴木，中少商金运，下少阳相火：谓乙亥、乙巳年，上半年为厥阴风木司天，气候温和而多风；中运之气为金运不及；下半年为少阳相火在泉，故气候反温热。
② 上少阴火，中太羽水运，下阳明金：谓丙子、丙午年，上半年为少阴君火司天，气候偏热；中运之气为水运太过，全年平均气温可能偏低；下半年为阳明燥金在泉，气候干燥而寒冷。故上半年用药要偏咸寒，中属水运太过而药食适宜味咸性热，下半年要用味酸性温之品。
③ 上太阴土，中少角木运，下太阳水：谓丁丑、丁未年，上半年为太阴湿土司天，气候多雨而湿；中运之气为木运不及；下半年为太阳寒水在泉，气候严寒。故此年上半年宜用味苦性湿之药食；中运属木运不及，故当选用味辛性温之品；下半年则宜用味甘性热之品。
④ 上少阳相火，中太徵火运，下厥阴木：谓戊寅、戊申年，上半年为少阳相火司天，气候暑热；中运之气为火运太过，全年平均气温偏高；下半年为厥阴风木在泉，多风而气候反温。故此二年，上半年的药食宜选用味咸性寒之品；中属火运太过，当选味甘之品；下半年的药食宜用味辛性凉之品。
⑤ 中甘和：甘为中央之味，能和诸味，甘性平和，并称甘和。故此"中甘和"之义尤长，颇耐品评。其言外之意，谓药食之宜，当本中和之气之味而权变圆机，不得仅以"中太徵火运"而拘泥于"苦寒"。《礼记·礼器》"甘受和"注曰："甘于五味属土，土无专气，而四时皆王，故惟甘味能受诸味之和。"又《淮南子·原道》："甘者，中央也。"高注："味者，甘立而五味亭矣。"
⑥ 上阳明金，中少宫土运，下少阴火：谓己卯、己酉年，上半年为阳明燥金司天，气候偏于干燥；中运之气为土运不及，全年雨水偏少；下半年为少阴君火在泉，气候反温热。故此二年的药食选用，上半年宜用味苦微温之品，中属土运不及，宜用味甘之品，下半年宜用味咸性寒之品。

酉热化七。正化度也。其化上苦小温，中甘和，下咸寒，药食宜也。

庚辰　庚戌岁

上太阳水，　中太商金运，　下太阴土①，　寒化一，　新校正云：详庚辰寒化六，庚戌寒化一。清化九，雨化五，正化度也。其化上苦热，中辛温，下甘热，药食宜也。　新校正云：按《玄珠》云：'上甘温，下酸平。'又按《至真要大论》云：'寒淫所胜，平以辛热。湿淫于内，治以苦热。'

辛巳　辛亥岁

上厥阴木，　中少羽水运，　新校正云：详辛巳年木复土罢，至七月丙申月，水还正羽。辛亥年为水平气，以亥为水，相佐为正羽，与辛巳年小异。　下少阳相火②，　雨化风化胜复同，邪气化度也。灾一宫。风化三，　新校正云：详辛巳风化八，辛亥风化三。寒化一，火化七，　新校正云：详辛巳热化七，辛亥热化二。正化度也。其化上辛凉，中苦和，下咸寒，药食宜也。

壬午　壬子岁

上少阴火，　中太角木运，　下阳明金③，　热化二，　新校正云：详壬午热化二，壬子热化七。风化八，清化四，　新校正云：详壬午燥化四，壬子燥化九，正化度也。其化上咸寒，中酸凉，下酸温，药食宜也。

新校正云：按《玄珠》云：'下苦热'。又按《至真要大论》云：'燥淫于内，治以苦热。'

癸未　癸丑岁

上太阴土，中少徵火运，　新校正云：详癸未、癸丑，左右二火为间相佐，又五月戊午干德符，癸见戊而气全，水未行胜，为正徵。　下太阳水④，　寒化雨化胜复同⑤，邪气化度也。灾九宫。雨化五，火化二，寒化一，　新校正云：详癸未寒化一，癸丑寒化六。正化度也。其化上苦温，中咸温，下甘热，药食宜也。　新校正云：按《玄珠》云：'上酸和，下甘温。'又按《至真要大论》云：'湿淫所胜，平以苦热。寒淫于内，治以甘热。'

甲申　甲寅岁

上少阳相火，　中太宫土运，　新校正云：详甲寅之岁，小异于甲申，以寅木可刑土气之平也。　下厥阴木⑥，　火化二，　新校正云：详甲申火化七，甲寅火化二。雨化五，风化八，　新校正云：详甲申风化三，甲寅风化八。正化度也。其化

① 上太阳水，中太商金运，下太阴土：谓庚辰、庚戌年，上半年为太阳寒水司天，气候偏寒；中运之气为金运太过，气候干燥；下半年为太阴湿土在泉，气温偏湿。故此二年对药食的选用，上半年宜用味苦性热之品，中属金运太过，宜用味辛性温之品，下半年宜用味甘性热之药食。

② 上厥阴木，中少羽水运，下少阳相火：谓辛巳、辛亥年，上半年为厥阴风木司天，气候多风而偏温；中运之气为水运不及，下半年为少阳相火在泉。故此二年对药食的选用，上半年宜用味辛性凉之品，中属水运不及，故宜味苦之药以和之，下半年宜用味咸性寒之药食。

③ 上少阴火，中太角木运，下阳明金：谓壬午、壬子年，上半年为少阴君火司天，气温偏热；中运之气为木运太过；下半年为阳明燥金在泉，气候偏寒凉而干燥。此二年对药食的选用，上半年要偏于味咸而性寒之品，中属木运太过，故当选味酸性凉之品，下半年要选味酸性温之药食。

④ 上太阴土，中少徵火运，下太阳水：谓癸未、癸丑二年，上半年为太阴湿土司天，气候偏湿；中运之气为火运不及，全年气湿偏低；下半年为太阳寒水在泉，气候寒冷。故此二年对药食的选择，上半年所选药食要偏于味苦性温；中属火运不及，要选味咸性温之品，下半年则选味甘性热之品。

⑤ 寒化雨化胜复同：火运不及三年，太阳寒水之气偏盛多寒，此寒为胜气。又遇太阴湿土司天而多雨，湿土为火之子，子复母仇而为复气，故谓"寒化，雨化胜复同"。

⑥ 上少阳相火，中太宫土运，下厥阴风木：谓甲申、甲寅二年，上半年为少阳相火司天，气温偏高，中运之气为土运太过，全年平均湿度偏大。下半年为厥阴风木在泉，气候多风而偏温。故此两年对药食的选择，上半年宜用味咸性寒之品；中属土运太过，当用咸味和之；下半年宜用味辛性凉之品。

上咸寒，中咸和，下辛凉，药食宜也。

乙酉太一天符 乙卯岁天符

上阳明金， 中少商金运， 新校正
云：按乙酉为正商，以酉金相佐，故得平气。乙卯之
年，二之气君火分中，火来行胜，水未行复，其气以
平。以三月庚辰，乙得庚合，金运正商，其气乃平。
下少阴火①， 热化寒化胜复同②。邪气
化度也。灾七宫。燥化四， 新校正云：详
乙酉燥化四，乙卯燥化九。清化四，热化二，
新校正云：详乙酉热化七，乙卯热化二。正化度
也。其化上苦小温，中苦和，下咸寒，
药食宜也。

丙戌天符 丙辰岁天符

上太阳水，中太羽水运，下太阴
土③，寒化六， 新校正云：详此以运与司天俱
水运，故只言寒化六。寒化六者，太羽之运化也。若
太阳司天之化，则丙戌寒化一，丙辰寒化六。雨化
五，正化度也。其化上苦热，中咸温，
下甘热，药食宜也。 新校正云：按《玄珠》
云：'上甘温，下酸平'。又按《至真要大论》云：

'寒淫所胜，平以辛热。湿淫于内，治以苦热'。

丁亥天符 丁巳岁天符

上厥阴木，中少角木运， 新校正
云：详丁年正月壬寅，丁得壬合，为干德符，为正角平气。
下少阳相火④， 清化热化胜复同⑤，
邪气化度也。灾三宫。风化三， 新校正
云：详此运与司天俱木，故只言风化三。风化三者，
少角之运化也。若厥阴司天之化，则丁亥风化三，丁
巳风化八。火化七， 新校正云：详丁亥热化二，
丁巳热化七。正化度也。其化上辛凉，中辛
和，下咸寒，药食宜也。

戊子天符 戊午岁太一天符

上少阴火，中太徵火运，下阳明
金⑥， 热化七， 新校正云：详此运与司天俱
火，故只言热化七。热化七者，太徵之运化也。若少
阴司天之化，则戊子热化七，戊午热化二。清化
九， 新校正云：详戊子清化九，戊午清化四。正
化度也。其化上咸寒，中甘寒，下酸温，
药食宜也。 新校正云：按《玄珠》云：'下苦

① 上阳明金，中少商金运，下少阴火：谓乙酉、乙卯二年，上半年为阳明燥金司天，气候偏于干燥；中运之气
为金运不及；下半年为少阴君火在泉，气候偏热。故此二年对药食的选择，上半年宜用味苦微温之品，中属
金运不及，当用苦味之品以和之；下半年宜用味咸偏寒之药食。乙酉之年，金运与司天燥金之气属性相符，
又恰在西方西金之位，故为"太一天符"之年。乙卯年则是岁运与燥金司天之气的属性相符，故为"天符"
之年。
② 热化寒化胜复同：金运不及之年，在泉的火热之气乘袭而为胜气；金生水，寒水之气为子复母仇而为复气，
故曰"热化寒化胜复同"。
③ 上太阳水，中太羽水运，下太阴土：谓丙戌、丙辰二年，上半年为太阳寒水司天，气候偏寒；中运之气为水
运太过，全年平均气温偏低；下半年为太阴湿土在泉，气候偏湿。故此二年对药食的选择，上半年要偏于味
苦性热之品，中属水运太过，宜味咸性温之品；下半年当用味甘性热之药食。此二年均见中运水与司天之寒
水属性一致，故为"天符"之年。
④ 上厥阴木，中少角木运，下少阳相火：谓丁亥、丁巳二年，上半年为厥阴风木司天，气候多风而偏于温和；
中运之气为木运不及；下半年为少阳相火在泉，气候偏热。故此二年对药食性味的选择，上半年时多偏辛而
性凉，中属木运不及；用味辛之品以和之；下半年偏于味咸性寒之品。此二年中见木运与风木司天之气的属
性相符，故均为"天符"年。
⑤ 清化热化胜复同：木运不及，金气来胜为"清化"。同时又招致逢木之子气火热来复，故为"热化"。所以说
"清化热化胜复同"。
⑥ 上少阴火，中太徵火运，下阳明金：谓戊子、戊午年，上半年为少阴君火司天，气候偏热；中运之气火运太
过，全年气温可能偏高；下半年为阳明燥金在泉，气候干燥。故此二年对药食的选择，上半年要偏于味咸性
寒；中属土运，故当味甘性寒之品；下半年宜用味酸性温者。戊子之年，火运与司天火气相符，故为"天符"
年。戊午年，火运与司天火气相符，又恰与南方午火之位相符，故为"太一天符"年。

热。'又按《至真要大论》云：'燥淫于内，治以苦温。'

己丑太一天符　　己未岁太一天符

上太阴土，中少宫土运，　新校正云：详是岁木得初气而来胜，脾乃病久，土至危，金乃来复，至九月甲戌月，己得甲合，土还正宫。下太阳水①，风化清化胜复同②，邪气化度也。灾五宫，雨化五，　新校正云：详此运与司天俱土，故只言雨化五。寒化一，　新校正云：详己丑寒化六，己未寒化一。正化度也。其化上苦热，中甘和，下甘热，药食宜也。　新校正云：按《玄珠》云：'上酸平。'又按《至真要大论》云：'湿淫所胜，平以苦热。'

庚寅　　庚申岁

上少阳相火，　中太商金运，　新校正云：详庚寅岁为正商，得平气，以上见少阳相火，下克于金运，不能太过。庚申之岁，申金佐之，乃为太商。下厥阴木③，火化七，　新校正云：详庚寅热化二，庚申热化七。清化九，风化三，　新校正云：详庚寅风化八，庚申风化三。正化度也。其化上咸寒，中辛温，下辛凉，药食宜也。

辛卯　　辛酉岁

上阳明金，　中少羽水运，　新校正云：详此岁七月丙申，水还正羽。下少阴火④，雨化风化胜复同⑤，邪气化度也。灾一宫。清化九，　新校正云：详辛卯清化九，辛酉燥化四。寒化一，热化七，　新校正云：详辛卯热化二，辛酉热化七。正化度也。其化上苦小温，中苦和，下咸寒，药食宜也。

壬辰　　壬戌岁

上太阳水，中太角木运，下太阴土⑥，寒化六，　新校正云：详壬辰寒化六，壬戌寒化一。风化八，雨化五，正化度也。其化上苦温，中酸和，下甘温，药食宜也。　新校正云：按《玄珠》云：'上甘温，下酸平。'又按《至真要大论》云：'寒淫所胜，平以辛热。湿淫于内，治以苦热。'

癸巳同岁会　　癸亥同岁会

上厥阴木，中少徵火运，　新校正云：详癸巳正徵火气平，一谓巳为火，亦名岁会，二谓水未得化，三谓五月戊午月，癸得戊合，故得平气。癸亥之岁，亥为水，水得年力，便来行胜，至五月戊午，

---

①　上太阴土，中少宫土运，下太阳水：谓己丑、己未年，上半年为太阴湿土司天，气候偏湿；中运之气为土运不及；下半年为太阳寒水在泉，气候偏寒。故此二年对药食的选择，上半年当用味苦性热之品；中属土运不及，故宜用以甘味和之；下半年宜用味甘性热之品。此二年均是土运与司天湿土之气及丑未四隅土位的属性一致，故均为"太一天符"年。

②　风化清化胜复同：土运不及之年，木气来，胜而为风化。有风化，必然招致寒水之气的报复而成寒化，故谓"风化寒化胜复同"。

③　上少阳相火，中太商金运，下厥阴木：谓庚寅、庚申年，上半年为少阳相火司天，气候偏热；中运之气为金运太过，全年偏于干燥；下半年为厥阴风木在泉，气候多风而偏温。故此二年对药食的选择，上半年当用味苦微温之品；中属金运太过，当以苦味和之；下半年宜用味咸性寒之品。

④　上阳明金，中少羽水运，下少阴火：谓辛卯、辛酉年，上半年为阳明燥金司天，气候偏燥；中运之气为水运不及；下半年为少阴君火在泉，气候偏热。故此二年对药食的选择，上半年宜用味苦微温之品；中属水运不及，当用苦味药食以和之；下半年宜用味咸性寒之品。

⑤　雨化风化胜复同：水运不及之年，故有土气来胜之雨化。有雨化，必然招致水之子气木气来复而有风化，故曰"雨化风化胜复同"。

⑥　上太阳水，中太角木运，下太阴土：谓壬辰、壬戌年，上半年为太阳寒水司天，气候偏寒；中运之气为木运太过；下半年为太阴湿土在泉，气候偏湿。此二年对药食的选择，上半年宜用味苦性温之品；中属风运太过，宜选用味酸之品和之；下半年宜用味甘性温之药食。

火还正微，其气始平。下少阳相火①，寒化雨化胜复同②，邪气化度也。灾九宫。风化八，　新校正云：详癸巳风化八，癸亥风化三。火化二，　新校正云：详此运与在泉俱火，故只言火化二。火化二者，少徵火运之化也。若少阳在泉之化，则癸巳热化七，癸亥热化二。正化度也。其化上辛凉，中咸和，下咸寒，药食宜也。

凡此定期之纪③，胜复正化④，皆有常数，不可不察。故知其要者，一言而终，不知其要，流散无穷，此之谓也。

帝曰：善。五运之气，亦复岁乎⑤？复，报也。先有胜制，则后必复也。

岐伯曰：郁极乃发，待时而作也。待，谓五及差分位也。大温发于辰巳，大热发于申未，大凉发于戌亥，大寒发于丑寅。上件所胜临之，亦待间气而发，故曰待时也。　新校正云：详注及字疑作气。

帝曰：请问其所谓也？

岐伯曰：五常之气，太过不及，其发异也。岁太过其发早，岁不及其发晚。

帝曰：愿卒闻之。

岐伯曰：太过者暴，不及者徐，暴者为病甚，徐者为病持⑥。持，谓相持执也。

帝曰：太过不及，其数何如？

岐伯曰：太过者其数成，不及者其数生⑦，土常以生也⑧。数，谓五常化行之数也。水数一、火数二、木数三、金数四、土数五也。成数，谓水数六、火数七、木数八、金数九、土数五也。故曰：土常以生也。数生者，各取其生数多少以占，故政令德化胜复之休作日，及尺寸分毫，并以准之，此盖都明诸用者也。

帝曰：其发也何如？

岐伯曰：土郁之发，岩谷震惊，雷殷气交⑨，埃昏黄黑，化为白气，飘骤高深，郁，谓郁抑，天气之甚也。故虽天气，亦有涯也。分终则衰，故虽郁者怒发也。土化不行，炎亢无雨，木盛过极，故郁怒发焉。土性静定，至动也，雷雨大作，而木土相持之气乃休解也。《易》曰：'雷雨作，解。'此之谓也。土虽独怒，木尚制之，故但震惊于气交之中，而声尚不能高远也。故曰：雷殷气交。气交，谓土之上，尽山之高也。《诗》云：'殷其雷也。'所谓雷雨生于山中者，土即郁抑，天木制之，平川土薄，气干燥，故不能先发也；山原土厚，湿化丰深，土厚气深，故先怒发也。击石飞空，洪水乃从⑩，川流漫衍，田牧土驹⑪。疾气骤雨，岸落山化，大水横流，石迸势急，高山空谷，击石先飞，而洪水随至也。洪，大也。巨川衍溢，流漫平陆，漂荡瘥没于粢盛。大水去已，石土危然，若群驹散牧

---

① 上厥阴木，中少徵火运，下少阳相火：谓癸巳、癸亥年，上半年为厥阴风木司天，多风而气候偏于温和；中运之气为火运不及；下半年为少阳相火在泉，气候偏热。故此二年对药食的选择，上半年宜用味辛性凉之品；中属火运不及，故当用咸味和之；下半年宜用味咸性寒之药食。此二年均为不及之火运与在泉之少阳相火的属性相符，故为"同岁会"年。
② 寒化雨化胜复同：火运不及，故有水寒之气来胜而为"寒化"。有寒化必然招致火之子土气来复而为"雨化"。故曰"寒化雨化胜复同"。
③ 定期之纪：清·张志聪："谓天干始于甲，地支始于子，子甲相合，三岁而为一纪，六十岁而成一周。"
④ 胜复：复，报也。先有生制，则后必复也。
⑤ 复岁：明·张介宾："复，报复也。此问五运之气，亦如六气之胜复而岁见否。"
⑥ 持：明·张介宾："持者，进退缠绵，相持日久也。"
⑦ 其数成……其数生：数成、数生，分别指五行的生数和成数。太过取其成数，岁不及是为生数。故曰"太过者其数成，不及者其数生"。
⑧ 土常以生：土不用成数，唯用生数。明·张介宾："土气长生于四季，故常以生数，而不待于成也。"
⑨ 雷殷气交：明·张介宾："殷，盛也。气交者，升降之中，亦三气、四气之间。盖火湿合气，发而为雷，故盛于火湿之令。"
⑩ 击石飞空，洪水乃从：形容大雨骤降，山洪暴发，水流湍急，岩崩石走。
⑪ 田牧土驹：形容洪水退去之后，田野之间，土石巍然，有如群驹牧于田野。

于田野。凡言土者，沙石同也。**化气乃敷，善为时雨，始生始长，始化始成。**化，土化也。土被制，化气不敷，否极则泰，屈极则伸，处怫之时，化气因之，乃能敷布于庶类，以时而雨，滋泽草木而成也。善，谓应时。化气既少，长气已过，故万物始生始长，始化始成。言是四始者，明万物化成之晚也。**故民病心腹胀，肠鸣而为数后，甚则心痛胁膜，呕吐霍乱，饮发注下，胕肿身重。**脾热之生。**云奔雨府，霞拥朝阳，山泽埃昏，其乃发也，以其四气。**雨府，太阴之所在也。埃，白气似云而薄也。埃固有微甚，微者如纱縠①之腾，甚者如薄云雾也。甚者发近，微者发远。四气，谓夏至后三十一日起，尽至秋分日也。**云横天山，浮游生灭②，怫之先兆。**天际云横，山犹冠带，岩谷丛薄，乍灭乍生，有土之见，怫兆已彰，皆平明占之。浮游，以午前候望也。

金郁之发，天洁地明，风清气切，大凉乃举，草树浮烟③，燥气以行，霜雾数起，杀气来至，草木苍干，金乃有声。大凉，次寒也。举，用事也。浮烟，燥气也。杀气，霜氛。正杀气者，以丑时至，长者亦卯时辰时也。其气之来，色黄赤黑杂而至也。物不胜杀，故草木苍干。苍，薄青色也。**故民病咳逆，心胁满引少腹，善暴痛，不可反侧，嗌干面尘色恶。**金胜而木病也。**山泽焦枯，土凝霜卤，怫乃**

发也。**其气五。**夏火炎亢，时雨既愆，故山泽焦枯，土上凝白，咸卤状如霜也。五气，谓秋分后至立冬后十五日内也。**夜零白露④，林莽声凄，怫之兆也。**夜濡白露，晓听风凄。有是，乃为金发微也。

水郁之发，阳气乃辟⑤，阴气暴举，大寒乃至，川泽严凝，寒雾结为霜雪⑥，雾，音纷。寒雾，白气也。其状如雾而不流行，坠地如霜雪，得日晞也。**甚则黄黑昏翳，流行气交，乃为霜杀，水乃见祥。**黄黑，水浊恶气，水气也。祥，媛祥⑦，亦谓泉出平地。**故民病寒客心痛，腰脽痛，大关节不利，屈伸不便，善厥逆，痞坚腹满。**阴胜阳故。**阳光不治，空积沉阴，白埃昏暝，而乃发也，其气二火前后⑧。**阴精与水皆上承火，故其发也，在君相二火之前后，亦犹辰星迎随日也。**太虚深玄⑨，气犹麻散⑩，微见而隐，色黑微黄，怫之先兆也。**深玄，言高远而暗黑也。气似散麻，薄微可见之也。寅后卯时候之，夏月兼辰前之时，亦可候也。

木郁之发，太虚埃昏，云物以扰，大风乃至，屋发折木，木有变。屋发，谓发鸱吻⑪。折木，谓大树摧拔摺落，悬辛⑫中拉也。变，谓土生异木奇状也。**故民病胃脘当心而痛，上支**

① 縠（hú 音胡）：绉纱一类的丝织品。
② 浮游：通蜉蝣，昆虫名，寿命短，其生死与阴雨有关。明·张介宾："浮游，蜉蝣也。朝生暮死，其出以阴。此言大者为云横天山，小者为浮游生灭，皆湿化也。二者之见，则土郁将发，先非彰矣。" 又，明·吴昆："浮游，浮云游气也。"
③ 草树浮烟：草丛树木之上飘浮着白色的烟雾。
④ 夜零白露：即指夜间有露水降落。零，作"降"解。见《大戴·夏小正》传。
⑤ 辟：通"避"。《汉书·王行志》中之下注曰："辟，读曰避。"
⑥ 寒雾：寒冷的潮湿空气。明·张介宾："寒雾，寒气之如雾者。"
⑦ 媛祥：四库本作"妖祥"。谓吉凶也。
⑧ 二火前后：明·马莳："二月中气春分日交君火之二气，四月中气小满日交相火之三气，君火之后，相火之前，大约六十日之内，乃水郁之所发也。"
⑨ 深玄：言高远而黯黑的样子。
⑩ 麻散：明·张介宾："如麻散乱可见。"
⑪ 鸱吻：古代宫殿屋脊的正脊上之饰物。初作鸱尾之状，后来式样改变，折而向上似张口吞脊，因名为鸱吻。象征辟除火灾。
⑫ 辛：一本作"竿"，似是。

两胁，鬲咽不通，食饮不下，甚则耳鸣眩转，目不识人，善暴僵仆。筋骨强直而不用，卒倒而无所知也。太虚苍埃，天山一色，或气浊色，黄黑郁若①，横云不起，雨而乃发也，其气无常。气如尘如云，或黄黑郁然，犹在太虚之间而特异于常，乃其候也。长川草偃②，柔叶呈阴③，松吟高山，虎啸岩岫④，佛之先兆也。草偃，谓无风而自低。柔叶，谓白杨叶也。无风而叶皆背见，是谓呈阴。如是皆通微甚，甚者发速，微者发徐也。山行之候，则以松虎期之，原⑤行亦以麻黄为候，秋冬则以梧桐蝉叶候之。

火郁之发，太虚肿翳⑥，大明不彰，肿翳，谓赤气也。大明，日也。 新校正云：详经注中肿字疑误。炎火行，大暑至，山泽燔燎，材木流津，广厦腾烟，土浮霜卤，止水⑦乃减，蔓草焦黄，风行惑言⑧，湿化乃后。太阴太阳在上，寒湿流于太虚，心火应天，郁抑而莫能彰显，寒湿盛已，火乃与行，阳气火光，故曰泽燔燎，井水减少，妄作讹言，雨已愆期也。湿化乃后，谓阳亢主时，气不争长，故先旱而后雨也。故民病少气，疮疡痈肿，胁腹胸背、面首四支，䐜愤胪胀，疡痱，呕逆，瘛疭骨痛，节乃有动，注下温疟，腹中暴痛，血溢流注，精液乃少，目赤心热，甚则瞀闷懊愦，善暴死。火郁而怒，为土水相持，

客主皆然，悉无深犯，则无咎也。但热已胜寒，则为摧敌，而热从心起，是神气孤危，不速救之，天真将竭，故死。火之用速，故善暴死。刻终大温⑨，汗濡玄府，其乃发也，其气四。刻终，谓昼夜水刻之终尽时也。大温，次热也。玄府，汗空也。汗濡玄府，谓早行而身蒸热也。刻尽之时，阴盛于此，反无凉气，是阴不胜阳，热既已萌，故当怒发也。新校正云：详二火俱发四气者何？盖火有二位，为水发之所，又大热发于申未，故火郁之发，在四气也。动复则静，阳极反阴，湿令乃化乃成。火怒烁金，阳极过亢，畏火求救土中，土救热金，发为飘骤，继为时雨，气乃和平，故万物由是乃生长化成。壮极则反，盛亦何长也。华发水凝，山川冰雪，焰阳午泽⑩，佛之先兆也。谓君火王时，有寒至也，故岁君火发，亦待时也。有佛之应而后报也，皆观其极而乃发也，木发无时，水随火也。应为先兆，发必后至，故先有应而后发也。物不可以终壮，观其壮极，则佛气作焉，有郁则发，气之常也。谨候其时，病可与期，失时反岁，五气不行，生化收藏，政无恒也。人失其时，则候无期准也。

帝曰：水发而雹雪，土发而飘骤，木发而毁折，金发而清明，火发而曛昧，何气使然？

岐伯曰：气有多少⑪，发有微甚，微

---

① 若：郭校本作"语末助辞"。

② 长川草偃：野草被风吹而偃伏，犹如长长的流水。

③ 柔叶呈阴：形容植物叶子被大风吹得叶背反转。明·张介宾："呈阴，凡柔叶皆垂，因风翻动而见叶底也。"

④ 松吟山高，虎啸岩岫：形容高山岩岫之间的风声，有如松吟虎啸。明·张介宾："松吟，声在树间也。虎啸则风生，风从虎也。凡见此者，皆木郁将发之先兆也。"

⑤ 原：一本作"凉"似是。

⑥ 肿：明·张介宾："肿字误，当作曛。盖火郁而发，热化大行，故太虚曛翳昏昧，大明反不彰也。"可从。

⑦ 止水：谓不流动的水，如井水、池水等。

⑧ 风行惑言：热盛风行，气候多变，混乱不清，难以说明。

⑨ 刻终大温：明·张介宾："刻终者，百刻之终也。日之刻数，始于寅初，终于丑末，此阴极之时也，故一日之气，惟此最凉。刻终大温而汗濡玄府，他热可知矣。"刻终，丑时与寅时之交，相当于凌晨三时。大温，天气炎热。

⑩ 焰阳午泽：明·张介宾："午泽，南面之泽也。于华发之时而水凝冰雪，见火气之郁也。于南面之泽而焰阳气见，则火郁将发之先兆也。"

⑪ 气有多少：清·张志聪："五运之气有太过不及也。"

者当其气，甚者兼其下①，征其下气而见可知也②。六气之下，各有承气也。则如火位之下水气承之，水位之下土气承之，土位之下木气承之，木位之下金气承之，金位之下火气承之，君位之下阴清③承之。各征其下，则象可见矣。故发兼其下，则与本气殊异。

帝曰：善。五气之发，不当位者何也？言不当其正月也。

岐伯曰：命其差。谓差四时之正月位也。

新校正云：按《至真要大论》云：'胜复之作，动不当位，或后时而至，其故何也？

岐伯曰：夫气之生化，与其衰盛异也。寒暑温凉，盛衰之用，其在四维。故阳之动始于温，盛于暑；阴之动始于清，盛于寒。春夏秋冬，各差其分。故《大要》曰：彼春之暖，为夏之暑；彼秋之忿，为冬之怒。谨按四维，斥候皆归，其终可见，其始可知。'彼论胜复之不当位，此论五气之发不当位，所论胜复发之事则异，而命其差之义则同也。

帝曰：差有数乎？言日数也。

岐伯曰：后皆三十度而有奇也④。后，谓四时之后也。差三十日余八十七刻半，气犹来去而甚盛也。度，日也。四时之后今常⑤尔。 新校正云：详注云，八十七刻半，当作四十三刻又四十分刻之三十。

帝曰：气至而先后者何？谓未应至而至太早，应至而至反太迟之类也。正谓气至在期前后。

岐伯曰：运太过则其至先，运不及则其至后，此候之常也。

帝曰：当时而至者何也？

岐伯曰：非太过，非不及，则至当时，非是者眚也。当时，谓应日刻之期也。非应先后至而有先后至者，皆为灾。眚，灾也。

帝曰：善。气有非时而化者何也⑥？

岐伯曰：太过者，当其时，不及者归其己胜也⑦。冬雨、春凉、秋热、夏寒之类，皆为归己胜也。

帝曰：四时之气，至有早晏高下左右，其候何如？

岐伯曰：行有逆顺，至有迟速，故太过者化先天，不及者化后天。气有余故化先，气不足故化后。

帝曰：愿闻其行，何谓也？

岐伯曰：春气西行，夏气北行，秋气东行，冬气南行，观万物生长收藏如斯言。故春气始于下，秋气始于上，夏气始于中，冬气始于标⑧。春气始于左，秋气始于右，冬气始于后，夏气始于前。此四时正化之常。察物以明之，可知也。故至高之地，冬气常在；至下之地，春气常在。高山之巅，盛夏冰雪；污下川泽，严冬草生，长在之义足明矣。 新校正云：按《五常政大论》云：'地有高下，气有温凉，高者气寒，下者气热。'必谨察之。

帝曰：善。天地阴阳视而可见，何必思新冥昧，演法推求，智极心劳而无所得邪。

黄帝问曰：五运六气之应见⑨，六化之正，六变之纪何如？

---

① 下：指六气各自的下承之气。如水位之下，土气承之。
② 征：明·张介宾："征，证也，取证于下承之气，而郁发之微甚可知矣。"
③ 清：一本作"精"，作"精"似是。
④ 后皆三十度而有奇：明·张介宾："后者，自始及终也。度，日也，三十度而有奇，一月之数也。奇，谓四十三刻七分半也。" 按：即八十七刻半的二分之一。
⑤ 今常：别本作"令当"，宜从。
⑥ 非时而化：明·张介宾："谓气不应时。"清·张志聪："如清肃之气行于春，炎热之气行于秋，凝寒之气行于夏，溽蒸之气行于冬，是谓非时而化。"
⑦ 不及者归其己胜也：清·张志聪："己胜者，谓归于胜己之气，即非时之化也。"
⑧ 标：就是外表、标记、标象。《广雅·释诂一》："标，表也。"
⑨ 应见：指气至所应当表现的自然界物象，人体之脉象等皆谓之"应见"。

岐伯对曰：夫六气正纪，有化有变，有胜有复，有用有病，不同其候，帝欲何乎？

帝曰：愿尽闻之。

岐伯曰：请遂言之。遂，尽也。夫气之所至也，厥阴所至为和平，初之气，木之化。少阴所至为暄，二之气，君火也。太阴所至为埃溽，四之气，土之化。少阳所至为炎暑。三之气，相火也。阳明所至为清劲，五之气，金之化。太阳所至为寒雾，终之气，水之化。时化之常也①。四时气正化之常候。

厥阴所至为风府②，为璺启③；璺，微裂也。启，开坼也。少阴所至为火府，为舒荣④；太阴所至为雨府，为员盈⑤；物承土化，质员盈满。又雨界地绿，文见如环，为员化明矣。少阳所至为热府，为行出⑥；藏热者，出行也。阳明所至为司杀府，为庚苍⑦；庚，更也。更，代也，易也。太阳所至为寒府，为归藏；物寒故归藏。司化之常也⑧。

厥阴所至为生，为风摇⑨；木之化也。少阴所至为荣，为形见⑩；火之化也。太阴所至为化，为云雨；土之化也。少阳所至为长，为蕃鲜；火之化也。阳明所至为收，为雾露；金之化也。太阳所至为藏，为周密。水之化也。气化之常也⑪。

厥阴所至为风生，终为肃⑫；风化以生，则风生也。肃，静也。 新校正云：按《六微旨大论》云：'风位之下，金气承之。'故厥阴为风生，而终为肃矣。少阴所至为热生，中为寒⑬；热化以生，则热生也。阴精承上，故中为寒也。 新校正云：按《六微旨大论》云：'少阴之上，热气治之，中见太阳。'故为热生，而中为寒也。又云：'君位之下，阴精承之。'亦为寒之义也。太阴所至为湿生，终为注雨；湿化以生，则湿生也。太阴在上，故终为注雨。 新校正云：按《六微旨大论》云：'土位之下，风气承之。'王注云：'疾风之后，雨乃零，湿为风吹，化而为雨。故太阴为湿生，而终为注雨也矣。'少阳所至为火生，终为蒸溽；火化以生，则火生也。阳在上，故终为蒸溽。 新校正云：按《六微旨大论》云：'相火之下，水气承之。'故少阳为火生，而终为蒸溽也矣。阳明所至为燥生，终为凉；燥化以生，则燥生也。阴在上，故终为凉。 新校正云：详此六气俱先言本化，次言所反之气，而独阳明之化，言燥生，终为凉，未见所反之气。再寻上下文义，当云阳明所至为凉生，终为燥，方与诸气之义同贯。盖以金位之下，火气承之，故阳明为清生，而终为燥也。太阳所至为寒生，中为温；寒化以生，则寒生也。阳在内，故中为温。 新校正云：按《五运行大论》云：'太阳

---

① 时化之常：指四时应当见到的正常气候特征。
② 风府：此指风气所聚之处。明·张介宾："府者，言气化之所司也。" 下"火府"、"雨府"等义皆仿此。
③ 璺（wèn 音问）启：指器物因风吹而起裂纹，此处有植物破土萌生之义。明·张介宾："微裂未破曰璺，开坼曰启，皆风化所致。"
④ 舒荣：舒展荣美，言夏季欣欣向荣之象。
⑤ 员盈：言长夏之时，万物华实丰盛之景象。清·张志聪："周备也。"此处为肥美丰盛之意。
⑥ 行出：阳气旺盛，尽达于外。清·高世栻："少阳主热，故少阳所至为热府为行出。行出，见于外也。"
⑦ 庚苍：言阳明燥金肃杀之气，使草木改变其青翠之色而干枯凋落景象。明·张介宾："庚，更也。苍，木化也。"
⑧ 司化之常：指上述"舒荣"、"员盈"等六者为六气中的主气变化的常规。
⑨ 风摇：是厥阴风木所产生的正常物化。明·张介宾："风性动，故为摇。"
⑩ 形见：是少阴君火之气产生的正常物化特征。明·张介宾："阳气方盛，故物荣而形显。"
⑪ 气化之常：指上述"风摇"、"形见"等六者，是六气主时所引起的正常生化作用。
⑫ 终为肃：指厥阴风木之化，其下必有金气所承，金气清肃，故曰"终为肃"。下仿此。
⑬ 中为寒：谓少阴君火之化为热气，中见太阳寒水，故《素问·六微旨大论》："少阴之上，热气治之，中见太阳。"中，即中见之气。下仿此。

之上，寒气治之，中见少阴。'故为寒生而中为温。**德化之常也**。风生毛形，热生翮形，湿生倮形，火生羽形，燥生介形，寒生鳞形，六化皆为主岁及间气所在，而各化生常无替也。非德化，则无能化生也。

厥阴所至为毛化，形之有毛者。少阴所至为羽化①，有羽翮飞行之类也。太阴所至为倮化，无毛羽鳞甲之类也。少阳所至为羽化②，薄明羽翼，蜂蝉之类，非翎羽之羽也。阳明所致为介化，有甲之类。太阳所至为鳞化，身有鳞也。**德化之常也③**。

厥阴所至为生化，温化也。少阴所至为荣化，暄化也。太阴所至为濡化，湿化也。少阳所至为茂化，热化也。阳明所至为坚化，凉化也。太阳所至为藏化，寒化也。**布政之常也④**。

厥阴所至为飘怒大凉⑤，飘怒，木也。大凉，下承之金气也。少阴所至为大暄、寒⑥，大暄，君火也。寒，下承之阴精也。太阴所至为雷霆骤注烈风⑦，雷霆骤注，土也。烈风，下承之水气也。少阳所至为飘风燔燎霜凝⑧，飘风，旋转风也。霜凝，下承之水气也。阳明所至为散落温⑨，散落，金也。温，下承之火气也。

太阳所至为寒雪冰雹白埃，霜雪冰雹，水也。白埃，下承之土气也。**气变之常也⑩**。变，谓变常平之气而为甚用也。用甚不已，则下承之气兼行，故皆非本气也。

厥阴所至为挠动，为迎随⑪，风之性也。少阴所至为高明焰，为曛；焰，阳焰也。曛，赤黄色也。太阴所至为沉阴，为白埃，为晦暝；暗蔽不明也。少阳所至为光显，为彤云，为曛⑫；光显，电也，流光也，明也。彤，赤色也。少阴气同。阳明所至为烟埃，为霜，为劲切，为凄鸣；杀气也。太阳所至为刚固，为坚芒，为立⑬。寒化也。**令行之常也⑭**。令行则庶物无违。

厥阴所至为里急⑮，筋缓缩故急。少阴所至为疡胗身热，火气生也。太阴所至为积饮否隔⑯，土碍也。少阳所至为嚏呕，为疮疡，火气生也。阳明所至为浮虚⑰，浮虚薄肿，按之复起也。太阳所至为屈伸不利。**病之常也**。

厥阴所至为支痛；支，柱妨也。少阴所至为惊惑，恶寒，战慄谵妄；谵，乱言也，

---

① 羽化：明·张介宾："羽虫之类，得火化也。"
② 羽：此指蝉、蜜蜂、蝇之透明薄羽，非鸟类羽毛之羽。
③ 德化之常：言六气的正常特性及生化作用。　德者，善也。化，生化作用。
④ 布政之常：六气敷布，万物顺从六气而生化的常规。明·张介宾："气布则物从其化，故谓之政。"
⑤ 飘怒大凉：明·张介宾："飘怒，木亢之变也。大凉，金之承制也。"
⑥ 大暄、寒：明·张介宾："大暄，火亢之变也。寒，阴精之承制也。"
⑦ 雷霆骤注烈风：太阴湿土之气太过则雷雨倾盆，土亢则风木之气承制，故发烈风。
⑧ 飘风燔燎霜凝：相火太亢而燔燎，热极而生风，火亢而寒水之气承制，故霜凝。
⑨ 散落温：明·马莳："金气为散落，火气为温也。"
⑩ 气变之常：六气变异后相互承制的常规。
⑪ 迎随：言风性流动善变。清·张志聪："往来也。"
⑫ 彤云：赤色的云。清·张志聪："泽气上蒸而为云也。"
⑬ 坚芒：坚硬锋利。清·张志聪："刚固坚芒，乃寒凝冰坚之象。"
⑭ 令行之常：时令气候随六气而变化的常规。
⑮ 里急：清·高世栻："里急，厥阴肝气内逆也。"
⑯ 积饮否隔：水饮停积，胸脘胀满，膈塞不通。　否，通痞。
⑰ 浮虚：水肿但在皮腠之间，按之复起。

今详'慓'字当作'栗'字。太阴所至为稸满①，少阳所至为惊躁、瞀昧、暴病②，阳明所至为鼽尻阴股膝髀腨胻足病，太阳所至为腰痛。病之常也。

厥阴所至为緛戾③，少阴所至为悲妄衄蔑④，蔑，污血，亦衃也。太阴所至为中满、霍乱吐下，少阳所至为喉痹、耳鸣、呕涌，涌，谓溢食不下也。阳明所至皴揭，身皮皴象。太阳所至为寝汗、痉。寝汗，谓睡中汗发于胸嗌颈掖之间也。俗误呼为盗汗。病之常也。

厥阴所至为胁痛、呕泄，泄，谓利也。少阴所至为语笑，太阴所至为重胕肿，胕肿，谓肉泥，按之不起也。少阳所至为暴注、瞤瘛、暴死，阳明所至为鼽嚏，太阳所至为流泄⑤禁止⑥，病之常也。

凡此十二变者，报德以德⑦，报化以化，报政以政，报令以令，气高则高，气下则下，气后则后，气前则前，气中则中，气外则外，位之常也。气报德报化，谓天地气也。高下前后中外，谓生病所也。手之阴阳其气高，足之阴阳其气下，足太阳气在身后，足阳明气在身前，足太阴、少阴、厥阴气在身中，足少阳气在身侧，各随所在言之，气变生病象也。故风胜则动，动，不宁也。 新校正云：详'风胜

则动'至'湿胜则濡泄'五句，与《阴阳应象大论》文重，而两注不同。热胜则肿，热胜气则为丹熛，胜血则为痛脓，胜骨肉则为胕肿，按之不起。燥胜则干，干于外，则皮肤皴拆，干于内则精血枯涸；干于气及津液，则肉干而皮著于骨。寒胜则浮，浮，谓浮起，按之处见也。湿胜则濡泄，甚则水闭胕肿，濡泄，水利也。胕肿，肉泥，按之陷而不起也。水闭，则逸于皮中也。随气所在，以言其变耳。

帝曰：愿闻其用也⑧。

岐伯曰：夫六气之用，各归不胜而为化⑨，用，谓施其化气。故太阴雨化，施于太阳；太阳寒化，施于少阴； 新校正云：详此当云少阴少阳。少阴热化，施于阳明；阳明燥化，施于厥阴；厥阴风化，施于太阴。各命其所在以徵之也。

帝曰：自得其位何如？

岐伯曰：自得其位，常化也。

帝曰：愿闻所在也。

岐伯曰：命其位而方月可知也⑩。随气所在，以定其方，六分占之，则日及地分无差矣。

帝曰：六位之气盈虚何如？

岐伯曰：太少异也，太者之至徐而常，少者暴而亡⑪。力强而作，不能久长，故暴而无也。亡，无也。

① 稸满：太阴主中，病在腹中之故。 稸，即蓄，积留，即消化不良，腹中胀满。
② 昧：原本作"昩"，误，故改。
③ 緛戾：明·张介宾："厥阴木病在筋，故令支体跞缩，乖戾不支。" 緛，是拘急短缩。戾，身体屈曲。清·高世栻解为癃闭，不如张说为优。
④ 蔑：明·张介宾："污血为蔑。"
⑤ 流泄：即二便失禁。
⑥ 禁止：指二便不通。明·张介宾："寒气下行，能为泻利，故曰流泄。阴寒凝结，阳气不化，能使二便不通，汗窍不解，故曰禁止。"
⑦ 报德以德：德化政令，是六气给予万物化生的一种作用。万物因之发生的各种相应的变化，就是所谓"报德以德"之意。 "报化以化"，"报政以政"皆仿此。
⑧ 用：明·张介宾："此言施化之用也。"
⑨ 归不胜而为化：明·张介宾："各归不胜，谓必从可克者而施其化也。"
⑩ 方月：古人将一年十二月平均分配于四方，故称"方月"。 方，指方隅。月，指月份。
⑪ 暴而亡：言六部之气中，凡不足者，气至时急暴而作用短暂。又明·张介宾："少者气虚，故暴而亡。"亦通。

帝曰：天地之气，盈虚何如？

岐伯曰：天气不足，地气随之；地气不足，天气从之，运居其中而常先也。运，谓木火土金水，各主岁者也。地气胜，则岁运上升；天气胜，则岁气下降；上升下降，运气常先迁降也。恶所不胜①，归所同和②，随运归从③而生其病也。非其位则变生，变生则病作。故上胜则天气降而下，下胜则地气迁而上④。胜，谓多也。上多则自降，下多则自迁，多少相移，气之常也。 新校正云：按《六微旨大论》云：'升已而降，降者谓天，降已而升，升者谓地。天气下降，气流于地，地气上升，气腾于天。故高下相召，升降相因，而变作矣。'此亦升降之义也矣。多少而差其分⑤，多则迁降多，少则迁降少，多少之应，有微有甚异之。微者小差，甚者大差。甚则位易，气交易，则大变生而病作矣。《大要》曰：甚纪五分，微纪七分，其差可见。此之谓也。以其五分七分之纪，所以知天地阴阳过差矣。

帝曰：善。论言热无犯热，寒无犯寒。余欲不远寒，不远热奈何？

岐伯曰：悉乎哉问也！发表不远热，攻里不远寒。汗泄，故用热不远热；下利，故用寒不远寒；皆以其不住于中也。如是则夏可用热，冬可用寒；不发不泄，而无畏忌，是谓妄远，法所禁也。皆谓不获已而用之也。春秋亦同。 新校正云：按《至真要大论》云：'发不远热，无犯温凉。'

帝曰：不发不攻而犯寒犯热何如？

岐伯曰：寒热内贼，其病益甚。以水济水，以火济火，适足以更生病，岂唯本病之益甚乎？

帝曰：愿闻无病者何如？

岐伯曰：无者生之，有者甚之。无病者犯禁，犹能生病，况有病者，而未轻减，不亦难乎！

帝曰：生者何如？

岐伯曰：不远热则热至，不远寒则寒至。寒至则坚否腹满，痛急下利之病生矣；食已不饥，吐利腥秽，亦寒之疾也。热至则身热，吐下霍乱，痈疽疮疡，瞀郁注下，瞤瘈肿胀，呕，鼽衄头痛，骨节变，肉痛，血溢血泄，淋闭之病生矣。 暴瘖冒昧，目不识人，躁扰狂越，妄见妄闻，骂詈惊痫，亦热之病。

帝曰：治之奈何？

岐伯曰：时必顺之⑥，犯者治以胜⑦也。春宜凉，夏宜寒，秋宜温，冬宜热，此时之宜，不可不顺。然犯热治以寒，犯寒治以热，犯春宜用凉，犯秋宜用温，是以胜也。犯热治以咸寒，犯寒治以甘热，犯凉治以苦温，犯温治以辛凉，亦胜之道也。

黄帝问曰：妇人重身⑧，毒之⑨何如？

岐伯曰：有故无殒⑩，亦无殒也。故，谓有大坚癥瘕，痛甚不堪，则治以破积愈癥之药；是谓不救，必乃尽死；救之盖存其大也，虽服毒不死也。上无殒，言母必全，亦无殒，言子亦不死也。

帝曰：愿闻其故何谓也？

---

① 恶所不胜：即憎恶自己所不胜之气的司天在泉之气。明·马莳："假如丁壬木运，司天在泉为金，则不胜。"

② 归所同和：指岁运与司天在泉之气相同。

③ 随运归从：明·张介宾："不胜者其制，同和者助其胜，皆能为病，故曰随运归从而生其病也。"

④ 上胜则天气降而下，下胜则地气迁而上：明·张介宾："上胜者，司天之气有余也，上有余则气降而下；下胜者，在泉之气有余也，下有余则气迁而上。此即上文天气不足，地气随之，地气不足，天气从之之谓。"

⑤ 多少而差其分：上升与下降的差分，决定于胜气的微甚。 多少，指胜气的微甚。微甚，指上升与下降。

⑥ 时必顺之：即用药治病必须遵守四时规律。

⑦ 犯者治以胜：明·张介宾："如犯热者胜以咸寒，犯寒者胜以甘热，犯凉者胜以苦温，犯温者胜以辛凉，治以所胜则可解也。"

⑧ 重（chóng 音虫）身：指怀孕。

⑨ 毒之：明·张介宾："毒之，谓峻利药也。"

⑩ 无殒（yǔn 音允）：谓孕妇有病而服用峻利之药，当其病则无失，即于胎儿亦无失。

岐伯曰：大积大聚，其可犯也，衰其太半而止，过者死。衰其大半，不足以害生，故衰大半则止其药；若过禁待尽，毒气内余，无病可攻，以当毒药，毒攻不已，则败损中和，故过则死。

新校正云：详此妇人身重一节，与上下文义不接，疑他卷脱简于此。

帝曰：善。郁①之甚者治之奈何？天地五行应运，有郁抑不申之甚者也。

岐伯曰：木郁达之②，火郁发之③，土郁夺之，金郁泄之④，水郁折之⑤，然调其气，达，谓吐之，令其条达也。发，谓汗之，令其疏散也。夺，谓下之，令无拥碍也。泄，谓渗泄之，解表利小便也。折，谓抑之，制其冲逆也。通是五法，乃气可平调，后乃观其虚盛而调理之也。过者折之，以其畏也⑥，所谓泻之。过，太过

也。太过者，以其味泻之。以咸泻肾，酸泻肝，辛泻肺，甘泻脾，苦泻心。过者畏泻，故谓泻为畏也。

帝曰：假者何如？

岐伯曰：有假其气⑦，则无禁⑧也。正气不足，临气胜之，假寒热温凉，以资四正之气，则可以热犯热，以寒犯寒，以温犯温，以凉犯凉也。所谓主气不足，客气胜也。客气，谓六气更临之气。主气，谓五藏应四时，正王春秋冬也。

帝曰：至哉圣人之道！天地大化，运行之节，临御之纪，阴阳之政，寒暑之令⑨，非夫子孰能通之！请藏之灵兰之室，署曰《六元正纪》，非斋戒不敢示，慎传也。　新校正云：详此与《气交变大论》末文同。

① 郁：指五气之抑郁。此言天地五运六气，人体五脏六腑的气机升降出入发生异常，郁结不行，则造成郁病。
② 木郁达之：肝气郁结之证，治以疏泄畅达。明·张介宾："达，畅达也……但使气得通行，皆谓之达。"
③ 火郁发之：火气郁闭于内，治宜发散。明·张介宾："发，发越也。凡火郁之病，为阳为热之属也。其脏应心主、小肠、三焦，其主在脉络，其伤在阴分，凡火所居，其有结聚敛伏者，不宜蔽遏，故当因其势而解之、散之、升之、畅之，如开其窗，如揭其被，皆谓之发，非独止于汗也。"
④ 金郁泄之：肺气不宣或失降，以宣泄之法通郁。即宣泄肺气。明·张介宾："凡金郁之病，为敛为闭，为燥为塞之属也。其脏应肺与大肠，其主在皮毛声息，其伤在气分，故或解其表，或破其气，或通其便，凡在表在里，在上在下，皆可谓之泄。"
⑤ 水郁折之：降其冲逆之势，驱逐水邪。明·张介宾："凡折之之法，如养气可以化水，治在肺也；实土可以制水，治在脾也；壮火可以胜水，治在命门也；自强可以帅水，治在肾也；分利可以泄水，治在膀胱也。凡此皆谓之折。"
⑥ 以其畏：用相制之药泻之。　畏，指相制之药。
⑦ 假其气：明·张介宾："假，假借也，气有假借者，应热反寒，应寒反热也，则亦当假以治之，故可以热犯热，以寒犯寒，而无禁也。"
⑧ 无禁：就是不必禁忌。
⑨ 令：原本作"今"，误，故改。

刺法论①篇第七十二（遗篇）

新校正云：详此二篇，亡在王注之前。按《病能论》篇末王冰注云：'世本既阙第七二篇，谓此二篇也。而今世有《素问亡篇》及《昭明隐旨论》，以谓此三篇，仍托名王冰为注，辞理鄙陋，无足取者。旧本此篇名在《六元正纪篇》后列之，为后人移于此。若以《尚书》亡篇之名皆在前篇之末，则旧本为得。

黄帝问曰：升降不前②，气交有变，即成暴③郁，余已知之。如何预救生灵④，可得却⑤乎？

岐伯稽首再拜对曰：昭乎哉问！臣闻夫子言⑥，既明天元，须穷法刺⑦，可以折郁扶运，补弱全真，泻盛蠲⑧余，令除斯苦。

帝曰：愿卒闻之。

岐伯曰：升之不前，即有甚凶也⑨。木欲升而天柱窒抑之⑩，木欲发郁亦须待

---

① 刺法论：刺法，即针刺治疗方法。篇中主要讨论运气失常、疫疠之气流行的道理，同时提出了诸多预防方法，其中犹以刺法为主，故名"刺法论"。清·高世栻："篇中大旨，论六气升降不前，不迁正，不退位，及化运刚柔失守，民病疫疠，帝谋诸岐伯，欲预救生灵，详其刺治之法，以除民病，故曰'刺法论'。"本篇主要论述了六气不向前移动而致郁发之病的针刺方法，六气不能迁正也不能退位所发生病证的刺法，六气司天在泉刚柔失守而发生疫疠之病的治法，预防治疗五疫之病的方法，以及外邪干犯内脏十二官发病的治法。由于全篇所论治以针刺方法为主要内容，所以用"刺法"作为其篇名。

② 升降不前：岁气的左右四间气，随着岁支的变动而变动，旧岁在泉的右间气升为新岁的司天之左间，故为升；旧岁司天的右间，降为新岁在泉的左间，故为降。例如1998年戊寅年，到1999年己卯年时，戊寅年在泉之右间太阳寒水到己卯年就升为司天的左间，而戊寅年司天的右间太阴湿土就会降到己卯年在泉的左间。 不前，指未表现出本气主岁的司天、在泉之气的作用。

③ 暴：剧烈。

④ 生灵：指人类。

⑤ 却：退却、免去之意。明·张介宾："却，言预却其气，以免病也。"

⑥ 夫子：指僦贷季。明·张介宾："夫子，岐伯之师僦贷季也。"

⑦ 既明天元，须穷法刺：谓已懂得天地六元之气的变化规律，还必须精通穷究针刺治疗方法。 天元，指天地六元之气，即风、寒、暑、湿、燥、火六气。详见《素问·六元正纪大论》。法刺：当作"刺法"。郭霭春："马注本《类经》卷二十八第三十七引并作'刺法'。"

⑧ 蠲（juān 音捐）：祛除。

⑨ 升之不前，即有甚凶也：明·张介宾："六元主岁，周流互迁，则有天星中运抑之不前，则升不得升，降不得降，气交有变，故主甚凶。"

⑩ 天柱、天蓬、天冲、天英、天芮（ruì 音瑞）：指金星、水星、木星、火星、土星的别称。即金星又称天柱，水星又称天蓬，木星又称天冲，火星又称天英，土星又称天芮或"天内"。《类经图翼·天地五星图》："五星之在天地，名号各有不同。木星在天曰天冲，在地曰地苍。火星在天曰天英，在地曰地彤。土星在天曰天芮，在地曰地阜。金星在天曰天柱，在地曰地晶。水星在天曰天蓬，在地曰地玄。以分主东南西北中，而土则寄位西南也。"此处五星之名，既指木火土金水五星，及其所居天地间不同方位的别名，有时则分别指代木、火、土、金、水五运之气。

时①，当刺足厥阴之井②。火欲升而天蓬窒抑之，火欲发郁亦须待时，君火相火同刺包络之荥。土欲升而天冲窒抑之，土欲发郁亦须待时，当刺足太阴之俞。金欲升而天英窒抑之，金欲发郁亦须待时，当刺手太阴之经。水欲升而天芮窒抑之，水欲发郁亦须待时，当刺足少阴之合。

帝曰：升之不前，可以预备，愿闻其降，可以先防。

岐伯曰：既明其升，必达其降也。升降之道，皆可先治也。木欲降而地晶窒抑之③，降而不入，抑之郁发，散而可得位④，降而郁发，暴如天间之待时也⑤，降而不下，郁可速矣⑥，降可折其所胜

也⑦，当刺手太阴之所出⑧，刺手阳明之所入⑨。火欲降而地玄窒抑之，降而不入，抑之郁发，散而可矣，当折其所胜，可散其郁⑩，当刺足少阴之所出，刺足太阳之所入。土欲降而地苍窒抑之，降而不下，抑之郁发，散而可入⑪，当折其胜，可散其郁，当刺足厥阴之所出，刺足少阳之所入。金欲降而地彤窒抑之，降而不下，抑之郁发，散而可入⑫，当折其胜，可散其郁，当刺心包络所出，刺手少阳所入也。水欲降而地阜窒抑之，降而不下，抑之郁发，散而可入⑬，当折其土，可散其郁，当刺足太阴之所出，刺足阳明之所入。

帝曰：五运之至，有前后与升降往来，

① 木欲发郁，亦须待时：指木气的郁发，一定是在木气得位之时发作。明·张介宾："木郁欲发，亦必待其得位之时而后作。"

② 井、荥、俞、经、合：指经穴中的五输穴。如足厥阴之"井"即大敦穴，"荥"即行间穴，"输"即太冲穴，"经"即中封穴，"合"即曲泉穴。合穴属水，经穴属金，输穴属土，荥穴属火，井穴属木（详见《灵枢·本输》）。

③ 地晶（hǎo 音好）、地玄、地苍、地彤、地阜：也是金、水、木、火、土五星的别名。即金星为地晶，水星为地玄，木星为地苍，火星为地彤，土星为地阜。明·马莳："地晶，西方金司；地玄，北方水司；地苍，东方木司；地彤，南方火司；地阜，中央土司。"

④ 降而不入……散而可得位：欲降而不得入，抑而成郁，待郁气散才能得位。明·张介宾："丑未岁，厥阴当降为地之左间，而金胜窒之，降不得入，则郁发为变，必待郁散，木乃得位也。"

⑤ 暴如天间之待时：此言气郁发作，其暴烈的程度如同司天间气应升不升时的郁气待时发作的情况一样。明·张介宾："言与司天之间气同也。"

⑥ 降而不下，郁可速矣：应降而不能降，则郁滞可急速形成。清·高世栻："如当降而终不降，是降而不下矣，降而终不下，则不能待时，郁可速发矣。"明·张介宾解为治法，云："可速者，当速治之谓。"亦通，但以高注为允。

⑦ 降可折其所胜也：欲使其降，可折减其所胜之气也。明·张介宾："治降之法，当折其所胜，如木郁则治金，金郁则治火之类也。"与上文升之不前，治其本经者异。余仿此。

⑧ 所出：即井穴，指脉气所发出之处。《灵枢·九针十二原》："所出为井。"手太阴之井穴是少商，足少阴是涌泉，足厥阴是大敦，心包络是中冲，足太阴是隐白等。

⑨ 所入：即合穴。指脉气所入而内行之处。《灵枢·九针十二原》："所入为合。"手阳明之合穴是曲池，足太阳是委中，足少阴是阳陵泉，手少阳是天井，足阳明是足三里。下文"所入"指手足三阴经的合穴。

⑩ 当折其所胜，可散其郁：明·张介宾："火郁不降，则心主受病，当治水之胜也。"

⑪ 土欲降……散而可入：明·张介宾："地苍，木星也。卯酉岁，太阴当降为地之左间，而木胜窒之，欲其郁发，当速刺也。"入，指司天右间降为在泉左间而得其位。

⑫ 金欲降……散而可入：明·张介宾："地彤，火星也。巳亥岁，阳明当降为地之左间，而火胜窒之，则郁发为变也。"

⑬ 水欲降……散而可入：明·张介宾："地阜，土星也。子午岁，太阳当降为地之左间，而土胜窒之为郁，必散之而后降也。"

有所承抑之^①，可得闻乎刺法？

岐伯曰：当取其化源^②也。是故太过取之，不及资之^③。太过取之，次抑其郁^④，取其运之化源，令折郁气；不及扶资，以扶运气，以避虚邪也。资取之法，令出《密语》^⑤。

黄帝问曰：升降之刺，以知其要^⑥，愿闻司天未得迁正^⑦，使司化之失其常政，即万化之或其皆妄，然与民为病，可得先除，欲济群生^⑧，愿闻其说。

岐伯稽首再拜曰：悉乎哉问！言其至理，圣念慈悯，欲济群生，臣乃尽陈斯道，可申洞微^⑨。太阳复布^⑩，即厥阴不迁正，不迁正气塞于上，当泻足厥阴

之所流^⑪。厥阴复布，少阴不迁正，不迁正即气塞于上，当刺心包络脉之所流。少阴复布，太阴不迁正，不迁正即气留于上，当刺足太阴之所流。太阴复布，少阳不迁正，不迁正则气塞未通，当刺手少阳之所流。少阳复布，则阳明不迁正，不迁正则气未通上，当刺手太阴之所流。阳明复布，太阳不迁正，不迁正则复塞其气，当刺足少阴之所流。

帝曰：迁正不前，以通其要。愿闻不退，欲折其余，无令过失^⑫，可得明乎？

岐伯曰：气过有余，复作布正，是名不退位^⑬也。使地气不得后化，新司天

---

① 五运之至……有所承抑之：五运有太过不及的不同，运太过者气候提前到来，运不及者气候推迟到来。五运与六气值年时，运和气互相影响，所以五运的太过不及与六气的升降往来，存在着相承相抑的关系，文中所说的升降不前，就是对此的具体说明。明·张介宾："五运之气，各有所承所制也。"

② 取其化源：治其六气生化之本源。明·张介宾："取，治也。化源，气化之本源也。此取字，总言当治之谓，与下文资取之取不同。"

③ 太过取之，不及资之：岁运太过者，所致的病证应采取泻法；岁运不及所致病证的治法应予以资助扶植。明·张介宾："治化源之法，亦盛者当泻，虚者当补也。"可见，此皆属"取其化源"的具体措施。

④ 次抑其郁：按照升降的次序，抑制其郁滞的发作。明·张介宾："次抑其郁者，在取其致抑之化源，则郁气可折矣。"

⑤ 《密语》：即《玄珠密语》，又谓《素问六气玄珠密语》，是王冰在进行《素问》次注时，尤其是注解"七篇大论"的过程中，对六气五运变化规律的详细解说。也可认为是其"七篇大论"的工作笔记整理而成。只要细读"七篇大论"及《玄珠密语》，就会有此结论，二者一脉相承。正应其次注序文"别撰《玄珠》"之所言。

⑥ 以知其要：已经知其大要。以，通"已"。

⑦ 迁正：上年司天左间迁为次年司天行令，或上年在泉左间，迁为次年在泉行令。明·张介宾："《天元玉册》云：六气常有三气在天，三气在地。每一气升天作左间气，一气入地作左间气，一气迁正作司天，一气迁正作在泉，一气退位作天右间气，一气退位作地右间气。气交有合，常得位所在至当其时，即天地交，乃变而泰，天地不交，乃作病也。"

⑧ 群生：即众生。指人类。

⑨ 可申洞微：可以把深奥微妙的理论阐发明白。申，阐发明白。洞，幽深，指奥理精深。明·张介宾："申，明也；洞，幽深也。"

⑩ 太阳复布：指上一年的太阳寒水司天之气继续布施，行使其权力。复布，在此指上一年的司天之气继续施布，发挥作用。

⑪ 所流：即荥穴。《灵枢·九针十二原》："所溜为荥。"足厥阴所流为行间穴，心包络之所流为劳宫穴，足太阴之所流为鱼际穴，足少阴之所流为然谷穴。清·高世栻："人身经气出于井，溜于荥，注于俞，行于经，入于合流，谓荥俞穴也。"流，在此同"溜"。

⑫ 欲折其余，无令过失：折服有余之气，不使其太过而形成疾病。

⑬ 不退位：指上一年的岁气有余太过，到新的一年还不能退居到司天或在泉的间气之位，继续布施政令，新岁的岁气不能迁居于正位，就称为不退位。

未可迁正①，故复布化令如故也。巳亥之岁天数有余②，故厥阴不退位也，风行于上，木化布天，当刺足厥阴之所入③。子午之岁，天数有余，故少阴不退位也，热行于上，火余化布天，当刺手厥阴之所入。丑未之岁，天数有余，故太阴不退位也，湿行于上，雨化布天，当刺足太阴之所入。寅申之岁，天数有余，故少阳不退位也，热行于上，火化布天，当刺手少阳之所入。卯酉之岁，天数有余，故阳明不退位也，金行于上，燥化布天，当刺手太阴之所入。辰戌之岁，天数有余，故太阳不退位也，寒行于上凛水④化布天，当刺足少阴之所入。故天地气逆，化成民病，以法刺之，预可平痾⑤。

黄帝问曰：刚柔二干⑥，失守其位，使天运之气皆虚乎⑦? 与民为病，可得平乎？

岐伯曰：深乎哉问！明其奥旨，天地迭移，三年化疫，是谓根之可见⑧，必有逃门⑨。

假令甲子，刚柔失守⑩，刚未正，柔孤而有亏⑪，时序不令，即音律非从⑫，

---

① 使地气不得后化，新司天未可迁正：由于上一年的岁气有余不退位，所以旧岁的在泉之气也不能退后以行间气之化，因而新一年的司天之气也就不能迁居正位。例如1998年为戊寅年少阳相火司天之气有余，如果到1999年为己卯年少阳相火不退位，则阳明燥金不能迁于司天正位，戊寅年的在泉厥阴风木之气也不后退而行至在泉的右间，这样1998年的少阳相火值年之气仍行其令。　地气，指在泉。

② 天数有余：指司天的气数有余太过，不能按时退位。

③ 当刺足厥阴之所入：指司天之气退位后又施布化，此时应当针刺与新一年的司天之气相应的经脉之穴，所以太阳复布，厥阴风木不迁正位，就针刺足厥阴经脉的合穴。凡司天之气不退位就刺与之相应的经脉。退位而复布者，就刺与新一年司天之气相应的经脉，不迁正者，刺与旧岁司天之气相应之经，这有明显的不同。明·张介宾："按上文云复布者，以旧气再至，新气被郁，郁散则病除，故当刺新气之经。此下言不退者，以旧气有余，非泻不除，旧邪退则新气正矣。故当刺旧气之经，二治不同，各有深意。"

④ 凛水：指凛冽的寒水之气。

⑤ 预可平痾（kē音科，旧读ē音阿）：预先可以治疗将要发生的疾病。　平，治疗。痾，疾病。

⑥ 刚柔二干：指十天干。天干中单数为阳干，其气刚强为刚干，即甲、丙、戊、庚、壬；天干中双数为阴干，其气柔弱为柔干，即乙、丁、己、辛、癸。明·张介宾："十干五运，分属阴阳。阳干气刚，甲、丙、戊、庚、壬也。阴干气柔，乙、丁、己、辛、癸也。故曰刚柔二干。"

⑦ 天运之气皆虚：指司天、在泉与中运之气皆不足。

⑧ 天地迭移……是谓根之可见：司天在泉之气的不断更替变换，发生刚柔失守的情况，经三年左右，造成疫疫流行，这是因司天在泉之气的更换而失守，是导致疾病发生的根源。明·张介宾："根，致病之本也。"

⑨ 逃门：指有避免时疫所伤的门路、办法。明·张介宾："逃门，即治之之法。"　逃，《广韵》："避也，去也。"

⑩ 假令甲子，刚柔失守：在甲子年，甲与己都属土运，甲为刚干，己为柔干。子与午都属少阴司天，子、午为刚支。凡少阴司天，必阳明在泉，阳明属卯酉而与土运相配，卯酉为柔支，而己卯为甲子年的在泉之化，这样上甲则下己，上子则下卯，上刚而下柔，上下不相协调，不能呼应，故称刚柔失守。以下丙寅与辛巳，庚辰与乙未，壬午与丁酉，戊申与癸亥照此类推。明·张介宾："甲与己合，皆土运也。子午则少阴司天，凡少阴司天，必阳明在泉，阳明属卯酉，而配于土运，则己卯为甲子年在泉之化。故上甲则下己，上刚则下柔，此天地之合，气化之常也。甲午己酉，其气皆同。"清·高世栻："甲丙戊庚壬为刚干，乙丁己辛癸为柔干，子寅辰午申戌为刚支，丑卯巳未酉亥为柔支。"

⑪ 刚未正，柔孤而有亏：刚柔失守，司天之气未能正迁，则在泉之气便孤立而空虚。明·张介宾："若上年癸亥，厥阴司天，木不退位，则甲子虽以阳年，土犹不正，甲子刚土未正于上，则己卯在泉亦柔孤而有亏也。"

⑫ 时序不令，即音律非从：四时次序失于常令的寒温，则对应的律吕不能相从。此言刚柔失调，阳律与阴吕不能相从。明·张介宾："甲子阳律，太宫也。己卯阴吕，少宫也，刚失守则律乖音，柔孤虚则吕不应。"

如此三年，变大疫也。详其微甚，察其浅深，欲至而可刺，刺之，当先补肾俞，次三日，可刺足太阴之所注。又有下位己卯不至，而甲子孤立者[1]，次三年作土疠[2]，其法补泻，一如甲子同法也。其刺以毕，又不须夜行及远行，令七日洁，清净斋戒，所有自来肾有久病者，可以寅时面向南，净神不乱，思闭气不息七遍，以引颈咽气顺之，如咽甚硬物，如此七遍后，饵舌下津令无数。

假令丙寅，刚柔失守[3]，上刚干失守，下柔不可独主之，中水运非太过[4]，不可执法而定之，布天有余，而失守上正，天地不合，即律吕音异[5]，如此即天

运失序，后三年变疫。详其微甚，差有大小，徐至即后三年，至甚即首三年，当先补心俞，次五日，可刺肾之所入。又有下位地甲子[6]，辛巳柔不附刚，亦名失守，即地运皆虚，后三年变水疠，即刺法皆如此矣。其刺如毕，慎其大喜欲情于中，如不忌，即其气复散也，令静七日，心欲实，令少思。

假令庚辰，刚柔失守[7]，上位失守，下位无合，乙庚金运，故非相招[8]，布天未退，中运胜来[9]，上下相错，谓之失守，姑洗林钟[10]，商音不应也，如此则天运化易，三年变大疫。详其天数，差有微甚，微即微，三年至，甚即甚，三年

---

[1] 下位己卯不至，而甲子孤立者：下位指在泉，甲子年己卯在泉，己卯不能迁正，而使司天的甲子阳刚之气孤立无配。明·张介宾："若己卯之柔不至于下，则甲子之刚亦孤立于上。"

[2] 土疠：土运之年，因在泉不迁正而酿成的疠病流行。明·张介宾"疠，杀疠也，即瘟疫之类。"清·高世栻："天气病则为疫，地气病则为疠，疫病气而疠病形也。"后文水疠、金疠、木疠、火疠义同。

[3] 假令丙寅，刚柔失守：指丙寅年，若司天之气不得迁正，则上配司天之刚干丙，不能与下配在泉之阴干辛配合，就是刚柔失守。明·张介宾："丙与辛合，皆水运也，寅申年，少阳司天，必厥阴在泉，厥阴属巳亥而配于水运，则辛巳为在泉之化，故上丙则下辛，丙刚辛柔，一有不正，皆失守矣。"

[4] 中水运非太过：丙年本为水运太过，但由于司天不得迁正，丙之水运不能得到应有的气化，所以就不属于太过。明·张介宾："若上年之乙丑司天，土不退位，则丙寅之水运虽刚，亦不迁正，其气反虚，丙不得正，则辛柔在泉，独居于下，亦失守矣。丙虽阳水，若或有制，即非太过。"

[5] 律吕音异：阳律阴吕之音不相协调。音律分阴阳，阴者为律，阳者为吕。明·张介宾："律吕乃天地之正气，人之中声也。律由声出，音以声生。《礼》曰：声成文谓之音，音之数五，律之数六，分阴分阳。则音以宫、商、角、徵、羽分为太少而为十。故音以应日。律以黄钟、太簇、姑洗、蕤宾、夷则、无射为阳，是为六律；林钟、南吕、应钟、大吕、夹钟、仲吕为阴，是为六吕。合而言之，是为十二律。"又注云："在丙寅阳律，则太羽无声，在辛巳阴吕，则少羽不应。"

[6] 下位地甲子：指在泉的年干支。 下位地，即在泉。甲子，在此泛指干支。以下诸"甲子"皆属此意。

[7] 假令庚辰，刚柔失守：指庚辰年，如果司天之气不得迁正，则上配司天之刚干庚，不能与下配的在泉之阴干乙配合，就是刚柔失守。明·张介宾："乙庚皆金运也，辰戌年太阳司天，必太阴在泉，太阴属丑未而配于金运，刚乙未为在泉之化，庚刚乙柔。设有不正，则失守矣。"

[8] 乙庚金运，故非相招：指太阳司天不迁正，司天之刚干庚不守于上。上位刚干失守，则下位之柔干亦不能相合，刚柔失守，上下不能相互呼应招引。明·张介宾："若上年己卯天数有余，阳明不退位，则本年庚辰失守于上，乙未无合于下，金运不全，非相招矣。"

[9] 布天未退，中运胜来：上一年己卯为阳明燥金司天，少阴君火在泉，本年庚辰中运属金，如果上一年司天的燥金之气未退位，则在泉的少阴君火就会在本年制胜中运之金。故明·张介宾："上年己卯天数不退，则其在泉之火，来胜今年中运也。"

[10] 姑洗林钟：庚辰属金运太过，为太商，应于阳律姑洗，配司天；乙未金运不及，应于阴吕林钟，即在泉。明·张介宾："庚辰阳律，太商也，其管姑洗。乙未阴吕，少商也，其管林钟。"清·高世栻："姑洗，阳律也。林钟，阴律也。"

至，当先补肝俞，次三日，可刺肺之所行。刺毕，可静神七日，慎勿大怒，怒必真气却散之。又或在下地甲子、乙未失守者，即乙柔干，即上庚独治之，亦名失守者，即天运孤主之，三年变疬，名曰金疬，其至待时也，详其地数之等差，亦推其微甚，可知迟速尔。诸位乙庚失守，刺法同，肝欲平，即勿怒。

假令壬午，刚柔失守①，上壬未迁正，下丁独然，即虽阳年，亏及不同②，上下失守，相招其有期，差之微甚，各有其数也③，律吕二角，失而不和，同音有日④，微甚如见，三年大疫，当刺脾之俞，次三日，可刺肝之所出也。刺毕，静神七日，勿大醉歌乐，其气复散，又勿饱食，勿食生物，欲令脾实，气无滞饱，无久坐，食无太酸，无食一切生物，宜甘宜

淡。又或地下甲子，丁酉失守其位，未得中司，即气不当位，下不与壬奉合者，亦名失守，非名合德⑤，故柔不附刚，即地运不合，三年变疬，其刺法一如木疫之法。

假令戊申，刚柔失守⑥，戊癸虽火运，阳年不太过也⑦，上失其刚，柔地独主⑧，其气不正，故有邪干，迭移其位，差有浅深，欲至将合，音律先同⑨，如此天运失时，三年之中，火疫至矣，当刺肺之俞。刺毕，静神七日，勿大悲伤也，悲伤即肺动，而真气复散也，人欲实肺者，要在息气⑩。又或地下甲子，癸亥失守者，即柔失守位也，即上失其刚也，即亦名戊癸不相合德者也，即运与地虚，后三年变疬，即名火疬。

是故立地五年，以明失守，以穷法

---

① 假令壬午，刚柔失守：指壬午年，如果司天之气不得迁正，则上配司天刚干壬，不能与下配的在泉之阴干丁配合，就是刚柔失守。明·张介宾："丁壬皆木运也，子午年少阴司天，必阳明在泉，以阳明配合木运，则丁卯丁酉为在泉之化，刚柔不正，则皆失守矣。

② 即虽阳年，亏及不同：壬属木运太过，因壬年的司天不能迁正，属丁之年的在泉单独迁正，木运不能气化，必见亏虚。所以虽是阳年，却不同于阳年为太过的规律。明·张介宾："若上年辛巳司天有余，厥阴不退位，则本年壬丁不合，木运太虚，刚不正于上，柔孤立于下，虽曰阳年，亏则不同也。"

③ 上下失守……各有其数也：司天不得迁正，上刚与下柔各守其位，虽有相合之期的远近迟速之数，应根据差异的大小不同而定。明·张介宾："招，合也。得位之日，即其相招之期，微者远，甚者速，数有不同耳。"

④ 律吕二角……同音有日：阳律太角，阴吕少角，如果壬丁失守，司天在泉不能同时迁正，则律吕二角不能相合，待到上下同时迁正之日，律吕二角就协调同音。明·张介宾："阳律太角，木音上管，阴吕少角，木音下管，壬丁失守，则二角不和，必上下迁正之日，其音乃同也。"

⑤ 合德：指司天之干支与在泉的干支，能按时就位，阴阳相会，刚柔相配，上下相合，共同发挥应有的作用。德，得也。此指司天、在泉之气所产生的作用得到体现。

⑥ 假令戊申，刚柔失守：指戊申年，如果司天之气不得迁正，则上配司天的刚干戊，不能与下配的在泉之阴干癸配合，就是刚柔失守。明·张介宾："戊癸皆火运之年，寅申岁必少阳司天，厥阴在泉，以厥阴而配火运，则癸亥为在泉之化，戊申之刚在上，癸亥之柔在下，一有不正，俱失守矣。"

⑦ 戊癸虽火运，阳年不太过也：戊癸化火，戊申为火运太过之年，但由于司天不得迁正，配司天之刚干戊失于上守，火运不能得到应有的气化，那也就不是太过之运了。

⑧ 上失其刚，柔地独主：如果上一年丁未司天之气太过有余，太阴湿土不得退位，则本年戊申不得守于上，则上失其刚，而癸亥阴柔之干独主于下，所以说柔地独主。

⑨ 音律先同：指戊申年如果不发生司天不迁正时，刚柔相会，那么上戊申阳律太徵与下癸亥阴吕少徵首先表现出气和音协而同同。明·张介宾："若刚柔将合，故音律先同，盖戊申阳律太徵也，癸亥阴吕少徵也，其气和，其音叶矣。"

⑩ 息气：即深吸气后进行闭气。明·张介宾："肺主气，息气乃可以补肺，即闭气存神之道。" 息，止也。

刺，于是疫之与疠，即是上下刚柔之名也，穷归一体也，即刺疫法，只有五法，即总其诸位失守，故只归五行而统之也。

黄帝曰：余闻五疫之至，皆相染易，无问大小，病状相似，不施救疗，如何可得不相移易者？

岐伯曰：不相染者，正气存内，邪不可干，避其毒气，天牝①从来，复得其往，气出于脑，即不邪干。气出于脑，即室先想心如日②。欲将入于疫室，先想青气自肝而出，左行于东，化作林木。次想白气自肺而出，右行于西，化作戈甲③。次想赤气自心而出，南行于上，化作焰明。次想黑气自肾而出，北行于下，化作水。次想黄气自脾而出，存于中央，化作土。五气护身之毕，以想头上如北斗④之煌煌，然后可入于疫室。

又一法，于春分之日，日未出而吐之⑤。又一法，于雨水日后，三浴以药泄汗。又一法，小金丹方：辰砂二两，水磨雄黄一两，叶子雌黄⑥一两，紫金半两，同入合中，外固，了地一尺筑地实⑦，不用炉，不须药制，用火⑧二十斤煅之也，七日终，候冷七日取，次日出合子，埋药地中，七日取出，顺日研之三日⑨，炼白沙蜜为丸，如梧桐子大，每日望东吸日华气⑩一口，冰水下一丸，和气咽之，服十粒，无疫干也。

黄帝问曰：人虚即神游失守位，使鬼神外干，是致夭亡，何以全真？愿闻刺法。

岐伯稽首再拜曰：昭乎哉问！谓神移失守，虽在其体，然不致死，或有邪干，故令夭寿。只如厥阴失守，天以虚，人气肝虚，感天重虚⑪，即魂游于上，邪干厥大气⑫，身温犹可刺之，刺其足少阳之所过⑬，次刺肝之俞。人病心虚，又遇君相二火司天失守，感而三虚⑭，遇火不

---

① 天牝：鼻。明·马莳："天牝者，鼻也，毒气从鼻而来，可嚏之从鼻而出。"清·高世栻："天牝，即玄牝，人身真元之气也。天牝从来，从鼻息而下丹田，得其从来，复得其往，合五藏元真之气。"

② 即室先想心如日：指入病室之前，振作精神，如像阳气很充足一样，没有恐惧的心理。 即，到也。即室，同后文"入于疫室"。日，太阳。这里代表阳气如太阳光一样充足。明·张介宾："日为太阳之气，应人之心，想心如日，即所以存吾之气，壮吾之神，使邪气不能犯也。"

③ 戈甲：皆以金属制成，应于金。 戈，古时的一种兵器。甲，古时作战时所穿的用金属制作的防护衣。

④ 北斗：即北斗星，属于大熊星座的一部分，由天枢、天璇、天玑、天权、玉衡、开阳、摇光七颗亮星组成，常被作为指示方向和认识星座的重要标志。

⑤ 日未出而吐之：古代避疫的一种方法。在日出之前，将远志去心后所煎的药液，漱口吐出，可以达到预防疫气感染的作用。明·马莳："用远志去心，以水煎之，日未出饮二盏而吐，吐之不疫。"

⑥ 叶子雌黄：即上好的雌黄。因其纹理层叠如叶，故名。

⑦ 了地一尺筑地实：入地一尺筑一坚实的地穴。清·高世栻："了地，入地也。"

⑧ 火：此指木炭一类的燃料。

⑨ 顺日：逐日或每日。 又清·高世栻："顺日，就日，犹向日也。"

⑩ 日华气：指日出时的精华之气。

⑪ 重虚：指脏气已虚，又感受天之虚邪，谓之重虚。清·高世栻："人虚肝虚而感天之虚，是谓重虚。"

⑫ 邪干厥大气：因外邪侵入致大气厥逆。 清·高世栻："邪干，即病厥。厥，厥逆也。大气，肝气上逆也。"明·张介宾"大气，元气也。"当从高注。

⑬ 刺其足少阳之所过：即刺取足少阳胆经的原穴。缘肝胆相表里，肝病亦可刺其相表里之脉的经穴。以下诸脏有病的刺治，义同于此。

⑭ 三虚：人体内伤而虚，司天在泉失守所造成的天虚，复感虚邪贼风为三虚。清·高世栻："人虚、天虚、而感邪，是为三虚。" 又，明·马莳："此人气天气同虚也。又遇惊而夺精，汗出于心，因而三虚。"

及，黑尸鬼①犯之，令人暴亡，可刺手少阳之所过，复刺心俞。人脾病，又遇太阴司天失守，感而三虚，又遇土不及，青尸鬼邪犯之于人，令人暴亡，可刺足阳明之所过，复刺脾之俞。人肺病，遇阳明司天失守，感而三虚，又遇金不及，有赤尸鬼干人，令人暴亡，可刺手阳明之所过，复刺肺俞。人肾病，又遇太阳司天失守，感而三虚，又遇水运不及之年，有黄尸鬼干犯人正气，吸②人神魂，致暴亡，可刺足太阳之所过，复刺肾俞。

黄帝问曰：十二藏之相使，神失位，使神彩③之不圆④，恐邪干犯，治之可刺，愿闻其要。

岐伯稽首再拜曰：悉乎哉，问至理，道真宗，此非圣帝，焉究斯源，是谓气神合道⑤，契符上天⑥。心者，君主之官，神明出焉，可刺手少阴之源⑦。肺者，相傅之官，治节出焉，可刺手太阴之源。肝者，将军之官，谋虑出焉，可刺足厥阴之源。胆者，中正之官，决断出焉，可刺足少阳之源。膻中者，臣使之官，喜乐出焉，可刺心包络所流⑧。脾为谏议之官，知周出焉⑨，可刺脾之源。胃为仓廪之官，五味出焉，可刺胃之源。大肠者，传道之官，变化出焉，可刺大肠之源。小肠者，受盛之官，化物出焉，可刺小肠之源。肾者，作强之官，伎巧出焉，刺其肾之源。三焦者，决渎之官，水道出焉，刺三焦之源。膀胱者，州都之官，精液藏焉⑩，气化则能出矣，刺膀胱之源。凡此十二官者，不得相失也。是故刺法有全神养真之旨，亦法有修真之道，非治疾也，故要修养和神也。道贵常存，补神固根，精气不散，神守不分，然即神守而虽⑪不去，亦能全真，人神不守，非达至真，至真之要，在乎天玄⑫，神守天息⑬，复入本元，命曰归宗⑭。

---

① 黑尸鬼：即感水疫邪气而死亡的人。因疫邪所致的死亡者，其死尸仍有传染性，他人接触后亦可感而发病，所以称尸鬼，因接触患传染病而亡的死尸之后所感染的病叫尸传。以下青尸鬼、黄尸鬼等义皆同此。

② 吸：此有消耗、损伤之意。

③ 神彩：显现于外表的精神、神气、光彩。

④ 不圆：失去丰满充实的状态。明·张介宾："一有失位，则神光亏缺，是谓不圆。"

⑤ 气神合道：指人身精气神要合乎正常规律。清·高世栻："人身气神，合于天道。"

⑥ 契符上天：符合司天之气。　契，合也。

⑦ 可刺手少阴之源：即通过刺治手少阴心经的原穴，达到补益心气的作用。明·马莳："凡刺各经之原者，皆所以补之也。"　源，在此同原，即原穴。

⑧ 可刺心包络所流：即取手厥阴心包经的荥穴。清·高世栻："手少阴心既刺其源，故心包络，刺其所流。"流，在此义同"溜"，即荥穴。

⑨ 脾为谏议之官，知周出焉：脾主思虑，有协助心主意志的作用，且志意周于万物。明·张介宾："脾藏意，神志未定，意能通之，故为谏议之官。虑周万物，皆由乎意，故智周出焉。"

⑩ 精液藏焉：指膀胱有贮藏津液的功能。因津液亦为人身之精微，生命赖以生存的物质，故亦曰"精液"。与《素问·灵兰秘典论》中之津液义同。明·张介宾："膀胱为三焦之下泽，津液所聚，故曰州都。"

⑪ 虽：通唯。

⑫ 天玄：即人身之精。明·张介宾："玄者，水之色。天玄者，天一之义。以至真之要，重在精也。"

⑬ 神守天息：即胎息。明·马莳："儿在母腹，息通天元，人能绝想念，亦如此，命曰返天息。"　又，明·张介宾："天息者，鼻息通乎天也。守息则气存，气存则神存，故曰神守天息。"

⑭ 归宗：谓返其本来的元气。明·张介宾："夫人始生，先成精，精其本也。儿在母腹，先通胎息，气其元也。既宝其精，又养其气，复其本，返其元矣。精气充而神自全，谓之内三宝。三者合一，即全真之道也，故曰归宗。"

本病论①篇第七十三（遗篇）

黄帝问曰：天元九窒②，余已知之，愿闻气交，何名失守③？

岐伯曰：谓其上下升降，迁正退位④，各有经论⑤，上下各有不前⑥，故名失守也。是故气交失易位⑦，气交乃变⑧，变易非常⑨，即四时失序，万化不安⑩，变民病也。

帝曰：升降不前，愿闻其故，气交有变，何以明知？

岐伯曰：昭乎问哉！明乎道矣。气交有变，是为天地机⑪，但欲降而不得降者，地窒刑之⑫。又有五运太过，而先天而至者，即交不前，但欲升而不得其升，中运抑之；但欲降而不得其降，中运抑

---

① 本病论：本病，即病本。本篇论述了六气升降不前的气候变化与发病；六气不迁正、不退位的气候变化与发病；五运失守的气候变化与化疫致病规律，以及五脏虚实与气运失常而发病的关系。由于六气五运失常是疾病发生的自然界之本源，故篇名曰"本病"。所以明·张介宾注曰："此篇承前篇而详言左右间气之升降不前也。《天元玉册》云：六气常有三气在天，三气在地。每一气升天作左间气，一气入地作右间气，一气迁正作司天，一气迁正作在泉，一气退位作天右间气，一气退位作地右间气。气交有合，常得位所在，至当其时，即天地交，乃变而泰，天地不交，乃作病也"，恰切"本病"之义。

② 九窒：指九星运行阻滞不畅。即《素问·刺法论》所指五星在天之五窒与在地之五窒合为十窒，此言九窒，乃应九宫九星之数。 窒，阻抑。

③ 何名失守：此指客气六步的迁正退位失常。 名，名称、概念。失守，六步之气升降运动失常。

④ 上下升降，迁正退位：是对客气中司天、在泉、左右间气各种正常运动的概括。 上下升降，指客气的司天、在泉、左右四间气的正常运动。上，指司天。下，指在泉。升，指旧岁在泉之右间气升为新岁的司天之左间气。降，指旧岁司天之右间气下降为新岁的在泉之左间气。由于司天主前半年，气位在上，在泉之气主后半年，气位在下，所以客气运行中从在泉间迁移到司天左间的过程称之为"升"；而客气运行从司天间迁移到在泉左间的过程谓之"降"。 迁正退位，则专指司天、在泉而言。旧岁的司天之左间（四之气）在新岁能顺行至司天（三之气）的正位，旧岁在泉之左间（初之气）在新岁能顺行至在泉（终之气）就叫"迁正"。退位是指旧岁的司天（三之气）、在泉（终之气）在新岁中能顺利移至司天右间（二之气）、在泉右间（五之气）。

⑤ 经论：常论，常理。 经，常理，规范。又，清·高世栻："各有经以论之也。"

⑥ 上下各有不前：一年六步气位中，必有一气升天，作为司天之左间气；一气入地，作为在泉的左间气；有一气迁正为司天，一气迁正为在泉。有一气退位为司天之右间，一气退位为在泉之右间。这些情况统称为"上下"。但因升降迁退都有可能不到位而失其守位，此即"上下各有不前"。

⑦ 气交失易位：指天地之气的升降运行失常，客气六步气位发生变异。

⑧ 气交乃变：指天地之气的上下运动规律紊乱。

⑨ 非常：超越常规。

⑩ 万化不安：万物的生长化收藏的运动规律受到干扰。

⑪ 天地机：指气交之变是天地运动变化的关键。 机，机要，关键。清·高世栻："天地机，旋转者也。"明·张介宾："气交之变，吉凶之征也，故谓天地机。"

⑫ 地窒刑之：即《素问·刺法论》所谓木欲降而地晶窒抑之，火欲降而地玄窒抑之，土欲降而地苍窒抑之，金欲降而地彤窒抑之，水欲降而地阜窒抑之。 刑，指胜气不退，对被抑窒的气产生制约作用，有如刑罚。

之①。于是有升之不前，降之不下者，有降之不下，升而至天者，有升降俱不前，作如此之分别，即气交之变。变之有异，常各各不同，灾有微甚者也②。

帝曰：愿闻气交遇会胜抑③之由，变成民病，轻重何如？

岐伯曰：胜相会，抑伏使然④。是故辰戌之岁，木气升之，主逢天柱，胜而不前⑤。又遇庚戌，金运先天，中运胜之，忽然不前。木运升天⑥，金乃抑之，升而不前，即清生风少，肃杀于春，露霜复降，草木乃萎。民病温疫早发，咽嗌乃干，四肢满⑦，肢节皆痛。久而化郁，即大风摧拉，折陨鸣紊。民病卒中偏痹，手足不仁。

是故巳亥之岁，君火升天，主窒天蓬⑧，胜之不前。又厥阴木迁正，则少阴未得升天，水运以至其中者⑨。君火欲升，而中水运抑之⑩。升之不前，即清寒复作，冷生旦暮。民病伏阳，而内生烦热，心神惊悸，寒热间作。日久成郁，即暴热乃至，赤风肿翳⑪，化疫，温疠暖作⑫，赤气彰而化火疫，皆烦而躁渴，渴甚，治之以泄之可止。

是故子午之岁，太阴升天，主窒天冲，胜之不前⑬。又或遇壬子，木运先天而至者，中木运抑之也⑭。升天不前，即

① 但欲升而不得其升……中运抑之：指阳平之年，中运太过，抑制了客气。如甲岁土运太过，可抑太阳寒水气的升降。明·张介宾："甲年土运太过，能抑水之升降；丙年水运太过，能抑二火之升降，戊年火运太过，能抑金之升降；庚年金运太过，能抑木之升降；壬年木运太过，能抑土之升降。"

② 灾有微甚者也：天星窒于上则升之不前，地星窒于下则降之不下，中运又有太过阻抑，因气的交变情况不同，所造成的灾害必有轻重之别。明·张介宾："有天星窒于上者，有地气窒于下者，有中运抑于中者，凡此三者之分，则气交之变，各各不同，而灾有微甚矣。"

③ 遇会胜抑：明·张介宾："六气有遇、有会、有胜、有抑，则抑伏者为变。"

④ 抑伏使然：胜气相会，必致窒而伏，这是造成气交有变的原因。

⑤ 辰戌之岁……胜而不前：辰戌年为太阳寒水司天，厥阴风木之气应从旧年的在泉右间（五之气），上升为司天的左间（四之气），如果遇到天柱金气偏胜的窒抑，则木气升之不前。明·张介宾："辰戌岁，太阳当迁正司天，而厥阴风木，以上年在泉之右间，当升为今岁司天之左间，故畏天柱，金星胜之也。"金星之别称，在天谓"天柱"，在地曰"地晶（hào 音好）"。

⑥ 木运升天：运，当作"欲"。因此节论木气升之不前的问题，与木运无关，且无"木运升天"之说，故以后文律之，当为"木欲升天"。

⑦ 四肢满：此症与木气升之不前发病规律不合，据金刻本，当为"两胁满"。

⑧ 天蓬：水星之别称。水星在天称天蓬，在地为地玄。

⑨ 又厥阴木迁正……水运以至其中者：凡辛巳、辛亥年，水运不及，厥阴风木司天，少阴君火应从旧岁的在泉右间，升为新岁的司天左间，如果遇水运之气先时而至，也可以使少阴君火升之不前。

⑩ 中水运抑之：指辛巳、辛亥年，虽为水运不及之年，但不及的水运亦可阻抑四之气（司天左间）少阴君火，使其不能升迁司天之正位。明·张介宾："辛巳、辛亥，皆水运之不及者，而亦能制抑君火，以巳亥阴年，气本不及，则弱能制弱，然或以天蓬窒之，或以水运抑之，有一于此，皆能胜火不前也。后仿此。"

⑪ 赤风肿翳：热风聚集掩盖。 肿，《释名》："肿，钟也。寒热气所钟聚也。"又，一作瞳。翳，《扬子方言》："翳，掩也。"有遮蔽之义。

⑫ 温疠暖作：指温疠病在气候温暖时发作。

⑬ 子午之岁……胜之不前：子午年为少阴君火司天，太阴湿土之气应从旧岁的在泉右间，升为新岁的司天左间，若遇天冲木气太过，土气受抑而升之不前。 天冲，木星别称。木星在天名天冲，在地曰地苍。

⑭ 又或遇壬子……中木运抑之也：壬子年木运太过，少阴君火司天，太阴湿土之气应从旧岁的在泉右间，上升为新岁司天左间，木运太过，先天时而至，木胜抑土，太阴湿土之气升之不前。 运，原作"遇"，据马注本改。

风埃四起，时举埃昏，雨湿不化。民病风厥涎潮①，偏痹不随，胀满。久而伏郁，即黄埃化疫也，民病夭亡，脸肢府黄疸满闭②，湿令弗布，雨化乃微③。

是故丑未之年，少阳升天，主窒天蓬，胜之不前④。又或遇太阴未迁正者，即少阳未升天也，水运以至者⑤。升天不前，即寒雾反布，凛冽如冬，水复涸，冰再结，暄暖乍作，冷复布之，寒暄不时⑥。民病伏阳在内，烦热生中，心神惊骇，寒热间争。以成久郁，即暴热乃生，赤风气瞳翳，化成郁疠，乃化作伏热内烦，痹而生厥，甚则血溢。

是故寅申之年，阳明升天，主窒天英，胜之不前⑦。又或遇戊申戊寅，火运先天而至⑧。金欲升天，火运抑之，升之不前，即时雨不降，西风数举，咸卤燥生⑨。民病上热，喘嗽血溢。久而化郁，即白埃翳雾⑩，清生杀气，民病胁满悲伤，寒鼽嚏嗌干，手拆⑪皮肤燥。

是故卯酉之年，太阳升天，主窒天芮，胜之不前⑫。又遇阳明未迁正者，即太阳未升天也，土运以至⑬。水欲升天，土运抑之，升之不前，即湿而热蒸，寒生两间⑭。民病注下，食不及化。久而成郁，冷来客热，冰雹卒至。民病厥逆而哕，热生于内，气痹于外，足胫酸疼，反生心悸懊热⑮，暴烦而复厥。

---

① 涎潮：涎液上涌如潮。

② 脸肢府黄疸满闭：明·张介宾："脸为阳明之经，四肢皆主于脾，府言大肠小肠皆属于胃，故为黄疸满闭等。"

③ 湿令弗布，雨化乃微：太阴湿土受抑，湿气不能布化行令，雨水减少。

④ 丑未之年……胜之不前：丑未年太阴湿土司天，少阳相火之气应从旧岁的在泉右间，上升为新岁的司天左间，如果遇到天蓬水气太过，水胜制火，则少阳相火之气升之不前。 天蓬，水星别号，在天为天蓬，在地为地玄。

⑤ 又或遇太阴未迁正者……水运以至者：凡辛丑、辛未年，水运不及，太阴湿土司天，少阳相火之气应从旧岁的在泉右间，上升为新岁的司天左间，如果太阴湿土尚未迁正，不足的水运也可制火，则少阳相火也必然出现升之不前。

⑥ 寒暄（xuān 音宣）不时：忽冷忽热，发作不时。

⑦ 寅申之年……胜之不前：寅申年少阳相火司天，阳明燥金之气应从旧岁的在泉右间，上升为新岁的司天左间，如果遇到天英火气太过，火胜制金，则燥金之气升之不前。

⑧ 又或遇戊申戊寅，火运先天而至：戊申、戊寅年为火运太过，寅申少阳相火司天，阳明燥金之气应从旧岁的在泉右间，上升为新岁的司天左间，在此二年，火运太过，先天时而至，火胜制金，阳明燥金之气必然升天受阻。

⑨ 咸卤燥生：因阳明燥金之气不升而成郁气发作，气候干燥，使卤硝生于地面。明·张介宾："燥金气郁于地，故时雨不降，硝咸白见而燥生。"

⑩ 白埃翳雾：言尘雾之气障目。 白埃，尘埃。翳，遮掩。

⑪ 手拆：因肃杀之气大行，气候干燥，手的皮肤皲裂脱皮。

⑫ 卯酉之年……胜之不前：卯酉年阳明燥金司天，太阳寒水之气应从旧岁的在泉右间，上升为新岁的司天左间，如果逢天芮土气太过，土胜制水，则太阳寒水之气升之不前。 天芮，土星别名。土星在天为天芮，在地为地阜。

⑬ 又遇阳明未迁正者……土运以至：凡己卯、己酉年，土运不及，卯酉阳明燥金司天，太阳寒水之气应从旧岁的在泉右间，上升为司天的左间，如果在太阳寒水之气还未升天之时，不及的土运已至，土能制水，此种情况下，太阳寒水之气也会升之不前。

⑭ 两间：指天地之间。《宋史》胡安国传："至刚可以塞两间，一怒可以安天下矣。" 又，清·高世栻："寒生两间，寒兼湿也。"

⑮ 懊热：心中烦热。 懊，烦闷。

黄帝曰：升之不前，余已尽知其旨。愿闻降之不下，可得明乎？

岐伯曰：悉乎哉问！是之谓天地微旨，可以尽陈斯道，所谓升已必降①也。至天三年，次岁必降，降而入地，始为左间也②。如此升降往来，命之六纪③者矣。是故丑未之岁，厥阴降地，主窒地晶，胜而不前④，又或遇少阴未退位，即厥阴未降下，金运以至中⑤。金运承之⑥，降之未下，抑之变郁，木欲降下，金承之，降而不下，苍埃远见，白气承之，风举埃昏，清躁⑦行杀，霜露复下，肃杀布令。久而不降，抑之化郁，即作风躁相伏，暄而反清，草木萌动，杀霜乃下，蛰虫未见，惧清伤藏。

是故寅申之岁，少阴降地，主窒地玄，胜之不入。又或遇丙申丙寅，水运太过，先天而至。君火欲降，水运承之，降而不下，即彤云才见，黑气反生⑧，暄暖如舒，寒常布雪，凛冽复作，天云惨凄。久而不降，伏之化郁，寒胜复热，赤风化疫，民病面赤心烦，头痛目眩也，赤气彰而温病欲作也。

是故卯酉之岁，太阴降地，主窒地苍，胜之不入⑨。又或少阳未退位者，即太阴未得降也，或木运以至⑩。木运承之，降而不下，即黄云见青霞彰，郁蒸作而大风，雾翳埃胜，折损乃作。久而不降也，伏之化郁，天埃黄气，地布湿蒸，民病四肢不举，昏眩肢节痛，腹满填臆⑪。

是故辰戌之岁，少阳降地，主窒地玄，胜之不入⑫。又或遇水运太过，先天而至也⑬。水运承之，水降不下，即彤云

---

① 升已必降：六气中任何一气必先由在泉上升至司天，然后逐年下降至在泉，所以说："升已必降。"

② 至天三年……始为左间也：明·张介宾："每气在天各三年，凡左间一年，司天一年，右间一年，三年周尽，至次岁乃降而入地，为在泉之左间，亦周三年而复升于天也。"

③ 六纪：每年六步，每一气一年向前移动一步，六年一周期有规律地迁移。在天三年（司天左间一年，司天一年，司天右间一年），在地三年（在泉左间一年，在泉一年，在泉右间一年）。

④ 丑未之岁……胜而不前：丑未之年，太阴湿土司天，厥阴风木应从旧年的司天右间，下降为新岁的在泉左间，如果遇到地晶金气太过，金胜制木，则厥阴风木之气降之不前。

⑤ 又或遇少阴未退位……金运以至中：凡乙丑、乙未年，金运不及，丑未太阴湿土司天，厥阴风木应从旧岁的右间下降至新岁的在泉左间，如果上岁少阴司天之气不退位，厥阴风木就不能在新岁降为在泉左间，金运之气居气交之中，厥阴风木降之不前。

⑥ 承之：在此指阻抑。司天之右间在上，岁运居中，所以司天右间气下降时，如果逢到岁运太过就会阻抑下降之气。下文"承之"均有此义。

⑦ 清躁：诸本均作"清燥"，似是。下"风躁"之"躁"，亦同。

⑧ 彤云才见，黑气反生：红色的云才出现，黑色云气反生。明·张介宾："皆寒水胜火之化。"

⑨ 卯酉之岁……胜之不入：卯酉年，阳明燥金司天，太阴湿土之气应从旧岁的司天右间，下降为新岁的在泉左间，如果逢地苍木气太过，木胜制土，则太阴湿土之气降之不前。

⑩ "又或少阳未退位者"三句：凡丁卯、丁酉年，木运不及，卯酉阳明燥金司天，太阴湿土之气应从旧岁的司天右间下降为新岁的在泉左间，如果旧岁的少阳相火司天之气不退位，中运木气先至，木胜制土，则太阴湿土之气降之不前。

⑪ 臆：指胸部。《说文》："胸骨也。"

⑫ 辰戌之岁……胜之不入：辰戌年，太阳寒水司天，少阳相火应从旧岁的司天右间，下降为新岁的在泉左间，如果逢地玄水气太过，水胜制火，则少阳相火之气降之不前。

⑬ 又或遇水运太过，先天而至也：凡丙辰、丙戌年，水运太过，辰戌太阳寒水司天，少阳相火之气应从旧岁的司天右间，下降为新岁的在泉左间，在此二年水运太过，先天时而至，水胜制火，则少阳相火之气降之不前。

才见，黑气反生，暄暖欲生，冷气卒至，甚即冰雹也。久而不降，伏之化郁，冷气复热，赤风化疫，民病面赤心烦，头痛目眩也，赤气彰①而热病欲作也②。

是故巳亥之岁，阳明降地，主窒地肜，胜而不入③。又或遇太阴未退位，即少阳未得降，即火运以至之④。火运承之不下，即天清⑤而肃，赤气乃彰，暄热反作。民皆昏倦，夜卧不安，咽干引饮，懊热内烦，天清朝暮，暄还复作。久而不降，伏之化郁，天清薄寒，远生白气。民病掉眩，手足直而不仁，两胁作痛，满目脘脘。

是故子午之年，太阳降地，主窒地阜胜之，降而不入⑥。又或遇土运太过，先天而至⑦。土运承之，降而不入，即天彰黑气，暝暗凄惨，才施黄埃而布湿，寒化令气，蒸湿复令。久而不降，伏之化郁，民病大厥，四肢重怠，阴萎少力，

天布沉阴，蒸湿间作。

帝曰：升降不前，晰知其宗，愿闻迁正，可得明乎？

岐伯曰：正司中位，是谓迁正位，司天不得其迁正者，即前司天以过交司之日⑧。即遇司天太过有余日也，即仍旧治天数，新司天未得迁正也。

厥阴不迁正，即风暄不时，花卉萎瘁，民病淋溲，目系转，转筋喜怒，小便赤。风欲令而寒由不去，温暄不正，春正失时⑨。少阴不迁正，即冷气不退⑩，春冷后寒，暄暖不时。民病寒热，四肢烦痛，腰脊强直。木气虽有余，位不过于君火也⑪。太阴不迁正，即云雨失令，万物枯焦，当生不发⑫。民病手足肢节肿满，大腹水肿，填臆不食，飧泄胁满，四肢不举。雨化欲令，热犹治之，温煦于气，亢而不泽。

---

① 赤气彰：指少阳相火不降而成为郁气，待其郁发，火热之气显露。 彰，显明也。

② 热病欲作：寅申之岁云"温病欲作"，是少阴君火不降之故。此言"热病欲作"，是少阳相火不降之故。气不同，病各异。

③ 巳亥之岁……胜而不入：巳亥之年，厥阴风木司天，阳明燥金之气应从旧岁的司天右间，下降为新岁在泉左间，如果逢到地肜火气太过，火胜制金，阳明燥金之气降之不前。

④ 又或遇太阴未退位……火运以至之：凡癸巳、癸亥年，火运不及，巳亥厥阴风木司天，阳明燥金之气应从旧岁的司天右间，下降为新岁的在泉左间，如果逢上一年太阳寒水未退位，中运火气已至，火胜制金，阳明燥金之气降之不前。 太阴，当作"太阳"。《类经·卷二十八》作"太阳"。

⑤ 天清：《素问注证发微》、《类经》卷二十八均作"大清"。下文"天清"同此。作"大清"义胜。

⑥ 子午之年……降而不入：子午年，少阴君火司天，太阳寒水之气应从旧岁的司天右间，下降为新岁的在泉左间，如果逢地阜土运之气太过，土胜制水，所以太阳寒水之气降之不前。

⑦ 又或遇土运太过，先天而至：凡戊子、甲午年，土运太过，子午少阴君火司天，太阳寒水之气应从旧年司天之右间，下降为新岁的在泉之左间，此二年土运太过，先天时而至，土胜制水，所以寒水之气降之不前。

⑧ 交司之日：每年的大寒节这一天，是新旧岁中运及岁气交接之日。明·张介宾："新旧之交，大寒日也。"

⑨ 风欲令而寒由不去……春正失时：由于太阳寒水之气不退位，厥阴风木之气就不能按时迁正，寒气不去，风令不行，温暖之气不能按时而至，春季的政令就失去正常之序。

⑩ 少阴不迁正，即冷气不退：由于旧岁司天的厥阴风木不退位，新岁的君火不能居于司天正位，所以寒冷之气不消退，春寒持久。

⑪ 木气虽有余，位不过于君火也：木气虽然太过不退位，但其作用的时间不会超过二之气君火当令之时。明·张介宾："上年厥阴阴气，至本年初气之末，交于春分，则主客君火，几皆得位，木虽有余，故不能过此。"

⑫ 太阴不迁正……当生不发：太阴不能迁正的原因是由于少阴君火不退位的缘故，所以湿气不行，云雨失去正令，君火之热气过盛反而使万物焦枯，得不到滋润而不能生发。

少阳不迁正，即炎灼弗令，苗莠不荣，酷暑于秋，肃杀晚至，霜露不时。民病瘴疟骨热，心悸惊骇；甚时血溢。阳明不迁正，则暑化于前，肃杀于后①，草木反荣。民病寒热鼽嚏，皮毛折，爪甲枯焦，甚则喘嗽息高，悲伤不乐。热化乃布，燥化未令，即清劲未行，肺金复病。太阳不迁正，即冬清反寒，易令于春，杀霜在前，寒冰于后②，阳光复治，凛冽不作，雾云待时。民病温疠至，喉闭嗌干，烦燥而渴，喘息而有音也。寒化待燥，犹治天气，过失序，与民作灾③。

帝曰：迁正早晚，以命④其旨，愿闻退位，可得明哉？

岐伯曰：所谓不退者，即天数未终，即天数有余，名曰复布政，故名曰再治天也，即天令如故，而不退位也。厥阴不退位，即大风早举，时雨不降，湿令不化，民病温疫，疵废⑤风生，民病皆肢节痛，头目痛，伏热内烦，咽喉干引饮。少阴不退位，即温生春冬，蛰虫早至，草木发生，民病膈热咽干，血溢惊骇，小便赤涩，丹瘤疹疮疡留毒。太阴不退位，而取寒暑不时，埃昏布作，湿令不去，民病四肢少力，食饮不下，泄注淋满，足胫寒，阴萎闭塞，失溺，小便数。少阳不退位，即热生于春，暑乃后化，冬温不冻，流水不冰，蛰虫出见，民病少气，寒热更作，便血上热，小腹坚满，小便赤沃⑥，甚则血溢。阳明不退位，即春生清冷，草木晚荣，寒热间作，民病呕吐暴注，食饮不下，大便干燥，四肢不举，目瞑掉眩。

太阳不退位，即春寒复作，冰雹乃降，沉阴昏翳，二之气寒犹不去，民病痹厥，阴痿失溺，腰膝皆痛，温疠晚发⑦。

帝曰：天岁早晚，余以知之，愿闻地数⑧，可得闻乎？

岐伯曰：地下迁正升天及退位不前之法，即地土产化，万物失时之化也⑨。

帝曰：余闻天地二甲子⑩，十干十二

---

① 暑化于前，肃杀于后：卯酉年，如果旧岁的少阳相火不退位，则新岁的阳明燥金不迁正，少阳为相火暑气，不退位则暑气施化于前。阳明燥金主肃杀，迁正推迟，所以肃杀之气布于后。明·张介宾："金为火制，故暑在前，肃杀在后。"

② 杀霜在前，寒冰于后：辰戌年，如果旧岁阳明燥金不退位，新岁的太阳寒水不迁正。燥金不退位则肃杀霜冻在前；太阳寒水推迟迁正，所以严寒冰雪发生在后。

③ 寒化待燥……与民作灾：由于阳明燥金不退位，所以太阳寒水施于寒化之令，必须在阳明燥金施化之后才能主司天之气，由于寒化失于时序，于是就成为致人于病的灾害性气候。

④ 命：告也。

⑤ 疵（cī 音刺）废：皮肤起黑斑，肢体偏废。明·张介宾："疵，黑斑也。废，肢体偏废也。"

⑥ 赤沃：指小便短赤，排尿灼疼。明·张介宾："赤尿也。"据《素问·痹论》之"若沃以汤"，可知"赤沃"指小便色赤，且排尿有灼热疼痛之状。

⑦ 太阳不退位……温疠晚发：此四十一字原脱，据金刻本补。

⑧ 地数：指在泉的有关理论。

⑨ 地下迁正升天及退位不前之法……万物失时之化也：明·张介宾："天气三，地气亦三。地之三者，左间当迁正，右间当升天，在泉当退位也，若地数不前而失其正，即应于地土之产化。"

⑩ 天地二甲子：明·张介宾："天地二甲子，言刚正于上，则柔合于下，柔正于上，则刚合于下。如上甲则下己，上己则下甲，故曰二甲子。" 甲子，泛指干支十二。

支，上下经纬天地①，数有迭移②，失守其位，可得昭乎？

岐伯曰：失之迭位者，谓虽得岁正，未得正位之司③，即四时不节，即生大疫。注《玄珠密语》云④：阳年三十年，除六年天刑，计有太过二十四年，除此六年，皆作太过之用，令不然之旨。今言迭支迭位，皆可作其不及也。

假令甲子阳年，土运太窒⑤，如癸亥天数有余者，年虽交得甲子，厥阴犹尚治天，地已迁正，阳明在泉，去岁少阳以作右间，即厥阴之地阳明，故不相和奉者⑥也。癸己相会⑦，土运太过，虚反受木胜，故非太过也⑧，何以言土运太过？况黄钟不应太窒⑨，木既胜而金还

复，金既复而少阴如⑩至，即木胜如火而金复微，如此则甲己失守，后三年化成土疫，晚至丁卯，早至丙寅，土疫至也。大小善恶，推其天地，详乎太一⑪。又只如甲子年，如甲至子而合，应交司而治天，即下己卯未迁正，而戊寅少阳未退位者，亦甲己下有合也，即土运非太过，而木乃乘虚而胜土也，金次又行复胜之，即反邪化也。阴阳天地殊异尔，故其大小善恶，一如天地之法旨也。

假令丙寅阳年太过，如乙丑天数有余者，虽交得丙寅，太阴尚治天也，地已迁正，厥阴司地，去岁太阳以作右间，即天太阴而地厥阴，故地不奉天化也。乙辛相会，水运太虚，反受土胜，故非

---

① 上下经纬天地：指天干地支所主的五运六气，应于司天在泉，主治天地间的气候变化。 上下，指干支甲子。经纬，治理，主治。

② 数有迭移：指十天干和十二地支相合，交错变化。 数，指干支。迭移，所主的岁气更移其位。

③ 虽得岁正，未得正位之司：指六气按节气虽已得一年中应值之时，但时至而气不至，没有出现当司之气。明·张介宾："应司天而不司天，应在泉而不在泉，是未得正位之司也。"

④ 《玄珠密语》：《内经评文》云："此数语上，明有注字以冠之，即前篇资取之法，今出《密语》，亦注文也。《玄珠密语》乃王冰所撰，二篇固伪托，亦何至以此语入黄帝口中，是可知注者之陋极矣。"此后四十六字与原文不相谐，疑注文衍入。此文说明三十阳年之中可以去庚子、庚午、庚寅、庚申、戊辰、戊戌六个天刑之年，只剩二十四个阳刚太过之年，此与"虽得岁正，未得正位之司"文并无关系，故当删去不译。

⑤ 土运太窒：明·张介宾："窒，抑塞也。此下皆重明前章刚柔失守之义。"

⑥ 不相和奉：以癸亥年之司天，临甲子年之在泉，上癸下己，不相和合。

⑦ 癸己相会：甲子年，上甲为刚干，下己为柔干，甲己相合，刚柔相配，为正常之会。今上年癸亥天数有余而不退位，则上为癸为柔干，而地气已经迁正，己卯当其位，就是癸己相会，则土运失其正常之化。以下丙寅、庚辰等年同此之义。

⑧ 虚反受木胜，故非太过也：明·张介宾："癸己相会，则甲失其位，虽曰阳土，其气已虚，土虚则受木胜，尚何太过之有？" 又，《素问直解》此前无"过"字，"虚"与上文连读，理顺义长。

⑨ 况黄钟不应太窒：明·张介宾："黄钟为太宫之律，阳土运窒则黄钟不应，木乃胜之，木胜必金复，金既复而子年司天，少阴忽至，则木反助火克金，其复必微，而甲己之土皆失守矣。" 黄钟是五音十二律之一。五音即宫、商、角、徵、羽。十二律即黄钟、大吕、太簇、夹钟、姑洗、仲吕、蕤宾、林钟、夷则、南吕、无射、应钟。十二律又分阴阳各六，黄钟、太簇、姑洗、蕤宾、夷则、无射为阳，称为六律；林钟、南吕、应钟、大吕、夹钟、仲吕为阴，称为六吕。五音和十二律相互对应，都应于五行。此外，《礼记·月令》还将十二律应十二月。此处黄钟应太宫，主土运太过。阳土被窒，木气胜土，木胜之后金气必复，由于少阴同至，使木得火助而胜金，所以金气之复微小，故曰甲己之土皆失守。

⑩ 如：有顺从的意思。《说文》："如，从随也。一曰若也，同也。"

⑪ 大小善恶……详乎太一：即详察北极星的运行情况，测知司天在泉的盛衰，土疫致病的轻重及预后吉凶。太一，即北极星，此与下文丙寅年太一游宫义同。太一游宫内容详见《灵枢·九宫八风》篇。

太过。即太簇之管①，太羽不应②，土胜而雨化，水复即风。此者丙辛失守，其会后三年，化成水疫，晚至己巳，早至戊辰，甚即速，微即徐，水疫至也。大小善恶，推其天地数，乃太乙游宫。又只如丙寅年，丙至寅且合，应交司而治天，即辛巳未得迁正，而庚辰太阳未退位者，亦丙辛不合德也，即水运亦小虚而小胜，或有复，后三年化疠，名曰水疠，其状如水疫，治法如前③。

假令庚辰阳年太过，如己卯天数有余者，虽交得庚辰年也，阳明犹尚治天，地已迁正，太阴司地，去岁少阴以作右间，即天阳明而地太阴也，故地下奉天也。乙己相会，金运太虚，反受火胜，故非太过也。即姑洗之管，太商不应④，火胜热化，水复寒刑。此乙庚失守，其后三年化成金疫也，速至壬午，徐至癸未，金疫至也。大小善恶，推本年天数及太一也。又只如庚辰，如庚至辰，且应交司而治天，即下乙未未得迁正者，即地甲午少阴未退位者，且乙庚不合德也，即下乙未干失刚⑤，亦金运小虚也，有小胜，或无复，后三年化疠，名曰金疠，其状如金疫也，治法如前。

假令壬午阳年太过，如辛巳天数有余者，虽交后壬午年也，厥阴犹尚治天，地已迁正，阳明在泉，去岁丙申少阳以作右间，即天厥阴而地阳明，故地不奉天者也。丁辛相合会，木运太虚，反受金胜，故非太过也。即蕤宾之管，太角不应⑥，金行燥胜，火化热复。甚即速，微即徐，疫至大小善恶，推疫至之年天数及太一。又只如壬至午，且应交司而治之，即下丁酉未得迁正者，即地下丙申少阳未得退位者，见丁壬不合德也，即丁柔干失刚，亦木运小虚也，有小胜小复。后三年化疠，名曰木疠，其状如风疫，法治如前。

假令戊申阳年太过，如丁未天数太过者，虽交得戊申年也，太阴犹尚治天，地已迁正，厥阴在泉，去岁壬戌太阳以退位作右间，即天丁未，地癸亥，故地不奉天化也。丁癸相会，火运太虚，反受水胜，故非太过也。即夷则之管，上太徵不应⑦。此戊癸失守，其会后三年化疫也，速至庚戌。大小善恶，推疫至之年天数及太一。又只如戊申，如戊至申，且应交司而治天，即下癸亥未得迁正者，即地下壬戌太阳未退位者，见戊癸未合德也，即下癸柔干失刚，见火运小虚也，有小胜，或无复也，后三年化疠，名曰火疠也，治法如前。治之法可寒之泄之。

---

① 管：指律管。阴六吕和阳六律，合称十二律，分别指长度不一的管乐。如蔡邑《月令章句》云："黄钟之管长九寸，孔径三分，围九分。其余皆稍短，唯大小无增减。"

② 太羽不应：明·张介宾："太簇之管，羽音阳律也。丙运失守，故太羽不应。"

③ 治法如前：指前篇《素问·刺法论》中所举诸种刺治方法。下文同。

④ 姑洗之管，太商不应：明·张介宾："庚金失守，则太商不应，姑洗之管，乃其律也。" 姑洗为太商阳律。

⑤ 下乙未干失刚："干"前当加一"柔"字，方与文例合。即庚辰年，庚辰刚干在上，乙未柔干在下，为刚柔相济，今下乙未不得迁正，则上刚干孤而无配，故曰"柔干失刚"。

⑥ 蕤宾之管，太角不应：明·张介宾："蕤宾之管，太角之律也，阳木不正，故蕤宾失音。"

⑦ 夷则之管，太徵不应：明·张介宾："夷则之管，火之律也，上管属阳，太徵也，下管属阴，少徵也。戊不得正，故上之太徵不应。"

黄帝曰：人气不足，天气如虚，人神失守，神光①不聚，邪鬼②干人，致有夭亡，可得闻乎？

岐伯曰：人之五藏，一藏不足，又会③天虚，感邪之至也。人忧愁思虑即伤心，又或遇少阴司天，天数不及，太阴作接间至④，即谓天虚也，此即人气天气同虚也。又遇惊而夺精，汗出于心，因而三虚⑤，神明失守，心为君主之官，神明出焉，神失守位，即神游上丹田⑥，在帝太一帝君泥丸宫下⑦，神既失守，神光不聚，却遇火不及之岁，有黑尸鬼⑧见之，令人暴亡。

人饮食劳倦即伤脾，又或遇太阴司天，天数不及，即少阳作接间至，即谓之虚也，此即人气虚而天气虚也。又遇饮食饱甚，汗出于胃，醉饱行房，汗出于脾，因而三虚，脾神失守。脾为谏议之官，智周出焉⑨，神既失守，神光失位而不聚也，却遇土不及之年，或己年或

甲年失守，或太阴天虚，青尸鬼见之，令人卒亡。人久坐湿地，强力入水即伤肾，肾为作强之官，伎巧出焉，因而三虚，肾神失守。神志失位，神光不聚，却遇水不及之年，或辛不会符，或丙年失守，或太阳司天虚，有黄尸鬼至，见之令人暴亡。人或恚怒，气逆上而不下，即伤肝也，又遇厥阴司天，天数不及，即少阴作接间至，是谓天虚也，此谓天虚人虚也。又遇疾走恐惧，汗出于肝。肝为将军之官，谋虑出焉，神位失守，神光不聚，又遇木不及年，或丁年不符，或壬年失守，或厥阴司天虚也，有白尸鬼见之，令人暴亡也。已上五失守者，天虚而人虚也，神游⑩失守其位，即有五尸鬼干人，令人暴亡也，谓之曰尸厥。人犯五神易位，即神光不圆也⑪，非但尸鬼，即一切邪犯者，皆是神失守位故也。此谓得守者生，失守者死⑫，得神者昌，失神者亡⑬。

---

① 神光：明·张介宾："神光，神明也。" 又，《黄帝内经素问校注》："或为气功者所见之光。"似以后者为得。

② 邪鬼：即病邪。后文"五鬼"，即五种病邪。

③ 会：遇、逢的意思。

④ 太阴作接间至：明·张介宾："少阴司天之年，太阴尚在左间，若少阴不足，则太阴作接者，未当至而至矣。"

⑤ 三虚：即人气之虚，天气虚，心气虚。明·张介宾："先有忧愁之伤，又有少阴不及，再遇惊而夺精。"

⑥ 上丹田：道家谓人身脐下三寸为丹田。 又，《抱朴子·地真篇》认为丹田有三：脐下为下丹田，心下为中丹田，两眉之间为上丹田。又，明·张介宾认为，"人之脑为髓海，是谓上丹田。"

⑦ 帝太一帝君泥丸宫：明·张介宾："太乙帝君所居，亦曰泥丸宫，总众神者也。"《黄庭内景经》："脑神精根字泥丸"。可见经义在于强调脑在一身之主宰功能。

⑧ 黑尸鬼：明·张介宾："尸鬼者，魄之阴气，阳脱阴孤，其人必死，故尸鬼见也。"可知尸鬼是人体阴阳离决的危状。

⑨ 脾为谏议之官，智周出焉：此说与《素问·灵兰秘典论》不同，将脾与胃功能分而论之，又是一家之言。智周，谓智能周全，考虑全面。明·张介宾："脾神失守，言智乱也。"从病理反证脾主智周的功能。

⑩ 神游：明·张介宾："神游者，神气虽游，未离于身，尚不即死，若脉绝身冷，口中涎塞，舌短卵缩，则无及矣，否则速救可苏也。"

⑪ 神光不圆：指五脏神明运转不达。与上文"神光不聚"义近，亦可从气功师所见之光解之。

⑫ 得守者生，失守者死：明·张介宾："得守则神全，失守则神散。神全则灵明圆聚，故生。神散则魂魄分离，故死。"

⑬ 得神者昌，失神者亡：明·张介宾："阳气为神，阳盛则神全，阴气为鬼，阳衰则鬼见。阴阳合气，命之曰人。其生在阳，其死在阴，故曰得神者昌，得其阳也。失神者亡，失其阳也。

卷第二十二

至真要大论①篇第七十四

黄帝问曰：五气②交合，盈虚更作③，余知之矣。六气分治，司天地者④，其至何如？五行主岁，岁有少多，故曰盈虚更作也。《天元纪大论》曰：'其始也，有余而往，不足随之；不足而往，有余从之。'则其义也。天分六气，散主太虚，三之气司天，终之气监地，天地生化，是为大纪，故言司天地者，余四可知矣。

岐伯再拜对曰：明乎哉问也！天地之大纪⑤，人神之通应⑥也，天地变化，人神运为，中外虽殊，然其通应则一也。

帝曰：愿闻上合昭昭，下合冥冥⑦，奈何？

岐伯曰：此道之所主，工之所疑⑧也。不知其要，流散无穷。

帝曰：愿闻其道也。

岐伯曰：厥阴司天，其化以风；飞扬鼓拆，和气发生，万物荣枯，皆因而化变成败也。少阴司天，其化以热；炎蒸郁燠，故庶类蕃茂。太阴司天，其化以湿；云雨润泽，津液生成。少阳司天，其化以火；炎炽赫烈，以烁寒灾。阳明司天，其化以燥；干化以行，物无湿败。太阳司天，其化以寒。对阳之化也。 新校正云：详注云：'对阳之化。'阳字疑误。以所临藏位，命其病者也⑨。肝木位东方，心火位南方，

---

① 至真要大论：至，极的意思。真，精深、精微。要，为切要、重要、纲要之意。"至真要"言其所论极为精微而重要。本篇详细地阐述了五运六气之司天、在泉、胜复、主客为病的临床表现，以及治疗原则，用药规律，制方大法等，将运气理论落实到了临床诊治之中，具有重要的指导意义，故名"至真要大论"。诚如张志聪所说："此篇论六气司天，六气在泉，有正化，有胜复，有主客，有邪胜。至真者，谓司天在泉之精气，乃天一之真元。要者，谓司岁备物以平治其民病，无伤无地之至真，乃养生之至要也。"

② 五气：即五运之气。

③ 盈虚更作：谓五运之太过、不及相互交替发生。明·马莳："此明司天、在泉、间气之化，随六气所在而移之也。五运分为五气，以太过不及而有盈虚也。《天元纪大论》曰：其始也，有余而往，不足随之，不足而往，有余从之。正盈虚更作之义也。"

④ 六气分治，司天地者：指风寒湿热燥火六气，分期主治，司天在泉各当其位。清·张志聪："今欲分论六气之司天在泉，其气至之何如也。"

⑤ 天地之大纪：天地运动变化的基本规律。即司天、在泉之气的变化规律。

⑥ 人神之通应：是说人体生命活动与天地变化规律相适应。 人神，指人的生命活动。明·张介宾："天地变化之纪，人神运动之机，内外虽殊，其应则一也。"

⑦ 上合昭昭，下合冥冥：指人类的生存与天地变化相通应。 合，相应。昭，明亮。天高而悬日月星辰，故曰昭昭。冥，幽暗。地深而变化不测，故谓冥冥。明·张介宾："昭昭者，合天道之明显；冥冥者，合造化之隐微。"

⑧ 道之所主，工之所疑：清·张志聪："道之所生，其生唯一，工不知其要，则流散无穷，故多疑也。"

⑨ 以所临藏位，命其病者也：谓根据六气下临所应之脏器，确定疾病之所在。 临，来临、降临。藏位，乃主运所配属的五脏部位。清·张志聪："天气上临而下，合人之藏位，随六气之所伤而命其病也。"

脾土位西南方及四维①，肺金位西方，肾水位北方，是五藏定位。然六气所御，五运所至，气不相得则病，相得则和，故先以六气所临，后言五藏之病也。

帝曰：地化②奈何？

岐伯曰：司天同候，间气皆然。六气之本，自有常性，故虽位易，而化治皆同。

帝曰：间气何谓？

岐伯曰：司左右者，是谓间气也。六气分化，常以二气司天地，为上下、吉凶、胜复、客主之事，岁中悔吝从而明之，余四气散居左右也。故《阴阳应象大论》曰：‘天地者，万物之上下；左右者，阴阳之道路。’此之谓也。

帝曰：何以异之？

岐伯曰：主岁者纪岁，间气者纪步也③。岁，三百六十五日四分之一；步，六十日余八十七刻半也。积步之日而成岁也。

帝曰：善。岁主奈何？

岐伯曰：厥阴司天为风化④，巳亥之岁，风高气远，云飞物扬，风之化也。在泉为酸化，寅申之岁，木司地气，故物化从酸。司气⑤为苍化，木运之气，丁壬之岁化。苍，青也。间气为动化。偏主六十日余八十七刻半也。　新校正云：详丑未之岁，厥阴为初之气，子午之岁为二之气，辰戌之岁为四之气，卯酉之岁为五之气。少阴司天为热化，子午之岁，阳光熠耀，暄暑流行，热之化也。在泉为苦化，卯酉之岁，火司地气，故物以苦生。不司气化，君不主运。　新校正云：按《天元纪大论》云：‘君火以名，相火以位。’谓君火

不主运也。居气为灼化⑥。六十日余八十七刻半也。居本位君火为居，不当间之也。　新校正云：详少阴不曰间气，而云居气者，盖尊君火无所不居，不当间之也。王注云：‘居本位为居，不当间之。’则居他位不为居，而可间也。寅申之岁为初之气，丑未之岁为二之气，巳亥之岁为四之气，辰戌之岁为五之气也。太阴司天为湿化，丑未之岁，埃郁曚昧，云雨润泽，湿之化也。在泉为甘化，辰戌之岁也，土司地气，故甘化生焉。司气为黅化，土运之气，甲己之岁。黅，黄也。间气为柔化。湿化行，则庶物柔耎。　新校正云：详太阴卯酉之岁为初之气，寅申之岁为二之气，子午之岁为四之气，巳亥之岁为五之气。少阳司天为火化，寅申之岁也，炎光赫烈，燔灼焦然，火之化也。在泉为苦化。巳亥之岁也，火司地气，故苦化先焉。司气为丹化，火运之气，戊癸岁也。间气为明化，明，炳明也。亦谓霞烧。　新校正云：详少阳辰戌之岁为初之气，卯酉之岁为二之气，寅申之岁为四之气，丑未之岁为五之气。阳明司天为燥化，卯酉之岁，清切高明，雾露萧瑟，燥之化也。在泉为辛化。子午之岁也，金司地气，故辛化先焉。司气为素化，金运之气，乙庚岁也。间气为清化，风生高劲，草木清冷，清之化也。　新校正云：详阳明巳亥之岁为初之气，辰戌之岁为二之气，寅申之岁为四之气，丑未之岁为五之气。太阳司天为寒化，辰戌之岁，严肃峻整，惨慄凝坚，寒之化也。在泉为咸化，丑未之岁，水司地气，故化从咸。司气为玄化，

---

① 脾土位西南方及四维：别本作“中央”。《黄帝内经素问校注》引顾观光曰：“藏本脾土位中央，似与此文并有脱误，当云：脾土位中央及四维。”四维，即四隅。
② 地化：指在泉之气所产生的变化。
③ 主岁者纪岁，间气者纪步也：明·张介宾：“主岁者岁纪，司天主岁半之前，在泉主岁半之后也。间气者纪步，岁有六步，每步各主六十日八十七刻半也。”司天、在泉都是主岁之气，司天、在泉的左右间气分别各主一步。
④ 风化：指厥阴司天之气，气候从风而生化。明·张介宾：“木气在天为风化，而飘怒动摇，云物飞扬，如巳亥岁厥阴司天是也。”其余类推。
⑤ 司气：每一运分别主管一年的气候。明·张介宾：“司气，言五运之气也。”
⑥ 不司气化，居气为灼化：六气中有君火、相火两者，在五运中则只有一火。六气分主五运，尚多一火，即唐·王冰所谓：“君不主运”，故曰“不司气化”，“居气为灼化”。明·张介宾：“居，所在也。灼，光明也。不曰间气而曰居气者，君之所居，无往不尊，故不敢言间也。”火性燔灼明亮，故曰其气“灼化”。

水运之气，丙辛岁也。**间气为藏化。**阴凝而冷，庶物敛容，岁之化也。 新校正云：详子午之岁，太阳为初之气，巳亥之岁为二之气，卯酉之岁为四之气，寅申之岁为五之气也。**故治病者，必明六化分治，五味五色所生，五藏所宜，乃可以言盈虚病生之绪①也。**学不厌备习也。

帝曰：**厥阴在泉而酸化先，余知之矣，风化之行也何如？**

岐伯曰：**风行于地，所谓本也②，余气同法。**厥阴在泉，风行于地。少阴在泉，热行于地。太阴在泉，湿行于地。少阳在泉，火行于地。阳明在泉，燥行于地。太阳在泉，寒行于地。故曰余气同法。本，谓六气之上元气也。**本乎天者，天之气也；本乎地者，地之气也③；**化于天者，为天气；化于地者，为地气。 新校正云：按《易》曰：'本乎天者，亲上。本乎地者，亲下。'此之谓也。**天地合气，六节分而万物化生矣④。**万物居天地之间，悉为六气所生化，阴阳之用，未尝有逃生化、出阴阳也。**故曰：谨候气宜，无失病机⑤。此之谓也。**病机，下文具矣。

帝曰：**其主病⑥何如？**言采药之岁也。

岐伯曰：**司岁备物，则无遗主矣⑦。**谨候司天地所主化者，则其味正当其岁也。故彼药工专司岁气，所收药物，则一岁二岁，其所主用无遗略也。今详则字当作用。

帝曰：**先岁物⑧何也？**

岐伯曰：**天地之专精⑨也。**专精之气，药物肥脓⑩，又于使用，当其正气味也。 新校正云：详先岁疑作司岁。

帝曰：**司气者何如？**司运气也。

岐伯曰：**司气者主岁同，然有余不足也⑪。**五运主岁者，有余不足，比之岁物，恐有薄，有余之岁，药专精也。

帝曰：**非司岁物何谓也？**

岐伯曰：**散也，**非专精则散气，散气则物

---

① 盈虚病生之绪：明·张介宾："凡治病者必求其本，六化是也；必察其形，五色是也；必分其主治，五味是也；必辨其宜否，五藏是也。明此数者，而后孰为气之盛，孰为气之衰，乃可以言盈虚病生之端绪，而治之无失矣。"

② 风行于地，所谓本也：指厥阴风木司天之气，风气流行于大地，这是该年气化、物候变化及疾病发生的本源。
本，本源。明·马莳："首节言厥阴司天，其化以风，而又论地化曰司天同候，则地化亦以风也。兹言在泉为酸化者，可得而知。而在泉为风化，其义似有所悖，殊不知司天则风行于天，在泉则风行于地，乃本于地之气，而为风之化也。若时乎司天，则本乎天之气而亦为风化矣。"

③ 本乎天者……地之气也：指六气司天时，气候、物候变化以司天之气为本源。六气在泉，气候及物候变化就以在泉之气为本源。明·张介宾："六气之在天，即为天之气，六气之在地，即为地之气，上下之位不同，而气化之本则一。"

④ 天地合气，六节分而万物化生矣：谓司天之气和在泉之气相互作用，影响一年六步气候变化，一年六步之气分别主司各时节的气候，万物也就因此而产生相应变化。 六节分，指六步六气的分化。明·张介宾："天气下降，地气上升，会于气交，是谓合气，由是六节分，而万物化生无穷。"

⑤ 谨候气宜，无失病机：明·马莳："故本乎天而化者，由于司天之气，本乎地而化者，由于司地之气，此在天地为气宜，而在人身为病机，必谨候之而可以治病矣。"

⑥ 主病：清·张志聪："谓主治病之药物。"

⑦ 司岁备物，则无遗主矣：是说按照司岁之气，收备药物，就不会有遗漏了。明·张介宾："天地之气，每岁各有所司，因司岁以备药物，则主病者无遗矣。"

⑧ 先岁物：谓医生为了有效地治疗疾病，必须预先准备高效优质的药物以备急需。 岁物，即当年应时产生的有效药物。明·张介宾："岁物者，得天地精专之化，气全力厚，故备所当先也。"

⑨ 天地之专精：谓按照岁气所采备的药物，其气味纯厚。

⑩ 脓：肥貌。《文选·曹植之二》李善注引郑玄《周礼》注曰："脓，肥貌也。"

⑪ 司气者主岁同……不足也：谓岁运与岁气属性相同时，对药物所产生的作用相同，但岁运太过与不及对药物性用产生的影响不同。 主岁，即岁气，指司天、在泉之气。清·张志聪："司气，谓五运之气。五运虽与主岁相同，然又有太过、不及之分。太过之岁则物力厚，不及之岁则物力浅薄矣。"

不纯也。故质同而异等也。形质虽同，力用则异，故不尚之。气味有薄厚，性用有躁静，治保①有多少，力化②有浅深，此之谓也。物与岁不同者何？以此尔。

帝曰：岁主藏害③何谓？

岐伯曰：以所不胜命之④，则其要也。木不胜金，金不胜火之类是也。

帝曰：治之奈何？

岐伯曰：上淫于下⑤，所胜平之⑥，外淫于内⑦，所胜治之。淫，谓行所不胜己者也。上淫于下，天之气也。外淫于内，地之气也。随所制胜而以平治之也。制胜，谓五味寒热温凉随胜用之，下文备矣。　新校正云：详天气主岁，虽有淫胜，但当平调之，故不曰治，而曰平也。

帝曰：善。平气⑧何如？平，谓诊平和之气。

岐伯曰：谨察阴阳所在而调之，以平为期，正者正治，反者反治⑨。知阴阳所在，则知尺寸应与不应。不知阴阳所在，则以得为失，以逆为从，故谨察之也。阴病阳不病，阳病阴不病，是为正病，则正治之，谓以寒治热，以热治寒也。阴

位已见阳脉，阳位又见阴脉，是谓反病，则反治之，谓以寒治寒，以热治热也。诸方之制，咸悉不然，故曰反者反治也。

帝曰：夫子言察阴阳所在而调之，论言人迎与寸口相应，若引绳小大齐等，命曰平。　新校正云：详论言至曰平，本《灵枢经》之文，今出《甲乙经》云寸口主中，人迎主外，两者相应，俱往俱来，若引绳小大齐等，春夏人迎微大，秋冬寸口微大者，故名曰平也。阴之所在寸口何如？阴之所在，脉沉不应，引绳齐等，其候颇乖，故问以明之。

岐伯曰：视岁南北⑩，可知之矣。

帝曰：愿卒闻之。

岐伯曰：北政之岁，少阴在泉，则寸口不应；木火金水运，面北受气，凡气之在泉者，脉悉不见，唯其左右之气脉可见之。在泉之气，善则不见，恶者可见，病以气及客主淫胜名之。在天之气，其亦然矣。厥阴在泉，则右不应；少阴在右故。太阴在泉，则左不应。少阴在左故。南政之岁，少阴司天，则寸口不应；土运之岁，面南行令，故少阴司天，则二手寸口不应也。

---

① 治保：指药物对人体调养的作用。清·张志聪："谓治病保真之药食。"

② 力化：药力在体内所产生的药理作用。

③ 岁主藏害：谓气候的异常变化，可引起相应脏腑的病理改变。清·张志聪："岁主者，谓六气之主岁。藏，五藏也，盖言五藏内属五行而外合五运，五运之气，受胜制之所伤，则病入五藏而为害矣。"

④ 所不胜命之：言金、木、土、水、火，相为胜制，受制则不胜，不胜则病，故以所不胜之脏的病证命名。不胜，明·张介宾："如木气淫则脾不胜，火气淫则肺不胜，土气淫则肾不胜，金气淫则肝不胜，水气淫则心不胜，是皆藏害之要。"

⑤ 上淫于下：指司天之气淫胜伤人的发病情况。明·马莳："司天之气，淫于下而脏病生。"明·张介宾："谓天以六气而下病六经也。"清·张志聪："司天之气，淫胜其在下之运气。"结合下文"天地之气，内淫而病……天气之变何如"两段，应从马注。

⑥ 所胜平之：谓根据司天之气淫胜进行治疗。《新校正》："详天气主岁，虽有淫胜，但当平调之，故不曰治而曰平也。"

⑦ 外淫于内：指在泉之气淫胜的发病情况。明·马莳："至在泉之气，淫于内而藏病生。"明·张介宾："地以五味而内伤五官主。"清·张志聪："外淫于内者，在泉之气，淫胜其在内之五运。"又："按司天、在泉之气根于外；五运之化根于中，故曰外淫于内。"结合下文"天地之气，内淫如何"一段看，应从马注。

⑧ 平气：谓气候变化既非太过，亦非不及，完全正常。明·张介宾："此问岁气和平而亦有病者，又当如何治之也。"清·张志聪："谓上下之胜制，运气之和平也。"诸说互补。

⑨ 正者正治，反者反治：谓疾病的症状与病机的性质一致时用正治方法治疗，疾病症状与病机性质相反时用反治法治疗。

⑩ 视岁南北：要根据南政、北政的不同，判断岁运、岁气。　南北，即下文之南政、北政。

厥阴司天，则右不应；太阴司天，则左不应。亦左右义也。诸不应者，反其诊①则见矣。不应皆为脉沉，脉沉下者，仰手而沉，覆其手，则沉为浮，细为大也。

帝曰：尺候何如？

岐伯曰：北政之岁，三阴在下，则寸不应；三阴在上，则尺不应。司天曰上，在泉曰下。南政之岁，三阴在天，则寸不应；三阴在泉，则尺不应。左右同。天不应寸，左右悉与寸不应义同。故曰：知其要者，一言而终，不知其要，流散无穷，此之谓也。要，谓知阴阳所在也。知则用之不惑，不知则尺寸之气，沉浮小大，常三岁一差。欲求其意，犹逐树问枝，虽白首区区，尚未知所诣，况其旬月而可知乎！

帝曰：善。天地之气，内淫而病何如？

岐伯曰：岁厥阴在泉，风淫所胜，则地气不明，平野昧②，草乃早秀。民病洒洒振寒，善伸数欠，心痛支满，两胁里急，饮食不下，鬲咽不通，食则呕，腹胀善噫，得后与气，则快然如衰，身体皆重。谓甲寅、丙寅、戊寅、庚寅、壬寅、甲申、丙申、戊申、庚申、壬申岁也。气不明，谓天围之际，气色昏暗，风行地上，故平野皆然。昧，谓暗也。胁，谓两乳之下及胠外也。伸，谓以欲伸努筋骨也。　新校正云：按《甲乙经》洒洒振寒，善伸数欠，为胃病。食则呕，腹胀善噫，得后与气，则快然如衰，身

体皆重，为脾病。饮食不下，鬲咽不通，邪在胃脘也。盖厥阴在泉之岁，木王而克脾胃，故病如是。又按《脉解》云：'所谓食则呕者，物盛满而上溢，故呕也。'所谓得后与气则快然如衰者，十二月阴气下衰而阳气且出，故曰得后与气则快然如衰也'。岁少阴在泉，热淫所胜，则焰浮川泽，阴处反明。民病腹中常鸣，气上冲胸，喘不能久立，寒热皮肤痛，目瞑齿痛颇肿，恶寒发热如疟③，少腹中痛腹大，蛰虫不藏④。谓乙卯、丁卯、己卯、辛卯、癸卯、乙酉、丁酉、己酉、辛酉、癸酉岁也。阴处，北方也。不能久立，足无力也。腹大，谓心气不足也。金火相薄而为是也。　新校正云：按《甲乙经》齿痛颇肿，为大肠病；腹中雷鸣，气常冲胸，喘不能久立，邪在大肠也。盖少阴在泉之岁，火克金，故大肠病也。

岁太阴在泉，草乃早荣，新校正云：详此四字疑衍。湿淫所胜，则埃昏岩谷，黄反见黑⑤，至阴之交⑥。民病饮积心痛耳聋，浑浑焞焞⑦，嗌肿喉痹，阴病血见，少腹痛肿，不得小便，病冲头痛，目似脱，项似拔，腰似折，髀不可以回⑧，腘如结，腨如别。谓甲辰、丙辰、戊辰、庚辰、壬辰、甲戌、丙戌、戊戌、庚戌、壬戌岁也。太阴为土，色见应黄于天中，而反见于北方黑处也。水土同见，故曰至阴之交，合其气色也。冲头痛，谓脑后眉间痛也。腘，谓膝后半曲脚之中也。腨，骱后软肉处也。

新校正云：按《甲乙经》，'耳聋浑浑焞焞，嗌肿喉痹，为三焦病。病冲头痛，目似脱，项似拔，腰似折，

---

① 反其诊：就是尺寸倒候。　一说：谓复其手而诊。明·张介宾："以南北相反而诊之。"
② 平野昧：四野昏暗不清。明·马莳："平野亦昧，气色皆昏暗也。"
③ 疟（zhuō 音拙）：颧骨。明·张介宾："目下称疟。"
④ 蛰虫不藏：谓冬眠的虫当藏而不藏。《类经》将此句移于"阴处反明"句下，义胜可取。
⑤ 黄反见黑：谓土色反见于北方水色之处。明·张介宾："黄，土色；黑，水色。土胜湿淫，故黄反见黑。《五常政大论》曰：太阴司天，湿气下临，肾气上从，黑起水变。即土临水应之义。"
⑥ 至阴之交：湿土之气交合的现象，即指土色见于水位，为与至阴之气色交合。清·张志聪："乃三气四气之交，土司令也。"
⑦ 浑浑焞焞（tūn 音吞）：形容耳中嗡嗡作响、听力不清。　浑，浊貌。浑浑，不清貌。焞焞，声音洪大貌。这里形容耳中嗡嗡作响。
⑧ 髀不可以回：髀骨疼痛不能环转。

髀不可以回，腘如结，腨如裂，为膀胱足太阳病。'又少腹肿痛，不得小便，邪在三焦。盖太阴在泉之岁，土正克太阳，故病如是也。**岁少阳在泉，火淫所胜，则焰明郊野，寒热更至。民病注泄赤白，少腹痛溺赤，甚则血便。少阴同候①**。谓乙巳、丁巳、己巳、辛巳、癸巳、乙亥、丁亥、己亥、辛亥、癸亥岁也。处寒之时，热更其气，热气既往，寒气后来，故云更至也。余候与少阴在泉正同。**岁阳明在泉，燥淫所胜，则霿雾清暝②。民病喜呕，呕有苦，善大息，心胁痛不能反侧，甚则嗌干面尘，身无膏泽，足外反热。**谓甲子、丙子、戊子、庚子、壬子、甲午、丙午、戊午、庚午、壬午岁也。霿雾，谓雾暗不分，似雾也。清，薄寒也。言雾起霿暗，不辨物形而薄寒也。心胁痛，谓心之傍，胁中痛也。面尘，谓面上如有触冒尘土之色也。　新校正云：按《甲乙经》病喜呕，呕有苦，善大息，心胁痛，不能反侧，甚则面尘，身无膏泽，足外反热，为胆病。嗌干面尘，为肝病。盖阳明在泉之气，金王克木，故病如是。又按《脉解》云：'少阳所谓心胁痛者，言少阳盛也，盛者心之所表也，九月阳气尽而阴气盛，故心胁痛。所谓不可反侧者，阴气藏物也，物藏则不动，故不可反侧也。'**岁太阳在泉，寒淫所胜，则凝肃惨慄③。民病少腹控睾④，引腰脊，上冲心痛，血见，嗌痛颔肿。**谓乙丑、丁丑、己丑、辛丑、癸丑、乙未、丁未、己未、辛未、癸未岁也。凝肃，谓寒气霶空，凝而不动，万物静肃其仪形也。惨慄，寒甚也。控，引也。睾，阴丸也。颔，颊车前牙之下也。　新校正云：按《甲乙经》嗌痛颔肿，为小肠病。又少腹控睾，引腰脊，上冲心肺，邪在小肠也。盖太阳在泉之岁，水克火，故病如是。

帝曰：善。治之奈何？

岐伯曰：**诸气在泉，风淫于内，治以辛凉，佐以苦，以甘缓之，以辛散之，**风性喜温而恶清，故治之凉，是以胜气治之也。佐以苦，随其所利也。木苦急，则以甘缓之。苦抑，则以辛散之。《藏气法时论》曰：'肝苦急，急食甘以缓之。肝欲散，急食辛以散之。'此之谓也。食亦音饲，己曰食，他曰饲也。大法正味如此，诸为方者不必尽用之，但一佐二佐，病已则止，余气皆然。**热淫于内，治以咸寒，佐以甘苦，以酸收之，以苦发之。**热性恶寒，故治以寒也。热之大盛甚于表者，以苦发之；不尽，复寒制之；寒制不尽，复苦发之；以酸收之。甚者再方，微者一方，可使必已。时发时止，亦以酸收之。**湿淫于内，治以苦热，佐以酸淡，以苦燥之，以淡泄之。**湿与燥反，故治以苦热，佐以酸淡。燥除湿，故以苦燥其湿。淡利窍，故以淡渗泄也。《藏气法时论》曰：'脾苦湿，急食苦以燥之。'《灵枢经》曰：'淡利窍也。'《生气通天论》曰：'味过于苦，脾气不濡，胃气乃厚。明苦燥也。'　新校正云：按《六元正纪大论》曰：'下太阴，其化下甘温。'**火淫于内，治以咸冷，佐以苦辛，以酸收之，以苦发之。**火气大行心腹，心怒之所生也，咸性柔耎，故以治之，以酸收之。大法候其须汗者，以辛佐之，不必要资苦味令其汗也。欲柔耎者，以咸治之。《藏气法时论》曰：'心欲耎，急食咸以耎之。心苦缓，急食酸以收之。'此之谓也。**燥淫于内，治以苦温，佐以甘辛，以苦下之。**温利凉性，故以苦治之。下，谓利之使不得也。　新校正云：按《藏气法时论》曰：'肺苦气上逆，急食苦以泄之。用辛泻，酸补之。'又按下文司天燥淫所胜，佐以酸辛。此云甘辛者，甘字疑当作酸。《六元正纪大论》云：'下酸热。'与苦温之治又异。又云：以酸收之而安其下，甚则以苦泄之也。**寒淫于内，治以甘热，佐以苦辛，以咸泻之，以辛润之，以苦**

---

① 少阴同候：谓所见的其余病候相同于少阴在泉的年岁。清·张志聪："少阴之火出自水，少阳之火生于地，皆有阴阳寒热之分，故与少阴同候。"

② 霿（méng 音蒙）雾清暝：指阳明在泉之年，下半年气候偏凉，天气阴暗。《尔雅·释天》："天气下，地不应曰霿，地气发，天不应曰雾。"

③ 凝肃惨慄：谓寒气凝结，万物静肃。　惨慄，寒意很盛。

④ 控睾：疼痛牵引睾丸。

坚之。以热治寒，是为摧胜，折其气用，令不滋繁也。苦辛之佐，通事行之。　新校正云：按《藏气法时论》曰：'肾苦燥，急食辛以润之。肾欲坚，急食苦以坚之。用苦补之，咸泻之。'旧注引此在湿淫于内之下，无义，今移于此矣。

帝曰：善。天气之变①何如？

岐伯曰：厥阴司天，风淫所胜，则太虚埃昏，云物以扰，寒生春气，流水不冰②。民病胃脘当心而痛，上支两胁，鬲咽不通，饮食不下，舌本强，食则呕，冷泄腹胀，溏泄瘕水闭，蛰虫不去，病本于脾。谓乙巳、丁巳、己巳、辛巳、癸巳、乙亥、丁亥、己亥、辛亥、癸亥岁也。是岁民病集于中也。风自天行，故太虚埃起。风动飘荡，故云物扰也。埃，青尘也。不分远物是为埃昏。土之为病，其善泄利。若病水，则小便闭而不下。若大泄利，则经水亦多闭绝也。　新校正云：按《甲乙经》舌本强，食则呕，腹胀溏泄，瘕，水闭，为脾病。又胃脘者，腹脾胀，胃脘当心而痛，上支两胁鬲咽不通，食饮不下。盖厥阴司天之岁，木胜土，故病如是也。冲阳绝，死不治③。冲阳在足跗上，动脉应手，胃之气也。冲阳脉微则食饮减少，绝则药食不入，亦下嗌还出也。攻之不入，养之不生，邪气日强，真气内绝，故其必死，不可复也。

少阴司天，热淫所胜，佛热至，火行其政。民病胸中烦热，嗌干，右胠满，皮肤痛，寒热咳喘，大雨且至④，唾血血泄，鼽衄嚏呕，溺色变，甚则疮疡胕肿，肩背臂臑及缺盆中痛，心痛肺䐜，腹大满，膨膨而喘咳，病本于肺。谓甲子、丙子、

戊子、庚子、壬子、甲午、丙午、戊午、庚午、壬午岁也。佛热至，是火行其政乃尔。是岁民病集于右，盖以小肠通心故也。病自肺生，故曰病本于肺也。新校正云：按《甲乙经》溺色变，肩背臂臑及缺盆中痛，肺胀满膨膨而喘咳，为肺病。鼽衄，为大肠病。盖少阴司天之岁，火克金，故病如是。又王注民病集于右，以小肠通心故。按《甲乙经》小肠附脊左环，回肠附脊右环。所说不应，得非火胜克金，而大肠病欤。尺泽绝，死不治⑤。尺泽在肘内廉大文中，动脉应手，肺之气也。火烁于金，承大⑥之命，金气内绝，故必危亡，尺泽不至，肺气已绝，荣卫之气，宣行无主，真气内竭，生之何有哉。

太阴司天，湿淫所胜，则沉阴且布，雨变枯槁。胕肿骨痛阴痹，阴痹者按之不得，腰脊头项痛，时眩，大便难，阴气不用，饥不欲食，咳唾则有血，心如悬，病本于肾。谓乙丑、丁丑、己丑、辛丑、癸丑、乙未、丁未、己未、辛未、癸未岁也。沉，久也。肾气受邪，水无能润，下焦枯涸，故大便难也。　新校正云：按《甲乙经》饥不用食，咳唾则有血，心悬如饥状，为肾病。又邪在肾，则骨痛阴痹，阴痹者，按之而不得，腹胀腰痛，大便难，肩背颈项强痛，时眩。盖太阴司天之岁，土克水，故病如是矣。太溪绝，死不治⑦。太溪在足内踝后跟骨上，动脉应手，肾之气也。土邪胜水而肾气内绝，邪甚正微，故方无所用矣。

少阳司天，火淫所胜，则温气流行，金政不平。民病头痛发热恶寒而疟，热上皮肤痛，色变黄赤，传而为水，身面

---

① 天气之变：指司天之气淫胜所致的病变。明·张介宾："此下言司天淫胜之变病。"
② 流水不冰：谓冬天气候反而温热，流动的水不结冰。《类经》将"蛰虫不去"移于句下，义胜。
③ 冲阳绝，死不治：冲阳，穴名。明·张介宾："冲阳，足阳明胃脉也，在足跗上动脉应手。土不胜木，则脾胃气竭而冲阳绝，故死不治。"
④ 大雨且至：谓少阴司天之年，土气当令时有大雨降下。此句《类经》移至"火行其政"句下，义胜。
⑤ 尺泽绝，死不治：尺泽，穴名。明·张介宾："尺泽，手太阴肺脉也，在肘内廉大文中动脉应手。金不胜火，则脉气竭而尺泽绝，死不治。"
⑥ 大：一本作"天"，作"天"义顺。
⑦ 太溪绝，死不治：太溪，穴名。明·张介宾："太溪，足少阴肾脉也。在足内踝后跟上动脉应手。水不胜土，故肾气竭而太溪绝，故死不治。"

胕肿，腹满仰息，泄注赤白，疮疡咳唾血，烦心胸中热甚则鼽衄，病本于肺。谓甲寅、丙寅、戊寅、庚寅、壬寅、甲申、丙申、戊申、庚申、壬申岁也。火来用事，则金气受邪，故曰金政不平也。火炎于上，金肺受邪，客热内燔，水无能救，故化生诸病也。制火之客则已矣。 新校正云：按《甲乙经》邪在肺，则皮肤痛，发寒热。盖少阳司天之岁，火克金，故病如是也。天府绝，死不治①。天府在肘后内侧上，掖下同身寸之三寸，动脉应手，肺之气也。火胜而金脉绝，故死。

阳明司天，燥淫所胜，则木乃晚荣，草乃晚生，筋骨内变，民病左胠胁痛，寒清于中，感而疟，大凉革候，咳，腹中鸣，注泄鹜溏，名木敛，生菀于下，草焦上首②，心胁暴痛，不可反侧，嗌干面尘腰痛，丈夫㿗疝，妇人少腹痛，目昧眦，疡疮痤痈，蛰虫来见③，病本于肝。谓乙卯、丁卯、己卯、辛卯、癸卯、乙酉、丁酉、己酉、辛酉、癸酉岁也。金胜，故草木晚生荣也。配于人身，则筋骨内应而不用也。大凉之气，变易时候，则人寒清发于中，内感寒气，则为疟疟也。大肠居右，肺气通之，今肺气内淫，肝居于左，故左胠胁痛如刺割也。其岁民自注泄，则无淫胜之疾也。大凉，次寒也。大凉且甚，阳气不行，故木容收敛，草荣悉晚。生气已升，阳不布令，故闭积生气而稽于下也。在人之应，则少腹之内，痛气居之。发疾于仲夏，疮疡之疾犹及秋中，疮痤之类生于上，痈肿之患生于下，疮色虽赤，中心正白，物气之常也。 新校正云：按

《甲乙经》'腰痛不可以俛仰，丈夫㿗疝，妇人少腹肿，甚则嗌干面尘，为肝病。又胸满洞泄，为肝病。又心胁痛不能反侧，目锐眦痛，缺盆中肿痛，掖下肿马刀挟瘿，汗出振寒疟，为胆病。'盖阳明司天之岁，金克木，故病如是。又按《脉解》云：'厥阳所谓㿗疝、妇人少腹肿者，厥阴者辰也。三月阳中之阴，邪在中，故曰㿗疝少腹肿也。'太冲绝，死不治④。太冲在足大指本节后二寸，脉动应手，肝之气也。金来伐木，肝气内绝，真不胜邪，死其宜也。

太阳司天，寒淫所胜，则寒气反至，水且冰。血变于中，发为痈疡，民病厥心痛，呕血、血泄、鼽衄，善悲，时眩仆。运火炎烈，雨暴乃雹⑤，胸腹满，手热肘挛掖冲⑥，心澹澹大动⑦，胸胁胃脘不安，面赤目黄，善噫嗌干，甚则色炱，渴而欲饮，病本于心。谓甲辰、丙辰、戊辰、庚辰、壬辰、甲戌、丙戌、戊戌、庚戌、壬戌岁也。太阳司天，寒气布化，故水且冰，而血凝皮肤之间，卫气结聚，故为痈也。若乘火运而火热炎烈，与水交战，故暴雨半珠形雹也。心气为噫，故善噫。是岁民病集于心胁之中也。阳气内郁，湿气下蒸，故心厥痛而呕血、血泄、鼽衄，面赤目黄，善噫，手热肘挛掖肿，嗌干。甚则寒气胜阳，水行凌火，火气内郁，故渴而欲饮也。病始心生，为阴凌犯，故云病本于心也。

新校正云：按《甲乙经》手热肘挛掖肿，甚则胸胁支满，心澹澹大动，面赤目黄，为手心主病。又邪在心，则病心痛善悲，时眩仆。盖太阳司天之岁，水克

---

① 天府绝，死不治：明·张介宾："天府，手太阴肺脉也，在臂臑内廉，腋下三寸动脉应手。金不胜火，则肺气竭而天府绝，故死不治。"

② 名木敛……草焦上首：谓（大凉革候——大凉之气，变更其湿润生育的气候）树木生发之气被抑制而郁伏于下，草梢出现焦枯。《类经》将"大凉革候……蛰虫来见"等句可移至"筋骨内变"句下，义胜，从之。

③ 蛰虫来见：这四字与本节文义不属，疑为衍文。但明·张介宾曰："然阳明金气在上，则少阴火气在下，故蛰虫来见也。"可参。

④ 太冲绝，死不治：太冲，穴名。明·张介宾："太冲，足厥阴肝脉也。在足大趾本节后二寸，动脉应手。木不胜金，则肝气竭而太冲绝，故死不治。"

⑤ 运火炎烈，雨暴乃雹：谓太阳司天之年，适逢火运太过，水火相争，就会有暴雨或冰雹等反常气候。《类经》将此二句移于"水且冰"句下，义胜，从之。

⑥ 掖冲：掖，即"腋"。冲，别本作"肿"，王冰注语并作"肿"。掖冲，即腋肿。

⑦ 心澹澹大动：谓心悸怔忡，悸动不安貌。

火，故病如是。**神门绝，死不治**①。神门，在手之掌后，锐骨之端，动脉应手，真心气也。水行乘火，而心气内结，神气已亡，不死何待，善知其诊，故不治。**所谓动气，知其藏也**②。所以诊视而知死者何？以皆是藏之经脉动气，知神藏之存亡尔。

帝曰：善。治之奈何？谓可攻治者。

岐伯曰：司天之气，风淫所胜，平③以辛凉，佐以苦甘，以甘缓之，以酸泻之。厥阴之气，未为盛热，故曰凉药平之。夫气之用也，积凉为寒，积温为热。以热少之，其则温也。以寒少之，其则凉也。以温多之，其则热也。以凉多之，其则寒也。各当其分，则寒寒也，温温也，热热也，凉凉也，方书之用，可不务乎？故寒热温凉，商④降多少，善为方者，意必精通，余气皆然，从其制也。

新校正云：按本论上文云：上淫于下，所胜平之。外淫于内，所胜治之。故在泉曰治，司天曰平也。**热淫所胜，平以咸寒，佐以苦甘，以酸收之**。热气已退，时发动者，是为心虚，气散不敛，以酸收之。虽以酸收，亦兼寒助，乃能珍除其源本矣。热见太甚，则以苦发之。汗已便凉，是邪气尽，勿寒水之。汗已犹热，是邪气未尽，则以酸收之。已又热，则复汗之。已汗复热，是藏虚也，则补其心可矣。法则合尔，诸治热者，亦未必得再三发三治，况四变而反复者乎。**湿淫所胜，平以苦热，佐以酸辛，以苦燥之，以淡泄之**。湿气所淫，皆为肿满，但除其湿，肿满自衰。因湿生病不肿不满者，亦尔治之。湿气在上，以苦吐之，湿气在下，以苦泄

之，以淡渗之，则皆燥也。泄，谓渗泄，以利水道下小便为法。然酸虽热，亦用利小便，去伏水也。治湿之病，不下小便，非其法也。 新校正云：按湿淫于内，佐以酸淡。此云酸辛者，辛疑当作淡。**湿上甚而热**⑤，**治以苦温，佐以甘辛，以汗为故而止**。身半以上，湿气余，火气复郁，郁湿相薄，则以苦温甘辛之药，解表流汗而祛之，故云以汗为除病之故而已也。**火淫所胜，平以酸冷，佐以苦甘，以酸收之，以苦发之，以酸复之。热淫同**。同热淫义，热亦如此法，以酸复其本气也。不复其气，则淫气空虚，招其损。**燥淫所胜，平以苦湿**⑥，**佐以酸辛，以苦下之**。制燥之胜，必以苦湿，是以火之气味也。宜下必以苦，宜补必以酸，宜泻必以辛。清甚生寒，留而不去，则以苦湿下之。气有余，则以辛泻之。诸气同。 新校正云：按上文燥淫于内，治以苦温。此云苦湿者，湿当为温，文注中湿字三并当作温。又按《六元正纪大论》亦作苦小温。**寒淫所胜，平以辛热，佐以甘苦，以咸泻之**。淫散止之，不可过也。 新校正云：按上文寒淫于内，治以甘热，佐以苦辛。此云平以辛热，佐以甘苦者，此文为误。又按《六元正纪大论》云：'太阳之政，岁宜苦以燥之也。'

帝曰：善。邪气反胜⑦，治之奈何？不能淫胜于他气，反为不胜之气为邪以胜之。

岐伯曰：风司于地⑧，清反胜之⑨，

---

① 神门绝，死不治：神门，穴名。明·张介宾："神门，手少阴心脉也，在手掌后锐骨之端，动脉应手。火不胜水，则心气竭而神门绝，故死不治。"

② 所谓动气，知其藏也：谓临证时要根据五脏经脉的动脉搏动状况，来判断相关脏腑的生理、病理及预后。明·张介宾："动气者，气至脉动也。察动脉之有无，则藏气之存亡可知矣。此总结六气之变病也。"

③ 平：与上文六气在泉病变治疗用药规律中的"治"义同，即治疗。为了区别六气司天与六气在泉的治疗用药之殊，故《新校正》释之曰："在泉曰治，司天曰平。"则其义也。

④ 商：别本并作"迁"，似是宜从。

⑤ 湿上甚而热：明·张介宾："谓湿郁于上而成热也。"

⑥ 湿：《新校正》："按上文'燥淫于内，治以苦温'。此云'苦湿'者，'湿'当为'温'。"

⑦ 邪气反胜：谓司天、在泉之气被其所不胜之气侵害而为病。如厥阴司天，反被其所不胜之金气（清气）所淫胜，发生病变。明·张介宾："反胜者，以天地气有不足，则间气乘虚为邪而反胜之也。"

⑧ 风司于地：谓厥阴风木在泉，下半年风气偏盛。余类此。

⑨ 清反胜之：谓厥阴在泉之年，有时金之清凉之气反胜，所以会有干燥偏凉的反常气候。明·张介宾："凡寅申岁，厥阴风木在泉，而或气有不及，则金之清气反胜之。"余类推。

治以酸温，佐以苦甘，以辛平之。厥阴在泉，则风司于地，谓五寅岁、五申岁。邪气胜盛，故先以酸泻，佐以苦甘。邪气退则正气虚，故以辛补养而平之。热司于地，寒反胜之，治以甘热，佐以苦辛，以咸平之。少阴在泉，则热司于地，谓五卯、五酉之岁也。先泻其邪，而后平其正气也。湿司于地，热反胜之，治以苦冷，佐以咸甘，以苦平之。太阴在泉，则湿司于地，谓五辰、五戌岁也。补泻之义，余气皆同。火司于地，寒反胜之，治以甘热，佐以苦辛，以咸平之。少阳在泉，则火司于地，谓五巳、五亥岁也。燥司于地，热反胜之，治以平寒，佐以苦甘，以酸平之，以和为利。阳明在泉，则燥司于地，谓五子、五午岁也。燥之性，恶热亦畏寒，故以冷热和平为方制也。寒司于地，热反胜之，治以咸冷，佐以甘辛，以苦平之。太阳在泉，则寒司于地，谓五丑、五未岁也。此六气方治，与前淫胜法殊贯。云治者，泻客邪之胜气也。云佐者，皆所利所宜也。云平者，补已弱之正气也。

帝曰：其司天邪胜①何如？

岐伯曰：风化于天②，清反胜之，治以酸温，佐以甘苦。亥巳岁也。热化于天，寒反胜之，治以甘温，佐以苦酸辛。子午岁也。湿化于天，热反胜之，治以苦寒，佐以苦酸。丑未岁也。火化于天，寒反胜之，治以甘热，佐以苦辛。寅申岁也。燥化于天，热反胜之，治以辛寒，佐以苦甘。卯酉岁也。寒化于天，热反胜之，治以咸冷，佐以苦辛。辰戌岁也。

帝曰：六气相胜③奈何？先举其用为胜。

岐伯曰：厥阴之胜，耳鸣头眩，愦愦④欲吐，胃鬲如寒。大风数举，倮虫不滋。胠胁气并，化而为热，小便黄赤，胃脘当心而痛，上支两胁，肠鸣飧泄，少腹痛，注下赤白，甚则呕吐，鬲咽不通。五巳、五亥岁也。心下脐上，胃之分。胃鬲，谓胃脘之上及大鬲之下，风寒气生也。气并，谓偏著一边。鬲咽，谓食饮入而复出也。　新校正云：按《甲乙经》胃病者，胃脘当心而痛，上支两胁，鬲咽不通也。

少阴之胜，心下热善饥，脐下反动，气游三焦。炎暑至，木乃津，草乃萎。呕逆躁烦，腹满痛，溏泄，传为赤沃⑤。五子、五午岁也。沃，沫也。

太阴之胜，火气内郁，疮疡于中，流散于外，病在胠胁，甚则心痛热格⑥，头痛喉痹项强，独胜则湿气内郁，寒迫下焦，痛留顶⑦，互引眉间，胃满。雨数至，燥化乃见⑧。少腹满，腰脽重强，内不便，善注泄，足下温，头重足胫胕肿，饮发于中，胕肿于上。五丑、五未岁也。湿胜于上，则火气内郁。胜于中，则寒迫下焦。水溢河渠，则鳞虫离水也。脽，谓臀肉也。不便，谓腰重内强直，屈伸不利也。独胜，谓不兼郁火也。胕肿于上，谓首面也。足胫肿，是火郁所生也。　新校正云：详注云：水溢河渠，则鳞虫离水也。王作此注，于经文无所解。

---

① 其司天邪胜：谓与司天之气的性质相反的气候成为致病邪气。清·张志聪："此论六气司天，邪气反胜，宜以所胜之气味平之。"

② 风化于天：即风气（厥气）司天。以下"热化于天"等仿此。明·马莳："大凡巳亥之岁，风化司天，反被金之清气所胜。"

③ 相胜：六气互有强弱，相互乘虚而为病也，如曰相胜。故明·张介宾："六气互有强弱，可乘虚相胜也。"

④ 愦愦：烦乱貌。

⑤ 传为赤沃：谓腹部胀满，溏泄之病日久，转化为下血赤痢之类病症。传，音义同"转"。

⑥ 热格：指热邪格阻于上。明·张介宾："热格于上，即热气阻格于上。"

⑦ 痛留顶：清·于鬯："按留字于义可疑，或当囟字之形误。痛囟顶，犹下文言头项囟顶脑户中痛也。"

⑧ 雨数至，燥化乃见：谓频繁地下雨过后，又连续少雨干燥。明·马莳："及雨数至之后，则燥化乃见。"　又，明·张介宾认为"燥"为"湿"字之误，谓本句意乃经常下雨，气候从湿而化。似是。

又按太阴之复云：大雨时行，鳞见于陆。则此文于雨数至下，脱少鳞见于陆四字。不然则王注无因为解也。

少阳之胜，热客于胃，烦心，心痛，目赤，欲呕，呕酸，善饥，耳痛，溺赤，善惊谵妄，暴热消烁。草萎水涸，介虫乃屈。少腹痛，下沃赤白。五寅、五申岁也。热暴甚，故草萎水涸，阴气消烁。介虫，金化也。火气大胜，故介虫屈伏。酸，醋水也。

阳明之胜，清发于中，左胠胁痛，溏泄，内为嗌塞，外发㿉疝。大凉肃杀，华英改容，毛虫乃殃。胸中不便，嗌塞而咳。五卯、五酉岁也。大凉肃杀，金气胜木，故草木华英，为杀气损削，改易形容，而焦其上首也。毛虫木化，气不宜金，故金政大行，而毛虫死耗也。肝木之气，下主于阴，故大凉行而㿉疝发也。胸中不便，谓呼吸回转，或痛或缓，急而不利便也。气太盛，故嗌塞而咳也。嗌，谓喉之下，接连胸中，肺两叶之间者也。

太阳之胜，凝溧且至，非时水冰，羽乃后化。痔疟发，寒厥入胃，则内生心痛，阴中乃疡，隐曲不利①，互引阴股，筋肉拘苛，血脉凝泣，络满色变，或为血泄，皮肤否肿，腹满食减，热反上行，头项囟顶脑户中痛，目如脱，寒入下焦，传为濡泻。五辰、五戌岁也。寒气凌逼，阳不胜之，故非寒时而止水冰结。水气大胜，阳火不行，故诸羽虫生化而后化也。拘，急也。苛，重也。络，络脉也。太阳之气，标在于巅，故热反上行于头也。以其脉起于目内眦，上额交巅上，入络脑，还出别下项，故囟顶及脑户中痛，目如欲脱也。濡，谓水利也。　新校正云：按《甲乙经》痔疟，头项囟顶脑户中痛，目如脱，为太阳经病。

帝曰：治之奈何？

岐伯曰：厥阴之胜，治以甘清，佐以苦辛，以酸泻之。少阴之胜，治以辛寒，佐以苦咸，以甘泻之。太阴之胜，治以咸热，佐以辛甘，以苦泻之。少阳之胜，治以辛寒，佐以甘咸，以甘泻之。阳明之胜，治以酸温，佐以辛甘，以苦泄之。太阳之胜，治以甘热②，佐以辛酸，以咸泻之。六胜之至，皆先归其不胜己者，故不胜者，当先泻之，以通其道，次泻所胜之气令其退释也。治诸胜而不泻遣之，则胜气浸盛而内生诸病也。　新校正云：详此为治，皆先泻其不胜，而后泻其来胜，独太阳之胜治以甘热为异，疑甘字苦之误也。若云治以苦热，则六胜之治皆一贯也。

帝曰：六气之复何如？复，谓报复，报其胜也。凡先有胜，后必有复。　新校正云：按《玄珠》云：六气分正化对化，厥阴正司于亥，对化于巳。少阴正司于午，对化于子。太阴正司于未，对化于丑。少阳正司于寅，对化于申。阳明正司于酉，对化于卯。太阳正司于戌，对化于辰。正司化令之实，对司化令之虚。对化胜而有复，正化胜而不复。此注云：凡先有胜，后必有复，似未然。

岐伯曰：悉乎哉问也！厥阴之复，少腹坚满，里急暴痛③。偃木飞沙，倮虫不荣。厥心痛，汗发呕吐，饮食不入，入而复出，筋骨掉眩清厥，甚则入脾，食痹而吐。里，腹胁之内也。木偃沙飞，风之大也。风为木胜，故土不荣。气厥，谓气冲胸胁而凌及心也，胃受逆气而上攻心痛也。痛甚，则汗发泄。掉，谓肉中动也。清厥，手足冷也。食痹，谓食已心下痛，阴阴然不可名也，不可忍也，吐出乃止，此为胃气逆而不下流也。食饮不入，入而复出，肝乘脾胃，故令尔也。冲阳绝，死不治。冲阳，胃脉气也。

---

① 阴中乃疡，隐曲不利：谓太阳经络肾属膀胱，故为阴部因患疮疡而小便不利。"隐曲不利"有两解：一说指性生活失常或女子月经不调等病。一指小便不利之病。明·张介宾："太阳之脉络肾属膀胱，故为阴疡。"

② 治以甘热：《新校正》："详此为治，皆先泻其不胜，而后泻其来胜。独太阳之胜，治以甘热为异。疑'甘'字，'苦'之误也。若云治以苦热，则六胜之治皆一贯也。"

③ 里急暴痛：谓小腹拘急疼痛。明·张介宾："厥阴风木之复，内应肝气，少腹坚满，肝邪实也。里急暴痛，肝主筋膜，其气急也。"

少阴之复，懊热①内作，烦躁鼽嚏，少腹绞痛，火见燔焫，嗌燥，分注时止②，气动于左，上行于右。咳，皮肤痛，暴瘖心痛，郁冒不知人，乃洒淅恶寒，振慄谵妄，寒已而热，渴而欲饮，少气骨痿，隔肠不便，外为浮肿，哕噫。赤气后化③，流水不冰，热气大行，介虫不复。病痱胗④疮疡，痈疽痤痔，甚则入肺，咳而鼻渊。火热之气，自小肠从脐下之左入大肠，上行至左胁，甚则上行于右而入肺，故动于左，上行于右，皮肤痛也。分注，谓大小俱下也。骨痿，言骨弱而无力也。隔肠，谓肠如隔绝而不便泻也，寒热甚则然。阳明先胜，故赤气后化。流水不冰，少阴之本司于地也。在人之应，则冬脉不凝。若高山穷谷，已是至高之处，水亦当冰，平下川流，则如经矣。水气内蒸，金气外拒，阳热内郁，故为痱胗疮疡。胗甚，亦为疮也。热少则外生痱胗，热多则内结痈痤，小肠有热则中外为痔，其复热之变，皆病于身后及外侧也。疮疡痱胗生于上，痈疽痤痔生于下，反其处者皆为逆也。天府绝，死不治。天府，肺脉气也。　新校正云：按上文少阴司天，热淫所胜，尺泽绝，死不治。少阳司天，火淫所胜，天府绝，死不治。此云少阴之复，天府绝，死不治。下文少阳之复，尺泽绝，死不治。文如相反者，盖尺泽、天府俱手太阴脉之所发动，故此互文也。

太阴之复，湿变乃举，体重中满，食饮不化，阴气上厥，胸中不便，饮发于中，咳喘有声。大雨时行，鳞见于陆⑤，头顶痛重，而掉瘛尤甚，呕而密默⑥，唾吐清液，甚则入肾，窍泻无度⑦。湿气内逆，寒气不行，太阳上流，故为是病。头顶痛重，则脑中掉瘛尤甚。肠胃寒湿，热无所行，重灼胸府，故胸中不便，食饮不化。呕而密默，欲静密也。喉中恶冷，故唾吐冷水也。寒气易位，上入肺喉，则息道不利，故咳喘而喉中有声也。水居平泽，则鱼游于中，头顶凶痛，女人亦兼痛于眉间也。　新校正云：按上文太阴在泉，头痛项似拔。又太阴司天云头项痛，此云头顶痛，顶，疑当作项。太溪绝，死不治。太溪，肾脉气也。

少阳之复，大热将至，枯燥燔焫，介虫乃耗。惊瘛咳衄，心热烦躁，便数憎风，厥气上行，面如浮埃，目乃瞤瘛，火气内发，上为口糜呕逆，血溢血泄，发而为疟，恶寒鼓慄，寒极反热，嗌络焦槁，渴引水浆，色变黄赤，少气脉萎，化而为水，传为胕肿，甚则入肺，咳而血泄。火气专暴，枯燥草木，燔焰自生，故燔焫也。焫，音焫。火内炽，故惊瘛咳衄，心热烦躁，便数憎风也。火炎于上，则庶物失色，故如尘埃浮于面，而目瞤动也。火烁于内，则口舌糜烂呕逆，及为血溢血泄也。风火相薄，则为温疟。气蒸热化，则为水病，传为胕肿。胕，谓皮肉俱肿，按之陷下，泥而不起也。如是之证，皆火气所生也。尺泽绝，死不治。尺泽，肺脉气也。

阳明之复，清气大举，森木苍乾，毛虫乃厉，病生胠胁，气归于左，善太息，甚则心痛否满，腹胀而泄，呕，苦咳，哕，烦心，病在膈中，头痛，甚则入肝，惊骇筋挛。杀气大举，木不胜之，故苍青之叶，不及黄而干燥也。厉，谓疵厉，疾疫死也。清甚于内，热郁于外故也。太冲绝，死不治。太冲，肝脉气也。

太阳之复，厥气上行，水凝雨冰，

---

① 懊热：即郁热。

② 分注时止：指二便失调之状。注说不一：明·吴昆："谓小便不利，大便常泄，如分注也。"清·张志聪："阴寒在腹，则注泄；得火热之气，则注止。少阴标本并发，是以注泄分而时注时止也。"按：以张注为胜。

③ 赤气后化：指火气之行令推迟。明·张介宾："阳明先胜，少阳后复也。"

④ 胗：通"疹"。

⑤ 鳞见于陆：谓雨水暴发，鱼类出现于陆地。鳞，借指鱼类。

⑥ 密默：清·张志聪："密默者，欲闭户牖独居。"

⑦ 窍泻无度：明·张介宾："窍泻无度，以肾开窍于二便，而门户不要也。"

羽虫乃死。心胃生寒，胸膈不利，心痛否满，头痛善悲，时眩仆，食减，腰脽反痛，屈伸不便。地裂冰坚，阳光不治。少腹控睾，引腰脊，上冲心，唾出清水，及为哕噫，甚则入心，善忘善悲。雨冰，谓雹也。寒而遇雹，死亦其宜。寒化于地，其上复土，故地体分裂，水积冰坚。久而不释，是阳光之气不治寒凝之物也。太阳之复，与不相持，上湿下寒，火无所往，心气内郁，热由是生，火热内燔，故生斯病。

新校正云：详注云，与不相持，不字疑作土。神门绝，死不治。神门，真心脉气。

帝曰：善。治之奈何？复气倍胜，故先问以治之。

岐伯曰：厥阴之复，治以酸寒，佐以甘辛，以酸泻之，以甘缓之。不大缓之，夏犹不已，复重于胜，故治以辛寒也。 新校正云：按别本治以酸寒，作治以辛寒也。少阴之复，治以咸寒，佐以苦辛，以甘泻之，以酸收之，辛苦发之，以咸耎之。不大发汗，以寒攻之，持至仲秋，热内伏结而为心热，少气少力而不能起矣。热伏不散，归于骨矣。太阴之复，治以苦热，佐以酸辛，以苦泻之，燥之，泄之。不燥泄之，久而为身肿腹满，关节不利，腨及伏兔怫满内作，膝腰胫内侧胕肿病。少阳之复，治以咸冷，佐以苦辛，以咸耎之，以酸收之，辛苦发之。发不远热①，无犯温凉。少阴同法。不发汗以夺盛阳，则热内淫于四支，而为解㑊，不可名也。谓热不甚，谓寒不甚，谓强不甚，谓弱不甚，不可以名言，故谓之解㑊。粗医呼为鬼气

恶病也。久久不已，则骨热髓涸齿干，乃为骨热病也。发汗夺阳，故无留热。故发汗者，虽热生病夏月，及差亦用热药以发之。当春秋时，纵火热胜，亦不得以热药发汗，汗不发而药热内甚，助病为虐，逆伐神灵，故曰无犯温凉。少阴气热，为疗则同，故云与少阴同法也。数夺其汗，则津竭涸，故以酸收，以咸润也。

新校正云：按《六元正纪大论》云：发表不远热。阳明之复，治以辛温，佐以苦甘，以苦泄之，以苦下之，以酸补之。泄，谓渗泄，汗及小便，汤浴皆是也。秋分前后则亦发之，春有胜则依胜法，或不已，亦汤渍和其中外也。怒复之后，其气皆虚，故补之以安全其气。余复治同。太阳之复，治以咸热，佐以甘辛，以苦坚之。不坚则寒气内变，止而复发，发而复止，绵历年岁，生大寒疾。

治诸胜复，寒者热之，热者寒之，温者清之，清者温之，散者收之，抑者散之，燥者润之，急者缓之，坚者耎之，脆者坚之，衰者补之，强者泻之。各安其气，必清必静，则病气衰去，归其所宗②，此治之大体也。太阳气寒，少阴、少阳气热，厥阴气温，阳明气清，太阴气湿，有胜复则各倍③其气以调之，故可使平也。宗，属也。调不失理，则余之气自归其所属，少之气自安其所居。胜复衰已，则各补养而平定之，必清必静，无妄挠之，则六气循环，五神安泰。若运气之寒热，治之平之，亦各归司天地气也。

帝曰：善。气之上下④，何谓也？

岐伯曰：身半以上，其气三⑤矣，天之分也，天气主之。身半以下，其气三⑥矣，地之分也。地气主之。以名命气，以

---

① 发不远热：谓运用解表方法时，可以不避热气主时的季节。《新校正》："按《天元正纪大论》：'发表不远热'。"
② 归其所宗：谓人体各种功能恢复到正常的状态。宗，归属之义。
③ 倍：违背。《说文·人部》："倍，反也。"
④ 气之上下：指风、寒、暑、湿、燥、火六气分别有司天和在泉。明·张介宾作司天、在泉之气解，云："气之上下，司天、在泉也，而人身应之。"上，指司天。下，指在泉。又，清·张志聪谓人身上下部位，外应天地之气，曰："此论人身之上下，以应天地之上下也。"
⑤ 其气三：身半以上之"其气三"，指初之气至三之气，为司天所主。
⑥ 其气三：指四之气至终之气，为在泉所主。在泉也主三步气位，故亦曰"其气三"。

气命处①，而言其病。半，所谓天枢也②。

身之半，正谓脐中也。或以腰为身半，是以居中为义，过天中也。中原之人悉如此矣。当伸臂指天，舒足指地，以绳量之，中正当脐也，故又曰半，所谓天枢也。天枢，正当脐两傍，同身寸之二寸也。其气三者，假如少阴司天，则上有热中有太阳兼之三也。六气皆然。司天者其气三，司地者其气三，故身半以上三气，身半以下三气也。以名言其气，以气言其处，以气处寒热，而言其病之形证也。则如足厥阴气，居足及股胫之内侧，上行于少腹循胁。足阳明气，在足之上，骱之外，股之前，上行腹脐之傍，循胸乳上面。足太阳气，起于目，上额络头，下项背过腰，横过髀枢股后，下行人腘贯腨，出外踝之后，足小指外侧。足太阴气，循足及股胫之内侧，上行腹胁之前。足少阴同之。足少阳气，循胫外侧，上行腹胁之侧，循颊耳至目锐眦，在首之侧。此足六气之部主也。手厥阴、少阴、太阴气，从心胸横出，循臂内侧，至中指、小指、大指之端。手阳明、少阳、太阳气，并起手表，循臂外侧，上肩及甲上头。此手六气之部主也。欲知病诊，当随气所在以言之，当阴之分，冷病归之；当阳之分，热病归之，故胜复之作，先言病生寒热者，必依此物理也。　新校正云：按《六微旨大论》云：天枢之上，天气主之；天枢之下，地气主之；气交之分，人气从之也。

故上胜而下俱病者，以地名之③，下胜而上俱病者，以天名之④。彼气既胜，此未能复，抑郁不畅，而无所行，进则困于雠嫌，退

则穷于佛塞，故上胜至则下与俱病，下胜至则上与俱病。上胜下病，地气郁也，故从地郁以名地病。下胜上病，天气塞也，故从天塞以名天病。夫以天名者，方顺天气为制，逆地气而攻之。以地名者，方从天气为制则可。假如阳明司天，少阴在泉，上胜而下俱病者，是佛于下而生也。天气正胜，天可逆之，故顺天之气，方同清也。少阴等司天，上下胜同法。　新校正云：按《六元正纪大论》云：'上胜则天气降而下，下胜则地气迁而上，此之谓也。'所谓胜至，报气屈伏而未发也⑤。复至则不以天地异名，皆如复气为法也。胜至未复而病生，以天地异名为式。复气以发，则所生无问上胜下胜，悉皆依复气为病，寒热之主也。

帝曰：胜复之动，时有常乎，气有必乎？

岐伯曰：时有常位，而气无必也⑥。

虽位有常，而发动有无，不必定之也。

帝曰：愿闻其道也。

岐伯曰：初气终三气，天气主之，胜之常也。四气尽终气，地气主之，复之常也。有胜则复，无胜则否⑦。

帝曰：善。复已而胜何如？

岐伯曰：胜至则复，无常数也，衰乃止耳。胜微则复微，故复已而又胜，胜甚则复甚，

---

① 以名命气，以气命处：用三阴三阳对六气进行命名，风为厥阴，热为少阴，湿为太阴，暑为少阳，燥为阳明，寒为太阳。根据六气顺序，确定其六步气位。明·张介宾："以名命气，谓正其名则气有所属，如三阴三阳者名也，名既立则六气各有所主矣。以气命处，谓六经之气各有其位，察其气则中外前后上下左右病处可知矣。"

② 半，所谓天枢也：谓一年之半是阴阳升降的枢纽。人身亦同。明·张介宾："半，身半也，上下之中也。以人身言之，则前及于脐，后及于腰，故脐旁二寸名天枢穴，正取身半之义。"

③ 以地名之：谓以地气在泉之名来命名人身受病之脏。清·张志聪："如身半以上之木火气胜，而身半以下之土金水三气俱病者，以地名之，谓病之在地也。"

④ 以天名之：谓以天气司天之名来命名人身受病之脏。清·张志聪："如身半以下之土金水胜，而身半以上之木火气病者，以天名之，谓病之在天也。"

⑤ 报气屈伏而未发：谓报复之气还没有产生作用。清·张志聪："如胜至，则报复之气，屈伏于本位而未发也。"报气，复气。

⑥ 时有常位，而气无必也：谓风、寒、暑、湿、燥、火六气分主六步，各有所主时间，但作为胜气出现，却没有固定时间。清·高世栻："一岁六时，始于厥阴，终于太阳，时有常位，而气之胜复，则因胜以复，无可必也。"

⑦ 有胜则复，无胜则否：谓有胜气就一定有复气，没有胜气出现，也就不会有复气发生。清·高世栻："有胜则有复，无胜则无复，此为胜复之常。"

故复已则少有再胜者也。假有胜者，亦随微甚而复之尔。然胜复之道，虽无常数，至其衰谢，则胜复皆自止也。**复已而胜，不复则害，此伤生也。**有胜无复，是复气已衰，衰不能复，是天真之气已伤败甚，而生意尽。

帝曰：复而反病何也？

岐伯曰：**居非其位，不相得也①。大复其胜，则主胜之，故反病也，**舍己宫观，适于他邦，己力已衰，主不相得，怨随其后，唯便是求，故力极而复，主反袭之，反自病者也。**所谓火燥热也②。**少阳，火也。阳明，燥也。少阴，热也。少阴少阳在泉，为火居水位。阳明司天，为金居火位。金复其胜，则火主胜之。火复其胜，则水主胜之。余气胜复，则无主胜之病气也。故又曰：所谓火燥热也。

帝曰：治之何如？

岐伯曰：**夫气之胜也，微者随之，甚者制之。气之复也，和者平之，暴者夺之。皆随胜气，安其屈伏，无问其数，以平为期，此其道也。**随，谓随之。安，谓顺胜气以和之也。制，谓制止。平，谓平调。夺，谓夺其盛气也。治此者，不以数之多少，但以气平和为准度尔。

帝曰：**善。客主之胜复奈何？**客，谓天之六气。主，谓五行之位也。气有宜否，故各有胜复之者。

岐伯曰：**客主之气，胜而无复也。**客主自有多少，以其气胜与常胜殊。

帝曰：**其逆从何如？**

岐伯曰：**主胜逆，客胜从，天之道也。**客承天命，部统其方，主为之下，固宜只奉天命。不顺而胜，则天命不行，故为逆也。客胜于主，承天而行，理之道，故为顺也。

帝曰：**其生病何如？**

岐伯曰：**厥阴司天，客胜则耳鸣，掉眩，甚则咳。主胜则胸胁痛，舌难以言。**五巳、五亥岁也。**少阴司天，客胜则鼽嚏，颈项强，肩背瞀热，头痛，少气，发热，耳聋，目瞑，甚则胕肿，血溢，疮疡，咳喘。主胜则心热烦躁，甚则胁痛支满。**五子、五午岁也。**太阴司天，客胜则首面胕肿，呼吸气喘；主胜则胸腹满，食已而瞀。**五丑、五未岁也。**少阳司天，客胜则丹胗外发，及为丹熛疮疡，呕逆，喉痹，头痛，嗌肿，耳聋，血溢，内为瘛疭；主胜则胸满，咳仰息，甚而有血，手热。**五寅、五申岁也。**阳明司天，清复内余③，则咳衄，嗌塞，心鬲中热，咳不止而白血出者死④。**复，谓复旧居也。白血，谓咳出浅红色血，似肉似肺者。五卯、五酉岁也。　新校正云：详此不言客胜主胜者，以金居火位，无客胜之理，故不言也。**太阳司天，客胜则胸中不利，出清涕，感寒则咳；主胜则喉嗌中鸣。**五辰、五戌岁也

厥阴在泉，客胜则大关节不利，内为痉强拘瘛，外为不便；主胜则筋骨繇并⑤，腰腹时痛。五寅、五申岁也。大关节，腰膝也。**少阴在泉，客胜则腰痛，尻股膝髀**

---

① 居非其位，不相得也：谓复气的产生没有固定时间，就可能与六气主位不一致。清·张志聪："如火气复而乘于金位，金气复而乘于火位，皆居非其位，不相得也。"

② 火燥热也：谓少阴君火热和少阳相火暑在泉时，火热为胜气。火胜克金，燥为复气。"有胜则复"，所以火燥热。明·马莳："如少阴为君火，阳明为燥金，少阳为暑热。今少阴少阳在泉，则火居水位；阳明司天，则金居火位。故火复其胜，则水主胜之；金复其胜，则火主胜之。此正居非其位，气不相得，而大复其胜，则主反胜之之谓。惟火燥热之三气乃尔也。"

③ 清复内余：谓阳明燥金司天，受主气制约郁于内而不能外达。清·高世栻："阳明者，清气也。清复内余，言阳明司天，受客气主气之胜，则阳明清气郁而不舒，故司天于上，而复有余于内也。"

④ 白血：肺在色为白，所以肺部出血称为白血。清·张志聪："白血出者，血出于肺也。"

⑤ 繇并：形容筋骨振摇强直，关节挛急不利。　繇，通"摇"。并，挛缩。

腨䯒足病，瞀热以酸，胕肿，不能久立，溲便变；主胜则厥气上行，心痛发热，鬲中，众痹皆作，发于胠胁，魄汗不藏，四逆而起。五卯、五酉岁也。太阴在泉，客胜则足痿下重，便溲不时，湿客下焦，发而濡泻，及为肿、隐曲之疾；主胜则寒气逆满，食饮不下，甚则为疝。五辰、五戌岁也。隐曲之疾，谓隐蔽委曲之处病也。少阳在泉，客胜则腰腹痛而反恶寒，甚则下白、溺白①；主胜则热反上行而客于心，心痛发热，格中而呕。少阴同候。五巳、五亥岁也。阳明在泉，客胜则清气动下，少腹坚满而数便泻；主胜则腰重腹痛，少腹生寒，下为鹜溏，则寒厥于肠，上冲胸中，甚则喘不能久立。五子、五午岁也。鹜，鸭也。言如鸭之后也。太阳在泉，寒复内余②，则腰尻痛，屈伸不利，股胫足膝中痛。五丑、五未岁也。 新校正云：详此不言客主胜者，盖太阳以水居水位，故不言也。

帝曰：善。治之奈何？

岐伯曰：高者抑之，下者举之，有余折之，不足补之，佐以所利，和以所宜，必安其主客，适其寒温，同者逆之，异者从之③。高者抑之，制其胜也。下者举之，济其弱也。有余折之，屈其锐也。不足补之，全其气也。虽制胜扶弱，而客主须安。一气失所，则矛盾更作，榛棘互兴，各伺其便，不相得志，内淫外并，而危败之由作矣。同，谓寒热温清，气相比和者。异，谓水火金木土，不比和者。气相得者，则逆所胜之气以治之。不相得者，则顺所不胜气以治之。治火胜负，欲益者以其味，欲泻者亦以其味，胜与不胜，皆折其气也。何者？以其性躁动也。治热亦然。

帝曰：治寒以热，治热以寒，气相得者逆之，不相得者从之，余以知之矣。其于正味④何如？

岐伯曰：木位之主⑤，其泻以酸，其补以辛。木位春分前六十一日，初之气也。火位之主，其泻以甘，其补以咸。君火之位，春分之后六十一日，二之气也。相火之位，夏至前后各三十日，三之气也。二火之气则殊，然其气用则一矣。土位之主，其泻以苦，其补以甘。土之位，秋分前六十一日，四之气也。金位之主，其泻以辛，其补以酸。金之位，秋分后六十一日，五之气也。水位之主，其泻以咸，其补以苦。水之位，冬至前后各三十日，终之气也。

厥阴之客，以辛补之，以酸泻之，以甘缓之。少阴之客，以咸补之，以甘泻之，以咸收之。 新校正云：按《藏气法时论》云：心苦缓，急食酸以收之。心欲耎，急食咸以耎。此云以咸收之者误也。太阴之客，以甘补之，以苦泻之，以甘缓之。少阳之客，以咸补之，以甘泻之，以咸耎之。阳明之客，以酸补之，以辛泻之，以苦泄之。

---

① 下白、溺白：大便白色或小便色白浑浊。清·张志聪："盖金主气，气化则溺出，溺白者，气不化而溺不清也。下白者，土气伤而大便色白也。"

② 寒复内余：丑未年太阳在泉，以寒水之客而加于金水之主，则为水居水位，无主客之胜的分别，故不说主胜或客胜，而统以寒复内余概之。

③ 同者逆之，异者从之：谓客气、主气相同而发病时，可用逆治（即正治）法治疗，客、主之气不同时发病，可用从治，或从客气发病规律而治，或从主气发病规律而治。明·张介宾："客主同气者，可逆而治之。异者从之，客主异气者，或从于客，或从于主也。"

④ 正味：五行气化所生的五味各有所入，也即"五味入胃，各归所喜攻"，这种五味与五脏之间的不同亲和关系，分别称作五脏（或五气）的正味。明·张介宾："五行气化，补泻之味，各有专主，故曰正味。此不特客主之气为然，凡治诸胜复者皆同。"

⑤ 木位之主：即由于厥阴主气所胜者。位当初之气，在春分前六十一日。 位，指主气六步之位也。木位，即初之气厥阴风木之位。余仿此。

太阳之客，以苦补之，以咸泻之，以苦坚之，以辛润之。开发腠理，致津液、通气也。客之部主，各六十一日，居无常所，随岁迁移。客胜则泻客而补主，主胜则泻主而补客，应随当缓当急以治之。

帝曰：善。愿闻阴阳之三也何谓①？

岐伯曰：气有多少，异用也。太阴为正阴，太阳为正阳，次少者为少阴，次少者为少阳，又次为阳明，又次为厥阴，厥阴为尽，义具《灵枢·系日月论》中。　新校正云：按《六元正纪大论》云：'何谓气有多少？鬼臾区曰：阴阳之气各有多少，故曰三阴三阳。'

帝曰：阳明何谓也？

岐伯曰：两阳合明也②。《灵枢·系日月论》曰：'辰者三月，主左足之阳明。已者四月，主右足之阳明。两阳合于前，故曰阳明也。'

帝曰：厥阴何也？

岐伯曰：两阴交尽也③。《灵枢·系日月论》曰：'戌者九月，主右足之厥阴。亥者十月，主左足之厥阴。两阴交尽，故曰厥阴也。'

帝曰：气有多少，病有盛衰，　新校正云：按《六元正纪大论》曰：'形有盛衰。'治有缓急，方有大小，愿闻其约④奈何？

岐伯曰：气有高下，病有远近，证有中外，治有轻重，适其至所为故也⑤。藏位有高下，府气有远近，病证有表里，药用有轻重，调其多少，和其紧慢，令药气至病所为故，勿太过与不及也。《大要》曰：君一臣二，奇之制⑥

也；君二臣四，偶之制也；君二臣三，奇之制也；君二臣六，偶之制⑤也。奇，谓古之单方。偶，谓古之复方也。单复一制皆有小大，故奇方云君一臣二，君二臣三；偶方云君二臣四，君二臣六也。病有小大，气有远近，治有轻重所宜，故云之制也。故曰：近者奇之，远者偶之，汗者不以奇，下者不以偶，补上治上制以缓，补下治下制以急，急则气味厚，缓则气味薄，适其至所，此之谓也。汗药不以偶方，气不足以外发泄；下药不以奇制，药毒攻而致过。治上补上，方迅急则止不住而迫下；治下补下，方缓慢则滋道路而力又微；制急方而气味薄，则力与缓等。制缓方而气味厚，则势与急同。如是为缓不能缓，急不能急，厚而不厚，薄而不薄，则大小非制，轻重无度。则虚实寒热，藏府纷挠，无由致理。岂神灵而可望安哉！病所远，而中道气味之者⑦，食而过之，无越其制度也。假如病在肾而心之气味，饲而冷足，仍急过之。不饲以气味，肾药凌心，心复益衰。余上下远近例同。是故平气之道，近而奇偶，制小其服也。远而奇偶，制大其服也。大则数少，小则数多。多则九之，少则二之。汤丸多少，凡如此也。近远，谓府藏之位也。心肺为近，肾肝为远，脾胃居中。三阳胞膔胆亦有远近，身三分之上为近，下为远也。或识见高远，权以合宜，方奇而分两偶，方偶而分两奇，如是者近而偶制，多数服之，远而奇制，少数服之，则肺服九，心服七，脾服五，肝服三，肾服二为常制矣。故曰小则数多，大则数少。　新校正云：详

① 阴阳之三：即阴阳各分为三。
② 两阳合明：指少阳和太阳之间为阳明所在部位。清·高世栻："有少阳之阳，有太阳之阳，两阳相合而明，则中有阳明也。"
③ 两阴交尽：阴气以太阴为最盛，少阴次之，至厥阴阴气最少，故厥阴曰两阴交尽。
④ 约：要约，引申为规律。
⑤ 适其至所：使治疗能有效地作用于病变的部位。明·吴昆："脏位有高下，腑病有远近，证候有中外，药用有轻重，令药气至病所为故，勿太过与不及也。"
⑥ 奇之制、偶之制：即奇方与偶方。
⑦ 病所远而中道气味之者：谓病变部位深远的病，在服药后药力未达病位时，其药效中途就已产生了作用。清·张志聪："病所远者，谓病之在上在下，而远于中胃者也。中道气味之者，谓气味之从中道而行于上下也。故当以药食并用而制之。如病之在上而近于中者，当先食而后药，病在下而远于中者，当先药而后食。以食之先后，而使药味之过于上下也。"

注云：三阳胞膪胆，一本作三肠，胞膪胆。再详三阳无义，三肠亦未为得。肠有大小，并膪肠为三，今已云胞膪，则不得云三肠，三当作二。**奇之不去，则偶之，是谓重方。偶之不去，则反佐以取之**①。**所谓寒热温凉，反从其病也。**方与其重也宁轻，与其毒也宁善，与其大也宁小。是以奇方不去，偶方主之，偶方病在，则反其佐，以同病之气而取之也。夫热与寒背，寒与热违。微小之热，为寒所折，微小之冷，为热所消。甚大寒热，则必能与违性者争雄，能与异气者相格，声不同不相应，气不同不相合，如是则且悄而不敢攻之，攻之则病气与药气抗行，而自为寒热以关闭固守矣。是以圣人反其佐以同其气，令声气应合，复令寒热参合，使其终异始同，燥润而败，坚则必折，柔脆自消尔。

帝曰：善。病生于本②，**余知之矣。生于标**③**者，治之奈何？**

岐伯曰：病反其本，得标之病，治反其本，得标之方。言少阴太阳之二气，余四气标本同。

帝曰：善。六气之胜，何以候之？

岐伯曰：乘其至也，清气大来，燥之胜也，风木受邪，肝病生焉。流于瞻也。**热气大来，火之胜也，金燥受邪，肺病生焉。**流于回肠大肠。 新校正云：详注云：回肠、大肠，按《甲乙经》回肠即大肠。**寒气大来，水之胜也，火热受邪，心病生焉。**流于三焦、小肠。**湿气大来，土之胜也，寒水受邪，肾病生焉。**流于膀胱。**风气大来，木之胜也，土湿受邪，脾病生焉。**流于胃。**所谓**

感邪而生病也。外有其气，而内恶之，中外不喜，因而遂病，是谓感也。乘年之虚④，**则邪甚也。**年木不足，外有清邪。年火不足，外有寒邪。年土不足，外有风邪。年金不足，外有热邪。年水不足，外有湿邪，是年之虚也。岁气不足，外邪凑甚。**失时之和**⑤，**亦邪甚也。**六气临统，与位气相克，感之而病，亦随所不胜而与内藏相应，邪复甚也。**遇月之空**⑥，**亦邪甚也。**谓上弦前，下弦后，月轮中空也。**重感于邪，则病危矣。**年已不足，邪气大至，是一感也。年已不足，天气克之，此时感邪，是重感也。内气召邪，天气不祐，病不危乎？**有胜之气，其必来复也。**天地之气不能相无，故有胜之气，其必来复也。

帝曰：其脉至何如？

岐伯曰：厥阴之至其脉弦，爽虚而滑，端直以长，是谓弦。实而强则病，不实而微亦病，不端直长亦病，不当其位亦病，位不能弦亦病。**少阴之至其脉钩**，来盛去衰，如偃带钩，是谓钩。来不盛去反盛则病，来盛去盛亦病，来不盛去不盛亦病，不偃带钩亦病，不当其位亦病，位不能钩亦病。**太阴之至其脉沉**，沉，下也。按之乃得，下诸位脉也。沉甚则病，不沉亦病，不当其位亦病，位不能沉亦病。**少阳之至大而浮**，浮，高也。大，谓稍大诸位脉也。大浮甚则病，浮而不大亦病，大而不浮亦病，不大不浮亦病，不当其位亦病，位不能大浮亦病。**阳明之至短而涩**，往来不利，是谓涩也。往来不远，是谓短也。短甚则病，涩甚则病，不短不涩亦病。

---

① 反佐以取之：谓在用寒药治疗热证时可用少量热药反佐配伍，热药治疗寒证时可用少量寒药仅作配伍。明·李时珍："谓热在下而上有寒邪格拒，则寒药中入热药为佐，下膈之后，热气既散，寒性随发也；寒在下而上有浮火拒格，则热药中入寒药为佐，下膈之后，寒气既消，热性随发也。此寒因热用，热因寒用之妙也。"
② 本：根本。指风寒热湿燥火六气。六气是物化发生的根本，也是疾病发生的根源，所以谓之"本"。清·高世栻："风热湿燥火寒六气，所谓本也。"
③ 标：标象，效应。此处指三阴三阳。清·张志聪："标者，生于三阴三阳之气也。"
④ 乘年之虚：谓岁气不及，邪气乘侮。清·张志聪："乘年之虚者，主岁之气不及也。如木运不及，则清气胜之。火运不及，则寒气胜之……此岁运之不及，而四时之胜气，又乘而侮之。"
⑤ 失时之和：谓四时主时之气失和。明·吴昆："失时之和，四时失序也。"
⑥ 遇月之空：指月廓空缺之时。

不当其位亦病，位不能短涩亦病。**太阳之至大而长**①。往来远是谓长。大甚则病，长甚则病，长而不大亦病，大而不长亦病，不当其位亦病，位不能长大亦病。**至而和则平**，去太甚，则为平调。不弱不强，是为和也。**至而甚则病**，弦似张弓弦，滑如连珠，沉而附骨，浮高于皮，涩而止住，短如麻黍，大如帽簪，长如引绳，皆谓至而太甚也。**至而反者病**，应弦反涩，应大反细，应沉反浮，应浮反沉，应短涩反长滑，应曅虚反强实，应细反大，是皆为气反常平之候，有病乃如此见也。**至而不至者病**，气位已在，而脉气不应。**未至而至者病**。按历占之，凡得节气，当年六位之分，当如南北之岁，脉象改易而应之。气序未移而脉先变易，是先天而至，故病。**阴阳易者危**②。不应天常，气见交错，失其恒位，更易见之，阴位见阳脉，阳位见阴脉，是易位而见也。二气之乱故危。　新校正云：按《六微旨大论》云：'帝曰：其有至而至，有至而不至，有至而太过何也？岐伯曰：至而至者和，至而不至来气不及也，未至而至来气有余也。帝曰：至而不至，未至而至何如？岐伯曰：应则顺，否则逆，逆则变生，变生则病。帝曰：请言其应。岐伯曰：物生其应也，气脉其应也，所谓脉应，即此脉应也。'

帝曰：六气标本，所从不同，奈何？

岐伯曰：气有从本者，有从标本者，有不从标本者也。

帝曰：愿卒闻之。

岐伯曰：少阳太阴从本，少阴太阳从本从标，阳明厥阴，不从标本从乎中也。少阳之本火，太阴之本湿，本末同，故从本也。少阴之本热，其标阴；太阳之本寒，其标阳，本末异，故从本从标。阳明之中太阴，厥阴之中少阳，本末与中不同，故不从标本从乎中也。从本从标从中，皆以其为化主之用也。**故从本者，化**③**生于本；从标本者，有标本之化；从中者，以中气为化也。**化，谓气化之元主也。有病以元主气用寒热治之。　新校正云：按《六微旨大论》云：少阳之上，火气治之，中见阳明。厥阴之上，燥气治之，中见太阴。太阳之上，寒气治之，中见少阴。厥阴之上，风气治之，中见少阳。少阴之上，热气治之，中见太阳。太阴之上，湿气治之，中见阳明，所谓本也，本之下，中之见也，见之下，气之标也。本标不同，气应异象，此之谓也。

帝曰：脉从而病反④者，其诊何如？

岐伯曰：脉至而从，按之不鼓，诸阳皆然。言病热而脉数，按之不动，乃寒盛格阳而致之，非热也。

帝曰：诸阴之反，其脉何如？

岐伯曰：脉至而从，按之鼓甚而盛也。形证是寒，按之而脉气鼓击于手下盛者，此为热盛拒阴而生病，非寒也。

是故百病之起，有生于本者，有生于标者，有生于中气者。有取本而得者，有取标而得者，有取中气而得者，有取标本而得者，有逆取而得者，有从取而得者。反佐取之，是为逆取。奇偶取之，是为从取。寒病治以寒，热病治以热，是为逆取。从，顺也。

---

① 太阳之至大而长：谓太阳寒水之气偏盛，气候寒冷，脉象沉而有力。清·张志聪："太阳主冬令之水，则脉当沉，今大而长，不无与时气相反耶？曰：所谓脉沉者，肾藏之脉也。太阳者，巨阳也，上合司天之气，下合在泉之水，故其大而长者，有上下相通之象。"

② 阴阳易者危：谓脉象的阴阳变化与季节寒热阴阳不相应，阴阳移易，冬时见阳脉，夏时见阴脉，多主病情危重、难治。清·张志聪："如三阴主时，而得阳脉，三阳主时，而得阴脉者危。"

③ 化：化生，指物象、气候、疾病发生。此指风、寒、暑、湿、燥、火六气与三阴三阳之标象之间所产生的变化。既可以根据六气而生、变化，也可以顺随三阴三阳变化，还可以顺随中气而变化。

④ 脉从而病反：谓脉象与疾病可以一致，有时脉象与疾病相反。明·张介宾："阳病见阳脉，脉至而从也。若浮洪滑大之类，本皆阳脉，但按之不鼓，指下无力，便非真阴之候，不可误认为阳。凡诸阳证得此者，似阳非阳皆然也。故有为假热，有为格阳等证，此脉病之为反也。"

逆，正顺也；若顺，逆也①。寒盛格阳，治热以热。热盛拒阴，治寒以寒之类，皆时谓之逆，外虽用逆，中乃顺也，此逆乃正顺也。若寒格阳而治以寒，热拒寒而治以热，外则虽顺，中气乃逆，故方若顺，是逆也。

故曰：知标与本，用之不殆。明知逆顺，正行无问，此之谓也。不知是者，不足以言诊，足以乱经②。故《大要》曰：粗工嘻嘻③，以为可知，言热未已，寒病复始。同气异形，迷诊乱经，此之谓也。嘻嘻，悦也。言心意怡悦，以为知道终尽也。六气之用，粗之与工，得其半也，厥阴之化，粗以为寒，其乃是温。太阳之化，粗以为热，其乃是寒。由此差互，用失其道，故其学问识用不达，工之道半矣。夫太阳少阴，各有寒化热，量其标本应用则正反矣。何以言之？太阳本为寒，标为热；少阴本为热，标为寒，方之用亦如是也。厥阴阳明，中气亦尔。厥阴之中气为热，阳明之中气为湿，此二气亦反，其类太阳少阴也。然太阳与少阴有标本，用与诸气不同，故曰同气异形。夫一经之标本，寒热既殊，言本当究其标，论标合寻其本。言气不穷其标本，论病未辨其阴阳，虽同一气而生，且阻寒温之候，故心迷正理，治益乱经，呼曰粗工，允膺其称尔。

夫标本之道，要而博，小而大，可以言一而知百病之害；言标与本，易而勿损，察本与标，气可令调，明知胜复，为万民式④，天之道毕矣。天地变化，尚可尽知，况一人之诊，而云冥昧，得经之要，持法之宗，为天下师，尚卑其道，万民之式，岂曰大哉。　新校正云：按《标本病传论》云：'在其在标而求之于标，

有其在本而求之于本，有其在本而求之于标，有其在标而求之于本。故治有取标而得者，有取本而得者，有逆取而得者，有从取而得者。故知逆与从，正行无问。知标本者，万举万当；不知标本，是为妄行。夫阴阳逆从标本之为道也，小而大，言一而知百病之害；少而多，浅而博，可以言一而知百也。以浅而知深，察近而知远，言标与本，易而勿及。治反为逆，治得为从。先病而后逆者，治其本；先逆而后病者，治其本；先寒而后生病者，治其本；先热而后生病者，治其本；先热而后生中满者，治其标；先病而后泄者，治其本；先泄而后生他病者，治其本。必且调之，乃治其他病。先病而后生中满者，治其标；先中满而后烦心者，治其本。人有客气，有同气。小大不利治其标，小大利治其本。病发而有余，本而标之，先治其本后治其标；病发而不足，标而本之，先治其标后治其本。谨察间甚，以意调之，间者并行，甚者独行。先小大不利而后生病者，治其本。此经论标本尤详。'

帝曰：胜复之变，早晏何如？岐伯曰：夫所胜者，胜至已病，病已愠愠⑤，而复已萌也。复心之愠，不远而有。夫所复者，胜尽而起，得位而甚⑥，胜有微甚，复有少多，胜和而和，胜虚而虚，天之常也。

帝曰：胜复之作，动不当位，或后时而至，其故何也？言阳盛于夏，阴盛于冬，清盛于秋，温盛于春，天之常候。然其胜复气用，四序不同，其何由哉？

岐伯曰：夫气之生，与其化，衰盛异也。寒暑温凉盛衰之用，其在四维⑦。

---

① 逆，正顺也；若顺，逆也：逆治法就是常规治疗，若顺从疾病假象而治就是反治法。明·吴昆："此释上文逆从二字之义。言所谓逆者，正是顺治；若所谓顺者，乃逆治也。如以寒治热，以热治寒，以药逆病，正顺治也；以寒治寒，以热治热，以药顺病，乃用之反治，谓之逆也。"
② 乱经：违反常规治疗。明·吴昆释为"乱经气耳"，明·张介宾训为"错乱经常"。据下文所引《大要》语，"经"指常法即治疗的规范，下句"迷诊"亦可证，故张说为优。
③ 嘻嘻：形容粗工满足于一知半解之状。明·吴昆："含笑自得貌。"
④ 式：模式，准则。
⑤ 愠愠（yùn 音运）：指疾病蓄积潜伏阶段。愠，通"蕴"，蕴蓄。
⑥ 得位而甚：谓复气发生在其所主时位，气候变化剧烈，发病就严重。　位，时位。明·张介宾："得位而甚，专其令也。"
⑦ 四维：指农历三、六、九、十二月。明·张介宾："辰戌丑未之月也。"

故阳之动，始于温，盛于暑；阴之动，始于清，盛于寒。春夏秋冬，各差其分①。言春夏秋冬四正之气，在于四维之分也。即事验之，春之温正在辰巳之月，夏之暑正在未申之月，秋之凉正在戌亥之月，冬之寒正在寅丑之月。春始于仲春，夏始于仲夏，秋始于仲秋，冬始于仲冬。故丑之月，阴结层冰于厚地；未之月，阳焰电掣于天垂；戌之月，霜清肃杀而庶物坚；辰之月，风扇和舒而陈柯荣秀。此则气差其分，昭然而不可蔽也。然阴阳之气，生发收藏，与常法相会，微其气化及在人之应，则四时每差其日数，与常法相违。从差法，乃正当之也。故《大要》曰：彼春之暖，为夏之暑，彼秋之忿，为冬之怒，谨按四维，斥候②皆归，其终可见，其始可知。此之谓也。言气之少壮也。阳之少为暖，其壮也为暑；阴之少为忿，其壮也为怒。此悉谓少壮之异气，证用之盛衰，但立盛衰于四维之位，则阴阳终始应用皆可知矣。

帝曰：差有数乎？

岐伯曰：又凡三十度③也。度者，日也。

新校正云：按《六元正纪大论》曰：差有数乎？曰：后皆三十度而有奇也。此云三十度也者，此文为略。

帝曰：其脉应皆何如？

岐伯曰：差同正法，待时而去也④。脉亦差，以随气应也。待差日足，应王气至而乃去也。《脉要》曰：春不沉，夏不弦，冬不涩，秋不数，是谓四塞。天地四时之气，闭塞而无所运行也。沉甚曰病，弦甚曰病，涩甚曰病，数甚曰病。但应天和气，是则为平。形见太甚，则为力致，以力而致，安能久乎！故甚皆病。参见曰病，复见曰病，未去而去曰病，去而不去曰病。参，谓参和诸气来见。复见，谓再见已衰已死之气也。去，谓王已而去者也。日行之度未出于差，是为天气未出。日度过差，是谓天气已去，而脉尚在，既非得应，故曰病也。反者死。夏见沉，秋见数，冬见缓，春见涩，是谓反也。犯违天命，生其能久乎！ 新校正云：详上文秋不数，是谓四塞，此注云秋见数，是谓反，盖以脉差只在仲月，差之度尽而数不去，谓秋之季月而脉尚数，则为反也。故曰：气之相守司也，如权衡之不得相失也。权衡，秤也。天地之气，寒暑相对，温清相望，如持秤也。高者否，下者否，两者齐等，无相夺伦，则清静而生化各得其分也。夫阴阳之气，清静则生化治，动则苛疾起⑤，此之谓也。动，谓变动常平之候，而为灾眚也。苛，重也。 新校正云：按《六微旨大论》云：'成败倚伏生乎动，动而不已则变作矣。'

帝曰：幽明何如？

岐伯曰：两阴交尽故曰幽，两阳合明故曰明。幽明之配，寒暑之异也⑥。两阴交尽于戌亥，两阳合明于辰巳，《灵枢·系日月论》云：亥，十月，左足之厥阴。戌，九月，右足之厥阴。此两阴交尽，故曰厥阴。辰，三月，左足之阳明。巳，四月，右足之阳明。此两阳合于前，故曰阳明。然阴

---

① 各差其分：谓春夏秋冬四维之交，或先或后，胜复变化有早有晚之别。下文"差有数乎？岐伯曰：又凡三十度也"可证。 差，差别。分，即下文之"度"。

② 斥候：观察之意。

③ 三十度：周天一度为一日，三十度即三十。清·高世栻："三十度，一月也。十二月而得春气，三月而得夏气，六月而得秋气，九月而得冬气，其气至早，所差凡三十度。"

④ 待时而去：谓随四时气候变化的消失而应时之脉也会消失。清·张志聪："待时而去者，待终三十度而去也。如春之沉，尚属冬之气交，终正月之三十日，而春气始独司其令也。"

⑤ 动则苛疾起：谓四时气候变动时，人体就会产生相应的病变。明·吴昆："六气不当其位，则有胜有复，皆谓之动，动则淫邪为病，而苛疾起矣。"

⑥ 幽明之配，寒暑之异也：谓因为有四时阴阳的消长进退，才能产生气候的寒热不同。明·张介宾："幽明者，阴阳盛极之象也。故《阴阳系日月》篇以辰巳为阳明，戌亥为厥阴。夫辰巳之气暑，戌亥之气寒，如夜寒昼热，冬寒夏热，西北寒，东南热，无非辰巳戌亥之气，故幽明之配，为寒暑之异。"

交则幽，阳合则明，幽明之象，当由是也。寒暑位西南、东北，幽明位西北、东南。幽明之配，寒暑之位，诚斯异也。　新校正云：按《太始天元册》文云：'幽明既位，寒暑弛张。'

帝曰：分至①何如？

岐伯曰：气至之谓至，气分之谓分，至则气同，分则气异，所谓天地之正纪也。因幽明之问，而形斯义也。言冬夏二至是天地气主岁至其所在也。春秋二分，是间气初、二、四、五，四气各分其政于主岁左右也。故曰至则气同，分则气异也。所言二至二分之气配者，此所谓是天地气之正纪也。

帝曰：夫子言春秋气始于前，冬夏气始于后，余已知之矣。然六气往复，主岁不常也，其补泻奈何？以分至明六气分位，则初气四气，始于立春立秋前各一十五日为纪法。三气六气，始于立夏立冬后各一十五日为纪法。由是四气前后之纪，则三气六气之中，正当二至日也。故曰春秋气始于前，冬夏气始于后也。然以三百六十五日易一气，一岁已往，气则改新，新气既来，旧气复去，所宜之味，天地不同，补泻之方，应知先后，故复以问之也。

岐伯曰：上下所主，随其攸利②，正其味，则其要也，左右同法③。《大要》曰：少阳之主，先甘后咸；阳明之主，先辛后酸；太阳之主，先咸后苦；厥阴之主，先酸后辛；少阴之主，先甘后咸；太阴之主，先苦后甘。佐以所利，资以所生，是谓得气。主，谓主岁。得，谓得其性用也。得其性用，则舒卷由人。不得性用，则动生乖忤，岂祛邪之可望乎！适足以伐天真之妙气尔。如是先后之味，皆谓有病先泻之而后补之也。

帝曰：善。夫百病之生也，皆生于风寒暑湿燥火，以之化之变④也。风寒暑湿燥火，天之六气也。静而顺者为化，动而变者为变，故曰之化之变也。经言盛者泻之，虚者补之，余锡以方士⑤，而方士用之，尚未能十全。余欲令要道⑥必行，桴鼓相应，犹拔刺雪污⑦。工巧神圣⑧，可得闻乎？针曰工巧，药曰神圣。　新校正云：按《难经》云：'望而知之谓之神，闻而知之谓之圣，问而知之谓之工，切脉而知之谓之巧，以外知之曰圣，以内知之曰神。'

岐伯曰：审察病机⑨，无失气宜⑩，此之谓也。得其机要，则动小而功大，用浅而功深也。

帝曰：愿闻病机何如？

岐伯曰：诸⑪风掉眩，皆属于肝。风性动，木气同之。诸寒收引，皆属于肾。收，谓敛也。引，谓急也。寒物收缩，水气同之。诸气膹郁，皆属于肺。高秋气凉，雾气烟集，凉至则气热，复甚则气殚，征其物象，属可知也。膹，谓

①　分至：指春分与秋分，夏至与冬至。
②　上下所主，随其攸利：谓根据司天、在泉之气的发病，采取相应适宜方法治疗。　上下，指司天、在泉之气。攸，作"所"解。所利，所宜。明·张介宾："司天、在泉，上下各有所主，应补应泻，但随所利而用之。"
③　左右同法：谓左右四间气的治法与此相同。　左右，指左右四间气。
④　之化之变：指风、寒、暑、湿、燥、火六气的化生和变化。明·张介宾："气之正者为化，气之邪者为变，故曰之化之变。"
⑤　方士：指医生。　锡：通"赐"。
⑥　要道：指医学中重要的理论与技术。
⑦　雪污：比喻治疗疾病，祛除病邪。　雪，这里用作动词，意为洗除、治疗。污，原本作"汗"，诸本作污，喻病邪。
⑧　工巧神圣：指医生诊治疾病的高明技术。《难经·六十一难》："望而知之谓之神，闻而知之谓之圣，问而知之谓之工，切而知之谓之巧。"
⑨　病机：指疾病发生发展变化的机理。明·张介宾："机者，要也，变也，病变所由出也。"
⑩　气宜：指六气主时之所宜。明·张介宾："病随气动，必察其机，治之得其要，是无失气宜也。"
⑪　诸：表示不定之多数。

膹满。郁,谓奔迫也。气之为用,金气同之。**诸湿肿满,皆属于脾。**土薄则水浅,土厚则水深,土平则干,土高则湿,湿气之有,土气同之。**诸热瞀瘛,皆属于火。**火象徵。**诸痛痒疮,皆属于心。**心寂则痛微,心躁则痛甚,百端之起,皆自心生,痛痒疮疡生于心也。**诸厥固泄,皆属于下。**下,谓下焦肝肾气也。夫守司于下,肾之气也。门户束要,肝之气也,故厥固泄,皆属下也。厥,谓气逆。固,谓禁固也。诸有气逆上行,及固不禁,出入无度,燥湿不恒,皆由下焦之主守也。**诸痿喘呕,皆属于上。**上,谓上焦心肺气也。炎热薄烁,心之气也,承热分化,肺之气也。热郁化上,故病属上焦。 新校正云:详痿之为病,似非上病,王注不解所以属上之由,使后人疑议。今按《痿论》云:五藏使人痿者,因肺热叶焦,发为痿躄,故云属于上也。痿,又谓肺痿也。**诸禁鼓慄,如丧神守,皆属于火。**热之内作。**诸痉项强,皆属于湿。**太阳伤湿。**诸逆冲上,皆属于火。**炎上之性用也。**诸胀腹大,皆属于热。**热郁于内,肺胀所生。**诸躁狂越,皆属于火。**热盛于胃,及四末也。**诸暴强直,皆属于风。**阳内郁而阴行于外。**诸病有声,鼓之如鼓,皆属于热。**谓有声也。**诸病胕肿疼酸惊骇,皆属于火。**热气多也。**诸转反戾,水液浑浊,皆属于热。**反戾,筋转也。水液,小便也。**诸病水液,澄澈清冷,皆属于寒。**上下所出,及吐出溺出也。**诸呕吐酸,暴注下迫,皆属于热。**酸,酸水及味也。

故《大要》①曰:谨守病机,各司其属,有者求之,无者求之,盛者责

① 大要:古医书名,今已佚。
② 盛者责之,虚者责之:"责之"即"求之"。《说文·贝部》:"责,求也。"与上文"求"之句,异文同义。
③ 五胜:指五脏、五气的偏胜偏衰。
④ 涌泄:催吐法和通泻法。明·张介宾:"涌,吐也;泄,泻也。"
⑤ 渗泄:利尿法。明·张介宾:"渗泄,利小便及通窍也。"
⑥ 急:指荡涤攻下。
⑦ 坚:指坚阴止泻。

之,虚者责之②。必先五胜③,疏其血气,令其调达,而致和平,此之谓也。深乎圣人之言,理宜然也。有无求之,虚盛责之,言悉由也。夫如大寒而甚,热之不热,是无火也;热来复去,昼见夜伏,夜发昼止,时节而动,是无火也,当助其心。又如大热而甚,寒之不寒,是无水也;热动复止,倏忽往来,时动时止,是无水也,当助其肾。内格呕逆,食不得入,是有火也。病呕而吐,食久反出,是无火也。暴速注下,食不及化,是无水也。溏泄而久,止发无恒,是无火也。故心盛则生热,肾盛则生寒。肾虚则寒动于中,心虚则热收于内。又热不得寒,是无水也。寒不得热,是无火也。夫寒之不寒,责其无水。热之不热,责其无火。热之不久,责心之虚。寒之不久,责肾之少。有者泻之,无者补之,虚者补之,盛者泻之,适其中外,疏其壅塞,令上下无碍,气血通调,则寒热自和,阴阳调达矣。是以方有治热以寒,寒之而水食不入,攻寒以热,热之而昏躁以生,此则气不疏通,壅而为是也。纪于水火,余气可知。故曰有者求之,无者求之,盛者责之,虚者责之,令气通调,妙之道也。五胜,谓五行更胜也。先以五行寒暑温凉湿,酸咸甘辛苦相胜为法也。

帝曰:善。五味阴阳之用何如?

岐伯曰:辛甘发散为阳,酸苦涌泄为阴④,咸味涌泄为阴,淡味渗泄⑤为阳。六者或收或散,或缓或急⑥,或燥或润,或耎或坚⑦,以所利而行之,调其气使其平也。涌,吐也。泄,利也。渗泄,小便也。言水液自回肠,泌别汁,渗入膀胱之中,自胞气化之,而为溺以泄出也。 新校正云:按《藏气法时论》云:辛散,酸收,甘缓,苦坚,咸耎。又云:辛酸甘苦咸,各有所利,或散或收,或缓或

急，或坚或臾，四时五藏，病随五味所宜也。

帝曰：非调气而得者①，治之奈何，有毒无毒，何先何后？愿闻其道。夫病生之类，其有四焉，一者始因气动而内有所成，二者不因气动而外有所成，三者始因气动而病生于内，四者不因气动而病生于外。夫因气动而内成者，谓积聚癥瘕，瘤气瘰气，结核癫痫之类也。外成者，谓痈肿疮疡，痂疥疽痔，掉瘛浮肿，目赤瘭胗，胕肿痛痒之类也。不因气动而病生于内者，谓留饮澼食，饥饱劳损，宿食霍乱，悲恐喜怒，想慕忧结之类也。生于外者，谓瘴气贼魅，虫蛇蛊毒，蜚尸鬼击，冲薄坠堕，风寒暑湿，斫射刺割椎朴之类也。如是四类，有独治内而愈者，有兼治内而愈者，有独治外而愈者，有兼治外而愈者，有先治内后治外而愈者，有先治外后治内而愈者，有须齐毒而攻击者，有须无毒而调引者。凡此之类，方法所施，或重或轻，或缓或急，或收或散，或润或燥，或臾或坚，方士之用，见解不同，各擅己心，好丹非素，故复问之者也。

岐伯曰：有毒无毒，所治为主，适大小为制也。言但能破积愈疾，解急脱死，则为良方。非必要言以先毒为是，后毒为非，无毒为非，有毒为是，必量病轻重，大小制之者也。

帝曰：请言其制。

岐伯曰：君②一臣③二，制之小也；君一臣三佐④五，制之中也；君一臣三佐九，制之大也。寒者热之，热者寒之，微者逆之，甚者从之，夫病之微小者，犹水火⑤也。遇草而焫，得水而燔，可以湿伏，可以水灭，故逆其性气以折之攻之。病之大甚者，犹龙火也，得湿而焰，遇水而燔，不知其性以水湿折之，适足以光焰诣天，物穷方止矣；识其性者，反常之理，以火逐之，则燔灼自消，焰光扑灭。然逆之，谓以寒攻热，以热攻寒。从之，谓攻以寒热，虽从其性，用不必皆同。是以下文曰：逆者正治，从者反治，从少从多，观其事。此之谓乎。　新校正云：按神农云：药有君臣佐使，以相宣摄。合和宜用一君二臣，三佐五使；又可一君二臣，九佐使也。坚者削之，客者除之，劳者温之，结者散之，留者攻之，燥者濡之，急者缓之，散者收之，损者温之⑥，逸者行之⑦，惊者平之，上之下之，摩之浴之⑧，薄之⑨劫之⑩，开之发之，适事为故。量病证候，适事用之。

帝曰：何谓逆从？

岐伯曰：逆者正治，从者反治，从少从多，观其事也。言逆者，正治也。从者，反治也。逆病气而正治，则以寒攻热，以热攻寒。虽从顺病气，乃反治法也。从少，谓一同而二异。从多，谓二同而三异也。言尽同者，是奇制也。

帝曰：反治何谓？

---

① 非调气而得者：指不是应和六气胜复变化而患的病。调，应和也。此与下文"气调而得者"对言。明·张介宾："非调气，谓病有不因于气而得者。"

② 君：指治病的主药。本篇："主病之谓君。"明·张介宾："主病者，对证之要药也，故谓之君。君者，味数少而分两重，赖之以为主也。"

③ 臣：即辅助主药的药物。本篇："佐君之谓臣。"明·张介宾："佐君者谓之臣，味数稍多而分两稍轻，所以匡君之不逮也。"

④ 佐：辅助。

⑤ 水火：诸本并作"人火"，义胜可从。

⑥ 损者温之：诸本并作"益"，义胜可从。后世多随文演义，认为损伤阳气者，当用甘温益气之药治之。

⑦ 逸者行之：谓过度安逸而致气血壅塞迟滞者，当用行气活血之法治之。又明·张介宾："逸者，奔逸散乱也。行之，行其逆滞也。"

⑧ 摩之浴之：摩，按摩推拿。浴，谓沐浴、熏洗等。

⑨ 薄之：明·吴昆："谓渐磨也。如日月薄蚀，以渐而蚀也。"又一说，指薄贴方法。

⑩ 劫之：谓用祛邪作用峻猛之药治疗。

岐伯曰：热因热用，寒因寒用①，塞因塞用，通因通用②，必伏其所主，而先其所因③，其始则同，其终则异。可使破积，可使溃坚，可使气和，可使必已。夫大寒内结，稽聚疝瘕，以热攻除，寒格热反，纵之则痛发尤甚，攻之则热不得前。方以蜜煎乌头，佐之以热，蜜多其药，服已便消。是则张公从此而以热因寒用也。有火气动，服冷已过，热为寒格，而身冷呕哕，嗌干口苦，恶热好寒，众议攸同，咸呼为热，冷治则甚，其如之何？逆其好则拒治，顺其心则加病，若调寒热逆，冷热必行，则热物冷服，下嗌之后，冷体既消，热性便发，由是病气随愈，呕哕皆除。情且不违，而致大益，醇酒冷饮，则其类矣，是则以热因寒用也。所谓恶热者，凡诸食余气主于生者（新校正云：详王字疑惧'上'），见之已呕也。又病热者，寒攻不入，恶热寒胜，热乃消除。从其气则热增，寒攻之则不入。以豉豆诸冷药酒渍或温而服之，酒热气同，固无违忤，酒热既尽，寒药已行，从其服食，热便随散，此则寒因热用也。或以诸冷物、热齐和之，服之食之，热复围解，是亦寒因热用也。又热食猪肉及粉葵乳，以椒、姜、橘热齐和之，亦其类也。又热在下焦，治亦然。假如下气虚乏，中焦气拥，肰胁满甚，食已转增。粗工之见无能断也，欲散满则恐虚其下，补下则满甚于中，散气则下焦转虚，补虚则中满滋甚。医病参议，言意皆同，不救其虚，且攻其满，药入则减，药过依然，故中满不虚，其病常在。乃不知疎启其中，峻补于下，少服则资壅，多服则宣通，由是而疗，中满自除，下虚斯实，此则塞因塞用也。又大热内结，注泄不止，热宜寒疗，结复须除，以寒下之，结散利止，此则通因通用也。又大热凝内，久利溏泄，愈而复发，绵历岁年，以热下之，寒去利止，亦其类也。投寒以热，凉而行之，投热以寒，温而行之，始同终异，斯之谓也。诸如此

等，其徒实繁，略举宗兆，犹是反治之道，斯其类也。 新校正云：按《五常政大论》云：治热以寒，温而行之，治寒以热，凉而行之。亦热因寒用，寒因热用之义也。

帝曰：善。气调而得者何如？

岐伯曰：逆之从之，逆而从之，从而逆之，疎气令调，则其道也。逆，谓逆病气以正治。从，谓从病气而反疗。逆其气以正治，使其从顺，从其病以反取，令彼和调，故曰逆从也。不疎其气令道路开通，则气感寒热而为变，始生化多端也。

帝曰：善。病之中外何如？

岐伯曰：从内之外者，调其内；从外之内者，治其外；各绝其源。从内之外而盛于外者，先调其内而后治于外；从外之内而盛于内者，先治其外而后调其内；皆谓先除其根属，后削其枝条也。中外不相及，则治主病。中外不相及，自各一病也。

帝曰：善。火热复，恶寒发热，有如疟状，或一日发，或间数日发，其故何也？

岐伯曰：胜复之气，会遇之时，有多少也。阴气多而阳气少，则其发日远；阳气多而阴气少，则其发日近。此胜复相薄，盛衰之节。疟亦同法④。阴阳齐等，则一日之中，寒热相半。阳多阴少，则一日一发而但热不寒。阳少阴多，则隔日发而先寒后热。虽胜复之气，若气微则一发后六七日乃发，时谓之愈而复发，或频三日发而六七日止，或隔十日发而四五日止者，皆由气之多少，会遇与不会遇也。俗见不远，

---

① 热因热用，寒因寒用：谓以寒治热，以热治寒。明·马莳："热以治寒，而佐之以寒药，乃热因寒用也，寒以治热，而佐之以热药，乃寒因热用也。"据马注可见，原文本义是指方剂之配伍。按：原本作"热因寒用，寒因热用"。今据下文"塞因塞用，通因通用"之例改为"热因热用，寒因寒用"。

② 塞因塞用，通因通用：指用补益药物治疗虚性闭塞不通瘀症的方法。用通利攻邪的药物治疗实性闭塞、中满之病证的方法。明·马莳："塞因塞用者，如虚症中满而补虚却满。通因通用者，如实病下利而攻实止利。"

③ 必伏其所主，而先其所因：意谓要控制疾病的主要方面，就必须先审清疾病的原因，并针对原因进行治疗。明·张介宾："伏其所主者，制病之本也。先其所因者，求病之由也。"

④ 疟亦同法："疟亦同法"以上79字与上下文义不属，疑为错简。

乃谓鬼神暴疾，而又祈祷避匿，病势已过，旋至其毙，病者殒殁，自谓其分，致令冤魂塞于冥路，夭死盈于旷野，仁爱鉴兹，能不伤楚，习俗既久，难卒厘革，非复可改，未如之何，悲哉悲哉！

帝曰：论言治寒以热，治热以寒，而方士不能废绳墨①而更其道也。有病热者寒之而热，有病寒者热之而寒，二者皆在，新病复起，奈何治？谓治之而病不衰退，反因药寒热，而随生寒热病之新者也。亦有止而复发者，亦有药在而除药去而发者，亦有全不息者。方士若废此绳墨，则无更新之法，欲依标格，则病势不除，舍之则阻彼凡情，治之则药无能验，心迷意惑，无由通悟，不知其道，何恃而为，因药病生，新旧相对，欲求其愈，安可奈何？

岐伯曰：诸寒之而热者取之阴②，热之而寒者取之阳③，所谓求其属④也。言益火之源，以消阴翳，壮水之主，以制阳光，故曰求其属也。夫粗工褊浅，学未精深，以热攻寒，以寒疗热；治热未已而冷疾又生，攻寒日深而热病更起；热起而中寒尚在，寒生而外热不除；欲攻寒则惧热不前，欲疗热则思寒又止，进退交战，危亟已臻；岂知藏府之源，有寒热温凉之主哉。取心者不必齐以热，取肾者不必齐以寒；但益心之阳，寒亦通行；强肾之阴，热之犹可。观斯之故，或治热以热，治寒以寒，万举万全，孰知其意，思方智极，理尽辞穷。呜呼！人之死者，岂谓命，不谓方士愚昧而杀之耶！

帝曰：善。服寒而反热，服热而反寒，其故何也？

岐伯曰：治其王气⑤，是以反也。物体有寒热，气性有阴阳，触王之气，则强其用也。夫肝气温和，心气暑热，肺气清凉，肾气寒冽，脾气兼并之。故春以清治肝而反温，夏以冷治心而反热，秋以温治肺而反温，冬以热治肾而反寒，盖由补益王气太甚也。补王太甚，则藏之寒热气自多矣。

帝曰：不治王而然者何也？

岐伯曰：悉乎哉问也！不治五味属⑥也。夫五味入胃，各归所喜，攻⑦酸先入肝，苦先入心，甘先入脾，辛先入肺，咸先入肾，　　新校正云：按《宣明五气》篇云：五味所入：酸入肝，辛入肺，苦入心，咸入肾，甘入脾，是谓五入也。久而增气，物化之常也⑧。气增而久，夭之由也⑨。夫入肝为温，入心为热，入肺为清，入肾为寒，入脾为至阴而四气兼之，皆为增其味而益其气，故各从本藏之气用尔。故久服黄连苦参而反热者，此其类也。余味皆然。但人疎忽，不能精候矣。故曰久而增气，物化之常也。气增不已，益以岁年则藏气偏胜，气有偏胜则有偏绝，藏有偏绝则有暴夭者。故曰气增而久，夭之由也。是以《正理观化药集商较服饵⑩》曰：'药不具五味，不备四气，而久服之，虽且获胜益，久必致暴夭。'此之谓也。绝粒服饵，则不暴亡，斯何由哉？无五谷味资助故也。复令食谷，其亦夭焉。

帝曰：善。方制君臣，何谓也？

岐伯曰：主病之谓君，佐君之谓臣，应臣之谓使，非上下三品之谓也。

---

① 绳墨：犹言规矩、准绳。

② 寒之而热者取之阴：意谓由阴虚而引起的发热证，用苦寒药泻热而热不退，当用补阴法治疗。

③ 热之而寒者取之阳：意谓因阳虚而引起的寒证，用辛热药散寒而寒不去，当用补阳法治疗。

④ 求其属：谓推求疾病本质属于阴或属于阳。明·马莳："人有五脏，肾经属水为阴，今寒之而仍热者，当取阴经，所谓壮水之主，以制阳光者是也。心经属火为阳，今热之而仍寒者，当取之阳经，所谓益火之源，以消阴翳者是也。此皆求之以本经之所属也。"

⑤ 王气：旺盛之气。

⑥ 不治五味属：谓虽然诊断无误，而治疗不效的原因，是治疗时没有研究药物主治功效理论而施治的结果。明·吴昆："五味各入其所属，谓之味属。"　治，研究。

⑦ 喜攻：指药物主要发挥作用的部位。明·张介宾："喜攻者，谓五味五藏各有所属也。"

⑧ 久而增气，物化之常也：谓五味入脏则增益脏气，但需日久才能显其功，这是物质生化的一般规律。

⑨ 气增而久，夭之由也：谓补益脏气的五味用之过久，就会使脏气偏盛，这是导致病患的缘由。

⑩ 正理观化药集商较服饵：唐中期以前存世的药物学著作。

上药为君，中药为臣，下药为佐使，所以异善恶之名位。服饵之道当从此为法，治病之道，不必皆然。以主病者为君，佐君者为臣，应臣之用者为使，皆所以赞成方用也。

帝曰：三品何谓？

岐伯曰：所以明善恶之殊贯①也。三品，上中下品，此明药善恶不同性用也。 新校正云：按神农云：上药为君，主养命以应天；中药为臣，养性以应人；下药为佐使，主治病以应地也。

帝曰：善。病之中外②何如？前问病之中外，谓调气之法，今此未尽，故复问之。此下对，当次前求其属也之下，应古之错简也。

岐伯曰：调气之方，必别阴阳，定其中外，各守其乡，内者内治，外者外治，微者调之，其次平之，盛者夺之，汗之③下之，寒热温凉，衰之以属，随其攸利，病者中外，治有表里，在内者，以内治法和之；在外者，以外治法和之；气微不和，以调气法调之；其次大者，以平气法平之；盛甚不已，则夺其气，令甚衰也。假如小寒之气，温以和之；大寒之气，热以取之；甚寒之气，则下夺之，夺之不已则逆折之；折之不尽，则求其属以衰之。小热之气，凉以和之；大热之气，寒以取之；甚热之气，则汗发之；发之不尽，则逆制之；制之不尽，则求其属以衰之。故曰汗之下之，寒热温凉，衰之以属，随其攸利。攸，所也。谨道如法，万举万全，气血正平，长有天命。守道以行，举无不中，故能驱役草石，召遣神灵，调御阴阳，蠲除众疾，血气保平和之候，天真无耗竭之由。夫如是者，盖以舒卷在心，去留从意，故精神内守，寿命灵长。

帝曰：善。

---

① 善恶之殊贯：谓上、中、下三品主要是根据药物的有毒无毒、毒性大小来区分的，并以此来说明药物的不同等级。清·高世栻："三者其中，气味善恶，补泻虽殊，理复通贯。" 殊，不同。贯，相同。

② 病之中外：指邪自外来、病发于外与邪自内生、病发于内者。

③ 汗之：原本作"汗者"，诸本作"汗之"，今改。

卷第二十三

著至教论①篇第七十五 新校正云：按全元起本在《四时病类论》篇末。

黄帝坐明堂②，召雷公③而问之曰：子知医之道乎？明堂，布政之宫也，八窗四闼，上圆下方，在国之南，故称明堂。夫求民之瘼，恤民之隐，大圣之用心，故召引雷公，问拯济生灵之道也。

雷公对曰：诵而未能解④，解而未能别，别而未能明，明而未能彰⑤，言所知解，但得法、守数而已，犹未能深尽精微之妙用也。 新校正云：按杨上善云：习道有五：一诵，二解，三别，四明，五彰。足以治群僚⑥，不足治⑦侯王。公不敢自高其道，然则布衣与血食，主疗亦殊矣。愿得受树天之度⑧，四时阴阳合之，别星辰与日月光，以彰经术，后世益明，树天之度，言高远不极。四时阴阳合之，言顺气序也。别星辰与日月光，言别学者二明大小异也。 新校正云：按《太素》别作列字。上通神农，著至教疑于二皇⑨。公欲其经法明著，通于神农，使后世见之，疑是二皇并行之教。 新校正云：按全元起本及《太素》疑作拟。

帝曰：善。无失之，此皆阴阳表里上下雌雄相输应⑩也，而道上知天文，下知地理，中知人事⑪，可以长久，以教众庶⑫，亦不疑殆⑬，医道论篇，可传后世，可以为宝。以明著故。

雷公曰：请受道，讽诵用解⑭。诵，

---

① 著至教论：著，明显，即陈明昭著之意。至教，圣人的遗训，也就是至真至确的道理。如明·吴昆注："著，明也。圣人之教，谓之至教。"清·高世栻："著至教者，雷公请帝著为至教，开示诸臣，传于后世也。"本篇内容，是讨论学习医道的方法和医学上的一些道理，并举出以三阳经病为例，阐述内外合邪生病的规律。由于本篇文中指出"阴阳表里上下雌雄相输应"是"可传后世，可以为宝"的道理，还指出了学习医道的方法，这些均为至论之理，故名谓"著至教论"。

② 明堂：古代天子宣明政教、政事之处。

③ 雷公：相传是黄帝的大臣，通晓医理。

④ 诵而未能解：谓熟读医书而不能理解医理。

⑤ 明而未能彰：谓即使明白了其中的道理，在临证也不能一一去做。

⑥ 群僚：诸官吏。《尔雅·释诂》："寮，官也。""僚"同"寮"。

⑦ 治：原本作"至"，误，故改为"治"。

⑧ 树天之度：谓建立用以分析四时变化，辨别日月星辰的法度。 明·张介宾："树，立也，天度立则四时阴阳之序可以合，星辰日月之光可以别。"

⑨ 疑于二皇：谓这种医学理论可与伏羲神农之书相比。 疑，通"拟"，比拟之意。

⑩ 相输应：相互联系，相互感应的意思。

⑪ 人事：指患者的贫富贵贱、饮食起居、形志苦乐、体质寒温厚薄等及致病的社会因素。

⑫ 众庶："众庶"同义。《广韵·九御》："庶，众也。"此指百姓。

⑬ 疑殆：疑惑。 殆，疑。

⑭ 请受道，讽诵用解：清·高世栻："请受天文地理人事之道，口讽诵而心用解。" 受道，传授医道，"受"通"授"。讽诵，诵读。用解，钻研理解。

亦论也。讽谕者，所以比切近而令解也。

帝曰：子不闻《阴阳传》乎？曰：不知。曰：夫三阳天为业①，天为业，言三阳之气，在人身形，所行居上也。《阴阳传》上古书名也。 新校正云：按《太素》'天'作'太'。上下无常②，合而病至，偏害阴阳。上下无常，言气乖通不定在上下也。合而病至，谓手足三阳气相合而为病至也。阳并至则精气微，故偏损害阴阳之用也。

雷公曰：三阳莫当③，请闻其解。莫当，言气并至而不可当。

帝曰：三阳独至④者，是三阳并至，并至如风雨，上为巅疾⑤，下为漏病⑥。并至，谓手三阳足三阳气并合而至也。足太阳脉起于目内眦，上额交巅上；其支别者，从巅至耳上角；其直行者，从巅入络脑，还出别下项，从肩髆内夹脊抵腰中，入循膂络肾属膀胱。手太阳脉起于手，循臂上行交肩上，入缺盆络心，循咽下膈抵胃属小肠。故为上巅疾，下为漏病也。漏，血脓出。所谓并至如风雨者，言无常准也。故下文曰： 新校正云：按杨上善云：'漏病，谓膀胱漏泄，大小便数，不禁守也。'外无期，内无正⑦，不中经纪⑧，诊无上下，以书别⑨。言三阳并至，上下无常，外无色

气可期，内无正经常尔。所至之时，皆不中经脉纲纪，所病之证，又复上下无常，以书记铨量，乃应分别尔。

雷公曰：臣治踈，愈说意而已⑩。雷公言，臣之所治，稀得痊愈，请言深意而已疑心。已，止也，谓得说则疑心乃止。

帝曰：三阳者，至阳也。六阳并合，故曰至盛之阳也。积并则为惊⑪，病起疾风，至如礔砺⑫，九窍皆塞，阳气滂溢，干嗌喉塞⑬。积，谓重也。言六阳重并，洪盛莫当，阳愤郁惟盛，是为滂溢无涯，故干⑭窍塞也。并于阴则上下无常，薄为肠澼。阴，谓藏也。然阳薄于藏为病，亦上下无常定之诊。若在下为病，便数赤白。此谓三阳直心⑮，坐不得起，卧者便身全⑯，三阳之病。足太阳脉，循肩下至腰，故坐不得起，卧便身全也。所以然者，起则阳盛鼓，故常欲得卧，卧则经气均，故身安全。 新校正云：按《甲乙经》'便身全'作'身重也'。且以知天下，何以别阴阳，应四时，合之五行。言知未备也。

雷公曰： 新校正云：按自此至篇末，全元

---

① 三阳天为业：谓三阳之气具有护卫人身之表，适应天气变化的作用。 三阳，指太阳经脉。天，指体表。业，事，在这里是作用的意思。
② 上下无常：谓手足经脉之气的循行失其常度。 上下，指手足。
③ 三阳莫当：谓太阳受邪势猛，不可阻挡。明·张介宾："此必古经语也，言三阳并至，则邪变之多，气有莫可当者。"
④ 三阳独至：太阳经偏盛的意思。明·张介宾："此三阳独至者，虽兼手足太阳为言，而尤以足太阳为主，故曰独至。"
⑤ 巅疾：指头部疾患。"巅"与"颠"通。《说文》："颠，顶也。"
⑥ 漏病：指二便失禁。
⑦ 外无期，内无正：谓在外没有征象可预期，在内不知病传何处。
⑧ 不中经纪：谓不符合规律。《左传》："经者，纲纪之言也。"
⑨ 诊无上下，以书别：指无法肯定其病属上属下者，应据《阴阳传》所载加以识别。明·马莳曰："若此亦惟于书而知之耳，书者，即前《阴阳传》也。"
⑩ 臣治踈，愈说意而已：雷公谦谓为医疏浅，但苟且简略知大意而已。
⑪ 积并则为惊：明·马莳："经积并，即手太阳之里为心，足太阳之里为肾，心失神，肾失志，则皆为惊骇。"
⑫ 礔砺：同"霹雳"，形容迅速猛烈。
⑬ 干嗌喉塞：明·马莳："其嗌干，其喉塞，正以心肾之脉皆上通于嗌喉也。"
⑭ 干：胡本、读本并作"九"。
⑮ 三阳直心：谓太阳之邪直入少阴。明·张介宾："直心，谓邪气直冲心膈也。"
⑯ 卧者便身全：宋·林亿校引《甲乙经》"全"作"重"，较合文意。

起本别为一篇，名《方盛衰》也。阳言不别，阴言不理①，请起受解，以为至道。帝未许为深知，故重请也。

帝曰：子若受传，不知合至道以惑师教，语子至道之要。不知其要，流散无穷，后世相习，去圣久远，而学者各自是其法，则惑乱于师氏之教旨矣。病伤五藏，筋骨以消，子言不明不别，是世主学尽矣②。言病之深重，

尚不明别，然轻微者，亦何开愈令得遍知耶？然由是不知，明世主学教之道从斯尽矣。肾且绝③，惋惋日暮④，从容不出⑤，人事不殷⑥。举藏之易知者也。然肾脉且绝，则心神内烁，筋骨脉肉日晚酸空也。暮，晚也。若以此之类，诸藏气俱少。不出者，当人事萎弱，不复殷多。所以尔者，是则肾不足，非伤损故也。 新校正云：按《太素》作'肾且绝死，死日暮也。'

---

① 阳言不别，阴言不理：谓明讲不能辨别，隐讲不能理解。明·张介宾："不别不理，言未明也。"
② 是世主学尽矣：明·张介宾："医道司人之命，为天下之所赖，故曰世主。不明不别，于道何有，是使圣人学泯矣。"
③ 肾且绝：肾脉将绝的意思。 且，将要。
④ 惋惋日暮：谓惋惋不安，日暮为甚。 惋惋，不安的样子。
⑤ 从容不出：明·吴昆："肾主骨，骨气衰弱，故虽从容闲暇，不欲出户。"
⑥ 人事不殷：指精神萎靡，懒于人事。 殷，勤勉。

示从容论①篇第七十六

新校正云：按全元起本在第八卷，名《从容别白黑》。

黄帝燕坐②，召雷公而问之曰：汝受术诵书者，若能览观杂学③，及于比类④，通合道理，为余言子所长。五藏六府，胆胃大小肠脾胞膀胱。脑髓涕唾，哭泣悲哀，水所从行⑤。此皆人之所生，治之过失⑥，《五藏别论》：'黄帝问曰：余闻方士，或以髓脑为藏，或以肠胃为藏，或以为府，敢问更相反，皆自谓是，不知其道，愿闻其说。岐伯曰：脑髓骨脉胆女子胞，此六者地气所生也，皆藏于阴而象于地，故藏而不泻，名曰奇恒之府。夫胃大肠小肠三焦膀胱，此五者天气之所生也，其气象天，泻而不藏，此受五藏浊气，故名曰传化之府。'是以古之治病者，以为过失也。子务明之，可以十全。即不能知，为世所怨。不能知之，动伤生者，故人闻议论，多有怨咎之心焉。

雷公曰：臣请诵《脉经·上下篇》甚众多矣，别异比类，犹未能以十全，又安足以明之。言臣所请诵《脉经》两篇众多，别异比类例，犹未能以义而会见十全，又何足以心明至理乎。安，犹何也。

帝曰：子别试通⑦五藏之过，六府之所不和，针石之败，毒药所宜，汤液滋味，具言其状，悉言以对，请问不知。过谓过失，所谓不率常候而生病者也。毒药政⑧邪，滋味充养，试公之问，知与不知尔。　新校正云：按《太素》'别试'作'诚别而已'。

雷公曰：肝虚肾虚脾虚，皆令人体重烦冤⑨，当投毒药刺灸砭石汤液，或已或不已，愿闻其解。公以帝问，使言五藏之过，毒药汤液滋味，故问此病也。

帝曰：公何年之长而问之少，余真问以自谬⑩也。言问之不相应也。以问不相应，故言余真发问以自招谬误之对也。吾问子窈

① 示从容论：示，展示。从容，古经篇名。本篇通过讨论，展示出《从容》篇的主要内容，故名曰"示从容论"。关于本篇名，明·马莳注释为："从容，系古经篇名，见第二节。本篇揭示从容之意，故名篇。"清·高世栻认为："圣人治病，循法守度，援物比类，从容中道，常以此理示诸雷公，故曰示从容。"本篇内容，主要讨论了对疾病诊断的分析方法，举例说明肾、肺、脾病具体脉象、症状、和治法事宜，以及"比类"法的运用和重要性，对临床实践有重要的指导意义。
② 燕坐：闲坐休息。　燕，安闲，亦作"宴"。《易·中孚》："虞吉，有它不燕。"唐·孔颖达疏："燕，安也。"
③ 杂学：指医学以外的学问。
④ 比类：比照相类。明·张介宾："比类者，比异别类以测病情也。"
⑤ 水所从行：即人体水液之运行。　水，指五液。明·吴昆曰："水，谓五液也。"
⑥ 治之过失：明·张介宾："凡治过于病，谓之过；治不及病，谓之失；不得其中，皆治之过失也。"
⑦ 子别试通：日本丹波元简："别试者，谓《脉经》上下篇之外，别有所通，试论之也。"
⑧ 政：读本、赵本并作"攻"。
⑨ 肝虚肾虚脾虚，皆令人体重烦冤：明·张介宾："肝主筋，筋病则不能收持。肾主骨，骨病则艰于举动。脾主四支，四支病则倦怠无力，故皆令人体重。然三脏皆阴，阴虚则阳亢，故又令人烦冤满闷也。"
⑩ 自谬：问者自己的错误。

冥①，子言《上下篇》以对，何也？窈冥，谓不可见者，则形气荣卫也。《八正神明论》：'岐伯对黄帝曰：观其冥冥者，言形气荣卫之不形于外，而工独知之，以日之寒温，月之虚盛，四时气之浮沉，参伍相合而调之，工常先见之，然而不形于外，故曰观于冥冥焉。'由此，帝故曰吾问子窈冥也。然肝虚、肾虚、脾虚，则《上下篇》之旨，帝故曰子言《上下篇》以对何也耳。**夫脾虚浮似肺，肾小浮似脾，肝急沉散似肾，此皆工之所时乱也，然从容得之**②。脾虚脉浮候则似肺，肾小浮上候则似脾，肝急沉散候则似肾者，何以然？以三藏相近，故脉象参差而相类也，是以工惑乱之，为治之过失矣。虽尔乎，犹宜从容安缓，审比类，而得三藏之形候矣。何以取之？然浮而缓曰脾，浮而短曰肺，小浮而滑曰心，急紧而散曰肝，搏沉而滑曰肾。不能比类，则疑乱弥甚。**若夫三藏，土木水参居，此童子之所知，问之何也**？脾合土，肝合木，肾合水，三藏皆在鬲下，居止相近也。

雷公曰：于此有人，头痛，筋挛骨重，怯然③**少气，哕噫腹满，时惊，不嗜卧，此何藏之发也？脉浮而弦，切之石坚**④，**不知其解，复问所以三藏者，以知其比类也**。脉有浮、弦、石、坚，故云问所以三藏者，以知其比类也。

帝曰：夫从容之谓也⑤。言比类也。**夫年长则求之于府，年少则求之于经，年壮则求之于藏**。年之长者甚于味，年之少者劳于使，年之壮者过于内。过于内则耗伤精气，劳于使则经中风邪，甚于求⑥则伤于府，故求之异也。**今子所言皆失，八风菀熟**⑦，**五藏消烁，传邪相受。夫浮而弦者，是肾不足也**。脉浮为虚，弦为肝气，以肾气不足，故脉浮弦也。**沉而石者，是肾气内著也**。石之言坚也。著，谓肾气内薄，著而不行也。**怯然少气者，是水道不行，形气消索**⑧**也**。肾气不足，故水道不行。肺藏被冲，故形气消散。索，尽也。**咳嗽烦冤者，是肾气之逆也**。肾气内著，上归于母也。**一人之气，病在一藏也。若言三藏俱行，不在法**⑨**也**。经不然也。

雷公曰：于此有人，四支解堕，喘咳血泄⑩；**而愚诊之，以为伤肺；切脉浮大而紧，愚不敢治。粗工下砭石，病愈多出血，血止身轻，此何物也？**

帝曰：子所能治，知亦众多，与此病失矣。以为伤肺而不敢治，是乃狂见，法所失也。譬以鸿飞，亦冲于天。鸿飞冲天，偶然而得，岂其羽翮之所能哉？粗工下砭石，亦犹是矣。**夫圣人之治病，循法守度，援物比类，化之冥冥**⑪，**循上及下，何必守经**。经，

---

① 窈冥：指玄微深奥的道理。《说文》："窈，深远也。""冥，幽也。"

② 然从容得之：明·马莳："子若明从容篇以比类之，则窈冥之妙得矣。"

③ 怯然：呼吸微弱之状。

④ 脉浮而弦，切之石坚：明·张介宾："脉浮类肺，脉弦类肝，脉石坚类肾，难以详辨，故复问三藏之比类也。"

⑤ 夫从容之谓也：从容不迫安缓之意。清·高世栻："比类者，同类相比，辨别其真，必从容而得之，故曰夫从容之谓也。"

⑥ 求：读本、赵本并作"味"。

⑦ 八风菀熟：指风邪外袭，郁而不散，日久化热。菀，通"蕴"，郁积。熟，热。

⑧ 形气消索：谓形体消损，气息怯弱。明·张介宾："精所以成形，所以化气，水道不行，则形气消索，故怯然少气也。"

⑨ 不在法：谓不符合医理和临床实际。

⑩ 血泄：指肠风便血之类的病变。

⑪ 化之冥冥：谓达到神妙莫测的境界。冥冥，幽深的样子。明·张介宾："化之冥冥，握变化于莫测之间，而神无方也。能如是，则循上可也及下亦可也。"

谓经脉，非经法也。**今夫脉浮大虚者，是脾气之外绝，去胃外归阳明也，**足太阴络支别者，入络肠胃，是以脾气外绝，不至胃外归阳明也。**夫二火不胜三水①，是以脉乱而无常也。**二火，谓二阳藏。三水，谓三阴藏。二阳藏者，心肺也，以在鬲上故。三阴藏者，肝脾肾也，以在鬲下故。然三阴之气上胜二阳，阳不胜阴，故脉乱而无常也。**四支解墮，此脾精之不行也。**土主四支，故四支解惰。脾精不化，故使之然。**喘咳者，是水气并阳明也②。**肾气逆入于胃，故水气并于阳明。**血泄者，脉急，血无所行也③。**泄，谓泄出。然脉气数急，血溢于中，血不入经，故为血泄。以脉奔急而血溢，故曰血无所行也。**若夫以为伤肺者，由失以狂也。不引比类，是知不明也。**言所识不明，不能比类，以为伤肺，犹失狂言耳。**夫伤肺者，脾气不守，胃气不清④，经气不为使，真藏坏决，经脉傍绝⑤，五藏漏泄，不衄则呕，此二者不相类也。**肺气伤则脾外救，故云脾气不守。肺藏损则气不行，不行则胃满，故云胃气不清。肺者主行荣卫阴阳，故肺伤则经脉不能为之行使也。真藏，谓肺藏也。若肺藏损坏，皮膜决破，经脉傍绝而不流行，五藏之气上溢而漏泄者，不衄血则呕血也。何者？肺主鼻，胃应口也。然口鼻者，气之门户也。今肺藏已损，胃气不清，不上衄则血下流于胃中，故不衄出则呕出也。然伤肺伤脾，衄血泄血，标出且异，本归亦殊，故此二者不相类也。**譬如天之无形，地之无理，白与黑相去远矣。**言伤肺伤脾，形证悬别，譬天地之相远，如黑白之异象也。**是失，吾过矣，以子知之，故不告子。**是，犹此也。言雷公子之此见病踈者，是吾不告子比类之道，故自谓过也。**明引比类《从容》，是以名曰诊轻⑥，**新校正云：按《太素》‘轻’作‘经’。**是谓至道也。**明引形证，比量类例，合从容之旨，则轻微之者亦不失矣。所以然者何哉？以道之至妙而能尔也。《从容》，上古经篇名也。何以明之？《阴阳类论》：‘雷公曰：臣悉尽意，受传经脉，颂得从容之道，以合《从容》。’明古文有《从容》矣。

---

① 二火不胜三水：明·吴崑："二火犹言二阳，谓胃也。三水，犹言三阴，谓脾也。言脾太阴之气，外归阳明，阳明不胜太阴，是以脉乱而失其常，常脉浮缓，今失而为浮大虚矣。"

② 喘咳者，是水气并阳明也：明·张介宾："脾病不能制水，则水邪泛溢并于胃腑、气道不利，故为喘为咳，盖五脏六腑，皆能令人咳也。"

③ 血泄者，脉急，血无所行也：谓便血乃由脾伤气乱，脉气急疾，血不守中而溢出脉外所致。

④ 脾气不守，胃气不清：谓脾病失运，水湿泛滥于胃而胃气不清。

⑤ 真藏坏决，经脉傍绝：谓肺脏损坏，治节不通，以致经脉偏绝不行。明·张介宾："真脏，言肺脏也。"

⑥ 诊轻：《太素》"轻"作"经"，甚是。

疏五过论①篇第七十七 新校正云：按全元起本在第八卷，名《论过失》。

黄帝曰：呜呼远哉！闵闵乎②若视深渊，若迎浮云。视深渊尚可测，迎浮云莫知其际。呜呼远哉！叹至道之不极也。闵闵乎，言妙用之不穷也。深渊清澄，见之必定，故可测。浮云漂寓，际不守常，故莫知。 新校正云：详此文与《六微旨论》文重。圣人之术，为万民式③。论裁志意④，必有法则。循经守数⑤，按循医事，为万民副⑥。故事有五过四德⑦。汝知之乎？慎五过，则敬顺四时之德气矣。然德者，道之用，生之主，故不可不敬顺之也。《上古天真论》曰：'所以能年皆度百岁而动作不衰者，以其德全不危故也。'《灵枢经》曰：'天之在我者德也。'由此则天降德气，人赖而生，主气抱神，上通于天。《生气通天论》曰：'夫自古通天者，生之本。'此之谓也。 新校正云：按为万民副，杨上善云：'副，助也。'

雷公避席再拜曰：臣年幼小，蒙愚以惑。不闻五过与四德。比类形名，虚引其经，心无所对⑧。经未师受，心匪生知，功业微薄，故卑辞也。

帝曰：凡未诊病者，必问尝贵后贱⑨，虽不中邪，病从内生，名曰脱营⑩；神屈故也。贵之尊荣，贱之屈辱，心怀眷慕，志结忧惶，故虽不中邪，而病从内生，血脉虚减，故曰脱营。尝富后贫，名曰失精⑪；五气留连，病有所并⑫。富而从欲，贫夺丰财，内结忧煎，外悲过物。然则心从想慕，神随往计，荣卫之道，闭以迟留，气血不行，积并为病。医工诊之，不在藏府，不变躯形，诊之而疑，不知病名；言病之初也。病由想恋所为，故未居藏府。事因情念所起，故不变躯形。医不悉之，故诊而疑也。身体日减，气虚无精，言病之次也。气血相逼，形肉消烁，故身体日减。《阴阳应象大论》曰：'气归精，精食气。'今气虚不化，精无所

---

① 疏五过论：疏，陈述。五过，五种过错。明·马莳注："疏，陈也。内有五过，故名篇。"明·吴昆则认为："篇内论诊治五过，为工者宜疏远之，因以名篇。"本篇内容，主要陈述了诊治中的五种过错，故名为"疏五过论"。

② 闵闵乎：辽远深幽的样子。明·张介宾："闵闵，玄远无穷之谓。"

③ 式：法则。

④ 论裁志意：清·张志聪："当先度其志意之得失。"裁，裁度，估量。

⑤ 循经守数：谓遵循经旨，依守法度。数，度数，法则。

⑥ 副：帮助。唐·杨上善："副，助也。"

⑦ 五过四德：指医疗上易犯的五种过失与作为医生应具备的四种德行。过，过失，错误。德，品德，德行。

⑧ 比类形名，虚引其经，心无所对：明·张介宾："比类形名，公自言虽能比类形证名目，然亦虚引其经义，而心则未明其深远，故无以对也。"

⑨ 尝贵后贱：谓位居显贵而现已失势。贵贱，指职位的高低。

⑩ 脱营：指营血消竭之病。

⑪ 失精：指精气耗损之病。

⑫ 五气留连，病有所并：谓五脏之中邪气留滞不去，病势便有所兼并而日趋深重。

滋故也。**病深无气，洒洒然时惊**①，言病之深也。病气深，谷气尽，阳气内薄，故恶寒而惊。洒洒，寒貌。**病深者，以其外耗于卫，内夺于荣。**血为忧煎，气随悲减，故外耗于卫，内夺于荣。病深者何？以此耗夺故尔也。　新校正云：按《太素》'病深者以其'作'病深以甚也'。**良**②**工所失，不知病情，此亦治之一过也。**失，谓失问其所始也。

凡欲诊病者，必问饮食居处，饮食居处，其有不同，故问之也。《异法方宜论》曰：'东方之域，天地之所始生，鱼盐之地，海滨傍水，其民食鱼而嗜咸，皆安其处，美其食。西方者，金玉之域，沙石之处，天地之所收引，其民陵居而多风，水土刚强，其民不衣而褐荐，其民华食而脂肥。北方者，天地所闭藏之域，其地高陵居，风寒冰冽，其民乐野处而乳食。南方者，天地所长养，阳之所盛处，其地下，水土弱，雾露之所聚，其民嗜酸而食胕。中央者，其地平以湿，天地所以生万物也众，其民食杂而不劳。'由此则诊病之道，当先问焉。故圣人杂合以法，各得其所宜。此之谓矣。**暴乐暴苦，始乐后苦，**新校正云：按《太素》作'始苦'。**皆伤精气**③**，精气竭绝，形体毁沮**④。喜则气缓，悲则气消。然悲哀动中者，竭绝而失生，故精气竭绝，形体残毁，心神沮丧矣。**暴怒伤阴，**

暴喜伤阳⑤**，**怒则气逆，故伤阴。喜则气缓，故伤阳。**厥气上行，满脉去形**⑥。厥，气逆也。逆气上行，满于经络，则神气惮散，去离形骸矣。**愚医治之，不知补泻，不知病情，精华日脱，邪气乃并**⑦。**此治之二过也。**不知喜怒哀乐之殊情，概为补泻而同贯，则五藏精华之气日脱，邪气薄蚀而乃并于正真之气矣。

善为脉者，必以比类奇恒，从容知之⑧**，为工而不知道，此诊之不足贵，此治之三过也。**奇恒，谓气候奇异于恒常之候也。从容，谓分别藏气虚实，脉见高下，几相似也。《示从容论》曰：'脾虚浮似肺，肾小浮似脾，肝急沉散似肾，此皆工之所时乱，然从容分别而得之矣。'

诊有三常⑨**，必问贵贱，封君败伤**⑩**，及欲候王**⑪。贵则乐乐志乐，贱则形苦志苦，苦乐殊贯，故先问也。封君败伤，降君之位，封公卿也。及欲候王，谓情慕尊贵，而妄为不已也。

新校正云：按《太素》'欲'作'公'。**故贵脱势，虽不中邪，精神内伤，身必败亡。**忧惶煎迫，怫结所为。**始富后贫，虽不伤邪，皮焦筋屈，痿躄为挛**⑫。以五藏气留连，病有所并而为是也。**医不能严，不能动神，外为**

---

① 病深无气，洒洒然时惊：明·张介宾："及其病深，则真气消索，故曰无气。无气则阳虚，故洒洒畏寒也。阳虚则神不足，故心怯而惊也。"

② 良："良"字误，应作"粗"。

③ 暴乐暴苦，始乐后苦，皆伤精气：明·张介宾："乐则喜，喜则气缓；苦则悲，悲则气消，故苦乐失常，皆伤精气。"　又，清·张志聪："乐者必过于温饱，苦者必失于饥寒，是以饮食失节，寒温不宜，皆伤精气。"一从情志不遂解，一从饮食失宜注，二注均通。

④ 形体毁沮：形体损伤而败坏。

⑤ 暴怒伤阴，暴喜伤阳：清·姚止庵："伤阴者，怒伤肝血也；伤阳者，喜散心气也。"

⑥ 去形：谓气血不充于形体，呈羸败之象。

⑦ 精华日脱，邪气乃并：明·张介宾："不明虚实，故不知补泻。不察所因，故不知病情。以致阴阳败竭，故精华日脱。阳脱者，邪并于阴；阴脱者，邪并于阳，故曰邪气乃并。"

⑧ 比类奇恒，从容知之：谓将一般的疾病与异于平常的疾病进行类比，依照一定的标准来了解其病情。　奇恒，异于平常。从容，依照标准。

⑨ 三常：指贵贱、贫富、苦乐三方面的情况。

⑩ 封君败伤：谓过去高官显爵，而后降位削职。　封君，封国之君，这里指身居高位的人。败伤，谓削官失位，失势败落。

⑪ 及欲候王：谓不审度自己的才德而欲求侯王之位。唐·王冰："谓情慕尊贵，而妄为不已也。"

⑫ 皮焦筋屈，痿躄为挛：明·吴昆："失其肥甘，五液干涸，故令焦屈挛躄。"

柔弱，乱至失常，病不能移①，则医事不行，此治之四过也。严，谓戒，所以禁非也。所以令从命也。外为柔弱，言委随而顺从也。然戒不足以禁非，动不足以从令，委随任物，乱失天常，病且不移，何医之有！

凡诊者，必知终始②，有知余绪③，切脉问名，当合男女④，终始，谓气色也。《脉要精微论》曰：'知外者终而始之。'明知五气色象，终而复始也。余绪，谓病发端之余绪也。切，谓以指按脉也。问名，谓问病证之名。男子阳气多而左脉大为顺，女子阴气多而右脉大为顺，故宜以候，常先合之也。离绝菀结⑤，忧恐喜怒，五藏空虚，血气离守，工不能知，何术之语。离，谓离间亲爱。绝，谓绝念所怀。菀，谓菀积思虑。结，谓结固余怨。夫间亲爱者魂游，绝所怀者意丧，积所虑者神劳，结余怨者志苦，忧愁者闭塞而不行，恐惧者荡惮而失守，盛忿者迷惑而不治，喜乐者惮散而不藏。由是八者，故五藏空虚，血气离守，工不思晓，又何言哉！　新校正云：按'荡惮而失守'，《甲乙经》作'不收'。尝富大伤⑥，斩筋绝脉，身体复行，令泽不息⑦。斩筋绝脉，言非分之过损也。身体虽以复旧而行，且今津液不为滋息也。何者？精气耗减也。泽者，液也。

故伤败结，留薄归阳，脓积寒炅⑧，阳，谓诸阳脉及六府也。炅，谓热也。言非分伤败筋脉之气，血气内结，留而不去，薄于阳脉，则化为脓，久积腹中，则外为寒热也。粗工治之，亟刺阴阳，身体解散，四支转筋，死日有期，不知寒热为脓积所生，以为常热之疾，概施其法，数刺阴阳经脉，气夺病甚，故身体解散而不用，四支废运而转筋，如是故知死日有期，岂谓命不谓医耶？医不能明，不问所发，唯言死日，亦为粗工。此治之五过也。言粗工不必谓解。不备学者，纵备尽三世经法，诊不备三常，疗不慎五过，不求余绪，不问特⑨身，亦足为粗略之医尔。

凡此五者，皆受术不通，人事不明也。言是五者，但名受术之徒，未足以通悟精微之理，人间之事尚犹懵然。故曰：圣人之治病也，必知天地阴阳，四时经纪，五藏六府，雌雄表里⑩，刺灸砭石，毒药所主，从容人事⑪，以明经道⑫，贵贱贫富，各异品理⑬，问年少长，勇怯之理，审于分部，知病本始，八正九候⑭，诊必副矣⑮。圣人之备识也如此，工宜勉之。

---

① 医不能严……病不能移：谓医生没有严格要求病人，不能说服病人遵从医嘱，而表现得柔弱无能，举止失措，从而导致治疗失败，病变不除。

② 必知终始：谓必须知晓疾病的开始及经过情况。

③ 有知余绪：明·张介宾："谓察其本，知其末也。"　有，通"又"。绪，余绪。

④ 切脉问名，当合男女：谓切脉诊病时必须参合男女的差异。

⑤ 离绝菀结：明·张介宾："离者，失其亲爱。绝者，断其所怀，菀，谓思虑抑郁，结，谓深情难解。"

⑥ 尝富大伤：谓过去富有的人，一旦破产，精神形体都受到了巨大的创伤。

⑦ 斩筋绝脉，身体复行，令泽不息：谓筋脉消损衰绝，却仍勉强劳作，以致津液不能滋生。

⑧ 故伤败结，留薄归阳，脓积寒炅：明·张介宾："故，旧也。言旧之所伤，有所败结，血气留薄不散，则郁而成热，归于阳分，故脓血蓄积，令人寒炅交作也。"

⑨ 特：读本、藏本并作"持"。

⑩ 雌雄表里：此指经脉而言。如六阴经为雌，六阳经为雄。阳经行于表，阴经行于里。

⑪ 从容人事：谓依照病人的具体情况。　从容，依照的意思。

⑫ 经道：指医学的一般规则。《广雅》："经，常也。"

⑬ 贵贱贫富，各异品理：谓病人由于贫贱富贵不同而品德各异。

⑭ 八正九候：清·张志聪："候四时八正之气，明三部九候之理。"　八正，指二分（春分、秋分）、二至（夏至、冬至）、四立（立春、立夏、立秋、立冬）八个节气。明·张介宾："八正，八节之正气也。"　九候，指切脉上的三部九候。

⑮ 诊必副矣：谓诊断必定符合病情。　副，符合。

治病之道，气内为宝①，循求其理，求之不得，过在表里②。工之治病，必在于形气之内求有过者，是为圣人之宝也。求之不得，则以藏府之气阴阳表里而察之。 新校正云：按全元起本及《太素》作'气内为实'。杨上善云：'天地间气为外气，人身中气为内气，外气裁成万物，是为外实。内气荣卫裁生，故为内实。治病能求内气之理，是治病之要也。'守数据治③，无失俞理④，能行此术，终身不殆。守数，谓血气多少及刺深浅之数也。据治，谓据穴俞所治之旨而用之也。但守数据治而用之，则不失穴俞之理矣。殆者，危也。不知俞理，五藏菀熟⑤，痈发六府。菀，积也。熟，热也。五藏积热，六府受之，阳热相薄，热之所过则为痈矣。诊病不审，是谓失常，谓失常经术正用之道也。谨守此治，与经相明，谓前气内循求俞会之理也。《上经》、《下经》⑥，揆度阴阳，奇恒五中⑦，决以明堂⑧，审于终始⑨，可以横行。所谓《上经》者，言气之通天也。《下经》者，言病之变化也。言此二经，揆度阴阳之气，奇恒五中，皆决于明堂之部分也。揆度者，度病之深浅也。奇恒者，言奇病也。五中者，谓五藏之气色也。夫明堂者，所以视万物，别白黑，审长短，故曰决以明堂也。审于终始者，谓审察五色囚王，终而复始也。夫道循如是，应用不穷，目牛无全，万举万当，由斯高远，故可以横行于世间矣。

---

① 气内为宝：明·张介宾："气内者，气之在内也，即元气也。凡治病者，当求元气之强弱，元气既明，大意见矣。"

② 求之不得，过在表里：明·张介宾："求元气之病而无所得，然后察其过之在表在里以治之，斯无误也。"

③ 守数据治：明·张介宾："表里阴阳，经络脏腑，皆有其数不可失也。"

④ 俞理：明·吴昆："穴俞所治之旨也。"

⑤ 菀熟：谓郁而发热。 菀，通"蕴"，郁积。熟，热。

⑥ 《上经》、《下经》：均古医经名。《素问·病能论》："《上经》者，言气之通天也；《下经》者，言病之变化也。"

⑦ 揆度阴阳，奇恒五中：指《揆度》、《阴阳》、《奇恒》、《五中》等医籍。

⑧ 明堂：指面部气色。

⑨ 审于终始：谓审察疾病初起与终了的全过程。

徵四失论①篇第七十八

新校正云：按全元起本在第八卷，名《方论得失明著》。

黄帝在明堂②，雷公侍坐。

黄帝曰：夫子所通书受事众多矣③，试言得失之意，所以得④之，所以失之。

雷公对曰：循经受业⑤，皆言十全，其时有过失者，请闻其事解也。言循学经师，受传事业，皆谓十全于人庶，及乎施用正术，宣行至道，或得失之于世中，故请闻其解说也。

帝曰：子年少智未及邪⑥？将言以杂合耶？言谓年少智未及而不得十全耶？为复且以言而杂合众人之用耶？帝疑先知而反问也。夫经脉十二，络脉三百六十五，此皆人之所明知，工之所循用⑦也。谓循学而用也。所以不十全者，精神不专，志意不理⑧，外内相失⑨，故时疑殆⑩。外，谓色。内，谓脉。然精神不专于循用，志意不从于条理，所谓粗略，揆度失常，故色脉相失而时自疑殆也。诊不知阴阳逆从之理，此治之一失矣。《脉要精微论》曰：'冬至四十五日，阳气微上，阴气微下。夏至四十五日，阴气微上，阳气微下。阴阳有时，与脉为期。'又曰：'微妙在脉，不可不察，察之有纪，从阴阳始。'由此故诊不知阴阳逆从之理为一失矣。

受师不卒⑪，妄作杂术⑫，谬言为道，更名自功⑬，新校正云：按《太素》'功'作'巧'。妄用砭石，后遗身咎⑭，此治之二失也。不终师术，惟妄是为，易古变常，自功循己，遗身之咎，不亦宜乎？故为失二也。《老子》曰：'无遗身殃，是谓袭常。'盖嫌其妄也。

不适⑮贫富贵贱之居，坐之薄厚⑯，形之寒温，不适饮食之宜，不别人之勇怯，不知比类足以自乱，不足以自明，

① 徵四失论：徵，即惩，惩戒的意思。四失，指医生在临床中易出现的四种过失和毛病。本篇主要讨论了临床中常犯四种过失和原因，目的在于以此作为临床的惩戒。如明·马莳："内有四失，故名篇"。
② 明堂：古时帝王宣政议事的场所。 明·张介宾："明堂，王者面南以朝诸候，布政令之所。"
③ 通书受事众多矣：谓通晓的医书和经受的医事很多。清·高世栻："夫子所通之书，所受之事众多矣。"
④ 得：指医疗上成功。此下"失"字指失败。明·张介宾："得失之意，言学力功用之何如也。"
⑤ 循经受业：依据医经上的记载和老师的传授。 循，根据。经，医学经典著作。受业，从师学习。
⑥ 邪：语气词，表疑问。此下"耶"字同。
⑦ 工之所循用：医生所遵循而常用的。明·张介宾："循，依顺也。此言经络之略，谁不能知？即循经受业之谓耳。"
⑧ 志意不理：犹言思想上缺乏正确的思维能力。
⑨ 外内相失：谓不明外在症状与内在病变之间的相互关系。 外，指外在症状。内，指内在病变。
⑩ 疑殆：疑惑不决。
⑪ 受师不卒：谓从师学习尚未精通就半途而废。明·张介宾："受师不卒者，学业未精，苟且自是也。"
⑫ 妄作杂术：谓盲目施行各种不正规的疗法。明·张介宾："妄作杂术者，不明正道，假借异端也。"
⑬ 更名自功：谓乱立病名，夸大自己的功劳。明·张介宾："巧立名目以欺人也。"
⑭ 后遗身咎：谓给自己造成了错误与过失。 咎，灾祸，罪责。
⑮ 不适：不理解。《广雅·释言》："适，悟也。"《广韵·十一暮》："悟，心了。"
⑯ 坐之薄厚：指居处环境的好坏。明·张介宾："坐，处也……察处之薄厚，则奉养丰俭可知。"

此治之三失也。贫贱者劳，富贵者佚。佚则邪不能伤，易伤以劳；劳则易伤以邪。其于劳也，则富者处贵者之半。其于邪也，则贫者居贱者之半。例率如此。然世禄之家，或此殊矣。夫勇者难感，怯者易伤，二者不同，盖以其神气有壮弱也。观其贫贱富贵之义，则坐之薄厚，形之寒温，饮食之宜，理可知矣。不知此类，用必乖衰，则适足以汩乱心绪，岂通明之可望乎？故为失三也。

　　诊病不问其始，忧患饮食之失节，起居之过度，或伤于毒；不先言此，卒持寸口①，何病能中。妄言作名②，为粗所穷③，此治之四失也。忧，谓忧惧也。患，谓患难也。饮食失节，言甚饱也。起居过度，言溃耗也。或伤于毒，谓病不可拘于藏府相乘之法而为疗也。卒持寸口，谓不先持寸口之脉和平与不和平也。然工巧备识，四术犹疑，故诊不能中病之形名，言不能合经而妄作，粗略医者，尚能穷妄谬之违背，况深明者见而不谓非乎！故为失四也。

　　是以世人之语者，驰千里之外，不明尺寸之论，诊无人事④。言工之得失毁誉在世人之言语，皆可至千里之外，然其不明尺寸之诊，论当以何事知见于人耶！治数之道，从容之葆⑤，治，王也。葆，平⑥也。言诊数当王之气，皆以气高下而为比类之原本也。故下文曰：坐持寸口，诊不中五脉，百病所起，始以自怨，遗师其咎⑦。自不能深学道术，而致诊差违始上，申怨谤之词，遗过咎于师氏者，未之有也。是故治不能循理，弃术于市⑧，妄治时愈，愚心自得。不能修学至理，乃衒卖于市廛，人不信之，谓乎虚谬，故云弃术于市也。然愚者百虑而一得，何自功之有耶？　新校正云：按全元起本作'自巧'。《太素》作'自功'。呜呼！窈窈冥冥⑨，熟知其道？今详'熟'当作'孰'。道之大者，拟于天地，配于四海，汝不知道之谕⑩，受以明为晦⑪。呜呼，叹也。窈窈冥冥，言玄远也。至道玄远，谁得知之？孰，谁也。拟于天地，言高下之不可量也。配于四海，言深广之不测也。然不能晓谕于道，则授明道而成暗昧也。晦，暗也。

---

① 卒持寸口：言不明病情，仓促而草率地切脉。清·高世栻："卒，音促。"卒，同猝。
② 妄言作名：谓信口胡言、杜撰病名。
③ 为粗所穷：谓粗枝大叶，后患无穷。明·张介宾："误治伤生，损德孰甚，人已皆为所穷，盖粗疏不精所致。"
④ 不明尺寸之论，诊无人事："论""诊"二字误倒。"论无人事"谓粗工诊病，对于贫富贵贱，饮食寒温，往往忽略不问。
⑤ 治数之道，从容之葆：谓诊病时要保持从容镇静的工作态度。明·张介宾："人事治数之道，即前篇贵贱贫富数据治之谓。从容，周详也。葆，韬藏也。知周学富，即从容之葆也。"
⑥ 平：四库本作"原"。
⑦ 遗师其咎："师""咎"二字误倒，应作"遗咎其师"。谓诊病中碰到困难，归罪老师教得不好。
⑧ 弃术于市：谓虽开业行医，而毫无技术。
⑨ 窈窈冥冥：形容医学理论微妙精深。
⑩ 谕：旧时上告下的通称，也指皇帝的召令。
⑪ 受以明为晦：谓即使老师讲得明白，还是无法彻底清楚。明·张介宾："不知道之谕，不得其旨也。失其旨则未免因辞害意，反因明训而为晦，此医家之大戒也。晦，不明之谓。"

卷第二十四

阴阳类论①篇第七十九 新校正云：按全元起本在第八卷。

孟春②始至，黄帝燕③坐，临观八极④，正八风之气，而问雷公曰：阴阳之类，经脉之道，五中⑤所主，何藏最贵？孟春始至，谓立春之日也。燕，安也。观八极，谓视八方远际之色。正八风，谓候八方所至之风，朝会于太一者也。五中，谓五藏。 新校正云：详'八风朝太一'，具《天元玉册》中。又按杨上善云：'夫天为阳，地为阴，人为和。阴无其阳，衰杀无已，阳无其阴，生长不止。生长不止则伤于阴，阴伤则阴灾起。衰杀不已则伤于阳，阳伤则阳祸生矣。故须圣人在天地间，和阴阳气，令万物生也。和气之道，谓先修身为德，则阴阳气和；阴阳气和，则八节风调；八节风调，则八虚风止。于是疲疠不起，嘉祥竞集，此亦不知所以然而然也。故黄帝问身之经脉贵贱，依之调摄，修德于身，以正八风之气。'

雷公对曰：春甲乙青，中主肝，治七十二日，是脉之主时，臣以其藏最贵。东方甲乙，春气主之，自然青色内通肝也。《金匮真言论》曰：'东方青色，入通于肝。'故曰青，中主肝也。然五行之气，各王七十二日，五积而乘之，则终一岁之数三百六十日，故云治七十二日也。夫四时之气，以春为始，五藏之应，肝藏合之，公故以其藏为最责⑥。'藏'或为'道'，非也。

帝曰：却念《上下经》，阴阳从容⑦，子所言贵，最其下也。从容，谓安缓比类也。帝念《脉经·上下篇》阴阳比类形气，不以肝藏为贵。故谓公之所贵，最其下也。

雷公致斋七日，旦复侍坐。悟非，故斋以洗心。愿益，故坐而复请。

帝曰：三阳为经⑧，二阳为维⑨，一阳为游部⑩，经，谓经纶，所以济成务。维，谓维持，所以系天真。游，谓游行。部，谓身形部分也。故主气者济成务，化谷者系天真，主色者散布精微，游行诸部也。 新校正云：按杨上善云：'三阳，足太阳脉也，从目内眦上头，分为四道，下项，并正别脉上下六道，以行于背，与身为经。二阳，足阳明脉也，从鼻而起，下咽，分为四道，并正别脉六道，上下行腹，網维于身。一阳，足少阳脉也，起目外眦，络头，分为四道，下缺盆，并正别脉六道，上下主经营百节，

---

① 阴阳类论：本篇论述三阴三阳的概念、脉象、病证及预后等，而阐发这些问题，都是用阴阳比类的方法讨论的，故名"阴阳类论"。清·张志聪："谓三阴三阳之各有类聚，因以名篇。"
② 孟春：农历正月为春季之首月，称孟春。
③ 燕：安闲之意。明·张介宾："燕，闲也。"
④ 八极：八方极远之地。
⑤ 五中：指五脏。
⑥ 责：诸本作"贵"。
⑦ 上下经阴阳从容：古书名，已佚。明·张介宾："上下经，古经也。阴阳从容，其篇名也。"
⑧ 三阳为经：周身经脉惟足太阳为巨，直行人身背部，故称为经。 三阳，指足太阳。
⑨ 二阳为维：足阳明行于人身胸腹部，维系于前，故为维。 二阳，指足阳明。
⑩ 一阳为游部：足少阳脉行于人身之侧，向前会于阳明，向后会于太阳，出入于太阳、阳明二脉之间，故称为游部。

流气三部，故曰游部。'此知五藏终始①。观其经纶维系游部之义，则五藏之终始可谓知矣。三阳为表②，二阴为里③，三阳，太阳。二阴，少阴也。少阴与太阳为表里，故曰三阳为表，二阴为里。一阴至绝，作朔晦④，却具合以正其理。一阴，厥阴也。厥，犹尽也。《灵枢经》曰：'亥为左足之厥阴，戌为右足之厥阴，两阴俱尽，故曰厥阴。'夫阴尽为晦，阴生为朔。厥阴者，以阴尽为义也，征其气生则朔，言其气尽则晦，既见其朔，又当其晦，故曰一阴至绝作朔晦也。然征彼俱尽之阴，合此发生之木，以正应五行之理，而无替循环，故云却具合以正其理也。 新校正云：按注言'阴尽为晦，阴生为朔，疑是'阳生为朔'。'

雷公曰：受业未能明。言未明气候之应见。

帝曰：所谓三阳者，太阳为经，阳气盛大，故曰太阳。三阳脉至手太阴，弦浮而不沉，决以度，察以心，合之《阴阳》⑤之论。太阴谓寸口也。寸口者，手太阴也，脉气之所行，故脉皆至于寸口也。太阳之脉，洪大以长，今弦浮不沉，则当约以四时高下之度而断决之，察以五藏异同之候而参合之，以应阴阳之论，知其藏否耳。所谓二阳者，阳明也，《灵枢经》曰：'辰为左足之阳明，巳为右足之阳明。'两阳合明，故二阳者阳明也。至手太阴，弦而沉急不鼓，炅至以病皆死。鼓，谓鼓动。炅，热也。阳明之脉，浮大而短，今弦而沉急不鼓者，是阴气胜阳，木来乘土也。然阴气胜阳，木来乘土，而反热病至者，是阳气之衰败也，犹灯之焰欲灭反明，故皆死也。一阳

者，少阳也，阳气未大，故曰少阳。至手太阴，上连人迎，弦急悬不绝，此少阳之病也，人迎，谓结喉两傍同身寸之一寸五分，脉动应手者也。弦为少阳之脉，今急悬不绝，是经气不足，故曰少阳之病也。悬者，谓如悬物之动摇也。专阴⑥则死。专，独也。言其独有阴气而无阳气，则死。三阴者，六经之所主也，三阴者，太阴也。言所以诸脉皆至手太阴者何耶？以是六经之主故也。六经，谓三阴三阳之经脉也。所以至手太阴者何？以肺朝百脉之气，皆交会于气口也。故下文曰：交于太阴，此正发明肺朝百脉之义也。《经脉别论》曰：'肺朝百脉'。伏鼓不浮，上空志心⑦。脉伏鼓击而不上浮者，是心气不足，故上控引于心而为病也。志心，谓小心也。《刺禁论》曰：'七节之傍，中有小心。'此之谓也。 新校正云：按杨上善云：'肺脉浮涩，此为平也。今见伏鼓，是肾脉也。足少阴脉贯脊属肾，上入肺中，从肺出络心。肺气下入肾志，上入心神也。'王氏谓'志心'为'小心'，义未通。二阴至肺，其气归膀胱，外连脾胃。二阴，谓足少阴肾之脉。少阴之脉，别行者，入跟中，以上至股内后廉，贯脊属肾络膀胱；其直行者，从肾上贯肝膈，入肺中。故上至于肺，其气归于膀胱，外连于脾胃。一阴独至，经绝气浮不鼓，钩而滑。若一阴独至肺，经气内绝则气浮不鼓于手，若经不内绝则钩而滑。 新校正云：按杨上善云：'一阴，厥阴也。'此六脉者，乍阴乍阳⑧，交属相并，缪通五藏，合于阴阳，或阴见阳脉，阳见阴脉，故云乍阴乍阳也。所以然者，以气交会故尔，当审比

---

① 五藏终始：明·吴昆："由表而入，则始太阳，次少阳，终阳明；由里而出，则始阳明，次少阳，终太阳，言五藏者，阳该阴也。"

② 三阳为表：太阳为阴经之表。明·张介宾："三阳，误也，当作三阴。三阴，太阴也。太阴为诸阴之表，故曰三阴为表。"

③ 二阴为里：少阴为三阴之里。 二阴，指少阴。明·张介宾："二阴，少阴肾也，肾属水，其气沉，其主骨，故二阴为里。"

④ 一阴至绝作朔晦：厥阴为阴尽而阳生。 一阴，指厥阴。至绝，阴之尽也。阳生是朔，阴尽是晦。

⑤ 阴阳：古经篇名。

⑥ 专阴：即独阴，此处指无胃气的真脏脉。

⑦ 上空志心：即心志空虚。

⑧ 乍阴乍阳：指六脉有阴有阳之意。 乍，古"作"字。

类，以知阴阳也。**先至为主，后至为客。脉气**
乍阴见阳，乍阳见阴，何以别之？当以先至为主，后
至为客也。至，谓至寸口也。

雷公曰：臣悉尽意，受传经脉，颂
得从容之道，以合《从容》，不知阴阳，
不知雌雄。颂，今为诵也。公言臣所颂诵今从容之
妙道，以合上古《从容》，而比类形名，犹不知阴阳
尊卑之次，不知雌雄殊目之义，请言其旨，以明著至
教，阴阳雌雄相输应也。

帝曰：三阳为父①，父，所以督济群小，
言高尊也。**二阳为卫②，**卫，所以却御诸邪，言扶
生也。**一阳为纪③，**纪，所以纲纪形气，言其平
也。**三阴为母④，**母，所以育养诸子，言滋生也。
二阴为雌⑤，雌者，阴之目也。**一阴为独使⑥。**
一阴之藏，外合三焦，三焦主谒导诸气，名为使者，
故云独使也。**二阳一阴，阳明主病，不胜一**
阴，软而动，九窍皆沉。一阴，厥阴肝木气
也。二阳，阳明胃土气也。木土相薄，故阳明主病也。
木伐其土，土不胜木，故云不胜一阴。脉软而动者，
软为胃气，动谓木形，土木相持，则胃气不转，故九
窍沉滞而不通利也。**三阳一阴，太阳脉胜，**
一阴不能止，内乱五藏，外为惊骇。三阳，
足太阳之气，故曰太阳胜也。木生火，今盛阳燔木，
木复受之，阳气洪盛，内为狂热，故内乱五藏也。肝
主惊骇，故外形惊骇之状也。**二阴二阳，病在**
肺，少阴脉沉，胜肺伤脾，外伤四支。二
阴，谓手少阴心之脉也。二阳，亦胃脉也。心胃合病，
邪上下并，故内伤脾，外胜肺也。所以然者，胃为脾

府，心火胜金故尔。脾主四支，故脾伤则外伤于四支
矣。少阴脉，谓手掌后同身寸之五分，当小指神门之
脉也。　**新校正云：**详此二阳，乃手阳明大肠，肺之
府也。少阴心火胜金之府，故云病在肺。王氏以二阳
为胃，义未甚通。况下又见胃病肾之说，此乃是心病
肺也。又全元起本及《甲乙经》、《太素》等并云二阴
一阳。**二阴二阳，皆交至，病在肾，骂詈**
妄行，巅疾为狂。二阴为肾，水之藏也。二阳为
胃，土之府也。土气刑水，故交至而病在肾也。以水
肾不胜，故胃盛而颠，为狂。**二阴一阳，病出**
于肾，阴气客游于心脘，下空窍，堤闭
塞不通⑦，四支别离。一阳，谓手少阳三焦
心，主火之府也。水上干火，故火病出于肾，阴气客
游于心也。何者？肾之脉，从肾上贯肝鬲入肺中，其
支别者从肺中出络心，注胸中，故如是也。然空窍阴
客上游，胃不能制，胃不能制是土气衰，故脘下空窍
皆不通。言堤者，谓如堤堰不容泄漏。胃脉循足，
心脉络手，故四支如别离而不用也。　**新校正云：**按
王氏云'胃脉循足'，按此二阴一阳，病出于肾，
'胃'当作'肾'。**一阴一阳代绝，此阴气至**
心，上下无常，出入不知⑧，喉咽干燥，
病在土脾。一阴，厥阴脉。一阳，少阳脉。并木之
气也。代绝者，动而中止也。以其代绝，故为病也。
木气生火，故病生而阴气至心也。夫肝胆之气，上至
头首，下至腰足，中主腹胁，故病发上下无常处也。
若受纳不知其味，窍泻不知其度，而喉咽干燥者，喉
咙之后属咽，为胆之使，故病则咽喉干燥。虽病在脾
土之中，盖由肝胆之所为尔。**二阳三阴，至阴**

---

① 三阳为父：太阳经总领诸经故称之。明·张介宾："此详明六经之贵贱也，太阳总领诸经，独为尊大，故称乎
　　父。"
② 二阳为卫：阳明主为卫外。明·马莳："二阳者，即阳明也，阳明为表之维，捍卫诸部，所以为卫。"
③ 一阳为纪：少阳出于太阳、阳明之间，为阳之交会，故称为纪。明·张介宾："纪于二阳之间，即《阴阳离合
　　论》'少阳为枢'之义。"
④ 三阴为母：太阴能滋养诸经，故称为母。
⑤ 二阴为雌：即少阴为里之义。　雌，与卫之相对，为内守后援的意思。明·张介宾："少阴属水，水能生物，
　　故曰雌，亦上文二阴为里之义。"
⑥ 一阴为独使：谓厥阴能交通阴阳。明·张介宾："使者，交通终始之谓，阴尽阳生，惟厥阴主之，故为独使。"
⑦ 堤闭塞不通：膀胱闭塞不通。明·张介宾："窍堤者，窍以为通，堤以为束，即膀胱也。"
⑧ 出入不知：饮食无味，二便固摄无权。　出，指二便。入，饮食。明·张介宾："或出或入，不知由然。"

皆在，阴不过阳，阳气不能止阴，阴阳并绝，浮为血瘕①，沉为脓胕②。二阳，阳明。三阴，手太阴。至阴，脾也。故曰至阴皆在也。然阴气不能过于阳，阳气不能制心，今阴阳相薄，故脉并绝断，而不相连续也。脉浮为阳气薄阴，故为血瘕。脉沉为阴气薄阳，故为脓聚而胕烂也。阴阳皆壮③，下至阴阳，若阴阳皆壮而相薄不已者，渐下至于阴阳之内，为大病矣。阴阳者，男子为阳道，女子为阴器者，以其能盛受故也。上合昭昭，下合冥冥④，昭昭，谓阳明之上。冥冥，谓至阴之内，幽暗之所也。诊决死生之期，遂合岁首。谓下短期之旨。

雷公曰：请问短期⑤。黄帝不应。欲其复问而宝之也。雷公复问。

黄帝曰：在经论⑥中。上古经之中也。

新校正云：按全元起本自'雷公'已下，别为一篇，名'四时病类'。

雷公曰：请闻短期。

黄帝曰：冬三月之病，病合于阳者，至春正月脉有死征，皆归出春。病合于阳，谓前阴合阳而为病者。虽正月脉有死征，阳已发生，至王不死，故出春三月而至夏初也。冬三月之病，在理已尽⑦，草与柳叶皆杀。里，谓二阴，肾之气也。然肾病而正月脉有死征者，以枯草尽青，柳

叶生出而皆死也。理，里也。已，以也。古用同。春阴阳皆绝，期在孟春。立春之后而脉阴阳皆悬绝者，期死不出正月。　新校正云：《太素》无'春'字。春三月之病，曰阳杀⑧，阳病，不谓伤寒温热之病，谓非时病热，脉洪盛数也。然春三月中，阳气尚少，未当全盛，而反病热脉应夏气者，经云脉不再见，夏脉当洪数，无阳外应，故必死于夏至也。以死于夏至阳气杀物之时，故云阳杀也。阴阳皆绝，期在草干⑨。若不阳病，但阴阳之脉皆悬绝者，死在于霜降草干之时也。夏三月之病，至阴不过十日⑩，谓热病也。脾热病则五藏危。土成数十，故不过十日也。阴阳交⑪，期在濂水⑫。《评热病论》曰：'温病而汗出，辄复热而脉躁疾，不为汗衰，狂言不能食者，病名阴阳交。'六月病暑，阴阳复交，二气相持，故乃死于立秋之候也。

新校正云：按全元起本云：'濂水者，七月也。建申，水生于申，阴阳逆也。'杨上善云：'濂，廉检反，水静也。七月水生时也。'秋三月之病，三阳俱起，不治自已⑬。秋阳气衰，阴气渐出，阳不胜阴，故自已也。阴阳交合者，立不能坐，坐不能起。以气不由其正用故尔。三阳独至，期在石水⑭。有阳无阴，故云独至也。《著至教论》曰：'三阳独至者，是三阳并至。'由此则但有阳而无

---

① 血瘕：即瘀血形成的肿块。
② 胕：通"腐"。《说文》云：'腐，烂也。'
③ 阴阳皆壮：谓阴阳二气皆盛壮而不和，则亢而为害，或为孤阴，或为孤阳，亦是病态。
④ 上合昭昭，下合冥冥：即上观天道，下察地理。　昭昭，指天。冥冥，指地。明·张介宾："昭昭可见，冥冥可测，有阴阳之道在也。"
⑤ 短期：在短期内死亡。清·姚止庵："短期，死期也，死因于病，不能终命而短也。"
⑥ 经论：统指古医经书籍。
⑦ 在理已尽：明·张介宾："察其脉证之理，已无生意。"
⑧ 阳杀：明·马莳："春三月为病者，正以其人秋冬夺于所用，阴气耗散，不能胜阳，故春虽非盛阳，交春即病，为阳而死，名曰阳杀。"清·高世栻："春三月之病，阳气不生，故曰阳杀。杀，犹绝也。"
⑨ 草干：明·马莳曰："期在旧草尚干之时，即应死矣，无望其草生柳叶之日也。"
⑩ 至阴不过十日：脾病而有死征，则其死不过十日。　至阴，脾。
⑪ 阴阳交：指脉象阴阳交错。明·吴昆："阴脉见于阳，阳脉见于阴，阴阳交易其位，谓之阴阳交。"
⑫ 濂水：指水清之时，相当于中秋节。明·张介宾："濂水，水之清也，在三秋之时。"
⑬ 不治自已：即不治自愈的意思。明·张介宾："秋时阳气渐衰，阴气渐长，虽三阳脉病俱起，而阳不制阴，故自已也。"
⑭ 石水：指水冰如石之时，即冬季。

阴也。石水者，谓冬月水冰如石之时，故云石水也。火墓于戌，冬阳气微，故石水而死也。　新校正云：详石水之解，本全元起之说，王氏取之。二阴独至，期在盛水。亦所谓并至而无阳也。盛水，谓雨雪皆解为水之时，则正谓正月中气也。　新校正云：按全元起本'二阴'作'三阴'。

----

① 盛水：指雨水节。

方盛衰论①篇第八十

新校正云：按全元起本在第八卷。

雷公请问：气之多少②，何者为逆？何者为从③？

黄帝答曰：阳从左，阴从右④，阳气之多少皆从左，阴气之多少皆从右。从者为顺，反者为逆。《阴阳应象大论》曰：'左右者，阴阳之道路也。'老从上，少从下⑤，老者谷衰，故从上为顺。少者欲甚，故从下为顺。是以春夏归阳为生⑥，归秋冬为死，归秋冬，谓反归阴也。归阴则顺杀伐之气故也。反之，则归秋冬为生⑦，反之，谓秋冬。秋冬则归阴为生也。是以气多少，逆皆为厥⑧。阳气之多少反从右，阴气之多少反从左，是为不顺，故曰气少多逆也。如是从左从右之不顺者，皆为厥。厥，谓气逆。故曰皆为厥也。

问曰：有余者厥耶？言少之不顺者为逆，有余者则成厥逆之病乎？

答曰：一上不下，寒厥到膝⑨，少者秋冬死，老者秋冬生⑩。一经之气厥逆上而阳气不下者，何以别之？寒厥到膝是也。四支者，诸阳之本，当温而反寒上，故曰寒厥。秋冬，谓归阴，

---

① 方盛衰论：方，是诊断的意思。盛衰，是指阴阳气血的多少。阴阳气血多少是诊断盛衰的主要依据，而气血的盛衰则必须通过一定的方法才能诊断出来。本篇主要讨论辨别人身阴阳之气的多少和逆从，以及五诊十度到诊断必须全面掌握情况，加以综合分析，切不可片面武断，故篇名谓"方盛衰论"。清·姚止庵："盛衰者，阴阳之气也。谓问阴阳二气盛衰而比论之也。然前以盛衰引端，而后半兼言诊法焉。"

② 气之多少：指体内阴阳之气多少盛衰的情况。明·张介宾："多少，言盛衰也。"

③ 何者为逆，何者为从：是说阴阳之气具有怎样的情况属于逆症，具有怎样的情况属于顺症？

④ 阳从左，阴从右：是说阳气的运行是从左至右，阴气的运行是从右至左。 按：《素问·阴阳应象大论》："左右者，阴阳之道路也。"明·张介宾："阳气主升，故从乎左；阴气主降，故从乎右。"

⑤ 老从上，少从下：是说老年人之气的运行是从上到下，少年人之气的运行是从下到上。 按：清·姚止庵："老者火衰，故从上为厥；少者欲甚，故从下为顺。"明·张介宾："老人之气先衰于下，故从上者为顺；少壮之气先盛于下，故从下者为顺。盖天之生气，必自下而升，而人气亦然也，故凡以老人而衰于上者其终可知，少壮而衰于下者，其始可知，皆逆候也。"

⑥ 春夏归阳为生：郭霭春引于鬯说："'春夏归阳'，疑当作'阳归春夏'。故下句云'归秋冬为死'，正与'归春夏为生'语偶。盖以'是以阳'三字领句。下文云：'反之，则归秋冬为生'。反之者，反阳为阴也。此句一倒误而下文亦不可通。" 按：此说甚是。

⑦ 反之，则归秋冬为生：《素问札记》："按：不言'归春夏为死'者，盖省文。"明·马莳："春夏，或病或脉归阴为生，若阴病阴脉如秋冬者为死。"

⑧ 是以气多少，逆皆为厥：是说无论气之多少盛衰，只要不顺便都可成为厥症。明·马莳："是以阴阳之气，无论多少，若逆之则为厥。" 按：王说于"逆"，马说于"多少"的解说各显明达，故可二说互参。

⑨ 一上不下，寒厥到膝：是说阳气一味上逆而不下，阴阳之气不能相济，厥冷就会从足底蔓延到膝部。唐·杨上善："阳气一上于头，不下于足，足胫虚，故寒厥到膝。"明·吴昆："阳气逆上而不下则阴并于下，故寒到膝。"

⑩ 少者秋冬死，老者秋冬生：是说若出现阳气上逆不下的情况便预示着少年会在秋冬两季死亡，老年人会在秋冬两季得生。明·张介宾："老人阳气从上，膝寒犹可；少年阳气从下，膝寒为逆。少年之阳不当衰而衰者，故最畏阴胜之时；老人阳气本衰，是其常也，故于冬秋无虑焉。"清·姚止庵："少者以阳气用事，故秋冬死；老者以阴气用事，故秋冬生。"

归阴则从右发生其病也。少者以阳气用事，故秋冬死。老者以阴气用事，故秋冬生。　新校正云：按杨上善云：'虚者，厥也。阳气一上于头，不下于足，足胫虚，故寒厥至膝。'气上不下，头痛巅疾①，巅，谓身之上。巅疾，则头首之疾也。求阳不得，求阴不审②，五部隔无征③，若居旷野，若伏空室，绵绵乎属不满日④。谓之阳乃脉似阴盛，谓之阴又脉似阳盛，故曰求阳不得，求阴不审也。五部，谓五藏之部。隔，谓隔远。无征，犹无可信验也。然求阳不得其热，求阴不审是寒，五藏部分又隔远而无可信验，故曰求阳不得，求阴不审，五部隔无征也。夫如是者，乃从气久逆所作，非由阴阳寒热之气所为也。若居旷野，言心神散越。若伏空室，谓志意沉潜。散越以气逆而痛甚未止，沉潜以痛定而复恐再来。绵绵乎，谓动息微也。身虽绵绵乎且存，然其心所属望，将不得终其尽日也。故曰绵绵乎属不满日也。　新校正云：按《太素》云：'若伏空室，为阴阳之一。'有此五字，疑此脱漏。

　　是以少气之厥⑤，令人妄梦，其极至迷⑥。气之少有厥逆，则令人妄为梦寐。其厥之盛极，则令人梦至迷乱。三阳绝，三阴微⑦，是为少气。三阳之脉悬绝，三阴之诊细微，是为少气之候也。　新校正云：按《太素》云：'至阳绝阴，是为少气。'是以肺气虚则使人梦见白物，见人斩血藉藉⑧，白物，是象金之色也。斩者，金之用也。藉藉，梦死状也。得其时⑨则梦见兵战。得时，谓秋三月也。金为兵革，故梦见兵战也。肾气虚则使人梦见舟舩溺人，舟舩溺人，皆水之用，肾象水，故梦形之。得其时则梦伏水中，若有畏恐。冬三月也。肝气虚则梦见菌香⑩生草，菌香草生，草木之类也。肝合草木，故梦见之。　新校正云：按全元起本云：'菌香是桂'。得其时则梦伏树下不敢起。春三月也。心气虚，则梦救火阳物⑪，心合火，故梦之。阳物，亦火之类。得其时则梦燔灼⑫。夏三月也。脾气虚则梦饮食不足，脾纳水谷，故梦饮食不足。得其时则梦筑垣盖屋。得其时，谓辰戌丑未之月各王十八日。筑垣盖屋，皆土之用也。此皆五藏气虚⑬，阳气有余，阴气不足，府者阳气，

① 气上不下，头痛巅疾：是说阳气上逆而不下，就会引起头痛或其他巅顶疾患。明·张介宾："巅，顶巅也。上实下虚，故病如此。"清·姚止庵："按，言气血上行，不惟足寒至膝，而且巅顶之上亦必生病。"
② 求阳不得，求阴不审：是说对这种厥症，既在阳症中不能求得验证，又在阴症中不能探明根源。明·张介宾："厥之在人也，谓其为阳则本非阳盛，谓其为阴则又非阴盛，故皆不可得。盖以五藏隔绝，无征可验。"
③ 五部隔无征：是说五脏所在的部位相隔绝，没有显著的形症可作验证。
④ 绵绵乎属不满日：是说病人气息微弱，可以预见其死期不满一天。绵绵乎，形容气息微弱的样子。属，同"瞩"。一说：绵绵乎，形容细微的东西。日，据《甲乙经》当作"目"。如此，则本句意为细微的东西，就是全神贯注也看不完全。　按：以前说为妥。
⑤ 少气之厥：指五脏之气虚少的厥症。清·姚止庵："前言多气之厥，此言少气之厥。少气亦厥，非尽有余者厥也。少气之人阴阳并虚，梦多诞忘。"
⑥ 其极至迷：是说五脏之气虚弱得越严重，梦境越离奇迷乱。
⑦ 三阳绝，三阴微：是说三阳经的脉气悬绝，三阴经的脉气细微。明·张介宾："三阳隔绝则阴亏于上，三阴微弱则阳亏于下，阴阳不相生化，故少气不足以息。"　按：张说对王注及其彼此关系方面多有发掘。
⑧ 见人斩血藉藉：是说梦见杀人，血流满地。　藉藉，纵横交流的样子。
⑨ 得其时：指遇到该脏所主的季节和时日，如肝得春季或逢子丑之日的木旺之时。
⑩ 菌香：指芳香的草木。《广雅·释草》："菌，薰也，其叶谓之蕙。"
⑪ 梦救火阳物：是说梦见救火之事与雷电交作的现象。清·张志聪："救火，心气虚也。阳物，龙也，乃龙雷之火游行也。"明·张介宾："阳物，即属火之类。"
⑫ 得其时则梦燔灼：是说在火旺的季节或时日，便会梦见身体被火烧灼。清·张志聪："得其时气之助则君相二火并炎，故梦燔灼。"
⑬ 此皆五脏气虚：清·姚止庵："此言五脏虚梦，盖因上言'少气'则妄梦，因而言五脏气虚易多梦，非谓气厥者其梦如是也。"

藏者阴气。合之五诊①，调之阴阳，以在《经脉》。《灵枢经》备有调阴阳合五诊，故引之曰以在经脉也。《经脉》则《灵枢》之篇目也。

诊有十度②，度人：脉度、藏度、肉度、筋度、俞度，度各有其二，故二五为十度也。阴阳气尽③，人病自具。诊备尽阴阳虚盛之理，则人病自具知之。脉动无常，散阴颇阳④，脉脱不具，诊无常行⑤，诊必上下，度民君卿⑥。脉动无常数者，是阴散而阳颇调理也。若脉诊脱略而不具备者，无以常行之诊。察候之，则当度量民及君卿三者，调养之殊异尔。何者？忧乐苦分，不同其秩故也。受师不卒⑦，使术不明，不察逆从，是为妄行，持雌失雄，弃阴附阳⑧，不知并合⑨，诊故不明，皆谓

学不该备。传之后世，反论自章⑩。章，露也。以不明而授与人，反古之迹，自然章露也。

至阴虚，天气绝；至阳盛，地气不足⑪。至阴虚，天气绝而不降；至阳盛，地气微而不升。是所谓不交通也。至，谓至盛也。阴阳并交，至人之所行⑫。交，谓交通也。唯至人乃能调理使行也。阴阳并交者，阳气先至，阴气后至⑬。阴阳之气，并行而交通于一处者，则当阳气先至，阴气后至。何者？阳速而阴迟也。《灵枢经》曰：‘所谓交通者，并行一数也。’由此则二气亦交会于一处也。是以圣人持诊之道，先后阴阳而持之，《奇恒之势》乃六十首⑭，诊合微之事⑮，追阴阳之变⑯，章五中之

① 五诊：指五脏之症。
② 十度（duó 音夺）：即测度脉、脏、肉、筋、腧的阴阳虚实。明·马莳："诊本五度，而此曰十，盖脉脏肉筋腧左右相同，则谓之十度可也。" 按：度的内容其实是五个方面，下句又具体说明这五方面的内容，言之凿凿，且下文又云"五度"，则"十"似为"五"的形讹之字。
③ 阴阳气尽：是说完全掌握了脉脏肉筋腧的阴阳虚实。一说：本句应作"诊备阴阳"。
④ 脉动无常，散阴颇阳：是说在脉动出现异常情况时，若是耗散阴气则会使阳气偏亢。颇，偏颇，不平和。明·吴昆："散阴颇阳者，阴阳散乱偏颇也。"
⑤ 脉脱不具，诊无常行：是说脉象虚而不显时，诊断就无常法可从。明·吴昆："诊无常行者，法不拘于一途也。"
⑥ 诊必上下，度民君卿：是说诊断疾病时要了解患者地位的君臣尊卑。上下：指人的社会地位的尊高和低微。一说，指人迎趺阳的上下脉象。
⑦ 受师不卒：即学业未尽。《尔雅·释诂》："卒，尽也。"
⑧ 持雌失雄，弃阴附阳：是说偏于补阴则伐阳，偏于济阳则耗阴。雌，喻指阴阳之阴；雄，喻指阴阳之阳。
⑨ 并合：此指阴阳平衡的道理。清·张琦："阴阳相齐是为'并合'，即下文所谓'交并'也。"
⑩ 反论自章：是说谎言谬论自然暴露无遗。 章，同"彰"，彰明。
⑪ 至阴虚……地气不足：是说若地气虚则天气绝而不下，若天气盛则地气竭而不上。明·马莳："地位乎下，为至阴。若至阴虚，则天气绝而不降。何也？以其无所升也。天位乎上，为至阳。若至阳盛，则地气无自而足。何也？以其无所降也。此设言也。"
⑫ 阴阳并交，至人之所行：是说只有修养极高的医生能做到使人的阴阳之气平衡互济。明·马莳："能使阴阳二气交会一处者，惟至人乃能行之。"
⑬ 阴阳并交者，阳气先至，阴气后至：明·张介宾："凡阴阳之道，阳动阴静，阳刚阴柔，阳倡阴随，阳施阴受，阳升阴降，阳前阴后，故阴阳并交者，必阳先至而阴后至。"
⑭ 《奇恒之势》乃六十首：指古代医经《奇恒》中所载的六十首诊法。 奇恒，上古医书名，论述奇病等内容。《素问·玉版论要》："《奇恒》者，言奇病也。"明·马莳："《奇恒》者，古经篇名；六十首，古人诊法也。"又，王冰《天元玉册》载有六气变所致的60种脉象变化及其诊脉方法，也谓"六十首"。一种气候可致10种不同的脉象，六气合之，脉变60种，故谓之。
⑮ 诊合微之事：诊察各种细微的证象彼此结合的情况。
⑯ 追阴阳之变：探求阴阳盛衰变化的规律。 追，寻求，推求。明·张介宾："追阴阳之变者，求阴阳盛衰之变也。"

情①，其中之论，取虚实之要，定五度之事②，知此乃足以诊。是以切阴不得阳③，诊消亡，得阳不得阴，守学不湛④，知左不知右，知右不知左，知上不知下，知先不知后，故治不久。知丑知善，知病知不病，知高知下，知坐知起，知行知止，用之有纪，诊道乃具，万世不殆。圣人持诊之明诚也。

起所有余，知所不足。《宝命全形论》曰：'内外相得，无以形先。'言起己身之有余，则当知病人之不足也。度事上下，脉事因格⑤。度事上下之宜，脉事因而至于微妙矣。格，至也。是以形弱气虚死；中外俱不足也。形气有余，脉气不足死；藏衰，故脉不足也。脉气有余，形气不足生。藏盛，故脉气有余。是以诊有大

方⑥，坐起有常，坐起有常，则息力调适，故诊之方法，必先用之。出入有行，以转神明⑦。言所以贵坐起有常者何？以出入行运，皆神明随转也。必清必净，上观下观，司八正邪⑧，别五中部。按脉动静⑨，上观，谓气色。下观，谓形气也。八正，谓八节之正候，五中，谓五藏之部分。然后按寸尺之动静而定死生矣。循尺滑涩，寒温之意，视其大小⑩，合之病能⑪，逆从以得，复知病名，诊可十全，不失人情⑫。故诊之或视息视意⑬，故不失条理。数息之长短，候脉之至数，故胗之法，或视喘息也。知息合脉，病处必知，圣人察候条理，斯皆合也。道甚明察，故能长久。不知此道，失经绝理。亡言妄期⑭，此谓失道。谓失精微至妙之道也。

---

① 章五中之情：揭示五脏中的病情。　章，同"彰"，使……彰明，揭示。
② 定五度之事：确定测度脉、脏、肉、筋、腧的阴阳虚实的标准。
③ 切阴不得阳："切"疑作"得"。"得阴不得阳"与下文"得阳不得阴"句对文。
④ 守学不湛：运用的医术不够精湛。　守，奉行。
⑤ 脉事因格：是说要在全面揆度病情的基础上穷究脉诊的道理。明·吴昆："格者，穷至其理也。言揆度病之高下，而脉事因之穷至其理也。"
⑥ 大方：大道，大法。
⑦ 出入有行，以转神明：明·吴昆："医以活人为事，其于出入之时，念念皆真，无一不敬，则诚能格心，故可以转运周旋，而无往弗神矣。"
⑧ 司八正邪：观察四时八节的正气与邪气。　八正，指春分、秋分、夏至、冬至、立春、立夏、立秋、立冬八个节气的正常气候。唐·杨上善："八正，八节正风之气。"邪，指不正之气。
⑨ 动静：泛指脉象的浮沉迟数虚实等变化情况。
⑩ 大小：指大小便。明·吴昆："大小，二便也。"
⑪ 病能：病态。　能，通"态"。
⑫ 人情：明·李中梓："人情之类有三，曰病人之情，傍人之情，医人之情。"
⑬ 视息视意：观察患者呼吸和神情变化的情况。明·张介宾："视息者，察呼吸以观其气；视意者，察形象以观其情。"
⑭ 亡言妄期：妄说病情，妄期死生。郭霭春："明抄本'亡'作'妄'。妄言寒热虚实，妄期病愈生死。"

解精微论^①篇第八十一 新校正云：按全元起本在第八卷，名《方论解》。

黄帝在明堂，雷公请曰：臣授业传之^②，行教以经论^③，从容形法，阴阳刺灸^④，汤药所滋^⑤。行治有贤不肖^⑥，未必能十全^⑦。言所自授，用可十全，然传所教习，未能必尔也。贤，谓心明智远。不肖，谓拥造不法。若先言悲哀喜怒^⑧，燥湿寒暑^⑨，阴阳妇女，请问其所以然者；卑贱富贵，人之形体所从，群下通使^⑩，临事以适道术^⑪，谨闻命矣^⑫。皆以先闻圣旨，犹未究其意端。请问有毚愚仆漏^⑬之问，不在经者，欲闻其状。言不智狡见，顿问多也。漏，脱漏也，谓经有所

未解者也。毚，狡也。愚，不智见也。仆，犹顿也，犹不渐也。　新校正云：按全元起本'仆'作'朴'。

帝曰：大矣。人之所大要也。

公请问：哭泣而泪不出者，若^⑭出而少涕，其故何也？言何藏之所为而致是乎？

帝曰：在经有也。《灵枢经》有悲哀涕泣之义。复问：不知水所从生，涕所从出也。复问，谓重问也，欲知水涕所生之由也。

帝曰：若问此者，无益于治也，工之所知，道之所生也。言涕水者，皆道气之所生，问之何也。夫心者，五藏之专精^⑮也，

---

① 解精微论：解，释也。精微，精粹微妙之意。本篇主要阐述了哭泣涕泪的产生与精神情感、水火阴阳的关系。哭泣而流涕泪，其现象虽都普遍，其原理却精细微妙，故名"解精微论"，正如清·高世栻所说："纯粹之至曰精，幽渺之极曰微。阐明阴阳水火，神志悲泣以及水所从生，涕所从出，神志水火之原，非寻常问答所及，故曰解精微。"

② 授业传之：是说接受了黄帝所传授的医道并将其传授于人。　授，通"受"。《说文通训定声》："授，假借为'受'。"又，《黄帝内经太素》"授"作受。

③ 行教以经论：是说按照古代的医经理论进行教育工作。

④ 从容形法，阴阳刺灸：据有关学者考证，其均系古代医著名，论述诊断、治疗之事。按：细味上下文义，似解为古代医经中所记载的诊病及刺治方法更妥。

⑤ 汤药所滋：指汤药的作用。　滋，汁液，此指汤药的作用、功效。

⑥ 不肖：不贤，不才。

⑦ 十全：是说十个病人前来就诊能将其全部治愈。《周礼·天官》："十全为上。"

⑧ 悲哀喜怒：泛指人的各种感情。

⑨ 燥湿寒暑：泛指自然界的各种气候。

⑩ 群下通使：是说学生们全都能够按照其传授进行学习。通，全面，全部。使，支使，派遣，这里指按其教育进行学习。

⑪ 临事以适道术：是说临症时能恰当运用所学的医学理论和技术。　适，恰好，恰当。

⑫ 谨闻命矣：是说其弟子全都能接受其医道。　命，指医道。《诗·维天之命》："维天之命，于穆不已。"汉·郑玄笺："命，犹道也。"

⑬ 毚（chán 音蝉）愚仆漏：自谦之词，指荒谬、愚蠢、蒙昧、浅陋。明·张介宾："毚，妄也。漏，当作'陋'。问不在经，故曰毚愚朴陋，自谦之辞。"宋·林亿："按：全元起本'仆'作'朴'"。

⑭ 若：或。

⑮ 心者五脏之专精：是说心是五脏中专主精气的器官。明·张介宾："五脏，主藏精者也；心者，五脏六腑之主，故为五脏之专精。"

专，任也。言五藏精气，任心之所使，以为神明之府，是故能焉。**目者其窍也**①，神内守，明外鉴，故目其窍也。**华色者其荣也**②，华色，其神明之外饰。**是以人有德**③**也，则气和于目，有亡**④**，忧知于色**⑤。德者，道之用，人之生也。《老子》曰：道生之，德畜之。气者，生之主，神之舍也。天布德，地化气，故人因之以生也。气和则神安，神安则外鉴明矣。气不和则神不守，神不守则外荣减矣。故曰：人有德也气和于目，有亡也忧知于色也。　新校正云：按《太素》'德'作'得'。**是以悲哀则泣下，泣下水所由生。水宗**⑥**者积水也，**　新校正云：按《甲乙经》'水宗'作'众精'。**积水者至阴**⑦**也，至阴者肾之精也。宗精**⑧**之水所以不出者，是精持之**⑨**也。辅之裹之，故水不行也。夫水之精为志，火之精为神**⑩**，水火相感**⑪**，神志俱悲，是以目之水生也。**目为上液之道，故水火相感，神志俱悲，水液上行，方生于目。**故谚言曰：心**

悲名曰志悲。志与心精，共凑⑫**于目也。**水火相感，故曰心悲名曰志悲。神志俱升，故志与心神共奔凑于目。**是以俱悲则神气传于心精，上**⑬**不传于志而志独悲，故泣出也。泣涕**⑭**者脑也，脑者阴也。**《五藏别论》以脑为地气所生，皆藏于阴而象于地。故言脑者阴，阳上铄也，铄则消也。　新校正云：按全元起本及《甲乙经》、《太素》'阴'作'阳'。**髓者骨之充**⑮**也，**充，满也。言髓填于骨充而满也。**故脑渗为涕**⑯。鼻窍通脑，故脑渗为涕，流于鼻中矣。**志者骨之主也，是以水流**⑰**而涕从之者，其行类也。**类，谓同类。**夫涕之与泣者，譬如人之兄弟，急则俱死**⑱**，生则俱生，**同源，故生死俱。　新校正云：按《太素》'生则俱生'作'出则俱亡'。**其志以早悲，是以涕泣俱出而横行**⑲**也，**'行'恐当为'流'。**夫人涕泣俱出而相从者，所属之类也。**所属，谓于脑也。**何者？**

① 目者其窍也：是说两目是五脏精气外现的孔窍。《灵枢·大惑论》："目者，五藏六府之精也，营卫魂魄之所常营也，神气之所生也。"
② 华色者其荣也：是说面色是五脏之气盛衰的外在表现。华色，指容色、神色。《国语·晋语》："夫貌，情之华也。"三国·吴韦昭注："容貌者，情之华也。"荣，显现，表现。
③ 德：《黄帝内经太素》作"得"，与下文"亡"对用，当从。
④ 亡：失。清·高世栻："亡，犹失也。"
⑤ 忧知于色：是说忧愁的情绪显现于面色。　知，显现。《吕氏春秋·自知》："文侯不悦，知于颜色。"汉·高诱注："知，犹见（现）也。"
⑥ 水宗：体内水液的渊源。亦指肾。肾为水脏，主持全身水液的代谢。明·张介宾："水宗，水之源也。"清·张志聪："水宗者，宗脉之所聚，上液之道也。"清·高世栻："宗，犹'聚'也。水之聚者，渐积而成。"
⑦ 至阴：指肾精。清·高世栻："肾脏为水之本，故曰至阴者，肾之精也。"
⑧ 宗精：肾所主的阴津。明·张介宾："五液皆宗于肾，故又曰宗精。"
⑨ 精持之：是说肾气能够控制其宗精之水。明·张介宾："精能主持水道，则不使之妄行矣。"　按：精，此指肾。
⑩ "水之精为志"二句：是说肾水的精气是志，心火的精气是神。按《素问·宣明五气》篇："心藏神"、"肾藏志"。
⑪ 水火相感：即心肾之气相互感应。清·张志聪："此言心肾相通，神志交感。"
⑫ 凑：聚合。
⑬ 上：通"尚"。尚且，还。
⑭ 泣涕：哭泣时流出的鼻涕。明·张介宾："因泣而涕。"
⑮ 髓者骨之充：是说髓是骨中充养的物质。
⑯ 脑渗为涕：是说脑髓渗出形成了鼻涕。
⑰ 水流：指泪水流出。
⑱ 急则俱死：是说在危急之际能够共同献身。　急，紧急，危急。
⑲ 横行：指涕泪横流。明·张介宾："言其多也。"

上文云涕泣者脑也。

雷公曰：大矣。请问人哭泣而泪不出者，若出而少，涕不从之何也？怪其所属同，而行出异也。

帝曰：夫泣不出者，哭不悲也。不泣者，神不慈①也。神不慈则志不悲，阴阳相持，泣安能独来②。泣不出者，谓泪也。不泣者，泣谓哭也。水之精为志，火之精为神，水为阴，火为阳，故曰阴阳相持，安能独来也。夫志悲者惋③，惋则冲阴④，冲阴则志去目，志去则神不守精，精神去目，涕泣出也。惋，谓内烁也。冲，犹升也。神志相感，泣由是生，故内烁则阳气升于阴也。阴，脑也。去目，谓阴阳不守目也。志去于目，故神亦浮游。夫志去目则光无内照，神失守则精不外明，故曰精神去目，涕泣出也。且子独不诵不念夫经言乎，厥则目无所见，夫人厥则阳气并于上，阴气并于下。

并，谓各并于本位也。阳并于上，则火独光⑤也。阴并于下，则足寒，足寒则胀也⑥。夫一水不胜五火⑦，故目眦盲⑧。眦，视也。一水，目也。五火，谓五藏之厥阳也。　新校正云：按《甲乙经》无'盲'字。是以冲风⑨，泣下而不止。夫风之中目也，阳气内守于精，是火气燔目，故见风则泣下也。风迫阳伏不发，故内燔也。有以比之，夫火疾风生乃能雨，此之类也。故阳并，则火独光盛于上，不明于下。是故目者，阳之所生，系于藏，故阴阳和则精明也。阳厥则光不上，阴厥则足冷而胀也。言一水不可胜五火者，是手足之阳为五火，下一阴者肝之气也。冲风泣下而不止者，言风之中于目也，是阳气内守于精，故阳气盛而火气燔于目，风与热交故泣下。是故火疾而风生乃能雨，以阳火之热而风生于泣，以此譬之类也。　新校正云：按《甲乙经》无'火'字。《太素》云：'天之疾风乃能雨'。无'生'字。

---

① 慈：指爱怜之情。《左传·文公十八年》："宣慈惠和"。唐·孔颖达疏："慈者，爱出于心，恩被于物也。"
② "阴阳相持"二句：是说由于不慈不悲而心肾两脏控制了神志，泣涕就不会流出来。　持，守，控制。与上文"宗精之水所以不出者，是精持之"义同。　明·张介宾："神为阳，志为阴。阴阳相持之固，则难于感动，所以泣涕不能独至。"
③ 志悲者惋：是说志悲之时情绪就会凄惨。　惋，凄惨，伤心。明·吴昆："惋，凄惨意气也。"明·张介宾："惨郁也。"
④ 冲阴：明·吴昆："逆冲于脑也。"
⑤ 火独光：是说阳气独盛，如火上炎。明·张介宾："阳之亢也。"清·高世栻："三焦君相之火皆上炎矣。"
⑥ 足寒则胀：明·张介宾："阴中无阳，故又生胀满之疾。"
⑦ 一水不胜五火：是说阴亏于下而阳亢于上。明·张介宾："一水，目之精也。五火，即五脏之厥阳并于上者也。"清·张志聪："一水，为太阳之水；五火，五脏之阳气也。"
⑧ 目眦盲：眼睛失明。　按《甲乙经》无"眦"字。于理为顺，宜从之。
⑨ 冲风：迎风。冲，向着，面对着。

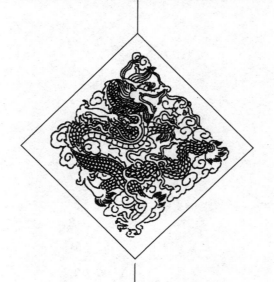

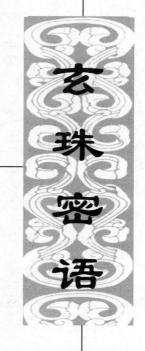

玄珠密语

唐 王冰 著

张登本 点校注释

《玄珠密语》序

　　余少精吾①道，苦志文儒，三冬不倦于寒窗，九夏岂辞于炎暑，后因则天理位②而乃退志休儒③，继日优游，栖心至道④，每思大数，忧短景以无依，欲究真筌⑤，虑流年而不久。故乃专心问道，执志求贤，得遇玄珠，乃师事之尔。即数年间，未敢询其太玄妙之门，以渐穷渊源，乃言妙旨，授余曰：百年间可授一人也。不得其志求者，勿妄泄矣。余即遇玄珠子，与我启萌，故自号启玄子也。谓启问于玄珠子也。今是直书五本，每本一十卷也。头尾篇类义同，其目曰：玄珠密语。乃玄珠子密而口授之言也。余于百年间，不逢志求之士，亦不敢隐没圣人之言，遂书五本，藏于五岳深洞中，先飨山神，后乃藏之。恐后人志求者，可以遇之。如得遇者，可以珍重之宝爱之，勿妄传之。不得奇人，不可轻授尔。此玄珠子授余之深诚也。此十卷书，可见天之令，运之化。地产之物，将来之灾害，可以预见之。《素问》中隐奥之言，可以直而申之。可以修养五内⑥，资益群生，有罚强补弱之门，有祛邪全正之法。故圣人云：天生天杀，道之理也。能究其玄珠之义，见之天生，可以延生。见之天杀，可以逃杀。《阴符经》云：观天之道，执天之行尽矣。此者是人能顺天之五行六气者，可尽天年⑦一百二十岁矣。其有夭亡，盖五行六气，近相罚夭，故祖师言六气之道，本天之机，其来可见，其往可追，可以法之玉版，藏之金柜，传之非人，殃堕九祖。

---

① 吾：即圄，守，遵循。《孟子·公孟》孙诒让解诂："吾，当为圄之省。"《说文·口部》："圄，守也。"
② 则天理位：指武则天登临皇帝之位而治理天下。
③ 退志休儒：谓（王冰自己）心志消沉，废止了儒学的研究。
④ 栖心至道：专心研究运气理论这样的至真至理之学。栖，犹如专心一意。《诗经·小雅》陆德明释文："栖，著也。"
⑤ 欲究真筌：打算深刻地研究其中的理论真谛。筌，通"诠"，《玉篇·言部》："诠，治乱之体也。"
⑥ 五内：即五脏。
⑦ 天年：自然所赋予的寿命。又称天数、天寿。

玄珠密语目录

素问六气玄珠密语卷之一^①

启 玄 子 述

五运元通纪篇^②

夫运者，司气也，故居中位也。在天之下，地之上，当气交之内，万化之中，人物生化之间也。故运者，动也，转动也，即轮流运动往来不歇也。于是太极始判，横五运于中，轮流至今，终而复始。圣人望而详之。

自开辟乾坤，望见青气，横于丁壬，故丁壬为木运也；赤气横于戊癸，故戊癸为火运也；黄气横于甲己，故甲己为土运也；白气横于乙庚，故乙庚为金运也；黑气横于丙辛，丙辛为水运也。故先轮五运，后纪司天也，即常以司天为客也，运气为主也。在泉亦为客，居气间气为次，客也。

故五运之气，上合于天。于是木运之气，上合苍天；火运之气，上合丹天；土运之气，上合黔天；金运之气，上合素天；水运之气，上合玄天。故苍天之气，经于鬼柳危室，即丁壬二分也；丹天之气，经于角轸牛女，即戊癸二分也；黔天之气，经于心尾参井，即甲己二分也；素天之气，经于亢氐毕觜，即乙庚二分也；玄天之气，经于张翼娄胃，即丙辛二分也。

故苍天有青气，经于四宿，下合木运，以同丁壬也；丹天有赤气，经于四宿，下合火运，以同戊癸；黔天有黄气，经于四宿，下合土运，以同甲己；素天有白气，经于四宿，下合金运，以同乙庚；玄天有黑气，经于四宿，下合水运，以同丙辛。

于是五运五色之中，经流之内，乃分大气，于是青气之中，天生风，风生木于地也；赤气之中，天生暄暑，即君相二火也，即热生火于地也；黄气之中，天生湿，湿生土于地也；白气之中，天生清燥，燥生金于地也；黑气之中，天生寒，寒生水于地也。故天有六气者，是风、暄、暑、湿、燥、寒是也。

地产五行者，是水、火、土、金、木是也。于六气五行上下相合，万化生成悉由之尔。五虫衰夭生王，悉由之尔。五虫者，即毛虫、羽虫、倮虫、甲虫、鳞虫是也。即以狮^③子为毛虫之长，应木也；凤凰为羽虫之长，应火也；人为倮虫之长，

应土也；龟为甲虫之长，应金也；龙为鳞虫之长，应水也。此五者，总于万类也。

故运者，丁壬木运，即壬主刚，丁主柔。刚为太过，柔为不及。太过即木气伤土，不及即自衰，自衰即反受金刑。戊癸火运，即戊主刚，癸主柔。刚为太过，柔为不及。太过即火气伤金，不及即反受水刑。甲己土运，即甲主刚，己主柔。刚为太过，柔为不及。太过即土气伤水，不及即反受木刑。乙庚金运，即庚主刚，乙主柔。刚为太过，柔为不及。太过即金气伤木，不及即反受火刑。丙辛水运，即丙主刚，辛主柔。刚为太过，柔为不及。太过即水气伤火，不及即反受土刑。此者是运气之刚柔、盛衰之意也。

故运从干生，干有十，即五阳五阴配地①之六阴六阳，共成六十甲子也。即甲、戊、丙、庚、壬为阳干，阳干主阳年，阳年即子、寅、辰、午、申、戌，此六岁即阳干相临②也，皆主太过也。于是乙、丁、己、辛、癸为阴干，阴干主阴年，阴年即丑、卯、巳、未、酉、亥，此六岁即阴干相临也，皆主不及也。

又不及者，谓其中有平气也。其平气者，假令丁卯岁木运，故曰平气也。何以故？丁虽为木之柔，卯虽阴年，谓卯为木相佐于丁之柔也，故得平气也。假令乙酉，金运故曰平气也。何以故？乙虽为金之柔，酉虽阴年，谓酉为金相佐于乙之柔，亥虽阴年，谓亥为水相佐于辛之柔，故曰平气也。

假令癸巳年，火运亦曰平气也。何以故？癸虽为火之柔，巳虽阴年，谓巳为相火佐于癸之柔，故曰平气也。

假令己年，遇丑未岁，己虽为土之柔，丑未虽阴年，谓丑未土相佐于己之柔，故曰平气也。其辰戌亦是土位，此二年为阳年，各主太过也。

又一法，每年交司于年前大寒日，假令丁年交司之日，遇日朔为壬日，丁得壬名曰干德符也。符者，合也，便为平气也。若过此一日，纵遇皆不相济也。若交司之时遇时直符，见壬亦然，过此亦不相济也。其余皆类也，即己逢甲，辛遇丙，癸逢戊，乙逢庚，皆为干德符也。非交司日、时，除此日时不相济也。又于不及岁中逢月干，皆得符合也，不相济也。若未逢胜而见之干合者，即平气也。若行胜以后，行复以毕，逢月干者，即得正位也。细述于后祕文也。

迎随补泻纪篇③

· 五行六气，各有胜复。故木将行胜也，苍埃先见于林木，木乃有声，震星光芒是其兆也。又木将胜也，宫音失调，倮虫不滋，雨湿失令也，十二月先取其化源也，此谓迎面取之也。迎者于未来而先取之也，故取者泻也，用针泻其源也。即木气将欲胜者，即先泻肝之源，出于太冲，左足大指本节后三寸陷者中，乃肝脉所过为源。先以左手按其源穴，得动气乃下针。针入三分，乃阳之位也。以得天气而住针④，留三呼，即应木之生数三也。乃四面以手弹之，令气至针下，即推而进至五分，留八

---

① 地：即"地支"的简称。
② 阳干相临：据干支组合规律，阳干配阳支，阴干配阴支，子、寅、辰、午、申、戌六阳支只能与五阳干相配，故曰"阳干相临。"下文"阴干相临"义仿此。
③ 迎随补泻纪篇：本节专论五运之气偏盛的气候、星象、物化特征及致病后的针刺补泻和用药规律。
④ 住针：谓停止行针。

呼，应其木之成数八也。是引天气而得地气也。针头似动，气相接也。乃急出其针，次以手扪之。此是预知木胜，泻木肝之源也。令不克其土也。其用药者，即用辛平之，罚木之胜。用甘全之，佐土之衰。无令食酸物，佐木之胜也。

火之将胜也，远视天涯，光辉赤气，山川草木，先乃焦枯；甲虫之体，遍生燥疥。商音之声，先乃失调。于三月迎而取之化源。火未王之前，先取其心之源也。故心之源，出于大陵，掌后两骨间隐者中，乃心这所过为源也。先以左手按其源穴，得动力气①乃下针。针入三分，乃阳之位。以得天气乃住针，留二呼，针火生数也。乃四面以手弹之，气至针下，即推而进针至于五分。留七呼，应火之成数也。是引天气而接地气也。针头似动②，其气相接也，急出其针，可泻有余之气，此泻包络小心之源也，应相火之胜也。其君火之源者，故名曰少阴之源也。少阴之源，出于兑骨，此是真心之源，在掌后兑骨之端陷者中。一名神门，一名中都。刺法同前。法其用药者，即用咸平之，罚火之胜也。用辛全之，补金炎衰。勿顺其苦物，佐火之胜也。

土将胜也，山石先润，黄埃四起，溽暑乃作，云气乃扰，雾翳乃施，羽音先少，是其候也。于五月迎而取其化源也，先取泻脾之源也。故脾之源出于太白，在足内侧校骨陷者中，是足太阴所过为源，先以左手按其源穴，得动气乃下针，针至三分，阳之位也。留五呼，应土之数也。以手弹之，气至针下，乃推而针至五分。留五呼，亦应土之数也。是谓引天气而接地气也。针头似动，急出其针，取泻其有余之

气，令脾气不盛，勿伤肾也。其用药者，用酸平之，罚土之胜。用咸全之，补肾之衰。勿食其甘物，佐土之胜也。

金将胜也，西风数起，松篁发籁，土生卤白，地气先燥，山彰白气，肃杀乃作，木凋草萎，角音乃亏，是其兆也。于六月迎而取其化源，即先泻肺之源也。故肺之源，出于太渊，在掌后大筋一寸五分间陷者中，是手太阴所过为源。先以左手，按其源穴，得动气乃下针，至三分阳之位也。留四呼，应金之生数也。以手四面弹之，气至针下，推而进针至五分，留九呼应金之成数也。是谓引天气而接地气也。得气乃急出之，可泻肺气之有余也，令勿伤肝也。其用药者，即用苦平之，罚金之胜。用酸全之，补肝之衰。勿食其辛物，佐金之胜也。

水将胜也，天色沉阴，鸣鸟不语，太虚暝黯，阳光不治，冷气先至，徵音不及，荧惑不见，是其兆也。于九月迎而取其化源也，即先泻肾之源也。故肾之源，出于太溪，在足内踝下起大骨下陷中，是足太阴所过为源也。先以左手，按其源穴，得动气乃下针，针入三分，阳之位也。留一呼，应水之生数也。以手四面弹之，令气至针下，即推而进针至五分，留六呼，应水之成数也。是谓引天气而接地气也。得气即急出之，即泻肾气之有余，无令伤于心气也。其用药者，即用甘以平之，罚肾气之胜也。用苦全之，补心气之衰也。无令食咸物，佐肾之胜也。

凡资其化源者，何也故？资者补之，取者泻之，当泻其胜实，补其衰弱也。假

---

① 得动力气：即"得动气"，"力"字疑衍。得动气，即得气，指经过行针，气至针下并产生一定的反应谓之得气。动气，即经脉之气运动于针下。

② 针头似动：此为得气时的一种针感。

令未①气之胜，土当衰弱也。故泻其肝源，补其脾源也。火气之胜，金当衰弱也。故泻其心源，补其肺源也。土气之胜，水当衰弱也。故泻其脾源，补其肾源也。金气之胜，木当衰弱，故泻其肺源，补其肝源也。水气之胜，火当衰弱，故泻其肾源，补其心源也。

故资补其化源者，故先以左手按其源穴，得动气乃下针，便至五分，阴分地之气，留呼即从其五行之生数也。得地气之动，乃抽针至三分，阳分天之气，是谓引阴至阳，曰资补化源，留呼即次从五行之成数也。故以外至内而出，曰泻也。以内至外而出，曰补也。故以补为资，以取为泻也。即胜者，取之虚者，资也。

① 未："未"字当为"木"字之形误。下文"泻其肝源"可证。

素问六气玄珠密语卷之二

启 玄 子 述

运符天地纪篇①

甲子，中土运太宫，土气有余，其名曰敦阜。土行雨化，即岁中湿令过多，气伤肾藏，受病久及膀胱。鳞虫不资，倮虫太盛。脾气之胜也，民病腹痛，清厥，意不乐，体重，烦冤，上应镇星。甚则肌肉萎，足痿不收，行善瘈，脚下痛，饮发中满，食减，四支不举。变生得位，藏气伏，化气独治之。泉涌河衍，涸泽生鱼，风雨大至，土崩溃，鳞见于陆地②。病腹满，溏泄，肠鸣，反下甚。雨化五。此土太过之令，甲午之年，化令同。

乙丑，中金运少商，灾九宫七宫，即西方兑。在人为肺，四时应秋，此即谓金不及也。其名从革，即火行胜令，来胜于金，庶物以茂，燥烁以行。民病肩背瞀重，鼽嚏，血便，注下。收气乃后，令胜之至，甚有金，子为水，水来救母，名曰复胜。复胜即寒雨暴至，零冰雹雪霜杀气，阴厥且格阳上行③，头脑户痛，延胸

项，发热，丹谷不成。民病口疮，甚则心疼。清化四，从生数。乙未之岁，化令之正，同于此年。

丙寅，中水运太羽，水气有余，其名流衍，上刑天令不化也，中克心藏受病，即寒气流行，邪害心火。民病身热，烦心，燥悸，阴厥，上中下寒④，谵忘，心痛寒气早至，其则腹大，胫肿，喘咳，寝汗出，憎风。大雨至，埃雾曚郁，寒化六，从成数。此太过之政，丙申之岁，化令准前。此水化之令转盛之尔。何以故？申金，金生水运之余，逢申之年更甚也。

丁卯，中木运正角，运得平气也。其名敷和，所谓平气也。即金不来胜，木亦不灾，土故化令，各得其时，故曰平气也。又曰岁会也。谓丁木运，卯为木，其气相佐。丁年正月是壬寅月，壬与丁合，其干得名曰干德符也。故岁胜风化三，从生数也。正化日也，即化令依时，无他令至，故正化日也。故丁酉岁运同，即不得年力也，年酉为金也。正月壬寅，月亦名干德符也，胜符亦不至也。即不名岁会，

---

① 运符天地纪篇：此节专论30年为一纪的中运之气太过年份的气候、物化、五星特征，以及发病规律。天，指气候、星象。地，指地面的种种物化，如五虫变化，人身发病等。

② 鳞见于陆地：谓土运太过之年，雨水多，原来的陆地也变成河泽，鱼、虾之类的有鳞的水中生物也会在原为陆地的地方生长。

③ 阴厥且格阳上行：指厥逆上行之阴气格隔了阳气，使阳气上行太过。

④ 上中下寒：谓人身上部、中部、下部均见寒盛病症。

风化三，生数也。同丁酉年，化令更甚。

戊辰，中火运太徵，火气有余，名曰赫曦，即气胜，肺藏受病，久及大肠，甲虫乃殃，秋冬热，夏令炎热。其化之政，只其半也。何以故？上见司天，水临之火，减其半也。热化七，从成数。正化度，无他令也。戊戌之年，皆如此。

己巳，中土运少宫，灾五宫，五宫即中宫也。卦应坤位，在人为脾，四时应夏，虫为倮虫。土不及，名曰卑监，即四时化气之令不正，木乃来胜，大风数举，民病痞满，黄疸，胕肿。雨湿之气，不化倮虫，乃夭胜之深也。金乃来复，复之至也，白埃四起，肃杀乃至，木叶凋落，民病肝藏，毛虫反困，复罢，脾气犹虚，至九月甲戌，月已得甲力，得其干合，方还正宫，雨化五。已亥之政，同于此化。

庚午，中金运太商，金气之有余也，其名坚成也。气胜即伤肝，白埃四起，杀气如云，生气不令，成气乃过，毛虫过困，草木晚荣。民病即肤胁气痹，四支筋挛，目瞑，喜怒。其化虽灾，亦不至甚也，只得其半也。何故？谓上见少阴君火，临之年午，亦为火也，故金令衰其半也，木之灾亦少也。燥化九，从成数也。庚子之年，异同也。年子是水，金气相得，其灾至胜也。清化九，从成数也。

辛未，中水运少羽，灾一宫。一宫坎位，在人为肾。四时应冬，虫即鳞虫也。水气不流，名曰涸流也。即土来行胜，湿乃大行，长气反用。其化乃速，暑雨数至。民病腹满，身重，濡泄，寒疡，流水不冰，腰股痛发，腘腨股膝不便，烦冤，足痿，清厥，脚下痛，甚则胕肿。藏气不

正，复之发也。木来救水，大风暴至，草偃木零，生长不鲜。面色时变，筋骨并辟，肉瞤瘛，目视䀮䀮，物㻩①，肌肉胗②发，气并膈中，痛于心腹，黄气乃损。椹谷不发，复罢水气，宁至七月，丙申月，水运正羽，寒化一，从生数，邪化日，令时不正也。辛丑之令，如此也。

壬申，中水运太角，木气有余，其名发生也。即大风摧拉，气刑脾藏，久及其胃也。风气流行，脾土受邪，民病发泄，食减，体重，烦冤，肠鸣，支满。化气独治，云物飞动，草木不宁，甚则振落，反胁疼而吐。风化八，从成数，邪化度也，正令失时也。壬寅这岁，其气更甚也，亦名岁会也。寅木壬木，相会合也。

癸酉，中火运少徵，灾九宫。九宫，南方离位。在人应心，四时为夏，即火气不及也，其名伏明也。心藏自衰，夏令不正，羽虫乃夭，即水来行胜，水之至也。胜则寒乃大行，长气不正，物荣而下，凝惨而甚，则阳气不化，乃折荣美。民病胸中痛，肢支满，胁痛，背肩脚间及两臂内痛，郁胃③朦昧，心痛。胜至深，火有子为土，来救之母复。胜之至，埃郁大雨且至，黑气乃溽。民病鹜溏，腹满，食饮不下，寒肠鸣，泄注，痛挛痿痹④，足不任身。复罢火气始平后，五月戊午月，癸遇干合，火还正徵。热化二，从生数。邪化日，失于正令也。癸卯之岁，亦如此也。

甲戌，中土运太宫，土气有余，其名敦阜。土行雨令，即溽暑埃湿，太虚埃昏，云雨时令，气过即伤肾，久及膀胱。化气有余，藏气不令。民病即气厥，阴

---

① 㻩：物体因干燥或风吹，或天寒而有裂纹。
② 胗：病症名，指皮肤上的疹子样病。
③ 胃："胃"字疑为"冒"字之形误。
④ 痹：病理术语，即"热"。

痿，足胫寒，少力失精。鳞虫乃困，气盛即风举胜迁。民病嗔恙，否塞，黄疸。上胜天令，乃从雨化五，亦曰邪化，则政令失时。甲辰之年，对化斯令。

乙亥，中金运正商，平气也，其名审平也。所谓平气者，谓三月得庚辰月，早见干德符也。乙柔见庚刚，即气还正位也。火未得王，故未胜而先平也。火不胜，即水不复也。又亥是水，亦得年力，故火不胜也。清化四，从生数也。正化日，无他令，即本化依时也。乙巳岁，火来小胜之，为巳为火，可佐于胜也。即于二月，中气间君火，时化日，火来行胜，金气行胜，少商从太徵，胜之不久，不待水来复，即遇三月庚辰月，乙见庚而气自全，金还正商，气以平也。

丙子，中水运太羽，水气有余也。其名流衍，水之盛也。上克司天①，化令不从，丙为水运，干之刚也，亦是水也。太阳司天。太过，即水气临火，令长不从，藏气之胜也。心藏受病，久及小肠，羽虫乃殃，鳞虫乃育。寒化六，从成数也。亦邪化日，夏失时正也。丙午之岁，小异之尔，午即火也。火得年力，丙虽运刚，水之胜也。谓火居南方午位，得离正气佐，故夏令得化，心藏不病，羽虫不灾，热化得正化日，无他邪所至也。

丁丑，中木运正角，木德平气也，其名敷和。何谓也？不候金行胜而先得干符合也。始得初气，遇正月壬寅月，丁虽为木运之柔，丑虽阴年，谓壬为木运之刚，与丁合德也。丁遇壬而气还全，即金不行

胜，火亦不复，故木德正角，生气时令，木亦不伤土，民乃康，倮虫、毛虫、甲虫，各得其育。风化三，从生数，正化日也。依时政令，不失时也。丁未之岁，气化运齐天，依丁丑之政也。

戊寅，中火运太徵，火气太过，其名赫曦也，气运行先天②也。即太过来早，故云先天也。又运与天合德，名曰天符也。即上见少阳相火司天，即运与天同火，其气甚，盛暑流行，金肺受邪民病病疟，少气，咳喘，血溢泄，注下，嗌燥，耳聋，中热，肩背热，甚则胸中痛，胁肢满③，膺背肩胛间痛，两臂内痛，身热，骨痛而为浸淫。收气不行，长气独明，以表火胜。热化七，从成数，邪化日，政令失时。戊申年小异之，即申为金，佐于肺，肺受火刑，其气稍实，民病得半也。故小异之尔。其余之令，亦如此。

己卯，中土运少宫，土气不及，灾五宫。五宫，即中央也。在人应脾，气分四气，虫为倮虫，土其名卑监，木乃来刑，即木行风，胜于土，风乃大行，化气不令，草木茂荣，飘扬而甚，秀而不实。民病飧泄，霍乱，体重，腹痛，筋骨繇复，肌肉瞤酸。胜至甚也，金子来复，复之至则收政严峻，草木苍凋，胸腹暴痛，下引小腹，善太息。虫食甘黄，气客于脾，黅谷乃减④。食少，失餐⑤。复罢，土气未正，后至九月甲戌月，土还正宫。雨化五，邪化日，失政令也。己酉之年，异于此岁，酉金也。胜之惧之，故木胜之微尔。

---

① 上克司天：指中运之气土运太过，制约了司天的君火之气。由于中运之气位居司天（即天气）之下，故曰"上克"。
② 先天：指太过的中运火气先于交司时刻而至，故谓"先天"。
③ 胁肢满：疑为"胁支满"，即两胁支撑胀满。"肢"，疑为"支"字之声误。
④ 黅谷乃减：谓土运不及的年份，干旱少雨，黄色的谷物不能生长而收成较差。
⑤ 失餐：谓因收成欠丰而民食不饱腹。

庚辰，中金运太商，金气有余，其名坚成。金气有余，即生气乃萎，收气乃杀，即白埃四起，草木苍落，林木肃杀，燥乃卤，田白色。民病于肝，毛虫还困。胠胁气痹，淋溲便难，目瞑，转筋。燥化九，从成数，邪化日，春令失政。庚戌之运准此。

辛巳，中水运少羽，水气不及也，灾一宫，一宫，北方坎位，在人应肾，虫为鳞，水之衰也。其名涸流，即干涸竭也，即土行胜水也，土行雨令，即名曰雨化行胜，胜之至也。至于第四气中，即大雨霖霆，肾病乃危，久及膀胱。鳞虫还瘁，弗令水危困笃，木乃来复胜也。大风数作，场尘高举，摧折林木，飞砂走石，如是即土气亏，脾藏乃病，倮虫反殃，木复罢，土犹未全。至七月丙申月，辛得丙合，水还正羽，水炁方全，寒乃化一，邪化日，失政令也。辛之年小异之尔，何以故？亥为水，虽阴年，亥水与辛水运相佐之。曰岁会，水得平气，即土不胜，木不复，故得正羽。正化日，寒化一，从生数也。

壬午，中木运太角，木气之有余也，其名发生。壬木运，运之刚也。午，阳年，阳年太过，故木气之盛也。即生气之令太过，运行先天，风化乃盛，化气不令，雨湿还亏，脾藏受病，久及其胃。倮虫不育，风化八，从成数，邪化气失令。壬子之岁亦然也①。

癸未，中火运正徵，火得平气也，其名昇明。何以故？即左右二火为间气相佐之也。又五月戊，五月先得干符也，癸见戊而气全也，先得符力，水未行胜，故曰平气，即水不胜而土不复也，火又不灾九宫，故名正徵。热化依时令，正化日，无他令。热化二，从生数，癸丑之令准前②。

甲申，中土运太宫，土气有余，其名敦阜也。土行雨令，即化气之盛也。藏气不时，邪干肾藏，久及膀胱，鳞虫乃困，寒凛反温，雨湿流行。民病腹痛，清厥，意不乐，体重，烦冤，甚则肌肉萎，足不收，行善契，脚下痛，饮发中满，食减，四肢不举。雨化五，邪化日也，藏气不正。甲寅之岁，异于此。何以故？寅，木也。木可刑土，气之平也，即藏气平，自令鳞虫得育，肾气均，正化日也，故得无他邪也。

乙酉，中金运正商，金得平气也，名曰审平也。土宫不灾，火胜不至，水复不来，甲虫自育，肺藏气宁。何以故？乙虽为金运之柔，酉虽阴年，故酉为西方金位，金气相佐，故得平气也。长气亦不刑，生气杀气自正，清化四，从生数，正化日，无他邪也。乙卯之年，异于此岁，中金运少商，金气之不及，其名从革。即火得二之气，君火分中来行胜，即暄热至，甲虫殃，肺乃病，胜之不及久③，水未行复，其气以平。何故也？三月庚辰月，乙得庚合，合其干德，金运正商，其气乃平，使杀气不失其令，清化四，从生数，邪化日，有他邪也。

丙戌，中水运太羽，水气有余，其名流衍。水得丙戌之刚，戌上见太阳，水同于寒，其气临火，长气失政，炎暑乃亏，暴冷时间，藏气乃盛，其眚冰雹，其令寒雾凛冽，羽虫乃亡。心藏病危，久及小肠，民病心热，烦心，燥悸，阴厥，上下

---

① 壬子之岁亦然也：此节有脱文，缺邪化日及民病内容。

② 癸丑之令准前：准前节有脱文，缺发病内容。

③ 久：疑衍。

中寒，谵忘，心痛。寒气早至，寅化一六，生成二，化并天令也，邪化日，失政令也，丙辰之化准此。

丁亥，中木运正角，木得平气，其名敷和。木气不灾三宫，何以故？丁虽为木之柔，亥虽阴年，令于正月壬寅月，丁得壬合，干德相符，故平气也。故运得干合，即木气乃全，即金不行胜，火不来复也。木亦不伤土令也，使时令各得其化，故曰正化日也。风化三，从生数。丁巳之正，依斯令也。

戊子，中火运太徵，火气有余，其名赫曦。上与少阴君火合德，曰天符也。火行暑令，即炎暑大行，夏令太过，其变郁蒸，其眚炎烁，如是即心气有余，邪炎肺藏，久及大肠。甲虫不滋，杀气失政，肃杀无威，暑化于成数。戊午之年，名曰太乙天符，三会合也。即戊火运，上少阴君火，午为南方火位，即三位火合德①，其化转甚，邪化日，秋失政也。

己丑，中土运少宫，土不及，灾五宫。五宫，即中宫也。在人应脾，卦为坤，主气为四气，虫即倮虫。土不及，其名卑监。土行雨令，湿化乃亏，木乃来刑，木行风令，即风化行胜也。胜之至也，得初气而至早也，风木之时，化之正也。脾乃病，久及胃。倮虫困笃，四气还亏，土至危，金乃至，至而燥来。燥来复胜，胜木也。木反衰，肝乃病，次及胆，土乃静，脾病愈，倮虫舒。土至九月，甲戌月，己得甲，为干合。其德土，还正宫，方伏位，名曰雨风胜复同也。邪化度，邪化者，相刑胜之名也。雨化五，己未之令，准于斯正。

庚寅，中金运正商，金得平气也，其名审平也。寅为阳，庚主太过，何言平气也？谓上见少阳相火司天，下临克于金，故天刑运，运不能太过，故罚盛而见平也。其气亦伤肝也，即为小灾尔。毛虫小困，春令清干，燥化九，从成数，邪化不盛。庚申之岁，金得太过，从太商金，名曰坚成，谓申金为佐之故。金气伤肝，久及其胆，生气之令，不杀，金气太过燥化依令。

辛卯，中水运少羽，水气不及，灾一宫。一宫，即北方坎位也。水在人应肾，水不及，其名涸流，即干涸竭也。即土气来胜，刑于水也。上施雨令，名曰雨化胜也，胜之至也，至于第四气，即土得时化，故胜尔。太虚埃昏，云气以扰，雨令频化，肾藏乃病，久及膀胱，鳞虫困笃②，冬令反温，流水不冰，水困之危，木来复克。木者，水之子，木行风令，名曰风化胜复同也。即大风复胜于雨土，即脾反病，倮虫殃，土气复危。如是即土气方缓，至七月丙申月，水还正羽，寒化一，从生数，邪化日，失正令，辛酉亦然。

壬辰，中木运太角，木气有余，其名发生。其气盛，木有余，木令于风，风乃大举，鼓折鸣条，用施摧拉，气过即伤脾，久及其胃。倮虫不育，化气不令，风化八，从成数，邪化日也。夫正令，壬戌之令，亦从此岁之令。

癸巳，中火运正徵，火得平气，其名昇平也。巳虽阴年，癸虽为柔，一谓巳为火，亦名岁会，二谓水未得时化，三谓五月戊午月，癸得戊合，具干合，故得平气

---

① 三位火合德：指太过的中运火气与司天之少阴君火，以及岁支午于南方火位，三者五行属性相一致，故谓之，又叫"三合为治"，或"三合会"。此为"太乙天符之年"的判断条件。

② 困笃：犹言生长繁育受到严重的影响。困，窘迫。笃，重。

也。即水不来胜火，土不来复，即火令依时，热化二，从生数，正化日，依时正。

癸亥，中火运少徵，火不及，灾九宫。九宫，南方离位，在人应心，虫为羽虫。火不及，其名伏明。谓亥为水，故异于巳也，即水得年力，便来行胜，即暴寒胜间，民病于心，久及小肠，羽虫乃病，胜至甚，土来复胜，胜之水困，肾及病，及鳞虫，至五月戊午月，火还正徵，其气乃平，邪化日，失政令矣。

素问六气玄珠密语卷之三

启 玄 子 述

天元定化纪篇[①]

夫司天者，司之言直也，司直而侍于天之直也。左右者，从直[②]也，次于司天也，即从司而侍直[③]于天，其名间气，即本气随天虚[④]而时，间令化[⑤]也。是司天之间化之令，故名曰间气。故与天相得者，或与天不相得者，或与天令并化者，或胜天令而不化者，或先于天令，或后于天令，或来间早，或来间晚，或来早而去早，或来晚而去晚，或来早而去晚，或来晚而去早，或惧天令而不来，或左应而右不应，或右应而左不应，或左右俱应，或左右俱不应，或从南正，或从北正，如此即天令非一，故虽预定[⑥]，亦以细穷之。定纪天令，必化不化，故述于后。

夫天元六气者，即是厥阴、少阴、太阴、少阳、阳明、太阳。即厥阴为巳亥之纪，少阴为子午之纪，太阴为丑未之纪，少阳为寅申之纪，阳明为卯酉之纪，太阳为辰戌之纪。此者是阴阳轮流定纪之数，故终而复始也。

厥阴为木，其令为风，其性暄[⑦]，其德和，其忧摧拉，其胜折陨，其复飘怒，其化三、八[⑧]，其虫毛，其藏肝，其病掉眩、筋挛[⑨]，其色青，其味酸，其臭臊，其养筋，其候目，其应春，其星岁星[⑩]，其动左胁，其象青龙，其脉弦长，其卦震，其位寅卯，其谷苍，其果李，其畜鸡，其眚陨落，其灾三宫，其神魂，其液泣，其司巳亥，运合丁壬。

少阴为君火，其令热，其性温和，其

---

① 天元定化纪篇：此节专论天元六气司天的年份，六气的德、化、政、令、灾变等规律。元，即六气，即风（厥阴木）、热（少阴君火）、暑（少阳相火）、湿（太阴土）、燥（阳明金）、寒（太阳水）六者。因为六气为天，五运为地。本节专议六气，故称六气为"天元"又称为"天气"。岁运之气又称为"地气"。
② 从直：指（司天的左、右间气）顺应司天之气对上半年气候变化的作用。直，同"置"，也作"值"。指司天对气候的直接作用。从，顺从，服从。
③ 侍直：指（司天的左、右间气）配合司天之气发挥作用。侍：奉也。犹言配合、协调。
④ 天虚：即太墟、天空。
⑤ 间令化：指间气对气候的影响作用及所产生的相应变化。
⑥ 预定：预测而判定。
⑦ 暄：疑为"温"之误。暄，热也。
⑧ 其化三、八：三为木之生数，八为木之成数。
⑨ 挛：通"踡"。即拘挛、缩踡。
⑩ 岁星：即木星。

德慈，其变郁蒸，其胜大暄，其复郁燠，其化二、七①，其虫羽。其藏心，其病惊悸，其包赤，其味苦，其臭焦，其养脉，其候舌，其应夏，其星炅煌②，似火星赤而小，其动当心，其象朱雀，其脉洪大，其卦离，其位巳午，其谷丹，其果杏，其畜羊，其眚烦热，其灾九宫，其神呻，其液汗，其司子午，运合戊癸，不主运气，君火以名，不统五运也。

太阴为土，其令雨，其性润，其德缓，其变埃昏，其胜霖霪，其复霏霙③，其化五④，其虫倮，其藏脾，其病痞噫、黄疸，其色黄，其味甘，其臭香，其养肉，其候唇。其应长夏，其星镇星，其动当脐，其象句陈，其脉缓，其卦坤，其位辰戌丑未，其谷黅，其果枣，其畜牛，其眚朦昧，其灾五宫，其神意智，其液涎，其司丑未，运合甲己。

少阳为相火，其令暑，其性炎，其德猛烈，其变沸腾，其胜烁石，其复流金，其化二、七⑤，其虫翮⑥，其藏包络，其病狂颠，其色赤，其味苦，其臭焦，其养血，其候舌，其谷丹，其果杏，其畜羊，其眚燔焫，其灾九宫，其神忆憘，其液汗，其司寅申，运合戊癸。

阳明为金，其令燥，其性凉，其德清，其变肃杀，其胜凋零，其复飁阴，其化四、九⑦，其虫介甲，其藏肺，其病喘咳、虤嚏，其色白，其味辛，其臭腥，其养皮毛，其候鼻，其应秋，其星太白，其动右胁，其象白虎，其脉毛，其卦兑，其位申酉，其谷素，其果桃，其畜马，其眚霜露，其灾七宫，其神魄，其液涕，其司卯酉，运合乙庚。

太阳为水，其令寒，其性凉，其德凛，其变凛冽，其胜雾霏，其复冰雹，其化一、六⑧，其虫鳞，其藏肾，其病委厥⑨，其色黑，其味咸，其臭腐，其养骨，其候耳，其应冬，其星辰星，其动脐下，其象玄武，其脉石，其卦坎，其位亥子，其谷玄，其果粟，其畜彘，其眚霜雪，其灾一宫，其神精志，其液唾，其司辰戌，运合丙辛。

厥阴所以司于巳亥者，何也？谓厥阴木也，木生于亥，故正司于亥也。对化于巳也，虽有卯为正位，木之分，谓阳明金，对化之所以从所生而顺于司也。

少阴所以司于子午者，何也？谓少阴为君火，君火尊位，所以正得南方离位也，即正化于午，对化于子也。

太阴所以司于丑未者，何也？谓太阴为土也，土王中宫，寄卦于坤，坤位西南，居未分也。即正化于未，对化于丑也。

少阳所以司于寅申者，何也？谓少阳为相火之位，卑于君火也⑩。虽有午位，君火以居之，即火生于寅也。故正司于寅，对化于申也。

---

① 二、七：火之生数二，成数七。
② 炅煌：即荧惑星。
③ 霙（wēi 音微）：小雨。
④ 五：土的生数五。在运气推算中，只用土的生数，故曰"其数五"。
⑤ 其化二、七：火之生数二，成数七，故曰"其化二、七"。
⑥ 翮（hé 音喝）：用同于"羽"。
⑦ 其化四、九：金之生数四，成数九，故曰"其化四、九"。
⑧ 其化一、六：水之生数一，成数六，故曰"其化一、六"。
⑨ 委厥：疑为"痿厥"之误。
⑩ 卑：低。少阳相火在君火之后，故曰"卑于君火也"。

阳明所以司于卯酉者，何也？谓阳明为金，酉为西方金位，即正司于酉，对化于卯也。

太阳所以司于辰戌者，何也？谓太阳为水，水虽有于子位，谓君火对化也。水乃复于土中，即六戌在天门，即戌是也。六巳在地户，即辰是也。故水归土用，正司于戌，对化于辰也。

凡化之令，风木为何化三八？火热为何化二七？土雨为何化五？燥金为何化四九？寒水为何化一六？此谓五行之数也，各有生成之数也。即水一、火二、木三、金四、土五也，此皆五行之生数也。其有成数者，何也？即于本数上各加五是也，即水六、火七、木八、金九、土十是也。土所以无成数者，谓土王四季，不得正方也。又数至十而到行，即复归五也。天有九宫，不可至十也，至九而迴也。

又生成正化，以何明之？从其本而生，从其标而成也。以何为标？以何为本也？正化为本，对化为标。

即厥阴正化于亥，风化三，本也。故生数对司于巳，风化八，标也，故成数。

少阴，正司午，热化二，本也。故生数对司于子，热化七，标也，故成数。

太阴正司于未，对司于丑，皆雨化五，土无成数也，故只生数。

少阳正司于寅，火化二，本也；故生数对司于申，火化七，标也。故成数。

阳明正司于酉。燥化四，本也；故生数对司于卯，燥化九，标也，故成数。

太阳正司于戌，寒化一，本也；故生数对司于辰，寒化六，标也。故成数皆以本，从生数标，从成数正司令化之，实对

司令化之虚也。

凡左右者，从司①也，间气②也。假令厥阴司天，左少阴，右太阳也。少阴司天，左太阴，右厥阴也。太阴司天，左少阳，右少阴也。少阳司天，左阳明，右太阴也。阳明司天，左太阳，右少阳也。太阳司天，左厥阴，右阳明也。即以前为左，后为右也。

若北正司天，即以左在西，右在东了。若南正司天，即以左在东，右在西也。凡木、火、金、水运，皆北正司天，只土运南正司天也。

凡司直之令③，皆以在泉及运共主一岁也。唯左右间气不然也，即左主三气，是初、二、三也。是木、君火、相火分也，此三气应左是也。右主三气，是四、五、终也，是土、金、水分也，此三气应右也。

凡间气有至，有不至者何也？假令少阳相火司天，即左见阳明，阳明金也。金避火而不至也，其相火对化，天虚或见水运，乃可小至尔。除此不至也，余即皆至也。凡少阴司天，即左见太阴也，即左主初、二、三也，即太阴土惧初木气，故至而晚也，何故也？后入二之气，木气退于位始至也，故来晚也。今举此法，余皆仿之也。

又左间气主先，右间气主后也，皆与司天相得即至也。先后有法于后述。若间气胜于天即至，天胜于间气，间气不至也，其至有时也。亦取正对化之法，即左间气随阳遁于局中，取法并与天相得，遇直符而至也。以何见之尔？假令子年，少阴司天，即左见太阴，太阴，即土也，即

---

① 司：指司天之气，位当三之气。
② 间气：谓司天的右间气（二之气）和司天的左间气（四之气）。
③ 司直之令：谓司天之气主宰气候变化的年份。

土主五宫也。即时甲子入五宫，即至也。又假令丑年，太阴司天，即左见少阳相火也。火主九宫，即时甲子，轮丑入于离宫，即少阳相火至也。今举此二法，即余皆仿之，审详而用。

观象应天纪篇①

凡六气之降升得位，气至观之，有候气之盛衰，逆顺吉凶，皆在五星形象之变异，日月气候，天象预报之，皆自司天之气，候占应者也。或气至而星不见，或气未至而先星见，或失度而离位，或前或后，或当大而反小，或小暗而却明盛，或见一而见二，或气应而星不应，或应见而却不见，或日月之失度，或日月之明大，或日月之昏暗，或与气候同见，或异星相附，或星与月相并而异气挠之，或同月度，或犯月角，或二星相刑而一星乃小，或二星光芒而相射，皆主吉凶之兆。下合上符，应之明显，万化民病，时令并未来之灾祥，并述此纪。

假令少阴君火司天，上应炅煌之星，见而明盛，以表君火之在天，如不见有己何故也？若非水运太过，不见即凶，除水太过之年，不在天即不见在地。地用气时，岁半之后。当见若非此二时，当见而不见，亦作不祥。或与五星并见，即君失朝政，或在金星之傍，金星大而明，灵煌暗而小，主武侯反叛之兆也。又炅煌似荧惑而赤，即小如荧惑，不光芒闪灼，本来赤而小明是也。若水星或木星相近之者，必于相位有欲勃逆之兆也。其火土相近之者，亦主不臣也。故五星不可与炅煌争光，皆主不臣也。又炅煌或见二者，亦非

荧惑相近也。其大小相似无别者，主未出世之君，以此世也。又太白或有二见者，大小无异，相似无分别者，兼相近者，此一星是太白，一星是戈甲星也。见之主大决战。又荧惑或有二见者，大小相似，无分别者，近之不离度，此者一星是荧惑。一星是亢极星，见之必大旱也，退之乃泽。及辰星或有二见者，大小相似，无分别者，近不离度，一星是水星。一星名曰霖泽星，见之主大雨也。其星落而如散者，主大雪。又岁星或有二见者，大小光芒皆相似，近不离度，一星名曰木星。一星名曰强寇星，见之草贼大胜也，半年应之。又镇星或二见者，大小光芒甚相似，近不离度，一星名曰土星，一星名曰隣域星，见之必隣国侵疆界，次二年应之。此六气相佐不祥者也。

又云：太白似老人星者何也？即金在天之年，见于北方，即秋见之，甚似太白，不相近而远者，见之而秋有凉政而不施肃杀，主国家之寿也。

木在天之年，有景星见于东方，大如半月而明有光芒，见之主明君出世。

水在天者，有贤士星出见，似辰星青白光而不芒，又小如辰星，相去而远，即有贤人在野，隐居而不显名也。

又火在天，有温疫星见，其星四上二下。下二星如斗之身至少，而赤见之而天下大疫，人死之半。如见之，只春分日用药吐，吐之不患也。

又火在天之年，有天郁星见，一大而三小时，时有黄赤气附之，见之天下疵疫，皆相染易，见之用药于春分前，汗之三解也。凉上补下，而不疾也。

又木在天者，有毛头星见，大而光

---

① 观象应天纪篇：此节专议六气司天之年的星象变化规律，通过对星象变化的观察，来判断气运的太过、不及。炅煌星、荧惑星（火）、太白星（金）、镇星（土）、岁星、辰星（木）、水星（水）。

芒，芒之乃长。此星不可散落，落即次三年化蝗虫，遍天下食农田。

又金在天之岁，太白与屍星相近者，屍星似樱星而小，小而昏中有白气附之，此伏屍之气也。主杀人百万，流血千里。又荧惑亦不可近。屍星，即人死多露尸于野。

又土在天者，或在泉之年，有稼穑星见，似土星而小，不同度见之而天下丰登。

又土在天之年，有大星见于南方，大而黄白，其星光芒闪灼，名曰瘴黄星，见之数夜，或作声而散落。散落而作，赤气后黄色而消，来日天无风云，天色乃黄，日乃昏，此名天郁之气也。主天下大疫，令人绝门皆死，见之可以吐汗之，皆不病，如人得此病，可吐下，不可温补。

火在天之年，月见赤色者，初出时见赤，以为常月，至午未之间不退赤者，主大旱。又火犯月角者，主旱。水犯月角者，主大雨。又日出至辰巳以来，无云而昏者，君灾。月望而赤昏，后妃灾。又太白忽赤者，次日大风。又北斗间有黑气，南冲过河汉至南箕者，主大雨。

又金在天，有大星见东北方，大而光芒，下有小小星，并微有白气，名曰彗星，见之主攘抢也。

木在天之岁，星失度，乃北游之年，至北斗可近玄枵①，东西左右，往来似动摇者，主一十二年国破民灾，兵胜之兆。又夜至四更子之后、丑之前，见东方如日出之象，赤气甚高，可遍东方，气散后有二大星出，至晓日出犹见，见之辰时末伏名日，竞星见之，主国灾，民农失业。

又太白阳年，早见东方为启明，阴年夕见西方为太白者，不以时度而交者，皆主兵乱，失政之兆。日出东方，有白气如覆船者，主大杀凶年，民病也。日出夕过下晡有云，昏淡而不黑，欲散而变龙虎之形，又如鹅雁之状，有奸贼乱政谋叛也。

凡星昼见，皆主不臣。五星失度，皆主吉凶。

木运木司天之岁，岁星当见大而明，中木运与天符木不及，反得金行胜，即太白反大而明，又与岁星同度，岁星乃小，太白甚盛，至相近者，后七年而天下民病，病皆风、燥二证。治之以苦热，佐之以酸平。

火运火司天之年，火得天符，水行复胜之，荧惑当大反见辰星，辰星同度，荧惑伏之甚小，后三年而天下民病，病皆寒热。治之以甘温，佐之以苦热。

土运土司天之年，土得天符，木行胜之岁，镇星当大，反见岁星。岁星同土度，镇星甚小，岁星光芒至近者，后八岁而天下民病，病皆风湿。治之以辛凉，佐之以甘温也。

金运金司天之年，金不及火来胜之，太白当大，反见荧惑。荧惑同度，太白甚小，荧惑光芒至近，后六年天下民病，病皆烦燥②。治之以咸寒，佐之以卒凉。

水运水司天之岁，水不及土来行胜，辰星当大，反见镇星。镇星同度，辰星甚小，镇是光芒相近者，后六年而天下民病，病皆寒温。治之以酸平，佐之以咸寒。

所谓病之年，皆从本生③。数而合

① 玄枵：谓北方的天空。枵，天。
② 燥：通"躁"，躁扰不宁。
③ 皆从本生：指上述岁运与司天之气五行属性相符年份（即"天符年"）的发病规律，指所生病证都由六气所致而成，而非从标而生。六气为本，其三阴三阳属性为标。

之，可见其年。木被金刑，即七年也。即木三、金四，共七年也。病风燥，金木二证，当罚金之有余，次全①木之不是也。

火被水刑，即三年，即水一、火二，其三年也。病寒热水火二证，当罚水之胜，次全火之不足。

土被木刑，即八年，木三、土五，共八年，病风湿者，木土二证也。当罚木之胜，次全土之不足。

金被火刑，即六年，火二、金四，共六年，病烦燥者，火金二证，当罚火之胜，次全金之不足。

水被土刑，即六年，水一、土五，共六年，病寒湿，即水土二证，当罚土之有余，次全水之不足。

凡胜复之岁，若星不同度，星不相胜，即无此证也。若但只胜复，星不相伏，无此病灾尔者，日照明之大表，光景之纪纲，群阳之精，众贵之象，日大而行光，天下和平。

日出有白光，阳无德，日暮无光，阳见刑也。日光曜主，有疾日出，一竿无光，亭亭光色，无云民病。日赤入西，二竿亭亭无光者，人死。日过中半不明，主君道阙，民人失业。日有两足，群雄起。日见赤足，国急见伐。日垂牙，夷狄侵兵将用。日重耳，天子得地。黄气抱日，执政之臣内忠。日昼日昏，不出日大水。日正昼而冥晦者，阴反臣制君。日有黑光，不出六十日，伤五谷大水。日有六耳，六十日丧国。日傍有赤色，如冠耳，有持状有兵，则大风起、暴雨。春日有四耳，天子有孙，不出三年。气如虎触日，将军反。青龙守日，臣下有谋。青气在日下，上利出军。青赤气掩日出，必有大战。日傍有赤气

如虎，万人死。日无色，日中有赤气大如星，如踊跃者，人君凶。气广二尺在日东西，其国有忧兵起。日上有黑气如蛟龙伏，必大风。冬至日，日出日入时俱有云迎送者，岁人民疫病。其云赤，旱；白，兵；黄，疫；黑，大水；青，大风。日有黄晕二重，风雨顺时，丰熟物贱。

日有白晕，不出九十日，有暴兵，岁多暴病，贵人多病。日晕青，有三重，国多风雨，不出九十日，后妃灾。冬雷夏雪。赤日晕，再重其灾，在下所见国有蝗虫，二百日旱，米贵多盗贼，小有残兵。日四重，四海有兵一年。止日晕半重如鼎盖者，欲清和亲之国。曰晕三重，诸侯反。日晕五重，其年饥荒，五谷贵。日晕十重，天下亡地不出五年。

星堕为土，大饥荒，流血。星堕为沙，兵败国亡。星堕为金，大兵起。星堕为石，落处人灾。

白虹蜺镇星，散为红蜺，白虹出其下，流血。白虹贯日，近臣叛。白虹夏生东方，麦贵。白虹所见之处，国杀人。白虹绕城不帀②，从所在攻之胜。虹蜺西见，岁中灾妇人。虹蜺屈旋城上，其下流血。赤虹从天上直下，指之国丧乱。虹如屈蛇，头下指处，人民病。虹与日同出东方，所见凶年。虹在日左，久不消，见之人灾。

太白下有白气，主大兵。岁星下有青气，主大风。镇星下有黄气，主大疫。辰星下有黑气，主大水。荧惑下有赤气，主大旱。

月生晕，中有星，主大风。月后有黑气，主大雨。月有影，如小月于上，国有争。月晕有二重，主风雨。月晕有四重，

---

① 全：保全，此犹补益、扶助。《正字通·入部》："全，保也。"

② 帀（zā 音匝）：周，环绕。《说文·帀部》："帀，周也。"

主四门国乱失政。月晕傍有云如手，人民灾。月下大三足，万人死。月当圆不圆，四面白云随之，国后灾。月两角有大星，人民灾。月背后有大星，下有小众星，主冰雹。有黑气自月中出，次变赤者，第三日有黑风。月中有白气出，主大雪。

太白行宿，其芒上锐下大，进退合度，当期而见，天下昌。太白高小而明，明而不芒，主太平。太白大而光芒，主兵甲。太白入月中，星色分明，臣有谋。上太白，月掩之如蚀者，忠臣有受戮死者。

太白生西月生星北，国有兵强。星有月南，中国兵胜。在南方太白与月相逼，中间通，三指兵，两指城忧。太白在镇星北者，失地亡国。太白在西方，高明早见之，主强兵。太白在东方，出日犹见之，主兵戈事。太白当见不见，凶月傍有众星，有院围月一币，主国之胜。月傍有紫气绕之，后妃有德。月圆而明，明面大亭亭如不动，后妃有德。月圆而昏，无光明，后妃灾。月见日而犹明，君无德。

素问六气玄珠密语卷之四

启 玄 子 述

天运加临纪篇①

甲子，上正徵，少阴君火司天，热行于上，对化盛而不实，胜而有复，运土相得，即火生土，热化七，从标，成数也。下临肺气，上从白气，奉天即长气之胜，大暑流行。民病咳，寒热，衄嚏，鼻窒，病本于肺。甲虫灾，胜之甚也，水来复之。复至也，冷气反用，心藏病，生羽虫，乃天夏炎反冷，辰星反大，炅煌不明。

甲午，上正徵，少阴火司天，热行于上，正化盛而实，胜而不复，热化二，从本，生数也。长气盛，大暑流行，肺气上起，白气奉天。肺病，甲虫灾，民病热行于上。治之以咸寒，水性水味，以伏火热之胜也。勿食苦热物，佐火之王也。上见炅煌明盛，太白之失色也。

乙丑，上正宫，太阴土司天，对化盛而不实，胜而有复，运金天土相生也。雨化五，下刑。肾气衰，黑气奉天，化气之胜，湿气乃盛。肾藏受病，久及膀胱。鳞虫夭，民病阴痿不起，气大衰而时反腰脽痛，动转不便。胜之甚也，木来复胜，大风数举，民病脾胃，倮虫灾。岁星反见，镇星复昏。

乙未，上正宫，太阴土司天。湿行于上，正化盛而实，胜而不复，雨化五。下临。肾藏受病，久及膀胱。鳞虫灾，雨湿之胜。民病痿厥，胫寒，阴痿失溺②。治之以咸平，以木味木性，以平土湿之胜。镇星见大，辰星失色。

丙寅，上正徵，少阳相火司天，正化盛而实，胜而不复，热化二，从本，生数也。长气之盛也。下临肺脏受病，久及大肠，甲虫灾，民病热病，行于上皆烦满，郁燠。治之以咸寒，水味水性也，以伏火热之盛，勿食苦热物，佐火之胜。荧惑见大，太白乃小。

丙申，上正徵，少阳相火司天，热行于上，对化盛而不实，胜而有复，热化七，从标，成数也。下临肺气，上从白气奉天，暑流秋政，收气不令，肺藏受病，甲虫乃夭。民病上热而咳喘，衄衂。胜之至深也，水来复胜，寒令早，羽虫反病。民病心，寒热作，肺得水运申金，佐之病得半。辰星反见，荧惑却昏。

---

① 天运加临纪篇：本卷详论60年中运之气与司天之气加临和胜复变化规律，及其对气候、物化、民病的影响，同时也指出各年中运之气与司天之气加临变化于天空星象的兆应。

② 失溺：小便失禁。溺，音义同"尿"。

丁卯，上正商，阳明金司天。燥行于上，对化盛而不实，胜而有复，下临肝藏病。毛虫灾，皆不应，何故也？丁木运，运得卯木佐之，正月壬寅月，丁得壬合得干力，又名岁会，故得平气。即上阳明不能灾之，清化九，从标①，成数也。太白明盛。

丁酉，上正商，阳明金司天。燥行于上，正化盛而实。胜而不复，燥化四，从本，生数也。酉为金，名曰同天符下临，肝气上从，苍起奉天，凄沧数至，木伐草萎。民病胁痛，目赤，掉振，谷②慄，筋痿不能久立。治之以苦热。火味火性，可伏金性之疾。勿服辛凉物，佐金之胜也。太白大明，岁星还小。

戊辰，上正羽，太阳寒水司天。寒行于上，对化盛而不实。胜而有复，寒化六，从标，成数也。上临心藏，赤气上从，水冰，火气高明，民病心藏，羽虫灾，胜之甚也。雨土来复，肾气反病，鳞虫亦灾，辰星反暗，镇星复明，土之还胜也。胜而心藏乃半。

戊戌，上正羽，太阳寒水司天，正化盛实，胜而不复，寒化一，从本③，生数也。治之以甘温，即土之性味也。勿食咸寒物，佐水之胜也。上应辰星之明盛，荧惑之失色了。其令准前，只不复也。

己巳，上正角，厥阴司天。风行于天，对化盛而不实，胜而有复，风化八，从标，成数也。下临脾气，上从而土且隆，倮虫夭，黄气起，水乃眚，土用革，体重，骨肉萎，食减，口爽。风举太虚，云物摇动，目转耳鸣，胜甚金乃复之，燥乃至，白埃起，脾乃全，倮虫静，太白反见，岁星复小。

巳亥，上正角，厥阴司天。风行于天，正化盛而实，胜而不复，风化三，从本，生数。民病风病行于上，治之以辛凉，金之性味也。勿食酸和物，佐木之胜也。上应岁星，光辉且大，镇星暗伏。

庚午，上正徵，少阴君火司天。热行于上，正化盛而实，胜而不复，热化二，从本，生数也。午为南方火，又见少阴君火，名曰同天符也。下临肺气，上从白气奉上，甲虫灾，金用草木眚。喘呕，寒热，嚏，衄衊，鼻窒。大暑流行，天胜运，运太过，佐之于肺，甲虫得气金，灾得半。荧煌明盛，太白亦然。

庚子，上正徵，少阴君火司天。热行于上，对化盛而不实，胜而有复，热化七，从标，成数也。民病热，病行于上，大暑流行，长气之胜，胜之其水来复之，暴冷卒至，心乃病，羽虫灾，反见辰星之大明，荧煌复小。

辛未，上正宫，太阴土司天。湿行于上，正化盛而实，胜而不复，雨化五，下临肾气，上从黑气奉天，鳞虫灾，水变埃冒，云雨沉阴。胸中不利，阴痿，气大衰而不起不动，当其时反腰脽痛，动转不便，民病肿湿行于上。治之以酸和，木之性味也。勿食甘温物，佐土之胜也。上应镇星见大，辰星不明。

辛丑，上正宫，太阴土司天。湿行于上，对化盛而不实，胜而有复，雨化五，下临肾藏受病，久及膀胱，鳞虫困，化气盛，藏气不令。胜之甚，木来复，风大举，脾乃病，倮虫殃。镇星却小，岁星复见。

---

① 标：此指五行生成数中的成数。生数为本，成数为标。金之成数为九，其化为"九"故曰"从标"。

② 谷："谷"字当为"寒"字之误。

③ 本：此指五行生成数中的生数。成数为标，生数为本。水之"寒化一"，一为水之生数，故曰"从本"。

壬申，上正徵，少阳相火司天。热行于上，对化盛而不实，胜而有复，热化七，从标，成数也。下临肺气，上从白气奉上，金用草木眚，火见燔焫，革金且耗，大暑流行，金至困，水来复，即夏令暴冷，心乃病，羽虫夭，反见荧惑见大而明，太白复小。

壬寅，上正徵，少阳相火司天。热行于上，正化盛而实，胜而不复，热化二，从本，生数也。下临肺藏受病，久及大肠。甲虫乃夭，民病热病行于上，治之以咸寒，水之性味也。勿食苦热物，佐火之胜也。荧惑大明，太白乃小。

癸酉，上正商，阳明金司天。燥行于上，正化盛而实，胜而不复，燥化四，从本，生数也。酉为西方金也，上见阳明金，名曰同天符也。民病燥，行于上，治之以苦热，火之性味也。勿食辛凉物，佐金之胜也。上应太白明耀，岁星复明。

癸卯，上正商，阳明金司天。燥行于上，对化盛而不实，胜而有复，燥化九，从标，成数也。下临肝气上行，苍气奉天，毛虫乃夭，木用而立，土乃眚，凄沧数至，木伐草萎。胁痛，目掉振鼓慄，筋委①不能久立。胜深火来复，即夏令炎灼，肺乃病，甲虫还灾。荧惑乃见，太白反暗。

甲戌，上正羽，太阳寒水司天。寒行于上，正化盛而实，胜而不复，寒水一，从本，生数也。下临心藏受病，赤气上从而火且明丹，羽虫乃疾，长气乃冷，收气乃平，藏气太过。民病寒行于上，治之以甘温，土之性味也。勿食咸寒物，佐水之盛也。上应辰星见大，荧惑不明。

甲辰，上正羽，太阳寒水司天。寒行于上，对化盛而不实，胜而有复，寒化

六，从标，成数也。下临心藏受病，赤气奉上，羽虫乃殃，金乃眚，寒清凄时举，胜则水冰，火气高明，心热烦满，嗌干善渴，鼽嚏，喜悲，数欠，热气上行，寒乃复之，霜不时降，善忘心痛，胜甚即土来复，复至而雨，湿沉阴，肾复病，鳞虫亦然。镇星乃小，辰星反伏。

乙亥，上正角，厥阴司天。风行于上，正化盛而实，胜而不复，风化三，从本，生数也。生气乃盛，化气不令，藏气自平，脾藏病，倮虫伤，民病风病行于上，治之以辛凉，金之性味也。勿食酸和物，佐木之盛也。岁星明盛，镇星暗小。

乙巳，上正角，厥阴司天。风行于上，对化盛而不实，胜而有复，风化八，从标，成数也。生气乃化，盛气弗令，藏气自平，倮虫灾，伤脾腹满，填噫胜至深，金来胜之，名曰复胜，清劲至，草木萎，霜露降。民病腹胠满，治之苦热，罚金之胜，佐之以辛凉，金之不足，太白反大，岁星复小。

丙子，上正徵，少阴君火司天。热行于上，对化盛而不实，胜而有复，热化七，从标，成数也。热气下临，肺气上从，白气奉天。金用甲，羽虫灾，草木眚。喘呕，寒热，嚏，鼽衄，鼻窒。大暑流行，金之灾得其半，何故也？运水太过，胜于天，天令减半，水更不复，上应炅煌明大。

丙午，上正徵，少阴君火司天。热行于上，正化盛而实，胜而不复，热化二，从本，生数也。午为南方火，少阴君火，名曰同天符也。运虽水，一水不能胜二火，故异于丙子也。长气盛，收气衰，藏气正，肺藏病，甲虫灾，民病热，病行于上，治之咸寒，水之性味也。可伏火热之

---

① 筋委：即筋痿。五体痿之一，详见《素问·痿论》。

疾，勿食苦热物，佐火之盛也。荧惑大，太白小。

丁丑，上正宫，太阴雨土司天。湿行于上，对化盛而不实，胜而有复，湿化五，湿气下临，肾藏受病，上从黑气奉天，水变埃冒云雨。胸中不利，阴萎，气大衰而不起、不用[①]，当其反腰脽痛。湿胜久，风木来复，化令失政，倮虫乃殃，脾腹病，镇星反暗，岁星复明。

丁未，上正宫，太阴雨土司天。湿行于上，正化盛而实，胜而不复，湿化五，木运平气，上刑天令减半，化气虽胜，生气自平，藏气微，鳞虫不灾。肾病少半[②]，民病肿湿于上，治之以酸，佐之以平，勿食甘温，镇星明大。

戊寅，上正徵，少阳相火司天。热行于上，正化盛而实，胜而不复，暑化二，从本，生数也。火热大化，中戊火运太过，上与天符合德，下临肺气受病，甲虫乃死。久肺病者亡，民病上热而烦满，久及大肠，便血血溢。长气炎令，收气失政，生气自正。治之以咸寒，用水之性味减火盛也。勿食苦热物，佐火之王。荧惑明盛，太白失色。

戊申，上正徵，少阳相火司天。热行于上，对化盛而不实，胜而有复，热化七，从标，成数也。火气下临，肺气上从，白气奉天，金用草木眚，火见燔燎，革金且耗，大暑以作，民病喘咳，甲虫还夭，胜之虽甚，金得年力，申金佐之，水还来复，热盛而终为冷，心反病，羽虫复灾，荧惑反小。

己卯，上正商，阳明金司天。燥行于上，对化盛而不实，胜而有复，金与运土虽相得，子午火位为逆，燥化九，从标，

成数也。下临肝气，上从苍气奉天，木用而立，毛虫灾，土乃眚，凄沧数至，木伐草萎。民病胁痛，目赤筋痿。胜虽甚，木得年力，卯木佐之，不至衰次，火来复，燥中还暑，肺复困，甲虫还灾，太白反暗，荧惑复明。

己酉，上正商，阳明金司天。燥行于上，正化盛而实，胜而不复，酉为金，各曰同天符也。二金相合，土运相得。燥化四，从本，生数也。生气乃失，木乃萎，肝藏病久及胆，毛虫困，收气盛，肃杀早至，木苍落。民病燥病行于上，治之以苦热，火之性味也。太白明盛，岁星失色。

庚辰，上正羽，太阳寒水司天。寒行于上，对化盛而不实，胜而有复，寒化六，从标，成数也。下临心气，上从而火且奉上，金乃眚，寒凄清时举，则水冰，火气高明，病还于心，久及小肠，羽虫灭，胜之甚，土雨来复，埃湿令，云雨至，肾生疾及鳞虫。辰星不见，镇星复明。

庚戌，上正羽，太阳寒水司天。寒行于上，正化盛而实，胜而不复，寒化一，从本，生数也。藏气凛冽，长气冷间，收气自正。民病寒，行于上脘。治之以甘温，土之性味也。勿用咸寒，不可佐水之胜。辰星见大，荧惑不明。

辛巳，上正角，厥阴木司天。风行于上，对化盛而不实，胜而有复，风化八，从标，成数也。下临脾气，上从而土且隆，黄气起，水眚，土用黄。体重，肌肉萎，食减，口爽。风布太虚，云物摇动，目转耳鸣，胜深也。金乃布令，白埃四起。肝复病，毛虫反害。岁星复昏，太白还盛。

---

① 不起、不用：指肾气不足而致阴茎疲软不能正常勃起（不起），性交功能丧失（不用）。
② 肾病少半：谓太阴湿土司天，肾病的发病率不高，病证也较轻。

辛亥，上正角，厥阴木司天。风行于上，正化盛而实，胜而不复，风化三，从本，生数也。生气自令，草木乃荣，化气乃亏，雨湿不令，藏气自正。民病于脾，倮虫困，风病行于上，治之以辛凉，金之性味。勿食酸，不可佐木王。岁星光芒，镇星不明也。

壬午，上正徵，少阴君火司天。热行于上，正化盛而实，胜而不复，热化二，从本，生数也。长气令炎，收气失令，生气自正，肺藏疾生，久及大肠，甲虫灾。民病热于上，治之以咸寒，水伏火热。勿食苦热，不佐心王。炅煌熠熠，太白失色。

壬子，上正徵，火阴君火司天。热行于上，对化盛而不实，胜而有复，热令下临，肺气上从，白气奉上，金用草昚，甲虫灾。胜至深，水来复，复至早夏有冷至，心还病笃，羽虫乃困。辰星再明，炅煌不见。

癸未，上正宫，太阴土司天。湿行于上，正化盛而实，胜而不复，雨化丑。雨胜化气令正，藏气不凛，长气自令，肾藏受病，鳞虫灾。民病肿湿于上，治之以酸和，以木性木味可平土胜。镇星光芒，辰曜不见。

癸丑，上正宫，太阴土司天。湿行于上，对化盛而不实，胜而有复，雨化五，下临肾气，上从黑气起，水变冰，埃冒云雨，胸中不利，鳞虫夭。肾气虚衰者死，胜至久，木来风胜，大风时举，倮虫困，脾反病。岁星明大。镇星明而复小。

甲申，上正徵，少阳相火司天。热行于上，对化盛而不实，胜而有复，热化七，从标，成数也。下临肺，藏气上从，白气上起奉天，甲虫殃，金用草昚，火见燔焫，革金且耗，大暑正令，水复反冷，冷至心病，羽虫灾，辰星见大，荧惑复小。

甲寅，上正徵，少阳相火司天。热行

于上，正化盛而实，胜而不复，热化二，从本，生数也。长气炎灼，收气不清，生气自令，甲虫夭。肺藏病久及大肠，民病热行上脘。治之以咸寒，水味水性，以伏火热之胜，勿食苦热物，佐火之王。荧惑星大，太白失色。

乙酉，上正商，阳明金司天。燥行于上，正化盛而实，胜而不复，燥化四，从本，生数也。生气不化，收气太过，化气自正下临，肝藏受病，久及于胆，毛虫乃夭。民病燥行于上，治之以苦热，火性火味。勿食辛凉物，佐金之胜也。中见金运，运与天合德，名曰太一天符，三合会也，酉金也，运金也，司天金也。太白明盛，岁星乃小。

乙卯，上正商，阳明金司天。燥行于上，对化盛而不实，胜而有复，燥化九，从标，成数也。下临肝气，上行苍气奉天，木用而立，土乃昚，凄沧数至，木伐草痿。胁痛目赤，掉振鼓慄，筋痿不能久立。毛虫灾，胜至深，火来复之。热化秋正，肃杀不至，燥令不时，肺乃病，甲虫反灾。荧惑见大，太白还从。

丙戌，上正羽，太阳寒水司天。寒行于上，正化盛而实，胜而不复，寒化一，从本，生数。运丙水太过，与天合德曰天符，藏气化凛，长气失令，收气自正下临，心藏受病，久及小肠，羽虫乃死。民病寒病于上，治之以甘温，土性土味，勿食咸寒物，佐水之胜也。辰星见大，荧惑不明。

丙辰，上正羽，太阳寒水司天。寒行于上，对化盛而不实，胜而有复，寒化六，从标，成数也。下临心藏，上从而火，赤之气奉上，金乃昚，水寒自胜于长气，羽虫死。心久病者亡，胜之甚也。土雨至，土困化气，埃湿还生，霖雨至，肾病生，鳞虫反瘅。镇星明，辰曜伏，即谓天符，复乃减半也。

丁亥，上正角，厥阴木司天。风行于上，正化盛而实，胜而不复，风化三，从本，生数也。化气不令，化气①有余，草木乃荣，藏气自正，脾藏受病，倮虫灾。民病风病行于上，治之以辛凉，金味金性，可伏木之胜也。勿食酸物，佐木之王。运与天同，曰天符之岁。岁星大而明，镇星昏且小。

丁巳，上正角，厥阴木司天。风行于上，对化盛而不实，胜而有复，风化八，从标，成数也。下临脾气，上从而黔埃奉上，水乃眚。肌肉萎，食减口味。风举太虚，云物动摇，目转耳鸣，倮虫困，胜深也。燥金至，至而白埃可翳太虚，木叶未黄而凋落，肝反病生，毛虫灾。岁星还小，太白复明。不是天符，其灾至甚。

戊子，上正徵，少阴君火司天。热行于上，对化盛而不实，胜而有复，热化七，从标，成数也。戊火运得天符，下临肺气，上从白气奉天，木乃眚，火见燔燐，金且太耗，肺病，甲虫灾，胜之非久，水复胜来，发暴冷，夏令灭，炎政而时亏，心病作，羽虫亡。反见辰星于五更，荧惑小沉于夕晚。又过天符，胜之变小。

戊午，上正徵，少阴君火司天。热行于上，运戊火年，午火少阴火，名曰太一天符，三合会，正化盛而实，胜更甚，终无复，热化二，从本，生数也。长气炎灼，收气犹热，生气自正，羽虫化，甲虫灾。肺气宿病者死，民病行于上，热烦渴不止。治之以咸寒，水味水性，可伏火热之胜。勿食苦热物，佐心之胜也。荧惑炅煌二见，太白伏。

己丑，上正宫，太阴土司天。湿行于上，对化盛而不实，胜而有复，雨化五，

下临肾气，上从黑气奉天，水变埃冒，云雨令施，湿气胜，寒气衰，肾病，鳞虫灾，胜之次，木变风来，尘飞太虚，埃昏卒起，脾病于民，倮虫还夭。岁星夕见于东方，镇曜欲晓见小，谓己土作天符，其灾减之少半。

己未，上正宫，太阴土司天。湿行于上，正化盛而实，胜而不复，己合天符，土雨化五，化气湿热，藏气反温，长气自正，鳞虫灾，肾藏病。民病肿湿于上，治之以酸平，木性木味，以平土力。镇星大而闪闪，辰星而不觌②。

庚寅，上正徵，少阳相火司天。热行于上，正化盛而实，胜而不复，热化二，从本，生数也。长气炎令，收气失令，生气自正，肺藏病，甲虫灾。民病上热，烦满，治之以咸寒，以水伏火。荧惑夕见西灼灼，太白五更为启明。

庚申，上正徵，少阳相火司天。热行于上，对化盛而不实，胜而有复，热化七，从标，成数也。下临肾气，上从黑气奉上，金用草木眚，炎令时布，大暑流金，肺病，甲虫灾，秋正犹热，热甚寒水来刑，暴冷卒至，心生寒热，羽虫夭失。辰星早见，荧惑晚昏。运得庚，肺危不死，虽困不至伤也。

辛卯，上正商，阳明金司天。燥行于上，对化盛而不实，胜而有复，燥化九，从标，成数也。下临肝，藏气上，苍气奉天，土乃眚，燥气频施，肝藏病，毛虫灾。胜之甚，火热布炎，肺藏还病，甲虫又衰。荧惑乃见，太白失色。

辛酉，上正商，阳明金司天。燥行于上，正化盛而实，胜而不复，燥化四，从本，生数也。收气为清燥，生气不令，草

---

① 化气：疑为"生气"之误。因为丁亥年为厥阴风木司天，故当为"生气有余"。

② 觌："睹"的异体。

木晚荣，化气自正，酉为金名曰同天符，肝藏病，毛虫灾。民病燥病行于上，治之以苦热，水味火性，以伏金胜。太白大盛，岁是夕见而小。

壬辰，上正羽，太阳寒水司天。寒行于上，对化盛而不实，胜而有复，寒化六，从标，成数也。下临心藏，赤气奉上，金且眚，寒清凄时举则大冰，火气高明，心藏病，羽虫灾，胜甚则雨土来复，溽暑埃湿，霖雨至，肾反病，鳞虫困。辰星不见，镇星还大而明。

壬戌，上正羽，太阳寒水司天。寒行于上，正化盛而实，胜而不复，寒化一，从本，生数也。藏气化凛，长气不令，收气自正，下临心藏受病，羽虫灾。民病寒病行于上，治之以甘温，用土性土味，以

伏寒之胜。勿食咸寒物，佐水之胜也。辰星大明，荧惑乃暗。

癸巳，上正角，厥阴木风司天。风行于上，对化盛而不实，胜而有复，风化八，从标，成数也。下临脾气，上从黔黄奉上，土且隆，水乃眚。肌体重，肉痿，脾病，倮虫灾。胜欲深，金燥至，肃杀生，木凋零，肝反病，毛虫灾。岁星反小，太白大明。

癸亥，上正角，厥阴风木司天。风行于上，正化盛而实，胜而不复，风化三，从本，生数也。生气乃盛，草木早荣，化气不令，藏气自正，脾藏受病，倮虫灾，民病风病行于上，治之以辛凉，用金性金味，以伏风木之胜。勿食酸物，佐木之胜也。岁星明盛，镇星不明矣。

素问六气玄珠密语卷之五

启 玄 子 述

占候气运纪篇①

夫运者动也，即周流回复运动也。于升沉之中，太虚之内，上下相招，气临运转之候也。自太始开辟天地于升降二气之中，有转轮回复之气，皆禀五行，故曰五运。即土运于甲己之间，金运于乙庚之间，木运于丁壬之间，火运于戊癸之间，水运于丙辛之间。此十干之内，五气周流，名曰运气。即于第二甲之间，于司天在泉之内，故名曰三元②。三元共合，方始运动，于是三才③、四时、六气，乃化生成悉由之耳。故或承天令而不化，或刑地化而不生，或被天临而运不应，或被地承而气不专，或太过而自胜，或不及而反受他刑，或自亏而却还平位，是故天令应化，地产生成，四时易正，万化枯荣，悉由之耳。故嘉祥与凶兆，来可见之；太平与祸乱，亦可先知；不稔④与丰登，亦乃由之；

民病灾眚，亦可验也。故来之有日，视之有时，观之有法，亦从方位占⑤其算法。视之时辰，不可容易而见也。须审详日数，自有加减、生成⑥、进退⑦之数也。亦须洁净斋戒，方可视之，勿示非人也。其算法自大唐麟德元年、甲子岁、正月一日，己酉朔，娄金狗先下，积年乃减其一，次七因之，次十九除一名闰数，次十二乘之。乘后却加入闰数，后加入本月数，次下位别张之乃去其一半，次出却闰数。又虚去其五行，次以上位进之一位，后三因⑧之，次出下位之数，名去小尽也。后加月下令日，看得几何，次六十去之。去之不尽，乃百乘之。又八十七去之，去之不尽者，乃加入运数，太过如成数，不及加生数，看得几何。如阳年逢偶数即加一，阴年逢奇数即减一，其数是当日日下刻中之数也。

太过运二十四法

诸运来有日，气运至有时刻，故太过

---

① 占候气运纪篇：专论年干为六甲、六丙、六戊、六庚、六壬各四年，计24年岁运太过之年交司时刻的计算方法，以及运交之时的天空气象特点。

② 三元：即天气（司天之气）、地气（在泉之气）、中运之气三者。

③ 三才：即天、地、人三者合称。

④ 稔（rěn 音忍）：谷物成熟。

⑤ 占：此指占卜，此指测算。

⑥ 生成：谓五运六气五行属性的生数和成数。

⑦ 进退：谓计算时的余数上进一位称为"进"。不进位而舍去余数为"退"。

⑧ 因：中国古代数学术语，乘。

来早十三日，不及来晚十三日，平气运与司天同日，天刑运与司天后五日，地刑运与司天后六日。算数自有时刻，并算法也。

一、甲子，甲土运太过。子阳年，算数加六故也。以子为坎，其数一，土运无成数①，即数五也。五一，共成六也，是算时刻中，加六刻也。运交时，面向寅，望先有青气见，见毕次有黄气，自甲横流至子乃终，其气深明，别无间色，以表上气之盛也。

二、甲午，甲土运太过。午阳年，算数加十四，何故也？午为离，其数九，土数五，共成十四也，故加十四刻。运交时，面向寅望，先有青黄气见，见毕次有黄气，自甲横流至午乃终，其气色深行疾，应时别无他色，即吉，以表土气之盛也。

三、甲戌，甲土运太过。戌阳年，算数加十，何故也？戌为土，其数五；土运数五，二五共成十也，故加十刻。运交时，面向寅望，先有青气见，见毕次有黄气，自甲横流至戌，乃终行疾，其色深，应时即言，反之者凶。

四、甲辰，甲运太过。辰阳年，算数加十刻，何故也？辰为土，其数五；运为土，其数五。二五成十也，故加十刻。运交时，面向寅望，先有青气见，见毕次有黄气，自甲横流至长乃终，气深行疾，应时刻不往别位，皆吉。

五、甲申、甲土，运太过。申阳年，算数加七刻，何谓也？申为坤，其数二，土运其数五，二五共成七也，故加七刻。运交时，面向寅望，先有青气见，见毕次有黄气，自甲横流至申乃终，其色应时不

移，行疾不往他处，皆吉。

六、甲寅，甲土运太过。寅阳年，算数加十三，何谓也？寅为艮，其数八，土运其数五。八五共成十三也，即加十三刻。运交时，面向寅望，先有青气见，见毕次有黄气出，不横流，上冲天寅，甲同象，故不横流。不移时气，久不消，吉。

七、丙子，丙水运太过。子阳年，算数加七刻，何故也？子为坎，其数一；水运太过，从成其数六。一六共成七也，即加七刻。运交时，面向巳望，丙寄巳位故也。先有赤气见，见毕次有黑气，自丙至子乃终，气色深行疾，来应时不移位，吉。

八、丙午，丙水运太过，午阳年，算数加十五刻，何谓也？午为离，其数九；水运太过，从成，其数六。六九共成十五也，故加十五刻。运交时，面向巳望，有赤气见，见毕次有黑气，从巳至午，皆黑色。色独见，不移时，不犯别位，吉。

九、丙戌，丙水运太过。戌阳年，算数加十一，何故也？戌为土，其数五；水太过，从成其数六。五六共成十一也，故加十一刻。运交时面向巳望，先有赤气见，见毕次有黑气，自丙至戌乃终，气色深行疾，不犯他色，即吉。

十、丙辰，丙水运太过。辰阳年，算数加十一，何故也？辰为土，其数五；水运太过，从成其数六。五六共成十一也，故加十一刻。运交时面向巳望，先有赤气见，见毕次有黑气，自丙至辰乃终，黑色应来，顺时不犯别位，吉。

十一、丙申，丙水运太过。申阳年，算数加八，何故也？申为坤，其数二；水运太过，从成其数六。六二共成八也，故

① 土运无成数：指土运太过的年份，在计算气运交司时刻时不用其成数。土的生数五，成数十，故曰"无成数"。无，不，不用。五运太过时均取"成数"，运不及取其"生数。"

加八刻。运交时面向巳望，先有赤气见，见毕次有黑气，从丙至申乃终，气色深行疾来，应时不犯他位，吉。

十二、丙寅，丙水运太过。寅阳年，算数加十四，何故也？寅为艮，其数八；水运太过，从成其数六。八六共成十四也，即加十四刻。运交时面向巳望，先有赤气见，见毕次有黑气，自丙至寅乃终，其色深行疾来，不失时位，即吉。

十三、戊子，戊火运太过。子阳年，算数加八，何故也？子为坎，其数一；火太过，从成其数七。七一共成八也，故加八刻。运交时面向巳望，即丙戊俱在巳也，先有黄气见，见毕次有赤气，自戊至子乃终，其色深，其行疾来，顺时不移位，吉。

十四、戊午，戊火运太过。午阳年，算数加十六，何故也？午为离，其数九；火运太过，从成其数七。七九共成十六也，故加十六刻。运交进面向巳望，先有黄气见，见毕次有赤气，自戊至午乃终。其色深，其行疾，应时归本位，吉。

十五、戊申，戊火运太过。申阳年，算数加九，何故也？申为坤，其数二；火运太过，从成其数七。二七共成九也，故加九刻。运交时面向巳望，先有黄气见，见毕次有赤气，自戊至申乃终。气色深行疾，不移位，应时吉。

十六、戊寅，戊火运太过。寅阳年，算数加十五，何故也？寅为艮，其数八；火运太过，从成其数七。七八共成十五也，故加十五刻。运交时面向巳望，先有黄气见，见毕次有赤气，自戊至寅乃终。其色深，其行疾，应时不移位，吉。

十七、庚戌，庚金运太过。戌阳年，算数加十四，何故也？戌为土，其数五；金运太过，从其成数九。九五共成十四也，故加十四刻；运交时面向申望，只有白气，自庚至戌乃终。无别色，应时不犯他位，吉。

十八、庚辰，庚金运太过。辰阳年，算数加十四，何故也？辰为土，其数五；庚金运太过，从成其数九。五九共成十四也，故加十四刻。运交时面向申望，只有白气，自庚至辰乃终。其色深，其行疾，应时不失位，吉。

十九、壬子，壬木运太过。子阳年，算数加九，何故也？子为坎，其数一；木运太过，从成其数八。八一共成九也，故加九刻。运交时面向亥望，壬本寄亥，先有黑气，次有青气，从亥至子乃终。其色深行疾，不往他位，吉。

二十、壬午，壬木运太过。午阳年，算数加十七，何故也？午为离，其数九；木运太过，从成其数八。八九共成十七也，故加十七刻。运交时面向亥望，先有黑气见，见毕次有青气，自壬至午乃终。其色深，其行疾，应时不移位，吉。

二十一、壬戌，壬木运太过。戌阳年，算数加十三，何故也？戌为土，其数五；木太过，其数八。八五共成十三也，故加十三刻。运交时面向亥望，先有黑气见，见毕次有青气，自壬至戌乃终。其色深，其行疾，应时不移位，吉。

二十二、壬辰，壬木运太过。辰阳年，算数加十三，何故也？辰为土，其数五；木运太过，其数八。八五共成十三也，加十三刻运交时面向亥望，先有黑气见，见毕次有青气，自壬至辰乃终。其色深，其行疾，应时不移位，吉。

二十三、壬申，壬木运太过。申阳年，算数加十，何故也？申为坤，其数二；木运太过，从成其数八。二八共成十也，故加十刻。运交时面向亥望，先有黑气见，见毕次有青气，自壬至申乃终。其色深，其行疾，应时不移位，吉。

二十四、壬寅，壬木运太过。寅阳年，算数加十六，何故也？寅为艮，其数八；木运太过，从成其数八。八八共成十

六也，故加十六刻。运交时面向亥望，先有黑气见，见毕次有青气，自壬至寅乃终。其色深，其行疾，应时来，不犯他位，顺也。

素问六气玄珠密语卷之六

启 玄 子 述

天罚有余纪篇①

天刑运六法

共阳年三十年，数即运当太过而司天刻②，故当盛而不得盛也，故非太过又非不及也，故无灾害亦无胜复③，此非阴年故也。

一、庚子，庚金运太过。子阳年，筭④数加五，何故也？子为坎，其数一。庚金运阳年，当太过也。为上见少阴君火司天，下刑金运，火伏金盛，不得有余，故非太过也。其数从生，故只加四。一四共成五也，故加五刻。运交时面向申望，庚本寄申，只有白气，自庚至子乃终。终有天见赤气来，刑于金气，即金不能伤于木，此非阴年，亦非太过，故曰天刑运也。

二、庚午，庚金运当太过。午阳年，筭数加十三，何故也？午为离，其数九。庚金运当太过，为上见少阴君火司天，下刑金运，火伏金盛，不得有余，故非太过，其数从生，其数四。四九共成十三也，故加十三刻。运交时面向申，只白气，自庚至午乃终，终有天赤气，下刑伏金之气，不得太过，亦非阳、非阴年也。

三、庚寅，庚金运当太过。寅阳年，筭数加十二，何故也？寅为艮，其数八。庚金运当太过，为上见少阳相火司天，火伏金盛，下刑不得有余，故非太过也。其数从生，其数四。四八共成十二也，故加十二刻。运交时面向申望，只有白气，自庚至寅乃终。终有天赤气，下刑金运，不得太过，其气不能伤木也。

四、庚申，庚金运当太过。申阳年，筭数加六，何故也？申为坤，其数二。庚金运当太过，上见火阳相火司天，下刑金，火伏金盛，不得有余，从其生数，其数四。四二共成六也，故加六刻。运交时面向申望，只有白气，自庚直起，更不横流，庚本在申，故气直起，次天有赤气来刑，故太过亦非阴年，其气不得伤木也。

五、戊戌，戊火运当太过。戊火运当太过。戌阳年，筭数加七，何故也？戌为

---

① 天罚有余纪篇：指司天之气制约（克、罚、刑）中运太过（有余）年份（纪）的气运交司时刻计算方法，交司时刻天空的气象特征。罚，即刑，犹克、制约。
② 刻：谓计算所求得司天交司的时刻数。
③ 胜复：岁运或岁气太过曰"胜"，太过则制其所胜，而所胜的子气来复母仇而亦偏性，其子气便为"复"气。其规律是有胜必有复，无胜则无复。
④ 筭："算"的异体字。

土，其数五。戊火运当太过，为上见太阳寒水司天，下刑火运，不得有余，故从生数其数二。二五共成七也，故加七刻。运交时面向巳望，先有黄气见，次有赤气横流，自戊至戊乃终。终有黑气在天，下刑火气，故非太过也。

六、戊辰，戊火运当太过。辰阳年，筹数加七，何故也？辰为土，其数五。戊火运当太过，为上见太阳寒水司天，下刑火运，水伏其火盛，不得有余，故非太过，从其生数，其数二。二五共成七也，故加七刻。运交时面向巳望，先有黄气见，次有赤气，自戊至辰乃终。终有天黑气来刑，伏其火运，不得伤金，故非太过，亦非阴年。

阴亏平正纪篇[①]

不及运一十七法[②]此阴年也。

一、乙丑，金运不及。丑阴年，筹数减九，何故也？丑为土，其数五。乙金运不及，不及从生其数四。五四共成九也，故减九刻。阴年法，减也。此不及年运交时，面向辰乙。本寄辰，先有绿气见，乙之色也。见毕次有白气，自乙横流至丑乃终。其色澹[③]，其行迟，或有赤气并至，或后有赤气来表，火行胜，次后有黑气至，表水行复也。

二、乙未，乙金运不及。未阴年，筹数减九，何故也？未为土，其数五。乙金运不及，从生数其数四。四五共成九也，故减九刻也。运交时面向辰望，先有绿气见，见毕次有白气，自乙至未乃终，或赤气并来，即知其胜甚，赤气后来，其胜微。黑气次来，大即复甚，来小即复微。

三、乙亥，乙金运不及。亥阴年，筹数减十，何故也？亥为乾，其数六。乙金运不及，从生数其数四。四六共成十，故减十刻也。运交时面向辰望，先有绿气见，见毕次有白气，自乙至辰乃终。其色澹，其行迟，赤气并来，其胜甚后来，即其胜微次，黑气来，大即复大，来小即复小。

四、乙巳，乙金运不及。巳阴年，筹数减八，何故也？巳为巽，其数四，乙金运不及，从生数其数四。四四共成八，故减入刻也。运交时面向辰望，先有绿气见，见毕次有白气，自乙至巳乃终。其色澹，其行迟，赤气并来，其胜深后来，其胜微黑气，来大即复大，来小即复小。

五、丁丑，丁木运不及，丑阴年，筹数减八，何故也？丑为土，其数五。丁木运不及，从生数其数三。三五共成八也，故减八刻。运交时面向未望，丁本寄未，先有红气见，见毕次有青气，自丁至丑乃终。终有白气并来，金胜即甚。白气后来，其胜即微，次后有赤气至，来大即复大，大小即火复小，早得迟复也。

六、丁未，丁木运不及。未阴年，筹数减八，何故也？未为土，其数五。丁木运不及，后[④]生数，其数三。三五共成八，故减八刻。运交时面向未望，先有红气见，见毕次有青气，上起不横流，至未丁本在未，故不横流也。如白气并见，金

---

① 阴亏平正纪篇：谓阴干之年岁运不足和平气之年的气运交司时刻计算方法，气运交司时刻天空出现的气象特征。阴亏，即阴干之年主岁运不足。平正，谓平气之年。

② 不及运一十七法：指此处17年均为阴干岁运不足，又不能冲成平气等17年的气运交司时刻计算方法及相应的气象特征。

③ 澹：淡也。

④ 后：疑为"从"之误。

胜即甚，次见者其胜微。次后有赤气来，大即火复大，来小即火复小也。

七、丁酉，丁木运不及。酉阴年，筹数减十，何故也？酉为兑，其数七，木运不及，其数三。三七共成十，故减十刻。运交时面向未望，先有红气见，见毕次有青气，自丁横流至酉乃终。其色澹，其行迟，白气并来，金胜即甚，次来其胜即小。赤气次后来，大即火复大，来小即火复小也。

八、己卯，己土运不及。卯阴年，筹数减八，何故也？卯为震，其数三。己土运，其数五，土无成数，只五也。三五共成八，故减八刻也。运交时面向未己，亦寄未，先有紫气见，见毕次有黄气，自己横流至卯乃终。青气并来，木胜即甚，后来木胜即微。次后有白气来，大即金复大，来小即金复小也。

九、己酉，己土运不及。酉阴年，筹数减十二，何故也？酉为兑，其数七。己土运不及，其数五，七五共成十二，故减十二刻也。运交时面向未望，先有紫气见，见毕次有黄气，自己横流至酉乃终。青气并来，木胜即甚，后来木胜即小。次后有白气。来大金复即大，来小金复即小。

十、己巳，己土运不及。巳阴年，筹数减九，何故也？巳为巽其数四。己土运不及，其数五。四五共成九，故减九刻。运交时面向未望，先有紫气见，见毕次有黄气，自己横流至巳乃终。青气并来，木胜即甚，后来木胜即小。次后有白气，来大金复即大，来小金复即小。

十一、己亥，己土运不及。亥阴年，筹数减十一，何故也？亥为乾，其数六。己土运不及，其数五。五六共成十一，故减十一刻。运交时面向未望，先有紫气见，见毕次有黄气，自己横流至亥乃终。

青气并来，木胜即甚，后来木胜即小，次后有白气。来大金复即大，来小即金复即小。

十二、辛卯，辛水运不及。卯阴年，筹数减四，何故也？卯为震，其数三。水运不及，从生数其数一。一三共成四，故减四刻也。运交时面向戌，辛本寄戌，先有温白色见，如褐色也。见毕次有黑气，自辛横流至卯乃终。黄气并来，其土胜即甚，后来土胜即微。次后青气，来大木复即大，青气来小木复即小。

十三、辛酉，辛水运不及。酉阴年，筹数减八，何故也？酉为兑，其数七。水运不及，其数一。一七共成八，故减八刻也。运交时面向戌望，先有温白色见，见毕次有黑色，自辛横流至酉乃终。黄气并来，土胜即甚，后来土胜即微。次后有青气，来大木复即大，来小木复即小。

十四、辛巳，辛水运不及。巳阴年，筹数减五，何故也？巳为巽，其数四。辛水运不及，其数一。一四共在五，故减五刻。运交时面向戌望，先有温白色见，见毕次有黑气，自辛横流至巳乃终。黄气并来，其土胜即大，后来土胜即微。次后青气，来太木复即大，来小木复即小。

十五、辛亥，辛水运不及。亥阴年，筹数减七，何故也？亥为乾，其数六。辛水运不及。其数一。一六共在七，故减七刻。运交时面向戌望，先有温白色见，见毕次有黑气，自辛流至亥乃终。黄气并来，土胜即甚，后来土胜即微。次后有青气，来大木复即大，来小木复即小。

十六、癸丑，癸火运不及。丑阴年，筹数减七，何故也？丑为土，其数五。癸火运不及，其数二。二五共成七也。故减七刻，运交时面向丑望，癸本寄丑也，先有碧气见，见毕次有赤气，直起冲天癸丑一家，故不横流也。其色澹，黑气并见，水胜即甚，后来水胜即微。次后黄气，来大土复即大，来小土复即小也。

十七、癸未，癸火运不及。未阴年，筹数减七，何故也？未为土，其数五。癸火运不及，其数二，二五共成七，故减七刻也。运交时面向丑望，先有碧气见，见毕次有赤气，自癸横流至未，其色澹，其行迟，黑气并来，水胜乃甚，后来水胜即微。次后有黄气来大土复即大，来小土复即小。

平气运一十六法①

即一十三也。于四岁会中有三去同天符②故十三也。

一、己未，己土运为阴，当不及。未阴年即上遇太阴土司天，合其德，故曰天符也。符合己土，运气正，故无邪克，曰平气也。气来日与司天同日也。筹数未为土，减五，己得加平气加五，一加一减，故非不及，亦非太过也。运交时面向未己，本寄未也，先有紫气见。见毕次有黄气，上起冲天，天亦有黄气相接，故得天气同，别无他色间，吉。

二、己丑，己土运当不及。丑阴年上遇太阴土司天，气合德曰天符也。筹数丑减五，土运加五。运交时面向未望，先有紫气见。见毕次有黄气，自己横流至丑，天有黄气相合，别无他色间，吉。

三、乙酉，乙金运当不及。酉阴年上遇阳明金司天，又同岁会也。酉亦是金也。筹数酉减七，金运加七。运交时面向辰望，先有绿气见，见毕次有白气，自乙横流至酉，天有白气相合，另无他间，吉。

四、乙卯，乙金运当不及。卯阴年上遇阳明金司天，名曰天符，合德也。筹数卯为震，减三，乙金运加七。运交时面向辰望，先有绿气见。见毕次有白气，自乙横流至卯，天有白气相合，别无他间，吉。

五、丁亥，丁木运当不及。亥阴年上遇厥阴木司天，气合德曰天符也。筹数亥为乾减六，丁木运加八。运交时面向未望，先有红气见。见毕次有青气，自丁横流至亥，天有赤气相合，别无他间，吉。

六、丁巳，丁木运当不及。巳阴年上遇厥阴木司天，气合德曰天符也。筹数巳减四，丁木运加八。运交时面向未望，先有红气见。见毕次有青气，自丁横流至巳，天有赤气相合，别无他间，吉。巳上六③皆天符，平气也。

七、癸巳，癸火运当不及。巳阴年下遇少阳相火在泉，下得司地合德，名曰同岁会④也。筹数巳减四，癸火运加七。运交时面向丑望，先有碧气见。见毕次有赤气，自癸横流至巳，地有赤气相合，别无他色相间，吉。

八、癸亥，癸火运当不及。亥阴年下遇少阳相火在泉。下得司地合德，曰同岁会也。筹数亥减六，癸火运加七也。运交时面向丑望，先有碧气见。见毕次有赤气，自癸横流至亥，地有赤气相合，别无他间，吉。

九、辛丑，辛水运当不及。丑阴年下遇太阳寒水在泉，下得水司地合德，故曰同岁会也。筹数丑减五，水运加六。运交时面向戌望，先有温白色见，次有黑气，自辛横流至丑，地有黑气相合，无他间，吉。

十、辛未，辛水运当不及。未阴年下遇太阳寒水在泉，下得水司地合德，曰同

---

① 平气运一十六法：谓此 16 年阴干岁运不及，但又得司天之气的相佐资助而成平气的气运交司时刻计算方法和相应的气象特征。但实际论 13 年，故卷末曰"平气十六数，实居十三年也"。
② 同天符：指不及之中运与司天之气相符合的年份。
③ 六："六"字皆脱一"年"字。
④ 同岁会：指不及之中运之气与在泉之气的五行属性相符合的年份。

岁会也。筹数赤减五，辛水运加六。运交时面向戌望，先有温白色见。见毕次有黑气，自辛横流至未，地有黑气相合，别无他色间，吉。

十一、癸卯，癸火运当不及。卯阴年下遇少阴君火在泉，下得火司地合德，曰同岁会也。筹数卯减三，癸火运加七。运交时面丑望，先有碧气见。见毕次有赤气，自癸横流至卯，地有赤气相合，无他色间，吉。

十二、癸酉，癸火运当不及。酉阴年下遇少阴君火在泉，下得火司地合德，曰同岁会也。筹数酉减七，癸火运加七。运交时面向丑望，先有碧气见。见毕次有赤气，自癸横流至酉，地有赤气相合，别无他间，吉。

十三、丁卯，丁木运当不及。卯阴年，卯亦为木，卯木相合，故得正岁会①也。卯减三，丁木运加八。运交时面向未望，先有红气见。见毕次有青气，自丁横流至卯，卯上别有青气相迎，故名岁会也。岁会有四，今说此一，别有三，故另天符②同也。是乙酉、己未、己丑，此三年也。故平气十六数，实居十三年也。

---

① 岁会：指岁运之气与岁支所应方位五行属性一致的关系，这样的年份即为岁会之年。在六十年中，岁会之年有甲辰、甲戌、乙酉、丙子、丁卯、戊午、己丑、己未八年。

② 天符：指岁运之气与司天之气五行属性相符合的同化关系。在六十年中，岁会之年有乙卯、乙酉、丙戌、丙辰、丁巳、丁亥、戊子、戊午、己丑、己未、戊寅、戊申计十二年。

素问六气玄珠密语卷之七

启 玄 子 述

运临超接纪篇①

脱②临运二十法

脱临者，是六十甲子中，有支干不相临者，此是大凶年也。不必每遇此年，毕脱临也。或百余年间，或遇一次，此即天下民农皆失业、荒荒然也。言二十法者，于六十年中四十年也。自太古至今，常临不脱也。

有守支十二年，常临不脱。

一甲寅，二乙卯，三戊午，四巳未，五庚申，六辛酉，七丙午，八丁未，九壬子，十癸丑，十一戊戌，十二己巳。此十二年，守支常临不脱也。

次有天符十二年，常临也。

一戊子，二戊午，同守支，三戊寅，四戊申，五丙戌，六丙辰，七巳丑，八己未，同守支犯守支年，九乙卯，同守支，十乙酉，十一丁巳，十二丁亥。此十二天符年中，三年同守支，只九年实数也。

次有十二地合，亦常临不脱也。

一庚子，二庚午，三辛丑，四辛未，五壬寅，六壬申，七癸酉，八癸未，九甲辰，十甲戌，十一癸巳，十二癸亥。此十二年地合，常临不脱也。

次有十直符，亦常临不脱也。

一壬辰，二壬戌，三丙午，同守支③，四丙子，五丙寅，六丙申，七辛卯，八辛酉，同守支，九乙未，同守支又同天符，十己丑，同天符。此十年内，五年同上，已上四十六年，丙八年同，只得三十八年。

有甲子为元首，亦常临。又有丁卯岁会，亦不脱。又二年，计得四十年。常不脱临，内只有二十年脱临也。

一、乙丑，运交时面向辰望，只有绿气见。其白气出而复没，运不至丑，此是乙不临丑也，此是大凶年也。

二、戊辰，筹数同太过。运交时面向己望，先有黄气见。其赤气见而复没，或不见，此是戊不临辰也，即天干不临地支也。

三、乙亥，筹数同阴年。运交时面向辰望，先有绿气见。其白气见而复没，不来至亥，是乙不临亥也。

四、丁丑，筹数周阴年。运交时面向未望，先有红气见。其青气见而复没，不来至丑，是丁不临丑也。

---

① 运临超接纪篇：谓岁运与岁气之间所发生的相互作用。该篇论述60年中有40年的运与气可发生相互作用（即"临"）。有20年相互间不能发生相互作用（即"脱临"）。
② 脱：脱离，解除。脱临，即不相临御。
③ 守支：指司天之年与其岁支以居方位的五行属性一致。

五、己卯，筹数依阴年。运交时面向未望，先有紫气见。其黄气见而复没，不来临卯，是己不临卯也。

六、庚辰，筹数依阳年。运交时面向申望，先有白气，见而复没，不至于辰，是庚不临辰也。

七、辛巳，筹数依阴年。运交时面向戌望，先有温白色见。其黑气见而复没，是辛不临巳也。

八、壬午，筹数依阴年。运交时面向亥望，先有黑气见。其青气见而复没，不来至午，是壬不临午也。

九、癸未，筹数依阴年。运交时面向酉望，先有碧气见。其赤气见而复没，不来至未，是癸不临未也。

十、甲申，筹数依阳年。运交时面向寅望，先有青气见。其黄气见而复没，不来至申，是甲不临申也。

十一、庚寅，筹数依阳年。运交时面向申望，先有白气见。其气见而复没，不来至寅，是庚不临寅也。

十二、辛卯，筹数依阴年。运交时面向戌望，先有温白色见。其黑气见而复没，不来至卯，是辛不临卯也。

十三、甲午，筹数依阳年。运交时面向寅望，先有青气见。其黄气见而复没，不来至午，此是甲不临午也。

十四、乙未，筹数依阴年。运交时面向辰望，先有绿气见。其白气见而复没，不来至未，是乙不临未也。

十五、丁酉，筹数依阴年。运交时面向未望，先有红气见。其青气见而复没，

不来至酉，是丁不临酉也。

十六、己亥，筹数依阴年。运交时面向未望，先有紫气见。其黄气见而复没，不来至亥，是己不临亥也。

十七、乙巳，筹数依阴年。运交时面向胡望，先有绿气见。其白气见而复没，不来至巳，是乙木临巳也。

十八、己酉，筹数依阴年。运交时面向未望，先有紫气见。其黄气见而复没，不来至酉，是己不临酉也。

十九、庚戌，筹数依阳年。运交时面向申望，先有白气，见而复没，不来至戌，是庚不临戌也。

二十、辛亥，筹数依阴年。运交时面向戌望，先有温白色见，其黑气见而复没，不来至亥，是辛不临亥也。

已上皆为脱临，不必常年，如是只见运气不至，是天干不临地支，皆主凶年也。

运通灾化纪篇①

地刑运一十二法②

即六阴年六阳年。

一、壬子，壬木运子阳年。运交时数前以明③，即木运之下，下遇阳阴在泉，金来刑木，即白埃四起，上承木运，罚气衰少，即地力少于天令也。

二、壬午，壬木运午阳年。气运交时数依前。至气过后，下有阳明金，频频见白气于山谷，每见刑克于木气。木气微

---

① 运通灾化纪篇：通论在泉之气制约（克、刑）岁运之气（12 年）、司天左间右间气制约（刑）岁运之气（10 年）、客气制约（刑）岁运之气（5 年）以及运气同化的天符年（6 年）、太乙天符年（4 年）、同天符（4 年）、同岁会（12 年）、司天之气抑制（郁）岁运（杀）（5 年）、司天之气扼制（杀）岁运之气（5 年）的制约规律，气象特征等。

② 地刑运十二法：此论 12 年在泉之气（地）制约当年岁运之气（运）的规律及气象特征。

③ 前以明：其交司时刻数及其计算方法在前卷已经阅过，故此处从略去。下文"以前法"亦仿此。

小，胜之不过，故地胜于运①也。

三、癸丑，火运不及年。运气交时数依前说。下遇太阳寒水在泉，运气过后，每见悔气频起，远视暝黯，上刑火运，其气不足，热化失令。

四、癸未，火运不及。气运交时数一依前法。运气过后，地水来刑，黑气从地，上胜火运，其气不足，热化之令，衰而失半。

五、甲寅，土运，运如太过筭数。时后气一体，运过后下见厥阴木在泉，时举苍埃四起，远视林木如烟，还碧如此。地气频彰，土化雨湿，还须失令。

六、甲申，与甲寅对化，亦下逢厥阴木在泉，克土运，雨湿之化，一如甲寅同令。

七、乙卯，金运不及。其数减，气候如前。至运气过后，下逢少阴君火在泉，蒸蒸于地，赤气上腾，来刑金运，如是清燥之令皆亏，反生热化，此地运变也。

八、乙酉，金运依前，下过少阴君火在泉。上刑金运，清燥令亏，反生热令，一如乙卯。

九、丙辰，水运。下逢太阴土在泉，运令气候，来依太过。过后有黄郁之气，四运埃昏，土来剋水，如是即寒令反温，冬行微雨。

十、丙戌，水运。下逢太阴土在泉，运气筭法，来时一准前法。土气在下，上克寒化，一如丙辰之令也。

十一、乙巳，乙金运。气运观法时候同前法。运过后，下逢少阳相火在泉。热行于地，地气以蒸，熠明郊野，如是即金运失正，反成火化。

十二、乙亥，乙金运。来法观法一如前说，依前下遇相火，火胜金运，反主热令。

于六阳年胜少，六阴年胜甚②。

间刑运十法③

一、乙巳，中金运。筭数依阴年。运交时以见白气，并赤气同来，即知火胜之气也。其又见赤气次来者，是左间气少阴君火，次刑金之不及也。

二、癸巳，筭数依阴年。运交时，以见黑气，并赤气来，即知水来行胜，其次有黑气至者，是太阳水为右间气也。

三、丙子，筭数依阳年。阳年之气，无刑色，只但见先丙午，赤气见毕，次有黑气，自丙至子，今有黄气自至者，是对化天虚，左太阴土气来间也。间气虽间④，司天亦来间运也，有刑即至也。

四、甲子，筭数依阳年。运交时以见黄气，自甲至子也。今有青气次来者，是左间气厥阴未来刑木运也，土南正，故木在左也。

五、乙卯，筭数同阴年。运交时先见白气，中赤气并至，即如火来胜金。其次有赤气至者，是右间气相火之气也。

六、癸卯，筭数依阴年。运交时先见赤气，中有黑气并至，即知水来胜火也。其次有黑气至者，是左间太阳水之气也。

七、乙丑，筭数依阴年。运交时先见赤气，与白气并至，即知火来胜金也。其次有赤气至者，是左间气相火来刑金也。

八者，更有君火为右间气，左间即右

① 地胜于运：指在泉之气制约了中运之气（即岁运）。

② 六阳年胜少，六阴年胜甚：谓阳干六年，由于岁运太过，在泉之气对岁运之气的制约较轻，故曰“胜少”。阴干六年，由于岁运之气不及，故在泉之气对岁运之气的制约作用较强，故曰“胜甚”。

③ 间刑运十法：此节专论10年司天的左间气或右间气对岁运的制约（刑）规律及其相应的气象特征。

④ 间：用如动词，即间气对岁运之气的制约。

间不来，右间即左间不来，故别立一年，故名一数为八也。

九、壬申，筹数依阳年。运交时如阴年，有白气后至者，此是阳明左间气刑木运也。

十、丙申，筹数依阳年。运交时黑气过后，有黄气如阴年者，此是右间气太阴土来刑水运也。

客刑运五法①

一、木运不及，金行胜后次有客气至者，即居气也，乃名小间气也。观时其气傍来，气色虽小，横穿过其□②，即是客气。其气有胜不来，无胜即至，是小白气穿过木运也。

二、火运不及，水胜气同来，又有太阳来居，即有黑气横穿火气是也。

三、土运不及，木气并来，有厥阴来居，青气横穿土气是也。

四、金运不反，火气并来，又有相火来居，有赤气横穿白气是也。君火亦然为午。

五、水运不及，有黄气并来，又有太阳来居，有黄气穿黑气是也。

天符胜运六法③

前于平气中有六天符，是阴年中遇者，后此六胜天符别也。

一、戊子，火运太过，筹数依阳年。其赤气自戊至子，其气相鲜明，天有赤气

合上④，与少阴君火合德，言胜天符者，自胜⑤也，乃刑金令也。

二、戊午亦然⑥，火运太过，筹数依阳年。其赤气自戊至午，天有赤气相合，上与少阴君火合德，其气合时，若天无云翳，皆主吉祥，故名胜也。

三、戊寅，火运太过，上与少阳相火共胜，不同君火之善也。火太盛即万物焦枯，流金烁石，波水沸腾，甲虫乃夭，民病喘嗽。

四、戊申，火运太过。上与少阳相火共胜，胜至即甚，金及失正，致困终无水复，以表自胜也，亢极即万物焦枯，太白乃小。

五、丙戌，不运太过，上遇太阳寒水司天。天运⑦二气相合，如是即夏令反冷，冬行凛冰，寒雾数作，阳光不治，致甚即土不来复，以表胜也。荧惑失色，羽虫乃夭。

六、丙辰，水运太过，上与太阳寒水合令，二气合德，客气相佐，冰雹卒至，冷风逼人，地气凛，天气凝，人气收致，洌切，土不来复，赤气彤云，尽皆不见。

太乙天符运四法⑧即天地运三合会也

一、戊午，上少阴君火司天，中火运太过，年午属南方离位火，故名太一天符，三合会⑨也。筹数加十六。午为离，

---

① 客刑运五法：此节专论五种司岁的客气制约（刑）岁运之气的规律及气象特征。
② □：原本字迹模糊难识。据下条文例批之，似当为"金"字。或者"白气"二字。
③ 天符胜运六法：此节专论六阳干岁运太过之天符年，司天之岁气对太过之岁运的制约（刑）规律及气象特征。
④ 上：指上半年的司天之气。
⑤ 自胜：火运又逢子午少阴君火司天，同为火热偏胜，故曰"自胜"。
⑥ 戊午亦然：指戊午年与戊子年的气运变化相似。
⑦ 天运：指司天之气与中运之气。
⑧ 太乙天符运四法：此节专论戊午、乙酉、己未、己丑既是天符，又属岁会的太乙天符之年，其司天之气对岁运之气的相互作用规律及气象特征。
⑨ 三合会：即司天之气、中运之气与岁支五方的五行属性三者相符（皆为火），故曰"三合会"。也即太乙天符之年。

其数九。火运太过，其数七。七九共成十六也。运交时面向午望，赤气光辉，天有赤气相合，此运下必生贵人也。

二、乙酉，上阳明金司天，中金运不及，天符乃平。酉为西方，兑应金，故名三合会也。筭数标，年减七，运加七。运交时面向辰望，白气自乙至酉，天有白气相合，其运下当时生人，主生名将也。

三、己未，上太阴土司天，中土运不及，天符乃平年，未为坤，土筭数加五，减五，运交时自己至未，黄气光辉，天有黄气相合，其运下主生名相也。

四、己丑，上太阴土司天，中土运不及，天符乃平年，丑中宫土，故名三合会也。筭数加五、减五，运交时自己至丑，黄气光辉，天有黄气相合，其运下主生宰相。此四太一天符，主生贵人也。

同天符四法[①]

少阴司天于子午，午年同天符一也。阳明司天于卯酉年，同天符二也。太阴司天于丑未，丑未俱同天符四也。运气如观法四，岁会于前平气中，已明同此。

同岁会运十二法[②]

一、庚子，金运。下见阳明金在泉，地举白气，以佐金运之胜也。

二、庚午，金运。下见阳明金在泉，地举白气，以佐金运之胜也。

三、癸丑，水运。下见太阳水在泉，地发黑气，以佐水运之胜也。

四、癸未，水运。下见太阳水在泉，地发黑气，以佐水运之胜也。

五、壬寅，木运。下见厥阴木在泉，地发苍埃，以佐木运之胜也。

六、壬申，木运。下见厥阴木在泉，地发苍埃，以佐木运之胜也。

七、癸卯，火运。下见少阴君火在泉，地发赤气，以佐火运之胜也。

八、癸酉，火运。下见少阴君火在泉，地发赤气，以佐火运之胜也。

九、甲辰，土运。下见太阴土在泉，地发黄埃，以佐土运之胜也。

十、甲戌，土运。下见太阴土在泉，地发黄埃，以佐土运之胜也。

十一、癸巳，火运。下见少阳相火在泉，地蒸赤气，夜明郊野，以佐火运之胜也。

十二、癸亥，火运。下见少阳相火在泉，地蒸赤气，夜明郊野，以佐火运之胜也。

天郁运五法[③]

一、木运之岁，上见金司天，天克之运不胜，次岁阴年，司天已退，运木未交，木伏郁气，化作青气，灾临世间，使民卒中暴亡也。

二、火运之岁，上见水司天，天伏之运不胜，次岁阴年运气交晚，天气已退，火伏郁气，冲散世间，与民为病，民皆烦燥、惊骇、小便赤、疮疡瘭疹。

三、土运之岁，上见厥阴木司天，天伏之运不胜，次岁阴年，天气已退，运气未交，土伏郁气，冲散世间，与民成病。民病肿满、黄疸、腹大、水胀、滑泄[④]、四肢不收。

四、金运之岁，上见君相二火司天，天伏之运不胜，次岁阴年天气已退，运气

---

① 同天符四法：此节专论岁支逢子午、卯酉、丑未诸年份均为同天符之年的气象特征。具体内容已于前述。
② 同岁会运十二法：此节专论同岁会 12 年在泉之气对岁运之气的影响。
③ 天郁运五法：此节专论五运为司天之气抑制而成郁气时所产生的气象、灾害及致病特征。
④ 滑泄：滑脱不禁之严重的泄泻病。

未交，金伏郁气，流散世间，与民为病。民病四肢满闭，填胀筋挛，淋溲小便难，燥生上脘，目瞑喜怒，面白悲思。

五、水运之岁，上见太阴土司天，天伏之运不胜，天气退后，运气未交，水伏郁气，流散于世，与民为病。民病痿厥，气闭，心痛，泄注速下，食不及化，小腹满痛。

天杀运五法[①]

一、木运太过，其运来早，其气有余，上见阳明金司天。天气未退，天金克之，木不伏乃变雷声，与民为病，故名天杀。民病痼疾，皆动草木早荣，天有寒霜，复来杀之，民烦燥、闭满、渴饮、狂言也。

二、火运太过，其运来早，其气有余，上见太阳水司。天气未退，天水克之，火不伏乃化暴暄，水有冰雹，故名天杀。与民为病，皆卒亡，寒热往来，心腹痞满，嗌干，离咽不通。

三、土运大过，土气来早，其气有余，上见厥阴木司天。天气未退，天木克之，土不伏乃化雾翳，埃昏细雨微微，后有大风摧拉，故名天杀。与民为病，肢满肿湿，黄疸，水肿，不食。

四、金运太过，金气来早，其气有余，上见君火或相火司天。天气下克，金气不伏，乃化松簧发籁，虎啸猿啼，风声飕响，故名天杀。与民为病，病皆烦燥，齿槁咽渴饮水，毛焦，喘嗽。

五、水运太过，水气来早，其气有余，上见太阴土司天。天气未退，下克水，水不伏乃化雨雪相合，沉阴不散，故名天杀。与民为病，乃骨痿，足胫酸，阴痿失

溺，四肢闭厥，手足肢节痛，小腹满也。

灾祥应纶纪篇[②]

太平运一法。

于五运太过之年，观如前法，于运本位傍边，令有五色如虹蜺，两傍有耳，又有日耳，运过后久而不消者，一见主三十年太平。

升平运一法，升平运者，以帝家得王之运也。以火即火，以水即水也。各逐太过之年，本运色傍，亦如虹蜺久而不消者，见之而民丰乐业，帝道昌隆，即其气小如太平运也。

天兵运一法。天兵运者，于五运中，不论太过与不及，各有之于运过后，令有白气如练，次有云相附者，其云亦白云之状，如同狼虎者，见之时主次年兵戈大动。

天亢运一法。天亢运者，于金太过之岁有之，或木不及金行胜之岁，或金运上见天符之岁，不离燥化，金胜之年，又或土不胜之年，多见此运也。运过后白气散而为赤，赤白相间之者，见之主亢旱也。

天泽运一法。天泽运者，多于土太过之运，或水不及土行胜之年，或土共天符之年多见之。土太过之年，黄气见胜水之年，黄黑中见，其气青黑细如毛，又如马尾者，见之皆水涝之灾也。

攙抢运一法，攙抢运者，于五运中取帝家得王之运也。其运过即别有白气犯

---

① 天杀运五法：此节专论岁运被司天之气扼杀制约而不能发挥其作用 5 年的气象、物化、及发病特征。

② 灾祥应纶纪篇：此节专论 15 种气运变化所产生的气象特点、自然灾害，以及与之相应的祸福吉凶之规律和特征。

运，于白气中，气有小赤点子，如火星子，次有云相附，其云之状，如同蛇虫，此主不臣也。

明君运一法。明君之运，于帝家本运太过见之，其运大而明，傍有紫气相附者是也。又或如紫盖，或如紫人，或如五色龙。见此者，帝道昌隆也。

圣人运一法。圣人乃天地之所产也，一千年后生一圣人也，于太一天符岁，或天符岁，或运与天合，其色后令，有赤气辉天，天气复焕山谷，于是山崖谷穴之内，生出圣人也。

贤人运一法。贤人者，五百年生一贤人也，非天地所生也。于天符岁，或天运顺临岁，运气过后，各逐分野，不定其处，有白气上冲霄汉。其气晶然莹，洁气下多生贤人也。

天蝗运一法。于天运相刑之运，不于相得之岁，不俱太过与不及也。于运中如黄块，其块不敬，蝗虫见之不为灾。其块若散，散如碎星，遍散即甚，多散处为分野。

饥荒运一法。五运相刑克之运，运过后，后有云，或黄、或黑、或云遮其运。其云如鬼神，又如鹅鸭，或如复船见之，皆不稔也。

天疫运一法。天疫者，于诸运中皆有其气至，或不见运而气便来，小灾即为瘟黄气也。大灾即于黄气中晕，晕紫赤色如环，相似大小不等，散之如小电，蚯蚓，摇摇曲曲而动，紫赤相间于黄气之中，见之人死大半也。

丰登运一法。丰登运者，于不及运中，其澹而反深，又不胜气，不相并，或太过运五色，皆间黄气。气过后有云如人，或如凤，或如鹤，见之皆丰稔也。

嘉祥运一法。嘉祥运者，太过不及皆有之，于本运外，或紫、或赤，皆如芝草，又如山，山上有树见，亦主太平，国家乐业，民安丰稔。

真应运一法。真应运者，主将有圣明君出见，应于未来之天子。其运于太过运中，见其五色不定，应木见木也，应火见火也。见之其色大。左右有从色，皆同一色，是数条小气随之也。每一条之气，是一帝也。即小气是子孙之气也。

素问六气玄珠密语卷之八

启 玄 子 述

南正顺司纪篇①

南正司天十二法

南正司天，自干顺行于支，次用支数，加于生成数也。

一、甲子，土运南正司天。天面向北，左西直，右东直，上正微，君火在天。天气顺转，自甲至子，顺迁十一位。子坎数一，火成数七，至天时于天数前八刻正也。至后十一日，火始治天，始行天令也。治天后五日，太宫来和，赤气在上，热行于天，青霞见夕，黄云发旦，此侍直从司天之色也。

二、甲午，土运南正司天。天面向北，左西直，右东直，上太微君火在天。天气顺转，自甲至午，顺行五位。午为离，其数九，火生数二，九二成十一也，至天时于天数前十一刻至也。至后五日，火始治天，始行天令，治天后五日太宫兴，太微来和，赤气上见，青霞夕彰，黄气旦发，此天道顺候，吉也。

三、己丑，土运南正司天。天面向北，左西直，右东直，上正宫太阴土在天。天气顺转，自己至丑，左迁七位。丑为土，其数五，土不②成数亦五，二五成十，至天时于天数后十刻至也。至后七日，土始治天，少宫与上正宫同和，始化天令。黄气在上，湿行于天，赤气红云，朝夕频见。此左右从司之正也。

四、己未，土运南正司天。天面向北，左西直，右东直，上正宫太阴土司天。天气顺转，己本在未，更不左迁。未为土，其数五，运土其数五，二五成十也。至天时于天数后十刻至也。当日土治天，使③行天令，至天后一十八日，少宫与正宫会同，黄气在上，湿行于天，朝夕赤气，共直天令也。

五、甲戌，土运南正司天。天面向北，左西直，右东直，上太羽太阳寒水司天。天气顺转，自甲至戌，左迁九位。戌为土，其数五，运土其数五，二五成十也。至天时于天数前十刻至也。至后九日，水始治天，太宫来刑太羽，羽无亏，气不和，黑气在上，寒行于天，朝见黄气，夕有黄霞，终还紫，紫变黑色也。此顺化之候也。

---

① 南正顺司纪篇：此节专论南政土运12年的推算方法以及气象特征。南政，指岁运逢土之年，即年干逢甲（土运太过）、逢己（土运不及）的年份，凡此共十二年。顺，即顺迁，指天体自东向西的视运动。

② 不："不"字疑衍。

③ 使："使"字疑为"始"字，声误。

六、甲辰，土运南正司天。天面向北，左西直，右东直，上太羽太阳寒水司天。天顺左迁，自甲至辰，左迁三位也。辰土其数五，运亦五，二五成十也，至天时于天数前十刻至也。至后三日，水始治天，始行天令也。至后五日，太宫来刑太羽。羽不亏，黑气在上，寒行于天，黄气上腾，每刑天令也。

七、己亥，土运南正司天。天面向北，左西直，右东直，上正角厥阴木司天。天气在迁，自己至亥，左迁五位也。亥为乾，其数六，土运其数五，五六成十一，至天时于天数十一刻至也。至后五日，木始治天，始化天令，后一十八日，少宫来伏正角。苍气在上，风行于天，朝升黑气于东，幕见红霞斑斑间碧，此天共司之色也。

八、己巳，土运南正司天。天面向北，左西直，右东直，上正角厥阴木司天。天顺左迁，自己至巳，左迁十一位也。巳为巽，其数四，土数五，四五成九，至天时于天数后九刻至也。至后十一日，木始治天，始化天令，后一十八日，少宫来伏正角。青气在上，风行于天，朝东见黑，夕西见赤，二直[1]从司之候也。

九、甲申，土运南正司天。天面向北，左西直，右东直，上太微少阳相火司天。天顺左迁，自甲至申，左迁七位也。申为坤，其数二，土数五，二五成七也。至天时于天数前七刻至也。至后七日，相火始治天，始行天令，后五日太宫来和太微，赤气在上，热行于天，朝有白埃，夕生黄气，左右二直之候也。

十、甲寅，土运南正司天。天面向北，左西直，右东直，上太微少阳相火司天。天气左迁，甲木在寅，更无迁动。寅为艮，其数八，土数五，八五成十三也。至天时于天数前十三刻至也。当日相火治天，便行天令，后五日太宫来和太微，赤气在上，热行于天，白气东彰，黄云西举，顺天应化于下。

十一、己酉，土运南正司天。天面向北，左西直，右东直，正商阳明金司天。天顺转，自己至酉，左迁三位也。酉为兑，其数七，土数五，七五成十二也。至天时于天数后十二刻至也。至后三日，金始治天，始化天令，后一十八日，少宫来和正商，白气在上，燥行于天，朝有彤云，夕生黑气，此左右二直同司之候也。

十二、己卯，土运南正司天。天面向北，左西直，右东直，上正商阳明金司天。天顺行，自己至卯，左迁九位也。卯为震，其数三。土数五，三五成八也。至天时于天数后八刻至也。至后九日，金始治天，始化天令，白气在上，燥行于天，朝生赤气，暮有黑云，顺天之候也。

北正右迁纪篇[2]

北正司天四十八法

北正司天，逆行自干至支，右迁逆数，次加生成数也。

一、乙丑，金运北正司天。天面向南，左东直，右西直，上正宫太阴土司天。天气右迁，自乙至丑，右迁四位也。丑为土，其数五。金不及，从生其数四，四五共成九也。至天时于天数后九刻至

---

[1] 二直：即上文"左西直，右东直"，合为"二直"。即司天的左间气和右间气也能发挥作用。故下文有"左右二直之候也"。"左右二直从司之候"可证。

[2] 北正右迁纪篇：此节专论北政（指金、木、水、火为岁运）48 年的气运交司时刻推算方法，气候特征、物化、灾变特征。北政，指除土运之年以外其他四运司岁的年份即是。右迁，也称"逆"，指自右向左迁移。

也。至后四日，土始治天，始化天令，后一十七日，少商来和正宫。黄气在上，湿行于天，东见赤气，西见赤色，左右二火从司之候。

二、乙未，金运北正司天。天面向南，左东直，右西直，上正宫太阴土司天。天气右迁，自乙至未，右迁十位也。未为土，其数五。金不及，从生其数四，五四成九也。至天时于天数后九刻至也。至后十日，土始治天，始化令也，后一十七日，少商来和上宫，黄气在上，湿行于天，东西赤气见于朝夕，此从司二直也。

三、丙寅，水运北正司天。天面向南，左东直，右西直，上太徵少阳相火司天。天气右迁，自丙至寅，右迁四位也。寅为艮，其数八。水太过，从成其数六，八六成十四也。至天时于天数前十四刻至也。至后四日，火始治天，始行天令，后六日太羽来刑太徵，赤气在上，热行于天，寒乃行之，赤气东彰，黄云夕见，此从司二直也。

四、丙申，水运北正司天。天面向南，左东直，右西直，上太徵少阳相火司天。天气右迁，自丙至申，右迁十位也。申为坤，其数二。水太过，从成其数六，二六成八也。至天时于天数前八刻至也。至后十日，火乃治天，始行天令，后六日太羽来刑太徵，赤气在上，热行于天，寒每胜之。

五、丁卯，木运北正司天。天面向南，左东直，右西直，上正商阳明金司天。天气右迁，自丁至卯，右迁五位也。卯为震，其数三。木运不及，从生其数三，二三成六。至天时于天数后六刻至也。至后五日，金始治天，始行天令，后一十六日少角来伏正商，白气在上，燥行

于天，东见黑云，西生赤气，此二直之免[1]也。

六、丁酉，木运北正司天。天面向南，左东直，右西直，上正商阳阴金司天。天气右迁，自丁至酉，右迁十一位也。酉为兑，其数七。木不及，从生其数三，三七成十。至天时于天数后十刻至也。至后十一日，金始治天，始行天令，后十六日，少角来伏正商也。至后十一日，金始治天，始行天令，白气在上，燥行于天，朝见黑气，夕举红云，东西二直也。

七、戊戌，火运北正司天。天面向南，左东直，右西直，上太羽太阳寒水司天。天气右迁，自戊至戌，右迁八位也。戌为土，其数五。火太过，从成其数七，五七成十二。至天时于天数前十二刻至也。至后八日，水始治天，始行天令，后十日，太徵来伏太羽，黑气在上，寒行于天，东生青霞，西彰白气，东西二直之候也。

八、戊辰，火运北正司天。天面向南，左东直，右西直，上太羽太阳寒水司天。天气右迁，自戊至辰，右迁二位也。辰为土，其数五。火太过，从成其数七，七五成十二。至天时于天数前十二刻至也。至后二日，水始治天，始行天令，后七日，太徵来伏太羽，黑气在上，寒行于天，东见青气，西有白埃，二直之候也。

九、庚午，金运北正司天。天面向南，左东直，右西直，上太徵少阴君火司天。天气右迁，自庚至午，右迁三位也。午为离，其数九。金太过，从成其数九，二九一十八也。至天时于天数前一十八刻至也。至后三日，火始治天，始行天令，后九日太商来伏太徵，赤气在上，热行于

---

[1] 免："免"字疑为"候"字之误。

天，东有黄云，西生青气，东西二直也。

十、庚子，金运化正司天。天面向南，左东直，右西直，上正徵少阴君火司天。天气右迁，自庚至子，右迁九位也。子为坎，其数一。金太过，从成其数九，一九成十也。至天时于天数前十刻至也。至后九日，火始治天，始行天令，后九日，太商来伏正徵也。赤气在上，热行于天，东有黄气，西有青霞，东西二直也。

十一、辛丑，水运北正司天。天面向南，左东直，右西直，上正宫太阴土司天。天气右迁，自辛至丑，右迁十位也。丑为土，其数五。水不及，从生其数一，一五成六也。至天时于天数后六刻至也。至后十日，土始治天，始行天令也。后十四日，少羽来伏正宫也。黄气在上，湿行于天，东有赤云，西生赤气，此二直之候也。

十二、辛未，水运北正司天。天面向南，左东直，右西直，上正宫太阴土司天。天气右迁，自辛至未，右迁四位也。未为土，其数五，水不及，从生其数一，一五成六也。至天时于天数后六刻至也。至后四日，土始治天，始行天令，后十四日，少羽来伏正宫也。黄气在上，湿行于天，东西二宜，频生赤气也。

十三、壬申，木运北正司天。天面向南，左东直，右西直，上正徵少阳相火司天。天气右迁，自壬至申，右迁四位也。申为坤，其数二。木太过，从成其数八，二八成十也。至天时于天数前十刻至也。至后四日，火始治天，始行天令，后八日，太角来和正徵也。赤气在上，热行于天，东起白埃，西生黄气，二直之候也。

十四、壬寅，木运北正司天。天面向南，左东直，右西直，上太徵少阳相火司天。天气右迁，自壬至寅，右迁十位也。寅为艮，其数八。木太过，从成其数八，

二八十六也。至天时于天数前十六刻至也。至后十日，火始治天，始行天令也。后八日，太角来和太徵，赤气在上，热行于天，东生白埃，西彰黄气，二直之候应色也。

十五、癸卯，火运北正司天。天面向南，左东直，右西直，上正商阳明金司天。天气右迁，自癸至卯，右迁十一位也。卯为震，其数三。火不及，从生其数二，二三成五也。至天时于天数后五刻至也。至后十一日，金始治天，始行天令。后十五日，少徵来刑正商，白气在上，燥行于天，东有黑云，西生赤气，二直之候也。

十六、癸酉，火运北正司天。天面向南，左东直，右西直，上正商阳明金司天。天气右迁，自癸至酉，右迁五位也。酉为兑，其数七。火不及，从生其数二，二七成九也。至天时于天数后九刻至也。至后五日，金始治天，始行天令也。后十五日，少徵来刑正商，白气在上，燥行于天，东生黑气，西举赤云，二直之候也。

十七、乙亥，金运北正司天。天面向南，左东直，右西直，上太角厥阴木司天。天气右迁，自乙至亥，右迁六位也。亥为乾，其数六。金不反，生其数四，四六成十也。至天时于天数后十刻至也。至后六日，木始治天，始行天令。后十七日，少商来刑太角，青气在上，风行于天，东生赤气，西有黑埃，此二直之候也。

十八、乙巳，金运北正司天。天面向南，左东直，右西直，上正角厥阴木司天。天气右迁，自乙至巳，右迁十二位也。巳为巽其数四。金不及，从生其数四，二四成八也。至天时于天数后八刻至也。至后十二日，木始治天，始行天令也。后十七日，少商刑正角，青气在上，

风行于天，东有赤晖，西生黑气，二直之候也。

十九、丙子，水运北正司天。天面向南，左东直，右西直，上正徵少阴君火司天。天气右迁，自丙至子，右迁六位也。子为坎，其数一。水太过，后①成其数六，六一成七也。至天时于天数前七刻至也。至后六日，火始治天，始行天令也。后六日，太羽来刑正徵，赤气在天，热行于上，东有黄晖，西生青气，二直之候也。

二十、丙午，水运北正司天。天面向南，左东直，右西直，上正徵少阴君火司天。天气右迁，自丙至午，右迁十二位也，午为离，其数九。水太过，从成其数六，六九成十五也。至天时于天数前十五刻至也。至后十二日，火始治天，始行天令也。后六日，太羽来刑正徵，热行于天，赤气在上，东生黄气，西有黑云，二直之候也。

二十一、丁未，木运北正司天。天面向南，左东直，右西直，上正宫太阴土司天。天气右迁，丁本在未，更不移位也。未为土，其数五，木不及，从成其数三，三五成八也。至天时于天数后八刻至也。当日土便治天，始行天令也。后一十六日，少角来刑正宫，黄气在上，湿行于天，东西二直，皆彰赤气。

二十二、丁丑，木运北正司天。天面向南，左东直，右西直，上正宫太阴土司天。天气右迁，自丁至丑，右迁七位也。丑为土，其数五。木不及，从生其数三，三五成八也。至天时于天数后八刻至也。至后七日，土始治天，始行天令。后一十六日，少角来刑正宫，黄气在上，湿行于天，东西二候，俱为赤气。

二十三、戊寅，火运北正司天。天面向南，左东直，右西直，上太徵少阳相火司天。天气右迁，自戊至寅，右迁四位也。寅为艮，其数八。火太过，从成其数七，七八成十五也。至天时于天数前十五刻至也。至后四日，火始治天，始行天令。后七日，正徵来同大徵，赤气在上，热行于天，东生白气，西有黄云，二直之候也。

二十四、戊申，火运北正司天。天面向南，左东直，右西直，上正徵少阳相火司天。天气右迁，自戊至申，右迁九位也。申为坤，其数二，火太过，从成其数七，二七成九也。至天时于天数前九刻至也。至后十日，火始治天，始行天令也。赤气在上，热行于天，东生白气，西有黄云，二直之候也。

二十五、寅戌，金运北正司天。天面向南，左东直，右西直，上太羽太阳水司天。天气右迁，自庚至戌，右迁十一位也。戌为土，其数五。金太过，从成其数九，九五成十四也。至天时于天数前十四刻至也。至后十一日，水始治天，始行天令也。后九日，太商来和太羽，黑气在上，寒行于天，东起青霞，西彰白气，二直之候也。

二十六、庚辰，金运北正司天。天面向南，左东直，右西直，上正羽太阳水司天。天气右迁，自庚至辰，右迁五位也。辰为土，其数五。金太过，从成其数九，五九成十四也。至天时于天数前十四刻至也。至后五日，水始治天，始行天令也。后九日，太商来和正羽，黑气在天，寒行于上，东起青霞，西生白气，二直之候也。

二十七、辛巳，水运北正司天。天面向南，左东直，右西直，上正角厥阴木司

---

① 后："后"字疑为"从"字之形误。后、从的繁体字形相似。

天。天气右迁，自辛至巳，右迁六位也。巳为巽，其数四。水不及，从生其数一，四一成五。至天时于天数，后五刻至也。至后六日，木始治天，始行天令也。后十四日，少羽来和正角，青气在上，风行于天，东生赤气，西有黑气，二直之候也。

二十八、辛亥，水运北正司天。天面向南，左东直，右西直，上太角厥阴木司天。天气右迁，自辛至亥，右迁十二位也。亥为乾，其数六，水不及，从生其数一，一六成七也。至天时于天数后七刻至也。至后十二日，木始治天，始行天令。后十四日，少羽来和太角，青气在上，风行于天，东赤西黑，二直之候也。

二十九、壬子，木运北正司天。天面向南，左东直，右西直，上正徵少阴君火司天。天气右迁，自壬至子，右迁十二位也。子为坎，其数一。木太过，从成其数八，八一成九也。至天时于天数前九刻至也。至后十二日，火始治天，始行天令也。后八日，太角来和正徵，赤气在上，热行于天，东有黄云，西生青气，二直之候也。

三十、壬午，木运北正司天。天面向南，左东直，右西直，上太徵少阴君火司天。天气右迁，自壬至午，右迁六位也。午为离，其数九。木太过，从成其数八，八九成十七也。至天时于天数前十七刻至也。至后六日，火始治天，始行天令也。后八日，太角来和太徵，赤气在天，热行于天，东有黄埃，西生碧气，二直之候也。

三十一、癸未，火运北正司天。天面向南，左东直，右西直，上正宫太阴土司天。天气右迁，自癸至未，右迁七位也。未为土，其数五。火不及，以生其数二，二五成七也。至天时于天数后七刻至也。至后七日，土始治天，始行天令也。后十

五日，少徵来和正宫，黄气在上，湿行于天，东西见其赤气，此二直之候也。

三十二、癸丑，火运北正司天。天面向南，左东直，右西直，上正宫太阴土司天。天气右迁，癸本在丑，更无迁动也。丑为土，其数五。火不及，从生其数二，二五成七也。至天时于天数后七刻至也。至后当日，土便治天，始行天令也。后十五日，少徵来和正宫也。黄气在上，湿行于天，东西赤气，左右二直之候也。

三十三、乙卯，金运化正司天。天面向南，左东直，右西直，上正商阳明金司天。天气右迁，自乙至卯，右迁二位也。卯为震，其数三。金不及，从生其数四，四三成七也。至天时于天数后七刻至也。至后二日，金始治天，始行天令也。后十七日，少商来与正商同也。白气在上，燥行于天，东生黑气，西有红霞，二直之候也。

三十四、乙酉，金运北正司天。天面向南，左东直，右西直，上太商阳明金司天。天气右迁，自乙至酉，右迁八位也。酉为兑，其数七。金不及，从其生数四，四七成十一也。至天时于天数后十一刻至也。至后八日，金始治天，始行天令也。后十七日，少商来同正商也。白气在上，燥行于天，东见黑气，西有红霞，二直之候也。

三十五、丙戌，水运北正司天。天面向南，左东直，右西直，上太羽太阳水司天。天气右迁，自丙至戌，右迁八位也。戌为土，其数五。水太过，从成其数六，六五成十一也。至天时于天数后十一刻至也。至后八日，水始治天，始行天令也。后六日，正羽来和太羽也。黑气在上，寒行于天，东有青霞，西生白气，此二直之候也。

三十六、丙辰，水运北正司天。天面

向南，左东直，右西直，上正羽太阳水司天。天气右迁，自丙至辰，右迁二位也。辰为土，其数五。水太过，从成其数六，五六成十一也。至天时于天数后十一刻至也。至后二日，水始治天，始行天令也。后六日，太羽来同正羽也。黑气在上，寒行于天，东有青霞，西生白气，此二直之候也。

三十七、丁巳，木运北正司天。天面向南，左东直，右西直，上正角厥阴木司天。天气右迁，自丁至巳，右迁三位也。巳为巽，其数四。木不及，从生其数三，四三成七也。至天时于天数后七刻至也。至后三日，木始治天，始行天令也。后三日，少角来同正角也。青气在上，风行于天，东有赤晖，西生黑气，此二直之候也。

三十八、丁亥，木运北正司天。天面向南，左东直，右西直，上正角厥阴木司天。天气右迁，自丁至亥，右迁九位也。亥为乾，其数六，木不及，从生其数三，三六成九也。至天时于天数后九刻至也。至后九日，木始治天，始行天令也。后十六日，少角来同正角。青气在上，风行于天，东生赤气，西有黑云，二直之候也。

三十九、戊子，火运北正司天。天面向南，左东直，右西直，上正徵少阴君火司天。天气右迁，自戊至子，右迁六位也。子为坎，其数一。火太过，从成其数七，一七成八也。至天时于天数前八刻至也。至后六日，火始治天，始行天令也。后七日，太徵来同正徵，赤气在上，热行于天，东有黄埃，西生碧气，二直之候也。

四十、戊午，火运北正司天。天面向南，左东直，右西直，太徵少阴君火司天。天气右迁，自戊至午，右迁十二位也。午为离，其数九。火太过，从成其数

七，七九成十六也。至天时于天数前十六刻至也。至后十二日，火始治天，始行天令也，后七日，正徵来同太徵。赤气在上，热行于天，东有黄气，西有青霞，二直之候也。

四十一、庚寅，金运北正司天。天面向南，左东直，右西直，上太徵少阳相火司天。天气右迁，自庚至寅，右迁七位也。寅为艮，其数八。金太过，从成其数九，九八成十七也。至天时于天数前一十七刻至也。至后七日，火始治天，始行天令也。后九日，太商来伏太徵，赤气在上，热行于天，东生白埃，西生黄气，此二直之候也。

四十二、庚申，金运北正司天。天面向南，左东直，右西直，上正徵少阳相火司天。天气右迁，庚本在申，更无迁动也。申为坤，其数二。金太过，从成其数九，二九成十一也。至天时于天数前十一刻至也。至后当日，火乃治天，始行天令也。后九日，太商来伏正徵，赤气在上，热行于天，东生白埃，西生黄气，二直之候也。

四十三、辛卯，水运北正司天。天面向南，左东直，右西直，上正商阳明金司天。天气右迁，自辛至卯，右迁八位也。卯为震，其数三。水不及，从生其数一，一三成四也。至天时于天数后四刻至也。至后八日，金始治天，始行天令也。后十四日，少羽来和正商也。白气在上，燥行于天，东有黑气，西见赤云，此二直之候也。

四十四、辛酉，水运北正司天。天面向南，左东直，右西直，上太商阳明金司天。天气右迁，自辛至酉，右迁二位也。酉为兑，其数七。水不及，后生其数一，一七成八也。至天时于天数后八刻至也。至后二日，金始治天，给行天令也。后十

四日，少羽来和太商，白气在上，燥行于天，东有黑气，西有赤云，此二直之候也。

四十五、壬辰，木运北正司天。天面向南，左东直，右西直，上正羽太阳水司天。天气右迁，自壬至辰，右迁八位也。辰为土，其数五。木太过，从成其数八，八五成十三也。至天时于天数前十三刻至也。至后八日，木始治天，始行天令也。后八日，太角来和正羽，黑气在上，寒行于天，东有青气，西有白埃，此二直之候也。

四十六、壬戌，木运北正司天。天面向南，左东直，右西直，上太羽太阳水司天。天气右迁，自壬至戌，右迁二位也。戌为土，其数五。木太过，从成其数八，八五成十三也。至天时于天数前十三刻至也。至后二日，水始治天，始行天令也。后八日，太角来和太羽也。黑气在上，寒行于天，东生青气，西有白埃，二直之候也。

候也。

四十七、癸巳，火运北正司天。天面向南，左东直，右西直，上正角厥阴木司天。天气右迁，自癸至巳，右迁九位也。巳为巽，其数四。火不及，从生其数二，二四成六也。至天时于天数后六刻至也。至后九日，木始治天，始行天令也。后十五日，少徵来和正角也。青气在上，风行于天，东有赤气，西有昏埃，二直之候也。

四十八、癸亥，火运北正司天。天面向南，左东直，右西直，上太角厥阴木司天。天气右迁，自癸至亥，右迁三位也。亥为乾，其数六。火不及，从生其数二，二六共成八也。至天时于天数后八刻至也。至后三日，木始治天，始行天令也。后十五日，少徵和太角也。青气在上，风行于天，东有赤气，西有黑埃，此二直之候也。

素问六气玄珠密语卷之九

启 玄 子 述

司天配轮纪篇①

运胜司天六法②

一、丙子，少阴君火司天，热行于上。中见水运太过，黑气冲天③，上胜天火④，不行炎令。

二、丙午，少阴君火司天，热行于上。中见水运太过，黑气冲天，上胜天火，不行炎化。

三、丙寅，少阳相火司天，热行于上。中见水运太过，黑气冲天，上胜天火，暑热炎令，皆失其化。

四、丙申，少阳相火司天，热行于上也。中见水运太过，黑气冲天，上胜天火，不炎化。

五、甲戌，太阳水司天，寒行于上也。中见土运太过，黄埃四起，上克天水⑤，寒乃化湿。

六、甲辰，太阳水司天，寒行于上也。中见土运太过，黄埃四起，上克天水，寒乃不化，反生湿令。

六运承司天六法⑥

一、乙亥，厥阴木司天，风行于上也。中见金运，白气承之⑦。金运刑木，风化失令。言运承者，为运不及，即不如太过也，即承之减其半令也。

二、乙巳，厥阴木司天，风行于上也。中见金运，白气承之，风化失令也。

三、癸酉，阳明金司天，燥行于上也。中见火运，赤气承之，燥令减半也。

四、癸卯，阳明金司天，燥行于上也。中见火运承之，赤气上行，燥失其令。

五、丁未，太阴土司天，湿行于上也。中见木运，青气承之，湿令还风。

六、丁丑，太阴土司天，湿行于上

---

① 司天配轮纪篇：本节专论司天之气与岁运的关系，及其气候特征。
② 运胜司天六法：本节论述丙子、丙午、丙寅、丙申、甲戌、甲辰六年岁运太过而制约了司天之气的规律及其气象特征。
③ 黑气冲天：谓中运之水气制约司天之火气，即水克火也。黑气，指天空出现的黑色气象特征，五行属水。下文"黄埃"、"白气"、"赤气"、"青气"，分别指土、金、火、木之气。天，一指天空，二指司天之气。
④ 上胜天火：谓水气制约司天君火热气。司天位于上，故曰"上"。天，与"上"义同。
⑤ 上克天水：谓中运之气土制约了在上的司天之气。天，指司天之气。上，谓司天之位在中运之气的上位。
⑥ 六运承司天六法：本节专论乙亥、乙巳、癸酉、癸卯、丁丑、丁未六年，岁运之气与司天之气属性一致而相辅佐。承，通"丞"，辅佐，见《左传·哀公十八年》注。
⑦ 白气承之：谓中运之气金制约了司天厥阴风木之气。承，辅佐。

也。中见木运，青气承之，湿令间风。

直符司天十二法①

夫直者，是与天同也。符者，合也，是干合司天之名也。

一、丙午，少阴君火司天，其丙者，南方火干也。干与天同，远视太虚遥遥，赤气上接天涯，别无间令，与天同德也。

二、丙子，少阴君火司天，丙为南方火干也。干与天同，遥升赤气，远接天涯。

三、乙亥，厥阴木司天。乙为东方木位，木干与天木合德，苍气如烟，遥依林木。

四、乙巳。厥阴木司天。乙为东方木，干与天合德，上与天同，间气还小。

五、己未，太阴土司天。己为中央土，干上与天同，黄起于维，天气得之小佐②也。

六、己丑，太阴土司天。己为中央土，干与天合德，小佐于天。

七、辛酉，阳明金司天。辛为西方金，干与天合德，小佐于间，行小令③也。

八、辛卯，阳明金司天。辛为西方金，干与天合德，与金同佐。

九、壬戌，太阳水司天。壬为北方水。干与天合，上同天化④，小佐于天。

十、壬辰，太阳水司天。壬为北方水，干与天合德，上与天同，小佐天令。

十一、丙寅，少阳相火司天。丙为南方火，干与天同，小佐天令。

十二、丙申，少阳相火司天。丙为南方火，干与天合德，小佐于天。

运合司天十二法⑤

一、丁亥，厥阴木司天。中见木运，与天合德，青气上同，风化同令，天运相佐⑥，气化令同，上中相得。

二、丁巳，厥阴木司天。中见木运，与天合德，青气上同，风化同令，天运相佐，气化令实，上中无克。

三、戊子，少阴君火司天。中见火运，与天合德，赤气上同，热化同令，天运相佐，化令乃实。

四、戊午，少阴君火司天。中见火运，与天合德，赤气上同，热化同令，天运相佐，令化同一。

五、乙酉，阳明金司天。中见金运，与天合德，白气上同，燥行同一。

六、乙卯，阳明金司天。中见金运，与天合德，白气上同，燥化令合。

七、己未，太阴土司天。中见土运，与天合德，黄气上同，湿化共令。

八、己丑，太阴土司天。中见土运，与天合德，黄气上同，与天同令，雨湿令化同一。

九、丙戌，太阳水司天，中见水运，与天合德，黑气上同，寒化共令。

十、丙辰，太阳水司天。中见水运，与天合德，黑气上同，寒化共令。

十一、戊寅，少阳相火司天。中见火运，与天合德，赤气奉上，热化运同也。

十二、戊申，少阳相火司天。中见火运，与天合德，赤气上同，热化共令也。

---

① 直符司天十二法：些节专论年干的五行属性与司天之气的五行属性相符之年，凡12年。

② 佐：辅佐，相助。因为司天为太阴湿土，中运之气为土，土运之气与司天土气相同，有利于司天之气发挥作用，故曰"天气得之小佐也"。

③ 行小令：气候所产生的作用极小。令，政令。此指岁运、岁气辅助了间气，间气也发挥了一定的作用。

④ 上同天化：指气候随着司天之气而产生相应的变化及作用。天化，即司天之气的变化及其作用。

⑤ 运合司天十二法：此节专论丁亥、丁巳等12年，岁运与司天之气相符合的气象特征。

⑥ 天运相佐：指司天之气与中运之气互相辅助。

临下司天十二法①

一、己亥，厥阴木司天，中见土运。木在上，下临②土运乃亏，运衰天胜③，青气下临，风化胜雨。

二、己巳，厥阴木司天，中见土运。木在上，下临土运天克之，木气下临，青气刑黄，风化胜雨。

三、庚子，少阴君火司天，中见金运。火在上，下临金运乃衰，赤气之下，金气不荣，热胜燥令。

四、庚午，少阴君火司天，中见金运。火在上，下临金气，伏天赤气，下胜金乃不胜，热化燥衰④。

五、辛未，太阴土司天，中见水运。土在上，下临水运，寒化失令，黄气胜寒⑤。

六、辛丑，太阴土司天，中见水运。土在上，下临水运，水气失令，黄气之下，黑气全收。

七、庚申，少阳相火司天，中见金运。火在上，下临燥金失令，赤气之下，白埃不彰。

八、庚寅，少阳相火司天，中见金运。火在上，下临燥气，肃杀不施，炎炎赤气，金令乃亏。

九、丁酉，阳明金司天，中见木运。金在上，下临风化，燥生白气，木令还衰。

十、丁卯，阳明金司天，中见木运。

金在上，下临风化，金令燥行，白气之下，木令乃亏。

十一、戊戌，太阳水司天，中见火运。水在上，下临火运，炎令不时，黑气之下，火化无施。

十二、戊辰，太阳司天，水行于上，下临火运，热化失时，寒化在天，暑令全亏。

顺化司天十二法⑥

一、癸亥，上厥阴木司天，中见火运。即木生于火。父临子位，故顺也。木气之下，火运奉天⑦。

二、癸巳，上厥阴木司天，中见火运，即木生于火，父临子位，故顺也。木气之下，火运奉天。

三、甲子，上少阴君火司天，中见土运，即火生土。父临子位，顺也。火气之下，土运奉天。

四、甲午，上少阴君火司天，中见土运，即火生土，父临子位，顺也。火气之下，土运奉天。

五、乙丑，上太阴土司天，中见金运，即土生金也。父临子位，顺也。土气之下，金运奉天。

六、乙未，上太阴土司天，中见金运，即土生金也。父临子位，顺也。土气之下，金运奉天。

七、甲寅，上少阳相火司天，中见土

---

① 临下司天十二法：此节专论己亥、己巳等12年，司天之气下临并制约岁运之气的规律及气象特征。

② 临：降临。从上至下谓之临。《正字通·臣部》："临，自上临下也。"司天在中运之气和在泉之气之上，司天对中运之气或中运对在泉之气发挥作用时，故用"临"。此外，客气、客运在上，主气、主运在下，故"客"作用于"主"时也谓之"临"。

③ 运衰天胜：由于司天之气制约了中运之气，中运之气受制而不能发挥其作用，故谓之"运衰天胜"。

④ 热化燥衰：由于少阴君火克制了中运金气，故司天热气胜而行令，中运金气燥气受制而衰减。

⑤ 黄气胜寒：谓湿气胜，寒气少。即土克水之义。

⑥ 顺化司天十二法：指司天在上，中运之气在下，司天与中运之气的五行属性为母（或曰父）在上，子在下的相顺之位而发生的12年变化。即下文之"父临子位，故顺也"。

⑦ 火运奉天：指癸亥年，中运之气火运扶助了司天之风木。奉，（下对上的）扶助。《淮南子·说林》高诱注："奉，助也。"

运，即火生土，父临子位，顺也，火气之下，土运奉天。

八、甲申，上少阳相火司天，中见土运，即火生土。父临子位，顺也。即火气之下，土运奉天。

九、辛酉，上阳明金司天，中见水运，即金生水。父临子位，顺也。即金气之下，水运奉天。

十、辛卯，上阴明金司天，中见水运，即金生。水父临子位，顺也。即金气之下，水运奉天。

十一、壬戌，上太阳水司天，中见木运，即水生木也。父临子位，顺也。即水气之下，木运奉天。

十二、壬辰，上太阳水司天，中见木运，即水生木。父临子位，顺也。即水气之下，木运奉天。

上十二顺化司天，皆主吉也。不奉天，反凶。

逆化司天十二法①

一、辛亥，上厥阴木司天，中见水运。即子木居上，父水在下，子临父位，逆。木气之下，水不奉天，即不顺，故为凶年。

二、辛亥，上厥阴木司天，中见水运，即子木居上，父水在下，子临父位，逆。木气之下，水不奉天，即不顺，故为凶年。

三、壬子，上少阴君火司天，中见木运。子火居上，父木在下，子临父位，逆。火气之下，木不奉天，皆逆，主凶也。

四、壬午，上少阴君火司天，中见木运，子火居上，父木在下，子临父位，逆。火气之下，木不奉天。

五、癸丑，上太阴土司天，中见火运。子土居上，父火在下，子临父位，逆。土气之下，火不奉天。

六、癸未，上太阴土司天，中见火运。子土居上，父火在下，子临父位，逆。土气之下，火不奉天。

七、壬寅，上少阳相火司天，中见木运。子火居上，父木在下，子临父位，逆。火气之下，木不奉天。

八、壬申，上少阳相火司天，中见木运。子火居上，父木在下，子临父位，逆。火气之下，木不奉天。

九、己酉，上阳明金司天，中见土运。子金居上，父土在下，子临父位，逆。金气之下，土不奉天。

十、己卯，上阳明金司天，中见土运。子金居上，父土在下，子临父位。逆。金气之下，土不奉天。

十一、庚戌，上太阳水司天，中见金运。子水居上，父金在下，子临父位，逆。水气之下，金不奉天。

十二、庚辰，上太阳水司天，中见金运，子水居上，父金在下，子临父位，逆。水气之下，金不奉天。

天运不济十二法②

凡天运不济者，是天虚间至，运虚间至，故天运有不相会合，更各受其胜，是致不济也。各胜必各自得正令③时，却得相济也。于卯、己丑，此三位阴年，

---

① 逆化司天十二法：与"顺化"相左，以节专论辛亥、壬子等12年司天之气在上，为子；中运之气在下，为父为母，子居父（母）之上位，故曰逆，因此下文说："子临父位，逆。"

② 天运不济十二法：此节专论己巳、癸巳等12年，司天之气和中运之气不能相助的规律及气象特征。天，司天之气。运，中运之气。

③ 正令：指司天之气或中运之气能正常地发挥其作用（即行使其政令）。

对化中取十二年也。三位各五年，取三年，天运合德①于十五年中，取出三年，只得十二年也。取出丁巳，运与天同，木也。取出己丑，运与天同，土也。取出乙卯，运与天同，金也。

一、乙巳，天对化，行天间左右，二间各至，运金不及，火来行胜，运被火胜，天被间气来侵，故天运不相救济也。

二、己巳，天对化，天间至，运土不及，木来行胜，运被木刑，天有间侵，故不相济也。

三、癸巳，天对化，天间至，运火不及，水来行胜，运被水刑，天有间侵，故不相济也。

四、辛巳，天对化，天间气至，运水不及，土来行胜，运被土刑，天有间侵，故天不相合也。

五、丁卯，天对化，天间至，运木不及，金来行胜，运胜虽小，天有间侵也。

六、己卯，天对化，天间至，运土不及，木来行胜，运被木胜，天有间侵也。

七、辛卯，天对化，天间至，运水不及，土来行胜，运被土刑，天有间侵也。

八、癸卯，天对化，天间至，运火不及，水来行胜，运被水胜，天有间侵也。

九、丁丑，天对化，天间至，运木不及，金来行胜，运被金刑，天有间侵也。

十、乙丑，天对化，天间至，运金不及，火来行胜，运被火刑，天有间侵也。

十一、辛丑，天对化，天间至，运水不及，土来行胜，运被土刑，天有间侵也。

十二、癸丑，天对化，天间至，运火不及，水来行胜，运被水刑，天有间侵，间退复来，却得相济也。

---

① 天运合德：指司天之气与中运之气的五行属性一致，相互资助。合，符合。德，谓五行理论中四时之旺气。《古今韵会举要·职韵》："德，《增韵》：四时之旺气。"又，德通得。相遇，合适。《广雅·释诂》："德，得也。"两说于此处并通，似以前者为胜。

素问六气玄珠密语卷之十

启 玄 子 述

正化令专纪篇①

正化司天三十法

正化者，即天令正化，其令正，无邪化，天气实故也。

一、乙亥，厥阴正化司天，木本王卯，卯被阳明金冲位，对化②也。木生于亥，故正化。正化归本，从生其数三也。治天③后十七日，运冲于上。次三日，下临土伏④，倮虫夭，脾藏乃病。后五日，黄气奉上⑤，上气微虚，运力承之，风化之令，徵胜⑥虽正化，金运小胜之，故天令风小胜之耳。

二、丁亥，厥阴正化司天，木归本，从生其数三。治天后十六日，运来同上。次八三日，下临土伏，倮虫不育，病本于脾。后五日，黄气奉上，少宫伏，太角青气，来和正化令，实胜而不衰。

三、己亥，厥阴正化司天，木归本，从生其数三，通运同其数八。至天后八日，下临土伏，倮虫乃殃，病本于脾，风乃化。后十八日，黄气奉上，少宫来伏，正化令实不衰。

四、辛亥，厥阴正化司天，木归本，从生其数三，通运其数四。至天后四日，下临土伏，倮虫不荣，脾藏受病。后十七日，黄气奉上，少宫来声于角，正化令实，风胜不衰。

五、癸亥，厥阴正化司天，木归本，

---

① 正化令专纪篇：此节专论乙亥、丁亥等30年正化时日的计算方法、气候特征、物化特征及发病规律。所谓正化，指十二支化气规律中，凡岁支所在方位的五行属性与所化之气的五行属性一致，或为相生关系时，岁支与所化之气的关系即为正化。如乙亥厥阴风木，亥位于北方水位，水生木为木之母，故乙亥年，其司天之气厥阴风为正化，因此说"乙亥，厥阴正化司天"。又如甲午年，午为南方火位，岁支午所化的司天之火气即为正化，故曰"甲午，少阴正化司天"。

② 对化：指十二支化气规律中，凡岁支所在方位的五行属性与所化之气的五行属性为相克关系时，岁支与所化之气的关系即为对化。如东方卯位本为木之位，但十二支化气时，卯酉所化之气为阳明燥金，金克木，故乙亥年，"卯被阳金冲位"，而为对化。但亥位北方水位，水又生木，因此，乙亥年为"厥阴正化司天"。

③ 治天：指司天之气掌管时令气。治，司，掌管，见《论语·宪问》注。

④ 下临土伏：厥阴风木司天，木克土，风木之气旺则土气受制约而不能显现其作用，故曰"土伏"。

⑤ 黄气奉上：黄气，即土气。乙亥年虽为风木司天，土被木克，但中运为金，金运克制风木之气，故"后五日，黄气上奉"于中运金气，金为土之子。

⑥ 徵胜：徵，火之音，指代五行之中的火气。火为木之子，当金运克制了司天木气，木之子火气来复而胜之，故曰"徵胜"。以下角、徵、宫、商、羽五音分别指运气中的风（木）、热（火）、湿（土）、燥（金）、寒（水）。其太、少、正，分别表示运气的太过（偏盛）、不及和平气。

从生其数三，通运其数五。至天后五日，下临土伏，倮虫不舒，病本于脾。后十五日，黄气奉上，少宫归声于角，正化令实，胜而不衰。

六、甲午，少阴正化司天，火归本，从生其数二，通运其数七。至天后七日，下临金伏，甲虫不育，肺藏受病。后五日，白气奉①，正少商音同正徵，正化令实不衰。

七、丙午、少阴正化司天，火归本，从生其数二，通运其数八。至天后八日，下临金伏，甲虫乃困②，病本于肺。后六日，白气奉上，少商音归太徵，正化令实不衰。

八、戊午，少阴正化司天。火归本，从生其数二，通运其数九。至天后九日，下临金伏，甲虫乃瘁③，肺病乃亡。后七日，白气奉上，商声归徵，正化令实不衰。

九、庚午，少阴正化司天，火归本，从生其数二，通运其数十一。至天后十一日，下临金，金不伏，少衰尔，何故也？金太过，天胜得半，故不伏也。甲虫小困，肺病微亏。后九日，白气奉上，商不归徵，正化令实，胜而不衰。

十、壬午，少阴正化司天。火归本，从生其数三，通运其数十。至天后十日，下临金伏，甲虫不育，肺病还困。后八日，白气奉上，少商之音，半同太徵，正化令实不衰。

十一、乙未，太阴正化司天。土归本，其数五，通运其数九。至天后九日，下临水伏，鳞虫乃灾，肾藏受病。后十七日，黑气奉上，少羽之音，半藏正宫之

内。正化令，雨施无间④。

十二、丁未，太阴正化司天。土归本，其数五，通运其数八。至天后八日，下临水伏，鳞虫不化，肾久病痿。后十六日，黑气奉上，少羽之音，半归太宫。正化令实，埃湿还甚。

十三、己未，太阴正化司天。土归本，其数五，通运其数十。至天后十日，下临水伏，鳞虫不孳，肾藏乃衰。后十七日，黑气奉上，少羽音亏，上归正宫。正化令实，雨湿数至。

十四、辛未，太阴正化司天。土归本，其数五，通运其数六。至天后六日，下临水小困，何故也？辛水运受胜日，水始伏，鳞虫衰，肾气困。后十四日，黑气奉上，少羽之声，半同正宫。正化令实，胜而不衰。

十五、癸未，太阴正化司天。土归本，其数五，通运其数七。至天后七日，下临水伏，鳞虫殃，肾病死。后十五日，黑气奉上，少羽移音，归于正宫。正化令实，云雨数至。

十六、甲寅，少阳相火正化司天。火归本，从生其数二，通运其数十。至天后七日，下临金伏，甲虫乃瘁，肺病还衰。后五日，白气奉上，少商之音，移同正徵。正化令实，炎暑时令。

十七、丙寅，少阳相火正化司天。火归本，从生其数二，通运其数八。至天后八日，下临金伏，甲虫乃危，肺病还困。后六日，白气奉上，少商之音，移归正徵。正化之实，大暑无间。

十八、戊寅，少阳相火正化司天。火

---

① 奉："奉"字下脱一"上"字。
② 困：匮乏，短缺。犹言生长繁衍不旺盛。见《左传·僖公三十年》注。
③ 瘁（cuì 音粹）：病困。《玉篇·疒部》："瘁，病也。"
④ 无间：指司天之气当其位而发生正常的变化，这种气候变化不出现在其左间气或右间气的时段。

归本，从生其数二，通运其数九。至天后九日，下临金伏，甲虫乃危。后七日，白气奉上，少商之音，半同太徵。正化之实，炎爃每至。

十九、丙寅，少阳相火正化司天。火归本，从生其数二，通运其数十一。至天后十一日，下临金伏，运符伏之少半，甲虫少困，肺病不困。后九日，白气奉上，少商不归徵，正化之实，暑热之令，盛而不衰。

二十、壬寅，少阳相火正化司天。火归本，从生其数二，通运其数十。至天后十日，下临金伏，甲虫不化，肺病还深。后八日，白气奉上，少商之音，移归正徵，正化之实。

二十一、乙酉，阳明正化司天。金归本，从生其数四，通运其数八。至天后八日，下临木伏，毛虫乃夭，肝病者危。后十七日，青气奉上，少角移音，半同正商。正令化实，燥行清化。

二十二、丁酉，阳明正化司天。金归本，从生其数四，通运其数七。至天后七日，下临木伏，毛虫乃困，肝藏受邪。后十六日，青气奉上，正令化实，燥施风少。

二十三、己酉，阳明正化司天。金归本，从生其数四，通运其数九。至天后九日，下临木伏，毛虫病，肝气衰。后十八日，青气奉上，少角之音，还同正商。正令化实，燥清每作。

二十四、辛酉，阳明正化司天。金归本，从生其数四，通运其数五。至天后五日，下临木伏，毛虫乃殃，肝气不荣。后

十四日，青气奉上，少角之音，半同正商，正令化实。

二十五、癸酉，阳明正化司天。金归本，从生其数四，通运其数六。至天后六日，下临木伏，毛虫困，民病肝藏。后十四日，青气奉上，少角与正商同音①，正令化实。

二十六、甲戌，太阳正化司天。水归本，从生其数一，通运其数六。至天后六日，下临火伏，羽虫灾，心藏病。后五日，赤气奉上，少徵之音，半从正羽。正化令实，寒令更作。

二十七、丙戌，太阳正化司天。水归本，从生其数一，通运其数七。至天后七日，下临火伏，羽虫灾，心藏病。后六日，赤气奉上，少徵半归正羽，正化寒令。

二十八、戊戌，太阳正化司天。水归本，从生其数一，通运其数八。至天后八日，下临火伏，羽虫病，心藏衰。后七日，赤气奉上，少徵之音，半归正羽。正化令实，寒雾时令②。

二十九、庚戌，太阳正化司天。水归本，从生其数一，通运其数十。至天后十日，下临火伏，羽虫殃，心藏病。后九日，赤气奉上，少徵之半同正羽，正化令实，寒化时令。

三十、壬戌，太阳正化司天。水归本，从生其数一，通运其数九。至天后九日，下临火伏，羽虫灾，心藏病。后八日，赤气奉上，少徵半归正羽，正化令实不衰。

---

① 少角与正商同音：指不及之木运（少角）与阳明燥金平气（正商）同时发挥作用。上下文中的五音皆指岁气及岁运，太、少、正指其太过、不及和平气。

② 雾：雾气。《玉篇·雨部》："雾，雾气也。"

对司易正纪篇①

对化司天三十法对化者，即对位冲化也。对化即天虚令易其正数，乃从成②也。

一、乙巳，厥阴对化司天。木冲对位化标③，从成其数八，下见金运，不通运数。至天后八日，下临土伏，倮虫灾，脾藏病。后二十一日，黄气奉上，少宫不归正角。盛而还衰，胜而不实，风中有燥，即风化中燥间之。

二、丁巳，厥阴对化司天。木冲对位化标，从成其数八，通运其数十一。至天后十一日，下临土伏，倮虫夭，脾藏死。后十六日，黄气奉上，少宫不归正角。盛而还衰，胜而不实，天令盛复有衰而令失正也。

三、己巳，厥阴对化司天。木冲对位化标，从成其数八，通运其数十三。至天后十三日，下临土伏，倮虫病，脾藏衰。后十八日，黄气奉上，少宫不归正角。盛而还衰，胜而不实。

四、辛巳，厥阴对化司天。木冲对位化标，从成其数八，通运其数九。至天后九日，下临土伏，倮虫不育，脾藏病。后十四日，黄气奉上，少宫不归正角。盛而还衰，胜而不实。

五、癸巳，厥阴对化司天。木冲对位化标，从成其数八，通运其数十。至天后十日，下临土伏，倮虫不荣，脾乃病。后十五日，黄气奉上，少宫不归正角。盛而还衰，胜而不实。

六、甲子，少阴君火对化司天。火冲对位化标，从成其数七，通运其数十二。至天后十二日，下临金伏，甲虫病，肺藏受刑。后九日，白气奉上，太商不归正徵。盛而还衰，胜而不实。

七、丙子，少阴君火对化司天。火冲对位化标，从成其数七，通运其数十三。至天后十三日，白气奉上，太商不归正徵。盛而还衰，胜而不实。

八、戊子，少阴君火对化司天。火冲对位化标，从成其数七，通运其数十四。至天后十四日，下临金伏，甲虫困，藏本肺衰者死。后七日，白气奉上，太商不归正徵。盛而还衰，胜而不实。

九、庚子，少阴君火对化司天。火冲对位化标，从成其数七，通运其数十六。至天后十六日，下临金少伏，运太过，何故也？甲虫微病，肺病少。后九日，白气奉上，太商不归正徵。盛而还衰，胜而不实。

十、壬子，少阴君火对化司天。火冲对位化标，从成其数七，通运其数十五。至天后十五日，下临金伏，甲虫病，肺病衰。后六日，白气奉上，太商不归正徵。盛而不实，胜而还衰也。

十一、乙丑，太阴对化司天。土冲对位化标，从成其数五，通运其数九。至天后九日，下临水伏，鳞虫不孳，肾藏病。后十七日，黑气奉上，少羽不归正宫。盛而不实，胜而还衰。

十二、丁丑，太阴对化司天。土冲对位化标，从成其数五，通运其数八。至天后八日，下临水伏，鳞虫病。后十六日，黑气奉上，少羽不归正宫。盛而还衰，胜而不实。

---

① 对司易正纪篇：此节专论乙巳、丁巳等30年岁支对化司天之气的规律、交司时刻，以及其产生的气候、物化及发病特征。对，即对化。司，即岁支对化的司天之气。易，改变。

② 从成：指运和气的变化从其成数。

③ 标：五行生成数中，生数为本，成数为标。

十三、己丑，太阴对化司天。土冲对位化标，从成其数五，通运其数十。至天后十日，下临水伏，鳞虫病，肾藏死。后十八日，黑气奉上，少羽不归正宫。盛而还衰，胜而不实。

十四、辛丑，太阴对化司天。土冲对位化标，从成其数五，通运其数六。至天后六日，下临水伏，鳞虫乃殃，肾受病。后十四日，黑气奉上，少羽不归正宫。盛而还衰，胜而不实。

十五、癸丑，太阴对化司天。土冲对位化标，从成其数五，通运其数七。至天后七日，下临水伏，鳞虫不育，肾病衰。后十五日，黑气奉上，少羽不归正宫。盛而不实，胜而还衰。

十六、甲申，少阳相火对化司天。火冲对位化标，从成其数七，通运其数十二。至天后十二日，下临金伏，甲虫病，肺病衰。后五日，白气奉上，少商不归太徵。盛而还衰，胜而不实。

十七、丙申，少阳相火对化司天。火冲对位化标，从成其数七，通运其数十三。至天后十三日，下临金伏，甲虫困，肺藏病。后六日，白气奉上，少商不归太徵。盛而不实，胜而还衰。

十八、戊申，少阳相火对化司天。火冲对位化标，从成其数七，通运其数十四。至天后十四日，下临金伏，甲虫困，肺病衰。后五日，白气奉上，少商不归太徵。盛而还衰，胜而不实。

十九、庚申，少阳相火对化司天。火冲对位化标，从成其数七，通运其数十六。至天后十六日，下临金伏，甲虫灾，肺病甚。后九日，白气奉上，少商不归太徵。盛而还衰，胜而不实。

二十、壬申，少阳相火对化司天。火冲对位化标，从成其数七，通运其数十五。至天后十五日，下临金伏，甲虫病，肺病衰。后八日，白气奉上，少商不归太徵。盛而还衰，胜而不实。

二十一、乙卯，阳明对化司天。金冲对位化标，从成其数九，通运其数十三。至天后十三日，下临木伏，毛虫困，肝病死。后十七日，青气奉上，少角不归正商。盛而还衰，胜而不实。

二十二、丁卯，阳明对化司天。金冲对位化标，从成其数九，通运其数十二。至天后十二日，下临木伏，毛虫病，肝藏衰。后十六日，青气奉上，少角不归正商。盛而不实，胜而还衰。

二十三、己卯，阳明对化司天。金冲对位化标，从成其数九，通运其数十四。至天后十四日，下临木伏，毛虫病，肝气衰。后十八日，青气奉上，少角不归正商。盛而还衰，胜而不实。

二十四、辛卯，阳明对化司天。金冲对位化标，从成其数九，通运其数十。至天后十日，下临木伏，毛虫病，肝气衰。后十四日，青气奉上，少角不归正商。盛而还衰，胜而不实。

二十五、癸卯，阳明对化司天。金冲对位化标，从成其数九，通运其数十一。至天后十一日，下临木伏，毛虫困，肝藏病。后三日，白气奉上，少角不归正商。盛而还衰，胜而不实。

二十六、甲辰，太阳对化司天。水冲对位化标，从成其数六，通运其数十一。至天后十一日，下临火伏，羽虫不育，心藏病。后六日，赤气奉上，少徵不归太羽。盛而还衰，胜而不实。

二十七、丙辰，太阳对化司天。水冲对位化标，从成其数六，通运其数十二。至天后十二日，下临火伏，羽虫灾，心藏病。后六日，赤气奉上，少徵不归太羽。盛而还衰，胜而不实。

二十八、戊辰，太阳对化司天。水冲

对位化标，从成其数六，通运其数十三。至天后十三日，下临火伏，羽虫殃，心病甚。后七日，赤气奉上，少徵不归太羽。盛而不实，胜而还衰。

二十九、庚辰，太阳对化司天。水冲对位化标，从成其数六，通运其数十五。至天后十五日，下临火伏，羽虫病，心藏病。后九日，赤气奉上，少徵不归太羽。盛而还衰，胜而不实。

三十、壬辰，太阳对化司天。水冲对位化标，从成其数六，通运其数十四。至天后十四日，下临火伏，羽虫灾，心气病。后八日，赤气奉上，少徵不归太羽。盛而还衰，胜而不实。

素问六气玄珠密语卷之十一

启 玄 子 述

司天间化纪篇①

大小间化司天三十六法

一、甲子，对化天虚②，运不佐天，即大间③也。即左右俱间也，至天时，从奇数④，即先从左间次行右间。从偶数⑤，即先右间也。间者⑥，即左右从司之令也，间于天令也，即天令不自正化也。

二、丙子，对化天虚，运不佐天，即大间。大间，即左右俱间。天数从奇数，即先左间，次右间。从偶数，即先右间，次左间也。

三、戊子，对化天虚，运佐天，其令同火也，即小间。小间，即一间也⑦。子

从奇，即左间不右间。从偶数，即右间不左间也。

四、庚子，对化天虚，运不佐天，即大间。大间，即左右俱间也。天数奇，即先左间，次右间。其数偶，即先右间，次左间也。

五、壬子，对化天虚，木运佐天，即木生火也，故小间。小间，即一间也。天数奇，即先左间，不右间。从偶数，即先右间，不左间也。

六、乙丑，对化天虚，运不佐天，即大间。大间，即左右俱间也。天数奇，即先左间，次右间。其数偶，即先右间，次左间也。

七、丁丑，对化天虚，运克天，即大

---

① 司天间化纪篇：此节专论 36 年司天之气的左间气、右间气对司天之气影响的变化规律。这种影响分为"小间"和"大间"两种类型。

② 对化天虚：谓十二支化气规律中，凡对化而成为司天之气时所化之气皆不及，故谓"天虚"。天，即司天之气。虚，不及。

③ 大间：谓司天之气不及的年份，其（司天）左右二间气皆需替代不及的司天之气而发挥作用，由于左右二间气都要发挥作用，共两步气位（两个时段，即二之气和四之气），时间跨度大，产生的作用也强烈，故曰"大间"。因此下文曰："大间，即左右俱间也。"

④ 从奇数：即先从左间，次行右间，谓司天之气交司时日数是奇数时，气化行令的顺序是司天的左间气先发挥作用（即先行令），而司天的右间气发挥作用次之。

⑤ 从偶数：即先右间，谓司天之气交司时日数为偶数时，气化行令的顺序是司天的右间气先发挥作用，而司天的左间气发挥作用次之。"先右间"下疑脱"次左间"三字。

⑥ 间者：即左右从司之令也，谓司天之气不及（即"天虚"），其左右二间气替代司天之气而对气候产生影响。

⑦ 小间，即一间也：由于戊子年，中运火气资助了司天君火之气，因而司天虽为对化不及，但得中运资助，无须二间同助，仅只一间气资助即可。因左间或者右间仅一步之气发挥作用，持续的时间区间小，作用亦较弱，故曰"小间"。

间。大间，即左右二间也。天数从奇，即先左间，次右间。从偶，即先右间，次左间也。

八、己丑，对化天虚，运佐天，土运上同，天即小间。小间，即一间也。天数奇，即先左间，不右间。从偶，即先右间，不左间也。

九、辛丑，对化天虚，运不佐天，即大间。大间，即左右俱间也。天数奇，即先左间，次右间。从偶，即先右间，次左间也。

十、癸丑，对化天虚，运佐天，即火生土也，即小间。小间，即一间也。天数奇，即先左间，不右间。其数偶①，即先右间，次左间也。

十一、乙卯，对化天虚，运佐天，金运上同天令也，即小间。小间，即一间也，天从奇，即先左间，不右间。从偶，即先右间，不左间也。

十二、丁卯，对化天虚，运不佐天，即大间。大间，即左右俱间也。天从奇，即先左间，次右间。从偶，即先右间，次左间也。

十三、己卯，对化天虚，运佐天，即土生金也，即小间。小间，即一间也。天从奇，即先左间，不右间。从偶，即先右间，不左间也。

十四、辛卯，对化天虚，运不佐天，即大间。大间，即左右俱间也。天从奇，即先左间，次右间。从偶，即先右间，次左间也。

十五、癸卯，对化天虚，运不佐天，即大间。大间，即左右俱间也。天从奇，即先左间，次右间。从偶，即先右间，次

左间也。

十六、甲辰，对化天虚，运不佐天，即大间。大间，即左右俱间也。天从奇，即先左间，次右间。从偶，即先右间，次左间也。

十七、丙辰，对化天虚，运佐天，水同天令也，即小间。小间，即一间也。天从奇，即先左间，不右间。从偶，即先右间，不左间也。

十八、戊辰，对化天虚，运不佐天，即大间。大间，即左右俱间也。天从奇，即先左间，次右间。从偶，即先右间，次左间也②。

二十、壬辰，对化天虚，运不佐天，即大间。大间，即左右俱间也。天从奇，即先左间，次右间。从偶，即先右间，次左间也。

二十一、乙巳，对化天虚，运不佐天，即大间。大间，即左右俱间也。天从奇，即先左间，次右间。从偶，即先右间，次左间也。

二十二、丁巳，对化天虚，运佐天，木同天令，即小间。小间，即一间也。天从奇，即先左间，不右间。从偶，即先右间，不左间也。

二十三、己巳，对化天虚，运不佐天，即大间。大间，即左右俱间也。天从奇，即先左间，次右间。从偶，即先右间，次左间也。

二十四、辛巳，对化天虚，运佐③，水生木也，即小间。小间，即一间也。天从奇，即先左间，不右间。从偶，即先右间，不左间也。

---

① 偶：原本脱一"偶"字，据上下文例补。
② 左间也："左间也"三字下原本脱"十九"一段文字，疑为"十九、庚申，对化天虚，运不佑天，即大间。大间，即左右俱间也。天从奇，即先左间，次右间。从偶，即先右间，次左间也"。
③ 佐："佐"字下疑脱一"天"字。

二十五、癸巳，对化天虚，运不佐天，即大间。大间，即左右俱间也。天从奇，即先左间，次右间。从偶，即先右间，次左间也。

二十六、甲申，对化天虚，运不佐天，即大间。大间，即左右俱间也。天从奇，即先左间，次右间。从偶，即先右间，次左间也。

二十七、丙申，对化天虚，运不佐天，即大间。大间，即左右俱间也。天从奇，即先左间，次右间。从偶，即先右间，次左间也。

二十八、戊申，对化天虚，运佐天，火运同天令，即小间。小间，即一间也。天从奇，即先左间，不右间。从偶，即先右间，不左间也。

二十九、庚申，对化天虚，运不佐天，即大间。大间，即左右俱间也。天从奇，即先左间，次右间。从偶，即先右间，次左间也。

三十、壬申，对化天虚，运不佐天，即大间。大间，即左右俱间也。天从奇，即先左间，次右间。从偶，即先右间，次左间也。

对化凡三十，即有大小间也。今言三十六者法，何也？即于正化中取出六年，三运胜①，三运承②，共六年也。即小间，又微③也。

三十一、丙午，虽正化，中见水运，上胜天。天令不正，故小虚，亦小间。小间，即一间也。天从奇，即先左间，不右间。从偶，即先右间，不左间也。

三十二、丙寅，虽正化，中见水运，上胜于天。天令不正，故小虚尔，亦小间。小间，即一间也。天从奇，即先左间，不右间。从偶，即先右间，不左间也。

三十三、甲戌，虽正化，中见土运，上承于天。天令不正，故小虚尔，亦小间。小间，即一间也。天从奇，即先左间，不右间。从偶，即先右间，不左间也。

三十四、乙亥，虽正化，中见金运，上承于天。天令不正，故小虚尔，亦小间。小间，即一间也。天从奇，即先左间，不右间。从偶，即先右间，不左间也。

三十五、癸酉，虽正化，中见火运，上承于天。天令不正，故小虚尔，亦小间。小间，即一间也。天从奇，即先左间，不右间。从偶，即先右间，不左间也。

三十六、丁未，虽正化，中见木运，上承于天。天令不正，故小虚尔，亦小间。小间，即一间也。天从奇，即先左间，不右间。从偶，即先右间，不左间也。

---

① 三运胜：指以下六年中，有三年的中运之气克制（胜）司天之气，即丙午、丙寅，甲戌三年。故曰"三运胜"。
② 三运承：指以下六年中有三年不及的中运之气抵制了司天之气的制约，即乙亥、癸酉、丁未三年。承，制止，抵御。
③ 微："微"字疑为"微"字之形误。因为以下六年均为"小虚"、"小间"，产生所制约的力量较"大间"轻微。

素问六气玄珠密语卷之十二

启 玄 子 述

三元配轮纪篇①

正化在泉三十法

一、甲午，对取地下甲子②，当见己酉也，即天甲子③为甲，地甲子为己，甲与己合，是天地配偶也。故甲在天，即己在地也。故甲己之间，中生土运也。故天甲子是甲午也，地甲子是己酉也，故地甲子去天甲子即一十五日④也。下见阳明金，正化在泉也。于司天后十五日，即地交也。是立春也，亦从天数也，即天交司后，一千五百刻乃交地也。故酉为兑，其数七。己为土，其数五，七五成十二也。即地交后十二刻，金入地也。自己至酉，顺行三位也。至地后三日，金始治地也。辛物乃生，地气乃燥，后七日白气下生，地气奉运。

二、丙午，天甲子也。下见辛酉，地甲子也，即前去十五位也，丙在天，辛在地，丙辛之间，中生水运，即地见辛酉，

阳明正化在泉也。即酉为兑，其数七。辛为水运，其数一，一七成八也，即交地后八刻，金入地也。自辛至酉，顺行十二位也。至地后十二日，金始治地。辛物乃生，地气乃燥，后七日白气下生，地气奉运。

三、戊午，天甲子也。下见癸酉，地甲子，即天戊地癸⑤。戊癸之间，中生火运，即地见癸酉，阳明正化在泉也。即酉为兑，其数七。癸火运，其数二，二七成九也。即于交地后九刻至也，自癸至酉，顺行九位也。至地后九日，金始治地。辛物乃生，燥行于地，后七日白气下生，地气奉运。

四、庚午，天甲子也。下见乙酉，地甲子也，即天庚地乙也。于乙庚之间，中生金运也。即地见乙酉，阳明正化在泉也。即酉为兑，其数七。乙金运，其数四，四七成十一也。于地交后十一刻，金入地也。自乙至酉，顺行六位也。至地后

---

① 三元配轮纪篇：此节专论司天（天）、在泉（地）、中运之气三者相互作用的规律、交司时刻的计算，及气象特征。

② 地下甲子：即地甲子，凡六十甲子组合中，在运气推算时后用者为"地甲子"。

③ 天甲子：在六十甲子组合应用中，先用者为"天甲子"。

④ 地甲子去天甲子即一十五：在甲子纪日规律中，每日由一个甲子组合予以标记，在干支组合六十甲子排序中，从己酉（地甲子）至甲午（天甲子）正好十五个甲子组合。若记日，正好十五日。以下皆仿此。

⑤ 天戊地癸：在六十组干支组合中，凡推算时先见的甲子组合特称为"天"，后出现的甲子组合特称为"地"，故曰"天戊地癸"。

六日，金始治地。辛物乃生，燥行于地，后七日白气下生，地气奉运。

五、壬午，天甲子也。下见丁酉，地甲子也，即天壬地丁也。于丁壬之间，生木运也。即地见丁酉，阳明正化在泉也。即酉为兑，其数七。丁木运，其数三，三七成十也。地交后十刻，金入地也。自丁至酉，顺行三位也。至地后三日，金始治地。辛物乃生，燥行于地，后七日白气下生，金气奉运。

六、乙未，天甲子也。下见庚戌，地甲子也，故天乙地庚也。乙庚之间，生金运也。即地见庚戌，太阳在泉也。即戌为土①，其数五。庚金运，其数九，五九成十四也。于地交前十四刻至也。自庚至戌，顺行三位也。至地后三日，金始治地。咸物乃生，寒行于地，后五日黑气下生，地气奉运。

七、丁未，天甲子也。下见壬戌，地甲子也，故天丁地壬也。于丁壬之间，中生木运也。即地见壬戌，太阳正化在泉也。即戌为土，其数五。壬为木，其数八，八五成十三也。于地交时前十三刻，水入地也。自壬至戌，顺行十二位也。至地后十二日，水始治地。咸物乃生，寒行于地，后五日黑气下生，地气奉运。

八、己未，天甲子也。下见甲戌，地甲子也，故天己地甲。于己之间，中生土运也。即地见甲戌，太阳正化在泉也。即戌为土，其数五。甲土运，其数五，二五成十也。于交地前十刻，水始入地也。自甲至戌，顺行九位也。至地后九日，水始治地。咸物乃生，后五日黑气下生，地气奉运。

九、辛未，天甲子也。下见丙戌，地甲子也，故天辛地丙也。于丙辛之间，中

生水运也。即地见丙戌，太阳正化在泉也。故戌为土，其数五。丙水运，其数六，五六成十一也。于地交时前十一刻，水入地也。自丙至戌，顺行六位也。至地后六日，水始治地。咸物乃生，寒行于地，后五日黑气下生，地气奉运。

十、癸未，天甲子也。下见戊戌，地甲子也，故天癸地戊也。于戊癸之间，中生火运也。即地见戊戌，太阳正化在泉也。故戌为土，其数五。戊火运，其数七，七五成十二也。于地交前十二刻，水入地也。自戊至戌，顺行六位也。至地后六日，水始治地也。寒行于地，咸物乃生，后五日黑气下生，地气奉运。

十一、甲申，天甲子也。下见己亥，地甲子也，故天甲地己也。于甲己之间，中生土运也。即地见巳亥，厥阴正化在泉也。故亥为乾，其数六。己为土，其数五，五六成十一也。交地时后十一刻，水入地也。自己至亥，顺行五位是也。至地后五日，水始治地也。风行于地，酸物乃生，后六日青埃下生，地气奉运。

十二、丙申，天甲子也。下见辛亥，地甲子也，故天丙地辛也。于丙辛之间，中生水运也。即地见辛亥，厥阴正化在泉也。故亥为乾，其数六。水运其数一，一六成七也。于交地时后七刻，木入地。自辛至亥，顺行二位也。至地后二日，水始治地。风行于地，酸物乃生，后六日青气下生，地气奉运。

十三、戊申，天甲子也。下见癸亥，地甲子也，即天戊地癸也。于戊癸之间，中生火运也。地见癸亥，厥阴正化在泉也。故亥为乾，其数六。癸火运，其数二，六二成八也。交地时后八刻，木入地也。自癸至亥，顺行十一位也。至地后十

---

① 戌为土：戌在四隅，据地支五方的五行属性，辰、戌、丑、未皆属土，故曰"戌为土"。下皆仿此。

一日，水始治地。风行于地，酸物乃生，后六日青气下生，地气奉运。

十四、庚申，天甲子也。下见乙亥，地甲子也，故天庚地乙也。于乙庚之间，中生金运也。即地见乙亥，厥阴正化在泉也。故亥为乾，其数六。乙金运，其数四，四六成十也。于交地时后十刻，木入地也。自乙至亥，顺行八位也。至地后八日，水始治地也。风行于地，酸物乃生，后六日青气下生，地气奉运。

十五、壬申，天甲子也。下见丁亥，地甲子也，故天壬地丁也。于丁壬之间，中生木运也。即地见丁亥，厥阴正化在泉也。故亥为乾，其数六。丁木运，其数三，三六成九也。于交地时后六刻，木入地也。自丁至亥，顺行五位也。至地后五日，木始治地。风行于地也。酸物乃生，后六日青气下生，地气奉运。

十六、乙卯，天甲子也。下见庚午，地甲子也，故天乙地庚。于乙庚之间，中生金运也。即地见庚午，少阴君火正化在泉也。故午为离，其数九。庚金运，其数九，二九成十八也。于交地时前十八刻，火入地也。自庚至午，顺行十一位也。至地后十一日，水始治地。热行于地，苦物乃生，后九日赤气下生，地气奉运。

十七、丁卯，天甲子也。下见壬午，地甲子也，故天丁地壬也。于丁壬之间，中生木运也。即地见壬午，少阴君火在泉也。故午为离，其数九。壬木运，其数八，八九成十七也。于交地时前十七刻，火入地也。自壬至午，顺行八位也。至地后八日，水始治地也。热行于地，苦物乃生，后九日赤气下生，地气奉运。

十八、己卯，天甲子也。下见甲午，地甲子也，故天己地甲也。于甲己之间，中生土运也。即地见甲午，少阴君火正化在泉也。故午为离，其数九。甲为土运，

其数五，九五成十四也。于交地时前十四刻，火入地也。自甲至午，顺行五位也。至地后五日，水始治地。热行于地，苦物乃生，后九日赤气下生，地气奉运。

十九、辛卯，天甲子也。下见丙午，地甲子也，故天辛地丙也。于丙辛之间，中生水运也。地见丙午，少阴君火正化在泉也。故午为离，其数九。丙水运，其数六，六九共成十五也。于交地时前十五刻，火入地也。自丙至午，顺行五位也。至地后二日，水始治地也。热行于地，苦物乃生，后九日赤气下生，地气奉运。

二十、癸卯，天甲子也。下见戊午，地甲子也，故天癸地戊也。故于戊癸之间，中生火运也。即地见戊午，少阴君火正化在泉也。故午为离，其数九。戊火运，其数九，二九成十八也。于交地时前十八刻，火入地也。自戊至午，顺行二位也。至地后二日，火始治地。热行于地，苦物乃生，后九日赤气下生，地气奉运。

二十一、申辰，天甲子也。下见己未，地甲子也，故天甲地己也。于甲己之间，中生土运也。即地见己未，太阴正化在泉也。故未为土，其数五。己为土运，其数五，二五成十八也。于交地后十刻，土入地，己本在未，更不迁动也。至地日，土便治地也。湿行于地，甘物乃生，后五日黄气下生，地气奉运。

二十二、丙辰，天甲子也。下见辛未，地甲子也，故天丙地辛也。于丙辛之间，中生水运也。地见辛未，太阴正化在泉也。故未为土，其数五。辛水运，其数一，一五成六也。于交地时后六刻，土入地也。自辛至未，顺行十位也。至地后十日，土始治地也。湿行于地，甘物乃生，后五日黄气下生，地气奉运。

二十三、戊辰，天甲子也。下见癸未，地甲子也，故天戊地癸也。于戊癸之

间，中生火运也。地见癸未，太阴正化在泉也。故未为土，其数五。癸水运，其数二，二五成七也。于交地时后七刻，土入地也。自癸至未，顺行七位也。至地后七日，土始治地。湿行于地，甘物乃生，后五日黄气下生，地气奉运。

二十四、庚辰，天甲子也。下见乙未，地甲子也，故天庚地乙也。于乙庚之间，中生金运也。地见乙未，太阴正化在泉也。故未为土，其数五。乙金运，其数四，四五成九也。于交地时后九刻，土入地也。自乙至未，顺行四位也。至地后四日，土始治地。湿行于地，甘物乃生，后五日黄气下生，地气奉运。

二十五、壬辰，天甲子也。下见丁未，地甲子也，故天壬地丁。于丁壬之间，中生木运也。地见丁未，太阴正化在泉也。未为土，其数五。丁木运，其数三，三五成八也。于交地时后八刻，土入地也，了本在未也。至地后当日，土始治地也。湿行于地，甘物乃生，后五日黄气下生，地气奉运。

二十六、乙亥，天甲子也。下见庚寅，地甲子也，故天乙地庚。于乙庚之间，中生金运也。地见庚寅，少阳相火，正化在泉也。故寅为艮，其数八。庚金运，其数九，八九成十七也。于交地时前十七刻，火入地也。自庚至寅，顺行七位也。至地后七日，火始治地也。热行于地，苦物乃生，后八日赤气下生，地气奉运。

二十七、丁亥，天甲子也。下见壬寅，地甲子也，故天丁地壬也。于丁壬之间，中生木运也。即地见壬寅，少阳相火，正化在泉也。故寅为艮，其数八。壬木运，其数八，八二成十六也。于交地时前十六刻，火入地也。自壬至寅，顺行四位也。至地后四日，火始治地也。热行于地，苦物乃生，后八日赤气下生，地气奉运。

二十八、己亥，天甲子也。下见甲寅，地甲子也，故天己地甲也。于甲己之间，中生土运也。即地见甲寅，少阳相火，正化在泉也。即寅为艮，其数八。甲土运，其数五，五八成十三也。于交地时前十三刻，火入地也。自甲本寄寅也，至地日，当日便火始治地也。热行于地，苦物乃生，后八日赤气下生，地气奉运。

二十九、辛亥，天甲子也。下见丙寅，地甲子也，故天辛地丙也。于丙辛之间，中生水运也。即地见丙寅，少阳相火，正化在泉也。故寅为艮，其数八。丙水运，其数六，六八成十四也。于地交时前十四刻，火入地也。自丙至寅，顺行十位也。至地后十日，火始治地也。热行于地，苦物乃生，后八日赤气下生，地气奉运。

三十、癸亥，天甲子也。下见戊寅，地甲子也，故天癸地戊也。于戊癸之间，中见火运也。地见戊寅，少阳相火，正化在泉也。故寅为艮，其数八。戊火运，其数七，七八成十五也。于交地时前十五刻，火入地也。自戊至寅，顺行十位也。至地后十日，火始治地也。热行于地，苦物乃生，后八日赤气下生，地气奉运。

素问六气玄珠密语卷之十三

启 玄 子 述

地应三元纪篇[①]

对化在泉三十法

一、甲子，天甲子[②]也。下见己卯，地甲子[③]也，故天甲地己也。于甲己之间，中生土运也。即地[④]见己卯，阳明对化在泉，即金冲对位也。故卯为震，其数三。己为七，其数五，三五成八也。于交地时前八刻，金入地也。自己至卯，左迁五位也。至地后五日，金始治地也。燥行于地，辛物乃生，后三日运气同下，间物同生也。

二、丙子，天甲子也。下见辛卯，地甲子也，故天丙地辛也。于丙辛之间，中生水运也。即地见辛卯，阳明对化在泉，金冲对位也。故卯为震，其数三。辛水运，其数一，一三成四也。于交地时前四刻，金入地也。自辛至卯，左迁入位也。至地后八日，金始治地也。燥行于地，辛物乃生，后三日运气同下，间物同生也。

三、戊子，天甲子也。下见癸卯，地甲子也，故天戊地癸也。于戊癸之间，中生火运也。地见癸卯，阳明对化在泉也。故卯为震，其数三。癸火运，其数二，二三成五也。于交地时后五刻，金入地也。自癸至卯，左迁十一位也。至地后十一日，金始治地也。燥行于地，辛物乃生，后三日运气同下，间物同生也。

四、庚子，天甲子也。下见乙卯，地甲子也，故天庚地乙也。于乙庚之间，中生金运也。地见阳明，对化在泉。卯为震，其数三。乙金运，其数四，四三成七也。于交地时，后七刻金入地也。自乙至卯，左迁七位也。至地后一日，金始治地也。燥行于地，辛物乃生，后三日运气同下，间物同生也。

五、壬子，天甲子也。下见丁卯，地甲子也，故天壬地丁也。于丁壬之间，中生木运也。地见丁卯，阳明对化在泉也。故卯为震，其数三。丁木运，其数三，二三成六也。于交地时，后八刻木入地也。自丁至卯，左迁五位也。至地后五日，木始治地也。燥行于地，辛物乃生，后三日运气同下，间物同生也。

---

① 地应三元纪篇：此节专论在泉之气对岁运及全年气候变化的影响。同时论及气运交司时刻的计算、气候特点、物化特征等。

② 天甲子：在"地应三元纪篇"的六气推算时，凡先见于六十甲子组合者为"天甲子"。前为阳、为天。

③ 地甲子：在"地应三元纪篇"的六气在泉推算时，凡后见于六十甲子组合者为"地甲子"。后为阴、为地。

④ 地：指在泉之气。司天之气为天，在上。在泉之气为地，在下。

六、乙丑，天甲子也。下见庚辰，地甲子也，故天乙地庚也。于乙庚之间，中见金运也。即天见庚，辰太阳对化在泉也。故辰为土，其数五。庚金运，其数九，五九成十四也。于交地时，后十四刻水入地也。自庚至辰，左迁五位也。至地后五日，水始治地也。寒行于地，咸物乃生，后五日运气同下，间物同生也。

七、丁丑，天甲子也。下见壬辰，地甲子也，故天丁地壬也。于丁壬之间，中生木运也。即地见壬辰，太阳对化在泉也。故辰为土，其数五。壬为木，其数八，八五成十三也。于交地时，后十三刻，水入地也。自壬至辰，左迁八位也。至地后八日，水始治地也。寒行于地，咸物乃生，后五日运气同下，间物同生也。

八、己丑，天甲子也。下见甲辰，地甲子也，故天己地甲也。于甲己之间，中生土运也。即地见甲辰，太阳对化在泉也。故辰为土，其数五。甲土运，其数五，二五成十也。于交地时后十刻，水入地也。自甲至辰，左迁十一位也。至地后十一日，水始治地也。寒行于地，咸物乃生，后五日运气同下，间物同生也。

九、辛丑，天甲子也。下见丙辰，地甲子也，故天辛地丙也。于丙辛之间，中生水运也。即地见丙辰，太阳对化在泉也。故辰为土，其数五，丙水运，其数六，五六成十一也。于交地时，后十一刻，水入地也。自丙至辰，左迁二位也。至地后二日，水始治地也。寒行于地，咸物乃生，后五日运气同下，间物同生也。

十、癸丑，天甲子也。下见戊辰，地甲子也，故天戊地癸也。于戊癸之间，中生火运也。即地见戊辰，太阳对化在泉也。故辰为土，其数五。壬火运，其数七，七五成十二也。于交地时，后十二刻水入地也。自戊至辰，左迁二位也。至地后二日，水始治地也。寒行于地，咸物乃生，后五日运气同下，间物同生也。

十一、甲寅，天甲子也。下见己巳，地甲子也，故天甲地己也。于甲己之间，中生土运也。即地见己巳，厥阴对化在泉也。故巳为巽，其数四。己土运，其数五，四五成九也。于交地时，后九刻木入地也。自己至巳，左迁三位也。至地后三日，水始治地也。风行于地，咸物乃生，后四日运气同下，间物同生也。

十二、丙寅，天甲子也。下见辛巳，地甲子也，故天丙地辛也。于丙辛之间，中生水运也。即地见辛巳，厥阴对化在泉也。故巳为巽，其数四。辛水运，其数一，一四成五也。于交地时，后五刻，木入地也。自辛至巳，左迁六位也。至地后六日，水始治地也。风行于地，咸物乃生，后四日运气同下，间物同生也。

十三、戊寅，天甲子也。下见癸巳，地甲子也，故天戊地癸也。于戊癸之间，中生火运也。即地见癸巳，厥阴对化在泉也。故巳为巽，其数四。癸火运，其数二，二四成六也。于交地时，后九刻木入地也。自癸至巳，左迁九位也。至地后九日，水始治地也。风行于地，咸物乃生，后四日运气同下，间物同生也。

十四、庚寅，天甲子也。下见乙巳，地甲子也，故天庚地乙也。于乙庚之间，中生金运也。即地见乙巳，厥阴对化在泉也。故巳为巽，其数四。乙金运，其数四，二四成八也。于交地时，后九刻，木入地也。自乙至巳，左迁十五位也。至地后十二日，水始治地也。风行于地，咸物乃生，后四日运气同下，间物同生也。

十五、壬寅，天甲子也。下见丁巳，地甲子也，故天壬地丁也。于丁壬之间，中生木运也。即地见丁巳，厥阴对化在泉也。故巳为巽，其数四。丁木运，其数三，三四成七也。于交地时，后七刻，木入地也。自丁至巳，左迁三位也。至地后三日，水始治地也。风行于地，咸物乃生，后四日运气同下，间物同生也。

十六、乙酉，天甲子也。下见庚子，地甲子也，故天乙地庚也。于乙庚之间，中生金运也。即地见庚子，少阴君火，对化在泉也。故子为坎，其数一。庚金运，其数九，九一成十也。于交地前十刻，火入地也。自庚至子，左迁八位也。至地九日，火始治地也。热行于地，苦物乃生，后一日运气下同，间物同生也。

十七、丁酉，天甲子也。下见壬子，地甲子也，故天丁地壬也。于丁壬之间，中生木运也。故地见壬子，少阴君火，对化在泉也。故子为坎，其数一。壬木运，其数八，八一成九也。于交地时前九刻，火入地也。自壬至子，左迁十二位也。至地十二日，火始治地也。热行于地，苦物乃生，后一日运气同下，间物同生也。

十八、己酉，天甲子也。下见甲子，地甲子也，故天己地甲也。于甲己之间，中生土运也。即地见甲子，少阴君火，对化在泉也。故子为坎，其数一。甲土运，其数五，一五成六也。于交地时前六刻，火入地也。自甲至子，左迁三位也。至地后三日，火始治地也。热行于地，苦物乃生，后一日运气下同，间物同生也。

十九、辛酉，天甲子也。下见丙子，地甲子也，故天辛地丙也。于丙辛之间，中生水运也。即地见丙子，少阴君火，对化在泉也。故子为坎，其数一。丙水运，其数六，一六成七也。于交地时，前七刻至也，火入地也。自丙至子，左迁六位也。至地六日，火始治地也。热行于地，苦物乃生，后一日运气下同，间物同生也。

二十、癸酉，天甲子也。下见戊子，地甲子也，故天癸地戊也。于戊癸之间，中生火运也。即地见戊子，少阴君火，对化在泉也。故子为坎，其数一。戊火运，其数七，一七成八也。于交地时前八刻，火入地也。自戊至子，左迁六位也。至地后六日，火始治地也。热行于地，苦物乃生，后一日运气下同，间物同生也。

二十一、甲戌，天甲子也。下见己丑，地甲子也，故天甲地己也。于甲己之间，中生土运也。即地见己丑，太阴对化在泉也。故丑为土，其数五。己土运，其数五，二五成十也。于交地时后十刻，土入地也。自己至丑，左迁七位也。至地后七日，土始治地也。湿行于地，甘物乃生，后五日运气下同，间物同生也。

二十二、丙戌，天甲子也。下见辛丑，地甲子也，故天丙地辛也。于丙辛之间，中见水运也。即地见辛丑，太阴对化在泉也。故丑为土，其数五。辛水运，其数六，五六成十一也。于交地时后十一刻，土入地也。自辛至丑，左迁十位也。至地十日，土始治地也。湿行于地，甘物乃生，后五日运气下同，间物同生也。

二十三、戊戌，天甲子也。下见癸丑，地甲子也，故天戊地癸也。于戊癸之间，中生火行也。即地见癸丑，太阴对化在泉也。故丑为土，其数五。癸火运，其数二，二五成七也。于交地时七刻，火入地也。癸本在丑，更无迁动也。当日火便治地也。湿行于地，甘物乃生，后五日运气下同，间物同生也。

二十四、庚戌，天甲子也。下见乙丑，地甲子也，故天庚地乙也。于乙庚之间，中生金运也。即地见乙丑，太阴对化在泉也。故丑为土，其数五。乙金运，其数四，四五成九也。于交地时后九刻，土入地也。自乙至丑，左迁四位也。至地后四日，土始治地也。湿行于地，甘物乃生，后五日运气下同，间物同生也。

二十五、壬戌，天甲子也。下见丁丑，地甲子也，故天壬地丁也。于丁壬之间，中生木运也。即地见丁丑，太阴对化在泉也。故丑为土，其数五。丁木运，其数三，三五成八也。于交地时后八刻，土入地也。自丁至丑，左迁七位也。至地后七日，土始治地也。后五日运气下同，间物乃基十生也。

二十六、乙巳，天甲子也。下见庚申，地甲子也，故天乙地庚也。于乙庚之间，中生金运也。故地见庚申，少阳相火对化在泉也。故申为坤，其数二。庚金运，其数九，九二成十一也。于交地时前十一刻，火入地也。庚本在申，更无迁动也。于交地时，当日火始治地。热行于上，苦物乃生，后二日运气下同，间物同生也。

二十七、丁巳，天甲子也。下见壬申，地甲子也，故天丁地壬也。于丁壬之间，中生木运也。即地见壬申，少阳相火，对化在泉也。故申为坤，其数二。壬木运，其数八，八二成十也。于交地时前十刻，火入地也。自壬至申，左迁四位也。至地后四日，火始治地也。后二日运气下同，间物同生也。

二十八、己巳，天甲子也。下见甲申，地甲子也，故天己地甲也。于甲己之间，中生土运也。即地见甲申，少阳相火，对化在泉也。故申为坤，其数二。甲土运，其数五，二五成七也。于交地时前七刻，火入地也。自甲至申，左迁七位也。至地后七日，火始治地也。后二日运气下同，间物同生也。

二十九、辛巳，天甲子也。下见丙申，地甲子也，故天辛地丙也。于丙辛之间，中生水运也。即地见丙申，少阳相火，对化在泉也。故申为坤，其数二。丙水运，其数六，二六成八也。于交地时前八刻，火入地也。自丙至申，左迁十位也。至地后十日，火始治地也。热行于地，苦物乃生也，后二日运气下同，间物同生也。

三十、癸巳，天甲子也。下见戊申，地甲子也，故天癸地戊也。于戊癸之间，中生少运也。即地见戊申，少阳相火，对化在泉也。故申为坤，其数二。戊火运，其数七，七二成九也。于交地时前九刻，火入地也。自戊至申，左迁十位也。至地后十日，火始治地也。热行于地，苦物乃生，后二日运气下同，间物同生也。

地合运胜纪篇[①]

运合在泉十二法

一、庚子，下见乙卯，乙金运也。地见阳明，对化在泉也。即阳明金，即上与运同金也。即在泉之化，与运合德。白埃四起，辛物生多，酸物生少。岁半之后，燥胜风少。

二、庚午，下见乙酉，乙金运也。地见阳明，对化在泉也。阳明金也，即上与运同金也。即上与运同金也。故在泉之气，与运合德，远视山谷，白气如练[②]，正令实，又合运令，爆令辛化，木气还亏。

三、辛丑，下见丙辰、丙辛，水运也。地见太阳，对化在泉也，太阳水也，上与运同，水也。故在泉之气与运合德，黑气远见，咸物乃生，苦物生少，寒化后令，阳光不治。

四、辛未，下见丙戌、丙辛，水运

---

① 地合运胜纪篇：此节专论在泉之气与岁运之气相符（五行属性一致）12 年的气候变化、物化特点。由于有在泉的岁气相辅佐，也可导致岁运之气偏盛（即"胜"）。

② 练：已练制的白色熟绢。

也。地见太阳，正化在泉也，太阳水也。上与运同，水也。故在泉之气，与运合德也。遥望天涯，暝暝黯暗，地气上胜也。咸化胜苦，寒胜于热。其令又胜，于辰年正化运合也。

五、壬寅，下见丁巳、丁壬，木运也。地见厥阴，对化在泉也，厥阴木也。上与运同，木也。故在泉之气，与运合德也。即青埃之下，酸物生多，甘物乃少，风化后令。

六、壬申，下见丁亥、丁壬，木运也。地见厥阴，正化在泉也，厥阴木也。上与运同，木也。故在泉之气，与运合德也。故地发苍埃，山生碧气，酸物刑甘，令生摧拉，正化运合，还胜于已。

七、癸酉，下见戊子、戊癸，火运也。地见少阴君火，对化在泉也。少阴君火也，上与运同火也。故在泉之气与运合德也。地发赤气，远生郊野，苦物生多，辛物反苦，后令温暄，冬见流水①。

八、癸卯，下见戊午、戊癸，火运也。地见少阴君火，正化在泉也。少阴君火也，上与运同火也。即在泉之气与运合德也。地蒸热气，山谷焦枯，赤气频见，燔炳郊外，苦物胜辛，赤花鲜盛，后令冬暄，正化运合，不同于子。

九、甲戌，下见己丑、甲己，土运也。地见太阴对化在泉也。太阴土也，上与运同土也。即在泉之气与运合德也。黄埃四起，地气乃润，甘物生多，咸物化少，后令埃雾。

十、甲辰，下见己丑、甲己，土运也。地见太阴正化在泉也，太阴土也，上与运同土也，即在泉之气与运合德也。远

视山谷，黄气下起，太虚埃昏，云物以扰，雨生濛昧，甘物黄化，并皆肥盛，后雨湿正化，运合不同于丑。

十一、癸巳，下见戊申、戊癸，火运也。地见少阳对化在泉也，少阳相火也，上与运同火也，即在泉之气与运合德也。热蒸地暖，地发汤泉②，苦化辛衰，冬令反温。

十二、癸亥，下见戊寅、戊癸，火运也。即地见少阳在泉也，少阳相火也，上与运同火也，即在泉之气与运合德也。热蒸地气，临明夜见③，郊野燔炳，赤气远生，苦胜辛酉，正化运同，不同于中。

运胜在泉十二法④

一、戊子，下见癸卯、戊癸，火运也。地见在泉阳明金也。上见火运，运胜地金，赤气之下，辛和变苦。岁半之后令，燥久热生，对化地虚，运胜乃甚。

二、戊午，下见癸酉、戊癸，火运。地见阳明在泉，上见火运，运胜地金，赤气之下，辛物变衰，岁半之后令，燥中间热，正化地实，运胜减半。

三、乙丑，下见甲辰、甲己，土运。地见太阳在泉，太阳水也。上见土运，运胜地水，黄气之下，咸物变甘。岁半之后令，寒化反化对化虚，运胜乃甚。

四、己未，下见甲戌、甲己，土运。地见太阳在泉，太阳水也。上见土运，运胜地水，黄气之下，咸物变甘。岁半之后令，寒中间湿，埃雾时起，正化地实，运胜减半也。

五、庚寅，下见乙巳、乙庚，金运也。地见厥阴在泉，厥阴木也。上见金

① 冬见流水：犹言冬季反温不冷，水不结冰。
② 汤泉：即温热之泉。汤，热水。
③ 临明夜见：谓天亮前天空的光线反而黑暗如夜。
④ 运胜在泉十二法：此节专论戊子、戊午等12年，岁运制约了在泉之气的气候变化、物化特征。

运，运胜地木，白气之下，酸物变辛。岁半之后令，风化反燥。对化地虚，运乃甚也。

六、庚申，下见乙亥、乙庚，金运。地见厥阴在泉，厥阴木也。上见金运，运胜地木，白气之下，酸和变辛。岁半之后令，风中间燥，正化地实，运胜减半也。

七、辛酉，下见丙子、丙辛，水运。地见少阴在泉，少阴君火也。上见水运，运胜地火也。黑气之下，苦物变咸。岁半之后令，温中变寒，对化地虚，运胜乃甚。

八、辛卯，下见丙午、丙辛，水运。地见少阴在泉，少阴君火也。上见水运，运胜地火也。黑气之下，苦物变咸，岁半之后，温中同寒，正化地实，运胜减半。

九、壬戌，下见丁丑、丁壬，木运。地见太阴在泉，太阴土也。上见木运，运胜地土，青气之下，甘物变酸。岁半之后令，雨中反风，对化地虚，运胜乃甚也。

十、壬辰，下见丁未、丁壬，木运也。地见太阴在泉，太阴土也。上见木运，运胜地土。青气之下，甘物变酸。岁半之后，雨中间风，正化地实，运胜减半也。

十一、辛巳，下见丙申、丙辛，水运。地见少阳在泉，少阳相火也。上见水运，运胜地火也。黑气之下，苦物变咸也。岁半之后令，热化反寒，对化地虚，运胜乃甚。

十二、辛亥，下见丙寅、丙辛，水运。地见少阳在泉，少阳相火也。上见水运，运胜地火也。黑气之下，苦物乃咸也。岁半之后令，热化间寒，正化地实，运胜得半也。

素问六气玄珠密语卷之十四

启 玄 子 述

胜符会对纪篇①

直符在泉十二法②

一、己亥，下见甲寅，少阳相火在泉。甲本寄寅，命曰直符。符者，合也。地化自然，别无刑克。

二、乙巳，下见庚申，少阳相火在泉。庚本在申，直符者，支干合德也。地火不能胜于年运也，即一火不胜二金③也。

三、丁酉，下见壬子，少阴君火在泉。壬本在子，支干合德，地化自令，别无刑克。

四、辛卯，下见丙午，少阴君火在泉。丙住南方，午为家室④，地化之令，时化不迁，间运无犯。

五、壬辰，下见丁未，太阴土在泉。丁本寄未，支干同家，气令自正，别无胜至。

六、甲辰，下见未，太阴土在泉。己亦住未，支干同乡⑤，令曰直符，地令应候。

七、戊戌，下见癸丑，太阴土在泉。癸本在丑，太干相合，地令化专，别无间刑。

八、庚子，下见乙卯，阳明金在泉。乙来归东，支干合德，地化应晴，气令无失。

九、丙子，下见辛酉，阳明金在泉。辛来向西，支干同位，地化依令，别无间形。

十、戊申，下见癸亥，厥阴水在泉。癸到北方，支干合位，地化时令，不失天元。

十一、癸未，下见戊戌，太阳水在泉。戊到天间，如归舍宅，地化专精，更无他克。

十二、甲寅，下见己巳，厥阴木在泉。己归地户，似住家乡，地化时令，应候无失。

地胜在泉十二法⑥

一、壬子，下见丁卯、丁壬，木运。地见阳明在泉，阳明金也。地胜于运，白气上腾，运化不应。对化之地，其胜犹小。

二、壬午，下见丁酉、丁壬，木运。

---

① 胜符会对纪篇：此节专论在泉之气与岁支、在泉之气制约（胜）中运之气的规律及气候、物化特点。

② 直符在泉十二法：专论在泉之气与岁支五方属性相符合12年的推算方法、气候、物化特征。

③ 一火不胜二金：指在泉的少阳相火不能同时制约甲运之气金和西方金位申。

④ 午为家室：午为南方火位，对于在泉之少阴君火而言，南方午为君火正当之位，故曰"家室"。

⑤ 支干同乡：天干己和地支未均在土位四隅，方位相同，故谓之"同乡"。

⑥ 地胜在泉十二法：专论壬子、癸丑等12年，在泉之气制约（胜）中运之气的规律、气候和物化特征。

地见阳明在泉，阳明金也。地胜于运，白气上腾，燥生风灭。正化之地，其胜乃威。

三、癸丑，下见戊辰、戊癸，火运。地见太阳在泉，太阳水也。地胜于运，黑气下生，火令灭半。对化之地，其胜乃微。

四、癸未，下见戊戌、戊癸，火运。地见太阳在泉，太阳水也。地胜于运，黑气下生，火运乃灭。正化之地，其胜甚雄。

五、甲寅，下见己巳、甲己，土运。地见厥阴在泉，厥阴木也。地胜于运，青气上腾，土湿还弱。对化之地，其胜乃虚。

六、甲申，下见乙亥、甲己，土运。地见厥阴在泉，厥阴木也。地胜于运，青埃四起，雨湿全亏。正化之地，其胜甚坚。

七、乙酉，下见庚子、乙庚，金运。地见少阴在泉，少阴君火也。地胜于运，赤气下生，清燥失化。对化之地，其胜至微。

八、乙卯，下见庚午、乙庚，金运。地见少阴在泉，少阴君火也。地胜于运，赤气下生，燥金全失。正化之地，其胜至甚。

九、丙戌，下见辛丑、丙辛，水运。地见太明在泉，太阴土也。地胜于运，黄气下昇，寒运灭凛。对化之地，其胜犹轻。

十、丙辰，下见辛未、丙辛，水运。地见太明在泉，太阴土也。地胜于运，黄气下起，运水失寒。正化之地，其胜甚重。

十一、乙巳，下见庚申、乙庚，金运。地见少阳在泉，少阳相火也。地胜于运，赤气下生，燥令不足。对化之地，其胜且微。

十二、乙亥，下见庚寅、乙寅，金运。地见少阳在泉，少阳相火也。地胜于

运，赤气下生，清燥不施。正化之地，其胜至甚。

灾郁逆顺纪篇①

地郁在泉五法②

一、厥阴木在泉，巳亥正对同法也。上见金运，金运下克之，木气不发苍埃，木气久伏于地，次岁过水运，其木伏，怒气乃发于地，与民为灾。其病卒中，失音，不随，筋痿，痫厥。埃湿乃收，甘黄不化，大风数举，太虚埃昏，云雨且息。

二、君相二火在泉，子午寅申正对一法，上见水运，水运下克之，火地令赤气下伏不出，经年久隐地中不能出见，次岁遇木运，火伏怒气始出，与民为灾，即颠狂，惊痫，衄衊，闷乱，烦懊，小便如血。万物焦枯，山川干燥。

三、太阴土在泉，丑未正对化同一法。上见木运，木运下克之，土伏地中，黄气本色久伏不出。次岁遇火运，土伏怒气，始乃发泄，真气既出。民多瘟疠，黄疸，肿湿，胀满，大腹，足踵，飧泄。山泽昏翳，万物不鲜，雨施濛昧。

四、阳明金在泉，卯酉正对化同一法。上见火运，火运克之，白气不见，火伏在地，不能上腾。次岁遇土运，金伏怒气乃始出地，与民为灾。病喘咳，悲伤，洒淅寒热，咯血，毛焦。草木萎枯，肃杀春作，林木有声。

五、太阳水在泉，辰戌正对化同一法。上见土运，土运伏之，黑气久隐，不

---

① 灾郁逆顺纪篇：此节分别论述了在泉之气被郁遏、在泉之气居于中运之气的"父位"（即逆化）、在泉之气居于中运之气的"子位"（顺化）、在泉与中运之气相资助等四类气运规律。

② 地郁在泉五法：专论在泉之气为中运之气抑制而成为"郁气"时的气候、物化特点及发病规律。

得彰见。次岁遇金运，水伏怒气，始出于地，与民为灾，病皆痹厥，骨痿，胫寒，失溺，腰膝无力。万物花卉皆萎，阳光失色也。

逆化在泉十二法[①]

一、丙子，下见辛卯、丙辛，水运。地见阳明在泉，阳明金也。金生水，子居上位，父居下位，虽然相得，名曰逆化。逆化亦凶，对化之地，地化不专。

二、丙午，下见辛酉、丙辛，水运。地见阳明在泉，阳明金也。金生水，水居上位，金居下位，子临父位，逆。逆，即凶。正化之地，凶灾乃小。

三、丁丑，下见壬辰、丁壬，木运。地见太阳在泉，太阳水也。水生木，子木居上，父水在下，子临父位乃凶，逆化也。对化之地，地令不实。

四、丁未，下见壬戌、丁壬，木运。地见太阳在泉，太阳水也。水生木，子木居上，父水在下，子临父位乃凶，逆化也。正化之地，地令不实。

五、戊寅，下见癸巳、戊癸，火运。地见厥阴在泉，厥阴木也。木生火，子木居上，父木在下，子临父位乃凶，逆化。对化之地，凶中令别。

六、戊申，下见癸亥、戊癸，火运。地见厥阴在泉，厥阴木也。木生火，子木居上，父木在下，子临父位乃凶，逆化也。正化之地，有凶乃专。

七、己酉，下见甲子、甲己，土运。地见少阴在泉，少阴君火也。火生土，子木居上，父火在下，子临父位乃凶，逆化也。对化之地，灾凶令变。

八、己卯，下见甲午、甲己，土运。

地见少阴在泉，少阴君火也。火生土，子土居上，父火在下，子临父位乃凶，逆化也。正化之地，虽凶令专。

九、庚戌，下见乙丑、乙庚，金运。地见太阴在泉，太阴土也。土生金，子金居上，父土在下，子临父位乃凶，逆化也。对化之地，地凶有变。

十、庚辰，下见乙未、乙庚，金运。地见太阴在泉，太阴土也。土生金，子金居上，父土在下，子临父位乃凶，逆化也。正化之地，虽令专亦凶也。

十一、己巳，下见甲申、甲己，土运。地见少阳在泉，少阳相火也。火生土，子土居上，父火在下，子临父位乃凶，逆化也。对化之地，灾凶令变。

十二、己亥，下见甲寅、甲己，土运。地见少阳在泉，少阳相火也。火生土，子土居上，父火在下，子临父位乃凶，逆化也。正化之地，虽凶令实。

顺化在泉十二法[②]

一、甲子，下见己卯、甲己，土运。地见阳明在泉，阳明金也。土生金，父土下临于子，金父临子位，顺也。对化虽虚，地气奉上，乃吉。

二、甲午，下见己酉、甲己，土运。地见阳明在泉，阳明金也。土生金，父土下临于子金，父临子位，顺也。正化令专，地气奉上，乃作嘉祥。

三、乙丑，下见庚辰、乙庚，金运。地见太阳在泉，太阳水也。金生水，父金下临于子水，父临子位，顺也。对化虽虚，地气奉上，乃吉。

四、乙未，下见庚戌、乙庚，金运。

---

① 逆化在泉十二法：此节专论丙子、丙午等12年，位在下的在泉之气为"父"（生我），而居于上的中运之气为"子"（我生）的气候、物化、吉凶特点。子上、父下为逆。

② 顺化在泉十二法：此节专论甲子、甲午等12年，位在下的在泉之气为"子"，而位居在上的中运之气为"父"的气候、物化、吉凶特点。父上、子下为顺。

地见太阳在泉，太阳水也。金生水，父金下临于子水，父临子位，顺也。正化令专，地气奉上，水泽生瑞也。

五、丙寅，下见辛巳、丙辛，水运。地见厥阴在泉，厥阴木也。水生木，父水下临子木，父临子位，顺也。对化虽虚，地气奉运，亦应吉祥。

六、丙申，下见辛亥、丙辛，水运。地见厥阴在泉，厥阴木也。水生木，父水下临子木，父临子位，顺也。正化令专，地气奉运，乃生灵芝，嘉禾之瑞，青霞数举。

七、丁酉，下见壬子、丁壬，木运。地见少阴在泉，少阴君火也。木生火，父木下临子火，父临子位，顺也。对化虽虚，地气奉运，亦生汤泉醴水。

八、丁卯，下见壬午、丁壬，木运。地见少阴在泉，少阴君火也。木生火，父木下临子火，父临子位，顺也。正化令实，地气奉运，乃生朱草，食之延年。

九、戊戌，下见癸丑、戊癸，火运。地见太阴在泉，太阴土也。火生土，父火下临子土，父临子位，顺也。对化虽虚，地气奉运，流水还清。

十、戊辰，下见癸未、戊癸，火运。地见太阴在泉，太阴土也。火生土，父火下临子土，父临子位，顺也。正化令专，地气奉运，地生□□[1]，背上有黄芝，食之应瑞，乃作地仙。

十一、丁巳，下见壬申、丁壬，木运。地见少阳在泉，少阳相火也。木生火，父木下临子火，父临子位，顺也。对化虽虚，地气奉运，乃作丰登。

十二、丁亥，下见壬寅、丁壬，木运。地见少阳在泉，少阳相火也。木生火，父木下临子火，父临子位，顺也。正化地专，地气奉运，乃作丰稔之瑞也。

资化在泉十二法[2]

一、厥阴对化，不逢金运酸化之令，复资其苦。苦味之形，转添肥盛，满化之资，惟资其一也。

二、厥阴正化，不逢金运酸化之令，乃资其苦。苦味之盛，酸复资盛，正化之资，惟资其二也。

三、少阴对化，不逢水运苦化之令，乃资其甘。甘化肥盛，不复其资，对化之资，惟资其一也。

四、少阴正化，不逢水运苦化之令，乃资其甘。甘物肥盛，复资其酸，正化之资，复资其二也。

五、太阴对化，不逢木运甘化之令，乃资其辛。辛物肥盛，不复其资，对化之资，惟资一也。

六、太阴正化，不逢木运甘化之令，乃资其辛。辛化肥盛，复资其苦，正化之资，还惟资其二也。

七、阳明对化，不逢火运辛化之令，乃资其咸。咸物肥盛，不复其资，对化之资，惟资其一也。

八、阳明正化，不逢火运辛化之令，乃资其咸。咸化肥盛，复资其甘，正化之资，还其二。

九、太阳对化，不逢土运咸化之令，乃资其酸。酸化肥盛，不复资辛，对化之资，惟资其一。

十、太阳正化，不逢土运咸化之令，乃资其酸。酸化肥盛，复资其辛，正化之

---

① □□：原本二字模糊难识。

② 资化在泉十二法：专论选择不同性味的药食进行调养，以资补正化对化之在泉六气，可能对人体造成的种种伤害。

资，还资其二。

十一、少阳对化，不逢水运苦化之令，乃资其甘。甘物肥盛，不复资酸，对化之资，惟资其一。

十二、少阳正化，不逢水运苦化之令，乃资其甘。甘化肥盛，复资其酸，正化之资，还资其二。

素问六气玄珠密语卷之十五

唐　启玄子王冰述

地土间物纪篇[①]

间化在泉三十六法[②]

一、甲子，下见[③]己卯，阳明在泉。对化有间，与运相得，即小间。小间即一间也，地从奇数，即先左间，不右间也。地从偶数，即先右间，不左间也。地之间者，先间味物，后间气令。假令阳明在泉，天北正，即地南正。天南正，即前北正也。乃奉天之正，即地见己卯，天南正也。即左见太阳。从奇，即先太阳间也。即先间生咸味，黑草木，次间寒令也。从偶，即先右间，右间少阳。少阳先间苦味及赤化，从热令。今举此一间，余皆仿此也。

二、丙子，下见辛卯，丙辛水运，地见阳明在泉。对化有间，与运相得，即小间。小间，即一间也。地从奇，即先左间不右间也。从偶，即先右间，不左间也。

三、戊子，下见癸卯，戊癸火运，地见阳明在泉。对化有间，与运不相得，即

大间。大间，即左右俱间也。地从奇，即先左间，次右间也。从偶，即先右间，次左间也。

四、庚子，下见乙卯，乙庚金运，地见阳明在泉。对化有间，与运相得，即小间。小间，即一间也。地从奇，即先左间，不右间也。从偶，即先右间，不左间也。

五、壬子，下见丁卯，丁壬木运，地见阳明在泉。对化有间，运不胜地，即小间。小间，即一间也。地从奇，即先左间，不右间也。从偶，即先右间，不左间也。

六、乙丑，下见庚辰，乙庚金运，地见太阳在泉。对化有间，与运相得，即小间。小间，即一间也。地从奇，即左间，不右间也。从偶，即先右间，不左间也。

七、丁丑，下见壬辰，丁壬木运，地见太阳在泉。对化地有间，与运相得，即小间。小间，即一间也。地从奇，即先左间，不右间也。从偶，即先右间，不左间也。

八、己丑，下见甲辰，甲己土运也，地见太阳在泉。对化有间，与运不相得，

① 地土间物纪篇：此节专论甲子、丙子等30年在泉之间气对气候影响的规律，并由此产生的物化特征。还论述了中运太过制约在泉6年的变化规律。

② 间化在泉三十六法：此处实为30法。专论甲子、丙子等30年在泉的左、右间气对气候影响的规律，以及由此所产生的物化特征。

③ 下见：在干支纪年在泉的岁气推算中，甲子之年，少阴君火司天，阳明燥金在泉，下一个阳明燥金司天的年份即是己卯，岁支卯为阳明金气。故曰"下见"。

即大间。大间，即左右俱间也。地从奇，即先左间，次右间也。从偶，即先右间，次左间也。

九、辛丑，下见丙辰，丙辛水运，地见太阳在泉。对化有间，与运相得，即小间。小间，即一间也。地从奇，即先左间，不右间也。从偶，先右间，不左间也。

十、癸丑，下见戊辰，戊癸火运，地见太阳在泉。对化有间，运不胜地，即小间。小间，即一间也。地从奇，即先左间，不右间也。从偶，即先右间，不左间也。

十一、甲寅，下见己巳，甲己土运，地见厥阴在泉。对化有间，运不胜地，即小间。小间，即一间也。地从奇，即先左间，不右间也。从偶，即先右间，不左间也。

十二、丙寅，下见辛巳，丙辛水运，地见厥阴在泉。对化有间，与运相得，即小间。小间，即一间也。地从奇，即先左间，不右间也。从偶，即先右间，不左间也。

十三、戊寅，下见癸巳，戊癸火运，地见厥阴在泉。对化有间，与运相得，即小间。小间，即一间也。地从奇，即先左间，不右间也。从偶，即先右间，不左间也。

十四、庚寅，下见乙巳，乙庚金运，地见厥阴在泉。对化有间，与运不相得，即大间。大间，即左右俱间也。地从奇，即先左间，次右间也。从偶，即先右间，次左间也。

十五、壬寅，下见丁巳，丁壬木运，地见厥阴在泉。对化有间，与运相得，即小间。小间，即一间也。地从奇，即先左间，不右间也。从偶，即先右间，不左间也。

十六、乙酉，下见庚子，乙庚金运，地见少阴在泉。对化有间，运不胜地，即小间。小间，即一间也。地从奇，即先左间，不右间也。从偶，即先右间，不左间也。

十七、丁酉，下见壬子，丁壬木运，地见少阴在泉。对化有间，与运相得，即小间。小间，即一间也。地从奇，即先左间，不右间也。从偶，即先右间，不左间也。

十八、乙酉，下见甲子，甲己土运，地见少阴在泉。对化有间，与运相得，即小间。小间，即一间也。地从奇，即先左间，不右间也。从偶，即先右间，不左间也。

十九、辛酉，下见丙子，丙辛水运，地见少阴在泉。对化有间，与运不相得，即大间。大间，即左右俱间也。地从奇，即先左间，次右间也。从偶，即先右间，次左间也。

二十、癸酉，下见戊子，戊癸火运，地见少阴在泉。对化有间，与运相得，即小间。小间，即一间也。地从奇，即先左间，不右间也。从偶，即先右间，不左间也。

二十一、甲戌，下见己丑，甲己土运，地太阴在泉。对化有间，与运相得，即小间。小间，即一间也。地从奇，即先左间，不右间。从偶，即先右间，不左间也。

二十二、丙戌，下见辛丑，丙辛水运，地见太阴在泉。对化有间，运不胜地，即小间。小间，即一间也。地从奇，即先左间，不右间。从偶，即先右间，不左间也。

二十三、戊戌，下见癸丑，戊癸火运，地见太阴在泉。对化有间，与运相得，即小间。小间，即一间也。地从奇，即先左间，不右间。从偶，即先右间，不左间也。

二十四、庚戌，下见乙丑，乙庚金运，地见太阴在泉。对化有间，与运相得，即小间。小间，即一间也。地从奇，即先左间，不右间。从偶，即先右间，不左间也。

二十五、壬戌，下见丁丑，丁壬木运，地见太阴在泉。对化有间，与运不相得，即大间。大间，即左右俱间也。地从奇，即先左间，次右间。从偶，即先右间，次左间也。

二十六、乙巳，下见庚申，乙庚金运，地见少阳在泉。对化有间，运不胜地，即小间。小间，即一间也。地从奇，即先左间，不右间。从偶，即先右间，不左间也。

二十七、丁巳，下见壬申，丁壬木运，地见少阳在泉。对化有间，与运相得，即小间。小间，即一间也。地从奇，即先左间，不右间。从偶，即先右间，不左间也。

二十八、己巳，下见甲申，甲己土运，地见少阳在泉。对化有间，与运相得，即小间。小间，即一间也。地从奇，即先左间，不右间。从偶，即先右间，不左间也。

二十九、辛巳，下见丙申，丙辛水运，地见少阳在泉。对化有间，与运不相得，即大间。大间，即左右俱间也。地从奇，即先左间，次右间。从偶，即先右间，次左间也。

三十、癸巳，下见戊申，戊癸火运，地见少阳在泉也。对化有间，与运相得，即小间。小间，即一间也。地从奇，即先左间，不右间。从偶，即先右间，不左间也。

次有运刑六小间①

一、戊午，下见癸酉，戊癸火运，地见阳明正化在泉。正化本无间也，故火运太过，下克司地金，故小间也。地从奇，即左间，不右间。从偶，即右间，不左间也。

二、庚申，下见乙亥，乙庚金运，地见厥阴正化在泉。正化本无间。故金运太过，下刑厥阴木，木受金胜，故小间。

地从奇，即左间，不右间。从偶，即右间，不左间也。

三、壬辰，下见丁未，丁壬木运，地见太阴土在泉。地正化，本无间。故木运太过，下克司地土，故小间也。地从奇，即左间，不右间。从偶，即右间，不左间也。

四、辛亥，下见丙寅，丙辛水运，地见少阳相火在泉。地正化，本无间。故水运下克司地火，故小间也。地从奇，即左间，不右间。从偶，即右间，不左间也。

五、辛卯，下见丙午，丙辛水运，地见少阴君火在泉。地正化，本无间。故水运之岁，下克司地火，故小间也。地从奇，即左间，不右间。从偶，即右间，不左间也。

六、己未，下见甲戌，甲己土运，地见太阳寒水在泉。地正化，本无间。故土运之岁，下克司地水，故小间也。地从奇，即左间，不右间。从偶，即右间，不左间也。

土间在泉十法②

一、少阴在泉，遇其正化者，中不见木运者，左右不来间化也。只少阴自行苦化，于是若物转加肥盛也。即火行于地，得其气也。火能生土，土乃间也。即甘物亦多，黄花亦盛也。为木不来间，故土同也。

二、阳明司地在泉，正化无间者，上下左右，火不来干，中运不相刑克者，地金自化，白物生多，辛物味甚，故司地之气甚，美土乃来间也。甘物味亦长，黄物生还深。此土气侵金之令而至也。

三、少阳相火司地在泉，正化无间，又无水运，地得自令，苦味乃泉，赤芳甚鲜，丹谷结实，正王之时，土来间化，甘

---

① 次有运刑六小间：此节专论戊午、庚申等6年，岁运制约了在泉的左、右间气。刑，罚、克，制约之义。

② 土间在泉十法：此节专论在泉之气的左、右间气从土而化的规律，以及由此产生的气候、物化特点。

物争肥，黄花兢长，此土荣火美而来也。

四、太阳寒水正化司地，左右无间，亦无①土运，地得令咸物之味，其味乃长，化气之专，其气乃令，正令之作，甘土来间，间而不刑于水，自专甘化，甘味这物，别咸一化，自名土间也。

五、少阴对化司地在泉，地气乃虚，间物未化之时，或间物来气甚既，甘土之化，又作与间物竞味，甘来添苦之衰，于是苦中复生其甘也。

六、阳明对化司地，地气乃虚，辛物味薄，间化来晚，未及间味，甘土来资，于金亏于辛，物中或有甘味间之，此甘土佐金之间化，助味也。

七、少阳相火对化司地，地有间化，苦味不专，间物欲生，土气先作，苦味之

中，甘生其内，令咸不生，其间甘土之情，其化急速，多来接间。

八、太阳对化司地在泉，地气乃虚，咸物味薄，甘物偏胜，于咸物之中，反或甘味，资其咸味长，此甘立刑胜回味之间也。

九、太阴对化司地，地气乃虚，自受他间，或木来刑甘，甘味合当衰矣。甘物与黄花及黔谷，皆当气薄也。其甘味亦惧木而衰，应年虚而减，却移味在咸物之中，味当不减。

十、太阴正化在泉，其左右间不至，又无木运，甘主自专，即诸味中皆有甘，间之不同别味也。此在泉之中，惟土多间，地土合德②，大地佐之也。

---

① 无：原本误为"元"字，义不明，据上下文义改。
② 德：原本为"得"，据上下文义及运气理论，当为"德"字。

素问六气玄珠密语卷之十六

启 玄 子 述

地土间物纪篇①

草木风岁星毛虫雷电皆应木

东方之类，厥阴主之，四时主春，时化主初气，八卦为震，九宫为三宫，上象为岁星，天化令为风、为和暖。虫化之类为毛虫，即狮子、麒麟为长。地产之化，味酸色青，地之化物，天之星象，风之应候，吉祥应时，凶应凶光，吉应吉祥也。此天东方之类，皆应其木也。即风木春令，暄和之候，风敷发生，太虚埃昏，大风摧拉，其气候远视苍埃，四气青霞辉彩，芳卉蕃秀。其产化酸生肥盛，草木滋荣，天正令，运太过，即独行风令。雨滋乃亏，土乃从令，木气不刑，土不从而化雨。令化即大风伏之。如是即雨中大风，以相胜也。如运符天德，即岁星明盛，青霞每彰，苍气远见，毛虫乃化，即异兽同祥，地产灵芝，林生异木，野有名草，共合木德。东方之正，春无杀令，和气频舒，花卉媚发，雷起春中，电发应时，虹蜺应候。顺之即万化舒荣，逆之即变成灾祸。

日辰甲乙，卦有震巽，岁星失度，行年大饥，民多疾病。观视岁星，小者即民灾，至大即君圣、国安、民有福，即庆合其星，润泽光明，体白安静，行中道，即性正也。行正即君心乃正，行邪即君心乃邪，行舒即为重福。迟疾失位，皆虚也。色青即民安，色黄即丰稔，色黑即大哭泣，色赤而动摇即起兵。大而芒角，即国君有子之庆；色白而小者，国有当诛权臣也；色青黑而忽大忽小，有赤晕围之，有大黑风至。岁星所行，逆顺守常，必为福也，失常，必为灾也。岁星超舍而前，日盈将有兵，王侯主不安。运舍而后日缩，其将死师败；岁星与月相掩蚀，国多哭泣，或大臣后妃薨。与荧惑合，当戮奸臣。与太白相斗相合，主大决战。又金与木星合，金在木南，南方兵败。金在木北，北方兵败，东西亦然。木星无光，进退无常，此国失政也。国有忧，逆行埈闟，会合环守，国君无道也。

甲乙，木德也。风雷，木令也。春风鸣飇，夏风飋飑，秋风肖②飋，冬风飋飑，此是四时之常候也。于是，顺之则万化安，逆之即民皆病。春风飋飑，即天下

---

① 地土间物纪篇：此节专论各年份气运变化规律，以及与此相应的天空日、月、星、辰变化特征，气候、物化特征、吉凶灾祸等。

② 肖：当为"萧"字传抄之误。

瘟疫；春风肖飔，即天下揉抢；春风飕飔，即饥荒失业，此春风失政也。夏风鸣泵，国政不安；夏风飕飔，民多暴亡；夏风肖①飔，兵戈大动，此夏风失政者也。秋风鸣泵，即来年不稔；秋风飔飚，即民病瘤疾；秋风飕飔，国有奸臣，此秋风失政者也。冬风鸣泵，即瘟病生于冬；冬风飔飚，即旱涝不匀；冬风肖飔，五谷不登，此冬风失政者也。

雷者，木之意气也。雷震卦，东方卯位也。电者，雷之先也。雷始震于东方，五谷丰登；雷始震于南方，小旱也；雷始震于西方，必暴露尸骸，牛马疫死；雷始震于北方，百川溢注；冬雷于上朔，皆为亡国之兆。发雷之地，露尸于野，雷电同占八魁日，有疾。雷主大战，大风起，国有急令八魁日者，春己巳丁戊，夏甲子壬戊，秋己亥丁未，冬甲午壬辰也。冬戊子日不雨而电，电光起而雷不发，主天下兵乱；天无云而雷，大灾于民；雷电发，帝室大夫欲为逆，五年期交兵，流血；雷电击于宗庙，是名天戒，君行不道。再击之，八年削地夺国；雷电击贵人，甲第有佞人持政，六年削地；雷电击于贵人从官车骑，此国君惑于女人，失政事；雷一声而止，此国君出重令；雷声霹雳，蛟龙见，国有贤士出；雷雨中大风拔树木，损舍屋，小人居上位，贤士出走。雷雨辟雳大杀人，此国君听谗言，以杀忠良；雷至夏不发声，君振不威，武退强臣；雷声季秋，名天狗鸣，夷狄动兵；雷发春前，民发瘟病。

草木者，地之形应也。有灵芝异木生于宗庙者，主君心专祀，天下太平。有灵芝异木生于郊社者，主天下丰登太平。有灵芝生于殿宇者，主帝家后昌。有树生连理枝者，国之瑞也。帝宫室中生异木，国有庆。木死再荣，国易政。桑夏枯，五谷不熟。伐木有血，君侯有忧。陵墓有树自生，国失政也。社稷中树自死，国君失地。社稷，郊社是也。于郊社中有大树死。树木非其时而落，是贼金伐之，二年有暴兵外来。木自拔者，其国将乱。树再生花，君有灾。夏有霜，木凋殒，飔叶七十步，国有大兵，人弃故国。木生夏枯不熟，民灾。竹柏夏凋，侯王先位。树泣，天下有兵。不雨而树湿，谓之泣，其色赤，有兵败。竹生无节，国失政争。竹生同根双竿，权臣谋位。竹苇枯死，忽复生，权臣执政。枯木冬生，是谓阴阳易位，二年国亡。木冬开花，当生者死，花生于冬，主兵起。除指及款冬花并四季花，余外皆凶。木再荣实当死者，复生。禾春冬再结实，君凶。秋冬再结实。邻国必有侵。杏再实②，夏有冰雹。李再实，春有霜。竹再实，三年民大饥。木忽鸣，其主死。木忽生道中，君失理。木生屋上，其地有圣人。木生非类者，并人民③。木自鸣如金声，地将分裂。木变生枝，国必倾。草木如人形状，国有大难。草木自除，国将太平。人苋生，多病死。菖蒲生，多有大水。蘼草生，多必饥荒。蒺梨多，必揉抢。

毛虫木类之形，化麒麟生狮子见獬，来驺虞，见比肩兽出，并应明王之瑞。白狐来，政及远矣。独角兽见，天下太平。白象至，君倾于色。白鹿见，君事疾。六足兽至，卦公而不乱。三目兽至，谋及庶人。赤熊黑出，权任臣下。龙马来，资服其制。文狐见，恩及鳏寡。九尾狐见，王

---

① 肖：当为"萧"字传抄之误。

② 实：用如动词，即结果实。

③ 并人民："并人民"三字义不明，疑此处有误。

道昌。虎有两口，世主将起，大臣逆害。虎相食，三年大荒。虎狼入国，郡邑凶。狼逐人，夷狄来廩入国被屠。野兽与鸟斗，邑中兵乱。野兽无故入水，其国亡。兽入邑中，群鸣邑空虚。野兽自缢于市，中岁邑有大水。野兽大小群入邑及国都，若道上有大害野兽生子，如人形，时将寻主。兽生子如六畜形，邑虚。野兽生子如虤，人君国亡。野兽生有翼如鸟，天下有兵。兽生子无耳鼻，邑有兵乱。兽生子无目，邑有忧。兽生子如蛇，邑有火灾。野兽生子多足，邑有民灾。野兽生子无尾，君无后家畜亦同。野兽生子于郭邑，旱大灾。狼鹿鸣于邑中作妖，其年民死众。狐入室及屋，有暴亡，君以淫色亡。野兽御枯木，入邑里道路，君国废。六畜忍言，善恶如其言。偃鼠出，妖人起。狐狢嗥鸣于舍庭，必有凶祸。猿猴入城，主水灾。獭入邑，主大水。白兔自至，王者瑞。兔上城邑，必虚。兔无故入宫殿生子，国有忧。兔行王宫，其君亡。紫兔出见，必丰登。兔有三足，天下大疫。牛马忽变作异相，君之忧。人家鸟变色，其主凶。牛生马，主君不保宗庙。牛马或言，善恶如其言。牛生南头，主军分土。牛生六足，有上齿，世主为盗。牛生犊，头尾似鱼，兵大起。牛生犊，人面畜身，天下民病。牛交马，主世乱。马忽角生，国将亡，又主天子亲征伐戎。马变尾如牛，名曰易衣，小人理大政。马生四目者，国分为四。马生羊者，民安牛亦同。羊有四目，名曰并耀，天下四争。犬生豕时，大安。豕生犬时，不安，犬与豕交，诸侯妾妇谋害。犬忽变毛色黑犬忽变白，白犬或变黑，家主被刑罚。犬豕从土中生出者，郡邑有大灾。犬

郡会于街，街中有大贼将起。犬向人悲泣，有大丧。犬相将入水及上舍屋，有大丧。犬忽戏井，有惊恐之事。犬尿屎井中，庙堂床席，皆为大祸。犬自食子，忧牢狱。犬忽自死，大凶。犬生子无头，家大凶。犬生无后足，门凶之兆。鼠一日三生其子，主饥。鼠于树上作窠，有大水。鼠聚于市，大鸣群，主将反。鼠舞于中庭及道上，家将破。于地中间鼠声，家将破。鼠自食子，邑虚。鼠将子去不回，有火灾。鼠将子移穴，大雨至。鼠群居高墙头，有大水。鼠断头道上，主世乱杀人。鼠生子数头，天下攘抢。鼠子无足，主凶年。鼠聚物出，主大荒。鼠害稼穑，国刑罚曲法。

荧惑夏令火羽虫翩虫皆应火

南方丙丁火，德行令于夏，以应君相二火，上应荧惑、炅煌二星。虫应羽翩，仰视荧惑，大且光耀，其星即喜，民乃康和。小且赤即怒，民乃灾病。荧惑观之，近女宿，即孕妇灾，产妇多死。荧惑近南斗，即君灾。荧火近日月亦赤，主大旱。荧惑大而芒，角生青晕围之，主大赤风，化为热病。荧惑失度远游行，主民灾流血。荧惑芒角左右，小小赤星侍之，主民间火焫舍屋，伤人之众。荧惑黄且大，为天下瘟疫。荧惑变白，兵来犯帝阙，荧惑变青，风多燥旱。荧惑忽昏，旱后大水。

丙丁天火燔宗庙，人君不谨敬，淫泆又失冬令。天火①烧宫殿，社稷有大殃，人君内无正法，人君内无正法，外无仗，行于臣下，为火灾也。天火烧宫观寺舍②，君失正德。君听淫妇之言，并少后妃矣。天火烧郡郭门，外叛欲发；天火烧马厩，兵起；天火烧人舍

---

① 天火：指气候干燥而引起物体自燃，或者雷电所击而引起的火灾。
② 宫观寺舍：指宫殿、道观、寺庙、民居的屋舍。

之众，国亏刑法；天火烧野中五谷，郡主失政；天火烧山谷，宰相不直；天火烧万物，君心不慈；天火烧牛，国兵有怨。天火烧川原，武臣在下位。天火烧军中帐幕，兵将败。天火烧树木，木呼鸣，奸人将起。天火烧牢狱囚，有曲①贵人。天火烧街道，主民走失地②。天火烧正殿，是人君不听谏。

天发焰于夜明不见火踪君不明。火自生自灭，天下欲相吞灭。火烧城郭，大水漂流。地忽生火光如照耀，忧国亡军中。地火出，兵败将死。宫室无故火焦臭，帝阙流血③。水中火出，贼起兵凶。

凤凰来一见之，天下百年太平。比翼鸟至，德及幽隐。白鸠来，君不以新失旧。白燕来巢，君有孝德。星坠为鸟，有大兵至。文鸟居野，不出三年有丧。且旱鹳与鹊同巢，贤人据伐，主衰失之象。鸽巢树，其岁民多死。鸟有三头，民多病死。鸟有四足，天下不稔。鸟有二头、四足，天下战争。有鸟如鸥，深红足黑见之，有火灾。有鸟大如鹊，身黑肉翅头如燕，尾长毛，名曰水魃见之，有水灾。鸿雁翔来宫室上，两日或三日，郡邑反叛。鸟鸣人君门上作人声，其君亡。五色飞鸟，翱翔于帝室，作异声，主声不安。群鸟象人形而飞，主君亡民失业。众鸟下饮人家井中之者，家虚。鸟飞作六畜形者，世乱。众鸟飞作蛟龙形者，主帝离阙走。众鸟飞作蜂蝇形者，有火灾。鸽下子如鹰者，主大风，地分为三。鸠一首三身者，

地动损众。鸟持于水上交，持政王道绝众。鸟盘旋如争言，其地流血。

蝗虫食草，国政由女人。蝗虫所出而飞，从他来忽自死，不出三年大兵。蜂生国舍，内凶。蝼蛄众飞集朝廷，有名将出。蝗虫赤头黑身或黑头赤身，皆政残克，盛兴在野。怪虫生，民伤杀。汉建武二年，河北有怪虫出，大如鸿头，有发如皂线④结著草，即飞不得化为青泥，如此天下民苦。

伯劳鸟⑤为怪，人君灾。毛众色大如鸟头，如猫，皆扁长也。伯劳聚居中，岁有水。伯劳鸣，主凶丧。伯劳斗于屋上及呼鸣不止，六十日祸起。

群鸟频夜鸣，都邑有惊。众鸟住在人家舍屋上，有火灾。鸟与家鸡交，国有奸淫。大鸟伤五谷苗穗，郡主不持政。

雀巢井中，贼人伐君。雀巢木上，有大水。雀与燕争，邻国乱。雀鸽并飞，臣反于君。群雀打鸟，忧水旱。雀不见岁中，不稔。

雉巢于木上，大水至。雉入人家，有忧。雉相戏于君殿上，君灾。雉群鸣，国分地。雉来与家鸡斗，去而再来，有战争。

夜半雌鸡鸣起，天下奸⑥。雄鸡入井中，有牢狱。鸡与鸟斗，君主杀。鸡卒然众死，主虚。耗鸡昏黄鸣，主任⑦，女子为政。鸡逐野鸟高飞，去土居，人流散。鸡至日出不鸣，主不圣。鸡不下卵，生杂异虫，小人得位。鸡至午不下巢，国令不时。雌鸡化为雄，后必有女主乱政。唐显

---

① 曲：通"屈"，冤屈。
② 民走失地：指民众流落他乡，而无人居住，犹如国土丢失。
③ 帝阙流血：谓皇帝所居住的宫殿将发生流血事件。
④ 皂线：谓黑色的线绳。皂，黑色。
⑤ 伯劳鸟：亦作"博劳"，旧称"鵙"。鸟纲，伯劳科伯劳属的通称。喙强而锐利，食大型的昆虫及蛙类、蜥蜴类及小鸟等。常活动于草坡疏树或农田村舍附近，属益鸟。
⑥ 天下奸：疑有脱文。
⑦ 任：通"妊"。

庆二年①，有雌鸡化为雄鸡后，武后为君矣。雌鸡生冠，主不臣。晋元帝兴元②中，衡阳雌鸡生冠，八十日桓玄建国，后八十日败。鸡下卵化为蜂，五谷不成。鸡下卵化为鼠，主挽抢。鸡与野鸟入人家，有大灾。鸭不入水，主大旱。鸭起高飞，小人居上位。鹅下卵如走兽，臣不忠。鹅有双头，越二主。鹅鸭生兽尾，天下民灾。有大鸟生百头如众鸣，天下兵乱，主生众。有大鸟食野兽，奸雄。捕有大蚊如蜂来伤人，民灾祸。有异虫如蝉，众有声韵，小人得路③。有大鸟凄于帝殿，久立不起，无声吉，有声凶。有大鸟凄树，众鸟侍之，国吉民昌。

中央镇星地土倮虫皆应土

中央镇星，土之曜，仰观之，顺度皆吉。流逆失度，皆主凶也。镇星合于土运，上应太阴司天，皆视土曜，以合灾祥也。镇星大且光，主民安。小且暗，主君民灾。大且芒角，炅煌赤气绕之，主天下瘟疫。并天郁黄同见，举黄风后，为大疫也。镇星小并退逆，有白气侵之，主大旱民灾。镇星大而黄，次有五等小黄星侍之，主大丰民安也。镇星流而不行，所临分野，灾。镇星逆而退度，大并芒角，主兵动民灾。镇星于五星中最行迟，二年半行得一宫，以为常度也。若非次行疾者，军民皆灾，万化不安。镇星忽青色，主大风后，五谷不登。镇星忽伏者，先燥而后泽也。即旱涝不匀，先泽而后有大雨也。镇星忽黑者，主久雨霖霆。镇星不近，太阳忽伏者，主君亡。镇星小，有晕围之，主民死多灾。镇星动而左右移易，主人并兵乱。镇星下有赤气，长一丈余，主谋臣持政。镇星初

出，至天上有白气，长五丈余，主杀人流血千里。镇星大而顺度，有紫气逐之，主帝子为君。镇星犯南斗，主君灾。镇星入天河且暗，如留不行，人相食也。镇星犯北斗，十二年易主。镇星下有群星侍之，天下归。

明星坠为土，大饥流血。星坠为沙石，兵动亡国。

地大震，世主失位，不出千日。地动千里，土功兴，其年凶。凡地动皆凶。地动城郭屋室，损人物是谓失，四海有兵。地裂一丈，损五谷。地裂上门，下臣从中起。地裂市中，国有忧。地生血，主流血。地变赤如丹，挽抢。地生鸟卵，为民病。地裂一里，将亡国。山崩破，为谷有水，天下流亡。地忽增起生道中，天下大通。地自陷，其国亡。晋安帝元兴八年，春三月，山阴地陷四天，有声如雷，其后兵起应兆。地增起，城邑下理毁败。地增市中，国有利。地增社稷中，王者益。土地生石，春夏昌利。地陷入君室，臣下起谋。地自陷下，或成泉及生杂物，民灾起大水。

冢墓中自作声，主祸乱。冢墓自移，天灾国破。冢墓自陷，民流亡。冢墓上树自死，民多疫。

军中野营中地动，有交战。军在野营中地生蝇虫，军破将死。军口地成坑，将军死。军营中地裂，宜移营，吉。宗庙中地陷及地裂，国将亡。地裂龙出，君离邦。地裂生火，兵将亡。地冬不冻，国易政。地忽生土钱，民流散。人家屋室下地生穴，家将破。帝阙中地生穴，国破。地朝生毛，有水灾。地夕生毛，有反叛。地生肉块，

---

① 唐显庆二年：即公元657年。显庆为高宗李治年号。

② 晋元帝兴元：兴元，疑为"元兴"互倒。"晋元帝元兴"即公元402年~404年。元兴为晋安帝司马德宗的年号。晋无元帝，有魏元帝曹奂（公元260~265年）。下文"桓玄"是东晋的北燕于公元403年建国，年号为永始。

③ 小人得路：义不通。"路"字疑为"志"字之误。

军民灾。地穴中起飞虫万千，民多疫死。地穴中有黑气起，国有阴谋。地穴中有白气，生散为雾翳，主反乱。冬月雾中有微雨一雨点，名天泣尸，主民失主。地破生蛇，主反叛。地破生人，主灾。地破生鱼，主水灾。地破生金类，主大兵。地破见鼠藏，且荒乱。

地生人面，有屈刑人。地生人眼，主祸乱。地生土马，主兵乱。地生土人，诸侯不臣。地生土兽，狄人兵乱。地生土牛，弃之吉。地中有人声，人灾死。地中有犬声，国有忧。地中飞鸟声，民灾。地中钟声，大臣灾。地中有雷声，民疫病。

人头上生头，天下有兵。人死而复生如此多者，民饥有兵乱。吴孙皓时，焦死经七月穿土而复生，俄国亡矣。人生而言，国有逆贼。人生而不见形者，王事急民流亡。人生龙蛇，国有伐。童女产者，男吉女凶。人生鼠者，其地被夺。人生野兽，一年夷狄动。人生牛马，兵动。人生犬豕，君失道。人生鱼头者，有大水。人生有四目，国衰。人生目在腹，五谷贵人。人生闭口者，天下饥荒。人生无头及手足，君失朝政。人生无耳鼻者，君昏不明谏。人生多足，流民四出。人生手如足，国生奸臣。人生一头两身者，君忧失杖柄。人生无足者，有兵丧乱世，又主国基虚。人生有翼而飞去，主大旱。人生夜叉者，起奸雄。人生牛角者，主兽争。人生飞鸟者，二年流亡。人生无二臂，国失辅佐。人生一臂，国失忠贤。人生一足，国失贤谋。人生十子，诸侯竞位。人生三子，主太平。人生三女，国淫失政。人生肉块，天下饥荒。人生无阴①，国无朝典。人生赤发如朱，主旱，又主绝门。人生反胁，必奸雄。人生无发，主凶年。人生眉长过足，

国有寿。人生满面有毛，国有多事。人背生面，国生背臣。人生四足，天下鼎沸。人生有毛如猴，天下撰抢。人生头如驴，直臣不佐。人生有尾，民灾害。人生二口，五谷不收。人生鼻有二柱三窍，国生嘉庆。人生目有二瞳子延上，瑞之兆。人生目中七瞳子，天下多事。人生四乳，天下吞并。人生三目，天下进昌。人生犬头，君心不正。人生羊头，淫荒失政。人生猪头，奸婬，女人权正。人生猴头，外臣不忠。人生无九窍，天下不通，君不明。人生面觑背，国不祥。人生三头，国有争。人生驴唇，国生逆臣。人生鸟卵，国不进贤。

雾从地起，亦应土德。雾中有赤气，将有大疫。雾变作黄云，有大疫疠。雾大起先紫后黑，变昼如夜者，内有阴谋。雾化青云，后成紫气者，圣帝在野中。大雾经七日不散，君昏不明。雾起变雨，久不晴者，君听婬妇之言。黄云翳日后生黑雾，主大雨。青气犯日，散为黄气，主风雨。夕占赤气后化黑云，云中有黄杂，之后乃久雨，白气抱日，黑云盖之后，云中化雹。

太白星金石山谷甲虫皆应金

西方庚辛，金德上应太白，上合阳明司天。中合金运太过，下应阳明在泉。太白高且小，主太平。太白大且光芒，主兵起。太白失度近南，即南有兵。近北，即北起兵。太白行宿，其形主下，六进退合度，天下昌。太白当伏不伏，主不臣。太白不伏却伏，主兵不利。太白昼见，主大决战。太白与月相掩，蚀易时，主将受戮。太白入月中，星色分明，臣有谋上。太白东出，月未圆，星在月南，即利；星

①　人生无阴：由于胚胎发育异常而致，指新生儿在出生时就无生殖器（前阴）或肛门（后阴）。

在月北，即破军。太白在西方，月初生，星在月北，阴国兵强；星在月南，中国兵胜。太白与月相逼，中间通三指，兵强；通两指，域忧；一指，拔城将走。太白在镇星北者，失地亡国。太白在东方，日出犹见，主兵戈。太白始出，时大后小者，主兵弱。太白始初，时小后大者，主兵强。太白荧惑相合，一东一西，王侯受苦。太白沉河汉中小且昏，主杀人百万，流血千里。星坠为金铁，天下有兵鼎沸于野地中出现，不出三年夺国。魏青龙年①中，成修宫室，取京安金火承露盘，折树声千里，金犬泣，于是因流霸城，此乃金失其性也。

　　钟自鸣，三年内兵乱。晋安帝永兴十年②，霍山崩出钟六口后。律位于宋公刘裕也。石鼓自鸣，国不安。三吴时，石鼓鸣，两年孙恩作乱。金鼓自鸣，将有兵兴。刀自鸣，凶刀。刀生血，战胜。国君之刀佩自拔，乃血光，有声并主兵伤。戈戟锋刃有声，皆起兵。照镜不见其头，主遇害。国库金忽跃，其分野易主。市中金玉宝贱，贵人失利。军中釜鸣，将立功。

　　石人泣，世将乱。野中及山中石人自出，有庶人为君。吴孙权五凤二年③五月，阳羡县离黑山有石人，长一丈余，直立案，京房易传庶人为天子之祥应也。石生如禽兽形，诸侯兴。石如飞鸟形，外戚女与近臣谋。石生如小儿形，君绝孕嗣。石生道上，国亡主。石生石方，三军谋逆。石生发生如丝，不出五年兵谋事。石生重累，不出五年相谋且成。石生水中上见者，近臣与女子连谋。

　　山生紫气如芝草，圣明君见。山出器车，圣君应。舜君理世，山出车，白精奉承，即老人昼见，水通海不扬波灌，不失时则日月扬光，圣

德无所不通者也。山生宝气，以合太平，宝气见，贤人出野，君子在朝。山无故昼夜如人哭声，有兵丧。欲亡之岁，石泣鬼哭，天雨血。山无故自崩，国分君德销。春崩国伐，夏崩有大水，秋崩有大兵，冬崩大饥。山分裂，君臣等争。山吼作雷声，半年贼来。山崩分其地，有战。山中出异物，非人所见者，有形质音声者，基邑大水，及饥荒。山非时动摇，主天下战争。山忽生光，臣下不祥。山忽赤如血者，诸侯不助父子绝。山化为人形，其国虚。山洞中水漱瑶音，圣主临朝。瑶音，即玉响也。山见青黑气，即山水害人物。山有白气如练玉，乃呈祥。山有五色霞彩见，合王升平，民安乐。

　　龟生绿毛，见之太平。龟白眼如珠，明君出。见龟如玉合，圣主将出。蟹众出，主大风。海螺鸣，主大风。蚌吐光，主阴雨。枯螺自鸣，主祸乱。龟与蛇交，见之众者，主国败政。螺蛤相斗，贼军生乱。飞鸟食蛤，主饥荒。龟作人言，主臣反叛。龟鳖食鱼，主饥荒。龟三足，主太平。龟三尾，主丰登。龟九尾，国有昌。龟四目，天下乱。螺蛤甚众，主民灾患。螺蛤水上乱游走，主兵乱。鳖白色，外臣反叛。鳖三足，诸侯得王。蟹四甲者，战争。龟鳖游于市，主兵乱。龟生角，主搀抢。鳖生角，小人得位。

　　霜依时令，国有威严。日中霜未消，见日而反为霜，此臣行刑不避君也。霜下日未出而消，此人君不行刑罚。霜见日而不消，此人君执坚不可犯。或不见星而有霜，此臣行君诛罚。霜不杀物，臣改君威。霜下有声，兵来伐。入春三月，霜杀

---

① 魏青龙年：魏明帝曹叡年号（公元 233 年～236 年）。

② 晋安帝永兴十年：此处有误。因为晋安帝（司马德字）年号为元兴。永兴为晋惠帝年号（公元304年），仅为一年即换年号，不可能为十年。但晋安帝元兴也只二年，无十年之数。

③ 吴孙权五凤二年：即公元 255 年，是孙亮而不是孙权。亮为权之子。

草木，有兵岁饥。季秋不霜，国政失事。

江海百川及井鳞虫辰星水①雹雪应水

北方辰星，水德上应太阳寒水司天，中合水运，下应太阳在泉。辰星非常可见，见之光彩顺度，以合民安太平。辰星见大目光芒，主大寒雪。辰星见之小且昏，主民灾。辰星见之光而不芒明且莹，主文明圣德也。辰星下有黑气绕之，主大水。辰星小且黄色，主冬温不寒。辰星失度，动摇移走，皆主凶年。

壬癸，水德也。河出图，洛出书。醴泉生甘露，降旨主明君之端也。黄帝生寿丘生时，醴泉出应，瑞符明君之德也。海不扬波，明君之德，黄河澄清，以应太平。遇明②时即清，非三千年一度清也。水不润下，即刑不正，百川潮宗，君持政事，水变如血，其地杀人。陈太建二年③，江水变为血至金陵。其后兵起，后主国亡之兆。水中洲屿，长其分野益土，星坠为水，主兵丧，水旱荒饥之灾。天不雨而生泉，其国大水。天不雨而涌泉，民乱。吴孙休永安五年④八月，壬午，江水溢长，后二年起大兵。

水忽逆流，妇人惑乱政。流水不行，天下饥荒。停水忽流，天下兵起。流水忽易道，国易政令。都邑水忽自绝及易其处，所邑人流亡。池水忽自盈溢，国君亡。清水忽浊，天将乱。水自流于朝市，兵乱。□⑤水结冰于季春，国失政。夏水为冰，岁不登。秋水为冰，岁主乱世。冬水不冰，即民病。水忽自鸣，民苦。水作金声，人民别国土。水忽出于石缝，臣下

谋位。井水溢出，人逃难走。井水忽浊，天下攘抢。井中有声，忧兵起。井中出黑云，有大水。夏井有气出，即阴阳失正，天下民病。井中起雷，即旱涝不匀。

江河中见龙，即主大水。人家中庭忽出水，将大富。破泽忽自竭，邑虚不利。河涸无水，是谓阴反，五年人流亡。

海潮不及，君道亏。河水涌起水如山峰，是谓威厌，五年臣背叛。海潮久不退，国有乱政。海涌水高如山，世乱不宁。江河忽变，六年国易主。湖如海潮，主臣反。高陵变野泽，主削其地。

流水浮金，主太平。流水浮文字，主太平。流水浮锦绣，主民灾。水流浮异木，明君将出现。流水浮异兽，主世乱兵。

雹及雪皆合水化也，夏有雹即藏冰不时也。冬时斗建北，陆日躔虚宿，国家当藏冰，藏冰要祀宗庙，如不依时，即夏雹至也。雹过人君要闻其过，雹下杀鸟，君听谗言。雹下剥树皮，折木枝，即君行酷□⑥，民有自害者也。雹下杀五谷，雹上如有眼，即天罚之戒，民过也。雹下如珠，君欲害民。雹下如鹅卵，人君侮侵也。雹下如鸟嘴天戒，臣谗言也。

凡太阳司天，即寒侵夏令，夏令奉天，不行炎灼，即雹不至。如君相二火不奉天，即行炎令，即冰雹至，故名天休火化也。

凡冬行大寒，不下雪，君无政事也。

<hr>

① 水："水"字疑为"冰"字之误。
② 明：即明君。开明的君主。
③ 陈太建二年：公元570年（庚寅）。陈，南北朝时陈武帝（陈霸先）建国的国号（公元557年～589年），太建为陈宣帝陈顼年号（公元569年～582年）。
④ 吴孙休永安五年：公元262年（壬午）。吴，三国时期孙权（年号为大帝）所建的国号（公元222年～280年）。孙休为景帝，吴国的第三任国君，在政6年，永安是其年号。
⑤ □：原本字迹不清，难以辨识。
⑥ □：原本字迹模糊不清，难以辨识。

冬有雨无雪，是阴阳易令也。雪下空中大至地小，是刑有失政也。雪下积雪如人形者，民灾。雪下积雪如飞鸟形，国有谗臣也。雪下积雪如狼虎，阴地兵胜。雪下漫物不漫山，国不奄大贤也。雪下未至地，却上而复下，君欲冤无罪。雪下而温，此君冤有罪。

鳞虫水之形，化之用也。龙来见，主太平。鱼生二头，主战争。黄龙见，君瑞。舜摄位，有黄龙负玉环而见，显大圣明君。龙斗，国有争鲁昭公时①，有龙斗，子产曰：修德，可无患也。龙下饮军营中水，国虚。龙见于川，君有灾。龙入人居室，若出去池中，皆臣下谋上。

蛇集道上及都邑斗于市，国不祥。蛇冬见于正寝，凶。勿杀之蛇交于市，国亡。冬见蛇于市，大臣谋。蛇入井中，民疾患。蛇生两头，主战争。蛇生一角，诸侯王。蛇生二足，民灾患。蛇生二尾，贼寇多。蛇生四足，主搀抢。人民呼蛇作龙，国不安。蛇生鼠头，国之虚。蛇生鸟嘴，见之凶。蛇生人头，民灾死。蛇生鸟翼，起奸雄。

鱼生头似兽，国不安。鱼生人头，多疾病。鱼生鸟嘴，见之灾。比目见从，恩行于天下也。鲤鱼生角，诸侯听政。天雨下鱼，有兵丧。鱼行人道，兵乱世。海罚大鱼出于陆地，主大臣薨。鲵鱼出海，世主亡。鱼生鸟翼，世将乱。鱼生四目，主灾凶。鱼众见，主不稔。鱼贱于市，将饥荒。鱼生鸟尾，国将变。鲵鱼见众，小儿灾。鱼如女面，奸淫乱。江湖绝鱼，暴兵起。吴楚反，吴王刘淖关畴女，海鱼为盗，其年鱼绝于江湖，其时乱。鱼飞去水不还，国暴兵。鱼生三口，国不祥。鱼无目，国政亏。鱼

生人手，起搀抢。鱼跃出水，人民灾。鱼生人足，小人为臣。鱼无尾，世乱人流散。鱼相群斗，主兵乱。

已上五等变异之化，非变异自古有之，即随天地运气报应生也。即凶应凶，兆吉应吉祥也。

生禀化元纪篇

且夫有物混成，自元始虚，无一气凝然。太初妙道之始，从无入有，天地未形之时，太初结而成太极，太极判而生天地，即以清气上升为天，浊气降下为地。地之阴精，为月。天之阳精，为日。日月交合而生五星于天。

地始开阔，中有子枵②，五行即与五星一类，六气一宗也。即地生渊源为水，月之坎位为北，即先生水，水数故一，次天之阳气为火，日之离位居南，故次生火，火数二。次水脉资生，乃成草木，坎位北方，生于震。震生东方木，故木数三。其次元之化生山狱，山狱之中产金玉，故坤元之位，生于兑。兑生西方金，故金数四。次四方被象生中土，故土数五而居中央。于是五行中以土为尊者，即坤土是也，此非是火之子也。此是太初始分，浊气下降为地也，即坤元也。

坤元始于太初妙道，故坤土尊也。次有火生之子者，即中央土也，非坤元也。即坤与中央，须分两位也。

即在地成形为五行。在天为气名六气，即天之号令乃为风，即厥阴木是也。故为初气东风生，和乃为暄，即少阴君火是也，故为二气。暄中有热，乃为暑，即少阳相火是也。故为三气，暑中蒸溽，乃

---

① 鲁昭公时：公元前541年（庚申）～公元前510年（辛卯）。
② 枵：天空。

为湿，太阴土是也，故为四气。雨湿之中化为清，阳明金是也，故为五气。清中生寒，乃为凛，太阳水是也，故为六气。寒中生风，终复初也。从此至今，如环无端，终而复始也。

即天生岁星，地生木。地生木时，天生风，丁壬相合，生毛虫，天生荧惑，地生火，地生火时，天生热，戊癸相合，生羽虫。即君相二火同。天生镇星，地生土。坤土先生已文，即此时火生土也。地生土时天生湿，湿化为雨露也。

甲己相合生倮虫，天生太白地生金，地生金时天生清，又金化燥者，何也？故辛□①丙为天，庚壬时辛归，辛归时载火，金归故金化燥也。即天之令也。此清化者，是金木性也。

乙庚相合生甲虫，天生辰星地生水，地生水时天生寒。

丙辛相合生鳞虫也。天生生气地生春，地生酸时天生角，水运流行乃生青，青龙之象配于东方。

天生长气地生夏，地生苦时天生徵，火运流行乃生赤，朱雀之象配于南方。

天生化气地生长夏，即夏季是也，土壬四季即季夏应坤，其土位也。名长夏者，即长养之时者也。地生甘时天生宫，土运流行乃生黄，贵神之象配中坤，贵神总诸土神也。

天生收气地生秋，地生辛时天生商，金运流行乃生白，白虎之象配于西方。

天生藏气地生冬，地生咸时天生羽，水运流行乃生黑，玄武之象配于北方。

地生坎卦天生一宫。地生坤卦天生二宫，地生震卦天生三宫，地生巽卦天生四宫，地生中土天生五宫，地生乾卦天生六宫，地生兑卦天生七宫，地生艮卦天生八宫，地生离卦天生九宫。九宫配地八卦画地，天九为奇数，乃阳也；地八为偶数，乃阴也；即天奇阳生造，地偶阴生化，即名造化也，故阳造而阴化也，即名造生化源也，故造化二字即阴阳相生也。究其宗，则阴阳并生于太初也。后来阴阳相生也，即阳生阴中，阴生阳中也。即阳极生阴，阴极生阳也。

且夫草木果谷花卉，万物即性生之宗祖，皆是大道，自然一气而成也。然后分造化也，即以苗为造子为化也。若以苗从子生，子自苗成，如此究之，即不可穷源也。即始于天地，自然一气为初也。当此时根苗齐生也，后来苗生子，子生苗，故名造化也。故以苗为造，生子为化源也，万化源也，如此五虫之化，亦然也。

五虫者，即总世界之中，万般动活之类，不离五虫也。即总而分五，以应五行也。

且夫人者应土为倮虫，如为倮虫之长也，始自太初、太极，天地初开，辟一气大道自然而成也。当此之时，男女并生，后来因交合而生人也。即以身为造生也，阴气为化源也。阴气者，即男茎物女牝所②也，为化源也。即身生阴器，阴器生人，因交合而成也。如万物苗生子，子生苗也。又如鸟下卵，卵自鸟下，鸟自卵生，如此即不可穷其源也。究其始，自天地初分，自然之化下亦然，雌雄并生后，分造化，因交合而成也。卵中生鸟，各有雌雄也。故以形为造，生卵是化源，今说此即五虫，皆如是。即万种生化，皆以天地始也。

---

① □：原本字迹模糊，难以辨识。
② 男茎物女牝所：指男子的阴茎等物，女子阴户等处。牝，指女子阴道子宫等。

素问六气玄珠密语卷之十七

启 玄 子 述

六元还周纪篇①

帝曰：太阳之政，奈何？岐伯曰：辰戌之纪也。

太阳木运，太阳故以为初。太角中木运，太过角木音，故太角也。太阴下见太阴在泉。壬辰、壬戌戌正化，辰对化。其运风。木化风也，丁壬木运，故风化。其化鸣紊启拆，得初气，风鸣条紊，裂启拆，万物萌芽，始生也。其变振拉摧拔，风本木化太过，即自伤木也。其病眩掉目瞑，气令太过，即肝有病。太角初，以木为初，即壬戌对，壬辰正。少徵，即壬戌生癸亥，壬辰生癸巳，此初元生二元②，癸火运，己亥阴故少徵，少徵即火之阴也。太宫，此癸亥生甲子，癸巳生甲午也。子午阳年也，故太过，甲土运，故太宫。宫，土音也。此资生第三元。少商，此甲子生乙丑，甲午生乙未，乙金运，丑未阴年不及，故少商，商，金音也。此资生第四元也。太羽终，常以木初水终，是六气之首尾也。即角、羽二字，见初终也。此是乙丑生丙寅，乙未生丙申。丙水运，庚甲阳年，主太过，故太羽。羽，水音也，此资生第五元。少角，此一阴，《素问》中不下即隐于还周也。此第六元，复始还周也，却至于角也，即复于始也，次有一位，即别起元头，此第六元。丙寅生丁卯，丙申生丁酉，丁木运，故少

角卯酉，阴年不及，故少也。即丁复见壬也，丁壬合其于德，丁壬木运复见角，故曰还周也。

太阳火运，太阳故为第二，是司天地。太徵中火运太过。徵，火音，故太徵。太阴下见太阴在泉，戊辰戊戌，辰对化，戌正化，其运热，戊火运，辰戌阳年，火行热令，故热。其化暄暑郁燠，皆火，其气有余，故热甚也。其变炎烈沸腾。火令盛变，野水如汤③，故沸腾也。应火太过也，此即不然也，若戊寅、戊申、戊子、戊午，皆应热化，主太过。今不然者，戊戌、戊辰，上太阳水司天，故不应也。其病热郁，亦不应也。少徵，徵，火音也。即戊辰、戊戌，戊火运，辰戌阳年也。阳年当太过，今反少徵者，司天水克之，故少徵也。少宫，即戊辰生己，己，戊戌生己亥也，己土运，己亥阴年，阴年不及，故少宫也。宫，土音也。此资生第二元故也。太商，此己巳生庚午，己亥生庚子，庚金运，故商也。子午阳年，阳年主太过，故太商。商，金音也。此即资生第三元也。少羽终，羽，水主终也。此即庚子生辛丑，庚午生辛未也，辛水运也，丑未阴年不及，故少羽。羽，水音也。此资生第四元也。太角初，常以木为初气也。此是辛丑生壬寅，辛未生壬申也。壬木运，故角也。寅申阳年，阳年主太过，故太角。角，木音也。此资生第五元也。少徵。此壬寅生癸卯，壬申生癸酉，癸火运，故徵。卯

---

① 六元还周纪篇：本节专论六气司天之年的司天之气、在泉之气、中运之气三者相互作用的规律，及其相应的气候、物化特点，发病和刺治取穴规律。六气司天、在泉周而复始，故曰"还周"。元，气也。

② 初元生二元：谓初之气与二之气之间是相生关系。元，气。

③ 野水如汤：指郊野的水都变热，言火运太过之年，气候炎热。汤，热水。

酉阴年，阴年不及，故少徵。徵，火音也。前元首戊，今六元见，癸戊、癸亥合火也。故曰还周也。

太阳司天也，上运太阳，故为第三①。太宫，中见土运，宫，土音也。太阴，下见太阳在泉。甲辰岁会，甲戌岁会，戌正化，辰对化，运同在泉土，故名同岁会。其运阴埃，土运行湿化，故沉阴埃皆也。其化柔，润重泽，土施雨令，即霖霆霈微，即万物润泽也。其变震惊飘聚。甚即雷辰暴骤，主下大雨施行也。其病湿下重。太过即伤脾，病多泄沾也。太宫，土音也，甲土运，即甲辰、甲戌，辰戌阳年，阳年生太过，故太宫为元首。少商，此甲辰生乙巳，甲戌生乙亥。乙金运，商，金音。己亥阴年，阴年不及，故少商。此资生第二元也。太羽终，此乙巳生丙午，乙亥生丙子。丙，水运。羽，水音也。子午阳年，阳年主太过，故太羽也。此资生第三元也。太角初。此丙午生丁未，丙子生丁丑。丁，木运。角，木音也。丑未阴年，当不及。今太角者何？丁本在未，此中合直符，故太角也。而丁未太角，丁丑少角，故两说也。此资生第四元也。太徵，此丁未生戊申，丁丑生戊寅。戊，火运。徵，火音。寅申阳年，主太过，故太徵。此资生第五元也。少宫，此戊寅生己卯，戊申生己酉。己，土运。宫，土音也。此以复见甲，甲己相合，此六元还周复始也。

太阳，司天也，此金运太阳，故为第四。太商，中见金运，太阴，下见太阴在泉，庚辰、庚戌，辰对化，戌正化。其运凉，金运行清令，故凉金之性。其化翳露萧飋，金布气候，白埃之中雾生霜露，树木凋零，金风萧飋也。其变肃，杀凋零，金运行肃杀，叶不待黄而苍落凋衰。其病燥背督胸满。金病乃燥太过，即肺病久及于肝，故胸满督闷。太商，商，金音也。庚金运，庚辰、庚戌，辰戌阳年，故太商也。少羽终，此庚辰生辛巳，庚戌生辛亥。辛，水运。羽，水音也。巳亥阴年不及，故少羽。此资生第二元。少角，此辛巳生壬午，辛亥生壬子。壬，木运。角，木音。子午阳年，阳年当太过，令少角者，此为午、为火，木得火而虚也，故少角，即壬午少角，壬子太角，故两说也。此资生第三元。太徵，此是壬午生癸未，壬子生癸丑。癸，火

运，徵，火音。丑未阴年，当不及。今太徵者，何也？此癸本在丑，名午合直符，故癸丑太徵，癸未少徵，资生此第四元。少宫，此是癸未生甲申，癸丑生甲寅。甲，土运。宫，土音也。寅申阳年，当太过。今少宫者，此是申为金，名支罚干亏，即甲惧申，故少宫。即用申少宫，甲寅太宫，两说。此资生第五元。少商，此甲申生乙酉，甲寅生乙卯。乙，金，商，金音。卯酉阴年，故少商。此第六元，首庚尾乙，乙庚合商，名曰还周也。

太阳，司天也，水运太阳，故为第五。太羽，中见水运，太阴下见太阴在泉。丙辰、丙戌，辰对化，戌正化。其运寒，水行寒令，故寒化也。其化凝惨凛冽，上见司天，水中见水运，故二水相合，故凝惨凛冽。其变冰雪霜雹，二水相合，即易反冷，行炎即冰雹，杀之冬政，严凝大雪布化也。其病大留于溪谷，病在肾，久及于心。病留畜血于下，可刺溪谷穴也。太羽终，此水运，丙水也。羽，水音也。辰戌阳年太过，故太羽。太角初，此丙辰生丁巳，丙戌生丁亥也。丁，木运。角，木音也。巳亥阴年，当少角。今太角者，此巳亥年也。上见厥阴司天，丁合天符，故太角。此资生第二元。太徵，此丁巳生戊午，丁亥生戊子。戊，火运。徵，火音，戊午阳年，阳年太过，故太徵。此资生第三元。太宫，此戊子生己丑，戊午生己未。己，土运。宫，土音。丑未阴年，当不及。今太宫者，是己本生未，午合直符也。故太宫即己未太宫，己丑少宫，两说。四元。少商，此己丑生庚寅，己未生庚申。庚，金运。商，金音。寅申阳年，当太过。今少商者，此寅申上见相火克之，名天刑。此资生第五元。少羽，此庚申生辛酉，庚寅生辛卯。辛，水运。羽，水音。此辛见丙后，水运第六元，还周也。

帝曰：愿明阳明之政，奈何？岐伯曰：卯酉之纪也。

阳明，司天也，水运。阳明故为第一也。少角，中见木运，少阴。下见少阴在泉。清热胜复同。此木不及，灾三宫。即金行清于木，胜至甚，火来复胜，金被火胜，木乃平复，即名清胜，热复同初，初胜也。正商，司天，阳明金也。有味复之年，

---

① 第三：谓司天之气位当三之气。此为第三步。

天不太盛，故正商。丁卯岁会，丁未运，卯为木也。运与年同，故岁会。丁酉，正化也，不名会。其运风清热，风即木运化，清即金来克木，热即火复胜，金故三化。正角初，角，木音也。丁，木运也，卯国阴年，当少角为丁卯，卯木为岁会，当太角。今正角，金胜之下太也。丁酉少角即，即两说。此元酉。少徵，此丁卯生戊辰，丁酉生戊戌。戊，火运。徵，火音也。辰戌阳年，当太徵。今徵者，上见司天水克之。此资生第二元。少宫此戊戌生己亥，戊辰生己巳，土运，宫，土音。己亥阳年主不及，故少宫。此资生第三元也。太商，此己亥生庚子，己巳生庚午。庚，金运。商，金音也。子午阳年当太角，今少商者何也？此子午年，上见少阴君火司天。天水克之，命曰天刑，故少商。此资生第四元也。少羽终，此庚午生辛未，庚子生辛丑水运，羽，水音也。丑未阴年，阴年主不及，故少羽。此资生第五元也。少角初。此辛未生壬申，辛丑生壬寅。壬，木运。角，木音也。寅申阳年当太角，今少角者，何也？此申为金克木运，各支刑。即申少寅太，此还周之说详矣。

阳明，司天也。火运阳明，故为第二。少徵，中见火运，少阴，下见少阴在泉。下合同火，同岁会。寒雨胜复同，火不及，灾九宫。水行寒，胜之胜，至甚也。土行雨令，复胜水，太乃平，故寒雨胜复同。癸卯、癸酉，酉正化也，卯对化。其运热寒雨，热者，火运本化。寒者，水来行胜。雨者，土复胜水，故三化。正徵，癸卯、癸酉火运。徵，火音也。卯酉阴年当少徵，今正徵者，地火少阴符之，此元首。太宫，此癸卯生甲辰，癸酉生甲戌。甲，土运。宫，土音也。辰戌阳年，阳年太过，故太宫。此资生第二之元也。少商，此甲辰生乙己，甲戌生乙亥。乙，金运。商，金音也。己亥阴年，故少商。此资生第三元。太羽终，此乙己生丙午，乙亥生丙子。丙，水运。羽，水音也。子午阳年，故太羽。此资生第四元。太角初，此丙午生丁未，丙子生丁丑。丁，木运。角，木音也。丑未阴年当少角，今太角者何也？此丁本在未，名干合直符，故太角即未，太丑少两说。此资生第五元也。太徵。此丁未生戊申，丁丑生戊寅，此前癸见戊戌，癸合火运，合元此第六还周始。

阳明，司天也，土运阳明，故为第三。少宫，中见土运。少阴，下见少阴在泉。风凉胜复同，土不及，灾五宫。木行风令，来胜之胜，至甚也，金来复胜，凉克风，土乃平，故名风凉胜复同。己卯、己酉，酉正化也，卯对化。其运雨风凉，雨者，土之本化。风者，木来胜土。凉者，金复胜木，故三化也。少宫，此己酉、己卯岁。己，土宫，此元首。太商，此己卯生庚辰，己酉生庚戌。庚，金运。商，金音也。辰戌阳年，阳年当太过，故太商。此资生第二元。少羽终，此庚戌生辛亥，庚辰生辛巳。辛，水运，羽，水音也。己亥阴年不及，故少羽。此资生第三元。少角初，此辛巳生壬午，辛亥生壬子。壬，木运。角，木音也。子午阳年当太角，今少角者，为午为火，木见火虚，故少角。即子太午少也。此资生四元也。太徵，此壬午生癸未，壬子生癸丑。癸，火运。徵，火音也。丑未阴年当少徵，今太徵者，此癸本在丑，名干合直符，故太徵。即丑太未少也。此资生第五元也。太宫。此癸未生甲申，癸丑生甲寅。甲，土运。宫，土音也。首己终甲，申己舍土。此第六元，周而复始也。

阳明，司天也，金运，阳明故为第四也。少商，中见金运。少阴，下见少阴在泉，即地胜金运。热寒胜复同，金不及，灾七宫。即火行热令，来胜之胜，至甚也。金有子即水行寒，来复胜火，金乃平调，故名热寒胜复同也。乙卯、乙酉岁会，太一天符。岁会者，乙本在卯，故名岁会也。太一天符者，三合会也，即上见阳明金，中金运，丁酉为金，三金相合，命曰太一天符也。其运凉寒热，凉者，金运本化也。即三合会，金少当太，即热寒二化不应，即胜复不至也。太商，乙卯、乙酉。乙，金运。商，金音也。卯酉阴年当少商，今太商音，即是太一三合会，故太商。为此元首首。太羽终，此乙卯生丙辰，乙酉生丙戌。丙，水运。羽，水音也。辰戌阳年太过，故太羽。此资生第二元。太角初，此丙辰生丁巳，丙戌生丁亥。丁，木运。角，木音也。巳亥阴年当少角，今太角者，即巳亥厥阴木司天，运合天符，故太角。此资生第三元也。太宫，此戊午生己未，戊子生己丑。己，土运。宫，土音也。丑未阴年当少宫，今太宫者，何也？即己本在未，此干合直符，故太宫。即未太丑少，此资生第五元也。太商，此己未生庚申，己丑生庚寅。庚，金运，即首元尾庚，庚乙第四原，无合金运，此第六元，还周复始也。

阳明，司天也，水运，阳明故为第五。少羽，中见水运。少阴，下见少阴在泉，运水克地火也。雨风胜复同，水不及，灾一宫，即土行雨令，来胜之胜，至甚也。水有子为木，即木来复胜之，风胜雨也，水乃平。此风雨胜复同也。辛卯、辛酉，酉正化，卯对化。其运寒雨风，寒者，水运之本化也。雨者，土来胜之。风者，木来复胜之，故三化令。少羽终，辛卯、辛酉。辛，水运。羽，水音也。卯酉阴年不及，故少羽元首。太角初，此辛卯生壬辰，辛酉生壬戌。壬，木运，角，木音也。辰戌阳年，故太角。此资生第二元也。太徵，此壬辰生癸巳，壬戌生癸亥。癸，火运。徵，火音也。巳亥阴年当少徵，今太徵者，何也？此为火年支佐之，故火徵即癸巳太徵，癸亥少徵，当两说之。此资生第三元。太宫，癸巳生甲午，癸亥生甲子。甲，土运。宫，土音也。子午阳年故太宫，此资生第四之元也。太商，此甲午生乙未，甲子生乙丑。乙，金运。商，金音也。丑未阴年当少商，今太商者，何也？此丑未土，土生金，金资之，故太商。此资生第五元也。太羽终。此乙未生丙申，乙丑生丙寅。丙，水运。羽，水音也。辛首丙尾，丙辛合元，羽水此第六元，还周复始。

帝曰：善。少阳之政，奈何？岐伯曰：寅申之纪也。

少阳，司天也，木运，少阳故为第一。太羽，中见木运。厥阴，下见厥阴木在泉，运木相合，同岁会。壬寅、壬申，寅正化，申对化。其运鼓风，木运行风化令。其化鸣紊启拆，木太过，风鸣条紊。启，地裂启明开拆，花卉春风启发也。其变振拉摧拔，木怒，即风伤其木，故摧拔陨落。其病掉眩支胁惊骇，太过，即伤肝，久及于脾病也。太角初，壬寅、壬申。壬，木运。角，木音也。寅申阳年故太角，即元首。少徵，此壬寅生癸卯，壬申生癸酉。癸，火运。徵，火音。卯酉阴年当不及，故少徵也。此资生第二元也。太宫，此癸卯生甲辰，癸酉生甲戌。甲，土运。宫，土音也。辰戌阳年，阳年太过，故太宫。此资生第三元。少商，此甲辰生乙巳，甲戌生乙亥。乙，金运。商，金音也。巳亥阴年，阴年不及，故少商。此资生第四元。太

羽终，此乙巳生丙午，乙亥生丙子。丙，水运，羽，水音也。子午阳年太过，故太羽。此第五元也。少角初，此丙午生丁未，丙子生丁丑。丁，木运。角，木音也。首壬尾丁，丁壬合木运。此第六元，还周复始。

少阳，司天也。火运，少阳故为第二也。太徵，中见火运，上与天同。厥阴，下见厥阴木风在泉。戊寅天符，戊申天符，符者，合也。上少阳火司天，中戊火运。上与天同合德。其运暑，火运暑化。其化暄嚣郁燠，相火化，第三气，当此万物暄嚣茂盛也。其变炎烈沸腾，火太过，炎灼流金，即野泽如汤沸。其病上热郁、血溢、血泄、心痛，火太过，即伤心，久及于肺。火司天，热病行于上也。血逆，即吐血。血泄，即下血、便血。心痛，即心中满痛。太徵，戊寅戊申。戊，火运。徵，火音也。寅申阳年太过，故太徵也。此为元首也。少宫，此戊寅生己卯，戊申生己酉也。己，土运。宫，土音也。卯酉阴年少宫，此第二元。太商，此己卯生庚辰，己酉生庚戌。庚，金运。商，金音也。辰戌阳年主太过。故太商也。此资生第三元也。少羽终，此庚辰生辛巳，庚戌生辛亥。辛，水运，羽，水音也。巳亥阴年，阴年不及，故少羽也。此资生第四元。少角初，此辛巳生壬午，辛亥生壬子。壬，木运。角，木音也。子午阳年太过，当太角，今少角者，何也？即午为火，本逢火虚。故壬午少角，壬子太角，故两说之。此资生第五元也。太徵。此壬午生癸未，壬子生癸丑。癸本在丑下，遇直符，故太徵即首戊尾癸，戊癸合火运，此元首还周。

少阳，司天也，土运，少阳故为第二也。太宫，中见土运。厥阴，下见厥阴木在泉，地克运之土。甲寅、甲申，寅正化，申对化。其运阴雨，土运行雨令化。其化柔润重泽，己化湿，时令溽暑，即万物柔润，太过即久雨，沉阴谓之重泽。其变振惊飘骤，怒，即暴卒。注下谓之变也。其病体重胕肿痞饮，太过即脾病，久及于肾也。太宫，甲寅、甲申。甲，土运。宫，土音也。寅申阳年，阳年太过，故太宫也。此元首也。太商，此甲寅生乙卯，甲申生乙酉。乙，金运。商，金音也。卯酉阴年不及，当少商，今太商者，何故也？此上见阳明，金运合天符也。此资生第二元也。太羽终，

此乙卯生丙辰，乙酉生丙戌。丙，水运。羽，水音也。辰戌阳年太过，故太羽也。此资生第三元也。**太角**，此丙辰生丁巳，丙戌生丁亥。丁，木运。角，木音也。巳亥阴年当少角，今太角者，何也？此土见厥阴木司天，合木也。此资生第四元。**太徵**，此丁巳生戊午，丁亥生戊子。戊，火运。徵，火音也。子午阳年主太过，故太徵。此资生第五元。**少宫**。此戊子生己丑，戊午生己未，首甲尾己，合土运。此第六元，还周而复始也。

少阳，司天也，金运。少阳故为第四。**太商**，中见金运。**厥阴**，下见厥阴木在泉，运金克地木也。**庚寅、庚申**，寅正化，申对化。**其运凉**，金运行凉化令。**其化雾露清切**，金太过，即白埃四起，化为雾露，清冷也。**其变菊杀凋零**，变者，变令非常。金怒白气化杀，即草木苍落，不待于黄。**其病肩背脑中**，太过即伤肺，久及于肝病。**少商**，庚寅、庚申。庚，金运。商，金音也。寅申阴年当太商，今反少商者，何也？即上见少阳相火司天，天火刑之，故名天刑。故少商即巳，上化令皆不应也。**少羽终**，即庚寅生辛卯，庚申生辛申。辛，水运。羽，木音也。卯酉阴年不及，故少羽也。故此资生第二元也。**太角初**，此辛卯生壬辰，辛酉生壬戌。壬，木运。角，木音也。辰戌阳年太过，故太角。此资生第三元也。**太徵**，此壬辰生癸巳，壬戌生癸亥。癸，火运，徵，火音也。巳亥阴年，阴年不及当少徵，今太徵者，何也？即巳为火，此得年支合，故太徵也。即巳太亥少，即两说。此资生第四之元也。**太宫**，此癸巳生甲午，癸亥生甲子。甲，土运。宫，土音也。子午阳年，故太宫。此资生第五元也。**少商**。此甲午生乙未，甲子生乙丑。乙，金运。商，金音也。即首庚尾乙，乙逢庚合，其金即商，即还复也。

少阳，司天也，水运，少阳故为第五。**太羽**，中见水运。**厥阴**，下见厥阴木在泉也。**丙寅、寅申**，寅正化，申对化。**其运寒肃**，运水当寒肃令。**其化凝惨凛冽**，水太过，运行此化，凝即冰冻也。惨沉，阴也。凛冽，即寒甚也。即运水胜天火。**其变冰雪霜雹**，令变非常，气过也。德

化水凝，布化即霜雪。杀化即冰雹，不待于冬。**其病寒浮肿**，病本于肾，久及于心。**太羽终**，丙寅、丙申，丙，水运。羽，水音也。寅申阳年故太羽，元首。**太角初**，此丙寅生丁卯，丙申生丁酉。丁，木运。角，木音也。卯酉阳年，不及当少角，今太角者，即卯木岁会。即卯太酉少，此资生第二元也。**太徵**，即丁卯生戊辰，丁酉生戊戌。戊，火运。徵，火音也。辰戌阴年，太过故太徵也。此资生第三元也。**太宫**，此戊辰生己巳，戊戌生己亥。己，土运。宫，土音也。巳亥阴年，不及当少宫，今太宫者，即六己居□□①巳是也。此资生第四元也。**少商**，此己巳生庚午，己亥生庚子。庚，金运。商，金音也。子午阳年太过，今少商者，何也？谓午为火，少阴司天，火即天刑之，故少商。此资生第五元也。**少羽终**。此庚午生辛未，庚子生辛丑。辛，水运。羽，水音也。辛逢丙合水运，羽，此六元还周，复见羽也。

帝曰：善。闻太阴之政，奈何？岐伯曰：丑未之纪也。

太阴，司天也，木运，太阴故为第一也。**少角**，中见木运。**太阳**，下见太阳在泉。**清热胜复同**，木不及，灾三宫，即金行清令。来胜之胜，至甚也。火来复胜之，木乃平调，故名清热胜复同也。**正宫**，不及之年，司天土平，故正宫，即五位皆同。**丁丑、丁未**，未正化，丑对化。**其运风凉热**，风者，木运之本化也。凉者，金来行胜。犯之热者，火复胜金，故三化也。**正角初**，丁丑、丁未。丁，木运。角，木音也。丑未阴年，当不及故少角，今言正角者，即丁本在未，名干合直符，亦当太角也。为上见土司天，即木运承之气，半归土运，又减之故。正角即未正角少，两说之，元首②。**太徵**，即丁丑生戊寅，丁未生戊申。戊，火运。徵，火音也。寅申阳年，阳年太过故太徵，此资生第二之元也。**少宫**，此戊寅生己卯，戊申生己酉。己，土运。宫，土音也。卯酉阴年，不及故少宫，此第三元也。**太商**，此己卯生庚辰，己酉生庚戌。庚，金运。商，金音也。辰戌阳年，太过故太商也。此资生第四元也。**少羽终**，此庚辰生辛巳，庚戌生辛亥。辛，水运。羽，水

---

① □□：原本二字模糊不清，难以辨认。

② 元首：即初之气。首，第一。元，气也。每年六气的第一步（即初之气），故谓"元首"。

音也。巳亥阴年，阴年不及，故少羽也。此资生第五元也。少角初。此辛巳生壬午，辛亥生壬子。壬，木运。午为火，木逢火虚，故少角。丁逢壬合木运，还周复始于角。

太阴，司天也，火运太阴，故为第二也。少徵，中见火运。太阳，下见太阳，水在泉，地水胜于运火也。寒雨胜复同，火不及，灾九宫。即水行寒令，来胜之胜，至甚，即土行雨化，复胜之故，曰寒雨胜复同也。癸丑、癸未，未正化，丑对化。其运热寒雨，热者，火运之本化也。寒者，水令来胜火也。雨者，土令来复胜水。故行此三化令也。少徵，癸丑癸未。癸，火运。徵，火音也。丑未阴年，当少徵。癸虽在丑，见直符，即地见太阳水克之，故少徵也。此为元首也。太宫，此癸丑生甲寅，癸未生甲申。甲，土运。宫，土音也。故寅申阳年，太过故太宫。此资生第二元。太商，此甲寅生乙卯，甲申生乙酉。乙，金运。商，金音也，卯酉阴年，当少商，今太商者，上见阳明。金，运合天金，曰天符，故太商。此资生第三元也。太羽终，此乙卯生丙辰，乙酉生丙戌。丙，水运。羽，水音也。辰戌阳年，太过故太羽。此资生第四元也。太角①，此丙辰生丁巳，丙戌生丁亥。丁，木运。角，木音也。巳亥阴年，当少角，上见天符，故太角。第五元也。太徵。此丁巳生戊午，丁亥生戊子，见癸合火，此第六元，复还徵音也。

太阴，司天也，土运，太阴故为第三也。少宫，中见土运。太阳，下见太阳水在泉，土还上与天同，下胜地。风清胜复同，土不及，灾五宫。即木行风化，木来胜于土，胜至甚也。即金行清令，复胜于木，土乃平调。故名风清胜复同。同者，金胜同前胜也。己丑太一天符，己未太一天符。己运土，丑未年，土上太阴司天土，三者合会，故名太一天符也。其运雨风凉土行雨令，土本化也。风者，木来胜土也。凉者，金来胜木也。土合天符，惟土雨独化，即风凉二化，木来胜。太宫，己丑己未。己，土运。宫，土音也。上合天符，故太宫。此为元首也。少商，此己丑生庚寅，己未生庚申。庚，金运。商，金音也。寅申阳年，太过当太商，今少商

者，即寅申上见少阳相火司天，名曰天刑，故少商。此资生第二元。少羽终，此庚寅生辛卯，庚申生辛酉。辛，水运。羽，水音也。卯酉阴年不及，故少羽也。此资生第三元。太角初，此辛卯生壬辰，辛酉生壬戌。壬，木运。角，木音也。辰戌阳年太过，故太角也。此资生第四元。太徵，此壬辰生癸巳，壬戌生癸亥。癸生第二元也。太宫。以下缺注②。

太阴　少商　太阳　雨风胜复同

乙丑、乙未　　其运凉热寒　太商
太羽终　太角③　少徵　太宫　太商　太阴　少羽　太阳　雨风胜复同。

辛丑、辛未，未正化，丑对化。其运寒雨风，寒者，水运之本化也。雨者，土来胜水。风者，水复胜土。故此三化令也。太羽终，辛丑辛未。辛，水运。羽，水音也。丑未阴年，当少羽，今太羽者，即太阳在泉，与地合，故太羽。此元首。少角初，此辛丑生壬寅，辛未生壬申。壬，木运。角，木音也。寅申阳年，今少角者，木见火虚，上司天火也，故少角。此资生第一元也。太徵，此壬寅生癸卯，壬申生癸酉。癸，火运。徵，火音也。卯酉阴年，当少徵，今太徵者，即卯木生火，火主也。此资生第三元。太宫，此癸卯生甲辰，癸酉生甲戌。甲，土运。宫，土音也。辰戌阳年，太过故太宫。此资生第四元。少商，此甲辰生乙巳，甲戌生乙亥。乙，金运。商，金音也。巳亥阴年，不及故少商也。此资生第五元也。太羽终。此乙巳生丙午，乙亥生丙子，丙终见辛，首丙尾辛，共水运。此六元羽复还周也。

帝曰：善。少阴之政，奈何？岐伯曰：子午之纪也。

少阴，司天也，木运，少阴故为第一。太角，中见木运。阳明，下见阳明在泉。壬子、壬午，午正化，子对化。其运风鼓，木运行风化令。其化鸣紊启拆，木得初气，即发生万物，故风鸣条紊，裂启拆萌芽，生长也。其变振拉摧拔，太过，即令变易也，风伤木。其病支满，太过即伤

① 太角：以上下文例及六步气位规律，"角"下疑脱一"终"字。
② 以下缺注：自"太宫"至"雨风胜复同"之下，均缺注文。"以下缺注"四字为原本刻抄者注语。
③ 太角：以上下文例及气位六步规律，"角"下疑脱一"终"字。

肝，久及于脾也。**太角初**，此壬子、壬午。壬，木运。角，木音也。子午阳年，当太角，故为元首也。**太徵**，此壬午生癸未，壬子生癸丑。癸，火运。徵，火音也。丑未阴年，不及当少徵，今太徵者，即癸在丑，即干合直符。故丑太未少也，故两说之。此资生第二元也。**太宫**，此癸未生甲申，癸丑生甲寅。甲，土运。宫，土音也。寅申阳年，太过故太宫也。此资生第三元也。**太商**，此甲申生乙酉，甲寅生乙卯。乙，金运。商，金音也。卯酉阴年，不及当少商也。今太商者，何也？即上见阳明金司天，令符也。此资生第四元也。**太羽终**，此乙卯生丙辰，乙酉生丙戌。丙，水运。羽，水音也。辰戌阳年，太过故太羽也。此资生第五元也。**太角**。此丙辰生丁巳，丙戌生丁亥。丁，木运。角，木音也。巳亥阴年，不及当少角也。今太角者，何也？上见厥阴，木同天运，合天符也。此丁逢壬还周也。

少阴，司天也，火运，少阴故为第二。**太徵**，中见火运。**阳明**，下见阳明在泉。戊子天符，戊午太一天符，符者，合也。运与天同，曰天符也。并年三合会也，天合三元，太乙天符也。**其运炎暑**，太过有余，又与天同，即火气盛化，故炎暑。**其化暄曜郁燠**，火运太过，即暄热曜明也。郁燠，即热中于人，民病也。**其变炎烈沸腾**，变易非常令也，炎暑盛化，即水如汤沸也。**其病上热血溢**，太过即伤心，久及肺病也。**太徵**，戊子戊午。戊，火运。徵，火音。故为元首之初气也。**太宫**，此戊午生己未，戊子生己丑。己，土运。未丑阴年当不及，今太宫者，此己本在未，合于直符，故太宫。此资生第二元也。**少商**，此己未生庚申，己丑生庚寅。庚，金运。商，金音也。寅申阳年，当太商，今少商者，此庚申乙阳相火司天，天刑运，故少商。此资生第三元。**少羽终**，此庚寅生辛卯，庚申生辛酉。辛，水运。羽，水音也。卯酉阴年，不及故少羽也。此资生第四元。**太角初**，此辛卯生壬辰，辛酉生壬戌。壬，木运。角，木音也。辰戌阳年太过，故太角。此资生第五元也。**太徵**，此壬辰生癸巳，壬戌生癸亥。癸，火运。徵，火音也。巳亥阴年当不及，今太徵者，此巳为火，即支合干德，故太徵。即癸逢戊戊癸火运。此第六元，徵得还周也。

少阴，司天也，土运少阳，故为第三。**太宫**，中见土运。**阳明**，下见阳明在泉也。甲子、

甲午，午正化，子对化。**其运阴雨**，土运行湿化令，故阴雨也。**其化柔润时雨**，土化溽，暑埃湿，故柔润，至第四气中，大雨时行。**其变飘骤震惊**，今变易政，即土过有余。即雨暴卒注，下雷霆震惊，土胜也。**其病中满身重**，太过即伤脾，久及于肾病也。**太宫**，甲子甲午。甲，土运。宫，土音也。子午阳年，故太宫，元首也。**少商**，此甲子生乙丑，甲午生乙未。乙，金运。商，金音也。丑未阴年不及，故少商。此资生第二元也。**太羽终**，此乙丑生丙寅，乙未生丙申。丙，水运。羽，水音也。寅申阳年，太过故太羽。此资生第三元也。**太角初**，此丙子生丁卯，丙申生丁酉。丁，木运。角，木音也。卯酉阴年，当少角，今太角者，己卯为木也，与运合岁会，故太角也。此资生第四元也。**太徵**，此丁卯生戊辰，丁酉生戊戌。戊，火运。徵，火音也。辰戌阳年，故太徵也。此资生第五元也。**太宫**。此戊辰生己巳，戊戌生己亥。己，土运。宫，土音也。己亥阴年，当少宫，今太宫者，即六己在地户己是也。己符己，故太宫。己逢甲，合土运。此第六元，宫得还周也。

少阴，司天也，金运。少阴故为第四。**太商**，中见金运。**阳明**，下见阳明在泉。庚子、庚午，午正化，子对化。**其运凉劲**，金运行清劲，凉化令。**其化雾露萧飋**，金运行白埃如雾，金风萧萧有声。**其变肃杀凋零**，金怒即变令，肃杀凋零者，金气盛而苍落凋零。**其病上清**，病者，肺久及于肝也。**少商**，庚子庚午。庚，金运。商，金音也。子午阳年，太过当太商。今少商者，上见少阴君火天刑之，故少商也。此为元首也。**少羽终**，此庚子生辛丑，庚午生辛未。辛，水运。羽，水音也。丑未阴年，不及故少羽也。此资生第二元也。**少角初**，此辛丑生壬寅也，辛未生壬申也。壬，木运。羽，木音也。寅申阳年，太过当太羽，今少角者，何也？上见少阴相火司天，火燃木损，故少羽。第三元也。**太徵**，此壬寅生癸卯，壬申生癸酉。癸，火运。徵，火音也。卯酉阴年不及，当少徵，今太徵者，何也？卯木生子火，故太徵也。此资生第四元也。**太宫**，此癸卯生甲辰，癸酉生甲戌。甲，土运。宫，土音也。辰戌阳年，太过故太宫。第五元。**少商**，此甲辰生乙巳，甲戌生乙亥。乙，金运。商，金音也。乙庚合金运。此第六元还周也。

少阴，司天也，水运，少阴故为第五。太羽，中见水运。阳明，下见阳明在泉。丙子岁会，运水子，水运与年同日，岁会也。丙午，正化，其运寒，水运行寒化令也。其化凝惨凛冽，水太过，冰凝坚，天惨澹，凛冽即寒甚极也。其变水雪霜雹，其令太过，变失常令，寒凛为德化，霜雪为布化，水雹杀化也。其病寒下寒湿，病在肾，久及于心脏。太羽终，丙子丙午。丙，水运。羽，水音也。子午阳年，故太羽。此元首也。太角初，此丙子生丁丑，丙午生丁未。丁，木运。角，木音也。丑未阴年，当少角，即丁寄未，故太角。此资生第二元也。太徵，此丁丑生戊寅，丁未生戊申。戊，火运。徵，火音也。寅申阳年，太过故太徵，故此资生第三元也。少宫，此戊寅生己卯，戊申生己酉。己，土运。宫，土音也。卯酉阴年，不及故少宫。此资生第四元也。太商，此己卯生庚辰，己酉生庚戌。庚，金运。商，金音也。辰戌阳年，太过故太商。此资生第五元也。少羽。此庚辰生辛巳，庚戌生辛亥。辛，水运。羽，水音也。辛还丙，丙辛同羽。此资生第六元还同。

帝曰：善。闻厥阴之政，奈何？岐伯曰：巳亥之纪也。

厥阴，司天也，木运，厥阴故为第一。少角，中见木运。少阳，下见少阳在泉。清热胜复同，木不及，灾三宫。即金行清化，来胜木，胜至甚。木有子，即火行热化，复胜于金，木乃平调。故曰：清热胜复同。正角，木司天，不及年木在上，得平正。丁巳天符，对化，丁亥天符，正化。其运风凉热，风者，木运之本化也。凉者，金令来胜木也。热者，火令来复胜金也。故此三化也。太角初，丁巳丁亥。丁，木运。角，水音也。巳亥阴年，不及当少角，今太角者，下见厥阴木合天符，故太角也。此元首也。太徵，此丁巳生戊午，丁亥生戊子。戊，火运。徵，火音也。子午阳年，太过故太徵。此资生第二元也。太宫，此戊午生己未，戊子生己丑。己，土运。宫，土音也。丑未阴年当不及，今太宫者，此己寄未于相生，故未太丑少，此资生第二元也。少商，此己丑生庚寅，巳未生庚申也。庚，金运。商，金音也。寅甲阳年，当太商也。今少商者，此上见少阳相火司天，天刑之，故少商。此资生第四

元也。少羽终，此庚寅生辛卯，庚申生辛酉。辛，水运。羽，水音也。卯酉阴年不及，故少羽也。此资生第五元也。太角初。此辛卯生壬辰，辛酉生壬戌。壬，木运。角，木音也。此丁还见壬，合木运。此第六元，还周复始也。

厥阴，司天也，火运，厥阴故为第二。少徵，中见火运。少阳，下见少阳在泉也。寒雨胜复同，火不及，灾九宫。即水行寒冷，来胜火，胜至甚，行雨令，复胜水，火始平调。故寒雨胜复同也。癸巳，对化，癸亥，无化。其运热寒雨，热者，火运之本化。寒者，水令来胜之。雨者，土令复胜水。故此三化令也。太徵，癸巳癸亥。火运，徵，火音也。巳亥阴年不及，故当少徵。今太徵，此下见少阳相火在泉，与运火合岁会，故太徵。太宫，此癸巳生甲午，癸亥生甲子。甲，土运。宫，土音也。子午阳年太过，故太宫。此资生第二元。少商，此甲午生乙未，甲子生乙丑。乙，金运。商，金音也。丑未阴年不及，故少商。此资生第三元也。太羽终，此乙丑生丙寅，乙未生丙申。丙，水运。羽，水音也。寅申阳年，太过故太羽也。此资生第四元。太角初，此丙寅生丁卯，丙申生丁酉。丁，木运。角，木音也。卯酉阴年当少角，今太角者，此卯复本位与土运同为岁会也。故太角也。此资生第五元也。太徵。此丁卯生戊辰，丁酉生戊戌。戊，火运。徵，火音也。此癸首戊尾戌，癸合火运，此资生第六元，还周也。

厥阴，司天也，土运，厥阴故为第三。少宫，中见土运。少阳，下见少阳在泉。风清胜复同。土不及，灾五宫。即木行风令来胜土，胜至甚。即金行清令，来复胜木，土始平调，故风清胜复同。己巳、巳亥，巳对化，亥正化。其运雨风凉。雨者，土运之本化也。风者，木来胜土。凉者，金复胜木，故此三令之化，雨风凉也。太宫，己巳己亥。己，土运。宫，土音也。己亥阴年当少宫，今太宫者，为六己在地户，己是也，故太宫。此元首也。少商，此己巳生庚午，己亥生庚子。庚，金运。商，金音也。子午阳年当太商，今少商者，上见少阴君火司天，天刑之，故少商。此资生第一元也。少羽终，此庚午生辛未，庚子生辛丑。辛，水运。羽，水音也。丑未阴年，不及故少羽也。此资生第三元也。

少角初，此辛丑生壬寅，辛未生壬申。壬，木运。角，木音也。寅申阳年当太角，今少角者，此寅申少阳相火司天，火燔即木损，故少角也。此资生第五元也。**太徵**，此壬寅生癸卯，壬申生癸酉。癸，火运。徵，火音也。卯酉阴年当少徵，今太徵者，此卯为木也，火见木王，故太徵，即年生之也。此资生第五元也。**太宫**，此癸卯生甲辰，癸酉生甲戌。甲，土运。宫，土音也。辰戌阳年当太宫，此甲还己合土运，宫得还周。

厥阴，司天也，金运，厥阴故为第四。**少商**，中见金运。少阳，下见少阳在泉，地火克运是金也。**热寒胜复同**。金不及，灾七宫，即火行热令，来胜金，胜至甚，即水行寒令，复胜火，金始平调，故热寒胜复同也。**乙巳、乙亥**，巳对化，亥正化。**其运凉热寒**。凉者，金运之本化也。热者，火令来胜金也。寒者，水令复胜火也。故此三化，凉热寒。**少商**，乙巳乙亥。乙，金运。商，金音也。巳亥阴年不及，故少商。元首也。**太羽终**，此乙巳生丙午，乙亥生丙子。丙，水运。羽，水音也。子午阳年，故太羽。此资生第二元也。**太角初**，此丙午生丁未，丙子生丁丑。丁，木运。角，木音也。丑未阴年当少角，今太角者，此丁寄未即子合宜符，故太角。此资生第三元也。**太徵**，此丁未生戊申，丁丑生戊寅。戊，火运。徵，火音也。寅申阳年，太过故太徵。此第四元也。**少宫**，此戊寅生己卯，戊申生己酉。戊，火运①。宫，土音也。卯酉阴年不及，故

少宫也。此资生第三元也。**太商**，此己卯生庚辰，己酉生庚戌。庚，金运。商，金音也。首乙终庚，乙庚合金，商还之、周之。

厥阴，司天也，木运厥阴，故为第五。**少羽**，中见水运。少阳，下见少阳在泉，运水胜地火也。**雨风胜复同**。水不及，灾一宫，即土行雨令，来胜水。胜至甚也，水欲困，即木行风令，复胜土，水始平调。故雨风胜复同也。**辛巳、辛亥**，巳对化，亥正化。**其运寒雨风**。寒者，水运之化也。雨者，土来胜水。风者，木来复胜土，故此三化令也。**少羽终**，辛巳辛亥。辛，水运。羽，水音也。巳亥阴年，故少羽，此元首也。**少角初**，辛巳生壬午，辛亥生壬子。壬，木运。角，木音也。子午阳年当太角，今少角者，上见少阴火，火燔木损，故少角。此资生第二元也。**太徵**，此壬午生癸未，壬子生癸丑。癸，火运。徵，火音也。丑未阴年当不及，今太徵者，即癸寄丑也。干合直符，故太徵第三元。**少宫**，此癸丑生甲寅，癸未生甲申。甲，土运。宫，土音也。寅申阳年，太过当太宫。今少宫者，甲遇申罚②，故少也，此年克此。资生第四元也。**太商**，此甲申生乙酉，甲寅生乙卯。乙，金运。商，金音也。卯酉阴年不及当少商，今太商者，上见阳明金司天，天符合运也，故太商。此第五元也。**太羽终**，此乙卯生丙辰，乙酉生丙戌。丙，水运。羽，水音也。辰戌阳年，故太羽。首辛终丙，丙辛还水，羽还周也。

---

① 戊，火运：原本为"戊，土运"。据十干化运规律，戊、癸均为火运。戊为阳干，主火运太过。癸为阴干，主火运不及。故径改。

② 甲遇申罚：谓土运虽然太过，但又遇（寅申）少阳相火司天之年的在泉风木之气的克制而冲为不及，故今为少宫。

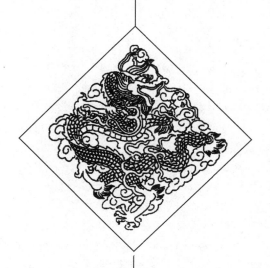

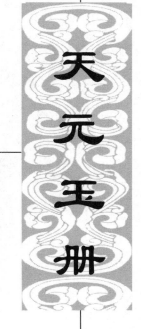

天元玉册

唐 启玄子 著

张登本 点校注释

《天元玉册》序

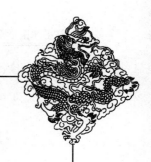

启元子截法

　　伏自太极初判，开五运以更迁升降，肇形配三元而定纪，清浊乃分于天地，寒暑皆禀于阴阳。六炁交司，万化皆备，逆顺经纶于九室，客主昭然，高低纬布于八司，丰山预兆，究穷本此。自古黄帝授法于岐伯，衱重刊之版，故改册文之号是为《玉册》之名。宝庆而特衱于灵兰，深畜而密藏于金匮。子自儒崇道，幸遇明师，是即王屋山羽化真人元珠子也。师事数年，因明妙旨，如登太岳，乃观蚁壤之卑。若见巨鲸，方书寸鲔之小。是传历代算弥位，探本从宗，奥为我善，诱令后学以精穷，得遇斯珍，慎勿轻忽。得贤以此截法，须遇甲子年正月朔旦建己日，可截此法也。

天元玉册目录

天元玉册卷之一

求八司九室①至得位法

一天蓬室②　　二天内室③　　三天冲室④

四天辅室⑤　　五天禽室⑥　　六天心室⑦

七天柱室⑧　　八天任室⑨　　九天英室⑩

　　先下积年，自大唐麟德元年⑪，甲子岁正月一日己酉朔至今，年大寒日以积日法取之，见日辰同者，次六十去之。不尽者，为其数也。次加入周天数，从正化⑫数。对化⑬从成数，次加入年支数，即子一、申二、卯三、巳四、辰戌丑未五、亥六、酉七、寅八、午九是也。

　　次加入干临数，即自寄干处乃看南北政也。土运顺迁至支余，皆逆行至正矣。年支都合其数，看得几何？次进二位进毕，次看年数如阳年，法减四十二，阴年，法加四十五。或加、或减，不进不退，以四十去之。外看得几何？以司天六气除之，当从天蓬首宫中除之，即大一宫天蓬室也。厥阴三宫，天冲室也。君相二火，九宫元天英室也。太阴中宫，天禽室也。阴阳七宫天柱室也。以此五宫作五行，元首宫也。如南政⑭，自元首顺行。除北政⑮，自元首逆行，除尽，

---

① 八司九室：八司，即八卦所辖的方位。司，主管。九室，即九宫，下文所言者是。

② 天蓬室：指在蓬星所居的方位，在一宫。一说"天蓬星"是水星的别称。见《素问·刺法论第七十二》，下同。室，即宫。

③ 天内室：指天内星所居的方位，在二宫。一说"天内星"是土星的别称。天内，又作"天芮"。

④ 天冲室：指天冲星所居的方位，在三宫。一说"天冲星"是木星的别称。

⑤ 天辅室：指天辅星所居的方位，在四宫。

⑥ 天禽室：指天禽星所居的方位，在中央五宫。

⑦ 天心室：指天心星所居的方位，在六宫。

⑧ 天柱室：指天柱星所居的方位，在七宫。一说是"金星"的别称。

⑨ 天任室：指天任星所居的方位，在八宫。

⑩ 天英室：指天英星所居的方位，在九宫。一说是火星的别称。

⑪ 麟德元年：即公元664年（甲子年）。麟德为唐高宗李治年号。

⑫ 正化：此指运气学说的十二支化气理论中，凡地支的五行属性与所化之气一致，或者为相生关系者，即为正化。如子午化火，午居南方火位，与所化的火气之五行属性一致，故午所化火的关系称为"正化"。又如寅申化相火暑气，寅居东方木位，木能生火，故寅所化之火的关系也称"正化"。

⑬ 对化：此指运气学说十二支化六气的理论中，凡地支的五行属性与所化之气为相克关系者，即为对化。如辰戌化水即是。因为辰、戌皆属土，水与土属相克关系，故其化水的关系即称为"对化"。

⑭ 南政：说法不一。指甲己土运之岁。《素问·至真要大论》，"南政之岁，三阴在天，则寸不应。"明·张介宾："甲己二岁为南政，乙庚、丙辛、丁壬、戊癸八年为北政……一曰：五运以土为尊，故惟甲己土运为南政，其他皆北政也。"又清·张志聪："五运之中，戊癸化火，以戊癸年为南政，甲、乙、丙、丁、己、庚、辛为北政。"若据《素问·至真要大论》原文精神，介宾之注为允。

⑮ 北政：指木、火、金、水四运主岁之年。

看所到何室？即司天①所司之室也。然左右上下②，往来而不入中室者，盖司天之气不入中宫天禽室也，中故也。

九宫定位应，九宫八卦，及维正宫法

一天蓬室　　北方一宫，坎卦，水位正宫也。

二天内室　　西南二宫，坤卦，地位维宫同正也。

三天冲室　　东方三宫，震卦，木位正宫也。

四天辅室　　东南四宫，巽卦，风位维宫也。

五天禽室　　中央五宫，即太微紫微北斗。帝君司天之炁，不入此中宫也。

六天心室　　西北六宫，乾卦，天位维宫也。

七天柱室　　西方七宫，兑卦，金位正宫也。

八天任室　　东北八宫，艮卦，山位维宫也。

九天英室　　南方九宫，离卦，火位正宫也。

八司天令应化法

一天蓬室，主埋风、黑炁、冰雹、凛冽及寒。民病则闭厥、骨痿、腰痛、阴冷，外实痛，注下、足胫寒劣③，丹谷不实，咸物多苦物少，鳞虫化，羽虫不育。辰星见大，黑气彰也。

二天内室，主云雨时令，太虚埃昏，溽暑埃湿，露，黄云。民病泄注，黄疸，腹满膨脝④、胕肿体重，填噎⑤。黄埃四起，倮虫化鳞虫下。

三天冲室，主大风数举，风生瘟疫，摧拉损折，苍埃远视。民病卒中，掉眩，筋挛，足不伸，风痫潮搐⑥，风痹不遂。毛虫化，倮虫殃。雨失时令，主岁星大明。

四天辅室，主风生赤炁，化成疵疠数见雨。少风多。毛虫见异，成灾生日，司天之令，皆不化应，间炁乃作，五谷不登，青霞见处，流民四走⑦也。

六天心室，主天埃远视，化成民病瘟疠大疫，遍行于世。大风数举，风中有雨。倮虫乃夭，埃湿之中，速生濛露。五谷丰登，间炁入令也。

七天柱室，主大燥无雨，万物枯瘁，白埃远视，水乃涸，零有霜，木乃苍。民病咽干，齿极泽⑧，悲伤，喘嗽，溢血，衄嚏，鼻㖒，毛焦折落。太白光芒，岁星反小。

八天任室，主四时天合，间气更作，寒暑不时，冬生温病，人多卒亡。民病腹

---

① 司天：统管上半年气候的岁气，位当六步气位中的三之气。

② 左右上下：左右，指司天、在泉的左间气和右间气。上下，指司天（曰上）和在泉（曰下）。

③ 劣：弱，少。犹言无力。《说文·力部》："劣，弱也。"《广雅·释估二》王念孙疏证："劣者，少之减也。"

④ 膨脝（hēng 音亨）：腹胀而膨隆貌。《广韵·庚韵》："膨脝，胀貌。"

⑤ 填噎：胀满并伴嗳气。《一切经音义》卷二引《广雅》："填，满也。"

⑥ 风痫潮搐：谓风痫病有间歇性抽搐的症状。潮，时作时止，如海水之潮汐。

⑦ 流民四走：由于自然灾害，"五谷不登"，民众生活无着落，故逃难于他乡。

⑧ 齿极泽：谓牙齿因津液不足而干燥松动，乃至脱落。泽，通"释"，松解。《集韵·昔韵》："释，《说文》：'解也'。"清·段玉裁《说文解字注·水部》："泽，又借为释字"。

满，淋，膈膜不使①，四肢节痛不随，偏枯，卒中失音。

九天英室，主虫蝗，赤炁化成。民病暑热，炎暑不时。蒸化之中，变成杀厉，冬燥、秋热、春寒。民病主热内，烦渴引饮，瘭②疹赤瘤，丹毒疮伤。荧惑反又明盛。

八司天炁化应不飞法

一天蓬室，君相二火至此室，即热化不应。金木至此室，皆应。化土至此室，即本室之化不应。如水至此室，直入中宫，命曰天符合德同。

二天内室，同天禽室，皆土也。水经室，即寒化不应。金火至此室，皆应化也。水至此室，即本宫之化不应。如土至室，命曰天符合德同。

三天冲室，土至此室，即两化不应。二火及水至此室，皆应也。金至此室，即本室之化不应。如木至此室，即入中室，命曰天符合德。

四天辅室，此维宫也。诸司天之炁至此室，皆不应也。即二间炁，反应也。只如少阴至此室，即左间太阳在天英宫，右间厥阴在天冲室。正宫若司天在正宫，二间炁在维宫也。

六天心室，此维宫也。若司天炁至此室，皆不应。左右二间炁，皆应也。只如厥阴司天至此室，即左间炁，少阴在天蓬室，右间炁，太阳在天柱室，皆为正宫，故二间炁应也。如司天在正宫者，二间却

在维宫也。

七天柱室，木至此室，即风化不应。水土至此室者，皆应也。二火至此室，即本宫之化，不应。如金至此室即直入中宫，命曰天符合德。

八天任室，此维宫也。诸司天之炁至此室，皆不应，二间炁皆应。如太阳司天至此室，即左间炁厥阴在天冲室，正宫。右间炁阳明，在天蓬室也。二间在维宫，司天在正宫。

九天英室，阳明至此室，即燥化不应。太阳至此室，即本室之化不应。土木至此室，皆应二火。至此则直入中宫，命曰天符合德。

八司六气主客相胜法

厥阴司天，客胜③，木入天内室也。即大风摧拉，太虚埃昏，风胜地动。民病耳鸣，掉眩，甚即偏痹不随。主胜④，木入天任室也。即燥气至，清化且作，白埃四起，草木凋落，杀霜降于春，肃杀作。民病胸胁痛，舌难言，失音语涩，大便能通。

少阴司天，客胜，火入天任室也。即大暑，炎燥蒸郁沸腾，流暑于秋。民病衄衊，颈项强直，烦燥日热，咳血，燥喘少气，发热，耳聋，胕肿，血溢，伤疮。主胜，火入天蓬室也。即气生于春夏，冰霜凛冽。民病热燥，烦闷，寒而厥，甚则胁痛，腹满。

太阴司天，客胜，土入天蓬室也。即大

---

① 膈膜不使：谓膈膜滞塞，活动障碍。使，用也。
② 瘭（biāo 音标）：疑为"瘭"字之误。瘭，皮肤的一种急性化脓性疾病。"瘭"，指寒病。此为火盛，不当患寒病。
③ 客胜：谓司岁的客气制约了主气而偏盛。客，客气。指随着岁支的不同，每年的司岁之气也随之而不同，如同客之往不居。客气六步，分主六个时段，六年一个周期。
④ 主胜：谓司岁的主气制约了客气而偏盛。主，主气。一年六步气位固定地由六气所主，年年如此，固定不变，始于风气（木）终于寒气（水），以五行相生为序，分主六步气位。

雨淋淫，云趣两府①，渠埃湿。民病耳鸣而胕肿，呼吸气喘，飧泄，腹满。主胜，土入天冲室也。风生燥冷，雨乃天时。民病腹满，食已眢烦。

少阳司天，客胜，相火入天柱室也。即热生于春，火云赤气，角风数起。旱燥山泽，焦林。民病丹疹外发，丹瘭疮疡，呕吐，喉痹，头痛嗌嗌②，胕肿，耳聋，血溢，内为瘰疬。主胜，相火入天蓬室也。则寒水暴冷，阳光不治，凛冽复作，民病胸满，咳，仰息甚而吐血，手足生热。

阳明司天，客胜，金入天冲室也。即西风数举，燥生卤③。民病目昏，欲眢烦，转筋，腹内余热甚咳，衄血，噎塞心膈，中热不止。主胜，金入天英室也。则燥湿暴作，民病溢血，满白④而死。

太阳司天，客胜，水入天英室也。则寒风率冷，霜雪复降。民病胸中不利，鼻出清涕则咳，感寒。主胜，水入天内室也。埃生昏眢，沉阴日久。民病喉噎中鸣，耳鸣，腰脽⑤中痛。

上	金脚	天	
天内二宫立秋	天柱七宫秋天	天心六宫立冬	西北
	司病	司	
左火运利	北司天心紫	水	
天英九宫夏至	天禽中宫	天蓬一宫冬至	正北
间司心病	微（太微少微）⑥ 司	山	
少阴	厥阴		
天辅四宫立夏	天冲三宫春分	天任八宫立春	东北
君火	木司	司	

---

① 云趣两府：两，疑为"雨"之误。云趣雨府，谓云层迅速地聚积于多雨之处。趣，疾，行速。雨府：即多雨之处。

② 嗌嗌：疑为"嗌肿"，或者"嗌痛"之误。因为少阳司天，相火偏盛，故上半年气候偏热，多发咽喉肿痛的疾病。

③ 燥生卤：谓因干燥而致土壤中的盐碱上泛于地表，故曰"燥生卤"（碱）。

④ 满白：义不明。

⑤ 腰脽：脽，疑为"脽"字之误。脽，脊椎也。腰脽，即腰椎。

⑥ 微（太微少微）："微"，疑为五音中的"徵"字之误。故当为徵（太徵少徵）

天元玉册卷之二

求司天率数法

自大唐麟德元年甲子①岁至今，看得几甲子，先取积年，每十二年中取二子。一甲子年中取十，看几甲子数，即进一位。其甲子未周纪，而不满残年②者，即以年支取之。假令取少阴司天者，于零年中看得几个子午年，先于司天率数③，次求正对二化④也。

求正对二化法

少阴为子午之纪午年为正化，子年为对化也。

太阴为丑未之纪未年为正化，丑年为对化也。

厥阴为巳亥之纪寅年为正化，巳年为对化也。

少阳为寅申之纪寅年正为化，申年为对化也⑤。

阳明为卯酉之纪酉年为正化，卯年为对化也。

太阳为辰戌之纪戌年为正化，辰年为对化也。

求因数⑥法

求得正对化分作两位，即正化为上位，次以对化安于下位。正化从生数⑦，对化从成数⑧。便看司天率数，分作两位，各得几何？以生数因率数也。

少阴正化二因　对化七因　厥阴正化三因　对化八因　太阴正化五因　对化十因　阳明正化四因　对化九因　太阳下正化，只因率数一，对化六因也⑨　少阳正化二因　对化七因

求因数上下递相乘法次求也

先安正化因数于上位，次安对化因数于下位，次上乘下，递相乘也。即以下数看上数，两相合之道乘起也。先以下合上乘，乘一个十作百作千，乘千作万。乘如下乘上毕后，以上乘于下，次上下递相乘毕，即合其数，看得几何，即别置一位，

---

① 甲子：即指甲子纪年中 60 个甲子组合中的任何一个组合，都称为"甲子"。

② 残年：即不满整数者。

③ 率数：即比例数、比率数。

④ 正对二化：即正化和对化。

⑤ 也：原本缺。以上下文例律之而据补。

⑥ 因数：即乘数。因，中国古代数学术语，即"乘"。下"因"皆作"乘"。

⑦ 生数：指五行相生之数。《尚书·洪范》："五行：一曰水，二曰火，三曰木，四曰金，五曰土。"孔传："皆共生数也。"孔颖达疏："《易·系辞》曰：'天一，地二；天三，地四；天五，地六；天七，地八；天九，地十。'此即五行生成之数。天一生水，地二生火，天三生木，地四生金，天五生土，此其生数也。"

⑧ 成数：指五行相成之数。《尚书·洪范》孔颖达疏："地六成水，天七成火，地八成木，天九成金，地十成土。于是阴阳各有匹偶而物得成焉。故谓之成数也。"

⑨ 也：疑衍。据上下文例，此"也"当删。

收其数也。此化数，上下递相乘毕也。

次求支数法

所谓支数者，子一、申二、卯三、巳四、辰戌丑未五、亥六、酉七、寅八、午九是也。假令少阴司天于子午，年子一午九。太阴司天丑未年，丑未各五，因丁减丑，午加未年也。厥阴司天于巳亥年，巳四亥六。少阳司天于寅申年，申二寅八。阳明司天于卯酉年，卯三酉七。太阳司天于辰戌，辰戌各五，因分减辰五加戌五也。假令厥阴司天，先率天数计得几何？该年即六因之率数，因得几个亥年也。下位对化，巳年即四因之，以巳数四，因得几个巳年也。其余皆效法也。

次求支干上下递相乘法

先安正化支数于正位，次安对化支数于下位，两位各因毕看得几何？先以乘上，即以下位相因乘数，看上位合下位进而乘之下。乘毕，次以合其数，别置一位，此支相乘法。

次求干迁临位数

干者，十干也，于寄干迁支数也。夫所谓寄干者，甲寄在寅，丙寄在己，乙寄在辰，丁寄在未，庚寄在申，辛寄在戌，戊寄在戌，己寄在巳，壬寄在亥，癸寄在丑。故十干不纪四正①，四正子午卯酉也。干有寄者，有不寄者，故在本位不寄

也。南政顺行干干于之数，如南政申己二年，土运也。令申至支，自己支者顺行之也。

金木水火运，北政逆行丁壬、丙辛、戊癸、乙庚，皆北正，自干至支逆行也。

先置司天率数，分正对化，作两位分之。每一位又作五分之，分毕看有零者，令取零数于别位也。

假令厥阴司天，先取亥年于上位，分作五位者，即取干水也。乙亥、丁亥、己亥、辛亥、癸亥，且夫乙寄辰，自乙至亥，北正右迁六位，看得几甲子，中有几个乙亥。次取丁亥，丁寄未，自丁至亥，北正右迁九位，看得几个丁亥年也。次取己亥，己寄己，南正顺迁，自己至亥，顺迁七位，看得几个己亥年也。次取辛亥，辛寄戌，自辛至亥，北正逆迁十二位，看得几个辛亥也。次取癸亥，癸寄丑自癸至亥，北正右迁三位，看得几个癸亥也。此五位都算其数毕，次看有零者，是甚②亥也。亦作如是取之，都合其数，置于上位，次取下位己年，亦作五分之。有零者，都别取之先取乙己年，乙寄辰，北正右迁，自乙至巳十二位，看得几个乙己也。次取丁己年，丁寄未，自丁至己，北正右迁三位，看得几个丁巳也。次取己巳年，己寄巳，自己至巳，北正右迁三位，看得几个己巳也。次取辛巳年，辛寄戌，北正右迁，自辛至己六位，看得几个辛巳也。次取癸巳，癸寄丑，自癸至巳，北正右迁九位，看得几个癸巳也。更有零数者，亦作此法，取之都合其数，即安于其下位，今以厥阴司天一法，即诸司天之法，详而用之可也。

---

① 四正：即四个正卦，指《周易》八卦中的坎卦（北方，水，主冬）、离卦（南方，火，主夏）、震卦（东方，木，主春）、兑卦（西方，金，主秋）。也指东、南、西、北四方为"四正"。

② 甚：疑为"其"字之误。

次求干迁数上下递相乘法

先要上位，诸亥年干迁支，位数都合其数，其下位诸己年干迁支，位数起合其数，各置一位，次上下递相乘也。先下乘上，位数看上，位数进而乘之，即一位乘一位也。乘一作十，乘十作百，乘百作千，乘千作万。从正位毕，以乘顶位也。下乘上毕，次以上乘下，亦用下乘上法毕，起合其数。此干迁临支数乘法也。

次求三合法数

将前来化数、支数，及干迁临位数，俱相乘之者，三数起六合之，看得几何也。即令安置其数，故曰三合数①也。

次求三乘本宫数法

一天蓬、二天内、三天冲、四天辅、五天禽、六天心、七天柱、八天任、九天英，凡此以上九宫，即每岁各有一宫作本宫也。欲求其法，即须先以六气化数乘之。化数者，乃厥阴也。亥三、巳八。少阴，子二 午七，太阴，丑未各五，少阳，寅二、 申七，阳明，酉四 卯九，太阳，戌一 辰六。以上皆化数也。

假令厥阴司天入天柱宫，如巳年对化天柱，即七八五十六，诸位皆类此乘之。次以天数乘本宫支数者，子一、申二、卯三、巳四、辰戌丑未五、亥六、酉七、寅八、午九，以上皆支数也。

假令厥阴司天，如巳对化者，入天柱室，巳支数四，天柱室七，四七二②八节，诸位类此乘之，次以干迁乘本宫也。

假令厥阴对化入天柱者，本宫七也。只是丁者，丁寄未，北正逆行至一三七位，三七二十一，即诸位皆类此。

所谓三乘本宫，是天柱室本宫之司也。三乘者，化数一乘也，支数二乘也，干临数三乘也。即如此三度乘本宫毕，三合其数，了其数，或进一位，或退一位也。或进二位，或不进不退。

凡诸维宫，即天心、天辅、天任、天内也，故不进不退也。其即用三乘数，凡主胜客，皆退一位，是火入天蓬、水入天内、木入天柱、金入天英、土入天冲。主皆③客此，本宫胜司天，皆退一位也。凡客胜主，皆进一位也。

凡天英九室六炁，如子母相生者，皆进一位也，是木入天英、火入天内、金入天蓬、水入天冲、土入天柱。又或木入天蓬、火入天冲、金入天内、金入天柱、土入主天英。以上皆本宫六气相养，此谓本宫与六气相生，故进一位。凡六炁与本宫符合者，皆进二位，是火入天蓬、木入天冲、土入天内、金入天柱、水入天蓬，此皆符合其德，命曰天符合德，故进二位。

求六气加减数法

厥阴加二百二十，阳明加二百四十，太阴加三百六十，以上皆阴年，故加也。少阴减一百二十，少阳减二百四十，太阳减三百六十，以上皆阳年，故减也。以上二位加减之数，亦名本数。

---

① 三合数：指正化、对化之数，支数以及干数三者。
② 二：原误作"三"。据上下文例，径改。
③ 皆：疑为"胜"字之误。因为下文"凡客胜主，皆进一位也。"

又有不加不减法

厥阴至天柱不加，阳明至天英不加，太阴至天冲不加，以上皆主胜①，故不加。少阴同少阳，至天英，不减，太阳至天蓬不减，以上天符，故不减也。

次求八司本数法

天蓬一百二十　天内二百二十　天冲三百三十
天辅三百一十　天心②　　　天柱二百三十
天任二百八十　天英三百六十

已③上数如司天，气至本室者，即加其数，入于算位。

次求交司时刻法

每岁交司日时刻数，加入算位中。假如一六④天数，始于寅初水下刻⑤，即申、子、辰年，同用二六天数，始于二十六刻，已上刻即加二十六。巳、酉、丑年，同三十六天数，始于五十一刻，即申□□□⑥初一刻，即五十一刻。寅、午、戌年，同用也四六天数，始于七十六刻，即亥初一刻，加七十六刻。卯、未、亥年同用，先加除零数，后益入时刻也。

次求支干冲合法

是交司日、月、时刻，年有相冲、相合，有支冲、支合，有同干、同支也。即皆明减。

又交司日时，每年月同干，加三百六十，即年、月、日、时，或同甲，或同乙，诸位类此。

又交司日时，与年月同支，加三百六十，即年、月、日、时，或同子，或同丑，诸位类此。

又交司日时，与年月同支，冲减一百二十，即是年、月、日、时，皆相冲也，子、午、卯、酉之类。

又交司日时，每年月干冲减三百六十，即年、月、日、时，癸冲丁申、冲戊之类。

又加交司日时，与年月干合德，即加一千二百也，是年、日、时中甲己合丁壬、合丙辛、合戊。癸，合，故其合德，与交司年月干合德也。已上年、月、日、时，各有冲合，同支同干，宜详而用之。

次求积日零分法

加入本数后，次加以积日除零分数也。如六除六外零日数，加入算位中是也。

---

① 主胜：即主气胜（制约）客气。
② 天心：下缺其数。
③ 已：同"以"。
④ 一六：即第一年。因为一年分六步，即第一个分为六步之年。下"二六"、"三六"、"四六"义仿此。每四年所余之刻数正好为一百刻（即一天），并予以置闰，故下一个四年周期的第一年又称为"一六"，其初之气交司时刻在寅初一刻。
⑤ 水下刻：水，指古代计时的漏壶滴水。滴水时标记时间的刻度必然向下移动，故曰"水下刻"。刻，计时单位，一昼夜漏壶滴水，水下 100 刻。
⑥ □□□：原本缺字。

天元玉册卷之三

次求八司去位见数法

都平合，累众数六，得几何。然后逐本室各有去法。

天蓬一千去　天内八百去　天冲三千三百去

天辅七百去　天柱六百去　天任五百去

天英一千二百去

次求司天高下法

众数累计定，看逐室中法外几何。如及五百已上者，当又减其半，其去外遂看本数也取，谓本数者八司中本室本数，司天六气加减数也。支数干迁临位数，其合德几何也。如司天法数外之数，看得多少。如在数之上，即司天气高[1]，高至九霄也。如在本数之下者，即司天气下[2]，下至平明汉[3]也。气高即实，临善气下，即灾临甚也。

求司天太过，复布政法

众数累计定后，逐本室法去外，看得几何。如数过有余者，即周天去之外有余者，如过一年即有余应余也，名太过，即气不退位[4]，故曰：复布政[5]也。即司天之气，后始天地，自岁有一百日，即复始天一百日也。如终数治天毕者，即遇位就，气始遽正也。然虽已交司天，仍旧治天，即新化令来行旧化令如故，即民病治法一如去岁。水布政不过厥阴，木布政不过君火，火虽尽不过时化，即同治天。

求司天不及，左间接右间法

司天不及者，谓去法外，数不及年周天[6]也，半周一百八十二日半也。今数得一百或一百二十也，百日或百已上，或已下，司天治天毕之日，即左间来接续司天，在下不尽，前三气[7]不扰，与地杰而退也。故左间接之也，故名位易正也。司天虽正化，与运相得，即左右法不间，司

---

① 气高：指司天之气发挥作用的部位高，而且发挥作用的时间提前。

② 气下：指司天之气发挥作用的部位较低，而且发挥作用的时间推迟。

③ 平明汉：义不明。

④ 不退位：退位，指上年的司天之气退居次年的司天右间，或上年的在泉之气，退位到次年的在泉右间（即初之气）。如果上一年岁气太过而有余，到次年还不能退居到司天或在泉的右间，仍然发挥作用，就称为"不退位"。

⑤ 复布政：再次发挥其作用。

⑥ 年周天：即一年的周天数，计365.25天。

⑦ 前三气：指上半年的初之气、二之气、三之气三部气位。

天在正官，即左右二间在维宫，亦不间，此法虽公本经也。今却有间者，谓天不及，故不拘此法而接，间必至也，故接间无定时①也。如司天不及，天数尽日而左间便至也，接间忝便间千②正气令也。火化皆易其正，岁半之后，地忝不得主其令也。直至交司，地忝不得其合。假令厥阴司天数不及者，即间少阴来接，风化退而当行热，法故也

求司天平气、地气得主化令法

众数累计定，去法外之数，可得半周者，平气也，即尽前三气故也。前三气者，是君火、相火之忝，尽一百八十二日半。是故天终半周者，命曰平气。以交与地八，气始化，去后平气也。岁半之后，地主自第四气，即尽至冬气后半岁，一百八十二日平半也。

天地相合，各得其化，仍须地忝，又不太过，亦无不及，主前后半周，故明德化者也。

求中③不及地忝脱④化合法

众数累计定，以本宫去法，去外其数，过半周天也。

又尽一周天者，如在天政之年，皆名

曰中不及也。

天政即冬至是也，其数即未过冬，至天忝未尽，地忝未至也。虽入地忝半岁，犹未至也。天数未尽，地忝始合也者，即天过年间，天忝退位，地忝始合，故脱化也。故曰：中不及，即气脱化也。地忝虽脱得其化，亦名曰天地合德，故非天地和合，不能各得其化也。

求中有余地忝不化法

众数计定本室，去其法去外于司天数，可得周天也。命曰中有余，即司独主一岁，故令之化，不得主其后半岁，于是地产化未应之气，令化不主后半岁政也。

又司天政令不至大寒⑤者，亦左右二间接之，地忝不得主之，天数但过冬至，是位不至交司天而退者，皆如是，地安郁气故也。即地气至次二年，幺地⑥升天为左间与名，为灾地郁法，作民病。

求前接后布三政司天法

凡诸忝自政，司前一岁支而上升为左间忝也。

又通政司、司天，天数不及而早退也。即左间接之，即未接间便作迁政，即⑦化令自专，故早得迁政⑧也，名曰前

① 接间无定时：谓各间气的交接时刻不固定。
② 千：疑为"迁"字之误。
③ 中：即中运之气，指统管全年气候的岁运。
④ 脱：解除，离开。
⑤ 大寒：即二十四节气中的大寒节。
⑥ 幺（yāo 音夭）地：指在泉之气的右间气，即每年客气六步中的初之气，也谓一之气。一，俗读为"幺"。
⑦ 即：原误作"印"字。据文义改。
⑧ 迁政：指上一年的在泉之气太过，其作用延续到次年的初之气，继续发挥作用就称为迁政。司天的右间气太过，其作用延续到五之气，即在泉的左间，也称"迁政"。迁政与不退位同时出现。"不退位"的结果必然是"迁政"。按时"退位"就必然是"不迁政"。

接也。早至天政，位半周有余而又经交司，自得政司而至岁也。

又其数太过，次又经交司而数未尽，故不退位而作复，布政名曰后布也。即前二岁中，皆得其已化，故名三政司天。天气有三余，即地炁失之，后三年化成天下大疫，为民病。

求一岁中三司天法 即名一岁三易政也

初岁过，去岁司天太过，天下复布政

也。后退位曰：即新岁司天，始得迁政也。天数又不及，即且退位，化令变易，万物皆伤，故一岁岁中有三司天故也。如逢凶运，即万化不安也。后二年天下大灾，如运及司天在维宫者，即凶也。

天元玉册卷之四

八司九室求至德室法 司天在泉法，即地下九室，地皆举天之道，对而取之。

一地元、二地阜、三地苍、四地刚、五地黔、六地魁、七地晶、八地壮、九地彤，已上之室，地下九室也。即奉天符而取之，如司天在天英室，即司地在地元室也。

地九室八司配九宫八卦法

地阜室，西南维①，坤卦也。地下二宫，与中央同司。

地晶室，西方，兑卦也。地下七宫，金位正宫。

地魁室，西北方，乾卦也。地下六宫，天位维宫。

地彤室，正南离卦也。地下九宫，火位正宫。

地黔室，中央土位正宫。

地元室，正北，坎卦。地下一宫，水位正宫。

地刚室，东南维，巽卦也。地下四宫，风位维宫。

地苍室，东方，震卦也。地三②三宫，木位正宫。

地壮室，东北方，艮卦也。地下八宫，山位维宫。

地八司化应法

地元　二火司地入此室，苦化不应，金木皆应。土司地，即本室之化不应也。水至此室，命曰合德，地应嘉祥。

地阜　水在泉入此室，咸化不应，金火皆应。木至此室，□③司地即本室之化不应也。土至此室，命曰合德，即地应嘉祥。

地仓④　土在泉入此室，甘化不应，水火皆应。金至此室，即本室之化不应也。木至此室，命曰合德。地应嘉祥。

地刚　此维宫也，诸炁在泉皆不应，六日皆应也。假令少阴至此室，即左间太阴在地彤室，右间厥阴在地仓室，即二间也。皆在迁宫，故皆不应也。

地黔　即中央土位不主故也。

地魁　此维宫也，诸炁在泉不应，二间炁皆应也。假令厥阴在泉入此室，即左间少阴在地元室，右间太阳在地晶室，皆正化也。故皆气应，在泉不应也。

---

① 维：隅也。西南维，及西北方的天位维、东南方的风位维、东北方的山位维，四者合之称"四维"。四维，即四隅。

② 地三："地三"的"三"字，疑为"下"字之误。

③ □：原本缺字。

④ 地仓：即上文"地苍室"。仓，通苍。

地晶　木入此室，酸化不应，土水皆应也。火入此室，即本室之化不应也。金入此室，命曰合德，地应嘉祥。

地壮　此维宫也，诸气在泉不应，二间皆应。如太阳在泉入此室，即左间少阳在地仓室，右间少阴在地元室，正宫即在泉不应，左右皆应也。

地八司主令产化法

地元　主生黑芝、元谷、咸物、醴泉，海生毛虫。合化寒变，地冽。民病生于下部。

地阜　主地生黄芝、黔谷、甘物、庆云、黄霞，水生萍实，地生肉坭①露垓②，化令云雨，民病胕肿，水泄注下。

地仓　主地生青芝、苍谷、酸物、青霞、连理枝，朽木生芝，仓垓化。民病转筋、卒中、掉眩、筋挛也。

地刚　主地动、忽生双儿，交山主风、六风疾、涢疼③，味酸变苦，民病掉眩，满，痹痿也。

地魁　主白垓④、落叶，燥石生焰，五谷不实，果肉生胶。民病卒亡、血溢、暴头项强急。

地晶　主玉泉白芝，山彰玉气，海生白虹，素谷辛物。草木凋痿，民病大便

燥，猛风秘瓿噎。

地壮　主地生磊石，天生风，地生异石，令化肃杀青炁，寒暑不时。民病闭塞不通，心胸伤悲不乐。

地肜　主赤炁，草丹，谷苦味，金殡下发，焰明野外，流水不冰。民病热行下，小便赤。

地下九室六气主客相胜法

九室八司，是主也。司地六气，六客也。

厥阴在泉，客胜，木入地阜室。即地动，苍谷肥实，酸物甚多。民病关节不利，内胁满，外疾强拘瘈不便。主胜，木入地晶室。草木反萎，酸物薄，苍谷少化。民病手足挛痿，便闭，腰疼，腹痛。

少阴在泉，客胜，君火入地晶室。即发蒸郁，化为湿疠，地生丹芝。民病满，腰疼，膝痹，胕足病，瞀热胸痛，胕肿，不然立⑤，浭⑥变咸赤，小便难。　主胜君火入地元室。即丹霞痿去，谷反苦酸。民病厥上□⑦行，心痛热，阳中痹作⑧，发于肔⑨汗，不藏，四逆，虚炁上起也。

太阴在泉，客胜，土入地元室。即润生甘化，化自发。民病足痿，下重，便溺不时。湿客于下进⑩，小便数而濡泻，反肿满，隐曲之疾。　主胜，土入地仓室。即甘苦化，地

---

① 肉坭：地表土层成为软泥。言其湿盛。坭，同"泥"。肉，外层。见《中文大字典》第2931页。
② 露垓（gāi 音该）：指植物的根外露。垓，通"荄"，草根。见《论衡·自然》黄注。
③ 涢疼：谓波动样疼痛。涢，水波貌。见《广韵·轸韵》。
④ 白垓：植物白色的根。
⑤ 不然立：义不明，疑有误。似为"不能立"。
⑥ 浭（gēng 音更）：水名，今河北省境内。《广韵·庚韵》："浭，水名，出北平。"
⑦ □：原本缺字。
⑧ 阳中痹作：义不明，疑有误。
⑨ 肔：同"股"，即大腿。《广韵·姥韵》"肔"，同"股"。
⑩ 进：疑衍，上下义不属。

蒸反还，酸黔变苍化，为湿冷，为风。民病寒气逆满，饮食不下，甚为疝瘕。

少阳在泉，客胜，相火入地晶室。即焰生郊野，山泽涸竭，草木焦枯。民病热行于下，腰腹痛，恶寒甚，溺白及失溺。主胜，相火入地元室。即甘枯不化，地蒸反坚。民病热反上寒于下，心痛发热，格中而呕。

阳明在泉，客胜，金入地仓室。即燥生肃杀，卒化甚，素谷结实。民病气逆，小腹坚满，便数泄甚，则悲而痛嗽。　主胜，金入地彤室。即清还于热，辛乃变苦，素少丹甚。民病腰重腹痛，生寒厥于下，上充胸中，喘而不结久立。

太阳在泉，客胜，水入地彤室。即地坚，元谷生化，咸物昏多。民病寒厥，腹内徐鸣，腰痛伸屈外侧股胸足中脉动痛。

主胜，水入地阜室。即湿反化，甘物还生，黔谷复盛。民病痿痹，寒厥不结久立，阴痿失溺，便数梦儿父。

求地甲子数法

自唐麟德元年，地下己卯岁，本年看得几甲子。先取积年，每十二年中取二也。于一甲子中取十也，看得几甲子，有甲子即退一位。如甲子未周纪而有不满残年者，即以一位支取之也。假令阳明在泉者，只于零年中看得几个甲午年，不见几个卯酉年也。

求地对化二法

阳明为卯酉之纪　　上子年下卯年对化下

上午年下酉年正化下

太阳为辰戌之纪　　上丑年下辰年对化下

上未年下戌年正化下

厥阴为巳亥之纪　　上寅年下亥年对化下

上申年下巳年正化下

少阴为子午之纪　　上卯年下午年对化下

上酉年下子年正化下

太阴为丑未之纪　　上辰年下未年对化下

上戌年下丑年正化下

少阳为寅申之纪　　上巳年下申年对化下

上亥年下寅年正化下

次求因数法

求得正对化，分作两位，即安正化于上位，次安对化于下位。以正化生数因对化成数，便看司地率数也。对化六月之对数也。厥阴正化三因，对化八因。少阳正化二因，对化七因。太阴。正对二化，各五之刍[①]盛数，因了对化加五。

求正对二化上下递相乘法

先用正化因数于上位，次安对化因数于下位，次上下递相乘，即先以下数看上数，两相合进位而乘起也。先以下合上乘，乘一作十，乘十作百，乘百作千，乘千作万。乘如下位乘上毕。次以上乘于下，上下递相乘毕，即合其数，看得几何，别置一位，收其数，上下相乘毕。

---

① 刍：义不明，疑误。

天元玉册卷之五

求支数法

支数者，十二支也。即配九宫数，子一、申二、卯三、巳四、辰戌丑未五、亥六、酉七、寅八、午九，此数也。

假令阳明司天于卯酉①，卯九因对化也，酉四因正化也②。

太阳司天于辰戌，戌正辰对，各因三分了，减辰五加戌五，对少正多也。

太阴司天于丑未，正化未，对化丑，午因之减丑五，入未五，对少正多也。

厥阴司天于巳亥，亥正化三因也，巳对化四因也。

少阴司天于子午，午正化二因也，子对化一因也。

少阳司天于寅申，寅正化二因也，申对化七因也。

假令阳明在泉，先以率数看得几，命年次，分正对化作两位。上正化酉年，下对化卯年，看得几个酉年。即九因之，因得几何也。次看得几个卯年，二因之，因得几何也。余皆仿此。

求支数上下递相乘法

先以正化之数安上位，次以对化之数安下位，两因数毕，各得几何。先以下因位数毕，各得几何。先以下位因数看上数，两相合进而乘起，即一乘十，十乘百，百乘千，千乘万。下乘上毕，以上乘下，上下递相乘毕，次相合其数，令置一位。此支数上下相乘毕。

次求干迁临位数法

干者，十干也。寄干定位，迁临移位之数。寄干者，庚在申，甲在寅，乙在辰，丙寄巳，丁在未，癸在丑，辛在戌，戊在戌，己寄巳，壬寄亥。此寄干位也。如天南正，地北正。即地南正，天北正，皆两奉上天，对而取之也。盖天顺也，迁而位逆行，天临而地顺迁也。土运顺行，木、火、金、水运皆逆行。先下在泉率数，分正对作两位，每位又作五位分之也。即是六阳分五阳干，六阴分五阴干也。五分之分毕，有零者，合取置于别位也。

假令阳明在泉，先取酉年于上位，分作五位者，即取次干名也，是丁酉、乙酉、己酉、辛酉、癸酉者，因支也，即有三阴临。且夫乙寄辰，自己至酉，南正之行立位，即从辰至酉位，天逆地顺也。次乙酉得几何，推或甲子取几个乙酉。次取

---

① 假令阳明司天于卯酉：此指以岁支逢卯（共5年，即丁卯、己卯、辛卯、癸卯、乙卯）、逢酉（共5年，即乙酉、丁酉、己酉、辛酉、癸酉）的年份，均为阳明燥金司天为例进行运算。以下五句仿此。总计60年的岁支计算办法。

② 卯九因对化也，酉四因正化也：指逢支逢卯之年，取卯（金）的对化数九（金的成数）相乘（即"因"）；岁支逢酉之年，取酉（金）的正化数（金的生数）相乘。下皆仿此。正化相乘取其生数，对化相乘取其成数。

丁酉，丁寄未自丁至酉，辛正顺行。从未至酉，右迁三位，看得几个丁酉。次取己酉，己寄巳位，地正从己，逆行右迁三位，看得几个己酉。次取辛酉，辛寄戌也。南正从戌顺行至酉，上十二位看得几个辛酉。次取癸酉，癸丑至酉，顺行也。南正从丑九位，看得几个癸酉。此五位算毕，次看有零者，是何酉也。亦数此之起，合其数置于上位也。次以下位卯酉为对化也。故作下位亦作位分之，如前率数配之。阴于临数支有零者，数置之也。先取乙卯，乙寄辰也。南正自乙至辰，顺行十二，看得几个乙卯。次取丁卯，丁寄未南正，自乙至卯顺行九位，逆看得几个丁卯。次取己卯，己寄巳也。北正从己，逆行至卯三位，看得几个己卯。次取辛卯，辛寄戌也。南正从戌至卯，顺迁六位也，看得几个辛卯。次取癸卯，癸寄丑，南正自丑至卯，逆行三位，看得几个癸卯。更有零者，六以此阳明在泉，即诸司位皆仿此。

求干临数上下递相乘法

先安上位，诸酉年即上见午年，下见子年。假令作阳明一法，干迁支位，常加令合之。见数安于上位，次以下位，诸卯年即见子年，故以干迁支位，数如零合之，见数毕，安于下位也。次上下递相乘之。先将下位数看上位数，进两乘之也。一作十，十作百，百作千，千作万。乘毕次依前法，上乘下乘，了合其数。此干迁临支位，上下相乘毕也。

次求地下三乘本宫数法

即地下八司。地宫，本宫也。地元一宫，地阜二宫，地仓三宫，地刚四宫，地黅五宫，地魁六宫，地晶七宫，地壮八宫，地彤九宫。

厥阴风木_{亥三巳八}　少阴热化_{子二午七}太阴湿化_{丑未各五}

少阳热化_{寅二申七}　阳明燥化_{酉四卯九}太阳寒化_{戌一辰六}

二支数者，子一、申二、卯三、巳四、辰戌丑未五、亥六、酉七、寅八、午九是也。三支临数者，每酉干至一支也。只如甲子年者，下见己卯年，即己寄巳位，从己逆行至卯三位次。乙丑年，下见庚辰，辰寄申，从申至辰顺行九位，余皆类此法。

所谓三乘本宫者，假令上元甲子年，少阴司天，下见己卯阳明在泉，天前十六位也。如入地仓室，即三宫也。卯阳明燥化九，即以九乘三，三九二十七也。卯支数，即三乘本宫，三三如九也。干迁数三如前，三三如九，即以化数支数，千迁阴数，三度乘本宫。乘毕合其数，或进或退二位，或不进或不退，其法各逐其室也。凡维宫三乘了了，俱不进不退也。火入地元室，水入地阜室，木入地晶室，金入地彤室，土入地仓室，即本宫胜在泉[1]，皆退一位也。火入地晶室[2]，金入地彤室，土入地晶室，水入地丹室，土入地元室，木入地阜室，金入地仓室，本宫即在泉胜

---

[1] 本宫胜在泉：指在泉所入之宫的五行属性制约了（胜）在泉之气。如"火入地元室"，是少阴君火或少阳相火在泉，入于地元室（属水），水克火，故为"本宫胜在泉"。余仿此。

[2] "火入地晶室"七句：此处有误，其中"土入地晶室"、"火入地晶室"二句不属"在泉胜主室"。地丹室，即地彤室。

主室①，皆进一位也。凡在泉九室，子母相生者，皆进已位也。凡火入地彤室，水入地元室，木入地仓室，金入地晶室，土入地阜室，命曰合德各进二位也。

求六气加减数法

厥阴减二百二十　　阳明减一百四十
太阴减三百六十　　阳明减一百二十
少阴加一百四十　　太阳加三百六十

又厥阴入地仓室不减，阳明入地晶室不减，太阴入地阜室不减，少阳少阴入地彤②室不加，太阳入地阜室不加。

次求八司本数法

地元室一百三十，　　地阜室三百六十
地刚室一百四十，　　地魁室二百三十
地晶室二百四十，　　地壮室一百八十
地彤室二百九十，　　地仓室③

如至本室即加入本数也。

次加积日除零法

如入本数后，以加零名曰今数也。如加六阴外，加六阴有零，日数加入算位中。

次加入交司时刻法

每年交司日时刻数，加入算位中，如

一六天数，始于水十二刻，即加一刻，又加一千五百刻。二六天数，始于二十六刻，即加一十六刻，又加二千五百刻。三六天数，始于五十一刻，又加五十一刻，又加十五刻。四六天数，始于七十六刻，即加七十六刻，又加一千五百刻。此地下常数，每天上数加一千五百刻也。

次求支干冲合数法

年、月、日、时，次地下甲子，奉天取之，交司日时，与年月三合，加一百二十，年、月、日、时皆同者也，又交司日也。又交司日时与年、月、日同干，加一百七十，即年、月、日同也。

又交司日与年月日支冲一百二十，谓辰、戌、丑、未、子、午、卯、酉、寅、申、巳、亥。

又加交司日时，与年月酉支加三百六十，即子年，或子月子时，丑月丑时同。

又交司日时又干冲，加三百六十。即壬与丙冲，甲与庚冲，丁与癸冲，皆类此也。如加司日直、年直、月直，日时如合干德也，加一千二百。即申已④、丙、辛、戊、癸、乙、庚、丁壬年、月、日、时日皆同四之也。已上年月日时，各有冲合，宜详而用之，勿忒。

---

① 在泉胜主室：指在泉之气制约了所入之地宫。如"水入地彤室"，是太阳寒水在泉之气制约了属于火的地彤室，是水克火，故为"在泉胜主室"。余仿此。
② 彤：原缺，据上下文义，当为"彤"，故据补。
③ 地仓室：此三字下原本缺加减之数。
④ 申已：疑为"甲、乙"二天干，因为下文八者皆天干，唯缺甲、乙二干，因形致误。

天元玉册卷之六

次求八司去位见数法

都早合累计，众数一聚看得几何，然后逐本宫各有去请①也。

地元室二千去　　地阜室二百去　　地仓室一千五百去

地刚室四百去　　地晶室九百去　　地彤室一千二百去

一魁室六百去

众数计定，看逐室去外得及六百以上，当又减其半去外。复看者数所谓本好者，八司本室。本好在泉六气，加减司地化数支数，地下干迁临位数看其几何。如在本数之上者，即名司地，其气高也。如在本数已下者，名曰在泉已也。如司地气高者，民灾甚也。如在泉气下者，民灾微。又气高者，地奉天物皆萎痹，五谷不丰。若天气高地炁亦高，名曰奉天化也，万物顺。若天气下地炁亦下，亦曰奉天化也。万物皆济。若天气下地气高，亦曰奉天。若天气高地气下，乃名不奉，即万物不齐也。

次求司地不奉天化数法

自地虽气高者，名曰奉天化，亦有不奉天数者，何也？数若在本数之上，其气高也。故曰奉天化，盖为数不及天数也。即不终岁数尽，故奉天化。地虽三，半岁前数要奉天满化。后数即名地之已具，数周文②。前数随天，岁半外后天化。后数已从己岁平③后己名地化，是故地数常要多于天数者，奉天化也。今数半及周天者，或半有余者，皆前数不奉天化。今谓不及周天，即留数后半岁之已化，故前数不奉天也，已皆有后，故作地本也。

次求地数太过复布政法

众数计定，本室去法，去外之数，即以周天去之。又之不尽，数太过也。即再治其化，故名复布政也。如遇交司，当退位④而不退位，即新岁在泉。当迁正⑤而不迁正，如地数有余一百日，即复布政一百日也。如布政毕始迁位，左右行间，即新岁在泉，始迁正也。如此则前复在泉，各有差别，故万化不妥，后三岁化几大疫也。

---

① 请：疑误，义不明。

② 周文：疑误，义不明。

③ 平：据上下文义，疑为"半"字之误。

④ 退位：指客气六步，尤其是在泉之右间气，在本年度时令结束时，在泉之气应随着时令的迁移而应当退出所主的时位。若时令已经迁移，但上一年的在泉之气仍然发挥作用，即为"不退位"。

⑤ 迁正：指新年度的司天之气在时令迁移后，应当按时令发挥其作用，就称为"迁正"。如果时令已至而相应的气候迟迟不能出现并发挥其作用，就称为"不迁正"。

次求在泉不及左间接右间法

在泉不及者，谓去法外，数不及周年。周，谓数不及一百八十二日半。数不及，即接间至也。其数虽少，即前不奉天化，后不及化，或化一百日，或化七八十日，数尽，或去百来接天，既数终地气化之，地又不及其岁者，左间接之也。地入正宫，本宫经法，不一日为即言一日者，为地数不及半周，地数尽日，左间气接之，气令灾化，皆易其政，地土产化，其味其色，皆从左间而易位也。即天地维对宫，奉天而数有朕移亦不奉，是故天地起接也。天地失节，气失当政，则万化不安，后三年变成大疫也。

次求司地年炁前奉天化后终岁法

众数计定，本室去法，去外其数，可及周天者，平气也。数及三百六十五日前，奉天化。奉天数终，专从已令也。岁半之后，地炁主化，谓前半周奉天化，半周从已化前三①，岁气之化，命从乎天也。木君相二火，初、二、三之气，天气主之，前半周也。后三气之化，命从乎地也。土、金、水，四、五、终之气，地炁主之，后半周也。地从天令，各得并化，故名平气，命曰德化也。平炁者，亦非太过，即无不及，皆为终岁也。即天地二化，子与卯配，申子与已合，如此则万化皆安也。

次求不及地气少亏接间微扶法

众数计定，本室去法，去外其数，不

及其交司而退位者，退位之日，接间乃至，即左间耳。得迁政，左间接之，不易其令，数过天政，即不至交司，大寒日也。地气之正，早退早迁，亦非朕移也，地气早交十余日，即非起接亦非朕移，不得大寒日地炁交司数，此即奉令化早也。

次求中有余地炁脱交司法

众数计定，本室去法，去外其数，可至立春也。谓数过交司，有全数日也。地气有余，不名布政，故曰中有余也。交司地不退位，左间未得专正其数也。过半日已，故不名布政，如此之数少有余，故非太过，时化合后时，即春令之化，脱得其气也。

次求前接后布三政法

六气之化，自正司之前一岁，其岁气交而下降入地，作右间化。又过正司在泉数，地不及而早退位，即左间接之。即来接，使作迁正，故化令日专而早迁正位。又或经交司而自得主岁，或其数太过，又经交司而数未尽，故不退位，后作布政也。即前后二岁中，皆得已化，故名三正司地，谓二岁一地，二奉三天，即名一岁中如三易正也，此即成入疫也。

次求一岁中三司地法即名一岁中三易正也

初岁过去，岁在泉太过，行复布政也。后退位日，新岁在泉，始正得迁正，

① 前三、后三：谓客气一年六步气位，初之气、二之气、三之气，主管上半年的气候，故为"前三"或"前三气"；四之气、五之气、终之气统管下半年的气候，故谓"后三"或"后三气"。

地数又不及退位，谓地数不及，后半周而早退也。即左间接之，接间既至，地又易正，今衰易万物皆伤。故一岁之中，又此

三在泉，如逢吉运，此变应时，运土即化，万物不伤，而吉。数逢凶运，即生异数，皆不吉也。

司天九州分野之图

坤二地阜	荆州
兑七地晶	梁州
乾六地魁	雍州
离九地彤	南阳
中宫五地黔	豫州
坎一地元	冀州
巽四地刚	徐州
震三地仓	青州
艮八地壮	兖州

天元玉册卷之七

求五运始见，首基化源法

天运动也，五行真气，数基化源，自太始开辟，首甲定运，迁临至今，无有休息，终而复始。

自天地万物，分阴阳，辨方位。清浊既分，升降以定，运气递迁，即天始于甲，临于子。

地首于己，临于卯。己是甲己之间，中见土运，在五运为首基之化也，作五行之化源。盖五运以土为尊，故配中央也。数周四方，各一运复居中央，一共成五，作天元首，即为土、为首运。其数一，自送而生，从一气化也。自一气而生清者，为天浊者，为地故坤。

送先祖土称作五行之宇祖，六气之化源，首甲为土运，以甲生乙作金运，乙生丙作水运，丙生丁作木运，丁生戊作火运，戊生己作土运，盖土及火之子，次己生庚，复作金运，庚生辛复作水运，辛生壬复作木运，壬生癸复作火运，癸生甲复作土运。周而复始，至今不绝，递相生也。

余即运本而为土，土附四方，反中为五方，各一而共为五，故送生天地俱配土也。即天门①总成六戊于西北，地户②集六己于东南，故五行生于太极之中，俱附于土，即太始混成，五妊养于坤，土中分布四方。

水为一者，在太易时，始变暝暝而黑，元武之象③。暝暝之色，先有黑色，合一数也。

黑色久而变明而赤，黑色一百万年始变赤色，既作南方朱雀之象④，赫赫之色，次二变见赤，故火数二。

后变苍色，青龙⑤于东方，即三位，震卦之位，故三数。

苍色已久，变白色之皎然，赤色一百万年后变白色，生一岳西方，白虎⑥于右，次四见之，故金数四方始定。四方配四象，皆自土生，兼后中央，变黄色。白色一百万年后始变黄气而至大成。

太极统养，共六百万年方始开辟，故五行之数，水一、火二、木三、金四、土

---

① 天门：位于二十八宿中的奎壁二宿之间，当太阳的视运动进入奎、壁二宿时，正当由春入夏之时，阳气开启，大地变热，故称为天门。明·张介宾："日之长，时之暖，万物之发生，皆从奎、壁始……然自奎、壁而南，日就阳道，故曰天门。"

② 地户：位于二十八宿的角、轸二宿之间，当太阳的视运动进入此二宿时，正当由秋入冬之时，阳气闭敛，阴寒启动，大地气候变冷，故曰地户。明·张介宾："日之短，时之寒，万物之收藏，皆从角、轸始。故曰：春分司开，秋分司闭，要非门户而何……自角、轸而北，日就阴道，故曰地户。"

③ 元武之象：四象之一，指北方七宿（斗宿、牛宿、女宿、虚宿、危宿、室宿、壁宿）组成龟蛇相缠之象。《后汉书·王梁传》疏："玄武，北方之神，龟蛇合体。"元、玄通。疑为清代刻本时避乾隆之名讳而改"玄"为"元"。

④ 朱雀之象：四象之一，指南方七宿（井宿、鬼宿、柳宿、星宿、张宿、翼宿、轸宿）组成朱雀鸟之象。

⑤ 青龙：又作"苍龙"，四象之一，指东方七宿（角宿、亢宿、氐宿、房宿、心宿、尾宿、箕宿）组成龙象。古称为东方之神。

⑥ 白虎：四象之一，指西方七宿（奎宿、娄宿、胃宿、昴宿、毕宿、觜宿、参宿）组成的老虎之象。古称为西方之神。

五是也。

所谓成数者，即四方皆附土而加五。如水一附土加五成六也，水居北方亥子之位，得六十日水化，附于季冬丑土一十二日，共壬①七十二日，即丑土正旺十八日，共冬三月，故土数五，始成六也。

火二附土加五成七也，火居南方巳午之位，得六十日，火附化于季夏，未正一十二日，共王七十二日，即未土正旺十八日，共夏至月也。故得土合成七数也。

木三附土，五加成八也。木居东方寅卯之位，得主六十日，未化附于季春辰土十二日，共王七十二日，即辰土正旺十八日，共春三月也。故得土数五，合成八也。

金数附于土，加五成九也。金居酉西申西之位，得六十日，金化附于季秋，戌土十二日，共王七十二日，次即戌土王十八日，共秋三月也。故得土数五合成九，即先北后南次杀及西。土不成者，附于送也。前土称一，即送生一，一生二，二生三，三生万物，盖送自虚无而太极，一也。太极生天地，二也。天地生五行，三也。三生万物，皆自五行始，为己丑，次有黑炁横于丙谓丙寅，次有青黑炁横于丁谓丁卯，次有赤炁横于戊谓戊辰，次有黄气横于己谓己巳，终而复始，至今不绝，故甲与己合，共见土运。乙与庚合，共见金运。丙与辛合，共见水运。丁与壬合，共见木运。戊与癸合，共见火运。即上司天、见在泉，中五运，命曰三元也。

求天地二甲子五运配三元②法

地甲子首于甲戌，即先丙得之，先得

而犹未配合地，先六位见己卯，始得天甲子，故可奉天合德，配其夫妇之送论无已，即地己卯合天甲子，而生土运③也。

天甲子，地己卯，生土运。甲与己合，子与卯配。上见少阴司天，下见阳明在泉，中见土运。

天乙丑，地庚辰，生金运。乙与庚合，丑与辰配。上见太阴司天，下见太阳在泉，中见金运。

天丙寅，地辛巳，生水运。丙与辛合，寅与巳配。上见少阳司天，下见厥阴在泉，中见水运。

天丁卯，地壬午，生木运。丁与壬合，卯与午配。上见阳明司天，下见少阴在泉，中见木运。

天戊辰，地癸未，生火运。戊与癸合，辰与未配。上见太阳司天，下见太阴在泉，中见火运。

天己巳，地甲申，生土运。甲与己合，巳与申配。上见厥阴司天，下见少阴在泉，中见土运。

天庚午，地乙酉，生金运。庚与乙合，午与酉配。上见少阴司天，下见阳明在泉，中见金运。

天辛未，地丙戌，生水运。辛与丙合，未与戌配。上见太阴司天，下见太阳在泉，中见水运。

天壬申，地丁亥，生木运。壬与丁合，申与亥配。上见少阳司天，下见厥阴在泉，中见木运。

天癸酉，地戊子，生火运。戊与癸

---

① 壬：当作"王"，旺也。据上下文义，当改。

② 三元：此指司天之气（天气，简称"天"、"上"）、在泉之气（地气，简称"地"、"下"），中运之气（简称中，岁运）三者。

③ 地己卯合天甲子，而生土运：此为举例而言，指下文"天甲子，地己卯，生土运。甲与己合，子与卯配。上见少阴司天，下见阳明在泉，中见土运。"在十干化运的规律中，甲己化土，故《素问·天元纪大论》："甲己之岁，土运统之。"则其义也，故曰"中见土运"。"子与卯配"，指土运之年，若岁支逢"子"，必是"子午少阴君火司天"，故曰"上见少阴司天"。此年必然是"下见阳明在泉"。在十二支化气理论中，"卯酉阳明燥金"。故曰："子与卯配"。以下30年皆仿此。此为举例而言，指下文"天乙丑，地庚辰，生金运。乙与庚合，丑与辰配。上见太阴司天，下见太阳在泉，中见金运"的论述，余皆仿此。

合，酉与子配。上见阳明司天，下见少阴在泉，中见火运。

天甲戌，地己丑，生土运。甲与己合，戌与丑配。上见太阳司天，下见太阴在泉，中见土运。

天乙亥，地庚寅，生金运。乙与庚合，亥与寅配。上见厥阴司天，下见少阳在泉，中见金运。

天丙子，地辛卯，生水运。丙与辛合，子与卯配。上见少阴司天，下见阳明在泉，中见水运。

天丁丑，地壬辰，生木运。丁与壬合，丑与辰配。上见太阴司天，下见太阳在泉，中见木运。

天戊寅，地癸巳，生火运。戊与癸合，寅与巳配。上见少阳司天，下见厥阴在泉，中见火运。

天己卯，地甲午，生土运。甲与己合，卯与午配。上见阳明司天，下见少阴在泉，中见土运。

天庚辰，地乙未，生金运。乙与庚合，辰与未配。上见太阳司天，下见太阴在泉，中见金运。

天辛巳，地丙申，生水运。丙与辛合，巳与申配。上见厥阴司天，下见少阴在泉，中见水运。

天壬午，地丁酉，生木运。丁与壬合，午与酉配。上见少阴司天，下见阳明在泉，中见木运。

天癸未，地戊戌，生火运。戊与癸合，未与戌配。上见太阴司天，下见太阳在泉，中见火运。

天甲申，地己亥，生土运。甲与己合，申与亥配。上见少阳司天，下见厥阴在泉，中见土运。

天乙酉，地庚子，生金运。乙与庚合，酉与子配。上见厥阴司天，下见少阳在泉，中见金运。

天丙戌，地辛丑，生水运。丙与辛合，戌与丑配。上见太阳司天，下见太阴在泉，中见水运。

天丁亥，地壬寅，生木运。丁与壬合，亥与寅配。上见厥阴司天，下见少阳在泉，中见木运。

天戊子，地癸卯，生火运。戊与癸合，子与卯配。上见少阴司天，下见阳明在泉，中见火运。

天己丑，地甲辰，生土运。甲与己合，丑与辰配。上见太阴司天，下见太阳在泉，中见土运。

天庚寅，地乙巳，生金运。庚与乙合，寅与巳配。上见少阳司天，下见厥阴在泉，中见金运。

天辛卯，地丙午，生水运。丙与辛合，卯与午配。上见阳明司天，下见少阴在泉，中见水运。

天壬辰，地丁未，生木运。壬与丁合，辰与未配。上见太阴司天，下见太阳在泉，中见木运。

天癸巳，地戊申，生火运。癸戊相合，巳与申配。上见厥阴司天，下见少阳在泉，中见火运。此三十年，正对同配轮①也。始见坤元祖土，土生金，金生水，水生火②，火生土，名曰返本还元也。则前宫生商，商生角③，角生徵，徵生羽④，是故以阴阴⑤为首，在泉以阳明为初，五运以土运为始，次以五行土为尊。太极开辟，始自甲子，终而复始也。

---

① 正对同配轮：指上述30年司天、在泉、中运之气的变化规律及十二支化气的正化（正）对化（对）相互结合运用（同配），并以此为规律，周而复始，循环不已。
② 水生火：当为"水生木，木生火"，方合五运之气相生之序。
③ 商生角：当为"商生羽，羽生角"，方合五行五音相生之序。
④ 徵生羽：当为"徵生宫"，方合五行五音相生之序。
⑤ 阴阴：疑为司天之"少阴"之误，因为下文继则言在泉。

祖师授三元配轮图_{出自古本《太始天元玉册》中也}

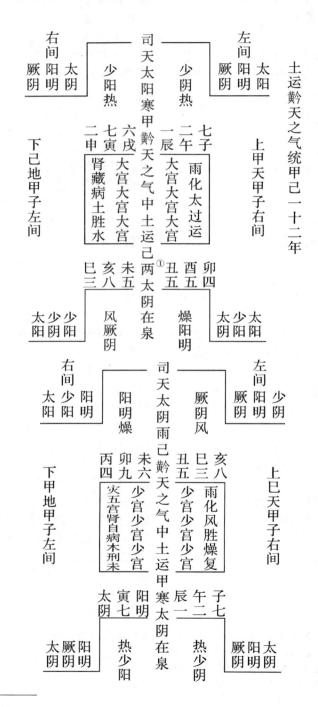

木运苍天之气统丁壬一十二年

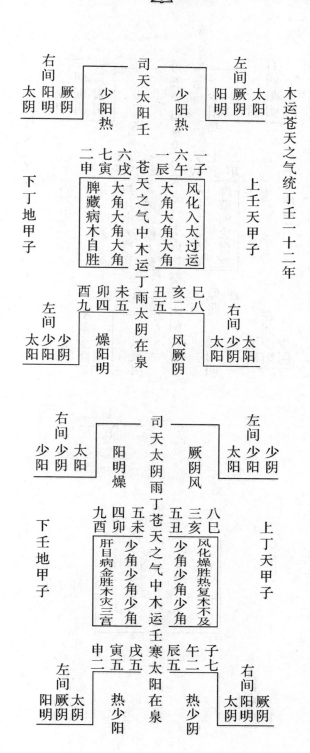

上壬天甲子

右间　厥阴　阳明　太阴
司天太阳壬　少阳热
左间　太阳　厥阴　阳明
少阳热

一子　风化入太过运
六午　大角大角大角
一辰　大角大角大角
苍天之气中木运丁雨太阴在泉
六戌　大角大角大角
七寅　大角大角大角
二申　脾藏病木自胜

右间　太阳　少阴　太阳
巳八　风厥阴
亥五
丑五
下丁地甲子
未五　燥阳明
卯四
酉九
左间　太阳　少阴　少阳

上丁天甲子

右间　厥阴　阳明　太阴
司天太阴雨丁苍天之气中木运壬寒太阳在泉　厥阴风
左间　太阳　少阴　少阳

八巳　风化燥胜热复木不及
三亥　少角少角少角
五丑　少角少角少角
五未　少角少角少角
四卯
九酉　肝目病金胜木灾三宫

右间　厥阴　阳明　太阴
子七　热少阴
午二
辰五
下壬地甲子
戌五　热太阳在泉
寅五
申二　热少阳
左间　阳明　厥阴　太阴

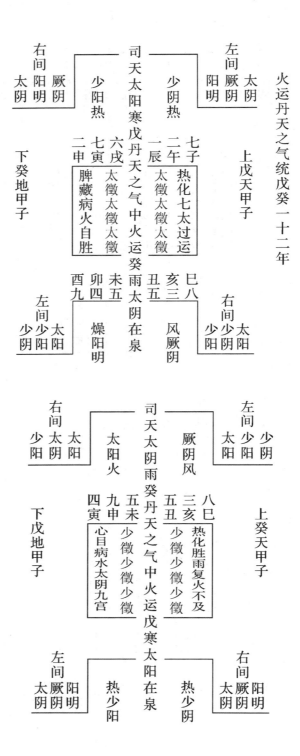

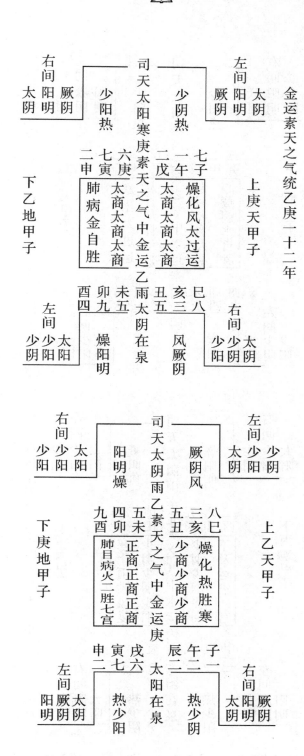

金运素天之气统乙庚一十二年

上庚天甲子

司天太阳寒庚素天之气中金运乙雨太阴在泉

左间 太阴 厥阳 厥阴

右间 太阴 厥阳 厥阴

少阴热

少阳热

七子 一午 燥化风太过运 太商太商太商

二戊 太商太商太商

六庚 太商太商太商

七寅 肺病金自胜

二申

巳五 风厥阴

亥三

丑五

卯九 燥阳明

酉四

左间 少阴 太阳 少阳

下乙地甲子

上乙天甲子

司天太阴雨乙素天之气中金运庚

厥阴风

左间 太阴 少阳 少阴

右间 太阴 阳明 厥阴

阳明燥

少阳 少阳 太阳

八巳 三亥 燥化热胜寒 五丑 少商少商少商

五未 正商正商正商

四卯

九酉 肺目病火二胜七宫

子一 午二 热少阴

辰二 太阳在泉

戌六 寅七 热少阳

申二

左间 阳明 厥阴 太阴

下庚地甲子

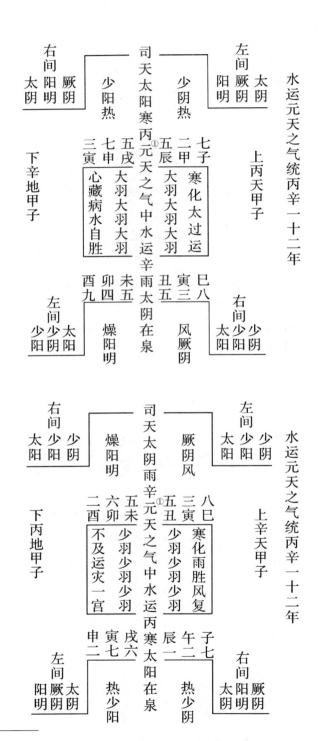

---

① 元天之气：五气经天中的"玄天之气"，即寒气。元，通"玄"。清代为避乾隆玄烨之名讳，改"玄"为"元"。本书皆如是。

天元玉册卷之八

求运交日之法

凡五运皆至一年太过，来年不及乘之。不及来脱①，太过从之。太过先至十三日，不及后至十三日。运来之日，在天交司日前后各十三日，或同交司日，齐天至②者，每岁交司日之于天正日后交司。天正即子正，冬至六日后即日正大寒日，天六司也。即大寒日，计建丑③也。此日气终尽，即天德初气之始，阳年太过于天，交司前十三日至，即于从甲、丙、戊、庚、壬，支合子、戌、申、午、辰、寅，是谓六阳年矣。阴年不及于天，交司后十三日至，即于从乙、丁、己、辛、癸，支合丑、亥、酉、未、巳、卯，是为六阴年矣。支符平气，岁于天交司日齐天而至，是年支与运合，支德四平气。即④非有余，亦非不足。曰平气，即土气取己、丑、乙、未，金运取乙、酉，水运辛、未，木运丁、卯，火运癸、巳。此皆阴季⑤不及作平气。金运取刑庚子、庚午、庚申，即君相二火，中见金运，司天刑之不得有余，故作平气。皆司天日至，即同至于大寒日也。

求见五运所至时刻法

其法有五，先求土运。先置上元甲子日。大唐麟德甲子岁，自上元甲子，看得岁甲子数，有零年是甲子末周纪者，全取之，看得岁甲己年，即以十二年之是六甲年、六己年。甲己土运，故甲子周其天六十年，土运作十二乘之，得几何也。乘毕即合零年，都几数零年，取甲己年，此皆土运平数也。即以甲己数作两位分之。甲己数为上下两位分之，以甲年为上位，己年为下位。甲为太过，己为不及。上位甲年计得几何，下位己年计得几何。于诸己年中，求其平气。岁取者，己未、己丑年也。先以太过先天，运安于上位，即以五因之，因得几何是土数也。次不及后天，运安于下位，亦作五因之，因得几何，土无成数，以乘上下递相乘，看上合下，进而乘之。乘一作十，十作百，百作千，千作万。一位乘一位，进而乘之。先以下乘上，次以上乘下。乘了合其数，看得几何，乃进二位。

以万作百，是退二位，即名曰乘。退别多少安于上位，下位以周天数乘之，即

---

① 脱：去，去掉。

② 齐天至：谓岁运（亦称中运）之气与司天之气同日、同时交司的年份。齐，一同、同步。天，司天之气。

③ 建丑：谓月建是丑的月份，即十二月。一年十二个月的月建分别是：十一月建子，十二月建丑，正月建寅，二月建卯，三月建辰，四月建巳，五月建午，六月建未，七月建申，八月建酉，九月建戌，十月建亥。

④ 即：与"既"同。

⑤ 季：当作"年"。谓阴干之年。

三百六十五度二十五分半，看乘得几周天也。又以乘了者，不过数，却以率数每周年法加十三日，余即多合之，看得几何，加入来年十三日与乘数置之，此太过先天运数。乘之毕，别置之，寄其数。次以不及得天运，亦作周天数减之，置不及年率数在上位，下以三百六十五度二十五分半乘之，计乘得数几周天数，即不及后周天运率数，每一岁减十三日是不及，运数后十三日也。减外得多少数，别置一位寄其数，此不及后运乘数减之毕，减了合置。次要三合之，又以平气齐天。运亦作周天数周之，置平气率数于上位，下以三百六十五度二十五分半乘之，计得几周天数，以平气齐天，运了乘即通运合之，将先天、后天、齐天三运起合之。土运五百去之，土无成数，五百去之外得几何。次百乘之，是二进作百，盖百乃一百刻也。次加入交司时，此是四六天数交司刻数，即是申、子、辰年，始于水下一刻，即加入一刻。巳、酉、丑年，始于三十六刻。寅、午、戌年，始于五十一刻，即加入五十一刻。亥、卯、未年，始于七十五刻，即加入七十五刻，乃交司时也。却入前乘退之数，是前来退二位者，乘数即加入天数，通计合之，看得几何。通计之数，皆作百刻，即一百去之。一日计有百刻，是计刻除去外得多少，不满日者，本满百刻是皆日运之时刻。阳年用奇数，阴年用偶数，奇只偶双也，是合阴阳奇偶之数。阳年遇偶即减一，阴年遇奇即加一。一为一刻，加减皆刻数也。土运之数，岁如上见天冲室者，即加五十刻，上见厥阴亦然。天冲本司厥阴，木气皆刑土运，必脱来五十刻也。皆加减了，次用去法除之。

次求占候土运法

夫土运者，作五运之化源，故以为先。自太始开辟，首见黄气横于甲己，岁以为先。即太极始敢先有甲子者，甲己土运，名黅天之气①。黄色经天而过，故曰黅天之气。其炁至也，经于角、心、尾、轸四宿。其心、尾二宿，即人马宫②，寅位甲之分也。即角在寅，角轸二宿天称双女，二宫之间，即己之分也。己在地户，乃辰己之间，即总甲己二运而言之。先推运数，以定时，以审候，其宫宿之分以占之。定其首尾灾凶、可验吉祥矣。所谓土运甲年，从甲分心、尾之间，黄炁俟之。如甲子年，缠③在虚、危二宿，即宝瓶宫④，此甲子首运首尾也。如己年土运，即候从己分起首，己亦在地户，黄炁缠于角轸二宿之间起首。如己亥年，终于室、壁二宿，即双鱼宫⑤，室壁亥分也。皆自

---

① 黅天之气：指天空中所出现的黄色气象。黅，黄色。

② 人马宫：黄道十二宫的第九宫，黄经从240°～270°，原居人马座，故名。但由于岁差，现已移到天蝎座。每年11月22日前后，太阳就运行到这一宫，那时的节气为小雪。

③ 缠（chǎn 音缠）：通"躔"，天体运行。《说文通训定声·乾部》："缠，假借为躔。"《汉书·王莽传中》颜注："缠，居也。星纪在斗，牵牛间。"

④ 宝瓶宫：黄道十二宫的第十一宫，黄经从300°～330°，原居宝瓶座，故名。但由于岁差（岁差，地轴运动引起春分点向西缓慢运行，其速度为每年50.2″，约25800年运行一周。而使回归年比恒星年短的现象。岁差又分为日月岁差和行星岁差两种），现已移到摩羯座。每年1月20日前后，太阳运行到这一宫，此时的节气是大寒节。

⑤ 双鱼宫：黄道十二宫的末一宫，黄经从330°～360°，原居双鱼座，故名。但由于岁差，现已移到宝瓶座。每年2月19日前后，太阳运行到这一宫，此时的节气为雨水。

干至支，名曰首尾，于是诸甲年、诸己年，名曰年支同。自干寄子，干之分至于十二变。位分于十二位，宫各有分野，此同审而候之，皆同黄焉，经于布支，占各异子。即甲候从甲分，己候从己分。甲子终于宝瓶，甲戌终于白羊①，甲申终杦双鱼，甲午终于狮子②，甲辰终于天秤③，甲寅终于人马，即六甲，年首尾自甲分，经于六甲之分也。如巳丑终于磨蝎④，己巳终于双鱼，己酉终于金牛⑤，己亥终于巨蟹⑥，己未终于双女⑦，己卯终于天秤，此六己年，首尾自己分，终于六支之分也。

求金运取至时刻法

置上元甲子，下积年至今年，看得几行，甲子年数有零年，别取之。有零年别取乙庚年，将甲子数作十二乘之。每一周天，六十年中有六庚六乙，计十二年。次合零年，共得几何。十二乘之了，以合零年乙庚，即以乙庚作两位分之，庚主太过，乙主不及。中庚年，中取出天刑运，上见二火司天刑金，运不得太过也。即庚子、庚午、庚寅、庚申，只取正化。寅午

年内⑧平气，子乙年取公⑨。平气，遇年支与运合者，谓之平气。如取乙酉，同金运也。置庚年于上位，将律数九，因见其数置之上位，置乙年于下位，将率数以乙置之下位，即四因之。阴年从生数燥化，故作四因之。因得多少，置之于下位，将率数四因之，如见数置之下位，次上下递相乘也。此将太过乘不及，将不及乘太过，先下乘上，次上乘下，是上下交在⑩乘之，求如矣。乘了合其数，共合之看得多少。次退二位，以万作百乘，退以百乘一，令数别置一位，名曰乘退置乙位，寄其数。先以太过，先天运，以周天运乘之，置太过运率数于上位，以三百六十五度二十五分半乘之，看得几周天也。次以率数，每一年加入十三日。此阳年太过来早十三日，如外合之，见数令置之，寄不零置之。要用太过先天运，乘了如数毕，阳年来早，故加之，次以不及后天运周天数乘之。置不及后天运率数于上位，下以三百六十五度二十五分半之，看得几周天，却以率数，每一年法减十三日，阴年来晚十三日。减外得多少，别置一位，寄

---

① 白羊：即白羊宫，黄道十二宫的第一宫，黄经从0°～30°，原居白羊座，故名。由于岁差，现已移到双鱼座，每年3月21日前后，太阳运行到这一宫，其节令为春分。

② 狮子：即狮子宫，黄道十二宫的第五宫，黄经120°～150°，原居狮子座，故名。由于岁差现已移到巨蟹座。每年7月23日前后，太阳运行到此宫，时当大暑节。"狮"，原书误为"师"，径改之。

③ 天秤：即天秤宫，黄道十二宫的第七宫，黄经180°～210°，原居天秤座，故名。由于岁差，现已移到室女座，每年9月21日前后，太阳运行到此宫，时当秋分节。

④ 磨蝎：即摩羯宫，黄道十二宫的第十宫，黄经270°～300°，原居摩羯座，故名。由于岁差，现移到人马座，每年12月22日前后，太阳运行到此宫，节令为冬至。

⑤ 金牛：即金牛宫，黄道十二宫的第二宫，黄经30°～60°，原居金牛座，故名。由于岁差，现已移到白羊座，每年4月20日前后，太阳运行到此宫，节令为谷雨。

⑥ 巨蟹：即巨蟹宫，黄道十二宫的第四宫，黄经90°～120°，原居巨蟹座，故名。由于岁差，现已移到双子座，每年6月22日前后，太阳运行到此宫，时逢夏至。

⑦ 双女：又称"双子"即双子宫，黄道十二宫的第三宫，黄经从60°～90°，原居双子座，故名。由于岁差，现已移到金牛座。每年5月21日前后，太阳运行到这一宫，此时的节令为小满。

⑧ 内：义不明，疑有误。

⑨ 公：义不明，疑有误。

⑩ 在：疑为"再"之声误。

数要合之。此不及后天运乘数减毕，阴年来晚故减也。又次平气齐天运，亦以周天数乘之，以率数置之于上位，下以周天三百六十五度二十五分半乘之。乘了见其数，即不加不减，平气齐天，运不同司天，前统十三日至也。三运乘了，或加或减毕，统前三位都合之，如太过运，九百去之。阴年不及，生数四也。如平气运亦四百去之，平炁天刑九百去之，阳年乘数九也。阴年四百去之，阴年生数四也。去外有零，其百乘之，是进二位以作百，是进作百刻也。进了却入前，来退合之，进位乘数，令寄置者加入数也。合之了，次加入交司时刻，是四六天数所至时刻也。次加入积日残零，此运至日，从上元甲子至本日也。横日六阴零零日加入此数刻加了①。如庚年，九十去之，以交数除之。乙年四十去之，以生数除之。如阳年用奇数，去外可见零数，只者奇也，阴年用偶数，去外置见数也。如阳年见偶，即减一数，有入即用一是也。阴年用偶数，去外置见数也。遇奇即加一数，有五即用六是也。去外有零，是运来之时刻。水一刻作每在一时，时有八刻，刻用二刻，十八数除之。金运上见天英室，即加入七十刻，先加了次去除之，加入外如过百刻，即属来日。上见少阴、少阳司天亦然。庚子、庚午、庚寅、庚申，君相二火交司天同，故加七十刻也。

求占候金运法

夫金运者，此甲生乙，己生庚，乙庚金运，故次以土运②。此土运生金，是数

子母相生者，乙庚金运，名曰素天之气。素，白也。经天而过，曰：素天之气。其气至也，推运可知，经于毕、觜、亢、氐，此乙庚子分求两位而言之。庚在申，毕、觜二宿，阴阳金牛二宫之间，故庚年自庚起，首终于年支之分，即庚子、庚戌、庚申、庚午、庚辰、庚寅，此六阳年主太过。此日自干至支之分，庚子自毕、觜，白炁至于危虚，余皆□③娄，只如乙酉年，其运自亢、氐二宿乙分，终于胃昴金牛宫酉分，即乙亥、乙酉、乙未、乙己、乙丑、乙卯，此六阴年主不及，皆自亢氐分至，六阴年支也。

求水运所至时刻法

置上元甲子至本年，下积年至本年，看得几甲子。数有零年，别取丙辛年，看得多少数。甲子数并合，零年作十二乘之，是六丙六辛年。计一甲子中一十二年水运。乘了合见数，得之水运率数也。

自上元甲子年至今年，共得多少水运，即以丙辛作两位分之，率立见数。以丙作上之位，辛作下位。丙年太过置于上位，寄因数多少也，作六因之。丙年太过，水成数因之，因了置于上位，寄因数多少也。

次辛年置于下位，将辛年率数置于下位，内取出平气齐天运，取了辛亥率作平气。水运次取天刑运，水运辛年不因，水生一数，故不因，只因率数也。次以上下递相乘，先下乘上，次上乘下，了合其数，一位乘一位，进而过身乘之，合之见其数了，乃退二位，以百作一者，退二

---

① 横日六阴零零日加入此数刻加了：此 14 字义难明，疑有误。

② 次以土运：即金运位居于上运之次。

③ □：原本缺一字

位，名曰乘退。故别置之，寄其数合而加之。

又以太过先天，运以周天数乘之，以诸丙年率数置之上位。下以三百六十五度二十五分半乘之，看数得几何。又以率数，每年法加十三日是太过，运来早十三日。加了，见其数合于乘数，合入周天乘数之中。此太过乘数加之毕，合其加数则寄之也。

次以不及后天运，亦以周天乘之，以不及运率数，运之上位，下以三百六十五度二十五分半乘之，看得几周天也。乘之却以率数，每年减十三日，不及运晚来十三日。减外得见数别置之，用寄数。次要合之以不及后天运乘了，减率数。阴年与阳年异同，故别置之。

又以平气齐天，运气亦以周天数乘之，将平气率数置之于上位，下以三百六十五度二十五分半，平气齐天，两至无前后十三日至，即不加减。乘了见数，通前后三运三合之，共得几何。

以太过、不及、平气三运乘数共合之。丙年以六百去之，以太过水运乘之数去之，辛年以六百去之，以不及水运生数去之。去外有零者百乘之，即进二位以一作百，以一日计百刻，却加入前相乘之数，退位六数合也。

又入交司时刻，四六天数取至时刻，又加入积残零，自上元甲子起积日至运交之日，交除外零者，加之作刻，加了共合之见其数定，都位刻数也。丙年六十去之，丙年太过成数六也。辛年一百去之，辛年不及生数一也。阳年用奇数，比会同数作小吉也。辛年阴数用偶数，不会同小凶。去外有零者，乃运至之时刻数去外，

无合小凶。上见天内宫、天禽宫，即加十刻，如二十刻至即三十刻至，又上见太阴司天，其数亦然。太阴上司天，即水运来晚十刻也。

求占候水运法

夫水运者，自乙生丙，庚生辛，丙辛水运，故次金运[1]。此金运生水，乃子母相生。丙辛水运，名元天之气[2]。元，黑也。经天而过，故云：元天之气。先推运数，预可定期，审候宿分，可知未方。故运来之六气占候，见之丙辛水运。元天之气，经于张翼娄胃，总二位而之丙分，即张翼二宿之间，乃双女狮子二宫。盖丙分，午从午，寄己矣。辛分金牛白羊二宫，乃娄胃二宿，盖辛分从酉而寄戌矣。细分十二位，即太过阳年六位，丙子、丙寅、丙辰、丙午、丙申、丙戌，六丙年各异皆，自丙分黑气经之终，于年分干位也。辛年亦六位，即辛、丑辛卯、辛巳、辛未、辛酉、辛亥，此六辛年各异，皆从辛分黑气经之，终于年分支位也。自干至支，首尾始终也。

求木运所至时刻法

置上元甲子至本年，看得几甲子。先下积之本年，共得几甲子。周纪如有零，年别取之。不满六年者，此谓今年中别取丁壬二年，甲子周纪之数，作十二乘之，六十年名周天纪。每周中有二运，计六纪有十二也。乘了，加入零，年是丁壬木之率数，故分二位。以丁壬作上下位。阴阳年各异也。

---

① 次金运：金生水，水运位于金运之次，故曰"次（于）金运"。
② 元天之气：元，通"玄"。元气，即玄天之气，指天空中出现的黑色气象。其五行属性为水。

壬年置之上位，分阳位太过作八因之。太过从成数，化八也。因了置于上位，看因得几何，别置之。以下次位丁年分阴位于下位，次求因数。于阴年中取出平气。丁卯支德干合，故作平炁，非不及也。

次干不及，丁年置于下位，取出平气，皆是不及，作三因之。不及从生数，风化三也。因了置于下位，上下各因了，见数次相乘，次上下递相乘毕，先下乘上，次上乘下，相乘见其数，乘了合之，名曰乘退。合了次退二位，别置其数，先以太过先天，运以周天数乘之，置阳年率数于上位。下以三百六十五度二十五分半乘之，乘得几周天数。乘了，每一年法加十三日，置其率数减之，故加于乘数之中。次以太过先天运数减之毕，减了寄其数，别置之次，以不及后天运以周天数乘之，置不及率数于上位，下以三百六十五度二十五分半乘之，共得几周天。乘了见其数，以每年法减十三日，却以乘数减之，是阴年来晚十三日，故以乘数中减。此不及后天运乘了，减数毕，减了见数别置一位。

又以平气齐天运以周天数乘诸运，皆主一年，故以周三百六十五度二十五分半乘之乘了。见其数，故趋[①]加减之法，齐天运同日至，故无早晚，十三日通前二运，共三合之。如壬年八百去之，阳年太过，成数去之。平气丁卯年，亦有三百去之，亦从壬数。去不尽即百乘之，二退之一日成百刻。却加入前乘退合之，是前来相乘之数，次加入交司时日，至运交之日去之。除外有零者加之，加外数壬年八十

去之。壬阳年从成数去之。如丁年三十日去之，丁阴年，从生数也。

阳年用奇数，阳法天数一、三、五、七、九是也。阴年用偶数，阴法地数二、四、六、八、十是也。如阳年用偶，即减一刻。阴年用奇，即加一刻。壬后不及，至之百刻时刻也，自水下一刻除之，至日下减，至夜是运至之时。本运上见天柱，即加三十刻。加入数通百刻，即来日如上见阳明司天亦然，皆上见金刑之故，晚至三十刻也。

求占候木运法

夫木运者，丙生丁，辛生壬，丁壬木运，故次水运[②]。水乃生木，此子母相生。丁壬木运，名曰苍天之气。苍，青也。经天之运，故曰苍天之气。推数穷源，至而可候。前法至之时，次可三候而见吉凶。

丁壬木运，苍天之气，经于鬼柳二宿。丁分巳，丁在未，危室二宿具分也。壬寄亥即起总丁壬二位而分之。故丙后见丁，辛后见壬，丁之分即巨蟹宫，乃天之分。

丁分苍天木运，从此法起，前终子年支丙位，丁丑、丁亥、丁酉、丁未、丁巳、丁卯，此六阴从丁分起，至于支分，各有异同。

壬分即双鱼宫，乃天上之壬分，苍天木运经此起首，至干亥位。即壬子、壬戌、壬申、壬午、壬寅、壬辰，此六位乃阳位，各有异同，凡候宜详之。

---

① 趋：据上下文义，疑为"趋"字之误。
② 次水运：此论木运，木生木，木位次于水，故曰"次（于）水运"。

求火运所至时刻法

置上元甲子至本年，下积至本年，看得几甲子数。有零年别取之，不满周纪，看零年也。

今取戊癸年，看计得多少。将甲子数并零年加入，共见数即作十二乘之。每一周甲子计有六戊六癸，故十二乘之。乘了加零者，戊癸谓之率数。

自上元麟德元年，率多少火运，即以戊癸分作两位，谓分阴阳年也。即以戊年中取出天刑运，以同平气，是戊戌、戊辰火，在上太阳寒水天，火运同平气。

次于癸年中取出支符干合，作平气。只取癸巳年，干合支德作平气。即以上位取戊年作七因之，以戊年率数置，看因得多少。戊阳年作七因之。以癸年率置之，看因得多少，癸阴年作二因之。各因了即上下递相乘，先以下乘上，次以上乘下，位进而过身乘之。乘了合其数，即退二位以百作一，名曰退乘，别置寄数。

先以太过先天，运以周天数乘之。以太过率数置之于上位，下以三百六十五度二十五分半乘之。次以一年法加十三日，置率数减之，即加于成数之中，此太过先天，运乘数加之毕了，乘如见数，别置之。

次要合之，次以不及后天，运以周天数乘之，置不及率数，运于下位，下以三百六十五度二十五分半乘之。乘了以一年法减十三日，却要乘数中取，是阴年来晚十三日，此不及后天，运乘了减数毕。此不及运之实日数也。

又以平气齐天，运以周天数乘之，置平气率于上位，下以三百六十五度二十五分半乘之。见数也，平气运即不加不减。平气齐天，运本无前后十三日，故不加不减也。通前二运三合之，此火运之实日。

自上元甲子至此年，少[1]运之日，戊年七百去之，火太过成取了数。癸年二百去之，火不及生数二，如平气亦二百去之，平气天刑七百去之，支符阴年故二百去之。去外有零日，即百乘之，二进以一作百，谓一日一百刻也。却加入前进退之数，次加入积日残零。

自上元甲子至本年，积日六除数，令日以作百刻，加大[2]数合之数也。加外见数，别有去法。此百刻中去之，见见当之日别数。

如戊年七十去之，阳年成数。如癸年二十去之，阴年生数也。

如阳年用奇数，奇者天数也。天数者，一、三、五、七、九是也。如阴年用偶数，偶者地数也。地数者，二、四、六、八、十是也。

如阳年遇偶，即减。阴年遇奇，奇即加一。见一作二，见八作七[3]，见四作五，去外有余，是运至时刻也。看至其时几刻，至如见天蓬室，即加九十刻。

究加入数然后去之，如上见太阳寒水司天，亦如此加之。太阳天运，皆水下刑火运大法。

诸运阳年加十三日，阴年减十三日，平气即不加不减，以周天数乘于率数中减一，算为本年木于一岁，故减一。算即一年，加减之数亦然也。

---

① 少："少"疑为"火"。

② 大："大"疑为"火"。

③ 见八作七：据上文"阴年遇奇，奇即加一。见一作二"，及下文"见四作五"，故疑为"见七作八"之误。

求占候火运法

夫火运者，此丁生戊壬，壬生癸戊。癸，火运，故次木运①。此木运生火，乃子母相生。戊癸火运，名曰丹天之气。丹，赤也。经天之运，故曰丹天之气。先推运数，预可定期，审候宿分，可知未来。故运来之六气，占候见之。

戊癸火运，故曰丹天之气，经于女牛。金毕，此戊癸二分也，总两位而言之。所谓金毕二宿者，即双女白羊二宫之间乃戊分也。

六戊在天门，即戊亥之间，周天之气经此戊分。起首者，即戊子、戊寅、戊午、戊申、戊戌，此六戊阳年，皆从戊分，终于年支位也。牛女二宿即磨蝎宫，天上丑分，癸在丑。

故六癸年周天之气，火运于癸分。经此癸分者，即癸丑、癸卯、癸巳、癸未、癸酉、癸亥，此六癸阴年，自干至支也。

---

① 次木运：此论火运，木生火，火为木之次，故在论木运之后，次论火运，故曰"次（于）木运"。

天元玉册卷之九

占诸运中有干同支位伏刑运法

夫干同支位者，是有天十干，布十二支，分会支焉。干同会之年。

夫十二支者，四正异同，即寄在二龙，与前言有异，泉分①十专之岁，故作如此占之。即运有异同，故曰会所寄之分。当本年即归之，见四正之年②，当本年不寄干，即子、午、卯、酉四年，寄而还位数。壬子年壬归子位，丙午年丙归午位，己卯年己归卯位，辛酉年辛归酉位。除此四年，即壬寄亥，丙寄巳，己寄辰，辛寄戌，四正六年。过本年即不寄，余年皆寄。故看同异，干同支位，运见运刑而不行。但彰气色复隐，所经宫宿或与前殊，故作别置之。

甲在寅支，干因会甲年，土运，黄炁但彰而不行，见而乃伏，只在尾箕而支干同位，故不流行矣。

己年土运，乙木支干同会，己包土运黄炁但彰而不行，见而乃伏，只在轸翼，支干司会而不流行。己本卯而寄辰巳，卯金运白炁但彰而不行，见而乃伏，只在房

心，支干同位，余五己年，首自亢翼，是乙寄辰也。

庚本在申庚，本在午而寄巳。

丙午年水运，黑炁但彰而不行，见而乃伏，只在参觜，支干同位，余五丙年，在午而寄巳。丙午年水运，黑炁但彰而不行，见而乃伏，只在张星，支干同位。余五丙年自翼轸，丙寄巳也。辛本酉水运，黑炁但彰而不行，见而乃伏，只在胃昴，支干同位，余五辛年，首甲奎娄，是辛寄戌也。

壬本在子而寄亥，壬子年支干同位，壬年木运，青炁但彰而不行，见而乃伏，只在柳鬼，支干同位。

戊本在戌，支干同位，戊年火运，赤炁但彰而不行，见而乃伏，只在牛女，支干同位。

凡五位计十年，分阴阳刚柔，支干作十年，干同支而不行，见而乃伏，隐亢③五运各十二，共六十年。六十运中有此十年，余皆自干至支，首尾之自也，故分寄之二部，作守支之年，亦早专也。专而首支干合，故曰干专之岁，定位而不移有也。盖与前话之异而别录之也。

---

① 泉分：其义不明，疑有误。
② 四正之年：指岁支逢子（子属水，位居正北方）、逢午（午属火，位居正南方）、逢卯（卯属木，位居正东方）、逢酉（酉属金，位居正西方）之年。
③ 隐亢：指岁气不足之伏匿和岁气太过之亢烈。

占诸运中有支与干冲运
当返经法

夫返经运者，是支冲其干。运欲至而回返者，复也。回其不支，却返经，复至干而隐也。支位对干，运自干而起首，返经本位而伏，运欲至支而返冲其干。

甲本在寅会，甲申年支冲于甲，运起黄炁，自尾箕而首起之，将欲至觜参申位而返回，即至本干宫分而伏。故曰支冲而返经本位也。

己本在己会，巳亥年支冲于己，运起黄炁，自翼轸而首起之，将欲至室毕而返回，却至于本干宫分而伏。故曰以将本位。

乙本在卯而寄于辰会。乙酉年支冲子干，运起白炁，自房心而起首之将欲至西而返回，却至于本干位而伏。

庚本在申会。庚寅年支弱于干，运起白炁，将欲至尾箕而返回，却至本干宫分，觜参而伏。

丙本在午而寄巳。运会丙子年，支冲于午而起黑炁，将欲至虚尤①而返回，至于本干会宫，分翼轸而伏。

丁本在未会。丁丑年支冲于干，运起青炁，将欲至牛斗而返回，却至本宫分，鬼柳而伏。

壬本在子而寄寅，运会壬午年，支冲于干，运起青炁，将欲至星张而返回，却至本干宫分，虚危而伏。

戊本在戌会，戊辰年支冲干，运起赤炁，将欲至角亢而返回，却至本干宫分，

奎娄而伏。

癸本在丑，运会癸未年，支冲于干，运起青炁，将欲至鬼柳而返回，却至本宫分，女牛而伏。

凡以五运计年，即分阴阳年，各有支对干而冲回运，故曰返经不位伏宫也。与前又小异所别，录之不同，故当别绅话之。此支对干及回，其运又干异。

诸运中分清浊，占之可见或
不见法

夫六气为经，五运作纬，是故司天者，上接天机而治天。司地者，下经地轴而治地。五运处中而纬天地者也。天机在天，九常三气，治地在九泉，常以二气。治天是一司天而二间②，一司地而二间。间，即在左右间炁。

五运之中，有一上转天机，自下纬地轴者也。天地二间一司，皆从其支③。五运纬之，皆自其干五运纬之，皆自其干：指木、火、土、金水五运的确立，是以岁支为依据的。，即十二支与十干，分布于大罗④之间。十二宫分部列宿于二十八宿。天地各一正司，即大间，计六纪作十二分，即十二支也。五运分阴阳刚柔而作十二干，余只二十八宿在黄道干名列宿也。次分别天心十五分之位，□□⑤以占候之故。

天动而地静，定位而天晚，欲明天上

---

① 尤：义不明。疑为二十八宿中的危宿之"危"字。
② 一司天而二间：指客气六步中，每一个司天之气（位当三之气），必有左间气（四之气）和右间气（二之气）两个间气。
③ 天地二间一司，皆从其支：指每年的司天、在泉及其各自的左右二间气的确立，都以岁支为依据。天，指司天。地，指在泉。
④ 罗：一指天穹。因为天穹像一张大网。一指占卜星象的罗盘。
⑤ □□：原缺字。

东西南北，只凭四方七宿以占候之，宫分明矣。欲占五运之首尾，明列宿宫分而知之矣。

斗转回星移，得半北圆罗而转之，白日然。辰[1]昏昼夜分明矣。为天喉舌，河汉明明也。星移得半二十八宿。二十八宿只得十四宿，在地圆罗西转而东没，太阳所在，可分昼日浸言夜□□[2]即明罗即大罗之昼夜矣。

十二宫分二十分宿，黄道在即罗之回，日分昼夜，推数求其五运所至之时刻，或昼或夜，各有宿属之分在天，或宿在地，或见或不见，则占之时候。宿昏中，中中之宿，审运至何时。常时支干，分中之宿，在天可见，在地不见也，以五运宿分占之。可见者，一名曰经天。而不见者，名曰纬地。天可见者，名曰清。地不可见者，名曰浊。天不清，地不浊，皆不出于圆罗转之内，遇胡[3]运近天，则可见，在地则不可见也。

诸运中分清浊之宜法

夫五运与天相得者，宜五行子母相生之宜也。与地不相得宜浊，五行相胜法鬼贼不相得，五运与相宜浊。

假令太阴司地，上见水运，宜浊而近地，与地不得相者，宜清。假令太阳司天，中见火运，青赤近天，相刑远矣。余四者类此。

司临上者，宜清，上应司天符德者也。同下加者，宜浊，下加者岁会与地合

德也。地室合德，并相得者，宜清。

假令水运与地合，元室合德，见地阜室，地黔室者，鬼贼不相得。余四者类。此天十神太乙下胜者，宜浊。五福胜木运，运至清而返浊，地九旗太乙胜者，宜清。减地太乙上胜木运，宜运清而近天，推太乙在天，上支干之分，可胜此运。

推天地数，穷五运吉凶法

天数[4]得平，地数[5]得中，天地合德[6]，中运皆吉。天得平气，然前半圆授之于地，天地合化，名曰天地合德。五运居中，符天合地，故吉也。支干相合，名曰小合德，五运皆吉。见干在天而辅动，支定位而不迁，干支临合，亦名天地合德，故曰小合德。五运皆吉，或曰小凶。在乎占候，而知之得知。

天数不及即左间接之，名曰迭移。天数不及，半周天而退位，即左间迁正于中司，名曰天迭移，又曰天易数，即一岁二司天，司化不专，即五运前吉后凶，三灾之化，主及不灾。若在接之，即推其左间之数，又不及而年退位者，名曰天空。五运司作天凶年。

地数不及者，亦左间接之，名曰天守。地数不终岁而退位，即左间代之地化。不应而地化之，应有大小，推会何，太乙见于下经也。

左间接之，即推左间之数。又不及而早退位者，名曰地亡。左间又退即并左右二间，司天中更无左间代之，故正司一位

---

① 辰：辰，疑为"晨"之误。
② □□：原本缺字
③ 胡：义不明，疑有误。
④ 天数：所求的司天的正化、对化之数。
⑤ 地数：所计算出在泉的正化、对化之数。
⑥ 天地合德：指司天之气与在泉之气的属性相符或为母子相生关系。也称为"相得"。

司天治之，故位从生而作凶年。当审支干合德并地九旗太乙，运相得又当其太乙，间六限又审其律吕①之寄，见下经也。

如支干合德者，运虽凶而凶且微。

上细审太乙即凶年之大小。审穷矣，寄见下经。

如支干合德者，运虽凶而且微。五运从生性，而作凶年占候。

五星光彩所注之宫，宿如属海，越不当者，凶且不久乃吉。

五星者五运之神彩。五运者，五行之真性。太乙者，天地之真神。如性动则神乱，神乱则彩易。故当运之星游越不常而作者，占五星之游越有归不位，出下经也。

如占五运中，有变易非常而吉凶。

天推数者，不尽其占也。

不预知其推数，不能前知吉凶之兆。推数而知天地合德，委在占之，然后复无失守，反移之患矣。若占之未见吉凶者，遇数不可前定，是故占推之二法，不可偏发也。且吉凶之事，要细求之，故作一法而知之。

亦由天数，亦由五运，亦由太乙，亦由天符十二神，亦由太乙间六限，亦由九旗太岁在，亦由占候运气，亦由听律吕管，穷天地升降之气，故曰要细求之也。

天地之数如迭移失守者，运多不从其源而从其方。源乃干小之本位也，方乃天地之方运之。首尾不从者，吉即凶中有吉，吉中有凶。

若支不相合而占候之，多然其返伏，故运不横冲而流行也。

见运数而返见之，故不伏也。

向管律吕，阴皆刍②本管音者也。

如不见而不问吉凶，可别求云。

然起是凶，听不能尽大小之占，在太乙并百六根阴阳九数，并天将十二神，主人之司命不同。

五运之吉凶，有推而知之，占而知之，听而知之，非一耳。推问而前长，故占候有而变异。听前之而轻，重反约之者，变异可知也。

五运本自横流不正去之，正对有支冲，反而伏形，故本干即首尾，横而可去。

五运太过年，必色深而行运诸阳年也。

运气盛而见胜气，气而不滞，故不滞矣。

五运平气，年刍维而且中。

平气者，门只在天地与之符合德，合德二位八等。中，中不杂之色。不杂者，别无间胜人之，故专化曰平也。

五运不及，五色薄且浅，胜气间复杂之，故不专化矣。

当一色而有胜复，二气之杂矣。

占太平运，似虹蜺③两傍有耳。

吉运，已诸运中皆有之，即于本色中如虹蜺，两傍即有耳，此见运乃太平也。

占升平运，似五色彩光。

吉运，已于帝家传玉皆有光，见本运中若五色彩之，又似虹蜺见之，吉祥也。

占天灾运如狼虎之驰走，又名天兵运

凶运，诸运中各有之，干运本色占有白云似狼虎形见之，次岁凶。

占天亢运，白炁中赤炁间之。

凶运。金运白炁中有赤炁，如点子见之主大旱灾也。

---

① 律吕：律，古代音乐十二律的阳律，有六种，总称六律。吕，古代音乐十二律中的阴律，有六种，总称六吕。由于六律为阳，六吕为阴，故此处"律吕"即指代六气的阴阳属性。

② 刍：义不明。疑为"趋"字之声误。

③ 虹蜺："虹"，指大气中一种光的现象，天空中的小水珠经日光照射发生折射和反射作用而形成的弧形彩带，出现在和太阳位置相反的方向。蜺，同"霓"，是大气中有时跟虹同时出现的光线反射和折射，但其色彩排列次序与虹相反，红色在内层，紫色在外层。又称"副虹"。

占天泽运，黑炁如马尾。

凶运。土运黄炁中有黑炁，如马尾见之，主大水，人民灾也。

占灾生运，如火星散后若蛇行。一名攙抢运

凶运。如帝得之，之运中有似火星点点，散之后若蛇行，主三灾，生见不宁也。

占明君运，紫气如华盖，又如人形，亦如五色龙。

吉运。色中如紫气相附照，或如紫人，或如五色龙。见此运者，帝道昌隆，有明君。在上与运合德，民康升平乐化尔。

占圣人运。百年生一圣人，或在太一天符运中岁，或太一地合运岁，即天地太一会合，乃生圣人。庶人胎生圣人。非胎生，即天地正气浩化而生。太一会六气，并运合德生，运与天合其气，中有赤炁辉天，天气复暖，于是山岩谷穴之间，生圣人也。

占贤人运。百年生一贤人，天符及岁会运中，白炁上冲霄汉。此古运贤人亦胎生，运过后有白炁，洁莹而明，所语宿度分野中生。

占天蝗运。于五运中皆有之，作黄块。后欠饿荒天疫二运。

凶运。其块散作蝗虫。如不散，即见之不为灾也。

占丰登运。五运皆有之，于运中云炁如人、如鼠、如鹤者，主丰稔，吉运也。三年前后合德，即有。如无者，非。

占嘉祥运。五运中皆有，于本室运中有紫赤色如芝草，出上有所据见之，主太平吉运也。

占贞应运。圣朝生旺壬也，先有此运五运皆有，有即本运。过次亦有小数，数随从之，吉运。以帝家传玉之运，每一条小运，即子孙之应。

如推数首尾观之不及者，或升云，或在地下，观之不及者也。观之不及，得见吉凶者，即听之五音也。故者韵也，立干之音韵之声，以穷天地吉凶，在乎音律也。

天元玉册卷之十（亡佚，只存卷次）

天元玉册卷之十一（亡佚，只存卷次）

天元玉册卷之十二

求对化应合法

厥阴风木为初之气，谓生气①。

生气者，乃万物发生之时，故作令化之首，天度至此，风化敷布。木气之至，即风生万物，故作初炁。大寒日至春分日，计建四正②，四正有余八十七刻半也。

少阴君火为二之气，谓之舒气③。

舒者，万物至此皆得舒荣。天度至此，暄暖君位，位慈不行火令，火气万物舒暖，故次于木，自春分日至小满日，斗④建四正。四正有余八十七刻半也。

少阳相火为三之气，亦谓长气⑤。

长者，万物至此，长养万物之时。天度至此，即火性沸腾，盖相火一名畏火。以其盛热，人民畏惧，故作三气。次于君火，自小满至大暑，即夏至前后三十八日，斗建四正，热盛八十七刻半。

太阴雨湿土为四气，谓之化气⑥。

万物至此，皆变化，皆得至阴之气而成实已。天度至此，大雨时行，溽暑湿热，位当日作，四气次于三气，相火自大暑至秋分日，斗建四正，余八十七刻半。

阳明燥金为五气，谓之将气⑦。

万物至此，结实故将成也。天气至此，肃杀大行，万物凋零霜露，降雨清风，气生冷冷，此自秋分至寒露日，斗建四正。四正又余八十七刻半也。

太阳寒水为终之气，谓之藏气⑧。

万物至此，皆藏谓之冬藏。天度至此，为终藏伏，万物皆终而复始。自小寒以至大寒日，即各经前后各三十日，斗建四正。四正又余八十七刻半也。

一岁计建二十四位⑨，即十二气一岁，二十四气正终一岁之气，斗随节⑩之

---

① 生气：即木气，指初之气风木之阳和之气，万物得之才可萌生。

② 四正：指东（卯位）、南（午位）、西（酉位）、北（亥位）四方。

③ 舒气：即热气，指二之气君火的温热气候，万物得以生长舒畅迅速。

④ 斗：此指北斗七星。

⑤ 长气：即暑气，指三之气相火暑气，气候炎热，万物生长茂盛。

⑥ 化气：即湿气，指四之气太阴湿气，气温高，湿度大，植物开花结实。

⑦ 将气：即收气，杀气、燥气。燥金主收敛、肃杀，故名。

⑧ 藏气：即寒气，指终之气太阳寒水之气，气候严寒凛冽，万物闭藏休眠，停止生长。

⑨ 二十四位：即二十四节气所主的时间，每一个节气可称为一个气位。

⑩ 节：节气，一个时段。

至也。每一步气即斗建四正者，攙①六步气，二十四气也。一十五日即得位，凡一月斗建二日，计六十日先得六日，中一气，故斗建四正为一步气。斗建一十四正，始周六气，即六六三百六十日，其气有接度，有零分也。

合有少之八十七刻半，是固②天余日零分也。凡一步之气，计六十日又余八十七刻半，与即六分，同一岁三百六十五日零二十五刻中即，三分刻中所分也。刻，即天度也，分者也。六六三百六十日犹未同③分也，又零五日二十五刻半者，将八十七刻半六合之而成。六八四百八十刻，六个八十即合得四百八十刻，即四百零八十刻也。六七四十二刻。六个七刻合得四十二刻，即五百零二十二刻。七六半刻合之刻，通合作五百零二十五刻也。

人间二十五刻，即天上二十五分。凡一百刻合天上一百分，为一度，是一日也。今将每一步气，计六十日又余八十七刻半，作六分之。见三百六十五日零二十五分，又一日半。即每一步又零五小分，六合之三十日得半刻也。凡一百八十步，计七百二十气，终一纪。即三百六十步，计一千四百四十气，合二纪而周也。一步六十日，即一百八十刻计，斗建七百二十五，一纪作半周。又作四十二年。自甲子终于癸巳，即前一纪作半周三十年。火首甲子终于癸亥，即得一纪作半周三十年而生对化毕矣。二纪而成一周者，终六十甲子，计三百六十步，六气每一气中有四正之小气，故一千四百四十气终一周，计六十年也。即分四六④天数推步，其中间而

复始也。

一六⑤天数即甲子年，天数始于水下一刻，刻中之一，寅初一刻，即大寒日得诸炁之始，故作天气之始也。终于八十七刻半。自大寒日至春分日，计六十日又余八十七刻半，即前先余首，自一刻而复合之数，即至子丑之年也。计尽子前四十分，至此时刻，时刻六千刻余八十七刻半。

初炁中即交君火之气也，君火为二之气，首自春分日至满日，计六十日又余八十七刻半也。

二之气，始于八十七刻半一分，自春分日至夜半子中之右也。即子中前四刻十分，属厥阴初气也。即后四刻一分属君火二之气也。即子中四刻十分之始也，终于五十七刻，即以春分一百中作两位分之，即前八十七刻半属厥阴也。后有十二刻半属少阴，自此为君火之气也。终于小满日也。十五刻即通前十一刻半合之，共八十七刻半，终于火炁也，计六十刻余八十七刻半也。

三之气之终，即交于相火之三气也。相火为三炁，首自小满日终于大暑，计六十日又余八十七刻半也。三之炁始于七十六刻。首小满日一百刻中分作两位，前七十五刻属少阴，后二十五刻属少阳，即相火三之气始于亥初一刻。终于六十二刻半，即以小满日一百刻中分作两位，前七十五刻属少阴，后二十五刻属少阳，即相火三之气始于此，为相火之初。终于大暑六十二刻半。通前合之，共八十七刻半，即中相酉中之正也。共计六千刻，又余八

---

① 攙（chān 音参）：插入。
② 固：固，疑为"周"之误。
③ 同："同"，原为"冏"字。
④ 四六：第四年，因每年分为六步故"四六"即第四个分为六步之年。
⑤ 一六：即第一年，因每年分有六步，故"一六"即第一个分为六步之年。

十七刻半。此三炁始也，即交与太阴四之气。

太阴为四气，首自大暑日，终于秋分，计六十日又余八十七刻半。四之气始于六十二刻三十分，首大暑日一百刻中分作两位，余六十二刻三十分。属相火后三十七刻半，属太阴四之气，始于六十二刻三十分为始也。终于五十刻，自大暑六十二刻半至秋分三十刻。通前三十七刻，共八十七刻半，计六十刻①又余八十七刻半，此四之气终也。即交与阳明五之气，首自秋分，终于小雪，计六十日余八十切刻半。

五之气始于五十一刻，首秋分一百刻中分作两位。前五十刻属太阴四之气，后五十刻属阳明五之气。于五十一刻即自申初一刻也。终于三十七刻半，自秋分五十刻，至小雪三十七刻半终。通前五十刻，合共八十七刻半。计六千日又余八十七刻半，半于小雪日午正之终也。即交与太阳终之气，合小雪至大寒，冬至后三十日余八十七刻半也。

终之气始于三十七刻三十分，自小雪日一百刻中分作两位。前三十七刻二十分属阳明五六②气，后六十二刻半属太阳，终于三十七刻三十分。本即小雪自中正之中也。终于五十二刻小雪日分得六十二刻半，至大寒二十五刻终也。连前共合八十七刻半，计六千刻余八十七刻半，终于大寒辰未终也。

此一六天数③十六步之气，共合得三万六千五百零二十五刻三十分也。

次二天数④，即乙丑年。天数始于二十六刻，即巳初一刻也，大寒日辰未终也。次大寒一百刻中分作两位，即前二十五刻属太阳终之气，始于七十五刻属厥阴初气，故首自大寒日巳初一刻得之。终于一十二刻半大寒巳初一刻得之。后七十五刻至春分一十二刻半终也。通前位共八十七刻半，计六十刻余八十七刻半，即终春分得之，后卯之正中也，即交君火二之气。

首自春分日一刻，中间分作二位，即前十二刻半属厥阴初气，后八十七刻半属君火二之气。首自春分日卯正之前，得二之气始于十二刻三十一分，自春分一十二刻半一分之。前十二刻半属厥阴初气，后分得八十七刻半属少阴二位之气。首自春分日，卯中后四刻十分初得之气。

终于水下百刻，自春分得八十七刻半至小满尽，丑未终即无犯。后刻前刻，分得八十七刻半，又终六十日共计六千刻又余八十七刻半，终于小满，即交相火三之气。

首自小满水下一刻，为三气之初，不犯君火分刻也。君火即前尽丑未，故相火首自小满日寅初得之，终于八十七刻半。

自小满日水下一刻，至大暑日夜至子正之中，即八十七刻半，前无分刻也。至此共六十日又余八十七刻半也，即交太阴四之气。

首自大暑百刻中作两位，即前八十七刻半属相火三之气，后十二刻属太阴四之气。首自大暑日子中之左，得之四之气。始于八十七刻三十一分，首自大暑日八十

---

① 刻："刻"疑为"日"。
② 六："六"疑为"之"字之误。
③ 一六天数：即第一个分为六步之气的年份各步的天数。
④ 二天数："二"下疑脱一"六"字。即"二六天数"，即指在甲子周期中第二个分为六步之气的年份各步所司天数及交司时刻。下文有"此二六天数"可证。

七刻三十一分得之，前八十七刻半火也。后十二刻半，四之气属太阴。以大暑日子中之左得之，终于七十五刻，自大暑日八十七刻三十一分得之，分得二十二刻半合秋分日也。十五刻合得八十七刻半，计六十刻①攮又余八十七刻，即末中也，即交阳明五之气。

自秋分日。一百刻中分作两位，前七十五刻属太阴四之气，后二十五刻属阳明五之气。首自七十六刻，乃亥初一刻为首五之炁。始于七十六刻，自秋分日七十六刻为始。前七十五刻属太阴四之气，终二十五刻属阳明五之炁。首自秋分亥初一刻者，终六十二刻半自秋分日。七十六刻得之至小雪日六十二刻半，终于二十五刻，共八十六刻半。又余八十七刻半酉正中，即交与太阳终之气。

首自小雪日，六十二刻三十一分得之，至大寒日。一百刻中分之，前六十二刻半属阳明五之气，后三十七刻半属太阳终之气。首自酉中正之右，得终之气。始于六十二刻三十一分，自小雪六十三刻半十一分得之，即前六十二刻半属阳明五之气。后三十七刻半属太阳终之气。首自酉正左得之，终于五十刻，自小雪六十一刻三十一分，得大寒日五十刻，即冬至前后各三十日。通前分得三十七刻半，合之及余八十七刻，此炁之终也。终于大寒五十刻，交于厥阴初之气也，终而复始。此二六天数，终于六步之气，共合得三万六千五百刻余二十五刻三十一分也。

三十分作半刻，即天度半分，每一步气计零五十分也次。

三六天数②，即丙寅天数。始于五十

一刻申初一刻，即大寒日末，终炁也。大寒日一百刻中分作两位，即前五十刻属太阳终之气，后五十刻属厥阴初之炁。故初炁首自大寒日五十一刻交司，故曰首尾同见也。

终于三十七刻半，自大寒日五十一刻得之，春分日五十七刻半终。通前共八十七刻半，计六十刻又余八十七刻半也，即终午中之正四刻十分，即交与君火二之气。

首自春分日，一百刻中分作两位，即前三十七刻半属厥阴初之气，后六十二刻半属君火二之气。自三十七刻半，乃午正之中君火之始也。

二之炁始于三十七刻三十分，自春分中正午之中，首四刻初分，得六十二刻半作君火之分。自三十七刻半，乃午之中正为君火之始也。二之气终于二十五刻，终于小满日辰末，计二十五刻，即前分得春分日六十二刻半，合小满日终分得二十五刻，合共八十七刻半，计得六十日又余八十七刻半也，即交与君火③三之气。

君火④为三之气，首自小满日，一百刻中分作两位。前二十五刻属君火二之气，首自巳初一刻得之。

三之气始于二十六刻，自小满日巳初一刻。得首于二十六刻，前二十五刻属君火，后七十五刻属相火分中。终于十二刻半。终于大暑日十二刻半，即卯正之中，得小满日七十五刻。通前合共八十七刻半。司天十日又零八十七刻半，即交与太阴四之气。

太阴为四之气，首自大暑，一百刻中

---

① 刻：疑为"日"。

② 三六天数：指第三个分为六步之气的年份，各部所司天数及交司时刻。

③ 君火：当为"相火"。后文有"属君火二之气"可证。

④ 君火：当为"相火"。后文有"属君火二之气"可证。

分作两位。前十二刻半属相火三之炁，后八十七刻半属太阴四之气，始化也四之气十二刻三十一分，自大暑卯正之，南得之前十二刻半属相火三之气，后八十七刻半属太阴四之气。终于水下百刻，秋分日各前合得八十七刻半，即丑后四刻也，即交与阳明五之气。

首自秋分日寅初一刻得之，即四之气。终于丑末，故曰寅初交五之气。始于水下一刻，自秋分日艮中之寅初一刻，五之炁始交之时也。终于八十七刻半，小雪日子正之中得之，以数合之。计六十日又余八十七刻半，即交与太阳终之气。

此终气自子中之左得之，气始于八十七刻半三十一，自小雪后四刻初，即前八十七刻半属阳明五之气，后十二刻半属太阴终之气。故始于子后四刻也。

终于七十五刻，即尽成末也。通前共十二刻半，共合得八十七刻半，自小雪至大寒，终于六十六日共六十刻又余八十七刻半，即交于厥阴初之气。

终而复始，次见四六①也。

此三六天数，终于六步之气，共合得三万六千五百刻三十分，此三十分作平刻，即天度半分也。每一步气仲中五分。

四六年即丁卯年。始于天数七十六刻，即亥初一刻也。大寒日戌末乃终气之终，次大寒日。一百刻中分作两位，即前七十五刻属太阳终气，后二十五刻属厥阴初炁。即初终同时，故曰交司也。终于六十二刻半，自大寒日七十六刻得之，中分作两位。前七十五刻属太阳终之炁，春分日六十二刻半终。通前二十五刻，共合八十七刻半。计六十日有分六十刻，又余八十六刻半，即交与君火二之炁。

分一百刻中分，分一刻半②属厥阴初之炁。后二十七刻半属少阴君火也。终于五十刻。

自春分日六十二刻三十一分得之，至甲戌一日，一百刻中分作两位，前三十七刻半属三之气，后六十二刻半属四之气。

四之气属于三十七刻半，属相火后六十二刻，属四之气太阴分也。

终于二十五刻，自大暑日午中之两得六十二刻半后，秋分日辰末得二十五刻，通前合八十七刻半，于六十日有零计六十刻也，即交与阳明五之气。

五之气首自秋分日。一百刻中，前二十五刻属四之气。后七十五刻属五之气。五之气始于二十六刻，即巳初一刻，前二十五刻属太阴，后七十五刻属阳明，故五之气首于巳初者也。

终于十二刻半，自秋分日巳初一刻，分得后七十五刻，终于小雪日，分得前十二刻半，通前合得八十七刻半。计六十日又余八十七刻半，乃终于小雪日中正之中也，即交与太阳终之气。

太阳为第一六气，首自小雪日。一百刻中，分前十三刻半属阳明，分后八十七刻半属太阳，故终之气卯正之南得之。

终之炁始于十二刻半三十一分，终于水下百刻，自小雪日十二刻三十一分得之，前十二刻三十一分属阳明五之气，后八十七刻半属太阳终之气。自小雪日卯正南得之，分得八十七刻半也。前以全得，后三十九分终于大寒前一日夜尽丑末，共六十日又余八十七刻半也，即交与厥阴初之气。

太阳气终大寒日前，尽一百刻，乃丑末艮中之北也。今交与厥阴初气，即后自

---

① 四六：即"四六天数"，指第四个甲子周期中分为六步的年份，其六步所司天数及交司时刻。

② 分一刻半：当为"分七十二刻半"。

大寒日艮中之南，水下一刻得之，即乃后入一六天数也，当四年而还复于一六天数也。

即至戊辰年，复同甲子，己巳年复同于乙丑，庚午年复同于丙寅，辛未年复同于丁卯，至壬申年亦复如是。

申、子、辰，同于一六，始于水下一刻。即艮中之南寅初一刻得之。巳、酉、丑，同于二六，始于二十六刻，即巳初一刻得之。寅、午、戌，同于三六，始于申初一刻得之，即五十一刻得之。亥、卯、未，同于四六，始于七十六刻，即亥初一刻得之。四年而复同，故曰四六天数，每岁余二十五刻。四年中合百刻也，成其天度一日，分以余一日，昼夜一百刻，上合太阳轨度，一百分，以故一月即日年余一日也。

周天数计三百六十五度二十五分半，每年天正冬至日常差过十一日者，即五走六小尽，共十一日也。每岁二十五刻，又余二十五刻也。复至水下一刻，还同于一六天数，故四年余一百刻，合成一日，是谓四分度之，一六步之气。每步计六十日有奇，谓六分五百刻零二十五刻三十分也。故分得八十七刻半。今五分六合之，共三万六千五百刻，令二十五刻三十一分，合于三百六十五度二十五分半，合天度也。

当审其时，即用遁甲时局，以穷五日六十时，即如时化，应不应，来不来。灾化之后，又审卦位，相刑相生，人炁在何脏腑，每卦位相得不相得，八卦分位，吉凶亦然。

天元玉册卷之十三

不至化令，应不应时日月之气，相乘、相克、相生，细述于后：

冬至，十一月中①，起阳遁②用坎卦，上元上局，一中局，七下局四。

小寒，十二月节③，用坎卦，中元上局④，二中局⑤，八下局⑥五。

大寒，十二月中，用坎卦，下元止⑦局，三中局，九下局六。

立春，正月节，用艮卦，止⑧元上局，八中局，五下局二。

雨水，正月中，用艮卦，中元上局，九中局，六下局三。

惊蛰，二月节，用艮卦，下元上局，一中局，七下局四。

春分，二月中，用震卦，上元上局，三中局，九下局六。

清明，三月节，用震卦，中元上局，四中局，一下局七。

谷雨，三月中，用震卦，下元上局，五中局，二下局八。

立夏，四月节，用巽卦，上元上局，四中局，一下局七。

小满，四月中，用巽卦，中元上局，五中局，二下局八。

芒种，五月节，用巽卦，下元上局，六中局，三下局九。

以上阳遁十二气之所管四卦，皆进而顺行一至九。

夏至，五月中，用离卦，上元上局，九中局，三下局六。

小暑，六月节，用离卦，中元上局，八中局，二下局五。

大暑，六月中，用离卦，下元上局，七中局，一下局四。

立秋，七月节，用坤卦，上元上局，二中局，五下局八。

处暑，七月中，用坤卦，中元上局，一中局，四下局七。

白露，八月节，用坤卦，下元上局，九中局，三下局六。

秋分，八月中，用兑卦，上元上局，七中局，一下局四。

寒露，九月节，用兑卦，中元上局，六中局，九下局三。

霜降，九月中，用兑卦，下元上局，五中局，八下局二。

立冬，十月节，用乾卦，上元上局，

---

① 中：即中气。凡一年二十四节气分布在每月上半月者，称为"中气"。
② 遁（dùn 音盾）：迁移。
③ 节：即节气。凡一年二十四节气分布在每月下半月者，称为"节气"。
④ 上局：又称为进局。
⑤ 中局：居于上下、进退之中，不上不下，不进也不退。
⑥ 下局：即退局。阳主上，主进；阴主下，主退。
⑦ 止：据上下文例"止"当作"上"。
⑧ 止：据上下文义及句例，"止"，疑为"上"字之形误。

六中局，九下局三。

小雪，十月中，用乾卦，中元上局，五中局，八下局二。

大雪，十一月节，用乾卦，下元上局，四中局，七下局一。

以上阴遁十二气所管之四卦，皆退而逆行九至一也

凡六气对化者，每一步之气计得六十刻余八十七刻半又余五小分，即是刻中之十分六合成，刻。

六步之气，可周天度，共合三万六千五百刻又余二十五刻半，即三分，可周天度终一岁矣。始于天正后一月，即大寒日气也。备历阴阳二遁进退十八局，厥阴风木，少阴君火，常居阳遁进局之中。太阴雨土，阳明燥金，常居阴遁退局之中。所有太阳寒水，即前居阴遁，后居阳遁，冬至前后各三十日有奇也。

奇谓零者，八十七刻半将。六千刻零八十七刻半也二分，自与阳明燥金第五炁交日，至冬至日已前为阴遁也，至冬至日满三十刻。又零四十三刻半，又余七十分半，一终此数毕。六入阳遁中顺行了，更不以节炁加时法。即数满之时刻，交入阳遁进局顺行也。寅时欲满，即卯时顺，如未尽犹逆行。

所有少阳相火交，即前居阳遁，后居阴遁也。即夏至前后各三十日有奇。奇谓零八十七刻半，即前三十日有奇在阳遁，后三十日有奇在阴遁。自与少阴君火数之气尽气交之时，至夏至日数尽，三十日余四十三刻半，又余一十七分半，一如尽入阴遁也。如得后半数，便逆也。午时得至午时逆。未时逆，即时甲子八门法，即次取之者也。

进迁九局八门图　　自休为首顺行至开门

坎一宫

坤甲戌六巳 二	兑六丁 七	乾甲寅六癸 六
离六巳 九	五甲辰六壬	坎甲子六戊 一
巽甲午六辛 四	震甲申六庚 三	艮六丙 八

坤二宫

坤甲子六戊 二	兑甲寅六癸 七	乾甲辰六壬 六
离六丙 九	五甲午六辛	坎六乙 一
巽甲申六庚 四	震甲戌六巳 三	艮六丁 八

震三宫

坤六乙 二	兑甲辰六壬 七	乾甲午六辛 六
离六丁 九	五甲申六庚	坎六丙 一
巽甲戌六巳 四	震甲子六戊 三	艮甲寅六癸 八

巽四宫

坤六丙 二	兑甲午六辛 七	乾甲申六庚 六
离甲寅六癸 九	五甲戌六巳	坎六丁 一
巽甲子六戊 四	震六乙 三	艮甲辰六壬 八

中五宫

坤六丁 二	兑甲申六庚 七	乾甲戌六已 六
离甲辰六壬 九	五甲子六戊	坎甲寅六癸 一
巽六乙 四	震六丙 三	艮甲子六辛 八

乾六宫

坤甲寅六癸 二	兑甲戌六已 七	乾甲子六戊 六
离甲午六辛 九	五六乙	坎甲辰六壬 一
巽六丙 四	震六丁 三	艮甲申六庚 八

兑七宫

坤甲辰六壬 二	兑甲子六戊 七	乾六乙 六
离甲申六庚 九	五六丙	坎甲午六辛 一
巽六丁 四	震甲寅六癸 三	艮甲戌六已 八

艮八宫

坤甲午六辛 二	兑六乙 七	乾六丙 六
离甲戌六已 九	五六丁	坎甲申六庚 一
巽甲寅六癸 四	震甲辰六壬 三	艮甲子六戊 八

离九宫

坤甲申六庚 二	兑六丙 七	乾六丁 六
离甲子六戊 九	中甲寅六癸	坎甲戌六已 一
巽甲辰六壬 四	震甲午六辛 三	艮六乙 八

退逆九宫八门图

离九宫

坤六丙 二	兑甲申六庚 七	乾甲午六辛 六
离甲子六戊 九	中甲辰六壬	坎六乙 一
巽甲寅六癸 四	震六丁 三	艮甲戌六已 八

艮八宫

坤六丁 二	兑甲戌六已 七	乾甲申六庚 六
离六乙 九	中甲午六辛	坎六丙 一
巽甲辰六壬 四	震甲寅六癸 三	艮甲子六戊 八

兑七宫

坤甲寅六癸 二	兑甲子六戊 七	乾甲戌六已 六
离六丙 九	中甲申六庚	坎六丁 一
巽甲午六辛 四	震甲辰六壬 三	艮六丁 八

乾六宫

坤甲辰六壬 二	兑六乙 七	乾甲子六戊 六
离六丁 九	中甲戌六已	坎甲寅六癸 一
巽甲申六庚 四	震甲午六辛 三	艮六丙六庚 八

中五宫	坤甲午六辛 二	兑六丙 七	乾六乙 六		
	离甲寅六癸 九	中甲子六戊	坎甲辰六壬 一		
	巽甲戌六巳 四	震甲申六庚 三	艮六丁 八		

巽四宫	坤甲申六庚 二	兑六丁 七	乾?六丙 六		
	离甲辰六壬 九	中六乙	坎甲午六辛 一		
	巽甲子六戊 四	震甲戌六巳 三	艮甲寅六癸 八		

震三宫	坤甲戌六巳 二	兑甲寅六癸 七	乾六丁 六		
	离甲午六辛 九	中六丙	坎甲申六庚 一		
	巽六乙 四	震甲子六戊 三	艮甲辰六壬 八		

坤二宫	坤甲子六戊 二	兑甲辰六壬 七	乾甲寅六癸 六		
	离甲申六庚 九	中六丁	坎甲戌六巳 一		
	巽六丙 四	震六乙 三	艮甲午六辛 八		

坎一宫	坤六乙 二	兑甲午六辛 七	乾甲辰六壬 六		
	离甲戌六巳 九	中甲寅六癸	坎甲子六戊 一		
	巽丁六 四	震六丙 三	艮甲申六庚 八		

凡此阴阳二遁九宫各十八局，皆以时节合在何卦分用之。如阳遁即顺而左迁之，如阴遁即逆而右迁之。于是中宫五位，即与二宫坤卦同门也。以十八局计之，共十六局也，各统八门也，故名王首之卦也。即时化本宫也，或二化同合一步之炁，便即以四六天数法也。即是时气交之日时刻也，一步气计六十日又余八十七刻半分，细分又余五十分，是半大分者也。即推日之卦也，即是十二支配八卦也，即是子一、申二、卯三、巳四、辰戌丑未五、亥六、酉七、寅八、午九是也。或卦与月卦有相刑相生同类也，即知一炁化应不应也。又以日中取时一甲子，即以阴阳二九局中逆顺行之，看气交时甲子在九局宫何位，人中①看得时卦②克日卦③，即化应有俱化、俱不化。又看时甲子，如在五正，即居气不来。如在四维，即炁至也。又将日卦合得甲子在何门④也，如在休门⑤三卦相克，不成灾。如在生门⑥，即本炁自然之舒，民乃康和。如在伤

---

① 人中：义不明。

② 时卦：即每时所在的卦位。因为每个时辰有其不同的五行属性，各卦也有其五行属性，据此可求其时卦。

③ 日卦：即每日所在的卦位。每日有不同的甲子序号及相应的五行属性，据此可求其日卦。

④ 门：八卦九宫的出入口。此指卦位（也即方位）。

⑤ 休门：相对静止的卦位、方向或区域。休，止。见《尔雅·释言》郭注。卦位多在西方、北方。

⑥ 生门：指主生长、长养的卦位、方位或区域，其阳气偏盛，阳主生，卦位多在东方、南方。

门①，即万物损，民病多。如在杜门②，风雨不时，万物乃否，民病乃愈。如在死门③，万物乃瘁，民病夭亡。如在开门④，万物乃通，时令乃应，民病得痊。天地阴阳皆得其济。

---

① 伤门：指主杀、主损伤的卦位、方位或区域，其阳气偏衰。卦位多在西方。
② 杜门：指阴阳之气升降碍滞的卦位、方向或区域。杜，堵塞，《小尔雅·广诂》："杜，塞也。"
③ 死门：指闭藏的卦位或者方位、区域，其阴气偏盛，阴主杀、主藏。卦位多应北方。
④ 开门：指门户开启，阳气将生，阴气已尽的卦位或区域，多在东北方。

天元玉册卷之十四

求左右二间法

司天在正宫，即天令专化，二间不入合也。　五正宫在天蓬一宫、天内二宫，同中宫天冲三宫、天柱七宫、天英九宫。此五正宫司天入此室，气不入合也。

司天在维宫，即二间在正宫、维宫之四。此言三在，谓二宫坤位，二同正宫。

又对化司天与运相得，即左右二间齐入，令天数奇，在先左间。地数偶，在先右间。对化司天与运相得，在只一间。天数奇，只在左间。地数偶，只在右间数也。

又虽对化与运不相得，司天在正宫，却不间也。司天在地正宫，即二宫在维宫。维宫名曰暗宫，即二间不能入合也。

少阴司天在左间，太阴右间。阴□□[1]见未运，即左间不至见金运，即右间不至余法[2]。

求厥阴左间法

先下积年至本年，本年。己年有零，年别取之也。别取厥阴对化之年。看得几甲子，除零外进一位。次取零年中巳亥年，如见数后分作两位，去亥年不用之，巳亥正化岁收也。看得多少，即以对化乘数八因[3]之，因得多少，别置一位。

此厥阴之左，是少阴也。次取少阴左间，太阴率数[4]先下积年至本年，本年加午年，如有零年，别取之取子午也。看得几甲子，除零年外，即以甲子数进一位，和零次合之，即作两位分之，即以正化生数二因。看得多少，别置一位。次以间气数，上乘厥阴因数，乘之又以巳年支数巳数异其四次。以午年支数，午为离，其数九。即以九乘于四，乘得多少。次以巳年干迁数以乘午干迁数，仍看得巳甚，巳年是甚午年次以午年干临迁数，以乘巳年干迁数，看得多少，加入前数合之。又看得多少，即以五运生数去之，看得是甚运数，即以水一、火二、木三、金四、土五，各进了以为去之，他取此也。去外看有几，此间气入令之日也。

求厥阴右间气法

先下积至本年，本年即未己年，有零年

---

① □□：原本缺字。

② 余法：此条原有缺字，义不明，文不畅。

③ 因：中国古代数学用语，即乘法或相乘。清梅元鼎《勾股举隅·勾股积与弦求勾股》："以勾股积六十尺四因之，得二百四十尺。"

④ 率（lǜ 音律）数：比例数。率，计算，比例，比率。

别取之，别取已亥年，看得几甲子①，除零外进一位，次取零年中已亥分作两位，去亥不用之，去正化间，看得多少，即以对化八因之。因得多少，别置一位。厥阴之右，是太阳也。次取厥阴右间太阳奉数，先下积年至本年，如是乙巳，即是甲辰有零年，别取之，谓别取辰戌年也。看得几甲子，除零外进一位，和零合之。如见数分作两位，即去戌年不用，即以辰年对化乘数六因之，得多少别安下位。次上乘于厥阴因数，看得多少令奇位。次以巳年支数四，又以辰年支数□②注云看得是甚③，已甚辰各逐运，乘逆迁三数，即以辰年干迁数次以巳年干迁数，乘得多少数。通前合之，如见数即以五运生数去之，看得甚运，如前去之，维有余。其又减半，此数是间气入合之日也。

求少阴左间法<small>太阴④为少阴左间，谓天数，奇即先左间，后右间也。</small>

先下积年至本年，本年子年，有零年别取之。即别取子午少阴司天数，看得几甲子。除零年进一位，次取零年中子午合之。如见数分作两位，去午年不用之，去却正化之年，看得多少，即以对化乘数七因之。因得多少，别置一位。此少阴之左，是太阴也。次取少阴左间，太阴奉数，先下积年，至本年。司天前年丑年。有零年别取之取丑未年。看得几甲子，除零年外进一位，次和零年合之。见此数即分作

两位，去未年不用，别置五。次以本年子年干迁数，干为坎之数一。次位以丑年支数，土中宫支数五，以五乘一，看得多少，别置五。次以本年子年干迁数，谓是本年是甚，子年是干至支。次以丑年干迁是甚，丑年乘于支，看得几次，即以丑年干迁数乘子年干迁数，以二数加前入数，都合之看得多少。即以五运生数去之五运生数。此日二进乘而去之，去外看得几，后即是左间入今日也。

求太阴左间法

先下积年至本年本年即未年，有零年，另置之，别取未年不用之。正化之年右间，看得多少，即以五因之。因得多少，别置一位，此在阴左间少阳也。即以太阴⑤左间少阳奉数，少阳在太阴之前，先下积年至本司天前一年，寅年。如有零年别取之，取寅中年，看得几甲子。除零年外，即甲子数进一位，和零合之，如见数即分作两位。去中年不用，即以正化生数二因之，因得多少，别置一位。次以间气数上乘司天因数乘之，别置之。又以取丑年支数四维法上，此数五。次以寅年支数寅法下，其数八，即以八乘于五。其乘多少，又以丑年干迁一，丑年，寅年干临数也。又以寅年干迁数乘得多少，以二位乘数，加入前数，合之三位，多合之，看得多少，即以五运生数去之外，看得几，后是间气入合之日也。

---

① 甲子：指天干地支按一定规律的组合，由于这种组合首起甲子，故名。在干支组合的应用时，常常将60组中的每一个组合都俗称为"甲子"。此书即是如此。上下皆仿此。

② □：原缺，据卷一"支数""辰…五"当为"五"字。此处有脱文。

③ 甚：即"什么"、"啥"，表疑问。

④ 太阴：原本为"太阳"，据客气六步排序及下文"此少阴之左，是太阴也。"径改。

⑤ 太阴：原本为"太阳"，据客气六步排序及客气六步规律改之。

求太阴右间气法少阴为太阴右间，谓天数偶，即先右间也。

先下积年至本年，本年，即今丑年。有零年别取之，别交^①丑年，看得几甲子。除零外，以甲子进一位，和零合之。如见数作两位分之，即去未年不用之，去正化不用，看得多少即以对化五因之。因得多少，别置一位。此太阴右间，少阴也。即去年，同去庚子年，即有零年，别取之。别取子午年，看得几甲子，除零外，即以甲子数进一位，和零合之。如见数分作两位，去午年不用之年，不当间丑年。次以间气数，上乘太阴司天因数乘之，见数了别置此数。又以丑年支数，丑土五数，次以子年支数，水一数，以一乘五，看得多少。通前都合之三位，通合前数，如是数，其即以五运生数去之，本年火运乙丑年金运，四百去之。丁未年木运，三百去之。己丑年土运，五百去之。辛丑年水运，一百去之，去外有零，其是谓气入合之日也。

求少阳左间气法申年对化，即阳明为左间。

先下积年至本年，本年，即今申年。有零年别取之。别取庚申之年，看得几甲子。去零年外，即以甲子数进一位，即零年中寅申也。和零合之，见此数分作两位。去寅年不用，言正化年各间气也。看得多少，即以对化七因之。因得多少，别置一位，此少阳左间是阳明也。司天前一岁，即升为左间。即以阳明作左间气，奉数先下积年至本年。本年，寅年，酉年。如有零

年，别取之。取卯酉年。看得几甲子，除零年外，即以甲子数进一位，和零合之。分作两位，去卯年不用也。卯年不当用也。即以正化二因之。因得多少，别置一位。次以间气数上乘少阳因数也。又以申年支坤数。酉为兑，其数七。即以酉年干迁数，乘干迁数看乘得多少。即加前数，都合之。五数通合，见此数即以甚数去之，甲申年土运，五百去之。及二百五十者，去此半也。诸运皆如此去之。自交司后一百二十五日，司气入未天合之。几^②外看有几何，即是间气入合之日也。

求少阳右间气太阴为少阳^③右间，诸天气，偶即先右间。

先下积年至本年，本年即今申年。零年别取之，别取寅申年。看得几甲子，除零数外，即以甲子进一位。和零合之，分作两位，即去寅年不用之。去正化不用也。看得多少，即以对化七因之，因得多少，别置一位，此少阳右间^④是太阴也。去岁作司天，还谓为右间。先下积年至本年，去几司天未年。有零年别取之，别取丑未年，看得几甲子，除零外即以甲子数进一位。和零合之，数见分作两位，去丑年不用之。丑、寅、申年，即有气也。即以未两化五因之，因得多少，别置一位，即上乘于少阳因数，得多少。又以申年支数，未为土数五。即以五乘于二，乘得多少。又以申年干迁数，申年本年，自干至支，次以未年干迁数，乘得多少，时二数，通前大数合之，如见数即五运生数去之。看得甚运，以当每运五二进去之。去外有零，其数如不及，并半周

---

① 交：当为"取"字之误。
② 几：当为"去"之误。
③ 少阳：原本为"少阴"，据文义及客气六步规律改之。
④ 右间：原本为"左间"，据客气六步排序及文义改之。

其减者半也。减外之数，是间气之日数也。即以自交司后，乃间气法入合之日也。

之也。外去外其半，其减者半也。减之安者，得几何，即间入合之日者也。

求阳明左间气法如卯对化，即太阳为左间

先下积年至本年，本年即今卯年。有零年别取之，别取即卯酉气。看得几甲子，零年外即以甲子数进一位。次取零年外，酉见数分作两位，去酉年不用之，谓正化无间气。看得多少，即以对化乘数九因之。因得多少，别置一位，此阳明左间气，是太阳也。即以太阳左间气奉数，在司天前一年，为左间也。先下积年至本年，司天前辰年也。有零年别取之，取辰戌年。看得几甲子，除零外以甲子数进一位，和零合之分作两位去戌年不用之，戌年不当间作即以对化六因之，因得多少，别置一位。次以间气上乘于阳明因数。乘了又以卯支数，卯法里其数三。次以辰年支数，艮维土其数五。即以五乘于三，乘得多少，次以卯年支数即今干数，次以辰年干迁数，前一年干迁，即辰年干迁数，乘卯年干迁数也。乘得多少，即以加入前数合之。二位共合。看得多少，即以五运中生数去之。本年运是甚，运七二维百乘去

求阳明右间气法少阳为阳明

右间[1]。天数偶，即先右间，后左间

先下积年至本年，本年，即今卯年，今取卯酉年也。看得几甲子，除零外即以甲子岁数进一位，和零合之，分作两位，即去酉年不用之。去正化无间气。看得多少，即以对化九因之。因得多少，别置一位，此阳明右间气，乃少阳也。去岁作司天，还作右间、即以少阳正化奉数，正化寅年。先下积年至本年，本年，去岁寅年。有零年别取之，别取寅申年也。看得几甲子，除零外即以甲子数进一位，和零合之。如见此数，即分作两位，即去申年不用之。申不当作本之右间。即以寅年正化二因之，因得多少，次上乘相[2]阳明因数，乘又以卯年干迁数，卯年当年干临支，次以寅年干迁数以去年干迁数，即寅年干迁数，乘卯年干迁数，看得多少，通前合之三位，都合如见数者，即以五运生数去之，本年五运二进百乘去之，去外有零及半者，又减乘七，减外有零，其是右间入合之日也。

---

① 右间：原本为"左间"，据客气六步排序及下文"此阳明右间气，乃少阳也"。故改之。

② 相：以上下文例律之，此"相"字当为"于"字之误。

天元玉册卷之十五

求太阳左间气法即辰年对化年，取厥阴为左间①

先下积年至本年，本年即辰年，有零年别取之之②别取戌年也。看得几甲子。除零外，即以甲子数进一位，和零合之，分作两位，即去戌年不用之，去正化不用。看得多少，即以对化六因之。因得多少，别置一位，此太阳左间气是厥阴也。司天前一位，左间。即以厥阴左间奉数。司天前一岁，升天为左间气。先下积年至本年，去岁司天是也。看得几甲子，除零年外，即以甲子数进一位，和零合之，分作两位，去亥年不用之。亥年不当太阳对间，即以对化数八因之。因得多少，别置下位，次以间气数上乘相③太阳因数。乘了别置一位，又以辰年支数，辰法维土数五。次以己年支数也。己维巽其数五。即以四乘相五，乘得多少。又辰年干迁数，前一年干迁数，即己年干迁数乘辰年，乘得多少，加入前数，通之看得多少，即以五运生数去之，即今辰年本运百乘去之，去外亥年其又减半。去外看得有几何，是间气入合之日也。

求太阳右间气法阳明为太阳右间④。
天数偶，即先行右间

　　先下积年至本年，本年即今辰年。有零年别取之，别取辰戌年也。看得几甲子。除零外，即以甲子数进一位。和零合之，分作两位，去戌年不用之。去正化无间也。看得多少，即以对化六因之。因得多少，置之上位。太阳右间气是阳明也。去年司天，位为右间次看阳明对化奉数，即以去岁司天奉数先下积年至本年，本年即还位卯年。有零年别取之，取卯酉年也。看得几甲子，除零合之，如见数者，分作两位，即去酉年不用之。酉年不当右间气。卯年对化九因之，因得多少，别置一位，即上乘太阳因数。乘了别置一位，又以辰年支数，辰维土，其数五。次以卯年支数，卯法震，其数三。即以三乘相五，看得多少。又以辰干迁数，今年干迁支数，次以卯年干迁支数，去岁卯年干迁支数，乘辰年干迁数，乘得多少，并加入通前合之数。见数即以五运生数去之，本年辰年是甚运，以运生数二进，乘一百去之，去外及半又减其自也。去外有零年者，即入间所至之日也。

凡诸气行间之日，其还有日数，或作接间，至可书天数也。或太过至次岁之

---

① 左间：原本为右间，据客气六步排序及下文"太阳左间气是厥阴也"。故改之。
② 之：此"之"字疑衍。
③ 相：疑为"於"之误。
④ 右间：原本作"左间"，据下文"太阳右间气是阳明也"。故改之。

外，或不及不□①半通而退得天数，□②
而退位者也。

厥阴间至，运胜相间，即三十日退，见
金运者间也。三十日退，以此生数故也。运不胜间，
即八十日退。司天数维宫及运见水、火、土者，即八
十日而退，以木之乘数也。少阴间至，运胜相间，
即二十日退。司天数在维宫反见火乘数故也。

运不胜间即七十日退。司天数在维宫，及
中见金、木、火、土运，即间两岁，七上元乘数，故
七十日也。

阳明间至，运胜相间，即四十日退。
中见火运，四十日退，金之生数故也。

运不胜间，即九十日退。司天维宫，及
中见水、火、土金，二运退九十日，退以乘数也。

太阳间至，运胜相间，即一十日退。
中见土运，胜相间，即一十日退以半数也。

太阴间至，运胜相间，即五十日退。
生数乘数。

运不胜间，即百日退。

运不胜间，即六十日退。司天在维宫，
中见木、火、土、金，即六十日退也。

少阳与少阴同法

厥阴间至，即风土高举，天地暝埃，
云物摇动，天司失政，雨湿不化，地气乃
運③，平川乃孔。甘化之物，并皆乘酸④，
黅草之色变而苍瘁⑤，大风散发，林木折
损，果实凋落，万物皆损，岁星芒芒，故
毛虫乃育，倮虫不滋。民病于脾，久陈相

胃⑥，甚有四肢不举，胕肿，黄疸，肢节
皆疼。

少阴间至，天令郁燠介虫乃夭，羽虫
生化物病内引饮一心虬而厥离脱不通⑦，
丹毒痛乘病疮肠小便赤沃，大便难，惊
骇，谵忘，病生于肺，久及大肠，甚有名
伤寒热喘咳少阳同。

太阴间至，大雨且作，太虚埃昏，湿
令布化，骤雨霖隆，流水于险地，土崩，
野泽生。远视山为主埃四□⑧倮虫孕育，
鳞虫殃，民病于肾，久及膀胱，甚，分骨
痿痹，取先溺无力⑨。

阳明间至，杀气更作，远视山川，白
埃当野，木乃乏叶、乃凋落，西风数举，
燥炁每施，山川白云，地产咸酸，物变
瘅，霜露复降，清生朝暮，草木死枯。民
病燥，燥烟孔，大便秘。病本于肝，久及
于胆。民病两胁，病小便淋，转筋，
目暗。

太阳间至，天地昏翳，冰雹交至，寒
雾凛冽，司天失政，地气以静，天气以
承，阳光不治，羽虫伏，鳞虫化育。民病
腰脉痛，足胫寒，取⑩小腹痛。病本于
心，久及小腹。民病□⑪生于内，小便赤
涩，久而引饮，四肢无力，食饮痞。病甚
即寒热往来，变成痎疟。

① □：原本缺字。
② □：原本缺字。
③ 運："动"的异体字。
④ 酸（xiāo音消）：疑为"酸"字之误。因为"厥阴间至"，风木太过，故甘物变酸较妥，不当变苦，苦味属火。沽。通"苦"。《广韵·肴韵》："酸，沽也。"
⑤ 瘁（chuì音悴）：毁，损坏。
⑥ 久陈相胃：谓脾病日久，损伤于胃。相，当作"伤"。
⑦ 脱不通：此处有脱文缺错简。
⑧ □：原本空缺少字。
⑨ 取先溺无力：此节有脱漏，义不畅顺。
⑩ 取："取"字疑衍。
⑪ □：原本缺字。

夫运者，动也，即五行。爽气有寒，化源自太始开辟者，甲运迁临，至今无有休息，终而复始。天地初分，阴阳辨位，清浊始分，升降以定。运气初迁，即天始于甲临于子，地始于己临于卯。于是甲己之间，中见土运，故五运以土为首，作五行之化源也。

五行以土为祖配合中央作天元之首。寒者，数为一也。自一气而生，故为五行祖宗之化源也。以甲生乙，作金运。乙生丙，作水运。丙生丁，作木运。丁生戊，作火运。戊生己，作土运尽。土即火之子也。

今反本而为五，土以附四方，故生天地，天地但配土也。即天门外六戊于西北，地户集六己于东南，故五行生于太极之中，即太始混本于土也。龙求雨一者，在太极者，始见宜暝而黑。元至之象，螟黯之先有黑色，故水数一也。黑久而变明生赤，赤明生作南方，朱雀之象赫色也。次二见赤，故火数二也。即见光次没离①故也。明色已久，中有苍苍，赤中变而作青龙于左泉。即次二之色，故木数三也。苍色已见白气如风，结而生五岳，即作白虎于右西。次见之，故金数四也。始定四方，始定始配于四象者，即次先后，离次震后，先即北后南，次左东而后右西也。四方自土而立，即为化源也。先立四象皆有，皆自土生龙，后中央见黄。即上用四方，毕后还之，而民中为立。

是故五行生水一、火二、木三、金四、土五也，所谓乘数者，即四方附土，各乘土数也，即五行各附土五数。水一附土而为五，成火②水居北方亥子之位，得六十日，水化附于季冬十二月丑土，一十二日王，共七十二日，即丑土正王一十八日，共冬三月，故水在季冬成得五数，五合之成六也。

火二附土，而加五成七也。火居南方巳午之位，正得六十日，火化附于季夏六月，未土十二月共七十一日③。即未土正王一十八日，共夏三月，故成得季夏土数，五合之成七也。

木三附土，而加五成八也。木居东方寅卯之位，正得六十日，木化附于季春三月也。故成得季春土数，五合三成八也。

金四附土，而为五成九也。除金居西方申酉之位，正王六十日，金化附于季秋，九月戌土一十二日，共王七十二日，即戌土正王一十八日，共秋三月也。故乘金得季秋，土数五合成九也。也即先北后南次东及西，土不乘者，附于道。也故称土十一也④。即道生一，一生二，二生三，三生万物也。三即道，自虚无而生太极一也。太极生天地，二也。天地生五行，三也三生万物，皆自五行。天地既分五行，其运数有黄炁，横于甲，先以甲子为首。次二有白炁横于乙，次有乙丑。次三有黑炁横于丙，次有丙寅。次四有青炁横于丁，次五有赤炁于戊辰也。次六有□□⑤于乙。有黄炁者，才是火之子。补于一之下，即坤元，道之子也。次甲与己合，共见土运。

---

① 离：八卦中的离卦，位于南方火位。

② 火："火"字疑为"六"之误。

③ 七十一日：指其"正得六十日"，又加下文"土十一日"，共得七十一日。

④ 称土十一也：即水（六）加土（五）。"六"为水的成数，"五"为土的生数，六加五为十一，故曰"称土十一也"。

⑤ □□：原本缺文。

丙与辛①合，见水运。乙与庚②合，共见金运。丁与壬合，共见木运。戊与癸③合，共见火运。即上见司天，下见在泉，中有运气，与合同三元④也。

六炁升降纪天地经纬之用

一升而左天，三年退位，后四年降，　　天地形如卯⑤

左西　　九　　升为左间　五运辰中　迁位右间　　　地

　　　　　　　　　　　　　　　　　　　　　　　　面

　　　　　迁正司天　对化　　　迁正在泉　　向

右东　　霄　　还位右间　虚空界　　降为左间　　　南

一降而入地，三年退位，后四年漫降　　上中下分三界

天甲子，地甲子年止戊寅　　　　　地都己卯止癸巳

甲午止戊申　　　　　　　　　　　己酉止癸亥

---

① 辛：原本误作"亥"，据十干化运规律，当作"辛"，故径改之。
② 庚：原本误作"寅"，据十干化运规律，当作"庚"，故径改之。
③ 癸：原本误作"巳"，据十干化运规律，当作"癸"，故径改之。
④ 三元：指司天之气（即天气），在泉之气（即地气），中运之气三者。元，气也。
⑤ 卯：疑有误，义不明。

天元玉册卷之十六

第一天蓬星

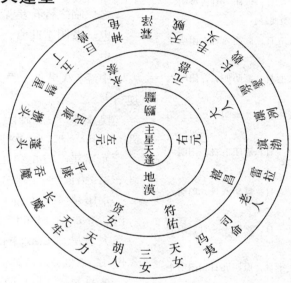

北政自右元星，逆行至黝黯星。

启元子截法

外经二十四星　符南政，自蓬头星顺行至吞魔，北政自长戟星逆行至毛头。

中室土星火圣天蓬星，直入中室不经遁也。

中经八星　南政，自民康星顺行至平康星。北政大人星，逆行至元器星。里经四星，南政自左元①星，顺行至北溟星②。

外经③二十四星

冯夷星　君相二火十日，厥阴十一日，阳明十二日，太阴太阳不至此经。

蓬头星　少阴少阳十七日，厥阴二十四日，阳明十三日，太阴太阳不至此经。

攒头星　少阴少阳各六十日，厥阳二十日，

---

① 左元：疑图中南政"右元"为"左元"。
② 北溟星：疑为图中地漠星之误。
③ 外经：指"第一天蓬星"图之最外层。此在周天星图中称"外经"。

阳明二十日，太阴太阳不至此经。

  彗符星 君相二火十日，厥阴四十日，阳明三十日，太阴太阳不至此经。

  五丁星 君相二火九日，厥阴二十日，阳明三十日，太阴太阳不至此经。

  巨兽星 君相二火十日，厥阴三日阳明八日，太阴太阳不至此经。

  神龟星 君相二火十日，厥阴三日，阳明九日，太阴太阳不至此经。

  霖泽星 君相二火一日，厥阴三日，少阴三日，阳明九日，太阴太阳不至此经。

  天贼星 君相二火五日，厥阴六日，阳明四日，太阴太阳不至此经。

  毛头星 君相二火七日，厥阴四日，阳明六日，太阴太阳不至此经。

  长戟星 君相二火十一日，厥阴十二日，阳明十三日，太阴太阳不至此经。

  雾霓星 君相二火三日，厥阴七日，阳明九日，太阴太阳不至此经。

  凛冽星 君相二火七日，厥阴八日，阳明六日，太阴太阳不至此经。

  滇勃星 君相二火一日，厥阴十一日，阳明十三日，太阴太阳不至此经。

  雷拉星 君相二火十日，厥阴九日，阳明十一日，太阴太阳不至此经。

  老人星 君相二火一日，厥阴二日，阳明五日，太阴太阳不至此经。

  司命星 君相二火九日，厥阴十日，阳明十一日，太阴太阳不至此经。

  天女星 君相二火十日，厥阴十一日，阳明十三日，太阳太阴不至此经。

  三女星 君相二火八日，厥阴九日，阳明十日，太阴太阳不至此经。

  胡人星 君相二火七日，厥阴八日，阳明一日，太阴太阳不至此经。

  三兵星 君相二火七日，厥阴八日，阳明一日，太阴太阳不至此经。

  长魔星 君相二火十日，厥阴七日，阳明九日，太阴太阳不至此经。

  吞魔星 君相二火四十日，厥阴十九日，阳明九日，太阴太阳不至此经。

  天牢星 君相二火八日，厥阴七日，阳明六日，太阴太阳不至此经。

  以上二十四符星，非常不见。如司天气逢太乙，初至八已英宫对宫，即司天气苗如高，即下临之，下即上犯之，临之皆符星见。有吉凶各逐本星也。厥阴至此宫，只算厥阴经缩①日也。

  中经②八星 南政顺行③ 北政逆行④

  民康星 太阴四十二日，阳明五十三日，厥阴三十七日，君相二火、太阳不至此经。

  元嚣星 太阴三十七日，阳明四十八日，厥阴六十日，君相二火、太阳不至此经。

  永康星 太阴九十日，阳明三十八日，厥阴八十日，君相二火、太阳不至此经。

  大人星 太阴六十七日，阳明九十日，厥阴八十一日，君相二火、太阳不至此经。

  禧昌星 太阴九十日，阳明三十八日，厥阴六十日，君相二火、太阳不至此经。

  符佑星 太阴四十八日，阳明三十九日，厥阴九十日，君相二火、太阳不至此经。

  贤女星 太阴八十一日，阳明二十九日，厥阴三十日，君相二火、太阳不至此经。

  平康星 太阴十一日，阳明十九日，厥阴三十日，君相二火、太阳不至此经。

  以上八星，非常不见，如司天炁至南而不行即见，二事即临之，下即犯之，临之与犯至如本处呈见，见各有吉凶也。如太阴司天，只算太阴数也。

---

① 缩：疑为"宿"之误。

② 中经：指"第一天蓬星"图中间层。此在天星图中称为"中经"。

③ 南政顺行：南政，指土运当令之年。顺行，指天空运行自东向西而行。

④ 北政逆行：北政，指土运以外，木、火、金、水四年皆为北政。逆行，即自西向东而行。

里经四星①

右元星　太阴四十日，阳明三十日，厥阴十五日，君相二火、太阳不至此经。

黝黯星　太阴四十日，阳明三十日，厥阴三十日，君相二火、太阳不至此经。

左元星　太阴十三日，阳明二十一日，厥阴二十一日，君相二火、太阳不至此经。

地漠星　太阴二十日，阳明四十日，厥阴二十日，君相二火、太阳俱东至经。

以上四符星，非常不见，如司天气至此不行，其星即见，见各有灾祥之应。如阳明司天只算阳明数。三经气不留，即星各不见。天蓬室者，即北方一宫，坎位，水司之室也。全得宝瓶宫西侵双鱼宫，十度，东犯磨碣②宫十度。

外经二十四星，非常不见，如见小游太乙于九宫，与相对者同度。同经相冲犯者，大室之星，所以之处见也。

中室主星大王天蓬星，即主司天星也。一壬年一度见之，主太平也。太阳司天至此室，更不经遁，二经直入中室，命以天符合德。君相二火如不入中，里二经能深入水室也。君相二火如经外经二百八十七日，水土不至，上不经于外也。

中经八星，太阴经四百六十日，阳明经四百五日，厥阴经四百八十七日，二火水不至也。

里经四星，太阴一百三十日，阳明一百二十日，厥阴七十六日，二火水不至也。看本数已上，司天气高已下，司天气下如南政，高迟而下疾，北政高疾而下迟也。如迟即百，如疾即一日，如疾即二日为一日也。

南政顺行，北政逆行。厥阴司天至此室，只算厥阴数。太阴司天至此室，只算太阴数。阳明司天至此室，只算阳明数。二火司天至此室，只算二火数。所谓疾运，一如高下法。顺逆只看南北，南而不行，只看太乙初至对宫也。对宫者，即天英九室乃与一宫天蓬对也。如对初至即留而不行，次看经循何经也。看迟疾何星所到之星，与司天或临、或犯，其星乃见，见各有灾也。

---

① 里经四星：指"第一天蓬星"图第三层的地漠星、左元星、黝黯星、右元星四者。
② 磨碣：又称"摩羯"。

天元玉册卷之十七

第二天内宫

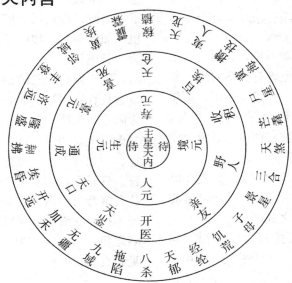

外经二十八星

南政自丰登，顺行至济远星。北政自经纶星，逆行至饥荒星。

中室主星大王理天内星，太阴司天至此室，直入中室也。陷刃星在百埃星，陷一星在喜星，陷一星在天仓星。

中经十星

南政自通成星至天口星，北政自收精星，逆行至野人星，里经四星。南政自人元星，顺行至境元星。北政自寿元星，逆行至生元星。

外经二十八星

丰登星　君相二火各十一日，阳明七日，太阳九日，厥阴太阴不至此经。

邻域星　君相二火各十一日，阳明七日，太阳九日，厥阴太阴不至此经。

黄埃星　君相二火十日，阳明二十日，太阳十一日，厥阴太阴不至此经。

霢霂①星　君相二火各七日，阳明八日，太阳十日，厥阴太阴不至此经。

① 霢（mài 音脉）霂：谓小雨。

稼穑星　君相二火十二日，阳明十三日，太阳十五日，厥阴太阴不至此经。

天龙星　君相二火各十日，阳明八日，太阳七日，厥阴太阴不至此经。

夷人星　君相二火各十日，阳明八日，太阳八日，厥阴太阴不至此经。

攒技星　君相二火各十八日，阳明七日，太阳七日，厥太阴不至此经。

潢海星①　君相二火各十二日，阳明十日，太阳八日，厥阴太阴不至此经。

尸　星　君相二火各十二日，阳明八日，太阳八日，厥阴太阴不至此经。

芒毳星　君相二火各八日，阳明九日，太阳十一日，厥阴太阴不至此经。

天煞星　君相二火各八日，阳明六日，太阳十日，厥阴太阴不至此经。

三合星　君相二火各九日，阳明十日，太阳十一日，厥阴太阴不至此经。

景　星　君相二火各十日，阳明十一日，太阳十一日，厥阴太阴不至此经。

子母星　君相二火各十日，阳明八日，太阳七日，厥阴太阴不至此经。

经纶星　君相二火各十一日，阳明十一日，太阳十三日，厥阴太阴不至此经。

天郁星　君相二火各十一日，阳明七日，太阳十二日，厥阴太阴不至此经。

八杀星　君相二火各三日，阳明五日，太阳十日，厥阴太阴不至此经。

拖焰星　君相二火各十日，阳明七日，太阳九日，厥阴太阴不至此经。

九域星　君相二火各十七日，日阳明九日，太阳十二日，厥阴太阴不至此经。

无疆星　君相二火各八日，日阳明七日，太阳九日，厥阴太阴不至此经。

加禾星　君相二火各十一日，阳明九日，太阳十日，厥阴太阴不至此经。

开远星　君相二火各十日，阳明十一日，太阳九日，厥阴太阴不至此经。

埃昏星　君相二火各十一日，阳明十日，太阳七日，厥阴太阴不至此经。

翿②拂星　君相二火各七日，阳明十一日，太阳七日，厥阴太阴不至此经

隆盛星　君相二火各七日，阳明十一日，太阳十五日，厥阴太阴不至此经。

济远星　君相二火各十日，阳明八日，太阳十二日，厥阴太阴不至此经。

饥荒星　君相二火各十日，阳明八日，太阳七日，厥阴太阴不至此经。

以上二十八星，皆天内室外经之星。非常皆不见，如司天至此对宫，逢太乙初至，即司天炁留而不行。或下临，或犯上，或逆来，或顺至，迟疾各遂日数，或至何星，如炁住时即见，见各吉凶也。

中经十星③　　南政顺行　　北政逆行

通成星　君相二火三十日，阳明二十日，厥阴八日，太阴太阳不至此经。

喜乐星④　君相二火十日，阳明十七日，厥阴十日，太阴太阳不至此经。

天苍星⑤　君相二火十二日，阳明十日，厥阴七日，太阴太阳不至此经。

收积星　君相二火三日，阳明十日，厥阴八日，太阴太阳不至此经。

野人星　君相二火十二日，阳明十二日，厥阴十日，太阴太阳不至此经。

亲支星⑥　君相二火十二日，阳明十一日，厥阴九日，太阴太阳不至此经。

开医星　君相二火十一日，阳明十日，厥阴十日，太阴太阳不至此经。

---

① 潢海星："第二天内宫"图中为"黄海星"。
② 翿（dāo 音道）：顶上以羽毛为饰的旌旗。
③ 十星："第二天内宫图"中经实为十一星，无"喜乐星"，有"喜死星"和"喜元星"。
④ 喜乐星："第二天内宫"图中无此星。
⑤ 天苍星："第二天内宫"图中经星名为"天仓星"。仓、苍通。
⑥ 亲支星："第二天内宫"图中经星名为"亲友星"。当为"亲友星"。

　　百埃星　君相二火八日，阳明十日，厥阴十二日，太阴太阳不至此经。

　　天鉴星　君相二火十一日，阳明七日，厥阴八日，太阴太阳不至此经。

　　天口星　君相二火二十日，阳明十八日，厥阴十九日，太阴太阳不至此经。

　　以上十星，皆内星室中经之星也。非常不见，见之即有吉凶。或高、或下、或迟、或疾、或顺、或逆，皆本气日数除之。

里经四星

　　人元星　君相二火八日，阳明十日，厥阴十日，太阴太阳不至此经。

　　生元星　君相二火十七日，阳明十三日，厥阴十二日，太阴太阳不至此经。

　　寿元星　君相二火二十日，阳明十九日，厥阴十日，太阴太阳不至此经。

　　境元星　君相二火二十四日，阳明十八日，厥阴三十日，太阴太阳不至此经。

　　以上四星，皆天内室里经之化也。南政顺行，北政逆行。如司天气留不行，即看顺逆迟疾，各逐本炁，看至何经，何星位处见，见有吉凶也。

　　天内室者，即西南二宫坤位，土司之室也，同正宫也。天离室中宫，故同北正室者也。即外得巨蟹宫二十分位，阳宫二十一度。外经二十八宿，即非时不见，如太游太乙入八宫，经游或外经，或中经，或里经，与本宫六气相冲者，其气所至之处乃见也。中室主圣大星，天内室即主司天星也。一千二百年一见，见之太平也。太阴司天至此室，不经此三经，直入中室，命曰天符合也。假令中见木运，亦不能承之也。左右二间，不可间令也。厥阴亦不入于外经，太阳亦不入于中里二经也。外经二十八星，君相二火都经三百一十四日，阳明二百五十六日，太阳二百八十八日，太阴厥阴不至也。中经十星，君相二火都经一百五十三日，阳明一百二十五日，厥阴一百三日，太阴太阳不至也。里经四星，君相二火都经二十六日，阳明六十日，厥阴七十二日，太阴太阳不至也。以上之数，皆是司天之气经循星度及数也。如迟，即一日是一日也。如疾，即一日行二日也。南政高迟而下疾也，北政高疾而下迟也。六气在本数已上，即高也。已下，即下也。土运皆南政，顺也。水、火、木、金皆北正，逆也。

天元玉册卷之十八

第三天冲室

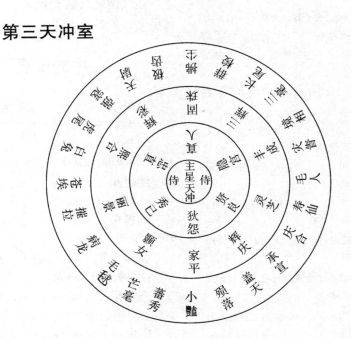

外经二十四星

南政自芒毫星，顺行至蕃秀星。北政自长尾星，逆行至群梭星。

中室星主大圣天冲星，即绪乭司天，皆不入中室。

中经十星

南政自颢景星，顺行至容平星。北政自三辉星，逆行至圜彩星。里星南政自忠直，顺行至苍气星。北政自隐贤星，逆行至真人星。

外经二十四星

芒毫星 君相二火各八日，太阴九日，太阳一日，阳明厥阴不至此经。

毛毯星 君相二火各十日，太阴十一日，太阳九日，阳明厥阴不至此经。

病龙星 君相二火各七日、十一日，太阴九日，太阳十三日，阳明厥阴不至此经。

摧拉星 君相二火各七日，太阴八日，太阳十日，阳明厥阴不至此经。

苍埃星 君相二火十二日，太阴十三日，太阳十日，阳明厥阴不至此经。

白兔星 君相二火十一日，太阴十日，太阳九日，阳明厥阴不至此经。

虎尾星　君相二火十日，太阴六日，太阳六日，阳明厥阴不至此经。

强寇星　君相二火七日，太阴六日，太阳五日，阳明厥阴不至此经。

天厨星①　君相二火十一日，太阴十二日，太阳十日，阳明厥阴不至此经。

极齿星　君相二火七日，太阴十日，太阳十日，阳明厥阴不至此经。

扫　星②　君相二火十日，太阴十一日，太阳十二日，阳明厥阴不至此经。

群梭星　君相二火十日，太阴七日，太阳八日，阳明厥阴不至此经。

长尾星　君相二火三日，太阴十一日，太阳十三日，阳明厥阴不至此经。

三毫星　君相二火十七日，太阴十一日，太阳十三日，阳明厥阴不至此经。

竟羽星③　君相二火八日，太阴十日，太阳十一日，阳明厥阴不至此经。

灾眚④星　君相二火十日，太阴十一日，太阳十二日，阳明厥阴不至此经。

毛人星　君相二火十二日，太阴七日，太阳七日，阳明厥阴不至此经。

寿仙星　君相二火十七日，太阴十四日，太阳十一日，阳明厥阴不至此经。

庆合星　君相二火十一日，太阴九日，太阳九日，阳明厥阴不至此经。

承宜星⑤　君相二火十日，太阴十一日，太阳十二日，阳明厥阴不至此经。

天盖星⑥　君相二火十一日，太明十日，太阳十日，阳明、厥阴不至此经。

陨落星　君相二火十日，太阴十一日，太阳九日，阳明厥阴不至此经。

小儿星⑦　君相二火七日，太阴十二日，太阳六三日，阳明厥阴不至此经。

蕃秀星　君相二火二十日，太阴十五日，太阳十三日，阳明厥阴不至此经。

已上二十四星，皆天冲室外经之星也。如司天至此室者，高下、疾迟、顺逆，逐气循之日数至经星，如气弱不行，其星见，见各有吉凶也。

中经十星

颢景星⑧　君相　二火七日，太阳八日，阳明九日，太阴厥阴不至此经。

丽景星　君相二火十一日，太阳九日，阳明九日，太阴厥阴不至此经。

熙合星　君相二火十一日，太阳九日，阳明八日，太阴厥阴不至此经。

辉彩星　君相二火八日，太阳九日，阳明七日，太阴厥阴不至此经。

圆彩星⑨　君相二火八日，太阳十日，阳明九日，太阴厥阴厥阴不至此经。

三辉星　君相二火十一日，太阳十日，阳明九日，太阴厥阴不至此经。

丰成星　君相二火十日，太阳九日，阳明九日，太阴厥阴不至此经。

灵芝星　君相二火十日，太阴七日，阳明八日，太阴厥阴不至此经。

辉庆星　君相二火二十日，太阳九日，阳明七日，太阴厥阴不至此经。

---

① 天厨星："第三天冲室"图中作"天尉"。
② 扫星："第三天冲室"图中为"拂尘"。
③ 竟羽星："第三天冲室"图中为"境相"。
④ 灾眚（shēng 音生）："第三天冲室"图中为"灾眚"。眚，病。
⑤ 承宜星："第三天冲室"图中为"承宣"。
⑥ 天盖星："第三天冲室"图中为"盖天"。
⑦ 小儿星："第三天冲室"图中的"小豔（yàn 音艳）"。豔，艳之异体字，艳，后作"艳"，容色美好，也通"焰"。
⑧ 颢景星："第三天冲室"图中为"颢女"。
⑨ 圆彩星："第三天冲室"图中为"固珠"。

容平星① 　君相二火二十日，太阳十日，阳明九日，太阴厥阴不至此经。

已上十星，皆天冲室中经之星也。司天气至此室，各逐本气经循日数也。即看顺逆、迟疾、高下，气住处其星见，见各有吉凶也。

里经六星

隐资星② 　君相二火十日，太阳八日，阳明九日，太阴厥阴不至此经。

伏怨星③ 　君相二火十日，太阳七日，阳明九日，太阴厥阴不至此经。

秀气星④ 　君相二火九日，太阳七日，阳明九日，太阴厥阴不至此经。

忠直星 　君相二火十日，太阳八日，阳明九日，太阴厥阴不至此经。

贤良星 　君相二火十日，太阳八日，阳明九日，太阴厥阴不至此经。

真人星 　君相二火十一日，太阳七日，阳明九日，太阴厥阴不至此经。

已上六星皆。天冲中室之星也，非常不见。如见，司天至此，经久而不行，或临、或犯即见，见时看得本经何星吉凶，逐星所作也。

天冲室即正东三宫震位木司之室也。其室全得天蝎宫，分得人言宫十一度，天秤宫十度，次名正宫也。

外经二十四星，即非常不见。如四神太乙游于一宫相冲，或气经外，或经中经，或经里经，经循所至之处，气位处也，星见也。见处或吉，或凶，犹本星也。

中室主星大圣天冲星，即本司主星也。非常不见，即一千三百年一次见之，太平也。厥阴司天至此室，即不经循三经，直入中室，命曰天符合德也。其化曰德化也。中见金运，不行承之右二间，不能合间也。阳明不经外经也，太阴不经中里二经也。外经二十四星，非常不见，君相二火，经此经三百五十八日。太阴二百二十五日，太阳二百四十日，各经外经也。

中经十星，君相二火九十六日，阳明七十二日，太阳七十八日，各经相中经也。

里经六星，君相二火五十七日，阳明四十八日，太阳五十二日，各经里经也。

所为日数，各定迟疾。如疾，东一百行三日，午月行一月也。如本数以上，即高。本数巳下，即下。南政高迟而下疾，北政高疾而下迟。南政顺行，北政逆行也。

----

① 容平星："第三天冲室"图中为"家平"。
② 隐资星："第三天冲室"图中作"隐宫"。
③ 伏怨星："第三天冲室"图中作"狄怨"。
④ 秀气星："第三天冲室"图中作"秀己"。

天元玉册卷之十九

第四天辅星

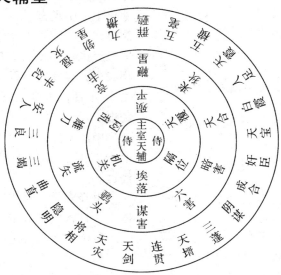

外经二十五星

南政自曲直顺行，至隐明星。北政自天霞逆行，至五横星。中室主星大圣天辅星，诸炁司天至，皆不入中室也。

中经十星

南政自流矢星顺行，至鹎头星。北政自天合星逆行，至来狄星。

里经六星

南政自机关星顺行，至埃落星。北政自天覆星逆行，至殒平星。

外经二十五星

曲直星　君相二火七日，太阴九日，太阳十日，阳明厥阴不至此经。

三竭星　君相二火十九日，太阴十一日，太阳十一日，阳明厥阴不至此经。

三良星　君相二火七日，太阴六日，太阳八日，阳明厥阴不至此经。

安人星　君相二火五日，太阴十日，太阳九日，阳明厥阴不至此经。

半纪星　君相二火十日，太阴十二日，太阳十日，阳明厥阴不至此经。

湿灾星　君相二火十二日，太阳十五日，太阳十七日，阳明厥阴不至此经。

勃　星　君相二火十一日，太阴十二日，太阳十日，阳明厥阴不至此经。

九攒星　君相二火十日，太阴二十日，太阳九日，阳明厥阴不至此经。

群鸥星　君相二火十二日，太阴九日，太阳七日，阳明厥阴不至此经。

五毫星　君相二火十一日，太阴十四日，太阳十九日，阳明厥阴不至此经。

五横星　君相二火十日，太阴十日，太阳十日，阳明厥阴不至此经。

天霞星　君相二火三十日，太阴二十七日，太阳二十八日，阳明厥阴不至此经。

人足星　君相二火十二日，太阴十日，太阳一日，阳明厥阴不至此经。

白霞星　君相二火十二日，太阴八日，太阳九日，阳明厥阴不至此经。

天宝星　君相二火十二日，太阴十日，太阳一日，阳明厥阴不至此经。

奸臣星　君相二火七日，太阴十日，太阳十日，阳明厥阴不至此经。

成合星　君相二火九日，太阴十一日，太阳十二日，阳明厥阴不至此经。

阴谋星　君相二火十日，太阴二十日，太阳十七日，阳明厥阴不至此经。

三蓬星　君相二火十一日，太阴十日，太阳十四日，阳明厥阴不至此经。

天壻星　君相二火三日，太阴二十四日，太阳十七日，阳明厥阴不至此经。

连贯星　君相二火七日，太阴八日，太阳八日，阳明厥阴不至此经。

天剑星　君相二火十日，太阴十日，太阳八日，阳明厥阴不至此经。

天灾星　君相二火十一日，太阴十日，太阳七日，阳明厥阴不至此经。

将相星　君相二火九日，太阴八日，太阳三日，阳明厥阴不至此经。

隐明星　君相二火九日，太阴七日，太阳五日，阳明厥阴不至此经。

中经十星

流矢星　君相二火十一日，太阴十一日，太阳十日，阳明厥阴不至此经。

雄刀星　君相二火十日，太阴五日，太阳六日，阳明厥阴不至此经。

竞击星　君相二火十一日，太阴七日，太阳十二日，阳明厥不至此经。

鞭　星　君相二火三日，太阴一日，太阳四日，阳明厥阴不至此经。

来狄星　君相二火七日，太阴八日，太阳十二日，阳明厥阴不至此经。

天合星　君相二火七日，太阴八日，太阳九日，阳明厥阴不至此经。

暗害星　君相二火十七日，太阴十三日，太阳十一日，厥阴十一日，阳明不至此经。

六害星　君相二火九日，太阴四日太阳九日，厥阴十一日，阳明不至此经。

鸥头星　君相二火十二日，太阴十二日，太阳十一日，厥阴六日阳明不至此经。

谋害星　君相二火十七日，太阴十二日，太阳七日，厥阴二十一日，阳明不至此经。

已上十星，皆天辅室中经之星也。非常不见，如司天气留不行即见之，各经本星吉凶也。

里经六星

机关星　君相二火二十七日，太阴十四日，太阳十九日，阳明十三日，厥阴不至此经。

闷乱星　君相二火十一日，太阴十八日，太阳十四日，阳明十三日，厥阴不至此经。

殒平星　君相二火十二日，太阴十八日，太阳九日，阳明七日，厥阴不至此经。

天覆星　君相二火十日，太阴十一日，太阳十三日，阳明七日，厥阴不至此经。

隔位星　君相二火二十一日，太阴十二日，太阳十一日，阳明十二日，厥阴不至此经。

埃落星　君相二火三十日，太阴二十九日，太阳十一日，阳明四十三日，厥阴不至此经。

已上六星，皆天辅室里经之星也。非常不见，如司天留见之，即各逐本星吉凶也。

天辅室者，即东南方巽四宫，风司之室也。其室分得天秤宫二十度，双女宫二十度，故名维宫也。

外经二十五星，非常不见，如真符太乙入于天心室，对此宫即气行之次，看住处在何经、何星也。住处之星，各有吉凶。中室主星大圣天辅星，即司天主司之星也。一千四百一次见之，主太平也。此东南维宫，司天间气至此室，天合皆不正化。六气至室，皆天符合德。阳明与厥阴，不经循外经，阳明亦不循中经，厥阴不经里经。

外经二十五星，君相二火经循三百日，太阴六百二十八日，太阳三百八十六日。

中经十星，君相二火一百三日，太阴八十七日，太阳八十一日，厥阴一百二日。

里经六星，君相二火一百四日，太阴九十日，太阳一百十六日，阳明一百四日。

各经三经之日，皆定迟疾也。如疾者，即五十日行一百日也。此天辅室者，南政高而顺疾也，下而顺迟也。如北政，高而逆疾也，下而逆迟也。高即本数已上，下即本数已下。如家气对行之，次对宫也。太乙初入天心室，其气即住而留久，而住处看顺逆、迟疾至何星也。其星见退日，与至同数也。

天元玉册卷之二十

第六天心星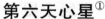[1]

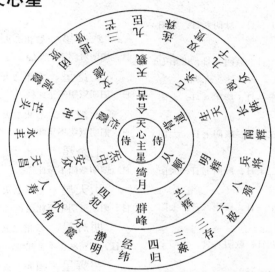

自从顺星逆行，至背道星。

外经二十五星

南政自分霞顺行，至攒明星。北政自九子逆行，至双贯星。中室主大圣天心星，即诸炁司天，皆不入中室也。

中经十星

南政自八冲星顺行，至安众星。北政自明辉星逆行，至生天星。

里经六星

南政自烂霞星顺行，至气中星。北政

外经二十五星

分霞星　君相二火十日，厥阴七日，太阳八日，太阴阳明不至此经。

伏角星　君相二火十二日，厥阴十一日，太阳九日，太阴阳明不至此经。

人寿星　君相二火十四日，厥阴七日，太阳十一日，太阴阳明不至此经。

天昌星　君相二火七日，厥阴八日，太阳九日，太阴阳明不至此经。

---

① 第六天心星：若按十六卷至卷十八各图之序，此前当有"第五宫室星"图，原本缺无。

永丰星　君相二火十四日，厥阴七日，太阳十一日，太阴阳明不至此经。

芒头星　君相二火十一日，厥阴五日，太阳三日，太阴阳明不至此经。

闭贤星　君相二火一日，厥阴七日，太阳八日，太阴阳明不至此经。

退贤星　君相二火七日，厥阴十日，太阳四日，太阴阳明不至此经。

三芒星　君相二火一日，厥阴九日，太阳七日，太阴阳明不至此经。

流霞星　君相二火十一日，厥阴六日，太阳七日，太阴阳明不至此经。

九臣星　君相二火十日，厥阴九日，太阳七日，太阴阳明不至此经。

连珠星　君相二火十一日，厥阴八日，太阳九日，太阴阳明不至此经。

九子星　君相二火二十日，厥阴七日，太阳九日，太阴阳明不至此经。

泄众星　君相二火二十日，厥阴七日，太阳十二日，太阴阳明不至此经。

双贯星　君相二火十一日，厥阴八日，太阳九日，太阴阳明不至此经。

长阵星　君相二火九日，厥阴八日，太阳十日，太阴阳明不至此经。

角辉星①　君相二火十三日，厥阴十一日，太阳十四日，太阴阳明不至此经。

兵将星　君相二火十四日，厥阴八日，太阳十一日，太阴阳明不至此经。

八殒星　君相二火八日，厥阴十八日，太阳十八日，太阴阳明不至此经。

六极星　君相二火九日，厥阴八日，太阳七日，太阴阳明不至此经。

三存星　君相二火十日，厥阴九日，太阳七日，太阴阳明阳明不至此经。

三淼星　君相二火三十日，厥阴十三日，太阳十三日，太阴阳明不至此经。

四归星　君相二火十二日，厥阴十日，太阳十九日，太阴阳明不至此经。

经纬星　君相二火八日，厥阴六日，太阳二日，太阴阳明不至此经。

攒明星　君相二火十二日，厥阴十日，太阳十三日，太阴阳明不至此经。

已上二十五星，皆天心室外经之星也。非常不见，如司天气留即见。见各逐本星之化，或吉或凶，从本星所作数。少阴司天即算君相二火数也。

中经十星

八冲星　君相二火八日，太阴十日，太阳三日，阳明厥阴不至此经。

文德星　君相二火十日，太阴十日，太阳三日，阳明厥阴不至此经。

天戮星　君相二火十日，太阴十日，太阳五日，阳明厥阴不至此经。

七杀星　君相二火十日，太阴五日，太阳八日，阳明厥阴不至此经。

生天星　君相二火十日，太阴十日，太阳八日，阳明厥阴不至此经。

明辉星　君相二火十日，太阴十一日，太阳八日，阳明厥阴不至此经。

芒辉星　君相二火十日，太阴七日，太阳八日，阳明厥阴不至此经。

群峰星　君相二火十一日，太阴七日，太阳八日，阳明厥阴不至此经。

四犯星　君相二火九日，太阴十日，太阳八日，阳明厥阴不至此经。

安象星②　君相二火九日，太阴十日，太阳八日，阳明厥阴不至此经。

已上十星，气留不行即见看，看顺逆迟疾，自交司得位日起，首算之至，所在住处，其星见。见之各逐本星吉凶也。

里经六星

烂霞星　太阴十七日，阳明七日，太阳七日，

---

① 角辉星："第六天心星"图中为"南辉"。

② 安象星："第六天心星"图中为"安众"。"象"与"众"的繁体字形相近必有一误。

厥阴十日，君相二火不至此经。

合苦星　太阴七日，阳明十一日，太阳六日，厥阴八日，君相二火不至此经。

背道星　太阴七日，阳明八日，太阳五日，厥阴三日，君相二火不至此经。

从顺星　太阴三日，阳明九日，太阳七日，厥阴十日，君相二火不至此经。

绮月星　太阴十一日，阳明七日，太阳九日，厥阴九日，君相二火不至此经。

炁中星　太阴十一日，阳明十日，太阳八日，厥阴九日，君相二火不至此经。

已上六星，皆天心里经之星也，非常不见，如司天气至此室，逢太乙即留而不行，亦至之星气住处即见，见各逐本星之兆也。

天心室者，西北方乾位，天司之室也。分得双鱼宫二十一度，白羊宫二十一度，故名维宫也。外经二十五星，即非常不见，如天乙太乙游于辅室，此即司天气留而不行，在处之星也。乃见之，主吉凶。犹本星之化生也。

中室主星大圣天心星，即主司天本室大星也。此维宫司天之气如至此室，即炁天符合德也，太阳阳明不至外经也，外经二十五星，君相二火经犹此经二百八十三日，太阳经循此经二百四十三日，厥阴三十七日，君相二火不至此经也。已上三经经循日数，并录迟疾度，即五日行十日也。至心室维宫，如司天及本数已上，即气高也。本数已下，即气下也。南政高而顺疾，北政下而逆疾，而高下之数，各从迟疾，高而临下，即犯之临之，与化住处星见也。

天元玉册卷之二十一

第七天柱星

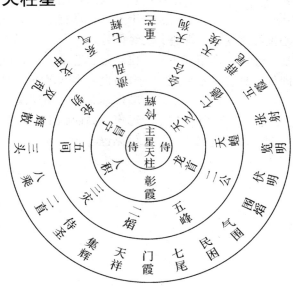

外经二十四星

南政自八乘星顺行，至直星。北政自五霞星逆行，至张射星。

中室主星大圣天柱星，阳明司天至此室直入中室也。

中经十三星①

南政自五圆星顺行，至三灾星。北政自仁德星逆行，至天蝗星也。

里经六星

南政自人积星顺行，至彰霞星。北政自天乏星逆行，至龙首星。

外经二十四星

辉散星　君相二火七日，厥阴八日，太阳十日，太阴十一日，阳明不至此经。

双乱星　君相二火十四日，厥阴十二日，太

---

① 星：原本脱，据上下文例补之。

阳十一日，太阴九日，阳明不至此经。

戈甲星　君相二火十一日，厥阴七日，太阳八日，太阴九日，阳明不至此经。

系气星　君相二火十四日，厥阴十三日，太阳十二日，太阴十三日，阳明不至此经。

七辉星　君相二火十日，厥阴十日，太阳七日，太阴八日，阳明不至此经。

重芒星　君相二火一日，厥阴八日，太阳八日，太阴十日，阳明不至此经。

天狗星　君相二火十七日，厥阴十一日，太阳九日，太阴九日，阳明不至此经。

天埃星　君相二火七日，厥阴十日，太阳十一日，太阴十日，阳明不至此经。

群尾星　君相二火四日，厥阴十日，太阳七日，太阴二日，阳明不至此经。

五霞星　君相二火五日，厥阴七日，太阳十日，太阴十二日，阳明不至此经。

张射星　君相二火十七日，厥阴十一日，太阳一日，太阴十二日，阳明不至此经。

览明星　君相二火十四日，厥阴六日，太阳七日，太阴八日，阳明不至此经。

伏明星　君相二火十二日，厥阴十日，太阳七日，太阴九日，阳明不至此经。

围熖星　君相二火二十三日，厥阴七日，太阳九日，太阴一日，阳明不至此经。

气围星　君相二火十二日，厥阴九日，太阳八日，太阴十一日，阳明不至此经。

民困星　君相二火二十日，厥阴十日，太阳十六日，太阴二日，阳明不至此经。

七尾星①（编者注：以下八星司天交司主时之日原缺）

门霞星

天祥星

集辉星

侍圣星

二直星

八乘星

三头星

已上二十四星，皆天柱室外经之星也。

中经十星

五间星②（编者注：中经十星所主司元，交司主时之日原缺）

轮勃星

溃乱星

会合星

仁德星

天蝗星

二公星

五峰星

二焰星

三灾星

已上十星

里经六星

人积星③（编者注：里经六星，各星所主司元主时之日原缺）

昌宁星

天乏星

怜辉星

彰霞星

龙首星

已上六星，皆天柱室内经之星也。

天柱室者，八宫东北艮位，山司之室

---

① 七尾星："七尾星"以下八星，原本缺司天交司主时之日。
② 五间星："五间星"以下十星，原本缺司天交司主时之日。
③ 人积星："人积星"以下六星，原本缺司天交司主时之日。

也。分得磨蝎宫二十一度，人马宫二十一度故名维宫。外经二十四星，中经十星，里经六星，非常不见也。如臣基太乙游天内室，与此宫相对者，即炁留不行也。如炁不行，或留或犯，随所见如五福太乙在中宫，天命即不见也。

中室主星大圣天柱星，即司天主司之星也。非常不见，一千八百年一次见之。主太平。此离宫之气至此室，天元符合德也。司天之气至此，天令不专，二间入令运也，所承之也。

外经二十四星，君相二火终此经三百一十九日，太阳经此经二百八十日，厥阴经此经一百四十五日，阳明经此经二百三十三日，太阴不至此外经也。

中经十星，太阴经此经九十四日，阳明经此经九十日，太阳经此经七十九日，厥阴经此经八十一日，君相二火不至此经也。

里经六星，太阴经此经五十一日，阳明经此经五十二日，君相二火经此经五十三日，厥阴经此经三十四日，太阳不至此经。

明为经循过者，日数皆定迟疾也。如疾度者，即十日行二十日也。诸经宫中如天数过本数，即高也。南政即高而顺疾，下而顺迟也。北政即高而逆迟，下而逆疾也。

又天数过周天数，即各太过也。如天数未尽而经数尽者，非气高也，即入中室也，此非天符，后退位之日，即移此室中也。如天数不及半周天，三数不及半周天，命曰司天不及而经不尽。天数已尽者，亦非气留也。即入里经之宫更不经循也。此本司天，本室独治之，命曰不及也，故二间同治也，后司天复退之日，即离也。

天元玉册卷之二十二

第九天英星①

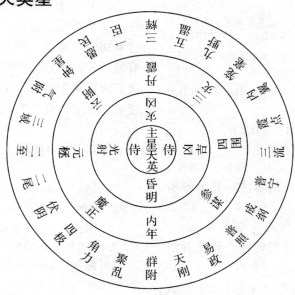

顺行，至昏明星。北政自灾凶星逆行，至凶吉星也②。

外经二十四星

南政自气符星顺行，至三域星。北政自婴儿星逆行，至大掌星。

中室主星大圣天英星，有二侍星，君相二火至此司，直入中室也。

中经八星

南政自北极星顺行，至磨正星。北政自三灾星逆行，至四维星。南政自光射星

经二十四星

气附星　厥阴二十日，太阳十一日，太阴十五日，阳明九日，君相二火不至此经。

钟　星　厥阴十日，太阳十日，太阴十一日，阳明九日，君相二火不至此经。

愚民星　厥阴十三日，太阳十五日，太阴十一日，阳明九日，君相二火不至此经。

---

① 第九天英星：若按卷二十一"第七天柱星"之序，此图之前当有"第八"星图。原本缺无。
② 凶吉星也：按前后各卷文例律之，此五字下缺"里经四星"及相关内容。

三日星①　厥阴十日，太阳十一日，太阴九日，阳明十日，君相二火不至此经。

三辉星　厥阴十日，太阳七日，太阴八日，阳明十一日，君相二火不至此经。

五温星　厥阴五日，太阳十日，太阴七日，阳明十一日，君相二火不至此经。

九野星　厥阴九日，太阳一日，太阴六日，阳明七日，君相二火不至此经。

笼毫星　厥阴七日，太阳十日，太阴八日，阳明七日，君相二火不至此经。

两翼星②　厥阴十日，太阳七日，太阴十二日，阳明十三日，君相二火不至此经。

霞点星　厥阴十二日，太阳五日，太阴八日，阳明十二日，君相二火不至此经。

三流星　厥阴十日太阳十二日太阴十五日阳明十六日君相二火不至此经。

普宁星　厥阴十日，太阳九日，太阴十日，阳明十一日，君相二火不至此经。

成纲星　厥阴　太阳　太阴　阳明　君相二火不至此经③。（编者注：此星各步交司时日原缺）

普照星　厥阴　太阳　太阴　阳明　君相二火不至此经④。（编者注：此星各步交司时日原缺）

易政星　厥阴十五日，太阳十日，太阴七日，阳明十二日，君相二火不至此经。

天纲星　厥阴九日，太阳十日，太阴八日，阳明十三日，君相二火不至此经。

群附星　厥阴十二日，太阳七日，太阴十日，阳明十三日，君相二火不至此经。

聚乱星　厥阴十四日，太阳十四日，太阴九日，阳明十日，君相二火不至此经。

角力星　厥阴二十日，太阳十一日，太阴十日，阳明七日，君相二火不至此经。

四极星　厥阴十日，太阳十一日，太阴十二日，阳明九日，君相二火不至此经。

伏阴星　厥阴十一日，太阳十日，太阴十日，阳明十五日，君相二火不至此经。

二尾星　厥阴十一日，太阳十日，太阴七日，阳明十日，君相二火不至此经。

二至星　厥阴十日，太阳十一日，太阴九日，阳明八日，君相二火不至此经。

三域星　厥阴二十日，太阳十日，太阴十日，阳明九日，君相二火不至此经。

已上二十四星，皆天英室外经之星也。非常不见，如司天气留不行即见。见遂看司天之高下、顺逆、迟疾也，皆行起有处，定位星分多少经循日数也。如经行次宫天蓬室中遇太一至，其气即位，位处星见，见之各有吉凶也。

中经八星

元柸星　厥阴十一日，太阴十五日，阳明二十四日，太阳、君相二火不至此经。

云附星　厥阴十五日，太阴二十日，阳明九日，太阳、君相二火不至此经。

丹霞星　厥阴二十日，太阴十日，阳明十日，太阳、君相二火不至此经。

三灾星　厥阴二十日，太阴十九日，阳明七日，太阳、君相二火不至此经。

两耳星⑤　厥阴十七日，太阴十四日，阳明二十四日，太阳、君相二火不至此经

参谋星　厥阴十五日，太阴二十日，阳明九日，太阳、君相二火不至此经。

四围星　厥阴二十日，太阴十日，阳明十四日，太阳、君相二火不至此经。

磨正星⑥　厥阴十八日，太阴十二日，阳明十四日，太阳、君相二火不至此经。

---

① 三日星："第九天英星"图中为"一臣"。
② 两翼星："第九天英星"图中作"内翼"。
③ 成纲星……不至此经：此星各步交司时日，原本缺佚。
④ 普照星……不至此经：此星各步交司时日，原本缺无。
⑤ 两耳星："第九天英星"图中无此星名。有"内年"星。
⑥ 磨正星："第九天英星"图中为"魔正"。

已上八星，皆天英室中经之星也。非常不见，如司天气留不行即见。遂看司天之高下、顺逆、迟疾也。皆从起首处定位，星分多少，经行所住处看日数，至行星凶吉，各逐本星也。

里经四星

光射星　厥阴十二日，太阳十四日，太阴十三日，阳明、君相二火不至此经。

灾凶星　厥阴十四日，太阳八日，太阴十五日，阳明、君相二火不至此经。

凶吉星　厥阴十二日，太阳七日，太阴十三日，阳明、君相二火不至此经。

昏明星　厥阴十日，太阳十二日，太阴十日，阳明、君相二火不至此经。

已上四星皆天英室里经之星也。非常不见，如司天气留即见。见处本星，各有吉凶也。

天英室者，正南离位，九宫太司之室也。其室全得狮子宫，分得双女宫十度二十二分半，得巨蟹宫十度一十九分半，故名正宫也。

外经二十四星，中经八星，里经四星，非常不见。如君基太乙游行天蓬宫，与此宫相对，即元气留而不行住处之星也。非常不见，即一千九百年一次见之主太平也。如君相二火司天，如至此室即更不经循三经，即直入室中，命曰天符，故名德化也。

假令中见水运不可胜之也，左右二间亦不入令，即侍其霞彩也。如气高，即热令化之，令不数炎酷也。如气下，即炎烁沸腾，山泽干枯，草木乃焦，民病热上也。

又见中火运，即各太乙三合会也。如行度疾，即化令早应而早息也。如行度迟，即化令脱而脱息也。太过，即先应浅而投应深也。不及，即光化甚而后易令也。

司天亦有复至也。如天数时本宫去法，天不尽，即是代令之数也。如及周天数，名曰中有余也。如及半周数者，名曰平气也。如不及半周者，不及也。如过周天外者，名曰太过也。太过三五十日、及一百余日已上者，名曰复布政。天数太过有余天度疾行者，经循尽天数，却见。不太过者，名曰中有余也。即当布政而却不同布政者也。

外经二十四星，厥阴二百七十七日，经此经也。太阴二百三十二日，经此经也。阳明二百四十三日，经此经也。为定迟度，如疾度减半也。相火合天符，故不经循也。中经八星，厥阴一百四十六日，经此经也。里经四星，厥阴三十八日，经此经也。太阳三十一日，经此经也。阳明、君相二火，不经此也。阳明金不深入火室，君相二火合天符，如天数太过而行度。经数已终者，即中有也。即常布政，而后不同布政也。星不同布政，即天冲治之。天独治，民灾之甚，化令之酷也。

天元玉册卷之二十三

求天地运化，逐岁司天，治脉易神藏之位法

子午之岁，南政司天，土运之岁，君火①治天，脉当治于上部。左寸心脉，易于右寸。右手不移，应于心脉，入于右手，南政顺迁，自左入右手。脉该右寸浮大而散，心之脉也。小肠随之，顺天易位，运于右手也。阳明在泉，肺脉不当右寸，

及左天中司地为在泉，而言高下矣。肺脉易于左尺司天治其右，司地治其左，右顺而左奉上。脉浮短而涩，肺之脉也。大肠随之奉天，易位连相左手尺中。肾脉同诊于命门，肺脉至，此得司地而肺至，即左尺中脉与命门同矣。，左尺寸口，运居其位。左手心部居右，谓之运。即甲午脉缓，丙年脉右，戊年脉洪，庚年脉毛，壬年脉弦。子午之岁，看会何运而应脉也。

子午之岁南政司天手鉴之图

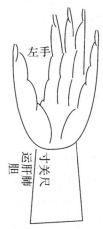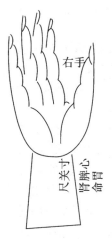

子午之岁，北政司天，金、木、水、火运，北政司天，君火司天，脉治上而当位。

左手寸口脉，守于本位。心脉定位于左手，北政司天，自右入左，自西入东，在寸左东本治其上。

脉运左寸浮大而散。心之脉也。小肠应之，右迁岂固守左寸也。

阳明在泉，肺脉不常，右寸易。肺部脉在左手尺，中奉天之左也。

肺脉易于左手尺中，司天治上之右，司地治下之左。

脉诊浮涩而短，上奉天，脉当下应右手尺中，肺之部也。大肠随之相下。

右手尺中，命门与肾同诊。肾与命门，本因小藏见也。

右手寸中，非空运脉，居之易运之脉，看

---

① 火：原本"火"字误为"大"字，据上下文义径改。

是何运也。或弦、或洪、或缓、或毛、或石、随①五

运六炁而见也。

子午之岁北政司天手鉴之图

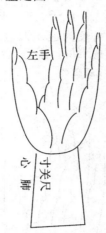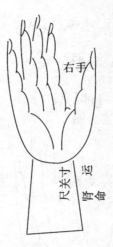

卯酉之岁，南政司天，己酉己卯，阳明司天，于南面脉当治上，而肺脉当本位也。

右寸肺脉，守于本位。肺脉定位，本居左手。南政之岁，顺行迁至左手，右东自左西，故肺守位也。

脉诊浮而短涩。肺之脉也。太阳之本从天化之上，而守本位也。

少阴在泉，心脉不当运于左手，易心脉在右

尺，小肠随之。本从天化行于此部。四正之纪，非经纶天地，即不当易其位也。当尺天肺脉于右寸，本之心脉于右尺。

左尺肾脉，与右尺命门诊。肾与命门，不同一藏，常左右二部并天地不至，即分二位也。

左寸非空运脉居之。中土运，脾脉上间，盖甲子与午同间。

卯酉之岁南政司天手鉴之图

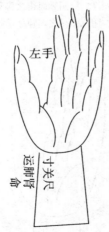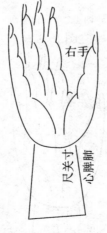

卯酉之岁，北政司天。金、木、水、火四运，北政司天，右迁而逆去，自西而至东肺脉治上，

右至于左寸右寸。

---

① 随：原本"随"误为"腿"，据文义改。

肺脉易于左手寸口，左手不应，右手亦不应，易肺脉在左手心之中。

诊候浮短而涩。肺上脉也。大肠随之，从天之政，易于此位。

少阴在泉，心脉不当于左寸，易位入左尺中，小肠随之。金治其上左，君相治其下右。

右手尺中，命门脉与肾部同诊。诊位

卯酉之岁北政司天手鉴之图

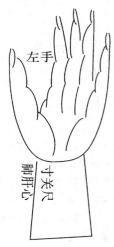

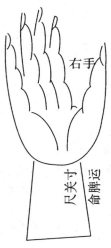

巳亥之岁，南政司天。土运会厥阴，司天于南面。脉当治右寸同诊，金不伏木，位当顺迁，而自左入右，肺脉同诊。

右手肺脉，不退其位，四正之纪，位尊而

巳亥之岁南政司天手鉴之图

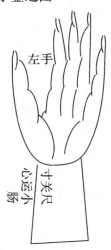

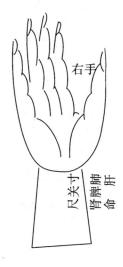

分二部，脉当时同部。

右寸非空运脉居之。看五运而从五脉之所。

此子、午、卯、酉四政之纪，故曰尺寸反为逆，天地之正，非常反也。非纪天地，即不可反，反之者死。寸独然，或尺独然，上下二反必死。

不退，治之天而同肺于右寸。

脉诊软弱而弦。二脉同诊于右寸，如司天气高，厥阴脉而得之肺脉沉，而得之，如司天气下，厥阴沉而得之，肺脉浮而得之。

巳亥之岁，北政司天，乙、辛、丁、癸四运。皆北政北面，肝脉上治如在左，自右入左，故心脉同之，与司天同诊。

左手寸口不退其位，四政之纪，非经纶于天地，不可移位矣。难治天故心肺同治诊。

脉诊软弱而弦肝脉。故二与同心，诊如司天，气高左中浮而肝脉也。司天气下，左中沉而得肝脉也。

少阳在泉，心包络脉也。三焦随之易位于左尺中，故治上也。地奉天之左右手尺中命门，因诊如司天。天不接于地化之时，命门与肾分作二位。

左手关中运脉动应。随五运之候，各觉左行之住。

巳亥之岁北政司天手鉴之图

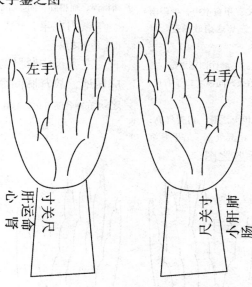

天元玉册卷之二十四

寅申之岁，南政司天。甲寅甲申，少阳南政司天，相火用一脉络治①上，三焦之南政顺迁，自左入右，政在右寸中，肺脉同治。

右手寸口，不退其位。心肺作四正之纪，非天地之政，不易其位，少阳相火治天，同诊寸口于右尺，不相形讨②。

脉诊洪大而钩。少阳相火之脉，司天气高，右手包络脉浮而得沉、而得肺。司天气下，右手脉沉

而得浮、而得肺，固③右手同诊。

厥阴在泉，肝脉易位于左手尺中，尺治上右也。治下之政。

左手尺中肾脉与右手命门同诊。厥阴应司地，故肾脉间命门。左手关中五运居之。五冲各随五运，脉在关中同诊。

寅申之岁南政司天手鉴之图

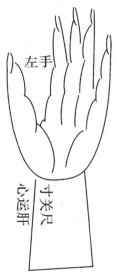
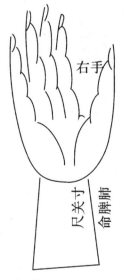

寅申之岁，北政司天。金、木、水、火四运，皆北政司天，少阳相火治上，同诊于右手寸口。北政自右入左关左手。

左手寸口脉，不退其位。政位同司天之相火，故寸口左手之脉同诊。

脉诊洪大而钩。少阳二脉同司天，气高浮而得

司天脉，沉而得心脉。司天气下，沉而得司天脉，浮而得心脉也。

厥阴在泉，厥阴易于右尺，司天治上，司地治下而奉天，则右尺命门而左尺脉同诊。盖右手尺中司地主之，故入右手中而肾同诊。

左手关中，运乃主之。随五行之应类而诊

---

① 治：主宰，掌管。

② 不相形讨：谓右手寸口三部脉的变化与气候变化不相应。

③ 固：的确。

寅申之岁北政司天手鉴之图

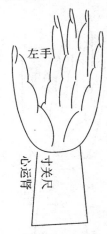
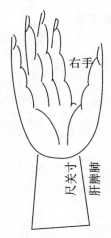

左手 寸关尺 心运肾

右手 尺关寸 肝脾脾

丑未之岁，南政司天。己丑己未南政太阴司天，脾脉治上，南政顺迁，自左入右，与肺脉同诊也。

右手寸口脉不退位。肺脉正位，因司天上德南政顺迁，同左入右，浮沉二位各主其脉，脾脉滑而缓而弱，一部之中有二部。司天气高，其脉浮而治

丑未之岁南政司天手鉴之图

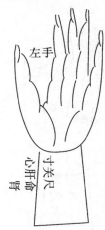
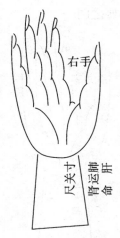

左手 寸关尺 心肝命肾

右手 尺关寸 肾运肺 命肝

丑未之岁，北政司天。金、木、水、火四运，皆北政司天，脾脉上治②手。北政右迁，自右入左心脉。

左手心脉不退其位，心脉正，太阴司天，脾土上治，是一部二脉同诊，沉浮各异。

天，脉沉而得肺脉，司天訇①气下沉。尺脉浮，肺脉。

太阳在泉，太阳寒水正治左尺，皆主本位之脉，右尺命门与肾各主一位也。如司天太乙与天数有余，虽新岁气留而不远者，俱冲布政或作接间，主早退位，即肾与命门一位各主之。

右手关中，运脉应见。随五冲之应也。

脉诊滑缓而弱。如胃脾当见必死。司天气高，浮而得治天，尺脉沉而得心脉。司天气下沉而得天，尺脉浮而心脉，故同见二脉。

太阳在泉，上治天，脉同左寸与心同。下肾脉入命门部于右尺，命门复入左尺肾之中也。

---

① 訇（hōng 音轰）：大也。
② 治：主，掌管。

右手关上，运脉①主之。弦、大、缓、毛、石，又法木、水、土、金之应也。

丑未之岁北政司天手鉴之图

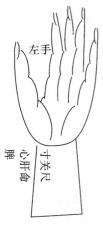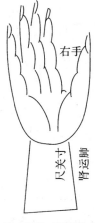

辰戌之岁，南政司天。甲辰甲戌，南政司天，肾脉上治，司于右寸。南政顺迁，自左入右也。

右寸肺脉不退其位，肾与肺脉同见于右寸中

脉诊沉坚而实。肾脉也，膀胱急之。司天气高浮而得治天，尺脉沉而得肺脉。司天气下沉得治尺脉，浮脉而得肺脉也

太阴在泉治天脉同于左寸。治地脉同于右尺。天面向北，地面向南。奉天之道，故易脾胃于此。命门独生尺，肾脉治上，司于肺部也。

左手尺中，运脉主之。随五冲应也。

辰戌之岁南政司天手鉴之图

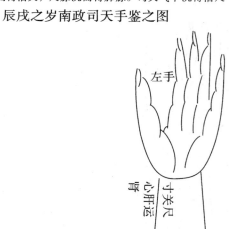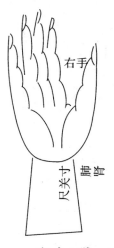

辰戌之岁，北政司天，金、木、水、火四运，北政司天，肾脉上治。北正右迁，自右入左，肾与同治天之位，木不克火也。

左寸心脉，不退其位，水火各得其上位，故同诊其脉。

---

① 运脉：指受主管全年气候变化的中运之气（即岁运）的影响而出现的脉象。下同。

脉诊沉坚而实。司天气高，浮而得治尺脉，沉而得心脉。司天气下，沉而得之治尺脉浮，而得之心脉也，故作二位诊之。

太阴在泉，胃土不治，易位于右手尺中。天

辰戌之岁北政司天手鉴之图

地政南，天左地右，奉天之道。

命门并太阴同诊。高曰司地，其气高。浮而得之，沉而得命门。下曰在泉，沉而得之，浮而得之，浮而得命门也，故曰同诊。

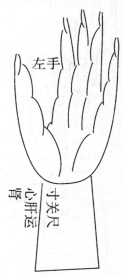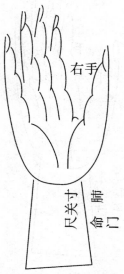

推妇人男子反背之脉[1]

且夫男女之脉异同者，本乎受胎之始。仰覆之道，从其天地阴阳自然之理。男覆而象天，女仰而法地。在母肠腹以上为南，以下为北，以右为东，以左为西。从其受胎之始，妊而成形，兹而始生，道也。故男覆者，左手在东，右手在西。女子面仰者，左手在西，右手在东，生五藏于中，六府配合。布十二经络，分动于脉于左右者，则肾藏先生，故左为肾，右为命门。肾法水生于下，自冬至之气，至□[2]于左，故脉居左部之中。水在下生本部中部。青龙之象居左，东方木生火□[3]生

夏，故肝生心居左部火日炎故居寸。以法元武生青龙，龙生朱雀，故肾在左尺，肝在左关，心在左寸。女人右手在东，此三部亦然。在左肺属金，西方白虎之象，故在右也。女人左手在西，位居上也。金为孔之位，而脉为诸脉之华盖，故居上部为寸口也。脾者中室土位，象西南也，故居中部。命门所以在下，以水伏故在脾之下部。尺中肾与命门，主藏精神而系元气，立象者，生命之根本也。元命真一元气，始生之时，左付青龙生肝，肝生心，是子母故同在左右。付白虎而生心肺，亦是子母，故同在右，大道生于自然，非一元之气有漏也。盖男女受精之初，仰覆之异

---

① 反背之脉：指男女两性脉象相反的道理。背，反也。因男为阳居上，当俯视之。女为阴居下，当仰观之。故男女各自脉位相反。

② □：原本缺字。

③ □：原本缺字。

耳。肺随行□①肝心作阳道居左，脾肺作阴道居右，此女人仰而右。手右东故付肝心，在左左手覆而在西，故付于肺脾，作阴道而在右。此是也一元之气先行，阳道

之东次行阴道之西，是故男覆女仰，面之左右各殊，东西之分，妇人脉有反背之诊也。

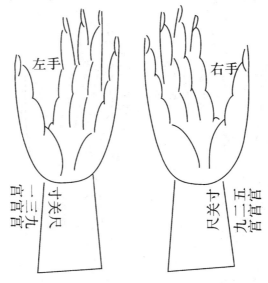

天元玉册卷之二十五

诊脉六十首①

夫六十首者，是司天之命脉，主人生命者，候之得应则生，失之则死。候之可五日诊，诊在六十甲子所在者时宫。时宫合司天之辰也。审时宫之位地，上地盘局，阴阳二遁进退一十八局。中不以地上九宫为定，审得三元布六仪，三奇去上所至者，甲子与年同之时，五日六十时甲子，当年本数同者，是审时甲子在何六时三奇之上。时甲子所合之位者，即候之夭有十干宫布也。宫除甲可遁伏为隐伏其甲，九宫布三奇六仪者。余九千以配五行，定人之位，以戊己在脾部，法在关上，庚辛在肺部，法在寸上，丙丁在心部，法在寸上，以乙独在肝部，法在关上。甲乃随在六仪，甲同胆，故遁六仪九千布九宫，不言胆也。壬癸在肾部，法在尺上，当要在审天、地、人三元，明九宫阴阳二遁，二十四气并折局、补局，并节气。如时，审候气至之时刻，折前局而接后局。超甲子神来接气所至之时，随三元前局，各有其数，数合时，宫在何时干之位。甲子同年之时，动脉应干，分配人之寸、关、尺三部，如此审候司天，天命天应天时而动，见于此部应此至之时，

即有天命。至而不至，即天命无矣。

诊少阴君火之脉②十首脉至

大而且散戊午，脉至大而散且长壬午

少阴正化，午。脉至大而浮且散，甲午，脉至大而散浮且轻，庚午，脉至大而散且沉，丙午。少阴对化，脉至大而洪盛，且滑且缓，甲子，脉至大而散，且浮细，丙子，脉至大而清③且缓，戊子，脉至大而散且浮缓，庚子，脉至大而速且长，壬子。此少阴君火之至十首④正对二化共十首。

诊太阴湿土之脉十首正对

二化共十首

太阴正化，未。脉至滑缓而软，乙未，脉至大而滑，癸未，脉至缓而弱，己未，脉至小缓而沉，辛未，脉缓弦而直，丁未。太阴对化，丑。脉至缓小而沉，己丑，脉至缓大而滑，癸丑，脉至缓小且散，乙丑，脉至缓浮而散，丁丑，脉至缓而沉滑，辛丑。此太阴雨土之至十首。

---

① 诊脉六十首：指六气中每一气在不同的年份，对人体气血运行都有影响，共计有十种脉象变化。六气共计60种不同的脉象特征，故曰"六十首"。

② 之脉：二字原脱。根上下文例律之，补。

③ 清：疑为"滑"之误。

④ 十首：正文八首加小注"戊午"、"壬午"年的脉象变化，共10首。

诊少阳相火之脉十首

少阳正化，寅。脉至钩而浮且直，甲寅，脉至钩而散且沉，丙寅，脉至钩而流①且沉，戊寅，脉至钩而速且浮，庚寅，脉至钩而弦且长，壬申。少阳对化，申。脉至钩而大且缓，甲申，脉至钩而弦且沉，丙申，脉至钩而大且疾，戊申，脉至钩而浮且直，庚申，脉至钩而弦且浮，壬申。此少阳相火之至十首。正对二化各五首。

诊阳明燥金之脉②十首

阳明正化，酉。脉至短而涩且毛，乙酉，脉至浮涩而软，丁酉，脉至涩短而缓己酉，脉至软短而细，辛酉，脉至毛短而速，癸酉。阳明对化，卯③。脉至涩小而毛，乙卯，脉至短小而弦，丁卯，脉至涩浮而缓，己卯，脉至短小而细，辛卯，脉至毛而轻散，癸卯。此阳明燥金之至十首。正对二化各五首。

太阳寒水之④脉十首

太阳正化，戌。脉至长大而沉，甲戌，脉至大滑而实，丙戌，脉至大滑而缓，戊戌，脉至大而长弦，壬戌，脉至浮大而长，庚戌。太阳对化，辰。脉至沉大而石，甲辰，脉至最大而缓，丙辰，脉至大而实，戊辰，脉至长滑而急，庚辰，脉至浮滑而弦，壬辰。此太阳寒水之至十首。正对二化各五首。

厥阴风木之⑤脉十首

厥阴正化，亥。脉至弦长而浮，乙亥，脉至长浮而直，丁亥，脉至滑而长弦，己亥，脉至长软而滑，辛亥，脉至轻长而弦，癸亥。厥阴对化，巳。脉至弦滑而急，乙巳，脉至弦浮而急直，丁巳，脉至浮紧而急，己巳，脉至弦浮而洪，辛巳，脉气成盛而浮，癸巳。此厥阴风木之至十首。正对二化各五首。

阴阳二遁六十甲子入时上合丑部出见脉之图

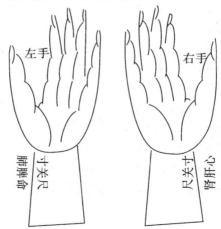

---

① 流：疑为"滑"之误。
② 诊阳明燥金之脉：原缺"诊"、"之脉"三字，以上下文例律之而据补。
③ 卯："卯"字原缺。以上下文例律之而据补。
④ 之："之"字原缺。据上下文例律之而据补。
⑤ 之："之"字原脱。据上下文例补。

凡取诊候，取时甲子所至时干之位，合三部寸、关、尺。左右手取沉浮之诊者，其要在明司天、南北二政、治天易位之旨。有须男女之左右手，则其诊为要法矣。此司天生命之脉六十首，要在细穷天数，毋离①然。诊司天天数未尽复作布政者，未可作间②，司天如此之诊矣。如天数早退，间位而接间之至，不可推天命之诊。天数既退，只可取受胜之诊，受脉之诊，令③出《素问》，已明于世矣。

诊诸藏府开通每部四十五动法

且夫藏府开通每部有四十五动者，贴④为奇常之府⑤，主藏精汁三合而不出，故气不通脉于诸藏府也。三焦有位无形，位，无气，虚有位次。包络有形无位。无位不⑥得正，即以五藏六府之开通者，大藏也。互相合逐，部中五动之胜脉六会。又除包络、三焦，其为二火藏，虚立配位十二经者。只有正合真⑦五行者，五府之定实，正位之藏府也。法五行十干，甲胆、乙肝、丙小肠、丁心、戊胃、己脾、庚大肠、辛肺、壬膀胱、癸肾藏，以府为阳，法刚干⑧也。以藏为阴，法柔支也。阴胆⑨以应甲当遁矣。遁，隐伏。故名脉隐伏也。惟本位之动，不通关于诸部。胆脉在左，关浮而得之，不通肝部。天有十干，宫有九宫而九干，故甲当遁伏也。因名遁甲，应胆为甲，甲当遁之，故脉不通关于诸部。即从六仪之位而同隐遁，故只布九干，三奇六仪共九干，并胆甲遁在六仪也，是故除外五藏四府，各法五冲动也，于诸部中各五动。

五行动也，五九四十五动者，乃肝、心、脾、肺、肾五藏分五部，各动五者，共合五九四十五动也。除胆五动，除胆五动，故四十五动也。首自乎胆，寅时艮中之南，水下一刻，五藏四府，气脉干会之时于诸部，中有诸部之脉，关速相会之首自冬至，法阳遁顺迁之，故自膀胱至肺，故平旦时先朝于左寸，计四十五动先从。膀胱五动，次至肾五次，至胃五次，至脾五次，至肝五次，至小肠五次，至心五次，至大肠五次，至肺五次。独诊右手之中四十五动。有一小络，络者小止。止而没乘至府藏之吉凶也。各从五动，脉分五动之中，有交常⑩之脉，如在何藏府，有病也。诊此右手中四十五动，次诊左手关中之动。胆部只与肝通则不通。以诊右手尺中四十五动中，作膀胱，终于肺五分部背⑪。自冬至阳遁，终于芒种，四节一十二气之中朝会之脉也。上部从府，上关中于病也。夏至阴遁逆行之局者，上部从藏，下朝至府。自肺经五动，次二至太阳五次，三至心五次，四至小肠五次，五至肝五次，六至脾五次，七至胃五次，八至肾五次，九至膀胱五次。漏水下一刻，艮中之南，诸藏府朝会右寸，各遂进退。从膀胱至肺经作进局，从阳遁。从肺经至膀胱作退局，从阴遁。左右寸为首，至二入左寸，次二入左关，次入右关，次入右尺。是时随气行于肺，会于肺主气作诸藏之华盖，次至心、次至肝、次至脾、次至肾作诸藏之下，谓水陈于下也。

---

① 离：背离、违犯。
② 间：间气。
③ 令：疑为"今"之误。
④ 贴：疑为"胆"之误。下文"胆"及《难经·四十二难》胆"藏精汁三合"为证。
⑤ 奇常之府：即奇恒之府。常，恒也。
⑥ 十首：正文八首加小注"戊午"、"壬午"年脉，共10首。
⑦ 真：疑为"其"之误。
⑧ 刚干：即阳干。阴干称为柔干。
⑨ 阴胆：疑为"阳胆"之误。
⑩ 交常：疑为"反常"形误。
⑪ 背：义难通，疑衍。

皆右寸中作守会也。所动之中，或上复来及四十五动常脉也。不不及者，气之不及，或連①如贯珠，本部之将有结热，或連、或转，凡本部之有滞伏。或止如腸膜，本部畜血。或如弹石，本部之将才或待而不复，至困而本部之将离②。或連而灌浆，本部有血流不去。或連洪，本部之血气有余。或連而小弱，本部之血不足。

本部者，是五运中有几运，以何藏府是四十五，运中皆从有二百又二至，直二下二藏，初朝会所至之中，有如是许害而思之。本部分之有变，或正或伏也。亦须审治，守天奉上，在泉运居之脉，并男女之当诊，可以察之也。

---

① 連：同"动"，动也。指脉象的搏动。
② 木部之将才或待而不复，至困而本部之将离：此二句义不明，疑有误。

天元玉册卷之二十六

求六气天游太乙法

夫五运者，天地之五性也。六气者，水君火作天地元气，故为其首。次有木、相火、土、金、水，即是天地之五气也。乃化五虫、四、序、五味、五谷，皆随天地之性气也。以八节作天地之八正，九宫作天地之九藏。五宫归八卦也。太乙上位八神，作天八神。八神，即天帝八之尊神也。九宫标星，作天之阳魂。天作阳神，故而上神尺在天地、日月、五星、作神光，七政万象作精光，付神十精太乙作天神使也。地九室中主圣，作地之阴魂。魂之言箔也，箔故守其地也。九奇太乙，作地斌之上神。只主地，不言天地也。八政太乙，作天之神符。驱用深伏政，名神符。深通天地之性气，神明八十正之妙异也。天地之成，成之枯荣丰凶之征兆，悉由之何？

十神太乙轮支首位法

十神太乙者，五福尊位，次君基为长，次臣基、民基、天乙、地乙、直符、四神、大游、小游也。乃天帝，上神方位之神也。神在变，运则气乱。气乱则神彩变易。神彩，即神光之七政，运气变动也。太乙符游，及日月五星之变易，吉凶可知也。是故五福太乙者，太极混元，祖土之元祖。元祖之元神也。混元，道体也。即天地首灵之神。君基太乙

者，即天地元气之神也。君火①，真气灵神也。臣基太乙者，即天地火气之神也。相火，真气之灵神也。民基太乙者，即天地本气之神也。风木，真气之灵神也。天一太乙者，即六戊之神也。乾宫真一之灵神也地一太乙者，即六巳之元神也。坤宫，真一之灵神也。直符太乙者，即天地金炁之神也。燥金，真气之灵神也四神太乙者，即天地水气之神也。寒水，真气之灵神也太游太乙者，即艮山鬼户之贵神也。不居正气之客神，故作贵神，不作帝位。小游太乙者，异风维位之贵神也。虽与太乙同位而为十精，太乙之长神也。

神感即性運，性運即气变于天地，万化安危，丰凶生夭，悉由之。不福太乙，不游八司，即直出直入也。不上下左右往来游宫者也。出即与君基相对。凡至五福所到之处，与君基对宫也。故守中而不出，或出不还。非不还也，后使看始归其宫，客至而不还也。或客至中宫而出，次神入中宫而出，次神入中宫即五福，如出于外，或先出而客至。五福是主，明主之神，皆客也。今五福先出外，次有客神至矣。客至即五福却还，故当不同。名逐阴阳支，无偶之数，故不同也。五福到处，乃变灾为福。

君基到处，真灾减半。如君基在一宫，即五福出中宫而至九宫。君基在三宫，即五福在七宫。君基到处，即五福离中宫，与君基相对。出入从奇偶，阴阳支位之数。五福到处，是主。次后入中宫者，亦

---

① 君火：原本误作"君大"，据上下文义，作"君火"为是，径改之。

客也。出入之法，九年移①一首。从起首支终于九数，则别起首。三十六年，迁位三元首也。首正一元，首偶二元，首维三元。三元首者，四正，子午卯酉，四隅，寅申巳亥。四维，辰戌各有其四，而丑未十二支也。四正既周，次迁入隅。四隅既周，次迁入维。四维既周，次复入正。如首本位不复再入往来，周而复始，此三十六年一迁□②其数四、九之数，先用一年，即子年作首政。次入于二正，酉年作二正也。次入三正，午年作三正也。次入四正，卯年作四正也。即从子年首一至，申为九次。首酉作一至，巳为九次。首午作一至，寅为九次。首卯作一至，亥为九次。四正既周，不复入子也。此如三十六年，退一位次，首隅宫也。今如亥退位作一，自正入隅，即以亥为一，至未为九次。首申作一至，辰为九次。首巳作一至，丑为九次。首寅作一至，戌为九。四隅既周，不入亥也。如此三十六年，退一位次，首维宫也。今以戌退位作一隅，自入维宫。即以戌为一至，午为九次。首未作一至，卯为九次。首辰作一至，子为九次。首丑作一至，酉为九。四维既周，不复入维也。退位而次，以酉作酉，则四九三十六年。复退一位，是故四周正入四维。四维周而入四正。如此五福出入各异，九神往来迁运，故不同也。所谓阳支阳数者，五福守中，客至而不出。太乙自君基，次到地乙人中宫，作客也。亦天□③君基相对宫。非不出也，如换肩④即出。所谓阴支阴数者，即五福得君基至而出。太乙自小游轮之次，君基在后，五福出也。次客至而不还非不还而接肩，即还也。所谓阳支阴数者，即五福先出，待客至而还也。待后次一神入五宫。五福先出者，君基对□□⑤朝次一神入

中宫，即迁也。

阳支者，子、寅、辰、午、申、戌也。比六太过，阳年也。阴支者，丑、卯、巳、未、酉、亥也。此六不及，阴年也。阳明数⑥者，一、三、五、七、九，皆是天之奇数，故言阳也。阴数者，二、四、六、八、十。皆地之偶数，故言阴也。阴支阴数者，即是六位上轮见奇数也。阳支阳数者，即九宫顺。而太乙永顺阴支阴数者，九宫逆而太一亦逆。阴支阳数者，即九宫逆而太一顺。阳支阴数者，九宫顺而太一逆。

太乙顺者，一君基、二臣基、三民基、四天一、五地一、六直符、七四神、八大游、九小游也。太一逆者，一小游、二大游、三四神、四直符、五地一、六天一、七民基、八臣基、九君基。九宫顺者，自一宫顺迁至九宫也。九宫逆者，自九宫逆退至一宫也。顺则进行，逆则退行。阳支阴数至阴宫，则直入中室。至阳宫而直入里经。假令首二、四、六、八、十、会丑、卯、巳、未、酉、亥者，其中入于阳宫。阳支阴数，至阳宫而逆行外经，至阴宫而逆行入中经。阴支阳数至阴宫而顺行外经，至阳宫而顺入中经。凡所之后各不同，或入中室，或循里经，或循中经，或循外经。各有日数，迟疾而主吉凶。与六气同室、对室，同经、对经，相得、不相得，于是六气经于八司，太一游于九宫，即中宫作司天，下临司故六气居外，即入室中，居其三室，是乃一室正司天，二室左右二百室也。于是太一经游八室九司，诸至中宫作客也。中宫，天禽宫也。凡神作客五福，

① 移（dāng音当）：禾苗茂盛。"移"字疑为"移"字之误。
② □：原本缺字。
③ □：原本缺字。
④ 肩：疑为"间"之误。
⑤ □□：原本缺字。
⑥ 阳明数："明"字疑衍。

是主。至外入司作经游也。除天禽，皆作外八司。五福作天禽，主也。经游有三同司，三对冲司，一司天下临司厥阴司天，中宫及天内室作下临司。二火司天，天柱宫作下临司。太阴司天，天蓬室作下临司。阳明司天，天元室作下临司。太阳司天，天英室作下临司。只取司天所□□[1]之，皆不取对宫也。二空间司也。不俱司天，不俱二间对冲，不俱下临，只是闲宫也。此各有吉凶灾福不同，即有经游，洞彻之旨，并首图位之法于后，以决吉凶之旨也。阳支阳数，即起首轮次之数，与支同阳也。故以一数作首，九数俱随。即太一顺而九宫顺也。假令四正者，南北二政，阳也。首于北政者，子一、寅三、辰五、午七、申九。次第轮挑对冲之，阳其中亦有阴位，阴数也。首于南政者，午一、申三、戌五、子七、寅九。先从阳求之，即求阴也。于是寅申二隅，阳也。巳亥二隅，阴也。辰戌二隅，阳也。丑未二隅，阴也。皆同子午二正一法。已上阳支会阴数者，或首一、首三、首五、首七、首九，首九阴支阳数者也。

假令甲子年首一数图

诸太过年，不取害宫，五福与君基不在下临宫。此图不取阳年，阴年不取。

少阴司天即天柱室作下临宫室

甲子年首者，□□[2]子阳支一隅数，即顺而太一顺故首自君基顺行之小游

五福首中　　五福至天禽室中不出外，即地一于中宫作客，亦不从地一之吉

凶也。

甲子少阴司天，自迁正后甲子日，子时一宫，□[3]或去年　厥阴蒧[4]数太过，即未有余也。位不过君火，虽太过一百日有余，至春分日少阴乃迁正，故曰位不过君火，谓当其时化也。如当其厥阴风数，虽未中布政而二气至也。如逢此运，太一自春分后甲子日子时至也。如当交司即是火二。火二后甲子日子时至也。如去岁厥阴，故不及即少阴作接间而甲至，自接间日后甲子日子时至也。次日乙丑，臣基于丑时至二宫。次日丙寅日，民基于寅时至三宫。次日丁卯日。天一于卯时至四宫。次日戊辰日，地一于辰时至五宫。次日己巳日，直符于巳时至六宫。次日庚午日，四神于午时至七宫。次日辛未日，太游于未时至八宫。次日壬申日，小游于申时至九宫也。阳支阳数所至之宫，皆顺入也。虽处阳支阴数，其中有阴宫也。君基至天蓬入天辅，入里经也。地一至天禽，入中空也。直符至天心，入里经也。四静神至天柱，入中室。直符至天心，入里经也。大游至天任，入里经也。小游至天英，入中室也。故虽首阳，即次为阴。

假令乙丑年首二数图

乙丑年金不及，五福在兑宫，即七宫不□□[5]太阴司天，即天蓬作下临，君基在震，木不敢侮。

乙丑日首二者，□□[6]丑，阴支二

---

① □□：原本缺字。
② □□：原本缺字。
③ □：原本缺字。
④ 蒧：同"天"。《玉篇·艸部》："蒧，古文天字。"
⑤ □□：原本缺字。
⑥ □□：原本缺字。

数，即宫逆太一也。如首小游太一至二宫，逆行至三宫。

五福待君基至而出也。君基至三宫，则五福至七政，宫相对到客为福

乙丑太阴司天，自迁正后乙丑日丑时至二宫也。 或去岁少阴司天数太过，天令布政，即是侍少阴逆位。太阴数始迁正，或当交司而迁正者，即太岁后迁正也。或少阴天数不及，太阴而作接间早迁正，即于交司前在至也。自迁正后，乙丑日丑时小游二宫。次日丙寅，大游于寅时至一宫。次日丁卯，四神于卯时至九宫。次日戊辰，直符于辰时至八宫。次日已巳，地一于巳时至七宫。次日庚午，天一于午时至六宫。次日辛未，民基于未时至五宫。次日壬申，臣基于申时至四宫。次日癸酉，君基于酉时至三宫，入中室。次地一至七宫，入里经也。天一至六宫，入中室也。地民基至五宫，入里经也。臣基至四室，入中室也。君基至三宫，入里经也。故首阴次为阳。

假令丙寅首四数图　九宫顺，太一逆

少阳司天，即以天柱室作下临司，五福在兑，即肺脏不病也。

丙寅首四者，阳支阳数宫顺太一逆，故小游至四宫顺也。

五福待客至而出，自迁正后丙寅日，小游当四宫，次日丁卯，大游卯时入五宫。五福与君基对宫，为客至而出也。

丙寅，少阳相火司天，自迁正后寅日寅时至四宫。□□①或去岁太阴当天数太过而阴治天名曰□□②布政后太阴终天数

① □□：原本缺字。
② □□：原本缺字。
③ □□：原本缺字。

始得迁正也。当交司而退者，即有大寒后交也。如去岁太阴不及，即少阳作间早正自迁。正作丙寅日，小游于寅时首四宫。次日丁卯日，大游于卯时入五宫。次日戊辰，四神于辰时入六宫。次日己巳，直符于巳时入七宫。次日庚午，地一于午时入八宫。次日辛未，天一于未时入九宫。次日壬申，民基于申时入一宫。次日癸酉，臣基于酉时入二宫。次日甲戌，君基于戌时入三宫也。阳支阴数所主之宫皆顺，太一逆入也。宫顺迁而太一逆至，小游首四宫，并入中经。次日大游至五宫，入外经。次日四神至六宫，入中经。次日直符至七宫，逆入外经。次日地一至八宫，逆入中经。次日天一至九宫，逆入外经。次日民基至一宫，逆入外经。次日臣基至二宫，逆入中经。次日君基至三宫，逆入外经。次日民基如何至阳宫，皆次阴也。

假令丁卯首五数图　九宫逆，太一顺

阳明司天，天冲室作下临宫，民基在震，肝藏不病。不得平气，三宫不灾。君基在五宫，上不敢侮。五福还中，与君基同也。

丁卯首五者，阳支阳数进，即宫逆太一顺，自君基五宫逆行。

五福先自外出待客而还也，丁卯日卯时入五宫，即五福还入中宫，与君基同也。

丁卯阳明司天自迁正，丁卯时至五宫。□□③或去岁少阳司天，天数太过，

即名治天。治而布政，以阳退位日，阳明始迁正。如当交司日，即太岁后甲子日迁正也。如去岁少阳不及，即以阳明作接间而早迁正后，丁卯日，君基卯时首五宫。次日戊辰，臣基于辰时入四宫。次日己巳，民基于巳时入三宫。次日庚午，天一于午时入二宫。次日辛未，地一于未时入一宫。次日壬申，直符于申时入九宫。次日癸酉，四神于酉时入八宫。次日甲戌，大游于戌时入七宫。次日乙亥，小游于亥时入六宫也。

阴支阳数所至之宫，皆逆而太一顺也。宫始迁而太一顺，至则君基首五宫，顺行入中经也。次日臣基至四宫，顺入外经。次日民基至三宫，顺入中经。次日天一至二宫，顺入外经。次日地一至一宫，顺入中经。次日直符入九宫，顺入中经。次日四神至八宫，顺入外经。次日大游至七宫，顺入外经。次日小游至六宫，顺入外经。皆宫逆而太一顺也。以上立此四图，各举一隅，宜详而用之。

天元玉册卷之二十七

求八司对宫避太一相冲纪法

一天蓬宫避小游至天英宫
二天内宫避大游至天任宫
三天冲宫避四神至天柱宫
四天辅宫避直符至天心宫
五天心宫避天一至天辅宫
六天柱宫避地一至天冲宫
七天柱宫避民基至天冲宫
八天任宫避臣基至天内宫
九天英宫避君基至天蓬宫已上九室对宫对经分度相同者，则本室本经也星见

一天蓬室，即九宫天英室作对宫，避小游至天英室。小游太一者，如阳支阳数，即宫顺太一顺，至九宫即直入中室，便不与天蓬相冲犯也。阳日至则近主圣，阴日至则近得侍星也。如日至天英中室即日昏，如日昏至天蓬中室与小游相对者，近主圣则日有辉，近侍星则以有雨耳。如是则主阴况，灾随司天。小游随阴支阳数至天英室，则逆入里经。如天蓬室司天气至里经者，所至处气经经处星见。小游如阳支阴数至天英室，则宫顺太乙逆而逆入外经。次所至之处气住，而气住处星见也。小游如阴支阳数至天英室，则宫逆太一顺而顺入中经。如天蓬室司天之气经中经，次经所至之处星见也。以上所说皆小游太一至天英宫，去天蓬相对宫，则气充星见。如五福在天蓬室，或守中宫则见

也。又通日入天蓬室，虽小游对宫同经者，亦不见也。

二宫天内室，即八宫天任室作对宫，避大游至天任室。大游者，则阳支数，则宫顺太一顺，至天任室而顺入里经。如天内室司天之气经处，经次所至之处气住，住处星见也。大游如阴支阴数，则宫逆太一逆，至天柱室而直入中室，不与天内室相冲犯。如阳日至则近侍星，阴日至则近主圣。如日至天任中室，则绿气犯日，为之主饿荒。如日至天内中室，则与天任中室大游相对也。近侍星则日乃有耳，近主星则日有图辉也。见之主民间多灾，名司天之化也。大游如阳支阴数，则宫顺太一逆，至天任则逆入中经也。如天内室司天，天蓬经中经所至之处气住，住处星乃见。大游如阴支阳数，则宫逆太一顺，至天任室则顺入外经。如天内室司天，经外经次所至之处气住，住处星乃见。以上所说，太游太一至天任室，与天内对宫，则气冲星见。如五福太一天内室，或中宫不出，或还中宫维□□^①不见也。又过日入天内室，不见也。

三天冲室，即七宫天柱作对宫，避四神至天内室。四神太一者，如阳支阳数，宫顺太一顺也。至天柱室而直入中室，则不与天冲室相冲犯。如阳日至则近主圣，阴日至则近侍星。如日至天内室则与白气

---

① □□：原本缺字。

冲日，主不祥。如日至天冲室则与天柱中室四神太一相对也如近侍星则日有两耳，近主室则日间图辉见之，主风客金燥司天，灾甚也。四神如阴支阴数，则宫逆太一逆，至天柱室则逆入里经。如天冲室司天之气经里经次所至之处气住，住处星乃见。四神如阳支阴数，则宫顺太一逆也。至天柱室击顺入中经。如天冲室司天之气经中经所至之处星乃见。四神如阴支阳数，则宫逆太一顺也。至天柱室则顺入外经。如天冲室司天之气，经外经次所直至之处气住，住处星乃主之。已上所说，即四神太一至天柱室，而与天冲室相冲，对宫则气冲星见，如五福太一至天冲室，或守中宫，虽对而不见。又过日至天冲者，亦不见也。

四宫虽对而不见天辅室，即六宫天内室作对宫，避直符太一至天心室。直符太一者，如阳支阳数，则宫顺太一顺，至天心室则顺入中经。如天辅室司天之气，经里经次所至之处气住，住处乃见。直符如阴支阴数，则宫逆太一逆，至天心室即直入中经，不与天辅室司天之气相犯。阴日至则近主圣，阳日至则近侍星。如日至天辅室与直符相对，如近侍星则日有两耳，如近主圣即日有图辉见，主民灾，应大化也。直符如阳支阴数，即宫顺太一逆，至天心室而逆入中经。如天辅室司天之气，经中经次所至之处气，住住处乃见。直符如阴支阳数，即宫逆太一顺，至天心室即顺入外经。如天辅室司天之气，经外经次所至之处气住，住处星乃见。如五福太一在天辅室，或守中室，皆不见。又过日至天辅室，亦不见也。

六宫天心室，即四宫天辅室作对宫，避天一至天辅室也。天一者，如阳支阳数，即宫顺太一顺，至天辅室即顺入里经。如天心室司天之气，经里至所至之处气住，住处星乃见。天一如阴支阴数，即宫逆太一逆，如至天辅室即入中室，不与天心室相冲犯。如阴日至即近主圣，阳日至即近侍星。如日至天辅室，中即有白气犯日见，主风旱。如日至天心室而近主圣，即日有图辉。近侍星即有两耳，主灾，名天化也。天一如阳支阴数，即宫顺太乙逆，至天辅室即逆入中室如天心室司天之气，经中经次所至之处气住，住处乃见。如天一阴支阳数，即宫逆太一顺，至天辅室即顺入外经。如天心室司天之气，经外经次所至之处气住，住处心乃见。已上所说，皆至天辅室相对宫，即炁冲星见。如五福太一至天精室，或守中室，皆不见也。又日至天心室，亦不见也。

七宫天柱室，即三宫。天冲室相对宫，避民基太乙至天冲室。民基太一者，如阳支阳数，即宫顺太一顺，至天冲室即直入中室，不与天柱室炁相冲犯。阳日至即近主圣，阴日至即近侍星。如日至天冲中室，即有青炁犯日，见之主风，司天灾名。如日至天柱中室，侍星即日有两耳。近主圣即日有图辉见，主民灾。民基如阴支阴数，即宫逆太一逆，至天冲室即逆入里经，次所至之处星乃见。民基如阳支阴数，即宫顺太一逆，至天冲即逆入裹经。如天柱室司天之气，经里经次所至之处气住，住处星乃见。民基如阴支阳数，即宫逆太乙顺，至天冲室即顺入中经。如天柱室司天之气，经中经次所至之处气住，住处星乃见。已上所说，皆民基太一至天冲室，相对即气冲后见。如五福太一在天柱宫，或守中室也。过日至天柱，皆不见也。

八宫天任室，即二宫。天内室作对宫，避臣基太一至天内宫，即顺入里经。如天柱室司天之气，经里经次所至之处气住，住处星乃见。臣基如阴支阴数，即宫逆太一逆，如至天内室，即直入中室，不与天柱室气相冲犯。阴日至近主圣，阳日至近侍星。如日至天内中室，即有黄炁犯日，见生大疫。如日至天任中室近侍星，即日有两耳。近主圣即日有图辉见，主灾。应司天之气，经中经次所至之处气住，住处星乃见。臣基如阳支阴数，即宫顺太一逆，如至天内室即逆入外经。如天任室司天之气，经外经次所至之处气住，住处星乃见。臣基如阴支阳数，即宫逆太一顺，如至天内室即顺入外经。如天任室司天之气，经外经次所至之处炁住，住处星乃见。已上所说，皆臣基至天内室，与天任室相冲即炁冲星见。如五福太一在天任宫，或守中宫，或迁中宫，即不见日，至天任亦不见也。

九宫天英室，即一宫。天蓬室作对宫，避君基太一至天蓬室。君基太一者，如阳支阳数，即宫顺太一顺，如至天蓬室，即直入中室，不与天英室炁相冲犯。阳日至即近主圣，阴日至即近侍星。如日至天蓬宫，以黑炁犯日，日昏见，主阴寒化作，民有病也。即日至天英中室，近侍星即日有两耳，近主圣即日有图辉见，主民灾，灾应司天。君基如阴支阴数，即宫逆太一逆，至天蓬室即逆入里经。如天英室司天之炁，经里经次所至之处气住，住处星乃见。君基如阳支阴数，即宫顺太一逆，至天蓬即逆入外经。如天英星司天之炁，经外经次所至之处气住，住处星乃见。君基如阴支阳数，即宫逆太一顺，如天蓬即顺入中经。如天英室司天之气，经中经。次所至之处炁住，住处星乃见。已上所说，皆君基至天蓬室，与天英气相冲犯星见。如五福太一在天蓬室，或守中室，即不见。又日至天英室，星亦不见。

凡诸主圣，或太一至中室去外者，即避太一尊位也。或同入中室者，即诸□□①日本室，三合照也。故不出中室而与太一同至者，如同宫而不同中室者，即主圣专，本室之应化。如司天之气，即至得主之时，乃下位十精，太一□□□……②也。太一同至经而日对宫，看即日有图辉，各主吉凶之兆也。

---

① □□：原本缺字。
② □□□……：原本空缺一段字。

天元玉册卷之二十八

求太乙入五中室主圣退避法

一天蓬室北方之正宫，太乙从阳支阳数而直入中室。阳支即子、寅、辰、午、申、戌阳数，即一、三、五、七、九。即天蓬宫，客不胜主，太阴土不至此室。本室之化令专也。前不应者，为太一。以阳支阳数至阳宫，即直入中室。故主圣大星天蓬，出其中室而退避。

其中有五神是君基、大游、直符、天一、臣棋也。余皆不会于此室。

一君基至，其至日时即顺入数，主圣逆出也。出时作暴电卒至，丹谷皆随。风病烦满而厥。入时顺入，即天清明而寒，如民病吐下，即取阴逆之也。

二大游至，其至时即顺入，故主圣不移中室也。大游位同中室，而二侍星退避，即寒水至甚，与民作灾也。

三直符至，其至日时即顺入，故主圣逆出也。出时作大雪，民病阴痿、痹瘘、腰痛、肢体少力。入时顺入，太虚况①阴无雨，民大疫，病卒亡也。

四天一至，其至日时即顺入，故主圣逆出也。出时作黑风，天下淡消②。入时顺入天时，而日昏如出，而乃定也。

五臣基至其至日时即顺入，故主圣逆出也。出时作风电，民病大疫。入时顺入，天彰黑炁，自南终北，秋乃寒旱，民病肝，大便塞，杀羽虫也。

三天冲室，东方之正宫，太乙初以阳支阳数至阳宫，而直入中室也。

即天冲宫，客不胜主，阳之支中不见阳明。

本室之化令专也。亦谓不应，即主圣与侍星退避而去，易在与太一居其□□③室也。

其至有五神，即民基、君基、太游、直符、天一，此五位太乙，阳支阳数至此，余皆不会于此室，故不入中室也。

一民基至，太乙以君基入天冲，其至日时，即顺入中室，故主圣逆出也。出时即风殒折乃昼夜。民病胁痛，四肢筋挛。既溃便入，即苍埃遍野如烟，远视山谷，其色苍翠。民病四肢不举，肾腹满，肠膜不便也。

二君基至，阳支首三宫，故君基入天冲宫室。其至日时，即主圣天冲，及侍星退避也。出时即逆出，主大风有旱。民病卒中，偏瘫。不随入时，顺不入虚雾，故而承瑟，林木有声。民病乃得和也。

三大游至，君基首五宫，即大游至三宫也。其至时，即侍星退避，主圣不移，则大风损物。人病卒中，或暴亡。中见吉运，则东方人民灾。

四直符至，君基首七宫，则直符入三宫也。其至日即时顺入，主圣退避即逆出也。出时雷风驱而雨后苍埃，远视翳其山谷，即民病失音，舌缩不语。入时顺入风飐，人物动死者夭。

五天一至，君基首九宫，即天乙入三宫也。其至日时即顺入，主圣逆出。出时大风后雨，民病霍乱转筋。燥阴者入时顺入，即风清相并，民病反张，背脊强直，手足壅痹不行者，夭亡。

五天禽宫，中央正宫也。即付与同正宫，太乙从阴支阴数至此宫，即入中室。

即天禽阳宫，阳年不见取阴也。

本室之化令专也。其有不一者，谓太乙入

---

① 况：表示程度的副词，犹愈，更，甚。
② 淡消：犹言萧条，万物生机不旺。
③ □□：原本缺字。

中室。即主圣立位而出，太乙居其中宫也。

其至有五神，即君基、小游、四神、地一、民基。此五神太乙，随阳数轮流天内中室也。

一臣基至，民基首一宫，即臣基入天内室。其至日时，即顺入也。天内主圣及侍星逆出，出时即大雨骤注，温蒸乃作。民病注泄吐下，中脱不利。入时顺入，天埃远布，主人民胕肿，黄胆，小便赤。

二小游至，君基首三宫，即小游入天内中室。即二侍星出外与天内主圣同室，即天埃黄炁，风生雨后，民病大疫，中见凶逆也，即人民杀伤，灾害乃生。

三四神至，君基首五宫，即四神入二宫也。其至日时，主圣逆出。出时即天埃黄炁，民病大疫，中满，黄病。入时顺入，即微雨濛昧霏微湿。民病翳白，四肢逆冷。

四地一至，君基首七宫，即地一入天内室。其至日时，即顺入，主圣逆出。出时即天埃黄气，民病大疫，中满，黄病。入时顺入，即微雨濛昧，霏微埃湿，民病。

五民基至，君基首九宫，即民基入天内室中。其日至时，即顺入，主圣逆出，出时即风雨推拔，震拉并雹。民病烦热，痦嗌，疝，疫。入时顺入，反风卒至。民病足胕肿，二蹻皆痛。不屈，不能久立。

七天柱室，西方之正宫也。太乙从阳支阳数至阳宫，而直入中室。

即天柱阳宫，客不胜主，二火不至此室也。

本室之化令专也。其有不之二木中室，即主圣易位，与太乙居其中室也。

其至有五神，即四神、地一、民基、君基、大游，此五神至此室，余不应也。

一四神至，君基太乙首一宫，即四神入中室也。其至日时，即顺入，主圣退出也。出时白埃四起，远视如缚，草木苍落，掉眩筋瘘，胁满而溲。入时顺入，天清地承，民病喘嗽，寒而凛，悲伤不乐，而两胁满痛也。

二地一至，君基首三宫，即地一入七宫也。其至日时，即顺入，主圣即逆出也。出时日如炼，树木飞

霜而作寒。民病湿疟疠，取①寒热悲伤。入时即顺入，即太清气火化。民病咽干，唇焦，寒息鼻皆死也。

三民基至，君基首五宫，即民基入七宫。其至日时，即顺入而主圣逆出也。出时风西西②，同万物昏燠，咸卤遍生，民病咽干燥喘而有吉。入时顺入，即白炁翳日，阳光白而令昏。民病皮毛折燥而痒，鼻清瓶③也。

四君基至，从奇数，首七宫，而入中室。其至日时，顺入而主圣退避逆出也。出时即白气犯日，太虚昏然，万物皆燥，付而云降。民病寒热，掌中燥，大便秘结。入时顺入，即白云犯日，天气高明，清而无风。民病溢血，小便亦然。

五大游至，君基首九宫，即大游至七宫而入中室。其至日时，即顺入而主圣退避逆出也。出时即日无雨，四方数起，咸卤遍地，万物枯干，民病痰死。中见运，即于分野生灾。

九天英室，南方之正宫也。太阳以阳支阳数至阳宫，而直入中室。

即天英室，客不胜主。太阳不至此室。

其本室之化令专也。其有不应者，谓太乙直入中室。即主圣易位，与太乙同居中室也。

其至有五神。即小游、四神、地一、民基、君基，即此五神至而余，皆不至此室也。

一小游至，君基首一宫，即小游入九宫。其至日时，即顺入而二侍星退避出也。出时逆出，而主圣不在，即作暴热、风肿、赤炁，民病大疾，疟痹，惊骇，溢血。入时顺入，即赤郁芒，民病上热，烦渴引饮，咽干。

二四神至，君基首三宫，即四神入九宫。其至日时，即顺入而主圣逆出。出时作愠风云郁，民病自烦，咽干而咳欠，成痎疟寒热为苦。

三地一至，君基首五宫，即地一入九宫。其至日时，即顺入而主圣逆出。出时即赤炁化黄虫，民病口利而热中。入时顺入，即太虚埃昏，沉沉无雨，民病注下，食不化。

四民基至，君基首七宫，即民棋入九宫。其至日时，即顺入而主圣逆出。出时即烦，燥热，天昏，民病小疫。入即顺入，天气明而□④民病四肢骨痛，小便赤涩小

---

① 取：义不明。

② 时风西西：犹谓凉风吹拂貌。西西，凉貌。

③ 瓶（wù 音吾）：鼻仰。

④ □：原本缺字。

腹痛浊，引饮，面赤嗌干，舌上焦，咽喉痛。

五君基至，君基以音杀入九宫也。其至日时，即顺入而主圣逆出。出时赤气南至，民病疵疫□□①痛至甚。入时顺入，而赤炁布空，太阳亦赤。民病丹②，喉痹，嗌干也。

已上皆正阳之室，从阳支阳数至阳宫，而直入中室。亦非会其司天而应空闲宫也。如太一至中宫，即本室主圣大星皆退也。只大游、小游至中室，即与主圣同居，而二侍星退避。

求太乙游四维宫主圣退避法

二天内室。太乙自阴支阴数即为阴宫，如丑、亥、酉、未、巳、卯，皆为阴支也。其数二、四、六、八、十，皆为阴数也。又过天数除计四维阴宫，即太乙逆首入于中室也。

司天之气至维宫，而天令不专，二时乃应客主不相胜，而主室之化应，亦有应、不应者。

谓太乙遇阴支阴数至阴宫，直入中室，而主圣及侍星里乃退出，中室易位，而太乙居之。

其至有四神。阴支阴数者中宫逆而太乙□□③，故自小游逆首云即小游、四神、乙地、民基，皆入此室也。

一小游至。宫逆太一逆，故首自小游，以阴数而首二也。其至日时，即逆入中室，即侍星顺退。故太虚黄埃四起，湿蒸且作，天时当令，大疫流行，人民夭亡。太一退日，侍星方还二间，作倮虫有大灾。

二四神至。太乙自小游逆首四宫，即四神入二宫也。其至日时，逆入中室，主圣与侍星退避而出中室，易位与四神也。出时顺出，即黄空翳日，散作霏微，民病注下，食不化，甚则胕肿。入时逆入，即风雨邪生，后生郁霞，太虚埃昏，星蒸后作。民病黄胆④，燠热，咳，疟，四肢肿满。

三地一至。太乙自小游逆首六宫，即地一入四宫。其至日时，逆入而主圣与侍星顺出。出时天地暝埃惨黯，人民倦病湿，背膈者死。入时即逆入，云震四方，民病小便赤。

四民基至。小游首八宫，即民基入二宫也。其至日时，即逆入而主圣与侍星顺出。出时天布赤，后变黄，即光耀，民病大疫至死。入时逆入，角星数举，蒸病，吐泻，便赤也。

四天辅室。太乙自阴支阴数至阴宫，而直入中室，乃过天数阴计入阴宫，即宫逆太乙逆也。即小游逐行宫了，至维宫而逆首中宫者。

司天六气至此宫，即天令不专，二间乃应，主客不相胜，而主室之化应者，亦有不应者。

太乙自阴支阴数至阴宫，而直入中室，即主圣侍星退避出中室，而太乙居之。

其至有四神，即宫逆太乙，逆而神至者，乃臣基、小游、地一，四神也。

一臣基至。小游首二宫乃，臣基在四宫也。其至日时，逆入中室，主圣二侍星顺出。出时赤而亦风，方赤布热，民病遍体赤疾。入时逆入，大风赤无雨，病肿，

---

① □□：原本缺字。
② 病丹：患丹毒一类疾病。
③ □□：原本缺字。
④ 黄胆：当作"黄疸"。

饮食难下也。

二小游至。宫逆太乙逆，即小游至四宫。其至日时，逆入中室，而二侍星退避，大主圣同室出。出时赤气红霞，久瘴，次日大风卒中，失音。入时逆入，翳日，民病见鬼，夭亡也。

三四神至。小游首二宫，即四神入四宫也。其至日时，逆入中室，而主圣侍星顺出。出时天埃黑气，风肿，云气往来，万物动摇。民病大风，膨胀，手足痹。入时逆入，风雨云雾。

四地一至。小游逆首八宫，即地一入四宫也。其至日时，逆入中室而主圣侍星顺出。出时青霞遍，日月重辉。民病毛落，生瘾疹。入时逆入，飘注雨，虹霓见，西风赤炁翳日。民病暴亡，喜笑而没也。

六天心室。即阴支阴数通阴计入此室，故宫逆而太乙逆也。

司天六气至此维宫，即天令不专，二间乃应，而客主不相胜，即主室之化应也，亦有不应者。

谓太乙过阴支阴数至阴宫，直入中室，即主圣与侍星退避出中室，而太乙居之。其至司天有四神。即天一、臣基、小游、四神至也。

一天一至。小游首二宫，即天一至六宫。其至日时，逆入而主圣侍星顺出。出时西化白埃起，雨大风至。民病燥烦，咽干，衄血。入时逆入，湿热天蒸大雨。民病小便不通而死，股结痛，行即弱。

二臣基至。小游首四宫，即臣基至六宫，其至日时，逆入而主圣侍星顺出。出时白气犯日，遇夜犯月，乃日辉有赤气，民病疫遍。入时逆入，即天雷雨中见。民病皆精神恍惚，惊骇，时时喜汗出也。

三小游至（编者注：此节原空缺文）

四四神至。小游首八宫，即四神入六宫。其至日时，即逆入而主圣与侍星顺出。出时白埃如霜雾日暝，草木苍。民病喘有音，肿而生水。入时逆入，即天埃日昏似食[①]。民病皮肤中走痛及热，肢节疼痛。

八天任室。太过阴支阴数通阴计入此室，故宫逆而太乙逆也。司天二气至此宫，即天令不专，二间乃应，而客主不相胜，即主室之化应也，亦有不应者。谓太乙通阴支阴数至阴宫，直入中室，即主圣与二侍星退避出中室也。

其至有四神。宫逆太乙，逆即直符、天乙、民基、小游，此四位至也。

一直符至。小游首二宫，即直符入八宫也。其至日时，逆入而主圣侍星顺出。出时天清日昏，又无风雨。民病饮食不下，呕酸味，手足风冷。入时逆入，即阴无雨，云退天日昏。民病掉眩，头疼，目黑。此不利也。

二天一至。小游首四宫，即天一入八宫也。其至日时，即逆入而主圣侍星顺出。出时青绿云霞，宸犯于日，次有卒雨至。民病背膊腰脊疼。入时逆入，紫炁埃空散赤炁，民病瘟疫，瘴，厥阴痞塞，以应寒也。

三臣基至。小游首六宫，即臣基入八宫也。其至日时，逆入而主圣侍星顺出。出时风雨雹落，热而渴作谓也。中入时逆入，气埃白四方如云散而风肃肃。民病中膈闭塞，饮食不下，大小便不通而死。入时逆入，霜露复降，白埃未清，民病肤膝痛，不仁也。

四小游至。逆行入八宫，其至日时逆入，而二侍星退避而出。出时黄风大起，后变白色，次日埃昏，民病小疫。入而逆入，而光云清风切凛。民病燥烦，咽干，

---

① 食：通"蚀"，即日蚀。

嗌痛也。

已上四维宫，皆阴支阴数遇会此四维宫，即太乙逆入中室主经，或退避，或不退避也。于十神太乙之中不游大游也。此二位即不居帝位而同十精，太乙之数即主圣标星，不避等伦也。如上八神同帝位，即主经避之，如至位避君也。其至日时，即自迁正后，同年支日至也。

太乙入八司中室至司天宫
十精太乙来朝法

上八尊太乙入五正宫会司天宫者，十精神太乙，除大游、小游，即为上位八尊□□[1]者，天蓬、天禽、天冲、天柱、天英也。惟阳数可入五正宫之中室也。如会司天宫者，各随南北正顺逆法，至本宫除尽数者，即是司天宫也。不以首数至，次数至即是子、戌、申、午、辰、寅，之中室会一、三、五、七、九数，但同司天宫，即宫也。如同司天所在之宫，即十精太乙来朝。

太乙虽遇阴数至阴宫，而直入中室。如司天不在此宫，虽居中室之十精太乙不来朝也。中室如太乙得位，六气同司，即下位十精太乙称臣来朝，有日时各随南北正也。太乙至司天中室，又至得王之时，即下位十精来朝，如南正司天，即司天逆至，南地来朝，其退即退也。如北正司天，即十精顺至，面南来朝，其退逆退也。

四维阴位配司天，逆从之数，会合其宜。

阴支阴数至阴宫，而直入中室，不以先后之数，如见司天六气，在此阴宫支太乙，此中室即十精来朝。亦后南北顺逆之数而朝也。十精太乙，乃天皇，二帝，符三，天时四，尊五，飞鸟六，五行七，精

日八，五风九，三风十。日数又云：下八风，此太精太乙也。

一天蓬室。太乙从阳支阳数至阳宫，而直入中室也。所至司天之宫，又至将王之时节，冬至坎卦，位合一宫。如北正司天，即十精顺至，面南而朝于冬至前五日中，时甲子与年之时至也。朝罢，即次时而退，盖顺至即逆退也。如南正司天，即十精逆至，面北而朝于冬至后五日中，时甲子与年同之时至也。朝罢次时而退，盖逆至而顺退也。当知所以避之，如吐、下、针、砭、艾，人之类又犯顺即病深，犯逆即病死也。

三天冲室。太乙从阳支阳数至阳宫，而直入中室。所至司天之宫，又至将王之时，于春分震卦，位合三宫。如北正司天，即十精顺至，面南而朝于春分前五日中，时甲子与年同之时至也。朝罢次时而退，盖顺至则逆退也。如南政司天，即十精逆至，面北而朝于春分后五日中，时甲子与年同之时至也。朝罢次时而退，盖逆至则顺退也。

五天禽室至中宫。即侍与天内宫。太乙从阳支阳数至阳宫，而直入中室，所至司天之宫，又至得王之时于立秋坤卦，位合五宫。如北政司天，即十精顺至，面南而朝于立秋前五日，中时甲子与年同之时至也。朝罢次时而退，顺至即逆退也。如南政司天，即十精逆至，面北而朝于立秋后五日中，时甲子与年同之时至也。朝罢次时而退，逆至则顺退也。

七天柱室。太乙从阳支阳数至阳宫，而直入中室。所至司天之宫，又至得王之时，即秋分兑卦位，合七宫。如北政司天，即十精太乙顺至，面南而朝于秋分前五日，中时甲子与年同之时至也。朝罢次

---

① □□：原本空缺。

时而退，顺至即逆退也。如南正司天，即十精太乙逆至，面北而朝于秋分后五日中，时甲子与年同之时至也。朝罢次时而退，逆至则顺退也。

九天英室。太乙后阳支阳数至阳宫，而直入中室。所至司天之宫，又得至王之时，即夏至离卦位，合九宫。如北正司天，即十精顺至，面南而朝于夏至前五日中，时甲子与年同之时至也。朝罢次时而退，顺至即逆退也。如南政司天，即十精逆至，面北而朝于夏至后五日中，时甲子与年同之时至也。朝罢次时而退逆至则顺退也。

次四维宫，即偶数阴支会乾、艮、巽、坤四宫也。丑、亥、酉、未、巳、卯皆阴支，而二、四、六、八皆隅数，即宫逆而太乙逆，看得何支何数而入天心、天内、天任、天辅之四宫室也。

二天内室。太一从阳支阳数至阳宫，同次五天禽作阳宫也。令会阴支阴数，或次数二，即作阴也。又会司天至此室，又至得王之时，即主立秋坤卦，位合二宫。如北政司天，即十精顺至，面南而朝于立秋前五日中，时甲子与年之时至也。朝罢次时而退，顺至即逆退也。如南政司天，即十精逆至，面北而朝于立秋后五日中，时甲子与年同之时至也。朝罢次时而退，逆至则顺退也。人犯顺者病，逆者死也。

四天辅室。太乙从阴支阴数至阴宫，而直入中室。所至司天之时，又得至王之时，即立夏巽卦位，合四宫。如北政司天，即十精顺至，面南而朝于立夏前五日中，时甲子与年同之时至也。朝罢次时而退，顺至即逆退也。南政司天，即十精逆至，面北而朝会于立夏后五日中，时甲子与年同之时也。朝罢次时而退，逆至即顺退也。

六天心室。太乙从阴支阴数至阴宫，而直入中室。所至司天之宫，又得至王之时，即立冬乾卦，位合六宫。如北政司天，即十精顺至，面南而朝于立冬前五日中，时甲子与年同之时至也。朝罢次时而退，顺至即逆退也。如南政司天，即十精逆至，面北而朝于立冬后五日中，时甲子与年之时至也。朝罢次时而退，逆至则顺退也。

八天任室。太乙从阴支阴数至阴宫，而直入中室。所至如司天之宫，又至得王之时，即立春艮卦，位合八宫。如北正司天，即十精顺至，面南而朝于立春前五日中，时甲子与年同之时至也。朝罢次时而退，顺至则逆退也。如南政司天，即十精逆至，面北而朝于立春后五日中，时甲子与年同之时至也。朝罢次时而退，逆至则顺退也。

已上各随南北正，皆奉天而朝。如顺至即天皇为首，八风为尾。逆至八风为首，天皇为尾。顺者吉，逆者凶。以为十精之中，只有八风太一犯者，令人死也。故逆至先以八风为首而顺退，顺至即先以天皇为首而逆退。故犯天皇者为病转。犯八风者为死也。

求天乙游司天下临灾化不应法

厥阴司天，风行于上，木气之胜也，天内室作下临宫。

不取其对宫，即以取胜宫受刑者，作下临宫，加五福君基右天乙室，以大减半。地一在此宫，减少年之灾。即脾病微，倮虫不天化，忝小亏，雨湿微冷，生忝少胜，风化不酷。假令中见金运返入天柱室，即木并不减。

少阴司天，热行于上，火气之胜也，天柱室作下临宫。

司天气胜，火气临胜之宫，司天位也。如五福在天柱室，而变灾为福，及君居天一至此，灾减半，即忝藏受病，甲虫无殃，收气少亏，长气弗盛，热化大行。假令中见水运，及入天蓬宫，即火不盛也。少阳相火同。

太阴司天，湿行于上，土气之胜也，天蓬室作下临宫。

司天气胜，土气临水也。所胜之宫，天蓬室也。如五福君民基至此室，灾减半，直符土右盛，至此亦然。即肾藏减病，鳞虫小困，藏气无亏，北气减盛而化水胜。假令木运入天冲，即土气不胜也。

阳明司天，燥行于上，金气之胜也，天冲室作下临宫。

司天气胜，金归木所胜之宫，天冲室也。五福君基、民基、太乙、在天室者，灾并减半，肝藏病减，毛虫不危，生气乃萎，双气①不杀，燥极而湿。假令中见火运，及入天英室，即金气不盛也。

太阳司天，寒行于上，水气之胜也，天英室作下临宫。

司天气盛，水气临火所临之宫，天英室也。五福君基至此室亦然。即心藏病减，倮虫设育，长气不亏，藏气不盛，凛冽不酷。假令中见土运及天英室，即水不盛也。

已上所列下临宫，皆各有太乙所至，其灾减半，更有五运不及，五灾宫岁。如木下不及三宫，金行胜也；火不及灾九宫，水行胜也；土不及灾五宫，木行胜也；金不及灾七宫，火行胜也；水不及灾一宫，土行胜也。此五灾宫皆应以五福太一到本宫，即变灾为福也，止此。

求六气升降法

凡岁交者，即以每岁大寒日，取四六天数。应漏刻者，即气交者，刻也。此时

乃终气尽而初气始，故终而复始也。气交者，即是天地二气升降也。天有二气正司天地，有二气升降也。

位六合相用事，假令甲子年，即太阴雨土升天为左间气，太阳寒水降而入地为右间气，此二气升降，白炁交也。

太阴即去岁在泉左间，今岁出地升天也。太阳即去岁在天为右间，今岁下天而入地，故名二气交而升降也。少阴即去岁升天为左间，今岁迁正为司天也。阳明即少阴即去岁升天为左间，今岁迁正为在泉也。以名天地二气正司也。厥阴去岁迁正为司天，今岁退位为右间气。少阳去岁迁正为在泉，今岁退位为左间气也。

退而左右即先至此，迁正后退位为左间气住。　六气者，即三气在地一升而在天，三年、四年复降也。一降而入地，三年、四年复升也。于是天地升而复降，降而复升，升降往来，无时休息。今立此一法，即诸升降皆如此。所谓天地六气者，当升而不得升，有当降而不得降者；有当迁正而不得迁正者，有当退位而不得退位者。如此即天地不化，民病有异而失常政也。故天地化令之气，四时寒暑燥湿风雨，皆失常令。是故司天有高下顺逆，有太过不及平气，有主室胜司天，司天胜主室，有司天、维宫、间气任正宫、间气、维宫，此法各各不同，故化应之会，民病有异而失常政也。

于是六气有升必降，有降必升，升降往来，终而复始，无有休息。气交之中，人所居也。气交所以不得升者，一天室上刑之故，炁在下而不得上升也。如土欲升，上见天冲室；火欲升，上见天蓬室；水欲升，上见天内室；金欲升，上见天英室；木欲升上见天柱室。　主胜与司天不相得，故炁不能升也。久而不升，即伏

---

① 双气：疑为"霜气"。声误。

郁气而化成民病也。不降必如此矣。

一司天复而布政而再治天，即布政之司与胜气相刑。

土欲升而上见厥阴布政；君相二欲升，上见太阳布政；木欲升，上见阳明布政，即天退而太阳布政也。其降不过计室布政，亦如然也。

一中见运胜之故不得升也，其降亦然。土运升，中见木运真降，亦无五行六气，皆如此而见也。

所胜者，皆不得升降也。金欲降，中见木运。六气之降皆类此，即六伏而不得升降者，皆有郁气，各各不同。是故土被木伏之，即风埃四起，时举埃昏而湿化成病，民风渐偏痹不随，胀满。久而复郁，即黄埃化疫，民病夭亡，水肿肢胕，黄胆①满。令弗布雨化乃微。

火被水伏之，即清寒复作，令生旦暮，民病伏内在内，烦心惊悸，寒热间作。久而郁燠，志气膜翳，化成湿厉，伏热内烦，痹而生厥，其则血溢。

金被火伏之，即生而不降，西风数举，咸卤燥生，民病上热，喘，咳血。湿久而化郁，即白埃翳雾，清生杀气。民病腹满，悲伤寒热，鼽嚏嗌干，毛折皮肤燥。

木被金伏之，即清生风少，肃杀于春，霜露复降，草木乃萎。民病瘟疫，早发咽干，胁肠肢痛。久而伏郁，大风摧拉折残。民病卒中，偏痹，手足不仁。

水被土伏之，湿雨热蒸，寒生而间。民病注下，食不化。久而伏郁，寒热冰雹卒至。民病厥逆，而藏热生于内，气痹②于外，足胫酸疼，烦而后厥③。

所谓司天不得迁正。天过交司之日，而去岁司天太过。

---

① 黄胆：疑为"黄疸"之误。

② 气痹：指气机闭阻不通的病机。痹，闭也。

③ 厥：病证名。指突然昏倒，不省人事，伴有四肢逆冷症状的一类疾病。

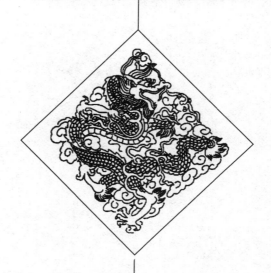

元和纪用经

唐 启元子 著

张登本 点校注释

《元和纪用经》序

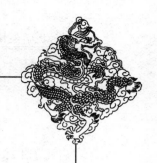

光绪十二年

唐启元子著

元和纪用经

　　可春氏录

唐工部尚书致仕许寂撰

　　昭皇在御，余尝布衣奉诏讲《易》，禁殿[1]忏言惊俗，寻乞还山茹芝采药，与羽人梁自然为山水师友。丹竈[2]之外，博究经方，救世活人，岁千百数，春和秋爽，多历名山。一日授余《启元三章》。曰："君食'熟酪'，可施此药。"余虽敬受，莫测其所谓也。后辟[3]兵入蜀，方悟"熟"为"蜀"。因施药治人，多获康愈。由是蜀人遂无夭枉[4]。同光[5]从王入朝，齿发已衰，旋乞致仕，卜林泉于洛，居岁余又悟"酪"为"洛"。自洛人得药，起死者不可胜数。白牛[6]师语，历验无差：食于蜀，食于洛。余神其事，乃书经之首，以传后世。
《元和纪用经》

---

① 禁殿：指宫殿、内庭。

② 丹竈（zào 音灶）：炼丹用的炉灶。

③ 辟：辟、避通。

④ 夭枉：短命早死。

⑤ 同光：后唐庄宗年号（公元 923～926 年）。

⑥ 白牛：即白牛车的省文。佛教语，比喻佛法中的大乘。

校 记

启元子王冰著　　　　　　瘦樵程永培校

天地大纪，人神通应，变化虽殊，中外则一。上合昭昭，下合冥冥。六气为主，五味为用，司岁备物①，则无遗主。药当其岁，味当其气②。气味厚薄，性用躁静，治保多少，力化浅深。寒热温凉，随胜用之。岁运所主，举抑之制。制胜扶弱，客主③须安。一气失所，矛盾交作。藏府淫并④，危败消亡。六气用药，增损有章⑤。是为上章。

五味入胃，各归其喜。物化之常，久而增气⑥。入肝为温，入心为热，入肺为清，入肾为寒⑦，入脾为至阴。四气兼之，各从其本。久服黄连，反生心热，余味皆然。众庶疏忽，气增不已，偏胜偏绝。下文皆全录宝书《正理观化集》。宝书所载，商较⑧服饵。药不具五味、不备四气而久服之，虽且获胜，益久流变，必致横夭⑨。绝粒单服，无五谷资，功备德隆则无夭焉。饮食混常，

血气欲强，五味具备，服饵有章。是为中章。

上药为君，中药为臣，下药佐使。优劣异名，饵服从此。治病不然，主病者君，佐君者臣，应臣者为使。所以赞成大小方⑩用，必别阴阳，定其中外，各守其乡。微者调之，其次平之，盛有夺之，汗之下之。寒热温凉，衰之客以属，随其攸利。谨守如法，万举万全。气血平正，洞然明朗，长有天命，保聚以康，治人以良，驱役草石，调御阴阳。召遣神灵，蠲除众疾。卷舒在心⑪，去留从意。微者逆之，甚者从之。龙火得湿而焰遇水而燔，病大妄□□⑫火不灭。伏其所主，先其所因。圣知南阳⑬，今古一人。余师：其学，疏□□⑭门，升堂入室，唯元珠君百万灵方，散诸世书，精择万一昭然，废简神妙，去病有章。是为下章。

---

① 司岁备物：谓根据每年的岁运、岁气变化规律贮备具有不同性味功效的药物，如此则临证用药就不会有所失误。明·张介宾《素问·至真要大论》注："天地之气，每岁各有所司，因司气以备药物，则主病者无所遗矣。"

② 药当其岁，味当其气：谓药物各有不同的性味功效，因此具有不同性味的药在不同的岁运岁气之年发挥其不同的功效。如下文"己巳、己亥，上厥阴辛凉，中土运甘和，下少阳咸寒"，谓逢己巳、己亥之年，上半年为厥阴风木司天，宜用味辛，性凉之品；下半年为少阳相火在泉；气候反温，故宜用味咸性寒之品。这就是所谓"味当其气"。气，指岁气。此二年中运之气为土运不及，全年气候偏湿，故以味甘之品以和之。这就是所谓"药当其岁"。岁，即岁运。

③ 客主：指五运中的主运与客运，以及六气中的主气与客气。

④ 藏府淫并：指脏腑气机逆乱或者并聚失常。淫，乱也。并，聚也。

⑤ 六气用药，增损有章：指根据六气变化规律对不同性味的药物进行调整，是有一定章法的。章：章法，原则。

⑥ 久而增气：指五味入于脏腑可以增益脏腑之气，但需日久方可显现其功。但不能据此而过用之，过用则偏，故下文曰："气增不已，偏胜偏绝。"也即《素问·至真要大论》："气增日久，夭之由也"之义。

⑦ 入肝为温……入肾为寒：指不同性质的药物所入内脏有别，即温药入肝，热药入心，凉药入肺，寒药入肾。为，是。清，凉也。

⑧ 商较：研究比较。亦作"商校"。

⑨ 横夭：意外地早死。

⑩ 大小方：即《素问·至真要大论》中所说的大方和小方。"大则数少，小则数多"。谓大方是药味少而每味药的用量大，小方是药味多而每味药的用量小。

⑪ 卷舒在心：犹（临床治疗用药时）运用自如。卷有屈、曲之义。舒，有弘扬拓展之义。

⑫ □□：原本缺文少字。

⑬ 圣知南阳：此特指东汉医学家张仲景。因其故里南阳，故谓之。

⑭ □□：原本缺文少字。

六气用药增损上章六法

厥阴风木，辛凉为治。以辛调上，以咸调下。必先胃主，必先荣卫。胃主者生之原，荣卫者气之主。气主既辅，生原无穷。精神内居，病无不愈。精生形盛，不失其机。人迎气口，持道深微。不知胃主，不知荣卫，不可以语奉生之宜；不知人迎，不知气口，不可以语逆顺之合离。

己巳　己亥

上厥阴辛凉　中土运甘和　下少阳①咸寒②

乙巳　乙亥

上厥阴辛凉　中金运酸和　下少阳、咸寒

辛巳　辛亥

上厥阴辛凉　中水运苦和　下少阳、咸寒

丁巳　丁亥

上厥阴辛凉　中木运辛和　下少阳、咸寒

癸巳　癸亥

上厥阴辛凉　中火运咸和　下少阳咸寒

岁主药食，五味所宜。六位之主，主胜为逆，客胜为从③。客胜则泻，客补主。主胜则泻，主补客。客主之部，各六十一④。居无常所，随岁迁移，宜补解治，厥阴性理⑤。处用增损，莫极其纪，法举一隅，三隅可知，化原四月⑥。迎而取之，无使邪胜，以调其正。厥阴之主，先酸后辛，先以酸泻，后以辛补。

厥阴司天，风火同德。调下者宜以酸寒，宜解易处，辛凉焕然，众或可知。若病当补，宜用：车前子　鸡肫胵⑦　楮实熟者　秦椒　地骨皮　丹砂　磁石　元参　生干地黄　丹参　牡丹　泽泻　戎盐之类，皆岁主所宜，随证命方。寒补者倍之，咸而寒者两倍之⑧，应运者倍之运。气主、客、逆、从所赖者三倍之。倍多主病者为君，君以定名。倍少者佐君为臣，不倍者应臣为使。伪书俗方，非古圣之法者，制用不经，性理乖误，无验有伤，慎不可用宣解之道，咸以为准。

少阴君火，咸寒为治，以咸调上，以

---

① 少阳：原书误为"少阴"，由于岁支逢巳、逢亥之年，其岁气一定是厥阴风木司天，少阳相火（暑气）在泉，故径改之。

② 上厥阴辛凉，中土运甘和　下少阳咸寒：谓己巳、己亥之年，上半年为厥阴风木司天，气候温暖，故宜用味辛性凉之品；中运之气为土运不及，故宜用味甘之品以和之；下半年少阳相火（暑气）在泉，气候偏热，故宜用味咸辛寒之品。上，指司天之气，统主上半年气候。中，即居于天气地气之间的中运（即岁运），统管全年气候。下，即在泉之气，统主下半年气候。以下仿此。

③ 六位之主，主胜为逆，客胜为从：指风、寒、暑、温、燥、火（热）六气分主一年六步之气位。每一步即一个时段，为60.875天，自大寒节始。六气主时，又有主气、客气之分。即一年六步气位有一个主气和一个客气同时主管。主，即主气。主气固定主时，常居不变。客，即客气，随年支的迁移而变化，如客之往来不定。胜，即制胜、制约。若主气胜（制约）客气即为逆。如初之气的主气为厥阴风木，如果其客气为太阴湿土之气时，即为"主胜客"，便是"逆"。若客气胜（制约）主气即为从，如三之气的主气为少阳相火（暑气），如果其年三之气的客气为太阳寒水之气时，便是客气胜主气，即为从。为什么"主胜为逆，客胜为从"呢？因为主气是常居不变之气，而客气是随年份变化而迁移的气候，如果客气制约了主气，但其时间短暂，不会对气候有大的影响，故曰"从"。反之，主气制约了客气，客气的作用就无法表现，故为"逆"。

④ 客主之部，各六十一：指客气和主气所主的时日各为61天。因为每步各为60.875天，此取其整数，故曰"各六十一"。

⑤ 厥阴性理：其义欠明。疑原文有误。

⑥ 化原四月：四月的月建为巳，其五行属性为"木"，此处十年均为厥阴风木司天，同气相求，故谓之"化原四月"。原，同源，根源。

⑦ 鸡肫胵（pízhī 音辟至）：即鸡内金。

⑧ 咸而寒者两倍之：指临证根据岁运选用适宜的药食时，用量要加倍。

酸调下。必先胃主，必先荣卫。□□□□①阴论奉生之宜

      甲子　甲午

上少阴咸寒　中土运苦热　下阳明苦小温②

      庚子　庚午天符二年同

上少阴咸寒　中金运辛温　下阳明苦小温

      丙子　丙午丙子岁会

上少阴咸寒　中水运咸热　下阳明苦小温

      壬子　壬午

上少阴咸寒　中木运酸凉　下阳明苦小温

      戊子天符　戊午太乙天符

上少阴咸寒　中火运甘寒　下阳明苦小温

      岁主药食③，同厥阴所论，唯改厥阴为少阴。

化原一岁，十二月期④，迎而取之，无使邪胜。少阴之主，先甘后咸，先以甘泻，后以咸补。一云：三月。

少阴司天，寒交暑，热加燥，寒热凌犯。上热下清⑤，宜补不可造次⑥，慎重乃举。解治安血，宜用：高婢赤小豆花也
地黄　没药　蒲黄　白芍药　甲香　决明子　盐　白僵蚕　粟米　羚羊角　胡黄连　安息香　大菊　羌活　独活　雌黄　蛇

蛻蜕之类，皆岁主所宜，随证命方。咸寒者倍之，治上治下，随其所当者倍之，□□⑦相当者两倍之。运气主、客、逆、从，所赖者三倍之。倍多者为君，君以定名⑧。倍少者佐君为臣，不倍者应臣为使。云云同前。

太阴湿土，苦热为治。苦温兼化，上下调和。主岁有异，同则求异。同则求异，必先胃主，必先荣卫。下文同厥阴奉生之宜。

      乙丑　乙未

上太阴苦热　中金运酸和　下太阳甘热⑨

      辛丑　辛未并同岁会

上太阴苦热　中水运苦和　下太阳甘热

      己丑　己未并太乙天符

上太阴苦热　中土运甘和　下太阳甘热

      癸丑　癸未

上太阴苦热　中火运咸温　下太阳甘热

      丁丑　丁未

上太阴苦热　中火运咸温　下太阳甘热

      岁主药食，同厥阴所论，唯改厥字为太字。九月化原⑩。迎而取之，无使邪胜，以平其正。太阴之主，先苦后甘。先以苦泻，后以甘补一云丑月，此未详。

---

① □□□□：原本缺文。
② 上少阴咸寒，中土运苦热，下阳明苦小温：谓岁支逢子、逢午之年，上半年为少阴君火热气司天，气候偏热，故宜选用味咸性寒的药物或食物进行治病和调养；中运之气为土运太过，全年气候偏湿，故宜以味苦性热的药食；下半年为阳明燥金在泉，气候干燥而偏凉，故宜选用味苦微温的药食。下仿此。
③ 岁主药食：即根据岁运、岁气特点而选择适宜的药物治病和食物调养。
④ 化原一岁，十二月期：十二月的月建为丑，属土，同气相求，故谓之"化原十二月"。原，通"源"。
⑤ 上热下清：由于"少阴司天"之年，上半年为少阴君火热气司天主令，气候偏热，故曰"上热"。下半年为阳明燥金在泉，气候偏凉，故曰"下清"。清，指凉的气候。
⑥ 造次：轻率。
⑦ □□：原本缺文。
⑧ 君以定名：谓以君药命名其方。
⑨ 上太阴苦热，中金运酸和，下太阳甘热：谓岁支逢丑、逢未之年，上半年为太阴湿土司天，气候偏湿，故宜用味苦性热之药食；中运之气为金运不及，宜用味酸之药食和之；下半年为太阳寒水在泉，气候偏寒，宜用味甘性热之品。下仿此。
⑩ 九月化原：九月的月建为戌，五行属性为水，故于水运之年，以水济水，同气相求，故曰"九月化原"。原，源同。

太阴司天，阴专其政①。其化苦热，以平淫湿，补解易处，宜散邪湿，宜用：术 麻黄 附子 牡荆实 熟艾叶 独活 柴胡 芍药 射干 乾姜 桂 穈之类，皆岁主所宜，随证命方，苦热者倍之。下文同厥阴所论。

少阴相火，咸寒为治。以咸调上，以辛调下。必先胃主，必先荣卫。

丙寅　丙申

上少阳咸寒　中水运咸温　下厥阴辛凉②

壬寅　壬申

上少阳咸寒　中木运咸和　下厥阴辛凉

戊寅　戊申

上少阳咸寒　中火运甘和　下厥阴辛凉

甲寅　甲申

上少阳咸寒　中土运咸和　下厥阴辛凉

庚寅　庚申

上少阳咸寒　中金运辛温　下厥阴辛凉

主岁用药食五味所宜。六味之主，主胜为逆，同上，改厥阴字为少阳，化原三月③。迎而取之，无使邪胜，以平其正。少阳之主，先甘后咸。先以甘泻，后以咸补。

一云：十二月，非。

少阳司天，风热参布，其化咸寒，以平风热。治内辛凉，水运辛温，宣风解热，邪不能胜，宜用：羚羊角 石膏 白薇 车前子补 泽泻 白僵蚕 旋覆花 牡蛎 人参 铁粉之类，皆岁主所宜，随证命方，咸寒者倍之，治上治下。同前。

一本咸补治者，宜用：磁石 戎盐 车前子 鹿角 腽肭脐 桑螵蛸 苁蓉 白马茎④ 狗阴茎之类。

阳明燥金，苦温为治。以苦调上，以咸调下。必先胃主，必先荣卫，下文同。

丁卯　丁酉卯岁会⑤

上阳明苦小温　中木运辛和　下少阴咸寒⑥

癸卯　癸酉并同岁会⑦

上阳明苦小温　中火运咸温　下少阴咸寒

己卯　己酉

上阳明苦小温　中土运甘和　下少阴咸寒

乙卯　乙酉太乙天符⑧　卯天符

上阳明苦小温　中金运苦和　下少阴咸寒

辛卯　辛酉

上阳明苦小温　中水运苦和　下少阴咸寒

主岁药食，五味所宜。主胜则逆，同前，唯改阳明二字，化原六月⑨。迎而取之，

---

① 太阴司天，阴专其政：凡岁支逢丑、逢未之年，太阴湿土之气司天。太阴为阴（其标），湿气又属阴，气候偏湿而寒凉，故曰"阴专其政"。政，政令。此指气候发挥着相应的作用。

② 上少阳咸寒，中水运咸温，下厥阴辛凉：谓岁支逢寅、逢申之年，上半年为少阳相火暑气司天，气候偏热，宜用味咸性寒之药食；中运之气为水运太过，全年气温偏低，宜用味咸性寒之品；下半年为厥阴风木在泉，宜选味辛性凉之药食。下仿此。

③ 化原三月：三月的月建为辰，五行属水，故水运之年，以水济水，同气相求，故曰"化原三月"。原、源同。

④ 马茎：指马的阴茎。

⑤ 卯岁会：岁会指中运之气与岁支所在方位的五行属性一致而同化的关系。由于丁卯年的岁运为木运，卯居东方木位，故同化而为岁会之年。此二年只有丁卯年为岁会之年，故曰"卯岁会"。

⑥ 上阳明苦小温，中木运辛和，下少阴咸寒：谓岁支逢卯、逢酉之年，上半年为阳明燥金司天，气候干燥而偏凉，故宜用味苦微温之品；中运之气为木运不及，故宜用味辛之品以和之；下半年为少阴君火（热气）在泉，气候偏热，宜选味咸性寒的药食。下仿此。

⑦ 并同岁会：所谓同岁会是指岁运不及之气与在泉之气属性一致而同化的关系。癸卯、癸酉二年，均为水运不及之年，又逢少阴君火热气在泉，故曰"并同岁会"。

⑧ 太乙天符：所谓太乙天符，是指既是天符又是岁会的年份。由于乙酉二年为金运之年，既与阳明燥金司天相符而同化为天符，岁支酉在西方金位为岁会，故此年为太乙天符，而乙卯年仅为天符之年。

⑨ 化原六月：六月的月建为未属土，故土运或太阴湿土为岁气时，取六月化源，有以土补土之意。原、源同。

无使邪胜，以平其正。阳明之主，先辛后酸先以辛泻，后以酸补。

阳明司天，阳专其令。其化苦温，命曰小温，以平专令故也。五等之□①，寒次冷。冷大寒也，寒然后凉，凉然后小温，小温然后温，温之甚曰和，和甚曰小热，小热甚则热矣。以此为法，平调六气，温解寒宣。宜用：牛胆　紫参　知母　桑根白皮　槐实　括蒌仁　竹叶　竹沥　犀角豉　栀子　升麻　柴胡　丹参　前胡五加皮　茗若茶②　天门冬　菊花　独活秦艽　黄芩　芍药　天南星　牛黄　狗胆　桦皮　桃仁　牛角䚡　露蜂房　麻黄紫苑　术　蓬莪术　芒硝　葶苈　芦荟决明子　鹿角　栗　蚯蚓　白僵蚕　旋覆花　羚羊角　漏芦　青黛　铁粉　石蟹之类，　皆岁主所宜，随证命方。苦小温，温者倍之；治上治下，随所当者倍之。同上。

太阳寒水，苦热为治，以苦治上，以甘兼苦治下。必先胃主，必先荣卫。下文同上。

戊辰　戊戌

上太阳苦热温　中火运甘和　下太阴甘温③

甲辰　甲戌并岁会同辰，又同天符

上太阳苦热温　中土运苦温　下太阴甘温

庚辰　庚戌

上太阳苦热温　中金运辛温　下太阴甘热

丙辰　丙戌并天符

上太阳苦热温　中水运咸温　下太阴甘热

壬辰　壬戌

上太阳苦热温　中木运酸和　下太阴甘温

主岁药食，五味所宜。六岁之主，主胜则逆同上，化原九月④。迎而取之，无使邪胜，以平其正。太阳之主，先咸后苦，先以咸泻，次以苦补。

太阳司天，寒临太虚。其化苦温，若热先解，易处温补。解热补宜用：萆薢蛇床子　继断　泽兰　艾叶　何首乌术　远志　骨碎补　松脂　松节　厚朴附子　乌头　芍药　当归　苁蓉　姜、桂之类，皆岁主所宜，随证命方。苦热者倍之，治上苦热，治下甘温。随其所宜者倍之。同上。

六气用药，寒、暑、燥、湿、风、火、所胜，中见五运，下见《内经》⑤□□⑥之气，或逆、或从，或从天而逆地，或从地而逆天⑦。临御之化，天道可□⑧，阴阳舒卷，人气可调⑨。用寒远寒，寒无犯寒也。用热远热，热无犯热也。从

---

① □：原书缺字。

② 茗若茶：茗，即茶。"若茶"疑为"茗"之注文。

③ 上太阳苦热，中火运甘和，下太阴甘温：谓岁支逢辰、逢戌之年，上半年为太阳寒水司天，气候偏寒，故宜用味苦性热之药食；中运之气为火运太过，全年气候偏热，宜用味甘的药食以和之；下半年为太阴湿土在泉，气候多湿，宜用味甘性温之品。下皆仿此。

④ 化原九月：九月的月建为戌，五行属水，若水运或岁气为寒水者，资取九月，有以水济水之义，故谓"化原九月"。原，源同。

⑤ 下见《内经》：此句文义上下不顺，疑有误。

⑥ □□：原文缺失。据下文"或逆或从"，可能为"药食"二字

⑦ 或从天而逆地，或从地而逆天：指证所施用的药食气味，有的顺应了司天之气而违逆了在泉之气，有的顺应了在泉之气而违逆了司天之气。从，顺应、顺从，即遵循之义。逆，违背，违犯之义。天，即司天之气。地，指在泉之气。

⑧ 临御之化，天道可□：□为原本缺失。疑为"测"，或"期"，或"察"。

⑨ 阴阳卷舒，人气可调：根据阴阳二气的运动变化规律，人体之气是可以调理的。

者养和，逆者生病①。六位之兴，四时之王气之月，饮、食、衣、药温凉，可以轻犯。寒热则同者，皆宜避之②。若四时同犯，则以水济水，以火助火，病必生矣。

岐伯曰：司气以热，用热无犯，间气同其主，无犯，异其主，则小犯之。是谓四畏③，必谨察之。天气反时则可依时，反甚为病故也。反胜其主，则可犯之，谓夏寒甚则可以热，寒气不甚则不可犯之，以平为期而不可过，过而病生与反犯同邪。客胜主则不可御六步之气，六位之中，胜不可翼，复不可赞，无逆其宜，是谓至治。

《神农药经》④：五味、寒、热、温、凉、平性，配合五行，内应五入，五气、五宜，参酌岁运，太过不及，处用有殊，六气标本，治病之枢。

少阳之本火

太阴之本湿二者本末同，故从本也。

厥阴之中少阳二者本末与中不同。故不从标本，从乎中也。

少阴之本热其标阴

太阳之本寒，其标阳

阳明之中太阴

从本、从标、从中⑤，皆以其为化主之用。从本者，化生于本；从标者，有标本之化；从中者，以中气为化。化，谓气化之元主，有病以元主，气用寒热治之。

少阳之上，暑气治之，中见厥阴；

阳明之上，燥气治之，中见太阴；

太阳之上，寒气治之，中见少阴；

厥阴之上，风气治之，中见少阳；

少阴之上，热气治之，中见太阳；

太阴之上，湿气治之，中见阳明；

所谓本也。本之下，中之见也，见之下，气之标也；标本不同，气应异象，故曰：知标与本，用之不殆。要格⑥曰：寒盛格阳，治热以热。慎不可寒，格阳而治。以寒，外似顺而中气乃逆。热盛拒阴，治寒以寒。慎不可热，拒阴而治以热，外似顺而中气乃逆。热要⑦曰：粗工嘻嘻，以为可知，言热未已，寒病复始，因气异形，迷证乱经。学者慎之，精思有灵参大经第六十五篇，会文合义消息求之。

五味具备服饵中章九法

天地人　时音律　星风野

耘苗丹三方上曰：上丹二日，中丹三日，小丹以应天地人。论曰：南阳真人张仲景戒人，妄服燥烈之药，谓药势偏有所助，胜尅流变，则百病生焉。余师元珠先生秘受：保神守中，和畅荣卫，药三方命曰：耘苗丹者，欲以彰微妙之旨，谓人若妄服燥烈药，乃闵苗之不长而揠之者也。

---

① 从者养和，逆者生病：指药食的选择和应用，若遵循了六气变化的用药规律，就能调养人体之和气。若违逆了六气变化的用药规律，就会使人生病。

② 寒热则同者，皆宜避之：指所选择的药食之寒、热、温、凉与气候的寒、热、温、凉相同时，都要规避。如上文的"用热远热"，"用寒远寒"者是。

③ 四畏：指药食的寒、热、温、凉四性在应用时最担心的是触犯气候的寒、热、温、凉。《素问·六元正纪大论》："司气以热，用热无犯；司气以寒，用寒无犯；司气以凉，用凉无犯；司气以温，用温无犯。间气同其主无犯，异其主则小犯之，是谓四畏，必谨察之。"

④ 《神农药经》：即《神农本草经》。

⑤ 从本、从标、从中：此指用药时或从六气（即本），或从其三阴三阳属性（即标），或者从乎中气（即与三阴三阳为表里关系之阴阳属性）。

⑥ 要格：义不明。似可理解为《大要》中有关"格"拒的理论。要，当为《大要》的简称。格，结合下文，当为"格拒"。

⑦ 热要：义不明。疑为"大要"之误。此与《素问·至真要大论》中的"《大要》曰"一段文字相同。

人年高或少而禀气受血不强，合此一药，服而忽略之，是不耘苗者也。

上丹 不犯金石桂附

主养五藏，补不足；主秘固真元，均调二气，和畅荣卫，保神守中。久服轻身、耐老、健力、能食、明目、降心火、交肾水，益精气，男子绝阳，女子阴绝。绝阳者庶事不堪。绝阴者乃不能妊。云：腰膝重痛，筋骨衰败，面黑心劳，志昏寤寐，恍惚烦愦，多倦余沥，梦遗，膀胱邪气，五劳七伤，肌肉羸悴，上热下冷。难任补药者，服之半月，阴阳自和。容色枯瘁者，肌肉润泽，开心臆①，安魂魄，消饮食，养胃和中。

五味子半斤 百部酒宿浸焙 玉女菟丝子也，酒宿浸焙 苁蓉酒宿 思仙木仲仁，炒 不凋草巴戟，去心 细草远志，去心 仙人仗枸杞子。 防风无义枝者 白茯苓 思益蛇床子，炒 柏子仁另研 干薯蓣已上十二味，各称二两

上末之，蜜煮面糊，丸如梧桐子大，温酒下二十粒至三十粒，空腹食前。不饮者，盐汤下。春干枣汤下，夏五味子加四两，通称十二两。四季苁蓉加六两，通称半斤各十八日四立②之前也。秋仙人杖加六两，冬细草加六两。戊寅、戊申，相火司天，中见火运，饭后兼饵，养肺平热。药：

中丹 用桂附而无金石

补百损久虚，体劣羸瘦不堪，荣卫不足，善惊，昏愦，上焦客热，胃膈冷痰，引饮，过食则心腹弦满，脾胃气衰，不能消谷，血妄时崩，四肢沉困。此药能长肌肉，泽容色，实髓，壮筋，不染邪疫。身轻、目明、能老。

黄芪白水者，半禀阴也；陇西者，半禀阳也 白芍药 当归各四两 黑附子炮，去皮脐，大者佳 黄芩各一两与黑附子同末生姜汁和 蜀椒去子，秤一两，出汗 白茯苓 人参 桂去皮，辛者，各二两

上末之，粟米粥和剂，圆③如桐子大，酒下二三十粒，食前。

下丹 有乳石，以扶衰续老。气完者，去乳石

补劳伤，气血风冷百病，男女诸虚不足，老人精枯神耗。久服延年益寿，通藏府，安神志，宁魂魄，流资荣卫，开益智慧，释散风湿，任持寒暑，邪气疫疠不能伤，目睛光明，冷泪不复出，筋力强健，悦泽肌肤。乃彭祖所服验方也。

生干地黄 肉苁蓉各六两 菟丝子酒浸宿，杵 五味子各五两 柏子仁另研 石斛 巴戟去心 天门冬去心 蛇床子炒 覆盆子各三两 续断 泽泻 人参 干薯蓣 远志去心 菖蒲 桂去皮 白茯苓 山茱萸去核 杜仲剉，炒，各二两 天雄炮，去皮脐，一两 成炼锺乳粉扶衰④三两，续老⑤二两，服一两气完者，去

上末之，蜜和剂，圆如梧桐子大，酒服十粒或八粒，空心服之。乳粉者，十

---

① 臆：胸，胸部。
② 四立：指二十四节气中的立春、立夏、立秋、立冬四个节气。
③ 圆：通"丸"，用如动词。亦作"丸"药解。
④ 扶衰：补益虚弱衰竭。
⑤ 续老：即延续衰老，养生延年。

五、二十粒。忌五辛、生葱、芜荑、饧①、鲤。虚人多起，去乳粉倍地黄；虚人多忘，倍远志、茯苓；神虚人吸吸，倍覆盆子；欲光泽，倍柏子仁；风虚，倍天雄；虚寒，倍桂；小便赤浊，三倍茯苓，一倍泽泻；吐逆，倍人参。

肾气丸三方：一曰八味丸，二曰十精丸，三曰六气经纬丸，以应音律。

八味丸，补五藏，和六府，通畅血脉，温中清上，安魂定魄，助心养肺，下气生津，止惊悸、劳劣、吐血、衄血、咯血、便血、血崩、血涩、血痹、血寒。久服延年保神，助筋骨髓，利耳目，生精血，坚齿、益发、实脑、厚肠、消除万病，通润三焦，和畅百脉，荣养固身。肾枯消渴，脚气入腹，小腹不仁尤宜。□②服□③深之家，珍重此法。

干生地黄捌两　薯蓣　　　山茱萸各四两　泽泻　茯苓去皮　牡丹皮各三两　黑附子炮炙，　桂各二两

上末，炼蜜，丸如桐子大，酒下十五粒，日再服。加至二十五粒，空腹，忌三白。

温平补益十精丸，又名**保真丸**

菟丝子人精，长阴发阳，酒浸一宿，湿捣　甘菊花月精，二味春加一倍　五加皮草精，益肌，去皮用　柏子仁木精，明目，通气，二味夏加　白术日精，长肌肤　人参药精，镇心疗惊。二味秋加　石斛山精，治筋骨。如金钗者，酥炙　鹿茸血精，止腰痛，益精。酥炙　巴戟天精，治精冷，益智。紫色者，去心，酒浸一宿　肉苁蓉地精，破癥消食，酒浸一宿，酒蒸用亦得四味冬加

上十味等分，随四季各加分两，为末，炼蜜丸梧桐子大，空心，温酒或盐汤，下二十五粒至三十粒。忌牛肉、生葱。

六气经纬丸，祛风，补劳，强五藏，益气，除烦，养真阳，退邪热，通顺血脉，宣壅破积，除寒热，温痹风、心腹坚胀，止痛，缓中，安和神志，润泽容色，止腰痛，散寒邪、时疫，妇人怀妊腹中疗痛、冷气，心下急满，产后血晕，内虚气乏，崩中，久痢。常服血脉通畅，不生痈疡。消痰、养胃、明目、益津。

白芍药捌两　当归　　　术去皮，各四两，白术尤佳　白茯苓　泽泻　芎劳各二两

上末，蜜丸梧桐子大，温酒下二十粒，加至四十粒，不拘时。末之，酒服方寸匕，亦妙。此方本安期生赐李少君久饵之药也。后仲景加减，为女人怀妊腹痛，用之大验。

汤酒散三方，以应星、风、野。

卫生汤，证如**经纬丸**，平而凉补。火运之岁，以调荣卫。

当归　余容白者，各四两　黄芪陇西者。捌两　甘草炙，一两

上末之，如米豆大。每服三匕，甘澜泉④二升，劳薪⑤煮以石器中，七上七下，取清汁分温二服。年老水酒各一升煮之。唯火运相火司天，戊寅、戊申岁宜常服，养肺、平气、资荣五藏。饮汤不拘时候，中有余容一物具四味，人罕知。神农苦，岐伯咸，桐君甘，雷公酸。小儿服之，无疮肿疾。

---

① 饧：音义同"糖"。指粮食熬制的饴糖。
② □：原本脱字。
③ □：原本脱字。
④ 甘澜泉：谓扬之万遍的泉水。李中梓："扬之万遍，令水珠盈溢，谓之甘澜。"
⑤ 劳薪：指放置日久，火力不强的燃料。

傅延年酒，利血气，耐老，轻身，明目，安神，养志，补劳伤，治风寒湿痹，大风血癞，寒热邪气，阴痛余沥，梦泄失精，女子血衰，容色枯瘁，崩漏赤白，乏气百损。

傅延年菊花　　西王母杖枸札取子

肉苁蓉酒浸，焙　　巴戟天去心，四味等分

上㕮咀，以疏绢袋盛，入淳酒令过药袋之半。春秋三日，冬七日，夏勿用。日足，日取饮一杯温之，早、晚、日中三饮，勿醉。取饮时随其多少，还酒增之，味薄乃止。元和间，有以余此药滓炼蜜丸，服者亦胜他药。

元及散，养五藏，补不足，益气、明目、止烦、消风、下气，令体悦，消水肿，定反胃，强食、益精，坚筋骨。大妙。

元及五味子是也

上一味，烈日曝干末之，酒调三匕，日再服。

中章圆法，非道慎传。虑恃药多欲，反败元德。得书者，谨奉至言。老子曰：人生大限，百年节度者，可至千岁，如膏用小炷之与大炷也。保精全神，养神留形，慎于忌讳，不妄服药食，若五味四气，一药兼备，则可以为奉生之道矣。

一，鸡舌香散

安胃思食，止心腹痛，调冷热，定泄泻，老少通用。凡散药煮以水及酒者，今用盏比较合而用之。

丁香一百个　　甘草半两　　良姜一两

白芍药二两

上末，陈米饮调下方寸匕，空心食前，煎，生用。初余为禁，隧此证处与御医

使令施用，后至富贵由此始。

二，茱萸丸

散寒湿、肠中风冷阴邪之气。

白附子一两　　吴茱萸炒香，三两

草乌头去皮尖，称二两，入好净白食盐中拌炒，令裂，去盐，取一两入药

上为末，酒煮面为丸，如梧桐子大，温酒或盐汤，下七粒至十粒。

三，大诃梨勒丸

疗老人、小儿吐泻，胃逆，心腹胀满，霍乱恐迫。

诃梨勒皮四两　　藿香二两　　肉豆蔻捌颗

上末，炼蜜，丸如栗大。每服一丸，细嚼饮服，不以时拘。小儿量岁一丸，分三、四服，姜汤、米饮服，更妙。

四，黄芪平补汤

补五劳百损，四肢沉滞，骨肉酸疼，大病后不复常，行动喘惙吸吸[1]，少气，小腹拘急，腰背强痛，心悸，咽干，饮食无味。

陇西黄芪　　枸杞根皮　　桂

麦门冬　　甘草各三两

上末，每服四匕，加生姜寸许，细切，别研。生米泔汁三升，同煮升半，分两服，温热进之，日再，通为四服也。

五，术散

治证如上

术捌两　　桂四两　　干地黄

泽泻　　白茯苓各三两

上末，酒饮，随性调服方寸匕，日三。尤益肾、补虚、乏瘦削。

六，曲丸

补气血衰弱，胃主不和，不能饮食，食辄[2]不消，四肢尪弱[3]，百疾交攻，多

---

[1] 喘惙吸吸：气喘，呼吸急促而无力。惙，疲乏无力。吸吸，呼吸急促貌。

[2] 辄：音义同"辄"。《正字通·车部》："辄，俗辄字"。副词，就、即。

[3] 尪（wāng 音旺）弱：指肢体瘦小无力。尪，短小。《玉篇·尢部》："尪，短小也。"

卧嘿嘿①，溲泾不治②，悉宜服之。

曲一斤　　术二斤　　当归

干姜各三两

上末，炼蜜，丸梧桐子大，酒饮，下三、五十丸。一方加甘草二两。

七，降气汤

定上气息鸣，卒□③便欲绝者，入口气下，万金不传。

吴茱萸三两　　桑根白皮六两

上㕮咀，分四处，每一以水二升，酒一升，煮三沸，取清汁作三服，立验。每煮成入生姜汁一匙匕，煮一沸为准。自神龙致仕孟伊阳传云：用无不效，于至德乾元。余以此救人活者凡七十六，神效。

八，二气黄金圆

调冷热，断赤白下痢，变入恶证，若鱼烂黑汁④，肠中切痛，枯瘦不能食。

黄连　　吴茱萸　　当归各等分

上为末，炼蜜，加米膏少许和，圆如梧桐子大，每以酸浆水下三十粒，空心食前服，一方以木香代当归，二法小儿通用。

九，桂散

主心痛发作有时，阴阳不和，荣卫失度所致，宜和之。

桂心　　当归各一两　　栀子十四枚

上末，酒服方寸匕，日三服。

十，椒圆

散冷邪郁痹，头中疼空，厚衣不暖，心腹痛，不能食。

秦椒一两，五钱，去目，去汗　　川乌头炮，去皮尖，作四破，入青盐汤宿浸，焙干，六两　　干姜一两

上末，炼蜜，丸如梧桐子大，水饮下四粒，加至八粒。

十一，紫散

止血崩。

香附子炒黑存性

上为末，热酒调方寸匕，再服立定。生末，安胎。

十二，养荣鹿韭丸

鹿韭牡丹　　当归　　续断各等分

为末，酒煮米粥膏，为丸梧子大，酒服二十五丸至四十丸，不拘时。调养血脉，补劳伤不足，续筋骨，生肌肉，除寒热，通关膝。女人血候不调，血沥腰痛；男子疮痈留滞、失血之疾，皆须服此，神效无比。妇人血瘕，男子伤折。煎加没药四分之二别研，同入前药，和剂服之。

十三，凉血解仓散

解仓一名余容，即芍药。赤白各一两　　当归甘草各二两

上末。有热，加大黄炮熟二两；但欲凉血，大黄只用半两；复加解仓成四两，当归成三两，甘草如旧。每以水二升，末四匕，煮，取一升半，分温三服。小儿量岁增减，不拘时。

十四，良验益真散

疗精败血出。

黄芪陇西者，二两半　　桂心半两

上末，酒饮调方寸匕，空心食前，日三服。

十五，泰山茵芋散

主一切冷风，筋骨羸颤，关节拘挛，

---

① 嘿嘿：同"默默"，安静不语的样子。
② 溲泾不治：谓二便失常。治，有秩序的、情况正常的。《释名·释言语》："治，值也。物皆值其所也。"王先谦疏证补注："凡事治则条理秩然，物皆得所矣。"
③ □：原本缺字。
④ 鱼烂黑汁：谓病人泄下的粪水如鱼腐烂后的黑水。

湿痹脚弱，四肢痛痒，皮肉隐轸①，或发成疮，或热如疟，或加短气，胸满，或欲吐，悉主之。

泰山茵芋炙　防风二味，各七分　川乌头炮，去皮脐　干姜　白敛三味各三分　桂心一分

上末，酒调方寸匕，稍增至两匕，以知为度。

十六，荆菊散

主疗□②损心虚寒，头痛，性气反常，语声冒昧，关节不利，心手不遂，骨间寒热，目中泪出，齿发不荣。

蔓荆实去蒂。一本云：小荆有牡荆，云或未可造次用牡荆

甘菊二味各三两　地骨皮　术各六两

上末，酒调服方寸匕。

十七，荆菊酒

取前四味，分袋，以疏绢纳酒中。春秋三日，冬七日。每服温一两戗大益人。忌桃、李、雀、鸽、乌头、石膏。

十八，羌活散

疗风最胜诸方，莫能比大。治筋急拘挛，不可屈伸，风湿㾓痹③，头旋目昏，骨节酸疼，无问久新及风水浮肿，悉宜服。

羌活三两　茯苓　薏苡仁各一两

上㕮咀，分八服。每以水一大升，煮，耗半绞汁，入淡竹沥一匙许，再煎一两沸，温服。

十九，橘饮

疗呕咯不止，及伤寒呕哕④，服之立止。

橘皮六两　甘草二两　干姜一两

上㕮咀，分十六服。以水二升，入生姜五分，煮至一升，去滓，温服。有痰加半夏七粒，破之；有寒加附子一枚，四破之，一同煎。

二十，和经汤

温血和经，疗妇人赤白带下。

白芍药二两　赤芍药一两　干姜半两　当归七钱半

上末之，若豆米大。每服三匕，水二升，以文火煎至半，取清汁温服，日四。一方纯用白芍药三两专补也。末之，酒服方寸匕。又一本，当归一两。

二十一，麻黄解肌汤

主伤寒，主风邪寒冷头痛，项强急，寒热腰痛，四肢烦疼而无汗者，服此。

麻黄去根节，陈者佳　甘草　升麻　赤芍药　石膏各等分

上末，每服四匕，水一升半，入杏仁七个，去尖碎之，同煎八合，去滓，温服。连绵⑤三　五服，以衣被覆，取汗出即愈。

二十二，桂枝汤⑥

主有汗者，啬啬恶寒，翕翕发热，鼻鸣干呕。其脉阳浮而弱，浮者热自发，弱者汗自出。脉静则太阳初证未传别藏。脉急数者，烦躁欲吐，乃传别藏也。夫太阳证发热汗出者，荣弱也，当在其所中之邪，服此得表和而汗，即愈矣。至于脉促，胸满，胃中寒，脉迟，汗出，腹痛，吐食，皆宜用桂枝。

桂枝　赤芍药各一两　甘草炙，半两

---

① 隐轸：病名。即隐疹，又名风团块，搔瘰疹。因内蕴湿热，复感风寒，郁于皮肤腠理而发。或某些食物或药物过敏而致，症见皮肤出现大小不等的风团，成堆或成块，剧痒，时隐时现，反复发作。

② □：原本缺字。

③ 㾓（wán 音顽）痹：病名。指皮肤、肌肉麻木不仁，不知痛痒，或手足不遂的病。

④ 哕：音义同"哕"，病症名，指干呕。

⑤ 连绵：连续、不间断地。

⑥ 桂枝汤：方名，药物组成及主治病证均同《伤寒论》，惟剂量有别。

上末，每服四匕，水一升半，生姜半分，枣三枚，煎八合，去滓温服。连绵三、五服，自验汗不止，恶寒，小便难，四肢拘急者，加大附子，炮，去皮脐，每料①一两为准。

二十三，阳粉散

谓病当发汗而汗不止，不止则亡阳，当温扑之。

麻黄连节　藁本　白芷各半两　粉米粉四两

上末之，以粉止身汗。

二十四，**辟温粉肌散**

芎䓖一两　白术　藁本去土，各二两　米粉四两

上末以粉肌，佳。此方数法，又芎䓖、藁本、远志皮、白芷各一两，米粉一升，和末为一剂者。

二十五，**牡蛎术散**

治汗发过多，头眩汗未止，筋惕肉瞤者，当用此散。若自汗阳衰，非此法。

白术　牡蛎粉炒黄　防风等分

上末，酒或米饮，调方寸匕，日三，汗止勿服。

二十六，**桂术散**

主伤寒，中风，中湿，自利，汗不止，手足逆冷。以温里，表邪自解。

桂枝一两　甘草半两　大附子炮，去皮脐，一两　白术二两　芎䓖　防风各一两半

上㕮咀，每服四匕，以水二升，入姜、枣煎一升，去滓温服。一方治阴痓②，手足厥逆，筋脉拘急，汗出不止，等分。

二十七，**芎䓖散**

凡不辨③伤寒、伤风，头痛身热，或身不甚热，拘倦无汗，头重，腰膝沉惰，恍惚无力。

羌活一两　芎䓖　牡丹皮　当归　防己四物各半两　甘草炙，四钱

上末，每服三匕，水一升半，入生姜一分，煎减半，去滓温服，不拘时。

二十八，**活血续命散**

白芍药四两　当归三两　绵黄芪陇西者四两　续断三两　芎䓖已上先为细末　栢子仁各一两半，别研匀

上末，酒服方寸匕，神验至宝。名已尽功不可尽论，余元和④初，为一二贵胜，枯悴百损，处此方与服，百日肥壮，仍不生虚热上炎。

二十九，**活血舒和散**

疗风冷变痹，筋脉急迫。

芎䓖　续断各一两半　牛膝三两，真怀州者

上末，煮木瓜酒调服方寸匕。本方木瓜浸酒，以服其散。孟仕用四物浸酒，木瓜三两，淡干不涩为真者，煎，㕮咀，生绢袋入二斗酒中，浸如常日。数饮酒，尽，焙药末之，米饮服，夏以饮酒发躁故耳。

三十，**胃风煮散**

去脾胃风湿，寒滞泻利，不思食。

茅山术去皮，净秤一斤　生芍药三两，赤白各半　甘草三两　厚朴去粗皮四两，姜半斤，二味同杵，烂，下甘草，又杵匀，文火炒干，入术和炒，令香黄色

上末，每以三匕，水一升半，加姜、枣切碎，同煎一升，取清汁温服，妙。

三十一，**妙香散**

疗逆噎不透，及伤寒气逆。有此证者，通疗之。

---

① 每料：即每剂。

② 阴痓：病名。一作"阴痓"。一指柔痓，即柔痉。《丹溪心法·痉》："阴痓曰柔，有汗。"一指痉病见四肢厥冷者。后者治用温阳散寒法。

③ 不辨：有"不论"，"无须分辨"之意。

④ 元和：指唐宪宗年号（公元 806～820 年）。

石莲子并皮碎之,一两半,微炒令香,勿太过

丁香半两

三十二,化痰桔梗丸

桔梗二两　半夏净洗去滑　茯苽即茯苓,各四两　干姜半两

上末,稀糊,丸如梧桐大,饮下十五或二十粒。

三十三,凉膈止烦渴咽干葛散

小儿尤宜。

绵黄芪　白茯苓各四两　蔏草即甘草　干葛各二两,葛汁中粉尤佳

上末之,每以沸汤调方寸匕。

三十四,主中暍①

伤冷,利小水,分阴阳清浊,茯苽散。

茯苽一两半　桂四两　蔏草半两

上末,新水调方寸匕。

三十五,地榆散

疗泻血,肠风,痔。元②作野鸡下血③。

地榆　椿根白皮各一两酸石榴皮焙干半两

上末,每服三匕,浆水一升半,煎一升,温服。分二次,取清汁饮之。

三十六,防己汤

主水气。

汉防己一两半　赤茯苓　百合　郁李仁别研,各一两　桑白皮切,三两

上㕮咀,分八服。每服以水一升半,煮,取强半升④,分温两次饮服。明日准此,一剂尽更作一剂。揆度多少,但不得闻证⑤灯油烟气,及食盐,即效。

三十七,圣制汤

主下焦风冷,两脚无力,亦疗剑南⑥卑湿脚弱。

黑附子炮,去皮脐,剉细。七钱半　生姜五钱,切细

上以水八合,煮减半,下生地黄汁二合,再煮七沸,和滓密收磁器中,经宿平明,滤清汁空腹温服,作一服。良久以两三匙饭压之,每日一剂,三四日效。一法无地黄。

三十八,黄连汤

主老少泄泻,赤白带下。

黄连　白芍药　吴茱萸炒,各一两

上㕮咀分八服。每服以水一升半,煮一升许,投阿胶一分。再煮,胶消去滓,分三服,温饮。一方加甘草末,艾汤调,亦大验。

三十九,止衄散

神方无比。

绵黄芪一两半　赤茯苓　赤白芍药各七钱半　当归　炙阿胶　熟干地黄各五钱

上药切,炒干,末,黄芪煎汤调方寸匕。未定加二匕,不过三服。服药后,勿令卧。

四十,蓬莪茂散

主冷气,厥心痛。

蓬莪茂六分,醋浸,切炒　赤芍药　当归　甘草炙　吴茱萸　肉桂　干漆炒,烟尽下茱萸炒,次下众药,略炒。各二分

上末,酒调方寸匕,再服即差。炒盐、

---

① 中暍(yē音耶):古病名。一指中暑(阳暑证),如《六气感正要义》:"《伤寒论》太阳中热者,暍是也。故中热即中暍,中暍即中暑,暑、热、暍三字并无二义。"一指阴暑证,即阴寒之暑证。《证治准绳·诸中门》:"中暍者,乃阴暑之证,法当补阳气为主,少佐以解暑,故先哲多用姜桂附子之类。"此指后者。

② 元:元,原通。原先,原来。

③ 野鸡下血:指大便下血也有指痢疾。如《幼科发挥》:"痢下赤白青黑者,名野鸡痢。"此指前者。

④ 强半升:谓多半升。

⑤ 证:疑衍。

⑥ 剑南:唐朝建制的镇名,为玄宗时十节度使之一,治所在益州(今成都市)。相当于今四川省中部地区。

酒调，尤佳。

四十一，**赤箭汤**

疗偏风，手足不随，瘑痹疼痛，心神昏冒。

赤箭　麻黄去根节　黑附子炮　人参　前胡　防风无叉枝者　羌活　白术各二两　当归三两

上末如麦豆状，每服半两，水三升，宿浸密封□①器。旦起，文武火煎，三分减一，入生姜一分，切碎，再煎五六沸，去滓，入酒半合，同煎三上下，分二服，日三，不拘时。

四十二，**赤龙散**

主风毒，走注疼痛。

赤芍药　地龙去土微炒　当归　防风　五加皮各一两　麝香二钱半

上末入麝香，研十分细，温酒调服方寸匕。不拘时，日三四服。

四十三，**赤龙丸**

主病如上。以前四十二方散一料，加乳香、没药各一分，研匀入众药，酒煮稀面糊，丸如梧桐子大，服十五或二十粒。有热，加大黄半两；有寒，加川乌头，炮去皮脐，半两；患人体壮，腠理实，加去节麻黄一两，温酒下。

四十四，**萆薢散**

主风痹湿冷，腰脚疼痛，四肢痿弱，荣卫凝注。一名大萆薢散。

萆薢　当归炒　附子炮　杜仲去粗皮炙，剉　仙灵皮各一两　青木香半两。一方与上等分

上末，酒服方寸匕，日三。

四十五，**光明丹**

主风痫癫，舌吐沫。一名金光明丹。

黄丹炒　雌黄细研炒

上各二两，入牛乳二升，熬成膏，下真麝香末一分，搅匀，丸如梧子大，温酒下七粒、十粒，不拘时。

四十六，**松花酒**

疗风眩，头旋，肿痹，皮肤瘑急。

松树始抽花心状如鼠尾者佳，蒸，细切二升

上用绢囊裹，入酒五升，浸五日，空腹饮三合。再服，大妙。

四十七，**细辛汤**

主风入腹切痛，烦冤。

细辛　吴茱萸　干姜各半两　当归　防风各一两　芍药二两

上末，每以半两，水二升，煮一升，温分三服。相续进之，立效。

四十八，**茱萸子丸**

主疗如前散。一本名细辛茱萸丸，夏暑宜服，以散进之。

上以细辛汤全料，加桂心半两，同作末，炼蜜，丸如梧桐子大，每服二十五粒，空腹，热水下，大验。

四十九，**通关汤**

疗□②气神方。

吴茱萸三两，入黑牵牛三两，同炒香熟，拣牵牛，别取末，半两　青木香□□□③

上末，入牵牛前末研匀，每服方寸匕，水三合，煎七上下，温服，日三。内所炒牵牛三两，别取头末半两，外④不用。

五十，**疗胎动见血**

烦冤欲危方。

艾叶

上以酒三升同煮，减半，温分二服，即定。又疗难产产后腹痛，及胎衣不下。

五十一，**安胎止漏下神方**

---

① 　□：原本缺字。疑为"磁"
② 　□：原本缺字。
③ 　□□□：原本缺字，疑为"青木香"的用量及炮制方法。
④ 　外：指除牵牛子一味之外的吴茱萸、青木香二味药物。

若活，即立安；若已损，即立下。

当归六两用尾　芎䓖四两

上㕮咀，用水四升，酒二升，煎。取二升，分二服。

五十二，主被堕卒惊

下血不止。

干地黄四两　当归尾　阿胶炙　艾叶各三两

上㕮咀，以药一两，水一升，马通汁半升，煮减半，下阿胶同烊，分作二服，日三。

五十三，凡妊娠伤寒

勿用有性药，当以此汗之。

葱白十四枝　生姜一两

上㕮咀，水三升，煎二升，分三服，相须饮，取汗为度。

五十四，妊娠病令子不落方

上以伏龙肝和水，涂脐下方寸，干即再涂，勿住。药外护为要法。

五十五，治胎动腰痛方、银汤法

芎䓖　当归各一两半

上切如米许，分三贴。每贴以水一升，银器中煎三、四沸，下青竹茹少许，煎三、四沸，下炙阿胶一分，煎烊去滓，分二服。不过一剂，神效。

五十六，妊娠数月，月水尚来，以赤小豆生芽末之，酒服方寸匕。

五十七，易产方

入月预服，胎滑神效无比。

陈枳壳去白麸炒，二两　甘草炒　阿胶炙、沸、各一两

上末，汤服方寸匕，日二。有热者，服此有冷，服后方。

五十八，易产神效八味散

甘草炙，二两　黄芩　大豆黄卷各四两　干姜　吴茱萸　麻子仁　大麦炒。一方以粳米代之，各□①两　桂心七钱半

上末，酒服方寸匕，暖水服亦得，空心食前。须入月②方得服，过三十日动作宜谨，勿上厕，恐不觉堕地，如此之易也。

五十九，催生易产

以蛇皮全者绢袋之，绕腰，神效。

六十，取黄蜀葵子三七粒③

温酒研服之，神效。

六十一，又吞大豆三枚

六十二，又吞小麦二十七粒

六十三，又吞槐子十四粒

酒调蒲黄方寸匕，大验。

六十四，救不顺者，以竈突煤，酒煮三沸，饮其清，即顺。

六十五，又取小豆、小麦和煮，澄汁而饮之，即顺。

上，六十至六十五，本只在五十九，一项盖此六方，未获元本尔。

六十六，产母血运④及损娠后血运，或先颊赤，手足烦疼，腹胀，即血运之候也。

当归　刘寄奴各三两　吴茱萸一两

上㕮咀，分三停⑤。觉疼便取一停，水一升，煎减者以备运。去滓，分三服。

六十七，又童子小便

浓研墨汁一合，服之。一云：只便丈夫小便亦得。

六十八，古人将护产母分免既毕

进药有序，应宜先知。

大豆去风　地黄益血　当归止痛　藕汁止血、渴。

半月以后羊肉_{补虚}　蒲黄_{疗运}　白芍药_{去恶血，生新血}。

所以通用一药，共除众疾恶候十有八。神功圣力，不可具陈，名曰黑神散。

芍药　蒲黄　当归_{入月用尾，产后用头}　干地黄　肉桂　干姜　甘草_{并生用，各半两}

大豆_{炒用，雄者二两}

上末，酒服方寸匕，日三、四。渴，绞生藕汁七滴，酒调方寸匕，神验。月内日三服，永无诸患。余得之异人，珍宝其方，不敢妄传，得者敬慎之。

六十九，**次有效生汤一法**

为产母珍要，疗血运及气欲绝，心闷手足烦，增寒热，心下痞鞕。大补不足，助血调气。妇人产前后一切病，面黄虚肿并能疗之。

续断皮一握，剉之。水三升，煎取一升，分温三服。如人行二里，再服。又二里，准三服。此方至神妙，但难得真药，当究本草，详验真伪。

七十，**备急临月先合顺生散**

蛇皮，烧灰，东向酒服方寸匕。

七十一，**又备急令顺及下后天方**

当归末，酒服方寸匕。

七十二，**新生儿浴法**

用猪胆一枚，入汤中浴儿，永不患疮。

七十三，**庆浴吉庆法**

谓三日、五日，或七日，洗儿也。

当取寅、卯、酉日为大吉。宜避壬、午、子、未并凶，癸、巳亦凶。今不能合

上三日，勿犯下三日，凶恶之日，皆平安浴法。

虎头骨_{五两}　苦参_{四两}　白芷_{三两}

上水一斗，煮十余沸，去滓，纳龙脑。通寒温①，以洗儿。

七十四，**疗小儿客忤②**

捣菖蒲汁，内③口中。

又，生艾汁，内口中。

又，磨刀水，三、四滴，妙。

七十五，**疗小儿百疾加减四味饮**

自此以下七方，谓之育婴七宝，紫阳道士一方名，保子七圣散，至宝方。专为一书者，此方是也。此饮理④小儿胎寒，腹痛，乳哺不时，温壮发热，吐利不常，诸经挛缩，二十五痫，肌肤喜疮，遇时而发，作口疮恶核，赤目黄瘦，大小变蒸⑤。

芍药赤、白各半。如宣泄，即用纯赤者，生用二分。疠疫温壮，肺邪不利，寒热发时，加二分，通用四分也。利小便用赤色者，及惊狂、疮疥、赤目、泻血。

当归肉，多枝少气香者，生用二分；欲血脉流畅不为疮疡、恶核者，及止腹中痛，胎寒腹痛，啼声不已者，加二分，通用四分也。如理寒热，破积，解温壮，已下不加。

大黄如牛舌紧硬者，出蜀中。如欲泄利，宣荡推陈，去热，即用河西锦纹者，生用二分。葛氏元用四分，紫阳保子方减二分；下利者，又减一分，只用一分也。

甘草赤黄，断理紧即易折者，炙，剉

---

① 通寒温：谓浴儿药液的温度适宜。

② 客忤：病名。又名中客忤、中客、中忤，少小客忤。由于小儿神气未充，故猝见生人或恐怖景像，或突闻异常声响而引起的惊叫啼哭，并由此导致脾胃失常，症见吐泻、腹痛、抽搐、夜啼等之类的病证。

③ 内：音义同“纳”。

④ 理：调理，调治。

⑤ 大小变蒸：指婴儿在生长过程中，或有身热、脉乱、汗出等症，而身形脏腑无大病者。故《诸病源候论·小儿杂病诸候》：“小儿变蒸者，以长气血也。”《千金要方》：“凡小儿自生三十二日一变，再变为一蒸。凡十变而五小蒸，又三大蒸，积五百七十六日，大小变蒸都毕，乃成人。”

二分；虚热者，加一分，通用三分也。及解烦止渴，寒湿邪气，大能安神定惊，和而不寒，有国老之尊号也。

上以水三升，煎去粗①。月内儿，服一杏核②量之三；百日儿，服一栗壳量之□③，日三；一岁、二岁儿，两栗壳量之为一服，日三；三岁儿以上，随大小增之。兼乳服，尤良。依上法增减正药外，若发惊及温壮，外有冒寒邪，以去节麻黄一分，水三升，煮之去沫滓，内正药，煎如本方服之；若惊风反拆，戴眼、掣缩，加细辛四分。内一料正药，增水至四升，煮，取一升五合；若中风身体强，戴眼者，加独活二分，内一料正药，水加正方煎服，大神验。

七十六，**黑散**

主小儿变蒸之中加以时行温病，其证无有异处。但耳及尻通口上无白完耳④，二字恐是色者。当发汗为要，汗毕粉肌。

牛舌大黄半两，同为散，令太细。　麻黄去根节，陈者佳。二两　杏仁半两。去皮尖，别研如脂

上合研匀，密收之。每以小豆许，乳汁调令月儿服之。若百晬⑤儿，服之两豆许，汗出粉肌。避风节乳哺，良。一、二岁增之三、四豆，煎服之。随大小岁虚实揆度之，无妄。若不尽除，更加紫丸，至妙。

七十七，**紫丸**

主小儿冷热，乳食不消，留澼，醋粪黄臭，胀满肠痛，吐不尽当下之证，急疗

之。一名紫霜圆，分两有不同者，唯此性和。

真赤石脂各一两　真代赭石　巴豆大者三十粒，去皮出油，内二十粒，先炒皮裂，十粒生用　杏仁二十八粒，去皮尖，内十四粒先炒，去皮尖

上两仁研匀，上二味加少蜜，和令相入，杵三千下，圆如麻子大。十日儿，乳下一粒；百日，服二粒。夏月多热，往往发疾，服之无所不治。月中服一粒，殊佳。

七十八，**至圣散**

治小儿阴阳痫⑥，手足抽掣，病后虚风，百种惊，生恶证，悉主之。

紧小干蝎，四十九枚。每一蝎以四叶薄荷包合，绵线系之，火炙焦，去线。

上末之，金银汤调三豆许大。三岁倍之，量大小加至半匕。以麝香、牛黄少许调服，益佳。

七十九，**疗小儿三岁不能行**

由虚弱受气不足，腰、脊、脚、膝筋骨软躄⑦。

真五加皮不拘多少

上末之，粥饮，滴酒少许，调一栗壳许，日三服。有风，骨节不利者，尤相宜。

八十，**蜀脂饮**

主小儿百病，服之消风，凉肌，解热，止烦，不生疮疖。除寒热、痰嗽、赤目、咽痛、血痢、渴躁。长肌肉，利心肺。凉而有补，身体有疮脓溃赤肿，悉能疗之。

---

① 粗（zhā 音渣）：渣滓。《广韵·麻韵》："粗，煎药滓。"
② 一杏核：量词。指所用药末为一个杏核壳的容积之量。下"栗壳"文仿此。
③ □：原本缺字。
④ 耳及尻通口上无白完耳：原注疑"完耳""二字恐是'色者'。"义通可取。白色者，是气血不足之征也。无白色者，为气血尚盛，故可发汗治之。
⑤ 晬：周时。此谓一整天、一昼夜。"百晬儿"，即满100天的婴儿。
⑥ 阴阳痫：病名。指阴痫和阳痫。阴痫指义有三：一谓痫而兼阴证者；一指小儿的慢脾风；三指慢惊之后痰迷心窍证。
⑦ 躄（bǐ 音比）：因足病而致的跛行。

蜀脂即黄芪也。一味末之，炙甘草四分。黄芪生陇西即阳者，大焦色黄白甘美；生白水者，冷补。惟陇西者最好，皮赤色，专主消疮肿。出原宁宜州者亦佳。折之若绵不断者，为上等也。

上末方寸匕，水一升，煎三分减一分，三服。温凉适性大小，以岁加减之。一方每服水五合。二说不同，今以药末随病随岁，揆度而准之。

八十一，**麝香丸**

主小儿疳瘦面黄，发穗①，骨立②，减食，肌热，惊痫，疳虫。

麝香　芦荟　胡黄连末

上等分研匀，滴水，丸黄米大。一岁三丸，三岁五丸至七丸。人参汤下，日三，无比奇效。一方胡黄连四分，余二物各二分，疗疳痢，温疟，无比尤验。一名圣圆，疳药百数，无如此者。小儿颠痫，惊风，五疳，三虫③，服之立见功效。蚘虫作疾，枯瘁，久痢不住，热药调护，最难得法，唯此若神。

后　章

八十一方，**今古效验**

最胜诸法，可以行之，持颠扶危，进道积功，外理伤折、虫毒，备急别存专录，使人仓卒，见此故不载。经曰：欲夫疗病，先察其原。先后病机，五藏未虚，六府未竭，血脉未乱，精神未散，服药即活。若病已成，可得半愈，病势已过，命将难全。由是病之所起，皆由阴阳无节，饮食恣情，轻身忽事，恃壮不摄，或极其求息，或强所不能，或恃良师服饵，或恃贵命难衰，深著前定④，谓无夭枉，志大信缘，不知自慎，既致危痫，反怨神鬼。巫祝祷祀，妄求恩福，欲遂平安，岂殊儿戏。或责医谬，或非方药。逝水难回，拱手待毙。仰天扣地，无以加谋。亲旧围绕，无以施功。金玉盈室，难延顷刻。方是之时，真丹莫验。圣智如愚，膏肓如悟，何所迨及，贤者鉴之。愿尽先见，同臻康寿。无或执迷，余示此叮咛，不以缕缕，烦鄙实出，哀怜未悟。体天大德，保命含灵⑤。诚心忘倦，反复叙陈。仰答元珠，俯伸素志。获是书者，当消息施行。可以上章，处用运气。了然中章，补益洞明。偏胜后章，疗治利众资功然后，保气固形，安神延寿，慎友择仁，清心契道，能如是已，何往不利。

启元子⑥《元和纪用经》⑦终

---

① 发穗：病症名，指小儿疳积，脾胃虚弱，气血不足所致的头发干枯而黄，扭结如干枯的麦穗，故名。

② 骨立：肌肤干枯，瘦骨嶙峋之状。

③ 三虫：谓蛔虫（即长虫）、蛲虫（即短虫）、寸白虫。

④ 前定：谓出生之前已经定型。

⑤ 含灵：即生灵、生命。

⑥ 启元子：即启玄子，王冰之号。元、玄通。清代为避乾隆玄烨之名讳，改"玄"为"元"。

⑦ 元和纪用经：据载为唐·王冰所撰。元和，唐宪宗年号（公元806～820年）。纪，记录。用，适用的，有用的。《元和纪用经》书名之义，可能为王冰所撰的临证实用性强的一部医籍。因为王冰其他3部书均属理论研究性著作，且以运气学说为主，故本书立此名号。故后人为其名号，非王冰撰著之名，或为他人托名所著，亦未可知。

跋

《宋史·艺文志》载有启元子《元和纪用经》一卷，世传绝少。李时珍著《本草纲目》引用方书，无所不采而独遗此卷，或未尝寓目耶。王肯堂《准绳》曾引其说，以后诸家，绝未见有用其方者。今按此卷乃传自越之许寂。寂本四明山道士，后至蜀，历官至尚书。蜀降唐，遂家于洛。寂于蜀、洛两郡，治人病无不愈。余偶得之如获至宝，是夜虚室生白，乃此书之光也。执方疗病，辄应手愈。第本有阙字，然本亦不刊，留之以待补者，余乃据启元子《素问》原注补之，尚有不及补者，则目力所限，考据难周，又不敢参以私意，仍留本以俟。

博览君子并录十国春秋，许寂传，附刻以备考焉。

瘦樵程永培跋

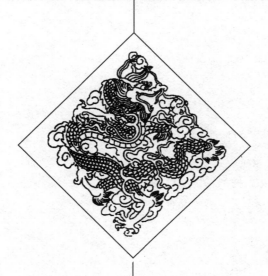

王冰医学学术思想研究

张登本　孙理军

陈震霖　张景明　李翠娟　撰

目　录

王冰医学学术思想研究

一、王冰与《素问》

《素问》是《黄帝内经》的主要组成部分，其内容极其丰富，一向被尊为中医理论的基石，历代医家将其奉为规矩准绳，但由于成书年代久远，文字古奥难懂，又经辗转传抄而造成的诸多错、衍、脱、倒，因而历代对其校勘疏注者众，此中最为出众者当数王冰。王冰对《素问》的研究最为深刻，其贡献也最大，影响也最为深远。王冰不但是全面注释《素问》的第一人，而且对于传至唐代已经错简散乱、难以读识的《素问》进行了重新编次。北宋·林亿等人虽然对王冰的次注《素问》本也进行了校勘改误工作，但仍然以王冰的次注本为工作底本。因此王冰所做的工作，实为现时所见《素问》诸本之祖，他为千年古医经的流传不湮没作出了不朽的贡献，起到了承前启后的作用，诚如林亿等人评价说："王氏之功于《素问》多矣。"这一评价十分中肯允当。

（一）王冰其人其事

详据今存文献考证，王冰《素问》次注本是现存最早、内容最系统和最完善的《素问》传本，也是其最早的注本之一。王冰对《素问》的贡献，古今医家已有公论。然而对于王冰其人，正史无载，野史及相关资料绝少提及，仅仅只能依据《素问》次注的王冰自序、《玄珠密语》启元子自序、林亿等人的评价等极少量的零星资料予以辨识。如北宋·林亿等人在《素问》"新校正"王冰序中指出："按唐《人物志》，冰，仕唐为太仆令，年八十余，以寿终。"可知，王冰享年80余岁，曾官至太仆令，别号为"启玄子"（清代称其谓启元子），完成《素问》次注于唐肃宗宝应元年（即公元762年）。其他情况则一概无从得知。宋以后历代目录学家和史学家虽多有提及，一则文献资料太少，二则多为妄加推测或沿用旧说。今有乔海法、钱超尘等学者对王冰其人的相关情况进行了科学严谨的考证，此处以他们的研究成果为据，以及我们对相关史料的分析，对王冰其人其事作以述评。

唐时称为王冰并有史可查者有多人，对此近人余嘉锡《四库提要辩证》中进行了较详细的考证。乔氏等人（乔海法，等. 唐时诸王冰析疑［J］. 中华医史杂志，1999，29（4）：239）认为，其一，《新唐书·宰相世系表》所载王播之子，京兆府参军王冰，非《素问》次注者。其二，认为《旧唐书·韦抗传》所载，宇文融、韦抗二人举荐王冰为"金城尉王冰"。乔氏认为此王冰极有可能是《素问》次注者，其理由有三：一是金城为京畿要地，可能因韦抗举荐王冰等人有功，遂迁升为京县尉；二是从景云二年至开元九年仅 10 年，从时间上亦颇符合；三是韦抗与宇文融均举荐过王泰，似可作为佐证。但钱氏（钱超尘. 王冰史事二则［J］. 北京中医药大学学报，2001，24（4）：1）据《唐会要》卷七十五："景云二年（711 年）御使中丞韦抗加京畿按察使，举奏金城县尉王冰，后著名位。"认为景云二年下距王冰注毕《素问》之宝应元年已有 51 年，则为《素问》注者，但非金城尉王冰。其三，《新唐书·列女传》所云王琳之子王冰，虽然时间上与次注《素问》之王冰相近，但不足为凭。钱氏亦认为此王冰不可考。其四，《郎官石柱题名》之王冰，亦不得而知。其五，《杜甫集》中所赠表侄之名与王冰之"冰"字形相近，也有人误为王冰者。故丹波元胤《中国医籍考》认为"作次注者，疑非杜之重表侄。"其六，《金石录目》卷六有《太原尹王冰墓志》注云："开元二十七年（公元 739 年）十月。"说明此太医王冰卒于开元末年，故非撰此书者。乔氏认为，韦抗、宇文融举荐之王冰、王琳子王冰与次注《素问》之王冰在时间上均相吻合，钱氏之考基本同此。

如果依据北宋·林亿等人"新校正"的珍贵文献，王冰次注《素问》自序中"历十二年"，"时大唐宝应元年岁次壬寅序"，"则天理位，废志休儒"（《玄珠密语》启玄子自序），以及乔海法、钱超尘等人的考证为据，我们可以勾画出王冰其人生平的大致情况。

武则天于公元 684 年（甲申），先后废其子李显（中宗）、李旦（睿宗）后亲临大宝，建立武周王朝，于公元 704 年（乙酉）中宗复辟，恢复李唐王位，武则天在位共 20 载，若以王氏因"则天理位"而"废志休儒"（《玄珠密语》启玄子序）的政治观点为据，他的青少年时代生活在武则天执政时期，科举仕途未有见树。

约在公元 711 年（辛亥）是唐睿宗李旦时期，经韦抗、宇文融二人的举荐而为"县太尉"，此时王冰年约 20 多岁。于玄宗（李隆基）天宝九年（庚寅，公元 750 年）年约五旬余的王冰开始次注《素问》，时"历十二年"，于"宝应元年"（公元 762）而告竣。此时的王冰已经是年过古稀的耄耋老者。于此十二年次注《素问》其间，为了准确无误的对"七篇大论"中运气内容进行诠释，于是他对六十年的六气、五运变化规律、五运太过、不及与平气的规律、六气司天、在泉、四间气的变化规律、客主加临规律、运气合治规律、气运胜复机制，以及气运变化所反映的天象、星象、气象、物象、人体病理之象，处方用药规律等等知识进行广泛而深入的研究，《玄珠密语》之所以又称为《素问六气玄珠密语》，极有可能是因为其是王冰在次注《素问》、尤其是"七篇大论"时的案头研究资料，只要认真研读《玄珠密语》后就不难发现，此书的研究资料，正是王冰《素问》次注之中的"七篇大论"以及他所注释的内容之深之确的有力佐证。故可认为《玄珠密语》是其为注释《素问》"七篇大论"时所准备的确切资料，或者说是次注《素问》"七篇大论"时的工作笔记整理而成（即副产品）。至于《玄珠密语》与王冰的关系，将在后文述评之。

从以上情况可以看出，王冰一生的八十余载，经历了唐代几次社会大变革，一是"则天理位"，二是中宗复辟，三是玄宗的"开元盛世"，四是"安史之乱"。钱氏考证了"王冰对安史之乱"的政治态度，此可谓是对王冰经历的补充。钱氏考王冰《素问·序》云："且将升岱岳，非径奚为？欲诣扶桑，非舟莫适。乃精勤博访，而并有其人。历十二年，方臻理要，询谋得失，深遂宿心"，"兼旧藏之卷，合八十一篇二十四卷，勒成一部。"此序写作之时间为"大唐宝应元年岁次壬寅"，即公元762年。序云撰此书"历十二年"，由762年上溯12年为750年（唐玄宗天宝九年），则王冰天宝九年始事注释，至唐宝应元年乃竣其事，中经安史之乱，亦未辍此业。但在注中，对安史之乱动因与祸害，有曲折隐约之批判。《素问》卷三《灵兰秘典论篇第八》"主不明则十二官危，使道闭塞而不通，形乃大伤。以此养生则殃，以为天下者，其宗大危。戒之戒之！"王冰对此段文字除了解释其医学原理外，更着重曲折委婉地透露他对当时政局及引起安史之乱原因的看法：

"使道，谓神气行使之道也。夫心不明则邪正一，邪正一则损益不分。损益不分，则动之凶咎，陷身于羸瘠矣，故形乃大伤，以此养生则殃也。

夫主不明则委之于左右，委于左右则权势妄行，权势妄行则吏不得奉法，吏不得奉法则人民失所而皆受枉曲矣。且人惟邦本，本固邦宁。本不获安，国将何有？宗庙之立，安可不至于倾危乎？故曰：戒之戒之者，言深慎也。"

钱氏认为王冰的注文分为两段，上段释养生理论，下段发挥政治见解。安禄山于天宝十四年（公元755年）11月于范阳起兵造反。先是臣属屡奏安禄山必将为逆，唐玄宗年老昏愦，溺宠艳妻，"权势委于左右"，尤其是委于安禄山，致使其肆行无阻。天宝六年（742年）玄宗擢安禄山为平卢节度使。越二年，递升范阳节度使。安禄山交结内宠，请为杨贵妃养儿。天宝七年（748年）玄宗赐以铁券，进封东平郡王。天宝九年（750年）诏准兼河北采访使，准其于上谷铸钱五垆，以供支用。天宝十年（751年）安禄山入朝，亲求为河东节度使，又准之。至时，安禄山一身权兼平卢、范阳、河东三道节度使，羽翼丰足，凭其权势，妄行不法，乃于天宝十四载十一月举兵谋反，于十二月攻陷东京。天宝十五年正月（756年）安禄山建国曰燕，改元圣武，是大唐改年号曰至德元年，唐肃宗李亨即位。至德二年（757年）正月安禄山被卿宠人杀于东京，其子庆绪即位。乾元二年（759年）三月，史思明杀安庆绪，安氏父子谋反，未足四年而灭，而由史思明继之。史思明亦突厥混血胡人，乾元二年四月，自称大燕皇帝，改元顺天，上元二年（761年）正月，又改元应天。同年（761年）三月，史思明为其子史朝义所弑。宝应二年（763年）正月，史朝义为其部李怀仙擒于莫州，枭首送阙下。自安禄山于755年11月谋反，至763年正月史朝义枭首，安史之乱历7年余。人民遭受极其严重涂炭，正如王冰注所说："人民失所而皆受枉曲"，"宗庙之立至于倾危"。

"安史之乱"期间，正是王冰编次注释《素问》之时，王冰从安史之乱这一严重事件中看出，国家安危与否与君主能否明辨忠奸，选贤斥佞密切相关；与能否分权得当，权不旁落密切相关；与能否遵循古训，"民为邦本，本固邦宁"密切相关。而安史之乱之形成，恰恰与唐玄宗背弃上述原则有直接关系。"王冰是一位医学家，不是政治家和历史学家……他能够在注释中曲折委婉地评论到这种程度，总结安史之乱的历史教训，已经十分难得了"（钱超尘. 王冰史事二则［J］. 北京中医药大学学报，2001，24（4）：1）。

（二）王冰次注《素问》的背景因素

诚如前所述，《素问》是《黄帝内经》的组成部分，是中医理论的基石，它对中医学的形成及其发展影响颇为深远。任何一部很有影响的学术著作的产生都不是偶然而孤立的，其背后必有诸多的因素予以支撑，王冰次注《素问》这一历时十二载的浩繁而艰巨工程也不会例外。分析王冰次注《素问》及《玄珠密语》等著作（主要是前者）之所以获得巨大成功，不外有社会对成书的影响及作者著述的内在条件两个方面的因素。

1. 王冰次注《素问》成书的社会因素

王冰主要的生活时期，大体与唐玄宗执政相始终，这一时期正是唐朝的鼎盛时期。综观这一时期的历史不难发现，社会诸多因素对王冰完成《素问》次注起到了相当有利的促进作用，成为孕育《素问》次注的社会温床。

（1）政治稳定与经济繁荣。虽然王冰经历了由李氏王朝过渡到"则天理位"前前后后的政治变革，但是这仅仅是上层权力的更替，整个社会未发生大的动荡。因此在经过李世民执政所创下的"贞观之治"，高宗李治掌管权力时继续奉行李世民的任人唯贤，励精图治等一系列利国利民的路线，在此期间又出现了旧史美称的"永徽之治"。武则天时期，厉行革新变法，使社会得到进一步发展，故史书称赞为"僭于上而治于下"（《新唐书》卷七十六《后妃传》）。虽然从武则天到唐玄宗李隆基的过渡时期，朝廷发生了一系列的宫廷政变而未动大的干戈，对整个唐朝政局并未造成太大影响。李隆基即位以后重用了一批有才干的大臣，进行了一系列改革，从而使李唐王朝进入了鼎盛时

期，号称"开元之治"，从高祖李渊开创大唐基业，经太宗、高宗、武则天、玄宗四朝，此时国家统一，政治稳定，社会生产力和社会经济实力均有了较大的发展，出现了一派盛世繁荣的景象。这也为文化昌盛和学术发展奠定了良好的社会基础。

（2）文化昌盛与学术发展。经济的发展就为文化和科学技术的繁荣奠定了物质基础，因而这一时期在中国文化史上也是一个光辉灿烂的时代。以韩愈、柳宗元为代表的文学家，以李白、杜甫为代表的诗人，孔颖达等一批学术上的历史名人也是这一时期的代表人物。《玄珠密语》和"七篇大论"及相关注释中有关运气的推算方法之运用也与这一时王孝通纂的《辑古算经》有一定联系。这种文化及学术上的繁荣，可以肯定地说，对王冰次注《素问》及对运气理论研究产生直接或间接的影响。尤其是王冰对《素问》原文的注疏解释，这与唐代以孔颖达为代表的疏注经典的学术气氛有密切关系。加之此前杨上善的《黄帝内经太素》对经文注释、杨玄操的《难经集注》等人的示范，这些学术上的繁荣景象一定会直接影响着王冰。

（3）朝廷重视医学的发展。医学在唐代的发展与这一时期的经济、文化，及其他学科学术的发展是同步进行的。唐政府在相当长的历史时期。对医学采取了一系列的扶植和促进发展的政策和措施。例如：

重视医学教育，在武德七年（624年），李渊在中央政府设立太医署，这被公认为我国历史上第一所由政府举办，直属中央的官办医学院。太医署有行政管理、教学、医疗（即实习医院）、药工及学生组成，已具备了较为完备的人员编制、医学分科、课程设置及考核任用制

度。贞观以后，在各州设有医学教育，并根据政区的大小，设置博士、助教不同级别的教学人员，并招收学生。

制订医事律令。唐代医事律令较为严格和完善，仅就日本人仁井田所辑的《医疾令》十一条记载，共包括"合和御药监视"、"医针生学业"、"医针生之试"、"太医置常合伤寒等药"、"药园师种采诸药"、"医生分业教习"、"诸医学成之限"、"针生学业及业成之试"、"博士之教"、"百姓亦合和药物"、"行军等处给医师"等十一个方面。唐代的医事律令直接影响到日本，当时的日本医事律令多参照唐朝政府制订的医事律令并执行之。

普及医学知识。唐开元、天宝年间，也正是王冰事业的鼎盛并进行次注《素问》时期。唐玄宗非常重视向民众普及药方，于"开元十一年九月己巳，颁上（上，指皇上玄宗李隆基）撰《广济方》于天下。"又于天宝五年，令郡县选《广济方》之切要者录于大木版上，方便民众阅览抄用。《太平御览》卷四七二四引《唐书》曰："天宝中诏曰：朕顷者所撰《广济方》，救人疾患，颁行已久，传习亦多，犹虑单病之家，未能誊写，闾里之内，或有不知，倘医疗失时，因致夭横；性命之际，宁亡恻隐。宜命郡县长官，就《广济方》逐要者，于大版上件录，当村坊要路榜示，仍委采访使勾当，无令脱错。"由此可见唐朝政府对普及医疗知识之重视，措施之具体。

倡导修编医书。唐显庆二年（657年），政府主持修编了药物史上第一部由政府颁行的《新修本草》，接着在武则天在位及玄宗理政其间均组织人力编修方书。王焘于天宝十一年（752年）告竣的《外台秘要方》（此时王冰次注《素问》

已工作了两年）也是在玄宗时代完成的。在这种社会、政府均重视修编医书环境的影响下，唐代名医比肩继踵，儒医、官医也层出迭见，他们大都有医学著作问世，王冰的《素问》次注及《玄珠密语》等书就在其中。

（4）社会风尚的影响。社会风尚常可以影响一个人的思想意识和行为准则。唐代尚文重医的风尚无疑对社会诸多儒士文人产生一定的影响，在这种尚文重医的社会风尚影响下，涌现了诸多的名医以及他们的医学著述。举其要者如孙思邈的《千金要方》和《千金翼方》，杨上善的《黄帝内经太素》，杨玄操的《难经集注》，张文仲的《张文仲方》，崔知悌的《崔氏纂要方》、王勃的《医语纂要》、王方庆的《随身百发百中备急方》、元希声的《行军备急方》、孟诜的《必效方》、王焘的《外台秘要方》等等。由于倡导并重视医学，重视修编医著，玄宗皇帝也主持编书（即《广济方》），"上有所好，下必有甚焉者矣"（《孟子》），王冰能历十二年，虽有安史之乱的七年社会动荡、政局不稳的影响，仍能坚持不懈地工作，不能不与这一社会环境有密切的关系（以上四条因素参阅高文铸. 外台秘要方丛考［M］. 北京：华夏出版社，1993. 862～864）。

2. 王冰《素问》次注成书的其他因素

诚然，一个人要完成一件颇有影响而且大益于世人、后人的事情，社会环境因素是不可忽视的，但社会环境因素毕竟是外部条件，并不是王冰完成这一宏大业绩条件的全部，直接促成《素问》次注成书的条件还有以下几点：

（1）前人的工作基础。《素问》虽然成书较早，首先对其注释者为南北朝时期梁国的全元起。全元起所见的《素问》

仅八卷，缺第七卷一卷，计注68篇（此68篇王冰编次为72篇），并保存了《素问》古本68篇的篇名。唐初杨上善的《黄帝内经太素》30卷，其书将《内经》原文分为摄生、阴阳、人合、脏腑、经脉、腧穴、营卫气、身度、诊候、设方、九针、补泻、伤寒、寒热、邪论、风论、气论、杂病共十九大类，每类分为若干条目，并加以注释。书中有关《素问》部分保存了王冰移动前的原貌。全元起和杨上善两位医学家对《素问》的注释，全元起的《素问训解》及杨上善的《太素》两书为王冰《素问》次注成书提供了最基本的工作基础。其意义和作用有：一是保存古书《素问》八卷中的68篇篇目及其原文，这是王冰编次时最主要的参考依据。文章题目是相关内容的灵魂，保留了篇目，使王冰对错简内容的归移就有了一定依据，即或归移不当也使所归移的原文与其原貌（据篇目）不会相去太远。有人对《素问》全元起本与王冰编次本进行比较后认为："全氏注本的篇目次第与王氏所云基本相同。"说明整个篇目编次、章节结构二者基本一致。二是王冰借鉴了全氏、杨氏对《素问》原文注释的内容及方法。于此必然会使其注释《素问》的水平有更大的提高。除"七篇大论"及亡佚的2篇之外，全氏所注实为72篇，王氏在对《素问》进行全面注释时，曾数次引全氏之说，即是例证。

若就争论颇多的"七篇大论"而言，全、杨未曾见到，故二人均未注释。《隋书·经籍志》所载亦缺《素问》之第七一卷。此七篇虽然是王冰补入，同样是有前人研究的基础。无论认为"七篇大论"及《六节藏象论》前半部分是《素问》古本所佚之卷，或者是王冰将《阴阳大论》内容当作《素问》之第七卷，总是

前人研究的成果。王冰对这七篇的注释所耗时间应当是最多的部分，所注的条目（1450条）占全部《素问》所注条目（4479条）的相当比例。尤其是王冰对"七篇大论"内容的注语，可谓是对中唐时期以前天文学、气象学、地理学、星占学、算学、历法、干支纪年、纪月、纪日、纪时等领域研究成果的大集成和大总汇。只要认真研读一下今本《玄珠密语》、《天元玉册》的内容（尤其是前者）并将前者与"七篇大论"注语进行对照后就不难得出此二书可谓是王冰注释"七篇大论"的案头工作笔记整理而成，或者认为是其《素问》次注时的副产品。同时也反映了"运气学说"至王冰时代已臻成熟，王冰不但是这一理论传承的第一人，也是他将运气理论系统化、规范化，并发挥到极致的第一人。

（2）有高超的文化素养及文学造诣。《素问》是中医理论的奠基之作，文字古奥，如果没有很高的文化素养，别说对其进行编次和注释，就是诵读是书也相当困难。虽然没有史料说明王冰的文学造诣，但仅从其对《素问》注释所引用的40种古籍书目以及536条书证来看，王冰的学识必非普通儒人可比。从其注释中准确无误地证引古文献的水平，可知王冰精通四书五经，其博大精深的文化知识跃然纸上。

如他注解《上古天真论》"不知持满，不时御神"时注曰："言轻用而纵欲也。《老子》曰：'持而盈之，不如其已。'言爱精保神，如持盈满之器，不慎而动，则倾竭天真。《真诰》曰：'常不能慎事，自致百疴，岂可怨咎于神明乎。'此之谓也。"王冰不但对"不知持满，不时御神"在养生学中的意义解析得淋漓尽致，而且对所引用的两部文献相关内容的理解和应用也是恰如其分的，足见其文化素养

之高。王冰高超的文化素养还体现在他对《素问》中许多词语的注解。其诸多字词的疏注已被后世视为典范，如今人编纂的大型工具书《中文大字典》中的字词义项常引用王冰之注作为证据而征引之，这便是最好的说明，王冰的文化素养和他的文学造诣于此可见一斑。

（3）渊博的医学知识。王冰渊博的医学知识有文字可考者来自于两个方面。

一是师从于郭、张两位中唐时期的名医（见《素问》次注自序）。"先生郭子"虽为其师，王冰未曾细说，后人亦无所考。"先师张公"被疑为中唐时期的御医张文仲。张文仲是中唐时期的著名医学家，洛州洛阳（今河南洛阳）人，少与乡人李虔纵、京兆韦慈藏都以医术高超而知名，武则天初诏为侍御医，后为"尚药奉御"，《新唐书》、《旧唐书》并有其传。张文仲善疗风疾，其医术为当时诸多医家所折服，论者有云："自武则天、唐中宗以后，诸医咸推文仲、虔纵、慈藏三人为首"（《旧唐书·张文仲传》）。据《旧唐书·张文仲传》所载，他"久视年终于尚药奉御"，指出张文仲于武则天理政的"久视年"（公元700年，武则天年号）他的官职最终迁升为尚药奉御这一唐代医药领域最高之职，此后再没有升迁。他所著的《张文仲方》（十卷）成书年代最早当于705年，此书为王焘编撰《外台秘要方》时主要引用的资料。此时王冰已经年约近而立。王冰师从张文仲极有可能的原因有三：① 从时间上看，《张文仲方》成书时张公为暮年老者，此时王冰年近而立，为医学知识学有所成的最佳年龄。是其风华正茂，精力充沛，求知欲望最为强烈之时。② 张文仲多年为宫廷御医，家中珍藏各种医学典籍和各种"秘"本等珍贵文献有诸多便利。这为王冰学习继承前人研究成果提供了优越的学习条件。③"名师出高徒"，张文仲没有渊博的医药知识和丰富的临床经验是不可能名闻乡里而被选拔为宫廷御医的，也不可能撰著《四时常服及轻重大小诸方十八首》及有十卷之众的《张文仲方》。正因为如此，王冰所学真可谓是名师之真传，这说明王冰于医学是有十分确定的师承。

其二，任何优越的学习条件都是一个人成才的外部条件，能否有所作为的根本因素是其自身。王冰天资聪明自不待言，这是他在中唐时期能达到医学理论顶巅的先天条件，而他的勤奋努力和对医学知识孜孜不倦的追求才是最根本、最重要的因素。"且将升岱岳，非径奚为?! 欲诣扶桑，无舟莫适。乃精勤博访"（《素问》次注自序）则是他在事业上能获得巨大成功的秘诀和信条。

（4）对医学事业的执著追求。王冰对医学事业的追求精神可以从五个方面予以认识。一是他在精研《素问》原文的基础上能历时一十二载，持之以恒，"精勤博访"的刻苦精神；二是次注《素问》的过程中，并未受"安史之乱"这样震撼朝野的社会大动荡之影响；三是为了准确阐释经义，广征博引，阅览大量的医药及文史资料并证引之。四是对于已经残破不堪、次注难度极大的"世本"《素问》予以严谨科学的整理。五是不怕担待妄改经文之罪名，而对"世本"进行科学、准确的经文移归。可见，如果对医学事业没有执著的追求，如果没有对医学事业发展的崇高憧憬和奉献精神是很难完成如此浩繁的《素问》次注。

总之，王冰《素问》次注的成书及其对《素问》古本运气理论的注释研究能够成功并达到极至的原因虽然有社会和他自身两方面的原因，后者才是最根本、最关键的因素。体现了王冰高深的医学造诣，他是唐代医学理论研究巅峰的代表和化身。自王冰《素问》次注至今历1300余载，历代对中医理论（涵纳运气理论）的基石——《素问》的研究虽然代有发明，但却都是以王冰的次注《素问》为起点，其于中医理论的传扬之功不可谓不高、不大、不久远矣！

（三）王冰次注《素问》的特点

王冰次注《素问》的特点当从"编次"和"疏注"两面述之。

1. 王冰《素问》编次的特点

王冰《素问》次注所用的祖本是"世本"或全元起本，王冰所用的"世本"是不同于全元起本的别本并参考了全元起本，对此则前人无所考证，在今人研究者中乔海法之研究颇为深刻。他认为：① 王冰次注《素问》所用的祖本即为序中所言的"世本"、"秘本"；② 祖本源于梁代传本；③ 其中或有运气七篇的内容；④ 今本《素问》中的部分篇文结构当是祖本篇文内容；⑤ 既为"秘本"，必是社会上极少流通之本；⑥ 祖本中仍存在许多问题；⑦ 祖本与全元起本、《甲乙经》及《太素》似非一个传本（乔海法，李红芹.《素问》王冰注使用祖本探讨［J］. 中华医学史杂志，2003. 33（2）：86）。

学术界对王冰次注时所用的古本《素问》有两种称谓：一是王冰所谓的"世本"，即王冰次注时所依照的古本《素问》；一是全元起本，全元起本是王冰编次时主要参考的古本《素问》。无论是"世本"《素问》或者全元起本《素问》，均如王冰所云："世本纰缪，篇目重叠；前后不伦，文义悬隔；施行不易，

披会亦难；岁月既淹，袭以成弊。或一篇重出，而别立二名；或两论并吞，而都为一目；或问答未已，别树篇题；或脱简不出，而云世阙。重《经合》而冠《针服》，并《方宜》而为《咳篇》；隔《虚实》而为《逆从》；合《经络》而为《论要》；节《皮部》为《经络》；退《至教》以先《针》。诸如此流，不可胜数"（《素问》次注王冰序）。正因为如此，王冰要注《素问》不得不对"世本"的混乱状况予以清正，编次就成为王冰工作的首务，注释则只能继其后，现据林亿等"新校正"所注，权就王注《素问》与全注《素问》对照，对其编次特点予以述评之。

王冰编次过程中其迁移相关内容就是《素问》次注的第一大特点。通览宋·林亿等人"新校正"1338条注文，其中涉及迁移全元起本内容的条文就达88条之众。故据高、林二人"新校正"所注归纳如下：

王兴伊等人（王兴伊，张秀芬，巴哈尔. 王冰迁移《素问》内容考释［J］. 新疆医科大学学报，1999，22（3）：204）统计王冰共迁移原文有三类85条。

（1）分编类。所谓分编类是指王冰从全元起本一篇经文中划出一段，形成一个整篇，并重新命名，计有5篇。

一是王冰从全元起本卷一《宣明五气篇》移为两篇，该篇前文仍以《宣明五气篇》名以其旧。后文另立，名为《血气形志篇》。故《血气形志篇》下"新校正"曰："按全元起本此篇并在前篇，王氏分出别篇。"

二是将全元起本卷二《皮部论》分成前后两部分，前篇名仍其旧，后篇别立《经络论》，故林亿等在后篇题下注曰："按全元起本在《皮部论》末，王氏分。"

三是将全元起本卷六《刺禁》分为《宝命全形论》和《刺禁论》两篇，前篇别立名为《宝命全形论》，后篇仍名其旧。故林亿等在《宝命全形论》题下曰："按全元起本在第六卷，名《刺禁》。"

四是将全元起本卷六《刺齐论》一分为三，前段仍名《刺齐论》，中段立名为《刺要论》，后段移至全元起本《骨空论》文末，仍名其旧。

五是将全元起本卷九《厥论》分为四段，一是从"在阴厥逆"至篇末196字与全元起本《厥论》合并，仍以全氏本篇名之旧。另一段重新命名为《气厥论》。另两段各21字补入全元起本九卷《大奇论》中。

以上五条是王氏在所谓"两论吞并，而都为一目"的认识基础上所进行的编次工作。

（2）合并类。王冰将全元起本中两篇合而为一者计14篇。

一是全文合并。王冰将全元起本卷一《经合论》与卷二《真邪论》合为《离合真邪论》。又将全元起本卷一和卷六两篇同名为《四时刺逆从论》而内容各异之两篇合而为一。

二是全文与部分内容合并。此种情况计10篇。如：① 王冰将全元起本《阴阳应象大论》全文与《上古天真论》部分内容合并为王本《阴阳应象大论》。② 将全元起本《玉机真藏论》全文与《太阴阳明表里篇》部分内容合并为王本《玉机真藏论》；③ 将全元起本《藏气法时论》全文与《脉要篇》部分内容合并成王本《藏气法时论》；④ 将全元起本《热论》全文与《奇病论》部分合并为王本《热论》；⑤ 将全元起本《刺疟论》全文与《通评虚实论》部分，合并为王冰《刺疟篇》；⑥ 将全元起本《痹论》

全文与《阴阳别论》部分，合并为王本《痹论》；⑦ 将全元起本卷五《厥论》全文与卷九的《厥论》部分内容合并为王本《厥论》；⑧ 将全元起本《骨空论》全文与《刺齐论》部分内容合并，为王本《骨空论》；⑨ 将全元起本《阴阳类论》全文与《四时病类论》部分内容合并为王本《阴阳类论》；⑩ 将全元起本《大奇论》全文与《刺齐论》部分内容合并为王本《大奇论》。

以上10条是王冰基于对世本"一篇重出，别立二名"的认识而为。

三是部分内容与部分内容的合并，计2篇。① 王冰从全元起本《脉要精微论》移出146字与《藏气法时论》合并。并将《脉要精微论》中所余部分与全元起本《汤液醪醴论》中一段167字合并，形成王本《脉要精微论》。② 将全元起本卷八《四时病类论》后段的335字与全元起本卷八《方盛衰论》前段75字合并成王本《著至教论》。

王冰对《素问》编次的意义何在？王冰为什么要耗费很大的精力并冒妄改经文的罪名对《素问》的经文进行迁移呢？只要我们粗略地对经王冰编次后的《素问》各篇的主要内容进行解析后就不难发现，王冰对《素问》经文的编次有其重要的医学意义。

王冰编次后的《素问》81篇内容之序，隐含了医学理论体系的基本框架，这一体系框架为：养生（又称"摄生"、"道生"）（1～5篇）、阴阳五行（3～7篇）、藏象（8～11篇）、诊法（即色脉。12～21篇）、病能（含病机、病证。21～49篇，其中21～30重点为病机，31～49为病证）、经络腧穴（50～60篇）、论治（以针刺治疗为主。50～55篇、61～65篇）、运气（66～74篇）、医事（含学习方法及医疗规范。75～81篇），共九类。基本上勾画出了医学理论的总体框架。此九类较之杨上善《太素》的十九类要精当、确切、合理，明代张介宾《类经》的十二类、明代李中梓精选原文编著《内经知要》的八类，他们所分之类均在王冰次注《素问》的框架之内，而且这一移动篇次的分类方法为清代姚止庵《素问经注节解》所仿效。同时王冰将养生置于首论，也充分体现了《素问》及王冰重视养生，防重于治的医学理念。

2．王冰《素问》注释特点

王冰为注释《素问》，曾"精勤博访"，的确下了很大的工夫。全书注语达约4479条之巨，引证古文献有40种之众，引用古文献作为疏注书证有536条之多。王冰近4479条注释有如下特征：

（1）以"经"解"经"。《素问》的经文义理深奥，且为古人的文字表述方式进行陈述。文字表述方式有较强的时代特征。王冰深知于此，所以他在注释的时候，常常以古代文献作为其注释的书证，使其所注的内容更加清晰明白，让人读后则确信无疑。

其一，引用文史书证注释《素问》内容。王冰注释《素问》时所证引的文史书目有40余种。如对《上古天真论》"法于阴阳，和于术数"作注时就引用《老子》："万物负阴而抱阳，冲气以为和。"对该篇"尽终其天年，度百岁乃去"注释时，引用《尚书·洪范》："一曰寿，百二十岁也"作注。对"精气溢泻，阴阳合，故能有子"句引用《易·系辞》之"男女媾精，万物化生"作注等等，这种证引古文献作为注释语证，可使所注内容更加明晰而深刻。

其二，引用道家经典进行注释。由于王冰"弱龄慕道"（王冰序），因而受道家思想的影响颇深，故自号为"启玄子"，其注《素问》时也反映了这一特点：① 在篇数上，他将《素问》列为八十一篇，以应《道德经》之数；② 在篇目次序上，他将可以发挥道家思想的《上古天真论》列为篇首，并在《素问》前五篇着重突出了道家保精、调神、养气、顺应四时阴阳的基本思路，反映了《素问》"不治已病治未病"，防病于未然，防重于治的重要观点；③ 在次注《素问》的书目上，大量引用了道家的论著如《老子》（17条）、《庄子》（1条）、《广成子》（1条）、《庚桑楚》（5条），还有河上公1条及《真诰》等著作，以解释《素问》的具体内容；④ 在具体注释的内容中，宣扬道家所提倡的"清静无为"、"清心寡欲"等观点，如他对《上古天真论》的"恬惔虚无，真气从之，精神内守，病安从来"进行注释时说："法道清净，精气内持，故其气从，邪不能为害。"

其三，证引医学典籍进行注释。王冰在注释《素问》时反复引用大量相关的医学文献对原文进行注释，这是王冰次注《素问》的又一特征。王冰所引用的医学文献有《灵枢经》（《灵枢经》之名在王冰注语中有三种提法，除此之外还称为《针经》及《九卷》），有《甲乙经》，有《九针》，有《脉法》，有《本草经》，有《八十一难经》，有《内经明堂》，有《真骨》，有《正理观化药集商较服饵》等约10部。其中引用《灵枢经》作注语有103条（处），除重出11条外，实出有91条（处），而且有86条为今本《灵枢经》所见（马继兴．从《素问》王注探讨《灵枢经》在唐代的三种古传本）。还分别于《玉机真藏论》、《痿论》、《奇病论》中数次引用全元起《素问训解》注文解释原文。如释《刺疟》篇刺"郄中"穴时王冰引《黄帝中诰图经》云："委中主之。则古法以委中为郄中也。"在释《刺疟》篇"适行至于血也"句的"血"为"血脉"时云："循《三备》法而行针，令至于血脉也。"释《痿论》"肝气热则胆泄口苦"时引《八十一难经》"胆在肝之短叶间下"作注。释《腹中论》乌鲗骨汤时，王冰引用了《本草经》大段内容对乌鲗骨、蘆茹、雀卵、鲍鱼的性味及药理作用进行深刻地诠释。于此不但可以看出王冰所读医学书籍之广，理解研究之深，注疏证引之确令人叹为观止，同时还体现了王冰所具有的丰富临床实践知识。

其四，《素问》不同篇章经文互引注释，加强了内容之间的联系。由于王冰对《素问》各篇内容十分熟悉并融会贯通，因而在注释相关内容时将《素问》相关篇经文能信手拈来，以彼篇之文解释并征引此篇，这不但是王冰注释《素问》的一大特点，同时也反映了王冰对《素问》全部内容了如指掌的真实体现。如他在注释《痹论》"饮食居处，为其病本"句时说："《阴阳应象大论》曰：'水谷之寒热，感则害六府'"以佐证他对此句的解释。在释《刺要论》"夏病心痛"时引证《平人气象论》"藏真通于心"补充其注。这种以《素问》前后篇卷内容相互引证作注的方法，可使读者有浑然一体如线贯珠之感，使其所注内容有很强的说服力和可信度。

（2）全面注释《素问》。王冰之前的全元起虽为注释《素问》的第一人，然全氏仅就其中的68篇作注，而王冰除亡佚的两篇之外，全面加以注释。王冰已花大气力对"七篇大论"作了全面而详尽的解释，使运气学说这一深奥理论得以传承。

（3）训诂释义方法多样。清代著名学者阮元在校十三经《重刻宋版注疏总目录·记》中说："读书，当从经学始；经学，当从注疏始。"王冰次注《素问》就把握了"注疏"二字，且方法多样，总其大要有如下几点：

一是校勘。误文之校，如《玉机真藏论》"令人善忘"之注，"忘，当为怒字之误也。"重文之校，如《奇病论》"帝曰：人有身体髀股胻皆肿"一段66字，王注曰："此一问答之义，与《腹中论》同……重出于此。"脱文脱字之校，如《阴阳应象大论》"阳之气，以天地之疾风名之"注曰："旧经无'名之'二字，寻前类例，故加之。"错简之校，如《六节藏象论》"不分邪僻内生，工不能禁"句注曰："此上十字，文义不伦，应古人错简，次后五治下，乃其义也，今朱书之。"又《三部九候论》"手指及手外踝上五指留针"句注曰："错简文也。"

二是注音。由于汉字在不同的语言环境之中其音义时有区别，王冰在训诂时运用了注音的方法，注音时虽有反切、声调等方法，但多数用同音字标音，如《至真要大论》之"食，亦音饲。""燕，音炳。"《骨空论》"揄"字注为"读为摇"。《五常政大论》"黔"字注曰"音阴"也。

三是释文。解释词义是王冰运用较多的训诂方法。其注解的方法有形训，如《五常政大论》"敦阜"训为"高也"；《气厥论》"食亦"之注："亦，易也。"有声训，如《生气通天论》"高梁之变"之注"梁，粱也。"有义训，如《生气通天论》"不攘"之注："攘，除也。"《气厥论》"厥"之注"气逆"也。《痹论》"若沃以汤"注："沃，犹灌也。"《宝命全形论》"土得木而达"注曰："达，通也。"

四是析句。王冰注释《素问》的绝大部分条目均以析解句义为其主要方法。此种方法为后世多数《素问》注家所采用，如明·马莳的《素问注证发微》，明·张介宾的《类经》，清·张志聪的《素问集解》等，更有甚者如高世栻的《素问直解》将句时有拓展为段加以注释。这一方法最大的优点就是让读者对该句原文有一个整体认识，将其中的关键字词放在整个句子之中去理解，不至于因解释字词而割裂原文精神。如《举痛论》"善言天者，必有验于人"之注曰："善言天者，言天四时之气，温凉寒暑，生长收藏，在人形气五脏参应，可验而指示善恶（善恶，其义谓生理和病理——编者注），故曰必有验于人。"如此之注，比比皆是。

（4）用医理释经义。《素问》是中医理论的基石，其全部内容都是围绕着医理这一核心命题，王冰深知此理，所以他在注释《素问》时，以其渊博的医学知识和丰富的实践经验对其中的内容进行深刻而详细的医理分析。因此他常以医理为据进行经文训解。如《阴阳别论》"三阳在头"之注曰："头，谓人迎。"王解头为颈之人迎是有依据的，如《左传·襄公十八年传》杜注："头，颈也。"是说三阳经的虚实，可察颈部的人迎脉。又如《诊要经终论》"戴眼"之注曰："谓睛不转而仰视也。"如果没有相当熟练的临床诊断知识，是不可能进行如此准确注释的。再如《五藏生成》篇之"赤脉之至也，喘而坚"之注曰："喘，谓脉至如卒喘状也。""喘"是形容脉象数急而躁动的态势，只有像王冰这样有丰富临床经验的学者才可能以医理明文理。再如《阴阳类论》"专阴则死"之注曰："专，独

也。言其独有阴气而无阳气，则死。"《解精微论》"五藏之专精"之注曰："专，任也。言五脏精气，任心之所使以为神明之府，是故能焉。"同一"专"字，王氏根据其不同的语境，因文定义，运用不同的医学道理作出恰如其分的注解，使医理昭然。

（5）结合临床实践注疏原文。王冰是一位具有丰富临床实践的理论家，他在疏注《素问》原文时，常常引用临床经验体会对经文进行疏注。如他对《生气通天论》"劳汗当风，寒薄为皶，郁乃痤"注释曰："时月寒凉，形劳汗发，凄风外薄，肤腠居寒，脂液遂凝，稸于玄府，依空渗涸，皶刺长于皮中，形如米，或如针，久者上黑，长一分，余色白黄而瘰于玄府中，俗曰粉刺，解表已。玄府，汗空也。痤，谓色赤瞋愤，内蕴血脓，形小而大如酸枣，或如豌豆，此皆阳气内郁所为，待软而攻之，大甚炳出之。"此注不但阐明了"皶"、"痤"形成的病因病机，而且对其局部皮损特征及临证表现剖析的精确细致，而且使经文内容与临床实践紧密联系在一起，同时也为后世从临床实践的角度研究《内经》做出了示范，也为如何研究《内经》、怎样研究《内经》、为什么要研究《内经》指明了方向。

王冰误注有不少，乔海法对其误注原因进行了剖析。① 虚词误作实词而误注，如《生气通天论》"足生大丁"之"足"误注为"丁生于足。"② 曲就误文而误注，如《诊要经终论》"间者环也"，按"环也"误文而注。③《阴阳离合论》"开阖枢"之误文"开"作注。④ 句读断破而误注。如《阴阳应象大论》"而知病所生以治"中的"以治"当下读，王句读断破而注误。⑤ 未辨假借而误注。如《四气调神大论》"愚者佩之"，"佩"

为"悖"之借字，王释为"佩服"。⑥是未详文义而误注。如《脉要精微论》对"夫精明者"一段之注误即属于此。⑦不详词义而误注。如《四气调神大论》"名木"之"名"当为"大"义，王误注曰："名，谓名果珍木。"⑧所本不一而误注。详王冰所注腧穴 535 穴次，实注 285 穴，由于王冰注释腧穴引用了《甲乙经》、《内经明堂》、《中诰孔穴图经》、《真骨》等文献，因而导致腧穴的重复注释和误注。如《水热穴论》"背俞"注曰"即风门热府俞也。"《气府论》"背俞二穴"之注却云"大杼穴也。"二者相互矛盾。王冰误注有主观原因，也有客观因素。其客观原因与当时流行而又未经统一的较为混乱的医学文献有关，与唐代学术界对假借字认识的水平有关，实际上假借字的认识直到清代朴学兴起才上升至理论高度，因此评价王冰之过时不能脱离历史原因（乔海法，李红芹.《素问》王冰注误注原因简析［J］. 北京中医药大学学报，1997，20（2）：13））。

以上我们从编次和注释训诂两个方面对王冰的《素问》次注编次论 4479 条注文的特征进行十分简略的述评。于此可以窥得王冰十二年的艰辛努力和他对中医学所做的巨大贡献。

（四）王冰次注《素问》的贡献

王冰重新整理次注《素问》的功绩，历史上已有学者给予了充分的肯定。认为他"依经注解，理入化机，发微奥理，羽翼圣经"（清莫熺《医门约理》）。若对王冰次注的《素问》以及《素问》版本流传情况进行全面考察后不难发现，王冰之功绩主要反映在编次整理、训诂解惑、医理发挥、汇存文献、传承运气五方面。

1. 整理编次，内容系统合理

由于历史原因，王冰整理次注前的《素问》已是脱落残破，错乱不堪，濒于失传。当时流行的《素问》为"世本纰缪，篇目重叠，前后不伦，文义悬隔，施行不易，披会亦难，岁月既淹，袭以成弊，或一篇重出，而别立二名；或两论并吞，而都为一目；或问答未已，别树篇题；或脱简不书，而云世阙；……诸如此流，不可胜数"（《素问》次注王冰序）。如此状况的《素问》"世本"，若无王冰的整理，恐时至今日已不得复见矣。

《素问》八十一篇各自独立成章，篇章之间无内在规律，先后间无必然联系，全元起训解时未能解决这一问题，王冰则以养生、阴阳五行、藏象、诊法、病能、经络、治法、运气、医事为序重新编排，虽未明言，只要详读各篇主旨大义后不难发现王冰次注的上述脉络，初步奠定了中医理论体系的基本框架。由于《素问》传至唐代，其已面目全非，王冰凭借其渊博知识对经文进行大刀阔斧的整理，对经文大加增削和迁移。方使其通畅顺达，便于流传。王冰不避"改圣"之嫌，对当时的"世本"大动干戈，傅美霞等总结王冰的贡献为：① 重新编次，奠定了中医理论体系的框架；② 大力增削（迁移），敷布畅通使《素问》得以流传；③ 独到阐释，多有发挥成宋以后之规范；④ 补七篇大论，传运气之学，丰富医学体系（傅美霞，杨振中. 王冰次注《素问》对中医文献整理的借鉴意义［J］. 邯郸医学高等专科学校学报，1999，12（3）：197）。

东汉张仲景说他编著《伤寒杂病论》时曾"撰用《素问》"，这是《素问》作为书名的最早记载。西晋·皇甫谧在《甲乙经·序》中第一次指明《素问》的卷数以及其是《内经》的组成部分，谓"今有《针经》九卷，《素问》九卷，二九十八卷，即《内经》也。亦有所亡失。"说明此时已有部分内容脱简丢失。约公元六世纪初，全元起训解《素问》，此时有别本流传。《隋书·经籍志》所载《素问》只剩八卷，已亡第七一卷，与《甲乙经》"亦有所亡失"及全注本只八卷是一致的。此后引用《素问》者连绵不断，如萧吉的《五行大义》、孙思邈的《千金要方》、王焘的《外台秘要方》（唐天宝十一年，即公元752年告竣）等都援引过《素问》的内容，王焘卒于755年（或756年初），距王冰次注《素问》告竣相距（762年）不过7年而已。王焘死于战争，故卒时年仅六十五六岁，二王的年龄相仿。故可认为，《素问》至问世以来，直至王冰次注之时，其本一直流传。后来经过北宋·林亿等"新校正"加注后得以流传至今（段逸山.《素问》版本流传考证［J］.上海中药大学学报，2000，14（4）：20）。可见经过王冰的整理编次，拾遗补缺（详见上文"编次特点"），不但使这一经典得以保存，并使之系统化，"犹是三皇遗文，烂然可观。""至精至微之道，传之以至下至浅之人，其不废绝，为已幸矣"（林亿等《重广补注黄帝内经素问》序）。王冰次注《素问》之功，不可谓不大。

2. 训诂解惑，宣畅奥理大义

王冰有极广博的文学和医学素养以及很高深的医学造诣，因而他在对《素问》经文的4479条注文中，以疏通经文的奥义为其主旨。王冰陈述其注释《素问》的理由时坦言，《素问》"其义简，其意博，其理奥，其趣深。"加之流传转抄，其间错简脱衍之处比比皆是，"假若天机迅发，妙识玄通，蒇谋虽属乎生知，标格

亦资于诂训，未尝有行不由径，出不由户者也"（《素问》次注王冰序）。王冰深知阅读《素问》时训诂是须臾不可或缺的，唐代训诂学家孔颖达曰："诂者，古也，古今异言，通之使人知也。训者，道也。道物之形貌以告人也"（《毛诗·关雎训诂传疏》）。所以"释古今之异言，通方俗之殊语"（《尔雅·释诂第一郭璞注》）。王冰深知训诂是研究《素问》第一要务的意义和作用。

有人总结《素问》王冰注文时说："读王冰注文，似宜抓住五大题目"（扬孝麒. 试论王冰学术思想的三大特色［J］. 贵阳中医学院学报，1986，（2）：10）。一曰校勘。由于《素问》成书的时代距王冰编次的中唐时期，至少时隔在五、六百年以上，加之连年战祸，流传转抄，误重脱错处不少，王冰虽不专事于校，不校勘就难以使其义通理顺。于是王冰对误文、重文、脱文、错简等均予以校而勘正。二曰注音。汉文字有明显的时代特征，加之同一字在不同语境中，由于其义不同而读音是有区别，故王冰分别用同音字、反切、标声调等方法，对于相关的字予以注音，如《五常政大论》注曰："黅，音阴"即是。三曰释词。通览王冰的全部注语，单列词语注释者凡1838条（王兴伊. 王冰训释《素问》表述方式类考［J］. 医古文知识，1998，（4）：43），占所有注释条目的2/5强，使经文中的疑难字词得到明晰的诠释。王冰释词的具体方法有：① 形训，以汉字形体释之，如《五常政大论》"土曰敦阜"释为"高也"即是。② 声训。如《生气通天论》"高梁"释为"梁，梁也"即是。③ 义训。如《示从容论》"沉而石者"释为"石之言坚。"《脉要精微论》"泛泛乎万物有余"释为"泛泛，平貌。"《腹中论》

"名厥逆"释为"气逆所生，故名厥逆。"《八正神明论》"泻必用方"释为"方，犹正也。"《诊要经终论》"洒洒时寒"释为"洒洒，寒貌。"等等。四曰析句。王冰注语多数是对句义进行注释，使读者对该句义理有一完整相贯的认识。如对《痹论》"脾痹者，四支解惰，发咳呕汁，上为大塞"句释之曰："土王四季，外主四支，故四支解惰。又以其脉起于足，循腨腨上膝股也。然脾脉入腹属脾络胃，上鬲侠咽，故发咳呕汁。脾气养肺，胃复连咽，故上为大塞也。"此种句释方法在王冰注语中应用最为广泛。这一注释方法对后世林亿等人的"新校正"，以及金元明清乃至今日注释《素问》的学者多所仿效。五曰明理。此种注语多在章节之末，以畅明该节、该篇的主旨。如《上古天真论》"上古之人，其知道者……起居无节，故半百而衰也"段末总结说："夫道者，不可斯须离，离于道则寿不能终尽于天年矣。《老子》曰：'物壮则老，谓之不道，不道早亡。'此之谓离道也。"再如在注《举痛论》第一段之末王冰小结曰："夫如此者，是知道要数之极，悉无疑惑，深明至理而乃能然矣……令一一条理，而目视手循，验之可得。"读后使人对该篇、该段的主旨大义了然心臆。

3. 发明经义，弘扬拓展医理

《黄帝内经》是中医理论的渊源，而《素问》是《黄帝内经》的基石，王冰的《素问》次注对其中的医学理论有颇多的发挥。由于后文有详细而深刻的研究述评，故此处仅仅予以要言述之。

（1）系统地发挥了养生理论。王冰"弱龄慕道"，因而在其次注《素问》时始终注意贯彻道家"拯黎元于仁寿，济羸劣以获安"（王冰序）的大圣慈惠精神，注中引道经 12 处，寓道家学术于医理之中，突出了"全真导气"的道家养生观。道家始创于春秋末期的老子，后经战国庄子的发展，成为哲学的一支流派。至魏晋时期张道陵创立道教，奉老子为其始祖。王冰除了将与养生有关的五篇原文置于《素问》之首外，于他的注语中也时时体现他的重视养生的学术思想。王冰的养生思想熔医、道于一体，以奉养先天之气为核心，强调自身保健，协调机体内外环境，增强自身的抗病能力与协调能力，为中医养生学的建立，其贡献尤为突出（胡凤媛. 王冰《素问》注养生思想探析［J］. 安徽中医学院学报，1998，17（1）：1）。

（2）阴阳理论。王冰对《素问》有关阴阳理论的发挥，集中体现在他对《阴阳应象大论》、《四气调神大论》、《阴阳离合论》、《阴阳别论》及《生气通天论》等相关篇论之中。如《四气调神大论》"所以圣人春夏养阳，秋冬养阴，以从其根"句，王冰从阴阳互根理论进行了深刻的注释，曰："阳气根于阴，阴气根于阳，无阴则阳无以生，无阳则阴无以化。全阴则阳气不极，全阳则阴气不穷。"他以不同季节的阴阳消长规律为依据，从阴阳互根的角度强调养生。其注着眼于阴阳互根关系，这一认识直至今日仍为研究阴阳理论时所遵循，足见其影响之深远。

王冰之注对阴阳对立制约关系的理解阐发尤为深刻而精辟，并十分娴熟地将阴阳相互制约的理论用之于临床治疗。如他对《至真要大论》"诸寒之而热者取之阴，热之而寒者取之阳，所谓求其属也"句进行注释时说："言益火之源，以消阴翳；壮水之主，以制阳光，故曰求其属也。"此注成为后世论阴阳水火理论并指导临床治疗的至理名言，历来被临床医家奉为治疗诸种阴虚证、阳虚证的至真至要之论。

（3）病机理论。王冰对病机理论的发挥犹多，此举一二例示之。如他对《至真要大论》"治其王气"注曰："物体有寒热，气性有阴阳，触王之气，则强其用也。夫肝气温和，心气暑热，肺气清凉，肾气寒冽，脾气兼并之。"又对《至真要大论》"久而增气，物化之常也。气增而久，夭之由也"句注曰："夫入肝为温，入心为热，入肺为清，入肾为寒，入脾为至阴而四气兼之，皆为增其味，而益其气，故各从本藏之气用尔。"王氏之解对金元时期主火论者的影响最大，张从正在《儒门事亲·三消论》中本王氏之说云："盖肺本清，虚则温；心本热，虚则寒；肝本温，虚则清；脾本湿，虚则燥。肾本寒，虚则热。"可见张氏对五脏病机的阐发直接源于王冰之注。又《至真要大论》"谨守病机，各司其属，有者求之，无者求之，盛者责之，虚者责之"段注曰："有无求之，虚盛责之，言悉由也。夫如大寒而甚，热之不热，是无火也；热来复去，昼见夜伏，夜发昼止，时节而动，是无火也，当助其心。又如大热而甚，寒之不寒，是无水也……当助其肾。""故心盛则生热，肾盛则生寒，肾虚则寒动于中，心虚则热收于内。"王氏以心、肾病机为例对分析病机、理解病机十九条无疑大有裨益。

（4）病因理论。王冰的《素问》次注对病因学理论的发挥颇有独到之处。他将病邪理论加以泛化，认为"气动有胜是谓邪"。在《至真要大论》中畅言他的病因观，认为"夫病生之类，其有四焉：一者始因气动而内有所成，二者不因气动而外有所成，三者始因气动而病生于内，四者

不因气动而病生于外。"所谓"气动"即指脏气的变化。这种将病因、病机相结合的分类方法，不同于阴阳分类，又不同于《灵枢·百病始生》篇之"三部"病因分类法，也不同于外因、内因、不内不外因的分类方法，金元时代的张元素在《医学启源》中专论"四因之病"，明代皇甫中《明医指掌》卷首"病机赋"也引用了王氏"四因论"并予以高度评价（贯剑.略论王冰对中医病因学的阐发［J］.上海中医药大学学报，2003，17（1）：38）。

（5）腧穴理论。众所周知，《素问》原文虽然多处提到人身有365穴，但经文中实论不足160穴。《甲乙经》记载348穴，王冰所注腧穴535穴次，除重复注释者外，实注285穴，较《甲乙经》少60余穴。王冰的注文于腧穴有如下贡献。一是"考订腧穴，补缺拾遗"，如《骨空论》"治在骨上""齐下"注曰："骨上，谓腰横骨上毛际中曲骨穴也……齐下，谓齐直下，同身寸之一寸阴交穴""中，谓缺盆两间之中，天突穴，在颈结喉下同身寸之四寸，中央宛宛中。"十分准确地表述了相关腧穴的位置。二是保存了现已亡佚的《流注孔穴》、《中诰》、《真骨》等古代针灸及有关腧穴的部分古代文献。三是整理腧穴，如《水热穴论》提到水腧五十七穴、热腧五十九穴、背腧五十七穴，但没有具体核定。王冰于注语中逐一罗列。缺失者补阙，不确者厘定，使其完善。当然王冰不是针灸学家，其注也有失误之处，但瑕不掩瑜，其功不可抹杀（杨骏，张庆萍.王冰注《素问》在腧穴整理方面成就窥略［J］.中医文献杂志，1994，（4）：15）。

4.广征博引，汇存古籍文献

王冰次注《素问》时广征博引古代文献，古文献与《素问》两者互为映照，

或用以阐明医理，或用以厘定原文，或注疏腧穴，或畅明临床意义。他所引用的古文献有《老子》、《庄子》、《真诰》、《易经》、《易传》、《易义》、《尚书》、《阴阳篇》、《阴阳经》、《阴阳大论》、《历忌》、《道经义》、《山海经》、《曲礼》、《礼记·月令》、《礼义》、《律书》、《汉书·律历志》、《乐记》、《算书》、《八素经》、《左传》、《尔雅》、《玉篇》、《灵枢经》、《针经》、《脉法》、《本草经》、《正理论》、《八十一难经》、全元起《素问训解》、《中诰》、《内经明堂》、《甲乙经》、《真骨》、《三备经》、《遁甲经》、《阴阳法》、《太上立言》、《白虎通》、《正理观化药集商较服饵》等 40 余种。王氏所引的文献中已有部分早已亡佚，因而他为后人保存了部分古代文献。尤其是注引古本《灵枢经》103 条，为今人研究古本《灵枢经》保存了珍贵资料，这是马继兴对唐代三种《灵枢经》古传本考证的最为可靠的依据（马继兴. 从《素问》王注探讨《灵枢经》在唐代三种古传本［J］.天津中医学院学报，1986，（2）：101～113）。王冰所保存的古代文献是今日难得一见的珍贵资料。

5. 传承运气，丰富医学内容

运气学说的内容在唐以前的文献中仅《难经》、《伤寒杂病论》涉及，但浅尝辄止，运用其只言片语，总计不足 300 字。王叔和《伤寒例》中仅存 720 余字，后来的《小品方》、《诸病源候论》、《千金要方》、《外台秘要方》均转引《伤寒例》中《阴阳大论》的内容，虽然王冰次注时所补入的"七篇大论"来自于"先师张公秘本"，因此世人所见较系统论述运气学说的系统文献当首见于王冰的《素问》次注以及王冰"别撰《玄珠》"一书，从而使运气学说成为医学的重要组成部分，特别值得关注的是王冰遵循运气理论的要旨，借助其注疏运气"七篇"经文，以及所撰的《玄珠密语》，精心地、辩证地、严密地、科学地阐发了许多有益于临床，极富指导意义的宏论妙理。一是解释病机，于此体现在他对《至真要大论》的疏注之中；二是阐释方制大义，如对《至真要大论》诸治法的注疏。这方面的贡献将在后文专题述评。

综上所述，王冰实为全面研究《素问》的第一人，其严谨的编次原则，对文字之增减、篇章之藏删、内容之迁移、篇名之考证等多为有理有据。对校改无据处用朱书以藏疑的科学态度是值得今人借鉴和学习的。王氏对《素问》调整篇次使全书理论系统化、条理化，其增入"七篇大论"则丰富了医学内容。其在《素问》的研究中具有开创之功。

二、王冰与《玄珠密语》

（一）《玄珠密语》出典

王冰在其《黄帝内经素问》次注序言中说，由于"七篇大论"所述的运气内容"辞理秘密，难粗论述者，别撰《玄珠》，以陈其道。"我们通过今本《玄珠密语》的全部内容进行研读之后，认为《玄珠密语》羽翼了"七篇大论"及疏注内容。是王冰为了准确地注疏"七篇大论"之经文，于是在其次注"七篇大论"的同时撰著了此书，其序文中交待得十分明白，否则怎么能在他《素问》次注告竣写序时就坦明此事呢？因此我们完全有理由认为，《玄珠密语》是其次注《素问》"七篇大论"的派生物。

（二）今本《玄珠密语》内容梗概

详读今本《玄珠密语》，其内容梗概大略如下：

卷一有"五运元通纪篇"一论。论五运定义，五气经天化运，五运之气对气象及万物的影响，如何根据五运之气的胜复进行针刺补泻以及对不同性味药物的选择。

卷二有"运符天地纪篇"一论。详述一纪 30 年岁运太过、不及、平气的气候、物化、灾害特点及发病规律。此卷内容与《五常政大论》部分文义相类似。

卷三为两论，一论"天元定化纪篇"。论述六气司天之令的气候、物化、灾害、发病特点。此与《素问》的《六元正纪大论》、《至真要大论》中有关六气司天的内容相仿。二论"观象应天纪篇"，论述了各类不同气候特征的年份所出现的天象、星象、日象、虹蜺等自然之象的特征，并用以占候国难、民灾、疾病流行等。

卷四，有"天运加临纪篇"一论。此卷对一周 60 年逐年的司天之气与中运之气加临胜复规律，以及各年加临胜复后的气候、物候、星象、民病的特征，同时兼述根据 60 年"气运加临"所产生的不同气候特征，如何选择不同性味的药食。

卷五，有"占候气运纪篇"一论。专述年干为甲、丙、戊、庚、壬岁运太过 24 年的岁运交司时刻计算方法，以及交运时刻天空气象特征。

卷六，有两论。一为"天罚有余纪篇"，叙述 6 年岁运太过，司天之气对岁运的制约，此年气运交司时刻的计算方法及气候特征。二为"阴亏平正纪篇"，叙述年干为乙、丁、辛、癸四阴干计 17 年，虽为岁运不足，但有司天之气资助而"冲"为平气。于此 17 年气运交司时刻的计算方法，交司时刻及此时气象特征。卷末又述"平气十六法"（实为 13 年）交司时刻及其计算方法。

卷七，有二论。一为"运临超接纪篇"，论述一周 60 年中有 40 年的岁气与岁运之间能产生临御关系，有 20 年则为"脱临"（即不能"临御"）。二是"运通灾化纪篇"。此论又有如下不同情况：即在泉之气制约岁运，刑运十二法，司天左、右间气制约岁运的"间刑运十法"；岁气制约岁运的"客刑五法"；天符六年岁运受制约的"天符胜运六法"；太乙天符四年岁运受制约的"太乙天符运四法"；同天符四年岁运受制约的"同天符四法"；同岁会十二年岁运受制约的"同岁会运十二法"；五运之气受制约而成郁气的"天郁五法"。共计十五种气运变化规律所产生的气象、自然灾害，以及吉凶、祸福特征。

卷八，两论。一是"南政顺纪篇"，专述南政司天 12 年的气、运交司时刻计算方法，以及交司时刻天空的气象特征。二为"北政右迁纪篇"，专述北政司天 48 年气运交司时刻的计算方法及交司之时天空气象特征。所谓"南政、北政"的内容与《五运行大论》及王冰所注观点基本一致。

卷九，一论。此卷从八个方面展示了"司天配轮纪篇"，此卷专述司天与岁运之间的关系：一谓岁运制约司天（6 年）；二谓司天与岁运相辅佐（6 年）；三谓年干与司天之气的五行属性相符（12 年）；四谓岁运与司天相符的气象特点（12

年）；五谓己亥、己巳等 12 年司天制约岁运及气候特征；六谓癸亥、癸巳等 12 年司天（为父在上）与岁运（为子在下）的"顺化"关系；七谓 12 年司天（为子在上）与岁运（为父在下）的"逆化"关系；八谓己巳、癸巳等 12 年岁运与司天不能相助的相关特征。

卷十，两论。一论"正化令专纪篇三十法"，专述 30 年司天之气的正化、对化规律，及其所产生的气候、物化特点、发病规律。二论"对司易正化篇"，专述 30 年岁支对化司天的交司时刻，及其气象、物化、发病特征。

卷十一，一论。为"司天间化纪篇"。专述了 6 年司天之气的左间、右间对司天之气的影响。有"大间"（左、右二间气同时发挥作用）和"小间"（仅左间或右间，一步间气发挥作用）两种情况。

卷十二，一论，"三元配轮纪篇"。专述 30 年的司天、在泉、岁运之气三者相互作用的规律、交司时刻，以及气象、物化、发病特征。

卷十三，二论。一是"地应三元纪篇"，专述 30 年在泉之气与岁运的关系，以及其气运交司时刻，该年份的气象、物化特征。二是"地合运胜纪篇"，既论述了 12 年在泉之气与岁运五行属性相符而佐，使岁运偏盛的各种特征（即"运合在泉十二法"）。又叙述 12 年岁运制约在泉时的气候、物化特征（即"运胜在泉十二法"）。

卷十四，二论。一谓"胜符会对纪篇"，分别叙述直符 12 年在泉之气与岁支五方属性相符和地胜 12 年在泉之气制约岁气的气候及物化特征。二是"灾郁逆顺纪篇"，叙述了在泉之气被郁 5 年、在泉之气（在下为父）与中运之气（在上为子）"逆化"12 年、在泉之气（为

子在下）与中运之气（在上为父）"顺化"12 年、在泉之气正化对化 12 年的气候特点、物化特点、对人体伤害特征，以及如何根据气运变化选择不同气味药食对人体进行调养。

卷十五，一论。在"地土间物纪篇"一论中，分别论述了 30 年在泉之气的左右间气对气候、物化的影响。论述了岁运制约在泉的左右间气 6 年的气候特点，以及在泉之气的左、右间气化为"土气"的规律及其气候特征。

卷十六，二论。一为"地土间物纪篇"，专述各年份气运变化规律，以及与之相应的日月星辰、气候、物化、吉凶、祸福等。二是专述自然界各种奇异现象及动物怪胎兆应着相关的国难民灾、吉凶祸福之事。

卷十七（终），有"六元还周纪篇"一论，其体例内容与《六元正纪大论》部分内容极相类似。分别叙述了"太阳（司天）之政"、"阳明（司天）之政"、"少阳（司天）之政"、"太阴（司天）之政"、"少阴（司天）之政"、"厥阴（司天）之政"的司天、在泉、中运之气三者气运规律，以及与之相应的气候、物化、灾害、发病、刺治取穴规律等内容。

（三）评价结论

从上述今本《玄珠密语》各卷内容梗概可以看出，此书对一周 60 年的司天、在泉、中运之气、年干、岁支、左右四间气等多个层面、多个角度的相互关系进行了叙述，并将上述诸多层面关系表现在气候、物化、发病、用药选择等的实际意义均一一加以阐发，是对"七篇大论"相关内容的细化说明和必要的补充，仍然属于运气理论体系的相关知识。至于古本、今本《玄珠密语》与王冰的关系，由于

没有更充足的资料予以评述，故引"新校正"及清代人的研究作为我们对这一问题看法的结束语。

高保衡、林亿等人的"新校正"首先对宋代存世的《玄珠密语》评论说："详王氏《玄珠》世无传者，今有《玄珠》十卷，《昭明隐旨》三卷，盖后人附托之文也。虽非王氏之书，亦于《素问》第十九卷至二十二四卷，颇有发明。""新校正"在此处对《玄珠密语》与王冰的关系作了明确的说明，对《玄珠密语》与《素问》"七篇大论"在内容上的关系也予以明晰准确的陈述。正因为如此，高、林等人在对"七篇大论"的重"新校正"时先后证引《玄珠密语》的内容达20多次。我们于上文对今本《玄珠密语》内容的简述也印证了这一点。

《玄珠密语》又谓《素问六气玄珠密语》，清代人刻印是为了避乾隆玄烨之名讳，改"玄"为"元"，故又名《元珠密语》，"启玄子"也改为"启元子"。《四库全书总目》对《玄珠密语》的考证较详，故摘引于此作为本文的结束语。曰："《元珠密语》十七卷，旧本是唐·王冰撰。冰有《黄帝素问》注，已著录。《素问》序称：'辞理秘密，难粗论述者，别撰《元珠》，以陈其道。'则冰实有《元珠》一书。然考冰实为宝应时人，官至

太仆令，而此书序中，有因'则天理位'而'退志休儒'之语，时代事迹皆不相合。其书本《素问》五运六气之说而敷衍之。始言医术浸淫及于测望占候，前有自序，称为其师元珠子所授，故曰《元珠密语》。又自谓以启问于元珠，故号启元，然考冰所注《素问》，义蕴宏深，文词典雅，不似此书之迂怪，且序末称'传之非人，殃堕九祖'，乃粗野道流之言。序又谓：'余于百年间不逢志求之士，亦不敢隐没圣人之言，遂书五本，藏之五岳深洞中。'是直言藏此书时，其年已在百岁之外，居然自号神仙矣，尤怪妄不可信也。宋高保衡等校正《内经》云：'详王氏《元珠》世无传者，今之《元珠》乃为后人附托之文耳。虽非王氏之书，亦于《素问》十九卷二十二，四卷，颇有发明。'则宋时已知其伪。明洪武间吕复作《群经古方论》云：'《密语》所述乃六气之说，与高氏所指诸卷全不侔。'则吕复所见者，并非高保衡所见。又伪本中之重儓（tái 音台），且郑樵《通志略》称：'《元珠密语》十卷，吕复亦十卷，而此本乃十七卷，则后人更有所附益，又非明初之本矣。'术数家假托古人，往往如是，不足诘也"（冈西为人.宋以前医籍考［M］.人民卫生出版社，1958．50）。

三、王冰与《天元玉册》

（一）《天元玉册》出典

《天元玉册》一名最早见之于北宋·林亿等人《素问》"新校正"注语之中，

又谓《天元玉策》。《新校正》云："详王氏《玄珠》世无传者，今有《玄珠》十卷，《昭明隐旨》三卷，盖后人附托之文也。虽非王氏之书，亦于《素问》第十九卷至二十二，四卷颇有发明。其《隐旨》

三卷与今世所谓《天元玉册》者，正相表里，而与王冰之义多不同"（《重广补注黄帝内经素问》王冰序之"新校正"注）。据载《天元玉册》有三十卷，托名"启玄子撰"。如《郡斋读书后志》云："《天元玉策》三十卷，右启玄子撰，即唐·王冰也。书推五运六气之变。"《文献通考》亦有相似的记载，曰："《天元玉策》三十卷。晁氏曰：启元子撰，即唐·王冰也。书推五运六气之变。唐《人物志》云：冰仕至太仆令，年八十余，以寿终。"

又有一书《天元玉册元诰》，据《古今医统大全》云："《天元玉册元诰》十卷，不知何人所作，历汉至唐诸《艺文志》，俱不载录。其文自与《内经》不类，非战国时书。其间有天皇真人昔书，其文若道正无为先天有之，太易无名先于道生等语，皆老氏遗意，意必老氏之徒所著。大要推原五运六气、上下临御、主客胜复、政化淫乘，及三元九宫、太乙司政之类，殊为详明，深足以羽翼。《内经》、《六微旨》、《五常政》等论。太玄君扁鹊为之注，犹郭象之于南华、非新学之所易晓。观其经注，一律似出一人之手。谓扁鹊为黄帝时人，则其书不古。谓扁鹊为秦越人，则传中无太玄君之号。医门访托，率多类此"（冈西为人. 宋以前医籍考［M］. 北京：人民卫生出版社，1958. 92）。这是前人对《天元玉册》及其与王冰的相关内容之记载。

《素问》中共出现《天元册》字样的原文有两处，一是《天元纪大论》"鬼臾区曰：臣积考《太始天元册》文曰：太虚寥廓，肇基化元，万物资始，五运终天，布气真灵，摠统坤元，九星悬朗，七曜周旋，曰阴曰阳，曰柔曰刚，幽显既位，寒暑弛张，生生化化，品物咸章。"王冰注"九星悬朗，七曜周旋"句曰：

"九星谓天蓬、天内、天冲、天辅、天禽、天心、天任、天柱、天英，此盖从标而为始，遁甲式法，今犹用焉。七曜，谓日、月、五星，今外蕃具以此历为举动吉凶之信也。周，谓周天之度。旋，谓左循天度而行。五星之行，犹各有进退、高下、小大矣。"

二是《五运行大论》岐伯曰："臣览《太始天元册》文，丹天之气，经于牛女戊分；黅天之气，经于心尾己分；苍天之气，经于危室鬼柳；素天之气，经于亢氐昂毕；玄天之气，经于张翼娄胃。所谓戊己者，奎壁角轸，则天地之门户也。"王冰注云："戊土属乾，己土属巽。《遁甲经》曰：'六戊为天门，六己为地户，晨暮占雨，以西北、东南。'义取此。雨为土用，湿气生之，故此占焉。"

此外在《气交变大论》"五运更治……可得闻乎"句后，"新校正"云："《太始天元册》曰：'万物资始，五运终天。'即五运更治，上应天暮之义也。"从以上《素问》原文，王冰注释引文及"新校正"引证分析，《天元玉册》在王冰次注《素问》时就已经存世的一本与五运六气内容密切相关的著述，"新校正"亦未言此书为王冰所作，其补注《素问》时先后共引证《天元玉册》文献10余处，可见此书在高保衡、林亿对王冰《素问》次注进行补注时，此书仍然流行。在冈西为人所撰《宋以前医籍考》所引用除《素问》次注和"新校正"以外有九种文献所载进行考证：一则全都认定为唐·王冰（启玄子）所撰，二则全书为三十卷，三则"书推五运六气之变"（《文献通考·经籍考子医家》），"元诰《内经》之义，益之以五运六气之变"（《古今医统大全·卷一·采摭诸书》）。

（二）今本《天元玉册》内容梗概

今本《天元玉册》为"常熟顾长亨抄录明本"（"成化丁未年"本），二十八卷，其中卷十、十一两卷有卷目，无内容，刻时已佚，于原三十卷又少二卷。今本有文实乃二十六卷。

《天元玉册》各卷的主要内容是：

卷一，分别论述了"求八司九室至得位法"、"九宫定位应九宫八卦及维正法"、"八司天令应化法"、"八司六气化应不飞法"、"八司六气主客相胜法"。

卷二，介绍司天、六气正化对化，以及六气六步交司时刻计算方法。所论十二支化气的正化、对化内容与王冰所注"七篇大论"之《五运行大论》的相关部分一致。

卷三，叙述了司天之气的太过、不及、平气、左右间气的交司时刻计算方法等 9 个相关问题。

卷四，叙述了六气的正化、对化以及在泉之气交司时刻的计算等 9 论。

卷五，十二地支的数学含义及其运用，讨论了在泉之气与左右间气的关系，同时兼述在泉之气的太过与不及。

卷六，专述在泉之气及其左右间气的太过与不及。

卷七，专述十干化运；30 年司天、在泉、中运之气的关系及其太过不及的推算，并于卷末附有五运太过、不及、化运、司天、在泉、四间气的"三元"示意图。

卷八，分别对岁运交司时刻及其计算方法，以及土、金、水、木、火五运交司时刻计算方法，五运太过、不及的星占内容等 11 个问题予以叙述。

卷九，分别对 60 年十干化运及与岁支的关系进行叙述，并述及各运的星象及所应吉凶祸福的预测。

卷十、卷十一只存卷次，并注明亡佚。但目录中有"此二卷论律吕，旧本失录"注文。

卷十二，专述六步气化所产生的气候特点及各步交司时刻，所主节气。此卷内容与《六微旨大论》的部分内容大体一致。

卷十三，先论二十四节气分布的月份，后对"九局八门"作了叙述。

卷十四，专述六气司天时，其左、右间气以及六气分别为左、右间气年份的交司时刻及其计算方法，共 10 论。

卷十五，对太阳寒水为司天之气的左间气、太阳寒水为右间之交司时刻的计算方法，并以图论述六气升降规律，计 3 论。

卷十六至卷二十二，凡七卷，分别对"第一天蓬星"、"第二天内星"、"第三天冲星"、"第四天辅星"、"第六天心星"、"第七天柱星"、"第九天英星"等七星的外经星、中经星、里经星的运行规律，以及各经之星运行时六气六步司值的时间（即司值天数）并附图说明。在此七卷中少"天禽星"、"天任星"两者的图和相关文字。

卷二十三，叙述司天、在泉、中运之气的参化，"治易脉、神、藏之位法"，又对岁支逢子午、卯酉、巳亥之年的南政、北政司天时寸口六部脉象变化规律作了论述。书中有关南政、北政观点及相关内容，与"七篇大论"的王冰注文一致。

卷二十四，继上卷之后，叙述岁支逢寅申、丑未、辰戌之年的南政、北政司天时寸口六部脉象变化规律。同时还对男脉应左、女脉应右的理由作了说明。并以"南北政司天手鉴之图"示之。

卷二十五，分别叙述了少阴（热气）、太阴（湿气）、少阳（暑气）、阳明（燥气）、太阳（寒气）、厥阴（风气）六气司天之年各有 10 种脉象变化规律，合计"共六十首"。还涉及脏腑每部脉象四十五动的内容。

卷二十六，分别叙述了六气天游太乙、十神太乙轮支等内容，并以甲子、乙丑、丙寅、丁卯年为例，阐述游宫法，"有文无图"。

卷二十七，述及"求八司对宫避太乙相冲纪法"。

卷二十八，6论，分别叙述了"六气淫胜"、"星游九宫"，以及灾害、祸福、吉凶之应等内容。

（三）古今《天元玉册》比较结论

如果将《素问》仅见的几处《太始天元册》文及王冰之注（尤其是王冰对"九星"注文）与今本《天元玉册》的主要内容进行比较后，可以看出：

其一，《素问》的《天元纪大论》和《五运行大论》两节《太始天元册》文字与王冰及"新校正"注文所言的《天元玉册》在内容上属同一体系，都是与五运六气的内容有关。

其二，检索林亿等"新校正"相关注文，仅云王冰之"《玄珠》十卷、《昭明隐旨》三卷"，"与今世所谓《天元玉册》者，正相表里"，并未指出《天元玉册》为王冰所著，或托王冰之名。

其三，最先认定《天元玉册》为王冰所撰者是《宋以前医籍考》所辑《郡斋读书事志》，曰："《天元玉策》三十卷，右启玄子撰，印唐·王冰也，书推五运六气之变。"继则《文献通考》、《文渊阁书目》、《世善堂藏书目录》、《医藏书目》、《国史经籍志》均沿其说。

其四，详考"新校正"于《素问》的《上古天真论》、《八正神明论》、《天元纪大论》、《六微旨大论》、《至真要大论》、《阴阳类论》6篇先后证引《天元玉册》10余次的内容，均见之于今本《天元玉册》，由此可以认为，王冰时代及"新校正"所引及与今本之《天元玉册》是同一论著。

据以上四点理由，似可认为《天元玉册》是在唐宋均有流传的专事五运六气及其相关的文献古籍，托名王冰之说是"新校正"之后的事。

此外，由于《昭明隐旨》三卷本无从征辑，本书未录，也无从考评。至于本书收录的《元和纪用经》一卷，虽然亦言运气理论及其处方用药之事，内容单薄，故此不予细究。

四、王冰与《元和纪用经》

（一）《元和纪用经》出典

据光绪十二年"修敬堂"刻本"于然堂"瘦樵程永培"跋"所记，"《宋史·艺文志》载有启元子《元和纪用经》一卷，世传绝少。李时珍著《本草纲目》引用方书，无所不采而独遗此卷，或未尝寓目耶。王肯堂《准绳》曾引其说，以后诸家，绝未见有用其方者。今按此卷乃传自越之许寂。寂本四明山道士，后至蜀，历官至尚书。蜀降唐，遂家于洛。寂于蜀、洛两郡，治人病无不愈。余偶得之如获至宝，是夜虚室生白，乃此书之光也。执方疗病，辄应手愈。第本有阙字，然本亦不刊，留之以待补者，余乃据启元子《素问》原注补之，尚有不及补者，则目力所限，考据难周，又不敢参以私意，仍留本以俟。"可见，今本《元和纪用经》为宋以前古本医籍，王肯堂撰著《证治准绳》时，曾引用其文其方。宋元明清医家所见者绝少并有"阙文"。后于清光绪十二年"修敬堂"重刻时，经程永培校勘并据王冰次注《素问》的原文而补阙，此本也是今次整理研究《王冰医学全书》所收录入编的《元和纪用经》本。

（二）今本《元和纪用经》内容梗概

《元和纪用经》虽然仅为一卷，但其内容丰富，将处方用药与五运六气（尤其是六气）变化规律紧密地结合在一起，并将其内容分为三章述之。

第一部分为"六气用药增损上章六法"。该章分别对厥阴风木司天的 10 年（即岁支为巳、亥之年）、少阴君火热气司天的 10 年（即岁支逢子、午之年）、太阴湿土司天的 10 年（即岁支逢丑、未之年）、少阳相火（暑气）司天的 10 年（即岁支逢寅、申之年）、阳明燥金司天的 10 年（即岁支逢卯、酉之年）、太阳寒水司天的 10 年（即岁支逢辰、戌之年），共 60 年如何根据司天之气、在泉之气、中运之气的特点选择不同性味药物、选择哪些药物治病。

程永培述评此章时说："天地大纪，人神通应，变化虽殊，中外则一。上合昭昭，下合冥冥。六气为主，五味为用。司岁备物，则无遗主。药当其岁，味当其气。气味厚薄，性用躁静。治保多少，力化浅深。寒热温凉，随性用之。岁运所主，举抑之制。制胜扶弱，客主须安。一气失所，矛盾交作。藏府淫并，危败消亡。六气用药，增损有章，是为上章。"程氏对该章内容之所评、所述，十分允当。

第二部分为"五味具备服饵中章九法"。此章分别介绍了丹药三法，以及汤剂、酒剂、散剂、圆（即丸）剂总共 81 首方剂的药物组成、药物剂量、制备方法、服用剂量、饮食宜忌、主治功效、适应病症等。程永培对此章内容述评说："五味入胃，各归其喜。物化之常，久而增气。入肝为温，入心为热，入肺为清，入肾为寒，入脾为至阴。四气兼之，各从其本。久服黄连，反生心热，余味皆然。众庶疏忽，气增不已，偏胜偏绝。宝书所载，商较服饵。药不具五味，不备四气而久服之，虽且获胜，益久流变，必致横夭。绝粒单服，无五谷资，功备德隆，则无夭焉。饮食混常，血气欲强，五味具备，服饵有章，是为中章。"程氏之述评的前半部分，基本录自王冰对《素问·至真要大论》相关原文的注语。所评所述，贴切中肯。

第三部分为"后章"。该章对"中章"介绍的 81 方进行了总体评价，认为此书所载"八十一方，今古效验，最胜诸法，可以行之，持颠扶危，进道积功。"同时对全书上、中、下三章内容作以简要回顾，指出："获是书者，当消息施行。可以上章，处用运气。了然中章，补益洞明。偏胜后章，疗治利众。资功然后，保气固形，安神延寿。"

（三）评价结论

王冰序文和"新校正"均未提及《元和纪用经》及其与王冰的关系，据程永培"跋"，此书首见于《宋书·艺文志》，而且王肯堂撰著《证治准绳》时曾经引用其文其方，于此可知：（1）《元和纪用经》最迟也是宋代以后就流传于世的古医籍；（2）《元和纪用经》是后人托王冰之名所撰，何人所托则无从考证，其成书时代当在宋代或者唐宋之际的五代时期；（3）《元和纪用经》的主要内容是以五运六气理论为据（主要是六气变化规律）指导临床用药组方，分别介绍了如何根据60年六气司天及中运之气、在泉之气的气运变化规律进行处方用药作了示范性的介绍，并有81方（丸、散、汤、酒制剂）以及丹药三法；（4）《元和纪用经》"世传绝少"，自"光绪十二年"以后的百余年间，几乎无有传之。

五、王冰次注《素问》引用文献述评

《黄帝内经素问》是中医理论的基础之作，被历代医家奉为圭臬，但由于成书年代久远，文字古奥，义理弘深，又经辗转传抄而衍误脱倒甚多。唐·王冰历时十二年，编次整理注释，又经宋·林亿等校正的《重广补注黄帝内经素问》，是现存最系统完善，流行最广、影响最大的《素问》传本，被作为今本《素问》的通行本。王冰在次注中除用《素问》不同篇章经文互引注释外，还"精勤博访"，引用道家、医家经典和文史书籍等40余种古代文献，相为映照，从而使"三皇遗文，烂然可观"。他所引用的古代文献有：全元起《素问训解》、《甲乙经》、《中诰》、《真诰》、《明堂孔穴针灸治要》、《内经明堂》、《正理伤寒论》、《正理论》、《正理观化药集商较服饵》、《九卷》、《针经》、《灵枢经》、《阴阳书》、《阴阳法》、《本草》、《本草经》、神农、《八素经》、《抱朴子》、《八十一难经》、《三备经》、《白虎通》、《遁甲经》、《太上立言》、《筭书》、《律书》、《律历志》、《历忌》、《庄子》、《庚桑楚》、《老子》、《道经义》、《广成子》、河上公、《尔雅》、《山海经》、《左传》、《尚书》、《易经》、《易传》、《易义》、《礼记》（《曲礼》、《乐礼》、《月令》等）、《礼义》等。其中有些文献是人们熟知的，如《老子》、《易经》、《尚书》、《尔雅》等；有些文献早已亡佚；有些文献是研究古代文献难以得见的珍贵资料，如其所注引的《灵枢经》，是研究古本《灵枢经》的可靠依据。因此，王冰《素问注》在文献学中具有重要价值，现将主要文献介绍如下：

1. 全元起《素问训解》

《素问》是我国现存最早的医学典籍，具有极高的学术价值，但原书早已失传。训解《素问》的第一人全元起，南朝齐梁间人，约生活于5世纪下半叶至6世纪上半叶，生平里迹无从考证。其注本以当时尚存之《素问》9卷早期传本为祖本，其时第7卷已亡佚，故实为8卷72篇。因此全元起的《素问训解》具有重要的学术价值。该书基本保全了早期《素问》传本和西汉刘向校书时的原貌，反映了《素问》在魏晋时期的原样。唐·杨上善所作的《太素》作为现存文献中最早注释《素问》的注本，以全元起本为重要底本。王冰注本也是以全元起注本为基础进行的。王冰《素问》序中云："世本纰缪，篇目重叠，前后不伦，文义悬隔。"所言"世本"主要指全元起注本。王冰在全元起本与别本的基础上整理改编《素问》，增补篇数，将8卷72篇全元起本改编为24卷81篇；调换篇序，对全元起本篇序全部另行编排；更改篇名，把全元起本的10篇篇名加以调换，并对内容进行离析并合，对文字进行增补、删削、改动、颠倒等。在王冰对《素问》进行改编的基础上，林亿等作《新校正》时，又对一些篇章加以改动。《素问》通行本各篇所存全元起注 40 条，迁、改、增、删全元起本 196 条，可以说，通行本保全了《素问》早期传本的正文资料，也保存了大量全元起本的内容，但可惜改动过大，遂使通行本完全失去了《素问》古本的原貌，且错谬也不少。而全元起的注释，虽然只有寥寥 40 条，却对字词的考证相当严谨，对语句的解释通俗易懂，对文义的串解顺畅无碍，因此，借助于全元起本，可以纠正通行本的诸多错误。由于全元起本具有如此重要的作用，所以有不少学者十分重视对其的研究。

全元起注本在北宋中期尚完好保存，北宋校正医书局林亿、高保衡等校正《素问》王冰本时，曾与全氏本细密对照，在《新校正》中提示文字异同，并在王冰本每篇题目之下注明此篇原在全氏本某卷，原名为何，惜在林亿新校正后，全元起本未见流传，而告亡佚。段逸山先生在历代学者对《素问》全元起本研究的基础上，完成了对《素问》全元起本的辑复，目录卷次如下：

卷一：平人气象论第一，决死生篇第二，藏气法时论第三，宣明五气篇第四，经合论第五，调经论第六，四时刺逆从论第七。

卷二：移精变气论第八，玉版论要篇第九，诊要经终论第十，八正神明论第十一，真邪论第十二，标本病传论第十三，皮部论第十四，气穴论第十五，气府论第十六，骨空论第十七，缪刺论第十八。

卷三：阴阳离合论第十九，十二藏相使第二十，六节藏象论第二十一，阳明脉解第二十二，五藏举痛第二十三，长刺节论第二十四。

卷四：生气通天论第二十五，金匮真言论第二十六，阴阳别论第二十七，经脉别论第二十八，通评虚实论第二十九，太阴阳明表里篇第三十，逆调论第三十一，痿论第三十二。

卷五：五藏别论第三十三，汤液醪醴论第三十四，热论第三十五，刺热篇第三十六，评热病论第三十七，疟论第三十八，腹中论第三十九，厥论第四十，病能论第四十一，奇病论第四十二。

卷六：脉要精微论第四十三，玉机真藏论第四十四，刺疟篇第四十五，刺腰痛篇第四十六，刺齐论第四十七，刺禁论第四十八，刺志论第四十九，针解篇第五十，四时刺逆从论第五十一。

卷七（阙）。

卷八：痹论第五十二，水热穴论第五十三，从容别白黑第五十四，论过失第五十五，方论得失明著第五十六，阴阳类论第五十七，四时病类论第五十八，方盛衰论第五十九，方论解第六十。

卷九：上古天真论第六十一，四气调神大论第六十二，阴阳应象大论第六十三，五藏生成篇第六十四，异法方宜论第六十五，咳论第六十六，风论第六十七，厥论第六十八，大奇论第六十九，脉解篇第七十。（段逸山.《素问》全元起本研究与辑复［M］.上海：上海科学技术出版社，2001.）

2.《甲乙经》

《甲乙经》又称《甲乙针经》、《黄帝甲乙经》、《黄帝三部针经》、《针灸甲乙经》、《黄帝三部针灸经》。作者皇甫谧（215～282 年），幼名静，字士安，自号玄晏先生，晋代安定朝郡（今甘肃省灵台县朝那镇）人，西晋著名的医学家。

皇甫谧精于针灸，又是医学名家，著述颇多，皆负盛名。

《甲乙经》成书于公元282年，是我国现存最早的一部划时代的针灸学专著。本书是皇甫谧收集和整理古代的针灸资料，将《素问》、《针经》（即《九卷》或《灵枢》）和《明堂孔穴针灸治要》三书分类合编而成，使其内容更加系统化和切合实用。该书对于脏腑气血经脉流注，经穴的名称和位置，疾病的针灸取穴法以及进针的分寸呼留多少等，均做了较详细的论述，是我国晋代以前针灸学成就的总结性文献，也是研究《黄帝内经》的重要文献，还是后世研究和辑复古代《明堂孔穴针灸治要》的宝贵依据。对我国针灸学的发展起到了承前启后的巨大作用。后世著名的针灸著作基本上都是在此基础上发挥而成，直至现在，《甲乙经》仍然是厘定穴位和临床治疗的重要参考，所以人们一直视其为中医针灸学之祖，学医必读之书。

王冰次注《素问》时，有5处引用了《甲乙经》的论述作为论证，如《素问·通评虚实论》"腹暴满，按之不下，取手太阳经络者，胃之募也，少阴俞去脊椎三寸旁五，用圆利针。"下引"《甲乙经》云：用圆利针，刺已如食顷久立已。必视其经之过于阳者数刺之。"《素问·气穴论》"背与心相控而痛，所治天突与十椎及上纪"下王注"按今《甲乙经》、《经脉流注孔穴图经》当脊十椎下并无穴目，恐是七椎也，此则督脉气所主之。"在同篇"大椎上两傍各一，凡二穴"下王注"今《甲乙经》、《经脉流注孔穴图经》并不载，未详何俞也。"《素问·气府论》："手足诸鱼际脉气所发者，凡三百六十五穴也"下王注："然散穴俞，诸经脉部分皆有之，故经或不言，而《甲

乙经》经脉流注多少不同者以此。"《素问·骨空论》注文云："今《甲乙》及古《经脉流注图经》以任脉循背者谓之督脉，自少腹直上者谓之任脉，亦谓之督脉，是则以背腹阴阳别为名目尔。"《素问·缪刺论》"齿龋，刺手阳明，不已，刺其脉入齿中，立已。"下王注"据《甲乙》、《流注图经》手阳明脉中商阳、二间、三间，合谷、阳溪、遍历、温留七穴，并主齿痛。"可见，王冰引注《甲乙经》、或云《甲乙》、或云《甲乙经》，对《素问》有关针灸俞穴等内容进行了注解和阐发。

3.《中诰》

王冰次注《素问》，有24处引《中诰》，或含有"中诰"二字的书名，如《中诰》、《中诰经》、《中诰图经》、《中诰流注经》、《中诰孔穴图经》、《流注图经》、《孔穴图经》、《黄帝中诰图经》、《内经中诰流注图经》、《经脉流注图经》、《经脉流注孔穴图经》等，内容均为注释腧穴经脉流注或腧穴部位及主治等，如《素问·通评虚实论》"腹暴满，按之不下，取手太阳经络者，胃之募也"下王冰注云："太阳，手太阳也，手太阳少阳经络之所生，故取中脘穴，即胃之募也。《中诰》曰：中脘，胃募也，居蔽骨与齐（脐）中，手太阳少阳足阳明脉所生，故云经络者，胃募也。"《素问·血气形志》"欲知背俞，先度其两乳间，中折之，更以他草度去半已，即以两隅相拄也，乃举以度其背……是谓五藏之俞，灸刺之度也"下王冰注曰："《灵枢经》及《中诰》咸云：肺俞在三椎之傍……寻此经草量之法，则合度之人……此经云左角肝之俞，右角脾之俞，殊与《中诰》等经不同。"

成建军等认为《中诰》一书的全称

似为《黄帝内经中诰经脉流注孔穴图经》。作者应为道家兼通医者，因王冰笃好道术，好收藏道书，其注《素问》，除广引诸家医书之外，多遵道家之法。"诰"字多为道家修真用语，如《隋志》有"陶弘景《登真隐诀》二十五卷"及《真诰》十卷，王冰也曾引《真诰》内容。其成书年代应与《明堂经》同时或尚早。王冰注引时除单引此书内容外，又多以此书与《灵枢经》、《明堂经》、《甲乙经》并举，相互印证，以"经"称之，意即视其与诸书为同时代著作，且同样居于重要地位。从王冰所注引诸医书的情况来看，引《中诰》者频次要高于《明堂经》、《甲乙经》等，可以推知王冰将此书作为腧穴经脉流注等方面的重要参考书，在王冰看来，此书似乎比《甲乙经》等更具参考价值。但宋·林亿《新校正》时，却无一处提及此书，可知该书或为道家所著，但未名于世，为王冰所藏，是一部与《明堂经》、《甲乙经》有同样文献学价值的重要的经脉流注学典籍，可能在宋代已亡佚。（成建军，等.《素问》王冰注部分引书简考［J］. 山东中医药大学学报，2004. 28（2）：126～129）

4.《真诰》

《真诰》一书，作者陶弘景，《隋志》载："陶弘景《登真隐诀》二十五卷"、《真诰》十卷"，《旧唐书·经籍志》、《新唐书·艺文志》均载陶弘景撰有"真诰十卷"。

陶弘景，字通明，晚号华阳隐居，梁丹阳秣陵（今江苏句容，一说南京市，另一说江苏镇江）人。陶氏一生嗜学，隐居四十余年，读书万卷，涉猎面广，天文、历法、地理、博物、数学、医术、本草无所不通，在古代自然科学的多个方面均有所成就，如陶氏曾亲手制作天文仪器

"浑天象"，他的《古今刀剑录》首次记载的"杂炼生铄"灌钢炼钢法，在钢铁冶炼方面具有历史价值。陶弘景是我国历史上一位杰出的科学家、医学家，还是一个著名的道教徒，道家尤重养生，因此，陶弘景在养生方面也有不小的成就，他除著有《本草经集注》、《效验方》（又称《隐居陶效方》、《隐居必效方》）、《药总诀》、《补阙肘后百一方》外，还著有《养生延命录》、《养生经》等书。《真诰》显为道家之书，因"诰"字常为道家用语，王冰注引该书者仅有一处，见于《素问·上古天真论》"不知持满，不时御神"注文，曰"《真诰》曰：常不能慎事，自致百疴，岂可怨咎于神明乎"。由此推测《真诰》一书可能为陶弘景有关养生的另一部专著，惜已亡佚。

5.《明堂》、《内经明堂》

《明堂》即《明堂孔穴针灸治要》，又名《明堂经》，作者失考，成书年代不详。据《甲乙经》皇甫谧自叙云："今有针经九卷，素问九卷，二九十八卷，即内经也……又有明堂孔穴针灸治要，皆黄帝岐伯遗事也。三部同归，文多重复，错互非一。"可知该书在梁代尚存，该书详尽地记载了腧穴部位的厘定及腧穴主治，补充了《内经》的不足，与《内经》内容一脉相承，是一部有重要文献价值的针灸学典籍，为历代医家所尊崇。王冰次注《素问》时该书仍存于世，但只有2处引用了其文字，在《素问·刺热篇》"病甚者，为五十九刺"下王注"验今《明堂》、《中诰图经》不言背俞，未详果何处也。""验今《明堂》、《中诰图经》不载髑骨穴，寻其穴以泻四支之热，恐是肩髑穴。"

另王冰还引用了《内经明堂》一书，见于《素问·通评虚实论》"针手太阴各

五，刺经太阳五，刺手少阴经络傍者一，足阳明一，上踝五寸，刺三针"下，注云："按《内经明堂》、《中诰图经》悉主霍乱，各具明文。"《旧唐书·经籍志》、《唐书·艺文志》、《通志·艺文略》均载有"《黄帝内经明堂》十三卷"，已佚，作者、成书年代失考。有可能即指《明堂经》）。

6.《正理伤寒论》、《正理论》

《正理伤寒论》，简称《正理论》，早已失传，作者及成书年代无从考证。日·丹波元简《中国医籍考》卷二十九"方论七"云："正理伤寒论佚。按是书诸家簿录失载。唯王冰《素问》次注，成无己《伤寒论注解》引之。"

王冰次注《素问》引《正理论》者11处。《正理伤寒论》2处。与《伤寒论》条文有许多相似之处，如《素问·生气通天论》"逆于肉理，乃生痈肿"下引"《正理论》云：热之所过，则为痈肿。"而《伤寒论·辨脉法》有"热气所过，则为痈肿"；《素问·五脏生成》"青脉之至也，长而左右弹，有积气在心下支胠，名曰肝痹"下注引"《正理论·脉名例》曰：紧脉者，如切绳状。"而《伤寒论·辨脉法》有"脉紧者，如转索无常也"；《素问·平人气象论》"平人之常气禀于胃，胃者平人之常气也"下注引"《正理论》曰：谷入于胃，脉道乃行。"《素问·痹论》"荣卫之气，亦令人痹乎？岐伯曰：荣者，水谷之精气也，和调于五脏，洒陈于六府，乃能入于脉也"下注引"《正理论》曰：谷入于胃，脉道乃行，水入于经，其血乃成。"两注语在《伤寒论·平脉法》中均可见到；《素问·通评虚实论》"缓则生，急则死"下王注："《正理伤寒论》曰：'缓则中风'。"《素问·六节藏象论》"格阳"、"关阴"

下，王冰注引《正理论》曰："格则吐逆"、"闭则不得溺"。《素问·脉要精微论》："沉细数散者，寒热也"下注"《正理论》曰：数为阳。"《素问·热论》"其未满三日者，可汗而已；其满三日者，可泄而已。"下王引《正理伤寒论》曰"脉大浮数，病为在表，可发其汗；脉细沉数，病在里，可下之。由此则虽日过多，但有表证，而脉大浮数，犹宜发汗；日数虽少，即有里证而脉沉细数，犹宜下之。正应随脉证以汗下之。"凡此种种，说明《正理论》可能是《伤寒论》的注本之一。

7.《正理观化药集商较服饵》

《正理观化药集商较服饵》一书已佚。王冰次注时仅有一处引及，见于《素问·至真要大论》"气增而久，夭之由也"注文，云"是以《正理观化药集商较服饵》曰：药不具五味，不备四气，而久服之，虽且获胜益，久必致暴夭。此之谓也。"从书名和引文看，该书的主要内容应该是服食药饵及药物性味等，作者及成书年代失考。

8.《九卷》、《针经》、《灵枢经》

《九卷》、《针经》、《灵枢经》，还有《九灵》、《九墟》在唐宋时是《灵枢》版本流传过程中同体异名的不同传本。《九卷》是《黄帝内经》组成部分中《灵枢》的最早传本，《九卷》之名最早见于东汉张仲景的《伤寒杂病论》序，汉代以后的医家，如王叔和、皇甫谧、杨上善、林亿等人均曾先后引用过《九卷》书名及其文字，北魏时期医家还用此书教授生徒，直至北宋以后失传。《针经》是《内经》成书时的固有称谓，该书首篇《九针十二原》第一段，作者在明其撰著该书主旨时曰："余子万民，养百姓，而收其租税，余哀其不给，而属有疾病……令各有形，先立《针经》。"由于此书是以经络、腧穴、针刺灸疗治病为其主要内容，故名之。因而《针经》是《灵枢》的另一传本，在汉、晋之际王叔和与皇甫谧等人均部分或全部地收集辑入《脉经》、《甲乙经》等书中，唐代医事法令及同时期的日本、高丽法令均将《针经》列为医家必修课目。北宋时期《灵枢》还有《九灵》、《九墟》两个传本。《灵枢》之名，出于王冰次注《素问》的注文中，但其传本当早于王冰，可能在隋唐前就已有，宋代校正医书局林亿等曾校勘过《灵枢经》残本，所校残本早已亡佚。南宋史崧校正家藏旧本《灵枢经》为《灵枢》的定本，从而取代了其前各种传本，一直流传至今，即今通行本。

《九卷》（又名《灵枢经》、《针经》）所讨论的内容，除哲学及其他自然科学知识外，医学内容主要有：解剖、经络、针灸、体质、病因病机、病证等。王冰次注时，《九卷》、《灵枢经》、《针经》名称混用，在其以"经"解"经"，以《内经》原文注解《素问》的过程中，大量地引用了该书的内容。其所引 103 条《灵枢》的文字，除 12 条重出外，实引 91 条有 88 条与今通行本《灵枢》完全一致。可见，王冰次注《素问》时，《灵枢经》是其主要参考书。

9.《阴阳书》、《阴阳法》

《阴阳书》系古医书名，作者吕才，（？～公元 665 年）。唐太宗时，太宗认为阴阳家所传书多谬俗浅恶，穿凿既甚，拘忌颇多，遂命吕才等十余人共加刊正，削其浅俗，存其可用者，勒成五十卷，并旧书四十七卷，主要内容为阴阳五行，历时 15 年，诏颁行之。《旧唐书·经籍志》"杂艺术"有"阴阳书五十卷吕才撰"，《新唐书·艺文志》"五行类"有"吕才阴阳书五十三卷"。王冰次注《素问》

时，引《阴阳书》共有 7 处，一处见于《素问·上古天真论》"其次有贤人者，法则天地，象似日月，辩列星辰，逆从阴阳，分别四时"下，王注云"《阴阳书》曰：人中甲子，从甲子起，以乙丑为次，顺数之。地下甲子，从甲戌起，以癸酉为次，逆数之。此之谓逆从也。"另 5 处见于《素问·阴阳应象大论》，在注释五行相生关系"筋生心"、"血生脾"、"肉生肺"、"皮毛生肾"、"髓生肝"时，王冰引《阴阳书》曰："木生火"、"火生土"、"土生金"、"金生水"、"水生木"。另有一处见于《素问·阳明脉解》"阳明者胃脉也，胃者土也，故闻木音而惊者，土恶木也"下王冰注云："《阴阳书》曰'木克土'，故土恶木也。"

另还有 2 处王冰注引有《阴阳法》者，一处是有关天干相合的内容，在《素问·五运行大论》"是明道也，此天地之阴阳也"下王注"《阴阳法》曰：甲己合，乙庚合，丙辛合，丁壬合，戊癸合。盖取圣人仰观天象之义。不然，则十干之位，各在一方，征其离合，事亦寥阔。呜呼远哉！百姓日用而不知尔。"另一处是解释"三合"的概念，在《素问·六微旨大论》"天之与会也。故《天元册》曰天符。天符岁会何如？岐伯曰：太一天符之会也……是故寅午戌岁气会同，卯未亥岁气会同，辰申子岁气会同，巳酉丑岁气会同，终而复始"下王冰注云："是谓三合，一者天会，二者岁会，三者运会也。《天元纪大论》曰：三合为治，此之谓也……《阴阳法》以是为三合者，缘其气会同也。不尔，则各在一方，义无由合。"也是论述阴阳五行的内容，很可能与《阴阳书》为一书，因历代史志无《阴阳法》一书的记载。

10.《本草》、《本草经》、神农

王冰次注《素问》引及《本草》仅二条，一处见于《素问·金匮真言论》"其谷麦"下，注云："《本草》曰：麦为五谷之长。"另一处见于《素问·腹中论》"治以鸡矢醴"下王注"按古《本草》'鸡矢'并不治鼓胀"。引《本草经》者有 2 处，见于《素问·腹中论》"以四乌鲗骨一藘茹二物并合之"下王注"按古《本草经》云，乌鲗鱼骨、藘茹等并不治血枯，然经法用之，是攻其所生所起尔……古《本草经》曰：乌鲗鱼骨味咸冷平无毒，主治女子血闭。藘茹味辛寒平有小毒，主散恶血。"王冰之前冠名有"本草"二字及"本草经"的书籍有《神农本草经》、《本草经集注》、《新修本草》等。

《神农本草经》简称《本草经》或《本经》，约成书于战国，补充于秦汉。托名神农，实非出自一时一人之手，原著早已亡佚，其文字经辗转引录，多保存于后世其他著作之中。宋·唐慎微的《经史证类备急本草》较完整地保存了本书的内容。明代以后刊印的多种题名的《神农本草经》均为后世的辑复本。该书是我国最早的一部药物学专著，总结了秦汉以前劳动人民医疗实践中的药物学成就，标志着中药学理论体系的初步形成。其收载药物 365 种，将各类药物分为上、中、下三品（类），指出药有四气五味，阴阳配合；创立了君臣佐使，七情合和的处方用药方法；并介绍了药物的别名、性味、生长环境、采制时月、优劣真伪，及主治功效等。药物主治病证涉及内、外、妇、儿、五官诸科 170 余个病种。其所载药物功效主治多是正确的，至今仍有效地运用于临床。

《本草经集注》是梁·陶弘景所著，陶弘景是我国历史上一位杰出的科学家、医学家，其一生嗜学，隐居四十余年，读书万卷，涉猎面广，著述颇多，在本草学方面，其潜心研究，体会颇深。其总结了南北朝以前的药物学成就，将《神农本草经》、《名医别录》及其新发现、补充的药物共 730 种予以分类合编、注释，对本草学进行了系统整理，著成《本草经集注》。其改《神农本草经》的三品分类为来源及功能分类，首创"诸病通用药"的分类方法，后世沿用此法 1000 余年。陶氏还对药物的性味、功效、形态、采集、鉴别、炮制、贮藏等方法有新的论述，规定了丸、散、膏、丹、汤、酒的制作规程，统一细分了称量药物的斤两标准，在本草学发展史上具有深远的影响。

《新修本草》又称《唐本草》，是世界上最早的药典。据《旧唐书》卷第七、《新唐书》卷一百四及《唐会要》等记载：唐显庆二年，右监门府长史苏敬上言，陶弘景所撰本草，事多舛谬，请加删补，唐高宗遂诏检校中书令许敬宗、太常寺丞吕才，并诸名医 20 余人，增损旧本，征天下郡县所出药物，并书图之。令司空李勣总定之，并图合成五十四卷。唐显庆四年，政府颁行了由李勣、苏敬等主编的《新修本草》，该书比欧洲《纽伦堡药典》早 800 多年。全书收录药物 844 种，附有药物图谱并加以文字说明，开创了世界药物学著作图文对照方法的先例。

王冰所引《本草》、《本草经》究为哪一部，还待进一步考证。但在《素问·阴阳应象大论》有 2 处提及"神农"，一处在"阳生阴长，阳杀阴藏"下，云"神农曰：天以阳生阴长，地以阳杀阴藏"，一处在"治五脏者，半死半生也"下，王引注云："神农曰：病势已成，可得半愈。"有可能均指《神农本草经》。

11.《八素经》

王冰引《八素经》文仅一处，见于《素问·六节藏象论》"此上帝所秘，先师传之也"下，王注云："先师，岐伯祖之师僦贷季……《八素经》序云：'天师对黄帝曰，我于僦贷季理色脉已三世矣，言可知乎'"。《八素经》，史料未见著录，作者及成书年代不详。

12.《抱朴子》

《抱朴子》为东晋葛洪著。葛洪（约281～341年），字稚川，自号抱朴子，东晋时丹阳句容（今江苏句容）人，东晋著名的医药学家、道家、哲学家、思想家和自然科学家。葛洪兴趣广泛，所涉猎的学科有文学、历史、哲学、生物、物理、天文等，著述约60余种之多，除《抱朴子》、《肘后方》外，均佚。《抱朴子》分内外篇，故又称为《抱朴子内外篇》。内篇二十卷（篇），谈"神仙方药，鬼怪变化，养生延年，禳邪却祸之事"，为现存体系最完整的"神仙家言"。外篇五十卷（篇），详论"人间得失，世事臧否"，反映作者内神仙外儒术的根本立场。内篇有关炼丹的内容，对化学和制药学发展有一定贡献，被称为制药化学的先驱，世界化学始祖。王冰注引《抱朴子》仅一处，见于《素问·宝命全形论》"人有此三者，是谓坏府"下，王注"《抱朴子》云：'仲景开胸以纳赤饼'。由此则胸可启之而取病矣。"

13.《八十一难经》

《八十一难经》，即《黄帝八十一难经》、《难经》，相传为扁鹊所著。实为汉代人对扁鹊医学理论和临床经验的总结整理，也有认为是托名扁鹊的著作。扁鹊，本名秦越人，渤海鄚郡（今河北任丘县）人，约生活于公元前407～前310年。因其医术高明，又行医于民间群众之中，所以深受人们爱戴，被誉称为"扁鹊"。扁鹊是总结我国战国以前医学经验的第一人，是目前有史可查的最早的一位著名的医学家，被称为"医学师祖"，故托名扁鹊著书是很可能的。《难经》是一部以问难方式探讨医学理论的专著，许多问题或答案源自《内经》，可视为《内经》最早的专题注解本，其论述的内容涉及生理、病理、诊断和治疗多个方面。首创寸口脉的"寸关尺"三部诊法，对经络学说和脏腑命门、三焦理论在《内经》基础上有所发展，从而补充了《黄帝内经》的不足。

王冰次注《素问》时，将《难经》作为参考书，有3处直引其文字，如《素问·玉机真藏论》："其不及，则令人九窍不通"下王注："《八十一难经》曰：五脏不和，则九窍不通。"《素问·痿论》"肝气热，则胆泄口苦"下王注："《八十一难经》曰：胆在肝短叶间下。"《素问·缪刺论》注文云："《八十一难经》曰：阳跷脉者，起于跟中，循外踝上行，入风池。"另还有多处意引《难经》的文字，如《素问·评热病论》"从口中若鼻中出，不出则伤肺"下王冰注云："气冲突于蓄门而出于鼻"，显系据《难经》"七冲门"而言，故林亿《新校正》指出："按《难经》七冲门无'蓄'门之名，疑是'贲'门。"《素问·诊要经终论》"少阴终者，面黑齿长而垢"下王注云："足少阴气绝则骨不软，骨硬则龈上宣，故齿长而积垢污"，"骨不软"显系《难经》"骨不濡"之误，故林亿《新校正》云当据《难经》作"骨不濡"。

14.《三备经》

《三备经》历代史料未见著录，作者及成书年代不详。该书所论内容，据王冰次注《素问》所引的三处，均为有关人体度量和行针方法等内容，如《素问·

通评虚实论》"形度、骨度、脉度、筋度"下王注云："形度，具《三备经》。筋度、脉度、骨度，并具在《灵枢经》中"；《素问·刺疟》"疟脉满大，急刺背俞，用五胠俞，背俞各一，适行至于血也"下王注曰："调适肥瘦，穴度深浅，循《三备》法而行针，令至于血脉也。"《素问·调经论》"帝曰：阴与阳并，血气以并，病形以成，刺之奈何？岐伯曰：刺此者取之经遂，取血于营，取气于卫，用形哉，因四时多少高下"下王冰注云："营主血，阴气也。卫主气，阳气也。夫行针之道，必先知形之长短，骨之广狭，循《三备》法，通计身形，以施分寸，故曰用形也。"有学者认为，《三备经》可能与《旧唐书》、《新唐书》"五行类"所载之"易三备三卷"是同一本书，待考。

15.《遁甲经》

《遁甲经》，已佚，作者及成书年代失考，据《隋书·经籍志》"五行类"载"遁甲经十卷"，又有"遁甲三卷"，后注曰："梁有《循甲经》十卷，《遁甲经》五卷，《太一循甲》一卷，亡。"王冰引《遁甲经》文仅有一处，见于《素问·五运行大论》"所谓戊己分者，奎壁角轸，则天地之门户也"下王注云："戊土属乾，己土属巽。《遁甲经》曰：六戊为天门，六己为地户，晨暮占雨，以西北、东南。义取此。"

16.《白虎通》

《白虎通》为《白虎通义》的省文，亦称《白虎通德论》，四卷，东汉·班固等编撰。记录章帝建初四年（公元79年）在白虎观经学辩论的结果。自古文经传出现后，在文学、思想师说各方面都同今文经学家展开了剧烈斗争，今文经学派感到有必要通过黄帝制成定论，以保持其思想上的统治地位。《白虎通》的思想是董仲舒以来今文经学派的唯心主义和神秘主义哲学思想的延伸和扩大，也是今文经学的政治学说提要。

王冰注引《白虎通》者仅有一处，见于《素问·五运行大论》"中央生湿……其性静兼"下，王注云"《白虎通》曰：'脾之为言并也'，谓四气并之也。"

17.《太上立言》

《太上立言》，历代中医类书目及其他古籍中均未见记载，因此其作者、成书年代、内容俱不可考。由于道教在最高最尊之神的名前常冠以"太上"二字，以示尊崇，道教奉老子为祖，尊老子为太上老君，而王冰又为道教信徒，故《太上立言》很可能是王冰收藏的道家书籍。王冰次注《素问》引及《太上立言》者仅有1处，如《素问·五运行大论》"是明道也，此天地之阴阳也"下注云："故《太上立言》曰：吾言甚易知，甚易行；天下莫能知，莫能行。"

18.《筭书》

"筭"通"算"，《筭书》即《算书》，属于算学。算学在唐宋时期是培养天文、数学人才的学校，唐隶国子监，宋属太史局。唐代国子监内设算学馆，置博士、助教，指导学生学习数学、天文等。规定教学用书有《周髀算经》、《九章算术》、《孙子算经》、《五曹算经》、《夏侯阳算经》、《张丘建算经》、《海岛算经》、《五经算术》、《缀术》、《缉古算经》等十部算书，称为"算经十书"。王冰引《筭书》条文仅一处，见于《素问·灵兰秘典论》："恍惚之数，生于毫厘"下注文，云"《筭书》曰：似有似无为忽"。王冰所引可能为"算经十书"之一。

19.《律书》、《律历志》

王冰注引《律书》仅一处，见于《素问·六节藏象论》："夫六六之节，九九制会者，所以正天之度，气之数也。"下注文云："《律书》云：黄钟之律，管长九寸，冬至之日，气应灰飞。"此言见于诸史律历志。《律书》指有关乐律的书籍。《大戴礼记·曾子天圆》："圣人慎守日月之数，以察晨之行，以序四时之顺逆，谓之历；截十二管，以宗八音之上下清浊，谓之律也。律居阴而治阳，历居阳而治阴，律历迭相治也。"卢辩注："历以治时，律以候气，其致一也。"北齐颜之推《颜氏家训·杂艺》："算术亦是六艺要事，自古儒士论天道，定律历者，皆学通之。"清·王鸣盛《十七史商榷·晋书四律历》："黄钟为万事根本，盖算数之所从出，故班书作《律历志》、《晋书》、《北魏书》、《隋书》皆沿习不改，则迂拘甚矣。《史记》自有《律书》、《历书》，何尝合而为一乎？自新、旧《唐》以来，律吕自归《乐志》，历自为志，是也。"《律历志》是我国正史中记载一个朝代的乐律和历法的制度与变革的篇章。《史记》中有《律书》和《历书》，《汉书》合称《律历志》，以后《后汉书》、《魏书》、《晋书》、《隋书》等都有《律历志》。王冰所引《律历志》仅一处，见于《素问·六节藏象论》"日行一度，月行十三度而有奇焉，故大小月三百六十五日而成岁，积气余而盈闰矣"下注文，云："《礼义》及汉《律历志》云：二十八宿及诸星，皆从东而循天西行，日月及五星，皆从西而循天东行。"

20.《历忌》

《历忌》类书，据《隋书·经籍志》五行类载有"杂忌历二卷魏光禄勋高堂隆撰"，"百忌大历要抄一卷"，"百忌历术一卷"，"百忌通历法一卷"，"历忌新书十二卷"，"太史百忌历图一卷"等。王冰次注《素问》时有2处引及《历忌》，一

处见于《素问·金匮真言论》"东风生于春，病在肝，俞在颈项"下，王冰注云："春气发荣于万物之上，故俞在颈项，《历忌》曰：'甲乙不治颈'，此之谓也。"另一处见于《素问·八正神明论》"凡刺之法，必候日月星辰，四时八正之气，气定乃刺之"下，王注云："……故《历忌》曰：'八节前后各五日，不可刺灸，凶'。"两处内容均涉及每日气候特点不同，针灸治疗的禁忌。推测《历忌》一书是一部根据岁时节候特点进行针灸治疗的古医书，作者、成书年代待考。

21.《老子》、《道经义》、河上公、《广成子》

《老子》，亦称《道德经》、《老子五千文》，是道家的主要经典。相传为春秋末老聃（姓李名耳，字伯阳，楚国苦县，即今河南鹿邑东，历乡曲仁里人）著。但从书的思想内容和涉及的某些问题来看，该书可能编定于战国初期，基本上仍保留了老子本人的主要思想。《老子》书中用"道"来说明宇宙万物的演变，提出了"道生一，一生二，二生三，三生万物"的观点，认为"道"是"夫莫之命（命令）而常自然"的，所以说"人法地，地法天，天法道，道法自然。"包括着某些朴素的唯物辩证法思想。《老子》一书的注本唐以前有西汉河上公注、魏王弼注等。

王冰自称"弱龄慕道"，自幼受道家思想熏陶，崇老子之学，广集道家之书，所以在次注《素问》时，以《老子》为主要参考书，大力宣扬道家思想，其注引文献，除有16处引用了《老子》外，还引有河上公注1处及《道经义》5处、《广成子》1处等。王冰注引《道经义》一书时，意在阐明五志与五脏的关系，集中于《素问·阴阳应象大论》五行归类

的内容中，共有五句引文，即《道经义》曰："魂居肝，魂静则至道不乱"；"神处心，神守则血气流通"；"意托脾，意宁则智无散越"；"魄在肺，魄安则德修寿延"；"志藏肾，志营则骨髓满实"。而《道经义》一书，史料未见记载，很可能是河上公所作《老子道经注》。王冰还直引"河上公"注文，如《素问·上古天真论》"以欲竭其精，以耗散其真"下，王注云："河上公曰：有欲者亡身。"

王冰注引《广成子》者仅一处，见于《素问·上古天真论》"食饮有节，起居有常，不妄作劳"下，王注引《广成子》曰："必静必清，无劳汝形，无摇汝精，乃可以长生。"《广成子》乃道家书，《隋书·经籍志》载有"广成子十三卷，商洛公撰。张太衡注，疑近人作。"《旧唐书·经籍志》载："广成子十二卷商洛公注。"

22. 《庄子》、《庚桑楚》

《庄子》，亦称《南华经》，道家经典之一，庄子乃其后学著。《汉书·艺文志》著录《庄子》五十二篇，但留下来的只有三十三篇。其中内篇七篇，一般认定为庄子著；外篇杂篇可能掺杂有他的门人和后来道家的作品。庄子，名周，战国时期的哲学家，宋国蒙（今河南商丘县东北）人。他继承和发展老子"道法自然"的观点，认为"道"是无限的，"自本自根"，"无所不在"的，强调事物的自生自化，否认有神的主宰，他的思想包含着朴素的辩证法思想，他的文章汪洋恣肆，并多采用寓言故事形式，想象丰富。在哲学、文学上都有较高研究价值。

王冰崇信老庄之学，《庄子》一书也是其注引的主要文献。但直言《庄子》者，只有一处，见于《素问·上古天真论》"德全不危"下，王注云："不涉于危，故德全也。《庄子》曰：'执道者德

全，德全者形全，形全者圣人之道也。'又曰：'无为而性命不全者，未之有也'。"引《庚桑楚》者有 4 处，《庄子》第八卷有"庚桑楚"一篇，由于王冰注引前代文献时引文不甚规范，如引《内经》文字时，或引《素问》，或引《灵枢经》，或引其中某一篇名，故王冰所引 4 处"庚桑楚"者，应是《庄子·庚桑楚》。如其在《素问·上古天真论》中所引"全汝形，抱汝生，无使汝思虑营营"即见于该篇。另有 2 处该篇无，可能是脱文。分别是《素问·上古天真论》注文"神全之人，不虑而通，不谋而当，精照无外，志凝宇宙，若天地然。又曰：体合于心，心合于气，气合于神，神合于无，其有介然之有，唯然之音，虽远际八荒之外，近在眉睫之内，来于我者，吾必尽知之"。"圣人之于声色滋味也，利于性则取之，害于性则捐之"。《素问·阴阳应象大论》注文"圣人之于声色滋味也，利于性则取之，害于性则损之，此全性之道也"。与《素问·上古天真论》注文同，只是前者为"害于性则捐之"后者为"害于性则损之"。

23. 《尔雅》

《尔雅》是我国最早解释词义的专著，由汉初学者缀缉周汉诸书旧文，递相增益而成。今本十九篇。首三篇《释诂》、《释言》、《释训》所收为一般词语，将古书中同义词分别归并为各条，每条用一个通用词作解释。《释亲》、《释官》、《释器》以下各篇是关于各种名物的解释。该书为考证词义和古代名物的重要资料，后世经学家常用以解说儒家经义，至唐宋时遂为"十三经"之一。王冰引及《尔雅》共 2 处，即《素问·三部九候论》和《素问·六节藏象论》，二处重出，实为一条。王注云："九野者，应九

藏而为义也。《尔雅》曰：'邑外为郊，郊外为甸，甸外为牧，牧外为林，林外为坰，坰外为野。'则此之谓也。"王氏引文欠准确，故林亿《新校正》对此条进行了校勘，云"今《尔雅》云：邑外谓之郊，郊外谓之牧，牧外谓之野，野外谓之林，林外谓之坰。与王氏所引有异。"此条在今存《尔雅》与林亿所云一致。

24. 《山海经》

《山海经》是我国古代地理著作，十八篇，作者不详，各篇著作时代亦无定论，近代学者多数认为不出于一时一人之手，其中十四篇是战国时作品，《海内经》四篇则为西汉初年作品。内容主要为民间传说中的地理知识，包括山川、道里、民族、物产、药物、祭祀、巫医等，保存了不少远古的神话传说。对古代历史、地理、文化、中外交流、民俗、神话等研究均有参考价值。王冰注引《山海经》仅1处，即《素问·异法方宜论》"其治宜砭石"下王注云："砭石，谓以石为针也。《山海经》曰：'高氏之山，有石如玉，可以为针。'则砭石也。"林亿《新校正》校曰：按"氏"一作"伐"。

25. 《左传》

《左传》亦称《春秋左氏传》或《左氏春秋》。儒家经典之一。旧传春秋时左丘明所撰。清代经今文学家认为系刘歆改编。近人认为是我国初年人据各国史料编成。多用事实解释《春秋》，同《公羊传》、《谷梁传》完全用义理解释有异。起于鲁隐公元年（公元前722年），终于鲁悼公四年（公元前464年），此《春秋》多出十七年，其叙事更至于悼公十四年（公元前454年）为止。书中保存了大量古代史料，文字优美，记事详明，实为中国古代一部史学和文学名著。每与《春秋》合刊，作为《十三经》之一。王冰将其作为重要参考文献之一，有2处引用，如《素问·六节藏象论》"变至则病……故非其时则微，当其时则甚也"下王冰注云："夫人之气乱，不顺天常，故有病死之征矣。《左传》曰：'违天不祥'。此其类也。"《素问·汤液醪醴论》"津液充郭，其魄独居，精孤于内，气耗于外，形不可与衣相保，此四极急而动中，是气拒于内，而形施于外，下王注云："四极言四末，则四支也。《左传》曰：'风淫末疾。'《灵枢经》曰：'阳受气于四末'。"

26. 《尚书》

《尚书》亦称《书》、《书经》。儒家经典之一。"尚"即"上"，上代以来之书，故名。该书是中国上古历史文件和部分追述古代事迹著作的汇编。相传由孔子编选而成。事实上有些篇如《尧典》、《皋陶谟》、《禹贡》、《洪范》等是后来儒家补充进去的，西汉初存二十八篇，即《今文尚书》。另有相传汉武帝时在孔子住宅壁中发现的《古文尚书》和东晋梅颐（一作梅颐、枚颐）所献的伪《古文尚书》二种。现在通行的《十三经注疏》本《尚书》，就是《今文尚书》与伪《古文尚书》的合编。《尚书》中保存了商周特别是西周初期的一些重要史料。王冰次注《素问》时，有14处引用了《尚书》的内容，如《素问·六节藏象论》"日行一度，月行十三度而有奇焉，故大小月三百六十五日而成岁，积气余而盈闰矣"下王冰引《尚书》曰"期三百有六旬有六日，以闰月定四时成岁。"《素问·金匮真言论》有《尚书·洪范》曰："一曰水"、"二曰火"、"三曰木"、"四曰金"、"五曰土"。《素问·阴阳应象大论》有《尚书·洪范》曰：木"曲直作酸"、火"炎上作苦"、土"稼墙作甘"、金"从革作辛"、水"润下作咸"等。《素问·阴阳应象大论》还有一处"此圣人之治身也"下王注云"《书》曰:不作无益害有益也"。《素问·气交变大论》"五运之化,太过如何?……上应太白星"下王注"《书》曰:'满招损',此其类也。"

27.《易》、《易经》、《易传》、《易义》

《易》即《周易》,又称为《易经》。儒家重要经典之一,相传系周人所作,故名。"经"与"传"相对而言,主要是六十四卦和三百八十四爻,卦、爻各有说明(卦辞、爻辞),作为占卜之用。其萌芽期可能早在殷周之际。全部经文当系长期积累的产物。"传"对"经"而言,《易传》包含《彖》上下,《象》上下,《系辞》上下、《文言》、《序卦》、《说卦》、《杂卦》解释卦辞、爻辞的七种文辞共十篇,统称为《十翼》,旧传孔子作。据近人研究,大抵系战国或秦汉之际的儒家作品,并非出自一时一人之手,是儒家学者对古代占筮用书《周易》所作的各种解释。《易经》、《易传》又常合称为《周易》,其通过八卦形式(象征天、地、雷、风、水、火、山、泽八种自然现象),推测自然和社会的变化,认为阴阳两种势力的相互作用是产生万物的根源,提出了"刚柔相推,变在其中矣"等富有朴素辩证法的观点。

王冰次注《素问》,受到儒家思想的深刻影响,有22处引用了《易》或《易经》、《易传》的内容,如《素问·上古天真论》注文中有"《易·系辞》曰:男女媾精,万物化生",《素问·四气调神大论》注文云:"《易》曰:丧明于易。"《易·系辞》曰:天地絪缊,万物化醇",《易》曰:天地不交,否。"《素问·天元纪大论》"在天为玄"下王注:"《传》曰:天道远,人道迩"等,主要用于说明

万物化生,以及人体形成的机理等。

《易义》可能系后人对《易经》、《易传》的疏注,作者及成书年代失考,王冰引及此书1处,见于《素问·阴阳应象大论》"中央生湿"下,王注云:"《易义》曰:阳上薄阴,阴能固之,然后蒸而为雨。"

28.《礼记》(《礼》、《曲礼》、《乐记》、《月令》)、《礼义》

《礼记》亦称《小戴记》或《小戴礼记》,儒家经典之一。秦汉以前各种礼仪论著的选集。旧传西汉戴圣编纂,今本为东汉郑玄注本。有《曲礼》、《檀弓》、《王制》、《月令》、《礼运》、《学记》、《乐记》、《中庸》、《大学》等四十九篇。大率是孔子弟子及其再传、三传弟子所记,也有讲礼的古书。是研究中国古代社会情况、儒家学说和文物制度的参考书。王冰次注《素问》时,有9处引用了《礼记》的内容,主要涉及《曲礼》、《乐记》、《月令》等篇。《曲礼》之"曲"为委曲周到之意,其主要杂记春秋前后贵族饮食、起居、丧葬等各种礼制的"细节",故名,是中国古代社会生活的反映。如《素问·上古天真论》"以欲竭其精,以耗散其真"下王注云:"《曲礼》曰:欲不可纵。"《乐记》主要阐述音乐的本原、美感、社会作用,乐和礼的关系等,强调音乐的教化作用和传统的礼乐制度。如《素问·阴阳应象大论》有5处引用了《乐记》的内容来阐述5音,云《乐记》曰:"角乱则忧,其民怨";"徵乱则哀,其事勤";"宫乱则荒,其君骄";"商乱则陂,其宫坏";"羽乱则危,其财匮。"《月令》主要记述每年夏历十二个月的时令及其相关事物,并把各类事物归纳在五行相生的系统中,比最早的行事月历《夏小正》更为丰富而系统。是

研究战国、秦汉时农业生产和有关时令的参考。《内经》强调天人关系，王冰次注时引用了较多《月令》的内容，如《素问·金匮真言论》引有《礼记·月令》"季秋行夏令，则民多鼽嚏"；"孟秋行夏令，则民多疟疾也"等句。另王冰注时，还有一处云："《礼》曰：'疑事无质'，质，成也"（《素问·三部九候论》）。将《礼记》简称为《礼》，未言明某篇。

王冰次注时还引有《礼义》一处，见于《素问·六节藏象论》"日行一度，月行十三度而有奇焉"句下，王冰注"《礼义》及汉《律历志》云：二十八宿及诸星，皆从东而循天西行，日月及五星，皆从西而循天东行。"《礼义》一书，史料未见记载，可能是唐·孔颖达的《礼记》疏注《礼记正义》一书。

29.《脉法》

王冰注引《脉法》有3条，一条见于《素问·平人气象论》"尺寒脉细，谓之后泄"下，王注云："尺主下焦，诊应肠腹，故肤寒脉细，泄利乃然。《脉法》曰：'阴微即下'，言尺气虚少。"一条见于《素问·三部九候论》"上下左右之脉相应如参春者病甚。上下左右相失不可数者死"下，王注云："《脉法》曰：'人一呼而脉再至，一吸脉亦再至，曰平。三至曰离经，四至曰脱精，五至曰死，六至曰命尽。'今相失而不可数者，是过十至之外也。至五尚死，况至十者乎！"一条在《素问·腹中论》"身有病而无邪脉也"下，王注"病，谓经闭也。《脉法》曰：'尺中之脉来而断绝者，经闭也。月水不利若尺中脉绝者，经闭也'。今病经闭脉反如常者，妇人妊娠之证，故云身有病而无邪脉。"《脉法》一书为上古医书，作者及成书年代失考，《内经》中已有《脉法》一书的记载，如《素问·五运行大论》有"《脉法》曰：天地之度，无以脉诊，此之谓也。"显然该书非指《脉经》。《脉法》一书在王冰次注《素问》时尚存于世。

六、王冰以道释医，以医述道的学术思想特征

王冰，自号启玄子，唐代中期人，大约生活于公元690～770年，具体生卒年月不详，曾任太仆令，故后世称为王太仆。王氏自幼苦志文儒，酷嗜医学，是我国唐代杰出的医学家和经学家，其潜心避世十二载编次、注释的《黄帝内经素问》，不但奠定了中医理论体系的框架，使《素问》这一中医理论的基础之作得以流传，对中医学的发展做出了重要贡献，而且至今仍被视为研读《素问》的楷本。该书4479条的注文，不仅诠释词义、疏通经文、阐发医理，成为后世研究《素问》之模范，而且将道学理论融于医学理论之中，以"道"释经，在医学上取得了较大成就。

（一）道家思想对王冰的影响

道家是我国春秋战国时期形成的以"道"为其学术宗旨的学派，创始于春秋末期的老子（名聃），后经战国庄子（名周）等的发展，成为先秦主要哲学流派之一，至北魏张道陵创立道教后，披上宗教外衣，奉老子为祖。道家的思想特征正如司马谈在《论六家要旨》中所云："道家使人精神专一，动合无形，赡足万物。其为术也，因阴阳之大顺，采儒墨之善，

撮名法之要，与时迁移，应物变化，立俗施事，无所不宜。指约而易操，事少而功多。""道家无为，又曰无不为。其实易行，其辞难知，其术以虚无为本，以因循为用。无成势，无常形，故能穷万物之情。不为物先，不为物后，故能为万物主。"道家思想体系属于唯心主义范畴，但其自然观、养生观、方法论都有朴素的唯物论与辩证法思想。王冰所处的唐代，崇奉道教，视道教为国教，唐王室极力倡导，崇老庄之学，习道教之术，王冰自幼受道家思想陶冶，自称"溺龄慕道"，曾师从方外道家孟诜习医，后又师事玄珠先生，故自号启玄子，别撰《玄珠密语》，《文选》刘峻《广绝交论》注引司马云："玄珠，喻道也。"这些皆尽显其慕道之心，因此王冰的医学思想必然深深打上了道家思想的烙印，其所整理、注释的《素问》，大量引用了道家老子、庄子、河上公、庚桑楚、广成子、真诰等著述，居所引诸家著述之冠。以道家思想注释《素问》，大力宣扬道家"清静无为"、"清心寡欲"、"奉养天真"、"道法自然"等观点，并且在篇目数字上，将《素问》列为81篇，以应道德经之数，在篇目次序上，将可以发挥道家思想的《素问·上古天真论》列为首篇，并在前5篇着重突出了保精、调神、养气、顺应四时阴阳的基本思想，全面继承道家的学术观点，将自己在医学领域的心得体验在注文中与道家思想融合，以道释医，融道于医，以医述道，使哲学之"道"在与医学的结合应用中得到升华，形成了独特的学术思想。

（二）王冰的道家学术思想特征

1. 唯物主义道气观

"道"本指人行走的道路，《说文·足部》："道，所行道也。"后引申为道理、准则、规律。道家哲学立"道"本义，是对宇宙本源的关注和万物化生动力的探求。道的含义虽然复杂，但归结起来不外体用两个方面，从道体来看，它指宇宙的本原，如《老子·一章》云："道，万物之母，有物混成，先天地生。"作为天地之始，道生成宇宙万物的模式是"道生一，一生二，二生三，三生万物。万物负阴而抱阳，冲气以为和"（《老子·四十二章》）。从道用来看，它指法则、秩序，具有周身不殆、对立统一、天人一体、自然为本、无为无不为等客观规律，事物的发生、发展、变化都必须遵循"道"，《老子·二十五章》云："道法自然。"可见，道即自然及其规律，它既是宇宙的本原，又是万物发展变化的生机和动力，它是有象、有物、有精、有信的客观存在。正如《老子·一章》曰："道可道，非常道。名可名，非常名。无，名天下之始；有，名万物之母。"《老子·二十一章》云："道之为物……其中有象……其中有物……其中有精；其精甚真，其中有信。"这是唯物主义的宇宙观。王冰接受并充分发展了老子道的思想，将其应用于医学领域，并充实了道的内涵，认为世界是物质的，一切有形的物质，包括人类本身，都来源于气，都是天地阴阳变化的产物，云道乃"谓变化生成之道也"（《素问·阴阳应象大论》注文）。"时序运行，阴阳变化，天地合气，生育万物。故万物之根，悉归于此。""生气不竭者，以顺其根也"（见《素问·四气调神大论》注文）。王冰在注解《天元纪大论》语"生生化化，物品咸章"时说"上生（即前一生字），谓生之有情有识之类也。下生（即后一生字），谓生之无情无识之类也。上化（即前一化字），谓形容彰显者也。下化（即后一化字），谓蔽匿形容者也。有情有识，彰显形容，天气主之。无情无识，蔽匿形质，地气主之。禀元灵气之所化育尔。"将宇宙万物分为两类，一类是有性繁殖的有灵感的事物，是有生命的机体，有形质，可为人的感官察知；另一类是无性化合的没有灵感的事物，其结构细微难辨，不易为人的感官所察知。这些都是享受天地阴阳元灵之气升降化育的产物，即道"体"的体现。并用"德"的概念来说明具体事物从"道"所得的特殊规律或特殊性质，言人体之气是可以变化的，这些变化可以从人身外表的色泽判断，云："德者，道之用，人之生也。《老子》曰：道生之，德畜之。气者，生之主，神之舍也。天布德，地化气，故人因之以生也。气和则神安，神安则外鉴明矣。气不和则神不守，神不守则外荣减矣"（《素问·解精微论》注文）。这便是道"用"的体现。

又如王冰在注释《素问·五常政大论》语"气始而生化，气散而有形，气布而蕃育，气终而象变，其致一也"时，云："始，谓始发动。散，谓流散于物中。布，谓布化于结成之形。终，谓终极于收藏之用也。故始动而生化，流散而有形，布化而成结，终极而万象皆变也。即事验之，天地之间，有形之类，其生也柔弱，其死也坚强。凡如此类，皆谓变易生死之时形质，是谓气之终极……天地虽无情于生化，而生化之气，自有异同尔……气有同异，故有生有化，有不生有不化，有少生少化，有广生广化矣。故天地之间，无必生必化，必不生必不化，必少生少化，必广生广化也，各随其气分所好所恶，所异所同也。"不但行文方式与道家同，而且将道家"一"的观点发挥到极致。

又王冰在注《素问·五常政大论》语："根于中者命曰神机，神去则机息，根于外者命曰气立，气止则化绝"时云："诸有形之类，根于中者，生源系天，其所动静，皆神气为机发之主，故其所为也，物莫之知，是以神舍去则机发，动用之道息矣。根于外者，生源系地，故其所生长化成收藏，皆为造化之气所成立，故其所出也，亦物莫之知，是以气止息则生化结成之道绝灭矣。"由此可见，王冰对把握事物规律的重视，将作为规律、原理和宇宙本原的"道"的概念，广泛运用于医学领域，描述、揭示客观事物和人体生命过程的变化规律和必然趋势。

2. 顺乎自然，清静无为

无为论是道家的基本理论之一，是道家的哲学思想，即顺应自然变化之意，老子认为宇宙万物的根源是"道"，而道是"无为"而"自然"的，他说："通常无为而无不为，侯王若能守之，万物将自化"（《老子》三十九章）。《淮南子·原道训》："无为为为，而合于道，无为言言，而通乎德。"老子在道的基础上提出了有关"天道"、"人道"两大法则：认为"人道"应效法天道，指出"人法地，地法天，天法道，道法自然"（《老子》二十五章）；"天道"是"万物作焉而不辞，生而不有，为而不恃，功成而弗居"（《老子》二章），即无为而自然。人道与天道均应顺乎万物之自然，遵从事物发展的规律，"辅万物之自然而不敢为"（《老子》六十四章）。要因势利导，因性任物，国民随俗，给外物创造良好条件，使其自然化育、自然发展、自然完成，因此，"无为"实际上是一种合乎自然法则的有为，而不是无任何作为。这种将"自然"与"为"和"无为"结合的思想，经王冰的吸收与发挥，应用在对治法和养生等方面医理、医术的阐释上，反映了道家"知常、执道、循理、审时、守度"等的观念。

在治法理论上，主张"实则泻之，虚则补之"（《素问·三部九候论》）的治疗原则，认为"此所谓顺天之道。老子曰：天之道，损有余补不足也。"反对人为的干扰与破坏，强调治疗根据病邪的性质特点、停留部位、病势的发展以及正气驱邪的趋向等因素，顺应其势，从最近的途径以驱邪外出，以最少的付出获得最佳的疗效，不要扰乱人体真元之气的运行，如在对《素问·阴阳应象大论》"病之始起也，可刺而已；其盛，可待衰而已。故因其轻而扬之，因其重而减之，因其衰而彰之"注文中说："可刺，以轻微也。病盛取之，毁伤真气，故其盛者，必可待衰。轻者发扬则邪去，重者节减去之，因病气衰，攻令邪去，则真气坚固，血色彰明。"在注释《素问·至真要大论》"微者逆之，甚者从之"时，称"夫病之微小者，犹人火也，遇草而焫，得木而燔，可以湿伏，可以水灭，故逆其性气以折之攻。病之大甚者，犹龙火也，得湿而焰，遇水而燔，不知其性以水湿折之，适足以光焰诣天，物穷方止矣。识其性者，反常之理，以火逐之，则燔灼自消，焰光扑灭。"王氏以"人火"、"龙火"喻"实火"、"虚火"，实火可以水湿扑灭，苦寒直折，虚火只能顺应其性以火逐火，引火归原。

在养生方面，王冰深谙老庄养生之旨，充分发挥了道家的"清静无为"、"顺乎自然"的养生思想，认为讲顺应自然，是"言天以示于人"，"言人之真气亦不可泄露，当清静法道，以保天真"（《素问·四气调神大论》注文）。在《上古天真论》等诸篇注文中，多次指出"道"就是"谨于修养，以奉天真"，提出了保养真气以预防疾病，防止早衰的养生方法，认为清静为天道自然之根，无为

乃万物生化之本。因此在《四气调神大论》注文中说："四时成序，七曜周行，天不形言，是藏德也，德隐故应用不屈，""天明不竭以清静，""天至尊高，德犹见隐，况全生之道而不顺全乎？"说明天体运动，四时递迁，气和化物，是天道清静无为之故，只有顺应自然，力求达到"天人合一"的境界，才能健康长寿。强调清静无为就是不溢其情、不淫其性、归真返朴、清静寡欲，云"夫嗜欲不能劳其目，淫邪不能惑其心，不妄作劳，是为清静"（《素问·生气通天论》注文）。"为无为，事无事，是以内无思想，外不劳形"，"法道清静，适性而动，故悦而自得也"（《素问·上古天真论》注文）。指出养生时必须以"淳朴之德"来全性命之道，不贪少欲才能心安不惧，具体来说，就是要从视、听、嗅、味、衣、食、住、行等方面让精神超然物外，如在《素问·四气调神大论》注文中引《庚桑楚》语云："圣人之于声色滋味也，利于性则取之，害于性则捐之，此全性之道也。"在《素问·上古天真论》注文中说："美其食，顺精粗也；任其服，随美恶也；乐其俗，去倾慕也；高下不相慕，至无求也，是所谓心足也"；"不恣于欲，是则朴同。""举事行止，虽常在世俗之间，然其为见则与时俗有异"，不为追求时欲所宠而耗天真。还提出了"守度"的养生原则，认为既然同时"道生一"，万物化生之初是阴阳未分的混沌状态，而"阴阳者，天地之道"乃"万物变化生成之道，……万物负阴而抱阳，冲气以为和"（《素问·阴阳应象大论》注文），那么，阴阳和谐就是万物稳定的基本前提，故人生活于天地之间，必须"适中于四时生长收藏之令，参同于阴阳寒暑升降之宜"（《素问·四气调神大论》注文）。而

养生，云"阳气根于阴，阴气根于阳，无阴则阳无以生，无阳则阴无以化，全阴则阳气不极，全阳则阴气不穷"（《素问·四气调神大论》注文），强调阴阳互根互化，必须协调有度，所以在《素问·生气通天论》注文中指出五脏"虽因五味以生，亦因五味以损，正为好而过节乃见伤也"，六腑则"以饮食见损，皆谓过用越性，则受其邪"，"五脏受气，盖有常分，不适其性而强"，云为过用而过耗，是以病生，"起居暴辛，烦扰阳，劳疲筋骨，动伤神，耗竭天真。""绝阴阳和合之道者，如天四时，有春无秋，有冬无夏"，故"圣人不绝和合之道"，无不突出了"守度"的"无为"思想（胡凤媛. 王冰《素问注》养生思想探析. 安徽中医学院学报，1998，17（1）：1~3）。

3. 辩证思维方式

辩证思维，即思维的辩证法，是人类揭示客观事物和对立统一的现象和规律，认识事物本质的基本思维方式。先秦道家的代表人物老子可谓是辩证法大师，其在《老子·二章》中明确指出："有无相生，难易相成，长短相形，高下相倾，音声相和，前后相随"，表达了相反相成，对立统一的思想，并言"反者道之动"，"坚强者，死之徒也；柔弱者，生之徒也。""柔弱胜刚强"（《老子·四十二章》），从而揭示了对立双方相反相成，互相渗透、贯通、转化等关系。王冰深受道家辩证法思想的影响，运用阴阳的对立统一关系阐释人体的生理、病理，指导疾病的诊断与治疗，提出了阴阳刚柔，升降出入，物极必反，寒热水火，方制异同，气候变化有常有变等诸多对立的概念，使道家的辩证法思想得到发展和升华。王冰在注释《素问·天元纪大论》："曰阴曰阳，曰柔曰刚"时云"阴阳，天道也。柔刚，地道也。天以阳生阴长，地以柔化刚成也。《易》曰'立天之道，曰阴与阳，立地之道，曰柔与刚'，此之谓也。"

柔可以克刚，刚可以化柔，阴阳刚柔之间又存在着互根互用，可相互转化的关系，如前文所引王氏之注："阳气根于阴，阴气根于阳，无阴则阳无以生，无阳则阴无以化，全阴则阳气不极，全阳则阴气不穷。"因此在此基础上提出了寒热水火的理论和治疗原则。如其在《素问·至真要大论》注文中说："夫如大寒而甚，热之不热，是无火也；热来复去，昼见夜伏，夜发昼止，时节而动，是无火也，……又如大热而甚，寒之不寒，是无水也。"无火者不必去水，宜"益火之源，以消阴翳"；无水者不必去火，宜"壮水之主，以制阳光"，对阴虚、阳虚所致阴阳偏胜之证，不攻其强，助弱制强，以柔制刚，促阴阳互化，此乃王冰治则中之名论，备受后世推崇。

在论述气机升降出入时云："天气下降，地气上腾，天地交合，泰之象也。《易》曰：'天地交，泰'，是以天地之气升降，常以三十日半下上，下上不已，故万物生化，无有休息，而各得其所也。"（《素问·六微旨大论》"升已而降，降者谓天，降已而升，升者谓地。"注文）。"阳气盛薄，阴气固升，升薄相合，故生湿也。《易义》曰，阳上薄阴，阴能固之，然后蒸而为雨，明湿生于固阴之气也"（《素问·阴阳应象大论》"中央生湿"注文）。说明自然界可察知的自然万物，是天地之气升降交通所化，假如"天气不降，地气不腾，变化之道既亏，生育之源斯泯，故万物之命，无禀而生，""万物命故不施"（《素问·四气调神大论》注文）。

王冰还根据老子"祸兮福之所倚，福兮祸之所伏"，"物壮则老"的思想，反复论述了"物极必反"的矛盾转化现象,如在《素问·阴阳应象大论》注文中说:"火之壮者,壮已必衰;火之少者,少已则壮。""重寒则热,重热则寒者,物极则反,亦犹壮火之气衰,少火之气壮也。"在《素问·六微旨大论》:"成败倚伏游乎中何也"注语中说:"夫倚伏者,祸福之萌也。有祸者,福之所倚也。有福者,祸之所伏也。由是故祸福互为倚伏。物盛则衰,乐极则哀,是福之极,故为祸所倚。否极之泰,未济之济,是祸之极,故为福所伏。然吉凶成败,目击道存,不可以终,自然之理,故无尤也。"揭示了一切事物的发展都要向它的反面转化。

王冰是传运气之学的第一人,他将运气七篇补入《素问》,并首先进行了注释,其对五运六气之说用老子朴素的辩证法思想进行了深入研究,认为四时递更,万物化生,均本于自然界五运六气。他在《素问·天元纪大论》注文中云:"五运更统于太虚,四时随部而迁复,六气分居而异主,万物因之以化生。"而人亦"太虚中之一物",影响人体的气血变化,所以人必须要与天地之气相适应。运气有常有变,运气变化正常,则人健康无病,运气失常,则致自然界气候、物候变异,人体气血运行失常而导致复杂的病症发生。如他在《素问·六微旨大论》注语中云:"造化之气失常,失常则气变,变常则气血纷扰而为病也。天地变而失常则万物皆病。"如"君火之位",相火居之,则大热早行,疫疠乃生;"燥金之位",君火居之,则"气候温热,热病时行"等。但这些复杂的变化是有规律可循的,"太过不及,岁化无穷,气交迁变,流于无极。然天重象,圣人则之,以知凶吉"(《素问·气交变大论》注)。王冰遵循运气学说的旨要,在注疏时辩证地阐发了有益于临床

的宏论妙理,对后世理解经旨,深入研究气候变异与人体发病的关系颇有启迪。

4. 直觉思维方式

直觉思维,中医学又称之为"心法","顿悟",是人们在观察事物取得有限的资料、信息和经验,依靠联想、类比等方法,对客观事物的本质及其规律联系作出迅速的识别,敏锐的洞察,直接的领悟和具体的判断的一种思维方法,其不遵循严格的逻辑规则,以感觉经验为基础,直观、直觉,常以"悟"作为认知事物的基本形式,即通过主观的内省体验,使主体与客体直接冥合,心与理合一,实现认识的突变与飞跃,所以爱因斯坦说直觉乃是"对经验的共鸣的理解。"直觉思维作为中国传统的思维方式,隐藏于古代自然哲学之中,在道家哲学思想中同样有所体现。老庄认为道无形无象,不可感知,不可言表;道是万物的根源,万物只是道之"一统","大全"之道,不可分析,不能用概念、名言来认识,而只能直觉或体悟,因此道家提出"虚心静观"法,排除偏见和成见,以彻底开放的心灵待物应道,从而达到超理性直觉(邢玉瑞.《黄帝内经》理论与方法论[M]. 西安:陕西科技出版社,2004. 21)。这样便有利于从相互关联的角度整理杂乱无章的感性经验与认识,使之条理化、规范化,接近于系统科学的认识方法。

直觉思维的展开形式是直觉判断力和直觉的洞察力,直觉判断力是中医临床思维的基本类型之一,在疾病诊治、预防、预测转归等临床过程中发挥着重要作用。

王冰将道家的"虚心静观"法做了深刻发挥,有诸多直觉判断力的应用,如对《素问·五脏生成》篇"五脏之象,可以类推"做注云:"象,谓气象也。言五脏虽隐而不见,然其气象性用,犹可

物类推之。何者？肝象木而曲直，心象火而炎上，脾象土而安静，肺象金而刚决，肾象水而润下。夫如是皆大举宗兆，其中随事变化，象法傍通者，可以同类而推之尔。"中医学对内脏的认识，虽有解剖方法，但只能睹其形质，它的功能是通过直觉思维取象比类认识的，王注所言的木火土金水是经过象的直观、意象提取与泛化概括出来的"法象"，五脏的"气象性用"即功能特性，便是从五行之象类推而得，是通过具体的事物和现象，藉其特征，使人领悟、判断所要表达的含义。在对《素问·脉要精微论》诊脉要领"持脉有道，虚静为保"进行注释时王冰曰："然持脉之道，必虚其心，静其志，乃保定盈虚而不失。"在针刺治疗时指出"专其精神，寂无动乱，刺之真要，其在斯焉……故静意视息，以义斟酌，观所调适经脉之变易尔。虽且针下，用意精微而测量之，犹不知变易形容谁为其象也"（《素问·宝命全形论》注）。在《素问·针解》"神无营于众物者，静志观病人，无左右视也"注中又进一步指出，针刺时"目绝妄视，心专一务，则用之必中，无惑误也。"

直觉洞察力是指在实践的基础上，达到了独明、独见、独悟的水平，只可意会，难以言传。如王冰在《素问·八正神明论》"请言神，神乎神，耳不闻，目明心开而志先，慧然独悟，口弗能言，俱视独见，适若昏，昭然独明，若风吹云，故曰神"对直觉洞察力形象描述的基础上，又做了进一步发挥，云："耳不闻，

言神用之微密也。目明心开而志先者，言心之通如昏昧开卷，目之见如氛翳辟明，神虽内融，志已先往矣……慧然独悟，口弗能言者，谓心中清爽而了达，口不能宣吐以写心也。俱视独见适若昏者，叹见之异速也，言与众俱视，我忽独见，适犹若昏昧尔。既独见了，心眼昭然，独能明察，若云随风卷，日丽天明，至哉神乎，妙用如是，不可得而言也。"需要指出的是直觉思维以宏观客体作为观察对象，据直觉类比、判断、洞察认识未知事物，用于医学，分析人体生理、病理，指导诊治，虽可为提高临床疗效提供灵感与启示，具有模糊性、领悟性和形象思维的某些特点，但对事物的精细内容了解不足，因而在认识的准确度、精密度方面很难深入，作为认识论这是形成中医学理论的优势与不足的原因之一。

综上所述，道家的思想对王冰有深刻的影响，王冰作为中医学发展史上杰出的医学理论家，将自己在医学领域的研究成就与道家思想有机结合，以道释医，融道于医，又以医述道，既使哲学之道在与医学的结合应用中进一步升华，又使医学理论在道家思想的影响下得到全面发展，当然我们也应该看到，王冰也不可避免地受到道家哲学思想消极面的影响，将有些唯心观、消极无为观等渗入到注释中，但瑕不掩瑜，重要的是他为中医学的发展做出了不可磨灭的贡献，深入探讨王冰的道家学术思想，对正确理解王冰注文，把握《素问》精髓，提高对中医学的认识水平和实践能力具有重要意义。

七、王冰养生思想的特点

王冰是唐中期著名的医学家和经学家，其次注《素问》功绩卓著，不但使

《素问》这一中医理论的基础之作得以流传，而且深入阐发《素问》要旨，在中医理论研究中建树颇多。由于中医理论形成之初，就受到以老子为代表的道家思想的深刻影响，道家尤重养生，而王冰所处的唐代又崇奉道教，视道教为国教，唐王室极力倡导，崇老庄之学，习道教之术，那么，王冰自幼受道家思想熏陶，自称"弱龄慕道，夙好养生"，酷嗜医学，因此在其次注《素问》时，把养生学放在显要位置，以养生观调整《素问》篇卷，将与养生有关的篇章置于前边，在注语中始终注意贯彻道家"拯黎元于仁寿，济赢劣以获安"的大圣慈惠精神，熔医、道于一炉，形成了独具特色的养生思想。

（一）奉养天真的守道观

道家哲学立"道"本义，重在对生命本原的关注和生命规律的探求，"摄生"、"摄养"以全身保命，原为道家的养生思想，《老子·五十九章》中"长生久视之道"的"道"即养生之道。老子论道贵"一"，认为有"一"才能化育万物，故曰："道生一，一生二，二生三，三生万物。"《庄子·知北游》也云："故曰通天下一气耳，圣人故贵一。"道家气一元论有"太一"、"太真"等用语，尤为古代养生家所重视，强调养气存真，抱元守一，故在"天真"上下功夫。所谓"天真"，指事物的自然特征和本来面目，宇宙万物源于气，其本来面目为阴阳未分的混沌状态，即"一"的状态，其是化生宇宙万物的原始物质和生机与动力，故老子称其为"道"。人体的产生，源于藏于肾中的先天之精气，肾中所藏之精是人身之本原，生命活动之根本，故将其称为人体真元之气或天真之气，因此，必须"宝养天真以为生命之本。"王冰如他在

注《素问·上古天真论》"肾气有余"时明确指出是"所禀天真之气，本自有余也。"摄生延年养生原则的中心思想就是保全天真，调养生气。认为成神化仙只是传说中的事，而养生可以延年益寿，养生的关键是保全天真之气，保持天真之气惟有"道"。王冰认为"道"就是"谨于修养，以奉天真"，言"真人"就是"成道之人"，"至人"就是"全其至道"之人，并引庄子"执道者德全，德全者形全，形全者圣人之道也"（《素问·上古天真论》注）作为说理。指出"法道清净，精气内持，故其气从，邪不能为害"；"爱精保神，如持盈满之器，不慎而动，则倾竭天真……半百而衰者，亦耗散而致是也。"强调"夫道者不可斯须离，离于道，则寿不能终尽于天年矣"（《素问·上古天真论》注）。这种奉养天真的守道观，是王冰养生思想的核心，贯穿于其养生理论的各个方面，养生的理论基础就是保养真气（邢玉瑞.《黄帝内经》理论与方法论［M］.西安：陕西科技出版社，2004.）。

（二）顺应自然，清静无为的养生观

《老子·二十五章》云："人法地，地法天，天法道，道法自然"。"道法自然"乃道家养生宗旨之一。老子认为，宇宙万物的根源是"道"，而道是"无为"而"自然"的，他说："道常无为而无不为，侯王若能守之，万物将自化"（《老子·三十九章》）。《淮南子·原道训》云："无为为为，而合于道，无为言言，而通乎德。"老子在"道"的基础上提出了"天道"、"人道"两大法则，认为"人道"应效法天道，天道是"万物作焉而不辞，生而不有，为而不恃，功成而弗居"（《老子·二章》），即无为而自

然。人道与天道均应顺乎万物之自然，遵从事物发展的规律，"辅万物之自然而不敢为"（《老子·六十四章》），要因势利导，因性任物，因民随俗，给事物创造良好条件，使其自然化育、自然发展、自然完成。因此，"无为"实际上是一种合乎自然法则的有为，而不是无任何作为。这种以整体思维方式将"自然"与"为"和"无为"结合的思想，决定了道家"知常"、"执道"、"循理、审时、守度"等观念的形成。王冰效法道家以养生，注重顺应自然，清静无为的整体养生。首先指出天体运动，四时递迁，气和化物，是天道清静无为之故，如在《素问·四气调神大论》注文中说："四时成序，七曜周行，天不形言，是藏德也，德隐则应用不屈"，"天明不竭以清静"，"天至尊高，德犹见隐也，况全生之道而不顺天乎？"因此，只有顺应自然，力求达到"天人合一"的境界，才能健康长寿。在《素问·四气调神大论》注中云："养生者必谨奉天时也"，"时序运行，阴阳变化，天地合气，生育万物。故万物之根，悉归于此"，故"圣人所以身无奇病，生气不竭者，以顺其根也"，逆其根则伐其本，坏其真，是则失四时阴阳之道也。反之，四时之令，不可逆也，逆之则五脏内伤，而他疾起，如"逆春伤肝"、"逆夏伤心"、"逆秋伤肺"、"逆冬伤肾"。故不顺四时之和，数犯八风之害，与道相失，则天真之气，未期久远而致灭亡也。强调"清静无为"就是不溢其情、不淫其性、归真返朴、清静寡欲，云"夫嗜欲不能劳其目，淫邪不能惑其心，不妄作劳，是为清静"（《素问·生气通天论》注）。"为无为，事无事，是以内无思想，外不劳形……法道清静，适性而动，故悦而自得也"（《素问·上古天真论》注文）。指

出养生时必须以"淳朴之德"来全性命，不贪少欲才能心安不惧。概括来说就是要在视、听、嗅、味、衣、食、住、行等方面让精神超然物外，以"恬惔虚无"为核心，以淡、素、朴、清、静、虚、无等为自然之真，如在《素问·四气调神大论》注文中引《庚桑楚》语云："圣人之于声色滋味也，利于性则取之，害于性则捐之，此全性之道也。"云："美其食，顺精粗也；任其服，随美恶也；乐其俗，去倾慕也；高下不相慕，至无求也。是所谓心足也……不恣于欲，是则朴同。""举事行止，虽常在世俗之间，然其见为则与时俗有异，"不为追求时欲所宠而耗天真（《素问·上古天真论》注文）。"若便想慕滋蔓，嗜欲无厌，外附权门，内丰情伪，则动以牢网，坐招燔燔"（《素问·六微旨大论》注文）。只有超越自我，达到一种不为世俗物欲所累，不受人为嗜欲所左右的无为境界，才能无为而无不为。

至此，足可见王冰医、道相通，顺应自然，清静无为的养生观。

（三）形神一体的养生观

形，指形体，即脏腑身形；神，指以五神、五志为特征的心理活动。形和神是人的生命体不可或缺的两大要素，是道家哲学思想的重要内容，《庄子·天地》说："留动而生物，物成生理谓之形，形体保神，各有仪则谓之性；性修反德，德至同于初。"意言阴阳二气的运动、变化生成万物，生成的万物中具有一定生命活动规律的称为形体，形体是神产生的基础，每个形体的精神有其不同的表现形式，称之为性格。明确提出了人先有形体，后有神的唯物主义形神观。并将其纳入道的范畴，如《庄子·知北游》曰："精神生于道，形本生于精，而万物以形相生。"但道家

的形神观既有唯物论的，也有唯心论的，《黄帝内经》吸收了其中的合理内核，把形神关系，概括为"形与神俱"，确立了唯物主义的形神观。王冰将道家保真全性的养生观引入内经，在次注时进一步发挥和充实了形神的内容，赋予了更多的唯物主义含义。如在注释《素问·上古天真论》"不知持满，不时御神"时，云"爱精保神，如持盈满之器，不慎而动，则倾竭天真"，一方面说明了精与神，形与神的密切关系，另一方面将中医养生基础导上保精、气、神的轨道，确立了精气神为人身"三宝"的理论基础，将道家道有"道体"（在人道体即为精与气）、"道用"（在人道用即为神）的基本内涵有机结合，巧妙地用道家思想来说明人体的精神与形体的统一是生命存在的保证（胡凤媛. 王冰《素问注》养生思想探析［J］. 安徽中医学院学报，1998，17（1）：123）。并用"德"的概念来说明具体事物，从"道"所具有的特殊规律或性质，言人体之气的变化即表现为可察知的神，云："德者，道之用，人之生也。《老子》曰：道生之，德蓄之。气者，生之主，神之舍也。天布德，地化气，故人因之以生也。气和则神安，神安则外鉴明矣。气不和则神不守，神不守则外荣减矣"（《素问·解精微论》注文）。还进一步强调"外不劳形，内无思想，形体不敝，精神保全，神守不离，故年登百数，此盖全性之所致尔。"突出了心在五脏中的主导地位，如在《素问·解精微论》："心者，五脏之专精也"注中云："专，任也，言五脏精气，任心之所使以为神明之府，是故能焉。"在《素问·上古天真论》注文中说："真人心合于气，气合于神，神合于无，故呼吸精气，独立守神，肌肤若冰雪，绰约如处子。体同于道，寿与道同，故能无有终时，而寿

尽天地也，惟至道生乃能如是。"其形神一体的养生思想可见一斑。

（四）和谐守度的养生法则

以老子为代表的道家，以"道"为其哲学的最高范畴，并在道的框架内引出了气的概念，把气视成是道生万物的物质材料，认为作为宇宙终极本原的道，首先产生出混沌未分的一元之气（或称为真元之气），即所谓"道生一"；气不是简单的"一"，其内部又具有对立、制约、互根互用的阴阳两个方面的矛盾运动，如《庄子·则阳》说："阴阳者，气之大也"，又分为阴阳二气，即所谓"一生二"；阴阳二气交合而产生出冲气，即所谓"二生三"，冲气即和谐的阴阳之气；阴气、阳气、冲气和合产生宇宙万物，即所谓"三生万物，万物负阴而抱阳，冲气以为和。"人的生死过程，是气生生不息的连续，不可分割的变化过程，正如《庄子·知北游》所云："人之生也，气之聚也，聚则为生，散则为死。"可见，气的存在和变化具有连续性、整体性，气生万物的内在机理是自身固有的阴阳双方的相互作用，那么，阴阳二气也是不可分割的整体，只有阴阳二气的运动处于有序和谐的统一状态，真元之气不至于失守，机体才能处于形神合一的完满状态。真元之气才不至于失守，机体才能处于形神合一的完满状态。王冰充分吸收了道家阴阳和谐的思想，指出"圣人不绝和合之道"（《素问·生气通天论》注文），"能应四时和气血养生者，天地恒畜养之"，故必"敬顺四时之德气"，人必须"适中于四时生长收藏之令，参同于阴阳寒暑升降之宜"而养生，并在《素问·四气调神大论》注文中说"阳气根于阴，阴气根于阳，无阴则阳无以生，无阳则阴无以化，

全阴则阳气不极，全阳则阴气不穷"，强调阴阳互根互化，协调一致的重要性。所谓和谐，就是在一定度的范围内"适中"、"敬顺"、"和合"，充分反映了王冰"和谐守度"的养生法则。并体现在王冰的养生方法中，如在《素问·生气通天论》注文中指出五脏"虽因五味以生，亦因五味以损，正为好而过节乃见伤也。"六腑则"以饮食见损，皆谓过用越性，则受其邪"，"五脏受气，盖有常分，不适其性而强"，云为过用而过耗，是以病生，"不忍之人，汗出淋洗，则结为痤痱；高梁之人，内多滞热，皮厚肉密，故内变为丁矣。"强调五味和合，在《素问·上古天真论》注文中说："乐色曰欲，轻用曰耗，乐色不节则精竭，轻用不止则真散，是以圣人爱精重施，髓满骨坚"，若"快于心欲之用"，"甚爱而不能救，议道而以为未然者，伐生之大患也"；"志不贪故所欲皆顺，心易足故所愿必从，以不异求，故无难得也"。在《素问·六微旨大论》注文中说："若便想慕滋蔓，嗜欲无厌，外附权门，内丰情伪，则动以牢网，坐招燔燧"，强调戒色欲，无过求，节制情欲。在《素问·生气通天论》注文中还指出："起居暴卒，烦扰阳和也。然烦扰阳和，劳疲筋骨，动伤神气，耗竭天真"，主张在起居劳作上劳而不疲，起居适度。"绝阴阳和合之道者，如天四时，有春无秋，有冬无夏"（《素问·生气通天论》）。

在阴阳和谐的关系中，王冰还十分重视阳气的主导作用，指出如在《素问·生气通天论》注文："然阳气者，内化精微，养于神气；外为柔软，以固于筋。动静失宜，则生诸疾。""圣人不绝和合之道，但贵于闭密以守，固天真法也。……因阳气盛发，中外相应，贾勇有余，乃相

交合，则圣人交会之制度也。阳自强而不能闭密，则阴泄泻而精气竭绝矣。""人之生，固宜借其阳气也。"反复强调了阳气在养生中的重要性，为后世医家提出"衰老多因阳虚"，养生防病重在阳气的养生观，无疑具有启迪作用。

（五）丰富多彩的养生方法

基于奉养天真的守道观及和谐守度的养生法则，以及顺应自然、清静无度、形神一体的整体思维指导下的养生理论，王冰继承了古人许多行之有效的养生方法，并全面系统、多层次、多角度的将这些养生方法加以深刻阐释和完善，形成了丰富多彩的养生方法，如：法阴阳，和四时；养精神，调意志；和术数，勤锻炼；节饮食，适寒温；慎起居，适劳逸，节房事；避邪气，保正气等。除一般养生措施外，王冰尤精于术数，重视术数修炼，认为"术数者，保生之大伦，故修养者，必谨先之。""用为养神调气之正道也"（《素问·上古天真论》注文）。所谓术数，即指修身养性之法，道家极力提倡导引、吐纳、按跷等法，也即现代所说的气功等专门养生技术，将其视为奉养天真的重要途径，王冰自然将其纳入防治疾病的方法之中，并加以发挥，如在《素问·上古天真论》注四种养生家时说："真人心合于气，气合于神，神合于无"，即气功修养术，认为通过修心养性，促先天之精化为先天真气，使真气物质基础充足，进而炼气化神，元神主事，使后天精气复归于先天精气神，最后炼神还虚（即无），与天地合一而成仙，整个修炼过程"独立守神"。而至人则"心远世纷，身离俗染"，"内机息"，"外俗静"，摆脱了世俗困扰；圣人"举事行止，虽常在时俗之间，然

其见为，则与时俗有异尔。何者？贵法道之清静也"，"久服天真之气"，奠定了气功调神、调息、调形三要领的雏形。王冰认识到人的体质因素各不相同，在养生时应区别对待，如云："男女有阴阳之质不同，天癸则精血之形亦异。"这些养生方法是医道相融的产物，不仅对防治疾病、延年益寿起到了积极的作用，而且为后世养生学的发展奠定了基础。

八、王冰病因学术思想述评

王冰"精勤博访，刻意研精"，历经十二年对《素问》进行了全面的编次和注释。他"敷畅玄言"，对经旨多有发挥，对后人启发和影响很大。现将其对病因学的贡献述之如下：

（一）王冰对不同病因性质和致病特征的认识

王冰《素问》次注包含了丰富的病邪理论，"风寒暑湿饥饱劳逸皆是也"，此外还包括燥邪、伏邪、热邪、七情、疫疠等，涵盖了一般常见病因，且对不同病因进行了分类叙述，在《内经》基础上进一步深化细化，足见其拥有渊博而系统的中医理论知识和丰富的临床经验。

1. 气候失常

人类生活在自然界之中，与自然构成一个完整的有机整体，随着阴阳寒暑的更替，自然界的气候发生着相应的变化，对人体造成一定的影响。王冰在《素问·至真要大论》注中明确提出："风寒暑湿燥火，天之六气也。"六气是自然界万物生长化收藏和生长壮老已的重要条件，生命机体在漫长的生活历程中对此规律性气候变化已具有较强的适应能力和调节能力，人体阴阳、气血、脏腑、经络的生理活动与六气变化有着节律性的适应反映。如果六气变化时序失常，或变化程度过于剧烈，超过人体的适应能力和调节能力，

或者气候变化虽然正常有序，但人体正气虚以致调节能力和适应能力明显下降，六气变化相对过胜，则侵入人体而致病，后世称之为"六淫"。《素问·至真要大论》最早提出："夫百病之生也，皆生于风寒暑湿燥火，以之化之变也。"王冰注曰："静而顺者为化，动而变者为变，故曰之化之变也。"具体的变化规律如《素问·六微旨大论》所曰："至而至者和，至而不至，来气不及也；未至而至，来气有余也。……应则顺，否则逆，逆则变生，变则病。"王冰对此进行了更深层次的注释："时至而气至，和平之应，此则为平岁也。假令甲子，岁气有余，于癸亥岁未当至之期，先时而至也。乙丑岁气不足，于甲子岁当至之期，后时而至也。故曰来气不及，来气有余也。言初气之至期如此，岁气有余，六气之至皆先时；岁气不及，六气之至皆后时。先时后至，后时先至，各差三十日而应也。……当期为应，愆时为否，天地之气生化不息，无止碍也。不应有而有，应有而不有，是造化之气失常，失常则气变，变常则气血纷挠而为病。天地变而失常，则万物皆病。"可见，"天之六气"发生异常变化，即成为致病因素，王冰注中虽无"六淫"一词的明确提法，却详细表述了六淫的实质内涵和完整概念，这一完整的六淫概念时至今日仍然有效地指导外感病因理论的研

究，也是临床审证求因之准绳。《素问·阴阳应象大论》提出了不同病因的致病特点："风胜则动，热胜则肿，燥胜则干，寒胜则浮，湿胜则濡泻。"王冰充分运用其丰富的医学知识进行了详尽的分析："风胜则庶物皆摇，故为动。热胜则阳气内郁，故洪肿暴作，甚则荣气逆于肉理，聚为痈脓之肿。燥胜则津液竭涸，故皮肤干燥。寒胜则阴气结于玄府，玄府闭密，阳气内攻，故为浮。湿胜则内攻于脾胃，脾胃受湿，则水谷不分，水谷相和，故大肠传导而注泻也。以湿内盛而泻，故谓之濡泻。"此解不但深刻明了，而且便于临证应用，使《内经》原文落到了实处。《素问·太阴阳明论》中也有不同邪气伤人，发病部位不同的论述："伤于风者，上先受之；伤于湿者，下先受之。"王冰注解曰："阳气炎上，故受风；阴气润下，故受湿。盖同气相合尔。"这种风邪伤上，湿邪伤下的理论，一直经久不衰地在临床上应用至今，有效地指导疾病的诊断及治疗。

2. 情志太过

人体的情志变化中医学一般概括为喜怒忧思悲恐惊七情或喜怒思忧恐五志，均是人体对受到外界事物刺激而产生的不同情感、情绪反应与认知活动。简言之，情志变化具有三方面的特征：其一，具有生理功能方面的特征。情志活动是以五脏精气为基础产生的，是人体受到外界刺激后，脏腑功能活动的一种正常外在反映。如《素问·阴阳应象大论》说："人有五脏化五气，以生喜怒悲忧恐。"又说心"在志为喜"，肝"在志为怒"，脾"在志为思"，肺"在志为忧"，肾"在志为恐"。王冰注曰："五藏，谓肝心脾肺肾。五气，谓喜怒悲忧恐。"其二，具有病理变化方面的特征。若由于某些病因导致脏腑气血阴阳出现虚实变化而功能紊乱，势必会导致相应的情志异常。如《素问·调经论》说："血有余则怒，不足则恐。"王冰注："肝之藏也。《针经》曰：'肝藏血，肝气虚则恐，实则怒。'"简明而准确地描述了脏腑虚实变化产生的情志异常。《素问·生气通天论》也有："因于暑，汗，烦则喘喝，静则多言。"王冰注解为："此则不能静慎，伤于寒毒，至夏而变暑病也。烦，谓烦躁，静，谓安静，喝，谓大呵出声也。言病因于暑，则当汗泄。不为发表，邪热内攻，中外俱热，故烦躁，喘，数大呵而出其声也。若不烦躁，内热外凉，瘀热攻中，故多言而不次也。"充分说明脏腑功能气血阴阳的异常变化，会产生一些情志方面的病理症状。提示临床治疗某些情志疾患时，应注意原发病的治疗。其三，具有致病因素的特征。就病因而论，王冰的认识颇为深刻。《素问·阴阳应象大论》曰："暴怒伤阴，暴喜伤阳……怒伤肝……喜伤心……思伤脾……忧伤肺……恐伤肾。"王冰结合其丰富的临床经验注解为："五脏，谓肝心脾肺肾。五气，谓喜怒悲忧恐。然是五气，更伤五藏之和气矣……怒则气上，喜则气下，故暴卒气上则伤阴，暴卒气下则伤阳……虽志为怒，甚则自伤……虽志为喜，甚则自伤……虽志为思，甚则自伤……虽志为忧，过则损也……恐而不已，则内感于肾，故伤也。"准确表述了五志虽产生于五脏，然过度则可以造成五脏阴阳失衡，导致疾病产生。此句中"暴怒"与"暴喜"是情志病因的代表，其用意在于强调情志过度刺激可以造成人体内阴阳失衡而患病。王冰在注释《素问·生气通天论》中"薄厥"产生的病机时说："此又诫喜怒不节，过用病生也。然怒则伤肾，甚则气绝，大怒则气逆而阳不下行，阳逆故血积于心胸之内矣。"在《素问·举痛论》"九气致病"注中，王冰也有详细的论述，如："怒则阳气逆上而肝气乘脾，故甚则呕血及飧泄也。何以明其然？怒则面赤，甚则色苍。《灵枢经》曰：'盛怒不止则伤志。'明怒则气逆上而不下也……恐则阳精却上而不下流，故却则上焦闭也。上焦既闭，气不行流，下焦阴气亦还回不散，而聚为胀也。然上焦固禁，下焦气还，各守一处，故气不行也。"总之，在《内经》基础上，王冰对情志病因阐述极为详尽缜密，为后世医家研究情志病因奠定了坚实的基础。

3. 饮食失宜

饮食是赖以生存和维持健康的基本条件，对人体来讲具有二重性。其一，它不仅能为人体提供新陈代谢所必需的能量和各种营养物质，促进人体生长发育，而且，合理地运用饮食治疗、饮食调养还具有防病治病及保健的作用。如《素问·六节藏象论》曰："五味入口，藏于肠胃，味有所藏，以养五气，气和而生，津液相成，神乃自生。"王冰详加注释为："故味藏于肠胃，内养五气，五气和化，津液方生，津液与气相副，化成神气，乃能生而宣化也。"其二，若饮食失宜，如饮食偏嗜、饥饱失常等，又可成为病因，导致疾病发生。如《素问·生气通天论》说："高梁之变，足生大丁，受如持虚。""因而饱食，筋脉横解，肠澼为痔。因而大饮，则气逆。"王冰结合发病机理作了恰如其分的注释："高，膏也。梁，粱也……膏粱之人，内多滞热，皮厚肉密。故内变为丁矣，外湿既侵，中热相感，如持虚器，受此邪毒，故曰受如持虚。""甚饱则肠胃横满，肠胃满则筋脉解而不属，故肠澼而为痔也……饮多则肺布叶举，故气逆而上奔也。"《素问·奇病论》中也

提到："此人必数食甘美而多肥也，肥者令人内热，甘者令人中满，故其气上溢，转为消渴。"王冰详尽地解释为："食肥则腠理密，阳气不得外泄，故肥令人内热。甘者性气和缓而发散逆，故甘令人中满。然内热则阳气炎上，炎上则欲饮而咽干。中满则陈气有余，有余则脾气上溢，故曰其气上溢，转为消渴也。"在《素问·腹中论》中，王冰注曰："饮食不节则伤胃，胃脉者循腹里而下行，故饮食不节，时有病者复，病气聚于腹中也。"《素问·痹论》也有："饮食自倍，肠胃乃伤"的叙述。王冰注曰："脏以躁动致伤，腑以饮食见损，皆谓过用越性，则受其邪。此言六府受邪之为痹也。"饮食五味各有不同的作用及阴阳属性，五味分入五脏，与五脏各有亲和性。如果长期嗜好某一性味之食物，就会造成与之相应的内脏功能失调，久之则损伤其他脏腑而发生疾病。如《素问·五脏生成》说："多食咸，则脉凝泣而变色；多食苦，则皮槁而毛拔；多食辛，则筋急而爪枯；多食酸，则肉胝胸而唇揭；多食甘，则骨痛而发落，此五味之所伤也。"王冰以五行归类和五脏的生克乘侮来说明五味偏嗜的发病规律，注释为："心合脉，其荣色，咸益肾，胜于心，心不胜，故脉凝泣，而颜色变易也。肺合皮，其荣毛，苦益心，胜于肺，肺不胜，故皮枯槁，而毛拔去也。肝合筋，其荣爪，辛益肺，胜于肝，肝不胜，故筋急而爪干枯也。脾合肉，其荣唇，酸益肝，胜于脾，脾不胜，故肉胝胸，而唇皮揭举也。肾合骨，其荣发，甘益脾，胜于肾，肾不胜，故骨痛而发堕落。五味入口，输于肠胃，而内养五脏，各有所养、有所欲，欲则互有所伤。"所以说，正常有序的饮食是人体赖以生存的物质基础，可以为机体提供脏腑功能活动

所必须的精气血津液，而饮食失宜则会损伤脏腑功能，表现出一系列相应的病理状态，成为致病因素，体现了饮食与机体形态的辩证观。

4. 劳逸过度

劳逸结合有度，是维持健康的必要条件。适度的劳动和体育锻炼，有利于气血运行，可增强体质。适当的休息，可以消除疲劳，恢复体力和脑力，维持人体正常的功能活动。若过度劳累和安逸，则可导致脏腑气血的失常而引发疾病。

过劳包括劳力过度、劳神过度、房劳过度和久作伤损四个方面。王冰在《素问》注中对这几个方面均有论述。如《素问·调经论》曰："有所劳倦，形气衰少。"王冰简捷明了地注释为："甚用其力，致劳倦也。"注释《素问·举痛论》原文："劳则喘息汗出，外内皆越，故气耗矣"时提出："疲力役则气奔速，故喘息。气奔速则阳外发，故汗出。然喘且汗出，内外皆踰越于常纪，故气耗损也。"《素问·经脉别论》中有："持重远行，汗出于肾。""摇体劳苦，汗出于脾。"王冰注："骨劳气越，肾复过疲，故持重远行，汗出于肾也。""摇体劳苦，谓动作施力，非疾走远行也。然动作用力，则谷精四布，脾化水谷，故汗出于脾也。"

劳力过度是指持久地从事繁重或超负荷的体力劳作，积劳成疾；或突然用力过度与不当，而造成伤损。一方面出现"劳则气耗"的病理症状，如体倦肢困，少气懒言，喘息汗出，形体消瘦等；另一方面容易造成肌肉筋骨等形体的伤损，出现肢体肿痛，功能受限等症。

劳神过度是指脑力劳动太过。《素问·举痛论》曰："思则心有所存，神有所归，正气留而不行，故气结矣。"王冰注曰："系心不散，故气亦停留。"心主血

脉，藏神志，思虑无穷，劳心太过，易使阴血暗耗，心血亏虚，神失所养而不安，出现心悸心烦，失眠多梦，头晕健忘等症。脾在志为思，思虑太过亦易损伤脾气，使脾失健运，而见食少纳呆，腹胀便溏，四肢倦怠等症。此外，劳神过度尚可致心肝血虚或心肾不交等病理变化。

房劳过度是指性生活不节，房事过度。《素问·痿论》："入房太甚，宗筋弛纵，发为筋痿，及为白淫。"王冰曰："施泻劳损，故为筋痿及白淫也。"《素问·腹中论》曰："若醉入房中，气竭肝伤，故月事衰少不来也。"王冰注释曰："夫醉则血脉盛，血脉盛则内热，因而入房，髓液皆下，故肾中气竭也。肝藏血以少大脱血故肝伤也。然于丈夫则精液衰乏，女子则月事衰少而不来。"《素问·生气通天论》曰："因而强力，肾气乃伤，高骨乃坏。"王冰注释颇为详尽："强力，谓强力入房也。高骨，谓腰高之骨也。然强力入房则精耗，精耗则肾伤，肾伤则髓气内枯，故高骨坏而不用也。"肾藏精，主封藏，若恣情纵欲，房劳过度，最易耗伤肾中精气，出现腰膝酸软，头晕耳鸣，精神萎靡，性机能减退，或遗精、早泄、阳痿，女子月经不调，不孕不育等病症。

久作伤损是指长时间从事某种活动，或保持一种姿势劳作，造成机体损伤而成疾。《素问·宣明五气》说："久视伤血，久卧伤气，久坐伤肉，久立伤骨，久行伤筋，是谓五劳所伤。"王冰根据具体情况分别注释为："劳于心也。劳于肺也。劳于脾也。劳于肾也。劳于肝也。"

过度安逸是指不参加适当的体力劳动和体育运动，以及脑力上的松懈。人体每天需要适当的活动来促进气血运行，若安闲太过，长期不劳动，又不从事体育锻

炼，易使人体气血运行不畅，脾胃功能减弱，出现食少乏力，精神不振，肢体软弱，臃肿肥胖，或继发它病。如《素问·宣明五气》中所说的："久卧伤气，久坐伤肉。"另外，过度安逸还会使人精神懒散，意志消沉，产生失意和寂寞感，易致七情内伤之病。

5. 起居无常

起居是指作息及日常生活中的各个方面，对于人体来讲具有两面性。规律性地生活可以使人体气血阴阳和调，脏腑功能正常；若起居无常，必扰及人体阴阳，使阴阳失衡而发病。《素问·上古天真论》强调"起居有常"，可"尽终其天年"，若"起居无常"，则"半百而衰也。"王冰注释曰："起居者，动止之纲纪，故修养者谨而行之。"起居调摄科学与否，直接影响人的寿夭。人们生活起居的规律，应随着昼夜的更替和季节的变化相应调整。如《素问·生气通天论》说："阳气者，一日而主外，平旦人气生，日中而阳气隆，日西而阳气已虚，气门乃闭。是故暮而收拒，无扰筋骨，无见雾露，反此三时，形乃困薄。"王冰在详细地分析了阳气在一日之中的运行规律后，注释到："皆所以顺阳气也。阳出则出，阳藏则藏，暮阳气衰，内行阴分，故宜收敛以拒虚邪。扰筋骨则逆阳精耗，见雾露则寒湿具侵，故顺此三时，乃天真久远也。"《素问·四气调神大论》中有关于随着季节的变化调摄起居的论述：春三月要"夜卧早起，广步于庭"；夏三月要"夜卧早起，无厌于日"；秋三月要"早卧早起，与鸡俱兴"；冬三月要"早卧晚起，必待日光"。王冰根据一年四季阴阳转化的规律注释曰：春三月"温气生，寒气散，故夜卧早起，广步于庭"；夏三月"缓阳气则物化，宽志意则气泄，物化则

华英成秀，气泄则肤腠宣通。时令发阳，故所爱亦顺阳而在外也。"秋三月"惧中寒露故早卧，欲使安宁故早起。"冬三月"早卧晚起"的原因是"避于寒也"。若生活起居违背了自然界阴阳的交替规律，会产生一系列相应的病理症状。如《素问·生气通天论》曰："起居如惊，神气乃浮。"王冰注释为："起居如惊，谓暴卒也……若起居暴卒，驰骋荒佚，则神气浮越，无所绥宁矣。"注释"煎厥"发病时亦曰："此又诫起居暴卒，烦扰阳和也。然烦扰阳和，劳疲筋骨，动伤神气，耗竭天真，则筋脉膜胀，精气竭绝，既伤肾气，又损膀胱，故当于夏时，使人煎厥。"可见，日常起居对人体的健康极为重要，强调人们应该随着自然界阴阳的转化调摄好生活作息，争取尽享天年。

此外，王冰对病因的认识还涉及到疠气、毒邪等，如《素问·遗篇·刺法论》说："五疫之至，皆相染易，无问大小，病状相似。"《素问·五常政大论》注曰："夫毒者，皆五行标盛暴烈之气所为也。"

（二）王冰的病因分类思想

王冰在进行病因分类时，与病机相结合，提出"气动"之说，在《素问·至真要大论》注中明确表达其病因学观点："夫病生之类，其有四焉：一者始因气动而内有所成，二者不因气动而外有所成，三者始因气动而病生于内，四者不因气动而病生于外。"所谓"气动"是指脏气的变乱。因于气动者多是由于人体内部脏气变乱而生成各种病理产物，出现相应的病理现象；不因气动而病者多是由于外因过于强烈而超过人体的平衡能力引起的。这种四因分类法是在《内经》对病因分类的基础上演化而成的，《内经》对病因的分类方法主要有两种：一是阴阳分类法。

《素问·调经论》云："夫邪之生也，或生于阴，或生于阳。其生于阳者，得之风雨寒暑；其生于阴者，得之饮食居处，阴阳喜怒。"阴阳分类法只能区分病因的阴阳属性，无法更深层次地了解阴阳变化的程度。二是三部分类法。《灵枢·百病始生》将病因分为三大类：源于"天"的"风雨寒暑"等邪，属于伤"上部"病因；源于天地之间的人为生活因素，如喜怒、饮食、起居等失调属于伤"中部"病因；源于"地"的"清湿"邪气所伤属于伤"下部"病因。三部分类法单纯从来源划分，不足以概括临床复杂的致病规律，王冰在此基础上，将病邪理论泛化，认为"气动有胜是谓邪。"并根据不同病机详加分析，区分内外。对后世医家影响颇大，明代皇甫中在《明医指掌》中引用此分类法，认为"病之所起枢机不越乎四因"，高度评价了王冰的病因分类理论。张从正《儒门事亲》中论述"四因"，基本上依照王冰的四分法。宋代陈无择把病因与发病途径结合起来，创立的"三因学说"，与此亦有密切关系。这种将病因病机相结合来分析疾病产生原因的方法，更符合中医学"审证求因"的辩证思维（贯剑. 略论王冰对中医病因学的阐发［J］. 上海中医药大学学报，2003，17（1）：28）。

九、王冰病机学术思想述评

中医病机学，是以中医学理论为指导，研究疾病发生、发展和演变规律的学说。其深受中国传统文化的影响，从整体出发，着眼于宏观，以功能失调为中心，拥有自己独特的理论。王冰《素问》次注对病机的论述颇为详尽。《素问·至真要大论》强调了病机的重要性；"谨候气宜，无失病机"，"谨守病机，各司其属"。王冰进一步解释说："得其机要，则动小而功大，用浅而功深。"可见，认真研究和明晰地分辨病机，是认识疾病本质的关键，也是进行正确诊断和恰当治疗的重要依据和前提。尽管疾病种类繁多，症状复杂，但其病机变化总离不开虚实病机、阴阳失调、气血失常、经络和脏腑功能紊乱等。

（一）王冰对虚实病机的阐发

王冰次注《素问》所论虚实病机有二：一是以邪正盛衰论虚实，二是以气血分布状态论虚实。

1. 邪正盛衰论虚实

邪正盛衰是指疾病在发生、发展过程中，致病邪气与机体抗病能力之间相互斗争所发生的盛衰变化。这种斗争，不仅决定着是否发病、病情的轻重、病变的发展趋势及转归，而且也决定着疾病的虚实性质。如《素问·通评虚实论》说："邪气盛则实，精气夺则虚"。王冰注曰："夺，谓精气减少，如夺去也。"故"虚"是指正气不足，以正气虚损为矛盾主要方面的病理反映。主要表现为机体的精、气、血、津液不足和功能衰弱，脏腑经络的功能减退，抗病力低下，正邪斗争不剧烈的病理反应。"实"，是指邪气亢盛，以邪气盛为矛盾主要方面的病理反应。主要表现为邪盛正不虚，邪正斗争剧烈，病理反应呈亢奋激烈状态。如《素问·玉机真藏论》提到的五实五虚："脉盛，皮热，腹胀，前后不通，闷瞀，此谓五实。脉细，皮寒，气少，泄利前后，饮食不入，此谓五虚。"王冰结合临床实践注释为："实，谓邪气盛实。然脉盛，心也；皮热，肺也；腹胀，脾也；前后不通，肾也；闷瞀，肝也。虚，谓真气不足也。然脉细，心也；皮寒，肺也；气少，肝也；泄利前后，肾也；饮食不入，脾也。"详细地指出了五脏虚实之证的最基本病机为正气不足和邪气盛实。邪正斗争的消长盛衰，不仅可以产生单纯或虚或实的病证表现，而且在某些长期、复杂的疾病发展过程中，还会出现虚实错杂、虚实转化及虚实真假等方面的病理变化，影响疾病的发展趋向和转归。

2. 气血分布状态论虚实

所谓气血分布状态是指经脉之中的气血在不同的病理活动状态下其分布有所差异，然后根据其不同的气血分布以判断某一局部是"虚"或者是"实"。如《素问·调经论》曰："气血以并，阴阳相倾，气乱于卫，血逆于经，血气离居，一实一虚……气之所并为血虚，血之所并为气虚……有者为实，无者为虚，故气并则无血，血并则无气，今血与气相失，故为虚焉。"王冰根据气血的循行规律注释曰："卫行脉外，故气乱于卫，血行经内，故血逆于经。血气不和，故一虚一实……气并于血则血少，故血虚，血并于气则气少，故气虚……气并于血则血无，血并于气则气无。气并于血，则血失其气，血并于气，则气失其血，故曰血与气相失。"由此可见，气血相互并聚是形成虚实的病机所在。"气乱于卫，血逆于经，血气离居"是气血相互并聚的三种类型，这三种类型均有虚或实两个方面，故曰："一实一虚"。在气血相互并聚的情况下，判断其虚或实的标准是：血与气相并为实，血与气相失为虚。在血与气相失的情况

下，又有虚实之分，如有气血偏盛的一面就叫实，无气血偏盛的一面就称虚，故曰："气并则无血，血并则无气。"这种以气血分布状态论虚实的机理，有效地指导临床针刺治疗疾病，突出了调理经脉的重要意义。

（二）王冰对阴阳失调病机的解析

阴阳失调是阴阳消长失去平衡协调的总称，是最基本的病机之一。《内经》也称"阴阳不和"或"阴阳不调"，是病机的最高纲领，如《素问·阴阳应象大论》所说："治病必求于本"。王冰注释曰："阴阳与万类生杀变化，犹然在于人身，同相参合，故治病之道，必先求之。"阴阳失调的病理变化甚为复杂，但其主要表现不外乎阴阳的偏盛、偏衰、相乱、格拒、转化、亡失等六个方面。

1. 阴阳偏盛

阴或阳的偏盛，主要表现为"邪气盛则实"的实证。病邪侵入人体，在性质上同类相从，阳邪侵入人体形成阳偏盛的病机，阴邪侵入人体形成阴偏盛的病机。阳偏盛，指人体阳的一方总量超过正常范围而导致阴阳失调的病理状态，临床表现以热、动、燥为特征。阴偏盛，指人体阴的一方总量超过正常范围而导致阴阳失调的病理状态，临床表现以寒、静、湿为特征。如《素问·阴阳应象大论》说："阳胜则身热，腠理闭；喘粗为之俯仰，汗不出而热，齿干以烦冤，腹满死，能冬不能夏。阴胜则身寒，汗出，身常清，数慄而寒，寒则厥，厥则腹满死，能夏不能冬。"王冰言简意赅地总结为："是太过而致也。""阳胜故能冬，热甚故不能夏。""阴胜故能夏，寒甚故不能冬。"故阳偏盛的病理特征为实热，阴偏盛的病理特征为实寒。

2. 阴阳偏衰

阴或阳的偏衰，主要表现为"精气夺则虚"的虚证。阳偏衰，即阳虚，指人体阳的一方总量不及正常范围而导致阴阳失衡的病理状态，临床主要有阳气衰弱而机能低下、代谢减慢、热量缺乏等病理表现。阴偏衰，即阴虚，指人体阴的一方总量不及正常范围而导致阴阳失衡的病理状态，临床主要有精、血、津液缺乏而阳热相对有余及虚性机能亢奋等病理表现。如《素问·调经论》说："阳虚则外寒，阴虚则内热。"阴虚或阳虚日久可互损，表现出阴阳两方的量均低于正常范围的病理状态，称为"阴阳两虚"。如绮石《理虚元鉴》所说："阴虚之久者，阳亦虚，终是阴虚为本"，"阳虚之久者，阴亦虚，终是阳虚为本。"《灵枢·根结》也有"阴阳气俱不足"的说法。王冰也认识到了由于机体本身阴阳的偏衰而导致人体出现的病证。如《素问·逆调论》曰："是人多痹气，阳气少，阴气多，故身寒如从水中出。"王冰注曰："言自由形气阴阳之为是，非衣寒而中有寒也。"解释"肉烁"病形成的机理时，又曰："水为阴，火为阳，今阳气有余，阴气不足，故云少水不能灭盛火也。"

3. 阴阳逆乱

在正常情况下，人体内阴阳之气的运动是有规律可循的，《内经》把这一状态称之为"清静"、"循序"。若阴阳之气运行紊乱，便会导致疾病的产生。故《灵枢·五乱》曰："相顺则治，相逆则乱"。《素问·至真要大论》也说："夫阴阳之气，清静则生化治，动则苛疾起。"王冰注释曰："动，谓变动常平之候，而为灾眚也。苛，重也。"简明扼要地解释了阴阳之气逆乱可产生疾病。《素问·阴阳应象大论》论述了脏腑阴阳之气的升降失常产生的病变："清气在下，则生飧泄，浊气在上，则生䐜胀。此阴阳反作，病之逆从也。"王冰解释为："热气在下，则谷不化，故飧泄。寒气在上，则气不散，故䐜胀。何者？以阴静而阳躁也。反，谓反复。作，谓作务。反复作务，则病如是。"

4. 阴阳格拒

阴阳格拒是阴阳失调中比较特殊的一类病机，指阴阳任何一方亢盛至极而将另一方排斥在外，以致阴阳之气不相顺接，相互格拒的一种病理状态。其中，阴寒之邪壅盛于内逼迫阳气浮越于外的病理状态，称为阴盛格阳，《内经》称为"关"或"关阴"。邪热内盛，深伏于里，阳气被遏，郁闭于内，不能外达于肢体而格阴于外的病理状态，称为阳盛格阴，《内经》又称为"格"或"格阳"。如《素问·六节藏象论》说："人迎……四盛已上为格阳。寸口……四盛已上为关阴。"王冰注释曰："人迎……四倍已上，阳盛之极，故格拒而食不得入也。……阴脉法也……四倍已上，阴盛之极，故关闭而溲不得通也。"《灵枢·脉度》也有："阳气太盛，则阴气弗能荣也，故曰格"。"阴气太盛，则阳气不能荣也，故曰关"。阴阳格拒的病理要素有二：一是阴或阳盛极，二是阴阳之间交通障碍。

5. 阴阳转化

阴阳转化指阴阳失调病变在一定条件下，疾病性质向相反方向转化的病理过程。如《素问·阴阳应象大论》曰："重寒则热，重热则寒。"王冰简要地注释为："物极则反。"准确地表述了阴阳转化必须具备一定的条件，即"极"或"重"，使后学者能够更透彻地理解《内经》原文，便于临床应用。《灵枢·论疾诊尺》也说："重阴必阳，重阳必阴；故阴主寒，阳主热，故寒甚则热，热甚则寒；故曰寒生热，热生寒，此阴阳之变也。"

6. 阴阳离决

阴阳离决是指阴阳双方失去了相互资生、相互制约的联系而走向分离、决裂乃至解体的危重病理变化和状态。阴阳离决是最严重的阴阳失调。如《素问·生气通天论》所说："阴阳离决，精气乃绝。"王冰也认识到此种病理变化的危重性，注释曰："若阴不和平，阳不闭密，强用施泻，损耗天真，二气分离，经络决惫，则精气不化，乃绝流通也。"

（三）王冰对气血失常病机的诠释

人体的气血既是脏腑经络等组织器官功能活动的产物，同时也是其进行功能活动的物质基础。若气血失常，必然会影响机体的各种生理功能，导致疾病发生。故《素问·调经论》说："血气不和，百病乃变化而生。"王冰注释曰："血气者人之神，邪侵之则血气不正，血气不正，故变化而百病乃生矣。"强调气血失常也是疾病过程中最普遍的病机，是脏腑、经络、形体官窍疾病的病理基础。

1. 气的失常

气失常的病机主要包括气虚和气机失调两大类。

（1）气虚。气虚是指气的量不足导致脏腑组织功能低下或衰退，抗病能力下降的病理状态。形成气虚的原因主要有先天禀赋不足，或后天失养，或肺脾肾功能失调而致气的生成不足；也可因劳倦内伤，久病不复等对气的耗损太过而致。王冰对气虚的成因理解的也颇为深刻，如在注释《素问·刺志论》："谷盛气盛，谷虚气虚"时，说："故谷气虚实，占必同焉。"说明后天饮食失宜，导致气的生化乏源，出现气虚病证。在《素问·举痛论》中解释"劳则气耗"时曰："然喘且汗出，

内外皆踰越于常纪，故气耗损也。"注释《素问·宣明五气》中"久卧伤气"时，王冰曰："劳于肺也。"认识到劳逸失度，是耗损正气的又一病因，无论是气的生成不足，还是耗损太过，都会导致气的总量不足或者功能减退，即达不到维持正常生命活动所需要的能量，表现出神疲乏力、头昏自汗，声低息短，饮食减少，舌淡脉虚等功能低下的病理状态。

（2）气机失调。气机失调是指气的升降出入运动失常的病理，是人体发生疾病最基本的病机之一。故《素问·举痛论》有"百病生于气也"之说，王冰的认识更为详尽，注释曰："夫气之为用，虚实、逆顺、缓急皆能为病。"气机失调的范围非常广泛，根据气的运动形式异常的规律，可概括为气滞、气逆、气陷、气闭、气脱。

气滞是指气的运行不畅或停滞的病理状态。如《素问·举痛论》曰："寒则腠理闭，气不行，故气收矣。""思则心有所存，神有所归，正气留而不行，故气结矣。"王冰注释曰："身寒则卫气沉，故皮肤文理及渗泄之处，皆闭密而气不流行，卫气收敛于中而不发散也。""系心不散，故气亦停留。"可见，气滞多因情志不遂，思虑过度，外邪侵袭等原因导致，也可因痰饮、瘀血、宿食等内邪阻滞而成，表现为具有胀闷、疼痛等共性的一系列病证特征。

气逆是指气的上升太过或下降不足的病理状态。可由情志所伤或饮食失宜等所致。最常见于肺、胃、肝等脏腑。如《素问·举痛论》说："怒则气逆，甚则呕血及飧泄，故气上矣。"王冰注释曰："怒则阳气逆上而肝气乘脾，故甚则呕血及飧泄也。何以明其然？怒则面赤，甚则色苍。《灵枢经》曰：'盛怒而不止则伤

志。'明怒则气逆上而不下也。"详细解释了"怒则气上"的机理,有效地指导着临床应用。

气陷是指气的下降太过或上升不及的病理状态。气陷一般是在气虚的基础上产生的,或者说是气虚的一种特定表现形式。如《素问·藏气法时论》所说:"脾病者……虚则腹满肠鸣,飧泄食不化"。王冰引用《灵枢经》之语加以注释:"中气不足,则腹为之善满,肠为之善鸣。"认识到脾虚气陷的具体病理变化。

气闭是指气机闭郁,外出严重受阻的病理状态。常以突然的意识丧失,呼吸窒息、二便不通或四肢厥冷等为其临床特征。多因感触秽浊邪毒,或痰浊、瘀血阻滞脑窍,或恼怒惊骇致使气机闭塞脑窍而成。如《素问·缪刺论》的"尸厥",王冰注释曰:"然阴气盛于上,则下气熏上而邪气逆,邪气逆则阳气乱,阳气乱则五络闭结而不通,故其状若尸也。以是从厥而生,故或曰尸厥。"解释了气机闭阻后出现的严重病理状态。

气脱是气失内守,大量外逸的病理状态。常以面色苍白,大汗不止,目闭口开,手撒遗尿,全身软瘫,神识昏迷,脉微欲绝等为临床特征。多因慢性疾病长期消耗,正气衰竭;或大出血、大吐、大泻、大汗等气随血脱或气随津脱而致。如《灵枢·血络论》说:"脉气盛而血虚者,刺之则脱气,脱气则仆",乃血虚误刺而气脱的例证。《素问·诊要经终论》说:"太阳之脉,其终也,戴眼反折,瘈疭,其色白,绝汗乃出,出则死矣。"是经脉气脱之例。王冰注释曰:"绝汗,谓汗暴出如珠而不流,旋复干也。太阳极则汗出,故出则死。"随着汗液的大量外泄,气随津脱导致气脱之危证。

2. 血的失常

血的失常概括起来有血虚、血瘀和血溢三类。

血虚是指血液的量低于正常水平,营养和滋润功能减退所表现的病理状态。成因主要有失血过多或生血不足。表现为脏腑百脉失养而功能减退,症见:头晕眼花,疲乏无力,面色淡白,唇舌爪甲色淡,女子月经不调或闭经,脉虚而细等。如《灵枢·决气》说:"血脱者,色白,夭然不泽。"《素问·腹中论》说:"病名血枯,此得之年少时有所大脱血,若醉入房中,气竭肝伤,故月事衰少不来也。"王冰注释曰:"出血多者,谓之脱血,漏下、鼻衄、呕吐、出血皆同焉……肝藏血以少大,脱血故肝伤也。然于丈夫则精液衰乏,女子则月事衰少而不来。"清楚地描述了出血过多可造成血虚证。血的生成不足,主要同脾胃病变有关。《灵枢·玉版》说:"胃者,水谷气血之海也。"所以,《灵枢·口问》说:"胃不实则诸脉虚",即脾胃虚弱,水谷运化失司,必然导致血虚。

血瘀是指血液运行不畅,甚则淤滞不行,或离经之血停蓄体内的病理状态。《内经》无血瘀之名,而有"恶血"、"留血"、"衃血"、"凝血"、"结血"、"宛陈"等。血瘀形成的原因很多,如气滞而致血行受阻,或气虚而血运迟缓,或痰浊阻络,或寒邪入血,血寒而凝,或邪热入血,煎熬血液等。血瘀的病理产物叫瘀血,瘀血形成后,又可阻遏气机,滞塞脉络,加重血瘀,又成为血瘀病机的形成原因。血瘀可发生于全身,也可发生于局部,人体的脏腑、经络、形体、官窍等任何部位,皆可出现血瘀的病理变化,表现为疼痛、肿块、出血、紫绀等。如《素问·离合真邪论》说:"夫邪之入于脉也，寒则血凝泣。"《素问·痹论》曰："病久入深，营卫之行涩。"描述了产生血瘀的原因。具体的症状表现如：《灵枢·五邪》："邪在肝，则两胁中痛，寒中，恶血在内"，《素问·刺禁论》："刺气街中脉，血不出，为肿鼠仆"；《素问·缪刺论》："恶血留内，腹中满胀，不得前后。"《素问·至真要大论》："血脉凝泣，络满色变，或为血泄。"《素问·调经论》："寒独留则血凝泣，凝则脉不通，其脉盛大以涩。"王冰对这些原文均未加详细的注释，可见，他已明确认识到此为医者皆知的常识，临床上已广泛应用。

血溢即出血，指血液从脉管内溢出，或停蓄体内，或泄出体外的病理状态。形成原因可见于热迫血行、气不摄血、瘀血阻络、外伤等。如《素问·刺禁论》："刺臂太阴脉，出血多立死。"王冰注曰："臂太阴者，肺脉也。肺者，主行荣卫阴阳，治节由之。血出多则荣卫绝，故立死也。"注释了误刺而致络脉破损，大出血而死的病证。《素问·调经论》："孙络外溢，则经有留血。"王冰曰："络有邪，盛则入于经，故云孙络外溢，则经有留血。"说明了邪气阻络可迫血旁溢。

（四）王冰对津液失常病机的疏注

津液失常指津液的代谢过程失常，涉及到津液的生成、输布和排泄三个基本环节，主要表现为津液不足和水湿停聚两个方面。

津液不足是指津液在数量上亏少，使脏腑组织器官失其滋养、濡润而产生的一系列干燥枯涩的病理状态。其产生的原因为生成不足或耗损太过。生成不足主要因脾胃受纳，运化水谷的功能障碍；耗损太过是津液不足的主要原因，如《素问·风论》："泄风之状，多汗，汗出泄衣上，

口中干，上渍其风，不能劳事，身体尽痛则寒。"王冰注释曰："上渍，谓皮上湿如水渍也，以多汗出故尔。汗多则津液涸，故口中干。形劳则汗出甚，故不能劳事。身体尽痛，以其汗多，汗多则亡阳，故寒也。"详细描述了多汗造成的津液枯涸的病理症状。

水湿停聚是指津液在体内输布代谢障碍，停聚于局部或全身所致的病理状态。其形成以肺、脾、肾、三焦的功能失常为关键。如《素问·水热穴论》："肾者，胃之关也，关门不利，故聚水而从其类也。"王冰注释曰："关者，所以司出入也，肾主下焦，膀胱为府，主其分注，关窍二阴，故肾气化则二阴通，二阴闭则胃填满，故云肾者胃之关也。关闭则水积，水积则气停，气停则水生，水生则气溢，气水同类，故云关闭不利，聚水而从其类也。"《素问·气厥论》："肺移寒于肾，为涌水。涌水者，按腹不坚，水气客于大肠，疾行则鸣濯濯，如囊裹浆，水之病也。"王冰分析其机理注释为："肺藏气，肾主水，夫肺寒入肾，肾气有余，肾气有余则上奔于肺，故云涌水也。大肠为肺之府，然肺肾俱为寒薄，上下皆无所之，故水气客于大肠也。肾受凝寒，不能化液，大肠积水而不流通，故其疾行，则肠鸣而濯濯有声，如囊裹浆而为水病也。"《素问·至真要大论》："诸湿肿满，皆属于脾。"王冰注："土薄则水浅，土厚则水深，土平则干，土高则湿，湿气之有，土气同之。"总之，王冰已深刻认识到脏腑功能障碍会导致津液输布失常，而见水湿停聚。

（五）王冰对六淫病机的弘扬拓展

六淫之邪作为一类外感病因，有其共同的致病特点：① 外感性。六淫为病，

多始于皮毛肌表，逐渐传入经络脏腑，即由表入里，由浅入深，层层相传，内舍相应脏腑，最后导致脏腑机能失调。② 季节性。六淫之邪是六气的太过或不及所致。六气的变化与季节密切相关，不同的气候变化所产生的六淫病因对人体有不同的影响。因此，外感病常表现为一定的季节性，造成季节性的多发病和流行病。③ 地域性。六淫致病常常与病人居住地区和自然环境密切相关。不同的地区，其气候和自然环境不同，患病亦有差异。如西北地区气候寒冷、干燥，常见寒邪、燥邪为病；东南临海地带气候潮湿，常见湿邪为病。④ 相兼性。六淫邪气既可以单独侵袭人体发病，又可以两种以上相兼致病。相兼之邪，常见依风相合，或同类相兼。如《素问·痹论》曰："风寒湿三气杂至，合而为痹也。"王冰注释曰："虽合而为痹，发起亦殊也。"说明风、寒、湿三种邪气共同侵犯人体可产生痹证，但不同的邪气偏胜，发病各有特征。⑤ 郁发性。六淫邪气侵入人体，有时并不立即发病，而是郁伏体内，经过一段时间，到适当的季节适时致病，成为日后发病的因素。如《素问·阴阳应象大论》说："冬伤于寒，春必病温。"⑥ 转化性。六淫之邪侵入人体后，可在患者体质、治疗、调养等因素作用下发生变化。如外感风寒表证，若患者为阳盛体质，或失治、误治，可很快转化为肺热或胃热里证，此时风寒邪气便转化成热邪了。

六淫并非仅指温度、湿度、辐射热、气流、气压等气象因素之异常。在整体联系中，结合临床实践看，六淫是综合性的物质病因。它包含着存在于正常气候中对人有害的生物、化学、物理性因素，以及反常气候变化所造成的存在于整个自然环境中的有害人体健康的生物、化学、物理

性因素。风、寒、暑、湿、燥、火各自的性质与致病特点，可以通过四季中的气象、物象以及临床表现等显示出来，现分别归纳如下：

1. 风邪

风为春季的主气，但四季皆有，故风邪引起的疾病虽以春季为多，但不限于春季，其它季节亦均可发生。风邪侵袭人体具有以下性质和致病特点。

（1）风为阳邪，轻扬开泄，易袭阳位。风性质轻而上浮，感受风邪，易使人体腠理疏松，汗液外泄。正因为风性具有轻扬、升散、向上向外、开泄的特征，故属于阳邪，伤及人体常犯阳位。如《素问·太阴阳明论》曰："故阳受风气……伤于风者，上先受之。"王冰对此认识也较为深刻，注释曰："同气相求尔……阳气炎上，故受风。"具体表现多见头面、鼻咽、肌表，肺脏等部位的病证。如《素问·风论》说："风气藏于皮肤之间，内不得通，外不得泄。"王冰注释曰："腠理开疏则邪风入，风气入已，玄府闭封，故内不得通，外不得泄也。"《素问·骨空论》曰："风从外入，令人振寒，汗出头痛，身重恶寒。"王冰分析曰："风中身形，则腠理闭密，阳气内拒，寒复外胜，胜拒相薄，荣卫失所，故如是。"

（2）风性善行而数变。"善行"指风邪为病具有病位游移，行无定处的特性。"数变"指风邪致病具有变幻无常、发病迅速的特点。如《素问·痹论》说："其风气胜者为行痹。"王冰注释曰："风则阳受之，故为痹行。"《素问·风论》也说："风者善行而数变，腠理开则洒然寒，闭则热而闷。"王冰注释曰："洒然，寒貌。闷，不爽貌。腠理开则风飘扬，故寒。腠理闭则风混乱，故闷。"由此可见，王冰根据自然界风的特性，并结合临

床体会对其善行数变的特性描述得细致入微。

（3）风性主动。"动"是指风邪致病常出现一些动摇不定的症状特点。临床上常见的眩晕，振颤，抽搐，角弓反张，肌肉瞤动等，皆属于风性主动的风证范畴。如《素问·阴阳应象大论》曰："风胜则动。"王冰结合自然现象注释曰："风胜则庶物皆摇，故为动。"《素问·至真要大论》曰："诸暴强直，皆属于风。"王冰解释其机理为："阳内郁而阴行于外。"如此则概括了风邪致病的又一特性。

（4）风为百病之长。长者，始也，首也。风为百病之长，是指风邪致病部位广泛，变化多端，且易兼他邪同时致病，如外感风寒、风热、风湿等，所以风邪常为外邪致病的先导。如《素问·风论》说："故风者百病之长也，至其变化，乃为他病也，无常方，然致有风气也。"王冰注释曰："长，先也，先百病而有也。"《素问·骨空论》也说："风者百病之始也。"王冰注释曰："始，初也。"由此推知，王冰已明确认识到风邪致病的先导作用，为后世临床应用提供了科学思路。

2. 寒邪

寒为冬季的主气。在气温低的冬季或气候寒冷的北方，不注意防寒保暖，每易造成寒邪侵袭人体而致病。但酷热炎暑，常因深夜贪凉露宿，亦有寒邪可乘之机。寒邪的性质和致病特点如下：

（1）寒为阴邪，易伤阳气。寒邪凛冽清冷，其性属阴。人体之阳气主温煦又可以制约阴气，但阴寒偏盛，则人体的阳气不仅不足以驱除寒邪，反而又被阴寒邪气所遏制或耗伤。故感受寒邪，最易损伤人体阳气，表现出一系列阴寒清冷、水液不化的证候，如肢冷蜷卧，畏寒战栗，呕泻清冷，小便清长、肢体浮肿等。如《素问·调经论》曰："阳受气于上焦，以温皮肤分肉之间，今寒气在外，则上焦不通，上焦不通，则寒气独留于外，故寒慄。"王冰简要地注释为："慄，谓振慄也。"《素问·至真要大论》曰："诸病水液，澄澈清冷，皆属于寒。"王冰解释为："上下所出，及吐出尿出也。"《素问·阴阳应象大论》也曰："寒胜则浮。"王冰注释曰："寒胜则阴气结于玄府，玄府闭密，阳气内攻，故为浮。"说明王冰对寒邪伤阳的特性也深有体会，所以《素问·阴阳应象大论》又有"阴胜则阳病"之说。

（2）寒性凝滞。凝滞，即凝结、阻滞不通之意。人体气血津液之所以能运行不息，通畅无阻，全赖一身阳气的温煦推动，一旦阴寒之邪偏盛，阳气受损，则正如《素问·举痛论》所说："寒气入经而稽迟，泣而不行，客于脉外则血少，客于脉中则气不通，故卒然而痛。"具体表现如："寒气客于小肠膜原之间，络血之中，血泣不得注于大经，血气稽留不得行，故宿昔而成积矣。"王冰注释曰："言血为寒气之所凝结而乃成积。"气血闭阻凝滞，不通则痛，故寒邪伤人多见疼痛症状。如《素问·痹论》说："痛者，寒气多也，有寒故痛也。"王冰注释曰："风寒湿气客于分肉之间，迫切而为沫，得寒则聚，聚则排分肉，肉裂则痛，故有寒则痛也。"

（3）寒性收引。收引即收缩牵引之意。寒邪侵袭人体，可使气机收敛，腠理、经络、筋脉收缩而挛急。如《素问·举痛论》说："寒气客于脉外则脉寒，脉寒则缩踡，缩踡则脉绌急，则外引小络，故卒然而痛，得炅则痛立止。"王冰注释曰："脉左右环，故得寒则缩踡而绌急，缩踡绌急则卫气不得通流，故外引于小络脉也。卫气不入，寒内薄之，脉急不纵，故痛生也。得热则卫气复行，寒气退辟，故痛止。"又说"寒则腠理闭，气不行，故气收矣。"王冰注释曰："身寒则卫气沉，故皮肤文理及渗泄之处，皆闭密而气不流行，卫气收敛于中而不发散也。"所以，寒邪侵犯人体部位不同，而表现出多种"收引"的症状，如寒客肌表，毛窍腠理闭塞，卫阳被遏不得宣泄，可见发热、恶寒、无汗等症状；寒客血脉，则气血凝滞，血脉挛缩，可见头身疼痛，脉紧等症状；寒客经络关节，经脉拘急收引，气血不通，则可使肢体屈伸不利，或冷厥不仁。

3. 暑邪

暑为夏季的主气，乃火热所化。暑邪致病有明显的季节性，主要发生于夏至以后，立秋以前。所以《素问·热论》说："先夏至日者为病温，后夏至日者为病暑。"王冰注释曰："阳热未盛，为寒所制，故为病曰温。阳热大盛，寒不能制，故为病曰暑。"说明暑与温是同一病邪，因感受的节气不同，有温病、暑病之分。暑邪的性质和致病特点如下：

（1）暑为阳邪，其性炎热。暑为盛夏火热之气所化，具有酷热之性，故为阳邪。暑邪侵犯人体多见炎热燔灼之象，如壮热，面赤，喘息气粗，汗多烦渴，苔黄燥，脉洪数等。如《素问·生气通天论》云："因于暑，汗，烦则喘喝，静则多言。"王冰注释曰："言病因于暑，则当汗泄。不为发表，邪热内攻，中外俱热，故烦燥、喘、数大呵而出其声也。若不烦躁，内热外凉，瘀热攻中。故多言而不次也。"

（2）暑性升散，易耗气伤津。暑为阳邪，阳性升发，故暑邪侵犯人体，可致腠理开泄而多汗。汗出过多，则耗伤津液，

出现口渴喜欢，尿赤短少等，若气随津泄，又可见气短乏力，精神疲惫等气虚之证。如《素问·刺志论》说："气虚身热，得之伤暑。"王冰注释曰："热伤气，故气虚身热。"

（3）暑多夹湿。暑季常多雨潮湿，所以暑邪致病，常易兼夹湿邪侵犯人体，形成暑湿证。如《素问·生气通天论》说："湿热不攘，大筋缓短，小筋弛长，缓短为拘，弛长为痿。"王冰注释曰："热气不释，兼湿内攻，大筋受热则缩而短，小筋得湿则引而长，缩短故拘挛而不伸，引长故痿弱而无力。"

4. 湿邪

湿为长夏主气。若非长夏而长时间淫雨连绵，也可出现潮湿的气候。地势低洼、河流湖泊分布较多的区域，亦可形成局部的湿盛环境。湿邪的性质和致病特点如下：

（1）湿为阴邪，易阻遏气机，损伤阳气。湿与水同类，由水气所化生，故有"湿为水之散，水为湿之聚"之说。水性寒凉而属阴，故湿为阴邪。湿邪在六淫之中相对而言属于有形之邪，湿邪侵及人体，留滞于脏腑经络，最易阻遏气机，使气机升降失常，经络阻滞不畅，常出现胸闷脘痞、小便短涩、大便不爽等症。由于湿为阴邪，阴胜则阳病，所以湿邪侵袭人体，不仅可以阻遏气机，还可损伤机体阳气。脾主运化、喜燥而恶湿，故湿邪外感，留滞体内，常先困脾，而致脾阳不振，运化无权，水湿停聚，产生腹泻、尿少、水肿、腹水等病症。如《素问·至真要大论》云："诸湿肿满，皆属于脾。"王冰注释曰："土薄则水浅，土厚则水深，土平则干，土高则湿，湿气之有，土气同之。"《素问·六元正纪大论》说："湿胜则濡泄，甚则水闭胕肿。"王冰注

释曰："濡泄，水利也。胕肿，肉泥，按之陷而不起也。水闭，则逸于皮中也。"

（2）湿性重浊黏滞。重即沉重、重着之意；浊即秽浊、浑浊之意；黏，即黏腻；滞即停滞。六淫之中，唯湿为重浊有质之邪，且性质黏腻停滞。湿邪伤人，其临床症状多表现为肢体沉重强痛，分泌物、排泄物量多，秽浊不清等。如《素问·生气通天论》说："因于湿，首如裹。"王冰简明地注释为："湿其首，若湿物裹之。"《素问·至真要大论》也有："诸痉项强，皆属于湿。"王冰注释曰："太阳伤湿。"表明了湿邪所伤犯的部位。《素问·痹论》也云："湿气胜者为著痹也。"王冰注释为："湿则皮肉筋脉受之，故为痹著而不去也。"也提示了湿邪为病多缠绵难愈，病程较长。

（3）湿性趋下，易袭阴位。湿邪为病多见下部的症状，如水肿多以下肢较为明显，又如妇女带下，小便淋浊，泄泻下痢等都表现在人体下部。《素问·太阴阳明论》说："伤于湿者，下先受之。"王冰对此也有认识，注释曰："阴气润下，故受湿。盖同气相合尔。"

5. 燥邪

燥为秋天的主气。燥性干涩、清肃、劲急。燥邪为病有温燥和凉燥之分。初秋有夏热之余气，燥与温热结合而侵犯人体，多见温燥病证；深秋又有近冬之寒气，燥与寒邪结合侵犯人体，见凉燥病证。燥邪的性质和致病特点如下：

（1）燥性干涩，易伤津液。干，干燥，干枯无津；涩，涩滞，不光滑，不畅。燥性干涩，侵犯人体易耗伤机体津液，表现出津亏失润的症状，如口鼻干燥，咽干口渴，皮肤干涩，甚则皲裂，毛发不荣，小便短少，大便干结等。故《素问·阴阳应象大论》说："燥胜则干。"王冰注释曰："燥胜则津液竭涸，故皮肤干燥。"明确表述了燥邪的干涩之性和伤津耗液的临床特点。

（2）燥易伤肺。肺为娇脏，主气，司呼吸，喜润而恶燥，与外界大气相通。故燥邪最容易侵袭肺脏，伤损肺津，影响肺的宣发肃降功能，而出现干咳少痰，或痰液胶黏难咯，或痰中带血，以及喘息胸痛等症。如《素问·气交变大论》曰："岁金太过，燥气流行……甚则喘咳逆气，肩背痛……咳逆甚而血溢。"王冰对此解释为："金气峻虐，木气被刑，火未来复，则如是也。"

6. 火（热）邪

火热为阳盛所生，故火热常可混称，两者仅有致病程度的差异，而无本质上的区别。温为热之渐，火为热之极，热多属于外淫，如风热、湿热之类病邪；而火常由内生，如心火上炎、肝火亢盛等病变。火热邪气的性质和致病特点如下：

（1）火（热）为阳邪，其性炎上。火热之性燔灼、躁动、升腾向上，故为阳邪。火热伤人，常表现出一系列阳热征象，如高热、烦渴、脉洪数等症，且多表现于人体上部，如表现为口舌生疮、咽喉肿痛、鼻涕黄稠等。火热阳邪常可上炎扰乱神明，出现心烦失眠，狂躁妄动，神昏谵语等症。如《素问·至真要大论》说："诸热瞀瘛，皆属于火"；"诸禁鼓慄，如丧神守，皆属于火"；"诸逆冲上，皆属于火。"王冰对此也认识深刻，解释曰："火象微"，"热之内作"，"炎上之性用也。"

（2）易耗气伤津。火热之邪，最易迫津外泄，消灼阴液，因津能载气，热盛迫津外泄，势必导致气随津脱而致气的耗伤。故火热之邪致病，除有热象外，往往伴有口渴喜欢，咽干舌燥，小便短赤，神疲乏力等症状。如《素问·举痛论》说："炅则腠理开，荣卫通，汗大泄，故气泄。"王冰注释曰："热则肤腠开发，荣卫大通，津液外渗，而汗大泄也。"《素问·阴阳应象大论》亦曰："壮火食气，""壮火散气"。王冰注释说："以壮火食气，故气得壮火则耗散。"足见王冰也认识到火热之邪耗气伤津的特性，给临床以指导。

（3）易生风动血。火性急迫，伤及人体易扰乱气血，引起脏腑气逆，血液妄行的急性证候。如急性呕吐、泄泻、多种出血等。《素问·至真要大论》说："诸胀腹大，皆属于热。""诸呕吐酸，暴注下迫，皆属于热。"王冰注释曰："热郁于内，肺胀所生。""内格呕逆，食不得入，是有火也。"明确描述了火热之邪扰乱脏腑气机的症状表现。王冰对火热之邪迫血妄行也有描述："火烁于内，则口舌糜烂呕逆，及为血溢血泄。"火热之邪侵袭人体，又易燔灼肝经，劫耗阴液，使筋脉失其滋养濡润而挛急，致肝风内动，称为"热极生风"。表现为高热，四肢抽搐，目睛上视，颈项强直等。如《素问·至真要大论》曰："诸转反戾，水液浑浊，皆属于热。"王冰注曰："反戾，筋转也。水液，小便也。"提示了火热之邪生风动血的特性。

（4）易致肿疡。火热之邪入于血分，可聚于局部，腐蚀血肉发为痈肿疮疡。王冰对此认识深刻，在《素问·至真要大论》注中说："足胫肿，是火郁所生也。""火气内蒸，金气外拒，阳热内郁，故为痈胗疮疡。胗甚，亦为疮也。热少则外生痈胗，热多则内结痈痤。"

综上所述，王冰对六淫诸邪的性质和致病特点均做了贴切的描述，为后世医家临证审因提供了依据。

（六）王冰对脏腑病机的深刻理解

脏腑病机是指脏腑功能失调而产生各种病变的机理。王冰在《素问》次注中强调了脏腑病机的重要性，其基本学术思想和观点至今仍具有指导意义。王冰的脏腑病机学思想主要体现于以下几方面：

1. 以五脏病机为中心

中医学认为，人体是以五脏为中心的五大系统构成的有机整体，在生理上相互联系，以维持其功能活动上的协调平衡；在病理上则相互影响，全身各处的病理变化无不直接或间接地影响五脏的功能状态，而五脏精气的盛衰程度又决定着疾病的轻重和转归。故五脏病机的内容也占据着核心地位。如《素问·脉要精微论》说："五藏者，中之守也。""得守者生，失守者死"，"五藏者，身之强也，""得强则生，失强则死。"王冰注释曰："身形之中，五神安守之所也。此则明观五藏也。""皆神气得居而守则生，失其所守则死也。""藏安则神守，神守则身强，故曰身之强也。""强，谓中气强固以镇守也。"可见，五脏在人体中占据着主导地位，脏腑病机以五脏病机为中心。

王冰脏腑病机的主要内容可概括为五类症状表现：一是本脏（腑）的功能失调。如心血瘀阻的心痛，脾失运化的飧泄，肺失宣降的咳喘等。二是本脏所主的体、华、窍等组织器官的病变。如肝脏病变常见目眩、爪枯、筋急等。三是本脏经脉循行所过部位的病变。如肝病胁下痛引少腹等。四是本脏所主情志的病变。如肝病令人善怒等。五是与本脏密切相关的脏腑及其经脉的病变。如肝气乘脾则呕逆，飧泄等。

上述五类症状表现在《素问》次注中，王冰均有详细论述。如《素问·痹论》曰："肺痹者，烦满喘而呕。心痹者，脉不通，烦则心下鼓，暴上气而喘，咽干善噫，厥气上则恐。"王冰注释曰："以藏气应息，又其脉还循胃口，故使烦满喘而呕。心合脉，受邪则脉不通利也。邪气内扰，故烦也。手心主心包之脉，起于胸中，出属心包，下鬲。手少阴心脉，起于心中，出属心系，下鬲络小肠，其支别者，从心系上侠咽喉；其直者，复从心系却上肺。故烦则心下鼓满，暴上气而喘，咽干也。""心主为噫，以下鼓满，故噫之以出气也。若是逆气上乘于心，则恐畏也，神惧凌弱故尔。"《素问·风论》曰："肝风之状，多汗恶风，善悲，色微苍，嗌干善怒，时憎女子，诊在目下，其色青。脾风之状，多汗恶风，身体怠惰，四支不欲动，色薄微黄，不嗜食，诊在鼻上，其色黄。肾风之状，多汗恶风，面疮然浮肿，脊痛不能正立，其色炲，隐曲不利，诊在肌上，其色黑。胃风之状，颈多汗恶风，食饮不下，鬲塞不通，腹善满，失衣则膜胀，食寒则泄，诊形瘦而腹大。"王冰注释曰："肝病则心藏无养，心气虚，故善悲。肝合木，木色苍，故色微苍也。肝脉者，循股阴入髦中，环阴器，抵少腹，侠胃属肝络胆，上贯鬲，布胁肋，循喉咙之后，入颃颡，上出额与督脉会于巅；其支别者，从目系下。故嗌干善怒，时憎女子，诊在目下也。青，肝色也。脾脉起于足，上循箭骨，又上膝股内前廉，入腹属脾络胃，上鬲侠咽，连舌本，散舌下；其支别者，复从胃，别上鬲注心中。心脉出于手，循臂。故身体怠惰，四支不欲动，而不嗜食。脾气合土，主中央，鼻于面部亦居中，故诊在焉。黄，脾色也。……脾主四支，脾风则四支不欲动矣。疮然，言肿起也。炲，黑色也。肾者阴也。目下亦阴也。故肾藏受

风，则面疮然而浮肿。肾脉者，起于足下，上循腨内，出腘内廉，上股内后廉，贯脊。故脊痛不能正立也。隐曲者，谓隐蔽委曲之处也。肾藏精，外应交接，今藏被风薄，精气内微，故隐蔽委曲之事，不通利所为也。《阴阳应象大论》曰：'气归精，精食气。'今精不足，则气内归精。气不注皮，故肌皮上黑也。黑，肾色也。胃之脉，支别者从颐后下廉过人迎，循喉咙，入缺盆，下鬲属胃络脾；其直行者，从缺盆下乳内廉，下侠脐入气街中；其支别者，起胃下口，循腹里，至气街中而合。故颈多汗，食饮不下，鬲塞不通，腹善满也。然失衣则外寒而中热，故腹膜胀。食寒则寒物薄胃而阳不内消，故泄利。胃合脾而主肉，胃气不足则肉不长，故瘦也。胃中风气积聚，故腹大也。"王冰详细地描述了脏腑发生病变后表现出的病理症状及所属各脏腑的经脉循行所过处组织器官的病变，并运用五行学说解释了五脏疾病的传变次序。如《素问·玉机真藏论》说："五藏受气于其所生，传之于其所胜，气舍于其所生，死于其所不胜，病之且死，必先传行，至其所不胜，病乃死。"王冰注释曰："受气所生者，谓受病气于己之所生者也。传所胜者，谓传于己之所克者也。气舍所生者，谓舍于生己者也。死所不胜者，谓死于克己者之分位也。所传不顺，故必死焉。"

2. 以功能定位为主导

中医学认为，脏腑病证主要是由于脏腑功能失调所致，很少论及病理条件下脏腑的形态、结构改变。每一脏腑都有自己独特的功能，其病机便分别同其功能失调有关。王冰对此认识颇为深刻。如《素问·宣明五气》说："五气所病：心为噫，肺为咳，肝为语，脾为吞，肾为欠为嚏，胃为气逆，为哕为恐，大肠小肠为

泄，下焦溢为水，膀胱不利为癃，不约为遗溺，胆为怒，是谓五病。"王冰根据各脏腑的功能特性注释曰："象火炎上，烟随焰出，心不受秽，故噫出之。象金坚劲，扣之有声，邪击于肺，故为咳也。象木枝条，而形支别，语宣委曲，故出于肝。象土包容，物归于内，翕如皆受，故为吞也。象水下流，上生云雾，气郁于肾，故欠生焉。太阳之气和利而满于心，出于鼻则生嚏也。以为水谷之海，肾与为关，关闭不利，则气逆而上行也。以包容水谷，性喜受寒，寒谷相薄，故为哕也。寒盛则哕起，热盛则恐生，何者? 胃热则肾气微弱，故为恐也。下文曰：精气并于肾则恐也。大肠为传道之府，小肠为受盛之府，受盛之气既虚，传道之司不禁，故为泄利也。下焦为分注之所，气窒不泻，则溢而为水。膀胱为津液之府，水注由之。然足三焦脉实，约下焦而不通，则不得小便；足三焦脉虚，不约下焦，则遗溺也……中正决断，无私无偏，其性刚决，故为怒也。"同时，王冰亦认识到五脏之气的生理活动倾向，如《素问·刺禁论》曰："肝生于左，肺藏于右，心部于表，肾治于里，脾为之使，胃为之市。"王冰注释曰："肝象木，王于春，春阳发生，故生于左也，肺象金，王于秋，秋阴收杀，故藏于右也……阳气主外，心象火也。阴气主内，肾象水也。 新校正云：按杨上善云：'心为五藏部主，故得称部。肾间动气，内治五藏，故曰治。'营动不已，糟粕水谷，故使者也。水谷所归，五味皆入，如市杂，故为市也。"王冰运用五脏的五行归类来形象地分析脏腑气机的升降规律，也提示五脏病变的趋势和易发部位。具体来讲，即肝位下焦，其气主升，肺位至高，为华盖之脏，其气宜降，在下之气由左而升，在上之气从右而降，形成左升右降之局，从而统帅着人体气机升降运动。但气机升降又非肝肺所独任，尚须"心部于表"、"肾治于里"的密切配合，尤其是"脾为之使"能上能下，"胃为之市"能出能入，两者相协升清降浊，所起之枢纽作用必不可分。这样才能使在上之心肺之气下降，在下之肝肾之气上升，脾胃枢转于中，"高下相召，升降相因"，从而维持着人体的正常生命活动。若误刺损伤脏气，则使气机升降失序，轻者发生病变，甚者则如《素问·六微旨大论》所说："出入废则神机化灭，升降息则气立孤危。"

3. 以虚实为病性之纲

王冰在论述五脏的病机病证时，多以脏气的虚实作为疾病定性的纲领。如《素问·藏气法时论》说："肺病者，喘咳逆气，肩背痛，汗出，尻阴股膝，髀腨胻足皆痛，虚则少气不能报息，耳聋嗌干……肾病者，腹大胫肿，喘咳身重，寝汗出，憎风，虚则胸中痛，大腹小腹痛，清厥意不乐。"王冰注释曰："肺藏气而主喘息，在变动为咳，故病则喘咳逆气也。背为胸中之府，肩接近之，故肩背痛也。肺养皮毛，邪盛则心液外泄，故汗出也。肾少阴之脉，从足下上循腨内出腘内廉上股内后廉，贯脊属肾络膀胱。今肺病则肾脉受邪，故尻阴股膝髀腨胻足皆痛，故下取少阴也。气虚少，故不足以报入息也。肺太阴之络，会于耳中，故聋也。肾少阴之脉，从肾上贯肝膈入肺中，循喉咙侠舌本。今肺虚则肾气不足以上润于嗌，故嗌干也……肾少阴脉，起于足而上循腨，复从横骨中，侠齐循腹里上行而入肺，故腹大胫肿而喘咳也。肾病则骨不能用，故身重也。肾邪攻肺，心气内微，心液为汗，故寝汗出也。胫既肿矣，汗复津泄，阴凝玄府，阳烁上焦，内热外寒，故憎风也。

憎风,谓深恶之也。肾少阴脉,从肺出络心注胸中,然肾气既虚,心无所制,心气熏肺,故痛聚胸中也。足太阳脉,从项下行而至足,肾虚则太阳之气不能盛行于足,故足冷而气逆也。清,谓气清冷。厥,谓气逆也。以清冷气逆,故大腹小腹痛。志不足则神躁扰,故不乐也。"详细分析了肺肾虚实之证的具体表现及产生的机理。在《素问·玉机真藏论》注中还就"五实五虚"的预后和转机专门进行了讨论:"实,谓邪气盛实。然脉盛,心也;皮热,肺也;腹胀,脾也;前后不能,肾也;闷瞀,肝也。虚,谓真气不足也。然脉细,心也;皮寒,肺也;气少,肝也;泄利前后,肾也;饮食不入,脾也。全注:饮粥得入于胃,胃气和调,其利渐止,胃气得实,虚者得活。言实者得汗外通,后得便利,自然调平。"

4. 以五行概括脏腑特性

王冰注重从五行角度概括脏腑的特性,如《素问·五运行大论》云:"神在天为风,在地为木……在脏为肝"。"其在天为热,在地为火……在脏为心";"其在天为湿,在地为土……在脏为脾";"其在天为燥,在地为金……在脏为肺";"其在天为寒,在地为水……在脏为肾"。王冰注释曰:"鸣紊启坼,风之化也。振拉摧拔,风之用也。岁属厥阴在上,则风化于天;厥阴在下,则风行于地。长短曲直,木之体也。干举机发,木之用也……肝有二布叶,一小叶,如木甲拆之象也。各有支络,脉游于中,以宣发阳和之气,魂之宫也。为将军之官,谋虑出焉。乘丁岁,则肝藏及经络先受邪而为病也。胆府同"。"亦神化气也。暄暑郁蒸,热之化也。炎赫沸腾,热之用也。岁属少阴少阳,在上,则热化于天,在下,则热行于地。光显炳明,火之体也。燔燎焦然,火

之用也……心形如未敷莲花,中有九空,以导引天真之气,神之宇也。为君主之官,神明出焉。乘癸岁,则心与经络受邪而为病,小肠府亦然。""言神化也。柔润重泽,湿之化也。埃郁云雨,湿之用也。岁属太阴在上,则湿化于天,太阴在下则湿化于地。敦静安镇,聚散复形,群品以生,土之体也。含垢匿秽,静而下民,为变化母,土之德也……形象马蹄,内包胃脘,象土形也。经络之气,交归于中,以营运真灵之气,意之舍也。为仓廪之官,化物出焉。乘己岁,则脾及经络受邪而为病。 新校正云:详肝心肺肾四藏,注各言府同。独此注不言胃府同者,缺文也。""神化也。雾露清劲,燥之化也。肃杀凋零,燥之用也。岁属阳明在上,则燥化于天,阳明在下,则燥行于地者也。从革坚刚,金之体也。锋刃铦利,金之用也……肺之形似人肩,二布叶,数小叶,中有二千四空,行列以分布诸藏清浊之气,主藏魄也。为相傅之官,治节出焉。乘乙岁,则肺与经络受邪而为病也。大肠府亦然。""神化也。凝惨冰雪,寒之化也。凛冽霜雹,寒之用也。岁属太阳在上则寒化于天,太阳在下则寒行于地。阴气布化,流于地中,则为水泉。澄澈流衍,水之体也。漂荡没溺,水之用也……肾藏有二,形如豇豆相并,而曲附于脊筋,外有脂裹,里白表黑,主藏精也。为作强之官,伎巧出焉,乘辛岁,则肾脏及经络受邪而为病。膀胱府同。"这就把脏腑同五行五气紧密联系起来,并提示肝心脾肺肾易被风热湿燥寒所伤而患风证、热证、湿证、燥证和寒证。所以《素问·至真要大论》亦说:"诸风掉眩,皆属于肝。诸寒收引,皆属于肾,诸气膹郁,皆属于肺。诸湿肿满,皆属于脾……诸痛痒疮,皆属于心。"王冰注释曰:"风性动,

木气同之……寒物收缩，水气同也。高秋气凉，雾气烟集，凉至则气热，复甚则气殚，徼其物象，属可知也。朡，谓朡满。郁，谓奔迫也。气之为用，金气同之。土薄则水浅，土厚则水深，土平则干，土高则湿，湿气之有，土气同之……心寂则痛微，心躁则痛甚，百端之起，皆自心生，痛痒疮疡生于心也。"总之，王冰结合五脏的生理特性及五行归属，详细分析了脏腑病机，成为后世临床应用之准绳。

（七）王冰对经络病机的独到见解

经络病机是指致病因素直接或间接作用于经络系统而引起的病理变化，主要有经络的气血偏盛偏衰、气血运行逆乱、气血运行阻滞、气血衰竭等方面。

1. 经络气血偏盛偏衰

经络气血偏盛是指经络中气血满盛，功能亢进；偏衰是指经络中气血不足，功能衰减；经络气血的盛衰可累及其相关的脏（腑），导致该脏（腑）的功能失调。如《灵枢·经脉》曰："胃足阳明之脉……气盛则身以前热，其有余于胃，则消谷善饥，溺色黄，气不足则身以前皆寒栗，胃中寒则胀满。"又说："足阳明之别……实则狂巅，虚则足不收，胫枯。"此即足阳明胃经的经气或虚或实所引起的病变。可见，经络气血的盛衰，可直接影响着与其相络属脏腑的生理功能。王冰也认识到经络气血偏盛偏衰所产生的虚实病证，对《素问·调经论》提出的："夫十二经脉者，皆络三百六十五节，节有病必被经脉，经脉之病皆有虚实。"的观点表示赞同。在注释《素问·痿论》原文"阳明虚则宗筋纵，带脉不引，故足痿不用也"时，也详细地描述到："阳明之脉，从缺盆下乳内廉，下侠脐至气街中；其支别者，起胃下口，循腹里下至气街中

而合，以下髀，抵伏兔，下入膝髌中，下循胻外廉，下足跗，入中指内间；其支别者，下膝三寸而别，以下入中指外间。故阳明虚则宗筋纵缓，带脉不引，而足痿弱不可用也。"

有时，在复杂病因的作用下，还可出现人体一部分经气偏盛，而另一部分经气偏虚的相对虚实并存的病理状态。如《素问·调经论》说："气血以并，阴阳相倾，气乱于卫，血逆于经，血气离居，一实一虚。"王冰注释曰："卫行脉外，故气乱于卫，血行经内，故血逆于经，血气不和，故一虚一实。"《素问·五藏生成论》也说："是以头痛巅疾，下虚上实，过在足少阴、巨阳，甚则入肾。"王冰注释曰："足少阴，肾脉。巨阳，膀胱脉。膀胱之脉者，起于目内眦，上额交巅上；其支别者，从巅至耳上角；其直行者，从巅入络脑，还出别下项，循肩髆，内侠脊，抵腰中，入循膂，络肾，属膀胱。然肾虚而不能引巨阳之气，故头痛而为上巅之疾也。经病甚已，则入于藏矣。"

由此可见，经络气血偏盛偏衰，可产生单纯或虚或实的病证，也可虚实并存。经络病变又直接影响着与其相络属的脏腑，导致脏腑功能失调而为病。

2. 经络气血逆乱

经络气血逆乱是指经络中气血运行的方向和路线发生异常的病理状态。主要是由于经气的升降逆乱，从而影响及气血的运行，导致气血运行异常。反之，气血运行失常，亦会导致经气逆乱，二者常互为因果。经络气血逆乱常表现为经脉所过之处出现寒、热、胀、挛急、不仁等症状，严重者扰乱脏腑气机，导致与其络属的脏腑生理功能紊乱，引起咳喘、呕泻、胀满、眩仆、昏厥等脏腑病证。经络的气血逆乱，多引起人体阴阳之气不相顺接，而

发为厥逆。厥，即经气逆乱。王冰明确解释说："厥，谓气上逆也。"《素问·厥论》描述了六经厥的病证，如："巨阳之厥，则肿首头重，足不能行，发为眴仆。阳明之厥，则癫疾欲走呼，腹满不得卧，面赤而热，妄见而妄言。"王冰注释曰："巨阳，太阳也。足太阳脉，起于目内眦，上额交巅上；其支别者，从巅至耳上角；其直行者，从巅入络脑，还出别下项，循肩髆内，侠脊抵腰中，入循膂络肾属膀胱；其支别者，从腰中下贯臀，入腘中；其支别者，从髆内左右别下贯胛，过髀枢，循髀外后廉下合腘中，以下贯腨内，出外踝之后，循京骨至小指之端外侧。由是厥逆外形斯证也……足阳明脉，起于鼻，交頞中，下循鼻外，入上齿中，还出侠口环唇，下交承浆，却循颐后下廉，出大迎，循颊车上耳前，过客主人，循发际至额颅；其支别者，从大迎前下人迎，循喉咙入缺盆，下膈属胃络脾；其直行者，从缺盆下乳内廉，下侠脐入气街中；其支别者，起胃下口，循腹里，下至气街中而合，以下髀，抵伏兔，下入膝髌中，下循胻外廉，下足跗，入中指内间；其支别者，下膝三寸而别，以下入中指外间；其支别者，跗上入大指间出其端。故厥如是也。"王冰为使后学者能更好地理解六经厥逆分别表现出的症状，详细的描述了各条经脉的循行途径，便于临床掌握应用。《素问·举痛论》也说："寒气稽留，灵气从上，则脉充大而血气乱，故痛甚不可按也。"王冰注释为："脉既满大，血气复乱，按之则邪气攻内，故不可按也。"说明经络气血逆乱引起疼痛的机理。

3. 经络气血运行不畅

经络气血运行不畅常影响所络属之脏腑以及经络循行部位的生理功能，引起经脉所过部位的痛、胀、痹、痿、痛疽、肿块等证候。如《素问·举痛论》说："寒气客于肠胃之间，膜原之下，血不得散，小络急引故痛，按之则血气散，故按之痛止……寒气客于冲脉，冲脉起于关元，随腹直上，寒气客则脉不通，脉不通则气因之，故喘动应手矣……寒气客于小肠膜原之间，络血之中，血泣不得注于大经，血气稽留不得行，故宿昔而成积矣。"王冰注释曰："血不得散，谓鬲膜之中小络脉内血也。络满则急，故牵引而痛生也。手按之则寒气散，小络缓故痛止……冲脉，奇经脉也。关元，穴名，在脐下三寸。言起自此穴，即随腹而上，非生出于此也。其本生出，乃起于肾下也。直上者，谓上行会于咽喉也。气因之，谓冲脉不通，足少阴气因之上满。冲脉与少阴并行，故喘动应于手也……言血为寒气之所凝结而乃成积。"经络气血运行不畅既可由外邪侵入所致，也可因气虚无力推动血行所致，如《灵枢·百病始生》所谓"温气不行，凝血蕴裹而不散，"便是阳气虚衰无力推动血行而致气血凝滞为病。

4. 经络气血衰竭

经络气血衰竭是经脉气血严重亏损乃至耗竭的危重病理状态。由于各经络循行部位不同，所属脏腑的功能各异，故各经气血衰竭时所表现出的症状亦各有特点。如《素问·诊要经终论》说："太阳之脉其终也，戴眼反折瘈疭，其色白，绝汗乃出，出则死矣。少阳终者，耳聋，百节皆纵，目睘绝系，绝系一日半死，其死也色先青白，乃死矣。"王冰根据其经脉循行注释曰："戴眼，谓睛不转而仰视也。然足太阳脉，起于目内眦，上额交巅上，从巅入络脑，还出别下项，循肩髆内侠脊抵腰中；其支别者，下循足至小指外侧。手太阳脉，起于小指之端，循臂上肩入缺盆；其支别者，上颊至目内眦，抵足太阳。又其支别者，从缺盆循颈上颊至目外眦。故戴眼反折瘈疭，色白，绝汗乃出也。绝汗,谓汗暴出如珠而不流,旋复干也。太阳极则汗出,故出则死。足少阳脉,起于目锐眦,上抵头角,下耳后;其支别者,从耳后入耳中,出走耳前。手少阳脉,其支别者,从耳后亦入耳中,出走耳前。故终则耳聋目瞏绝系也。少阳主骨,故气终则百节纵缓。色青白者,金木相簿也,故见死矣。瞏,谓直视如惊貌。"

因为人体是一个不可分割的有机整体,十二经脉之经气是相互衔接的,所以,经气的衰竭虽然是从某一经开始的,但它往往发展为十二经脉的经气终绝或全身脏腑的精气脱竭而死亡。临床上通过观察经络气血衰竭的具体表现,可判断疾病的发展和预后。

综上所述,王冰对病机理论的认识颇为深刻,分类详述了各种病机的致病特点及规律,成为后世医家临床辨证论治谨遵之准绳。

十、王冰注释腧穴的贡献

腧穴是脏腑经络之气输注于体表的部位,分别归属于各经络,而经络又隶属于相应的脏腑。因此,针灸或按摩腧穴,可以治疗相应经脉脏腑的疾病,所以说,腧穴又是针灸施术的部位。为了更好地指导临床应用,王冰在注释《素问》的过程中,对腧穴内容进行了详细阐发解释,对后世影响颇大。

(一)汇存了中唐以前的研究资料

由于《素问》中记载的腧穴学内容并不详备,许多腧穴有名无位,或有位无名,不能很好地指导临床应用。王冰对此详加注释,参考了许多唐以前有关腧穴内容的著作,主要有《甲乙经》、《中诰孔穴图经》、《中诰流注经》、《经脉流注孔穴图经》、《真骨》、《针经》等。如《素问·长刺节论》讲到癫病治疗时曰:"刺诸分诸脉,其无寒者以针调之,病止。"《新校正》注:"按《甲乙经》云:'刺诸分,其脉尤寒,以针补之'。"在《素问·刺禁论》:"刺郄中大脉,令人仆脱色。"注中,王冰曰:"寻此经郄中主治,与《中诰流注经》委中穴正同。应郄中者,以经穴为名,委中,处所为名,亦犹寸口脉口气口,皆同一处尔。"在《素问·气府论》:"侠背以下至尻尾二十一节,十五间各一。"注中,王冰参《中诰孔穴图经》曰:"十五间各一者,今《中诰孔穴图经》所存者十三穴,左右共二十六穴,谓附分、魄户、神堂、噫嘻、鬲关、魂门、阳纲、意舍、胃仓、育门、志室、胞育、秩边十三也。"《素问·气穴论》"背与心相控而痛,所治天突与十椎及上纪。"王注曰:"按今《甲乙经》、《经脉流注孔穴图经》当脊十椎下并无穴目,恐是七椎也,此则督脉气所主之。"《素问·骨空论》:"八髎在腰尻分间。"王注:"八或为九,验《真骨》及《中诰孔穴经》正有八髎,无九髎也。分,谓腰尻筋肉分间陷下处,"《素问·针解篇》:"手如握虎者,欲其壮也。"王注:"壮谓持针坚定也。《针经》曰:'持针之道,坚者为实'。则其义也。"总之,王冰参考唐以前不同明堂著述,对腧穴内容注释的较为全面。在客观上保存了当时众多医籍中腧穴内容,如上述《经脉流注孔穴图经》、《中诰》、《真骨》等书现已亡佚,王冰则弥补了上述医籍亡佚所形成的缺憾。并且王冰《素问》次注创它书腧穴内容与《素问》经文有机结合之先例，对后世医家理解经文，了解原著，起到了桥梁沟通作用。如《素问·水热穴篇》记载的"髑骨穴"，王注曰："验今《中诰孔穴图经》无髑骨穴，有肩髑穴，穴在肩端两骨间，手阳明跷脉之会，刺可入同身寸之六分，留六呼，若灸者可灸三壮。"不仅保存了《中诰》有关腧穴的记载，且便利了后世医家对经文的理解和应用。

王冰在《素问》次注中对腧穴内容的补充完善，影响着中唐时期腧穴学的发展，使这一时期内，腧穴研究成果卓著。如王焘绘制的十二经腧穴五色图，开创了十二经脉五色彩图之先河，根据脏腑经脉的五行归属，分别用不同颜色的线条作标记：即肾及膀胱经五行属水，故用黑色线条标记；心与小肠经五行属火，故用赤色线条标记；肺与大肠经五行属性为金，故用白色线条标记；肝与胆经五行属性为木，故用青色线条标记；脾与胃经五行属性为土，故用黄色线条标记；奇经八脉用五色之外的绿色标记，有名之穴357穴，共载665腧穴，对唐以后该领域的发展具有承前启后的重要作用（张登本.《外台秘要方》对经络、腧穴、灸疗学发展的贡献［J］.山西中医学院学报，2004，5（1）：1）。

（二）腧穴注释成就

1. 增加腧穴数目

在《素问》注释过程中，王冰根据经文内容，补缺拾遗，增加了腧穴数目。《素问》中虽多次提到365穴，但实际不及160穴，且对穴位的记载也比较粗略。王冰参考有关腧穴内容的著述，共注释腧穴535穴次，除却重复注释者外，实注腧穴约有285个，较《甲乙经》所载腧穴348个，仅少60余穴未注，数目可谓不少。王冰重复注释的腧穴，少则重注1次，多则重达5、6处，最多者达9处。如太冲穴，在三部九候论、刺疟篇、气穴论、气府论、缪刺论、至真要大论5篇均有注；三里穴，在刺热篇、刺疟篇、刺腰痛篇、痿论、针解篇、气穴论、骨空论、水热穴论8篇9次注之。王冰重复注释的腧穴共有136个。强调了某些穴位的频繁使用性和重要性，有利于临床应用，以便提高疗效（乔海法，李红芹.王冰注释腧穴成就及特点探讨［J］.南京中医药大学学报，2002，（4）：183）。

2. 确立具体治疗部位与腧穴的特定对应关系

由于《素问》成书年代久远，对腧穴名称的记载尚未完全，许多以部位相称。王冰在注释过程中，确立了某些具体治疗部位与腧穴的特定对应关系，说明此类部位的腧穴名称，定位及刺灸分壮，使这些部位以穴位形式固定下来。如《素问·气穴论》："顶中央一穴"，"曲牙二穴"，"肩解二穴"等，王注曰："风府穴也。在顶上入发际同身寸之一寸大筋内宛宛中，督脉阳维二经之会，疾言其肉立起，言休其肉立下。刺可入同身寸之四分，留三呼，灸之不幸使人痦。""颊车穴也。在耳下曲颊端陷者中，开口有空，足阳明脉气所发，刺可入同身寸之三分，若灸者可灸三壮也。""谓肩井也。在肩上陷解中缺盆上大骨前，手足少阳阳维之会，刺可入同身寸之五分，若灸者可灸三壮。"《素问·气府论》也有："两角上各二，直目上发际内各五"等。王注曰："谓天冲、曲鬓左右各二也。天冲在耳上如前同身寸之三分，足太阳少阳二脉之会，刺可入同身寸之三分，若灸者可灸五壮。曲鬓在耳上入发际曲阳陷者中，鼓颔有空，足太阳少阳二脉之会，刺灸分壮如天冲法。谓临泣、目窗、正营、承灵、脑空左右是也。临泣直目上入发际同身寸之五分，足太阳少阳阳维三脉之会，留七呼。目窗在临泣后同身寸之一寸，正营在目窗后同身寸之一寸，承灵在正营后同身寸之一寸半，脑空在承灵后同身寸之一寸半，侠枕骨后枕骨上，并足少阳阳维二脉之会。刺可入同身寸之四分，余并刺可入同身寸之三分，若灸者并可灸五壮。"王冰的详细注解，便利了后世医家对经文的理解和应用，丰富了《内经》中腧穴学的内容。

3. 补充厘定具体穴名

由于历史原因，《素问》在腧穴的记载方面有许多仅提到穴位数目，而无具体穴名。王冰对此多详细注释，不是简单地以经释经，而是将经文章句合理地纵深阐发，竭力发隐就明，使其彰著。如《素问·水热穴论》言："五藏俞傍五，此十者，以泻五藏之热也。"王注曰："俞傍五者、谓魄户、神堂、魂门、意舍、志室五穴、侠脊两傍各相去同身寸之三寸，并足太阳脉气所发也。魄户在第三椎下两傍，正坐取之，刺可入同身寸之五分，若灸者可灸五壮，神堂在第五椎下两傍，刺可入同身寸之三分，若灸者可灸五壮。魂门在第九椎下两傍，正坐取之，刺可入同身寸之五分，若灸者可灸三壮。意舍在第十一椎下两傍，正坐取之，刺可入同身寸之五分，若灸者可灸三壮。志室在第十四椎下两傍，正坐取之，刺可入同身寸之五分，若灸者可灸五壮也。"《素问·气府论》也说："委中以下至足小指傍各六俞"，王注云："谓委中、昆仑、京骨、束骨、通谷、至阴六穴也。左右言之，则

十二俞也。其所在刺灸如《气穴》法。"诸如此类甚多。《素问·水热穴论》中提到水俞五十七穴、肾俞五十七穴、热俞五十九穴等等，都没有核定具体穴位，而在王注中则逐一罗列，加以补充厘定，使《素问》腧穴内容趋于完善。王冰在注明腧穴名称的同时，也记载了该穴是某经脉气所发，阐释了腧穴与经脉的归属关系。

此外，《素问》中记载的针灸治疗疾病，多言某病用某经，少有具体穴位，使后世应用时感到困惑，在一定程度上影响了治疗效果。王冰在注释过程中参考相关书籍，结合临床体会加以补充，使后学者临证时取穴明确，能清楚地区别同一条经脉上不同穴位的相对差异，提高临床疗效。如《素问·刺疟》："心疟者……刺手少阴。肝疟者……刺足厥阴见血。脾疟者……刺足太阴。"王注曰："神门主之。神门在掌后锐骨之端陷者中，手少阴俞也。刺可入同身寸之三分，留七呼，若灸者，可灸三壮……中封主之。中封在足内踝前同身寸之一寸半陷者中，仰足而取之，伸足乃得之，足厥阴经也，刺出血止，常刺者可入同身寸之四分，留七呼，若灸者可灸三壮。商丘主之。商丘在足内踝下微前陷者中，足太阴经也。刺可入同身寸之三分，留七呼，若灸者可灸三壮。"准确厘定了具体腧穴，将《素问》中针灸辨证论治落到实处。

4. 注释腧穴，全面详尽

王冰对腧穴的注释虽然散在各相关篇章，未有专论，但其论述却全面详尽。每注一穴，都详细地表明该穴的名称、位置、归经、取法、刺灸方法、禁忌等。如《素问·骨空论》曰："失枕，在肩上横骨间。"王注："谓缺盆穴也。在肩上横骨陷者中，手阳明脉气所发，刺可入同身寸之二分，留七呼，若灸者可灸三壮，刺

入深令人逆息。"同篇又曰："一在项后中复骨下，一在脊骨上空在风府上。"王注："谓痦门穴也。在项发际宛宛中，入系舌本，督脉阳维之会，仰头取之，刺可入同身寸之四分，禁不可灸。此谓脑户穴也，在枕骨上，大羽后同身寸之一寸五分宛宛中，督脉足太阳之会，此别脑之户，不可妄灸，灸之不幸，令人痦，刺可入同身寸之三分，留三呼。"《素问·缪刺论》亦曰："无积者，刺然骨之前出血，如食顷而已。"王注："然骨之前，然谷穴也，在足内踝前起大骨下陷者中，足少阴荥也。刺可入同身寸之三分，留三呼，若灸者可灸三壮，刺此多见血，令人立饥欲食。"可见，王冰对腧穴的注释较为全面，使腧穴内容趋于完善和规范，并对治疗选穴的机理加以阐释。如《素问·缪刺论》："嗌中肿，不能内唾，时不能出唾者，刺然骨之前，出血立已，左刺右，右刺左。"王注："亦足少阴之络也，以

其络并大经循喉咙，故尔刺之。"本篇又曰："刺之从项始数脊椎侠脊，疾按之应手如痛，刺之傍三痦，立已。"王注："从项始数脊椎者，谓从大椎数之，至第二椎两傍，各同身寸之一寸五分，内循脊两傍，按之有痛应手，则邪客之处也，随痛应手深浅，即而刺之。邪客在脊骨两傍，故言刺之傍也。"如此，将腧穴应用上升到理论高度加以分析，为后世腧穴理论形成和发展奠定了基础。

综上所述，王冰对腧穴内容的注释较为全面，其所注经穴至今仍具有较高的权威性，据文献记载，现在腧穴理论中有些腧穴就是通过王冰保存下来的，某些腧穴的考订仍参王注。虽然王注也有不足之处，但其作为注释经文添补腧穴第一人，无疑为后世医家更好地理解《素问》经旨辟道。其注中保存的大量唐以前文献，有助于我们了解腧穴理论的发展过程。

十一、王冰传承运气之学

《黄帝内经素问》是中医学理论的基石，其理论为历代医家遵为准绳，运气学说的内容就占据该书篇幅约三分之一，足见运气学说在《素问》、在中医理论中所占的重要地位。运气学说的传承并作为中医理论的重要组成部分而得以流传和发扬，王冰当为首功。无论"七篇大论"与《阴阳大论》的关系如何，但专论运气学说的这七篇宏论是王冰第一次补入《素问》并呈献给后学者的。自《素问》成书以降，梁全元起为其注释第一人，惜全氏所注仅为八卷，惟缺第七一卷，隋亦不存此卷。至唐中叶，王冰首次全《素问》九卷之数而补入"七篇大论"的同

时，还嫌其所论运气的内容义深词奥，难以让学者掌握和传承，故又"别撰《玄珠》，以陈其道"（王冰自序），专门对运气学说进行了发挥。完全有理由认为，运气学说能够得以流传至今，这与王冰补入"七篇大论"，倡导运气学说是分不开的。没有王冰的辛勤劳动，就没有今天《素问》的全貌，就没有《素问》中的"七篇大论"，也就没有运气学说的理论及其应用。

运气学说是受谶纬之学的影响形成和发展起来的。谶纬之学盛行于西汉末年至东汉初期的一次天时民病，与《素问》理论体系所论相近似。运气"七篇大论"

是运用甲子纪年方法进行演绎的,而甲子纪年则始于东汉章帝元和二年,于此可知,运气学说理论体系及其演绎方法的形成当是东汉末年之后。

唐代王冰发掘并传承运气学说。运气学说的内容应当形成于东汉章帝元和二年,开始用干支纪年的方法之后,其首次公之于世当是王冰《素问》次注的"七篇大论",从《难经·七难》中有关"六气旺脉"的150字以及东汉末年张仲景《伤寒杂病论》所载的120余字,到西晋王叔和《伤寒例》所引《阴阳大论》720余字,皇甫谧《针灸甲乙经·阴阳大论》章的最末一段的几十个字,都无法反映内容博大的运气内容。因此,是王冰第一次将运气学说完整系统的内容奉于世人乃至后学的。

王冰从其师藏"秘本"发现了"七篇大论",并予以详细的考校疏注,使运气理论完整系统地成为医学理论体系的重要组成部分。随之王冰又"别撰"《玄珠密语》,"以陈其道",同时还有专述运气的《天元玉册》、《昭明隐旨》及专述根据气运变化规律而处方用药之《元和纪用经》等最早一批羽翼"七篇大论"的运气专著问世,奠定了运气理论的基础。

(一)《素问》"七篇大论"与《阴阳大论》

1. 王冰补入"七篇大论"

《汉书·艺文志》转载刘歆《七略》云:"《黄帝内经》十八卷",并未言其内容。《素问》之名首见于东汉末期张仲景《伤寒杂病论·自序》,此后晋代皇甫谧《甲乙经·序》中也提到其名。《素问》其文有九卷,但因年代久远,又几经战乱,传至梁全元起著《素问训解》之时,已缺第七卷,《隋书·经籍志》也载《素问》缺一卷,只八卷之数。王冰则以其师所藏之卷予以补入,以全九卷之数。王冰认为,由于"年移代革,而授学犹存,惧非其人,而时有所隐,故第七一卷,师氏藏之,今之奉行,惟八卷尔。""时于先生郭子斋堂,受得先师张公秘本,文字昭晰,义理环周,一以参详,群疑冰释。恐散于末学,绝彼师资,因而撰注,永传不朽,兼旧藏之卷,合八十一篇,二十四卷,勒成一部"《素问次注·王冰自序》。王氏所补入的第七卷,即今本之第十九卷~二十二卷的《天元纪大论》、《五运行大论》、《六微旨大论》、《气交变大论》、《五常政大论》、《六元正纪大论》及《至真要大论》共七篇,因为此中以五运六气之学为主体,故自宋·林亿"新校正"以后,多疑此七篇非《素问》之文。宋·林亿等谓曰:"窃疑此七篇乃《阴阳大论》之文,王氏取以补所亡之卷,犹《周官》亡《冬官》,以《考工记》补之之类也。又按:汉张仲景《伤寒论·序》云:'撰用《素问》、《九卷》、《八十一难》、《阴阳大论》。'是《素问》与《阴阳大论》,两书甚明。乃王氏并《阴阳大论》于《素问》中也。"自此以后,历代研究《素问》的学者们均持此论。王冰补入运气七篇大论,保存了我国古代运气学说的一个比较完整的理论体系。这个理论体系明确地指出了气候不仅有"常",而且有"变"。其常则以"主气"、"主运"表示;其变则以"岁气"、"客运"等概念及模式表示。这种有常有变的气候变化理论,是符合辩证法原理的。宋·沈括曾推崇并科学地评价了这一理论,认为"医家有五运六气之术,大则天地之变，寒暑风雨水旱螟蝗，率皆有法。小则人之众疾，亦随气运盛衰"（《梦溪笔谈·象数》）。此后宋刘温舒、金刘完素、明汪机、明·张介宾等人均有阐发。直至目前仍然将其作为一项重要课程进行研究。在此七篇中还包括了较完整的罕见的古代运气历谱。古代干支甲子数字系统已明显的被使用在这个历谱中。如《六微旨大论》曰："天气始于甲，地气始于子，子甲相合，命曰岁气，谨候其时，气可与期。"体现了我国古代在天文历法研究上的光辉成就。王冰所补之文，是否《素问》原文，虽尚有疑，但使运气可识并流传至今，不可不谓有功于医学（曾勇，李文海. 王冰学术思想探讨[J]. 辽宁中医杂志，1984，（10）：42）。因此王冰补入"七篇大论"的结论是历代研究《素问》学者们的共识。

2."七篇大论"与"阴阳大论"（简称"两论"）的关系

《阴阳大论》之名首见于张仲景《伤寒杂病论·序》，此后皇甫谧《甲乙经》卷六有《阴阳大论》一篇，乃评其文。详考《甲乙经》中《阴阳大论》之文，实为《素问·阴阳应象大论》内容，非引别书。故可知《阴阳大论》书名最早见之于仲景，其文（部分内容）最早见之于晋王叔和整理的《伤寒例》。

至于王冰所补入《素问》的"七篇大论"是否就是唐以前古籍《阴阳大论》？学者们对此有两种观点。

其一，"两论"各有所指（魏贻光. 王冰与《素问》次注[J]. 福建中医药，1984，4（6）：19）。认为《阴阳大论》与"七篇大论"的内容差异较大。仲景《伤寒杂病论·序》中坦言其撰著时参考

了《素问》、《九卷》、《八十一难》、《阴阳大论》等古医籍，并将《阴阳大论》与《素问》、《九卷》等名著并列，由此可以想见其主要内容应该是探讨伤寒、杂病的病因、病机、辨证论治等相关医学问题的。这一观点可从晋·王叔和《伤寒例》明确指出引用《阴阳大论》文献见其一斑，虽仅一处，但却有较强说服力。引文云："《阴阳大论》云：春气温暖，夏气暑热，秋气清凉，冬气冰冽，此则四时正气之序也。冬时严寒，万类深藏，君子固密，则不伤于寒。触冒之者，则名伤寒耳。

其伤于四时之气，皆能为病。以伤寒为病者，以其最盛杀厉之气也。

中而即病者，名曰伤寒。不即病者，寒毒藏于肌肤，至春变为温病，至夏变为暑病。暑病者，热极重于温也。是以辛苦之人，春夏多温热病者，皆由冬时触寒所致，非时行之气也。

九月霜降节后，宜渐寒，向冬大寒，至正月雨水节后，宜解也。所谓雨水者，以冰雪解而为雨水故也。至惊蛰二月节后，气渐和暖，向夏大热，至秋便凉。从霜降以后，至春分以前，凡有触冒霜露，体中寒即病者，谓之伤寒也。九月十月，寒气尚微，为病则轻；十一月十二月，寒冽已严，为病则重；正月二月，寒渐将解，为病亦轻。此以冬时不调，适有伤寒之人，即为病也。

其冬有非节之暖者，名为冬温。冬温之毒，与伤寒大异。冬温复有先后，更相重沓，亦有轻重，为治不同，证如后章。从立春节后，其中无暴大寒，又不冰雪，而人有壮热为病者，此属春时阳气发，其冬时伏寒，变为温病。从春分以后，至秋分以前，天有暴寒者，皆为时行寒疫也。

三月四月，或有暴寒，其时阳气尚弱，为寒所折，病热犹轻；五月六月，阳气已盛，为寒所折，病热则重；七月八月，阳气已衰，为寒所折，病热亦微。其病与温相似，但治有殊耳。

十五日得一气，于四时之中，一时有六气，四六名为二十四气。然气候亦有应至仍不至，或有未应至而至者，或有至而太过者，皆成病气也。但天地动静，阴阳鼓击者，各正一气耳。

是以彼春之暖，为夏之暑；彼秋之忿，为冬之怒。是故冬至之后，一阳爻升，一阴爻降也。夏至之后，一阳气下，一阴气上也。斯则冬夏二至，阴阳和也；春秋二分，阴阳离也。阴阳交易，人变病焉。此君子春夏养阳，秋冬养阴，顺天地之刚柔也。小人触冒，必婴暴疹。须知毒烈之气，留在何经，必发何经，详而取之。是以春伤于风，夏必飧泄；夏伤于暑，秋必痎疟；秋伤于湿，冬生咳嗽；冬伤于寒，春必病温。此必然之道，可不审明之”（转引自黄竹斋《伤寒杂病论会通》第 89～91，陕西中医研究院印本）。《阴阳大论》的这一段论述曾先后被王叔和《伤寒例》、葛洪《肘后方》、巢元方《诸病源候论》、孙思邈《千金要方》、王焘《外台秘要方》摘引。此段文献在"七篇大论"中未曾检索到。若据王叔和《伤寒例》而言，他距东汉末年不足百年，他曾识《阴阳大论》之原貌并援引其文是可信的。故曰"七篇大论"非《阴阳大论》。此外乔海法等人从文字和学术体系两方面进行比较后认为，"七篇大论不是《阴阳大论》之文补入，二者属医学气象学范围之不同体系"（乔海法，乔永法，等.《阴阳大论》与运气七

篇的关系［J］. 北京中医药大学学报，2003，26（1）：20）的结论是客观而合理的。

其二："两论"实乃一论。认为"七篇大论"即《阴阳大论》之说，林亿等人为其首倡，如他在新校正中所言："窃疑此七篇，乃《阴阳大论》之文，王氏取以补所亡之卷，犹《周官》亡《冬官》，以《考工记》补之之类也。"后世学者多从此说。事实上林亿等人亦未见到《阴阳大论》。据考证上述《伤寒例》所引《阴阳大论》720 余字与"七篇大论"的基本一致，是属同一学术体系。尤其是气候变化中的"至"与"未至"的观点。今本《金匮要略·脏腑先后病脉证治篇第一》亦有类似记载。"问曰：有未至而至，有至而不至，有至而不去，有至而太过。何谓也？师曰：冬至之后，甲子夜半少阳起，少阳之后，阳始生，天得温和。从未得甲子，天因温和，此为未至而至也。以得甲子，而天未温和，为至而不至也。以得甲子，而天大寒不解，此为至而不去也。以得甲子，而天温和如盛夏五六月时，此为至而太过也。"此为列举冬至之后六十日（一步气位）当为少阳起为例，诠释了"至"和"未至"的现象。此与《难经·七难》："冬至之后得甲子，少阳王"的精神一致。《素问·六微旨大论》也有类似论述，认为"至而不至，来气不及也；未至而至，来气有余也。"诚如王冰在注释此段时说："假令甲子岁气有余，于癸亥岁未当至之期，先时而至也。故曰来气不及，来气有余也。言初气之至期如此，岁气有余，六气之至皆先时。岁气不及，六气之至皆后时。"

据上所述，《阴阳大论》与"七篇大

论"是否为同一论著尚无定论。其主要原因是人们无法见到早已亡失的《阴阳大论》之全貌，即或是与王冰时隔不远的林亿等尚且如此，后世人就更无法做出中肯的评判。仅从《伤寒例》所引的720余字，以及《难经·七难》和《金匮要略》两书合计约300余字与运气相关的内容实难言其是和非。

方药中氏对《素问》"七篇大论"和《阴阳大论》之间的关系给予了值得参考的评价，他认为《阴阳大论》是与《素问》同时代的另一部医学经典著作，反映了那一时代的医学成就。"七篇大论"和"《素问》其余篇章相互补充，相得益彰"，将"七篇大论"与《素问》其他篇的内容相结合，"只能会使我们更全面地学习和继承我国古代的医学遗产"，因此方氏说："认为《七篇》是伪书，说是王冰塞入的私货是没有根据的。《七篇》不但不是与《内经》无关，而是与《内经》密切相关，是《内经》中一个不可分割的主要组成部分，那种把《七篇》摒弃于《内经》之外的提法和作法，我们认为是对《内经》的一种曲解，是对中医理论的一种割裂"（方药中，许家松. 黄帝内经素问七篇讲解［M］. 北京：人民卫生出版社，1984．34）。

只要我们对王冰《素问》次注以前涉及运气理论的现存的相关医学文献进行检索后不难发现，对"两论"关系的判断是十分困难的。因为王冰以前《素问》九卷的完貌是什么状况，无从知晓，所以现存最早载有与运气理论相关（但此时运气学说尚未形成）内容的文献当首推《难经》，如其中《七难》曰："《经》言少阳（正月、二月）之至，乍大乍小，乍长乍短；

阳明（三月、四月）之至，浮而短；太阳（五月、六月）之至，洪大而长；太阴（七月、八月）之至，紧细而长；少阴（九月、十月）之至，紧而微；厥阴（十一月、十二月）之至，沉短而敦。此六者，是平脉邪，将病脉邪？

然：皆王脉也。

其气从何月，各王几日？

然：冬至之后，得甲子（即60日一个甲子纪日周期。下仿此。）少阳王，复得甲子阳明王，复得甲子太阳旺，复得甲子太阴王，复得甲子少阴王，复得甲子厥阴王。各王六十日，六六三百六十日，以成一岁。此三阴三阳王时日大要也。"《难经》仅此一节涉及到甲子记日及三阴三阳六时段气候与脉象关系。

此后东汉张仲景《伤寒杂病论》载有近120余字与运气内容相关的文字，问曰："有未至而至，有至而不至，有至而不去，有至而太过，何谓也？师曰：冬至之后，甲子夜半少阳起，少阳之时，阳始生，天得温和。以未得甲子，天因温和，此为未至而至也；以得甲子，而天犹未温和，为至而不至也；以得甲子，而天大寒不解，此为至而不去也；以得甲子，而天温和如盛夏五、六月时，此为至而太过也"（转引黄竹斋《伤寒杂病论会通》，陕西省中医药研究院，1982年内部刊印本，第112页。今本《金匮要略·脏腑经络先后病脉证第一》）。西晋·皇甫谧《甲乙经·序》言其曾参阅了《阴阳大论》，但书中所引用《阴阳大论》的内容却实为今本《素问·阴阳应象大论》之文，唯该章之末一小段原文的数十字与运气理论有关，但不见于《内经》。西晋王叔和《伤寒例》所引《阴阳大论》的

720 余字是后人唯一能了解《阴阳大论》冰山一角的、最早的、最无争议的极少内容。后来的《小品方》、《诸病源候论》、《千金要方》、《外台秘要方》均所引文字都来源于王叔和的《伤寒例》，他们仅从其中摘引了部分内容，从他们所引内容分析，这几本书的作者肯定也未见到《阴阳大论》的庐山真面目。就是最早怀疑王冰用《阴阳大论》的内容补已亡的《素问》第七卷（即"七篇大论"）的林亿等人，他们既未亲睹该书全貌，也无充分之理由。只要我们将《金匮要略·脏腑经络先后病脉证第一》的文字与王叔和《伤寒例》所引《阴阳大论》内容进行比较，再将《金匮要略》、《伤寒例》所引内容（共约 840 余字）与浩瀚的"七篇大论"（仅《天元纪大论》就有 1116 字）比较，实难得出两者有何内在关系，仅从"至而不至"，"未至而至"等个别句例就断言四者（或除《难经》引文外仅有三书）就是《阴阳大论》之文，或者不是，无论"是"和"非"的结论都难以服人。更不能根据林亿等人，不知何据的"窍疑"而妄言之。应当以王冰的次注《素问》全部内容为事实根据，作为我们研究的立足点和出发点。

3. 王冰是传承运气之学的第一人

五运六气学说是"七篇大论"的核心内容。无论王冰所补"七篇大论"是《素问》已失的第七卷原文，抑或是王冰取《阴阳大论》之文补所亡之卷，但此论五运六气之学的内容是王冰首次将其纳入《素问》并呈之于后学的，是王冰第一次对五运六气相关理论进行十分详尽诠释的，这是无可辩争的历史事实。从王冰所注之文，不但让后学者十分明晰地认识

自然界气候变化的周期规律，以及气候变化规律对自然万物的影响，对人体生理病理的影响，以及如何根据这些气候变化的规律选择适宜的药物和食物。

王冰在注释运气学说相关内容时，常援引其对自然界实际考察的相关资料进行说明，使"七篇大论"的原文精神得以充实。例如他在注释《素问·五常政大论》时说："西北、东南，言其大也。夫以气候验之，中原地形所居者，悉以居高则寒，处下则热。尝试观之，高山多雪，平川多雨。高山多寒，平川多热。则高下寒热可征见矣。中华之地，凡有高下之大者，东西南北各三分也。其一者，自汉蜀江南至海也；二者，自汉江北至平遥县也；三者，自平遥北山北至蕃界北海也。故南分大热，中分寒热兼半，北分大寒。""以中分校之，自开封至汧源，气候正与历候同。以东行校之，自开封至沧海，每一百里，秋气至晚一日，春气发早一日。西行校之，自汧源县西至蕃界碛石，以其南向，及西北东南者，每四十里，春气发晚一日，秋气早一日；北向及东北西南者，每一十五里，春气发晚一日"等等。于此足见王冰严谨之治学态度，同时也说明王冰对运气学说内容的理解不是局限在纸上谈兵，而是结合自然界气候变化的客观事实。

王冰将"七篇大论"补入《素问》以后，仍认为运气学说的内容义深理奥，非泛读所能穷究的。故他"别撰《玄珠》"（《素问次注·序》）以详解之。《玄珠》即《玄珠密语》，又称为《素问六气玄珠密语》。此书专论运气，并对甲子周期六十年，每年的司天、在泉、左右四间气的交司时刻，太过、不及、平气、六气变化规律，以及所产生的气候变化、

物候变化、对人体生理病理的影响、用药规律等等，均进行了深刻而详细的解释。"从而使运气学说成为医学的一个重要内容。特别值得注意的是他还遵循运气学说的要旨，借助于注疏运气学说，精心地、辩证地、严密地、科学地阐发了许多有益于临床、极富指导意义的密论妙理"（扬孝麒. 试论王冰学术思想的三大特色［J］. 贵阳中医学院学报. 1986，（2）：12）。为了使人们对《素问》"七篇大论"及《玄珠密语》、《天元玉册》以及王冰对运气学说大量的疏注内容予以系统介绍，现将王冰在运气学说中的成就从"运气学说的基本内容"、"运气学说的临床应用"两个方面予以述评。

这两方面的内容，无一例外的、完完全全的来自于"七篇大论"及《玄珠密语》和《天元玉册》之中，只是将其中的内容系统化、条理化而已。经过条理化、系统化后的运气学说的基本内容及其临床应用，既是王冰传承的运气之学，也是王冰于运气学说的学术思想及其贡献。

（二）运气学说发生的背景

运气学说是中医理论的重要组成部分，此处谨从"道气论"、阴阳五行、天干地支及干支纪年的发生背景、运气理论与实践的关系等方面对运气理论发生的背景予以解读。

1. "道气论"促进了运气理论的发生

道家是春秋战国时期主要的学术流派之一，自老子（聃）以后分化为多个学术流派，其中以庄子（周）为代表的"道论"和以管子（仲）为代表的"气论"是其中最具影响力的两大派学。战国后期，两派融合为黄老新道家，这便是道气论的由来。形成于东汉的《内经》"运气七篇大论"，全面继承和运用了"道气论"的观点，构建其运气理论。

首先，在气是天地万物生成、演化本原的思想指导下，认为"五运"和"六气"及其变化规律，都是存在于天地间的"气"运动变化的结果。指出"在天为气，在地成形。形气相感而化生万物矣。""太虚寥廓，肇基化元；万物资始，五运终天；布气真灵，揔统坤元；九星悬朗，七曜周旋；曰阴曰阳，曰柔曰刚；幽显既位，寒暑弛张；生生化化，品物咸章。"《素问·天元纪大论》在这里描绘了一幅充满生机，物种纷繁，有万千变化的宇宙结构模型。这个富有生机、不断运动的宇宙在其演化过程中，产生了气、真、元（三者均指"气"）物质本原，进一步演化为阴气和阳气，在阴阳二气相互作用下，产生了九星、七曜、天地、万物。就在万物都是气生成的背景下，《内经》认为，"天有五行御五位，以生寒暑燥湿风"，就明确指出了"五运"和"六气"同样也是天地间阴阳之气生成的。

其次，"道论"观点认为，天地间一切事物都有自身演化的规律（即"道"）。这个规律是不以人们主观意志为转移的客观存在。运气理论正是在这种"道论"思想指导下，揭示木、火、土、金、水五运之气变化规律，揭示风、暑、热（火）、湿、燥、寒六气变化规律，揭示运气相合、客主加临、主客逆从等规律，多角度、多层次地揭示了天地气候变化的规律，并运用这一客观规律对疾病进行流行病学分析，指导临床对疾病的诊断、辨证、治疗用药。

再次，在道家强调"通天下一气耳"

（《庄子·逍遥游》）观念的指导下，运气理论构建了"'天人相应'的整体恒动观"，认为"气"是天人相应、天地万物的媒体中介。突出了天地万物是一个有机整体、人与自然是一个有机联系统一体。这是因为气是不断运动、充满活力的物质，通过气的升、降、出、入、散、聚等多种运动方式，使天地万物之间发生着广泛地联系。运气理论正是站在气有复杂多样运动方式的高度，审视"通天下"万物的整体联系。在气是可分观点指导下，将"通天下一气"分解为"五运之气"和"六气"两类，运用五运之气和六气运动变化规律，解释天地间复杂多样的物质运动形式，以此为据演绎出了天时一气候一物候一人体生命的整体结构模型。

2. 阴阳五行观是运气理论发生的哲学背景

邹衍是先秦诸子百家中阴阳家的代表，其理论的核心是将阴阳与五行合论。该学派倡导用阴阳对立统一规律解释宇宙万物的发生和演化过程，用五行特性、归类方法、生克制化规律解释宇宙万物间的广泛联系，将阴阳、五行两套理论相结合，全面地解释宇宙万物的起源、演化，甚至改朝换代、历史变迁等。《内经》中毫无例外地全面接受了阴阳家的上述观点，并用以构建其运气理论。

首先，运气理论在"阴阳者，天地之道也，万物之纲纪"（《素问·阴阳应象大论》）观点指导下，以"阳道奇，阴道偶"为原则，将天干地支进行了阴阳、五行的属性划分及规定。经过阴阳、五行规定的天干、地支，自此被赋予了时间、空间，甚至气象、物候、生物特征等自然科学的内涵，成为推算和演绎运气变化规

律，以及运气变化所产生相应的气象、物候变化、疾病流行情况等的符号。

其次，运气学说运用阴阳理论总结气候变化规律。认为气候变化是一个有序的循环，气象变化和人体、万物一样，都是阴阳二气作用的结果。同样，运气学说把五行之气在天地间的运行用五行来表示，在此哲学背景下，五运之气有了阴阳太少之分，六气又有三阴（太阴—湿气、少阴—热气、厥阴—风气）三阳（太阳—寒气、阳明—燥气、少阳—暑气）之别，五运和六气又被纳入五行属性的规定之中。于是运气理论运用阴阳之间的对立、互根、消长、转化规律，运用五行的生克制化理论，全面地解释任何一个（干支纪年）年份的岁运（中运）、岁气，以及一年之中不同时段（季节）的主运、客运、主气、客气、主客逆从、客主加临、运气合治的变化规律；解释天时气候变化对人体生理、病理的影响，预测疾病的流行规律，指导临床诊断用药等。

可见，阴阳、五行哲学理论引入运气理论，不但是架构该理论的指导思想，使前人长期积累的天文学知识、气象学知识、物候学知识、医药学知识，按照天时一气候一物候一医学模式加以有序化、条理论、规律化，同时也赋予阴阳、五行理论以丰富的自然科学内涵。

3. 天干地支的应用，使运气理论的确立成为事实

天干和地支是运气推演的符号。五运配以天干（十干化运），六气配以地支（地支纪气），根据各年由干支组合的甲子，来推测各年的气候变化规律和发病规律，所以中医运气学研究气运规律和发病规律，都离不开天干地支。可见干支甲子

纪年方法的使用，是运气理论形成的标志或者成为事实。

传说中的天干是"黄帝的大臣大挠"创造的，据考古发现及文字考证，"戊、己、庚、辛、壬、癸"等字的初义指戎器或刃器，非金石并用时代不能发生，至少为商代人所创。殷墟甲骨考古不但证实十日为一旬的纪日制度在此时已经广泛的使用，将天干作为一旬纪日序号，并用天干作为人名记号（而且是"王"以上级别的大人物）；还发现了殷代甲骨殷历甲子表。此表中有十对不同的干支组合，书法整齐；还有"已丑卜，庚雨"；"乙卯卜，今夕其雨"等甲骨卜辞，说明此时对十干及十干纪日方法的使用已经相当成熟。又据目前考察研究证实，从鲁隐公三年（公元前 722 年）二月已巳日起到现在的 2700 多年中，干支纪日的历史从未间断或错乱（唐汉良，林淑英. 干支纪法详解［M］. 西安：陕西科学技术出版社，1994.）。

由于干支纪日作为时间单位逐渐不能满足生活、生产、科学技术发展的需要，于是比"日"更长的时间单位"月"就随之产生了。据考古发现，据今七、八千年前的新石器时代，已经有了"月"的概念及画符（中国天文学史文集编辑组. 中国天文学史文集［M］. 北京：科学出版社，1978. 47）。至迟在商代甲骨文中，已经有了大月 30 天，小月 29 天的朔望月观察记录，并用十二地支纪月。十二支纪月法可上溯夏朝，夏朝是正月建寅，商朝正月建丑，周朝正月建子，春秋时期同夏朝，正月以后的月份按地支寅以后之序以次纪之。自此至今，再无变更。可见干支纪月法早在夏朝就已经使用。"干支

纪年是人类在计算时间方面的一个重要进步"（唐汉良，林淑英. 干支纪法详解［M］. 西安：陕西科学技术出版社，1994.）。年的时间变化与太阳的周年视运动有密切关系。人们在经过较长时间运用岁星纪年方法后，于东汉建武三十三年（公元 54 年）开始，只按六十干支组合（即甲子）次序纪年，至今没有间断和错乱（中国天文学史文集编辑组. 中国天文学史文集［M］. 北京：科学出版社，1978. 47）。正因为干支纪年方法的使用，于是在"先立其年，以名其气"的推算原则指导下，先确定所要推算年份的年干支（即所谓"先立其年"），然后再据"天干纪运，地支纪气"的规律，便可推求出该年份的岁运（又称中运）、岁气，以次推求出一年五步的主运、客运，以及六步的主气、客气等。因此说：① 干支纪年方法的使用是运气理论发生的基础，也是其形成的标志；② 运气理论的形成只能在干支纪年方法使用之后。

4. 天文知识的积累是运气理论形成的客观依据

运气理论的发生是以干支纪年方法为基础的。年的时间变化与太阳周年视运动有密切关系。古人为了准确地计算年的时间，通过长期观察黄昏和清晨的星象变化，间接地推算出太阳的周年视运动。根据恒星在天球上的分布情况，以亮星为主，辅以别的星体，再将天球分为三垣（紫微垣、太微垣、天市垣）、四象（苍龙、朱雀、白虎、玄武）、二十八个空间区段（即二十八宿，又称二十八舍），按照顺时针方向自东向南、向西、向北，再向东，将天干地支有规律地交叉分布于天球的二十八宿（区位空间）之间。在对

天球空间进行天干、地支、二十八宿三位一体定位后，然后将所观察到的太阳在天球视运动一个周期（即 365 又 1/4 天）称为一年。此处所说的"年"单位是今人的称谓，古代的"年"是以月相的朔望为天文背景确立的时间单位，即阴历 12 个月 354 天或 355 天。今人所谓的"年"在古代称为"岁"，即一个太阳回归年。

　　为了记录太阳周年视运动周期，选择了离人类生存地球最近较亮的五个行星中的木星为纪岁之星，故称其为"岁星"。并将木星绕太阳运行的一个周期（约 12 年）等分为十二星次名称，用每一个星次名称依次代表 12 年。大约在春秋战国中期，人们将十二星次天空区域与十二支纪法相结合，稍后又将天干与地支配合，使岁星纪年与干支纪年发生了联系，这在《尔雅·释天》、《淮南子》、《史记》中都有记载。后来人们观测木星周期为 11.86 年，约等于 12 年，每隔 83 年有一次误差，于是自东汉建武三十年后使用的干支纪年就与岁星运行不再发生关系（唐汉良，林淑英. 干支纪法详解［M］. 西安：陕西科学技术出版社，1994.）。

　　可见，① 运气理论的发生是古人在长期实践观察基础上形成的，理论完整系统的表述是东汉建武以后的事；② 十二地支、一年十二个月、一日十二时辰等，之所以将"12"作为基数，都是在木星回归周期等分为十二星次的天文背景下发生的（人体经脉确定为十二之数，是否与此有关，亦未可知）；③ 运气理论中所涉及的五星、二十八宿、二十四节气内容都与木星（岁星）回归周期十二星次背景有关；④ 十干纪日法，或者干支纪日

法是地球在绕太阳公转时自转一周的时间单位，天文学上称为"周日视运动"。于此可知，无论是天干纪法或者地支纪法，或者干支纪法，都有天文背景。说明运气理论在宏观层面上是客观的、正确的。

　　5. 实践贯穿于运气理论全程的各个层面

　　实践的方法是所有学科都必须经历的过程和方法，运气理论也不例外。运气理论是人们在长期对天体、气象、物候，尤其是人体生命现象的反复观察、验证的基础上，在精气—阴阳—五行思想指导下，以干支甲子为推演工具和记录符号形成的。大量实践知识的积累，不仅是运气理论形成的发端，也是架构这一理论的基本要素，体现于该理论全程的各个层面，同时也是该理论必然的旨归。例如仲景就曾全面运用运气学说中的标本中气理论，指导伤寒病的辨证施治和处方用药（张登本. 标本中气理论在《伤寒论》中的应用［J］. 陕西中医学院学报，2002，25（1）：1）。所以运气理论认为：① 气候变化是有一定规律可循的，其变化规律与日、月、星、辰的运行有着十分密切的关系；② 气候变化对生物体、尤其人类生命活动有着十分重要的作用；③ 不同年份、一年的不同时段，存在着气候变化的差异，不同的气候变化对人体的生理、病理有着不同的影响；④ 天体运行—气候变化—生命活动之间的变化规律是可以认识的，掌握这一规律，就可以更有效地指导生命科学相关问题的研究。运气理论的这些宏观认识，都是以实践为基础产生并形成的，这也是其存在并被人们重视的理由。通览《内经》"运气七篇大论"的内容之后，不难得出以上结论。因此，学习或者研究中医运气理论，必须以气象变化

为背景，密切结合临床实践，否则是没有任何价值的。

《内经》认为，"善言天者，必应于人；善言古者，必验于今；善言气者，必彰于物；善言应者，同天地之化；善言化、言变者，通神明之理"（《素问·气交变大论》）。此处不但强调要灵活掌握和应用运气理论，还要求人们要用历史唯物主义观点去正确评价这一理论。"善言化、言变者，通神明之理"就突出了这一观点。无论对运气理论是绝对的肯定，或者全盘否定都是不可取的。

此处仅结合《内经》的"运气七篇大论"，从道家的"道气论"、阴阳家的阴阳五行观、天干地支发生的天文背景、干支纪（日、月、年）法的应用对运气理论发生的影响、丰富的实践知识是运气理论架构的基本要素五方面予以述之（张登本. 论运气学说发生的背景［J］. 长春中医学院学报，2005，（3）：1）。

（三）运气学说的发展沿革

运气学说是受谶纬之学的影响形成和发展起来的。谶纬之学盛行于西汉末年至东汉初期的一次天时民病，与《素问》理论体系相近似。运气"七篇大论"运用甲子纪年方法进行演绎的，而甲子纪年则始于东汉章帝元和二年，于此可知，运气学说理论体系及其演绎方法的形成当是东汉末年之后。按其发展历程，大致可分为五个阶段。

其一，唐代王冰发掘并传承运气学说。运气学说的内容应当形成于东汉章帝元和二年，开始用干支纪年的方法之后，其首次公之于世当是王冰《素问》次注的"七篇大论"，从东汉末年张仲景《伤寒杂病论》所载的 120 余字，到西晋王叔和《伤寒例》所引《阴阳大论》720 余字，都无法反映博大精深的运气内容。因此，王冰是第一次将运气学说完整系统的内容奉于世人乃至后学的。

王冰从其师藏"秘本"发现了"七篇大论"，并予以详细的考校疏注，使运气理论完整系统地成为医学理论体系的重要组成部分。随之王冰又"别撰《玄珠》，以陈其道"，同时还有专述运气的《天元玉册》、《昭明隐旨》及专述根据气运变化规律而处方用药之《元和纪用经》等最早一批羽翼"七篇大论"的运气专著问世，奠定了运气理论的基础。

其二，两宋金元时期，发挥运气学说，用以指导临证用药。北宋嘉祐时期的仁宗皇帝于运气之学亦情有所钟，"上有所好，下必其焉者也"（《孟子》），故于高保衡、林亿、孙兆等人在对王冰《黄帝内经素问》，尤其是"七篇大论"予以重"新校正"时，使运气学说在宋代有所发展，据《宋以前医籍考》记载，宋赵从古曾撰《六甲天元运气钤》二卷。另外在林亿等人校正《素问》时已出现王冰次注《素问》时所亡佚的第七十二、七十三两篇。虽有人认为这是北宋运气学家刘温舒所补或者出自"王启玄之后，刘温舒之前"（周学海《内经评文》），其内容仍为专事运气。此时，刘氏还著有《素问入式运气论奥》三卷，凡三十论七十二图，专设《素问》六气治病之要。

金元时期刘完素（字守真，号河间）撰有《素问玄机原病式》一卷。《四库全书总目》云："是书因《素问·至真要大论》，详言五运六气盛复之理，而以病机十九条附于篇末，乃之于十九条中采一百七十六字，演为二百七十七字，以为纲领，而反复辩论以申之，凡二万余言，大旨多主于火。"《郑堂读书记》认为刘完素"识病之法，以其病气归于五运六气之化，明可见矣。因以《素问·至真要大论》所例病机十九条，采取二百余字，兼以语辞二百七十七言，位归五运六气。首为五运主病，次别六气为病，分风、热、暑、湿、燥、寒六类，详论天地运气造化自然之理。二万余言，仍以改证世俗谬说，虽不备举其误，其意足以明矣。虽未备论诸病，以此推之，则识病六气阴阳虚实，几于备矣。盖求运气言象之意，而得其自然神妙之情理。大旨多主于火，故喜用寒凉之剂"（《宋以前医籍考》第77页）。刘完素还有《黄帝素问宣明方论》十五卷，其间亦杂有以运气论临证用方。在此时期，科学家沈括对运气理论也有研究，故他于《梦溪笔谈》中对如何正确地学习和对待运气学说曾数次有公允科学的评价。可见，两宋金元时期把运气学说的研究引入到指导临证对病机的分析和临床处方用药，使这一理论为临床实践服务。

其三，明清时期，运气理论系统化。明代马莳《黄帝内经素问注证发微》对"七篇大论"中运气学说的内容在前人研究基础上又进行更深入的疏注。唯张介宾在他《类经》卷二十三～卷三十计55条原文分类注释的基础，专事撰著了《类经图翼》十一卷、《类经附翼》四卷两书，可谓是将《黄帝内经素问》"七篇大论"中运气内容系统化、条理化，并附图示之，图文并茂，是对此前研究运气理论的大总汇和里程碑。后来《医宗金鉴》将其引入清代医学教材之中。

其四，清末民国年间，是运气学说的"冰河时期"。清代虽然有像张志聪的《黄帝内经素问集解》，高世栻《黄帝内经素问直解》等对《素问》中运气理论的内容进行更深的注疏，但却逐渐受到冷落，尤其在清朝末年和民国年间更是如此。一则是社会动荡不安及国家贫穷大背景的影响；二则西方科学技术尤其是"日心说"，气象学等新知识的传人，动摇了以"地心说"为前提所建立的运气学说的根基；三则缘于运气理论自身的缺陷，因而不时有人予以抨击，使这一理论的研究和传承受到极大的影响。

其五，近几十年来，运气学说的研究趋于理性化。建国50多年来，运气学说受到关注，其内容被引入中医高等教育的教材之中，尤其是自20世纪80年代前后的15年期间，专事研究"七篇大论"者有之，从现存气象资料印证运气变化规律者有之，相当一部分学者从临床流行病学角度研究气运变化与某些病种的发病，气运变化与某些病种的病情变化、气运变化与某些病种的死亡、气运变化与某些病种的临床用药等方面的关系进行理性的回顾性的调查研究思路。使运气学说这一古老的医学内容服务于现实，服务于临床。（张登本. 运气学说的沿革与评价 [J]. 河南中医，2004，24（9）：4）

（四）运气学说的主要内容

运气学说是五运六气学说的简称。是研究天体日月运行，天时气候变化规律及其对生物影响的相关理论。五运指自然界木、火、土、金、水五行之气的运动；六气指自然界风、热、暑、湿、燥、寒六种气候的变化。这一理论在整体观念的指导下，运用阴阳学说的对立互根，消长转化关系，运用五行学说的生克制化规律，以及干支甲子系统进行归纳和演绎，将天地万物、四时气候、人体的生理病理，以及疾病的诊断、防治用药等，进行规律性的归纳和总结。其中包涵有较丰富的医学气象和时间医学的内容。

运气学说是古人在长期的生产生活中，尤其是防病治病的医疗实践中，通过对天体运行，季节的推移，气候的相应变化等，作了长期、反复、认真细微的观察基础上，发现随着时间的推移，自然气候也相应地产生着有规律的循环变更。在气候有规律迁徙的影响之下，自然界的各种非生物和生物也会产生相应的规律性变化，人体也不例外。五运六气学说就是古人在进行上述长期反复观察并积累了相当丰富研究资料的背景下，逐渐总结而成的一门学问。此门学问虽然产生于东汉末期，或汉魏之际，但除《难经·七难》、《伤寒杂病论》、《甲乙经》、《伤寒例》等合计不足千言的极少文字以外，谁也不知此时运气学说的面貌为何。是王冰首次发现并将其在《素问》次注之中加以详细注疏之后得以传呈后学的。

运气学说的重要意义是多方面的，最主要有三点：其一，把气候变化与自然界的生物现象统一起来；其二，把气候变化与人体健康状况、发病规律统一起来；其三，把气候变化与治疗用药、防病治病统一起来。"七篇大论"中的运气学说，就是结合气象活动的规律，研究医学理论的专门知识。

但是，运气学说对气候与生物、气候与人体生理病理、气候与用药的关系等，仅仅作了一般性的论述，所以在运用这一理论时，要针对不同的地域，千差万别的气候变化，灵活对待，不能拘泥运气理论所设定的固有陈式。张子和曾经说过："病如不是当年气，看与何年运气同，便向某年求和法，方知都在《至真》中。"意思是说，如果发病与当年运气推算的结果不相符合，那么就看与发病规律相符年份的运气变化规律，于是就从与其相符年份的运气规律中寻找相应的治疗办法和用药规律。宋代著名科学家沈括在其《梦溪笔谈》中也曾说道："大凡物理，有常有变，运气所主者，常也；异夫所主者，皆变也。常则知其气，变者无所不至，而各有所占。"两位科学家所言，既指出了对待运气学说的态度，同时也指明了运用这一理论的方法和思路。

运气学说是从宇宙节律来探讨气候变化的，不仅有着深刻的天文学背景，同时在气象、历法、物候等方面都有一定的客观依据可循。它以阴阳五行理论为核心，在整体观和运动观的思想指导下，系统地总结和分析了以六十年为周期的气候运动变化规律。其基本内容是以五运、六气、三阴三阳为基础，以天干、地支作为演绎工具符号，推测各年气候变化和疾病流行情况，指导临床辨证用药。

运气学说主要是由"五运"和"六气"组成。五运，就是木、火、土、金、水五行之气，分别配以天干，用来推测每年的岁运和各个季节的气候变化。六气，是将属于三阴三阳之气的风、热、暑、湿、燥、寒，分别配以地支，用来推测每年的岁气和各个季节的气候特点。五运和六气两者结合起来，就可以反映每年气候变化的空间因素和地面因素相互作用的关系，此即是"运气合治"。天干地支不仅作为纪年、纪月、纪日、纪时的符号，而且分别代表着阴阳五行的气运，以及表示物候方面的各种特征。

1. 干支甲子

干支是天干地支的简称。天干始于甲，地支始于子，干支相合，故名甲子。

天干即甲、乙、丙、丁、戊、己、庚、辛、壬、癸，又叫十天干，最早是用来纪日的，因此在"七篇大论"及王冰注文、《天元玉册》、《玄珠密语》中常将天干以"干"、"天"简称之。地支共有十二个，即子、丑、寅、卯、辰、巳、午、未、申、酉、戌、亥，最早是用来纪月的，又叫十二地支。十二地支在"七篇大论"、《玄珠密语》、《天元玉册》及王冰注文中常简称为"支"、"地"。

（1）干支的阴阳属性。干支阴阳属性的划分，不是绝对的。总的来说天干属阳，地支属阴。但在天干地支之中，又可再分阴阳。天干之中，甲、丙、戊、庚、壬属阳；乙、丁、己、辛、癸属阴。地支中，子、寅、辰、午、申、戌属阳；丑、卯、巳、未、酉、亥属阴（表1）。这是根据"阳道奇，阴道偶""数"的阴阳属性划分原则确定的。

表1　　　　　　　　　　　　　　　　　天干、地支阴阳属性表

天干	阳干	甲	丙	戊	庚	壬
	阴干	乙	丁	己	辛	癸
地支	阳支	子	寅	辰	午	申	戌
	阴支	丑	卯	巳	未	酉	亥

（2）干支的五行属性。天干地支各有两种五行配属方法：其一，根据五时、五方的关系来确定属性（表2）。

表2　　　　　　　　　　　　　　　　　干支五方五行分属表

五　方	东	南	中	西	北
五　时	春	夏	长　夏	秋	冬
五　行	木	火	土	金	水
十二月	一　二	四　五	三　六　九　十二	七　八	十一　十二
天　干	甲　乙	丙　丁	戊　己	庚　辛	壬　癸
地　支	寅　卯	巳　午	辰　未　戌　丑	申　酉	亥　子

其二，根据常年气候运动规律来确定天干地支的五行属性。其中天干是根据十干化运的规律确定其五行属性的，地支是根据地支化气的规律确定其五行属性的（表3）。

表3　　　　　　　　　　　　　　　　　天干纪运、地支纪气表

五行属行	土	金	水	木	火
天干	甲	乙	丙	丁	戊
	己	庚	辛	壬	癸
地支	丑	卯	辰	巳	子　寅
	未	酉	戌	亥	午　申

（3）甲子。天干与地支的组合规律称为"甲子"。在具体运用时王冰及其后学者常将60组的每一组合都称为"甲子"。正如《素问·六微旨大论》说："天气始于甲，地气始于子，子甲相合，命曰岁立。谨候其时，气可与期。"这段原文不但提示了干支组合之为"甲子"的问题，也指出了通过甲子纪年可以推演相关年份的气候变化。甲子组合的规律是天干在上，地支在下，按着干支原有的次序，以次迭加，五个阳干与六个阳支相配迭加，五个阴干与六个阴支相配迭加，其结果便构成了六十个干支组合（也即六十个甲子），为甲子组合规律的一周。这

六十个天干地支组合又称为"六十甲子"，运气理论中是用以推算四时节气。正如《素问·天元纪大论》所说："天以六为节，地以五为制，周天气者，六期为一备；终地纪者，五岁为一周……五六相合，而七百二十气为一纪，凡三十岁；千四百四十气，凡六十岁而为一周。不及太过，期皆见矣。"运气学说，就是以纪年甲子作为演绎的工具，推算五运和六气的盛衰，测知气候的变化。无论是"七篇大论"或《玄珠密语》皆如是，所以说："谨候其时，气可与期。"六十甲子排列如下（表4）。

表4　　　　　　　　　　　　　甲子周期表

天　干	甲	乙	丙	丁	戊	己	庚	辛	壬	癸
地　支	子	丑	寅	卯	辰	巳	午	未	申	酉
天　干	甲	乙	丙	丁	戊	己	庚	辛	壬	癸
地　支	戌	亥	子	丑	寅	卯	辰	巳	午	未
天　干	甲	乙	丙	丁	戊	己	庚	辛	壬	癸
地　支	申	酉	戌	亥	子	丑	寅	卯	辰	巳
天　干	甲	乙	丙	丁	戊	己	庚	辛	壬	癸
地　支	午	未	申	酉	戌	亥	子	丑	寅	卯
天　干	甲	乙	丙	丁	戊	己	庚	辛	壬	癸
地　支	辰	巳	午	未	申	酉	戌	亥	子	丑
天　干	甲	乙	丙	丁	戊	己	庚	辛	壬	癸
地　支	寅	卯	辰	巳	午	未	申	酉	戌	亥

干支甲子的理论和六十个组合主要用以纪年、纪月、纪日、纪时。并由此推算每年的岁运、岁气变化规律，以及岁运、岁气，每年的五步之运、六步之气的交司时刻，同时根据其交司时刻之迟早推算相应气运是太过或者不及，进而预测相应时段的气候特点、物化特点，以及发病规律，治疗药物的性味选择。

其一，甲子纪年法。中国运用甲子纪年法的历史很悠久。据史料记载，早在殷代就已经开始应用干支记日、记旬，东汉光武以后就逐渐地用干支进行记年。因此有人据此推论，运气学说以及"七篇大论"形成的年代当在干支纪年以后的事。因为运气学说主要运用干支甲子作为其演绎工具的。此说不无道理。运用甲子纪年的方法是每年都由一个干支甲子组合符号表示，60 年为一周期，往复纪年，所以称 60 年为"六十花甲子"。如从 1924 年到 1983 年为第 47 个甲子周期。1984 年便是又一个甲子周期开始。所以《素问·六微旨大论》："天气始于甲，地气始于子，子甲相合，命曰岁立。"《素问·天元纪大论》也说："天以六为节，地以五为制……千四百四十气，凡六十岁，而为一周。"这段原文就讲得是干支甲子组合。

如何推算任何一年的年干支甲子呢？可按以下有人推导的公式推求：

公式 1　$S_年 = Y - 60_m - 3$（公元后诸年干支算公式）……①

公式 2　$S_年 = 60_m - Y - 2$（公元前诸年干支计算公式）……②

公元前 2、1 年，及公元元年、2、3 年的推算，不能用上述公式。$S_年$ 为所求的年干支序号，Y 为公元纪年数，m 为应变常数，其取值保证 $0 < S_年 \leq 60$ 的不等

式成立。60 为干支甲子六十周期。

公式 3 $a = S_年 - 10p$（求年干公式）……③

公式中的 a 为所求的年干序号，p 为应变常数，其取值要保证 $0 < a \leq 10$ 的不等式成立。10 为天干的 10 位序数。

公式 4 $b = S_年 - 12q$（求年支公式）……④

公式中的 b 为所求的年支序号，q 为应变常数，其取值要保证 $0 < b \leq 12$ 不等式成立。12 为地支的 12 位序数。

例如，要推求 1921 年的干支甲子，就将 1921 视为 Y，并代入公式①中：

$$S_年 = 1921 - 60m - 3$$
$$= 1918 - 60m \qquad m 取值 31$$
$$= 1918 - 60 \times 31$$
$$= 58$$

将 58 代入公式③中，可得

$$a = 58 - 10p \qquad p 取值 5$$
$$a = 58 - 10 \times 5 = 8$$

天干第八位为"辛"，就是说 1921 年的年干是"辛"。

再将 $S_年 = 58$ 代入公式④中，可得：

$$b = 58 - 12q \qquad q 取值 4$$

$$b = 58 - 12 \times 4 = 10$$

地支的第十位为"酉"。就是说 1921 年的年支是"酉"。按干支甲子的组合原则，那么 1921 年的年干支甲子为"辛酉"。也可以据公式（1）所求的 $S_年 = 58$ 在甲子周期表中查对第 58 位，也是"辛酉"。

其二，甲子纪月法。在运用干支记录月相变化时，有两种方法：一种是单用地支记录一年的 12 个月，此种方法称为"月建"，即把一年的 12 个月，分别建立在十二地支上。换言之，是用十二地支代表一年的 12 个月。地支的正常顺序是始于子终于亥，而十二支建月以后的顺序，却又是始于寅（正月）终于丑（十二月）。这是古人在长期观察日地关系后发现，每年的冬至日，是上一年度气候变化的终点，同时也是新的一年年度气候变化的开始，所以《素问·脉要精微论》说："冬至四十五日，阳气微上，阴气微下。"故有"冬至一阳生"之说。冬至所在的十一月乃为阴消阳长之日，所以十一月建子，表示一年之中阳气始生。一年十二个月的月建，列如下表（表5）

表5 月建表

春			夏			秋			冬		
正月	二月	三月	四月	五月	六月	七月	八月	九月	十月	十一月	十二月
寅	卯	辰	巳	午	未	申	酉	戌	亥	子	丑

第二种方法是甲子纪月 即每一个月即由一个甲子组合表示，由于地支之数为十二，每年又是十二个月，所以无论甲子周期如何变换，但地支建月是不变的，所变换的只是天干。天干之数为十，一年十二个月，六十甲子是二者的最小的公倍数，因此，甲子纪月时，地支一年一个循环周期，而天干为十月一周期，五年则重现一次。具体而言之，甲子纪月，自甲年开始，正月即为丙寅月（因为正月建寅为地支第三位，天干也当为第三位，即丙），二月为丁卯月、三月为戊辰月……，六十个月即五年为一个甲子周期月，至第六年的正月，再见丙寅。以此类推。逢甲逢己之年，正月为丙寅月；年干逢乙逢庚之年，正月为戊寅月；年干逢丙逢辛之年，正月为庚寅月；年干逢丁逢壬之年，正月为壬寅月；年干逢戊逢癸之

年，正月为甲寅月。这种确定正月干支的方法，称为"五虎建元"。正月的干支甲子己定，余月可以类推。正月的月干推求规律如下表（表6）：

表6　　　　　　　　　　五虎建元表

年干支	正月干支
甲己	丙寅
乙庚	戊寅
丙辛	庚寅
丁壬	壬寅
戊癸	甲寅

其便记的口诀为：

甲己为丙寅，　　乙庚从戊寻，

丙辛由庚起，　　丁壬复建壬，

戊癸先生甲，　　都配正月寅。

其三，甲子纪日法。据史料记载，在春秋以后，最晚在周幽王元年（公元前776）十月辛卯日起到现在，这种用甲子纪日的方法从未间断和错乱。累计有二千六百多年的历史了，这是世界上最悠久的记日法，也是推算我国几千年来历法或考古的重要工具。甲子纪日法是每一天都有一个日序，甲子日为这个日序的第一日，乙丑日为第二日……第六十日为癸亥日，六十日为一周。一周结束后再由甲子日起始，往复不已。例如2005年正月初一（即公历的2月9日）为甲子日，该年阴历三月初一（阳历4月9日）为癸亥日，正好60天为一个甲子日周期，从三月初二（阳历4月10日）又是新一轮甲子周期日。

人们所熟知的"入伏"，就是这种甲子记日方法的具体运用，根据气象学的理论，"入伏"是从夏至之日后第三个庚日为"初伏"（头伏），夏至日后的第四个庚日为"中伏"（二伏）立秋后的第一个庚日为"末伏"（三伏）。例如2006年的夏至在6月16日（农历五月二十一日），这一天的日甲子（干支）为丙子日，四天后的6月20日（即五月二十五日）的

日甲子为"庚辰"，是第一个"庚日"，2006年6月30日（庚寅）为第二个"庚日"，7月10日"庚子日"为夏至后的第三个"庚日"，因此2006年7月10日为"头伏"第一天，7月20日（庚戌）为"中伏"第一天。但"末伏"是在立秋日后的第一个"庚日"，虽然7月20日为"中伏"第一天，但7月25日（乙卯）立秋，所以该年的"末伏"的第一天当在7月30日（庚申）。从初伏到中伏的时间固定为10天，但末伏的时间长短不定，末伏的时间的长短取决于初伏时间的迟早，以及立秋之日的日干支。

其四，甲子纪时法。甲子纪时的推算，关键在于求时干，因为时支固定不变，每昼夜24小时分为12个时辰。从23时至1时为子时，每2个小时为一个时辰，以此类推。推求时干支的实质是求时干，只要将所求的时干与相对固定不变的时支进行组合即可。时干的推求方法可按下述口诀求之：

甲己还生甲，　　乙庚由丙起，

丙辛生戊子，　　丁壬庚子居，

戊癸推壬子，　　余以此为序。

就是说，在推求出日干支序数的基础上，可以进一步推求时干支，如果当日的日干为甲子时，当日的第1个时辰（即23～1时）即为甲子时，第2个时辰为乙

丑时……第12个时辰（21～23时）的干支为乙亥。余皆类此。

2. 五运

五运，即木运、火运、土运、金运、水运五者的总称，是木、火、土、金、水五行之气在天地间的运行变化。其中的"五"是木、火、土、金、水五行符号，其分别表示风、暑（或热）、湿、燥、寒等气候。"运"，即运动、运行，此指五种气候按一定时序的运转流动。自然界的气候是暑往寒来，秋去冬至，循环往复的。因此，木、火、土、金、水五运，在运气学说的理论中，不仅可以代表着春、夏、长夏、秋、冬五季气候的特点，同时也可表示不同年份的气候变化。这就是五运的基本涵义。五运又有岁运、主运、客运之分。

（1）岁运的概念。岁运也称中运、大运，即统管全年的气候。岁运可以反映全年的气候特征、物化特征，以及发病规律。

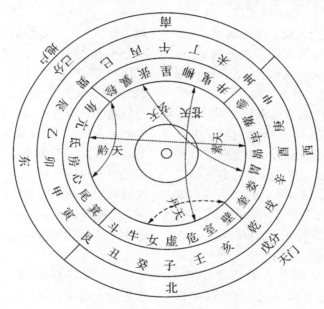

图1　五运经天图

岁运是根据当年的年干确定的。《素问·天元纪大论》说："甲己之岁，土运统之；乙庚之岁，金运统之；丙辛之岁，水运统之；丁壬之岁，木运统之；戊癸之岁，火运统之。"这种五行配以天干的方法，称之为"十干统运"，也叫"十干纪运"。五运之所以为十干所统，《内经》是根据五气经天的理论及古人所观察到的相关气象特征确定的。这是古人在长期对天体运动变化进行观察的基础上总结而成的。如《素问·五运行大论》说："丹天之气，经于牛女戊分；黅天之气，经于心尾之分；苍天之气，经于危室柳鬼；素天之气，经于亢氐昂毕；玄天之气，经于张翼娄胃。所谓戊己分者，奎壁角轸，则天地之门户也。夫候之所始，道之所生，不可不通也。"王冰对十干统运的规律进行了深刻的解析，曰："太始天地初分之时，阴阳析位之际，天分五气，地列五行，五行定位，布政四方。五气分流，散支于十干，当是黄气横于甲己，白气横于乙庚，黑气横于丙辛，青气横于丁壬，赤气横于戊癸。故甲己应土运，乙庚应金运，丙辛应水运，丁壬应木运，戊癸应火运。太古圣人，望气以书天册，贤者谨奉以纪天元。"丹、黅、苍、素、玄是红、黄、青、白、黑五种颜色的气象变化。牛、女、心、尾等是指二十八宿（见图1）。

面南而立，俯视图1就可清楚地看到二十八宿的方位，分别分布在东、南、西、北四个方位上。分布于图中的天干，是标示五行在五方中的位置，即东方甲乙木，南方丙丁火，西方庚辛金，北方壬癸水。戊和己则分别位于西北方位之"天门"和东南方之"地户"。王冰对天门、地户进行注释时说："戊土属乾，己土属巽。《遁甲经》曰：'六戊为天门，六己为地户，晨暮占雨，以西北、东南。'义取此。雨为土用，湿气生之，故此占焉。"

牛、女二宿在北方偏东之癸位，奎、壁二宿当西方戊位，"丹天之气经于牛女戊分"，指天空中赤色的气象特征常出现在这一方位，所以戊癸主火运；心、尾二宿在东方偏北之甲位，角、轸二宿当东南方己位，"黅天之气经于心尾己分"，指天空中黄色的气象特征常出现在这一方位，所以甲己主土位；危、室二宿当北方壬位，柳、鬼二宿在南方偏西之丁位，"苍天之气经于危室柳鬼"，指天空中青色或蓝色的气象特征常出现在这一方位，所以丁壬主木运；亢、氐二宿当东方偏南之乙位，昴、毕二宿当西方偏南之庚位，"素天之气经于亢氐昴毕"，指天空中白色的气象特征常出现在这一方位，所以乙庚主金运；张翼二宿位于南方偏东之丙位，娄、胃二宿位于西方偏北之辛位，所以丙主水运。说明十天统运中的五气经天理论是建立在天文知识和对气象观察资料的基础之上确立的。

图中的天门、地户是根据太阳在天体运行中的位置以及时令气候的变化命名的。当太阳的周年视运动位于奎、壁二宿

时，时置春分，正当由春入夏，是一年之中白昼变长的开始，也是温暖之气流行，万物复苏生发之始，故曰天门，言阳气开启。角、轸二宿为巽位己方，时值秋分，正当由秋入冬，是一年白昼变短的开始，又是燥凉肃杀之气流行，万物收藏敛伏之始，故曰地户，言阳气始敛闭藏。所谓春分司启，秋分司闭，有门户之意，因此将奎壁宿所在方位称为天门，将角轸宿所在的方位称为地户。故明·张介宾注曰："自奎、壁而南，日就阳道，故曰天门。角、轸而北，日就阴道，故曰地户。"

岁运之所以又称之为中运，是因为五行之气居于天气升降之中的缘故。如《素问·六元正纪大论》说："天气不足，地气随之；地气不足，天气从之，运居其中而常先也。"天气在上，地气在下，天地间的气流，不断地上下升降运动。天气不足则地气随之而上升；地气不足，则天气随之而下降，因为运居于天地之气的中间，并随气流的运动而先行升降，所以称之为"中运"。即岁运之气居于天气和地气之间。

岁运的特点是：5年为一小周期，10年为一大周期，每年由一运所主，始于木运（风气），终于水运（寒气），太过与不及相间，以五行相生为序运行。

各年份的岁运推算方法是：先求出当年的干支甲子，只要掌握了年干支，再据"十干化运"的规律，立即就可以求出当年的岁运。例如1921年，据公式推求其年干支为辛酉，据"十干化运"规律，丙辛为水运，所以1921年的岁运为水运。再如2008年，据公式求得年干支为戊子，"十干化运"规律中，戊为阳干主火运太过，所以该年的岁运为火运太过，（太徵用事），全年气候特点为气温偏高。

（2）主运。主运，是指五运之气分别

主管一年五个时段的运。

主运是分别相对固定地主管一年五时正常气候的变化之运。每运主一个时段（称为"一步"），各 73. 05 天，依五行相生的顺序，始于木运，终于水运。年年如此，固定不变（图2）。

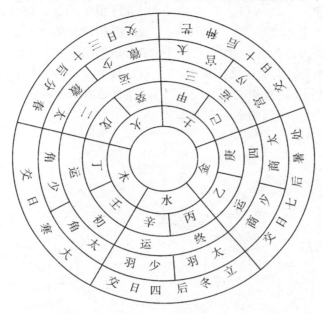

图2　五运主运图

主运是由木运（风气）、火运（热气）、土运（湿气）、金运（燥气）、水运（寒气）五者分别主管一年的五个时段（即五步），虽然五运的五行属性固定不变，但主运五步各有太过不及的变化。推算时，须用"五音建运"、"太少相生"和"五步推运"三者进行。

五音建运。五音，即角、徵、宫、商、羽。五音建运，是为了推算方便，把五音分别建立于五步的太过和不及。角为木音，徵为火音，宫为土音，商为金音，羽为水音。这种五音建运的方法对于主运、客运都适用。

太少相生。太，即太过、有余；少，即不及、不足。五音建五运，五运的十干分阴阳，凡阳干属太（太过），阴干属少（不及）。例如：甲己土运，甲属阳土为太宫，己属阴土为少宫；乙庚金运，乙属阴金为少商，庚属阳金为太商；丙辛水运，丙属阳水为太羽，辛属阴水为少羽；丁壬木运，丁属阴木为少角，壬属阳木为太角；戊癸火运，戊属阳火为太徵，癸属阴火为少徵。五音建运、太少相生关系如下表（见表7）：

表7　　　　　　　　　　　　　　　五音建运、太少相生表

五运	土　运		金　运		水　运		木　运		火　运	
天干	甲	己	乙	庚	丙	辛	丁	壬	戊	癸
五音	太	少	少	太	太	少	少	太	太	少
太少	宫	宫	商	商	羽	羽	角	角	徵	徵

十干分阴阳，五音别太少，依循十干的顺序，也就是太少相生的顺序。正如张介宾所说："盖太者属阳，少者属阴，阴以生阳，阳以生阴，一动一静，乃成易道。故甲以阳土，生乙之少商；乙以阴金，生丙之太羽；丙以阳水，生丁之少角；丁以阴木，生戊之太徵；戊以阳火，生己之少宫；己以阴土，生庚之太商；庚以阳金，生辛之少羽；辛以阴水，生壬之太角；壬以阳木，生癸之少徵；癸以阴火，复生甲之太宫。"

五步推运。主运虽然始于木音正角，以五行相生为序，终于水音羽，年年不变。但各年份的各步主时之运是太还是少，是少或是太，也就是主运的各运是太过还是不及，都是不相同的，这就需要用五步推运方法加以推求。

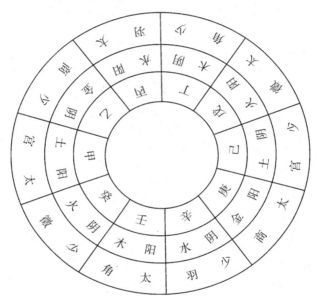

图3　五音建运太少相生图

五步推运的方法：根据当年年干是阳干或是阴干，在"五音建运太少相生图"（图3）中找出相应位置的主时之运，然后沿逆时针方向，向上推至角音木。由于图中所示的太角木音与少角木音正好相隔五音，故在推运中，见角即止。若为太角，那么该年主运的初运就是太角木运主持，然后按太少相生关系，二运就是少徵，三运就是太宫，四运就是少商，终运是太羽。若上推是少角，那么二、三、四、终各运也以上法分别求得。例如：年干逢甲之年，阳土主事，岁运为太宫。即从太宫上推，生太宫的是少徵，生少徵的是太角，则逢甲之年主运分别是：初运为太角。太少相生，二运为少徵，三运为太宫，四运为少商，终运为太羽。

年干为己之年，为阴土用事，岁运为少宫。即从少宫上推，生少宫的是太徵，生太徵的是少角，则逢己之年的主运各步分别是：初运为少角。太少相生，二运为太徵，三运为少宫，四运为太商，终运为少羽。

年干为丙之年，为阳水用事，岁运太羽。即从太羽上推，生少羽的是少商，生太商的是太宫，生太宫的是少徵，生少徵的是太角。那么逢丙之年主运的初运便是太角木运，按太少相生关系，该年的二运为少徵，三运为太宫，四运为少商，终运为太羽。余以此类推。

从上述所见，主运的太过、不及，五年一循环，十年一周期。各年主运相应步位之运的太过不及与该年岁运的太过、不及是一致的。如戊年岁运为火运太过，即太徵用事，则该年二运火运也是太过。又如辛年岁运为水运不及，则该年终运的水运也是不及。掌握了这个规律，推算主运的太过、不及有一个简便的推求方法。这

个方法就是：看该年的岁运是什么运，是太过或不及，则根据该年相应时段的主运与岁运是一致的这一规律，再以太少相生关系将临近的前后两运一推便得。例如庚年为阳金，岁运为太商用事，那么其主运的四运即为太商。按太少相生关系，生太商的三运为少宫，太商生少羽，其终运为少羽。而三运少宫之前的二运便为太徵，初运为少角。掌握了这一简便方法，就可以不必在"五音建运太少相生图"中去查推。具体见表8：

表8　　　　　　　　　　　主运五步推运太少相生表

年干	初运	二运	三运	四运	终运
甲	木→太生少→	火→少生太→	土→太生少→	金→少生太→	水
乙	木→太生少→	火→少生太→	土→太生少→	金→少生太→	水
丙	木→太生少→	火→少生太→	土→太生少→	金→少生太→	水
丁	木→少生太→	火→太生少→	土→少生太→	金→太生少→	水
戊	木→少生太→	火→太生少→	土→少生太→	金→太生少→	水
己	木→少生太→	火→太生少→	土→少生太→	金→太生少→	水
庚	木→少生太→	火→太生少→	土→少生太→	金→太生少→	水
辛	木→少生太→	火→太生少→	土→少生太→	金→太生少→	水
壬	木→太生少→	火→少生太→	土→太生少→	金→少生太→	水
癸	木→太生少→	火→少生太→	土→太生少→	金→少生太→	水

表中有□的为太（运太过），无□的"少"（运不及）。从上表可以看出：①主运的太过不及，是五年一循环，十年一周期。②各年主运的太过、不及，与该年岁运的太过、不及是一致的，如戊年岁运为火运太过，则该年主运二运火运也是太过。又如辛年岁运不及，则该年主运的终运也是不及。

综上所述，主运的推算的方法是：其一，各年主运的次序不变，起于角终于羽，以五行相生为序。其二，根据各年年干的阴阳属性，依五音建运太少相生图，逆时针方向逐步上推至角，便得出初运（也即木运）的太少属性，然后遵循太少相生的规律，再确定其余的二、三、四、终运的太少属性。

（3）客运。客运与主运相对而言，因其十年之内，年年不同，如客之往来，故名客运。

客运也是主时之运，即是说每年五步

的任何一步，同时有一个主运和一个客运共同主持。客运与主运的相同之点是：五步之运分主一年五时，每运各主七十三日零五刻；都以五行相生之序，太少相生，五步推运。主运与客运的不同点在于客运随着岁运而变。

客运的推算方法，是以当年的岁运为初运，然后以五行太少相生的顺序，分作五步，行于主运之上，逐年变迁，十年一周期。如逢甲子年，岁运为阳土太宫用事，那么该年客运的初运便是太宫，二运为少商，三运为太羽，四运为少角，终运为太徵，其他年份仿此。详见"五运客运图"（图4）。

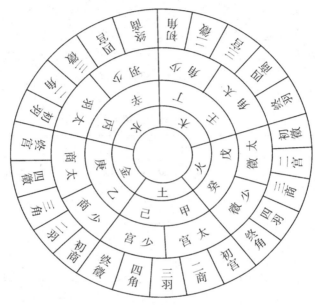

图4　五运客运图

据"七篇大论"相关内容整理，各年五步之运的交司时刻如下：

① 子、辰、申年

初运（木角）：大寒日寅初初刻起。

二运（火徵）：春分后十三日寅正一刻起。

三运（土宫）：芒种后十日卯初二刻起。

四运（金商）：处暑后七日卯正三刻起。

五运（水羽）：立冬后四日辰初四刻起。

② 丑、巳、酉年

初运（木角）：大寒日巳初初刻起。

二运（火徵）：春分后第十三日巳正一刻起。

三运（土宫）：芒种后第十日午初二刻起。

四运（金商）：处暑后第七日午正三刻起。

五运（水羽）：立冬后第四日未初四刻起。

③ 寅、午、戌年

初运（木角）：大寒日申初初刻起。

二运（火徵）：春分后第十三日申正一刻起。

三运（土宫）：芒种后第十日酉初二刻起。

四运（金商）：处暑后第七日酉正三刻起。

五运（水羽）：立冬后第四日戌初四刻起。

④ 卯、未、亥年

初运（木角）：大寒日亥初初刻起。

二运（火徵）：春分后第十三日亥正一刻起。

三运（土宫）：芒种后第十日子初二刻起。

四运（金商）：处暑后第七日子正三刻起。

五运（水羽）：立冬后第四日丑初四刻起。

3. 六气

六气，指风、热、火（暑）、湿、燥、寒六种气候。六气分主气、客气、客主加临三种情况。主气用以测常，客气用以测变。客主加临，即是把主气和客气相结合，进一步综合分析气候变化及影响。六气的推求方法是十二地支进行演绎的，根据纪年的地支与六气的关系进行推演分析。运气推算中，"客主加临"关系主要用于六气变化，因此置于此节。

六气是气候变化的本源，三阴三阳是六气产生的标象。标本相合，就是风化厥阴，热化少阴，湿化太阴，火化少阳，燥化阳明，寒化太阳。所以《素问·天元纪大论》说："厥阴之上，风气主之；少阴之上，热气主之；太阴之上，湿气主之；少阳之上，相火主之；阳明之上，燥气主之；太阳之上，寒气主之。所谓本也，是谓六元。"王冰认为，"三阴三阳为标，寒、暑、燥、湿、风、火为本，故云所谓本也。天真元气分为六化，以总坤元生成之用，征其应用则六化不同，本其所生则正是真元之一气，故曰六元也。"

（1）地支纪气（十二支化气）。干支运用到运气学说中，天干主要用以推算并标记五运，地支主要用以推算并标记六气，即所谓"天干纪运，地支纪气"。十二支配合六气，不能离开三阴三阳，正如《素问·五运行大论》所说："子午之上，少阴主之；丑未之上，太阴主之；寅申之上，少阳主之；卯酉之上，阳明主之；辰戌之上，太阳主之；巳亥之上，厥阴主之。"上，即指在上的天气，亦即司天之气所在的位置。就是说年支逢子午，则为少阳君火之气所主；年支逢丑未，则为太阴湿土之气所主；年支逢寅申，则为少阴相火之气所主。余皆类推（表9）。

表9　　　　　　　　　　　　　　十二支化气规律表

十二支	子	午	丑	未	寅	申	卯	酉	辰	戌	巳	亥
化气规律	对化	正化	正化	正化	正化	对化	对化	正化	对化	对化	对化	正化
标　三阴三阳	少阴		太阴		少阳		阳明		太阳		厥阴	
本　六气	（君火）热气		湿气（土）		（相火）暑气		燥气（金）		寒气（水）		风气（木）	

（2）主气。主气，是主宰一年六个季节正常气候的变化，故称为主时之气。因其恒居不变，静而守位，年年如此，故名。主气又称为地气。

主气分主一年二十四节气，即把一年分为六步（即6个时间段），每步主四个节气，计六十天零八十七刻半，初之气始于厥阴风木，终之气止于太阳寒水，按五行相生次序运行，年年如此。六气主时，是从上一年十二月中的大寒节起算，经过立春、雨水、惊蛰到春分前夕，为初之气，属厥阴风木当令，此时斗建从丑中到卯中，正当阳气向上升发的季节，为一年春季的开始。从春分起算，经过清明、谷雨、立夏，到小满前夕，属少阴君火热气当令，此时斗建从卯中到巳中，正是阳气逐渐旺盛的季节，为一年夏季之始，故以少阴君火热气为二之气。从四月的小满起算，经过芒种、夏至、小暑到六月中旬的大暑前夕，属少阳相火暑气当令，此时斗建从巳中到未中，正是暑气流行的季节，君火、相火同气相随，故以少阳相火暑气为三之气。从六月中旬的大暑起算，经过立秋、处暑、白露到八月中旬的秋分前夕，属太阴湿土当令，此时斗建从未中到酉中，正是湿气旺盛的季节，虽然新秋初到，炎暑渐消，但湿土郁蒸之气仍在，故以太阴湿土为四之气。从八月中旬的秋分起算，经过寒露、霜降、立冬，到十月中旬的小雪前夕，属阳明燥金主令，此时斗建从酉中到亥中，正是燥气最盛的季节，燥为清凉而又干燥之气，故以阳明燥金为五之气。从十月中旬的小雪算起，经过大雪、冬至、小寒到十二月的大寒节前夕，属太阳寒水当令，此时斗建从亥中到丑中，正是一年之中寒气最盛季节。气候至此，行遍一周，故以太阳寒水为终之气。时序及气候的变迁，反映了五行相生的规律，正如《素问·六微旨大论》说："愿闻地理之应六节气位何如？岐伯曰：显明之右，君火之位也。君火之右，退行一步，相火治之；复行一步，土气治之；复行一步，金气治之；复行一步，水气治之；复行一步，木气之治；复行一步，君火治之。""日出谓之显明。""显明"在正东偏北卯位，自东而南迁移，即为右行。王冰对此作了详细而准确地诠释，他说："日出谓之显明，则卯地气分春也。自春分后六十日有奇，斗建卯正至于巳正，君火位也。自斗建巳正未之中，三

之气分，相火治之，所谓少阳也。君火之位，所谓少阴也。""秋分前六十日而有奇，斗建未正至酉之中，四之气也。天度至此，云雨大行，湿蒸乃作。""秋分后六十日而有奇，自斗建酉正至亥之中，五之气也，天度至此，万物皆燥。""冬至日前后各三十日，自斗建亥至丑之中，六之气也。天度至此，寒气大行。""春分前六十日而有奇也，自斗建丑正至卯之中，初之气也。天度至此，风气乃行。""复春分始也，自斗建卯正至巳之中，二之气也。凡此六位，终纪一年，六六三百六十日，六八四百八十刻，六七四十二刻，其余半刻积而为三，约终三百六十五度也。余奇细分率之可也。"根据《素问·六微旨大论》及王冰所注，主气六步的交司时刻规律是六步分主春夏秋冬二十四节气。即：

初之气，主气为厥阴风木之气，主春分节前六十日又八十七刻半。从十二月中的大寒节起，经过立春、雨水、惊蛰，至二月中的春分前夕。

二之气，主气为少阴君火热气，主春分节后六十日又八十七刻半。从二月中的春分节起，经过清明、谷雨、立夏，至四月中的小满前夕。

三之气，主气为少阳相火暑气，主夏至前后各三十日又四十三刻有奇。从四月中小满起，经过芒种、夏至、小暑，至六月中的大暑前夕。

四之气，主气为太阴湿土之气，主秋分前六十日又八十七刻半。从六月中的大暑起，经过立秋、处暑、白露，至八月中的秋分前夕。

五之气，主气为阳明燥金之气，主秋分后六十日又八十七刻半。从八月中的秋分起，经过寒露、霜降、立冬，至十月中的小雪前夕。

终之气，主气为太阳寒水之气，主冬

至前后各三十日又四十三刻有奇。从十月中的小雪起，经过大雪、冬至、小寒，至十二月中的大寒前夕。

上述六气主时及交司时刻的内容除详载于《六微旨大论》外，《天元玉册》于卷十二专篇详细述之。

六气之间具有相互承制、互相约束的关系。这种承制、约束关系对气候变化起到一种自然界的自动调控作用。正如《素问·六微旨大论》所说："相火之下，水气承之；水位之下，土气承之；土位之下，风气承之；风位之下，金气承之；金位之下，火气承之；君火之下，阴精承

之。""下"，指下承之气，因位居本气之后，所以称"下"。"承"，即制约、抑制，指六步之气出现后接着出现的制约之气。六气之间相互制约，才能防止太过或不及，保持相对平衡，所以任何一种气候都有相应的制约之气。当某一气候出现亢盛的时候，随即就有另一种相对的气候去制约，否则六气就会失去调节，从而产生灾害性气候。所以《素问·六微旨大论》说："亢则害，承乃制，制则生化，外列盛衰，害则败乱，生化大病。"兹将六气主时节气列图如下（图5）。

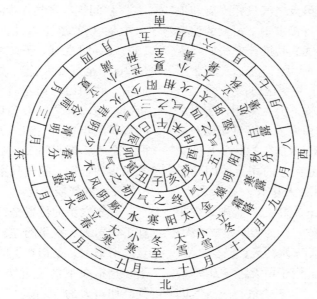

图5 六气主时节气图

（3）客气。客气，即是在天的三阴三阳之气。因其运动不息，与固定的主气不同，犹如客之往来，故称客气。根据"阴静阳动"，"天为阳，地为阴"的观点，固定不变的，相对稳定的主气又称为"地气"，而客气则称为"天气"。

客气的运行也分为六步，先三阴（厥阴为一阴，在前；少阴为二阴，居中；太阴为三阴，在后），后三阳（少阳

为一阳，在前；阳明为二阳，居中；太阳为三阳，在后）。六步的顺序是一厥阴，二少阴，三太阴，四少阳，五阳明，六太阳。客气和主气虽然都分六步运行，但两者运行的次序有所不同，客气六步因不同年份的岁支的改变而变化。

客气六步，包括司天之气（上）、在泉之气（下），以及司天（上）的左间气（四之气）、右间气（二之气），在泉（下）

的左间气（初之气）和右间气（五之气），共为客气六步的运行方式。客气六步，按照一定顺序分布于上下左右，互为司天，互为在泉，互为间气，便构成了客气六步的变化规律。客气以六年为一周期，随年支的演变，每年各步的客气性质及其盛衰变化均有所不同。推算客气，主要根据地支化气的规律，确定司天之气和在泉之气，以及左右四间气。

① 司天之气。司天，就是轮值主司天气的意思，也就是当令的气候。司天之气的排列位置，象征着在上的天空之气（故也称为"天气"），主上半年的气候变化，也称岁气。各年的司天之气只凭岁支和地支纪年规律，就可直接求得。司天的位置在六步之气的三之气。其推算方法如《素问·天元纪大论》所说："帝曰：其于三阴三阳，合之奈何？鬼臾区曰：子午之岁，上见少阴；丑未之岁，上见太阴；寅申之岁，上见少阳；卯酉之岁，上见阳明；辰戌之岁，上见太阳；巳亥之岁，上见厥阴。"上，即指位置在上的司天。即凡子午之岁，则为少阴君火司天；丑未之岁，则为太阴湿土司天；寅申之岁，则为少阳相火司天；卯酉之岁，则为阳明燥金司天；辰戌之岁，则为太阳寒水司天；巳亥之岁，则为厥阴风木司天。由于司天之气为岁气，统管上半年的初、二、三之气，故《素问·六元正纪大论》说："岁半之前，天气主之。"

② 在泉之气。在泉之气也是岁气，统管下半年的气候，其位在终之气。所以《素问·六元正纪大论》说："岁半之后，地气主之。"由于司天之位在上的南方，故称之为天气。而在泉之位在下的正北方，故也称为地气。在泉与司天之气是对应的，凡一阴司天，必然是一阳在泉；二阴司天，必然是二阳在泉；三阴司天，必然是三阳

在泉。反之也相反。所以子午少阴（二阴）君火与卯酉阳明（二阳）燥金相对，两者互为司天、在泉；丑未太阴（三阴）湿土与辰戌太阳（三阳）寒水相对，两者互为司天、在泉；寅申少阳（一阳）相火与巳亥厥阴（一阴）风木相对，两者互为司天、在泉。由于客气是以阴阳为序，所以轮值的司天、在泉，总是一阴对一阳、二阴对二阳、三阴对三阳。我们将客气六步的这一规律用几何学中"对顶角相等"的原则概之，即"一对一，二对二，三对三，左（间）对左（间），右（间）对右（间），司天对在泉。"

③ 间气。客气六步除司天（三之气）和在泉（终之气）外，其余的初之气、二之气、四之气、五之气统称"间气"。《素问·至真要大论》说："帝曰：间气何谓？岐伯曰：司左右者，是谓间气也。帝曰：何以异之？岐伯曰：主岁者纪岁，间气者纪步也。"指出司天、在泉的左右两步之气，都叫间气，主要是用以标记客气六步的。每一间气只主管一步（即60.875天）的气候变化。

客气六步的位置是：司天在上，在泉在下，司天、在泉的左右，即是间气的位置。所谓上，是指在上的正南方位；所谓下，是指在下的正北方位。左右代表间气。如司天的左右间气（即二之气和四之气）位置与司天的关系在《素问·五运行大论》中说："诸上见厥阴，左少阴，右太阳；见少阴，左太阴，右厥阴；见太阴，左少阳，右少阴；见少阳，左阳明，右太阴；见阳明，左太阳，右少阳；见太阳，左厥阴，右阳明。所谓面北而命其位，言其见也。"这是站在南方（上）而面对着下方北的位置而确定司天之左间气和右间气的。上，即司天。"所谓面北命其位"，其针对文中的"左"、"右"定

位而言。因为司天在上的南方。所以言司天的左右间气时就要面对在下的北方。因此，在厥阴风气司天的年份（即"上见厥阴"），其司天的左间气（即四之气）为少阴君火（热），右间气（即二之气）为太阳寒水。因为司天在正南方，面对正北方在泉的位置，司天的左间即为四之气，右间即为二之气。

在泉的左右间气与司天之气的左右间气相反。《素问·五运行大论》又说："何谓下？岐伯曰：厥阴在上，则少阳在下，左阳明，右太阴；少阴在上，则阳明在下，左太阳，右少阳；太阴在上，则太阳在下，左厥阴，右阳明；少阳在上，则厥阴在下，左少阴，右太阳；阳明在上，则少阴在下，左太阴，右厥阴；太阳在

上，则太阴在下，左少阳，右少阴。所谓面南而命其位，言其见也。"这里所说的左右，是指面向在上的南方时所见在泉之气的左间气、右间气的位置，它和司天面向北方所定的左右间气的方位恰恰相反。左间在初之气，右间在五之气。

六气的运转，是按纪年的岁支顺序进行的，六年一周期，每一年都有值年的司天、在泉和间气。司天之气，自左而右转，下降于地；在泉之气，自右而左转，上升于天。左右旋转一周，于是就回归到原来的位置，故《素问·五运行大论》说："动静何如？岐伯曰：上者右行，下者左行，左右周天，余而复会也"（图6）。原文中所说的"上"，指司天之气；"下"，指在泉之气。

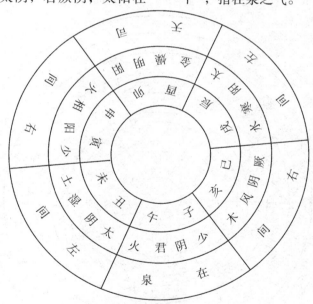

图6 司天在泉左右间气图

从以上的分析及图6可以看出，客气六步的排序规律总是：一阴对一阳，二阴对二阳，三阴对三阳，左间对左间，右间对右间，司天对在泉，顺时针方向，三阴与三阳均按一、二、三之序排列运行。

此外，客气司天还可能出现下列两种

情况：

第一种 客气的胜复变化。胜，指偏胜之气，是气的主动抑制作用；复，指报复之气，是气的被动反向作用。客气的胜复，是说客气有所胜则有所复。这是气候变化在异常情况下的一般规律，也是气候

变化的一种自然调控作用。一年中，若上半年发生某种太过的胜气，下半年就有与之性质相反的复气发生，如上半年热气偏胜，下半年即有寒气来复。当然，胜复之气并非每年都有。

第二种　客气不迁正、不退位。"不迁正，不退位"，是《素问·遗篇·刺法论》中提出的，在《玄珠密语》及《天元玉册》中也有述及。所谓"不迁正"，就是指值年的司天之气或者其某一步"间气"不能应时而迁移。其原因多由前一年的司天之气太过，以致影响该年的司天之气的迁移运动，因此气候失常。例如丑未之年，如果上一年（子午之年）司天的少阴君火之气太过，那么该年的太阴湿土之气就不能及时的主司气候，该年上半年的气候受上一年少阴君火的影响而偏热，这就是太阴湿土之气"不迁正"。"不退位"，就是上一年的司天之气太过，留而不去，至次年在气候变化及其他方面仍然出现了上一年岁气特点。例如巳亥年厥阴风木司天，如果风木之气太过，留而不去，至次年在气候变化及其他方面仍然出现厥阴风木的特点，这就是厥阴风木之气"不退位"。在这种情况下，左右四间气自然也会出现应升不升，应降不降的情况，该年的客气六步规律便会因此而失序，从而出现反常的灾害性的气候。

（4）客主加临。客主加临的规律主要是用于六气的变化关系。其加临关系，就是将每年轮值的客气迭加在固定的主气之上，便称客主加临。加，迭加。临，是会合。加临

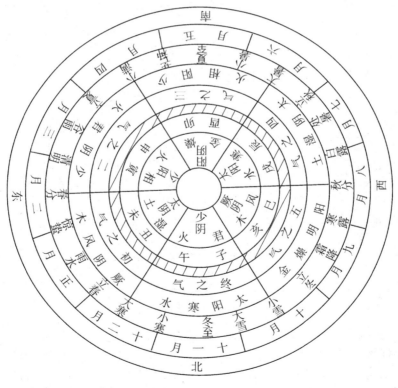

☓☓☓☓☓☓ 线框内是可以转动的

图 7　客主加临图

的方法是将司天之气迭加于主气的三之气上，在泉之气加临于主气的终之气上，其余的四间气分别以次迭加（图7）。

图中所示为卯酉年阳明燥金司天的客主加临情况，因为客气六步是随着纪年的岁支而变，所以只要把图中客气圈逐年向左转移一格，就是相应年份六步之气的客主加临图。

客主加临的结果会产生三种情况：其一，主客之气是否相得。将客气加于主气之上，凡主客之气为相生关系，或者主客同气，便为相得。如果主客之气表现为相克关系，便为不相得。凡相得者，则气候正常，人体不易发生疾病；不相得者，则气候反常，也容易引起疾病的发生。正如《素问·五运行大论》说："气相得则和，不相得则病。"其二，主客之气的顺逆。客气加于主气之上，又有顺和逆的不同，

凡客气胜（克）主气为顺，主气胜（克）客气则为逆。所以《素问·至真要大论》中说："主胜逆，客胜从。"从，即顺和的意思。因为主气主常令，固定不变，客气轮流值年，主时是短暂的。如果主气制约客气，即客气的作用受到抑制，所以为逆。相反，客气制约主气，但为时短暂，很快就会过去，因而对主气的影响不甚，所以是为顺和。其三，君火与相火的加临。君火为主，相火为从，因此当君火为客气加临于相火（主气）时，也称为顺；而当相火为客气，君火为主气，相火加临于君火之上时，便为逆，此即所谓"君位臣则顺，臣位君则逆。"

为了便于阅读、理解和掌握客主加临的规律，现以六气客主加临的一个周期为例，列简表如下（见表10）：

表10　　　　　　　　　　　　　　客主加临简表

	定位名称	地左	天右	司天	天左	地右	在泉
客主加临	次　序	初之气	二之气	三之气	四之气	五之气	终之气
	节　气	立雨惊春春水蛰分	清谷立小明雨夏满	芒夏小大种至暑暑	立处白秋秋暑露分	寒霜立小露降冬雪	大冬小大雪至寒寒
	月　份	正　二月　月	三　四月　月	五　六月　月	七　八月　月	九　十月　月	十　十一　二月　月
各　年　主　气		厥阴风木	少阴君火	少阳相火	太阴湿土	阳明燥金	太阳寒水
2004年（甲申）客　气		少阴君火	太阴湿土	少阳相火	阳明燥金	太阳寒水	厥阴风木
2005年（乙酉）客　气		太阴湿土	少阳相火	阳明燥金	太阳寒水	厥阴风木	少阴君火
2006年（丙戌）客　气		少阳相火	阳明燥金	太阳寒水	厥阴风木	少阴君火	太阴湿土
2007年（丁亥）客　气		阳明燥金	太阳寒水	厥阴风木	少阴君火	太阴湿土	少阳相火
2008年（戊子）客　气		太阳寒水	厥阴风木	少阴君火	太阴湿土	少阳相火	阳明燥金
2009年（己丑）客　气		厥阴风木	少阴君火	太阴湿土	少阳相火	阳明燥金	太阳寒水

六气的客主加临，六年为一个周期，终而复始。故此表之后的2010年为庚寅年，据"十二支化气"规律，庚寅之年为少阳相火司天，各步客气之序又重复六年前的2004年，客主加临亦相同。所以

此表可循环使用。

4. 运气同化

运气同化，就是指五运与六气同类化合的关系。运与气在六十年变化之中，除互为生克，互为消长外，还有二十六

年的同化关系。这种关系的产生是指运与气在遇到彼此性质相同的情况下，往往产生同一性质的变化。如木同风化，火同暑热化，土同湿化，金同燥化，水同寒化。由于岁运有太过不及，岁气有司天在泉的不同，因而就有同天化、同地化的区别，所以运气同化表现就有天符、岁会、同天符、同岁会、太乙天符五种不同类型。

（1）天符。天符，是指岁运之气与司天之气的五行属性相符合。正如王冰所注云："天气与运气相逢会也。"如《素问·六微旨大论》说："帝曰：土运之岁，上见太阴；火运之岁，上见少阳、少阴；金运之岁，上见阳明；木运之岁，上见厥阴；水运之岁，上见太阳，奈何？岐伯曰：天之与会也，故《天元册》曰：天符。"土运、火运等指岁运。上，即当年的司天之气。"土运之岁，上见太阴"，即己丑、己未年，土运与司天太阴湿土之气同化，故此二年即为天符。"火运之岁，上见少阳、少阴"，即戊寅、戊申、戊子、戊午四年为天符年。戊为火运，若遇寅申少阳相火司天、子午少阴君火司天之年，火运与司天的暑、热之气属性相同而化合，故为天符年。"木运之岁，上见厥阴"，即丁巳、丁亥年。丁为木运，巳亥厥阴风木司天，木运与司天的风气（木）属性相同而化合，故此二年为天符。"水运之岁，上见太阳"，即丙辰、丙戌年。丙为水运，辰戌太阳寒水司天，水运与司天的寒水之气同化，故此二年为天符。"金运之岁，上见阳明"，即乙卯、乙酉年。乙为金运，卯酉阳明燥金司天，金运与司天的燥气同化，故此二年为天符。正因为岁运的五行属性与客气司天的地支五行属性相同，故称为"天符"，因而《素问·天元纪大论》说："应天为天

符"（图8）。

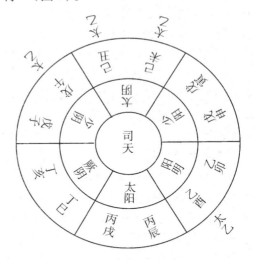

图8　天符太乙图

天符之年的推算方法：一是先求年干，据"十天化运"规律，求出该年的岁运；二是求年支，据"十二支化气"规律，求出该年的岁气，即司天之气；三是将岁运与岁气进行五行属性比较，如果二者的属性相同，那么该年即是天符之年。例如乙酉、乙卯年，此二年的年干为乙，据"乙庚化金"的化运规律，此二年的岁运为金运。此二年的岁支为卯、为酉，据"卯酉阳明燥金"的化气规律，故此二年的岁气为阳明燥金之气司天，正因为金运与燥金之气的属性相同，所以说乙酉（2005年）、乙卯年（2029）为"天符"年。

（2）岁会。岁会，是指岁运与岁支的五行属性及其所示的五方正位相符合，便称为岁会。《素问·六微旨大论》说："木运临卯，火运临午，土运临四季，金运临酉，水运临子。所谓岁会，气之平也。"所谓"临"，相逢相遇也，也就是本运加临于本气。如丁卯年，丁为木运，卯在东方属木的正位，故称"木运临卯"。戊午年，戊为火运，午在南方属火

的正位，故称"火运临午"。甲辰、甲戌、己丑、己未四年，甲己为土运，而辰戌丑未属土，分别寄旺于东南方、西南方、东北方、西北方，又恰是四季之末的四隅方位，故称"土运临四季"。乙酉年，乙为金运，酉为西方属金的正位，故称"金运临酉"。丙子年，丙为水运，子在北方属水的正位，故称"水运临子"。凡此八年为岁会（图9）。其中己丑、己未两年又是太乙天符年（图8）。

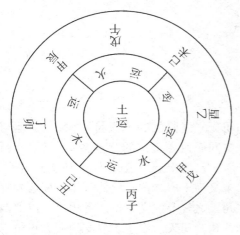

图9　岁会图

"岁会"之年的推算方法：一是先求年干，再据"十干化运"的规律，求出该年的岁运；二是求出该年岁支，根据"东方寅卯木，南方巳午火，西方申酉金，北方亥子水，辰戌丑未中央土"的规定，并将其与岁运进行五行属性比较相同者即是"岁会年"。

（3）同天符。凡逢阳干之年，太过的岁运之气与在泉之客气相符合而同化的关系，就叫同天符。《素问·六元正纪大论》说："太过而同天化者三……甲辰、甲戌太宫，下加太阴；壬寅、壬申太角，下加厥阴；庚子、庚午太商，下加阳明，如是者三。"下，指在泉之气。又说："加者何谓？岐伯曰：太过而加同天符。"

就是说，在六十年中，岁运太过而与在泉客气相符合的有三类（指年干为甲、壬、庚三者），即甲辰、甲戌，壬寅、壬申，庚子、庚午六年。甲辰、甲戌年，甲为太宫用事，属土运太过之年，而在泉的客气又是太阴湿土，于是太过的土运与湿气（土）相合而同化。壬寅、壬申年，壬为阳木太角用事，是木运太过之年，而在泉之客气是厥阴风木，故太过的木运与风气（木）相合而同化。庚子、庚午年，庚为阳金太商用事，属金运太过之年，而在泉的客气为阳明燥金，太过的金运与燥气（金）相合而化。以上六年都是太过的岁运与在泉之气相符合而同化（图10）。

阳干主岁运太过，故同天符的推求方法：一是求出年干，并根据天干的阴阳属性，在阳干之年寻求；二是求岁支，据"十二支化气"规律，先求该年的司天之气，再据客气六步的相关规律，求出在泉之气；三是把岁运与当年在泉之气进行五行属性比较，相同者即是"同天符"。

（4）同岁会。凡逢阴干之年，不及的岁运与在泉的客气相符合而同化的年份，叫同岁会。如《素问·六元正纪大论》说："不及而同地化者亦三……癸巳、癸亥少徵，下加少阳。辛丑、辛未少羽，下加太阳。癸卯、癸酉少徵，下加少阴，如是者三。"又说："不及而加同岁会也。"在六十年中，"同岁会"共有六年。其中癸卯、癸酉、癸巳、癸亥是阴干之年，岁运为火运不及，而在泉的客气分别是少阴君火热气和少阳相火暑气在泉，故不及之岁运与在泉之气相合而同化。辛丑、辛未年，岁运为水运不及；丑、未之年是太阳寒水在泉，故不及的岁运与在泉的寒水之气相合而同化。以上六年都是不及的岁运与在泉之气的五行属性相符合，所以都叫"同岁会"。详见（图10）。

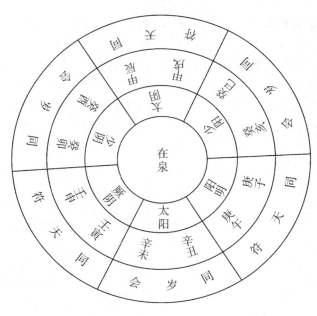

图10 同天符、同岁会

同岁会的推求方法：一是求出年干，并根据天干的阴阳属性，阴干主岁运不及，故在阴干之年中寻求；二是求岁支，据"十二支化气"的规律，求出司天之气后再求出在泉之气；三是将不及的岁运与在泉之气进行五行属性比较，凡两者属性相符合者，即为"同岁会"。

（5）太乙天符。太乙天符，是指既是天符，又是岁会的年份。《素问·六微旨大论》说："天符岁会何如？岐伯曰：太乙天符之会也。"故王冰云："是谓三合，一者天会，二者岁会，三者运会也。《天元纪大论》：'三合为治'，此之谓也。"在六十年中，戊午、乙酉、己丑、己未四年，均属太乙天符之年。太乙天符是指岁运与司天之气、岁支的五行属性三者相合，共同主令，即《素问·天元纪大论》所说的"三合为治"。例如戊午年，戊为火运，午为少阴君火司天，这既是岁运与司天之气同气的"天符"，又是岁运与岁支同居于南方正位的"岁会"。乙酉年，乙为金运，酉为阳明燥金司天，既是岁运

与司天之气同气的"天符"，又是岁运与岁支同居西方正位的"岁会"。己丑、己未年，己为土运，丑未为太阴湿土司天，丑未又为土居之位，故此两年，岁运少宫与司天之气及岁支土位三者相合。以上四年，均为司天、岁运、岁支的五方正位三者会合的年份，都是"太乙天符"之年（图8）。

在运气同化的关系中，虽有天符、岁会、同天符、同岁会、太乙天符的区别，但都是用以说明运和气相会的年份，彼此虽然没有胜复，气象变化比较单一，但却因此而造成一气偏胜独治。这样就容易给人体和其他生物造成单向的危害。正如《素问·六微旨大论》所指出："天符为执法，岁位为行令，太乙天符为贵人。帝曰：邪之中也奈何？岐伯曰：中执法者，其病速而危；中行令者，其病徐而持；中贵人者，其病暴而死。"一年之中，岁运、司天、在泉各行其令，一旦自然会合，贯通在岁气之中，就会形成较强大而单一的气候变化，所以《内经》分别以

"执法"、"行令"、"贵人"比喻其力量和作用。"执法"位于上，故为"天符"年份之邪所伤，则发病迅速而严重；"行令"位于下，故为"岁会"年份产生的邪气所伤，则病势徐缓而持久；"贵人"统乎上下，故为"太乙天符"之年产生的邪气所伤，则病势急剧而有死亡的危险。

（6）平气之年。岁运除了太过、不及外，还有平气之年。平气，是指既无太过，又无不及之年。此即张介宾所说："平气，如运太过而被抑，运不及而得助也"（《类经图翼·五运太少齐兼化逆顺图解》）。故王冰注曰："非太过，非不及，是谓平运主岁也。平岁之气，物生脉应，皆必合期，无先后也。""先"，指岁运、岁气先天时而至。"后"，指岁运、岁气后天时而至。平气之年的岁运、岁气交司时刻既不提前也不推迟，故曰："无先后也。"

平气的推算方法可归纳为以下三种：

其一，根据岁运与岁气推算。推算时又有两种情况：

一是岁运太过而被岁气抑制。凡属岁运太过之年。如果受到同年司天之气（五行关系中）相克时，当年太过的岁运便会受到抑制而成为平气。如2010年（庚寅年）是金运太过，但是这一年的岁支为寅，"寅申少阳相火"司天，故该年的岁气是司天之气为少阳相火。太过的金运受司天相火之气的制约，故为平气之年。《玄珠密语》中还认为，太过的岁运被在泉之气制约也可成为平气。

二是运不及得助。凡岁运不及之年，如果受到同年司天岁气的资助，亦可成为平气。但此种资助又有相生之助和同气之助两种。所谓相生之助，是指岁运与岁气的五行关系是母子相生，不及之岁运可成

为平气，如2011年（辛卯），水运不及，但该年岁支为卯，据"卯酉阳明燥金"的化气规律，其岁气为阳明燥金之气司天。金生水，为水之母，故2011年的岁运亦是平气。所谓同气之助，是指岁运与岁气的五行属性相同，据"同气相求"原理，不及之运亦可成为平气。如2007年（丁亥年）即是木运不及，但其岁支为亥，"巳亥厥阴风木"司天为其岁气，二者属性相同而资助，故亦为平气之年。《玄珠密语》认为岁气中的在泉之气也可资助不及之岁运而成平气者。

其二，根据每年交运的年干、日干、时干的关系推算。每年初运交运的时间均在春节前的大寒节，如果在交运时刻的时干、交运这一天的日干，都与当年的年干相合，也可产生平气。这种情况在运气学说中又称为"干德符"。如1992年（壬申年）初运交运的大寒节，其第1天日甲子为丁卯，该年交司时刻在大寒日寅时的初刻，又属木（东方寅卯木），所以三者相符，故此年亦成为平气。

其三，根据岁运与月干之间的关系推算。在岁运不及之年，因所逢初运交运的月干与当年的年干相符合，无论是相生关系，或者是同气关系，只要不是相克制胜关系的，仍然可以成为平气。

因此在《玄珠密语》及《天元玉册》中对60年甲子周期中每步之运、每步之气的交司时刻，以及交司时刻的推算方法予以详细的介绍。掌握各步之运、各步之气交司时刻之目的，就在于了解相关年份，或者每步之运、每步之气是太过、是不及、或是平气，并以此预测每年、各步气候变化特征、物化特征、发病特征以及对不同性味的药物、食物的选择。

（五）运气学说在医学中的应用

运气学说在医学中的应用，主要用以说明气候变化对人体的影响，根据病因性质的不同，结合阴阳五行学说的相关理论，概括地叙述了人体发病的一般规律和治疗用药。

《素问》"七篇大论"、《玄珠密语》、《天元玉册》、《元和纪用经》等是怎样进行运气理论的演绎并付之于实践呢？细究诸书原文及王冰注语后不难发现，《六微旨大论》"亢则害，承乃制，制则生化"及《五运行大论》："气有余，则制己所胜而侮所不胜；其不及，则己所不胜侮而乘之，己所胜轻而侮之"（即五行生克乘侮规律）为其思维方式和理论依据，推算各年、各步气运变化，及其所产生的相应气候、气象、天象、物化、灾害、发病等方面的特征（尤其是脏腑发病病机、病证，及脏腑间病证传变规律），如何根据气候、发病特征进行不同性味药物和食物的选择等等。只要始终把握《五运行大论》这一思维模式，奥妙无穷的运气理论及其丰富多彩的临床应用就会了然胸臆。

1. 五运理论的临床应用

（1）岁运与临床。岁运与发病规律，可遵《素问·五运行大论》中所总结的那样："气有余，则制己所胜，而侮所不胜；其不及，己所不胜侮而乘之，己所胜轻而侮之。"所以，岁运与发病，又有岁运不及与发病和岁运太过与发病两类情况。

① 岁运不及与发病。凡阴干之年，为岁运不及。不及，指五行之气衰少。运不及之年除了导致胜气妄行之外，还会出现制止胜气的复气。所谓有胜必有复，先胜后复。例如木运不及则燥金之气大行，但不及的木运之子火气，必复母仇而产生火热气候（即称为复气）。所以《素问·气交变大论》说："岁木不及，燥乃大行……复则炎暑流火"；"岁火不及，寒乃大行……复则埃郁，大雨且至"；"岁土不及，风乃大行……复则收政严峻，名木苍凋"；"岁金不及，炎火乃行……复则寒雨暴至"等。

其具体情况可根据《素问·气交变大论》及《玄珠密语》的相关内容，整理如下表（表11）。

表11　　　　　　　　　　　　五运不及之年的发病规律表

岁运不及	木运不及	火运不及	土运不及	金运不及	水运不及
胜气	燥气大行	寒气大行	风气大行	炎火大行	湿气大行
复气	炎暑流行	大雨且至	肃杀霖霪	寒雨暴至	大风暴发
易伤之脏	肝、肺、心	心、肾、脾	脾、肝、肺	肺、心、肾	肾、脾、肝
常见病症	中清、胠胁痛、少腹痛、肠鸣、溏泄、寒热、疮疡、痉、痈、痤、咳、鼽	胸中痛、胁支满、膺背肩胛间两臂痛、心痛、暴喑、腹大、鹜溏、腹满、食饮不下、寒中肠鸣、泄注腹痛	飧泄霍乱、体重腹痛、肌肉瞤酸、善怒、胸胁暴痛、下引少腹、善太息、食少失味	血便、注下、阴厥且格阳反上行，头脑户痛、延及卤顶、发热、口疮、甚则心痛	腹满、身重、濡泄、寒疡流水、腰腹痛、烦冤、足痿清厥、脚下痛、腹满浮肿、筋骨并辟、肉瞤瘛、目视䀮䀮、肌肉疹发、气并隔中，痛于心腹

岁运不及年份的发病规律是：一则与岁运相应之脏被抑而病，如岁木不及，肝气受抑而有疏泄不足的胁痛、少腹痛；岁土不及，则"气客于脾"，故有脾失健运的飧泄、体重等症。二则所不胜之脏偏盛而病，如土运不及之年，除脾病外，还会发生"胸胁暴痛，下引少腹，善太息"（《素问·气交变大论》）等肝气偏亢之病。三则因复气偏胜而产生相应病证，而且复气为不及之岁气的子气。如岁木不及，火气为复气，于是火热偏胜而有心火炽盛的"病寒热，疮疡，痱胗，痈痤"之病；岁火不及，湿土之气为其复气，故因湿气偏盛则其民易"病鹜溏，腹满，食饮不下，寒中肠鸣，泄注腹痛"等脾不运化之病。

可见，岁运不及之年发病，多累及三脏，对该类年份所发生病证的治疗，当遵"抑强扶弱"的治疗原则，扶助受制不足之脏，同时也要伐抑偏盛过亢之邪。但总以"扶弱"为主。如岁土不及之年，脾失健运之病多发，故当以健脾、补脾、升脾、醒脾之法为先。

② 岁运太过与发病。凡阳干之年，其岁运太过。五运太过的气候变化规律是本运之气偏盛，本气流行。如《素问·气交变大论》说："岁木太过，风气流行"；"岁火太过，炎暑流行"等。一则引起与之相通应的脏发病。如木运太过，肝病居多；火运太过，心病易发等。二则是与之相应的所胜之脏受制而病。如土运太过，土能制水，故"肾水受邪"；水运太过，"邪害心火"等。正如《素问·气交变大论》所说："岁木太过，风气流行，脾土受邪。民病飧泄食减，体重烦冤，肠鸣腹支满，上应岁星。甚则忽忽善怒，眩冒巅疾……反胁痛而吐甚，冲阳绝者死不治。"这是岁木太过的发病情况，其他年份岁气太过，均相类似，发病规律大体是在相应之脏和所胜之脏两方面。

现据《素问·气交变大论》的相关原文，将其发病规律列表如下（表12）：

表12　　　　　　　　　　　岁运太过之年的发病规律表

岁运太过	木运太过	火运太过	土运太过	金运太过	水运太过
气候特点	风气流行	炎暑流行	雨湿流行	燥气流行	寒气流行
所伤内脏	肝、脾	心、肺	脾、肾	肺、肝	肾、心
常见病症	飧泄、食减、体重、烦冤、善怒、眩冒巅疾、胁痛、吐甚	疟疾、少气、咳喘、血溢血泄、注下、嗌燥、耳聋、中热、肩背热、胸中痛、胁支满、胁痛、膺背肩胛间痛、两臂内痛、身热、骨痛、浸淫、谵妄、狂越	腹痛、清厥、意不乐、体重、烦冤、肌肉萎、行善瘛、脚下痛、饮发中满、食减、四肢不举、腹满、溏泄、肠鸣	两肋下少腹痛，目赤痛、眦疡、耳无所闻、体重、烦闷、脑痛引背、两胁满且痛引少腹、喘咳逆气、肩背痛、尻阴股、膝髀腨足皆病、暴痛、胁不可以反侧、咳逆甚而血溢	身热、烦心、躁悸、谵妄、心痛、腹大、胫肿、喘咳、寝汗出、憎风、腹泄、食不化、渴而妄冒

据现有的研究资料显示，岁运与发病关系，基本以岁运太过与发病的资料为多见。岁运太过年份的一般发病规律，在《素问·五运行大论》中总结归纳为："气有余，则制己所胜，而侮所不胜。"即与岁运太过的五行属性一致之脏偏盛为病，如木运太过之年，肝气偏旺，故见肝疏泄太过之"善怒、眩冒、巅疾、胁痛"之症；火运太过之年，心火亢盛，故有"身热"、"谵妄、狂越"等；同时也会波及其"所胜"之脏而病。如木运太过，可有肝气犯脾之"飧泄、食减、体重、肠鸣、腹支满"等；水运太过，可有邪乘心火之"身热、烦心、躁悸、谵妄、心痛"等症。

现将今人证验于临床的研究资料述引于此。

a. 木运太过与临床。木运太过之年（逢壬之年），就异常气候而言，以风、燥、湿为主，故临证患病多以肝气偏盛，症见掉眩、善怒、头痛、胁痛，同时可伴发木旺乘脾的食欲不振、头身困重、呕吐、泻泄等，病多在肝、脾、肺。蒋氏认为壬申（1992）年，此年木运太过，对阴虚火旺，尤以肺阴不津，用清热泻肝之方常获良效，其治一陈姓女患者，咳嗽久治不愈，遵此法用南北沙参各 10 克，鱼腥草 15 克，杏仁 9 克，麦冬 10 克，炒黄芩 6 克，炒牛蒡子 9 克，黛蛤散 15 克（包煎），炙桑皮 9 克，川贝母 5 克，炙款冬 9 克，白前 6 克，旋覆花 10 克，代赭石 20 克，生甘草 6 克，三剂而愈［中医教育，1994，（5）：10］。有人对五运太过年份发病及用药规律进行全面研究的基础上指出，木运太过之年（逢壬之年），脾受克制而易生泻泄、便溏、肠鸣、腹胀、腹痛、肢体困重，治疗时当用扶土抑木法，可据《素问·藏气法时论》

所言："肝苦急，急食甘以缓之"；"肝欲散，急食辛以散之，用辛补之，酸泻之"；"脾苦湿，急食苦以燥之"的理论进行组方用药。所以用痛泻要方治之多获良效，方中白芍味酸，以泻肝木，防风以散肝胆之湿，陈皮理气和中，白术补脾健脾，以解肝旺对脾土之克伐［湖北中医杂志，1995，（3）：47］。前者当在"抑强扶弱"原则之下，用佐金平木法见效，后者以扶土抑木法收功。

b. 火运太过与临床。火运太过之年（逢戊之年），全年气温偏高。1988 年西安、郑州、石家庄、北京、武汉、南京、济南等地气象资料，上述地区的盛夏气温在 36℃以上高温达 20 余天，明显高于其他年份，时逢太阳黑子活动的峰年，故肺金多受火热灼伤而生肺气上逆的咳，喘，咯血，胸闷，胸痛之疾。正如《素问·气交变大论》所云："岁火太过，炎暑流行，肺金受邪。民病疟，少气咳喘，血溢血泄……甚则胸中痛，胁支满，胁痛。"李氏认为，对该年所发生的肺部热疾，当用麦门冬汤加味治之，药用麦冬 21 克，半夏 9 克，党参、炙甘草各 6 克，大枣 4 枚，竹茹、蜂蜜各 30 克［湖北中医杂志，1995，（37）：47］；对北京、上海两地城区百万人进行调查，发现该年份两地冠心病发病率及死亡率有相应的动态变化，总以火运太过（即逢戊之年及其临近年份）冠心病的发病率及死亡率显著增多，恰是太阳黑子活动的峰年［中医药信息，1986，（4）：3］。林氏对 1978 ~ 1980 年的临床资料进行分析，发现运气变化对流行病种具有明显的影响，如火运太过之年，肺系病、肝胆病、心血管疾病、神经系统疾病、痢疾等发病相对增多，认为与《素问·气交变大论》记载相一致［福建医药杂志，1983，（1）：

48]。

c. 土运太过与临床。土运太过之年（逢甲之年），"雨湿流行，肾水受邪"（《素问·气交变大论》）。该年份的雨水偏多，相对湿度大，如 1994 年（甲戌年）即是如此。"民病腹痛，体重，肌肉萎，中满，食减，腹满，溏泄，肠鸣。"故以脾、肾之病为多见，所以仲景用肾著汤治疗身劳汗出，患者"身体重，腰中冷，如坐水中，形如水状，反不渴，小便自利，饮食如故，病属下焦……腰以下冷痛，腰重如带五千钱，甘姜苓术汤主之"（《金匮要略·五脏风寒积聚病》），此属肾虚又感寒湿邪气之故。若寒湿困脾之泄泻者，可用炙甘草、白术、干姜、茯苓、猪苓、泽泻等药治之。

d. 金运太过与临床。金运太过之年（逢庚之年），如 1990 年、2000 年即是，该年份"燥气流行，肝木受邪，民病两胁下少腹痛，目赤痛，眥疡，耳无所闻，……体重，烦冤，胸痛引背，两胁满，且痛引少腹……喘咳逆气"（《素问·气交变大论》）。该年份总体气候为干旱少雨，尤其是黄河流域及其以北地区。人体以肺、大肠、肝胆病为多见。如果以肝胆受制不能疏泄者，则当以柴胡疏肝散，或小柴胡汤、大柴胡汤加减为治。李氏认为，该年份若见咳嗽、气喘者，当以瓜蒌薤白白酒汤加减治之，药用柴胡、桂枝、白芍、五味子、甘草、半夏、生姜、全瓜蒌、生牡蛎、大枣［湖北中医杂志，1996，（3）：477］。

e. 水运太过与临床。水运太运之年（逢丙之年），寒水流行，全年的平均气温偏低。尤以冬季更甚。据《素问·气交变大论》所论，此年"寒气流行，邪害心火"。因而"民病身热，烦心，躁悸，阴厥，上下中寒，谵妄，心痛。"也

可有"腹大、胫肿、喘咳、寝汗出、憎风。"凡在岁水太过之年，人以肾病、心病多发为特点，以寒性证为多见（黄帝内经素问七篇讲解［M］. 北京：人民卫生出版社，1984. 121）。如以 1996 年（丙子），根据湖南的气象资料为，该地区这一年冬末的气候异乎寻常的寒冷，有人将该年与乙亥年（1995 年）门诊就诊的"心病"患者（即以心悸、心前区疼痛不舒为主诉的冠心病、心绞痛、心肌梗死）进行对比分析，发现乙亥年组的 100 例"心病"患者无一例死亡。而丙子年组的 100 例"心病"患者中有 4 例死亡，且发病症状也普遍较乙亥年组严重；在治疗用药方面，乙亥年组所用偏于温补的柏子养心丸只用了 39 盒，而丙子年组突增 105 盒，高于前者近 3 倍；乙亥年组用瓜蒌薤白桂枝汤合二陈汤方仅 14 张处方，而丙子年组则增至 47 张，高于前者 3 倍多［湖南中医杂志，1996，（6）：43］。有人认为水运太过年份，易发生水湿阻滞，阳气受损和水胜侮土之病，临证以咳、喘、溏泻诸病为多，故拟用真武汤加味治之［湖北中医杂志，1995，（3）：47］。

此外，有研究发现，麻疹每隔一年有一次较大范围的流行，且均在阳干所主的岁运太过之年。有人对天津防疫站建站后，几种主要流行病的峰年与五运主病进行对比分析后指出，《黄帝内经》"运气七篇"所记载的五运主病与该防疫站记录的资料基本一致［天津中医，1995，（5）：43］。

综上所见，岁运太过之年的气候变化单纯，太过之岁气流行，因而其所病之脏涉及两者：一为与太过岁气之五行属性一致的脏及其所属系统；一为所胜之脏及其所属系统。因而常见症状也以两内脏系统

的常见病证为主。临床治疗用药，也应遵循"抑强扶弱"的法则，在平抑消伐偏胜之脏的同时，要扶持助益不足之脏。

（2）主运与临床。运气学说中的主运，是用来推测每年气候变化和疾病流行的一般情况。主运分五步，主管一年五时段的正常气候。初运木运，从每年大寒节至春分节前，是气候由寒转温的季节，为风气主令。此时阳气升发，人体肝气与之相应。如果肝肾阴虚之人，此时肝阳易动，甚至化火生风，出现头痛，眩晕，中风等疾病。从流行病学来看，本季节主要以风邪致病为多。外感急性热病的风温，也常在本季节发生。二运火运，从每年清明节至芒种节前，是气候由温转热的季节，为火气主令。此时阳气盛长，人体心气与之相应。如果心肾阴虚之人，易致心火亢盛，引起心烦，口渴，小便短赤，甚至火热迫血妄行，发生吐血，衄血等病。从流行病学来看，本季节主要以火邪致病为多见，外感热病中的疫病，也多在本季节发生。三运土运，从每年夏至节到处暑节前，是雨量多而地湿上蒸的季节，正当夏秋交接之际，湿度较大，人体脾气与之相应。如果脾运不健的人，此时易为湿邪困脾，引起头重，身困，大便溏泄，脘腹满闷，四肢困倦等症。从流行病学来看，本季节主要以湿邪致病为多见，外感热病中的湿温，也多发生于此时。四运金运，从每年白露节至立冬节前，是气候凉爽而干燥的季节，为燥气主令。此时阳气内敛，人体肺气与之相应。如果肺阴亏虚之人，此时易致肺燥津伤，出现咽干，口燥，胸满，胁痛，咳血，便秘等症。从流行病学来看，本季节主要以燥邪致病为多见，外感热病中的秋燥，也常在本季节发生。终运水运，从每年立冬节至大寒节前，是气候最寒冷的季节，为寒气主令。

此时阳气内藏，人体肾气与之相应。如果肾阳不足，或心肾之阳亏虚之人，此时易受寒邪侵袭，引起恶寒，发热，头痛，身重，咳嗽，气喘以及心悸、怔忡、心前区疼痛等症。从流行地病学来看，本季节主要以寒邪致病为多见，外感热病中的风寒重证，也常在本季节发生。上述是主运五步的气候特点和一般发病规律。

（3）客运与临床。客运，是指每年五个季节气候的特殊变化，虽然五时按五行相生顺序运转，但以当年大运为初运，各个年度所不同。所以它可以反映五运主时的特殊规律。

例如客运主时是火，则本季节的气候以偏热为特征；客运主时是湿，则本季节的气候便以雨水多、湿度大为特点。偏热的气候，必然对心有所影响，用药宜偏于寒凉；偏湿的气候，必然对脾有所影响，用药当以化湿、燥湿、利湿之品为首选。余皆类此。

2. 六气理论的临床应用

（1）主气与临床。主气，是指每年各个季节气候的正常变化情况。主气分六步，一步主四个节气，初之气为厥阴风木，从每年大寒节至春分节，为风气主令，是肝病、风病发病较多的季节。二之气为少阴君火，从每年春分节至小满节，为火气主令，是心病、火病发病较多的季节。三之气为少阳相火，从每年小满节至大暑节，为暑气主令，也是心病，暑病多发的季节。四之气为太阴湿土，从每年大暑节至秋分节，为湿气主令，是脾病、湿病发病较多的季节。五之气为阳明燥金，从每年秋分节至小雪节，为燥气主令，是肺病、燥病发病较多的季节。终之气为太阳寒水，从每年小雪节到大寒节，为寒气主令，是肾病、寒病发病较多的季节。可见主气与主运所主的时令季节，气候变化特征，及气候变化与人体五脏关系，疾病的发生等等，均大体相同，反映了常年气候变化和疾病发生的一般规律。

在六气理论的临床应用中，有主气六步与客气之司天、在泉两套理论体系。

① 主气六步理论的临床应用。六气，即风、寒、暑、湿、燥、火六种气候变化。六气异常，就成为致病的六淫邪气，故六气理论的应用，主要针对的是外感疾病。故有人认为，夏季为少阴君火及少阳相火暑热司令，故临证多见头晕、发热、汗出、咳嗽等症，雷少逸制以清凉涤暑法，药用滑石、甘草、青蒿、白扁豆、连翘、茯苓、通草等，临证也有用白虎汤加味者。长夏为太阴湿土当令，湿热熏蒸，易发湿温之疾，若湿温邪气犯于上焦，可选吴鞠通之三仁汤（杏仁、飞滑石、白通草、白蔻仁、竹叶、厚朴、生薏苡仁、半夏），以苦辛淡渗治之；若湿温侵及中焦，可用王孟英的连朴汤（黄连、山栀子、厚朴、半夏、淡豆豉）；若此时患者无明显热象者，可用雷氏芳香化湿法治之（药用藿香、佩兰、陈皮、半夏、大腹皮、厚朴）。时至秋季，阳明燥金当令，燥气偏盛，若为温燥者，可用喻嘉言的清燥救肺汤（桑叶、石膏、甘草、人参、胡麻仁、真阿胶、麦冬、杏仁、枇杷叶）或桑杏汤（桑叶、杏仁、沙参、象贝母、香豉、栀子、梨）；若为凉燥者，当用吴氏杏苏散（杏仁、苏叶、前胡、桔梗、枳壳、半夏、橘皮、茯苓、甘草、生姜、大枣）。入冬，太阳寒水主司，气候寒冷，病多伤寒，可用麻黄汤（麻黄、桂枝、杏仁、甘草）治之；若冬季不寒反温者，则易发冬温病，则可用雷氏辛凉解表之法，药用薄荷、蝉蜕、前胡、豆豉、瓜蒌壳、牛蒡子。

② 客气（司天、在泉）理论的临床应用。客气是随年份变化而不断迁移的气候，虽有六步，但对气候影响最大者，莫过于司天之气和在泉之气，所以称二者为"岁气"。临床运用中通常以此二者为主而论其对发病及治疗的影响。有人对1959年杭州市客气与流行病作了相关分析后指出：该年为己亥年，厥阴风木司天，少阳相火在泉。上半年多风，下半年气温偏高，故夏秋之际风木渐衰，少阳相火转盛，火生土，故湿热相争，民病多湿热黄疸。事实上，该年在此季节，杭州"甲肝"流行，发病率明显高于往年。而1961年（辛丑），太阴湿土司天，太阳寒水在泉，民病多见腹满，身重，濡泄，寒疡流水跗肿等疡症，《素问·六元正纪大论》也说："凡此太阴司天之政，气化运行后天，阴专其政，阳气退辟……民病寒湿，腹满，身膜愤胕肿，痞。"此正与杭州市该年多发水肿、体倦、脘腹胀痞等脾肾阳虚病证相吻合。1987年（丁卯），阳明燥金司天，少阴君火在泉，又遇中运木运不及，"民病咳，嗌塞，寒热"（《素问·六元正纪大论》）。据运气推算，该年小雪至1988年春分间，长江下游地区气温应寒反温，民多温病，用大青叶、山栀子、黄芩、茵陈等清热解毒药物治疗和预防，均很满意［浙江中医学院学报，1991，（7）：13］。有人对此作出结论完全相同的论证［上海中医药杂志，1989，（7）：14］。也有人据运气推算1992年（壬申）为木运太过，少阳相火司天，厥阴风木在泉。上半年火热盛，下半年风气流行，全年火气旺，所以认为凡阴虚阳亢之人易发病，治当用滋阴壮水制火为法［中医教育，1994，（5）：40］。

3. 运气变化与内脏系统关系的研究

（1）心脏病与运气变化关系的研究。1996年（丙子）春，北半球广泛性的气温下降，出现了少有的"倒春寒"，有人用随机抽样法将该年与 1995 年（乙亥）各取 100 份心脏病病例，均以心悸、心前区不舒为主诉，并确诊为冠心病、心绞痛、心肌梗死，进行对比分析，结果发现乙亥组的 100 例发病症情轻，治疗周期短，无一例死亡，而丙子组的 100 例中，发病急，病情重，治疗周期长，具有 4 例死亡。此正说明了水运太过之年，"寒气流行，邪害心火"之古训仍有现实指导意义［湖南中医杂志，1996，（6）：43］。也有人对北京、上海两地 30 多家医院 20 年间冠心病死亡时间作了统计学处理，发现均以戊年为最高［中医药信息，1986；（4）：3］。有人对 20 年间 351 例急性心梗发病情况，经统学处理后发现，在太乙天符之年，因气候变化剧烈，发病率明显高于其他年份，如 1978 年（戊午）发病 30 例，占 20 年间发病率的 8.56%；1979 年（己未）34 例，占 20 年发病率的 9.7%；1986 年（己巳年）为天刑年，发病 34 例，也占 9.7%；就六气六步而言，以终之气发病为多，因为终之气为太阳寒水（主气），水胜克火，故发生于终之气的为 119 例，占全年发病的 34%［中医药学报，1991，（3）：1］。

（2）脑卒中与运气变化关系的研究。有人对 1978 年（戊午）～1980 年（辛酉）六气 24 步总计 635 例脑卒中（脑出血与脑梗塞）发病情况作了研究，发现每年有两步发病率较高，1978 年（戊午）三之气与终之气；1979 年（乙未）的五、终之气；1980 年（庚申）为四、五之气；1981 年（辛酉）为三、五之气。分析四年共八步发病率高的特点为：① 均与燥金之气偏盛有关。八步中有四步属阳明燥金之气偏盛（1978 年终之气、1979 年五之气、1980 年四之气、1981 年三之气）；

② 与太乙天符之年的最盛之气有关。1978、1979 两年均为太乙天符年。《素问·六微旨大论》说："太乙天符为贵人。……中贵人者，其病暴而死。"与此正应。③ 与火气偏盛有关。1978 年为戊午年，其三之气又为少阳相火司令，该年大运为火运太过，又是少阴君火（热气）司天，三之气之为少阳相火（暑气），诸火迭加，故卒发率高，占全年发病率的 24.8%。④ 与寒气太盛亦有关。1979 年为己未，太阳寒水在泉，该年终之气恰为主、客二气均为太阳寒水，其实际气候也的确异常的寒冷，故卒发率高［山东中医学院学报，1984，（1）：36］。刘氏对 1980 年脑猝中发病的临床统计分析，与此结论基本一致［浙江中医杂志，1993，（3）：103］。

（3）儿科疾病与运气变化的研究。有人研究发现，人体内在的病理定位规律源于《内经》的运气理论，"人体在胚胎发育期病理内脏定位的自然规律"就已形成。认为土运太过（逢甲）之年怀胎的儿童，病理定位在肝、肾，小儿期易生肝病、肾虚病、水肿病；金运不足（逢乙）之年怀胎的儿童病理定位在心、肺；水运太过（逢丙）之年怀胎的儿童病理定位在心、脾；木运不足（逢丁）之年怀胎的儿童病理定位在肝、肺；火运太过（逢戊）怀胎的儿童病理定位多在肺、肾；土运不及（逢己）怀胎儿童的病理定位在脾、肾；金运太过（逢庚）怀胎的儿童病理定位多在肝、心；水运不及（逢辛）怀胎的儿童病理定位多在肾、脾；木运太过（逢壬）怀胎的儿童病理定位多在脾、肺；火运不足（逢癸）怀胎的儿童病理定位心、肾。所谓病理定位，即出生后这些相关内脏易患病。此外还对胚胎发育于 1971（辛亥）年的孩子作了临床调查，发现多有肾炎水肿、肾虚咳喘和皮肤病。胎经 1972（壬子）年的小儿多有胃肠病和咳喘病；胎经 1973 年（癸丑）年小儿多生寒湿性肢体痛（风湿病）；胎经 1974（甲寅）年的小儿多生湿热病、咽喉肿痛、浮肿、黄疸病；胎经 1975（乙卯）年的小儿多有久咳、风湿、心悸等病［北京中医学院学报，1984，（4）：12］。

（4）五脏病死率与运气变化的关系。有人对湖南地区某医院 1137 例死亡病人进行了调查分析后发现：

其一，肝病死亡率与岁运有关。肝系疾病（肝炎、肝硬化、肝癌、胆囊炎、胆石症、脑血管意外、破伤风、乙脑、流脑）314 例，以丁未年（1967 年木运不及）死亡率最高，占 57.1%；壬子年（1972 年木运太过）为 27.9%；乙酉年（1967 年金运太过）为 30.3%；甲寅年（1974 年土运太过）为 37.8%，说明在木运、土运之年，肝病死亡率明显高于其他年份。

其二，五脏病死亡率与主运有关。研究结果显示，肺脏病死多在主运的初运（木运），此乃木胜侮金之故；脾病死亡率峰值在主运的四运（金运），此为金气旺"子盗母气"；心脏病死亡峰值为终运（水运），这是水盛乘火故也。

其三，五脏病死率与客运的关系。发现在 1985 年（戊戌）年，该年客运之终运为木，木胜侮金，故该年 13 例肺病死亡之中就有 12 例死于该运；1970 年（庚戌）年，客运之三运为木运，木旺乘土，故该年脾病死亡的 12 例中有 8 例死于该运；1973（癸丑）年，初运为火运，火气盛而灼金，故该年肺病死亡的 23 例中有 10 例死于该运。

其四，五脏病死率与主气的关系。程氏等将 1137 例逐年死亡日期按一年的主气六步进行统计学处理，发现肝脏病死率的峰值在四之气（太阴湿土司令，土侮木）；心脏病死率的峰值在终之气（太阳寒水司令，水乘火）；脾脏病死亡率的峰值在四、五之气（太阴湿土、阳明燥金司令）；肺脏病死亡率的峰值在初之气（厥阴风木当令，木侮金）［上海针灸杂志，1984，（4）：32］。

4. 标本中气理论的临床应用研究

《素问·六微旨大论》："少阳之上，火气治之，中见厥阴；阳明之上，燥气治之，中见太阴；太阳之上，寒气治之，中见少阴；厥阴之上，风气治之，中见少阳；少阴之上，热气治之，中见太阳；太阴之上，湿气治之，中见阳明。所谓本也。本之下，中之见也。见之下，气之标也。本标不同。气应异象。"《素问·至真要大论》指出："少阳太阴从本，少阴太阳从本从标，阳明厥阴，不从标本，从乎中也……是故百病之起，有生于本者，有生于标者，有生于中气者。有取本而得者，有取标而得者，有取中气而得者，有取标本而得者，有逆取而得者，有从取而得者。"疾病的发生、发展变化，"生于本"、"生于标"、"生于中气"的具体情况是怎样的呢？在治疗用药过程中，怎样运用"取本"、"取标"、"取中气"、"取标本"、"逆取"、"从取"的治疗原则呢？《素问·至真要大论》虽有提示，但嫌笼统，《玄珠密语》及《天元玉册》中有较详细的论述，惟仲景《伤寒论》对此作了示范。

标、本、中气理论可用以指导研究六气发病规律，指导治疗用药。风、寒、暑、湿、燥、热六气为本。本，即事物的本体、本质。因为六气是气候物化现象产生的根源，故谓六气为"本"。标，标志、标象，即三阴三阳，是用以表示，或者标记六气的标志。这是人们为了便于掌握和认识六气而附加的符号。中，即中见之气，是与标本相互联系，且与标为表里关系者即为中气。六气的标、本、中气关系如下（表13）：

表13　　　　　　　　　　　六气标本中气关系表

本	（火）暑	燥	寒	风	热	湿
标	少阳	阳明	太阳	厥阴	少阴	太阴
中气	厥阴	太阴	少阴	少阳	太阳	阳明

由于六气的标、本、中气的性质不同，因此对疾病病理演变过程中的影响各有区别：有的病理表现为本气特征，即所谓"有生于本者"；有的病理表现与其标的性质相符，即所谓"有生于标者"；也有的病理变化与本、与标的性质都不同，而与其中气的性质一致，此所谓"有生于中气者"也。临床应用时，要遵循《素问·至真要大论》所说的这三条原则。《伤寒论》中虽无标本中气之说，但仲景却巧妙地将这一理论与六淫病机、脏腑经络病机，以及六经辨证用药结合在一起，使六经证治得到较合理的解释。仲景是如何将标本中气理论转换为脏腑经络气化理论，并有效地用之于辨证体系之中的呢？张介宾可谓是解读其中奥理之最早者、最著者。张介宾深谙其中之旨，指出："脏腑经络之标本，脏腑为本居里，十二经为标居表，表里相络者为中气居中。所谓相络者，为表里互相维络，如足太阳膀胱经络于肾、足少阴肾经亦络于膀胱也。余仿此"（《类经图翼·卷四》）。现将介宾的图例示如下表（表14）：

表14　　　　　　　　　　　脏腑应天标本中气表

本	脏腑	心	肾	心包	肝	小肠	膀胱	大肠	胃	三焦	胆	肺	脾
标	经络	手少阴经	足少阴经	手厥阴经	足厥阴经	手太阳经	足太阳经	手阳明经	足阳明经	手少阳经	足少阳经	手太阴经	足太阴经
中气	表里经脉	手太阳经	足太阳经	手少阳经	足少阳经	手少阴经	足少阴经	手太阴经	足太阴经	手厥阴经	足厥阴经	手阳明经	足阳明经

这是张介宾运用标本中气理论，解释脏腑经络之间的气化规律，也是用以阐发伤寒六经病变机理及治疗用药的生理基础，从而形成了研究《伤寒论》的一个重要学派——六经气化学派。这一学派的核心思想就是：六经为病，就是六经的气化为病。正如张志聪所注："治伤寒六经之病，能于标本中求之，思过半矣"（《素问集注》。下同）。现在以《伤寒论》六经病为例，对标本中气理论的临床应用作以示范。

（1）标本同气，皆以本化。《素问·至真要大论》说："少阳、太阴从本。"马莳注曰："少阳之本火，太阴之本湿，本末同，故从本也"（《素问注证发微》。下同。）少阳之本气为暑，证多热化，所以张仲景辨治少阳病时，总以少阳枢机不利，内郁化热为主要病机。或有胆热横犯于脾之"不欲饮食"；或者犯胃而致胃气上逆之"喜呕"；或有胆火上扰心神而见"心烦"不安（96条。条目序号均以五版《伤寒论》教材为据。下同）；或热迫胆汁外溢而有"面目及身黄"、"小便难"（98条）；或火热内动而见"呕不止，心下急，郁郁微烦"（103条）。此皆为"少阳从本而化"之例，故仲景遣小柴胡汤，或大柴胡汤，或柴胡加芒硝汤治之。张志聪也有相同见解，他说："少阳标阳而本火，而宜散之以清凉"（《素问集注》。下同）。

太阴之本为湿气。脾主运化水液，为"水之制"，喜燥恶湿为其特性。太阴为病，运化失司而致湿浊停聚为患，故太阴病总以有湿为特点，如脾虚水停之泄泻、水肿、带下、痰饮、腹胀满等。脾之实证，无论热化、寒化，总以湿盛为其突出病机，临证所见的太阴湿热诸证，可选茵陈蒿汤、栀子柏皮汤、三仁汤、连朴汤之类以祛湿除热；或为太阴寒湿证，可选平胃散、茵陈四逆汤，以温中助阳利湿。这就是张志聪所注："太阴标阴而本湿，故当治之以四逆辈。"后人亦有"治脾不在补，而在运其湿"之论。

（2）标本异气，从本从标。王冰注曰："太阳本为寒，标为热；少阴本为热，标为寒。"两者标本异气，故其发病，有从其本者，也有从其标者。临证应用如张志聪所云："且如太阳病，头痛发热，烦渴不解，此太阳之本病也。如手足挛急，或汗漏脉沉，此太阳之病标也。"前者如《伤寒论》的第4、6、11、26、34、63、76、77、79条者是。后者如第1、2、3、6、7、35条等。可见太阳本寒而标阳，标本异气，故太阳病既有"必

恶寒"之太阳伤寒证（从本化）；也有发热，"不汗出而烦躁"之里热（从标化）。仲景制麻黄汤以治太阳从本而化之寒证（如麻黄汤证、小青龙汤证、麻黄附子细辛汤证等），又创大青龙汤治疗既从本（寒）又从标之入里化热证。

"少阴之本热，其标阴。"张志聪在论述其临证用药原则时指出："如少阴病，脉沉者急温之，宜四逆汤，此少阴之病标也。如少阴病，得之二三日，口燥咽干者，急下之，宜大承气汤，此少阴之病本也。"由于少阴之本气为热，其标属阴为寒，因此临证常见的伤寒少阴病，有从本而病的"少阴热化证"，如仲景所论的"少阴病，得之二三日以上，心中烦，不得卧，黄连阿胶汤主之"（第303条），此为心火旺，肾阴虚证。少阴病亦有从标而化之"少阴寒化证"。仲景说："少阴病，脉沉者，急温之，宜四逆汤"（第323条）。又说："少阴病，身体痛，手足寒，骨节痛，脉沉者，附子汤主之"（第305条）。由于此即为少阴寒化证，治当温补心肾少阴之阳。此外，亦有既从标又从本化而病的阴盛格阳证，仲景用白通汤（第314条），以及白通加猪胆汁汤（第315条）。

（3）阳明、厥阴，从乎中气。马莳注曰："阳明之中太阴，厥阴之中少阳，本末与中不同，故不从标本，从乎中也。"阳明为多气多血之经，气血充盛，阳气最旺，故其从标而化，多为阳热主证。热盛伤津，大肠又能"主津"，津液损伤，肠道失润，临证中，阳明病可从本而化，即燥化证，如《伤寒论》第212、220、241、252、253、354、356条者是，即所谓阳明腑实证，用大承气汤下之可愈。也可从标而化为阳热之证，如第168、169、170、219、221、222条，即所谓阳明经

证者是，可用白虎汤类治之。也可从乎中气而化为太阴病，故在阳明经证之大热证或阳明腑实证之后，转化为太阴虚寒证，如《伤寒论》："阳明病，不能食，攻其热必哕，所以然者，胃中虚冷故也"（第194条）。又说："伤寒发汗已，身目为黄，所以然者，以寒湿在里不解故也。以为不可下也，于寒湿中求之"（第259条）。第243条也说："食谷欲呕，属阳明也。吴茱萸汤主之。"这就是阳明"从乎中气"为病的实例。正如张志聪所说："阳明病，发热而渴，大便燥结，此阳明之病阳也。如胃中虚冷，水谷不别，食谷欲呕，脉迟恶寒，此阳明证中见阴湿之化也。"

厥阴之本属阳而标阴，其中见少阳之气，所以伤寒病有从本而化生阳热病者，如《伤寒论》说："伤寒一、二日至四、五日，厥者必发热，前热者后必厥，厥深者热亦深，厥微者热亦微"（第335条），可用白虎汤治疗（350条）。厥阴病亦可从标而化生阴寒者，如仲景说："下利厥逆而恶寒者"（353条），"若大下利而厥冷者，四逆汤主之"（354条）。厥阴之病亦有不从标本而从乎中气（少阳）而病者。如仲景所说的"厥阴之为病，消渴，气上撞心，心中疼热，饥而不欲食，食则吐蛔"（326条），方用乌梅汤治之。因此张志聪总结说："厥阴病，脉微，手足厥冷，此厥阴之病阴也。如消渴，气上冲心，心中疼热，此厥阴中见少阳之火化也。"临证中，厥阴为病，常见寒热错杂，或相火妄行，肝阳上亢而有头晕、耳鸣、四肢抽搐之症，宜用清热泻火、熄风止痉治之，亦属"从乎中气"的病理变化。

从上述仲景在《伤寒论》中对标本中气理论应用情况来看，任何一经的发病，都有"从本"、"从标"、"从乎中气"三者。《内经》之所以说"少阳、太阴从本"，"太阳、少阴从标从本"，"阳明、厥阴从乎中气"，一是突出其易生之病，如太阴之本湿标阴其病多湿，少阳之本阳标阳故多阳热之证等。二是强调病情的复杂，如少阴病有寒化、热化之证，太阳为病有从本而化的表寒，表里俱寒（如麻黄附子细辛汤证），也有从标从本之表寒里热证（如大青龙汤证）。三是强调不为人们重视的疾病，如阳明多为实热证，但从中气者，也有寒湿证（如359、343条之吴茱萸汤证），厥阴"从乎中气"则发寒热错杂证等。临证时应当权变圆活，不可拘泥，故《素问·至真要大论》说："知标与本，用之不殆……不知是者，不足以言诊，足以乱经……夫标本之道，要而博，小而大，可以言一而知百病之害。"足见这一理论在临证中的重要价值。（张登本，孙理军. 标本中气理论在伤寒六经病证辨治中的应用［J］. 陕西中医学院学报，2002，25（5）：1）。

5. 运气学说指导临床组方用药

《黄帝内经》的用药规律，是指《黄帝内经》以运气理论为指导思想，针对不同气候变化进行组方遣药、对药（食）气味理论的认识，以及根据不同地域、不同气候、不同脏腑病证，以及不同体质的药（食）选择和宜忌规律。《内经》虽然载方13首，涉及的药物也仅20余味，然而其中有关药物气味的理论以及药（食）五味的临床运用之内容是十分丰富的，这部分内容不但是中医药学的宝贵财富，而且是后世药物学发展和临床用药的典祖。

何谓气？何谓味？《内经》所言药食的"气"即后世药物学中的"性"，即"七篇大论"所说的"寒热温凉"。味，即酸、苦、甘、辛、咸。《内经》根据临床运用的需要，将药食的气和味又分别划分其阴阳属性和五行属性。

所谓药食气味的阴阳属性。《素问·至真要大论》："五味阴阳之用何如？岐伯曰：辛甘发散为阳，酸苦涌泄为阴；咸味涌泄为阴，淡味渗泄为阳。"其他篇也有类似论述。这就十分明确地看出，《内经》是根据药食气味及其药理作用划分其阴阳属性的。辛甘之味的药物以及具有向上向外发散作用的药物，肌表和头面上身为药力所及，故属性为阳，而酸苦咸味以及具有向里向下的通泄作用的药物，因其药力所及在身之里身之下，故属性为阴。由于药食气味的厚薄对药食效用影响较大，故将其气味阴阳属性作了更深层次的划分。气无形是通过其药理效应而间接察知，故为阳；味有质可直觉品尝而得，故属阴。气厚者力猛，气薄者功缓；味厚力宏，味薄功弱，故《素问·阴阳应象大论》曰："味厚者为阴，薄为阴之阳；气厚者为阳；薄为阳之阴。味厚则泄，薄则通；气薄则发泄，厚则发热。"故张介宾说："气无形而繁荣昌盛，故为阳；味有质而降，故为阴。此以药食气味言也。"可见，药食气味的阴阳属性，是依据其在人体内作用的趋向和功用划分的。

所谓药食气味的五行属性。即酸味属木，苦味属火，甜味属土，辛味属金，咸味属水，这是《内经》的一贯认识。药食五味五行属性划分对制订五脏系统病证的药物选择、食物调养、四时气候宜忌有重要意义，如麻黄、桂枝、荆芥、羌活等味辛入肺宣肺，黄连、莲子心等味苦可清心火；党参、白术、山药味甘入脾补脾，要使药物入肝治肝而用醋炒，入肾治肾者可加盐炮制等，其义也在于此。《内经》用药规律主要有如下思路：即四时五脏，病随五味所宜。

《素问·藏气法时论》在谈到四时五脏用药规律时，要求医生做到"合人形以法四时五行而治。"这是《内经》用药的基本原则和规律。

（1）"合人形"用药规律。所谓"合人形"而治是指治病用药时，要结合病人的体质、个体差异、不同体质对药物耐受性和用药效应。《素问·五常政大论》："能（音义同耐）毒者以厚药，不胜毒者以薄药。"这是针对病人对药峻缓的不同耐受性来选择药物。人体对药物耐受能力的大小，取决于病人体质的强弱，如《灵枢·论痛》："人之胜毒，何以知之？少俞曰：胃厚色黑大骨及肥者，皆胜毒；故其瘦而薄胃者，皆不胜毒也。"因此"合人形"用药就是针对患者身体的具体情况用药，体质强壮者，可投以气味厚，药力猛的药物；体质弱，不胜药力者，则要投以气味薄，药力缓和之品。

此外，还要结合患者在特殊身体状态的用药，如《素问·六元正纪大论》说："妇人重身，毒之何如？岐伯曰：有故无殒，亦无殒矣。"故，即缘故，此指病证。殒，指药物的毒副作用。怀孕是妇女特殊的生理状态，此时机体各系统的活动状态与非孕期有很大区别，这里所讲的孕妇用药原则，自当在"合人形"而治的用药规律之中。

（2）法四时用药规律。所谓"法四时"用药规律则指结合四时阴阳寒暑变更，气候的寒热温凉变化而用药的规律。中医治病十分注重节令气候变化，反复强调"必先岁气，无伐天和"（《素问·五常政大论》）。"无失天信，无逆气宜，无翼其胜，无赞其复，是谓至治"（《素问·六元正纪大论》）。所以"凡治病不明岁气盛衰，人气虚实，而释邪攻正，实实虚虚，医之罪也；凡治病而逆四时生长化收藏之气，所以谓违天者不祥，医之罪也"（《医门法律》）。

① 根据主气、客气、司天、在泉变化的用药规律。主气，即主时的六气。指风（木）、热（君火）、暑（相火）、湿（土）、燥（金）、寒（水）六气分别主持春、夏、秋、冬四时二十四节气的气候。

客气，则指"六气"随年份变化而轮转主持二十四节气的气候，如客之往来不定，故谓之"客气"。在客气中，主持上半年气候变化的称作"司天之气"，主持下半年气候变化的客气被称作"在泉之气"。不论六气作为主气、客气，是司天或在泉，均会产生相应气候变化而影响人体健康，选择药物时就必须遵循四时气候变化规律。因为四时气候不同，发病有别，故尔就要选择相应适宜的药食气味，《素问·至真要大论》内容，即充分体现了不同时令的用药规律。

② 寒热无犯的用药规律（"必先岁气，无伐天和"）。其一般规律如下：《素问·六元正纪大论》指出结合运气变化的一般用药规律是："用凉远凉，用寒远寒，用温远温，用热远热，食宜同法。"这是因时制宜原则在药用规律中的运用，也是根据运气变化复杂情况下的严格规定。无论气候变化多么复杂，只要出现寒凉气候，在一般情况下，寒凉之药当慎用，否则，"不远热则热至，不远寒则寒至，寒至则坚否（音义同痞）腹满，痛急下利之病生矣。热至则身热，吐下霍乱，痈疽疮疡，瞀郁注下，瞤瘛肿胀，呕鼽衄头痛，骨节变肉痛，血溢血泄，淋闷之病生矣"（《素问·六元正纪大论》）。这也是原文不厌其烦地反复强调寒热无犯的理由。

其特殊情况下的用药原则是：寒热无犯只是一般情形下的规律，但是在特殊情况下，此禁可破，要具体问题具体对待，可以不必拘执一定之规。如同在《素问·六元正纪大论》中又说："论言热无犯热，寒无犯寒，余欲不远寒，不远热奈何？岐伯曰：悉乎哉问也。发表不远热，攻里不远寒。"此处十分明确地指出了在诸如寒邪束表，非辛温之品不能发散在表之寒邪者，即或在炎夏酷暑之季，辛温之品仍当用之。若邪热蕴里，非苦寒之品攻下而不能除时，纵然是隆冬严寒之时，苦寒之药照用无虑。足见《内经》在"法四时"用药时，既有原则性，又有具体问题具体对待的灵活性。

（3）"法五行"用药规律。上文"法四时"用药也包含了有关"法五行"的一些内容。此处所论则是遵循五行生克制化规律的用药原则。这一规律除运气七篇外，还集中体现于《素问》的其他篇论之中。其内容有：

① 五味所入：《素问·宣明五气》篇说："五味所入：酸入肝，辛入肺，苦入心，咸入肾，甘入脾，是谓五入。"《内经》的其他篇章也有类似记载，都是按照五行归类的理论，叙述了药食五味的一般运用原则。

② 五味所禁：在《灵枢·五味》中说："肝病禁辛，心病禁咸，脾病禁酸，肾病禁甘，肺病禁苦。"如肝属木，肺属金，金本克木，若肝有病，其气已经受损，若再用肝木所不胜之辛味时，就会助金伐肝，于肝病不利，故曰"肝病禁辛"。余类此，这是五行相克理论在用药规律中的体现。

③ 病随五味所宜：《素问·藏气法时论》曰："五行者，金木水火土也，更贵更贱，以知死生，以决成败……肝主春，

足厥阴少阳主治，其日甲乙，肝苦急，急食甘以缓之……肝欲散，急食辛以散之，用辛补之，酸泻之。""心苦缓，急食酸以收之……心欲软，急食咸以软之，用咸补之，甘泻之。"脾苦湿，急食苦以燥之……脾欲缓，急食甘以缓之，用苦泻之，甘补之。""肺苦气上逆，急食苦以泄之……肺欲收，急食酸以收之，用酸补之，辛泻之。""肾苦燥，急食辛以润之，开腠理，致津液，通气也……肾欲坚，急食苦以坚之，用苦补之，咸泻之。"此处"补"，是指药食气味作用顺其脏腑之性者，如果药逆脏腑之性则为"泻"，例如肾主蛰藏，坚敛闭封，而苦味者能使阴坚敛，故顺应了肾的封藏之性，所以"苦"味药能入肾补肾，反之，咸味能软坚，违逆了肾的坚敛封藏之性，故为泻。另外，大凡有利于五脏所欲之味者，其药对该脏则具补性，有悖于五脏所欲之味者为泻。

从上述还可看出，同一药味，入于不同的脏，所产生的补泻药理效应也不同，如辛味，入肝为补，此用其发散效用有助于肝气之升发，入肺则为泻，是因其易致肺气耗散。同理，咸味入心为补，入肾为泻，余皆类此。

还有如"寒者热之"，"热者寒之"，"劳者温之"，"形不足者，温之以气；精不足者，补之以味"等，均属"病随五味所宜"的用药原则。

（4）毒药攻邪，五谷为养。《素问·藏气法时论》说："毒药攻邪，五谷为养，五果为助，五畜为益，五菜为充，气味合而服之，以补精益气。"此处既指出了毒药、饮食物各具不同的功用，驱邪扶正，二者结合运用，相得益彰。也指出要五味和调，不可偏嗜。只有五味和调，则能"补精益气"，匡扶正气，此正如《素问·生气通天论》中所说的那样，"是故

谨合五味，骨正筋柔，气血以流，腠理以密，如是则骨气以精，谨道如法，长有天命"之意。

毒药又有"大毒"、"常毒"、"小毒"、"无毒"之分，临床如何掌握毒药运用的标准呢？《素问·五常政大论》对此作了明确的规定，说："有毒无毒，服有约乎？岐伯曰：病有久新，方有大小，有毒无毒，固宜常制矣。大毒治病，十去其六，常毒治病，十去其七，小毒治病，十去其八，无毒治病，十去其九，谷肉果菜，食养尽之。无使过之，伤其正也！"俗话说，凡药都有三分毒。此处之"毒"是指药物之偏性，用之不当，于人体有害而无益，故谓之毒。临床用药，就是运用药物之"毒"以纠正邪气所致机体失调之偏，从而达到"以平为期"之效果。

此外，《内经》还论述了根据病人体质用药规律。

如前所述，体质强壮者对药物的耐受力强，而体质差者对药物的耐受力弱，因此临床治病对药物的选择，除考虑病情因素外，还必须要结合患者平素的体质。

根据病情变化选择药物。病有虚实、新久的不同，因而对药物毒力大小的治疗效应也有区别，一般的说，新病、实证者，当授以毒力强，药力峻猛的药物；久病、虚证则应投以毒力小，药力和缓的药物。

《素问》以"七篇大论"为主体，兼及《藏气法时论》，《宣明五气》等篇中涉及药食气味的内容是很丰富的。其中对药食气味的阴阳属性，五行属性也作了明确规定，有关药食气味的运用问题，《内经》指出要"合人形法四时五行而治"、"四时五脏，病随五味所宜"，这便是对药食五味运用规律的高度概括（张登本.论《黄帝内经》用药规律［J］. 陕西中

医函授，1993，（2）：1）。

（六）运气学说的评价

综合众医家所做的有益研究，显示了运气理论对临床实践的指导意义。这些研究的资料显示，运气变化与人类疾病的发生、发展、变化乃至治疗、预防均有一定关系，有其一定规律可循，但仅据上述研究还不能从本质、从深层上揭示运气与疾病演变的规律，故尚不能根据运气变化对疾病进行全面而准确的判断，这是缘其还有缺陷，有些缺陷甚至是致命的。

其一，就运气理论而言，不但各年份的气候变化是由岁运（即大运）、主运、客运、主气、客气五方面综合作用的结果，因而无论从哪一角度（或从大运，或从岁气）去分析疾病，均欠全面，与运气理论亦难以相合。

其二，上述均属零散的局部地区的资料分析。就时间而言，最长者为20年；就地区而言，最大地域为北京、上海两地城区。因此，即使获得阳性的支持结论，也难构成对运气学说的全面印证。

其三，所论病种十分有限，研究资料中，以心系疾病及脑猝中资料还较有说服力外，其他病种尚欠有力证据。

其四，五运与发病、六气与发病的研究，仍限于五行生克乘侮的模式，而且在各运之间的发病率、病死率的统计及论证中，随意性很大。这一运按相乘理论释之，另一运又以相侮为据，下一步又为本气太胜而言，别一步又为相生失常而论等等，一年主运五步五个样，六气六步几个方法，随意性太大，难以使人诚服。

其五，现有临床研究仅限于回顾性调查研究，还缺乏按严谨的科学设计而进行的前瞻性研究，而且均属实证性研究。

疾病是千变万化的，但与地域环境、与气候变化有密切关系，有其内在规律，这是不争的事实，要把运气理论运用于临床，应当将其视为一项系统工程，全面运筹，由相关的有权威的学术部门统一组织，统一规划，制订出切实可行的研究方案，经过相关专业的专家充分地论证，然后选择不同时差、不同海拔高度、不同经度纬度的区域，在数十家有相当规模医院中，进行相同观测指标的同步研究。时间周期应当以五运十年，六气六年的长远设计，病种应当纳入五脏系统的所有常见病，每年由牵头单位小结一次，最后再作全面总结。相信经过全国同道的艰苦努力，是会有一个是非曲直的评价（张登本. 运气学说20年临床应用研究的述评［J］. 陕西中医学院学报，2000，（3）：3。张登本. 运气学说沿革评价［J］. 河南中医，2004，24（9）：4）。

此处借整理《王冰医学全书》之机，将王冰与《素问》，王冰与"七篇大论"、"七篇大论"与《阴阳大论》，以及"七篇大论"中所论的五运六气学说等方面的研究进行了一次集成和总汇，从而使今人乃至于后学者能对上述内容有一个明晰而系统的认识，这既是整理出版《王冰医学全书》的主要任务，也是我们整理研究者责无旁贷的责任。

（注："王冰医学学术思想研究"由张登本、孙理军、陈震霖、张景明、李翠娟撰著）

王冰医学学术思想研究论文题录

（1980～2004）

1. 郭霭春，高文铸. 王冰整理次注《素问》概述［J］. 吉林中医药，1984，（1）：1

2. 魏贻光. 王冰与《素问次注》［J］. 福建中医药，1984，4（6）：19

3. 曾勇，李文海. 王冰学术思想探讨［J］. 辽宁中医杂志，1984，8（10）：42

4. 刘士俊. 对《内经》"七损八益"王冰注释之我见［J］. 新疆中医药，1985，（3）：1

5. 于铁成.《素问》全元起本与新校正王冰注本互勘研究［J］. 天津中医学院学报，1986，（2）：41～49

6. 吴仕骥. 略谈王冰注释《素问》的功绩［J］. 天津中医学院学报，1986，（2）：57～60

7. 张立津.《素问》全元起本之卷目［J］. 天津中医学院学报，1986，（2）：74～77

8. 马继兴. 从《素问》王注探讨《灵枢经》在唐代的三种古传本［J］. 天津中医学院学报，1986，（2）：101～113

9. 高光震.《素问》版本源流考释［J］. 吉林中医药，1986，（3）：1

10. 扬孝麒. 试论王冰学术思想的三大特色［J］. 贵阳中医学院学报，1986，（2）：10

11. 吴考盘.《素问》王冰序"世本"简介［J］. 南京中医学院学报，1987，（1）：35

12. 吴仕骥. 略谈王冰注释《素问》的贡献［J］. 河南中医，1987，7（6）：2～5

13. 施建勇.《内经》注家的历史作用小析［J］. 陕西中医学院学报，1988，11（1）：15

14. 俞世伟.《灵枢》与《素问》的关系——谈王冰等人的考证观［J］. 上海中医药杂志，1993，（1）：39～41

15. 段逸山. "王冰注"引证依主旨立名解［J］. 上海中医药杂志，1993，（4）：42～43

16. 杨骏，张庆萍. 王冰注《素问》在腧穴整理方面成就窥略［J］. 中医文献杂志，1994，（4）：15

17.《素问》全元起本具体内容的安置准则［J］. 中医文献杂志，1996，（3）：1～3

18. 何丽春. 道家思想对王冰的影响［J］. 新中医，1996，28（11）：53～54

19. 乔海法，李红芹，张灿岬. 王冰对《素问》经文改动之探讨［J］. 中国医药学报，1997，12（1）：24～28

20. 段逸山. 《素问》全元起本篇数考辨［J］. 中华医史杂志，1997，27（2）：124～126

21. 乔海法，李红芹. 《素问》王冰注误注原因简析［J］. 北京中医药大学学报，1997，20（2）：13～14

22. 段逸山. 《素问》全元起本篇序之判定原则：兼抉丹波元简诸氏所列篇序［J］. 中国医药学报，1997，12（3）：26～29

23. 王兴伊. "王冰素问次注"语法成就［J］. 医古文知识，1997，（2）：47～48

24. 陈士良，乔海法. 王冰注《素问》引全元起注文辨析［J］. 山东中医药大学学报，1997，21（5）：387

25. 胡凤媛. 王冰《素问注》养生思想探析［J］. 安徽中医学院学报，1998，17（1）：1～3

26. 王兴伊. 王冰训释《素问》表述方式类考［J］. 医古文知识，1998，（4）：43

27. 王兴伊，张秀芬. 《素问》王冰次注医理发挥［J］. 新疆中医药，1998，16（4）：1～2

28. 乔海法，乔永法，李红芹，张灿玾. 运气七篇大论之纳入《素问》考析［J］. 中医文献杂志，1999，（1）：16～17

29. 王兴伊，张秀芬，巴哈尔. 王冰迁移《素问》内容考释［J］. 新疆医科大学学报，1999，22（3）：204

30. 王兴伊. 王冰编次全元起《素问》本考证［J］. 上海中医药杂志，1999，（9）：34～36

31. 乔海法，乔永法，李红芹. 唐时诸王冰析疑［J］. 中华医史杂志，1999，29（4）：239～241

32. 王桂生，谭凤森. 历代医学家思想王冰次注《素问》的成就和特点［J］. 中国中医基础医学杂志，2000，6（3）：51～52

33. 段逸山. 王冰所见《素问》之"世本"考［J］. 上海中医药大学学报，2000，14（1）：6～9

34. 段逸山. 《素问》版本流传考证［J］. 上海中医药大学学报，2000，14（4）：20

35. 钱超尘. 王冰史事二则［J］. 北京中医药大学学报，2001. 24（4）：1

36. 张灿玾. 王冰次注《素问》探讨［J］. 中医文献杂志，2001，（3）：1～3

37. 乔海法，乔永法，张增敏. 王冰次注《素问》条例简析［J］. 山东中医药大学学报，2002，26（6）：454～455

38. 乔海法，李红芹. 王冰注释腧穴成就及特点探讨［J］. 南京中医药大学学报·社会科学版，2002，3（4）：183～185

39. 乔海法，乔永法，李红芹. 《阴阳大论》与运气七篇大论的关系［J］. 北京中医药大学学报，2003，26（1）：20～21

40. 张灿玾. 王冰注《素问》之研究［J］. 中医文献杂志，2003，21（1）：1～3

41. 贯剑. 略论王冰对中医病因学的阐发［J］. 上海中医药大学学报，2003，21（1）：

38 ~ 40

42. 贯剑. 浅议儒家道家思想对王冰的影响 [J]. 上海中医药杂志，2003，37（6）：12 ~ 14

43. 乔海法，李红芹. 《素问》王冰注使用祖本探讨 [J]. 中华医史杂志，2003，33（2）：86 ~ 89

44. 成建军，沈海霞. 《素问》王冰注部分引书简考 [J]. 山东中医药大学学报，2004，28（2）：126

45. 张登本. 运气学说的沿革与评价 [J]. 河南中医，2004，24（9）：4

46. 张登本. 王冰与运气学说 [J]. 河南中医学院学报，2004，19（5）：9